V. Rampold

MINDMAT

Vollständige Materia medica
der ichnahen Symptome

Dieses Buch ist zu beziehen bei:

Similimum-Verlag – Homöopathische Literatur
Aleksandar Stefanovic
D-53809 Ruppichteroth · Stockum 8

Satz/Konvertierung: Similimum-Verlag
Druck: AJZ Druck & Verlag GmbH, Bielefeld
Bindung: Gehring GmbH & Co. KG, Bielefeld

ISBN 3-930256-15-0

Veronika Rampold

MINDMAT

Vollständige Materia medica der ichnahen Symptome

Tabacum

•

Zizia

SIMILIMUM
VERLAG

Mein tief empfundener Dank gilt dem
August-Weihe-Institut in Detmold, ohne dessen
Literaturbestand und ruhige Arbeitsatmosphäre an
ein Werk wie MINDMAT nicht zu denken gewesen
wäre, und den homöopathischen Bibliotheken in
Hamburg und Stuttgart, vor allem aber dem großen
Georg von Keller, dessen wissenschaftliche
Arbeiten mich zu diesem Projekt inspiriert haben.

Geleitwort

„Des vielen Büchermachens ist kein Ende!" wußte schon der König Salomo zu klagen (Pred. 12,12). Jährlich werden über 300 000 neue Buchtitel in deutscher Sprache herausgegeben. Keiner kann über alle Veröffentlichungen einen Überblick halten. Jeder muß sich notgedrungen auf ein oder wenige Fachgebiete beschränken. Ist das in der Homöopathie anders?

Die Homöopathie ist ein Fachgebiet, das z.Z. des Landrats *Clemens v. Bönninghausen*, (als er nach seiner Heilung von einer offenen Lungentuberkulose durch seinen Botanikerfreund, den homöopathischen Arzt *August Weihe* den Älteren, der Mitte der zwanziger Jahre des 19. Jahrhunderts in Mennighüffen bei Herford niedergelassen war, anfing, sich gründlich mit der Homöopathie zu beschäftigen) in weniger als einem Jahr studierbar, erlernbar, erfaßbar war. Jedenfalls diesem außerordentlichen Geist, *von Bönninghausen*, gelang es, alle damals zur Verfügung stehenden Werke der Homöopathie soweit zu beherrschen, daß er schon 1829 begann, die Kranken der Landbevölkerung des Münsterlandes zwischen Nottuln und Cosfeld erfolgreich zu behandeln.

Neben dem „*Organon der Heilkunst*" waren das die fünf Bände der „*Reinen Arzneimittellehre*", die Ende der zwanziger Jahre in der zweiten erweiterten Auflage erschienen, und die ersten Bände der „*Chronischen Krankheiten*". Viel mehr gab es damals nicht.

Inzwischen gibt es eine sehr umfangreiche homöopathische Literatur. Die Primärliteratur der Arzneiprüfungsberichte allein nimmt schon eine Regalwand ein. Die Fülle klinischer Verifikationen ist durch den (inzwischen auch in deutscher Übersetzung vorliegenden) „*Hering*"*, bis in die neunziger Jahre des vergangenen Jahrhunderts einigermaßen zu überblicken, soweit die Schüler *Constantin Herings* diese (nach seinem Tode am 23. 7. 1880) in sein Werk eingearbeitet hatten. Was aber in den folgenden hundert Jahren an Arbeit zur Erweiterung und klinischen Bestätigung der Materia medica geleistet worden ist, muß aus vielen verschiedenen Arzneimittellehren, Zeitschriftenartikeln und anderen Veröffentlichungen mühsamst zusammengesucht werden. Eine Sisyphusarbeit!

Was ist zu tun? Warten auf bessere Zeiten? Vielleicht kann uns der Computer, das häufig überschätzte Gerät, aus diesem Dilemma helfen? Oder beschränken wir uns wie z.Z. *von Bönninghausens* auf das Allernotwendigste vorhandener Werkzeuge und vertrauen auf unsere Repertorien, die werden es schon bringen?

Nichts dergleichen ist eine zufriedenstellende Lösung, um den fast zweihundertjährigen Schatz geprüfter und erfahrener Arzneimittel voll auszuschöpfen,ein Fundament, auf das keine andere Sparte der Medizin gründen kann!

Doch glücklich zu preisen jeder, der Zugang zu dem epochalen Werk hat, das gerade mit seinem zehnten Band erscheint: „MINDMAT – *vollständige Materia medica der ichnahen Symptome*".

* dem zehn-bändigen Werk „Leitsymptome unserer Materia Medica" in der Übersetzung von Renée von Schlick, Aachen, als Lebensaufgabe bald vollendet.

Worum handelt es sich hier? Eine weitere Zusammenstellung individueller Erfahrung? Fortsetzung *Vithoulkas'* oder *Masis*?

Nein, kein großer oder bekannter Name, sondern eine unglaubliche Fleißarbeit einer jungen, begabten und zielstrebigen Ärztin, die sich viel vorgenommen hat, eine frühentschlossene Homöopathin, die sich voller Zutrauen an ihre Lebensaufgabe wagt – mit umfassender Unterstützung eines weitblickenden Verlegers. Vor drei Jahren hat sie im Rahmen ihrer Tätigkeit am August-Weihe-Institut für homöopathische Medizin in Detmold begonnen, jede der einzeln aufgeführten Zeitschriften und Arzneimittellehren zusätzlich zu aller vorhandenen Primärliteratur sorgfältig zu studieren und durchzuarbeiten, um alles Wichtige zum „Geist" der Mittel zu finden, zu sichten und zusammenzutragen. Frau Dr. med. *Veronika Rampold* hat die Fertigkeiten und Erfahrung im Umgang mit rund 500 weltweit verstreuten Quellen, als auch mit dem Apparat und dem technischen Gerät soweit perfektioniert, daß jeder Band ca. 1100 Seiten übersichtlich und gut gegliedert umfassen wird. Jedes Mittel ist eine Monographie im Sinne *Georg von Kellers*, was die ichnahen Symptome betrifft.

Besonders erfreut bin ich, daß, anders als bei *Vithoulkas*, der meinen Vorschlag nicht akzeptieren wollte, diese Zusammenschau mit dem *letzten* Band beginnt. Endlich kommen die Mittel, die (zufällig) mit einem der letzten Buchstaben des Alphabets beginnen, in ihrer ganzen Fülle zur Geltung, so daß viele erfahrene Homöopathen die Mittel nachschlagen können, die ihnen in manch einer modernen Arzneimittellehre, die auf der Strecke blieb oder nur oberflächlich zu Ende geführt wurde, vorenthalten werden. Und selbst wenn Band 1 (der letzte Band) nicht vor 2006 erscheinen wird, so werden gerade die noch in diesem Jahrhundert erscheinenden unser aller besonderes Interesse finden. 1500 Arzneien bekommen die Würdigung, die weit mehr Mitteln als nur den besser bekannten Polychresten zusteht. Wir werden deutlicher erkennen, daß es gar keine „kleinen" Mittel gibt, sondern nur wenig bekannte! Daß es nun mehr besser bekannte Arzneien geben kann und geben wird, dafür wird die ganze homöopathische Welt dankbar sein.

Dr. med. *Gotthard Behnisch* Detmold im Mai 1998

Vorwort der Verfasserin

I) Über die Notwendigkeit von MINDMAT

Die Kenntnis der ein homöopathisches Arzneimittel kennzeichnenden psychischen Veränderungen ist essentiell für die Wahl des zu verordnenden Arzneimittels.

Der Paragraph 213 des *Organon* (VI. Aufl.) besagt wörtlich: „Man wird... nie naturgemäß, das ist nie homöopathisch heilen können, wenn man nicht bei jedem, selbst akuten Krankheitsfalle, zugleich mit auf das Symptom der Geistes-und Gemüths-Veränderungen siehet...“. Im § 211 heißt es, daß „ ...bei homöopathischer Wahl eines Heilmittels der Gemüthszustand des Kranken oft am meisten den Ausschlag gibt...“, und im § 212 nennt *Hahnemann* die Veränderungen des Geistes- und Gemütszustandes sogar die *„Haupt-Ingredienz aller Krankheiten“* – den *Hauptbestandteil* aller Krankheiten, man vergegenwärtige sich dies. § 212 wird von namhaften homöopathischen Ärzten, vor allem unserer Zeit, vielfach so ausgelegt, daß es der veränderte Geistes-und Gemütszustand sei, was die Krankheit vor allem ausmache, weshalb sie (mit oftmals großem Erfolg) vorwiegend Symptome des Geistes und Gemüts zur Mittelwahl heranziehen. Vertreter dieser Denkrichtung sind z. B. *Masi - Elizalde* und seine Schüler weltweit. Andere erfolgreiche Homöopathen, z.B. *K.-H. Gypser,* betonen im Einklang mit *Bönninghausen* und anderen unmittelbaren Schülern *Hahnemanns* mehr die §§ 211 und 213 des Organon und sehen die Mit-Berücksichtigung des Gemütszustands als unentbehrlich für die Differentialdiagnose eines Falles an, halten ihn aber nicht für das Zentrum menschlichen Krankseins. Einig sind sich diese beiden „Schulen” der heutigen Homöopathie darin, daß möglichst vollständige Angaben über die mental-emotionalen Symptome der Arzneien für eine erfolgreiche homöopathische Therapie notwendig sind. Und genau hier beginnen die praktischen Probleme.

Es reicht nämlich in der Tat nicht aus, den „Gemüts-Zustand” eines Kranken schlicht summarisch zu betrachten, als „Reizbarkeit”, „Weinerlichkeit” usw. Insbesondere dort, wo die „Gesamtheit der Symptome” die Wahl zwischen mehreren in Frage kommenden Arzneien frei läßt, oder wo ein nach den Charakteristika der körperlichen Krankheit gewähltes Mittel nicht wirkt, genügt es nicht, nur ein Mittel zu finden, das „auch“ zornmütig, boshaft oder überempfindlich ist, sondern wir suchen ein Mittel, das *auf die allerähnlichste Weise* boshaft, zornmütig, überempfindlich ist wie unser Leidender. Einem *Chamomilla*-Fall hilft kein *Nux vomica* (obwohl beide reizbar und überempfindlich sind), und einem *Drosera*-Fall kein *Kali bromatum* (obwohl beide argwöhnisch sind).

Wenn wir in erster Linie auf Repertorien angewiesen sind, wird es daher oft schwer, wenn nicht unmöglich, die feinen Unterschiede zu erkennen, welche uns schließlich ermöglichen, den Kranken zu heilen. Suchen wir in den Arzneimittellehren der Autoritäten, so präsentiert sich uns nur ein Teilaspekt der jeweiligen Arznei, und wir müssen Glück haben, wenn gerade dieser den vorliegenden Fall exakt repräsentieren soll. Was aber die Originalprüfungen und geheilten Fälle betrifft, so sind uns zwar die ältesten und vollständigsten Werke dieser Art zugänglich, über neuere und „kleine“ – sprich vernachlässigte – Mittel dagegen finden wir, wenn überhaupt, nur mit Mühe und viel Aufwand die ungekürzten und ungefärbten ursprünglichen Angaben wieder.

So kommt es, daß fast alle von uns sich mit einer *bloß annähernden Übereinstimmung* anhand des Repertoriums und des lückenhaften Materials in den Arzneimittellehren zufriedengeben müssen, ermüdet von der oft vergeblichen Suche nach der maximalen Deckungsgleichheit. Wir verschreiben *irgendein* Simile, meist ein sogenanntes Polychrest, statt des besten Simile, des *Simillimum*, weil uns die Logistik fehlt, um letzteres zu finden. Folglich geben wir uns oft mit partiellen Erfolgen zufrieden und kommen so weit, zu denken: „die Homöopathie kann eben nicht mehr“ (welcher Defaitismus!), oder gar „der oder die will gar nicht gesund werden“ (welche Ungerechtigkeit!), statt unsere mangelhaften Möglichkeiten der Mittelfindung als wahre Ursache der Enttäuschungen anzuerkennen.

Oder wir flüchten vor unseren Wissenslücken ins bodenlose *Phantasieren* über Miasmen und Mittel oder in den Glauben an fragwürdige technische Verfahren (z. B. EAV), und machen so aus der Homöopathie eine „Vermuthungskunst“, im krassen Gegensatz zu den klaren und einfachen Grundsätzen, für die *Hahnemann* bis zu seinem letzten Atemzug gearbeitet und gekämpft hat. Wohl kann eine Theorie uns helfen, ein Mittel zu erkennen, wenn die Symptomatik dafür nicht reicht. Theorien aber, die sich nicht *unmittelbar* auf die Realität der Prüfungen und geheilten Fälle eines Mittels beziehen, führen weiter weg vom Ziel, statt zu ihm hin. (Ausnahmen, d.h. aufgrund von Analogieschlüssen mit bisher ungeprüften Arzneien erfolgreich behandelte Krankheitsfälle, wie sie zuweilen publiziert werden, bestätigen diese Regel nur.) Bereits *Hahnemann* warnte vor nichtigen „übersinnlichen Ergrübelungen”, und sein großer Schüler *Hering* geißelte Versuche, Religion und Medizin zu koppeln (die es auch in der heutigen Homöopathie zunehmend gibt), als ein Vorgehen ähnlich dem, „einen Krüppel auf einen Blinden zu setzen”, was sich wohl in Büchern und Fabeln für Kindern machen lasse, in der Wirklichkeit aber nicht, und vergleicht die so entstandenen Systeme der Medizin mit unfruchtbaren Mauleseln. Ähnlich scharf geht er mit Ansätzen ins Gericht, welche die Philosophie als Hilfe zur Schaffung eines medizinischen Systems gebrauchen wollen: „Die Produkte der philosophischen Webstühle wurden zurechtgeschnitten und der alten Dame Medizin Hemden und Handschuhe daraus gemacht. Sie hat aber sehr gefroren darin und sich bald wieder in die Schafwolle der Empirie gekleidet und das Leinen des gesunden Menschenverstandes zu Hemden vorgezogen. Spinnwebe taugt nun einmal zu nichts, als Mücken zu fangen und das Bluten zu stillen”.* Eins ist sicher: Ohne diszipliniertes Denken, ohne klare Unterscheidung zwischen Beobachtungsergebnis und Interpretation, ohne strenge Orientierung am *Organon* und an „dem einzigen und untrüglichen Orakel der Heilkunst“, der „reinen Erfahrung“ (§ 25 *Org.*) (dies gilt sowohl bei der Krankenbehandlung als auch bei der Arzneimittelprüfung!) wird die Homöopathie sich über kurz oder lang in eine wabernde, unbestimmte Esoterik auflösen, zum unermeßlichen Schaden für Gesundheit und Glück von Mensch und Tier.

Diese Erwägungen sind es, die mich zu der Sisyphusarbeit der Zusammenstellung einer *Vollständigen Materia Medica der Geistes-und Gemütssymptome,* MINDMAT, motiviert haben. Endlich sollen wir die hochrangigen Original-Prüfungssymptome von *Crataegus*, *Bufo sahytiensis* oder *Morbillinum* ebenso zur Hand haben wie die von *Sulfur* oder *Calcarea* – und zwar in aller Einzelheit und Differenziertheit. Dies gilt auch für die vielen klinischen und toxikologischen Symptome, die bisher in Journalen und halböffentlichen Fachmitteilungen verstreut waren und nunmehr in allgemein zugänglicher Form publiziert werden. So entstehen, als Frucht des Fleißes Tausender BehandlerInnen der letzten 200 Jahre, ganze Mittelbilder neu (z. B. das von *Vipera berus* in dem hier vorliegenden Bd. 10), und ich muß sagen, daß mir bei der Arbeit an MINDMAT die Augen übergehen und ich trunken bin vor neuen Möglichkeiten, zu heilen.

* Hering, C.: Vorwärts! in: HR6 (Bd. II, S. 662 f.).

II) Wie MINDMAT zusammengestellt wird – Richtlinien meiner Arbeit

Die Symptomensammlung in MINDMAT beschränkt sich selbstverständlich *nicht* auf die unter „*Mind*" im *Kentschen Repertorium* aufgelisteten Phänomene, sondern soll *alles* umfassen, was das Psychische und Personale an den homöopathischen Arzneimitteln aufzeigt. Ich beziehe alle *Träume, Bewußtseinsveränderungen* (Koma, Benommenheit...), *Verhaltensauffälligkeiten* (z.B. ungewöhnliche Schlaflage, Flockenlesen, Nägelbeißen), *Begierden* und Hinweise auf *Suchtverhalten* (z.B. „Verlangen nach Schnaps, den sie zuvor nicht mochte"), die *Konvulsionen* als wichtige zentralnervöse Phänomene, die Symptome des *Schlafes*, des *sexuellen Triebes,* alle spezifizierten Symptome des *Schwindels* sowie alle diejenigen *As-if-Empfindungen* mit ein, welche diese Bezeichnung auch wirklich verdienen. Eine Empfindung wie „Schmerz als ob verrenkt", die lediglich eine Schmerzqualität darstellt, wird nicht vermerkt, wohl aber z.B. eine „Empfindung eines leeren Raumes zwischen Stirn und Gehirn". Echte As-if-Empfindungen sagen nämlich tatsächlich etwas über die Person aus, nicht nur über die körperliche Pathologie, und tragen des öfteren auch das Gepräge einer Illusion an sich; daher gehören sie mit zum Bereich der Psyche. Eine Rubrik „*Modalitäten, Causae*" berücksichtigt im Sinne *Bönninghausens* die zentrale Bedeutung der bessernden und verschlimmernden Faktoren innerhalb des homöopathischen Mittelbildes.

Ich habe den *Anspruch der Vollständigkeit* vor den der Aussonderung evtl. „schlecht gemachter" *Prüfungen* gestellt. Eine schlechte Prüfung ist immer noch besser als gar keine, und außerdem erweist sich erst im usus in morbis, ob eine Prüfung wirklich so schlecht war. *Meine Zielsetzung ist, alle je geschehenen und in einer Weltsprache (Deutsch, Englisch, Französisch und die romanischen Sprachen) veröffentlichten Arzneimittelprüfungen einzubeziehen.* Auch toxikologische Angaben, unfreiwillige Prüfungen am Kranken nach allopathischen oder homöopathischen Fehlverordnungen, wie man sie zuweilen selbst sieht oder in der Literatur findet, sowie Selbstversuche von mir selbst oder anderen verläßlichen Kollegen verwende ich, selbstverständlich immer mit exakter Angabe der Quelle. Habe ich Zweifel an der Brauchbarkeit der Prüfung oder sehe ich Mängel in der Art der Symptomangabe, so wird dies *am Schluß des Kapitels* angemerkt. Allein solche „Prüfungen" oder „Symptome", die durch Meditieren über ein Medikament, durch Legen des Fläschchens unters Kopfkissen, durch gemeinsames Brainstorming über die Ursprungspflanze und ihre Signatur oder durch Interpretieren symbolischer Begriffe, die in bestimmten Prüfungssymptomen anderer Herkunft vorgekommen sind, etc., gewonnen – bzw. phantasiert – wurden, *lasse ich als unzuverlässig außer Acht.* Theoretische Erwägungen allerdings, die an konkreten Fällen zumindest partiell bestätigt werden konnten (z.B. solche von *Masi-Elizalde* und dessen Schülern), werden in kurzgefaßter Form erwähnt.

Viele Prüfungen sind fragmentarisch und erlauben für sich allein kaum ein korrektes Verordnen. Andere Arzneien hingegen wurden allzu oft ge- bzw. mißbraucht. Um die kleinen Mittel aufzuwerten und die Indikationen für die großen Mittel zu klären, verarbeite ich *alles an kasuistischem Material, was ich nur bekommen kann*. Es werden sämtliche Fallberichte und klinischen Verifikationen verwendet, aus denen sich eindeutig erkennen läßt, daß das Mittel heilend gewirkt hat. Ich beziehe auch unveröffentlichtes Fallmaterial von mir selbst und von verläßlichen Kollegen mit ein.

Alle diese Angaben – Prüfungssymptome wie kasuistische Beobachtungen – werden entweder völlig ungekürzt, also in der Weise angegeben, wie es z. B. Georg von Keller in seinen Monographien vorgemacht hat, oder aber – wo viele körperliche Angaben den

Text zu langatmig machen würden – nach Art von Konstantin Hering (siehe „Guiding Symptoms") etwas komprimiert.

Fremdsprachige Symptome werden möglichst wörtlich übersetzt, evtl. mit Angabe des Originaltextes, wo eine Formulierung schwierig zu übersetzen ist oder eine feststehende Redensart darstellt.

Als *heilende Wirkung* werte ich: die vom natürlichen Verlauf her nicht zu erwarten gewesene Wende zum Guten, ggfs. nach Erstreaktion, beim Akutfall; die nachhaltige und vom vorherigen Spontanverlauf des Einzelfalls her nicht zu erwarten gewesene Besserung, ggfs. nach Erstreaktion, beim chronischen Fall.

Es ist zulässig, daß noch ein Mittel folgen muß, daß das Mittel nach nicht oder ungenügend wirksamen anderen Arzneien gegeben wird, oder daß es sich um keine spektakuläre Heilung, sondern ein langsames kontinuierliches Voranschreiten hin zur Gesundheit handelt. Bei kleinen Mitteln werte ich auch deutliche, allerdings von Rezidiven gefolgte Besserungen mit aus. Der Kontext wird in solchen Zweifelsfällen als Nachsatz zum einzelnen Symptom kurz angesprochen.

Ich stelle *nicht* den Anspruch, ausschließlich Symptome aus sogenannten Simillimumverschreibungen zu verwerten, denn die meisten Veröffentlichungen sind nicht vollständig genug, um klar zu erkennen, ob es sich um ein „*Simillimum*" (etwa im Sinne von *Masi-Elizalde,* welcher der Ansicht ist, daß es ein einziges Mittel geben müsse, welches bei einem bestimmten Menschen lebenslang alle Krankheiten heilen kann) gehandelt hat oder nicht, und außerdem stammen, wie ich beim Quellenstudium immer wieder festgestellt habe, selbst sehr verläßliche Leitsymptome ursprünglich oft aus theoretisch „fragwürdigen" Kasuistiken. Z.B. stammt die für *Arg-n.* aus dem Repertorium bekannte Illusion, „als wollten sich ihm die Häuser von beiden Seiten nähern und ihn erdrücken" (wenn der Patient durch Straßen mit hohen Häusern geht), ursprünglich von einem Kranken (der schließlich durch *Arg-n.* von einer Ataxie und einem Lungenleiden geheilt wurde), der dieses Symptom *20 Jahre vor dem Zeitpunkt der homöopathischen Behandlung* aufwies – es *bestand also zum Behandlungszeitpunkt gar nicht mehr*!* *Masi-Elizalde* selbst räumt ein**: „Es ist völlig gültig / annehmbar / rechtskräftig (valable), einen gut laufenden Fall als Material zur Bereicherung der Materia Medica zu verwenden, denn selbst wenn man nach einigen Jahren erkennt, daß es kein Simillimumfall war, bleibt die Symptomatologie gültig und für das Studium des ersteren Mittels verwendbar, allerdings nicht mehr mit demselben Motiv" (Bestätigung einer *Masi*-Hypothese).

Auch beschränke ich meine Angaben absichtlich *nicht* auf solche Geistes- und Gemütssymptome, die bei der Heilung *explizit* mitgeteilt worden sind. Finden sich doch selbst in den ältesten Quellen, z.B. *Rückerts Klinischen Erfahrungen,* immer wieder Angaben zum Gemütszustand eines Kranken, *ohne* daß gesagt wird, ob dieser Gemütszustand sich unter der Therapie geändert hat. Solche Angaben haben über die *Guiding Symptoms* und *Kent* den Weg in die Repertorien gefunden, sind auf diese Weise als Gemütssymptome des jeweiligen Mittels bekannt und – *vielfach verifiziert worden.* Hätten *Hering* oder dessen Schüler diese Angaben als nicht verläßlich weggelassen, wäre der Homöopathie daraus großer Schaden erwachsen. Außerdem müssen wir uns die Kranken, welche ein

* Grauvogl, in AHZ, Bd. 68 (1864), Nr. 10, zitiert nach Tauscher: Homöopathische Fallbeschreibungen und Arzneianalysen aus der Allgemeinen Homöopathischen Zeitung des 19. Jahrhunderts, Berlin (Selbstverlag) 1988, S. 141 f.

** Masi-Elizalde, A.: Cenchris. BAF, 30.10.1994 (Kommentar zur Bearbeitung des Cenchris-Bildes durch die AFADH).

bestimmtes Mittel benötigen, plastisch vorstellen können, und zwar anhand ihrer eigenen Aussagen und des Eindrucks der Umgebung von ihnen, wie er sich in den Anamnesen findet. Selbst wenn wir dabei ein paar Eigenschaften in die Symptomenreihe aufnehmen, die nicht sicher mit dem Mittel zu tun haben, ist das besser, als wichtige, bisher unbekannte Aspekte unter dem Verdacht der Unzuverlässigkeit wegzulassen, obwohl sie in einer Anamnese stehen! Daher wird jeder auffällige Charakterzug eines Kranken, der auf das verabreichte und wirksame Medikament hinweist, und jede vorhandene, aber für das jeweilige Mittel noch unbekannte Gemüts-Auffälligkeit vermerkt. Bei mentalen Symptomen, zu welchen nicht angegeben ist, ob sie der homöopathischen Therapie gewichen sind oder nicht, *wird dieses im Nachsatz vermerkt*, damit jeder Leser für sich entscheiden kann, ob sie für die homöopathische Mittelwahl in Frage kommen.

Auch *Angaben oder Hinweise homöopathischer Kollegen von einst und jetzt* nehme ich sehr wichtig. Mag mitunter auch der eine oder andere Fehler darunter sein, so helfen sie uns in der Regel doch, ein Mittel besser zu verstehen; und ihre synoptische Zusammenfassung innerhalb von MINDMAT hilft uns, offenkundige Fehler auszuscheiden und alle Seiten einer Arznei zu erkennen. Somit habe ich auch sie aufgenommen, aber – um nicht in den Nebel der Phantasien zu geraten – *ausschließlich solche, die den Eindruck klinischer Beobachtungen machen*, und dann, bei streng beibehaltener Aussage, in ganz kurzer und bündiger Form, denn es ist aufgrund der Weitschweifigkeit, die manche Angaben dieser Art an sich haben, gar nicht möglich, sie wortwörtlich zu übernehmen. Z. B. zitiere ich *Schmeier* (im derzeit in Arbeit befindlichen Kapitel über *Medorrhinum*) *sinngemäß*: „Ein starkes expressives Element, eine Art schwärmerischer Intensität, extreme Ausprägung der Sprache und der Bilder, trotz Kummer und Verschlossenheit, helfen den verschlossenen *Med.*- Fall von *Nat-m.* zu unterscheiden."* *Wörtlich* lautet der Absatz, aus dem ich dies extrahiert habe, wie folgt: „Worauf ich bei dieser Geschichte hinweisen möchte, ist die starke Spannungs- und Kummersituation, die mich an Mittel wie *Nat-m.* oder *Ignatia* denken ließen, aber diese schwärmerische Intensität... läßt sich häufig bei *Medorrhinum* finden. Dieses starke expressive Element, diese extreme Ausprägung der Sprache und der Bilder, trotz Kummer, trotz Verschlossenheit, trotz In-Sich-Begraben von Gefühlen. Sie spüren es, es ist da, und wenn es nur im Leuchten der Augen beim Erwähnen des Meeres ist."

III) Stellungnahmen zu für MINDMAT relevanten Streitfragen in der Homöopathie

Es herrscht bei einigen Kollegen die Meinung: 1) nur solche Zeichen und Zufälle seien von Belang für die Mittelwahl, die von *Krankheitswert* sind; 2) nur *wiederholt* auftretende Träume besäßen Aussagekraft; 3) nur solche Gemütssymptome seien von Bedeutung, die *nicht* „immer schon da" waren. Diese Einschränkungen lehne ich als *irrig*, als Behinderung der Mittelwahl und Beschneidung unserer therapeutischen Möglichkeiten ab.

Zu 1: Die Definition von *„Krankhaft"* und *„Gesund"*, und damit *der Symptombegriff*, ändert sich mit den sozialen Gegebenheiten und ideologischen Vorstellungen einer Gesellschaft. Vor 100 Jahren galt z.B. Selbstbefriedigung ebenso selbstverständlich als Perversion und krankhafte Erscheinung wie homosexuelles Verhalten. Heute wird beides für innerhalb eines normalen Verhaltensrahmens liegend erklärt. Sollen wir aber nun die

* P. Schmeier: Medorrhinum. Vortrag vom 10.2.90 in Hannover. In: DJH/1990/1, S. 89 f.

Beobachtungen der älteren Homöopathen zu diesen Themen für null und nichtig erklären und solche Merkmale, wenn sie bei einem Patienten vorliegen, nicht mehr in die Mittelwahl einbeziehen, nur weil sich die öffentliche Meinung geändert hat? Sich nach dem „Krankheitswert“ als Unterscheidungsmerkmal zu richten, ist somit absurd. Uns hat zu interessieren, ob eine Eigenschaft des Patienten – z.B. Mitleid, Jähzorn, Unruhe – *auffällt*, sonderlich ist, den gewöhnlichen Rahmen sprengt, aber nicht, ob sie als krankhaft gilt oder als „Normvariante“; wenn diese Eigenschaft auffallend ist, können wir sie unter die „Zeichen und Zufälle“ einordnen, nach denen wir suchen, sonst nicht.

Zu 2: Zwei Akutfälle zeigten mir schon im Sommer 1995, daß *auch einmalig auftretende Träume* zum heilenden Simile führen können. Der erste war ein riesiger Peritonsillarabszeß links, subakut, fast afebril, seit mehreren Tagen bestehend, mit hochgradiger Schluckbehinderung, bei einem sanftmütigen, stillen jungen Mädchen mit Warzen an den Händen. *Lachesis* hatte gar nichts genützt, *Thuja* nur kurzfristige Palliation gebracht. Nach *Thuja* berichtete sie über einen Traum vom Krieg, sie „sah Soldaten durcheinanderlaufen und hörte schießen“, aus dem sie ängstlich aufgewacht war. Dieser Traum brachte mich, gemeinsam mit den Warzen und der Schluckbehinderung, auf *Magnesia sulfurica* (für das bis dato übrigens noch kaum Halssymptome bekannt waren). Eine Gabe *Mag-s.* C 30 ließ den Abszeß nach wenigen Stunden aufgehen und er heilte komplikationslos ab. Der zweite Fall war eine typische *Arsen*-Gastroenteritis. Nachdem die erste Gabe *Arsenicum album* C 30 eine deutliche Besserung erbracht hatte, erzählte mir die Patientin, sie habe in der Nacht vor dem Anruf bei mir, also vor *Arsenicum*, „von einem großen schwarzen Mann geträumt“, der ihr trotz seiner angsterregenden Farbe und Gestalt sympathisch war. Dieser Traum kann gar nicht typischer für *Arsenicum* gedacht werden, er ist repertorisierbar („träumt von schwarzen Geistern“ – nur *Ars.*!) und stimmt auch von der Symbolik her ganz mit einer Gemütslage überein, die wir von *Arsenicum* kennen – einer Art Fixierung auf das Todesthema mit Todesangst einerseits, Todessehnsucht oder ruhigem Hinblicken auf den Tod andererseits. Die Patientin bekam noch eine zweite Gabe *Arsenicum* C 30 und wurde rasch völlig gesund. Auch ihre chronischen Beschwerden, wie geschwollene Hände, Schwellungen um die Augen und Stimmungsschwankungen, von denen ich bei der Verordnung noch gar nichts wußte, sind durch *Arsenicum* geheilt worden.

Zu 3: Woher weiß ich denn, daß eine „schon immer bestehende“ Verhaltensweise allein aufgrund ihres Schon-immer-Bestehens „normal“ ist? Viele Verhaltensstörungen und Neurosen zeigen sich schon vom Kindesalter an. *Die Auffälligkeit entscheidet, nicht die Bestehensdauer.* Bei sehr gut gelungenen Verschreibungen, also nach Gabe des sogenannten Simillimums oder einer Reihe gut gewählter Similia, verschwinden selbst Verhaltensstörungen, die laut Aussage der Patienten oder ihrer Eltern „schon immer“ da waren, und es tritt ein Gleichgewicht ein, das die betreffende Person noch nie an sich erlebt hat. Solche Verordnungen gelingen oft gerade dann, wenn auch scheinbar nicht krankhafte oder schon lebenslang bestehende Auffälligkeiten in die Mittelwahl einbezogen werden. Warum sollten wir diese Tatsache ignorieren?

Ein anderer Irrtum, welche manchen Kollegen nach Erwerb meiner Arbeit befallen könnte, ist der Glaube, er könne *alle* seine Fälle nun ausschließlich aufgrund der in MINDMAT zu findenden Angaben heilen. Das stimmt nicht! Warum?

Erstens: viele „kleine” Arzneien haben in ihren Prüfungen und geheilten Fällen bisher ausschließlich solche ichnahen Symptome hervorgebracht, welche sekundär auf ein somatisches Geschehen zu beziehen sind – somatopsychisch – , z.B. Präkordialangst

(*Crataegus*). Derartige Angaben dürfen nur im organotropen Zusammenhang als Grundlage einer Mittelwahl dienen, solange nicht beobachtet wurde, daß sie auch an und für sich auftreten. Machen wir also nicht aus der „Präkordialangst" von *Crataegus* eine „Furcht vor Herzkrankheit" oder einfach eine „Angst" – ein systematischer Fehler, den die Großrubriken des *Kent* an sich haben –, sondern sehen wir sie, wie sie ist, denn nur so können wir Ähnlichkeiten wahrnehmen und nutzen!

Zweitens kann MINDMAT per definitionem nicht die nötigen Angaben zur Organotropie der Arzneien liefern, auf welche wir uns dann stützen müssen, wenn ein Fall fast nur körperliche Symptome bietet. Die Homöopathen der 2. Hälfte des 19. Jahrhunderts verordneten sehr oft und mit großem Erfolg auf charakteristische Symptomenkombinationen somatischer Art, die heutigen Homöopathen (bei *oberflächlicher* Betrachtung) unspezifisch vorkommen, es aber nicht sind.

Drittens nimmt auch die beste Materia Medica dem Behandler das Denken nicht ab. Manchmal führt uns ein ganz unwissenschaftlicher „mystischer" Analogieschluß zum Ziel – so geschehen etwa bei einem Epileptiker, welcher „zufällig" seinen Anfall bei Mondaufgang gegen 20 Uhr hatte, zu derselben Zeit, wo der Stechapfel seine großen weißen Blüten zu öffnen pflegt, und der auf diese entfernte Parallele hin durch *Stram.* geheilt wurde. Manchmal wieder geht es genau umgekehrt, über die Organpathologie, fast „schulmedizinisch", wie bei den durch *Merc-cy.* vor dem Tode erretteten Diphtheriekindern, von welchen man bei *Charette* liest. Bei diesen hatte die exakte Imitation der diphtheritischen Gangränen durch die Cyanquecksilbervergiftung den Ausschlag zur Verordnung gegeben.

Wer also spezifische psychische Symptome hat – und seien sie auch nur für den geschulten Behandler wahrnehmbar, und dem Kranken selbst unbewußt – , der kann auch durch „fast alleinige" (*Organon*) Berücksichtigung derselben geheilt werden. *Es wäre aber selbst bei optimaler Kenntnis aller heute bekannten Gemütssymptome homöopathischer Arzneien unmöglich, jeden Fall über seine Geistes- und Gemütssymptome zu charakterisieren und zu heilen*. Individualisierung ist in der Homöopathie auch bezüglich der *Methode* der Mittelwahl ein Muß!

IV) Wichtiger Hinweis zu effektiverem Verordnen

Georg von Keller ist der Überzeugung, daß, wenn das angezeigt scheinende Mittel die Symptomatik nicht vollständig deckt, auch die Originalsymptomatik eines chemisch oder biologisch *sehr nahe verwandten* Mittels zu Rate gezogen werden sollte. – Z.B. bezüglich eines fraglichen *Arg-n.*-Falles auch die Pathogenese von *Argentum metallicum*, bzgl. eines fraglichen *Calc-p.*-Falles auch die Pathogenesen von *Phos.* und *Calc.* (ZKH 1992/4). Auch *Hahnemanns* Empfehlung, unter den verschiedenen Quecksilberpräparaten „das beste Mercurial-Mittel" auszuwählen, bezieht sich nicht allein auf diese Arzneimittelgruppe, sondern besagt genau dies. Dasselbe meint auch *Roger Morrison*, wenn er von der Verordnung einer „kombinierten Arznei" spricht, und es ist *recht oft* vonnöten, in dieser Weise zu arbeiten. Welches der miteinander verwandten Arzneimittel dann zu geben ist, hängt davon ab, welches den jeweiligen Fall am genauesten erfaßt, ein Kriterium, das sich auch auf rein somatische Eigentümlichkeiten beziehen kann. Hat also z.B. ein *Mercur*-Kranker auffällige Lymphknotenschwellungen, so denkt man vor allem an die Quecksilber-Jodverbindungen, welche dieses Symptom, lt. *Clarke*, besonders ausgeprägt aufweisen.

Oder finden Sie in einem Fall, der deutlich nach *Pulsatilla pratensis* aussieht, ein wichtiges Symptom nur bei deren naher botanischer Verwandter *Pulsatilla nuttalliana* verzeichnet, so ist es nicht nur legitim, sondern auch erfolgversprechend, letztere *Pulsatilla*-Art zu verordnen. Ich habe das Anfang 1998 bei einer Lehrerin mit chronischer Laryngitis beobachtet, deren Symptomatik in allen Punkten durch *Puls.* gedeckt war, bis auf das Nebensymptom „Heißer Kopf und kalte Füße", das laut *Complete Repertory* 4.5 für *Puls-n.*, nicht aber für *Puls.* bekannt ist. Durch *Puls-n.* LM VI, später LM XII, insgesamt zehn Wochen lang gegeben, schwanden die Heiserkeit, welche so ausgeprägt gewesen war, daß die Kranke, welche nie geraucht hatte, den Eindruck einer Kettenraucherin machte, der laryngeale Husten beim Reden und auch die Nebenbeschwerden dieser Frau, nämlich Magenschmerzen durch süße und fette Speisen, unruhiger Schlaf und prämenstruelle Weinerlichkeit. Jetzt – März 1998 – ist von dem ganzen lästigen Syndrom nichts übrig als ein wenig Husten morgens nach dem Aufstehen und weicher Stuhl nach Genuß fetter Speisen. Was hier geschieht (der Fall ist selbstverständlich noch nicht abgeschlossen), ist eine „schnelle, sichere und sanfte Heilung" im Sinne *Hahnemanns* , erzielt durch Berücksichtigung botanischer und pharmakologischer Verwandtschaften. Wer diese mitberücksichtigt, erreicht beste Therapieergebnisse und vermehrt sein und unser aller Wissen über die vielen „kleinen" Mittel – die noch ungehobenen Schätze unserer Materia Medica, wie es z. B. *Massimo Mangialavori* tut. Liebe LeserInnen, schenken auch Sie Ihre Erfahrungen mit MINDMAT und obiger Technik der Welt!

V) Schlußwort

MINDMAT ist darauf angelegt, ergänzt und korrigiert zu werden. Wir bitten hiermit alle Benutzer unserer Arbeit um Rückmeldungen, sowohl betreffs der Form als auch des Inhalts. Angaben zur Auffindung bisher unzugänglicher Originalien sowie neue Vergiftungsberichte, Prüfungsergebnisse (auch aus Selbstversuchen), Verifikationen und klinische Symptome sind uns jederzeit willkommen, sofern sie gut dokumentiert wurden, vor allem, wenn es um „kleine Mittel", d.h., um zu selten verordnete und wenig verstandene Arzneien geht. Vorteilhaft (aber kein „Muß") im Hinblick auf wissenschaftliche Konventionen und die fachliche Kommunikation wäre es dabei, wenn Prüfungen oder Verifikationen zuvor in einer homöopathischen Zeitschrift oder im Selbstverlag veröffentlicht würden. Allen Kollegen, welche uns in dieser Weise zu helfen bereit sind, sei im voraus herzlicher Dank gesagt.

Jedoch liegt es außerhalb des Menschenmöglichen, auch nur ein einziges Mittel zu 100 Prozent zu verstehen oder in seiner Symptomatik vollkommen zu erfassen, wie denn auch nichts Anderes unter der Sonne von Menschen vollständig verstehbar ist. Wir bleiben immer Lernende und Staunende vor der Unendlichkeit des Makrokosmos „Universum" und des Mikrokosmos „Mensch", und jeder spektakuläre Erfolg ärztlichen Bemühens – ob allopathisch oder homöopathisch – hat daher etwas von einer göttlichen Gnade an sich.

Laßt uns stets in Ehrfurcht und Dankbarkeit und zum Wohle aller Menschen die Homöopathie praktizieren.

Detmold, im Mai 1998 Dr. med. *Veronika Rampold*

UNERLÄSSLICHE BENUTZERHINWEISE ZU MINDMAT

I) Quellenangaben

Um jedem Kollegen die Freiheit zu geben, bestimmte Arten von Angaben – z.B. toxikologische – auf- oder abzuwerten, oder aus seiner Betrachtung eines Mittels auszuschließen, werden die verschiedenen Arten von Symptomen *im Quellenteil* am Schluß jedes Kapitels *eindeutig gekennzeichnet*. Ein *t* hinter einer Referenz bezeichnet toxikologische, ein *p* arzneiprüferisch gewonnene, ein *k* klinische (aus geheilten Fällen stammende) Zeichen und Zufälle. Soweit bekannt, wird auch der verwendete Potenzgrad angegeben (wobei in MINDMAT die in Frankreich übliche Abkürzung TM (teinture mère) für „Urtinktur" und in allen übrigen Fällen die üblichen Kürzel, wie „C 30", „Q 6" verwendet werden).

Am Schluß jedes Symptoms geben in Klammern stehende Zahlen die Quelle an. *Am Ende jedes Kapitels – ein Mittel, ein Kapitel* – findet sich ein *codierter Quellenteil.*

Die *Referenzliste*, d.h. die Aufschlüsselung der Abkürzungen für die Quellen, *finden Sie am Schluß des vorliegenden Bandes (Tab. - Ziz.) auf den Seiten* 1123-1137. Dort finden Sie auch genaue Erläuterungen zur Art der Quellencodierung.

Das beiliegende *Lesezeichen* ist mit den 100 gebräuchlichsten Quellenkürzeln und deren Bedeutung versehen und ermöglicht so, die Quellenteile der Kapitel rasch zu decodieren.

Wurde ein Symptom im gleichen Wortlaut bei mehreren Autoren erwähnt, so wurde die älteste zugängliche Quelle angegeben. Im Inhalt oder Wortlaut ähnliche, aber nicht deckungsgleiche Symptome bzw. Angaben wurden separat zitiert, so z. B. in dem (in Arbeit befindlichen) Kapitel über *Medorrhinum* zum Thema „Nägelkauen":

1. Nägelkauen seit Kindheit. Als Kind knabberte sie auch Mauern und Seifen an. (7.13)
2. Früher Nägelkauen. (7.16)
3. Kaut Nägel ab bis zum Bluten, selbst die Zehennägel. Schluckt das Abgekaute. (14)
4. Sie kaut ihre Fingernägel ab und kaut auch auf ihren Lippen und Zehennägeln herum. (19)

Auf die Angabe, *wie oft oder wo* Prüfungs- oder klinische Symptome *bestätigt* wurden, habe ich verzichtet. (Nur *daß* sie bestätigt wurden, wird *bisweilen* durch ein *„verif."* nach der Quellennummer vermerkt.) Es ist m.E. nicht der richtige Weg, Symptome danach zu bewerten, wie oft sie schon zur Mittelwahl herangezogen wurden. Wenn wir das tun, magern wir unsere Arzneimittelbilder aus. Auf diese Weise kommen Klischees zustande, wie die bei Anfängern der Homöopathie verbreitete Vorstellung von *Aconitum* als einem Akutmittel für Fieberzustände und Neuralgien. Deshalb vermerke ich bei repertorialen Angaben den Grad *nicht*, und auch die in Originalien vorhandenen *Fett- oder Kursivdrucke* bestimmter Symptome werden *nicht* übernommen – auch nicht die von *Hahnemann*.

II) Hierarchie der Rubriken

Ein Problem bei der Erstellung der MINDMAT-Rubriken war das Vermeiden von *Mehrfachnennungen* ein und desselben Symptoms. Wenn wir z.B. die Angabe zu *Carb-v.* nehmen: „Abends, nach dem Niederlegen, Angst, wie von Bedrückung in der Brust, mit Hitze im Kopfe, Hitze in den Händen und Schweiß vor der Stirne; sie konnte nicht im Bett bleiben vor dem Gefühle, als wolle es ihr das Herz abdrücken; die Gegenstände um sie her wurden immer kleiner, und wenn's finster in der Stube war, kamen ihr äußerst schreckliche Figuren vors Gesicht. – „Es finden sich in diesem Symptom Elemente, welche zum Thema „Angst" gehören, andere, welche zu den „Wahnvorstellungen" zählen und dazu noch eine As-if-Empfindung am Herzen. Es würde den Leser ermüden und viel Platz verschwenden, wenn man nun in diesen drei Abteilungen des Kapitels „*Carbo vegetabilis*" jeweils dieses vollständige Symptom zitieren wollte.

Daher habe ich mir ein *Hierarchieschema* geschaffen, nach welchem ich in solchen Fällen entscheide, in welche „Rubrik" das jeweilige Symptom vollständig aufgenommen wird, und wo es weggelassen oder nur teilweise zitiert wird. Diese Hierarchie, *welche beim Suchen eines Symptoms zu beachten von Nutzen sein kann* (dies ist aber kein Muß), lautet wie folgt:

1) *Wahnvorstellungen, Sinnestäuschungen, Träume.* (Die Sphäre der Phantasien, des Irrationalen, ist z.B. für *Whitmont, Masi-Elizalde, Paschero* der hierarchisch höchste Bereich des Gemüts.)
2) *As-if-Empfindungen.* (Sie stellen auf den Körper bezogene Phantasien dar.)
3) *Konvulsionen, Bewegungen usw.* (Diese sind als objektive Symptome oft von höherem Wert als das subjektiv Ausgesagte, da sie eindeutig sind und meist weder übertrieben noch simuliert werden. Teils sind diese Symptome organabhängig, teils personotrop bzw. durch Symbolgehalt ichnah.)
4) *Die spezifischen Gemütsrubriken*: Aberglaube, Arbeit, Argwohn, Bosheit/Destruktivität, Eifersucht, Eigensinn, Ekelgefühl/ Sauberkeits- und Ordnungssinn, Empfindlichkeit, Farbwahl, Furcht, Gedanken/Denkvermögen, Gier/ Suchtverhalten, Hast bzw. Zeitsinn, Hellsichtigkeit, Launenhaftigkeit/ Stimmungswechsel, Lesen/ Lernen/ Schreiben/ Studieren, Liebe/ Zuneigung / Mitgefühl, Musik/ Kunst, Religion, Selbstvertrauen, Thema „Tod", Verstellung,Verzweiflung. (Sie stellen in höherem Maße die kranke Person als die Krankheitsentität dar.)
5) *Die unspezifischeren Rubriken des Gemüts (alle nicht unter* 4*) genannten).* (Sie sind häufig abhängig von einer Organerkrankung und daher nicht so ichnah.)
6) *Sexueller Trieb.* (Man sagt oft, der Sex sitze im „Kopf". Doch das stimmt nur teilweise. In den Veränderungen des Geschlechtstriebs überschneiden sich die Sphäre der Phantasie und die Funktion eines Organsystems.)
7) *Schlaf.*
8) *Schwindel.*
9) *Modalitäten, Causae.* (Aufgenommen, weil viele Fälle selbst bei klaren psychischen Indikationen ohne Kenntnis der Modalitäten der in Frage kommenden Arzneien *unlösbar* bleiben würden.)
10) *Typus* (d.h. Erfahrungen zu Körperbau, Haar-, Hautfarbe usw. bei Patienten, welche durch ein bestimmtes Mittel geheilt wurden).

Das heißt nun für unser Beispiel (*Carb-v.*): das *vollständige* Symptom wird bei den „*Wahnvorstellungen*" auftauchen, und die „As-if-Empfindung" wird unter „*As-if... Atmungsorgane...*" für sich allein zitiert: „Sie konnte nicht im Bett bleiben vor dem Gefühle, als wolle es ihr das Herz abdrücken..." (1). Dieses Symptom taucht somit nicht in der unspezifischen Rubrik „*Angst*" auf.

III) Aufbau eines Mindmat-Kapitels (Arzneimittelschema)

Um sicherzustellen, daß jedes Symptom relativ leicht gefunden werden kann, wurden im Arzneimittelschema *einheitliche Rubriken* verwendet, unter welchen die zugehörigen Angaben aufgelistet sind. Rubriken, zu welchen es keine Symptome gibt, wurden beim jeweiligen Mittel weggelassen. Kommen Erscheinungen im Arzneimittelbild vor, welche in keine der vorgegebenen Rubriken passen, so werden *weitere Rubriken* (z.B. „Aberglaube", „Heimweh", „Liebe", „Verstellung, Täuschungsmanöver" etc.) entsprechend der alphabetischen Reihenfolge *eingefügt.*

Ein Symptom kann auch in mehreren Rubriken genannt sein; ob dies geschieht oder nicht, hängt von der Wichtigkeit oder Spezifizität der jeweiligen Angabe ab. Z.B. würde das Symptom „Unerträglich stechender Schmerz über dem linken Auge, mit Schreien und großer Unruhe und Angst" bei „Angst" und „Unerträglichkeit von Schmerzen oder Empfindungen" aufgeführt werden, aber nicht bei „Schreien" und „Ruhelosigkeit", weil Ruhelosigkeit oft sekundär als Begleitsymptom der Angst auftritt – also in diesem Kontext banal ist – und Schreien eine gewöhnliche Reaktion ist, wenn ein Schmerz als unerträglich empfunden wird. Hieße es aber „mit schrillem Aufschreien...", so würde es auch bei „Schreien" genannt, weil das Schreien durch die Bestimmtheit der Angaben aufgewertet wäre.

Die Anordnung der Symptome *innerhalb einer Rubrik* folgt, soweit möglich, der Ähnlichkeit von Symptomen untereinander in Gruppen (z.B. stehen die Chorea-Symptome in einer Gruppe beieinander, ebenso die Epilepsie-Symptome, die Tetanus-Symptome usw.). Bei den Modalitäten, den As-if-Empfindungen und in den Rubriken „Bewegungen..." und „Unerträglichkeit..." folgt die Anordnung ebenfalls dem Kopf-Fuß-Schema.

Die Rubrik „Modalitäten, Causae" nimmt insofern eine Sonderstellung ein, als sie auch rein körperliche Angaben enthalten kann, bezüglich dieser aber keinen Anspruch auf Vollständigkeit erhebt, und weil sich manche Modalitäten aus Platzgründen nur in der jeweils spezifischen Rubrik (z.B. „Angst") finden und nicht in dieser. Ihr Zweck ist, einen Überblick zu vermitteln, zu welchen äußeren Umständen die Symptomatik einer Arznei eine Beziehung hat. Alle anderen Rubriken wurden mit dem Anspruch auf Vollständigkeit und auf im Sinngehalt unverfälschte Wiedergabe zusammengestellt.

Rubrik-Überschriften im MINDMAT-Arzneimittelschema

GEIST, GEMÜT

Angst
Arbeit (Fleiß, Faulheit, Unfähigkeit zur Arbeit usw.)
Argwohn, Mißtrauen
Benommenheit, wie nicht ausgeschlafen, wie berauscht, betäubt etc.
Bewegungen: Zwangsbewegungen, Automatismen, Gesten, Haltungen, Lagen
Bewußtlosigkeit, Koma, Stupor
Delirium, Wahnsinn, Raserei
Eigensinn
Ekelgefühl (auch: Sauberkeits- und Ordnungssinn)
Empfindlichkeit (gegen Kritik, schlechte Nachrichten etc.)
Erregbarkeit (durch Geräusch etc.)
Fröhlichkeit, Lachen
Furcht
Gedächtnis
Gedanken, Denkvermögen
Gesellschaft

Gesichtsausdruck
Gier, Suchtverhalten
Gleichgültigkeit
Hellsichtigkeit
Hysterie
Konzentration
Lesen, Lernen, Schreiben, Studieren
Musik, Singen, Tanzen
Orientierungsstörungen
Reizbarkeit
Religion, Störungen im Zusammenhang mit der
Ruhelosigkeit
Schreck, Auffahren
Schreien
Selbstvertrauen
Sprechen
Thema „Tod" (Suizidalität etc.)
Traurigkeit, trübe Stimmung
Unbehaglichkeit
Unerträglichkeit von Schmerzen oder Empfindungen
Verdruß, Mißmut, schlechte Laune
Verzweiflung
Weinen, Wimmern, Stöhnen
Zorn

ILLUSIONEN

Wahnvorstellungen
Sinnestäuschungen

TRÄUME

Alpdrücken
Angenehm, erfreulich
Ängstlich, bang, besorgt
Ärgerlich, zornig
Bildlich, symbolisch
Ekelhaft
Indifferent oder nicht näher bezeichnet
Krankheiten und Körperfunktionen, von
Lustig, komisch
Phantastisch, absurd
Schrecklich, grausig
Sexuell
Tod, Mord und Toten, von
Traurig
Unerinnerlich
Unzufriedene, von vergeblichem Mühen usw.

SCHLAF

Schlaflosigkeit, Einschlafstörung
Aufwachen, Durchschlafstörung
Somnambulismus
Schläfrigkeit

SCHWINDEL

Drehschwindel
Ohnmacht, ohnmachtsartiger Schwindel
Schwankschwindel
Ataxie

KONVULSIONEN

SEXUELLER TRIEB

MODALITÄTEN, CAUSAE

AS-IF-EMPFINDUNGEN

Kopf, Augen, Ohren
Gesicht, äußere Nase
Mund, Zähne
Hals, Rachen, Ösophagus
Verdauungsorgane
Urogenitalsystem
Atmungsorgane, Herz, äußerer Thorax
Bewegungsapparat
Haut
Allgemeines

Typus

Farbwahl

Synonyma

Biologie, Chemie und Physiologie

Mittelbeziehungen

Mittelverwechslungen und pharmazeutische Probleme

Quellen

IV) Synonym- und Querverweisliste zu den Rubriken von MINDMAT

Die ichnahen Symptome sind oft so komplex, daß sie sich nicht immer in die „Schublade" eines Rubriknamens pressen lassen. Aus diesem Grunde wurde die folgende Liste häufig vorkommender Synonyme oder Unterbegriffe zu den Rubriknamen eingefügt.

Suchbegriff *siehe unter* ➟	**Rubrik**
Aberglaube	**Aberglaube**
Abhängigkeit	**Gier, Gesellschaft, Selbstvertrauen**
Abmagerung	**Typus**
Abscheu	**Ekelgefühl, Liebe, Sexueller Trieb**
Ästhetik	**Ekelgefühl, Musik**
affektiert	**pathetisch, Verstellung**
Akathisie	**Bewegungen, Ruhelosigkeit**
Albernheit	**Fröhlichkeit; Unreife**
Alkoholismus	**Gier**
Angst	**Angst**
Anorexia mentalis	**Ekelgefühl, Gier, Wahnvorstellungen**
Antizipation	**Angst, Furcht, Hellsichtigkeit, Selbstvertrauen**
Apathie	**Gleichgültigkeit**
Aphasie	**Sprechen**
Arbeit	**Arbeit, Träume**
arbeitsunfähig	**Arbeit**
Arglist	**Verstellung, Bosheit**
Argwohn	**Argwohn**
Askese	**Gier, Religion**
Ataxie	**Ataxie**
Auffahren	**Schreck**
aufgeregt	**Erregbarkeit**
Automatismen	**Bewegungen**
Bangigkeit	**Angst**
Beharrlichkeit	**Eigensinn**
Beißen	**Bosheit, Bewegungen, Konvulsionen**
Benommenheit	**Benommenheit**
berauscht	**Benommenheit**
Beschimpfen	**Bosheit**
Beschwerden durch	**Modalitäten, jeweilige Emotion**
besessen	**Delirium, Wahnvorstellungen, Religion, Trance**
betäubt	**Benommenheit, Bewußtlosigkeit**
Beten	**Religion**
Betrug	**Bosheit, Verstellung**
Bewegungen	**Bewegungen**
Bewußtlosigkeit	**Bewußtlosigkeit**
Borgt sich von jedem	**Gier**
Bosheit	**Bosheit**
Brain-fag (geistige Erschöpfung)	**Gedanken, Lesen, Modalitäten**
bringt nichts zu Ende	**Arbeit, Launenhaftigkeit**
Bulimie	**Gier**

Chorea	**Konvulsionen**
Coenästhesien	**Wahnvorstellungen**
Darandenken	**Modalitäten, Gedanken**
Delegieren	**Arbeit**
Delirium	**Delirium**
Demut	**Selbstvertrauen, Religion, Gier**
Denkvermögen	**Gedanken**
Denkstörung, formale	**Wahnvorstellungen**
Denkstörung, inhaltliche	**Gedanken, Wahnvorstellungen**
Depersonalisation	**Wahnvorstellungen, Wille**
Depression	**Traurigkeit**
Derealisation	**Wahnvorstellungen, Orientierungsstörungen** (evtl. auch eigene Rubrik)
Destruktivität	**Bosheit**
Diktator	**Eigensinn, Bosheit**
Diskutieren	**Eigensinn, Sprechen**
Dissimulant	**Fröhlichkeit, Gleichgültigkeit, Arbeit**
Distanz	**Liebe, Verstellung**
Distanzlosigkeit	**Liebe, Unreife**
Dualität	**Wahnvorstellungen**
Durst	**Gier**
Effektivität	**Arbeit**
Ehe	**Liebe**
Ehrgeiz	**Arbeit, Gier**
Eifersucht	**Bosheit, Liebe**
Eigensinn	**Eigensinn**
Eile	**Hast**
Einsamkeit	**Gesellschaft**
Eitelkeit	**Ekelgefühl, Empfindlichkeit**
Ekelgefühl	**Ekelgefühl**
Ekstase	**Fröhlichkeit, Religion, Somnambulismus**
Empfindlichkeit	**Empfindlichkeit**
Empfindungslosigkeit	**Bewußtlosigkeit**
Entblößen	**Sexueller Trieb, Bewegungen**
Epilepsie	**Konvulsionen**
Erektionen	**Sexueller Trieb**
Erotik	**Sexueller Trieb, Liebe**
Erpressung	**Eigensinn, Gesellschaft, Verstellung**
Erregbarkeit	**Erregbarkeit,** (wenn sexuell, siehe) **Sexueller Trieb**
Euphorie	**Fröhlichkeit**
exzentrisch	**Eigensinn, Gedanken**
Familie	**Gesellschaft, Liebe**
Farbwahl (Farbvorliebe, -abneigung)	**Farbwahl**
Faulheit	**Arbeit**
Fehler	**Arbeit, Gedächtnis, Lesen, Orientierungsstörungen, Sprechen**
Feigheit	**Furcht, Selbstvertrauen**
Feilschen	**Gier**
Feindschaft	**Bosheit, Argwohn**

Fettleibigkeit	**Typus**
Fleiß	**Arbeit**
Fluchen, verfluchen, verwünschen	**Bosheit, Aberglaube**
Freiheitsliebe	**Eigensinn**
Frechheit	**Eigensinn, Bosheit**
Freude	**Fröhlichkeit**
Freundschaft	**Liebe**
Fröhlichkeit	**Fröhlichkeit**
Fühllosigkeit	**Gleichgültigkeit, Liebe, Bosheit, Bewußtlosigkeit**
Furcht	**Furcht**
Gang	**Bewegungen**
Gedächtnis	**Gedächtnis**
Gedanken	**Gedanken**
Geiz	**Gier, Furcht**
Geld	**Gier**
Gerissenheit	**Bosheit, Verstellung**
Geschäftigkeit	**Arbeit, Ruhelosigkeit**
Geschlecht (männlich / weiblich)	**Typus**
Geschwätzigkeit	**Sprechen**
Gesellschaft	**Gesellschaft**
Gesichtsausdruck	**Gesichtsausdruck** (siehe auch jeweilige Emotion)
Gesten	**Bewegungen**
Gewalt	**Bosheit, Delirium, Zorn**
Gewissen	**Angst, Empfindlichkeit, Furcht, Liebe, Religion**
Gier	**Gier**
Gleichgültigkeit	**Gleichgültigkeit**
Glücksspiel	**Gier**
Gott	**Religion**
Gottlosigkeit	**Religion, Eigensinn**
Grausamkeit	**Bosheit**
Grimassen	**Bewegungen, Gesichtsausdruck**
Grobheit	**Bosheit**
Gruppe	**Gesellschaft**
Haarfarbe	**Typus**
Halluzinationen	**Wahnvorstellungen, Sinnestäuschungen**
Haltlosigkeit	**Wille**
Haltungen	**Bewegungen**
Haß	**Liebe, Bosheit, Tod**
Hast	**Hast**
Heißhunger	**Gier**
Heiterkeit	**Fröhlichkeit**
Hellsichtigkeit	**Hellsichtigkeit**
Heulen	**Weinen, Schreien**
high	**Fröhlichkeit, Benommenheit**
Hilflosigkeit	**Selbstvertrauen**
Hilfsbereitschaft	**Liebe**
Hochbegabung	**Gedanken, Lesen**

Hochmut	**Selbstvertrauen**
Hochstapler	**Verstellung**
Hoffnung	**Verzweiflung, Religion, Fröhlichkeit**
Homosexualität	**Liebe, Sexueller Trieb**
Hyperreflexie	**Konvulsionen**
Hypnagoge Visionen	**Hellsichtigkeit, Träume, Wahnvorstellungen**
Hypochondrie	**Traurigkeit, Furcht, Wahnvorstellungen**
Hysterie	**Hysterie**
Ideen	**Gedanken**
Illusionen	**Illusionen** (Oberrubrik), **Unreife**
Imbezillität	**Gedanken**
Impotenz	**Sexueller Trieb**
Impulse	**Gedanken, Wahnvorstellungen, Bewegungen**
indiskret	**Sprechen, Unreife**
Intelligenz	**Gedanken, Lesen**
Isolation	**Gesellschaft, Liebe, Wahnvorstellungen**
Jaktationen	**Bewegungen**
Jammern	**Weinen**
Katalepsie	**Katalepsie**
Katatonie	**Bewegungen, Gleichgültigkeit**
Kichern	**Fröhlichkeit**
Kindheit	**Typus, Modalitäten**
Kindisch	**Unreife**
Klagen	**Weinen**
Kleinmut	**Selbstvertrauen**
Kleptomanie	**Bosheit, Gier**
Körperbau	**Typus**
Koma	**Bewußtlosigkeit**
Konzentration	**Konzentration**
Koordination	**Bewegungen**
Kopfrollen	**Bewegungen**
Koprophagie	**Ekelgefühl**
kränkbar	**Empfindlichkeit**
Kratzen	**Bewegungen, Bosheit**
Kreativität	**Gedanken, Musik**
Kritik	**Empfindlichkeit, Selbstvertrauen, Eigensinn**
Kummer	**Traurigkeit**
Kunst	**Musik**
Lachen	**Fröhlichkeit**
läppisch	**Fröhlichkeit**
lästig	**Bosheit, Gesellschaft, Liebe**
Lagen	**Bewegungen**
Langeweile, Ennui	**Verdruß, Hast, Ekelgefühl**
Langsamkeit	**Hast, Arbeit, Sprechen, Gedanken**
Launenhaftigkeit	**Launenhaftigkeit, Unentschlossenheit**
Lebensalter und -abschnitt	**Typus**
Leidenschaft	**Liebe, Zorn**

Leistung	**Arbeit, Gedanken, Lernen**
Lernen	**Lesen**
Lesen	**Lesen**
Liebe	**Liebe**
Logik	**Gedanken**
Lüge	**Verstellung**
Lüsternheit	**Sexueller Trieb, Gier**
Macht	**Eigensinn**
Majestät	**Pathetisch, Selbstvertrauen, Verstellung**
Manie	**Delirium, Fröhlichkeit**
Manipulieren	**Verstellung**
maniriert	**Pathetisch**
Maske	**Verstellung**
Masochismus	**Sexueller Trieb, Selbstvertrauen, Religion, Bosheit**
Masturbation	**Sexueller Trieb, Gier**
Mathematik	**Lesen, Gedanken**
Meditation	**Gedanken, Religion, Trance**
Mesmerismus	**Modalitäten, Empfindlichkeit, Aberglaube**
Mißmut	**Verdruß**
Mißtrauen	**Argwohn**
Mitgefühl	**Liebe**
Mitläufer	**Gesellschaft, Selbstvertrauen, Wille**
Mondphasen	**Modalitäten**
mondsüchtig	**Somnambulismus**
Monomanie	**Eigensinn, Wahnvorstellungen, Religion**
Moral	**Gedanken, Religion, Sexueller Trieb**
Mord	**Tod**
Morphinismus	**Gier**
Musik	**Musik**
Mut	**Furcht, Selbstvertrauen**
Mystizismus	**Religion**
Nägelkauen	**Bewegungen**
Naivität	**Argwohn, Liebe, Unreife**
Naschen	**Gier**
Nasebohren	**Bewegungen**
Nervensäge	**Bosheit, Gesellschaft, Liebe**
Nervosität	**Erregbarkeit**
Nonkonformist	**Eigensinn**
Nymphomanie	**Sexueller Trieb, Delirium**
Offenherzigkeit	**Gesellschaft, Liebe, Sprechen**
Ohnmacht	**Bewußtlosigkeit, Ohnmacht**
Ordnungssinn	**Ekelgefühl, Arbeit**
Orientierungsstörungen	**Orientierungsstörungen**
Paranoia	**Argwohn, Wahnvorstellungen**
Pedant	**Arbeit, Eigensinn, Religion**
Perversionen	**Sexueller Trieb, Wahnvorstellungen, Bosheit, Liebe**
Phantasien	**Gedanken, Wahnvorstellungen, Träume**

Phobie	**Furcht**
Pica (Essen von Unverdaulichem)	**Gier**
Pollutionen	**Sexueller Trieb**
Posieren	**Bewegungen, Verstellung**
Possenreißen	**Fröhlichkeit**
Prahler	**Verstellung**
Prophezeien	**Hellsichtigkeit, Religion**
Provozieren	**Eigensinn, Bosheit**
Psi	**Hellsichtigkeit, Aberglaube**
Psychogene Störungen	**Hysterie, Modalitäten**
Pyromanie (legt Feuer)	**Bosheit**
Rache	**Bosheit**
Raserei	**Delirium, Zorn**
Rauchen	**Gier, Modalitäten**
Raufen, Kämpfen	**Bosheit, Eigensinn**
Rausch	**Delirium, Benommenheit**
Rechnen	**Lesen**
Reizbarkeit	**Reizbarkeit**
Religion	**Religion**
Resignation	**Verzweiflung, Selbstvertrauen**
Respekt	**Religion, Selbstvertrauen**
Ritual	**Arbeit, Bewegungen, Eigensinn, Religion**
Romantik	**Liebe, Empfindlichkeit, Musik, Religion**
Ruhelosigkeit	**Ruhelosigkeit**
Sabotage	**Bosheit, Verstellung**
Sadismus	**Sexueller Trieb, Bosheit**
Sauberkeit	**Ekelgefühl**
Scharlatanerie	**Verstellung**
Scheu	**Furcht**
Schlaflage	**Bewegungen**
Schlagen	**Bosheit, Bewegungen**
Schmeichelei	**Selbstvertrauen, Verstellung**
Schmutz	**Ekelgefühl**
Schnelligkeit	**Hast**
schnippisch	**Bosheit, Sprache**
Schreck	**Schreck**
Schreiben	**Lesen**
Schreibkrampf	**Konvulsionen**
Schreien	**Schreien**
Schwankschwindel	**Schwankschwindel**
Schweigsamkeit	**Sprechen**
Schwindler	**Verstellung**
Sechster Sinn	**Hellsichtigkeit**
Selbstverstümmelung	**Bosheit, Religion**
Selbstvertrauen	**Selbstvertrauen**
Seufzen	**Weinen, Traurigkeit**
Simulant	**Verstellung**
Singen	**Musik**
Sinne überscharf	**Erregbarkeit**
Sinnestäuschungen	**Sinnestäuschungen**

Somnambulismus	**Somnambulismus**
Sonderling	**Eigensinn, Gedanken**
Spaß	**Fröhlichkeit**
Spotten, Höhnen	**Bosheit, Sprechen**
Sprachverwirrung	**Sprechen**
Sprechen	**Sprechen**
Suggestion	**Empfindlichkeit, Aberglaube, Religion, Wille**
starrsinnig	**Eigensinn**
Stehlen	**Bosheit, Gier**
Steppergang	**Ataxie, Bewegungen**
Stimmenhören	**Wahnvorstellungen, Sinnestäuschungen, Hellsichtigkeit**
Stöhnen	**Weinen**
Strecken	**Bewegungen, Konvulsionen**
Streitsüchtig	**Bosheit**
Studieren	**Lesen**
Stummheit	**Sprechen**
Stumpfheit	**Benommenheit, Gleichgültigkeit**
Stupor	**Bewußtlosigkeit**
Suchtverhalten	**Gier**
Suizidalität	**Tod**
Tanzen	**Musik, Bewegungen, Ruhelosigkeit**
Taumeln	**Schwankschwindel**
Tetanie	**Konvulsionen**
Tetanus	**Konvulsionen**
Theater, Schauspieler	**Pathetisch, Verstellung**
Tic	**Bewegungen, Konvulsionen**
Tiere	**Liebe, Furcht, Bosheit, Träume**
Tod	**Tod, Träume**
Trance	**Bewußtlosigkeit, Katalepsie, Trance, Religion, Hellsichtigkeit, Somnambulismus**
Traurigkeit	**Traurigkeit**
Trichotillomanie	**Bewegungen, Gier**
Tugend	**Liebe, Religion, Verstellung** (evtl. eigene Rubrik)
Übellaunigkeit	**Verdruß**
überdreht	**Erregbarkeit**
Umherwerfen im Bett	**Ruhelosigkeit**
unabhängig	**Eigensinn, Gesellschaft, Liebe**
unausgeschlafen	**Benommenheit, Schlaf**
unausstehlich	**Bosheit, Eigensinn, Verdruß**
Unbehaglichkeit	**Unbehaglichkeit**
Unentschlossenheit	**Unentschlossenheit, Selbstvertrauen**
Unerträglichkeit von Schmerzen oder Empfindungen	**Unerträglichkeit von Schmerzen oder Empfindungen**
Ungehorsam	**Eigensinn**
Ungeschicklichkeit	**Arbeit, Bewegungen**
Unglück	**Furcht**

Unglücksnachrichten	**Empfindlichkeit**
Unheil	**Furcht, Religion**
Unio mystica	**Fröhlichkeit, Wahnvorstellungen, Liebe, Religion, Trance, Hellsichtigkeit**
Unreife	**Unreife**
unselbständig	**Selbstvertrauen, Arbeit, Gesellschaft**
Unverschämtheit	**Bosheit, Selbstvertrauen**
Verachtung	**Selbstvertrauen, Bosheit, Religion**
Verantwortung	**Arbeit, Eigensinn, Liebe, Religion**
Verdammnis	**Religion, Verzweiflung**
Verdruß	**Verdruß**
Vergangenheit	**Gedanken, Zeit, Modalitäten**
Vergeßlichkeit	**Gedächtnis**
Verkennen des Ortes	**Orientierungsstörungen**
Verkopft, Intellektbetonung	**Gedanken, Liebe**
Verlangen	**Gier, Liebe**
Verleumden	**Bosheit, Sprechen, Verstellung**
Verschlossenheit	**Sprechen, Gesellschaft, Liebe**
Verschwendung	**Gier, Verstellung**
Verstellung	**Verstellung**
Verwahrlosung	**Ekelgefühl, Gleichgültigkeit**
Verwirrung	**Benommenheit, Gedanken, Orientierungsstörungen**
Verzweiflung	**Verzweiflung**
Visionen	**Wahnvorstellungen, Sinnestäuschungen, Religion, Hellsichtigkeit, Träume**
Wahnsinn	**Delirium**
Wahnvorstellungen	**Wahnvorstellungen**
Weinen	**Weinen**
widerspenstig	**Eigensinn**
Widersprüchlichkeit	**Unentschlossenheit**
Widerwille	**Ekelgefühl**
Wille	**Wille**
Wimmern	**Weinen**
Wohlgefühl	**Fröhlichkeit**
Wohltäter	**Liebe, Religion, Verstellung**
Workaholic	**Arbeit, Gier**
Wunschdenken	**Unreife, Wahnvorstellungen, Aberglaube**
Wut	**Delirium, Zorn**
Zeit	**Hast**
Zerstreutheit	**Konzentration**
Zertrümmern von Gegenständen	**Bosheit, Delirium**
Zorn	**Zorn**
Zuckungen	**Konvulsionen**
Zuneigung	**Liebe**
zusammenkrümmen	**Bewegungen**
Zwangsneurose	**Arbeit, Bewegungen, Eigensinn, Wahnvorstellungen**
Zwangsbewegungen	**Bewegungen**

Tabacum

GEIST UND GEMÜT

Angst

1. Ängstlichkeit, den 2. T. (*Grant*). (15.13)
2. Angst (*Murray u. Voigt*). (15.13)
3. Sein Verhalten ist nervös, ruhelos und unbehaglich; er sieht aus wie erschreckt und gesteht, ein Angstgefühl zu empfinden, ohne dafür irgendeinen Grund zu haben. (4.5)
4. Ein inneres Unruhe- und Angstgefühl, das ihn in einer ständigen Bedrücktheit hält; er kann es sich nicht erklären. (15.10)
5. Eine Bangigkeit und Angst, die sich mehrere Nachmittage einstellte und sich durch Weinen Erleichterung verschaffte (S.). (1)
6. Mehrere Tage, gegen Abend, Bangigkeit (S.). (1)
7. Bangigkeit, Ängstlichkeit und Schwermut, als hätte sie einen Todesfall zu befürchten, nachmittags 4 Uhr, zwei Tage nacheinander (S.). (1)
8. Druck am Herzen, ein Gefühl, als ob er einen Raubmord begangen hätte, mit Zusammenschnürungsgefühl am Herzen, als ob es sich erweitere und zusammenzöge (35j. Mann, Fliegeroffizier, 30 - 40 Zig. tgl.; Heilung durch Nikotinabstinenz, *Cactus grandiflorus* und Armbäder). (26.2)
9. Beängstigung mit sehr trüben, melancholischen Gedanken, beim Spazierengehen (d. 3. T.). (S.) (1)
10. Nach Besuch in der Klostergemeinschaft, wo sie Novizin gewesen war, dekompensiert sie ihrer Erinnerungen wegen; sie stellt sich beängstigende Fragen über ihren Platz und ihre Berufung in der Welt, ihr zwanghaftes Bedürfnis, nützlich zu sein, taucht wieder auf (27j. Frau, Melancholie). (37)
11. Qualvolle Angst beim Gehen in frischer Luft. (29)
12. Nach vorgängigem Brechreize, große Bangigkeit, mit Beklemmung auf der Brust und sehr wehmütiger, trauriger Stimmung, als ob sie ein Unglück ahnte; durch Weinen ward sie erleichtert (d. 1. T.). (S.) (1)
13. Nachmittags, Unruhe und Angst, als wenn ein Unglück geschehen sollte (10. T.). (S.)
14. Traum, daß sie reden wollte und nicht konnte, wegen überaus großer Zunge, die zum Munde heraus und bis an die Nase reichte; sie wollte schreien, und konnte nicht, weinte darüber und war ganz trostlos, bis sie endlich in großer Angst erwachte (eine Art Alp; 1. T.) (Ng.). (1)
15. Bangigkeit oder Unempfindlichkeit nach einem sinnlosen Zustand (*Gmelin*, allg. Geschichte der Pflanzengifte). (15.13)
16. Hat beim Waldlauf abgebaut: liegt da, blaß - kaltschweißig, grau im Gesicht, sieht mich angsterfüllt an und jappt was von „so elend", beim Aufrichteversuch tödliche Übelkeit (am Vorabend zuviel geraucht). (16.1)
17. Starkes Erbrechen und Durchfall mit Angst und großer Schwäche verbunden (*Diemenbröck*). (15.13)
18. Angst während des Stuhlgangs. (29)
19. In mäßigem Grade Angst und Unruhe (Cholera). (12.3)
20. Todesangst (anguish), bei sporadischer Cholera (*Knerr*). (30)
21. Bang, verzagt und kleinmütig, bei Übelkeit; sie glaubt, sterben zu müssen, was nach erfolgtem Brechen vergeht; nach dem Mittagessen (Ng.). (1)

22. Angstanfälle, mit kaltem Schweiß und Elendsgefühl (Dauer 1 Minute), dann Schwindel, Speichelfluß, Übelkeit und Brechreiz ohne Erbrechen (Dauer 2 - 3 Minuten), der Anfall erreicht seinen Höhepunkt mit Herzklopfen, Angst, Sehverschlechterung, ist dann total erschöpft, nur noch ein Häufchen Elend. (14.3)
23. Brustbeklemmung mit Angst (Symptome, wie sie den Ohnmachtsanfällen voranzugehen pflegten, welche er als Kind gehabt hatte). (2.1)
24. Präkordialangst und Engegefühl über dem oberen Thorax; unfähig, zu sprechen oder gehen; Puls unfühlbar, Hände kalt; für 1/2 St. (2.7)
25. Es war besonders schwierig, treppauf zu gehen, noch schlimmer, wenn die Treppe steil war; dieses Steigen verursachte Angst und Furcht, rückwärts zu fallen, so daß ich mit vorwärtsgebeugtem Körper ging (bei einem ataxie- oder myopathie- ähnlichen Gesamtbild, vr). (2.7)
26. Erstickungsanfälle, wodurch er häufig mit der fürchterlichsten Angst erwachte. (4.9)
27. Angst, welche im Brustkorb und der Präkordialregion beginnt. (4.2)
28. Plötzlich am Abend von heftigster Präkordialangst befallen, worauf völlige Schlaflosigkeit und Springen aus dem Bett folgten. (4.5)
29. Angina pectoris, mit plötzlich und periodisch auftretender Angst. (10)
30. Ein Kältegefühl steigt von unten herauf und erreicht das Herz und macht dort eine schauderhafte Angst, die in einen schweren Ohnmachtszustand übergeht. Subjektiv wird der Herzschlag als unangenehm pochend empfunden. (25)
31. Hatte in den letzten Nachmittagen anfallsweise Weltuntergangsstimmung mit kaltem Schweiß und eisiger Kälte in den Beinen von den Knien abwärts. (14.3)
32. Übelkeit, Herzschmerzen, Angstgefühl: nach Passivrauchen zusammen mit beruflich bedingtem Ärger. (15.9)

Arbeit (Fleiß, Faulheit, Unfähigkeit zur Arbeit usw.)

1. Nicht sehr aufgelegt zur Arbeit (d. 2. T.). (S.) (1)
2. Widerwille gegen Arbeit (d. 1. T.) (S.). (1)
3. Mürrisch und der Arbeit abgeneigt. (2.1; alle 8 Prüfer)
4. Allgemeine Müdigkeit und Faulheit. (2.1)
5. Gesteigerte äußere Wärme und Unaufgelegtheit zu der geringsten Beschäftigung (bald n. Einn.). (3)
6. Ganz unfähig zu seinen Geschäften, schwach, unentschlossen und mutlos (desponding). – Rasch geheilt nach Aufgeben des Rauchens. (2.7)
7. Vertrödelt seine Zeit (*Gallavardin*). (31)
8. Verspielt und unreif. Arbeitet nur, um Geld zu verdienen, damit er sich „viele Sachen kaufen kann, die ihm gefallen". Geht nicht mehr in die Schule, weil er keine Lust mehr hat. Schon vorher ist er einfach ohne Entschuldigung weggeblieben, wenn er eine Arbeit schreiben sollte. (19j. Mann. Nach *Tab.* ging er wieder in die Schule und machte sein Abitur.) (15.1)
9. Nach erneutem Aufgeben des Tabakgenusses verließen ihn die Schocks, der Schlaf wurde ruhig, die Dyspepsie verschwand, der Geist wurde ruhig, die Stimmung elastisch (lebhafter? vr), und er konnte arbeiten. (2.7)
10. Sagt: „ich will nützlich sein; will ein Sonnenstrahl sein für die Anderen, den Anderen Freude schenken"; sie macht sich Schuldgefühle wegen ihrer Krankheit, zugleich sagt sie aber, sie habe das Kranksein gewählt, erhalte ihr Traurigsein aufrecht aus Hoffnung auf Trost, darauf, daß jemand da ist; hat versucht, in einer Behindertenanstalt zu arbeiten, aber ihrer Depression wegen klappte es nicht. Verbringt ihre Zeit

weinend in ihrem Zimmer, im Sessel sitzend; sagt, sie wolle aktiv und nützlich sein, aber tut nichts. Ihre Begleiterin sagt, sie habe ein großes Verlangen nach Aktivität, aber das sei nur in ihrem Kopf, sie könne nicht aktiv sein. Sie brüte über dem, was sie an Arbeit tun werde, und tue nichts. Nach *Tab.* kann sie arbeiten. Retrospektiv sagt sie, daß sie nicht zum Arbeiten fähig gewesen sei, weil es ihr an Energie, an Vitalität mangelte; „es fehlte mir einfach an Elan" (27j. Frau, Melancholie). (37)

11. Immer sehr genau, sehr perfektionistisch gewesen (27j. Frau, Melancholie). (37)

Argwohn, Mißtrauen

1. Scheu und wenig redselig, mißtrauisch gegen Fremde; erst wenn er die Leute näher kennt, kann er gesprächiger werden und auch lustig sein. (15.1)
2. Sie kann wieder unter Leute gehen, die sie noch nicht kennt – das vermochte sie zwei Wochen lang nicht (Heilwirkung ; 27j. Frau, Melancholie). (37)

Benommenheit, wie nicht ausgeschlafen, wie berauscht, betäubt etc.

1. Große Lustigkeit und Geschwätzigkeit, wie im Rausche (d. 1. T.). (Ng.) (1)
2. Schwindel wie von Trunkenheit (d. 1. u. 2. T.) (S.). (1)
3. Sehr schwacher Geruch; bloß Wein riecht sie sehr weit, so daß sie beinahe von einem ausgeleerten im Zimmer stehenden Weinglase benebelt wird (d. 4. T.) (S.). (1)
4. Beim Odemholen, Seiten- und Bruststechen, und dabei große Kopfschwäche, wie betrunken, und Flimmern vor den Augen, so daß er von weitem die Leute nicht erkennen konnte (d. 1. T.) (S.). (1)
5. Große Verwirrung im Kopf. (2.1)
6. Sie war gerade eben fähig, Fragen zu beantworten. Sie saß mit Unterstützung auf einem Stuhl; die Arme hingen schlaff herab, der Kopf war rückwärts geneigt. Die Augen waren geschlossen, aber konnten leicht geöffnet werden. (2.3)
7. Zuerst fühlte sie sich beklemmt, dumm, betäubt, dann wurde sie von Erbrechen und Durchfall befallen (nach äußerlicher Applikation einer starken Tabakabkochung gg. Krätze). (2.3)

Bewegungen: Zwangsbewegungen, Automatismen, Gesten, Lagen

1. Rutscht im Bett herunter. (24)
2. Er schien sich einige Augenblicke lang in einem komatösen Zustand zu befinden, dann wurde er durch den Schmerz geweckt, doch ließ er keine Klage vernehmen, aber machte heftige automatische Bewegungen, stand auf, ging ein paar Schritte wie betrunken, warf sich aufs Bett und wälzte sich darauf umher. (4.4)
3. Während dieser wilden Anfälle (von Wahnvorstellungen) versuchte er aus dem Bett zu entkommen, mehrere Männer mußten ihn festhalten; er hechelte mit der Zunge (he would loll his tongue) und schnappte mit den Zähnen wie ein Hund, so daß die Verwandten teils meinten, er sei tollwütig. Doch wenn man ihm Wasser brachte, kam es nicht zu Krämpfen, und er trank es bereitwillig. (2.6)
4. Ständiges Spucken während der Übelkeit. (18)
5. Verlangen, den Leib zu entblößen und der frischen Luft auszusetzen; mit Kältegefühl im Bauch. (18)
6. Heftige unwillkürliche Zusammenziehungen aller Muskeln..., er legte fortwährend die Hand auf den Leib und riß gewaltsam am Penis (*Chantourelle*). (15.13)
7. „... Nur meine über dem Magen zusammengekrampften Hände zeigten den Sitz meiner Leiden an" (Magenkrämpfe). (2.6)
8. Sie hält die Hände auf der Brust gefaltet (27j. Frau, Melancholie). (37)

Bewußtlosigkeit, Koma, Stupor

1. Schwindel, der bis zur Bewußtlosigkeit ging (*Hausbrand*, in Hufel. Journ. d. pr. H. XLV. 4. S. 109.) (1)
2. Bangigkeit oder Unempfindlichkeit nach einem sinnlosen Zustand (*Gmelin*, allg. Geschichte der Pflanzengifte). (15.13)
3. Man hat... Tabaksklistiere als Belebungsmittel im Scheintode, besonders aber in den Asphyxien, durch mephitische Gasarten Erstickter und beim Scheintode der Neugeborenen ... zur Anwendung gebracht. (1)
4. Plötzlicher Schwindel, dann fiel sie bewußtlos vom Stuhl und krampfte (sofort). Sie lag dann auf dem Boden, ... Augen starr und nach oben gedreht, Pupillen dilatiert und lichtstarr, ..., Kopf rückwärts gebogen wie bei einem tetanischen Krampf...; sie war allgemein ruhig, nur die Glieder wurden zuweilen durch klonische Krämpfe bewegt, während der Kopf in Opisthotonusstellung blieb. Sie war völlig bewußtlos. (2.3)
5. Völlig unempfindlich und bewegungslos, Atmung schwach, Puls kaum wahrnehmbar, Pupillen stark verengt (nach Ingestion von 3 Unzen trockenen Tabaks). (2.3)
6. Tiefer Kollapszustand; Gesicht blaß, Haut von kaltem Schweiß bedeckt; mit mehrmaligem Erbrechen und leichten Krämpfen. Exitus n. 1 1/2 St. (nach Klistier mit Absud aus 2 Quentchen – ca. 16 Gramm – Pfeifentabak). (2.3)
7. Jedesmal bei Eintritt des Erbrechens zugleich allgemeine Krämpfe, bald mehr tonisch, bald mehr klonisch mit Bewußtlosigkeit (eine Frau, Cholera nostras). (12.2)
8. Er befand sich in einem Stupor, aus welchem er nur schwer zu erwecken war (nach äußerlicher Applikation einer starken Tabakabkochung gg. Krätze). (2.3)
9. Schlaff, blaß, Augen geschlossen, komatös, Puls nicht tastbar, Herzaktion kaum wahrnehmbar; Atmung krampfhaft, 6 Atemzüge in der Minute; Tod (7 Tage altes Baby; absichtlich mit 2 Teel. mit Tabakrauch gesättigten Wassers vergiftet). (2.3)
10. (Wurde in einem Zustand völliger Bewußtlosigkeit (intoxication) mit dunkelrotem Gesicht, glitzernden Augen, starkem Puls, mühsamer Atmung, schlaffen Gliedern und kalten Akren zum Krankenhaus gebracht. Auf dem Transport erlangte er das Bewußtsein wieder. (2.5))
11. (Wurde unempfindlich und bewegungslos, scheinbarer Atemstillstand, Gesicht braunrot... (2.5, zwei Vergiftete))
12. (Sie .. fiel bewußtlos nieder ... Atemstillstand, Aufhören der Gehirnfunktionen, violettes Gesicht, Steifheit und Kälte der Glieder, kaum wahrnehmbarer Puls. (2.5))
13. Einige Stunden nach Rauchen v. 25 Pfeifen hintereinander Bewußtlosigkeit; das Bewußtsein kehrte erst nach heftigem, wiederholtem Erbrechen zurück. (2.6)
14. Stupor und mühsame Atmung ; tief livide verfärbtes Gesicht, Augen glanzlos, ... rechte Pupille extrem verengt, linke stark erweitert und entrundet, beide lichtstarr (n. 1 1/2 Pfeifen). (2.6)
15. Dösen, 3 Tage und Nächte lang; einmal mit unwillkürlichem Stuhlabgang ins Bett; beim Versuch aufzustehen, Ohnmacht (Syncope) (n. 1 1/2 Pfeifen). (2.6)
16. Zwischen den Brechanfällen Ohnmachten (70j. Frau, Cholera nostras). (12.2) (Schocks in Magen und Brust, mit Blutdrang zum Kopf, welcher ihn momentan des Bewußtseins beraubte. - Geheilt nach Aufgeben des Rauchens. (2.7))
17. Durch lautes Rufen und heftiges Schütteln wurde er aus seinem komatösen Zustand erweckt; daraufhin fing er in höchster nervöser Erregung zu schreien an: „Oh, mein Kopf, mein Kopf", wobei er mit den Händen auf seine Stirn drückte und wild um sich starrte. (4.3)
18. Bewußtlos, wie in einer Ohnmacht. (4.2)

19. Fiel bewußtlos zu Boden (4.3)
20. Völlige Unempfindlichkeit gegen Kneifen und Stiche. (4.3)
21. Völlige Bewußtlosigkeit, mit dem Aussehen ruhigen Schlafes. (4.3)
22. Koma (viele Fälle).
23. Plötzliche Ohnmacht (viele Fälle).
24. (Anfälle von Synkope und Bewußtlosigkeit. (4.5))
25. Er schien sich einige Augenblicke lang in einem komatösen Zustand zu befinden, dann wurde er durch den Schmerz geweckt, doch äußerte er keine Klage, aber machte heftige automatische Bewegungen, stand auf, ging ein paar Schritte wie betrunken, und warf sich aufs Bett und darauf umher. (4.4)
26. Schwerer Schlaf mit unregelmäßiger rasselnder Atmung, aus welchem er nicht erweckt werden konnte; Gesicht und Rücken waren dabei mit kaltem Schweiß bedeckt, die Augen offen und starrend, das Gesicht verzerrt; durch lange fortgesetztes Schütteln und Rufen wurde der Patient momentan zum Bewußtsein gebracht; er trank eine Tasse Pfefferminztee und fiel danach in eine ganz tiefe Ohnmacht, mit bleichem Gesicht, kaltem Schweiß, starrenden Augen, welche von blauen Ringen umgeben waren, erweiterten und lichtstarren Pupillen; der Unterkiefer hing herab, die Glieder waren schlaff und kraftlos. (4.8)
27. Schlaganfall mit Lähmung. (10)
28. Herzaktion am Tag gesteigert, nachts vermindert bis hin zu schwerwiegenden Ohnmachten. (11)
29. Anfälle von Absterben der Hände und Füße, mit einem Anflug von Ohnmacht, von Schlechtwerden, manchmal brach dabei kalter Schweiß auf der Stirn aus. (15.10)
30. Anfälle: er wurde plötzlich schwindlig, alles wurde schwarz vor Augen und er fiel nach einigen Minuten bewußtlos nieder. Die Bewußtlosigkeit hielt bis zu einer Stunde an, mit unwillkürlichem Urinabgang. Am Tag nach der Attacke Erschöpfung. (20.2)

Delirium, Wahnsinn, Raserei

1. Er redete irre (nach äußerl. Applikation einer starken Tabakabkochung gg. Krätze). (2.3)
2. Nach Kampferabreibungen... kehrte die Atmung zurück und wurde regelmäßig; er ging vom Stupor in den fröhlichsten Rauschzustand über. Er redete allen möglichen lustigen Unsinn, begleitet von krampfhaften Bewegungen und Spasmen des Gesichts. (2.5)
3. Delirien mit schreckhaften Träumen*. (22.1)
4. Ein junger Mann, nicht an Tabak gewöhnt, rauchte 12 Zigarren und am Tag drauf, einem Sonntag, noch drei oder vier; an jenem Nachmittag fing er an, sich seltsam zu verhalten. Um 21 Uhr wurde ich gerufen und fand ihn mit allen Erscheinungen von Delirium tremens vor (man sicherte mir aber glaubhaft zu, daß er kein Trinker sei). Er war sehr wild, warf sich auf dem Bett umher, mit Halluzinationen, sah Schlangen, Löwen, Bären usw.; er wähnte, daß er sehe, wie seinem Vater der Kopf abgeschnitten werde und das Blut aus dem Körper rinne. Während dieser wilden Anfälle versuchte er aus dem Bett zu entkommen, mehrere Männer mußten ihn festhalten; er hechelte mit der Zunge (he would loll his tongue) und schnappte mit den Zähnen wie ein Hund, so daß die Verwandten teils meinten, er sei tollwütig. Doch wenn man ihm Wasser brachte, kam es nicht zu Krämpfen, und er trank es bereitwillig. Dann sah er einen wunderschönen See und wünschte sich darin zu ertränken, er versuchte, dazu vom Bett aufzustehen; als man ihn daran hinderte, versuchte er, sich selbst zu erwür-

gen und wurde tatsächlich schwarz im Gesicht, bevor man seine Hände vom Hals lösen konnte; dann bettelte er jemanden an, ihn nach draußen mitzunehmen und zu erschießen. Nach *Belladonna* D3 in wiederholten Dosen beruhigte er sich. Von Sonntagnachmittag bis Dienstagmorgen erkannte er niemanden. (2.6)

5. Einmal bettelte er, heftig zitternd (in great trepidation), daß man einige Flaschen (die er sich einbildete zu sehen) aus dem Raum entfernt werden solle. In der Tat waren sein Verhalten und Aussehen zu dieser Zeit nicht unähnlich dem eines an Delirium tremens Leidenden. (4.3)
6. Augenblicklich verlor er das klare Bewußtsein. Er schrie, daß die Raucher aus dem Zimmer gehen müßten, obwohl keiner rauchte, daß der Tabakrauch ihm den Atem benehme usw.; sofort danach wurde er ruhig, aber redete fast immer irre, mit offenen, starrenden Augen, sprach von Ereignissen in seiner Vergangenheit (lt. (15.13): berührte Gegenstände aus seinem früheren Leben), dann kehrte er ins Wachbewußtsein zurück. (4.4)
7. Raserei, nach heftigen Krämpfen an Armen und Füßen, mit Wahnwitz wechselnd, und von Schlaflosigkeit, mäßigem Fieber und Stuhlverstopfung begleitet. (17)
8. *Lorry* beobachtete zuerst, daß Geisteskranke, besonders Maniaci, gierig Tabak schnupfen, wenn sie auch früher nicht daran gewöhnt waren. (17)
9. Verhütet Delirien in remittierenden Fiebern und nach großen Blutentziehungen. (17)
10. Delirium tremens. (17)
11. Stille Delirien, murmelt vor sich hin (*Chantourelle*). (15.13)
12. Eine Stunde lang Übelkeit und Irrereden (*Fowler*). (15.13)

Empfindlichkeit (gegen Kritik, schlechte Nachrichten usw.)

1. „Ich mußte diese Klasse zum 2. Mal machen, und das bedeutete für mich eine schwere Erniedrigung. Ich war 18 und die anderen erst 16. Sie brauchten nur eine kleine Bemerkung zu machen, und schon fühlte ich mich ausgelacht und verspottet. Schlecht war für mich auch, daß ich in vielen Fächern dieselben Lehrer hatte wie vorher, also solche, die von meinen schlechten Leistungen wußten. An Deutsch habe ich keine Freude, weil ich weiß, wie schlecht ich darin bin." (15.1)

Erregbarkeit

1. Große nervöse Aufregung, begleitet von einer unregelmäßigen Tätigkeit der Muskeln, besonders der Lider, des Mundes und der unteren Extremitäten (nach jedem Gebrauch des Tabaks, 2 St. lang). (2.2)
2. Extreme Agitation (4.4)
3. (Hyperästhesie des N. acusticus gegen Musik und lautes Reden. (4.5))
4. Überempfindlich gegen das geringste Geräusch. (4.9)
5. (Hyperästhesie der Riechnerven, speziell gegen Tabak und Kölnisch Wasser (4.5))
6. Periodischer Kopfschmerz mit Übelkeit, ein oder zwei Tage anhaltend, im allgemeinen durch Ermüdung oder Erregung ausgelöst. (10)
7. Die Nerven sind manchmal so aufgeregt, daß sie nicht einmal eine Stecknadel fallen hören kann. (15.12)
8. Abnorme Erregung des Gehirns. (17)
9. Wenn man Tabak entweder raucht oder in großen Quantitäten schnupft, tritt ein Primärstadium der Exaltation ein, welches ... etwas der Erregung ähnelt, welche man zu Beginn der Trunkenheit beobachtet. Es ist dieser Ideenreichtum (hyper-ideation), diese nicht sehr intensive Gedächtnissteigerung (hyper-amnesia) ohne Betäubung, welche die Geistesarbeiter (im Tabakgenuß) suchen. (21.3)

10. *Douglass* schreibt: „Nach einem sehr nervenaufreibenden Tag, wenn ich in jenem unangenehmen Gemütszustand bin, in dem es scheint, als werde das geringste Wort bei mir einen Zornesausbruch hervorrufen, tut mir nichts so gut wie Rauchen." (11)
11. Bei nervöser Überreiztheit infolge von geistiger Ermüdung ist der Tabak ein gutes Beruhigungsmittel, als Stimulans bei Übermüdung sollte man aber dieses Genußmittel so wenig benutzen wie Alkohol und Bohnenkaffee. (19)
12. Erregbare Gemüter beruhigt der Tabak, die Depressiven heitert er auf. (26.2)

Fröhlichkeit, gute Laune, Lachen

1. Heiter und lustig (d. 2. u. 3. T.) (S.). (1)
2. Große Lustigkeit und Geschwätzigkeit, wie im Rausche (d. 1. T.). (Ng.) (1)
3. Zittern des Kopfes und der Hände, bei großer Ausgelassenheit, wie Rausch, nach Tische (d. 1. T.) (Ng.). (1)
4. Scherzen, Witze machen. (29)
5. Jovialität (*R. Hughes*). (31)
6. Häufiges Lachen ohne Grund. (4.5)
7. Sie ist sehr heiter und lustig, tanzt vor Lustigkeit auf einem Beine herum, und lacht, auch ohne Veranlassung, fast den ganzen Tag (d. 1. T.). (S.) (1)
8. Nach Kampferabreibungen... kehrte die Atmung zurück und wurde regelmäßig; er ging vom Stupor in den fröhlichsten Rauschzustand über. Er redete allen möglichen lustigen Unsinn, begleitet von krampfhaften Bewegungen und Spasmen des Gesichts. (2.5)
9. Ein angenehmes Gefühl von Leichtigkeit und Zufriedenheit (ease and contentment), 2 St. anhaltend (Nachwirkung nach anfänglicher Übererregung). (2.2)
10. Erst angenehm erhöhtes Selbstgefühl mit erleichterten Funktionen, dann Depressio (Lähmung, Herabstimmung – vr) aller vegetativen Ganglien. (19)
11. Erregbare Gemüter beruhigt der Tabak, die Depressiven heitert er auf. (26.2)

Furcht

1. Bangigkeit, Ängstlichkeit und Schwermut, als hätte sie einen Todesfall zu befürchten, nachmittags 4 Uhr, zwei Tage nacheinander (S.). (1)
2. In ständiger Furcht vor dem Tode und doch der Versuchung ausgesetzt, Selbstmord zu begehen. – Geheilt nach Aufgabe des Nikotinabusus. (2.7)
3. Traurigkeit, Hypochondrie und Angst vor plötzlichem Tode. – Rasch geheilt nach Aufgeben des Rauchens. (2.7)
4. Hysterischer Tremor mit konvulsivischem Zucken der Beugemuskeln des ganzen Körpers, begleitet von einer qualvollen Bangigkeit vor einer sich rasch nähernden physischen Katastrophe, deren Ergebnis der Tod sein würde. Er pflegte den Arm von jedem Umstehenden zu ergreifen und ihn anzuflehen, sein Leben zu retten, ihn von der großen präkordialen Qual und drohenden Erstickung zu erlösen. Diese Furcht war, in einigen folgenden Anfällen, die Ursache einer lange anhaltenden mentalen und körperlichen Erregung. (4.5)
5. Bang, verzagt und kleinmütig, bei Übelkeit; sie glaubt, sterben zu müssen, was nach erfolgtem Brechen vergeht; nach dem Mittagessen (Ng.). (1)
6. Asthma bei Malaria-Anamnese und vergrößerter Milz; Gesicht blau, Ausdruck voller Schrecken, ... schnappt nach Luft, fürchtet zu ersticken (geheilt durch *Tabacum*). (10)
7. Feigheit und Selbstherabsetzung (abject cowardice), glaubt, er werde sterben, und hat entsetzliche Angst vor dem Tode (durch Rauchen vieler Zigarren). (11)

8. Gefühl, als werde jemand kommen, um ihn zu verhaften oder zu ermorden; immer mit Singen in den Ohren. (11)
9. Herzleiden mit sanftem Gemüt und ohne Todesfurcht. (34)
10. Furcht vor dem Alleinsein nachts. (2.7)
11. „Wenn ich in der Wohnung alleine bin und es draußen dunkel ist, habe ich Angst." (15.1)
12. Furcht vor Einbrechern und davor, nachts durch den Wald zu gehen. (15.1)
13. „Ich habe Angst, mit einem Aufzug zu fahren, besonders dann ‚wenn ich alleine darin bin. Ich gehe lieber über die Treppe. Der Aufzug könnte abstürzen oder steckenbleiben." (15.1)
14. Furcht vor Mißgeschick. (29)
15. Große Furchtsamkeit, er fürchtet sich, Dinge zu unternehmen, die er schon häufig getan hat. (34)
16. Nachmittags, Unruhe und Angst, als wenn ein Unglück geschehen sollte (10. T.). (S.)
17. Nach vorgängigem Brechreize, große Bangigkeit, mit Beklemmung auf der Brust und sehr wehmütiger, trauriger Stimmung, als ob sie ein Unglück ahnte; durch Weinen ward sie erleichtert (d. 1. T.). (S.)
18. Die Brust beklommen, beengt, konnte nicht tief atmen, mit Bangigkeitsgefühl und Angst verknüpft; sie kann sich gar nicht von dem Gedanken losmachen, als wenn ihr ein Unglück begegnen müßte (d. 3. T.) (S.). (1)
19. „Ich empfinde eine anhaltende Unbehaglichkeit bezüglich der nächsten Minute, ich kann nicht in der Gegenwart glücklich sein, wegen der Furcht vor der nächsten Minute" (27j. Frau, Melancholie). (37)
20. Schwindel; sie glaubt, es gehe das ganze Zimmer im Kreise herum, und traut sich nicht vom Sitze aufzustehen, indem sie zu taumeln fürchtet (n. 1/2 St.). (S.) (1)
21. Es war besonders schwierig, treppauf zu gehen, noch schlimmer, wenn die Treppe steil war; dieses Steigen verursachte Angst und Furcht, rückwärts zu fallen, so daß ich mit vorwärtsgebeugtem Körper ging (bei einem ataxie- oder myopathie- ähnlichen Gesamtbild). (2.7)
22. Er fühlte sich so schwach und ohnmächtig, daß er vom Stuhl zu fallen fürchtete. (11)
23. Mattigkeit durch muskuläre Erschlaffung, und bei Bewegung fürchtet er Schwindel (Herzleiden). (34)
24. Übelkeit und Erbrechen (der Schwangeren), die Patientin scheut die geringste Bewegung. (10)
25. Misanthropie. (2.6)
26. Furcht nach dem Essen. (29)
27. Furcht durch Lärm. (29)

Gedächtnis

1. Anfälle von Torheit (silliness); kann nicht anders, als töricht daherzureden, und das Gedächtnis schwindet; er gibt sich selbst die Schuld für Dinge (for things), neigt zu Selbstmord und Verzweiflung. (11)
2. Wenn der Gebrauch dieser gewöhnungserzeugenden, erregenden Droge (welche zunächst zu einer Exaltation geistiger Fähigkeiten führt) fortgesetzt wird, führt er mit Sicherheit zu einer Schwächung des Gedächtnisses, wenn nicht aller intellektuellen Fähigkeiten. (21.3)
3. Tabak, in welcher Weise er auch geraucht wird, schädigt das Gedächtnis (*Magnenus*, 1658). (21.3)

4. Was man mit Berechtigung sagen kann, ist, daß ein übermäßiger Gebrauch des Tabaks den Geruchssinn und das Gedächtnis schwächt (*Buffon*). (21.3)
5. Verschlechterung des Gedächtnisses, vor allem für Eigennamen. (18)
6. Vergeßlichkeit für Wörter, Substantive, vor allem für Eigennamen; niemals, oder doch selten, Vergessen von Fakten oder Bildern. (21.3)
7. Der Raucher vergißt alles, weiß nicht mehr, was man ihm gesagt hat oder was er machen sollte; er muß alles aufschreiben, sonst vergißt er die Hälfte seiner Besorgungen, und wenn man ihn daran erinnert, wird er nervös, reizbar oder niedergeschlagen. (36.1)
8. Nach starkem Tabakmißbrauch wird die verbale Amnesie vollständig; er gebraucht ständig Wörter wie „Maschine" oder „Dingsda", um Personen und Gegenstände zu bezeichnen, deren Namen er nicht erinnern kann. (21.3)
9. Er konnte seine Umgebungen nicht mehr erkennen; wenn man ihn anredete, vernahm er es wohl, doch waren die Antworten, die er zu geben versuchte, unverständliche Laute (*Chantourelle*). (15.13)
10. Er wußte genau, wo er war, und erinnerte sich an alles, was am Vortag geschehen war, doch konnte er keinerlei körperliche Anstrengung unternehmen und versuchte vergebens, aufzustehen oder seine Lage zu verändern. An Deck schlug es vier Uhr früh, und er hörte die Glocke (wenn auch mehr, wie es schien, durch deren Vibration in seinem Körper als durch die Ohren), und er war sich auch anderer Dinge bewußt, die um ihn herum geschahen, er befand sich also nicht im Traumzustand. Später wurde er völlig bewußtlos und blieb es, bis ... das Schiff zu rollen anfing; dies weckte ihn, und er brachte es zuwege, auf Deck zu gelangen. Anderthalb Stunden lang war sein Gedächtnis völlig geschwunden; er wußte, daß er auf einem Schiff war, aber nichts mehr. In diesem Zustand sah er einen Matrosen, der mit Eimern Wasser aus dem Meer schöpfte, und bat ihn, ihm einen Eimer Wasser über den Kopf zu gießen. Als der Matrose das getan hatte, waren alle seine geistigen Fähigkeiten sofort wiederhergestellt, und er erinnerte sich höchst lebhaft an eine Unzahl von Ideen und Geschehnissen, welche in seinem Geist stattgefunden und ihn gedanklich beschäftigt zu haben schienen, während er scheinbar bewußtlos gewesen war. (2.4)
11. Er erinnerte sich an nichts von dem, was er an besagtem Sonntag getan hatte (an welchem das Delir begann, vr), obgleich er bis 16 Uhr ganz vernünftig gewirkt hatte. (2.6)
12. Wenn man Tabak entweder raucht oder in großen Quantitäten schnupft, tritt ein Primärstadium der Exaltation ein, welches ... etwas der Erregung ähnelt, welche man zu Beginn der Trunkenheit beobachtet. Es ist dieser Ideenreichtum (hyperideation), diese nicht sehr intensive Gedächtnissteigerung (hypermnesia) ohne Betäubung, welche die Geistesarbeiter (im Tabakgenuß) suchen. (21.3)
13. Das Rauchen des Tabaks wird... gegen abnehmendes Gedächtnis empfohlen. (1)

Gedanken, Denkvermögen

1. „Tabak verschlechtert das Gedächtnis, schwächt den Willen, verfälscht das Urteilsvermögen und vermindert schließlich alle intellektuellen Fähigkeiten." (36.1)
2. Sie ist wie dumm, kann die Gedanken nicht sammeln (d. 4. T.) (S.). (1)
3. Sie konnte eine Idee nicht festhalten, es kamen ihr immer andere vor, die die erste verdrängten, mit Schwere und Eingenommenheit des Kopfes, was alles nach erfolgtem Erbrechen vergeht, nach dem Mittagessen (Ng.). (1)
4. „Meine Langsamkeit im Handeln, mein Mangel an Konzentration, an Gedächtnis, ich denke und bin nicht bei dem, was ich mache, ich habe eine tiefgehende Unfähig-

keit an mir, ich bin innerlich verloren, alles vermischt sich (se brouille)" (27j. Frau, Melancholie). (37)

5. Hartnäckige (sich immer um eine bestimmte Sache drehende, vr) Gedanken. (29)
6. Er wußte genau, wo er war, und erinnerte sich an alles, was am Vortag geschehen war, doch konnte er keinerlei körperliche Anstrengung unternehmen und versuchte vergebens, aufzustehen oder seine Lage zu verändern. An Deck schlug es vier Uhr früh (four bells), und er hörte die Glocke (wenn auch mehr, wie es schien, durch deren Vibration in seinem Körper als durch die Ohren), und er war sich auch anderer Dinge bewußt, die um ihn herum geschahen, er befand sich also nicht im Traumzustand. Später wurde er völlig bewußtlos und blieb es, bis ... das Schiff zu rollen anfing; dies weckte ihn, und er brachte es zuwege, auf Deck zu gelangen. Anderthalb Stunden lang war sein Gedächtnis völlig geschwunden; er wußte, daß er auf einem Schiff war, aber nichts mehr. In diesem Zustand sah er einen Matrosen, der mit Eimern Wasser aus dem Meer schöpfte, und bat ihn, ihm einen Eimer Wasser über den Kopf zu gießen. Als der Matrose das getan hatte, waren alle seine geistigen Fähigkeiten sofort wiederhergestellt, und er erinnerte sich höchst lebhaft an eine Unzahl von Ideen und Geschehnissen, welche in seinem Geist stattgefunden und ihn gedanklich beschäftigt zu haben schienen, während er scheinbar bewußtlos gewesen war. (2.4)
7. Die unmittelbaren Wirkungen (des Rauchens) ähneln der Nachwirkung von Kaffee: Abstumpfung der Gehirnfunktionen, Verwirrung der Gedanken und Unfähigkeit, Worte zu finden, um diese auszudrücken.... Bald beginnt die Gegenwirkung: ... das Gehirn wird erregt und es kommt zu einem immensen Ideenzufluß. Diese intellektuellen Paroxysmen (wenn ich diesen Ausdruck gebrauchen darf) halten oft die ganze Nacht an und lassen mich am nächsten Tag recht erschöpft und krank zurück. Während derselben kann ich wohl zwanzig verschiedene Projekte konzipieren und ausarbeiten (conceive and elaborate), von welchen wohl kein einziges je in die Tat umgesetzt werden wird. (2.6)
8. Träges Denkvermögen (2.7)
9. Extreme Prostration... mit profusem klebrigem Schwitzen; mit schwacher Flüsterstimme klagte sie über Schwindeligkeit, unklares Sehen und Verwirrung der Gedanken. (4.1)
10. Stumpfer Geist. (4.5)
11. Verwirrung der Gedanken (4.3)
12. Stumpfheit, Schwierigkeiten mit dem Denken und Begreifen: verursacht durch *Stramonium* (*Hahnemann*). (31) (Siehe „*Mittelbeziehungen*". vr)
13. Idiotie; postepileptischer Schwachsinn. (10)
14. Anhaltender Tabakabusus ruft Zerebralsklerose hervor. Patient erlebt, daß seine geistigen Fähigkeiten schwächer werden, er gleitet schließlich in die Senilität ab. (36.1)
15. Nächtlicher Ideenreichtum. (29)
16. Wenn man Tabak entweder raucht oder in großen Quantitäten schnupft, tritt ein Primärstadium der Exaltation ein, welches ... etwas der Erregung ähnelt, welche man zu Beginn der Trunkenheit beobachtet. Es ist dieser Ideenreichtum (hyperideation), diese nicht sehr intensive Gedächtnissteigerung (hypermnesia) ohne Betäubung, welche die Geistesarbeiter (im Tabakgenuß) suchen. (21.3)

Gesellschaft, Verhältnis zu Mitmenschen

1. Misanthropie (2.6)
2. Sie kann wieder unter Leute gehen, die sie noch nicht kennt – das vermochte sie zwei Wochen lang nicht (Heilwirkung ; 27j. Frau, Melancholie). (37)

3. Nach *Tolstoi* betäubt der Tabak vor allem das Gewissen. Ein Hauptkennzeichen der Rauchsucht ist Rücksichtslosigkeit gegen die Mitmenschen. (26.1)
4. Verlangen nach Gesellschaft: abends; nachts; Verschlimmerung, wenn allein. (29)
5. Sie hat Angst vor der Nacht, vor der Einsamkeit nachts; sie weckt die Pflegerin, um mit ihr zu reden (27j. Frau, Melancholie). (37)
6. Verlassen, fühlt sich; Isolationsgefühl (*Swan*). (31)
7. „Ich unterhalte meine negativen Gedanken, in der falschen Hoffnung, daß jemand nahe zu mir kommt, um mich aufzurichten (rassurer). Ich wähle es, krank zu sein, das ist ein Schutzmechanismus. In der Klostergemeinschaft (sie hat einen mißlungenen Versuch hinter sich, ins Kloster zu gehen, das war 2 Jahre vor der Behandlung) fehlte mir die Zärtlichkeit / Zuneigung (tendresse) eines Vaters oder einer Mutter, ich träumte davon, in den Arm genommen zu werden." – „Damit ich was tun kann, wenn ich allein dazu unfähig bin, müßte mich jemand bei der Hand nehmen" (27j. Frau, Melancholie). (37)

Gier, Suchtverhalten

1. Morphiumsucht (*T.F. Allen*). (31)
2. Verlangen nach alkoholischen Getränken (bei Herzleiden). (34)
3. Der antidotale Effekt des Alkohols gegenüber dem Tabak führt zur Entwicklung einer Alkoholsucht. (2.7)
4. Mehr oder weniger starkes Verlangen nach alkoholischen Reizmitteln (bei 22 von 38 nikotinabhängigen Jungen von 9 bis 15 Jahren). (2.7)
5. Verminderung des Geschmackssinns, so daß der Raucher seine Nahrung immer stärker würzen muß, um noch Geschmack an ihr zu finden. (36.1)
6. Die Ein- und Durchschlafstörung der Raucher führt zu einer Neigung, Schlafmittel einzunehmen, wodurch ihre Gesundheit sich weiter verschlechtert. (36.1)
7. Hypochondrie. – Rauchte und schnupfte noch mehr, um ihre Gefühle zu beruhigen (to soothe her feelings), mit zeitweiliger Erleichterung; doch nach Aufgeben dieser Gewohnheiten vergingen die dyspeptischen und nervösen Symptome bald ganz. (2.7)
8. Auffallend ist, wie die Irren nach Schnupftabak verlangen; jede dargereichte Dosis ist ihnen eine Herzensfreude. (Anm.: Gemeint sind Geisteskranke überhaupt, nicht nur an Tabakpsychose erkrankte Menschen. Heute sind es Zigaretten, welche von Psychotikern, vor allem chronisch Schizophrenen, in dieser extremen Weise begehrt werden. vr) (12.1)
9. Ich hatte immer ein starkes Verlangen nach Tabak, so daß nichts anderes als die absolute Notwendigkeit mich jemals dazu gebracht haben könnte, diese Gewohnheit aufzugeben, aber ein Jahr lang hatte ich beobachtet, daß die Symptome (durch Tabakmißbrauch) nach und nach an Heftigkeit und Häufigkeit zunahmen. Ich benutzte Enzian als Antidot oder Ersatzmittel; seine Bitterkeit beseitigte zeitweilig die ewige Gier nach Tabak. (4.5)
10. Dyspeptiker, der Tabak kaut; weiß, daß das Tabakkauen ihm schadet, und hat vergebens versucht, damit aufzuhören. *Tabacum* C2 beruhigte die Gier nach Tabak und Stimulantien. (10)
11. Die Willenskraft wird paralysiert. Es ist bekannt, daß der Raucher größte Schwierigkeiten hat, das Rauchen aufzugeben...; er selbst sagt dem Arzt, daß es ihm an Willenskraft mangle, sich für das Aufgeben des Rauchens zu entscheiden. (36.1)
12. Warum gerade Tabak so häufig mißbraucht wird, erklärt *Clarke* wie folgt: „Alle Schattierungen von nervösem Zittern, Ohnmachten, Krämpfen, Zuckungen und

Ruhelosigkeit sind aufgeführt (als im AMB von *Tab.* enthalten, vr), und durch seine Kraft, diese Zustände zu antidotieren, hält der Tabak seine Stellung in der Gesellschaft." (11)

13. Wenn man Tabak entweder raucht oder in großen Quantitäten schnupft, tritt ein Primärstadium der Exaltation ein, welches ... etwas der Erregung ähnelt, welche man zu Beginn der Trunkenheit beobachtet. Es ist dieser Ideenreichtum (hyperideation), diese nicht sehr intensive Gedächtnissteigerung (hypermnesia) ohne Betäubung, welche die Geistesarbeiter (im Tabakgenuß) suchen. (21.3)
14. *Douglass* schreibt: „Nach einem besonders nervenaufreibenden Tag, wenn ich in jenem unangenehmen Gemütszustand bin, in dem es scheint, als werde das geringste Wort bei mir einen Zornesausbruch hervorrufen, tut mir nichts so gut wie Rauchen." (11)
15. Ein 19j. Mann hatte noch nie eine Beziehung zum anderen Geschlecht; das Spielcafé zieht ihn mehr an als jedes Mädchen. Er spielt dort leidenschaftlich gerne Backgammon (um kleine Geldbeträge) mit Freunden. Spiel ist ihm so wichtig, daß er als Berufswunsch angibt, eine Toto-Lotto-Zentrale führen zu wollen. Auch sonst ist er verspielt; arbeitet nur, um Geld zu verdienen, damit er sich „viele Sachen kaufen kann, die ihm gefallen". (15.1)

Gleichgültigkeit

1. Gesichtsausdruck ernst, melancholisch, von jener Gleichgültigkeit gegen alle Vorgänge geprägt, welche aus extremer Entmutigung erwächst. (2.7)
2. Völlig indifferent, antwortete nicht, unbeweglich. (4.3)
3. Völlige Erschöpfung mit Gleichgültigkeit gegen alles. (18)
4. Gleichgültig gegen Vergnügen. (29)
5. Gleichgültig gegenüber dem ganzen Leben (*Stauffer*). (30)

Hysterie

1. Hysterischer Tremor mit konvulsivischem Zucken der Beugemuskeln des ganzen Körpers, begleitet von einer qualvollen Bangigkeit vor einer sich rasch nähernden physischen Katastrophe, deren Ergebnis der Tod sein würde. Er pflegte den Arm von jedem Umstehenden zu ergreifen und ihn anzuflehen, sein Leben zu retten, ihn von der großen präkordialen Qual und drohenden Erstickung zu erlösen. Diese Furcht war, in einigen folgenden Anfällen, die Ursache einer lange anhaltenden mentalen und körperlichen Erregung. Gespräche, rasches Gehen oder jede heftige Bewegung der Umstehenden pflegte diese spasmodische Attacke zu provozieren und große nervöse Reizbarkeit hervorzurufen. Seine ursprünglich freundliche Gemütslage wurde reizbar und unverträglich (fretful and peevish). (4.5)
2. Hysterie (17)
3. Rein nervöse Herzaffektionen Hysterischer (*Griesselich*). (17)

Konzentration

1. Tabak vermindert die Konzentrationsfähigkeit und vielleicht die intellektuelle Aktivität im allgemeinen. Im allgemeinen kann ein Mensch ohne Tabak mehr geistige Arbeit leisten als mit Tabak. (2.7)
2. Unfähigkeit, seinen Geist für auch nur kurze Zeit auf eine bestimmte Sache zu konzentrieren. (4.5)
3. Tabak erzeugt einen Zustand wie Gehirnmüdigkeit (brain-fag); ... dies kann sich bis zur Idiotie steigern. (11)

Launenhaftigkeit

1. Rasch wechselnde Stimmung (*Phatak*). (31)
2. Die Frau, bei welcher sie wohnt, sagt: „Augenblickweise hat man den Eindruck, daß es ihr besser gehe, sie lächelt, aber das ist mit einem Schlag (brutalement) vorbei, sie hat dann wieder ihren traurigen Gesichtsausdruck" (27j. Frau, Melancholie). (37)

Lesen, Lernen, Schreiben, Studieren

1. Abneigung gegen geistige Arbeit (*T.F. Allen*). (31)
2. „Ich (*Hodiamont*) habe einen Buchhalter behandelt, der nicht mehr addieren konnte und daher seine Arbeit aufgeben mußte; es war nötig, ihn vom Rauchen zu entwöhnen und zu entgiften, damit er seine Arbeit wieder aufnehmen konnte." (36.1)
3. Deutsch macht mir keine Freude, weil ich weiß, wie schlecht ich darin bin. Ich mache viele Fehler beim Schreiben. (15.1)
4. 19j. Gymnasiast, ist einfach nicht mehr zur Schule gegangen, weil er keine Lust mehr hatte. Gibt seinen Eltern die Schuld für sein Schulversagen: „Sie kannten meine Schwächen, gerade in Mathe und Deutsch, und hätten nicht eine so schwere Schule für mich aussuchen dürfen, denn die, in die ich bis jetzt gegangen bin, dürfte... eine der schwersten in K. sein." (15.1)
5. „Ich habe nie Lust, in meiner Freizeit zu lesen." (15.1)
6. Unfähig zu lesen (*C. Lippe*). (30)

Milde

1. Gleichmaß und Milde des Temperaments, obwohl ihm bezüglich seiner Gesundheit sehr unwohl zumute war. (2.6)
2. Herzleiden mit sanftem Gemüt und ohne Todesfurcht. (34)
3. Die Milde ihres traurigen Blicks ist ausgesprochen bemerkenswert (27j. Frau, Melancholie). (37)

Mitgefühl

1. Er glaubte, seiner Frau (die ebenfalls vergiftet, aber weniger beeinträchtigt war als er) gehe es schlechter als ihm selbst, und er versuchte aufzustehen, doch fiel er hin wie ein Betrunkener und sagte, alles gehe mit ihm rund herum (nach äußerlicher Applikation einer starken Tabakabkochung gg. Krätze). (2.3)
2. Will sehr viele Dinge tun, hat aber die Kraft nicht dazu; empfindet auch ein Verlangen, in die Mission zu gehen...; diese Idee ist völlig unrealistisch, denn sie ist bereits seit 10 Jahren schwer depressiv (27j. Frau, Melancholie). (37)
3. Sagt: „ich will nützlich sein; will ein Sonnenstrahl sein für die Anderen, den Anderen Freude schenken"; sie macht sich Schuldgefühle wegen ihrer Krankheit, zugleich sagt sie aber, sie habe das Kranksein gewählt, erhalte ihr Traurigsein aufrecht aus Hoffnung auf Trost, darauf, daß jemand da ist; hat versucht, in einer Behindertenanstalt zu arbeiten, aber ihrer Depression wegen klappte es nicht. Verbringt ihre Zeit weinend in ihrem Zimmer, im Sessel sitzend; sagt, sie wolle aktiv und nützlich sein, aber tut nichts. Ihre Begleiterin sagt, sie habe ein großes Verlangen nach Aktivität, aber das sei nur in ihrem Kopf, sie könne nicht aktiv sein (27j. Frau, Melancholie). (37)

Musik, Singen, Tanzen

1. Sie sang den ganzen Tag (d. 12. T.). (S.). (1)

2. Sie ist sehr heiter und lustig, tanzt vor Lustigkeit auf einem Beine herum, und lacht, auch ohne Veranlassung, fast den ganzen Tag (d. 1. T.). (S.) (1)
3. Empfindlich gegen Musik (*Pierre Schmidt*). (30)
4. Tanzen. (29)
5. Musik kann nicht laut genug sein; tanzt aber nicht dazu und will auch nicht tanzen lernen (19j. Mann). (15.1)

Orientierungsstörung

1. Er erkannte die Umgebung nicht mehr; wenn angesprochen, verstand er, aber die Antworten, die er zu geben versuchte, bestanden nur in unverständlichen Lauten. (4.4)

Reizbarkeit

1. Seine ursprünglich freundliche Gemütslage wurde reizbar und unverträglich (fretful and peevish). (4.5)
2. *Douglass* schreibt: „Nach einem sehr nervenaufreibenden Tag, wenn ich in jenem unangenehmen Gemütszustand bin, in dem es scheint, als werde das geringste Wort bei mir einen Zornesausbruch hervorrufen, tut mir nichts so gut wie Rauchen." (11)
3. Beim Tabakentzug fühlt der Raucher sich einige Wochen lang nervös, wird zuweilen reizbar und bissig (hargneux) gegenüber seiner Umgebung. (36.1)
4. Managertyp, nervös, reizbar, hat nie Zeit. (15.10)
5. Sehr reizbare und hitzige Gemütsart, so daß zuerst *Nux vomica* versucht wurde, das aber versagte. (15.12)

Religion, Störungen im Zusammenhang mit der

1. Will sehr viele Dinge tun, hat aber die Kraft nicht dazu; empfindet auch ein Verlangen, in die Mission zu gehen; glaubt sich zum Klosterleben berufen, hat einen erfolglosen Noviziatsversuch hinter sich; diese Idee ist völlig unrealistisch, denn sie ist bereits seit 10 Jahren schwer depressiv (27j. Frau, Melancholie). (37)
2. Nach Besuch in der Klostergemeinschaft, wo sie Novizin gewesen war, dekompensiert sie ihrer Erinnerungen wegen; sie stellt sich beängstigende Fragen über ihren Platz und ihre Berufung in der Welt, ihr zwanghaftes Bedürfnis, nützlich zu sein, taucht wieder auf (27j. Frau, Melancholie). (37)

Ruhelosigkeit

1. Nachmittags, Unruhe und Angst, als wenn ein Unglück geschehen sollte (10. T.). (S.)
2. Unruhe; es trieb sie von einem Orte zum anderen, mit stetem Seufzen (d. 10. T.). (S.)
3. Fast schmerzhafte Ruhelosigkeit. „Ich war häufig gezwungen, ... beim Stehen auf einem Bein zu stehen, häufig meine Körperhaltung zu ändern, den Körper anzulehnen oder irgendwie zu stützen; beim Sitzen mußte ich die Füße ausstrecken oder beugen und sie vor und zurück bewegen, beim Lesen ermüdete der Arm rasch vom Halten des Buches..., selbst im Bett mußte ich oft die Lage wechseln und wurde im Schlaf sehr ruhelos, so daß mein Schlummer oft unterbrochen wurde und ich morgens oft müde war." (2.7)
4. Zucken der Achillessehne und anderer Muskeln, meist nachts, mit Ruhelosigkeit und Schlaflosigkeit. (4.5)
5. Man hat beobachtet, daß ein Patient im Laufe einer Stunde auf jedem Stuhl im Raum saß, sich in verschiedensten Lagen auf Armsessel, Sofas, Bett oder Boden legte, auf dem Tischrand saß, und als Grund dafür angab, daß kein Ort und keine Lage bequem

erschienen, und daß eine unwiderstehliche Ruhelosigkeit ihn zu diesem ständigen Lagewechsel trieb. (4.5)

6. Sie sagt von sich: „Ich habe Verlangen zu gehen, es geht mir besser, wenn mein Körper sich beschäftigt, ich muß mich körperlich ausarbeiten (dépenser), kann nicht ohne Bewegung sein.“ Aber sie ist schnell erschöpft und findet sich in ihrem Sessel wieder, sagend: „ich muß gehen, ich muß spazierengehen”, ohne Kraft zum Aufstehen zu haben (27j. Frau, Melancholie). (37)
7. Sie versuchte ständig, den Kopf im Kissen zu verbergen oder ihn in eine andere Lage zu bringen, welche vielleicht Erleichterung bringen könnte (periodischer Kopfschmerz). (10)
8. In mäßigem Grade Angst und Unruhe (Cholera). (12.3)
9. Sehr unruhig und gebläht (2. Tag nach abruptem Entzug des gewohnten Tabaks). (20.1)
10. Lebhaft, lebendig bis nervös, hibbelig, quirlig. (9j. Mdch., Neigung zu Reisekrankheit und periodischem Kopfschmerz deutlich gebessert n. *Tab.*) (13)
11. Nervöse Unruhe, manchmal morgens Unruhe (31j. Mann, raucht 30 Zig. tgl.); Unruhe, kann nicht sitzen (31j. Mann, raucht 40 Zig. tgl.). (26.2)
12. Gefühl vermehrter Aktivität, Verlangen nach Bewegung; der Raucher hält dieses Erregungsstadium für ein Mehr an Vitalität. (36.1)
13. Managertyp, nervös, reizbar, hat nie Zeit. Unter *Tab.* wie umgewandelt, ruhiger. (15.10)

Schreck, Auffahren

1. Erschrecken im Schlummer (d. 1. T.) (S.). (1)
2. Durch jedes gewöhnliche Geräusch wurde er aufgeschreckt oder zum Zittern gebracht. – Geheilt durch Aufgeben des Nikotinabusus. (2.7)
3. Wird in den ersten Stunden des Schlafes durch einen Schock im Epigastrium erweckt, welcher großen Schrecken (alarm) auslöst. – Geheilt durch Aufgeben des Nikotinabusus. (2.7)
4. Schocks im Epigastrium im Moment des Einschlafens, sein Schlaf wurde zu einer Abfolge von Aufschreckreaktionen. – Geheilt durch Aufgeben des Rauchens. (2.7)

Schreien

1. Erzeugt Wahnsinn, wobei die Kranken sich ausgelassen gebärden, singen, schreien, fast tobsüchtig erscheinen. (12.1)
2. Krämpfe in verschiedenen Körperteilen ließen ihn aufschreien (nach äußerlicher Applikation einer starken Tabakabkochung gg. Krätze). (2.3)
3. (Nach Erwachen aus dem Koma) generalisierte Krämpfe mit Vorwärtsbeugen des Körpers und Strecken der Gliedmaßen, schrie (dabei) vor Magenschmerzen. (2.5)
4. Um 8 Uhr abends heimgekehrt, setzte ich mich mit großem Appetit zu Tisch, doch kaum hatte ich ein paar Löffel Suppe geschluckt, ließ ich wegen eines plötzlichen, scharfen, unbeschreiblichen Schmerzes, so heftig, daß ich aufschreien mußte, den Löffel aus der Hand fallen, und ich fiel auf meinen Stuhl zurück, totenbleich, keuchend und scheinbar am Sterben (at the last gasp). Ich konnte kein Wort herausbringen, und nur meine über dem Magen zusammengekrampften Hände zeigten den Sitz meiner Leiden an. (Diese Anfälle kamen tagelang nach jeder Nahrungsaufnahme.) (2.6) (*Phatak* (24) gibt dieses Symptom unrichtig wieder als „schreckliche Kolik, muß vor Schwäche aufschreien”.)

5. Plötzlich, beim Urinieren, heftigster Kopfschmerz, sofort von Erbrechen gefolgt; so heftig, daß er um Hilfe schrie. (2.7)
6. Durch lautes Rufen und heftiges Schütteln wurde er aus seinem komatösen Zustand erweckt; daraufhin fing er in höchster nervöser Erregung zu schreien an: „Oh, mein Kopf, mein Kopf", wobei er mit den Händen auf seine Stirn drückte und wild um sich starrte. (4.3)
7. Er schrie, daß die Raucher aus dem Zimmer gehen müßten, obwohl keiner rauchte, daß der Tabakrauch ihm den Atem benehme usw. (4.4)
8. Fürchterliche Schmerzen im Leibe, eine Empfindung von heftigem Brennen, die zum lauten Schreien nötigte; augenblicklich darauf (*Chantourelle*). (15.13)

Selbstvertrauen (Mangel daran, Mut, Feigheit)

1. Mutig. (29)
2. Die mexikanischen Priester rufen durch eine aus Tabak bereitete Salbe Mut und Tapferkeit hervor. (3)
3. Bang, verzagt und kleinmütig, bei Übelkeit; sie glaubt, sterben zu müssen, was nach erfolgtem Brechen vergeht; nach dem Mittagessen (Ng.). (1)
4. Entmutigung (2.6)
5. Gesichtsausdruck ernst, melancholisch, von jener Gleichgültigkeit gegen alle Vorgänge geprägt, welche aus extremer Entmutigung erwächst. (2.7)
6. Große Furchtsamkeit, er fürchtet sich, Dinge zu unternehmen, die er schon häufig getan hat. (34)
7. „Ich kann nichts unternehmen, ohne zu denken, daß es noch besser wäre, wenn ich etwas anderes täte. Wenn ich schreibe, denke ich, es wäre besser, wenn ich im Garten wäre, und wenn ich in den Garten arbeiten gehe, denke ich, daß ich besser daran täte, ins Haus zu gehen und X. einen Brief zu schreiben (um X. nützlich zu sein) (27j. Frau, Melancholie). (37)
8. Traurigkeit, Hypochondrie und Angst vor plötzlichem Tode. Ganz unfähig zu seinen Geschäften, schwach, unentschlossen und mutlos (desponding). – Rasch geheilt nach Aufgeben des Rauchens. (2.7)
9. Aus einem sehr gesunden und furchtlosen Mann war jemand geworden, der sich selbst als „durch und durch krank und so schüchtern wie ein Mädchen" bezeichnete. Obwohl er lange Zeit Rechtsanwalt und für gesetzgebende Gremien tätig gewesen war, konnte er jetzt nicht einmal eine Petition beim Kongreß einreichen, viel weniger noch ein Wort dazu sagen. - Völlig geheilt durch Aufgeben des Nikotinabusus. (2.7)
10. Wenn er (ein Fliegeroffizier) mit seinen Akten zum Vortrag zu einem höheren Vorgesetzten befohlen wird, so bekommt er im Vorzimmer Angstanwandlungen, die er selbst als Feigheit bezeichnet; ferner stört es ihn ungeheuer, daß er, wenn er mit Vorgesetzten bei Empfängen anstoßen muß, das Weinglas nicht ruhig halten kann, weil seine Hände so zittern (35j. Mann, 30 bis 40 Zig. tgl.; durch Nikotinabstinenz, *Cactus grandiflorus* und Armbäder Beschwerdefreiheit innerhalb von 3 Wochen). (26.2)
11. Ist einfach nicht mehr zur Schule gegangen, weil er keine Lust mehr hatte. Gibt seinen Eltern die Schuld für sein Schulversagen: „Sie kannten meine Schwächen, gerade in Mathe und Deutsch, und hätten nicht eine so schwere Schule für mich aussuchen dürfen, denn die, in die ich bis jetzt gegangen bin, dürfte... eine der schwersten in K. sein." Aus Furcht vor Blamage fehlt er monatelang jedesmal ohne Entschuldigung, wenn eine Klassenarbeit ansteht (nachdem er eine Klasse wiederholen mußte); fühlt sich unterlegen und flieht, statt sich zu behaupten (19j. Gymnasiast). (15.1)

12. Feigheit und Selbstherabsetzung (abject cowardice), glaubt, er werde sterben, und hat entsetzliche Angst vor dem Tode (durch Rauchen vieler Zigarren). (11)

Sprechen

1. Große Lustigkeit und Geschwätzigkeit, wie im Rausche (d. 1. T.). (Ng.) (1)
2. Törichtes Schwätzen (silly talking) bei Jungen. (11)
3. Anfälle von Torheit (silliness); kann nicht anders, als töricht daherzureden, und das Gedächtnis schwindet; er gibt sich selbst die Schuld für Dinge, neigt zu Selbstmord und Verzweiflung. (11)
4. Ist ein Mensch in der Nähe, der mit ihm spricht, so erholt er sich nach einer halben Stunde; ist er allein, so braucht er zwei bis drei Stunden (nach Angstanfall). (14.3)
5. Sie sagt von sich: „Ich sterbe vor Verlangen, zu reden, und verweigere es mir, warum nur? Ich wage nicht, die Dinge zu sagen, die ich denke; es ist, als hielte ich mich zurück und verschlösse mich, es macht mir Angst zu reden, als hätte ich nicht das Recht, mich auszudrücken, weil ich nichts Interessantes zu sagen hätte. Ich gebe mir nicht das Recht, den Mund aufzumachen, denn was sich sage, ist ohne Wert" (27j. Frau, Melancholie - objektiv redet sie sehr wohl, aber immer in Form von Klagen und Jammern). (37)
6. Managertyp; „im übrigen im Umgang mit Menschen, auch im Umgang mit seinem Arzt, sehr gewandt" (wodurch er es fertigbrachte, den Arzt von Interventionen bezüglich seiner ungesunden Lebensweise abzuhalten). (15.10)
7. Scheu und wenig redselig, mißtrauisch gegen Fremde; erst wenn er die Leute näher kennt, kann er gesprächiger werden und auch lustig sein. (15.1)
8. Maulfaul (d. 1. T.). (S.) (1)
9. Die Kranke konnte nur leise und abgesetzt sprechen und klagte über Erschöpfung, Wüstheit des Kopfes und moderigen Tabaksgeschmack (*Hausbrand*, a.a.O.). (1)
10. Extreme Prostration... mit profusem klebrigem Schwitzen; mit schwacher Flüsterstimme klagte sie über Schwindeligkeit, unklares Sehen und Verwirrung der Gedanken. (4.1)
11. Stimme schwach und leise. (2.7)
12. Sprache gedämpft und schnell. (29)
13. Flüstern, Murmeln: im Delirium, zu sich selbst. (29)
14. Beim Lesen kann er nichts betonen, er liest sehr schleppend, ganz gegen seine Gewohnheit (d. 1. T.). (S.) (1)
15. Wurde von wilden und fürchterlichen Träumen gequält und erwachte plötzlich um Mitternacht, in kaltem Schweiß gebadet und gänzlich unfähig, zu sprechen oder sich zu bewegen. (2.4)
16. Die unmittelbaren Wirkungen (des Rauchens) ähneln der Nachwirkung von Kaffee: Abstumpfung der Gehirnfunktionen, Verwirrung der Gedanken und Unfähigkeit, Worte zu finden, um sie auszudrücken. (2.6)
17. Ich hatte auch etwas Schwierigkeiten mit dem Sprechen, durch eine Taubheitsempfindung nicht nur in der Zunge, sondern auch in den Muskeln der Wangen und Kiefer, welche bei dem Versuch zu sprechen von einer Art nervösen Zitterns befallen wurden. (2.6)
18. Ich konnte kein Wort herausbringen (bei heftigem Oberbauchschmerz). (2.6)
19. Präkordialangst und Engegefühl über dem oberen Thorax; unfähig, zu sprechen oder zu gehen; Puls unfühlbar, Hände kalt; für 1/2 St.. (2.7)
20. Aus einem sehr gesunden und furchtlosen Mann war jemand geworden, der sich

selbst als „durch und durch krank und so schüchtern wie ein Mädchen" bezeichnete. Obwohl er lange Zeit Rechtsanwalt und für gesetzgebende Gremien tätig gewesen war, konnte er jetzt nicht einmal eine Petition beim Kongreß einreichen, viel weniger noch ein Wort dazu sagen. - Völlig geheilt durch Aufgeben des Nikotinabusus. (2.7)

21. Er konnte seine Umgebungen nicht mehr erkennen; wenn man ihn anredete, vernahm er es wohl, doch waren die Antworten, die er zu geben versuchte, unverständliche Laute (*Chantourelle*). (15.13)
22. Kann nicht sprechen (Angina pectoris). (10)
23. Nach starkem Tabakmißbrauch wird die verbale Amnesie vollständig; er gebraucht ständig Wörter wie „Maschine" oder „Dingsda", um Personen und Gegenstände zu bezeichnen, deren Namen er nicht erinnern kann. Die Amnesie für Wörter kann bis zur Aphasie gehen. (21.3)
24. „Ich habe bei mir selbst durch Tabak echte vorübergehende Aphasie-Phasen hervorgebracht. Während eines dieser Anfälle... habe ich mit größter Genauigkeit notiert, was geschah. Ich konnte mich nur einer sehr begrenzten Anzahl von Wörtern bedienen, und indem ich mich selbst in diesem Zustand analysierte, versuchte ich, die Objekte zu bezeichnen, welche ich um mich herum sah. Zu diesem Zeitpunkt ging eine Dame vorbei, welche einen Regenschirm in der Hand hielt. Ich mühte mich, den Namen dieses Gegenstandes auszusprechen, den ich ganz genau wußte, doch konnte ich nur einige unzusammenhängende Einsilbenlaute hervorbringen. Dabei konnte ich mir mit einer gewissen Leichtigkeit das Laut- und Schriftbild (auditory and visual image) des Wortes vorstellen. Zu einem bestimmten Zeitpunkt sah ich das Wort „Regenschirm" (frz.: „parapluie", vr) ganz deutlich, geschrieben, vor Augen, und es fehlte mir absolut nichts als die Fähigkeit, dieses Wort auszusprechen. Ich versuchte, die Silben, aus denen es bestand, zusammenzusetzen, und obwohl ich Wörter wie „parapet" und „obelisque" gut aussprechen konnte, appellierte meine Zunge ergebnislos an mein motorisches Gedächtnis. Dann brach ganz plötzlich, während ich meine Augen auf das visualisierte Bild des Wortes konzentriert hielt, das Wort sozusagen mit einem Ruck (jerk) aus mir heraus; das visuelle Bild hatte das motorische Bild zum Leben erweckt, welches für eine Zeitlang ausgelöscht gewesen war" (*M. Gilbert Ballet*). (21.3)

Thema „Tod" (Suizidalität, Todesgedanken usw.)

1. Tiefe Traurigkeit, dabei für jedes Gefühl höchst offen und empfänglich (keenly alive to every feeling); in ständiger Furcht vor dem Tode und doch der Versuchung ausgesetzt, Selbstmord zu begehen. - Geheilt nach Aufgabe des Nikotinabusus. (2.7)
2. Während des Migräneanfalls sprach sie davon, daß es für sie wünschenswert (desirable) sei, Selbstmord zu begehen (44j. Frau). (35)
3. (Nach Wassertrinken) sah er (im Delir) einen wunderschönen See und wünschte, sich darin zu ertränken, er versuchte, dazu vom Bett aufzustehen; als man ihn daran hinderte, versuchte er sich selbst zu erwürgen und wurde tatsächlich schwarz im Gesicht, bevor man seine Hände vom Hals lösen konnte; dann bettelte er jemanden an, ihn nach draußen mitzunehmen und zu erschießen. (2.6)
4. Die Schocks im Epigastrium wurden von einem Gefühl von Blutdrang nach dem Kopfe gefolgt, mit fester Überzeugung, daß er am Schlaganfall sterben müsse. – Geheilt durch Aufgeben des Nikotinabusus. (2.7)
5. Selbstmordtendenz, trübe Vorahnungen, Neigung, den Kopf hängen zu lassen (gemeint ist wohl: alles in düsterem Licht zu sehen, pessimistisch zu sein, vr), kurzer Atem, Appetitlosigkeit. (11)

6. Anfälle von Torheit (silliness); kann nicht anders, als töricht daherzureden, und das Gedächtnis schwindet; er gibt sich selbst die Schuld für Dinge, neigt zu Selbstmord und Verzweiflung. (11)
7. Neigung zum Selbstmord, doch fehlt der Mut dazu (29); mit Furcht vor dem Tode (*Allen, H.C.)* (30).
8. Feigheit und Selbstherabsetzung (abject cowardice), glaubt, er werde sterben, und hat entsetzliche Angst vor dem Tode (durch Rauchen vieler Zigarren). (11)
9. Größte Übelkeit und Elendsein, mit dem Gefühl, als ob es mit ihr zu Ende gehe. (15.5) („Mir ist sterbensübel" ist der übliche Ausdruck, mit welchem nicht an Tabak Gewöhnte ihr Befinden nach der ersten Zigarette beschreiben. vr)
10. Heftige nächtliche Anfälle von Herzkrampf mit Gefühl des Sterbenmüssens, am folgenden Morgen regelmäßig stundenlanges Augenflimmern; nach Aufgeben des Rauchens Rezidive nur noch nach Passivrauchen beim Zusammensein mit rauchenden Freunden. (26.1)
11. Die Erscheinungen, die sich in der Agonie abspielen, zeigen mit dem Austritt kalten Schweißes, dem großen Elendsgefühl, der Eiseskälte, der Übelkeit eine große Ähnlichkeit zum AMB von *Tab.;* daher wird es als Euthanasiacum verwendet. (15.5)
12. *Tab.* ist... von *E. Schlegel* als Euthanasiacum empfohlen worden, ähnlich *Verat.*, wenn Kreislaufkollaps mit kaltem Schweiß und große Todesangst ein Beruhigungsmittel erfordern. (15.7)

Traurigkeit, trübe Stimmung

1. Beängstigung mit sehr trüben, melancholischen Gedanken, beim Spazierengehen (d. 3. T.). (S.) (1)
2. Bangigkeit, Ängstlichkeit und Schwermut, als hätte sie einen Todesfall zu befürchten, nachmittags 4 Uhr, zwei Tage nacheinander (S.). (1)
3. Nach vorgängigem Brechreize, große Bangigkeit, mit Beklemmung auf der Brust und sehr wehmütiger, trauriger Stimmung, als ob sie ein Unglück ahnte; durch Weinen ward sie erleichtert (d. 1. T.). (S.) (1)
4. Die Tabak-Phrenopathie (Psychose) fängt von einfacher hypochondrischer Verstimmung an und steigert sich bis zur Schwermut und Tiefsinn, geht in Wahnsinn über... (12.1)
5. Empfindet sich als unglücklich, vom Unglück verfolgt (unfortunate) (*Jahr*). (31)
6. Traurigkeit, gebessert durch Sich-Beklagen (complaining). (29)
7. Melancholie; vermittelt den Eindruck schrecklicher Traurigkeit; sie sagt, sie habe kein Recht, glücklich zu sein, während Andere leiden; sobald sie den Eindruck hat, daß es ihr besser geht, macht sie sich wegen anderer Leute, die unglücklich sind, Schuldgefühle und wirft sich willentlich in ihren Abgrund von Traurigkeit zurück. Hat Sehnsucht danach, daß ihre negative Situation die Gegenwart eines freundlichen Menschen anzieht (was sie auch erlebt hat), „das hat mich aufgebaut". Wenn aber jemand sich ihr annähert, tut sie nichts als sich beklagen; sie weckt den Menschen, der sich um sie kümmert, sogar auf, um deren Gegenwart zu haben und ihr psychisches Leiden ausdrücken zu können. In einer Situation, wo sie klagen kann, fühlt sie sich gut (27j. Frau). (37)
8. Niedergeschlagene, freudeleere Gemütsstimmung (Ng.). (1)
9. Sehr hypochondrische Stimmung. (3)
10. Gesichtsausdruck ernst, melancholisch, von jener Gleichgültigkeit gegen alle Vorgänge geprägt, welche aus extremer Entmutigung erwächst. (2.7)

11. Abneigung gegen Bewegung und Gesellschaft, Depression und Verlangen, mich hinzulegen, wenngleich ich darauf achte, mich in diesem Zustand niemals zu Bett zu begeben, da ich sicher bin, kein Auge zutun zu können. (2.6)
12. Niedergeschlagene Stimmung, Mangel an Entschlußkraft und allgemeine Hypochondrie. – Geheilt nach Aufgabe des Nikotinabusus. (2.7)
13. Tiefe Traurigkeit, dabei für jedes Gefühl höchst empfänglich (keenly alive to every feeling); in ständiger Furcht vor dem Tode und doch der Versuchung ausgesetzt, Selbstmord zu begehen. - Geheilt nach Aufgabe des Nikotinabusus. (2.7)
14. Außerordentliche Traurigkeit und Verzagtheit (44j. Frau, Migräne). (35)
15. Hypochondrie. - Rauchte und schnupfte noch mehr, um ihre Gefühle zu beruhigen (to soothe her feelings), mit zeitweiliger Erleichterung; doch nach Aufgeben dieser Gewohnheiten vergingen die dyspeptischen und nervösen Symptome bald ganz. (2.7)
16. Traurigkeit, Hypochondrie und Angst vor plötzlichem Tode. Ganz unfähig zu seinen Geschäften, schwach, unentschlossen und mutlos (desponding). – Rasch geheilt nach Aufgeben des Rauchens. (2.7)
17. Abgemagert, nervös und hypochondrisch. (Rasch geheilt nach Aufgeben des Rauchens.) (2.7)
18. Psychische Veränderung und Hypochondrie hohen Grades. (4.5)
19. „Eine Zigarre nach dem Frühstück... belebt bei dem Hypochonder den Humor in erfreulicher Weise." (19)
20. Erregbare Gemüter beruhigt der Tabak, die Depressiven heitert er auf. (26.2)

Unbehaglichkeit, Elendsgefühl

1. Psychisches Unbehagen (4.5)
2. Fühlt sich extrem elend (sensation of excessive wretchedness). (11)
3. „Der Katzenjammer eines des Rauchens Ungewohnten bietet treffliche Anhaltspunkte für die Wahl des Tabaks bei der Cholera." (12.3)
4. Fühlt sich dauernd elend und leistungsschwach. (15.5)
5. Schwindel mit Übelkeit in jedem Fahrzeug, gleich, ob es ein Zug, ein Bus oder ein Pferdewagen ist; sie fühlt sich zum Umfallen elend, ohne jedes Hinseins- oder Ohnmachtsgefühl; die Übelkeit ist jedoch so groß, daß sie aus Furcht vor Erbrechen aussteigen muß; sobald sie auf der Erde steht, verschwinden diese Symptome innerhalb weniger Minuten (27j. Frau). (28)

Unentschlossenheit

1. Niedergeschlagene Stimmung, Mangel an Entschlußkraft und allgemeine Hypochondrie. – Geheilt nach Aufgabe des Nikotinabusus. (2.7)
2. Traurigkeit, Hypochondrie und Angst vor plötzlichem Tode. Ganz unfähig zu seinen Geschäften, schwach, unentschlossen und mutlos (desponding). – Rasch geheilt nach Aufgeben des Rauchens. (2.7)

Unerträglichkeit von Schmerzen oder Empfindungen

1. Der (plötzliche Magen-) Schmerz war schrecklich! Mir ist einmal ein großer Backenzahn gezogen worden, der ... zweimal unter der Zange des Dentisten zerbrach; und im Jahre 1849 hatte ich eine so schlimme Cholera, daß ich ganz blau war. Der Schmerz, von dem ich hier spreche, war schlimmer als dies alles. Diese Nacht des 21. Februar 1858 war entsetzlich. ... Die Anfälle hielten insgesamt 20 bis 30 Minuten an. Sie wurden gegen Morgen länger. Jeder einzelne Anfall war nach zwei

bis drei Minuten vorbei, während welcher ich mich allein durch extreme Willensanstrengung davon enthalten konnte, laut zu schreien. ... Nach dem Ende jeder Attacke fühlte ich mich auffällig erleichtert. (2.6)
(Er klagte bitterlich über Kopfschmerz; Stimme schwach und leise; offensichtlich in einem Zustand großer nervöser Prostration befindlich. (2.7))

2. Heftige unwillkürliche Kontraktion aller Muskeln; machte den Eindruck fürchterlicher Schmerzen; er hatte seine Hand immer auf dem Bauch liegen und zog gewaltsam an seinem Penis (nach Inj. von Tabakabsud in die Urethra?). (4.3)
3. Übelkeitskopfschmerz, der früh am Morgen anfängt und zu Mittag unerträglich ist, mit tödlicher Übelkeit und heftigem Erbrechen, sehr < durch Geräusch und Licht, mit fürchterlichem Ohnmachtsgefühl im Magen. (10)
4. Die Zahnschmerzen werden unerträglich heftig. (15.13)
5. Unerträglicher Kreuzschmerz, der das Sitzen und Liegen sehr erschwert. (15.13)

Unreife, kindisches Verhalten, Wunschdenken

1. Süchtiger Selbstbetrug, mit Untertreibung der konsumierten Tabakdosis und Unfähigkeit, sich den Zusammenhang seiner Symptome mit dem Tabakgenuß einzugestehen. Wenn man einen Raucher auf seine Tachykardie hinweist, begründet er diese mit Aufregung, Eile, Kaffeegenuß usw., aber gibt nie zu, daß sie vom Tabak komme. Fragt man ihn, wieviel er rauche, so sagt er immer „nicht viel", und erst auf genaues Nachfragen hin kommt heraus, daß seine Tagesdosis bei 15, 20 oder mehr Zigaretten liegt. (36.1)
2. Wenn ein Arzt dem Raucher abverlangt, das Rauchen aufzugeben, sucht dieser sich oft einen anderen Arzt, der selbst raucht und deshalb bloß sagt „rauch nicht zuviel", ohne dieses Zuviel zu präzisieren. Manche dieser Ärzte gehen so weit, allen Ernstes (sans rire) zu ihren rauchenden Patienten zu sagen, Tabak schade ihnen nichts, in ihrem Falle seien keine schädlichen Folgen desselben festzustellen und sie könnten so viel rauchen, wie sie wollten. (36.1)
3. Vor dem Entschluß, das Rauchen aufzugeben, diskutieren viele Kranke herum und suchen Ausflüchte (die z.T. weit unter ihrem normalen intellektuellen Niveau liegen,vr). Manche sagen ganz naiv, daß sie doch ihre Zigaretten selber drehen, als ob der Tabak weniger giftig wäre, wenn man ihn selbst in Papier wickelt, als wenn man die Zigaretten fertig kauft. Andere bilden sich ein, das Rauchen von Zigarillos oder Pfeifen vermindere die Schädlichkeit, indem sie vorgeben, das Zigarettenpapier sei das eigentlich Schlimme an der Zigarette... So haben sie tausend „gute Gründe", dem Tabak nicht entsagen zu wollen. (36.1)
4. „Seltsam ist, daß meine Wünsche meist in Erfüllung gehen. Wenn ich mir beim Backgammon eine Zahl wünsche, dann kommt die fast immer, und wenn ich wünsche, daß beim Fußball oder Tennis, das ich im Fernsehen sehe, eine Partei gewinnt, dann geschieht das sogar immer, und ich habe noch keinen Versager erlebt. Es muß eine höhere Kraft geben und vielleicht sogar Gott, der mir dabei hilft. Ich gewinne auch beim Lotto und Toto, aber bisher nur kleinere Beträge" (19j. Mann). (15.1)
5. Sie hat alles getan, um ihre kranke Mutter zu retten, wollte nicht, daß sie stirbt; „ich hab mich geschlagen für sie, damit sie überlebt; ich hielt ihre Hand und war ganz sicher, daß sie geheilt werde" (27j. Frau, Melancholie). (37)
6. Ein 19j. Mann hatte noch nie eine Beziehung zum anderen Geschlecht; das Spielcafé zieht ihn mehr an als jedes Mädchen. Er spielt dort leidenschaftlich gerne Backgammon (um kleine Geldbeträge) mit Freunden. Spiel ist ihm so wichtig, daß er als

Berufswunsch angibt, eine Toto-Lotto-Zentrale führen zu wollen. Auch sonst ist er verspielt; arbeitet nur, um Geld zu verdienen, damit er sich „viele Sachen kaufen kann, die ihm gefallen". (15.1)

7. Geht nicht mehr in die Schule, weil er keine Lust mehr hat. Schon vorher ist er einfach ohne Entschuldigung weggeblieben, wenn er eine Arbeit schreiben sollte. (19j. Mann. Nach Tab. ging er wieder in die Schule und machte sein Abitur.) (15.1)
8. „Ich unterhalte meine negativen Gedanken, in der falschen Hoffnung, daß jemand nahe zu mir kommt, um mich aufzurichten (rassurer). Ich wähle es, krank zu sein, das ist ein Schutzmechanismus. In der Klostergemeinschaft (sie hat einen mißlungenen Versuch hinter sich, ins Kloster zu gehen, das war 2 Jahre vor der Behandlung) fehlte mir die Zärtlichkeit / Zuwendung (tendresse) eines Vaters oder einer Mutter, ich träumte davon, in den Arm genommen zu werden." – „Damit ich was tun kann, wenn ich allein dazu unfähig bin, müßte mich jemand bei der Hand nehmen" (27j. Frau, Melancholie). (37)
9. „Mich interessiert der Sinn des Leidens nicht, ich will einfach nicht leiden" (27j. Frau, Melancholie mit sehr klagsamem Verhalten). (37)
10. Vertrödelt seine Zeit (Gallavardin). (31)
11. Kindisches Verhalten aufgrund von Epilepsie (*Phatak*). (31)

Verdruß, Mißmut, schlechte Laune

1. Sehr mürrisch und verdrießlich (d. 1. T.) (S.). (1)
2. Mürrisch und der Arbeit abgeneigt. (2.1; alle 8 Prüfer)

Verzweiflung

1. Am 4. Tag, nach einer gut verbrachten Nacht (hatte die 2 Tage zuvor wegen der Magensymptome gefastet) schluckte ich ein paar Löffel voll Kakaogetränk und fuhr mit der Kutsche aus. Nach kaum 10 Min. trat eine Schmerzattacke ein, und ich kehrte ganz verzweifelt nach Hause zurück. (2.6)
2. Anfälle von Torheit (silliness); kann nicht anders, als töricht daherzureden, und das Gedächtnis schwindet; er gibt sich selbst die Schuld für Dinge, neigt zu Selbstmord und Verzweiflung. (11)

Weinen, Wimmern, Stöhnen, Klagen

1. Eine Bangigkeit und Angst, die sich mehre Nachmittage einstellte und sich durch Weinen Erleichterung verschaffte (S.). (1)
2. Nach vorgängigem Brechreize, große Bangigkeit, mit Beklemmung auf der Brust und sehr wehmütiger, trauriger Stimmung, als ob sie ein Unglück ahnte; durch Weinen ward sie erleichtert (d. 1. T.). (S.) (1)
3. Traum, daß sie reden wollte und nicht konnte, wegen überaus großer Zunge, die zum Munde heraus und bis an die Nase reichte; sie wollte schreien, und konnte nicht, weinte darüber und war ganz trostlos, bis sie endlich in großer Angst erwachte (eine Art Alp) (D. 1. T.) (Ng.). (1)
4. Weinen nachts; Weinen im Schlaf. (29)
5. Sie zitterte immer wieder am ganzen Körper, dabei halb seufzend, halb stöhnend. (2.3)
6. Er geht buchstäblich zusammengekrümmt, preßt beide Hände auf die Milzregion und stöhnt bei jedem Schritt. (2.6)
7. Klagte über unendliche Schmerzen rechts unter den falschen Rippen, welche sich über die ganze rechte Brustseite verbreiteten und den ganzen Unterleib (Bauch) ein-

nahmen; es war ein beständiges Ächzen und Stöhnen, dann wieder Heulen und dringendes Bitten um Chloroform-Einatmungen..., doch schienen auch diese ihr nicht gut zu tun, weil das Zittern der Extremitäten, die krampfartigen Erscheinungen am Kopfe und Rumpfe nicht nachließen; Morphin hatte eher noch verschlimmert, auch Atropin war wirkungslos gewesen; Galle- und Schleimbrechen; Lebergegend höchst berührungsschmerzhaft, Bauchdecken prall gespannt, Gesicht blaß, Gesichtszüge unendlich schmerzlich, Puls klein und fadenförmig, Hauttemperatur subnormal (19j. Frau). (15.17)

8. Traurigkeit, gebessert durch Sich-Beklagen (complaining). (29)
9. Verbringt ihre Zeit in ihrem Zimmer, im Sessel sitzend, weinend (27j. Frau, Melancholie). (37)
10. Als Kind hat sie einmal mitten an Weihnachten unvermittelt zu weinen begonnen, woran sie sich erinnert, weil alle sich damals über sie lustig gemacht hatten (27j. Frau, Melancholie). (37)

ILLUSIONEN

Wahnvorstellungen

1. Er glaubte, seiner Frau (die ebenfalls vergiftet, aber weniger beeinträchtigt war als er) gehe es schlechter als ihm selbst, und er versuchte aufzustehen, doch fiel er hin wie ein Betrunkener und sagte, alles gehe mit ihm rund herum (nach äußerlicher Applikation einer starken Tabakabkochung gg. Krätze). (2.3)
2. Er war sehr wild, warf sich auf dem Bett umher, mit Halluzinationen, sah Schlangen, Löwen, Bären usw.; er wähnte, daß er sehe, wie seinem Vater der Kopf abgeschnitten werde und das Blut aus dem Körper rinne. (...) Dann sah er einen wunderschönen See und wünschte, sich darin zu ertränken, er versuchte, dazu vom Bett aufzustehen; als man ihn daran hinderte, suchte er sich selbst zu erwürgen und wurde tatsächlich schwarz im Gesicht, bevor man seine Hände vom Hals lösen konnte; dann bettelte er jemanden an, ihn nach draußen mitzunehmen und zu erschießen. (2.6)
3. Die Schocks im Epigastrium wurden von einem Gefühl von Blutdrang nach dem Kopfe gefolgt, mit fester Überzeugung, daß er am Schlaganfall sterben müsse. – Geheilt durch Aufgeben des Nikotinabusus. (2.7)
4. Einmal bettelte er, heftig zitternd (in great trepidation), daß man einige Flaschen (die er sich einbildete zu sehen) aus dem Raum entfernt werden sollten. In der Tat waren sein Verhalten und aussehen zu dieser Zeit nicht unähnlich dem eines an Delirium tremens Leidenden. (4.3)
5. Einen Augenblick lang verlor er das Bewußtsein. Er schrie, daß die Raucher aus dem Zimmer gehen müßten, obwohl keiner rauchte, daß der Rauch ihm den Atem benehme, usw.; sofort danach wurde er ruhig, aber redete ununterbrochen und unvernünftig daher, mit offenen, starrenden Augen, sprach von Ereignissen in seiner Vergangenheit, dann kehrte er ins Wachbewußtsein zurück. (4.4)
6. Wahnvorstellungen von Versammlungen, Menschenmengen, Schwärmen (*Boger/ Bönninghausen*). (31)
7. Gefühl, als wenn jemand kommen werde, um ihn zu verhaften oder zu ermorden. (24)
8. Wahnidee, Andere hätten sich verschworen, ihn zu ermorden (*H.A. Roberts*). (31)
9. Wahnidee, vergiftet worden zu sein (*H.A. Roberts*). (31)
10. Einbildung, die Dinge sähen wunderschön aus (*Boger / Bönninghausen*). (31)

11. Empfindet sich als unglücklich, vom Unglück verfolgt (unfortunate) (*Jahr*). (31)

Sinnestäuschungen

1. Erbrechen bloßen Wassers, wobei es ihm grün und gelb vor den Augen wird (Ng.). (1)
2. Verlust des Gesichtssinns, wenn er anhaltend auf irgendeinen weißen Gegenstand schaut. (24)
3. Die Retina behält das Nachbild (des gesehenen Gegenstandes) zu lange. (24)
4. Ein Symptom, das ich bisher in den Arzneimittellehren nirgends gefunden habe, jedoch regelmäßig bei der Indikation von *Tabacum* erlebte, war der Verlust der Chromoskopie. Alles wird farblos, grauweiß wie in einem Film gesehen. (25)
5. Eine 70 J. alte Dame erfuhr Erleichterung (ihrer Dyspepsie; sie lebte „von Keksen und Sekt") durch *Tab.* C2; doch sie wurde vom (eingebildeten, vr) Geruch des Tabaks gequält, welcher sie ganz zu durchsetzen schien; sie konnte sich nicht von dem starken Tabakgestank ablenken, welchen sie ständig wahrnahm. (10)
6. Veränderung des Geschmackssinnes, mit Gefühl, als sei der Zungengrund voll von den Rückständen aus seiner Pfeife; Tag und Nacht verfolgte ihn dieser Geschmack und vermengte sich mit seinen Speisen und Getränken. (4.5)
7. Geruchstäuschungen, es riecht sengerig (angesengt, brenzlig – vr) in der Nase. Zugleich Verfeinerung des Geruchssinns, riecht Dinge, die ihm in den letzten Jahren nicht mehr aufgefallen sind. (15.11)
8. Das Wasser schmeckt ihr, als wäre es mit Wein gemischt (d. 3. T.) (S). (1)
9. Übler Mundgeschmack, wie nach verbrannter Milch (Ng.). (1)
10. Einbildung, seine Finger seien verlängert (*Boger / Bönninghausen*) oder sein Bein sei zu lang (*C.M. Boger*). (31)

TRÄUME

Ängstlich, bang, besorgt

1. Traum, daß sie reden wollte und nicht konnte, wegen überaus großer Zunge, die zum Munde heraus und bis an die Nase reichte; sie wollte schreien, und konnte nicht, weinte darüber und war ganz trostlos, bis sie endlich in großer Angst erwachte (eine Art Alp) (D. 1. T.) (Ng.). (1)
2. Ängstliche Träume von Feuer (d. 1. T.). (S.). (1)
3. Unruhiger, durch ängstliche Träume gestörter Schlaf. (2.1)
4. Fallträume (*Boger / Bönninghausen*). (31)

Ärgerlich, zornig

1. Wilde Träume (2.1)

Indifferent oder nicht näher bezeichnet

1. Unangenehme (uneasy) Träume. (2.1)
2. Der Schlaf wurde von lebhaften Träumen unterbrochen, aus welchen ich am ganzen Körper in Schweiß gebadet erwachte, sehr erschöpft und mit wirrem Kopf. (2.7)
3. Schlaf von vielen Träumen gestört (2.7)
4. Schlaf schlecht und von Träumen gestört. (2.7)

Krankheiten und Körperfunktionen, von

1. Schmerzhafter Traum, daß ihr ein Zahn ausgefallen sei (S.). (1)

Schrecklich, grausig, ekelhaft

1. Schlaf durch ekelhafte Träume gestört. (2.1)
2. Wurde von wilden und fürchterlichen Träumen gequält und erwachte plötzlich um Mitternacht, in kaltem Schweiß gebadet und gänzlich unfähig, zu sprechen oder sich zu bewegen. (2.4)
3. (Die Patienten waren) schlaflos und ruhelos nachts, und wurden im Schlaf häufig von Träumen von Schlangen und anderen fürchterlichen Visionen heimgesucht. (4.5)
4. Fast ein Jahr lang wurde der Schlaf durch die fürchterlichsten Phantasien (imagery) in Form schrecklicher Träume unterbrochen. (4.5)
5. Fürchterliche Träume, im allgemeinen Träume von Schlangen, von Todesangst usw. (4.5)
6. Alpdrücken. (24)

Tod, Mord und Toten, von

1. Träumt, daß ihm der Tod nahe bevorstehe. (29)

Unzufriedene, von vergeblichem Mühen usw.

1. Träumt von erfolglosen Bemühungen, verschiedene Dinge zu tun. (29)

SCHLAF

Schlaflosigkeit, Einschlafstörung

1. Konnte abends nicht einschlafen und früh sich nicht ermuntern (d. 3. T.) (S.). (1)
2. Schlaflosigkeit während der ersten Nachthälfte, dann gesunder Schlaf (2.2)
3. Abneigung gegen Bewegung und Gesellschaft, Depression und Verlangen, mich hinzulegen, wenngleich ich darauf achte, mich in diesem Zustand niemals zu Bett zu begeben, da ich sicher bin, kein Auge zutun zu können. (2.6)
4. Schlaflosigkeit (4, viele Fälle)
5. Schlaflosigkeit bei Herzerweiterung. (24)
6. Der Schlaf des Rauchers wird schlecht und unruhig; abends hat er Einschlafschwierigkeiten, und wenn er nachts aufwacht, kann er nicht wieder einschlafen. (36.1)

Aufwachen, Durchschlafstörung

1\. Unruhiger Schlaf (bei 10 von 38 nikotinabhängigen Jungen im Alter von 9 bis 15 J.). (2.7)

1. Unruhiger Nachtschlaf, mit Kälte und Herumwerfen im Bette (d. 9. T.) (S.). (1)
2. Wacht nachts mehrmals auf (d. 1. u. 2. T.). (S.). (1)
3. Sie erwacht vor Mitternacht, schläft aber bald wieder ein (d. 1. T.) (Ng.). (1)
4. Schlaf durch häufiges Erwachen gestört. (2.1)
5. Erwacht nachts drei- bis viermal. (14.3)
6. Viele Raucher klagen, daß sie nach zwei- bis dreistündigem Schlaf erwachen und sich stundenlang im Bett umherwerfen, ohne wieder einschlafen zu können. Sie neigen daher zur Einnahme chemischer Schlafmittel. (36.1)
7. Schocks im Epigastrium im Moment des Einschlafens, sein Schlaf wurde zu einer Abfolge von Aufschreckreaktionen. - Geheilt durch Aufgeben des Rauchens. (2.7)
8. Wird in den ersten Stunden des Schlafes durch einen Schock im Epigastrium erweckt, welcher großen Schrecken (alarm) auslöst. – Geheilt durch Aufgeben des Nikotinabusus. (2.7)

9. Schocks in den Gedärmen, erst im Moment des Einschlafens, später auch tagsüber. Nach und nach gebessert nach Aufgeben des Tabakkonsums. (2.7)
10. In der ersten Nacht nach Aufgeben des Rauchens zuckte ich so, daß ich nicht schlafen konnte, über und über, und etwas schien meine linke Schulter unwiderstehlich nach unten zu ziehen. Eine Dosis *Ignatia* befreite mich sofort von diesen Symptomen, und den Rest der Nacht schlief ich gut. (4.5)
11. Schlaf nicht gut, oft gestört, zuweilen ohne ersichtlichen Grund, zuweilen durch Husten und Kolik (nach jahrelangem Rauchen von 7 - 8 Zigarren tgl.). (2.7)
12. Unruhiger, durch ängstliche Träume gestörter Schlaf. (2.1)
13. (Die Patienten waren) schlaflos und ruhelos nachts, und wurden im Schlaf häufig von Träumen von Schlangen und anderen fürchterlichen Visionen heimgesucht. (4.5)

Schläfrigkeit

1. Schläfrigkeit (n. 1 1/2 St.) (S.). (1)
2. Schläfrigkeit, die mit Hitze und Unruhe verbunden ist (*Fowler*). (15.13)
3. Große Neigung zum Schlafen (Ng.). (1)
4. Schläfrigkeit im Zimmer, die im Freien vergeht (d. 2. T.) (S.). (1)
5. Des Morgens unerwecklich, nicht zu ermuntern (d. 2. 3. 9. T.) (S.). (1)
6. Vormittags schläfrig; schlief auch auf kurze Zeit ein (d. 1. T.) (S.). (1)
7. Große Schläfrigkeit am Tage beim Versuch zu lesen. (22.2)
8. Nach Tische, Gähnen und Schläfrigkeit (d. 1. T.) (S. Ng.). (1)
9. Gleich nach Tische wurde sie schläfrig und schlief eine Stunde, konnte sich auch nicht ermuntern, als bis sie ein starkes Herzklopfen bekam (d. 4. T.) (S.). (1)
10. Gegen Abend sehr schläfrig (d. 3. u. 4. T.) (S.). (1)
11. Somnolenz (2.1; 4, viele Fälle)
12. Gegen schlafsüchtige Zustände angewendet (*Chomel*, *Usuelles T. X.*). (15.13)
13. Die Nacht betäubender, aber nicht erquickender Schlaf. (15.13)
14. Schlaf, Betäubung und starker Schweiß (*Diemenbröck*). (15.13)
15. Tiefer Schlaf mit darauf folgendem reichlichem Schweiße (*Voigtel*). (15.13)

SCHWINDEL

Drehschwindel

1. Schwindel; sie glaubt, es gehe das ganze Zimmer im Kreise herum, und traut sich nicht vom Sitze aufzustehen, indem sie zu taumeln fürchtet (n. 1/2 St.). (S.) (1)
2. Schwindel im Kreise herum, mit drückendem Kopfschmerz in Stirn und Schläfen (Ng.). (1)
3. Er glaubte, seiner Frau (die ebenfalls vergiftet, aber weniger beeinträchtigt war als er) gehe es schlechter als ihm selbst, und er versuchte aufzustehen, doch fiel hin wie ein Betrunkener und sagte, alles gehe mit ihm rund herum (nach äußerlicher Applikation einer starken Tabakabkochung gg. Krätze). (2.3)
4. Alles dreht sich im Kreise; schlimmer bei jeder Bewegung und im warmen Zimmer. (7)
5. Eine 60j. Frau, die täglich 15 bis 20 Zigaretten rauchte, entwickelte einen Schwindel, der sie zunächst daran hinderte, alleine auszugehen, denn auf der Straße fing sich plötzlich alles um sie zu drehen an und sie fiel mitten auf der Straße hin. Später konnte sie keine plötzliche Bewegung mehr machen, denn selbst das Sich- Aufsetzen im Bett oder das Aufstehen von einem Stuhl löste heftigen Schwindel aus, der

zum Hinfallen führte. Durch Aufgeben des Rauchens und homöopathische Entgiftung wurde sie geheilt; heute ist sie wieder arbeitsfähig. (36.1)

Ohnmacht, ohnmachtsartiger Schwindel

1. Schwindel, der bis zur Bewußtlosigkeit ging (*Hausbrand, in Hufel. Journ. d. pr. H. XLV. 4. S. 109.*) (1)
2. Schwindel; er konnte sein eigenes Heft nicht erkennen, die Buchstaben tanzten über die Seite, ... seine Hände zitterten so, daß er Stift und Papier nicht zusammenbringen konnte (so that he could not hold pen to paper). (Vergiftung durch Kautabak. – Besser nach Hinausgehen an die kalte Luft und Essen eines sauren Apfels; doch war er auch dann noch so schwach und zittrig, daß er nicht versuchte zu schreiben.) (11)
3. Kollapskrisen unmittelbar nach Essen, bei Dumpingsyndrom. (15.4)

Schwankschwindel

1. Schwindlich und taumlich (n. 5 Min.) (S.). (1)
2. Taumel, früh nach dem Aufstehen aus dem Bette (d. 11. T.) (S.) (1)
3. Schwindel und keine Haltung im Körper. (3, korr. n. 15.13)
4. Schwindel, Übelkeit, Gliederzittern und Unfähigkeit, sich aufrechtzuhalten (sofort). (2.3)
5. Gehen, Kutschefahren und speziell Eisenbahnfahren verursachen Übelkeit und Schwindel, in Anfällen auftretend, fühlt sich dann genau so, als wäre er seekrank. (2.7)
6. Das Mädchen ging (schwankend) umher wie betrunken. (4.2)
7. Beim Gehen, drinnen oder draußen, plötzliche Empfindung wie ein Schlag mit einem Hammer oder Knüppel auf die rechte Seite des Kopfes, welche ihn auf die linke Seite wirft (hinfallen läßt?). Bei intermittierendem Fieber. (10)
8. Gefühl wie seekrank, bei M. Meniére. (11)
9. Furchtbarer Schwindel seit einem Monat, kann nicht allein auf den Beinen stehen, sondern muß geführt und gehalten werden. (14.2)
10. Schwindel bei Multipler Sklerose; kann nur mit Abstützung durch einen Helfer gehen; < beim Aufwärtssehen und beim Gehen; die Beine gehorchen beim Gehen nicht mehr. (15.1)
11. Schwindel; ein Auf- und- Abschwanken der Gegenstände vor den Augen. Die Angabe, daß der Schwindel sich bei Öffnen der Augen verschlimmere, konnte ich bei unfreiwilligen Selbstversuchen, mit schweren Zigarren, nicht bestätigen; im Gegenteil wurde das Auf- und - Abwogen bei Schließen der Augen zuerst und erst recht deutlich. (15.7)

KATALEPSIE

1. Kataleptischer Zustand der Arme und Beine; wurden ein Bein oder Arm (passiv) gestreckt oder gebeugt oder angehoben, so hielt die Extremität diese Position für mindestens fünf Minuten bei, oder so lange, bis sie wieder passiv in eine bequemere Lage gebracht wurde. (4.5)
2. Nach einigen Dosen *Belladonna* D3 beruhigte er sich und schien von Mitternacht bis zum Morgengrauen zu schlafen, doch befand er sich in Wirklichkeit in einem Zustand von Katalepsie. Seine Glieder konnten in jegliche Position gebracht werden und blieben in ihr, wie unbequem sie auch sein mochte, bis sie erneut (passiv) bewegt wurden. Die Augen waren fixiert, der Blick starr, und die Augäpfel konnten ohne Blinzelreaktion berührt werden. (2.6)

KONVULSIONEN

1. Ständige zuckende (jactitating) Bewegungen der Muskeln. (4.8)
2. In einem Zustand ständigen Muskelzitterns... Wenn er sich im Bett zurücklegte, wurde eine ständige Bewegung der Arm- und Beinmuskeln aufrechterhalten, und zuweilen bewegten sich die Gesichtsmuskeln in unwillentlicher Weise. (4.8)
3. *Currie* (d. gewiss. u. bewährt. Mittel gg. Fallsucht 1823, K. 9) will eine heftige Fallsucht durch Fomentationen mit Tabaksaufguß auf die Magengegend und Tabaksklistiere geheilt haben. (1, Vorspann)
4. Plötzlicher Schwindel, dann fiel sie bewußtlos vom Stuhl und krampfte (sofort). Sie lag dann auf dem Boden, ... Augen starr und nach oben gedreht, Pupillen dilatiert und lichtstarr ..., Kopf rückwärts gebogen wie bei einem tetanischen Krampf...; sie war allgemein ruhig, nur die Glieder wurden zuweilen durch klonische Krämpfe bewegt, während der Kopf in Opisthotonusstellung blieb. (2.3)
5. Heftige tetanische Konvulsionen; später tetanische Steifheit mit Trismus, bis zum Tode (nach Ingestion von 3 Unzen trockenen Tabaks). (2.3)
6. Tiefer Kollapszustand mit Erbrechen und leichten Krämpfen. (2.3)
7. Übelkeit, heftiges Erbrechen und Krämpfe der Extremitäten, sogar der Rückenmuskeln (durch Umschläge mit starkem Tabakabsud, gg. Krätze). (2.3)
8. Krämpfe in verschiedenen Körperteilen ließen ihn aufschreien (nach äußerlicher Applikation einer starken Tabakabkochung gg. Krätze). (2.3)
9. ((Nach Aderlaß) sofort von schrecklichen Krämpfen erfaßt, mit Steifheit der Glieder, heftiger Zusammenziehung der Bauchmuskeln, Kopf zurückgeworfen. (2.5))
10. (Kinnbackenkrampf (2.5, zwei Vergiftete).)
11. Nach Kampferabreibungen... kehrte die Atmung zurück und wurde regelmäßig; er ging vom Stupor in den fröhlichsten Rauschzustand über. Er redete allen möglichen lustigen Unsinn, begleitet von krampfhaften Bewegungen und Spasmen des Gesichts. (2.5)
12. (Unvollständiger Tetanus (2.5))
13. (Nach Erwachen aus dem Koma) generalisierte Krämpfe mit Vorwärtsbeugen des Körpers und Strecken der Gliedmaßen, schrie (dabei) vor Magenschmerzen. (2.5)
14. Würgen, Erbrechen, Ohnmacht, Tremor, ... auch Spasmen und Konvulsionen; Tod. (2.8)
15. Jedesmal bei Eintritt des Erbrechens zugleich allgemeine Krämpfe, bald mehr tonisch, bald mehr klonisch mit Bewußtlosigkeit. Durchfälle gingen unwillkürlich zugleich mit oder kurz nach dem Erbrechen ab (eine Frau, Cholera nostras). (12.2)
16. Klonische Konvulsionen, welche eine große muskuläre Hyperaktivität (agitation), speziell der Extremitäten, mit sich brachten; die Zähne waren zusammengebissen, die Hände fest geballt, die Beine wurden in rascher Folge abwechselnd gebeugt und gestreckt. (4.5)
17. Immer wenn sie sich zu schlafen anschickte, genau dann, wenn sie in Bewußtlosigkeit fiel (gemeint: im Moment des Einschlafens, vr), pflegten die Knie plötzlich nach oben zum Brustkorb zu zucken (would attempt to fly up towards the chest with an abrupt jerk), wobei sie (die unteren Extremitäten?) schmerzlich an ihren Befestigungen an den Gelenkpfannen (der Hüfte?) rissen. Zugleich bestand ein Gesichts- und Fußklonus. (Bei einer an schwerstem Gelenkrheumatismus leidenden, durch Einsteifung der Gelenke völlig hilflos gewordenen Patientin.) (11)
18. Epileptiforme Krämpfe, zweimal wöchentlich, fünf Monate lang, unbeeinflußbar durch Arzneien, erst geheilt, als der Tabakkonsum beendet wurde. (11)
19. Kinnbackenkrampf, < im Freien; geheilt durch Einatmen von Tabakrauch. (11)

20. Raserei, nach heftigen Krämpfen an Armen und Füßen, mit Wahnwitz wechselnd, und von Schlaflosigkeit, mäßigem Fieber und Stuhlverstopfung begleitet. (17)
21. Konvulsionen, auch unter der Geburt. (17)
22. Epilepsie; auch von Onanie. (17)
23. *Greding* will beobachtet haben, daß Epilepsie und Manie sich durch Tabakschnupfen verschlimmerten. (17)
24. Tabak und sein Alkaloid Nikotin verursachen Zurückziehen des Kopfes, mit Steifheit der Rücken- und Nackenmuskeln; Zusammenziehung der Augenlider und Masseteren; zischende Atmung durch Spasmus der Laryngeal- und Bronchialmuskeln; alternierende tonische und klonische Krämpfe, gefolgt von allgemeiner Erschlaffung und Zittern; Einziehung (retraction) der Bauchmuskeln...; diese Zusammenziehungen werden von heftigem Schmerz, Übelkeit, kaltem Schweiß und rasch eintretendem Kollaps mit Asphyxie begleitet. (27)

SEXUELLER TRIEB

1. Gegen Morgen Erektionen (d. 1. T.) (S.). (1)
2. Viele Erektionen ohne wollüstiges Gefühl (d. 2. T.) (S.). (1)
3. In der Nacht eine Pollution, ohne davon zu erwachen (d. 8. T.) (S.). (1)
4. Nächtliche Samenergüsse (2.1; 2 Prüfer)
5. Allzuhäufige nächtliche Pollutionen. (17)
6. Wenn er zwei Zigarren an einem Abend rauchte, konnte er sicher sein, in derselben Nacht einen Samenerguß zu haben, zuweilen mit, doch öfter ohne Träume. Am nächsten Tag war er geschwächt und hypochondrisch, Zunge belegt..., dumpfer okzipitaler Kopfschmerz (junger Mann). (11)
7. Große Schwächung der Geschlechtskraft, zuletzt impotent (Inspektor von Tabakfabriken); nach Aufgeben dieser Arbeit rasche Wiederherstellung der Potenz. (2.3)
8. Die Geschlechtsorgane werden – speziell durch Zigarettenrauchen – zunächst gereizt, aber schließlich geschwächt; „übermäßige Raucher erlangen, sofern sie sehr jung sind, niemals die Manneskraft, und sind sie älter, verlieren sie sie schnell (*Acton*)". (2.7)
9. Verlust der Geschlechtskraft und Erweichung und Schrumpfung der Hoden (beim Hund). (2.8)
10. Die anaphrodisischen Eigenschaften des Tabaks sind altbekannt, daher wird er in vielen italienischen Klöstern gebraucht. (2.7)
11. Seine Kraft ließ nach, sein Gedächtnis wurde schwach, er wurde absolut impotent. Nach Aufgeben des Rauchens Rückkehr von Gesundheit und Manneskraft. (2.7)
12. Er hatte keine Erektionen und kein sexuelles Verlangen. (2.7)
13. Völlige Impotenz und sexuelle Gleichgültigkeit (frigidity). Geheilt durch Aufgeben des Zigarettenrauchens, ohne weitere Maßnahmen. (2.7)
14. Ein 19j. Mann hatte noch nie eine Beziehung zum anderen Geschlecht; das Spielcafé zieht ihn mehr an als jedes Mädchen. (15.1)
15. Neurosen infolge von Onanie. (17)

MODALITÄTEN, CAUSAE

1. Periodischer Kopfschmerz mit Übelkeit, ein oder zwei Tage anhaltend, im allgemeinen durch Ermüdung oder Erregung ausgelöst. (10)

2. Mehrmaliges Niesen, wonach ihm der Kopf viel freier wurde (d. 4. T.) (S.). (1)
3. Melancholie seit dem Tode ihrer Mutter (als Patientin 17 Jahre alt war, vr), sie hat alles getan, damit die Mutter überlebt, hat fest geglaubt, sie werde geheilt (27j. Frau, Melancholie). (37)
4. Akute Herzerweiterung (Herzinsuffizienz, vr), ausgelöst durch einen Schock oder körperliche Anstrengung. (24)
5. Extremes Elendsgefühl im Klimakterium und während der Regel. (24)
6. Heftiges Jucken des ganzen Körpers während der Schwangerschaft. (24)
7. Schwächeanfälle mit kaltem Schweiß, seit einer schwierigen Geburt. (10)
8. Bei Masturbation und deren Folgen. (11)
9. Kindisches Verhalten aufgrund von Epilepsie (*Phatak*). (31)
10. Folgen von Sonnenstich. (24)
11. Asthma bei Malaria-Anamnese und vergrößerter Milz; Gesicht blau, Ausdruck voller Schrecken, ... schnappt nach Luft, fürchtet zu ersticken. (10)
12. Stumpfheit, Schwierigkeiten mit dem Denken und Begreifen: verursacht durch *Stramonium* (*Hahnemann*). (31) (Siehe *Mittelbeziehungen.* vr)
13. Nahrungsmittelvergiftungen mit schwerstem Kollaps. (25)
14. Vor jeder Periode, ein bis zwei Tage lang heftige Übelkeit bis zum Erbrechen, „sterbenselend", mit starker Verschlimmerung durch Tabakrauch. (15.5)
15. Migräne mit heftiger Übelkeit und Erbrechen, grünlicher Gesichtsfarbe, Prostration: ausgelöst durch den Geruch von Tabakrauch (44j. Frau). (35)
16. Kopfweh durch Tabakrauch; hat (deshalb? vr) niemals geraucht (27j. Frau, Melancholie). (37)
17. Palliativ gegen die Folgen von Bienenstichen und Moskitobissen (äußerlich, vr). (24)
18. Vormittags matter als nachmittags (d. 1. T.). (S.) (1)
19. Paßt bei Krankheiten des Nervensystems, wo eine Reizung der Vagusfunktionen vorherrscht, oder Übelkeitskopfschmerz, der früh am Morgen anfängt und zu Mittag unerträglich ist, mit tödlicher Übelkeit und heftigem Erbrechen, sehr < durch Geräusch und Licht, mit fürchterlichem Ohnmachtsgefühl im Magen. (10)
20. Schwäche und Hypochondrie, am Morgen nach Rauchen, wenn in der Nacht Samenerguß erfolgt ist. (11)
21. Schocks, Kloni usw., im Augenblick des Einschlafens. (4, 11)
22. Gehen, Kutschefahren und speziell Eisenbahnfahren verursachen Übelkeit und Schwindel, in Anfällen auftretend, er fühlt sich dann genau so, als sei er seekrank. (2.7, verif.)
23. Seekrankheit: Schwindel wird nur durch Hinlegen auf die Seite, am besten auf die rechte, und durch festes Drücken der Kopfseite in die Kissen gebessert; des Schwindels wegen unfähig, zu stehen oder im Stuhl zu sitzen; kann nur sehr kalte Speisen essen, etwa Eiscreme, Eisgetränke, sehr kalte Sülze; nach der Landung braucht er Wochen, um sich zu erholen. (21.3)
24. Schwindel mit Übelkeit in jedem Fahrzeug, gleich ob es ein Zug, ein Bus oder ein Pferdewagen ist; sie fühlt sich zum Umfallen elend, ohne jedes Hinseins- oder Ohnmachtsgefühl; die Übelkeit ist jedoch so groß, daß sie aus Furcht vor Erbrechen aussteigen muß; sobald sie auf der Erde steht, verschwinden diese Symptome innerhalb weniger Minuten (27j. Frau). (28)
25. Lehnt es ab, im Auto zu fahren, weil der Schmerz dann unerträglich wird (55j. Frau, Trigeminusneuralgie). (32)

26. Schwindel im Schub einer Multiplen Sklerose, mit stärkster Übelkeit und Erbrechen, muß mit geschlossenen Augen unbeweglich liegen. (15.3)
27. Herzklopfen, schlimmer in Linksseitenlage. (36.1)
28. Gespräche, rasches Gehen oder jede heftige Bewegung der Umstehenden pflegte diese spasmodische Angst- Attacke zu provozieren und große nervöse Reizbarkeit hervorzurufen. (4.5)
29. Verschlimmerung aller Symptome durch große Hitze, große Kälte und besonders durch stürmisches Wetter. (2.6)
30. In freier Luft ist ihr besser (Ng.). (1)

AS-IF-EMPFINDUNGEN

Kopf, Augen, Ohren

1. Auf dem Scheitel ein Drücken, als wenn jemand mit einem Brette darauf drückte (d. 1. T.). (S.) (1)
2. Kopfschmerz gegen Abend, als wenn beide Schläfen zusammengedrückt würden (d. 7. - 10. T.) (S.). (1)
3. Schmerz wie gerädert in beiden Kopfseiten (n. 1 1/2 St.) (1)
4. Des Morgens starker Kopfschmerz, bei Bewegung, so als wenn etwas im Kopfe schüttelte, bei Ruhe gelinder (d. 2. T.) (S.). (1)
5. Gefühl, als wenn die beiden vorderen Hirnlappen gleich stark (equally) von der Stirnregion nach hinten gepreßt würden. (2.1)
6. Drückender Stirnkopfschmerz, als werde das Gehirn dort gegen den Schädel gepreßt. (2.1)
7. Engegefühl im Kopf, als sei ein Band rund um ihn gezogen. (2.6)
8. Beim Gehen, drinnen oder draußen, plötzliche Empfindung wie ein Schlag mit einem Hammer oder Knüppel auf die rechte Seite des Kopfes, welche ihn auf die linke Seite wirft (hinfallen läßt?). Bei intermittierendem Fieber. (10)
9. Heftiger, qualvoller Kopfschmerz, als wolle der Kopf bersten, und auch, als werde das Gehirn herausgebohrt. Sie versuchte ständig, den Kopf im Kissen zu verbergen oder ihn in eine andere Lage zu bringen, welche vielleicht Erleichterung bringen könnte. (Periodischer Kopfschmerz.) (10)
10. Die Augen schmerzen wie nach langem Weinen (d. 1. T.) (S.). (1)
11. Gegen Abend wurde sie einige Minuten lang beinahe blind, es war ihr, als hätte sie einen Schleier vor den Augen, durch Reiben der Augen ward es noch ärger (d. 3. T.) (S.). (1)
12. Er sagt, daß er zehn Minuten nach Rauchen eines Teils einer Zigarre oder nach Kauen von ein wenig Tabak anfängt, doppelt zu sehen, und es kommt zu einer Art undeutlichen Sehens, als sei sein Gesichtsfeld von schwarzen Flecken bedeckt. (4.5)
13. Gefühl, als läge etwas vor den Ohren (d. 2. T.) (S.). (1)
14. Gefühl, als seien die Ohren verstopft (3); es liegt ihm vor den Ohren, als ob sie verstopft wären, vorzüglich vor dem rechten (3. u. 4. T.) (15.13).
15. Er sieht wie durch einen Nebel und hört wie durch Watte. (11)
16. Ein Flattern im rechten Ohr, zugleich gehört und gefühlt. (11)

Gesicht, äußere Nase

1. Brennen unter der Nase, wie von einem starken Fließschnupfen (d. 10. T.) (S.). (1)
2. Spannender Schmerz in den Unterkieferdrüsen (submaxillary glands), mit Gefühl,

als wenn sie geschwollen seien und der Unterkiefer seiner Beweglichkeit beraubt wäre (bald n. Einn.). (3)

3. Ein bald vorübergehendes Gefühl durch die Mitte des Gesichts, als seien die Teile abgestorben (n. 8 St.). (3, korr. n. 15.13)
4. Die Oberlippe fühlt sich wie verlängert an (nach Rauchen einer halben Zigarre, im Haus). (4.9)

Mund, Zähne

1. Die Zunge fühlt sich wie geschwollen an, so daß seine Worte beim Sprechen ineinander verlaufen (nach Rauchen einer halben Zigarre; im Haus). (4.9)
2. Hüpfender Zahnschmerz (2.7)
3. Meine intelligenten Patienten beschrieben, wenn sie zwischen den befallenen Zähnen eine Lücke (nach Zahnziehen) aufwiesen, ihre Empfindung so, als springe ständig eine Serie galvanischer oder elektrischer Schläge von einem Zahn zum anderen über. (2.7)

Hals, Rachen, Ösophagus

1. Drücken im Halse, als stäke etwas darin (d. 2. T.) (S.). (1)
2. Sehr unangenehmes Gefühl der Zusammenziehung des Ösophagus, wie von einer Hand, welche den Hals zusammendrückt; rasch durch Einnahme von Essig zu beseitigen. (11)
3. Trockenes, heißes, schwefliges Gefühl im Hals, < morgens nach Schlaf (durch 1 Dos. TM, 1 Woche anhaltend) (11)
4. Periodisches Gefühl wie von einem Pflocke in der Speiseröhre, mit einem anhaltenden dumpfen Drücken daselbst. (15.13)

Verdauungsorgane

1. Gefühl, als sollte sich der Magen umdrehen (d. 1. T.) (S.). (1)
2. Ein Gefühl von Schlaffheit des Magens, mit etwas Übelkeit (d. 2. T.) (S.). (1)
3. Drückendes Gefühl unter den rechten kurzen Rippen, als wenn ein schwerer runder Körper da läge; die Stelle ist auch bei Berührung schmerzhaft (Ng.). (1)
4. Ein Schmerz im linken Hypochondrium, ... wie eine Steigerung dessen, was man in der Milzgegend fühlt, wenn man zu lange gerannt ist. (2.6)
5. Am nächsten Morgen hatte er einen Schmerz im Magen, als habe er etwas geschluckt, was zu groß gewesen war. ... Er sagt, es sei, als werde an einer bestimmten Stelle der Bissen durch eine zu enge Öffnung gezwungen, und wenn das Essen erst im Magen ist, verursacht es einen berstenden oder ausdehnenden Schmerz. (4.5)
6. Husten verursacht in der Magengrube ein Gefühl wie von einer Wunde durch ein scharfes Instrument. (10)
7. Starker Stuhlzwang, mit Drängen, als wenn die Exkremente zurückgehalten würden; und doch ist der Stuhl weich (d. 3. T.). (S.) (1)

Atmungsorgane, Thorax, Herz

1. Husten und Schlucksen zugleich, als wenn sie ersticken sollte, 1/4 Stunde lang (d. 10. T.) (S.). (1)
2. Der Husten erregt ein Gefühl, als ob er in der Magengrube festsitze. (15.15)
3. Beim Tiefatmen ist es, als wäre die Brust zu eng (d. 2. T.) (S.). (1)
4. Auf dem Brustbeine Druck, als wenn etwas Schweres darauf läge (d. 3. T.) (S.). (1)
5. Schmerz im Brustbeine, als stäke ein Messer darin (n. 5 Min.) (Ng.). (1)

6. Beim tiefen Atmen ist es, als wenn die Zwischenrippenmuskeln von vorne gegen den Rücken zu zerschnitten würden; bei Berührung ärger; es flossen ihm vor Schmerz die Tränen aus den Augen (d. 1. T.) (S.). (1)
7. Plötzlicher intensiver Brustschmerz, mit Schnappen nach Luft, und einem Gefühl, als werde eine Eisenstange (crowbar) fest von der rechten Brust zur linken gepreßt, bis sie kam und sich in einem Knoten um sein Herz schlang, welches nun totenstill aufhörte zu schlagen, für eine Minute, wonach es hüpfte wie ein Dutzend Frösche. Nach 2 St. tödlichen Leidens endete der Anfall, doch seither fiel für immer (ever after) jeder vierte Pulsschlag aus. (Tabakkauer, hatte 27 J. lang solche Attacken. Nach Abgewöhnen des Tabakkauens keine Anfälle mehr.) (2.7)
8. Gefühl, das Herz bleibe stehen. (36.1)
9. Druck am Herzen, ein Gefühl, als ob er einen Raubmord begangen hätte, mit Zusammenschnürungsgefühl am Herzen, als ob es sich erweitere und zusammenzöge (35j. Mann, Fliegeroffizier, 30 - 40 Zig. tgl.; Heilung durch Nikotinabstinenz, *Cactus grandiflorus* und Armbäder). (26.2)
10. Gefühl, als sollte er ersticken. (4.9)

Weibliche Brust

1. Ein heftiger Wundheitsschmerz in der rechten weiblichen Brust, mit Gefühl, als wenn die Warze derselben abgebissen würde (d. 12. T.) (S.). (1)

Bewegungsapparat

1. Etwas schien meine linke Schulter unwiderstehlich nach unten zu ziehen. (4.5)
2. Gefühl, als wären die Finger länger, wenn er Pfeife raucht und etwa drei Züge genommen hat. Raucht er mehr, fühlt er sich, als habe er den Gebrauch seiner Beine von den Knien abwärts verloren. Wenn er eine halbe Zigarre im Haus raucht, fühlen sich seine Waden an, als gehörten sie nicht zu ihm und als fielen sie weg. (4.9)
3. Sie spürt, daß sie eigentlich spazierengehen müsse, aber sie kann sich nicht von ihrem Sessel erheben (27j. Frau, Melancholie). (37)
4. Gang wie von einem alten Mann. (4.5)
5. Wenn er sich durchs Zimmer bewegte, um sein Bett zu erreichen, schienen seine Beine gebeugt oder gekrümmt zu sein, als seien sie auf Dauer deformiert, was aber nicht der Fall war. (4.8)
6. Im rechten Schoße (Leiste, vr) ein Gefühl wie von Unkräftigkeit (d. 5. T.) (S.). (1)
7. Schmerz und Spannung in den Gesäßbacken und Oberschenkelmuskeln wie nach einem langen Fußmarsch (3. T.). (3)
8. Schreckliches Brennen im Knie, und bei Berührung Gefühl, als wären lauter Stecknadeln darin (d. 11. T.) (S.). (1)
9. Brennen an der Seite der Fußsohle, wie von einem glühenden Eisen, gegen Abend am stärksten (d. 2. T.) (S.). (1)
10. Große Mattigkeit, als wenn die Füße gelähmt wären; konnte kaum die Treppe ersteigen (d. 1. T.) (S.). (1)

Haut

1. Des Abends, öfteres Jucken wie von Flöhen, im Gesichte (d. 2. T.) (S.). (1)
2. Jucken wie von Flohstichen, am Arme und am Halse (d. 3. T.) (S.). (1)
3. Empfindung, als krieche eine Ameise um die Taille (*Roberts*). (33)

Allgemeines

1. Empfindung, als laste die ganze Welt auf ihm, mit Schwäche. (4.2)
2. Gefühl von Kraftvermehrung in den Muskeln mit Unlust zu der kleinsten Bewegung (bald n. Einn.). (3, korr. n. 15.13)
3. Gefühl, als zirkuliere das Blut rascher und kräftiger im Körper (bald n. Einn.). (3)
4. Vor Mitternacht profuser Schweiß, wie in Wasser eingeweicht, mit Tabakgeruch. (3)
5. Gefühl wie seekrank, bei M. Meniére. (11)
6. Am nächsten Morgen hatte er immer eine spasmodische Attacke, mußte ständig die Glieder strecken und gähnen, mit einem Gefühl von Rollen durch den Brustkorb, den Bauch und die Waden, gefolgt von einem Gefühl bleierner Schwere der Füße. (4.8)
7. In ihrem Körper Gefühl, als verkrampfe sich alles. (15.12)
8. „Ich fühle, daß mein Körper zerplatzen möchte; ich möchte aus mir herausgehen, mein Körper ist zu klein, ich empfinde ihn als zerschlagen / gerädert / ganz kaputt (brisé), er tut mir weh, ich möchte ihn ausdehnen, ich möchte, daß er seine vollen Ausmaße annimmt" (27j. Frau, Melancholie). (37)

Typus – Abmagerung, alle Kleider werden zu weit; fällt vor allem am Rücken vom Fleische (*Jahr*). (30)

Farbwahl – Schwarz. (15.1)

Synonyma – Tabak. Nicotiana tabacum, Nicotiana rustica.

Biologie, Chemie und Physiologie – „Die bekannte Pflanze, im südlichen Amerika heimisch..., von starkem, widerlichem, betäubendem Geruche, und ekelhaftem scharf-bitterem Geschmacke, die beide durch das Trocknen nur wenig vermindert werden" (1), ein Nachtschattengewächs, ist die meistgebrauchte Genußdroge der Welt. Ihr toxischer Hauptbestandteil ist das Alkaloid Nikotin, doch werden viele der chronischen Giftwirkungen des Tabakrauchens durch Verbrennungsprodukte im Rauch hervorgerufen, u.a. auch durch Arsen, welches in wechselnden, teils sehr hohen Konzentrationen im Tabak vorkommt (15.6). Einatmen großer Mengen Tabakrauch in kurzer Zeit führt zu einer kombinierten Nikotin - und Kohlenmonoxidvergiftung. Deshalb wurden Symptome durch Tabakrauchen, soweit sie auch Zeichen einer Kohlenmonoxidvergiftung sein konnten (z.B. Bewußtlosigkeit mit braunrotem Gesicht), eingeklammert.

Nikotin wird durch Haut und Schleimhäute rasch resorbiert, was die plötzliche Heftigkeit der Vergiftungssymptome erklärt (es kann so rasch töten wie Blausäure (36.1)). Es reizt zuerst die sympathischen Ganglien, dann lähmt es sie völlig (19). Am Skelettmuskel erhöht es in kleiner Dosis die Kontraktilität, in höherer lähmt es ihn curare-ähnlich (36.1). Die tödliche Nikotindosis beim Nichtraucher liegt bei 40 bis 60 mg; der Tod erfolgt nach Bewußtseinsverlust und Krämpfen an Atem- und Herzlähmung. Resorbiertes Nikotin wird vor allem in Lunge, Gehirn und Nebennieren (adrenerge Wirkung) konzentriert; das Gehirn ist allerdings schon 1/2 St. nach Aufnahme fast frei von Nikotin. (Somit handelt es sich bei den „mentalen Paroxysmen", welche *Teste* beschreibt (2.6), um eine echte Nachwirkung oder Reaktion des Organismus.) Das Gift wird in der Leber zu 3- Pyridylessigsäure abgebaut; 20% werden durch die Niere ausgeschieden. Es kumuliert nicht, tritt aber in erheblichen Mengen in die Muttermilch über. (6)

Nikotin ist ein Alkaloid von basischer Reaktion, welches in vitro Metall-, besonders Kupfer- und Zinkionen bindet und unlösliche Kristalle mit ihnen bildet, wodurch es bei Mißbrauch den Metabolismus metallischer Spurenelemente stören kann. Es ist bekannt, daß Kinder, welche vor Beendigung ihres Wachstums zu rauchen beginnen, zu wachsen aufhören und Zeichen der Mangelernährung zeigen (36.1), und daß starke Raucher vorgealtert wirken; möglicherweise rühren diese Symptome von Störungen des Spurenelement-Haushalts her. Andere häufige Folgen des Nikotinabusus sind Husten, Bronchitis, Kurzatmigkeit, Müdigkeit, Anorexie, Gastritis, Tachykardie, Herzklopfen, Hypertonie, Dysthyreosen bis zum M. Basedow, frühzeitige Menopause, Virilisierung bei Frauen und schließlich Koronarstenosen, periphere Arterienstenosen, Lungenemphysem, Malignome (36.1). Diese Krankheitszeichen sind nicht mit absoluter Sicherheit dem Tabak selbst zuzuordnen. Ein Teil davon stammt von Teerstoffen und Kohlenmonoxid im Tabakrauch her, ein anderer wird auch durch den bei süchtigen Rauchern sehr häufigen Alkoholabusus mitbedingt. Namentlich die Tabak-Amblyopie, deren Symptome sich zahlreich in 4) finden, ist lt. 6) eine durch kombinierte Giftwirkungen von Tabak (lt. (26.2) nicht von Nikotin, sondern von im Rauch enthaltenem Methanol) und Alkohol bei schlechtem Allgemeinzustand auftretende Erscheinung. Durch Alkohol alleine kann ebenfalls eine Amblyopie entstehen, doch mit anderen pathologischen Befunden als bei kombiniertem Abusus von Alkohol und Tabak (21.1).

Tabak als Suchtmittel macht körperlich und seelisch abhängig. Unruhe, Gereiztheit, gesteigerter Appetit mit starker Gewichtszunahme (durch Wegfall der tabakinduzierten adrenergen Stimulation, 15.2) etc. sind bekannte Entzugssymptome. Warum gerade Tabak so häufig mißbraucht wird, erklärt *Clarke* wie folgt: „Alle Schattierungen von nervösem Zittern, Ohnmachten, Krämpfen, Zuckungen und Ruhelosigkeit sind aufgeführt (als im AMB von *Tab.* enthalten, vr), und durch seine Kraft, diese Zustände zu antidotieren, hält der Tabak seine Stellung in der Gesellschaft." (11) Dies gilt besonders im Zusammenhang mit der abendländischen „Alkoholkultur", denn genau die von *Clarke* genannte Symptomenkombination entsteht beim Süchtigen durch Alkoholentzug. Aber auch im Hungerzustand treten solche Symptome auf, und deshalb vermindert Rauchen subjektiv die negativen Folgen ungenügender Nahrungsaufnahme (11); andererseits führt Tabak (durch Adrenalinausschüttung, ein regelrechtes „Adrenalinbombardement", 15.2) zu rascher Abmagerung, wie die Prüfsymptome in (1) zeigen, und damit objektiv zu einer Verschlimmerung der Folgen des Hungerns. In Uttar Pradesh, einer Region in Nordindien, habe ich (vr) beobachtet, daß die meisten Männer kaum Nahrung und wenig Flüssigkeit zu sich nahmen, aber häufig die dort üblichen „Beedie"- Zigaretten rauchten. Sie schienen sich geradezu von „Beedies" zu ernähren. Die in diesem Landstrich häufigste Krankheit ist Tuberkulose, welche nicht nur durch enge, unsaubere Behausungen und Mangelernährung, sondern auch durch die weitverbreitete Nikotinsucht begünstigt wird. Letzteres wird in (36.1) bestätigt.

Schon im frühen 19. Jhdt. fiel *Isenflamm* (Diss. de Therap. Maniae, zit. in 1) und *Lorey* (1) auf, daß Geisteskranke ein besonderes Verlangen nach Tabak in jeder Form aufweisen, und mehrere in 2) erwähnte Vergiftungsfälle mit Tabak ereigneten sich durch Mißbrauch desselben bei Geistesgestörten. Auch heute sind chronisch psychisch Kranke, zumal Schizophrene, oft extrem nikotinsüchtig. Die Ursache dieser zeitunabhängigen und somit nicht nur durch die Lebensumstände in psychiatrischen Kliniken, oder durch Suizidalität, erklärlichen Neigung vieler Psychotiker zum Tabak ist nicht bekannt, ebensowenig der Toleranzmechanismus, durch welchen Raucher erheblich mehr Nikotin ohne akute Vergiftungssymptome vertragen als nicht an Tabak Gewöhnte (6).

Man sagt, daß potenzierter Tabak am besten bei Menschen wirke, welche nicht an den Gebrauch des Tabaks als Genußgift gewöhnt sind. *Groß* widerspricht dem zumindest für den Akutfall, indem er bei „sporadischer Cholera" auch bei starken Rauchern sehr oft Heilungen durch hochpotenzierten Tabak gesehen hat (12), *Hahnemann* selbst, der regelmäßig Pfeife rauchte, gibt lt. *Stauffer* an, daß Rauchen und Schnupfen keineswegs gegen *Tabacum* als Arznei abstumpfe (19), *Stauffer* selbst war auch ein starker Raucher und reagierte doch gut auf *Tab.* C30 im Krankheitsfall (ebd.), und *Drinneberg* (15.8) benutzte in nicht gerade nachahmenswerter Weise *Tabacum* D 12, um weiterrauchen zu können, wenn er eine Nikotinvergiftung durch Zigarren zu entwickeln begann! (Man erkennt am Verhalten *Drinnebergs*, wie auch an gewissen freundlichen Anmerkungen von *Teste* und *Stauffer* (siehe „Suchtverhalten", „Erregbarkeit"), wie der gewohnheitsmäßige Gebrauch einer toxischen Substanz selbst homöopathische Ärzte, welche doch in der Beobachtung von Arzneiwirkungen höchst sensibel sind, bis zu einem gewissen Grade verblendet. Wäre *Hahnemann* kein Raucher gewesen, dafür aber Kaffeetrinker, wieviele Symptome der inneren Psora hätte er in seiner Frühzeit dem Tabak, anstelle des Kaffees, zugeschrieben?)

Es wäre eine gefährliche Illusion, zu glauben, daß man chronische Giftwirkungen von Tabak, etwa Koronarstenosen von Rauchern, durch potenzierten Tabak beseitigen könnte, wenn die organspezifische Symptomatik der von *Tabacum* ähnelt. Vielmehr muß zuerst der Nikotinabusus beseitigt und dann eine genau nach dem Ähnlichkeitsgesetz gewählte Arznei gegeben werden, um die Vergiftungsfolgen zumindest teilweise zu beheben.

Manche Behandler versuchen, die Entgiftung von süchtigen Rauchern durch potenzierten Tabak oder potenziertes Nikotin zu erleichtern. Dies ist bezüglich der somatischen Entzugsprobleme wohl möglich, auch kann es sein, daß potenziertes *Tabacum* Ekel gegen Tabakrauch hervorbringt (15.5), doch den Willen zum Entzug kann man nicht durch potenzierten Tabak hervorrufen oder vermehren. *Leeser* schreibt: „Zum Entwöhnen des Rauchens haben Versuche mit allen Potenzen (von Tabak) keine Wirkung gezeigt, wohl aber wirkt *Tab.* D 30 gegen die nachteiligen Folgen des Tabakrauchens." Ich würde es vorziehen, dem Kranken das zu seiner Symptomatik (einschließlich der *eigentümlichen* Symptome seines Nikotinentzugs und der Motive seines Suchtverhaltens) passende Einzelmittel zu verabreichen; nur so hätte ich die Chance, den zum Suchtverhalten führenden Grundkonflikt zu entschärfen und damit die Sucht zu heilen. (Die Prognose ist dabei lt. *Hodiamont* (36.2) um so günstiger, je warmblütiger der Kranke ist, da die warmblütigen Raucher weniger stark intoxikiert sind, meist „sthenische", aktive Mittel wie *Bell., Jod., Sulf.* benötigen und überhaupt rascher auf angezeigte Arzneien reagieren als die frostigen.)

Die Empfehlung *Stauffers*, den Raucher mit 0,5%iger Silbernitratlösung gurgeln zu lassen, welche dem Tabakrauch einen höchst ekelhaften Geschmack verleihe und ihm so das Suchtmittel verleide (19), gehört m. E. ebenso in die Rumpelkammer der unwirksamen Suchttherapieversuche wie die Einnahme von *Disulfiram* („*Antabus*") gegen die Alkoholsucht.

Mittelbeziehungen – Als *Komplemente* von *Tab.* werden *Graph.* und *Op.* aufgeführt (8). *Phatak* (24) bezeichnet *Ars., Gels.* und *Veratrum album* als die ähnlichsten Arzneien. Chemisch verwandt ist auch *Lobelia inflata.*

Arzneien gegen Entzugssymptome der Raucher: Ignatia beseitigte in einem Fall (4.5, A1 Nr. 137) die Zuckungen und die Schlaflosigkeit im Nikotinentzug. Derselbe Patient linderte durch *Enzian* (in Substanz? als Schnaps?) die Tabakgier zeitweise (durch den bitteren Geschmack, wie er meint). Auch *Tabacum in Hochpotenzen* lindert die Entzugssymptome der Nikotinsüchtigen (11). *Plantago major* hat mehrfach eine

Abneigung gegen Tabak hervorgerufen (10) und antidotiert den Zahnschmerz der Raucher (6); auch *Calad.* (23), *Lach.* und *Stry.* (19) sollen Abneigung gegen Tabakrauch erzeugen.

Als *Antidote gegen die Symptome übermäßigen Rauchens* sind, neben vielen anderen durch die jewiligen Symptome angezeigten Arzneien, *Jodum* und *Sulfur* (Hitzegefühle und hyperthyreoide Symptome, (36.2)), *Nasturtium officinale* in Grammdosen der Urtinktur (Tabaknarkose (21.2)), *Cic., Nux-v., Wein* (Konvulsionen (9, 10)), *Gels., Con.* (Schwindel (6)), *Sep.* (Nervosität, Gesichtsneuralgie, 6), *Phos.* (Tabakherz, sexuelle Schwäche (23)), *Ars., Lach., Naja, Kalm.* (Herzklopfen, Schlafstörungen (7)), *Cact.* (Stenokardien (26.2)), *Ign., Puls.* (Schluckauf (10)), *Ip., Nux-v., Ant-c., Graph., Kali-bi.* (Verdauungsbeschwerden (6, 36.2)), *Lyc.* (Impotenz (10)), *Apis* (Nierenschäden, (36.1), *Rhus-t.* (Unruhe (26.2)), *Verat.* (Kollaps), *Saures,* z. B. saure Äpfel, Essig (Gefühl der Konstriktion des Ösophagus (11)) sowie *Hochpotenzen von Tabacum* (6, 7) bekannt. *Mezger* (7) bezeichnet *Cytisus laburnum*, den Goldregen, der ebenfalls Nikotin enthält, als gutes Antidot für „Berauchte", d.h., bei Beschwerden nach Passivrauchen (15.5).

Tabacum antidotiert die Vergiftungssymptome von *Cicuta* und *Stramonium* (10); in einem Fall (14.1) hat es eine *Aconitvergiftung* behoben.

Hering (10) vergleicht die schwere Asphyxie und Dyspnoe durch Tabakrauch mit der durch *Blausäure (Hydr-ac.)* verursachten, was eine gewisse chemische Grundlage hat, denn der Rauch enthält u.a. auch Blausäure.

Atropin verhindert im Tierversuch die tabakbedingten Koronarspasmen und Reizleitungsstörungen am Herzen. Im Hinblick auf diesen Antagonismus sowie die Symptome des Tabakdeliriums, die Konvulsionen usw. kann auch *Belladonna* als homöopathisches Antidot zu Tabak in Frage kommen.

Vgl. ferner *Zincum* (siehe dort) wegen der Beziehung des Tabaks zum Stoffwechsel von Zink (und der anderen Spurenelemente), dem Thema des Sich-Verständlich-Machens, des Jammerns und des Sich-Bewegen-Müssens, das erleichtert.

Mittelverwechslungen und pharmazeutische Probleme – Die einzelnen Tabaksorten unterscheiden sich stark im Alkaloidgehalt. Dem ist jedoch durch die ungemeine Vielzahl der Prüfungsquellen (fast ausnahmslos toxikologischer Art; allein in (4) werden 177 Referenzen genannt, viele davon mit mehreren Fällen) genügend Rechnung getragen worden. Z.B. prüfte *Schréter* Tabak aus Havannah-Zigarren, *Nenning* den „in Ungarn wachsenden großblättrigen Tabak" (Nicotiana rustica), die Symptome von *Hausbrand* stammen von einer Wöchnerin, welche ein Klistier aus zwei Lot einheimischen Tabaks gebraucht hatte (1) usw. *Hartlaub und Trinks* benutzten zu Heilzwecken die „weingeistige Tinktur aus den Havannah-Zigarren".

Die grünen Tabaksblätter unterscheiden sich von den zum Rauchen aufbereiteten (fermentierten) in der Wirkung. *Rademacher* bemerkte (5), der Rauchtabak errege Brechen und Purgieren, der grüne nicht; allerdings war sein „grüner Tabak" *Nicotiana rustica*, der „Rauchtabak" dagegen stammt von *Nicotiana tabacum* (15.5).

Frischer Tabak enthält nur Nikotin, fermentierter auch viele weitere Alkaloide, welche bei der Fermentierung aus ersterem entstehen (6). Zur Potenzierung verwendet man die getrockneten, aber unfermentierten Tabakblätter (6) oder auch die frischen Blätter (11). Ein großer Teil der Symptome von *Tabacum*, sowohl toxikologischer (*Allen*) als auch arzneiprüferischer Natur (*Schréter*), stammen aber vom fermentierten Rauchtabak. Somit wäre es angemessen, auch Präparationen aus fermentiertem Tabak zu verwenden, wie sie neuerdings von einigen homöopathischen Arzneiherstellern angeboten werden. Symptome von *Nikotin* wurden am Satzende mit einem Sternchen * gekennzeichnet.

Unzutreffende Repertoriumsrubriken – Im *Kent*schen Repertorium findet sich die Angabe „Bewußtlosigkeit besser durch Begießen des Kopfes mit kaltem Wasser". Diese Rubrik ist durch ein Mißverständnis entstanden. Sie bezieht sich auf ein toxikologisches Symptom aus (2.4). Eine Bewußtlosigkeit hatte bei jenem Vergifteten zwar bestanden, war jedoch spontan zurückgegangen und hatte eine Betäubung mit begleitender Amnesie hinterlassen, und *diese* besserte sich nach dem Begießen mit kaltem Wasser. Die Rubrik müßte also lauten: „Betäubung mit Amnesie, besser ... (usw.)."

Quellen – 1) HLB1 p (S.: Schréter; Ng.: Nenning); 2) HS1 (2.1: Riemschneider, De Herba Nicotianae, AHZ/1840: p (TM); 2.2: Hammond: p, Rauchen v. tgl. 2 Zigarren (zuvor nie geraucht). 2.3: t (mehrere Fälle, p.o., rektale oder perkutane Aufnahme von Tabakgift); 2.4: t (in einem Raum geschlafen, in welchem Tabak gelagert wurde); 2.5: t (mult. Fälle, Effekte vom Rauch nassen Tabaks bei einem Brand in einer Tabakfabrik); 2.6: t (Effekte von Tabakrauchen bei nicht daran Gewöhnten; Beob. v. Teste, der überempfdl. gg. Tabak war, an sich selbst); 2.7 : t (chronische Folgen des Rauchens, Kauens und Schnupfens von Tabak, mult. Fälle); 2.8: t (Tierversuche); Symptome aus 2.5 und 2.7 wurden dann eingeklammert, wenn nicht nur der Tabak, sondern auch Kohlenmonoxid maßgeblich an den Wirkungen beteiligt gewesen zu sein scheint.); 3) Seidel/AHZ/1837 p (t) (zit. n. HS1); 4) A1 (4.1: Brodie, Bd. X Supplement, t, durch Rauchen (akut); 4.2: Bd. IX, Nr. 38, 39, 55, 55a, 82, 97, 116, 133, 134, 140, 175, in der von 4) angegebenen Quellenliste, t (perkutan); 4.3: Nr. 41, 77, 78, 79, 81, 89, 119, 126, 127, 146, 149 - 151, 160, 161, 162, 168, 169, t (Tabakaufguß, Tabaksaft, trockener Tabak usw., p.o.); 4.4: Nr. 43, 44, 52, 70, 163, t (rektal); 4.5) Nr. 53, 54, 67, 69, 72, 73, 99 - 115, 118, 122 - 125, 130 -131, 136 - 139, 141, 147, 156, 157, 166, 167, 170, 171, 172, 173 t (Rauchen, Effekte bei daran Gewöhnten, auch wenn akut übermäßig geraucht wurde); 4.6) Nr. 68, 76, t (Tabakarbeiter); 4.7) Nr. 152, p (C 1000 Jen.); 4.8) Nr. 120, 121, 145, 148, 154, 155 t (Symptome beim Rauchenlernen bzw. ungewohnten Rauchen), 4.9) Nr. 158, 159, 164, 165, t (nicht sicher einer der o.a. Kategorien zuzuordnende Fälle); Symptome aus 4.5) wurden teils eingeklammert, siehe 2.7); 5) RM1; 6) LSR1; 7) MG1; 8) SNF/DJH/1993/4; 9) KR2; 10) HR1 k; 11) C1, darin zitiert ein Fall von Blake/HRC/1887/2 k (C12), ferner p (Kautabak); 12) RCT1 k (12.1: C2, 1/2 stdl.; 12.2: o. A. d. P..; 12.3: TM bis C2; 12.4: C6); 13) Braun/DJH/1992/2 k (C30); 14) ZKH: 14.1 Sievers/ZKH/1972/4 k (C200), 14.2 MLH/ZKH/1975/5 k (C30), 14.3 Hess/ZKH/1988/5 k, t (Symptome eines Gewohnheitsrauchers; beseitigt durch C30); 15) AHZ: 15.1 MLH/AHZ/1990/5 - 6 k (1M), 15.2 Portheine/AHZ/1969/10 t, 15.3 Vogt/AHZ/1968/9 k (D12), 15.4 Zimmermann/AHZ/1967/10 k , 15.5 Unseld/AHZ/1964/1 t (Symptome von Passivrauchern), k (D4 - D12), 15.6 Portheine/AHZ/1963/2 t, 15.7 LSR/AHZ/1963/6 t (Zigarrenrauchen), 15.8 Drinneberg/AHZ/1963/10 k, 15.9 Storch/AHZ/1961/1 k (D4), 15.10 Krebs/AHZ/1960/1 k/t (Symptome eines Ex-Rauchers, gebessert durch Tab. D4), 15.11 Krack/AHZ/1959/11 k/p (D200 half beim Entwöhnen eines seit 30 J. Nikotinsüchtigen; dabei passagere Prüfsymptome), 15.12 MSG/AHZ/1954/10 k (D6), 15.13 Seidel/AHZ/1837/10 t (Original von (3), zur Ergänzung und Korrektur des letzteren benutzt), 15.14 Köck/AHZ/Bd. 99 (1879)/21 k (C2 innerlich, Tabaköl äußerlich), 15.15 GSY/HMO, zit. in AHZ/ Bd. 87 (1873)/19 k (Leitsymptome),); 16) ZKH: 16.1 Deichmann/ZKH/1970/5 t/k (D200 beseitigte Vergiftungsfolgen bei einem Mann, der am Tag zuvor geraucht hatte); 17) NK1k (Beob. d. alten Schulmedizin); 18) VS1 k; 19) SF1 k; 20) HWO (20.1: Baptist/HWO/1901/2 k (Rauchen), 20.2: Bychowski/HWO/1901/7 t (Nikotindämpfe), 21.3: Thompson/HWO/1900/4 k (70M)); 21) HRC (21.1: YYZ/HRC/1887 t, 21.2: P.M.C./HRC/1906/4 t, 21.3: Jousset/HRC/1888 t); 22) ZHK (22.1: Reil/ZHK/1855/18 t, 22.2: Smith/HMO, zit. in ZBV/1886 p); 23) BR1 k; 24) PTK1 k; 25) Schwarzhaupt/DHM/1953/10 k (D4); 26) Deutsche Zeitschrift für Homöopathie (DZH) (26.1: Pfleiderer/DZH/1941/4 t (Rauchen), 26.2: Erbe/DZH/1939/1 t (Rauchen)); 27) FR1 t/k; 28) CR1 k (C6); 29) K k; 30) SDE1 k; 31) CMM k; 32) Neuhofer/Documenta Homoeopathica (DHO)/Bd. 6/S. 223 k (ohne Potenzangabe); 33) SYS1 k; 34) LL1 k; 35) Reed/JAI/1961/5 k (XM u. höher); 36) Hodiamont/RBH/1962/3 (36.1: t (physiologische Chemie des Nikotins und Wirkungen des Tabak-Abusus), 36.2: k (Entgiftung von Nikotinsüchtigen mit Hilfe homöopathischer Arzneien); 37) Fayeton/BAF/19.10.1993 k (XM).

Tanacetum vulgare

GEIST UND GEMÜT

Angst

1. Beunruhigung aus geringfügigen Ursachen (3. T.). (2.4)
2. Angst. (12)

Arbeit (Fleiß, Faulheit, Unfähigkeit zur Arbeit usw.)

1. Großer Durst und „so träge" (4 T. lang). (2.4)
2. Das Sinken der Lebensgeister und die Trägheit kehrten in doppeltem Maße zurück; (ich) konnte weder lesen, nähen, nachdenken, an meine Kranken denken, noch den Abend mit Backgammon-Spiel ausfüllen (6. T.). (2.3)
3. Die Trägheit während der ganzen Zeit bestand nicht in einem vollkommenen Abgestumpftsein, sondern in einem unruhigen Verlangen, etwas zu tun, ohne daß jedoch irgendetwas das Rechte war. (2.4, 2.3)
4. Fühlte sich vollständig überdrüssig; konnte des Morgens gar nichts tun vor völliger Erschöpfung (6. u. 7. T.). (2.3)

Benommenheit, wie nicht ausgeschlafen, wie berauscht, betäubt etc.

1. Im Kopfe dumpfes, schweres, verworrenes Gefühl (6. T.). (2.3)
2. Gefühl von Stumpfheit im Kopf, mit Übelkeit und Unfähigkeit zu denken (mehrere Tage). (2.4)
3. Rauschähnlicher Zustand (nach Inhalation oder sc. Injektion von Tanaceton, einem Anteil des Rainfarnöls; bei Tieren). (8)

Bewegungen: Zwangsbewegungen, Automatismen, Gesten, Lagen

1. Ein Gefühl von Schwäche im Leibe mit Abneigung, aufrecht zu stehen, mehrere Tage (2.4); Schwäche und auch Spannung der Bauchmuskeln verursacht Neigung, sich vorwärts zu beugen. (13.1)
2. Zuweilen langsame seitlich - rollende Bewegung des Augapfels. (6)
3. Einige Sekunden nach Ende des Krampfanfalls wurde der Kopf zumeist langsam rückwärts gezogen, und die Augenlider öffneten sich zugleich ganz weit. (5.4 / 6)
4. Grimassieren und Gestikulieren. (8)
5. Hat eine große Beweglichkeit, dann macht er außerordentliche Bewegungen und wunderliche Gebärden, Dehnen, Renken, zieht die Füße heran, stellt sich auf den Kopf; als er darüber angesprochen wird, sagt er: „Laßt mich, es tut mir wohl, ich kann nicht anders." So zieht er die Schenkel heran, und als die Muskeln nicht weiter reichen, zerrt er sie mit den Händen vollends heran, streckt sie dann plötzlich wieder weit aus. Dabei durchaus keine Schmerzen; 1/2 St. lang. So mehrere Male nach wiederholtem Einnehmen. (1)
6. Wurde bei einigen Fällen von Chorea angewendet. (2.5)
7. Lebhafter Wunsch, tief zu atmen, was aber den Druck in der Brust nicht besserte (n. 2 St.). (2.2)
8. Wenn man einen Stock in die Nähe seiner Schnauze brachte, biß das Tier (ein Kaninchen) heftig hinein und hielt so fest, daß man es daran hochheben konnte. Das Zubeißen war ein willkürlicher Akt, ganz anders als die (daneben vorhandenen) konvulsiven Bewegungen der Kiefer. (5.5)

9. Zungenbiß bei den Konvulsionen. (5.3)
10. Geballte Fäuste und eingeschlagene Daumen bei den Konvulsionen (Frau, welche Rainfarnöl als Abtreibungsmittel genommen hatte). (4.1)

Bewußtlosigkeit, Koma, Stupor

1. Geist geschwächt mit Tendenz zum Stupor (n. 3/4 St.). (6)
2. Stupor und Kopfschmerz zugleich mit spärlichem Regelfluß. (13.2)
3. Teilweise Bewußtlosigkeit. (6)
4. Bewußtlosigkeit (10 min. n. Einn. von 1 Eßl. Rainfarnöl). (2.1)
5. Völlig bewußtlos (n. 1 1/4 St.). (6)
6. Völlig bewußtlos, wenn auch nicht tief komatös. (6)
7. Bewußtlos, mit hellroten Wangen, offenen glänzenden Augen, weiten und lichtstarren Pupillen. (5.3)
8. Sie stieß einen Schrei (shriek) aus und fiel bewußtlos zu Boden; über eine Stunde lang lag sie in einem komatösen Zustand, wonach sie erbrach und das Bewußtsein wiedererlangte. (4.1)
9. Völlig komatös (n. 6 St.). (6)
10. Ihr Zustand ähnelte beim ersten Anfall, nach der Beschreibung der Augenzeugen zu urteilen, sehr dem einer vom Schlage getroffenen Person. (6)
11. Koma, mit kataleptischem Zustand der Gliedmaßen, eine Stunde anhaltend. (5.4)
12. Koma, allgemeine Lähmung der willkürlichen und Schlundmuskulatur, Atembehinderung durch Ansammlung von Schleim in Larynx und Trachea (ab 3 St. nach Einnahme; Tod nach 24 St.). (5.2)

Ekelgefühl

1. Übelkeit...; Gedanke ans Essen unangenehm, nicht aber das Essen selbst, mit Ausnahme von Süßigkeiten oder leichter Nahrung wie Hafermehl usw., welches die Übelkeit sehr vermehrte... . Kopfschmerz und Ekelgefühl im geschlossenen Zimmer sehr vermehrt, mit außerordentlicher Schläfrigkeit (3. T.). (2.4)
2. Süße und milde Sachen erregen viel Übelkeit (8. - 10. T.). (2.3)

Empfindlichkeit

1. Außerordentlich empfindlich gegen Abend, sehr erregbar und niedergeschlagen (2. T.). (2.4)

Erregbarkeit (durch Geräusch usw.)

1. Sehr reizbar; das Lärmen der Kinder ist fast unerträglich (3. T.). (2.4)
2. Aufregung verursacht nervösen Kopfschmerz und Übelkeit (3. u. 4. T.). (2.4)
3. Übererregbarkeit der Sinne (bei Tieren, im Rahmen eines der Tollwut ähnlichen Zustandsbildes). (4.1)
4. Will seine Ruhe haben, sich ruhig halten (*Hale*). (12)

Fröhlichkeit, Lachen

1. Fühlte sich so lustig und ehrgeizig, wie sie zuvor niedergeschlagen und träge gewesen war (Nachwirkung, 5. T.). (2.4)
2. Erheiterung (exhilaration). (4.1)
3. Etwas Erheiterung (slight exhilaration) aus irgendeinem Grund. (6)
4. Albernes Benehmen. (11)
5. Albernes Spaßen und Scherzen. (11)

6. Hoffnungsvoll (*Hale*). (12)

Gedanken, Denkvermögen

1. Gefühl von Stumpfheit im Kopf, mit Übelkeit und Unfähigkeit zu denken (mehrere Tage). (2.4)
2. Geistige Erschöpfung, Schwindel und Übelkeit, schlimmer im geschlossenen Raum. (7)
3. Große Geistesverwirrung. (2.2)
4. Der Geist ist verwirrt, unfähig zu denken, ermüdet schon beim geringsten Versuche dazu. (3)
5. Schwindel und Geistesverwirrung, besonders letztere, nahmen immer mehr zu. (6)
6. War unfähig, meine Konzentration auf irgendetwas zu richten; es schien, als wolle mich im nächsten Moment der Verstand verlassen. (4.1)
7. Unklarheit im Denken, Abgestumpftsein aller Sinne. (2.2)
8. Geist nicht so klar wie gewöhnlich (13. T.). (2.4)
9. Geist geschwächt mit Tendenz zum Stupor (n. 3/4 St.). (6)
10. Unfähigkeit, zusammenhängend zu denken. (13.1)
11. Antwortet unzusammenhängend auf Fragen. (5.2)
12. Geist sehr klar (am Tag des Eintritts der Regel, 1. T. der Prüfung mit C12, vorher unter C30 gegenteilige Empfindung); Geist noch sehr klar, schien fähig, jede geistige Beschäftigung vorzunehmen (2. T.). (2.3)
13. Schläfrig und einige Zeit unfähig zu denken; dann wieder fühlte sich der Geist ungewöhnlich klar (4. T.). (2.3)
14. Gedanken wandernd (*Hale*). (12)

Gesellschaft

1. Nachmittags ein Gefühl von Traurigkeit ohne jede Ursache, und Wunsch, ganz alleingelassen zu werden (3. T.). (2.4)

Gesichtsausdruck

1. Die Gesichtszüge erschienen fixiert, was der Physiognomie einen Ausdruck tiefer Feierlichkeit (deep solemnity) verlieh (n. 2 St.). (6)
2. Bewußtlos, mit hellroten Wangen, offenen glänzenden Augen, weiten und lichtstarren Pupillen. (5.3)

Gleichgültigkeit

1. Gleichgültigkeit. (5.2)

Hysterie

1. Hysterie (man verwendet die Blüten). (9)

Konzentration

1. War unfähig, meine Konzentration auf irgendetwas zu richten; es schien, als wolle mich im nächsten Moment der Verstand verlassen. (4.1)

Lesen, Lernen, Schreiben, Studieren

1. Das Sinken der Lebensgeister und die Trägheit kehrten in doppeltem Maße zurück; (ich) konnte weder lesen, nähen, nachdenken, an meine Kranken denken, noch den Abend mit Backgammon-Spiel ausfüllen (6. T.). (2.3)

Reizbarkeit

1. Sehr reizbar; das Lärmen der Kinder ist fast unerträglich (3. T.). (2.4)
2. Reizbar über Kleinigkeiten (*Hale*). (12)

Ruhelosigkeit

1. Sehr unruhig; konnte trotz vorhandener Schläfrigkeit nicht schlafen (2 Uhr früh, 2 St. n. Einn.). (2.4)
2. Nervosität. (6)
3. Abnorme Müdigkeit; müdes, nervöses Gefühl. (7)

Schreck, Auffahren

1. Ein Geräusch nahe dem Ohr des Kaninchens führte zu einem Aufschrecken wie bei Strychninvergiftung; offensichtlich war der Gehörsinn verschärft. (5.5)

Schreien

1. Sie stieß einen Schrei (shriek) aus und fiel bewußtlos zu Boden; über eine Stunde lang lag sie in einem komatösen Zustand, wonach sie erbrach und das Bewußtsein wiedererlangte. (4.1)
2. Schreien (im Krampfanfall). (15)

Sprechen

1. Antwortet unzusammenhängend auf Fragen. (5.2)
2. Unfähigkeit zu sprechen (im Krampfanfall). (15)

Traurigkeit, trübe Stimmung

1. Außerordentlich empfindlich gegen Abend, sehr erregbar und niedergeschlagen (2. T.). (2.4)
2. Nachmittags ein Gefühl von Traurigkeit ohne jede Ursache, und Wunsch, ganz alleingelassen zu werden (3. T.). (2.4)

Unbehaglichkeit

1. Druck auf den Magen; Atmen etwas erschwert; Gefühl von Unbehaglichkeit, aber kein Schmerz im Kopfe (n. 3 1/2 St.). (2.2)
2. Dumpfer Schmerz in Gliedern und Rücken und ein allgemeines Mißbehagen, welches zu häufigem Wechsel der Lage nötigte; fühlte sich behaglicher beim Liegen auf der linken Seite (1. N.). (2.4)

Unentschlossenheit

1. Den ganzen Nachmittag schläfrig, konnte sich zu nichts entschließen (1. T.). (2.4)
2. Die Trägheit während der ganzen Zeit bestand nicht in einem vollkommenen Abgestumpftsein, sondern in einem unruhigen Verlangen, etwas zu tun, ohne daß jedoch irgendetwas das Rechte war. (2.4, 2.3)

Unerträglichkeit von Schmerzen oder Empfindungen

1. Unsicherheit (unsteadiness) des Ganges, mit einem unbeschreibbaren Gefühl, welches viel schlimmer als Schmerz war. (4.1)

Weinen, Wimmern, Stöhnen

1. Stöhnen und allgemein leidender Ausdruck (general appearance of distress) (n. 3/4 St.). (6)

ILLUSIONEN

1. Die eigene Stimme klingt ihr seltsam in den Ohren. (4.1)

TRÄUME

1. Träume von lächerlichen, unnatürlichen Dingen (1. N.). (2.4)

SCHLAF

Aufwachen, Durchschlafstörung

1. Schlaf sehr unruhig (2. N.). (2.4)

Schläfrigkeit

1. Etwas schläfrig (n. 3 1/4 St.). (2.2)
2. Den ganzen Nachmittag schläfrig, konnte sich zu nichts entschließen (1. T.). (2.4)
3. Ging schläfrig zu Bett, konnte aber nicht einschlafen. (2.2)
4. Sehr unruhig; konnte trotz vorhandener Schläfrigkeit nicht schlafen (2 Uhr früh, 2 St. n. Einn.). (2.4)
5. Kopfschmerz und Ekelgefühl im geschlossenen Zimmer sehr vermehrt, mit außerordentlicher Schläfrigkeit (3. T.); sehr schläfrig lange Zeit, besonders im warmen, geschlossenen Zimmer (5. - 7. T.). (2.4)
6. Bedeutende Schläfrigkeit, besonders zwischen 11 Uhr vormittags und 2 Uhr nachmittags (13. T.). (2.4)
7. Dumpfer Schmerz im ganzen Kopf, besonders in Schläfen und Stirn, mit ausgeprägter (excessive) Schläfrigkeit. (13.1)

KATALEPSIE

1. Koma, mit kataleptischem Zustand der Gliedmaßen, eine Stunde anhaltend. (5.4)
2. Sie wurde von Konvulsionen befallen, nach denen sie reichlich erbrach; danach wurde sie in einem kataleptischen Zustand zu Bett getragen. (6)

KONVULSIONEN

1. Häufige und heftige klonische Krämpfe mit bedeutender Atemstörung; Tod durch allmähliches Aufhören der Herztätigkeit. (2.1)
2. Tod im Koma unter heftigen Krämpfen. (2.1)
3. Bewußtlosigkeit (10 min. n. Einn. von 1 Eßl. Rainfarnöl); eine Reihe von Zuckungen mit Schaum vor dem Munde kam hinzu (Tod nach 1 1/4 St.). (2.1)
4. Heftige Konvulsionen (augenblicklich, bei einer Frau, welche mit dem Öl einen Abort auszulösen versuchte). (2.1)
5. Das Tier (Kaninchen) wurde nach der Injektion so plötzlich und heftig von Konvulsionen erfaßt, als habe es der Blitz getroffen (as if lightning-struck). (5.5)
6. Konvulsionen, gefolgt von Erbrechen. (5.4)
7. Konvulsionen, welche man von der Beschreibung der Umstehenden her als epileptisch einstufte und während welcher es zur Verrenkung der Schulter kam. (6)
8. Zungenbiß während der Konvulsionen. (4.1)
9. Gemischt tonisch-klonische Krämpfe mit Schaum vor dem Mund, geballten Fäusten, eingeschlagenen Daumen, gefolgt von Erschöpfung und einem kurzdauernden

Koma; während der ganzen Schwangerschaft (Frau, welche Rainfarnöl als Abtreibungsmittel genommen hatte). (4.1)

10. Klonische Spasmen, die urplötzlich (instantaneously) auftraten und eine Minute anhielten: Leichter Tremor der Arme, welche nach vorn geworfen und im rechten Winkel zum Körper gehalten wurden, mit supinierten Unterarmen, rechtwinklig gebeugten Handgelenken, gestreckten und (im Grundgelenk) leicht in Richtung der Handfläche gebeugten Fingern, wobei die Fingerspitzen sich beinahe berührten; die Atemmuskulatur war stark mitbetroffen, die Luft wurde langsam und gleichmäßig aus der Brust herausgepreßt, was an den Lippen ein zischendes Geräusch machte; zwischen den Anfällen waren die Muskeln entspannt, mit Ausnahme der Kaumuskeln (jaws). (4.1)
11. Sogleich nach Einnahme Vorwärtskrümmung, dann konvulsivisches Hochwerfen des Oberkörpers; Einziehen der Arme, Krallenstellung der Finger; Schreien; Unfähigkeit zu sprechen. (15)
12. Alle 5 bis 10 Minuten heftige Krampfanfälle, während welcher der Kopf nach hinten gezogen, die Atmung aufgehoben, die Arme erhoben und in tonischem Spasmus gestreckt, die Finger zusammengezogen wurden; nach etwa 30 Sekunden machte dieser tetanische Krampf einer zitternden Bewegung Platz, die oft stark genug war, das ganze Zimmer zu erschüttern (often sufficient to shake the room), zusammen mit sehr schwachen, unvollkommenen Versuchen, einzuatmen. Die ganze Attacke dauerte etwa 1 1/2 Minuten, bis eine tiefe Einatmung ihr Ende anzeigte. Zuweilen erfolgte Zungenbiß. Einige Sekunden nach dem Ende des Krampfanfalls wurde der Kopf zumeist langsam rückwärts gezogen, und die Augenlider öffneten sich zugleich ganz weit. Zwischen den Anfällen bestand anhaltender Trismus (Tod nach 3 1/2 St.). (5.3 / 6)
13. Bei den *Tanacetum*-Krämpfen (am Versuchstier) kommt es nicht zu Bewußtseinsverlust; der Krampfanfall selbst wie auch das lange anhaltende Koma, welches ihm folgt, und die Neigung zu willentlichem Beißen sind von besonderer Art. Die Sinnesfunktionen sind eher übererregt (excited) als aufgehoben. Im Jahre 1876 sahen wir eine sehr deutliche Verschlimmerung der Konvulsionen durch Halten eines Spiegels vor die Augen des Versuchstiers. Kaliumbromid verhindert die Rainfarn-Krämpfe nicht. (5.5)
14. *Tanacetum* imitiert im Tierversuch das Vollbild der Tollwut: Konvulsionen ohne Bewußtseinsverlust, Opisthotonus, Schlund-, Kehlkopf- und Brustkrämpfe, Speichelfluß, blutiger Schleim in den Luftwegen, Übererregbarkeit der Sinne, Neigung zu beißen, heiseres Schreien, verminderte Empfindungs- und Bewegungsfähigkeit, vorübergehende Lähmung, subpleurale Ekchymosen und Infarkte der Leber. *Peyraud* nannte diesen Zustand „Rabies tanacetica". (4.1)
15. Verhindert Tollwut (*Peyraud* berichtet, statt der *Pasteur*schen Tollwutimpfung mit Erfolg *Tanacetum* gegeben zu haben). (4.2)
16. (Tier-) Versuche der Académie de Médécine mit *Tanacetum* bei Tollwut sind positiv ausgefallen. (10)

MODALITÄTEN, CAUSAE

1. Dumpfer Schmerz in Gliedern und Rücken und ein allgemeines Mißbehagen, welches zu häufigem Wechsel der Lage nötigte; fühlte sich behaglicher beim Liegen auf der linken Seite (1. N.). (2.4)
2. Übelkeit...; Gedanke ans Essen unangenehm, nicht aber das Essen selbst, mit Aus-

nahme von Süßigkeiten oder leichter Nahrung wie Hafermehl usw., welches die Übelkeit sehr vermehrte... . Kopfschmerz und Ekelgefühl im geschlossenen Zimmer sehr vermehrt, mit außerordentlicher Schläfrigkeit (3. T.). (2.4)

3. Sämtliche Symptome im warmen Zimmer bemerkbarer als in der freien Luft (2. T.). (2.4)
4. Sie fühlen sich allgemein abends besser als mittags. (13.1)
5. Geistige Erschöpfung, Schwindel und Übelkeit, < im geschlossenen Raum. (7)
6. Kopfweh bei der geringsten Anstrengung (geistig? körperlich?). (7)
7. Bedeutende Schläfrigkeit besonders zwischen 11 Uhr vormittags und 2 Uhr nachmittags (13. T.). (2.4)
8. *Tanacetum* wirkt auf den Verdauungsapparat wie die Wurmkrankheit (*Burt*). (2.5)
9. Besitzt in der Volksmedizin von alters her einen hohen Ruf gegen Würmer und zur Beseitigung von Reflexsymptomen durch Würmer. (13.2)
10. Konvulsionen durch Wurmbefall (*O. Boericke*). (14)
11. Eine Anzahl der Rainfarn-Symptome ist durch ihre Plötzlichkeit charakterisiert. (4.2)
12. Konvulsionen, dermaßen plötzlich und heftig, als sei das Versuchstier vom Blitz getroffen. (5.5)
13. Im Jahre 1876 sahen wir eine sehr deutliche Verschlimmerung der Konvulsionen durch Halten eines Spiegels vor die Augen des Versuchstiers. (5.5)

AS-IF-EMPFINDUNGEN

Kopf, Augen, Ohren

1. Gefühl, als ob etwas die Ohren ganz plötzlich verschlösse. (2.2)
2. Plötzlich entstehendes Gefühl von Verstopftheit in den Ohren, Stechen und Sausen darin. (3)

Mund, Zähne, Verdauungsorgane

1. Schaler, nichtssagender Geschmack im Mund. (2.2)
2. Nach 15 Minuten: Völlegefühl in Kopf und Bauch, und eine Wärmeempfindung verteilte sich (diffused itself) über das ganze Abdomen. (5.1)
3. Dumpfer Schmerz in der Gegend des Hypogastrium und Ileum, als ob die Regel eintreten wolle; den ganzen Morgen (2. T.). (2.4)
4. Ein Gefühl von Schwäche im Leibe mit Abneigung, aufrecht zu stehen, mehrere Tage (2.4); besonders zwischen 11 und 14 bis 15 Uhr (13.1).
5. Gefühl, als seien die Gedärme voll von wäßrigem Sekret, wie durch Einnehmen einer Purganz (2. Tag, morgens). (6)

Atmungsorgane, Herz, äußerer Thorax

1. Rauheit im Schlunde, Gefühl, als ob ich immer husten möchte, ohne daß ich jedoch während der ganzen Prüfung wirklich husten konnte; beständiger Kitzel in Larynx und Rachen, der fortwährend zum Husten reizt, ohne daß wirklich Husten eintritt. (2.2)

Bewegungsapparat

1. Gefühl von Lähmung in der rechten Lunge, Schulter und Arm (2. T.). (2.4)
2. Gefühl plötzlicher Schwellung der Extremitäten (*Clarke*). (14)

Allgemeines

1. Heftiger Durst, „ganz verdurstet". (2.4)

2. Gefühl von Klopfen durch den ganzen Körper (a throb through whole frame). (4.1)
3. Fühlt sich insgesamt „halb tot und halb lebendig". (7)

Synonyma – Rainfarn. Engl.: tansy.

Biologie, Chemie und Physiologie – Ein Korbblütler mit perennierender Wurzel, den man in vielen Gegenden Deutschlands häufig auf Ackerrändern antrifft; die gelben, in Trugdolden wie bei der Schafgarbe stehenden Blüten sind strahlenlos und von eigenartigem strengem Geruch, die Blätter sind einfach gefiedert und ähneln denen der in den Gärten angepflanzten Schmuckschafgarbe (die der offizinellen Schafgarbe dagegen sind in filigraner Weise mehrfach gefiedert). Die Tinktur ist von strengem und sehr unangenehmem Geschmack (2.5). Ihre Hauptinhaltsstoffe sind lt. *Leeser* Isothujon, Camphen, Artemisiaketon, Thujon, Sabinen und andere Terpene sowie Thymol. Außerdem finden sich verschiedene Flavonglykoside und der Bitterstoff Tanacetin. Das Rainfarnöl, auf welches die meisten Vergiftungssymptome in der Literatur zurückgehen, ähnelt stark dem Absinthöl, sowohl im Chemismus wie in der Wirkung; der krampferregende Anteil beider ist das Thujon (8).

Die Pflanze soll rohes Fleisch vor Schmeißfliegen und Maden schützen (3). *Hildegard von Bingen* hielt die Pflanze für heilig und soll sie erstmals in die Therapie eingeführt haben; in alten Kräuterbüchern sind vielerlei Indikationen für sie genannt (8). In England aß man in alter Zeit im Frühling einen Eierpudding, welcher Rainfarnblätter enthielt; diese sollten den Magen von „bösen Säften" reinigen (4.2). In neuerer Zeit ist eine positive Wirkung von Auszügen der Blätter und Blüten auf die Leberfunktion beobachtet worden (bei experimentell erzeugter Hepatitis (8)).

Tanacetum ist von altersher als Wurmmittel und zur Herbeiführung der unterdrückten Regel in Gebrauch, nicht selten auch als Abortivum (2.1), doch kam es auch immer wieder zu toxischen Nebeneffekten dabei. Das Resumé dieser Vergiftungen lautet meist „heftigste Konvulsionen mit Ateminsuffizienz" (5.5, 6), doch traten auch choreaartige Bewegungen auf (1). Wird eine schwere Vergiftung überlebt, können Dauerschäden am Gehirn zurückbleiben (15). *Hills* berichtet über mehrere Fälle, in welchen die Absicht, Abort hervorzurufen, trotz schwerer Vergiftungssymptome nicht erreicht werden konnte. In einem solchen Falle wurde das Kind „zur rechten Zeit geboren, aber nicht größer als eine Ratte" (Plazentainsuffizienz?), während in einem anderen Fall keine Schädigung des Neugeborenen zu beobachten war (2.1). Im Tierversuch soll die Tanacetumvergiftung das Vollbild einer Tollwut imitiert haben (4.1/ 5.5); daher gab *Peyraud* die Droge mit Erfolg gegen Tollwut, wie es auch in der russischen Volksmedizin der Fall war (4.2).

Mittelbeziehungen – Nah verwandt mit den *Artemisia*-Arten (3), vor allem *Cina* bzw. *Santonin* , sowie *Stramonium* (bei Veitstanz (13.2)). Vgl. ferner *Sabin., Terebinth., Hedeoma, Ruta, sowie Cimic., Cic., Cupr.* (13.2). Soll ein Spezifikum gegen die Giftwirkungen von *Rhus-t.* („poison-ivy") sein (7); *Leeser* schreibt „bei Vergiftung durch *Hedera helix*" (Efeu), was aber ein Abschreibefehler sein dürfte (8). *Nux vomica* folgt gut (7).

Unzutreffende Repertoriumsangaben – In „*Complete Materia Medica Mind*" (Ausdruck der Mind-Rubriken aller im Mac-Repertory-Programm eingearbeiteten Arzneien) taucht *Tanacetum* mit einem Symptom auf, das lautet „Indifference, apathy, interrogatories, to" (Gleichgültigkeit, Apathie, gegenüber Fragebögen). Als Quelle ist *T.F. Allen* (Enzyklopädie) angegeben. Das zugrundeliegende Symptom findet sich bei *Allen* und

Hughes und lautet übersetzt sinngemäß: „Antwortet unzusammenhängend auf Fragen...; Gleichgültigkeit." Die obige Rubrik beruht also auf einem Verständnisfehler (5, 6, 11).

Auch in die Rubrik „Fear of water" geriet *Tanacetum* durch sprachliche Probleme. „Wasserscheu" stand im Deutschen synonym für Tollwut, weil Tollwutkranke beim Anblick von Wasser oder beim Versuch zu trinken Schlundkrämpfe bekommen, und diese Krankheit soll *Tanacetum* ja (zumindest beim Tier) geheilt haben. Bei der Übersetzung ins Englische aber wurde aus der „Wasserscheu" eine „fear of water", und die Rabies geriet so in den Repertorien in die genannte Rubrik, statt – wie es richtig gewesen wäre – unter „Konvulsionen" verzeichnet zu sein. Mit rein psychogener Furcht vor Wasser, welche man z.B. bei *Stramonium*-Patienten antreffen kann, haben weder der Rainfarn noch die Tollwutinfektion etwas zu tun.

Quellen – 1) HR/ACS/1833/1 t; 2) Hills/AHZ/1880/11 - 16 (2.1: t, 2.2: Öl, 2.3: C12, 2.4: C30, 2.5: allgemeine und klinische Angaben); 3) Kopp/HWO/1895/11, zit. in AHZ/1896/11-12 t (ohne Dosisangabe); 4) C1 (4.1: t/p, 4.2: k); 5) HS1 (5.1: van de Warker p (Öl), 5.2: t (starkes Dekokt, von junger schwarzer Frau zu Abtreibungszwecken getrunken), 5.3: t (Öl, junge Frau, Abtreibungsversuch), 5.4: t (28j. Frau, Öl, hohe Dosis), 5.5: t (Versuche an Kaninchen)); 6) A1 t (Öl; durchweg Abtreibungsversuche junger Frauen); 7) BR1 k; 8) LSR1 t/k; 9) H5 k; 10) Wurmser/AHZ/ 1969/S. 354 k (tollwütige Tiere); 11) K k; 12) CMM k; 13) HL1 (13.1: p (TM), 13.2: k (D2 des Öls)); 14) SYS1 k; 15) Beitrag im TV-Magazin „Brisant", ARD, 22.2.97, 18.10 Uhr t (ein Mann hatte versehentlich statt 9 Tropfen 9 Gramm Ol. tanaceti mit Rizinusöl gegen Ascariden erhalten).

Tanghinia venenifera

GEIST UND GEMÜT

Angst

1. Das Erbrechen wird von einem Gefühl großer Schwäche und Angst begleitet. (1)

Bewußtlosigkeit, Koma, Stupor

1. In Fällen, welche dem Tode zusteuern, wird der Patient unfähig, aufzustehen. In anderen Fällen wiederum liegt er nach dem Bericht von Augenzeugen da, als schlafe er, und antwortet, wenn man ihn erweckt, wie ein schläfriger Mensch, wonach er in seinen vorherigen Zustand zurückfällt. In anderen Fällen bleibt der Patient bis zum letzten Augenblick bei Bewußtsein, ohne Stupor oder Delirium. (1)

Delirium, Wahnsinn, Raserei

1. Gewöhnlich ist der Geist klar; nur ausnahmsweise kommt es zu Delirium. (1)

SCHWINDEL

1. Es wird gesagt, daß das Opfer unter dem Einfluß von *Tanghinia* Schwindel empfindet. Er schwankt beim Versuch zu gehen, ist unfähig, sein eigenes Gewicht zu tragen, und fällt hilflos und gelähmt nieder. (1)

KONVULSIONEN

1. Dem Tode gehen spasmodische Bewegungen der Finger und Zehen voraus. (1)

Synonyma – Tanghinia venenifera Poiret, Tanghinia madagascariensis, Cerbera tanghin (1), Cerbera venenifera (Poiret, Steudel), Tabernaemontana obtusifolia Poiret

(6). Bei den Eingeborenen trug der Baum den Ehrennamen *ramanamango*, der nur bei den rituellen Gottesurteilen benutzt wurde; ferner wird er als *tangena-mitsara* (mitsara - richten) bezeichnet. Der Same selbst wird *kebono* genannt. (6). Der Gattungsname *Cerbera* rührt von Cerberus, dem Höllenhund der griechischen Sage, her.

Biologie, Chemie und Physiologie – Eine baumförmige Apocynacee, bis 20 m hoch, mit grünlichem Gummisaft, welcher sehr giftig ist. Er verzweigt sich di- oder trichotom; die Zweigenden tragen je eine sehr große fünfzählige Blüte mit weißgrünlichem Kelch und rosafarbenen Blütenblättern. Die Blätter sind ovalär-lanzettlich und gegenständig (6). „Die Frucht des Baumes ist ellipsoid (Früchte, die zwei Steine enthalten, nehmen eine Herz- oder Nierenform an (6)) und sind zwei bis drei Inch lang; ihre Schale ist weich und purpur-grün (purplish tinged with green). Sie enthält einen von dickem faserigem Fruchtfleisch umgebenen Stein" (2). Dieser letztere wurde von madagassischen Völkern, in deren Gebiet der Baum wächst, zu Gottesurteilen gebraucht (und der von verwandten Arten von Völkern Ostafrikas (6); alle dokumentierten Symptome entstammen solchen „Giftproben" (1) und sind somit gefärbt durch die vorbestehende Angst und Verzweiflung der dazu Verurteilten. Lt. (6) beruht die Giftigkeit von *Tanghinia* auf digitalisähnlichen herzwirksamen Glykosiden, welche von *Arnaud* erstmals in kristalliner Form gewonnen und Tanghinin genannt wurden.

Homöopathische Kasuistiken sind nicht bekannt. Wie wenig Beachtung *Tanghinia* in der homöopathischen Medizin gefunden hat, ist aus der Tatsache ersichtlich, daß die *DHU* keine Zubereitungen aus dieser Giftpflanze anbietet (3), ebensowenig die Fa. *Arcana* (4), obgleich beide Firmen sonst viele wenig bekannte pflanzliche Arzneien zur Verfügung stellen können, und daß *Leeser* (5) sie nicht erwähnt.

Mittelbeziehungen – Nicht bekannt.

Quellen – 1) A1 t; 2) C1; 3) Remedia homoeopathica: Homöopathisches Arzneimittelverzeichnis der DHU, Ausg. 12, Karlsruhe 1996; 4) Homöopathisches Arzneimittel-Verzeichnis der Arcana Arzneimittel-Herstellung Dr. Sewerin, 6. Ausgabe, Gütersloh 1992; 5) LSR1; 6) Humbert, Henri: Flore de Madagascar et des Comores. Muséum national d'histoire naturelle, Paris 1976.

Tantalum metallicum

GEIST UND GEMÜT

Angst

1. Meine Stimme ist zitternd und die Stimmlage wird höher, wie unter Angst. (1.3)

Arbeit (Fleiß, Faulheit, Unfähigkeit zur Arbeit usw.)

1. Es wird ihm deutlich, daß er sich nicht manifestiert, daß er seine Ideen nicht in die Wirklichkeit umsetzt. Es merkt, daß er sozusagen in einer Luftblase sitzt und nicht heraus kann. Er versucht, die Grenze der Blase jedes Mal wieder zu erreichen und sie aufzubrechen, aber bei jedem Versuch gibt die Wand der Blase nach (Heilwirkung zu Beginn der Behandlung mit *Tant.*; 28j. Mann, Minderwertigkeitskomplex). (1.4)
2. Ich kann einfach nicht mehr, kann nichts mehr, so schwer, so drückend, als ob ein Block Beton auf mir läge, über den ganzen Körper, als ob mein Körper keinen

Widerstand bieten könnte. Ich habe einfach keine Kraft mehr, bin dahingerafft, kann weder essen noch sitzen. Wunsch, lieber tot zu sein. Ich kann nicht arbeiten, lasse meine Patienten absagen. Am schlimmsten finde ich, daß ich an diesem Tag kein Geld verdiene. Der Druck wie von Beton ist in meinem Oberkörper, ohne Nachgeben. Ich kann auch nicht mehr weinen, wodurch es etwas besser gehen könnte. Sogar ein Orgasmus bricht nicht mehr durch, er vollzieht sich, ich fühle ihn aber nicht. Eine Woche später scheint dieser ganze Tag verschwunden zu sein (vergessen? vr). (1.3)

3. (Sie sind sehr gut im Vorbereiten einer Betriebs- oder Projektgründung. Sie haben auch das Gefühl, daß eine gründliche Vorbereitung für so ein großes Projekt nötig ist. Sie versuchen alle Details zu erwägen..., haben aber die Neigung, in dieser Vorbereitung steckenzubleiben. Es ist, als ob sie vor lauter Bäumen den Wald nicht mehr sehen und sich in Details verstricken. Unbewußt geschieht das, um ihrer Verantwortung aus dem Weg zu gehen und die Möglichkeit des Scheiterns nicht zu riskieren. (1.2))

Bosheit, Destruktivität

1. Furcht vor dem Impuls, heiße Suppe in Kees' Gesicht zu schütten und dann zu fragen, ob es weh täte. (1.3)

Eigensinn

1. Ausgesprochener Individualist, will seine eigenen Ideen ausführen. Manchmal ist er darin sehr zwanghaft, dann muß alles ganz schnell gehen (28j. Mann, Minderwertigkeitskomplex). (1.4)
2. (Unschlüssigkeit aus Furcht vor Hochmut, aus Angst, zu arrogant oder zu tyrannisch zu sein. (1.2))

Ekelgefühl

1. Abneigung gegen Saures, Sauerkraut, Rosenkohl, Fleisch, Fisch, Milch und Eier; ist Vegetarier (28j. Mann, Minderwertigkeitskomplex). (1.4)

Empfindlichkeit (gegen Kritik, schlechte Nachrichten usw.)

1. Sehr unsicher und verletzlich. Fühlt sich nicht geschätzt. In der Vergangenheit wurden seine Ideen oft angegriffen. Auch wegen seines Äußeren und seines Nystagmus ist er abgelehnt worden (28j. Mann). (1.4)
2. (Allerlei äußere Einflüsse können sie total aus dem Gleichgewicht bringen. Ein kleiner Rückschlag oder eine negative Bemerkung bringt sie zu dem Schluß, daß sie dumm und nichtsnutzig sind. Ein kleiner Erfolg oder lobende Kritik erzeugt die Vorstellung, absolut erfolgreich zu sein, alle Macht in Händen zu haben. (1.2))

Fröhlichkeit, Lachen

1. Meine Stimme ist zitternd und die Stimmlage wird höher, wie unter Angst. Danach mache ich Geräusche wie „ih, oh, ah", von der Angst gelöst, eher albern, lachend; der Ton wird von „ih" nach „ah" tiefer. Dann entsteht eine hilarische (aufgeheiterte, euphorische, vr) Phase mit zitterndem Singen, Sichräuspern, Stimmen-Nachäffen und Verrückttun. (1.3)
2. Akute, stechende Schmerzen in der Lebergegend und der rechten Leiste, anfallsweise in Wellen von 15 - 25 Sekunden. Nach den Schmerzen wieder eine hilarische (aufgeheiterte,euphorische, vr) Phase mit Gähnen, „ih, oh, ah"- Geräuschen, Mundbewegungen, rhythmischem Trappen mit den Füßen, Singen. (1.3)

3. Er lächelt dauernd, als ob er einen fröhlich stimmen wolle (28j. Mann, Minderwertigkeitskomplex). (1.4)
4. Er macht gerne Spielchen, dann geht es aber um das Spiel. Er kann Spiele nicht leiden, bei denen es zu ernst wird (28j. Mann, Minderwertigkeitskomplex). (1.4)
5. Er findet sich viel zu ernst und kann nicht mehr richtig über (lustige, vr) Dinge lachen (28j. Mann, Minderwertigkeitskomplex). (1.4)

Furcht

1. Furcht vor dem Impuls, heiße Suppe in Kees' Gesicht zu schütten und dann zu fragen, ob es weh täte. (1.3)
2. Ein komisches Gefühl in meinem Kopf, mitten im Zentrum meines Kopfes, wie Ohnmächtigwerden, verbunden mit der Angst, mein Gehirn nicht mehr gebrauchen zu können; es ist keine Kontrolle mehr über mein Gehirn vorhanden... (1.3)
3. Sehr unsicher, Angst vor Menschen, Gefühl, jeder achte auf ihn (28j. Mann). (1.4)
4. Fühlt sich besser, lockerer, stärker, sicherer; empfindet Welt und Menschen nicht mehr als so bedrohlich (Heilwirkung; 28j. Mann, Minderwertigkeitskomplex). (1.4)
5. Er kann sich enorm über Freunde ärgern, die ihn in eine bestimmte Richtung drängen wollen. Er bekommt dann Angst, sich irgendwo festzufahren, und fühlt sich gefangen (28j. Mann). (1.4)
6. Er hatte eine Beziehung, die aber zu Ende ging. Jetzt hat er Angst, etwas Neues zu beginnen, da er sich dann nicht mehr frei äußern kann (28j. Mann, Minderwertigkeitskomplex). (1.4)
7. (Unschlüssigkeit aus Furcht vor Hochmut, aus Angst, zu arrogant oder zu tyrannisch zu sein. (1.2))
8. (Furcht vor hochgelegenen Orten und vor dem Fallen, Furcht zu scheitern (verif.), vor Lähmung, Mord, Tod, Selbstmord, Herzkrankheit, Herzanfall, Geisteskrankheit; vor Menschen (verif.) und Menschenmengen; religiöse Ängste vor Teufel und Gott. (1.2))

Gedächtnis

1. Ich kann einfach nicht mehr, kann nichts mehr, so schwer, so drückend, als ob ein Block Beton auf mir läge, über den ganzen Körper, als ob mein Körper keinen Widerstand bieten könnte... Eine Woche später scheint dieser ganze Tag verschwunden zu sein (vergessen? vr). (1.3)
2. Ich kontrolliere ständig, die Tür, und ob ich Geld bei mir habe, und vergesse es (das Geld) dann trotzdem noch. (1.3)
3. (Geistesabwesenheit. (1.2))

Gedanken, Denkvermögen

1. (Sie haben allerlei Ideen und Pläne und würden sie gern ausführen wollen, wissen aber nicht richtig, wie sie es anstellen sollen; sie fangen mit allem an, hören aber auch wieder auf, da sie sich fragen, ob sie es eigentlich können. ... Sie können das Gefühl haben, dann scheitern zu können, wenn sie (Pläne) richtig verwirklichen, und dann würden ihnen ihre Phantasien über Erfolg nicht mehr bleiben; deshalb oder aus Angst, bei Erfolg hochmütig zu werden, machen sie nicht weiter, erreichen nichts. (1.2))

Gier, Suchtverhalten

1. Verlangen nach gewürzten und bitteren Speisen (28j. Mann, Minderwertigkeitskomplex). (1.4)
2. (Verlangen nach Alkohol, Narkotika, Brot, Süßem, Fleisch, kaltem Wasser. (1.2))

Gleichgültigkeit

1. Eine Art Apathie: Gefühl, alles wäre grau und flach, und daß er mit nichts mehr richtigen Kontakt knüpfen könne (28j. Mann, Minderwertigkeitskomplex). (1.4)

Lesen, Lernen, Schreiben, Studieren

1. Sein Vater trieb ihn immer zum Studium an, mit dem Argument: „Sonst bist du nichts in der großen bedrohlichen Welt." Er kann gut lernen, hat Jura und Englisch studiert, aber die Studien nicht beendet. Schließlich konnte er nichts mehr aufnehmen (28j. Mann, Minderwertigkeitskomplex). (1.4)

Musik, Singen

1. Meine Stimme ist zitternd und die Stimmlage wird höher, wie unter Angst. Danach mache ich Geräusche wie „ih, oh, ah", von der Angst gelöst, eher albern, lachend; der Ton wird von „ih" nach „ah" tiefer. Dann entsteht eine hilarische (aufgeheiterte, euphorische, vr) Phase mit zitterndem Singen, Sichräuspern, Stimmen-Nachäffen und Verrücktun. (1.3)
2. Akute, stechende Schmerzen in der Lebergegend und der rechten Leiste, anfallsweise in Wellen von 15 - 25 Sekunden. Nach den Schmerzen wieder eine hilarische (aufgeheiterte, euphorische, vr) Phase mit Gähnen, „ih, oh, ah"- Geräuschen, Mundbewegungen, rhythmischem Trappen mit den Füßen, Singen. (1.3)
3. Der Eindruck entsteht, daß es kein aggressives Mittel ist. Ich bin weich und weinerlich von der Musik (Mundharmonika). (1.3)
4. Ein komisches Gefühl in meinem Kopf, mitten im Zentrum meines Kopfes, wie Ohnmächtigwerden, verbunden mit der Angst, mein Gehirn nicht mehr gebrauchen zu können...; schlimmer, als ich Patienten ansah und mich konzentrieren mußte. Nach dem Klavierspielen (die „Harlem-Nocturne") war ich entspannter. (1.3)

Ruhelosigkeit

1. (Schwäche, Nervosität und Ruhelosigkeit. (1.2))

Schreck, Auffahren

1. Schreckhaft von Geräuschen. (1.3)

Selbstvertrauen

1. Starker Minderwertigkeitskomplex, kann keine Entscheidungen treffen, bleibt dann lieber zu Hause sitzen. ... Fühlt sich nicht geschätzt. In der Vergangenheit wurden seine Ideen oft angegriffen. Auch wegen seines Äußeren und seines Nystagmus ist er abgelehnt worden (28j. Mann). (1.4)
2. (Fühlt sich unfähig, eine Leitungsaufgabe zu übernehmen, Gefühl,daß es über ihre Macht geht, fühlt sich wie ein Amateur.Daher schiebt er die Übernahme der Verantwortung und Führung immer wieder hinaus; er bleibt im Zweifel stecken, greift zwar nach dem Ziel, aber es bleibt lediglich bei schwachen Versuchen ohne Durchhaltevermögen (1.2))
3. (Hochmut. (1.2))

Sprechen

1. Meine Stimme ist zitternd und die Stimmlage wird höher, wie unter Angst. Danach mache ich Geräusche wie „ih, oh, ah", von der Angst gelöst, eher albern, lachend; der Ton wird von „ih" nach „ah" tiefer. (1.3)

2. Sehr stockendes Reden (28j. Mann, Minderwertigkeitskomplex). (1.4)

Thema „Tod" (Suizidalität etc.)

1. Ein Schmerz in der Herzgegend, krampfartig und sehr heftig, zur linken Achsel ausstrahlend, zu Schulter und Arm; später nochmals; besser bei hochgezogenen Schultern und unter die Achseln gesteckten Händen. Ein Gefühl: „jetzt sterbe ich", mit Stöhnen und Ächzen und Um-Hilfe-Rufen-Wollen, was aber nicht mehr geht. Die Atmung ist hörbar, als ob jemand sehr starke Atembeklemmungen hat, mit dem Eindruck einer Herzdekompensation. Es ist sehr heftig, plötzlich und überspülend und scheint lebensbedrohend. Ich fühle mich wehrlos, überwältigt und kann nichts mehr. (1.3)
2. Ich kann einfach nicht mehr, kann nichts mehr, so schwer, so drückend, als ob ein Block Beton auf mir läge, über den ganzen Körper, als ob mein Körper keinen Widerstand bieten könnte. Ich habe einfach keine Kraft mehr, bin dahingerafft, kann weder essen noch sitzen. Wunsch, lieber tot zu sein... (1.3)

Weinen, Wimmern, Jammern, Seufzen

1. Vor der Menstruation etwas weinerlicher und sentimentaler, sensibler für Bestätigungen und Streicheln über den Kopf. (1.3)
2. Der Eindruck entsteht, daß es kein aggressives Mittel ist. Ich bin weich und weinerlich von der Musik (Mundharmonika). (1.3)
3. Ich kann einfach nicht mehr, kann nichts mehr, so schwer, so drückend, als ob ein Block Beton auf mir läge, über den ganzen Körper, als ob mein Körper keinen Widerstand bieten könnte. ... Ich kann auch nicht mehr weinen, wodurch es etwas besser gehen könnte... (1.3)

ILLUSIONEN

1. Fühle mich schnell belauert, würde mich am liebsten eingraben. Als ich meinen Einkaufszettel nicht mehr finden kann, denke ich sofort, daß die Mongesen (siehe *Träume*, vr) ihn gestohlen haben. (1.3)
2. (Allerlei äußere Einflüsse können sie total aus dem Gleichgewicht bringen. Ein kleiner Rückschlag oder eine negative Bemerkung bringt sie zu dem Schluß, daß sie dumm und nichtsnutzig sind. Ein kleiner Erfolg oder lobende Kritik erzeugt die Vorstellung, absolut erfolgreich zu sein, alle Macht in Händen zu haben. (1.2))
3. (Wahnideen um Vorgesetzte und vom Alleinsein. (1.2))

TRÄUME

Angenehm, erfreulich

1. Bild (Tagtraum) von einem kräftigen Kaktus, der aufrecht bleibt und alles Wasser sozusagen abschüttelt (am Strand? vr). (1.3)

Ängstlich, bang, besorgt

1. Traum: Ich habe die Chance, in einem Fernsehprogramm zu erscheinen, aber ich muß sehr aufpassen, daß nichts dazwischenkommt, was es verhindern könnte. (1.3)
2. Traum: Ein fremder, nicht vertrauenerweckender Mann mußte mir die Hand geben. Er hatte immer ein scharfes Glas bei sich, um andere zu verwunden. Also versuche ich zu vermeiden, ihm die Hand zu geben, und wenn es doch sein muß, werde ich es so tun, daß die Gefahr gering ist, verletzt zu werden. (1.3)

3. (Traum:) Bedrohung in einem fremden Land durch eine Gruppe Männer, die mich bestehlen wollen, Taschendiebe. Ich kann nichts tun, bin total machtlos. Ein nettes Geschäft ist ganz geschützt mit rautenförmigen Gittern. Mit einem kräftigen Stück blauen Seiles, was ich gefunden hatte und krampfhaft unter Kontrolle halte, schwebe ich dicht über dem Boden, eine Art Surfen über dem Boden. (1.3)
4. (Träume vom Fallen und Scheitern. (1.2))

Bildlich, symbolisch

1. Bild (Tagtraum, vr) von einer Vagina, mit einer dicken Keramikschale davor, die in der Mitte gebrochen ist. (Ihre Farben:) Graubraun, orange. Sie war so schwer, daß sie brach. (1.3)

Geld oder wertvollen Sachen, von

1. Traum: Dreimal gebe ich Geld, 100 Gulden, an Bettler und Frauen, die etwas auf der Straße verkaufen. Es war auch ein bißchen naiv von mir, denn wahrscheinlich geben sie das Geld für Alkohol aus. Man könnte ihnen besser eine warme Jacke oder etwas anderes Nützliches kaufen. Ein Bettler im Vondelpark in Amsterdam mit dicken Augenbrauen und einer dicken Jacke macht mit geschlossenen Augen parkinsonartige rhythmische kleine Schrittchen rückwärts, als ob er vor einer Gefahr zurückweiche, und dann mit dem Rücken gegen eine Mauer stände (dieser Mann existiert wirklich und macht auch wirklich diese kleinen Schrittchen im Vondelpark). (1.3)
2. Traum: Eine Patientin von mir nimmt Geld aus meinem Geldbeutel. Ich protestiere, aber als sie noch autoritärer wird und sagt, daß das Geld von ihr sei, sage ich schnell, um sie zu beruhigen: „O.k., o.k., ich vertraue dir, ich vertraue dir blindlings." (1.3)
3. Traum: Catharina mußte sehr hart arbeiten für Wim auf dem Bauernhof, und ich dachte noch: „Mußte das sein? Sie hat doch schon so viel zu tun mit ihren zwei Kindern und ihrem Studium!" Sie war total erschöpft, und ihr Kopf ruhte auf ihrer rechten Schulter vor Erschöpfung. Ich fragte sie, ob sie wenigstens Geld dafür bekam. Sie stöhnte erschöpft: „Nein, äh". Ich frage sie: „Hast du denn darum gebeten?" Wieder stöhnte sie schwer, müde, erschöpft: „Nein." (1.3)
4. (Traum?:) Viel silberner Schmuck wie Ohrringe, ein häßlich weiß angemalter Schrank mit einer prächtigen Verzierung, die das Häßliche ausgleichen soll. (1.3)

Krankheiten und Körperfunktionen, von

1. Traum, daß er als Kaiser vergiftet wurde. Er wurde durch seine eigenen Leute verraten, weil er einer revolutionären Periode im Weg stand. Das Gift färbte seine Zähne grün. Wurde durch Geistheiler behandelt, die Nadeln in sein Zahnfleisch stachen (während des Heilungsprozesses geträumt; 28j. Mann, Minderwertigkeitskomplex). (1.4)

Männern, von

1. Traum: In einem großen Saal muß ich einen Vortrag halten, aber ein lautstarker Mann will die Schau stehlen. Er macht erst noch einen unschuldigen Scherz über eine Frau in der ersten Reihe, geht dann aber schnell zu weit und stülpt sogar einen Sack über seinen Kopf, wodurch jeder im Saal schnell abgelenkt ist und nach ihm schaut. Seine Bemerkungen werden immer ausschweifender. Das kann ich nicht mehr vertragen. Später hilft *Jan Scholten* mir, diesen Mann in die erste Reihe zu setzen, so daß er seinen Mund hält. Es stellt sich aber heraus, daß dort noch drei dieser Männer sitzen. Jan ist dabei und sagt noch: „Das sind alles Mongesen" (*Hyoscya-*

mus-artige Menschen aus Afrika, gegen die man nicht ankommen kann). Sie sitzen jetzt schon sehr breit über meinen Tisch gelehnt, auf dem ich meine Papiere für den Vortrag liegen habe. Wie soll das in Himmelsnamen mit dem Vortrag klappen? (1.3)

2. Bild (Tagtraum, vr) von einem ausländischen Mann mit vielen kleinen gedrehten Löckchen voll Brillantine, bis in den Nacken (wie die „Mongesen" im vorigen Traum). (1.3)
3. Traum: Ein Mann, der in mich verliebt war, versuchte, mich zu umgarnen, er versuchte alles, um mit mir in Kontakt zu kommen, einer, der nie aufgibt. Mir war das unangenehm, ich schloß alle Türen und Vorhänge meiner Wohnung und tat, als ob ich nicht zu Hause wäre. Er warf Geschenke (Schmuck, Ohrringe) durch den Briefkasten. Ich lasse vier- bis fünfmal meine Telefonnummer ändern, aber er kann mich doch immer wieder finden. (1.3)
4. Aufdringliche Heiratsanträge. Eine Frau hatte einen Unfall gehabt, und es kamen drei Männer, die ihr den Hof machten. Jemand wollte mich heiraten, um eine Aufenthaltsgenehmigung zu bekommen. Ein Mann folgte einer der Teilnehmerinnen hartnäckig und fragte sogar nach ihrer Telefonnummer. (Träume? Ereignisse während der Prüfung? vr) (1.3)

Traurig

1. Bild (Tagtraum) von einem kleinen Blümchen am Strand, das von einer sehr großen Welle gegen den Strand geschwemmt wird; der traurige Überrest liegt auf dem Strand, ist aber noch nicht entwurzelt. (1.3)
2. Traum, daß eine Art Schauspielwettbewerb in einem Zimmer stattfindet, ein inoffizieller kleiner Raum ohne Stühle, mit Kissen auf dem Boden. Es kriechen Kinder umher. Kees hat den ersten Preis gewonnen und ich den zweiten. Jemand war doch zu weit gegangen in der Darstellung einer manischen Person mit entblößtem Oberkörper, und er bezog auch noch das Publikum mit ein. Ich fange an zu weinen wegen der Uneinigkeit, die darüber herrscht. Kees sagt, daß ich hier nicht weinen darf. Kees hat überraschend gewonnen und darum wird sein Videoband noch einmal teilweise gezeigt. Wir sehen Kees schwimmend im Wasser mit Tränen in den Augen, es handelte von einer Art Wiedervereinigung. Auch ich komme noch ins Bild, ich denke noch: „Also habe ich auch ein bißchen den ersten Preis gewonnen." Jetzt ist tatsächlich jeder davon überzeugt, daß Kees den ersten Preis gewonnen hat. Der Preis wird von Kees' Eltern überreicht. (1.3)

Unzufriedene, von vergeblichem Mühen usw.

1. Traum: Auf der Suche nach einer Studentenwohnung mit günstigerer Lage und Aussicht (zu sein); die Straße ging steil hoch, es stand auch ein Schild am Straßenrand mit einem bestimmten Prozentsatz der Steigung und ein Ausrufezeichen. Wenn man das sieht, sinkt einem der Mut in die Schuhe, noch bevor man einen Versuch unternommen hat. Wir sind doch ein Stückchen nach oben gegangen, dann ging es aber nicht mehr weiter; es war, als ob man senkrecht hochsteigen müsse, mit dem Gefühl, wenn man aufrecht steht, daß man hintenüberfällt. (1.3)
2. Traum, daß meine Mutter mich mit dem Auto zum Bahnhof bringen will. Meine Großmutter kommt mit, und eine Tante fährt sehr langsam, wodurch die Zeit zu drängen beginnt. Meine Mutter erzählt weinend meiner Oma, wie betrübt sie war, als sie (die Oma) starb. Auch meine Oma ist gerührt. Ich muß noch eine Fahrkarte kaufen, packe meine Sachen und renne zum Schalter. Ich kann den Schalter im Chaos nur

schwer finden, und als ich dort ankomme, sage ich: „Einmal *Pulsatilla*." Zum Glück begreift der Bahnbeamte, daß ich nach Amsterdam muß. Auf der Treppe zum Bahnsteig rennend, sehe ich meinen Zug abfahren. Wieder zum Auto zurückgekehrt, stellt sich heraus, daß alle Türen noch offenstehen und alle meine Taschen und Sachen noch im Auto liegen, die ich scheinbar doch vergessen hatte. Gefühl: der Gedanke läßt mich nicht los, den Zug zu erwischen, wie ein Pferd mit Scheuklappen. (1.3)

3. Traum: Ich bekomme die Eingebung, daß ich einer Freundin „eine Botschaft" bringen muß. Ich laufe und laufe auf dem Land mit sehr dicken, hohen Hecken. Ich suche, kann aber nicht nachfragen, denn es muß sofort geschehen. Ich sehe ihr Haus mit Efeu berankt, es liegt ziemlich tief, als ob es in den Boden versunken sei. Ich sehe sie in einer Scheune beim Wäschewaschen. Sie ist zu dünn gekleidet für diese Jahreszeit, und das, wo sie doch so krank ist. Ich habe die „Botschaft" vergessen, weil ich so auf das Finden des Hauses fixiert war. Sie ist froh, daß ich komme, überhaupt nicht erstaunt. Im Haus ist ihr Mann hinter dem Wohnzimmertisch beschäftigt, abzustauben. Er dreht sich zwar zu mir, bereitet jedoch keinen Kaffee und sagt ohne jegliche Emotion: „Ich habe sowieso vor, hier wegzugehen. Meine Freundin weiß das noch nicht." Ich bin schockiert und denke: „Oh, er muß *Ignatia* haben." (1.3)

Wissenschaftlich

1. Traum: Eine Patientin soll ein Seminar geben, über den Unterschied von Arzneimitteln aus Pflanzen und Tieren. Diesen Unterschied konnte man in den Augen sehen. Sie sprach darüber, wie Schlangen introvertiert scheinen und sein können. Ich hatte schon darüber nachgedacht, ihr ein Schlangenmittel zu geben (im Wachen am Vortag? Dann wäre das nur ein „Traum von Tagesereignissen", vr). (1.3)
2. Eingebung (Idee, Tagtraum? vr), daß Wassertrinken für dieses Mittel wichtig sei. (1.3)
3. Das Gefühl (Idee, Tagtraum ? vr) kommt auf, daß sich das Mittel auf nichts zurückdatieren läßt. (1.3)

SCHLAF

1. (Ausgeprägte Schlaflosigkeit. (1.2))
2. Müde und schläfrig, kann aber nicht ins Bett gehen, eher auf die Couch oder auf den Boden. (1.3)

KONVULSIONEN

1. Starker Nystagmus, wodurch er einem keinen Moment lang in die Augen sehen kann; sehr stockendes Reden; hatte zweimal einen sehr schlimmen Schluckauf-Anfall, der nur schwer zu stoppen war (28j. Mann, Minderwertigkeitskomplex). (1.4)
2. (Epilepsie, Tetanie. (1.2))

SEXUELLER TRIEB

1. Ich kann einfach nicht mehr, kann nichts mehr, so schwer, so drückend, als ob ein Block Beton auf mir läge, über den ganzen Körper, als ob mein Körper keinen Widerstand bieten könnte... Sogar ein Orgasmus bricht nicht mehr durch, er vollzieht sich, ich fühle ihn aber nicht... (1.3)
2. (Sie können durch ihre starken sexuellen Gefühle gequält werden. Sie glauben, daß sie sexuell geschätzt werde sollten, trauen sich das aber nicht zu äußern; sie zwei-

feln, ob das für sie zutrifft. Dadurch können sie sich anderen (zwar) sexuell nähern, (aber) ohne richtig durchzuhalten. (1.2))

MODALITÄTEN, CAUSAE

1. (Beschwerden durch Katastrophen, Kränkung, Erniedrigung. (1.2))
2. Seine Eltern sind geschieden, sie stritten immer. Sie gehörten nicht zusammen. Es war eine unangenehme Atmosphäre zu Hause. Nach der Scheidung machte seine Mutter andauernd seinen Vater schlecht. Während der Oberschulzeit zog er zu seinem Vater. Als dieser sich eine Freundin nahm, wurde er aus dem Haus geschickt (28j. Mann, Minderwertigkeitskomplex). (1.4)
3. Wenn er unsicher und nervös wird, zieht sich eine Stelle in seinem „Zwerchfell" zusammen, genau zwischen Xiphoid und Nabel; die Schmerzen werden schlimmer durch tiefes Einatmen; es wird ihm übel davon (28j. Mann). (1.4)
4. Ein komisches Gefühl in meinem Kopf, mitten im Zentrum meines Kopfes, wie Ohnmächtigwerden, verbunden mit der Angst, mein Gehirn nicht mehr gebrauchen zu können...; schlimmer, als ich Patienten ansah und mich konzentrieren mußte. Nach dem Klavierspielen (die „Harlem-Nocturne") war ich entspannter. (1.3)
5. (Verschlimmerung durch Narkotika. (1.2))
6. (Schlimmer während der Menses, der Schwangerschaft und der Geburt. (1.2))
7. (Verschlimmerung durch Fasten, besser durch Essen. (1.2))
8. Verfroren, kalte Hände und Füße, Verschlimmerung durch starken trockenen Wind, aber auch durch Hitze und Sonnenlicht; Besserung am Meer (28j. Mann, Minderwertigkeitskomplex). (1.4)
9. (Verschlimmerung durch trübes Wetter. (1.2))
10. (Verschlimmerung durch Ruhe, Sitzen, Liegen, besser durch Bewegung, Gehen; schlimmer in der Dunkelheit; schlimmer durch Berührung, aber besser durch Druck und Reiben. (1.2))
11. Verschlimmerung um 15 Uhr (28j. Mann, Minderwertigkeitskomplex). (1.4)
12. (Nächtliche Verschlimmerung. (1.2))

AS-IF-EMPFINDUNGEN

1. Ein komisches Gefühl in meinem Kopf, mitten im Zentrum meines Kopfes, wie Ohnmächtigwerden, verbunden mit der Angst, mein Gehirn nicht mehr gebrauchen zu können; es ist keine Kontrolle mehr über mein Gehirn vorhanden. Nicht in Ohnmacht fallen oder keinen Sauerstoff haben, kein leichtes Gefühl, sondern drückend von verschiedenen Stellen im Kopf zu einem Punkt hin, dem Zentrum, ein Druck nach hinten, als ob etwas ausgeschaltet würde. Der Kopf neigte sich nach hinten, da ich von innen aus keine Macht mehr über ihn hatte. Es wurde schlimmer, als ich Patienten ansah und mich konzentrieren mußte. Nach dem Klavierspielen (die „Harlem-Nocturne") war ich entspannter. (1.3)
2. Ziehende Schmerzen in der Nierengegend mit Gefühl, als ob die Nieren ausgepreßt würden; manchmal schmerzen auch seine Hoden (28j. Mann). (1.4)
3. Prickeln wie von einer Art Stromschlägen auf der Brust, links und rechts. (1.3)
4. Im Bett Jucken und Stechen an verschiedenen Körperstellen (zuerst auf der linken Wange), Gefühl, von einer Mücke gestochen zu sein. Kratzen erleichtert kurzfristig, das Jucken kommt aber an einer anderen Stelle wieder. Auf der linken Wange ist es am hartnäckigsten. (1.3)

5. Ich kann einfach nicht mehr, kann nichts mehr, so schwer, so drückend, als ob ein Block Beton auf mir läge, über den ganzen Körper, als ob mein Körper keinen Widerstand bieten könnte... Der Druck wie von Beton ist in meinem Oberkörper, ohne Nachgeben... (1.3)

Typus – (Dunkelhaarige, übergewichtige Männer. (1.2))

Synonym – Metallisches Tantal. Ta. Vorgeschlagene Abkürzung: *Tant.*

Mythologie – *Tantalum* hat seinen Namen vom mythischen König *Tantalos*. Dieser besaß große Macht und Reichtum. „Er verriet den Menschen göttliche Geheimnisse. Er stahl von himmlischer Speise und Trank, Ambrosia und Nektar, und gab diese den Menschen. Ja, seine Anmaßung brachte ihn sogar dazu, die göttliche Allweisheit auf die Probe zu stellen", indem er den Göttern seinen eigenen Sohn zur Speise vorsetzte (um zu erfahren, ob sie das merkten – vr). Er erwies sich so als seines Glückes nicht wert und wurde in der Unterwelt schrecklich für seinen Hochmut bestraft: „Er mußte mitten in einen See, in dem die Wellen um sein Kinn spielten. Doch mußte er einen unerträglichen Durst erleiden, denn er konnte das Wasser, das ihn so nah lockte, nie erreichen. Sooft er sich nämlich nach vorn beugte, um zu trinken, wurde der See trocken. Das Wasser war plötzlich im dunklen Boden verschwunden, der vor seinen Füßen sichtbar wurde, als ob ein böser Geist den See ausgetrocknet hätte. Zu dem Durst hatte er einen peinigenden Hunger, der ihm schier den Verstand raubte. Und dabei hingen über seinem Kopf die köstlichsten Früchte an ihren Zweigen. Birnen und Äpfel, Feigen und Oliven lockten mit all ihrer Pracht, aber wenn der Elende, vom rasenden Hunger gequält, seine Hand ausstreckte, um danach zu greifen, jagte ein Sturmwind plötzlich die Zweige hoch und brachte sie weit außerhalb seiner Reichweite. Brennender Durst und folternder Hunger, und dazu kam noch die ständige Angst um sein erbärmliches Leben: genau über seinem Kopf hing ein gewaltiger Felsblock in der Luft, der andauernd drohte, hinunterzufallen und ihn zu zerschmettern" (*Schwab,* 1993, S. 51; zit. n. (5.1)).

Theoretische Erwägungen zu Tantalum – *Scholten* zählt *Tantalum* zur Goldserie (Begriffe: Führen, Organisation, Verantwortung, Ernst, Schwere, König, Macht, Hochmut, Kränkung, Religion, Isolation, Alter usw.) und zum „Stadium 5", in welchem sich die Problematik um Vorbereitung, Vorläufigkeit, Irrealität, Zweifel, Alternieren und Quälen (engl.: to tantalize) dreht. Er sieht als Kernproblem dieses Elements das „Zweifeln und Zögern über ihre größten Pläne" an. *Tantalum*-Patienten zögern, die Verantwortung für die Leitung eines Projekts zu übernehmen, oder fangen an und hören bei kleinen Rückschlägen völlig entmutigt wieder auf. Bei Erfolg oder Anerkennung haben sie Allmachtsphantasien, bei Mißerfolg oder Kritik halten sie sich für zu nichts nütze, dumm usw. Sie sind hin- und- hergerissen zwischen ihrem enormen Verlangen nach Erfolg und ihrer Unsicherheit, fühlen sich wie Amateure, bleiben in den Details der Vorbereitungen stecken und geben schließlich auf. Sie können auf diese Weise letztlich in ihren Phantasien über Erfolg steckenbleiben und nie realen Erfolg haben. Hochmut und Furcht, hochmütig zu werden, spielen bei allen Elementen der Goldserie eine große Rolle. Speziell bei *Tantalum* kann der Mangel an Ausdauer und Selbstsicherheit unbewußt ein Mittel darstellen, entweder die Gefahren des Scheiterns aus der Situation wirklichen Erfolgs heraus, oder aber die Gefahr des Hochmütigwerdens zu vermeiden; bewußt erscheint dem Patienten sein erfolgloses Leben aber als „Tantalusqual". (1.1)

Biologie, Chemie und Physiologie – *Tantal*, eine der sog. „seltenen Erden", ist ein sehr hochschmelzendes Metall (über 3000 Grad Celsius) von großer Korrosionsfestigkeit. Es wird in der chirurgischen Prothetik (Knochenersatz, Sehnen- und Bauchmuskelnähte, Herzimplantate) und als Bestandteil von Schneidegeräten, Glühdrähten, Vakuumröhren verwendet. Ferner bestehen daraus spezielle Schablonen, die in der Herzchirurgie benötigt werden. (5.1)

Toxikologische Angaben fehlen. An Prüfungen existiert lediglich eine „Traumprüfung" von *Kees Dam* und *Yvonne Lassauw,* allerdings ohne genauere Angaben zu den Prüfern, der Anzahl der Prüfer, der geprüften Potenz und der Prüfungsdauer (1.3), deren Dokumentation auch sonst nicht einwandfrei ist (bei manchen Angaben ist es z.B. nicht ersichtlich, ob es sich um Träume oder reale Ereignisse während des Versuchs handelt). Dieser Prüfung, einem Fall von *Scholten* (1.4), sowie Analogieschlüssen (1.2), welche noch der klinischen Bestätigung bedürfen und daher, wie immer in solchen Fällen, in Klammern zitiert wurden, entstammen die Symptomangaben. Ein charakteristisches körperliches Symptom ist Nystagmus („Stottern der Augen" – *Scholten*), verbunden mit Trübsichtigkeit (1.4).

Mittelbeziehungen – Der Patient in (1.4) erfuhr vor Gabe von *Tant.* ein Jahr lang Besserung durch *Mag-p.*

Quellen – 1) SCJ2 (1.1: theoretische Errwägungen und technische Daten, 1.2: Symptomangaben ohne Spezifikation ihrer Herkunft (in Klammern zitiert), 1.3: p („Traumprüfung" o.A.d.P.), 1.4: k (1M; Follow-up 1 Jahr)).

Tarantula hispanica

GEIST UND GEMÜT

Angst

1. Angst, die sich von ängstlichem Unbehagen bis zu tödlicher Angst steigern kann (zu Beginn der Allgemeinerscheinungen nach Biß). (24)
2. (Man findet) einige von Angst und anderen Beschwerden besessen, die wie von panischem Schreck erfaßte, tolle Irrsinnige erscheinen (*Matthiolus*). (11.4)
3. Angst, mit dem Gefühl, die Kontrolle über die Sinne / das Bewußtsein (senses) sei verloren (*Tinus Smits*). (29)
4. Angst, beim Erwachen aus schrecklichen Träumen (*Allen*). (29)
5. Angst mit Reizbarkeit (*Vithoulkas*). (29)
6. Tiefer Kummer und Angst (Diabetes). (2)
7. Von Anfang an waren eine unbeschreibliche Melancholie, qualvolle Angst (anguish) und Ruhelosigkeit vorhanden. (18.1)
8. Die Wörter „Angst" und „Ruhelosigkeit" tauchen bei allen Erkrankungsformen dieses Arzneimittelbildes auf. (3)
9. Angst bei raschem Gehen (*P. Schmidt*). (29)
10. Angst gebessert durch Körperübungen. (27)
11. „Ich habe in meiner Praxis mehr *Tarantula*-Angstzustände beobachtet als aggressive oder andere akute psychiatrische Zustandsbilder von *Tarantula*. Im vorgestellten Fall (Angstneurose einer 34j. Frau) findet sich *Tarant.* in kaum einer der Furchtrubriken! Dieser Fall beweist, daß die „lokale" Psychopathologie – Angstzustände,

Depressionen – nicht unbedingt durch Arzneimittelbild und Rubriken gedeckt zu sein brauchen. Trotzdem war die Arznei durch individuelle mentale Symptome indiziert, welche fernab vom psychiatrischen Brandherd lagen." (13.2)

12. (Angst, die nicht zerstreut werden konnte; danach befragt, versuchte sie, einen Grund für ihre Angst zu finden, und ließ die Anderen glauben, daß tatsächlich einer vorhanden sei; in Wirklichkeit aber gab es keinen. (33.1)) (Es handelt sich möglicherweise um eine Fehlübersetzung, siehe Symptom 3 unter „Verstellung". vr)
13. Zukunftsangst. (27)
14. Er ist in Not / Angst (dans l'angoisse), wenn eine Arbeit nicht beendet wird (Hypertonie). (26.4)
15. Das Gesicht sieht kränklich aus und trägt den Ausdruck von Schrecken (terror). (3)
16. Allgemeine, fast plötzliche Anschwellung, Beklemmung, Erstickungen, Angst, Zähne aufeinandergepreßt, nervöse Symptome. (1.1)
17. Todesqual. (4)
18. Bangigkeit, Ängstlichkeit, welche, von der Magengrube ausgehend, Traurigkeit mit Furcht vor Unglück verursacht, was nur einige Minuten oder Sekunden dauert, sich aber bis zu zwölfmal an demselben Tage wiederholt, und um so heftiger, wenn man sich nach einer etwas lebhafteren Körperbewegung ausruht; vom 45. bis 100. Tage der Prüfung. (1.1)
19. Panikattacken mit Depression und Schlafstörung (34j. Frau). (13.2)
20. Tiefer Kopfschmerz mit Unruhe und Aufregung, so daß man nicht auf der Stelle bleiben kann, mit Unbehagen und innerer Angst, wie zu Anfang einer schweren Krankheit; der Schmerz erstreckt sich bald gegen die Stirn, bald gegen den Hinterkopf, mit großer Scheu vor Licht, das ihm bald Klagen und Geschrei erpreßt. (1.1)
21. Angst im Magen mit drückenden, klopfenden Schmerzen im Kopf, besonders rechts, bis in die entsprechende Gesichtshälfte. (1.1)
22. Angst am Magenmund, mit großem Unbehagen, was sich an 50 aufeinanderfolgenden Tagen wiederholt. (1.1)
23. Schmerzhafte Empfindung im Bauch mit Angst, gegen Abend. (1.1)
24. Bauchschmerz mit angstvoller Empfindung. (1.1)
25. Angst an allen Geschlechtsorganen... (1.2)
26. Eisige Kälte, Zähneklappern, Zittern, Angst und Unbehagen (Cervixkarzinom). (2)
27. Husten bewirkt spannende (ausdehnende) Schmerzen im Kopf, in der Brust und Gebärmutter, mit Traurigkeit und Angst; aber beim Gehen in der freien Luft besteht Gefühl des Wohlbefindens und der Fröhlichkeit (10. T.). (1.1)
28. Präkordialangst; fühlt die Herzschläge nicht mehr (infolge eines moralischen Eindrucks). (1.2)
29. Angst in der Herzgegend: durch den Anblick kräftiger Farben. (27)
30. Engbrüstigkeit; heftiges und schmerzhaftes Herzklopfen, Angst verursachend. (1.2)
31. Beklemmung in der Herzgegend mit Angst und Seufzen. (24)
32. Zittern und schweres Schlagen (thumping) des Herzens wie von Schreck. (2)
33. Präkordialangst, Traurigkeit, Weinen und Furcht vor dem Tode (Uterusneuralgie nach Treppensturz). (2)
34. In schweren Fällen (von Tarantelbiß) soll die Atmung mühsam und stoßweise werden, mit Erstickungsangst. (24)
35. Gefühl von Schmerz und Hitze im obern Teil der Arme ... (und anderen Teilen der Extremitäten), mit Ängstlichkeit, Unruhe und schlechter Laune. (1.1)

Arbeit (Fleiß, Faulheit, Unfähigkeit zur Arbeit usw.)

1. Allgemeine Müdigkeit, beim Aufstehen, den ganzen Tag anhaltend, mit heiserer Stimme und Schwäche; sowohl körperlich wie geistig wenig zur Arbeit aufgelegt. (1.1)
2. Brustbeklemmung... mit Schwäche der Arme, welche ihr nicht erlaubt, sich frei ihren gewohnten Beschäftigungen hinzugeben (Gegenmittel *Bovista*). (1.1)
3. Zittern und Stechen hindern an der Verrichtung jeglicher feinen Arbeit. Motorik und Sensibilität dabei ungestört (Multiple Sklerose). (2)
4. Trockener, quälender Husten, mit sehr dickem, gelblichem Auswurf; Mattigkeit unten an der Brust; Faulheit und Gleichgültigkeit. (1.1)
5. Seit dem vierten Tage nach Einnehmen des Mittels besserer Schlaf, besonders gegen Morgen; beim Erwachen allgemeines Wohlbefinden, was ihn ungern das Bett verlassen läßt. (1.1)
6. Schweregefühl im Scheitel mit Unaufgelegtheit zu geistiger und körperlicher Arbeit; besser im Dunkeln und durch leichte Schläge (by light strokes). (7.2)
7. Dumpfer, intermittierender Schmerz im Oberbauch, von 9 Uhr morgens an nach und nach zunehmend, mit Schwäche, Photophobie, faulem (lazy) Gefühl; schlimmer durch warme Getränke, gebessert durch Essen nach Schlafen. (7.1)
8. Hartnäckig / ausdauernd (tenace) in Dingen, die er gern mag, nicht aber bei seinen Schularbeiten (12j. Junge, Heuschnupfen). (26.3)
9. Ungeduld, Aufregung und schlechte Laune; lebhafter Eifer, sich seinen Beschäftigungen hinzugeben. (1.1)
10. Ruhiger Schlaf bis 2 Uhr morgens, darauf traurige, dann frohe Träume. Beim Erwachen gute Laune, Lust zum Scherzen und für alle seine Beschäftigungen besser aufgelegt. (1.1)
11. Muß sich ständig beschäftigen (busy herself) oder umhergehen. (20)
12. Sie jagte die Katze hinter dem Ofen hervor: „Ach, ich kann den Anblick dieses Faulpelzes einfach nicht ertragen!" Von ihrem Stiefvater verlangte sie, er solle sich im Haus tummeln, statt den ganzen Tag herumzusitzen. Sie wollte partout sämtliche anfallenden Arbeiten erledigen, aber auch jeder andere sollte sich bewegen, und zwar schnell. So bestand sie beispielsweise darauf, bei Tische zu bedienen; sie lud die Teller voll, wollte selber aber nichts essen, weil sie fürchtete, dick zu werden. Immer in Eile, konnte nur schnell gehen, mußte jede Minute aktiv sein; nahm ihre Schulbücher und begann, Physik und Geometrie zu lernen; nötigte ihren Musiklehrer, ihr Unterricht zu geben; übte stundenlang am Klavier (18j. geistesgestörtes Mdch.; nach heutigen Begriffen Anorexia nervosa – vr). (33.2)
13. „Solche Leute scheinen übermenschliche Kraft zu besitzen, sind fähig, ja sogar getrieben, Tag und Nacht zu arbeiten, letzten Endes vielleicht sogar wochenlang ohne Schlaf. Sie sind fleißig, fähig, arbeiten effektiv; aber im Gegensatz zu *Nux-v.*, das durch Ehrgeiz und Konkurrenzdenken getrieben wird, liegt bei *Tarantula* die Antriebskraft in der Anspannung des Nervensystems, im bloßen Zwang, sich zu bewegen und in Aktion zu bleiben." (23)
14. Sie fühlen sich, als müßten sie drei Jobs zugleich machen, und alle drei perfekt; äußerst arbeitssüchtig (super-workoholic), übermäßig fleißig. (13.3)
15. Unruhig und arbeitswütig. Bekam einen für ihre 23 Jahre extrem aufreibenden Posten: sie sollte an einer angesehenen Universität ein ganzes Forschungsprojekt leiten. Mit dem Streß dieses immensen Projekts konnte sie „gut" umgehen; sie arbeitete fast Tag und Nacht; um sich zu beruhigen, rauchte sie Haschisch; wenn sie allzu angespannt war, spielte sie Squash oder hackte Holz (23j. Frau, Epilepsie). (13.1)

16. Baute innerhalb eines einzigen Jahres und mit enormer Energie und Geschwindigkeit eine neue Firma mit 50 Angestellten auf; diese Arbeit besserte ihren Zustand sehr, ihre Symptome verringerten sich. Verrichtet ihre Hausarbeit sehr rasch. Einmal hat sie eine neue Wohnung im Gebirge gekauft, und um diese einzurichten, fuhr sie jede Nacht in halsbrecherischer Geschwindigkeit dorthin, anderthalb Stunden hin und anderthalb zurück, wobei sie Hardrock hörte, kam frühmorgens wieder, schlief 2 oder 3 Std. und machte dann das Frühstück für die Familie (34j. Frau, Angstneurose). (13.2)
17. *Tarantula*-Menschen, die sich noch in einer gewissen Balance befinden, haben viel Energie und sind sehr aktiv, können effizient und hart arbeiten; sie denken und handeln rasch, brauchen keine Pausen und können ihre Angestellten gut motivieren. (13.2)
18. Sehr genau und methodisch in seiner Arbeit. (26.2)
19. Braucht unbedingt Bewegung und ist dabei ein höchst genauer Arbeiter; seit er in Rente ist (ehemals bei der Bahn tätig), leitet er Pilgerreisen. ... Ist bei dieser Tätigkeit höchst erfolgreich, weil er nichts dem Zufall überläßt und nichts verschlampt (rien ne cloche); aber sehr nervös. Er ist in Angst / Not (dans l'angoisse), wenn eine Arbeit nicht beendet wird, nicht aus Angst vor Versagen, sondern aus Furcht, daß etwas vom Zeitplan her nicht klappt. Er will, daß alles pünktlich nach Plan geht. Wenn etwas nicht zum festgesetzten Termin klappt, ist es eine Katastrophe für ihn. Er kann nicht schlafen, wenn eine Zeitung nicht wie bestellt kommt, ein angekündigter Brief ausbleibt. „Solange eine Sache nicht erledigt ist, sitze ich auf glühenden Kohlen. Wenn Freunde zu einer Einladung nicht pünktlich kommen, denke ich: was ist ihnen bloß passiert? Sowie ich eine Sache zu erledigen habe, bin ich in Eile, sie zu erledigen" (Hypertonie, Angstsyndrom). (26.4)

Benommenheit, wie nicht ausgeschlafen, wie berauscht, betäubt etc.

1. Schwäche in allen Gliedern, Wanken beim Gehen, allgemeine Erschlaffung, Stumpfsinnigkeit. (1.2)
2. Es ist aber erstaunlich, wie die Kraft dieses Giftes durch Musik gemildert wird. Denn in der Tat werden, wie ich selbst bezeugen kann, die von der Tarantel Gestochenen aus ihrer benommenen Mattigkeit herausgebracht und fangen an zu stampfen und zu tanzen, sobald sie die Töne von Saiteninstrumenten oder Flöten hören, und solange damit fortgefahren wird, scheinen sie gesund... Wenn aber die Flötenspieler einmal eine Pause machen und schweigen, fallen die Kranken alsbald wieder zu Boden und verfallen wieder in ihren früheren Zustand von benommener Mattigkeit... (*Matthiolus*). (11.4)
3. Benommenheit zwischen den Krampfanfällen. (27)

Bewegungen: Zwangsbewegungen, Automatismen, Gesten, Lagen

1. Gewandt (adroit). (4)
2. Ungewöhnliche Verrenkungen und Bewegungen. (4)
3. Tanzen, Schwitzen und Zittern (*Matthiolus*). (11.4)
4. Als er die Musik hörte, begann er sich in deren Rhythmus zu bewegen, stand blitzschnell auf und erschien so, als sei er durch eine fürchterliche Vision erweckt worden; er starrte wild um sich, wobei immer noch jedes Gelenk seines Körpers in Bewegung war. Da ich noch nicht die ganze Melodie gelernt hatte, unterbrach ich das Spiel; augenblicklich fiel er hin und schrie sehr laut. Sein Gesicht, die Beine, Arme und jeder andere Teil seines Körpers wurden verzerrt; er kratzte den Boden mit seinen Händen auf und befand sich in Verrenkungen, welche klar anzeigten, daß

er fürchterliche Qualen litt. Als er die Musik wieder hörte, stand er wie zuvor auf und tanzte so schnell, wie es ein Mensch nur vermag. Sein Tanzen war sehr wild. Er hielt in seinem Tanz den Rhythmus perfekt ein, doch folgte er weder einer Regel noch einer Sitte (had neither rule nor manner), sondern sprang nur, rannte hin und her und nahm sehr komische Haltungen ein, so etwa wie die chinesischen Tänze, welche man auf Bühnen sieht (im Jahre 1763, vr), und zu anderen Zeiten war alles, was er tat, sehr wild (*Storace*). (18.3)

5. Quetschungsschmerz in der rechten Hüfte beim Aufstehen, beim Aufrechtstehen und beim Gehen, welcher beim Sitzen verschwindet; danach unwiderstehliche Lust zu springen. (1.1)
6. Fieber steigt und wird heftig, mit übermäßiger Aufregung und Gestikulieren. (1.2)
7. Unruhe in den Händen. Bewegung, als wenn man webte, danach allgemeines, stark ausgesprochenes Zittern, besonders in den unteren Extremitäten (durch *Ars.* 8000 behoben). (1.1)
8. Bewegungen, Gesten, als stricke sie. (17.2)
9. Bedürfnis, die Hände und Finger zu bewegen, begleitet von allgemeinem Unbehagen (Antidot war *Cocculus*). (1.1)
10. Das Bedürfnis, die Beine hin-und-herzubewegen, erstreckt sich auf die Hände, mit dem unabweislichen Verlangen, einen Gegenstand zu ergreifen und zwischen den Fingern zu rollen; darauf allgemeine Mattigkeit. (1.1)
11. Ruhelose Arme; muß die Hände beschäftigt halten; zupft an den Fingern. Ruhelose Beine, Lauftrieb. (4)
12. Zappelig, seit 2 Monaten; verhält sich nicht einen Augenblick ruhig, hat immer die Hände im Gesicht, zupft an den Lidern, beißt an den Nägeln (5j. Junge). (15.2)
13. Wenn die Hände nicht beschäftigt waren, so hielt sie beide Hände fest, um die unwillkürlichen Bewegungen zu verhindern (Chorea minor). (14)
14. Nervenanfälle (nervous spells) mit Schmerzen im linken Ovar, der Schmerz scheint das Herz zu affizieren, und sie wird bewußtlos, scheint aufzuhören zu atmen; wenn der Anfall wiederkommt, fängt sie an, kurz zu atmen und nach mehr Luft zu rufen; sie schnappt nach Luft und zieht ihr Kleid vom Herzen weg. (2)
15. Er faßt alles an, fummelt an allem herum (2j. Junge, Neurodermitis). (12.2)
16. Spielen mit den Fingern (*Kent*). (29)
17. Kinder stecken die Finger in den Mund (*P. Schmidt*). (29)
18. Zupfen an der Nase, den Lippen oder sonst an einer bestimmten Stelle (*Phatak*). (29)
19. Migräneähnlicher Kopfschmerz, mit Unmöglichkeit, die Augen zu öffnen und Neigung des Kopfes, nach hinten zu sinken. (1.1)
20. Verdrehungen und Zuckungen des Kopfes. Reibt den Kopf unablässig an irgendeinem Gegenstand, zuweilen am Kopfkissen im Bett. Wirft den Kopf hin und her, hierhin und dorthin. (3)
21. Verdrehungen und ungewöhnliche Bewegungen des Kopfes und der Hände, mit Zorn und nervöser Aufregung. (1.1)
22. Kopfschmerz gebessert durch Reiben des Kopfes am Kissen. Die Nervenendigungen sind so überreizt, daß auf irgendeine Reibung zurückgegriffen werden muß, um Erleichterung zu erlangen. (2)
23. Bedürfnis, den Kopf seitwärts hin-und-herzubewegen, indem man ihn an einem Gegenstand reibt. (1.1)
24. Kopf nach unten gezogen; Furcht, Fremde anzusehen (14j. Junge, Chorea). (2)

25. Wiegt im Schlaf den Kopf und den ganzen Oberkörper hin und her; schlimmer genau ab Mitternacht, bis 4 oder 5 Uhr morgens (5j. Junge). (15.2)
26. Brennende Hitze im gesamten Körperinneren mit Verlangen, das Gesicht zu verzerren. (1.1)
27. Brennende Hitze überall am Körper, abwechselnd mit Eiseskälte, welche die Zähne klappern läßt... (1.1)
28. Eisige Kälte, Zähneklappern, Zittern, Angst und Unbehagen (Cervixkarzinom). (2)
29. Rollt den Kopf und beißt in sein Nachthemd (Typhus bei einem Kinde). (19)
30. „*Tarantula hispanica* hat ein ungeheures Verlangen, Nägel zu kauen... . Sie finden das hauptsächlich bei Kindern, die Fußball sehen (im TV). Sie sind dabei sehr aufgeregt und müssen immer zur gleichen Zeit spielen und Nägel und Daumenballen kauen, bis sie anfangen zu bluten." (22)
31. Beißt in die Fingerspitzen (*Bad Boll*). (28)
32. Nägelbeißen bis zum 30. Lebensjahr (34j. Frau, Angstneurose). (13.2)
33. Verlangen, den Platz zu wechseln, sich auf die Erde zu setzen und sich beständig hin-und-herzubewegen. (1.1)
34. Wippt im Sitzen unaufhörlich mit dem Oberkörper vor- und rückwärts (77j. Mann). (32)
35. Krampfender Schmerz in den Knien beim Aufstehen; um die Schmerzen zu lindern, drückt man darauf, streckt sich, kniet sich hin usw.; fester Druck bessert, Schlaf verschlimmert. (7.2)
36. Husten... mit Unmöglichkeit, auf den Knien zu verharren und Notwendigkeit, sich zu setzen, wegen Beklemmung, Husten und Schweiß... (1.1)
37. Ständige Bewegung der Schultern nach oben (*Ravi Roy*). (28)
38. Schmerzhafte Beklemmung im Epigastrium und unten an der Brust, mit Schweratmigkeit; man muß sich vornüberbeugen und kann keine anderen Bewegungen ausführen. (1.1)
39. Sie zieht sich zusammen, die Beine nah am Bauch, den Kopf vorwärtsgebeugt, die Hände umklammern das Bettzeug und ergreifen sofort danach irgendetwas anderes; nahezu unablässige Bewegungen der unteren Extremitäten (Dysmenorrhoe). (2)
40. Manchmal wälzte er sich auf dem Boden und stieß heftig mit den Füßen (beim Tanzen, nach Tarantelbiß; *Baglivio*, 1695). (11.4)
41. Er hielt nachts seine Fersen in den Händen, um sie zu kratzen, und in dieser Haltung konnte er ein wenig schlafen, sonst nicht (*Epiphanio Ferdinando*). (18.3)
42. Rollen von einer Seite auf die andere, um die Leiden zu lindern, ist ein Charakteristikum von *Tarantula*. Ein Mann mit hartnäckiger Obstipation... rollte sich in seiner Not im Bett von einer Seite auf die andere und jammerte: „Oje! Oje!" *Tarant.* beruhigte ihn; zwei Tage später hatte er normalen Stuhlgang und danach keine Schwierigkeiten mehr (*Kent*). (33.1)

Bewußtlosigkeit, Koma, Stupor

1. Infiltration der Bauchwandungen und Unterextremitäten, mit Schwäche und Bewußtlosigkeit (Hydrops? vr). (1.2)
2. Gebärmuttersymptome, welche schließlich in Bewußtlosigkeit (Verstandlosigkeit? vr) ausarten, mit stupidem Lachen, stierem Blick, Starrheit. (1.2)
3. Nervenanfälle (nervous spells) mit Schmerzen im linken Ovar, der Schmerz scheint das Herz zu affizieren, und sie wird bewußtlos, scheint aufzuhören zu atmen... (2)
4. Epilepsie: fällt ohne jede Vorwarnung bewußtlos hin... (2)

5. Liegt auf dem Boden ausgestreckt und scheint unmittelbar am Sterben zu sein. (18.3)
6. Er fiel (einige Zeit nach Tarantelbiß) plötzlich um, wie durch einen Apoplex. Es traten Atemnot auf, und Gesicht, Hände und Füße wurden dunkel. ... Als der Patient Musik hörte, kam er wieder zu Bewußtsein, fing an zu seufzen, die Füße zu bewegen, dann die Hände, schließlich den ganzen Körper, wieder auf den Beinen fing er an, heftig zu tanzen... (*Baglivio*, 1695). (11.4)
7. Komatöser Zustand mit geschlossenen Augen, während des Hitzestadiums (Febris intermittens). (2)

Bosheit, Destruktivität

1. Gewalt ist ein starkes Merkmal der Arznei. Gewalttätigkeit mit Zorn. (3)
2. Selbstfolter, selbstquälerisch (self-torture) (*Weir*). (29)
3. Sie weinte viel, fing an zu zittern, sich die Haare auszureißen (Neurose durch Demütigungen). (11.3)
4. Wenn er wütend ist, tut er sich selber noch mehr weh. Er schlägt den Kopf gegen Möbel. Auch schlägt er oft die Mutter mit Händen und Füßen (2j. Junge, Neurodermitis). (12.2)
5. Biß und kratzte sich selbst mit Wut. (1.1)
6. Schlechte Laune, Neigung, sich zu ärgern oder aufbrausend zu sprechen; Bedürfnis, die Glieder unruhig zu bewegen, mit zerreißendem Schmerz im Magen und drückendem in der linken Seite der Brust; viel Durst und krampfhafter Schmerz in der linken Seite der Brust, mit dem Drange, sich selbst zu mißhandeln und sich das Gesicht und den Hals heftig zu kratzen; zu gleicher Zeit Gähnen, Dehnen des Körpers und das Bedürfnis, sich die Finger in den Mund zu stecken. (1.1) (Rekombination zweier Symptome, die offenkundig von derselben Prüferin stammen, eine Einheit bilden und nur vom Bearbeiter voneinander getrennt wurden. vr)
7. Anfälle von Hystero-Manie, welche täglich etwa zur gleichen Stunde auftreten. Sie beginnen mit großer nervöser Reizbarkeit, Mutlosigkeit und streitsüchtiger Laune. Aus diesem Zustand erfolgt plötzlicher Übergang zu großer Exaltation, in welchem sie jeden schlägt und beschimpft, kaputtmacht, was immer sie in die Hände bekommt, ihre Kleider zerreißt, singt und lacht. Sie verspottet alte Leute ihres Alters wegen. Will man sie zurückhalten, so wird sie gewalttätig. Die Attacken enden mit komaähnlichem Schlaf, währenddessen sie Fragen richtig beantwortet. Nach dem Erwachen erinnert sie sich nur an wenig von dem, was passiert ist. (2)
8. Ausgelöst durch den Streß des Besuchs einer weiterführenden Schule sowie einer erstmalig intensiveren Partnerbeziehung, Ruhelosigkeit und Unruhe von Händen und Füßen, sowie Bedürfnis, sich in die Arme zu beißen. (11.3)
9. Wut, Geistesverirrung, Schweigsamkeit; Lust, sich zu mißhandeln und diejenigen zu mißhandeln, welche ihn daran hindern wollen. Brennen an den Stellen, die er gekratzt hat. (Diese Symptome wurden durch *Rhus-t.* beruhigt.) (1.1)
10. Große Hitze im Kopf; die Haare belästigen so sehr, daß Verlangen besteht, sie zu entfernen. Der Kopf wird fortwährend gedreht, um einen Ruhepunkt zu finden... Verlangen, sich die Haare auszuraufen. (1.1)
11. Große Schweigsamkeit und Reizbarkeit; Verlangen, sich und andere zu schlagen. (2)
12. Sie schlägt ihren Kopf mit den Händen, schlägt ihren eigenen Körper, schlägt die Pfleger und ihre besten Freunde. (3)
13. Große Reizbarkeit; Verlangen, diejenigen zu schlagen, welche sich in seiner Umgebung befinden, und auch sich selbst zu schlagen. (1.1)

14. Konvulsionen, eine Art von Veitstanz, mit Neigung, alles, was ihm nahekommt, zu beißen und zu zerreißen (mit Oligurie). (2)
15. Schwere und vorbehaltlose (outright) Gewalttätigkeit, ähnlich wie bei *Stram.*, mit dem Verlangen, zu schlagen, zu töten, und zerstörerischer Gewalt mit übermenschlicher Stärke und Kraft. (23)
16. Gewalttätig; besudelt das Bett mit Kot und Urin; rasend; singt laut und ununterbrochen, mit Gelächter; fünf Tage lang kein Schlaf; springt plötzlich aus dem Bett, zerstört, was immer sie erwischt, und tut das so flink, daß es nicht verhindert werden kann. (2)
17. Sehr ruhelos, rennt durch die ganze Wohnung, und die Mutter kann gar nicht schnell genug sein, um aufzusammeln, was er auf den Boden wirft; ißt hastig, und nach dem Essen fliegt der Teller über den Tisch; nimmt alles aus den Schubladen; springt von Schränken runter; zerreißt Sachen und reißt an seinem Haar; wenn er wütend ist, was er rasch wird, stampft er mit Füßen, schreit und beißt; rennt wie ein Rammbock gegen Andere an und hat dabei der Mutter einmal mit seinem Kopf einen Zahn ausgeschlagen (2j. Junge, Neurodermitis). (13.1)
18. Sie bekam Wutanfälle (had a temper) und schlug andere Kinder (3 1/2 j. Mdch., aggressives Stadium nach gegen Infekte gegebenem *Tub.*). (31)
19. Kind haut andere Kinder, wenn unbeobachtet (*Foubister*). (29)
20. Er ist im Kindergarten unausstehlich, piesackt (ärgert) die anderen Kinder, gibt niemals Ruhe (2j. Junge, Neurodermitis). (12.2)
21. Motorisch unruhig, hyperaktiv, nicht zu bändigen, räumt alles aus, zerstört, zerreißt, bringt alles durcheinander, hinterläßt ein Chaos nach dem anderen, kann nicht still sitzen, rückt dauernd mit dem Sessel herum, läuft die ganze Zeit fort. Bei einer Vorstellung in einer Lehrambulanz begann sie bald, unsere Tische „abzuräumen", und es bedurfte einer großen Anzahl meist weiblicher Kollegen, die sich um sie zu kümmern hatten, um das Gespräch mit der Mutter überhaupt möglich zu machen. Fordert pausenlos, schreit, wenn ihre Forderungen nicht erfüllt werden, wird böse und zornig, wenn man mit ihr schimpft, stellt die Mutter bloß, lacht sie aus. Man hat den Eindruck, als fordere gerade die Gesprächs- und Befragungssituation dieses ungebärdige Mädchen besonders heraus. Die Mutter, aber auch fremde Menschen und die Ärztin, werden zu Opfern ihrer Aggression: Ziehen an den Haaren, Schlagen, Kratzen, Beißen, Kneifen, Spucken. Es kommt vor, daß in der Straßenbahn plötzlich wildfremde Menschen Tritte von ihr abbekommen, daß sie auf Passanten einschlägt... Sie „geht aufs Ganze", ist draufgängerisch, nimmt keine Rücksicht auf Andere (4j. Mdch., angeborener Immundefekt, psychomotorische Retardierung). (15.5)
22. Heftige Wutanfälle, bis hin zum Zerschlagen von Gegenständen, seit 2 Jahren immer schlimmer und öfter. Er zerschlägt Dinge, die „ihm widerstehen"; wenn er z.B. eine Garderobenleiste nicht lotgerecht zu montieren vermag, macht er sie kaputt (ein Mann). (26.1)
23. Jähzorn, bei welchem der Patient mit allem wirft, was gerade zur Hand ist. Einmal hätte er seine Mutter fast umgebracht. Sie machte einen Einwand gegen etwas, was er gesagt oder getan hatte, und er warf mit einem großen Krug nach ihr und verfehlte sie um Haaresbreite (18j. geistesgestörter Junge) (*Farrington*). (33.1)
24. Ist heftig und streitsüchtig (12j. Junge, Heuschnupfen). (26.3)
25. Streitsucht, Schimpfen: zu Beginn der Hystero-Manie (*Knerr*). (29)
26. Mürrisch, unausstehlich, „wie vom Leibhaftigen besessen" (18j. geistesgestörtes Mdch.; nach heutigen Begriffen Anorexia nervosa – vr). (33.2)

27. Psychose; schimpft, zerstört Gegenstände, stiehlt; macht ihren Töchtern das Leben zur Hölle. (15.4)
28. Ein sonst netter, umgänglicher und vernünftiger Mensch kann (in der *Tarantula*-Hysterie) so fürchterlich egozentrisch und selbststüchtig werden, daß er verlangt, alle müßten um ihn herumstehen und ihn bedienen; er kann sogar die Krankenschwester mit irgendwelchen erfundenen Beschwerden davon abhalten, ihren Dienst aufzunehmen oder zu beenden, etwa indem er eine Ohnmacht vortäuscht oder irgendetwas anderes, was sie zwingt, in seiner Nähe zu bleiben (*Roberts*). (33.1)
29. Anfälle von Wahnsinn mit Ruhelosigkeit der Beine und (Ausstoßen von) Drohungen. ... Ständiges Sich-Beklagen und Drohen; sie droht der Krankenschwester und den Pflegern. (3)
30. Neigung zum Fluchen (*Vithoulkas*). (28)
31. Verlangen, sich an seinen Feinden zu rächen, sie lächerlich zu machen (ein Mann). (26.2)
32. Sarkasmus (*Phatak*). (29)
33. Destruktive Impulse; Schwächung (relaxation) des Moralgefühls. (20)
34. Es macht Spaß, Unheil anzurichten (*Ravi Roy*). (28)
35. Plötzlich sprang sie von ihren Pflegern weg und warf die Schmuckgegenstände vom Kaminaufsatz herunter. Sie sagte danach, es tue ihr leid, doch könne sie nicht anders. Sehr mutwillig und destruktiv, amüsant und fröhlich. Zuweilen bestand dabei Schmerz im linken Ovar. (2)
36. Plötzliche, fuchsartige zerstörerische Handlungen, welche größte Wachsamkeit (der Pfleger, vr) erforderten, um Schäden zu verhindern; gefolgt von Lachen und Entschuldigungen. (2)
37. Fuchsartige, mutwillige und zerstörerische Gemütslage. (2)
38. Fuchsartige Schläue und Destruktivität. (3)
39. Sehr aufmerksam und listig. (26.2)
40. Während der Visiten wirkte sie immer schüchtern und zurückhaltend; sonst aber, so die Stationsschwester, sei sie „schlau wie ein Fuchs". Wenn sie glaube, nicht beobachtet zu werden, fange sie plötzlich an, Bücher zu zerreißen und Spielzeug kaputtzumachen, das in ihrer Reichweite lag (ein Mädchen, Chorea). (33.1)
41. Ein achtjähriger Junge, der durch *Tarant.* geheilt wurde, pflegte Dinge zu tun wie dies: Er schaute vom Balkon der elterlichen Wohnung im 2. Stock und sah, daß sich im 1. Stock ein Junge über die Balustrade lehnte, so daß der Kopf herausragte. Der Patient nahm einen Kieselstein, ließ ihn auf den Kopf des Jungen unter sich fallen und verschwand. (8)
42. Er konnte ohne Zögern die wildesten Lügengeschichten erzählen. Zuweilen war er sehr hinterlistig. Als einmal die ganze Familie in Urlaub verreiste, lud er für den Tag nach der Abreise alle seine Lehrer zu sich nach Hause zum Essen ein, mit der Behauptung, dies sei sein Geburtstag. Als die armen Lehrer an jenem Tag voller freudiger Erwartung erschienen, fanden sie die Türe verschlossen vor. Einmal gab er seinen goldenen Halsschmuck seinem Diener und behauptete dann, er sei ihm gestohlen worden; der Diener kam ins Gefängnis. Einmal rasierte er sich den Kopf und bettelte an den Straßenecken (in Indien; er mimte offenbar einen Bettelmönch, vr). Einmal besuchte er den Freund seines Vaters, weinte und behauptete, seine Mutter sei tot. Sein Vater schämte sich so sehr für das Betragen seines Sohnes, daß er Selbstmordgedanken hegte (14j. Junge). (17.1)

43. Während ihre Töchter fort zur Arbeit waren, verkaufte sie alle Möbel für einen Spottpreis (for a song). Während sie weg waren, verschüttete sie absichtlich Wasser und versalzte das Essen. Sie knallte die Türen, zerschlug Geschirr und machte überhaupt alles kaputt. Eine besondere Antipathie hatte sie gegen das Dienstmädchen. Sie schlug die Magd, schrie, und wenn die Leute zusammenliefen, behauptete sie, die Magd habe sie geschlagen und nicht umgekehrt. Wenn sie allein im Haus war, zerriß sie die Kleider des Dienstmädchens und tat später, als wisse sie nichts davon. Alles in allem war sie eine Belästigung für ihre Töchter, ihre Nachbarn und jeden; sie hätte schon lange in eine Nervenklinik gemußt, doch die Töchter hatten immer vor diesem Schritt zurückgescheut (60j. Frau, Psychose). (17.1)
44. Er liebte Rot und verfolgte blaue Gegenstände mit größtem Haß; alles, was blau war, zerriß er in Stücke und zertrampelte es unter seinen Füßen (*Epiphanio Ferdinando*). (18.3)
45. Haßerfüllt. (4)
46. Der Hang zum Zerstören ist bei *Tarantula* sekundär, wie bei vielen anderen Mitteln. *Tarant.* benimmt sich unangepaßt, weil es einem inneren, unwiderstehlichen Trieb oder Instinkt Folge leistet. Das destruktive Benehmen von *Tarantula* steht nicht in einer Beziehung zu den ihn umgebenden Menschen, außer wenn ein *Tarantula*-Kind erkennt, daß die Erwachsenen wünschen, es täte nicht das, was es gerade tut. Dann zeigt *Tarantula* Scharfsinn und Verschmitztheit, wartet ab, bis die Aufmerksamkeit nicht mehr auf ihn gerichtet ist, und macht dann wieder, was er selbst möchte. *Tarant.* verfügt also über genügend Selbstkontrolle, um das zu tun, aber seine Aktivitäten zielen nicht auf absichtliches Zerstören hin. (6)

Delirium, Wahnsinn, Raserei

1. Fieber mit wütendem Delirium. (1.1)
2. Nach Tarantelbiß: Benommenheit, Atemnot, nervöse und muskuläre Schwäche, Delirium (*Di Renzi*, 1833). (11.4)
3. Im allgemeinen stoßen die Kranken während des Tanzes Seufzer aus, jammern, verlieren den Gebrauch ihrer äußeren und inneren Sinne wie Betrunkene; sie können die Eltern nicht von Fremden unterscheiden, können sich nicht an ihre Vergangenheit erinnern; sie haben eine Vorliebe für Wasser, glitzernde Gegenstände, grüne Blätter, lebhaft gefärbte Kleidung usw. (*Baglivio*, 1695). (11.4)
4. Hohes Fieber und Delirium, zwei Nächte lang (Diphtherie). (2)
5. Tonsillitis; hohes Fieber, Delirium, rotes Gesicht; die Mandeln waren so geschwollen, daß man Erstickung befürchtete. (2)
6. Meningitis mit heftigen Kopfschmerzen, Kopfrollen und Delirien bei hochgradiger Unruhe. (5)
7. Geisteszerrüttung bei Personen, welche zur Traurigkeit neigen und gewöhnlich mürrisch sind. (1.2)
8. Gebärmuttersymptome bei einem Fräulein von 28 Jahren; Anfälle von Lachen, nervöse Bewegungen, dann Wahnsinn (unter dem Einfluß einer unglücklichen Leidenschaft). (1.2)
9. Selten erholen sich die Gebissenen je vollständig; ihr sittlicher Zustand bleibt mehr oder weniger befallen. Sie suchen einsame Orte und Friedhöfe auf und legen sich gern wie tot in Särge; andere stürzen sich in Brunnen. Junge Mädchen und höchst sittsame Frauen werden völlig nymphoman. Andere wälzen sich wie Schweine im Dreck und scheinen das zu genießen. Andere lieben es, auf Rücken, Sohlen und Fer-

sen geschlagen zu werden. Andere finden große Erleichterung in schneller Bewegung (*Ozanam*, 1856). (11.4)

10. Anfall von Wahnsinn; sie drückt sich den Kopf mit den Händen und rauft sich die Haare; dann beruhigt sie sich für 6 Minuten; von neuem regt sie sich auf mit Klagen und Drohungen, sie schlägt mit den Händen den oberen Teil ihres Kopfes, kratzt sich und antwortet nicht auf die Fragen, die man an sie richtet; Haltung und Ton sind drohend; Bewegungen von Ungeduld in den Beinen; sie gibt sich Schläge auf den ganzen Körper, während sie ihre Drohungen fortsetzt; ihr Kummer ist tief; ihre Kleider stören sie. Ihre Unruhe ist anhaltend, ihre Worte unzusammenhängend, untermischt mit Drohungen, mit Worten vom Tode; sie hält sich für verwundet, wird von einem allgemeinen Zittern ergriffen. Bald empfindet sie einen Schmerz im Bauche, den sie durch Zusammendrücken mit ihren Händen besänftigt; sie scheint (etwas) zu hören und mit Worten und Gesten zu antworten; endlich Ausdruck einer burlesken Freude. Dieses Delirium geht zu Ende, indem sie über einen heftigen Kopfschmerz klagt; die Augen scheinen aus ihren Höhlen treten zu wollen; sie sieht kleine Figuren sich vor ihren Augen bewegen und bewegt die Hände heftig hin und her. (1.1)
11. Anfälle von Hystero-Manie, welche täglich etwa zur gleichen Stunde auftreten. Sie beginnen mit großer nervöser Reizbarkeit, Mutlosigkeit und streitsüchtiger Laune. Aus diesem Zustand erfolgt plötzlicher Übergang zu großer Exaltation, in welchem sie jeden schlägt und beschimpft... Die Attacken enden mit komaähnlichem Schlaf, währenddessen sie Fragen richtig beantwortet. Nach dem Erwachen erinnert sie sich nur an wenig von dem, was passiert ist. (2)
12. Nach einem Anfall von Wahnsinn allgemeiner Frost... (1.1)

Eigensinn

1. „Ich habe viele Pläne, habe den Eindruck, nicht alles in die Tat umsetzen zu können, und wenn sich mir etwas in den Weg stellt, explodiere ich in fürchterlichem Zorn." (26.2)
2. Eigensinnige Kinder (*Dockx / Kokelenberg*). (29)
3. Hört (gehorcht) nicht (2j. Junge, Neurodermitis). (12.2)
4. Wenn ihm was nicht paßt, wirft er sich unter Schreien und Zetern auf den Boden (2j. Junge, Neurodermitis). (12.2)
5. Ruhelos, dickköpfig, ungehorsam, stampft mit den Füßen, wenn seine Wünsche nicht erfüllt werden (5j. Junge, chron. Husten). (8)
6. Fordert pausenlos, schreit, wenn ihre Forderungen nicht erfüllt werden, wird böse und zornig, wenn man mit ihr schimpft ...; unglaublich stur und hartnäckig, setzt so die meisten ihrer Forderungen durch (4j. Mdch., angeborener Immundefekt, psychomotorische Retardierung). (15.5)
7. Hartnäckig / ausdauernd (tenace) in Dingen, die er gern mag, nicht aber bei seinen Schularbeiten (12j. Junge, Heuschnupfen). (26.3)
8. Stur, nicht sehr freundlich, oft schlechtgelaunt, hartnäckig und schwierig, schmust aber gern (4j. Mdch., rez. Zystitis). (31)
9. Er will sich nicht anziehen lassen, mag keine Schuhe, rennt am liebsten nackt herum; wehrt sich aber auch beim Ausziehen. Als der Behandler seinen Ausschlag ansehen will, weigert er sich, Schuhe und Strümpfe auszuziehen; alles Zureden hilft nicht (2j. Junge, Neurodermitis). (12.2)
10. Neigt sehr zum Widersprechen (9j. Mdch., Ruhelosigkeit). (12.3)

11. *Tarantula* ist offen, mitteilsam, doch steht sie zu ihrer Meinung, kämpft für sie. (13.2)
12. Ungerechtigkeit empört ihn. Er sagt dann, „was er sagen muß" (seine Meinung dazu, vr) (Hypertonie, Angstsyndrom). (26.4)
13. Streitbarer Mensch, Führernatur (meneur), in seiner Gemeinde politisch aktiv, Bürgermeisterkandidat. (26.2)
14. „Ich behandelte ein Kind, das ständig tanzte. Wenn die Mutter es dabei berührte und aufforderte, ruhig zu sein, wurde das Kind zornig. Oder wenn das Kind mit einer Sache beschäftigt ist, und die Mutter faßt es an und sagt „Komm essen", dann kann es sehr verärgert reagieren. Diese Art von Berührungen macht *Tarantula* zornig." (22)
15. Der Hang zum Zerstören ist bei *Tarantula* sekundär, wie bei vielen anderen Mitteln. *Tarant.* benimmt sich unangepaßt, weil es einem inneren, unwiderstehlichen Trieb oder Instinkt Folge leistet. Das destruktive Benehmen von *Tarantula* steht nicht in einer Beziehung zu den ihn umgebenden Menschen, außer wenn ein *Tarantula*-Kind erkennt, daß die Erwachsenen wünschen, es täte nicht das, was es gerade tut. Dann zeigt *Tarantula* Scharfsinn und Verschmitztheit, wartet ab, bis die Aufmerksamkeit nicht mehr auf ihn gerichtet ist, und macht dann wieder, was er selbst möchte. *Tarant.* verfügt also über genügend Selbstkontrolle, um das zu tun, aber seine Aktivitäten zielen nicht auf absichtliches Zerstören hin. (6)
16. Das Allerwichtigste im Leben (le capital de sa vie) ist ihm die Annahme des Willens Gottes (Hypertonie, Angstsyndrom). (26.4)

Ekelgefühl, Sauberkeitssinn

1. Reichliche Regeln, während welchen sie häufig aufgeregten Geschlechtstrieb, üble Laune, Verdruß und tiefen Ekel zeigt. (1.1)
2. Das Gesicht drückt Traurigkeit, Gleichgültigkeit und Ekel gegen alles aus (mit Husten). (1.1)
3. Sie ist sich ihres abnormen Geisteszustandes bewußt; daher ist sie mutlos, traurig, deprimiert und hat Abscheu gegen alles. (2)
4. Appetitlosigkeit gegen alle Speisen, selbst gegen die, welche man vorher am meisten liebte... (1.1)
5. Weigert sich zu essen, obgleich Bedürfnis nach Nahrung gezeigt wird. (17.2)
6. Beständige Gier nach rohen Speisen, intensiver Durst, Ekel vor Fleisch, allgemeine Kachexie (Diabetes). (2)
7. Abneigung gegen Speisen, besonders gegen Fleisch. (3)
8. Aversion gegen Milch oder Verschlechterung durch Milch. (13.2)
9. Abneigung: gegen Brot; gegen Schokolade. (27)
10. Mäkelig beim Essen: mag keine Tomaten, keine Milch „weil die zu rahmig ist", auch keine Sahnebonbons und kein Fleischfett; auch gegen Süßes besteht Abneigung (9j. Mdch., Ruhelosigkeit). (12.3)
11. Ist nicht mehr so wählerisch (Heilwirkung, schon nach wenigen Wochen deutlich; 9j. Mdch., Ruhelosigkeit). (12.3)

Empfindlichkeit (gegen Kritik, schlechte Nachrichten usw.), Gegenpol: nimmt die Reaktionen der Umgebung auf ihn nicht wahr

1. Das Geschlechtsverlangen war bei dieser Frau so offenbar, daß sie beim Spiel und Tanz mit jungen Leuten diese vor aller Welt küßte. Die Bemerkungen über dieses Betragen reizten sie, sie weinte, ärgerte sich darüber, versprach schließlich, es nicht wieder zu tun, was sie aber nicht lange hielt. (1.3)

2. Sehr empfindlich auf Tadel (12j. Junge, Heuschnupfen). (26.3)
3. Er weigert sich, die Schuhe und Strümpfe zur Untersuchung auszuziehen. Ganz normal sagt der Behandler zu ihm, er solle sich nicht so anstellen, er würde ihm auch ganz bestimmt nicht wehtun. Daraufhin heult er laut und schluchzend los und ist überhaupt nicht mehr zu beruhigen. Die Eltern sagen, er sei immer so „wahnsinnig empfindlich" (2j. Junge, Neurodermitis). (12.2)
4. Präkordialangst; fühlt die Herzschläge nicht mehr (infolge eines moralischen Eindrucks). (1.2)
5. Beeindruckbarkeit (*Boger / Bönninghausen*). (29)
6. Zittern bei Aufregung, z.B. nach einem Tadel der Mutter oder wenn sie zu einer Freundin will (9j. Mdch., Ruhelosigkeit). (12.3)
7. Starkes Zwicken in verschiedenen Teilen des Körpers, was plötzliches Zucken mit Kontraktionen der seitlichen Halsmuskeln und brennendem Schmerz in der Kehle und den Zähnen verursacht; schlimmer, wenn man Zeuge des Leidens einer anderen Person ist, auch durch Geräusch, Unterhaltung und Tabakrauch. (1.1)
8. Nach einem strengen Tadel oder einer Strafe: Frost und Fieber mit choreatischen Konvulsionen. (2)
9. Leicht beleidigt (*Farrington*). (29)
10. Beschwerden durch schlechte Nachrichten (*Allen*). (29)
11. Wenn etwas nicht zum festgesetzten Termin klappt, ist es eine Katastrophe für ihn. Er kann nicht schlafen, wenn eine Zeitung nicht wie bestellt kommt, ein angekündigter Brief ausbleibt (Hypertonie, Angstsyndrom). (26.2)
12. Der Kranke lacht, tanzt, läuft, gestikuliert, ohne zu bemerken, daß er der Gegenstand des Erstaunens ist. (1.2)

Erregbarkeit (durch Geräusch usw.)

1. Sehnt sich nach Schlaf, ist aber so aufgeregt, daß sie die gewünschte Ruhe nicht finden kann. (10)
2. Große Aufregung durch die Musik; nach einer Stunde solcher Aufregung allgemeiner reichlicher Schweiß. (1.1)
3. Ausgeprägte Überempfindlichkeit; alle Symptome werden durch Kummer und Erregung schlimmer. (3)
4. Die geringste Aufregung überreizt, gefolgt von Langeweile und Traurigkeit. (30)
5. Bei Erregung (sie ist oft aufgeregt) muß sie häufig Wasser lassen (9j. Mdch., Ruhelosigkeit). (12.3)
6. Erregung: in der Fieberhitze; während der Regel. (27)
7. Beschwerden durch Sinneseindrücke (*Rajan Sankaran*). (29)
8. Überempfindlich gegen Licht (*Rajan Sankaran*); gegen Berührung (*Rajan Sankaran*); gegen Geräusche (*O. Boericke*). (29)

Fröhlichkeit, Lachen

1. Ruhiger Schlaf bis 2 Uhr morgens, darauf traurige, dann frohe Träume. Beim Erwachen gute Laune, Lust zum Scherzen und für alle seine Beschäftigungen besser aufgelegt. (1.1)
2. Fröhlichkeit und Wohlbefinden; Lust zum Scherzen. (1.1)
3. Magen- und Leibschmerz, der ihm die Lust zum Spielen und Scherzen nicht nimmt. (1.1)

4. Freude und lebhafte Aufregung mit Zittern beim Anblick geliebter Personen oder auch nur von Bekannten. (1.1)
5. Sehr gute Laune den ganzen Tag. (1.1)
6. Den vierten Tag der Arzneiwirkung werden die Gemütsstörungen schwächer; Fröhlichkeit und Lachlust. (1.1)
7. Vierzehn Tage nach Einahme des Mittels grenzte die gute Laune an Tollheit, die Lust zum Lachen und Scherzen war übertrieben. (1.1)
8. Lust zum Scherzen, Spielen und Lachen. Übertriebene Fröhlichkeit. (1.1)
9. Sehr mutwillig und destruktiv, amüsant und fröhlich. (2)
10. Übertriebene Fröhlichkeit bei einem Mädchen v. 15 Jahren von lymphatisch nervösem Temperament, das in die Pubertät eintrat; die unbedeutendste Ursache brachte sie zum Lachen. (1.1)
11. Fröhlichkeit und gute Laune auf der Straße, welche mit Eintritt in das Haus verschwinden und einer großen Traurigkeit Platz machen. (1.1)
12. Trägheit und Muskelschwäche, Gähnen und Recken; traurige Gedanken, die sich bis Mittag steigern, wo sie infolge einer angenehmen Aufregung in eine ausgelassene Fröhlichkeit umschlagen, welche den ganzen Abend anhält. (1.1)
13. Die *Tarantula*-Menschen stimulieren Andere durch ihre gute, verspielte Laune, ihren Enthusiasmus und ihre (Hyper-) Aktivität. (13.2)
14. Nach der Ruhe bleibt die Müdigkeit bestehen, aber mit Heiterkeit und Lachlust, welche bis zum Zubettgehen anhalten, wo er von Traurigkeit ergriffen wird. (1.1)
15. Langeweile wechselt mit Fröhlichkeit. (1.1)
16. Wechsel von Traurigkeit und Fröhlichkeit mit Rückkehr der Kräfte. Die guten Wirkungen der Musik zeigen sich fortgesetzt, gefolgt von allgemeinem Schweiß. (1.1)
17. Ein Augenblick von Fröhlichkeit mit folgender tiefer Traurigkeit... (1.1)
18. Gebärmuttersymptome bei einem Fräulein von 28 Jahren; Anfälle von Lachen, nervöse Bewegungen, dann Wahnsinn (unter dem Einfluß einer unglücklichen Leidenschaft). (1.2)
19. Sie singt laut und ununterbrochen, mit Gelächter (Wahnsinn). (2)
20. Plötzliche, fuchsartige zerstörerische Handlungen, welche größte Wachsamkeit (der Pfleger, vr) erforderten, um Schäden zu verhindern; gefolgt von Lachen und Entschuldigungen. (2)
21. Lachen und Verspotten. (4)
22. Nervöse Lachausbrüche. (1.2)
23. Erstickendes Lachen. (1.2)
24. Lachen, von Tränen gefolgt, mit Zittern der Glieder. (1.2)
25. Dummes Lachen, gefolgt von Schlucken und Krämpfen. (1.2)
26. Durch nichts zu beruhigendes Lachen, gefolgt von Schreien. (1.2)
27. Manche singen, lachen, weinen oder schreien fortwährend (*Matthiolus*). (11.4)
28. Sexuelle Erregung und fortwährende Samenverluste durch Masturbation, dann Schwachsinn, dummes Lachen, fortschreitende Entkräftung. (1.2)

Furcht

1. Befürchtungen, dann Schwindel; muß sich setzen. (1.2)
2. Furcht vor allem Möglichen (Mann; Psoriasis, erethische Geistesstörung). (21.1)
3. Starker Kopfschmerz mit Furcht, den Verstand zu verlieren, große Trockenheit der Zunge, Unruhe und äußerstes Mißbehagen. (1.1)
4. Furcht, den Verstand zu verlieren, danach Wutanfall... (1.1)

5. Furcht, vom Typhus ergriffen zu werden. (1.1)
6. Ständiger Luftmangel; das Herz hört plötzlich auf zu schlagen, und der Patient fürchtet zu sterben. (2)
7. Die Angstsymptomatik fing in der Grundschule mit Hyperventilationsattacken und Furcht zu ersticken an. In der Pubertät entwickelten sich Herzklopfen und Todesangst. Eine Nonne versuchte vergeblich, sie mit dem Argument zu beruhigen, daß Gott nach dem Tode für sie sorgen werde. Kurz danach kam es zu den ersten Anfällen von Klaustrophobie und Furcht, in Ohnmacht zu fallen, besonders in der Kirche, wohin zu gehen sie von der Mutter gezwungen wurde. Schritt für Schritt traten neue Ängste auf, vor allem Klaustrophobie im Lift oder der Straßenbahn, Furcht vor Höhen, vor dem Verlassen ihres Hauses, vor dem Einkaufen und Menschenmengen, Agoraphobie (Furcht vor weiten Plätzen) und Furcht vor Stürmen (Gewittern? vr). Die Panikattacken wurden von Todesangst begleitet. Selbst bei geringsten körperlichen Symptomen hatte sie große Sorgen um ihre Gesundheit oder befürchtete einen Rückfall ihrer Gemütssymptomatik (34j. Frau, Angstneurose). (13.2)
8. Starke Bewegungsstörung der konvulsivischen Form; Notwendigkeit, sich unablässig zu bewegen; Schrecken, Grauen, Furcht vor raschem Tode, mit Schwindel und Präkordialangst, Unerträglichkeit von Berührung und Druck, periodisches Auftreten der Beschwerden (Hysterie). (2)
9. Furcht vor Herzkrankheit (*Fayazuddin*). (29)
10. Husten mit Schmerz und Empfindung von Trockenheit in der Brust; Trägheit und Schlaffheit, Traurigkeit und Furcht, eine Krankheit der Brust (Tuberkulose – vr) zu haben. (1.1)
11. Husten, welcher sich beim Niederlegen verschlimmert, mit Traurigkeit und Furcht, schwindsüchtig zu werden. (1.1)
12. Furcht vor Ansteckung. (30)
13. Bei *Tarantula* finden wir fast eine Obsession bezüglich Krankheiten. Ein 12j. *Tarantula*-Junge bekam aufgrund eines kleinen Kratzers am Ohrläppchen eine fürchterliche Angst vor Krebs und AIDS und fragte mich bei der Erstbefragung ein dutzendmal nach solchen Sachen. Eine andere Patientin glaubt wegen ein bißchen Schwindel, sie habe einen Hirntumor, und das immer wieder. (13.2)
14. Nach einem Anfall von Wahnsinn allgemeiner Frost, heftiges Zittern, Frostschauder, Zähneklappern, zusammendrückender Kopfschmerz, brennender Durst mit Furcht, Wasser zu trinken, wovon er in der Folge viel verlangt. (1.1)
15. Mangel an Appetit mit großem Durst, aber er wagt nicht zu trinken aus Furcht ,daß es ihm nicht bekommt. (1.1)
16. Mangel an Appetit, die Speisen widerstehen, mit viel Durst und Furcht, zu trinken. (1.1)
17. Gas in der Gegend der Hypochondrien; Verlust des Appetits, Stuhlverstopfung, Schmerz in den Gliedern, augenscheinliche Unmöglichkeit zu verdauen, mit Furcht, Nahrung zu sich zu nehmen. (1.2)
18. Weigert sich zu essen, aus Furcht, dick zu werden, obgleich sie nur noch 30 kg wiegt und fürchterlich anzusehen ist (18j. Mdch.). (33.2)
19. Furcht, Zittern; der Kranke weiß nicht, wohin fliehen, im Glauben, daß er angegriffen wird. (1.2)
20. Ich pflegte plötzlich aufzuschrecken und hastig meine Position zu verändern, aus Furcht, etwas würde auf mich fallen; beim Gehen hielt ich oft abrupt an oder warf meinen Kopf plötzlich nach einer Seite, da ich befürchtete, mich an irgendeinem eingebildeten Objekt anzustoßen, welches ein paar Zentimeter über meinem Kopfe

aufgehängt zu sein schien. Große Furcht vor einem eingebildeten, drohenden Unheil. (8.1)

21. Furcht, auszugehen; Angst vor Unfall auf einer Busreise. (7.1)
22. Furcht, wenn sie von zu Hause fort sind – genau wie sich die Spinne in ihrer natürlichen Umgebung verhält. Die Tarantel ist außerhalb ihres Nestes ein absoluter Feigling (*Roberts*). (33.1)
23. Sie hat nachts Angst vor Einbrechern, geht immer nachsehen, wenn sie etwas hört, ob da keiner ist; hat auch Angst, daß den Eltern etwas passieren oder das Haus abbrennen könnte (9j. Mdch., Ruhelosigkeit). (12.3)
24. „Wenn Freunde zu einer Einladung nicht pünktlich kommen, denke ich: was ist ihnen bloß passiert?" (Hypertonie, Angstsyndrom). (26.4)
25. Um Konflikte zu vermeiden, ging sie immer noch zur Eheberatung, obgleich sie sich innerlich schon zur Scheidung entschlossen hatte. Nach der Scheidung brach sie jeden Kontakt zu Ex-Ehemann und Kind ab. (Abwehrmechanismus der Abspaltung und Verleugnung, um Konflikten aus dem Weg zu gehen (*M. Righetti*), bei einer 34j. Frau mit Angstneurose.) (13.2)
26. Versteckt ihre Arzneien vor dem Ehemann und hält ihre homöopathischen Arzttermine vor ihm geheim, weil ihr Ehemann droht, sie zu verlassen, wenn sie wieder psychisch krank werden sollte (34j. Frau. Angstneurose). (13.2)
27. Großes Verlangen, allein zu sein, zusammen mit Furcht vor dem Alleinsein, selbst am hellen Tage. (8.1)
28. Kopf nach unten gezogen; Furcht, Fremde anzusehen (14j. Junge, Chorea). (2)
29. Jede Beobachtung oder ein fester Blick auf sie genügte, um sie zum Weinen zu bringen (Chorea). (2)
30. Schüchternheit, zaghaft (bashful) (*Knerr*). (29)
31. Große Hast in allem, was ich unternahm, aus einer ständigen Furcht heraus, daß etwas passieren könnte, das mich hindern würde, es zu beenden. (8.1)
32. Furcht vor schnellem Gehen (*Vithoulkas*) (28); Furcht vor Anstrengung, welche durch Anstrengung gebessert wird (*Phatak*) (29).
33. Furcht, daß irgendetwas schiefgehen könnte (9j. Mdch., Ruhelosigkeit). (12.3)
34. „*Tarantula* hat viel Angst: Angst, daß die Arbeit nicht geschafft wird, Angst, daß etwas schiefgeht. Dabei handelt es sich um eine irrationale Furcht, die dem angespannten Nervensystem entspringt." (23)
35. Eigentlich kennt sie keine Angst (Furcht, vr), höchstens wenn sie häßliche Szenen im Fernsehen sieht. Sie „geht aufs Ganze", ist draufgängerisch, nimmt keine Rücksicht auf Andere (4j. Mdch., angeborener Immundefekt, psychomotorische Retardierung, aggressiv-erethische Verhaltensstörung). (15.5)

Gedächtnis

1. Gedächtnisschwäche; Trägheit zu geistiger Arbeit. (1.1)
2. Gedächtnismangel mit guter Laune... (1.2)
3. Während der ganzen Entwicklung des Abszesses (an der rechten Handinnenfläche) fehlte der Kranken das Gedächtnis, sie behielt aber ihre gute Laune. (1.1)
4. Vollständiger Verlust des Gedächtnisses; sie begreift die Fragen nicht, die man an sie richtet; sie erkennt die Personen, welche sie für gewöhnlich sieht, nicht wieder; sie kann ihre Gebete nicht mehr hersagen. (1.1)
5. Gedächtnisschwäche begleitet eine große Zahl von Symptomen und ist ein charakteristisches Symptom des Mittels. (1.3)

6. Ausschlag, wie Friesel im Gesicht; allgemeine brennende Hitze 3 Tage lang, begleitet von guter Laune und Verlust des Gedächtnisses. (1.1)
7. Lendenschwäche, welche es nicht gestattet, stehen zu bleiben; Kopf leer, Darniederliegen der Kräfte; das Gedächtnis versagt. (1.2)
8. Vergeßlich, reizbar; kann sich des Gesichts bekannter Personen nicht erinnern oder daran, was er am Vortag gesagt hatte. (7.3)
9. So ausgeprägter Gedächtnisverlust, daß er selbst enge Freunde nicht erkannte (durch Einspritzungen behandelte Gonorrhoe). (2)
10. Vergeßlichkeit: vergißt ihren Beruf (*Kent*). (29) (In (3) nicht wiedergefunden, stammt vielleicht aus einem Zeitschriftenartikel. vr)

Gedanken, Denkvermögen

1. Gähnen, Geistesabwesenheit, Wimmern mit nachfolgendem Husten. (1.1)
2. Geistesabwesend, mit großer Traurigkeit. (27)
3. Wenig Verstand und schlechtes Gedächtnis. (1.1)
4. Sexuelle Erregung und fortwährende Samenverluste durch Masturbation, dann Schwachsinn, dummes Lachen, fortschreitende Entkräftung. (1.2)
5. Wenig Fähigkeit zum Begreifen (little perception), geistige Trägheit und Leistungsschwäche für alle geistigen Arbeiten (durch Einspritzungen behandelte Gonorrhoe). (2)
6. Ideenmangel. (27)
7. Sehr schnelle Auffassungsgabe, sprach sehr früh, schreibt in der Schule nur Einsen (9j. Mdch., Ruhelosigkeit). (12.3)
8. Kinder lieben vor allem Aufgaben, bei denen man schlau (listig) sein muß, um den Anderen zu übertreffen (*Ravi Roy*). (28)
9. In mancher Hinsicht war er brillant, in anderen Aspekten erschien er verrückt (14j. Junge). (17.1)
10. Trägheit und Muskelschwäche, Gähnen und Recken; traurige Gedanken, die sich bis Mittag steigern, wo sie infolge einer angenehmen Aufregung in eine ausgelassene Fröhlichkeit umschlagen, welche den ganzen Abend anhält. (1.1)
11. Hartnäckige Gedanken. (27)
12. Monomanie (*O. Boericke*). (29)
13. Abstoßende Phantasien, wenn allein. (27)

Gesellschaft

1. Licht ermüdet seine Augen; Gesellschaft und Unterhaltung sind ihm unangenehm. (1.1)
2. Will kein Licht und will nicht angesprochen werden. (19)
3. Reichlich Diarrhoe mit vollständigem Kräfteverfall, Traurigkeit, vollständiger Gleichgültigkeit, Widerwille gegen die Unterhaltung. (1.1)
4. Voll tiefer Traurigkeit, schüchtern, scheut seine Freunde (durch Einspritzungen behandelte Gonorrhoe). (2)
5. Scheut seine Kameraden und hält sich die meiste Zeit im entlegensten Teil des Hauses auf (14j. Junge, vor Ausbruch der Chorea). (2)
6. Will nicht angesehen werden (*Boger / Bönninghausen*). (29)
7. Kann in Gegenwart Anderer nicht urinieren. (13.2)
8. Großes Verlangen, allein zu sein, zusammen mit Furcht vor dem Alleinsein, selbst am hellen Tage. (8.1)

9. Abneigung gegen Gesellschaft, aber will doch, daß jemand da ist. (20)
10. (Unruhige) Kinder mögen von anderen Kindern nicht berührt werden, dann werden sie zornig. (22)
11. Scheucht die Mutter aus dem Zimmer, will nicht von ihr berührt werden (18j. geistesgestörtes Mdch.; nach heutigen Begriffen Anorexia nervosa – vr). (33.2)
12. Lehnt Zärtlichkeiten ab, kann aber auch nicht alleine sein. ... Im Kindergarten oft „wie abwesend", spricht nicht mit den anderen Kindern, kein Interesse, an ihren Spielen teilzunehmen (4j. Mdch., angeborener Immundefekt, psychomotorische Retardierung, aggressiv-erethische Verhaltensstörung). (15.5)
13. Abstoßende Phantasien, wenn allein. (27)
14. Extrovertiert (*Dockx / Kokelenberg*). (29)

Gesichtsausdruck

1. Weitgeöffnete starre Augen. (15.3)

Gier, Suchtverhalten

1. Tiefe Melancholie, Traurigkeit mit Tränen. *Puls.* 1000 war das Gegenmittel, und darauf folgte ein unersättlicher Hunger mit Verlangen nach Dingen, die sonst abgelehnt wurden. (1.1)
2. Würmerbeseigen (waterbrash) mit Verlangen nach Süßem; nur Schlaf bessert. (7.3)
3. Unauslöschlicher Durst. (1.1)
4. Nachtdurst, trinkt nachts einen halben Liter Milch; trinkt sehr viel, kippt es hinunter (2j. Junge, Neurodermitis). (12.2)
5. Unbehagen, fortwährender Durst, Verlangen nach rohen, unverdaulichen Speisen. (1.1)
6. Seit der Kindheit verlangte sie nach Sand, Asche, Tintenfisch, stark gewürzten Speisen und Zigaretten (Dysmenorrhoe). (2)
7. Ißt Kreide, Kalk, Erde, Lehm, Bleistiftminen (*Vithoulkas*); überhaupt Unverdauliches (*Boger*). (28)
8. Beständige Gier nach rohen Speisen, intensiver Durst, Ekel vor Fleisch, allgemeine Kachexie (Diabetes). (2)
9. Appetitverlust, heftiger Durst, Gier nach rohen Speisen (in graviditate). (2)
10. Ißt manchmal saure Gurken glasweise, holt sie selbst aus dem Kühlschrank, obwohl er sie von der Haut her nicht verträgt (2j. Junge, Neurodermitis). (12.2)
11. Leckt Salz pur, nimmt gerne saure Salatsauce zu sich (9j. Mdch., Ruhelosigkeit). (12.3)
12. Besteht darauf, bei Tische zu bedienen; sie lädt die Teller voll, will selber aber nichts essen, weil sie fürchtet, dick zu werden. Weigert sich zuletzt völlig, zu essen, obgleich sie nur noch 30 kg wiegt und fürchterlich anzusehen ist. Dabei starkes Verlangen nach Salz, das sie auf jeden kleinen Bissen häuft, den sie zu sich nimmt; ißt Pralinen in Mengen; trinkt rohen Zitronensaft, „um kein Fett anzusetzen" (18j. Mdch.). (33.2)
13. Beim Essen im eigenen Haus „stahl" sie Speisen, steckte sie in die Tasche, ging hinaus und verzehrte sie im Geheimen (60j. Frau, Psychose). (17.1)
14. Zuweilen empfand sie das Verlangen, sich fremde Gegenstände anzueignen (26j. Frau). (1.1)
15. Psychose; ...sie stiehlt.... (15.4)
16. Begeht Taschendiebereien bei Gästen seiner Eltern (14j. Junge). (17.1)

17. Kleptomanie. (4)
18. Sie verlangte Geld von ihren Töchtern, welches sie dann verschwendete und vertat (60j. Frau, Psychose). (17.1)
19. Opiumsucht. (2)
20. Unruhig und arbeitswütig. Bekam einen für ihre 23 Jahre extrem aufreibenden Posten: sie sollte an einer angesehenen Universität ein ganzes Forschungsprojekt leiten. Mit dem Streß dieses immensen Projekts konnte sie „gut" umgehen; sie arbeitete fast Tag und Nacht; um sich zu beruhigen, rauchte sie Haschisch; wenn sie allzu angespannt war, spielte sie Squash oder hackte Holz (23j. Frau, Epilepsie). (13.1)
21. Er trank unvermischten Wein (in der Tarantel-Psychose; *E. Ferdinando*). (18.3)
22. Es besteht unbeherrschbares geschlechtliches Verlangen, und er scheint sich in einer Geisteshaltung zu befinden, in welcher er kein Verlangen hat, sich und seine geschlechtlichen Leidenschaften zu beherrschen. Lüsternheit, die fast bis zum Wahnsinn geht. (3)
23. Genuß bringt Verlangen nach noch mehr Genuß (kriegt nie genug, vr) (*R. Roy*). (28)
24. Sie sammelte allen möglichen Müll und verwahrte ihn in Schachteln und Schränken, als handle es sich um kostbare Dinge (60j. Frau, Psychose). (17.1)

Gleichgültigkeit

1. Die Traurigkeit, Gleichgültigkeit und Widerwille gegen Alles, infolge dieses Mittels, zeigten sich besonders morgens bis gegen 3 Uhr nachmittags, mit einer deutlichen Verschlimmerung von Mittag an. Im zweiten Teil des Nachmittags bis zum Abend kehrte die gute Stimmung zurück. (1.3)
2. Im Kindergarten oft „wie abwesend", spricht nicht mit den anderen Kindern, kein Interesse, an ihren Spielen teilzunehmen (4j. Mdch., angeborener Immundefekt, psychomotorische Retardierung, aggressiv-erethische Verhaltensstörung). (15.5)
3. Sie masturbiert viel, danach ist sie sehr apathisch und lethargisch (4j. Mdch., rez. Zystitis). (31)

Hast, Eile

1. Große Hast in allem, was ich unternahm, aus einer ständigen Furcht heraus, daß etwas passieren könnte, das mich hindern würde, es zu beenden. (8.1)
2. Braucht unbedingt Bewegung und ist dabei ein höchst genauer Arbeiter; seit er in Rente ist (ehemals bei der Bahn tätig), leitet er Pilgerreisen. ... Ist bei dieser Tätigkeit höchst erfolgreich, weil er nichts dem Zufall überläßt und nichts verschlampt (rien ne cloche), aber sehr nervös. Er ist in Angst / Not (dans l'angoisse), wenn eine Arbeit nicht beendet wird, nicht aus Angst vor Versagen, sondern aus Furcht, daß was nicht klappt vom Zeitplan her. Er will, daß alles pünktlich nach Plan geht. Wenn etwas nicht zum festgesetzten Termin klappt, ist es eine Katastrophe für ihn. Er kann nicht schlafen, wenn eine Zeitung nicht wie bestellt kommt, ein angekündigter Brief ausbleibt. „Solange eine Sache nicht erledigt ist, sitze ich auf glühenden Kohlen. Wenn Freunde zu einer Einladung nicht pünktlich kommen, denke ich: was ist ihnen bloß passiert? Sowie ich eine Sache zu erledigen habe, bin ich in Eile, sie zu erledigen" (Hypertonie, Angstsyndrom). (26.4)
3. Ich pflegte plötzlich aufzuschrecken und hastig meine Position zu verändern, aus Furcht, etwas würde auf mich fallen; beim Gehen hielt ich oft abrupt an oder warf meinen Kopf plötzlich nach einer Seite, da ich befürchtete, mich an irgendeinem eingebildeten Objekt anzustoßen, welches ein paar Zentimeter über meinem Kopfe aufgehängt zu sein schien. (8.1)

4. Hast (festination). Kann besser rennen als gehen. (4)
5. Er ist immer hastig und eilig (2j. Junge, Neurodermitis). (12.2)
6. Er ißt hastig, und nach dem Essen fliegt der Teller über den Tisch (2j. Junge, Neurodermitis). (13.1)
7. Ist zu schnell, muß in der Schule immer gleich alles sagen, was sie weiß, auch wenn sie nicht gefragt ist (9j. Mdch., Ruhelosigkeit). (12.3)
8. Schlafen war fast unmöglich; kam nie vor Mitternacht ins Bett; fand keine Zeit, ins Bett zu gehen. Niemals müde, fühlte sich ständig wie aufgedreht, konnte sich nicht entspannen (18j. geistesgestörtes Mdch.; nach heutigen Begriffen Anorexia nervosa – vr). (33.2)
9. „Das Nervensystem von *Tarantula* wirkt wie eine bis zum letzten angespannte Spiralfeder, voll grenzenloser Energie, die irgendwie verbraucht werden muß, um die Feder vor dem Zerbrechen zu bewahren. Der *Tarantula*-Patient ist gezwungen, laufend geschäftig, in Aktion zu sein, sich ständig ohne Unterlaß zu bewegen. ... Das eiligste Mittel im Repertorium. ... Alles muß mit größtmöglicher Geschwindigkeit getan werden, selbst die Langsamkeit anderer Leute führt zu Ungeduld... . Auf dem Heimweg läuft der *Tarantula*-Patient vielleicht schneller und schneller, bis er schließlich aus dem letzten Loch pfeift. Dies entspricht weniger einer Erwartungsangst als dem Zwang zur bloßen schnellen Bewegung. " (23)
10. „*Tarantula* ist das Mittel für Menschen, die am Flughafen arbeiten, als Fluglotsen oder am Informationsschalter. Ein Flugzeug nach Paris und eins nach Holland und da ein Flugzeug und da ein anderes; sie sind immer sehr beschäftigt. ... Sie sitzen bei Ihnen in der Praxis und bedrängen Sie, den Fall schneller aufzunehmen." (21.2)
11. Sie erscheint unter starker Spannung, gehetzt, spricht schnell, und der Arzt kommt kaum zu Worte (34j. Frau, Angstneurose). (13.2)
12. Sie wollte partout sämtliche anfallenden Arbeiten erledigen, aber auch jeder andere sollte sich bewegen, und zwar schnell (18j. geistesgestörtes Mdch.; nach heutigen Begriffen Anorexia nervosa – vr). (33.2)
13. Sie ist eilig und findet, die anderen Leute seien Langweiler (schwere Spondylarthrose der HWS). (26.1)
14. „*Tarantula hispanica* ist das erste Mittel für Zorn beim Autofahren. Die Patienten sagen typischerweise: „Ich möchte über alle anderen Autos hinwegspringen und vorne fahren. Ich fahre gut und zügig, und alle anderen Fahrer sind Nichtskönner." (22)
15. Sie drängt stets die anderen, sich zu beeilen, „nun mach doch endlich" (9j. Mdch., Ruhelosigkeit). (12.3)
16. Er ist gehetzt und hetzt alle Anderen; zum Termin kommt er immer zu früh (Hypertonie, Angstsyndrom). (26.4)
17. Baute innerhalb eines einzigen Jahres und mit enormer Energie und Geschwindigkeit eine neue Firma mit 50 Angestellten auf; diese Arbeit besserte ihren Zustand sehr, ihre Symptome verringerten sich. Verrichtet ihre Hausarbeit sehr rasch. Einmal hat sie eine neue Wohnung im Gebirge gekauft, und um diese einzurichten, fuhr sie jede Nacht in halsbrecherischer Geschwindigkeit dorthin, anderthalb Stunden hin und anderthalb zurück, wobei sie Hardrock hörte, kam frühmorgens wieder, schlief 2 oder 3 Std. und machte dann das Frühstück für die Familie (34j. Frau, Angstneurose). (13.2)
18. Malte hastig ein Bild nach dem anderen, 14 bis 16 Bilder am Tag, im Fieber und bei starken Kopfschmerzen, alle in leuchtenden Farben (9j. Mdch.). (8)
19. Langeweile. (27)

Hellsichtigkeit

1. Sie erkennen Sachverhalte sehr klar, teils sogar in hellsichtiger Weise. (13.2)
2. Hellsichtigkeit. (27)

Hochmut, Arroganz, Dreistigkeit

1. Unverschämtheit, Impertinenz (*O. Boericke*). (29)
2. Behauptet dreist, schon immer der Chef in ihrer Familie gewesen zu sein (9j. Mdch., Ruhelosigkeit). (12.3)
3. Lachen und Verspotten. (4)
4. Spotten: bei alten Leuten (*Knerr*) (29). (Letztere Angabe entstammt *nicht* den *Guiding Symptoms.* vr)
5. Sarkasmus (*Phatak*). (29)
6. Ein fünfjähriger Junge, der durch *Tarant.* geheilt wurde, kam zu seinem Simillimum durch folgende Episode: *Rajan Sankaran* sprach gerade mit der Mutter des Jungen, als letzterer plötzlich laut sagte: „Hey, *Sankaran*, warum hört mein Husten nicht auf?" (8) (Er zeigte also einen für indische Verhältnisse auffallenden Mangel an Respekt gegenüber dem Arzt, verbunden mit Ungeduld. vr)
7. *Tarantula* wird sogar dann zornig, wenn er jemanden langsam arbeiten sieht, der gar nichts mit ihm zu tun hat. Er würde auf den Anderen zukommen und aggressiv sagen: „Warum machen Sie so langsam, geht das nicht schneller?" (22)
8. Sie jagte die Katze hinter dem Ofen hervor: „"Ach, ich kann den Anblick dieses Faulpelzes einfach nicht ertragen!" Von ihrem Stiefvater verlangte sie, er solle sich im Haus tummeln, statt den ganzen Tag herumzusitzen... (18j. geistesgestörtes Mdch.; nach heutigen Begriffen Anorexia nervosa – vr). (33.2)

Hysterie

1. Eines unserer Hauptmittel (high grade remedies) für hysterische Frauen. (3)
2. Hysterie, mit bitterem Aufstoßen und wiederholtem Gähnen, besser durch Hinlegen und Musik; Unruhe der Hände und Füße; ständig in Bewegung, kann nicht an einer Stelle bleiben; Hitze im Epigastrium. (2)
3. Mehrere Monate lang traten Krämpfe von ungewöhnlichem Charakter auf, mit zunehmender Intensität und Häufigkeit. Den Krämpfen gingen Anfälle von Gähnen und unregelmäßigem Atmen voraus. Dann kam es zu Muskelverzerrungen aller Art, mit starrem Blick; darauf folgten wilde Schreie (shrieks), lange anhaltendes Koma und zuweilen hysterische Ausbrüche von Lachen und Weinen. Während der Menstruation waren die Anfälle am schlimmsten. (2)
4. Anfälle von Lähmung folgender Art: allgemeines Kribbeln, welches um 8 Uhr abends mit starkem Schmerz im Hinterkopf anfängt, gefolgt von Erstarrung des Rumpfes und der Glieder, bis zu dem Grade, daß jede Bewegung unmöglich ist; unmittelbar nach *Nat-m.,* das als Antidot gegeben worden war, überkam sie eine allgemeine Unruhe mit Furcht, den Verstand zu verlieren, welcher sich alsbald verwirrte, indem sie sich mit Wut biß und kratzte; *Ph-ac.* beseitigte diesen Zustand; danach Durst, Gähnen, Frösteln, mit Zittern und Kopfschmerz. (1.1)
5. Gähnen, Krämpfe, nervöse Erregung, welche eine Kleinigkeit verschlimmert, besonders bei Frauen. (1.2)
6. Anfälle von Beklemmung und Erstickung mit Tränen, Schreien und Recken und Strecken der Glieder (Nervenzufälle). (1.2)
7. Hysterie, zwei Monate lang bestehend, bei einem 11j. Mädchen, besonders durch

Anfälle von Stimmritzenkrampf gekennzeichnet, welche etwa alle 5 Minuten stattfanden und von einem pfeifenden Ton begleitet waren. (2)

8. Wenn keine Beobachter da sind, ist auch keine Hysterie vorhanden; sobald die Aufmerksamkeit auf sie gerichtet wird, fängt sie zu zucken an (*Farrington*). (19)
9. Ein sonst netter, umgänglicher und vernünftiger Mensch kann (in der *Tarantula*-Hysterie) so fürchterlich egozentrisch und selbststüchtig werden, daß er verlangt, alle müßten um ihn herumstehen und ihn bedienen; er kann sogar die Krankenschwester mit irgendwelchen erfundenen Beschwerden davon abhalten, ihren Dienst aufzunehmen oder zu beenden, etwa indem er eine Ohnmacht vortäuscht oder irgendetwas anderes, was sie zwingt, in seiner Nähe zu bleiben (*Roberts*). (33.1)
10. Fordernd, verlangt ständig, daß die Umgebung auf ihre Leiden Rücksicht nehme. Dabei so vielerlei Beschwerden, daß man gar nicht auf alle zugleich Rücksicht nehmen kann. Die Kräfte der Umgebung werden bei dem Versuch, die Beschwerden zu lindern, auf eine harte Probe gestellt. Das „arme Opfer" gibt selbst viele Anweisungen, z.B. „Vorsicht, berühr mich dort nicht", „könntest du nicht mein Haar bürsten, das könnte diese fürchterlichen Schmerzen wegnehmen?", „nimm den Lampenschirm nicht weg, ich kann das Licht nicht ertragen." (17.2)
11. Theatralisches Benehmen: sie fällt bei der Verabschiedung mit gefalteten Händen vor dem Behandler auf die Knie und fleht „bitte geben Sie mir ein Mittel" (zuvor hat sie die ganze Zeit herumgeturnt, war also nicht verzweifelt – vr) (9j. Mdch., Ruhelosigkeit). (12.3)
12. Man hat den Eindruck, als fordere gerade die Gesprächs- und Befragungssituation dieses ungebärdige Mädchen besonders (zu aggressivem Verhalten, vr) heraus. (4j. Mdch., angeborener Immundefekt, psychomotorische Retardierung). (15.5)
13. Neurosen der hysterischen, schizoiden und depressiven Charakterstruktur, aber auch psychosomatisches Geschehen mit Krämpfen, Kollapszuständen, Ohnmachten, vor allem demonstrativer Natur. (16)
14. Unnatürliche und schamlose Hysterie bei einer Frau von 29 Jahren; mit Gewalt muß man die Kranke zurückhalten. (1.2)
15. Hysterie nach Schreck (*Knerr*). (29)
16. Am Beerdigungstag der Mutter, abends, fing sie nach Angaben einer anwesenden Schwester an zu schreien, fiel zu Boden, war ganz heiß und rot im Gesicht, mit Schweißperlen auf Stirn und Nase, hatte weit aufgerissene Augen, warf den Kopf zurück, schüttelte an allen Gliedern und atmete heftig; war dabei voll ansprechbar; der Anfall ging in eine Hyperventilationstetanie über (Neurose durch Demütigungen). (11.3)
17. Heftige und widersprüchliche Reaktionen mit hysterischen Zügen. (13.2)

Launenhaftigkeit, wechselnde Stimmungen

1. Wandelbare Laune; er geht plötzlich von Traurigkeit zu Fröhlichkeit, von Ernst zu fixen Ideen, zu Unruhe über. (1.1)
2. Stimmung zänkisch und veränderlich, während einer 45 Tage währenden Zeit vermehrten Geschlechtsverlangens, bei einer 26j. Frau. (1.1)
3. Welcher Art auch immer die jeweilige Emotion sei, sie ist immer ganz unpassend zu den Umständen oder der Umgebung und hat keine Beziehung zu Personen oder Vorfällen; sie ist bloß ein Auswuchs der Launenhaftigkeit (erratic mood). (17.2)
4. Läßt sich von Launen (whims) leiten. (20)

Lesen, Lernen, Schreiben, Studieren

1. Wenig Fähigkeit zum Begreifen (little perception), geistige Trägheit und Leistungsschwäche für alle geistigen Arbeiten (durch Einspritzungen behandelte Gonorrhoe). (2)
2. Geistige Arbeit ist unmöglich (*Allen*). (29)
3. Sehr schnelle Auffassungsgabe, sprach sehr früh, schreibt in der Schule nur Einsen (9j. Mdch., Ruhelosigkeit). (12.3)
4. Verlangen nach geistiger Arbeit. (27)

Liebe, Zuneigung

1. Leidenschaftlich (*Allen*). (29)
2. Gebärmuttersymptome bei einem Fräulein von 28 Jahren; Anfälle von Lachen, nervöse Bewegungen, dann Wahnsinn (unter dem Einfluß einer unglücklichen Leidenschaft). (1.2)
3. Die epileptischen Anfälle traten nach dem zusätzlichen Streß einer gescheiterten Beziehung erneut auf, während immenser Arbeitsstreß sie nicht hatte induzieren können (23j. Frau). (13.1)
4. Schlaflosigkeit, acht Nächte lang, nachdem sie ihren „Verflossenen" wiedergesehen und mit ihm eine Nacht lang getanzt hat; ist höchst unzufrieden mit ihrer Ehe mit einem viel älteren Mann, hätte ihn am liebsten betrogen, wünscht sich, aus der Beziehung mit ihm befreit zu sein, Gefühl, ihr Leben durch diese Ehe verschleudert zu haben, unterschwelliger Wunsch, er möge sterben. (26.1)
5. Selbstsucht, Egoismus (*Phatak*). (29)
6. Starkes Zwicken in verschiedenen Teilen des Körpers... schlimmer, wenn man Zeuge des Leidens einer anderen Person ist, auch durch Geräusch, Unterhaltung und Tabakrauch. (1.1)
7. Verschlimmerung, wenn sie die Probleme anderer mitbekommen (seeing others in trouble). (4)
8. Mitfühlend (12j. Junge, Heuschnupfen). (26.3)
9. Kann zu Hause zu anderen Kindern äußerst lieb und fürsorglich sein, im Widerspruch zu ihrer sonstigen Aggressivität und Destruktivität; ist für den Moment der Begrüßung sehr offen und freundlich, geht auf den Arzt zu, reicht ihm die Hand (gleitet aber in kürzester Zeit wieder in ihre Agitation ab); als sie es einmal besonders wild getrieben hatte und die Mutter angesichts der von ihr angerichteten Verwüstungen in Tränen ausbrach, schlug ihr Verhalten plötzlich um, und sie wischte der Mutter die Tränen aus dem Gesicht (4j. Mdch., angeborener Immundefekt, psychomotorische Retardierung, aggressiv-erethisches Verhalten). (15.5)
10. Wenn ihr 3 Jahre jüngerer Bruder krank ist, tut sie alles für ihn, ist sehr verantwortungsbewußt. In der Schule verteidigt sie auch ihren Bruder und andere „Schwächere" (9j. Mdch., Ruhelosigkeit). (12.3)
11. Befaßt sich abends nach der Arbeit noch mit den Problemen ihrer Angestellten. Kümmert sich sehr um ihre Tochter und andere Leute, die Hilfe und Unterstützung brauchen (34j. Frau, Angstneurose). (13.2)
12. Mitleidig; weint aus Mitleid mit den Kranken, welche sie in Lourdes gesehen hat (schwere Spondylarthrose der HWS). (26.1)
13. Über ihre ehelichen Probleme spricht sie mit ihren Freunden, nicht aber mit ihrem Mann, und sie vermeidet Trost. Wenn es ihr schlecht geht, ist es ihr lieber, wenn ihr Mann sie antreibt (34j. Frau, Angstneurose). (13.2)

14. Muß beim Einschlafen (das problemlos geht) muß sie von all ihren Kuscheltieren umgeben sein, die Mutter darf keins wegwerfen (9j. Mdch., Ruhelosigkeit). (12.3)
15. Ein 12j. Mädchen hatte, obgleich es sonst unabhängig und selbständig war, die sonderliche Grille, daß ihre Mutter sie auf den Schoß nehmen und in den Schlaf singen mußte, anders konnte sie nicht einschlafen. (11.1)
16. Bemerkenswert ist, daß die Tarantella, auf der Violine oder Gitarre gespielt, auf diese Patientin (26j. Frau mit erhöhtem Geschlechtsverlangen) keinen Einfluß hervorbrachte; aber sobald sie ein junges Mädchen in die Arme nahm, weinte sie, bis man sie davon trennte, was niemals vorher der Fall gewesen war. Man machte diesen doppelten Versuch mehrmals, immer mit demselben Ergebnis. (1.3)

Musik, Singen, Tanzen

1. Das Spielen eines lebhaften Musikstücks regt sie auf und treibt sie dazu, sich zu gebärden wie eine Wahnsinnige. (10)
2. Musik erzeugt Unbehagen, Langeweile, Unruhe mit Kontraktion der Finger und Bedürfnis, sie zu bewegen. (1.1)
3. Unüberwindlicher Schlaf zu (täglich) derselben Stunde; die Musik macht einen traurigen Eindruck auf ihn. (1.1)
4. Große Aufregung durch die Musik; nach einer Stunde solcher Aufregung allgemeiner reichlicher Schweiß. (1.1)
5. Er mag Volksmusik und tanzt dazu; ist davon erst sehr aufgeregt, doch nach dem Tanzen schläft er ein (2j. Junge, Neurodermitis). (13.1)
6. Manchmal bessert Musik alle Symptome; in anderen Fällen widerum verschlimmert sie sie. (3)
7. Verursacht Symptome, die dem Veitstanz sehr ähneln, und hat daher Chorea geheilt, wenn sie durch Musik gebessert wurde. *Tarant.* wird aber auch dann (Chorea) heilen, wenn sie von Musik schlimmer wird. (3)
8. Ungeordnete, unregelmäßige Bewegungen der Hände und Füße, welche sich nahezu sofort legen, wenn der Patient die Hornpipe hört (einen schnellen irischen Tanz, vr). (2)
9. Einmal hat sie eine neue Wohnung im Gebirge gekauft, und um diese einzurichten, fuhr sie jede Nacht in halsbrecherischer Geschwindigkeit dorthin, anderthalb Stunden hin und anderthalb zurück, wobei sie Hardrock hörte, kam frühmorgens wieder, schlief 2 oder 3 Std. und machte dann das Frühstück für die Familie (34j. Frau, Angstneurose). (13.2)
10. Vorliebe für Musik, Verlangen, von einem Rhythmus mitgerissen zu werden; durch die Musik „flüchtet er" (aus seinem Alltag, vr), er sagt: „die Musik ist die beste Droge". (26.2)
11. „Ich höre Rock 'n 'Roll, ich habe zwei große Lautsprecherboxen in meinem Zimmer, und dann drehe ich voll auf. Aber das ist nicht genug, denn ich will die Musik in meinem Inneren spüren. Ich halte mein Ohr in die Lautsprecher hinein, daß ich die Musik wirklich in meinem Inneren spüren kann. Die Schwingungen sind dann so stark, daß sich die Türen von selbst öffnen und schließen" (ein Mann; Psoriasis, Geistesstörung). (21.1)
12. Ein ruheloser Junge nahm auf Anraten seiner erschöpften Mutter Schlagzeugunterricht und versorgte Diskotheken mit dem notwendigen technisch-musikalischen Equipment; das alles leistete er mit 12 Jahren. Er benötigte *Tarantula*. (13.2)
13. Er war verrückt auf Musik; er hatte sich einige Musikinstrumente gekauft, und völ-

lig ohne Bücher oder Unterrichtsstunden, ganz von sich aus, war er ein Meister auf diesen Instrumenten geworden (14j. Junge, destruktive Verhaltensstörung). (17.1)

14. Sie ist sehr musikalisch, spielt beispielsweise auf der Melodika im Radio gehörte Melodien nach (9j. Mdch., Ruhelosigkeit). (12.3)
15. Wahnsinn, nach Katarakt-OP, die während einer Zeit erfolgte, in welcher sie sich durch übertriebene Hingabe an ihre Musikstudien in einem übernervösen Zustand befand. (2)
16. Es durfte in der Trauerzeit (nach Tod der Mutter) keine Musik gehört werden, niemand durfte lachen oder singen, und der hochmusikalischen Patientin fiel es besonders schwer, ihre Volksmusikinstrumente nicht mehr spielen zu können. ... Sie wurde (unter dieser Belastung) immer zerfahrener und unkonzentrierter... (Neurose durch Demütigungen). (11.3)
17. Musik vermindert die Symptome: (es entstehen) Wohlbefinden, Lachen, Fröhlichkeit; darauf (folgt) üble Laune. (1.1)
18. Die Musik erheitert und tröstet; der Kranke schwitzt und empfindet ein allgemeines Brechen, was sich durch eine Dosis *Zinc. 200* verliert. (1.1)
19. Kann nur urinieren, wenn sie Musik hört. (13.2)
20. Auffallend musikalisch; sobald sie Musik hört, beginnt sie zu tanzen; Musik macht sie ruhig, ausgeglichen, umgänglich (4j. Mdch., angeborener Immundefekt, psychomotorische Retardierung, aggressiv-erethische Verhaltensstörung). (15.5)
21. Die Kranken beginnen (bei Musik) ihre Hände, ihre Füße und dann alle ihre Glieder zu bewegen, allmählich nehmen diese Bewegungen zu, die Kranken stehen auf und beginnen zu tanzen und zu springen, ohne das Gleichgewicht zu verlieren und ohne ermüdet zu werden; im Gegenteil, sie fühlen sich viel entspannter und kräftiger, je länger sie tanzen, selbst wenn es 12 Std. hintereinander fortgesetzt wird. Wenn ein falscher Ton gespielt wird, halten die Kranken inne, seufzen tief und klagen über Schmerz am Herzen; ihr Unbehagen vergeht erst, wenn die Musik wieder harmonisch wird und sie wieder anfangen zu tanzen. Seltsam genug, in diesem Zustand merkt selbst der ungebildetste Bauer oder sonst sehr dummes Volk die geringste Fehlerhaftigkeit in der Musik. ... Im allgemeinen stoßen die Kranken während des Tanzes Seufzer aus, jammern, verlieren den Gebrauch ihrer äußeren und inneren Sinne wie Betrunkene; sie können die Eltern nicht von Fremden unterscheiden, können sich nicht an ihre Vergangenheit erinnern; sie haben eine Vorliebe für Wasser, glitzernde Gegenstände, grüne Blätter, lebhaft gefärbte Kleidung usw. Die von einer Tarantel Gebissenen werden aber nicht alle durch die gleichen Instrumentenklänge, auch nicht durch die gleichen Melodien zum Tanzen gebracht. Wesentlich ist ein sehr rascher Rhythmus, ähnliche dem als *Tarantella* bekannten; das diente zu Zeiten, um zwischen echtem Tarantulismus und simuliertem zu unterscheiden. Denn es kam oft vor, daß vergnügungssüchtige Frauen vorgaben, von der Spinne gestochen worden zu sein, um Gelegenheit zum Tanzen zu haben, und zwar zu irgendeiner gerade gebotenen Musik; was bei den von der Tarantel Gebissenen nie vorkommt (*Baglivio*, 1695). (11.4)
22. Als er die Musik hörte, begann er sich in deren Rhythmus zu bewegen, stand blitzschnell auf und erschien so, als sei er durch eine fürchterliche Vision erweckt worden; er starrte wild um sich, wobei immer noch jedes Gelenk seines Körpers in Bewegung war. Da ich noch nicht die ganze Melodie gelernt hatte, unterbrach ich das Spiel; augenblicklich fiel er hin und schrie sehr laut. Sein Gesicht, die Beine, Arme und jeder andere Teil seines Körpers wurden verzerrt; er kratzte den Boden

mit seinen Händen auf und befand sich in Verrenkungen, welche klar anzeigten, daß er fürchterliche Qualen litt. Als er die Musik wieder hörte, stand er wie zuvor auf und tanzte so schnell, wie es ein Mensch nur vermag. Sein Tanzen war sehr wild. Er hielt in seinem Tanz den Rhythmus perfekt ein, doch folgte er weder einer Regel noch einer Sitte (had neither rule nor manner), sondern sprang nur, rannte hin und her und nahm sehr komische Haltungen ein, so etwa wie die chinesischen Tänze, welche man auf Bühnen sieht (im Jahre 1763, vr), und zu anderen Zeiten war alles, was er tat, sehr wild (*Storace*). (18.3)

23. Beginnender Wahnsinn; singt, tanzt, weint, ohne Fieber. (1.2)
    (Die Musik, welche *Tarantella* genannt wird, erregt und erquickt den Patienten; er bezeichnet den Takt mit dem Kopf, dem Rumpf und den Gliedern. (1.4))
24. Verlangen, umherzurennen, zu tanzen und auf- und- abzuhüpfen. Phantastisches Tanzen. (3)
25. Sie liebt Tanzen über alles; wenn sie tanzt, hat sie keinerlei Schmerzen mehr (schwere Spondylarthrose der HWS). (26.1)
26. Liebt Musik sehr; tanzt dazu allein im Zimmer. Nach *Tarant.* liebt er die Musik weiterhin, aber hat kein so heftiges unmittelbares Bedürfnis mehr, danach zu tanzen, die Leidenschaft für den Tanz hat sich sehr vermindert (12j. Junge, Heuschnupfen). (26.3)
27. *Tarantula*-Menschen sind ausgezeichnete Tänzer, gewöhnlich zu sehr rhythmischer Musik. Musik und Tanz leiten überschüssige Energie und Spannung ab. (13.2)
28. Schlaue/listige (cunning) Versuche, Anfälle wilden Tanzens vorzutäuschen (*Farrington*). (19)
29. Schon von klein an hat sie getanzt wie verrückt, „wie *Michael Jackson*" (9j. Mdch., Ruhelosigkeit). (12.3)
30. Er tanzt gerne, die Bewegungen sind rhythmisch, weich, gummiartig (2j. Junge, Neurodermitis). (12.2)
31. „*Tarantula*-Patienten sind getrieben zu wilden, tollen, schnellen und heftigen Bewegungen. Gleichzeitig sind die Bewegungen jedoch auch wieder anmutig, weich und fließend." (23)
32. Macht „den Hampelmann": während der Konsultation turnt sie die ganze Zeit, schlägt sogar in der Praxis Rad (9j. Mdch., Ruhelosigkeit). (12.3)
33. Singen, bis der Kranke heiser ist und erschöpft hinfällt. (1.2)
34. Sie singt laut und ununterbrochen, mit Gelächter (Wahnsinn). (2)
35. Ein 12j. Mädchen hatte, obgleich es sonst unabhängig und selbständig war, die sonderliche Grille, daß ihre Mutter sie auf den Schoß nehmen und in den Schlaf singen mußte, anders konnte sie nicht einschlafen. (11.1)

Orientierungsstörungen

1. Im allgemeinen stoßen die Kranken während des Tanzes Seufzer aus, jammern, verlieren den Gebrauch ihrer äußeren und inneren Sinne wie Betrunkene; sie können die Eltern nicht von Fremden unterscheiden, können sich nicht an ihre Vergangenheit erinnern... (*Baglivio*, 1695). (11.4)

Reizbarkeit

1. Nervöse Reizbarkeit und schlechte Laune bei der geringsten Widerwärtigkeit. (1.1)
2. Reizbarkeit, die Anwesenden (attendants) konnten mir nichts recht machen. (8.1)
3. Vergeßlich, reizbar; kann sich des Gesichts bekannter Personen nicht erinnern oder daran, was er am Vortag gesagt hatte. (7.3)

4. Reizbarkeit: durch Gespräche (*C. Lippe*); durch Musik (*P. Schmidt*); durch Widerspruch (*Allen*); durch Berührung (*Phatak*); beim Aufwachen (*Allen*). (29)
5. Reizbarkeit während der Menses. (27)
6. Reizbarkeit gebessert nach Koitus (*Vithoulkas*). (28)
7. Angst mit Reizbarkeit (*Vithoulkas*). (28)
8. Reizbarkeit mit Wortkargheit (*Ravi Roy*). (28)

Religion, Störungen im Zusammenhang mit der

1. Der Tarantismus trat vor allem bei Frauen aus streng religiösen Familien auf (*M. Mangialavori*). (13.2)
2. Die Familie einer der *Tarantula*-Frauen gehörte zu einer sehr strengen religiösen Gruppierung, in welcher sie nur akzeptiert wurde, wenn sie die strengen Gemeinschaftsregeln einhielt, welche ein Verbot des Verlassens der Gruppe einschlossen. Diese Frau entwickelte schwere Angstzustände und Depressionen, die viele Jahre lang bestanden. (13.2)
3. Blasphemie, Gotteslästerung (*Boger / Bönninghausen*). (29)
4. Patienten, deren Störungen sich im *Tarantula*-Bild wiederfinden lassen, sind besonders empfänglich für den Einfluß neuer Führer, welche mit dem Rüstzeug der modernen Psychologie ausgestattet sind (gemeint ist die populäre Psychologie der 70er Jahre; möglicherweise handelt es sich um eine Anspielung auf *Bhagwan Shree Rajneesh*, der dafür bekannt war, sexuelle Libertinage zu predigen – vr). (17.2)

Ruhelosigkeit

1. Von Anfang an waren eine unbeschreibliche Melancholie, qualvolle Angst (anguish) und Ruhelosigkeit vorhanden. (18.1)
2. Die Wörter „Angst" und „Ruhelosigkeit" tauchen bei allen Erkrankungsformen dieses Arzneimittelbildes auf. (3)
3. Extreme Ruhelosigkeit; muß ständig in Bewegung bleiben, obwohl Gehen verschlimmert. (20)
4. Hysterie, mit bitterem Aufstoßen und wiederholtem Gähnen, besser durch Hinlegen und Musik; Unruhe der Hände und Füße; ständig in Bewegung, kann nicht an einer Stelle bleiben; Hitze im Epigastrium. (2)
5. Zusammenziehung der Muskeln im Epigastrium, mit Unruhe und dem Bedürfnis, sich hin-und-herzubewegen. (1.1)
6. Gähnen mit Unruhe in den Beinen, Bedürfnis, sie unaufhörlich hin-und-herzubewegen. (1.1)
7. Bedürfnis, die Hände, die Füße und den Kopf beständig zu bewegen. (1.1)
8. Beklemmung, Unbehagen, fortwährende Bewegung der Arme, der Beine und des Rumpfes; Unmöglichkeit, etwas zu tun oder sich ruhig zu verhalten. (1.1)
9. Wippt im Sitzen unaufhörlich mit dem Oberkörper vor- und rückwärts; nach Aussage seines Sohnes rennt er zu Hause andauernd in der Wohnung herum, daß es die Umgebung kaum mehr mit ihm aushält; selbst Sedierung mit mehreren Psychopharmaka änderte nichts an dieser motorischen Unruhe (77j. Mann). (32)
10. Muß weinen, mit viel Aufregung und Unruhe besonders in den unteren Gliedern; ist gezwungen, unaufhörlich alle möglichen Positionen einzunehmen. (1.1)
11. Unruhe der unteren Extremitäten mit ständigem Verlangen zu weinen (*Ars.).* (3)
12. Unruhe, Aufregung, Zorn, unwiderstehliches Bedürfnis, die Beine hin-und-herzubewegen. (1.1)

13. Ermüdende Zappeligkeit (fidgetiness) der Beine..., welche die Patientin zwingen, sich umherzubewegen; gebessert durch Reiten (riding on horseback). (2)
14. Während der Nacht wirklicher Magenkrampf mit großer Unruhe. (1.1)
15. Große Nervosität und Unruhe, Verlangen, die Lage zu wechseln oder aus dem Bett zu steigen und umherzugehen (Silbernitratvergiftung). (2)
16. Nervöse Erregung, Ruhelosigkeit, Unfähigkeit, eine bequeme Lage zu finden (durch Einspritzungen behandelte Gonorrhoe). (2)
17. Konnte nicht schlafen, lief im Zimmer auf und ab (Erstreaktion nach *Tarant.* XM; 23j. Frau. Epilepsie). (13.1)
18. Schmerzen in der Blasenregion; Miktionen häufig und sehr schmerzhaft; extrem nervös, findet in keiner Lage Erleichterung (Zystitis). (2)
19. Heftige Schmerzen während der Nacht verhindern Ruhe und Schlaf, und ein Jucken und Kriebeln im linken Bein bringt sie zum Aufstehen und Umhergehen (Multiple Sklerose). (2)
20. Ruhelosigkeit der Glieder abends im Bett vor dem Einschlafen, wie bei *Ars.* und *Lyc.* ... Muß abends auf-und-abgehen... Er geht von Sitzplatz zu Sitzplatz und von Bett zu Bett, läuft auf und ab (walking the floor). (3)
21. „Wenn *Tarant.* abends im Bett ist, steht sie wieder auf, läuft herum, geht zur Tür, öffnet die Tür, schließt die Tür, geht wieder ins Bett, geht wieder zur Tür. Diese Patienten, vornehmlich Frauen, haben ein unbefriedigtes Geschlechtsleben..., der Geschlechtsverkehr erfüllt sie nicht." (21.2)
22. Die Frau empfindet Ungeduld, Unruhe, außerordentliche Aufregung, üble Laune, Atembeklemmung und Verlangen, sich die Haare auszuraufen. (1.1)
23. Brennende Hitze im Kopf, Gesicht und in der Kehle, mit glühendem Durst und allgemeiner Unruhe. (1.1)
24. Schwere im ganzen Kopf mit schrecklichem berstendem Schmerz, Unbehagen und Ruhelosigkeit; schlimmer durch Vornüberbeugen, Sonnenhitze, Wärme; besser an der frischen Luft und durch Hinlegen. (7.2)
25. Intermittierende Fieber mit Ruhelosigkeit der Glieder, Knochenschmerzen, stechenden Schmerzen, Angst, besonders wenn diese Symptome abends erscheinen und das Fieber die ganze Nacht anhält. (3)
26. Brustbeklemmung und allgemeine Unruhe. (1.1)
27. Atemnot, als habe man einen langen Wettlauf mitgemacht, mit Ruhelosigkeit; schlimmer nachts, besser nach Schlaf. (7.2)
28. Unruhe: um 5 Uhr früh (*P. Schmidt*). (29)
29. Krampfender Schmerz im rechten Unterschenkel mit Unruhe. (7.2)
30. Fieber mit Unbehagen und Unruhe. (7.2)
31. Unerfrischender Schlaf mit Schmerzen im ganzen Körper (bodyache) und Unruhe. (7.1)
32. Schmerzen im ganzen Körper (bodyache) mit Unruhe, schlimmer durch Bewegung und Anstrengung, besser durch Ruhe. (7.3)
33. Unruhe, man kann an keiner Stelle ausharren; Unruhe ohne Grund, Besorgnis, dann Schwindel, man muß sich setzen... (1.2)
34. Starke Bewegungsstörung der konvulsivischen Form; Notwendigkeit, sich unablässig zu bewegen; Schrecken, Grauen, Furcht vor raschem Tode, mit Schwindel und Präkordialangst, Unerträglichkeit von Berührung und Druck, periodisches Auftreten der Beschwerden (Hysterie). (2)

35. „Unaufhörliche Ruhelosigkeit, insbesondere der Beine, aber auch des ganzen Körpers. ... Der *Tarantula*-Patient wirft sich die ganze Nacht im Bett umher und dreht und wendet sich, bis er sich schließlich mit dem Kopf am Fußende seines Bettes wiederfindet und das Bettzeug verknotet ist." (23)
36. Unruhe treibt aus dem Bett; will von einem Bett ins andere (*P. Schmidt*). (29)
37. Häufig habe ich mit sichtlichem Erfolg *Tarant.* bei Sterbenden als Mittel ad bonam mortem gegeben; es lindert die Jaktationen der Schwindsüchtigen und erleichtert die letzten Stunden. (5)
38. Kinder sind nie ruhig, stecken voller Energie, laufen immer umher; sie mögen von anderen Kindern nicht berührt werden, dann werden sie zornig. (22)
39. Sehr ruhelos, rennt durch die ganze Wohnung, und die Mutter kann gar nicht schnell genug sein, um aufzusammeln, was er auf den Boden wirft; ißt hastig, und nach dem Essen fliegt der Teller über den Tisch; ... rennt wie ein Rammbock gegen Andere an und hat dabei der Mutter einmal mit seinem Kopf einen Zahn ausgeschlagen (2j. Junge, Neurodermitis). (13.1)
40. Motorisch unruhig, hyperaktiv, nicht zu bändigen, räumt alles aus, zerstört, zerreißt, bringt alles durcheinander, hinterläßt ein Chaos nach dem anderen, kann nicht still sitzen, rückt dauernd mit dem Sessel herum, läuft die ganze Zeit fort. Bei einer Vorstellung in einer Lehrambulanz begann sie bald, unsere Tische „abzuräumen", und es bedurfte einer großen Anzahl meist weiblicher Kollegen, die sich um Anna zu kümmern hatten, um das Gespräch mit der Mutter überhaupt möglich zu machen (4j. Mdch., angeborener Immundefekt, psychomotorische Retardierung). (15.5)
41. Äußerst unruhig, rennt in der ganzen Praxis herum, geht an alle Schränke, hört nicht auf den Vater, läuft auch auf der Straße weg, eine richtige Nervensäge (2j. Junge, Neurodermitis). (12.2)
42. Sie kann, außer beim Malen, nicht ruhig sitzen, alles muß in Bewegung sein, macht „den Hampelmann" (9j. Mdch.). (12.3)
43. Sie war nicht zu bändigen, ihre Familie wußte nichts mit ihr anzufangen, sie war überspannt, ruhelos. Alles sollte in Bewegung sein (18j. geistesgestörtes Mdch.; nach heutigen Begriffen Anorexia nervosa – vr). (33.2)
44. Wenn man mit ihr im Pub saß, konnte sie nicht ruhig sitzen und Konversation machen, sondern sie stand immer wieder auf, etwa um Bier zu holen oder um zu schauen, ob noch andere Bekannte da seien (23j. Frau, Epilepsie). (13.1)
45. Braucht unbedingt Bewegung und ist dabei ein höchst genauer Arbeiter; seit er in Rente ist (ehemals bei der Bahn tätig), leitet er Pilgerreisen. Er liebt Reisen über alles (Hypertonie, Angstsyndrom). (26.4)

Schreck, Auffahren

1. Ich pflegte plötzlich aufzuschrecken und hastig meine Position zu verändern, aus Furcht, etwas würde auf mich fallen; beim Gehen hielt ich oft abrupt an oder warf meinen Kopf plötzlich nach einer Seite, da ich befürchtete, mich an irgendeinem eingebildeten Objekt anzustoßen, welches ein paar Zentimeter über meinem Kopfe aufgehängt zu sein schien. (8.1)
2. Schläfrigkeit mit Auffahren aus dem Schlaf (im Fieber, bei Diphtherie). (2)
3. Aufschrecken während des leichten Schlafes (Chorea). (2)
4. Aufschrecken aus dem Schlaf, um 5 Uhr früh (*Allen*). (29)

Schreien

1. Krämpfe, Zuckungen, allgemeines Zittern, bläuliche Färbung der Haut (nicht Zyanose), Gänsehaut, Kälte, Geschrei, das nichts Menschliches an sich hat. (1.1)
2. Zuckungen, Wälzen auf der Erde; die Zähne sind zusammengepreßt, die Atmung erscheint gehemmt, ein rauher, heiserer Ton kommt aus der Kehle. (1.2)
3. Ohnmachten, nervöse Zufälle mit Tränen und Geschrei; allgemeine Anschwellung. (1.2)
4. Erstickungsanfälle mit Weinen, Schreien und Ruhelosigkeit; muß frische Luft bekommen; schlimmer durch Husten. (4)
5. Ein weiblicher Säugling von 3 Monaten wurde von der Tarantel gestochen. Sie erschien zunächst unruhig, entwickelte dann Atemnot, schrie und klagte, zeigte Anzeichen der Erstickung, erbrach und wurde von Krämpfen geschüttelt. Man spielte ihr Musik vor, und die Bewegung der Glieder nahm zu, dann setzte reichlicher Schweiß ein, gefolgt von Schlaf und völliger Genesung (*Di Renzi*, 1833).
6. Da ich noch nicht die ganze Melodie (der *Tarantella*) gelernt hatte, unterbrach ich das Spiel; augenblicklich fiel er hin und schrie sehr laut (*Ozanam*). (18.3)
7. Er fühlte augenblicklich heftigen Schmerz in der gebissenen Stelle und fiel zu Boden, mit Kälte des Körpers, Knistern (bristling) des Haares, Schmerz in der Brust, Spannung im Rumpf, die Beine waren schwach, er seufzte, klagte, sagte, er sei am Ersticken, wollte aufschreien, konnte aber nicht (*Epiphanio Ferdinando*). (18.3)
8. Wilde Schreie (Hysterie). (2)
9. Licht verschlimmert, will dann schreien. (17.2)
10. Schreit viel herum (4j. Mdch., rez. Zystitis). (31)
11. Wenn ihm was nicht paßt, wirft er sich unter Schreien und Zetern auf den Boden (2j. Junge, Neurodermitis). (12.2)
12. Fordert pausenlos, schreit, wenn ihre Forderungen nicht erfüllt werden, wird böse und zornig, wenn man mit ihr schimpft ... (4j. Mdch., angeborener Immundefekt, psychomotorische Retardierung). (15.5)
13. Im Schlaf sehr unruhig, deckt sich ab, schreit auf (4j. Mdch., angeborener Immundefekt, psychomotorische Retardierung). (15.5)
14. Kopfschmerz, als ob kalte Luft gegen seinen Kopf streichen würde, mit Atemnot, Herzklopfen, Niedergeschlagenheit und Anfällen von Schreien, schlimmer durch Bücken und durch Feuerschein. (30)
15. Steifheit des Nackens, welcher so schmerzhaft ist, daß man den Körper, ohne zu schreien, nicht bewegen kann. (1.2)
16. Gegen Abend heftiges Stechen unter dem linken Schulterblatt, was einen leichten Schrei herauspreßt... (1.1)

Selbstbeherrschung

1. Es besteht unbeherrschbares geschlechtliches Verlangen, und er scheint sich in einer Geisteshaltung zu befinden, in welcher er kein Verlangen hat, sich und seine geschlechtlichen Leidenschaften zu beherrschen. (3)
2. Willensschwäche (*O. Boericke*). (29)
3. Verlust der Selbstbeherrschung (*Weir*). (29)
4. Möchte sich beherrschen (*Weir*). (29)
5. Angst, mit dem Gefühl, die Kontrolle über die Sinne / den Verstand (senses) sei verloren (*Tinus Smits*). (29)

6. Der Hang zum Zerstören ist bei *Tarantula* sekundär, wie bei vielen anderen Mitteln. *Tarant.* benimmt sich unangepaßt, weil es einem inneren, unwiderstehlichen Trieb oder Instinkt Folge leistet. Das destruktive Benehmen von *Tarantula* steht nicht in einer Beziehung zu den ihn umgebenden Menschen, außer wenn ein *Tarantula*-Kind erkennt, daß die Erwachsenen wünschen, es täte nicht das, was es gerade tut. Dann zeigt *Tarantula* Scharfsinn und Verschmitztheit, wartet ab, bis die Aufmerksamkeit nicht mehr auf ihn gerichtet ist, und macht dann wieder, was er selbst möchte. *Tarant.* verfügt also über genügend Selbstkontrolle, um das zu tun, aber seine Aktivitäten zielen nicht auf absichtliches Zerstören hin. (6)

Selbstvertrauen (siehe „Hochmut")

1. Ihr Selbstvertrauen ist gut bis übergut (9j. Mdch., Ruhelosigkeit). (12.3)
2. Sie ist sich ihres abnormen Geisteszustandes bewußt; daher ist sie mutlos, traurig, deprimiert und hat Abscheu gegen alles. (2)
3. Unzufrieden mit sich selbst. (27)
4. Traurigkeit, Mattigkeit und Mutlosigkeit, die gegen Abend bei Aufnahme von Nahrung weichen. (1.1)
5. Leichtigkeit, sich auszudrücken, aber Bedenklichkeit, Unsicherheit und Unbeständigkeit in den Handlungen und Gedanken. (1.1)
6. Sie hatte das Gefühl, die „Mutter in ihr" traue ihr die Schule nicht zu und verbiete ihr den Freund. (11.3)

Sprechen

1. Traurigkeit und Schweigsamkeit mit Kopfschwere und Schlaflust. (1.1)
2. Depression mit Abneigung zu reden; verschlimmert durch Reden, besser durch Hinlegen und Schlafen. (7.3)
3. Große Schweigsamkeit und Reizbarkeit; Verlangen, sich und andere zu schlagen. (2)
4. Mürrisch, der Kranke will die Fragen, die man an ihn richtet, nicht beantworten. (1.2)
5. Verlangen, ohne Licht schlafen zu gehen und ohne daß man mit ihm spricht. (1.1)
6. Will im Dunkeln liegen und nicht angesprochen werden. (3)
7. Im Kindergarten oft „wie abwesend", spricht nicht mit den anderen Kindern, kein Interesse, an ihren Spielen teilzunehmen (4j. Mdch., angeborener Immundefekt, psychomotorische Retardierung, aggressiv-erethische Verhaltensstörung). (15.5)
8. Ruhiger Schlaf, in welchem gesprochen wird, während dreier Stunden. (1.1)
9. Vom Beginne des Versuchs an Gedächtnisverlust mit Schwatzhaftigkeit und guter Laune; bei einem jungen Mädchen, das während der Prüfung seine Menarche bekam. (1.1)
10. Leichtigkeit, sich auszudrücken, aber Bedenklichkeit, Unsicherheit und Unbeständigkeit in den Handlungen und Gedanken. (1.1)
11. Antwortet auf eingebildete Fragen. (27)
12. Reizbar, Neigung, zornig zu werden und barsch / abrupt (abruptly) zu sprechen; muß die Glieder bewegen. (2)
13. Anfälle von Wahnsinn mit Ruhelosigkeit der Beine und drohendem Sprechen (threatening words) von Zerstörung und Tod. (2)
14. Spotten. (27)
15. Traurigkeit, Melancholie und Schweigen treten einige Stunden nach Biß auf (*Di Renzi,* 1833). (11.4)

16. In der Sprachentwicklung deutlich zurückgeblieben; spricht zu Hause nur die einfachsten Worte, reagiert überhaupt nicht auf die Ansprache des Arztes (4j. Mdch., angeborener Immundefekt, psychomotorische Retardierung, aggressiv-erethische Verhaltensstörung). (15.5)
17. Befindet sich in ständiger Bewegung; kann besser rennen als gehen; Sprache behindert; im Bett fühlt er sich am besten (Chorea). (2)
18. Sprache schwierig, Zunge schwer (Chorea). (2)
19. Beim Sprechen Verkrampfungen und Verzerrungen des Mundes, der Zunge und der rechten Gesichtshälfte; Sprache mühsam und langsam (Chorea minor). (14)
20. Zittert so, daß sie kaum sprechen kann (Spinalirritation). (2)
21. Schmerz und Schweregefühl in der Nase mit Schwierigkeiten beim Sprechen; besser durch Schlaf. (7.1)
22. Nach einem strengen Tadel oder einer Strafe: Frost und Fieber mit choreatischen Konvulsionen; es schüttelte (sie?) fast ununterbrochen mit unwillkürlichen Bewegungen der Glieder, des Abdomens, Brustkorbs, Rumpfes und Gesichts, schlimmer links; konnte kein Wort sprechen, indem Zunge und Pharynx beteiligt waren. (2)
23. Somnambulismus...; nachts sehr aufgeregt; Konvulsionen, eine Art von Veitstanz, mit Neigung, alles, was ihm nahekommt, zu beißen und zu zerreißen; beim Aufhören des Anfalls schläft er ein und wenn er aufwacht, ist er sich dessen, was passiert ist, nicht bewußt; ... exaltierter Geisteszustand; konnte nicht reden, aber schreiben; jeden Tag fiel er in einen somnambulen Schlaf, dessen Eintreten er zeitlich exakt jeden Morgen vorhersagte (the exact time of which he stated every morning); dieser Zustand hielt mehrere Monate lang an (mit Oligo- Anurie, wohl urämischer Genese – vr). (2)
24. Die Kranken jammern mit einer kläglichen Stimme, und wenn sie nach dem Sitz der Schmerzen gefragt werden, antworten sie nicht und zeigen mit der Hand nach der Brust oder der Präkordialgegend (*Baglivi*). (24)
25. (Starke Atmungsbeschwerden, womit ein eigentümliches unaufhörliches Seufzen begleitet war. Die Kranke konnte kein Wort aussprechen und zeigte auf den Kehlkopf als Sitz des Leidens. (15.1))

Thema „Tod" (Suizidalität etc.)

1. Große Traurigkeit. Gegen Mittag ist sie mit Todesgedanken beschäftigt. (1.1)
2. Engbrüstigkeit, unaufhörliches Bedürfnis nach Luft, Herzschlagen, das plötzlich aufhört, und dann glaubt der Kranke, daß er sterben muß. (1.2)
3. Präkordialangst, Traurigkeit, Weinen und Furcht vor dem Tode (Uterusneuralgie nach Treppensturz). (2)
4. Anfälle von Wahnsinn mit Ruhelosigkeit der Beine und drohendem Sprechen (threatening words) von Zerstörung und Tod. (2)
5. *Tarant.* droht: „Ich bringe dich um", und diese Drohung ist ernst gemeint (*Ravi Roy*). (28)
6. Sie suchen einsame Orte und Friedhöfe auf und legen sich gern wie tot in Särge; andere stürzen sich in Brunnen (*Ozanam*, 1856). (11.4)
7. Wenn es im Fernsehen spannend wird, „haut sie ab", schon wenn „so unheimliche Melodien kommen". Andererseits hört sie gerne Geschichten von Toten und findet die Atmosphäre auf dem Friedhof „toll" (9j. Mdch., Ruhelosigkeit). (12.3)
8. Selbstmordneigung. (27)

Traurigkeit, trübe Stimmung

1. Geistesabwesend, mit großer Traurigkeit. (27)
2. Eine zunehmende Niedergeschlagenheit drückt sich in dem fahlen Gesicht und starren Blick aus. (24)
3. Muskelzucken im Bauch, mit allgemeinem Zittern und Traurigkeit, wie wenn er einen großen Fehler begangen hätte. (1.1)
4. Voll tiefer Traurigkeit, schüchtern, scheut seine Freunde (durch Einspritzungen behandelte Gonorrhoe). (2)
5. Sieht gedankenvoll und melancholisch drein (14j. Junge, vor Ausbruch der Chorea). (2)
6. Sie ist sich ihres abnormen Geisteszustandes bewußt; daher ist sie mutlos, traurig, deprimiert und hat Abscheu gegen alles. (2)
7. Traurigkeit ohne Grund. (1.2)
8. Fröhlichkeit und gute Laune auf der Straße, welche mit Eintritt in das Haus verschwinden und einer großen Traurigkeit Platz machen. (1.1)
9. Trägheit und Muskelschwäche, Gähnen und Recken; traurige Gedanken, die sich bis Mittag steigern, wo sie infolge einer angenehmen Aufregung in eine ausgelassene Fröhlichkeit umschlagen, welche den ganzen Abend anhält. (1.1)
10. Kummer nachmittags. (27)
11. Traurigkeit, schlechte Laune, muß sich niederlegen. (1.1)
12. Depression mit Abneigung zu reden; verschlimmert durch Reden, besser durch Hinlegen und Schlafen. (7.3)
13. Traurigkeit und tiefer Gram mit allgemeiner Unruhe und Übelkeiten, welche zum Niederlegen zwingen. (1.1)
14. Traurigkeit, Seufzen, als ob ihr ein Unglück zugestoßen wäre, mit Verlangen, sich hin-und-herzubewegen und die Lage zu wechseln. (1.1)
15. Depression mit Verlangen zu weinen, Reizbarkeit, Zorn; schlimmer abends. (7.2)
16. In wenigen Stunden (nach Biß) treten Traurigkeit, Melancholie und Schweigen ein; der Patient erfährt eine Art Angst, Brustenge, Schwindel, Übelkeit, Erbrechen; der Puls wird schnell und unregelmäßig. Wenn das Heilmittel (Musik und Tanzen) nicht rechtzeitig angewendet wird, hält der Anfall in voller Stärke einige Tage an; der Patient verfällt in eine Art von Stumpfheit oder Starre. Die bloße Erinnerung an sein Leiden löst bei ihm heftigste Anfälle von Schwermut aus; die Wiederkehr der Sommerhitze oder der Anblick eines Leidensgenossen entfacht in ihm schreckliches Wüten... (*Di Renzi*, 1833). (11.4)
17. Die Traurigkeit, das mürrische Wesen, das niedergedrückte Gemüt sind nicht allein fast beständige Wirkungen des Bisses der Tarantel, sondern haben sich auch in einer bemerkenswerten Art in verschiedenen reinen Prüfungen gezeigt; sie indizieren also dieses Mittel in der Melancholie, dem Trübsinn etc. (1.3)
18. Kopfschmerz mit Gluthitze im vorderen Teil des Bauches, begleitet von Traurigkeit, Gleichgültigkeit und Schmerzempfindung auf beiden Handrücken und Handtellern. (1.1)
19. Kopfschmerz, als ob kalte Luft gegen seinen Kopf streichen würde, mit Atemnot, Herzklopfen, Niedergeschlagenheit und Anfällen von Schreien... (30)
20. Fortwährende sexuelle Erregung bei einem tugendhaften Menschen, dann Hypochondrie, schwarze (düstere, vr) Laune. (1.2)
21. Fortwährende sexuelle Erregung, welche nichts beruhigen kann, Leiden der Prostata, schwächende Schweiße, unüberwindliche Traurigkeit, Stumpfsinnigkeit. (1.2)

22. Beim Husten und bei starken Einatmungen Schmerzhaftigkeit am Grunde der Lungen, besonders links; Traurigkeit. (1.1)
23. Herzklopfen mit Traurigkeit, Lust zum Weinen, Brustbeklemmung... (1.1)
24. Blau umränderte Augen und trauriger Blick. (1.1)
25. Große nervöse Depression und Prostration mit zeitweiligen Symptomen von Geistesstörung. (2)
26. Depression und Reizbarkeit vor der Regel (34j. Frau). (13.2)
27. Die geringste Aufregung überreizt, gefolgt von Langeweile und Traurigkeit. (30)

Unbehaglichkeit

1. Schwächende Schweiße mit allgemeinem Unbehagen. (1.2)
2. Unbehagen, Schwindel, Magenkrämpfe, Übelkeiten, peinlicher Frost, erdfahle Blässe des Gesichts, dann Hitze und heftiges Fieber mit trockener und empfindlicher Haut. (1.2)
3. Fieber mit Unbehagen (malaise) und Unruhe. (7.2)
4. Fieber von 17 bis 20 Uhr, mit Schmerzen im ganzen Körper und unbehaglichem Gefühl; schlimmer in geschlossenem Raum und bei Bewegung, besser in freier Luft. (7.2), (7.3)

Unerträglichkeit von Schmerzen oder Empfindungen

1. Unerträgliches Gähnen, dann Krämpfe, Schlucken (gemeint ist wohl Singultus, vr), Aufschwulken, Klagen und Stöhnen, Unruhe, Frost, dann Fieber. (1.2)
2. Bei Kopfschmerz... große Scheu vor Licht, das ihm bald Klagen und Geschrei erpreßt. (1.1)
3. Schmerzen im Winkel des rechten oder linken Unterkiefers, so heftig, daß er glaubt, davon toll zu werden. (1.2)
4. Gefühl, als wenn etwas die Beine heraufkrieche, unter der Haut, von den Füßen bis zum Uterus hinauf, was großes geschlechtliches Verlangen, heftigen Pruritus und Reiben hervorruft; es ist unmöglich, dem zu widerstehen, es macht sie fast verrückt. (2)
5. Heftiger, unerträglicher Pruritus vulvae, welcher sich in die Vagina erstreckt, schlimmer nachts, mit Trockeheit und Hitze der Teile. (2)
6. Blasenentzündung, heftiges Fieber, unerträgliche Schmerzen, zu welchen sich gastrische Störungen gesellen. (1.2)
7. Krampfhafte, unerträgliche Schmerzen in der Gebärmutter, besonders beim Versuch zu gehen; gastrische Störungen, Erbrechen, Angst. (1.2)
8. Unerträgliche Schmerzen in den Daumen, besonders im rechten, die durch Druck etwas gelindert werden. (1.2)

Verdruß, Mißmut, schlechte Laune

1. Peinliche Empfindung und großes Mißvergnügen, wie wenn man eine lebhaft gewünschte Sache nicht verwirklichen kann, mit reichlichen Tränen. (1.1)
2. Gähnen und vorübergehende stechende Schmerzen an den falschen Rippen, mit Abwechslung von guter und übler Laune. (1.1)
3. Unruhe, Unbehagen, Verdrießlichkeit, Langeweile; muß den Kopf hin-und-herbewegen. (1.1)
4. Schlechte Laune mit gutem Appetit. (1.1)
5. Undankbar, unzufrieden. (20)
6. Gallige Stimmung: nach Kummer (*Allen*). (29)

7. Gallige Stimmung: nach Schwierigkeiten mit jemandem (*Allen*). (29) (Diese Angabe ließ sich beim Quellenvergleich nicht wiederfinden. vr)

Verstellung, Täuschungsmanöver

1. Fieberhafter Zustand täglich, welcher in vermehrter Wärme, sehr beschleunigtem Puls und zu lebhafter Hitze in den Handtellern besteht; Lust, immer liegenzubleiben; mit übertriebenem Vorurteil über sein Übel oder Manie, glauben zu machen, daß er sehr krank sei, obgleich sein Leiden wenig bedeutet. (1.1)
2. Tränen, welche man nicht aufhalten kann, bei einem jungen Mädchen oder einer jungen Frau. Gefragt, sucht sie nach einem Grund für ihre Tränen und läßt vermuten, daß einer besteht, obgleich es nicht der Fall ist. (1.2)
(Angst, die nicht zerstreut werden konnte; danach befragt, versuchte sie, einen Grund für ihre Angst zu finden, und ließ die Anderen glauben, daß tatsächlich einer vorhanden sei; in Wirklichkeit aber gab es keinen. (33.1)) (Wahrscheinlich handelt es sich um dasselbe Symptom wie oben (Nr. 2, (1.2)), eine der beiden hier gegebenen Übersetzungen ist also falsch. Leider war das spanischsprachige Original der Prüfung von *Nunez* nicht zu bekommen, so daß diese Frage offen bleiben muß. vr)
3. Nervöse Angegriffenheit, übertrieben, bei Frauen und jungen Mädchen. (1.2)
4. Simulierte Zufälle; das junge Mädchen fingiert Bewußtlosigkeit und sieht seitwärts, um die Wirkung auf die Umgebung zu beobachten (abnormer Gemütszustand). (1.2)
5. Schlaue (cunning) Versuche, Anfälle wilden Tanzens vorzutäuschen (*Farrington*). (19)
6. Wenn keine Beobachter da sind, ist auch keine Hysterie vorhanden; sobald die Aufmerksamkeit auf sie gerichtet wird, fängt sie zu zucken an (*Farrington*). (19)
7. Dieses Mittel paßt bei Hysterie, wenn der Kranke seine Anfälle gern vorspielt. (11.2)
8. „Puerperale Depression": sie litt unter Kontrolle und Druck durch die täglichen Besuche ihrer strengen Schwiegermutter und empfand sich als durch ihren Gatten zu wenig unterstützt, und deshalb versuchte sie, ihm bewußt zu machen, daß sie litt, indem sie sich zu essen weigerte, durch Finger-in-den-Hals-Stecken Erbrechen induzierte und abmagerte (34j. Frau). (13.2)
9. Bricht künstlich in lautes Gelächter aus. (11.2)
10. Fuchsartige Schläue und Destruktivität. (3)
11. Er konnte ohne Zögern die wildesten Lügengeschichten erzählen. Zuweilen war er sehr hinterlistig. Als einmal die ganze Familie in Urlaub verreiste, lud er für den Tag nach der Abreise alle seine Lehrer zu sich nach Hause zum Essen ein, mit der Behauptung, dies sei sein Geburtstag. Als die armen Lehrer an jenem Tag voller freudiger Erwartung erschienen, fanden sie die Türe verschlossen vor. Einmal gab er seinen goldenen Halsschmuck seinem Diener und behauptete dann, er sei ihm gestohlen worden; der Diener kam ins Gefängnis. Einmal rasierte er sich den Kopf und bettelte an den Straßenecken (in Indien; er spielte offenbar den Bettelmönch, vr). Einmal besuchte er den Freund seines Vaters, weinte und behauptete, seine Mutter sei tot. Sein Vater schämte sich so sehr für das Betragen seines Sohnes, daß er Selbstmordgedanken hegte (14j. Junge). (17.1)
12. *Tarantula*- Patienten täuschen alle Arten von Krankheit vor, besonders Ohnmachten. Sie bilden sich nicht nur ein, krank zu sein, sondern tun, als seien sie krank, obwohl sie es nicht sind. (3)
13. Zeitweilig hat sie vieles erzählt, was überhaupt nicht stimmt, sie hat „eine ausgeprägte Phantasie" (9j. Mdch., Ruhelosigkeit). (12.3)
14. Typisch für *Tarantula* ist, daß er Lügen erzählt, um eine Situation zu seinem Vorteil

zu manipulieren. Das kann auch mit der Motivation geschehen, Zwistigkeiten zu vermeiden. (6)

15. Der Hang zum Zerstören ist bei *Tarantula* sekundär, wie bei vielen anderen Mitteln. *Tarant.* benimmt sich unangepaßt, weil es einem inneren, unwiderstehlichen Trieb oder Instinkt Folge leistet. Das destruktive Benehmen von *Tarantula* steht nicht in einer Beziehung zu den ihn umgebenden Menschen, außer wenn ein *Tarantula*-Kind erkennt, daß die Erwachsenen wünschen, es täte nicht das, was es gerade tut. Dann zeigt *Tarantula* Scharfsinn und Verschmitztheit, wartet ab, bis die Aufmerksamkeit nicht mehr auf ihn gerichtet ist, und macht dann wieder, was er selbst möchte. *Tarant.* verfügt also über genügend Selbstkontrolle, um das zu tun, aber seine Aktivitäten zielen nicht auf absichtliches Zerstören hin. (6)
16. Sie erschien in Anwesenheit ihrer Töchter kooperativ, in ihrer Abwesenheit aber benahm sie sich ganz anders, war verschlagen und destruktiv (60j. Frau. Psychose). (17.1)

Verzweiflung

1. Zornige Verzweiflung. (4)
2. Verzweiflung an der Genesung, bei Febris intermittens (*Knerr*). (29)
3. Verzweiflung, während des Frostes (*Knerr*). (29)

Weinen, Wimmern, Ächzen

1. Weinen durch Musik (*O. Boericke*). (29)
2. Bemerkenswert ist, daß die *Tarantella,* auf der Violine oder Gitarre gespielt, auf diese Patientin (26j. Frau mit erhöhtem Geschlechtsverlangen) keinen Einfluß hervorbrachte; aber sobald sie ein junges Mädchen in die Arme nahm, weinte sie, bis man sie davon trennte, was niemals vorher der Fall gewesen war. Man machte diesen doppelten Versuch mehrmals, immer mit demselben Ergebnis. (1.3)
3. Nachmittags Verlangen zu weinen, ohne Tränen vergießen zu können, wie nach einem tiefen Kummer, z.B. dem Tode einer geliebten Person. (1.1)
4. Häufiges Gähnen, Recken, Strecken und Lust zu weinen, morgens. (1.1)
5. Unruhe der unteren Extremitäten mit ständigem Verlangen zu weinen (*Ars.*). (3)
6. Tiefe Melancholie, Traurigkeit mit Tränen. *Puls.* 1000 war das Gegenmittel, und darauf folgte ein unersättlicher Hunger mit Verlangen nach Dingen, die sonst abgelehnt wurden. (1.1)
7. Ein Augenblick von Fröhlichkeit mit folgender tiefer Traurigkeit, mit Neigung zum Weinen, Seufzen, Herzklopfen, Brustbeklemmung, Kopfschmerz, brennender Hitze und allgemeinem Schweiß. (1.1)
8. Depression mit Verlangen zu weinen, Reizbarkeit, Zorn; schlimmer abends. (7.2)
9. Anfall von Weinen ohne Grund. (1.2)
10. Weinte leicht und oft (18j. geistesgestörtes Mdch.; nach heutigen Begriffen Anorexia nervosa – vr). (33.2)
11. Drückend schwerer Kopfschmerz mit Weinen und großer Schwere auf den Augenhöhlen, so daß man die Augen nicht öffnen kann. (1.1)
12. Beklemmung, Erstickung, dann Weinen ohne Grund, mit Schreien und Recken der Glieder. (1.2)
13. Erstickungsanfälle mit Weinen, Schreien und Ruhelosigkeit; muß frische Luft bekommen; schlimmer durch Husten. (4)
14. Tränen und Gähnen mit Empfindung von Schwäche am Magen. (1.1)

15. Weinen, wenn irgendein Wunsch verweigert wird (*Allen*). (29)
16. Wimmern um die geringste Widerwärtigkeit, Tröstungen verschlimmern nur. (1.1)
17. Trost verursacht Weinen. (3)
18. Jede Beobachtung oder ein fester Blick auf sie genügte, um sie zum Weinen zu bringen (Chorea). (2)
19. Er weigert sich, die Schuhe und Strümpfe zur Untersuchung auszuziehen. Ganz normal sagt der Behandler zu ihm, er solle sich nicht so anstellen, er würde ihm auch ganz bestimmt nicht wehtun. Daraufhin heult er laut und schluchzend los und ist überhaupt nicht mehr zu beruhigen. Die Eltern sagen, er sei immer so „wahnsinnig empfindlich" (2j. Junge, Neurodermitis). (12.2)
20. Ächzen während der Nacht bis zum Aufstehen, bei starkem Kopfschmerz und drückendem Schmerz in der Herzgegend. (1.1)
21. Ächzen mit Beklemmung und Schmerz am Herzen, wie wenn ihr ein Unglück zugestoßen wäre. (...) (1.1)
22. Präkordialangst, Traurigkeit, Weinen und Furcht vor dem Tode (Uterusneuralgie nach Treppensturz). (2)
23. Krampfhafter Zahnschmerz mit Stöhnen und Traurigkeit. (1.1)
24. Er seufzte beim Tanzen so arg, daß die Umstehenden geradezu erschrocken waren (*Baglivio*, 1695). (11.4)
25. Er fühlte augenblicklich heftigen Schmerz in der gebissenen Stelle und fiel zu Boden, mit Kälte des Körpers, Knistern (bristling) des Haares, Schmerz in der Brust, Spannung im Rumpf, die Beine waren schwach, er seufzte, klagte, sagte, er sei am Ersticken, wollte aufschreien, konnte aber nicht (*Epiphanio Ferdinando*). (18.3)
26. Die Kranken jammern mit einer kläglichen Stimme, und wenn sie nach dem Sitz der Schmerzen gefragt werden, antworten sie nicht und zeigen mit der Hand nach der Brust oder der Präkordialgegend (*Baglivi*). (24)

Zorn und Folgen desselben

1. Gewalt ist ein starkes Merkmal der Arznei. Gewalttätigkeit mit Zorn. (3)
2. Sie hat viele Wahnideen; eine davon besteht im Verlangen, sich zu verstecken, weil sie sich einbildet, sie werde körperlich angegriffen (assaulted) werden. (3)
3. Depression mit Verlangen zu weinen, Reizbarkeit, Zorn; schlimmer abends. (7.2)
4. Hitze im Kopf, schlimmer durch Zorn. (7.3)
5. *Tarantula* wird zornig, wenn er zusehen muß, wie etwas zu langsam geht, z.B. beim Verkehrsstau oder wenn er sich in einer Menge langsam gehender Menschen befindet. (13.3)
6. Sanfterer Charakter, kurz nachdem das Mittel genommen wurde, mit weniger Neigung zum Zornigwerden. (1.1)
7. Bei einer Person von sanftem Charakter zeigte sich eine solche Veränderung, daß sie unerträglich wurde; aber unter dem Einfluß einer geschlechtlichen Aufregung, die sich zeigte, besserte sich der Gemütszustand bemerklich. (1.1) (Das soll wohl heißen: es trat sexuelle Erregung ein, und zeitgleich damit nahm die Reizbarkeit ab. vr)
8. Langeweile, schlechte Laune und Neigung, sich zu ärgern, entgegen seiner Gewohnheit und seinem Charakter. (1.1)
9. Schlechte Laune, Neigung, sich zu ärgern oder aufbrausend zu sprechen ... (1.1)
10. Unruhe, Aufregung, Zorn, unwiderstehliches Bedürfnis, die Beine hin-und-herzubewegen. (1.1)

11. Reizbar, Neigung, zornig zu werden und barsch / abrupt (abruptly) zu sprechen; muß die Glieder bewegen. (2)
12. Großer Zorn, Wut; man kennt nichts mehr. (1.1)
13. Heftige Wutanfälle bis hin zum Zerschlagen von Gegenständen, seit 2 Jahren immer schlimmer und öfter. Er zerschlägt Dinge, die „ihm widerstehen"; wenn er z.B. eine Garderobenleiste nicht lotgerecht zu montieren vermag, macht er sie kaputt. Nach dem Zornanfall Magenschmerz. Er sagt: „Ich habe viele Pläne, habe den Eindruck, nicht alles in die Tat umsetzen zu können, und wenn sich mir etwas in den Weg stellt, explodiere ich in fürchterlichem Zorn." (26.2)
14. Jähzorn, bei welchem der Patient mit allem wirft, was gerade zur Hand ist (18j. geistesgestörter Junge) (*Farrington*). (33.1)
15. Vermehrte Körperkraft bei geistigen Störungen. Ein *Tarantula*-Patient demonstrierte *G. Vithoulkas* bei einer Live-Anamnese, wie er seinen Zorn auszuleben pflege, indem er dem Tisch mit solcher Kraft einen Schlag versetzte, daß *Vithoulkas* dachte, dieser werde in Stücke springen. Man konnte die ungeheure Spannung, die dieser Patient in sich hatte, auch vorher förmlich spüren; das ganze Auditorium stand unter Spannung. (21.1)
16. Fordert pausenlos, schreit, wenn ihre Forderungen nicht erfüllt werden, wird böse und zornig, wenn man mit ihr schimpft ...; bei Widerspruch zuweilen Affektkrämpfe (4j. Mdch., angeborener Immundefekt, psychomotorische Retardierung). (15.5)
17. Jähzorn, ohne jedoch gewalttätig zu werden (9j. Mdch., Ruhelosigkeit). (12.3)
18. „Kinder sind nie ruhig, stecken voller Energie, laufen immer umher; sie mögen von anderen Kindern nicht berührt werden, dann werden sie zornig. ... Manchmal gilt diese Abneigung gegen Berührung auch für die Mutter. Ich behandelte ein Kind, das ständig tanzte. Wenn die Mutter es dabei berührte und aufforderte, ruhig zu sein, wurde das Kind zornig. Oder wenn das Kind mit einer Sache beschäftigt ist, und die Mutter faßt es an und sagt „Komm essen", dann kann es sehr verärgert reagieren. Diese Art von Berührungen macht *Tarantula* zornig." (22)
19. *Tarantula* wird sogar dann zornig, wenn er jemanden langsam arbeiten sieht, der gar nichts mit ihm zu tun hat. Er würde auf den Anderen zukommen und aggressiv sagen: „Warum machen Sie so langsam, geht das nicht schneller?" (22)
20. „*Tarantula hispanica* ist das erste Mittel für Zorn beim Autofahren. Die Patienten sagen typischerweise: „Ich möchte über alle anderen Autos hinwegspringen und vorne fahren. Ich fahre gut und zügig, und alle anderen Fahrer sind Nichtskönner." ... Sie sind sehr böse, wenn vor ihnen jemand langsam fährt. Sie schreien herum und erhöhen die Geschwindigkeit, um den Vordermann zu rammen." (22)
21. Zorn, wenn er getadelt wird (12j. Junge, Heuschnupfen). (26.3)

ILLUSIONEN

Wahnvorstellungen

1. Fürchterliche Visionen, sobald die Augen geschlossen wurden, mit Unfähigkeit, zu schlafen. (8.1)
2. Visionen gräßlicher Tiere, die ihn in Schrecken setzen. (1.1)
3. Visionen bald von Figuren, bald von Insekten, von Schatten etc. (1.1)
4. Sie sieht Ungeheuer, Tiere, Gesichter, Insekten und Gespenster. (3)
5. Sieht Gesichter: teuflische Gesichter drängen sich auf (crowd upon him) (*Kent*). (29)
6. Sieht schwarze Gegenstände und Gestalten (*V. Ghegas*). (29)

7. Halluzinationen, in denen man im Hause fremde Personen sieht. (1.1)
8. Scharfer Schmerz von unten, ein wenig nach links in der Brust, mit schlechter Laune und fixen Ideen. (1.1)
9. Häufig bildet sie sich ein, beschimpft worden zu sein. (3)
10. Antwortet auf eingebildete Fragen. (27)
11. Sie hat viele Wahnideen; eine davon besteht im Verlangen, sich zu verstecken, weil sie sich einbildet, sie werde körperlich angegriffen (assaulted) werden. (3)
12. Ich pflegte plötzlich aufzuschrecken und hastig meine Position zu verändern, aus Furcht, etwas würde auf mich fallen; beim Gehen hielt ich oft abrupt an oder warf meinen Kopf plötzlich nach einer Seite, da ich befürchtete, mich an irgendeinem eingebildeten Objekt anzustoßen, welches ein paar Zentimeter über meinem Kopfe aufgehängt zu sein schien. (8.1)
13. Das Delirium geht zu Ende, indem sie über einen heftigen Kopfschmerz klagt; die Augen scheinen aus ihren Höhlen treten zu wollen; sie sieht kleine Figuren sich vor ihren Augen bewegen (lt. (19): schweben) und bewegt die Hände heftig hin und her. (1.1)
14. Verschiedenartige Wahnideen und Einbildungen; zuweilen komische (droll), zuweilen schreckliche Empfindungen im eigenen Inneren oder Visionen von Dingen, die sie nicht gesehen hat (visions of things unseen). (17.2)
15. Wahnvorstellung, krank zu sein (*P. Schmidt*). (29)
16. Bei *Tarantula* finden wir fast eine Obsession bezüglich Krankheiten. Ein 12j. *Tarantula*-Junge bekam aufgrund eines kleinen Kratzers am Ohrläppchen eine fürchterliche Angst vor Krebs und AIDS und fragte mich bei der Erstbefragung ein dutzendmal nach solchen Sachen. Eine andere Patientin glaubt wegen ein bißchen Schwindel, sie habe einen Hirntumor, und das immer wieder. (13.2)
17. Monomanie (*O. Boericke*). (29)

Sinnestäuschungen

1. Schmerz im rechten Auge abends, mit Schwierigkeit zu sehen und dem Erscheinen kleiner Strene vor dem Auge. (1.1)
2. Gesichtstäuschung; es scheint ihm ein Spinngewebe vor seinen Augen vorüberzuziehen. (1.1)
3. Lichtscheu mit Visionen von Schatten, Figuren und verschiedenen Gegenständen, und für Augenblicke von glänzenden Blitzen vor den Augen. (1.1)
4. Die Farben Rot, Gelb, Grün und besonders Schwarz erzeugen vor den Augen gleichsam einen dicken Nebel. (1.1)
5. Geräusch im Ohr, ähnlich dem hellen Ton einer Glocke, beim Erwachen, das schwindet, wenn man aufgestanden ist. (1.1)
6. Singen im linken Ohr wie von einem Teekessel. (2)

TRÄUME

Ängstlich, bang, besorgt

1. Schlaflosigkeit bis 4 Uhr morgens, dann Schlaf, wo er glaubt, vom Pferd zu fallen, und von einer Person träumt, wovon der Eindruck ihn so lange quält, bis er völlig erwacht ist und der Anblick dieser Person (im Schlafzimmer? vr) ihn seines Irrtums überführt. (1.1)

Ärgerlich, zornig

1. Ärgerliche Träume (*Allen*). (29) (Angabe war so nicht wiederzufinden; bezieht sich vielleicht auf „Träume von Beleidigung und Verachtung". vr)

Alpdrücken

1. Schlaflosigkeit mit großem Unbehagen und nervöser Aufregung, fortwährender Wechsel der Lage bis 5 Uhr morgens, wo er eine halbe Stunde unter traurigen Träumen schläft; dann erwacht er, plötzlich auffahrend, keuchend, mit starken Palpitationen und heftig bewegt, wie nach einem Alp. (1.1)

Angenehm, erfreulich

1. Angenehme, liebliche Träume, welche fröhlich stimmen und denen Träume von Blumengefilden und großem Vergnügen folgen. Beim Aufstehen üble Laune, die mehrere Stunden dauert. (1.1)

Arbeit, von der

1. Tr. von seinen Geschäften, dann von großen Gefahren durch giftige Tiere usw. (1.1)

Bildlich, symbolisch

1. Träume, daß sie eine Königin sei (Neurose durch Demütigungen). (11.3)

Feuer, von

1. Träumte einmal, daß das Haus brannte; „das war eklig", sagt sie (mit „eklig" meint sie „schlimm", wie es Kinder oft tun – vr), oder auch von Explosionen (9j. Mdch., Ruhelosigkeit). (12.3)

Indifferent oder nicht näher bezeichnet

1. Der Schlaf ist ruhig, wenn auch mit Träumen untermischt. (1.1)
2. Leichter Schlaf mit vielen Träumen... (1.1)
3. Sich in die Länge ziehende Träume, welche die Person schließlich aufwecken, mit nachfolgendem Kopfschmerz. (1.1)
4. Tiefer Schlaf voll Träume, Aufwachen am Morgen ist schwierig. (7.3)

Lustig, komisch

1. Träume, anfangs lustig durch Vergnügungen und Spiele, gehen in traurige Dinge über... (1.1)

Schrecklich, grausig

1. Sie hatte wiederkehrende Träume, daß die Mutter beschließe, sie zu schlachten, sie würde gebraten und von der Familie verzehrt (Neurose durch Demütigungen). (11.3)
2. Träume, daß der Teufel andauernd um ihr Haus herumfahre (Neurose durch Demütigungen). (11.3)

Tieren, von

1. Unruhiger Schlaf nachmittags, mit Träumen von wilden Tieren, die ihn verschlingen wollten; er erwacht zitternd und erschreckt mit der Erinnerung an seinen Traum. (1.1)
2. Er träumt, daß eine große Anzahl Stiere auf ihn zulaufen und im Begriff sind, ihn zu erreichen, so daß er sich ins Wasser stürzen muß und daß er ertrinkt. Er erwacht ganz erschreckt, mit allgemeinem Zittern und Kopfschmerz. (1.1)

3. Träume von seinen Geschäften, dann von großen Gefahren durch giftige Tiere usw. (1.1)

Tod, Mord und Toten, von

1. Träume, stundenlang, von Tod und Unglück, wovon er bedroht ist. Er erwacht mit einem drückenden Kopfschmerz. (Das Mittel, welches die Disposition zu diesen Träumen bekämpft, ist *Baryta muriatica*.) (1.1)
2. Unruhiger Schlaf mit Träumen vom Tode. (Dabei) Pollutionen. (1.1)
3. Traum von Leichen und bekannten Personen. (7.3)
4. Sie hatte wiederkehrende Träume, daß die Mutter beschließe, sie zu schlachten, sie würde gebraten und von der Familie verzehrt (Neurose durch Demütigungen). (11.3)
5. Träumte, ein Mensch werde verbrannt, was ihr keine Angst machte, sondern eher faszinierend war (9j. Mdch., Ruhelosigkeit). (12.3)

Traurig

1. Schlaflosigkeit bis 5 Uhr morgens; er schläft dann eine halbe Stunde mit traurigen und unangenehmen Träumen. Er erhebt sich mit Zittern, viel Traurigkeit und Kopfschmerz, wie wenn der Kopf Schläge bekommen hätte. (1.1)
2. Träume, anfangs lustig durch Vergnügungen und Spiele, gehen in traurige Dinge über, bis gegen 3 Uhr morgens, wo er mit benommenem und schmerzhaftem Kopf aufwacht, aber ohne sich dessen, was er geträumt hat, zu erinnern. (1.1)
3. Traurige Träume mit unangenehmen Eindrücken und Seufzen. (1.1)
4. Ruhiger Schlaf, in Zwischenräumen, mit traurigen Träumen von Beleidigung und Verachtung. (1.1)
5. Langer Schlaf mit traurigen Träumen. (1.1)
6. Traurige Träume mit Weinen. (4)

Unerinnerlich

1. Träume unerinnerlich. (27)

Wasser, von

1. Schlaf mit Träumen, in welchen er wach und am Ufer eines Flusses, dessen Wasser er fließen sieht, zu sein scheint; und wenn er dann nach dem Himmel schaut, wird er traurig. (Dabei) Pollutionen. (1.1)
2. Er träumt, daß eine große Anzahl Stiere auf ihn zulaufen und im Begriff sind, ihn zu erreichen, so daß er sich ins Wasser stürzen muß und daß er ertrinkt... (1.1)

SCHLAF

Schlaflosigkeit, Einschlafstörung

1. Vollständige Schlaflosigkeit mit großer nervöser Aufregung; fortwährender Wechsel der Lage, absolute Unmöglichkeit, Ruhe zu finden. (1.1)
2. Schlafen war fast unmöglich; kam nie vor Mitternacht ins Bett; fand keine Zeit, ins Bett zu gehen. Niemals müde, fühlte sich ständig wie aufgedreht, konnte sich nicht entspannen (18j. geistesgestörtes Mdch.; nach heutigen Begriffen Anorexia nervosa – vr). (33.2)
3. Fürchterliche Visionen, sobald die Augen geschlossen wurden, mit Unfähigkeit, zu schlafen. (8.1)

4. Schlaflos, eine Woche lang (*Epiphanio Ferdinando*). (18.3)
5. Vier Nächte lang legte er sich weder zu Bett, noch schlief er. (18.1)
6. Schlaflos vor Mitternacht, durch Erregung. (4)
7. Schlaflosigkeit bis 4 oder 5 Uhr morgens... (1.1)
8. Schlaflosigkeit mit großem Unbehagen und nervöser Aufregung, fortwährender Wechsel der Lage bis 5 Uhr morgens, wo er eine halbe Stunde unter traurigen Träumen schläft; dann erwacht er, plötzlich auffahrend, keuchend, mit starken Palpitationen und heftig bewegt, wie nach einem Alp. (1.1)
9. Sehnt sich nach Schlaf, ist aber so aufgeregt, daß sie die gewünschte Ruhe nicht finden kann. (10)
10. Große Schläfrigkeit, aber ihre Nervosität läßt sie nicht einschlafen. (30)
11. Schlaflosigkeit (bei vielerlei nervösen Beschwerden. vr). (2)
12. Trockenheit und Reizzustand im Rachen, mit Schwierigkeiten, den Schleim auszuräuspern, Schlaflosigkeit und Durst; im Schlaf wird es schlimmer. (7.2) (3 Prüfer), (7.3)
13. Vollständige Schlaflosigkeit die ganze Nacht und stechender Schmerz in den Schläfen. (1.1)
14. Brennen, als befänden sich heiße Kohlen in der Vagina, vom Schlaf abhaltend und zum Umherlaufen veranlassend. (30)
15. Schlaflosigkeit mit Gliederschmerzen. (7.1)

Aufwachen, Durchschlafstörung

1. Zuweilen, in langen Abständen, plötzliches Erwachen aus traumlosem Schlaf, unter Erstickungsgefühl. (2)
2. Schlaf gestört, mit häufigem Urinieren. (7.3)
3. Unerfrischender Schlaf mit Schmerzen im ganzen Körper (bodyache) und Unruhe. (7.1)

Somnambulismus

1. Die Attacken (von Hystero-Manie mit Destruktivität) enden mit komaähnlichem Schlaf, während dessen sie Fragen richtig beantwortet. (2)
2. Somnambulismus...; jeden Tag fiel er in einen somnambulen Schlaf, dessen Eintreten er zeitlich exakt jeden Morgen vorhersagte (the exact time of which he stated every morning); dieser Zustand hielt mehrere Monate lang an (mit Oligo- Anurie, wohl urämischer Genese – vr). (2)
3. Neigung zum Schlafwandeln. (3)

Schläfrigkeit

1. Tiefer Schlaf voll Träume, Aufwachen am Morgen ist schwierig. (7.3)
2. Vollständige Erschlaffung und allgemeines Darniederliegen der Kräfte mit lethargischem Schlaf. (1.1)
3. Fünf Jahre lang eigentümliche Anfälle, welche mit der Empfindung einer Wolke vor dem linken Auge beginnen, welche sich nach und nach bis zu völliger linksseitiger Blindheit steigert. Dann folgt eine Taubheit des linken Arms und rechten Beins, welche nach und nach zunimmt, bis der erstere kraftlos wird; danach kommt Schläfrigkeit, gefolgt von tiefem Schlaf, aus welchem er mit klopfendem Stirnkopfschmerz und Blindheit des linken Auges aufwacht; diese zwei Symptome verschwinden nach und nach gemeinsam (Epileptoid). (2)

4. Große Schlummersucht und Schwere des Körpers abends und nachts, wie während der drückenden Sommerhitze. (1.1)
5. Unüberwindlicher Schlaf beim Arbeiten; schläft beim Sitzen auf der Erde ein. (1.1)
6. Rückkehr des unüberwindlichen Schlafes, aber nur für kurze Zeit. (1.1)
7. Unüberwindlicher Schlaf zu (täglich) derselben Stunde... (1.1)
8. Unüberwindlicher Schlaf mit zusammendrückendem Schmerz im Unterleib, in den Hüften und in der Gebärmutter. (1.1)
9. Seit dem vierten Tage nach Einnehmen des Mittels besserer Schlaf, besonders gegen Morgen; beim Erwachen allgemeines Wohlbefinden, was ihn ungern das Bett verlassen läßt. (1.1)
10. Gegen den 8. Tag dieser Veränderung im Schlaf und während der 6 folgenden Tage (also v. 12. - 18. Tag nach Einnehmen des Mittels) überkommt ihn eine Art Schlummersucht, aber immer von einer angenehmen Empfindung begleitet. Den 20. Tag verminderte sich die Schlummersucht, machte sich aber noch bis zum 31. Tage bemerkbar. Drei Monate nach dem Versuch war der Schlaf immer noch ein besserer. (1.1)
11. Große Schläfrigkeit, aber ihre Nervosität läßt sie nicht einschlafen. (30)
12. Schlaf während der Hitze und des Schweißes. (1.1)
13. Magenschmerz mit Kopfschwere, großer Somnolenz... (1.1)
14. Dumpfer Schmerz in der rechten Lende (loin), mit Durst auf kaltes Wasser, Schwäche; wenn der Schmerz schlimm wird, tritt Schläfrigkeit (drowsiness) auf; schlimmer durch Aufrechtstehen, Gehen; besser durch Vorwärtsbeugen und starken Druck. (7.3)

SCHWINDEL

1. Schwindel verschiedener Art und so heftig, daß man zur Erde fällt, aber ohne Verlust des Bewußtseins. (1.1)
2. Schwindel mit Gefühl, hinzufallen; unregelmäßiger Appetit; < im Stehen. (7.3)

KONVULSIONEN

1. Verdrehungen und außergewöhnliche Bewegungen des Kopfes und der Hände. (1.1)
2. Konvulsivisches Zittern der Hälfte des Körpers. (1.1)
3. Krämpfe, Zuckungen, allgemeines Zittern, bläuliche Färbung der Haut (nicht Zyanose), Gänsehaut, Kälte, Geschrei, das nichts Menschliches an sich hat. (1.1)
4. Zuckungen, Wälzen auf der Erde; die Zähne sind zusammengepreßt, die Atmung erscheint gehemmt, ein rauher, heiserer Ton kommt aus der Kehle. (1.2)
5. Krämpfe durch Druck auf das Rückenmark, mit unfreiwilligem Kotabgang. (1.2)
6. Ihr ganzer Körper wurde von einem Krampf von solcher Heftigkeit geschüttelt, daß zwei starke Männer sie kaum zu halten vermochten (*Baglivi*). (18.2)
7. Konvulsionen und Subsultus in all seinen Gliedern; der Penis war erigiert, und die Bauchmuskeln befanden sich in einem Zustand solcher Verkrampfung und Starrheit, daß man sie zu Recht hätte mit einem Stücke Leder vergleichen können (*Ferramason*). (18.2)
8. Hystero-Epilepsie: Brustbeklemmung, Erstickungsgefühl, anhaltendes Zucken und Bewegen der Hände, Schaum vor dem Mund, völlige Unempfindlichkeit, sehr schläfrig; bei profusen, verspäteten (delaying) Menses (18j. Mdch.). (19)

9. Epilepsie: fällt ohne jede Vorwarnung bewußtlos hin, allgemeine Steifheit, Zähneknirschen, Zungenbiß, Zucken (squinting) der Augen, welche während der Attacke offenbleiben; der Anfall hält zwei oder drei Minuten lang an, worauf Mutlosigkeit und Schwindel folgen, welche 24 Stunden anhalten; die Anfälle treten alle 8, 15 oder 20 Tage auf. (2)
10. Ausgelöst durch schweren Kummer, heftige Konvulsionen, täglich exakt um 8 Uhr 30, etwa 2 Stunden anhaltend; ihnen geht ein intensiver Schauder über den ganzen Körper voraus, der mit kurzen Schauern auf dem Rücken und den Gliedern beginnt und etwa eine halbe Stunde anhält; unmittelbar auf ihn folgen Konvulsionen, mit heftigen, unwillkürlichen Muskelkontraktionen, welche in den oberen oder unteren Gliedmaßen anfangen und sich über den ganzen Körper ausdehnen; das Bewußtsein bleibt während der Anfälle erhalten, doch die Koordinationsfähigkeit ist aufgehoben. (2)
11. Nach einem strengen Tadel oder einer Strafe: Frost und Fieber mit choreatischen Konvulsionen; es schüttelte (sie?) fast ununterbrochen mit unwillkürlichen Bewegungen der Glieder, des Abdomens, Brustkorbs, Rumpfes und Gesichts, schlimmer links; konnte kein Wort sprechen, indem Zunge und Pharynx beteiligt waren. (2)
12. Fallweise, z.B. wenn man ihr widerspricht, treten Affektkrämpfe auf; sie wird blau im Gesicht, verdreht die Augen, krampft, wird steif (4j. Mdch., angeborener Immundefekt, psychomotorische Retardierung, aggressiv-erethische Verhaltensstörung). (15.5)
13. Die (dysmenorrhoeischen) Schmerzen werden um so schlimmer, je näher die Menses rücken, und sind bei maximalem Menstruationsfluß am schlimmsten, heftig genug, um konvulsivische Bewegungen hervorzurufen. Choreaartige Ruhelosigkeit, Zucken und Zittern der Muskeln, welche schmerzhaft hin und her (from side to side) arbeiten. (2)
14. Einige Tage nach Aufstehen aus dem Wochenbett nach der 4. Geburt traten während der Ruhe heftige Konvulsionen des ganzen Körpers auf, welche es notwendig machten, sich zu bewegen und im Zimmer auf-und-abzugehen; beim Versuch, sich zu setzen oder hinzulegen, heftiges Schütteln des Kopfes und der Glieder, mit wundem / zerschlagenem (bruised) Schmerz über und über und Schwindel, was sie wiederum zwingt, aufzustehen und umherzugehen; sie hat neun Tage lang nicht schlafen können, da sie jedesmal, wenn sie sich hinzusetzen versuchte, Konvulsionen befürchtete (befürchten mußte – vr); Appetitlosigkeit, große Angst und Unbehaglichkeit, Furcht vor dem Tode. (2)
15. Somnambulismus...; nachts sehr aufgeregt; Konvulsionen, eine Art von Veitstanz, mit Neigung, alles, was ihm nahekommt, zu beißen und zu zerreißen; beim Aufhören des Anfalls schläft er ein, und wenn er aufwacht, ist er sich dessen, was passiert ist, nicht bewußt; ... exaltierter Geisteszustand; konnte nicht reden, aber schreiben; jeden Tag fiel er in einen somnambulen Schlaf, dessen Eintreten er zeitlich exakt jeden Morgen vorhersagte (the exact time of which he stated every morning); dieser Zustand hielt mehrere Monate lang an (mit Oligo- Anurie, wohl urämischer Genese – vr). (2)
16. Chorea; selbst im Schlaf erfolgen vereinzelt unwillkürliche Bewegungen sowie häufiges Schnappen (gnashing) der Zähne. (9.2, F. 1)
17. Chorea. Konvulsivische Hysterie und Chorea, mit ausgeprägter Hyperästhesie. (2)
18. Choreatische Bewegungen des Kopfes wechseln mit ebensolchen Bewegungen des rechten Arms (1.2); im Bett hören alle Bewegungen auf (14j. Junge). (2)
19. Befindet sich in ständiger Bewegung; kann besser rennen als gehen; Sprache behindert; im Bett fühlt er sich am besten (Chorea). (2)

20. Chorea der oberen Gliedmaßen ohne erkennbaren Auslöser; der Kopf wurde mit Gewalt in verschiedene Richtungen geworfen; nervöse Zusammenziehungen der Gesichtsmuskeln; das rechte Bein wurde mit solcher Gewalt umhergeworfen, daß Patient nur schwer vermeiden konnte, hinzufallen. (2)
21. Ungeordnete und irreguläre Muskelbewegungen, auf den linken Arm und das linke Bein oder einen dieser Körperteile beschränkt, sehr selten ist auch der rechte Arm und das rechte Bein betroffen; mit Grimassen des Mundes. (2)
22. Anhaltende unregelmäßige Bewegungen des rechten Arms und Beins; ist unfähig, zu gehen oder selbständig zu essen; Sprache schwierig, Zunge schwer; ... Aufschrecken während des leichten Schlafes; ... wechselnde Laune; jede Beobachtung oder ein fester Blick auf sie genügt, um sie zum Weinen zu bringen; beim Versuch, zu gehen, zieht sie das Bein nach. (2)
23. Das Kind kann nur unter Schwierigkeiten auf seinem Sitz bleiben, die Arme werden hin-und-hergeworfen, die Beine können nicht kontrolliert werden; Gehen ist unmöglich; der Kopf wird heftig von einer Seite zur anderen gedreht; die Augen rollen, und die Lider befinden sich in nahezu unablässiger Bewegung; häufige scheußliche (hideous) Grimassen; heftige Verdrehungen des Rumpfes; jeder Versuch, Nahrung aufzunehmen, verursacht unwillkürliche Bewegungen der Zunge, wodurch zwei Drittel der aufgenommenen Nahrung wieder aus dem Munde fällt; nachts sind die Bewegungen nicht so heftig, doch kann sie nie länger ununterbrochen schlafen als ein paar Augenblicke. (2)
24. Chorea minor, seit 13 Jahren bestehend, wobei beide Arme, vor allem der linke, stark von unwillkürlichen Bewegungen betroffen waren; mit Exazerbationen, bei welchen sie auch unter Sprach- und Schluckschwierigkeiten zu leiden hatte; auf *Agar.* und *Stry.* keine wesentliche Änderung. Wenn die Hände nicht beschäftigt waren, so hielt sie beide Hände fest, um die unwillkürlichen Bewegungen zu verhindern. Beim Sprechen Verkrampfungen und Verzerrungen des Mundes, der Zunge und der rechten Gesichtshälfte; Sprache mühsam und langsam. Gehbehinderung. Auf *Tarant.* D12 in täglichen Gaben, womit in der Schwangerschaft (durch welche eine Verschlimmerung eingetreten war) begonnen wurde, völlige Heilung und komplikationslose Entbindung. (14)
25. Chorea Huntington (*Vithoulkas*). (28)
26. Es macht Symptome, die dem Veitstanz sehr ähneln, und hat daher Chorea geheilt, wenn sie durch Musik gebessert wurde. *Tarant.* wird aber auch dann (Chorea) heilen, wenn sie durch Musik schlimmer wird. (3)
27. Choreatische Bewegungen, viel Gesichtszucken (10j. Junge, Erkältungsneigung durch *Bac.* gebessert, Heilung durch *Tarant.*). (31)
28. Fünf Jahre lang eigentümliche Anfälle, welche mit der Empfindung einer Wolke vor dem linken Auge beginnen, welche sich nach und nach bis zu völliger linksseitiger Blindheit steigert. Dann folgt eine Taubheit des linken Arms und rechten Beins, welche nach und nach zunimmt, bis der erstere kraftlos wird; danach kommt Schläfrigkeit, gefolgt von tiefem Schlaf, aus welchem er mit klopfendem Stirnkopfschmerz und Blindheit des linken Auges aufwacht; diese zwei Symptome verschwinden nach und nach gemeinsam (Epileptoid). (2)
29. Schwindel, verschlimmert durch Tragen einer Last auf dem Kopfe; danach Konvulsionen. (4)

30. *Tarant.* soll die Jaktationen, Zuckungen und Krämpfe im Todeskampf beruhigen. (24)
31. (Allgemeine Zuckungen, welche größer waren in den Brustgliedern und mit Opisthotonus abwechselten. (15.1))

SEXUELLER TRIEB

1. Schwieriger und wenig wollüstiger Beischlaf. (1.1)
2. Langsamer und schwieriger Beischlaf, danach Ermattung und Husten. (1.1)
3. Taumel, dabei unvollständige Erektion und Empfindung von Ameisenkriechen am Gaumensegel. (1.1)
4. Erektionen mit geschlechtlichem Verlangen. (1.1)
5. Konvulsionen und Subsultus in all seinen Gliedern; der Penis war erigiert, und die Bauchmuskeln befanden sich in einem Zustand solcher Verkrampfung und Starrheit, daß man sie zu Recht hätte mit einem Stücke Leder vergleichen können (*Ferramason*). (18.2)
6. Steifstand ohne geschlechtliche Erregung. (1.1)
7. Steifstand nach dem Erwachen, ohne geschlechtliche Erregung, der erst nachläßt, wenn man mit dem ganzen Körper heftige Bewegungen macht. (1.1)
8. Erektionen, welche leicht schwinden, wenn man sich bewegt und seine Aufmerksamkeit auf einen gleichgültigen Gegenstand richtet. (1.1)
9. Zunahme (aber mäßige) des Geschlechtstriebs. (1.1)
10. Schwere und Schmerz in den Testikeln, beträchtliche Anschwellung des rechten Hodens, die zum Betthüten zwingt, Überreizung des Geschlechtstriebs, Samenverluste. (1.1)
11. Pollutionen: im Zusammenhang mit Träumen vom Tode oder traurigen Träumen. (1.1)
12. Samenerguß ohne jegliche Träume. (7.3)
13. Pollutionen; das Sperma ist blutig. (3)
14. Ständige sexuelle Gedanken. (7.2)
15. Überreizung des Geschlechtstriebs beim Mann. (1.2)
16. Geilheit bei einem Mann von 35 Jahren, die an Wahnsinn grenzt. (1.2)
17. *Tarantula* hat eine ungeheure sexuelle Energie. Ein solcher Patient wurde in der Live-Anamnese von einer Zuhörerin (*Vithoulkas* hatte die Frage absichtlich vermieden) nach seinem Geschlechtsleben gefragt. Der Patient sprang sofort hoch und fragte, ob *Vithoulkas* etwas über sein Sexleben wissen wolle, und begann von seiner Sexualität zu erzählen. Die gleiche Frau sagte später „Zeigen Sie uns Ihre Schuppenflechte." Darauf der Patient, in gierigem Ton: „Oh, Sie wollen meinen Körper sehen?" (21.1)
18. Geilheit bei einem Manne von 40 Jahren; fortwährende Aufregung beim Anblick unsittlicher Gegenstände; Selbstbefleckung (Masturbation), dann Leiden der Vorsteherdrüse (1.2) und Hypochondrie (2).
19. Sexuelle Erregung und fortwährende Samenverluste durch Masturbation, dann Schwachsinn, dummes Lachen, fortschreitende Entkräftung. (1.2)
20. Fortwährende sexuelle Erregung bei einem tugendhaften Menschen, dann Hypochondrie, schwarze (düstere, vr) Laune. (1.2)
21. Fortwährende sexuelle Erregung, welche nichts beruhigen kann, Leiden der Prostata, schwächende Schweiße, unüberwindliche Traurigkeit, Stumpfsinnigkeit. (1.2)
22. Allgemeines Kribbeln im ganzen Körper, mit Gähnen, Leibschmerzen und geschlechtlicher Erregung. (1.1)

23. Kinder entdecken früh ihre Sexualität und leben sie aus (*Morrison*). (28)
24. Onaniert (5j. Junge, Jaktationen). (15.2)
25. Er spielt gerne an den Geschlechtsteilen, treibt aber keine Onanie; läuft am liebsten nackt herum (2j. Junge, Neurodermitis). (12.2)
26. Sie masturbiert viel, danach ist sie sehr apathisch und lethargisch (4j. Mdch., rez. Zystitis). (31)
27. Zieht sich zu Hause gern nackt aus (4j. Mdch., angeborener Immundefekt, psychomotorische Retardierung). (15.5)
28. Gefühl, als wenn etwas die Beine heraufkrieche, unter der Haut, von den Füßen bis zum Uterus hinauf, was großes geschlechtliches Verlangen, heftigen Pruritus und Reiben hervorruft; es ist unmöglich, dem zu widerstehen, es macht sie fast verrückt. (2)
29. Schmerz in der Gebärmutter, wie wenn man sie zerschnitte oder ihr einen heftigen Schlag versetzte, mit Anschwellung, danach geschlechtlich erregt (in (18) heißt es auf Englisch „followed by spasmodic erotism" – gefolgt von krampfartiger sexueller Erregung). (1.1)
30. Reichliche Regeln, während welchen sie häufig aufgeregten Geschlechtstrieb, üble Laune, Verdruß und tiefen Ekel zeigt. (1.1)
31. Geschlechtliches Verlangen, bei einer 26j. Frau... 45 Tage lang, sowohl vor, wie während und auch nach der Menstruation. - Das Geschlechtsverlangen war bei dieser Frau so offenbar, daß sie beim Spiel und Tanz mit jungen Leuten diese vor aller Welt küßte. Die Bemerkungen über dieses Betragen reizten sie, sie weinte, ärgerte sich darüber, versprach schließlich, es nicht wieder zu tun, was sie aber nicht lange hielt. (1.1)
32. Heftige Nymphomanie, sie konnte ihre lüsterne Neigung nicht unterdrücken, durch Geschlechtsverkehr noch schlimmer; bei einer 45j. Frau, die seit ihrem 20. Lebensjahr daran litt. (2)
33. Geschlechtliches Verlangen bei einer Frau, welche am Zeigefinger der linken Hand eine glänzende Schwiele hatte, mit lebhafterer Hitze an diesem Punkt und Stichen, die sich auf Druck vermehrten, trockenem Husten, guter Laune und schwachem Gedächtnis. (1.1)
34. Unnatürliche und schamlose Hysterie bei einer Frau von 29 Jahren; mit Gewalt muß man die Kranke zurückhalten. (1.2) (In (33.1) lautet die Übersetzung desselben Symptoms: „Mit groteskem und laszivem Verhalten einhergehende Hysterie; sie mußte mit Gewalt zurückgehalten werden." vr)
35. Verlust allen Schamgefühls. (3)
36. Selten erholen sich die Gebissenen je vollständig; ihr sittlicher Zustand bleibt mehr oder weniger befallen. ... Junge Mädchen und höchst sittsame Frauen werden völlig nymphoman. Andere wälzen sich wie Schweine im Dreck und scheinen das zu genießen. Andere lieben es, auf Rücken, Sohlen und Fersen geschlagen zu werden. ... (*Ozanam*, 1856). (11.4)
37. Alle Beckensymptome zeigen Blutüberfüllung an, dabei besteht Erregung der Geschlechtsorgane. Nachdem die natürliche Abnahme des sexuellen Verlangens schon stattgefunden hat, kommt es mit unkontrollierbarer Intensität wieder. Witwen in weit vorgeschrittenem Alter, lange nach dem Klimakterium, welche erneut heiraten, und zwar gewöhnlich Männer, die viel jünger sind als sie, sind geeignete Patientinnen für *Tarantula.* Sie leiden an heftigem Pruritus vulvae, welcher durch den Beischlaf verschlimmert wird. (9.3)

38. Sie reden ganz offen in der Öffentlichkeit über Sex oder machen sogar Leuten auf der Straße sexuelle Avancen. (13.3)
39. Dieses Mittel hat Nymphomanie geheilt. Der Beischlaf verstärkt das Verlangen; es folgt ihm keine Erleichterung. (3)
40. „Wenn *Tarant.* abends im Bett ist, steht sie wieder auf, läuft herum, geht zur Tür, öffnet die Tür, schließt die Tür, geht wieder ins Bett, geht wieder zur Tür. Diese Patienten, vornehmlich Frauen, haben ein unbefriedigtes Geschlechtsleben..., der Geschlechtsverkehr erfüllt sie nicht." (21.2)
41. Es besteht unbeherrschbares geschlechtliches Verlangen, und er scheint sich in einer Geisteshaltung zu befinden, in welcher er kein Verlangen hat, sich und seine geschlechtlichen Leidenschaften zu beherrschen. Lüsternheit, die fast bis zum Wahnsinn geht. (3)
42. Ihre sexuelle Aktivität nennt sie normal, doch bei genauer Befragung erweist sie sich als weit über dem Durchschnitt liegend (34j. Frau, Angstneurose). (13.2)
43. Bei Personen, deren Lebensumstände die offene Ausübung sexueller Aktivitäten behindern, kann die Vorherrschaft der Sinnlichkeit sich in anderen Symptomen Ausdruck verschaffen, etwa durch Empfindungen und Beschwerden, welche die Aufmerksamkeit des Kranken auf die Beckenorgane fixieren, ... funktionelle Rektal- oder Blasenbeschwerden, irgendein Symptom, welches mit Reiben einhergeht (frictional symptom) oder unkontrollierbare Unruhe der Beine oder Füße. (17.2)

MODALITÄTEN, CAUSAE

1. Hyperkinetisches Syndrom bei Kindern, seit einer Kopfverletzung (*Ravi Roy*). (28) (Z. Zt. behandle ich ein autistisch-hyperkinetisches Kind, dessen Verhaltensstörung sich seit einer wegen Konvulsionen erfolgten stereotaktischen Gehirnoperation verstärkt zeigte, mit gutem Erfolg mit *Tarant.* vr)
2. Uterusneuralgie, seit einem Treppensturz. (2)
3. Die bloße Erinnerung an sein Leiden löst bei ihm heftigste Anfälle von Schwermut aus; die Wiederkehr der Sommerhitze oder der Anblick eines Leidensgenossen entfacht in ihm schreckliches Wüten... (*Di Renzi*, 1833). (11.4)
4. Böse Folgen unerwiderter Liebe, von Beschimpfungen, Bestrafungen, schlechten Nachrichten. (4)
5. Neurose mit Wahnideen, durch fortgesetzte Ablehnungs- und Demütigungserlebnisse, bei einer 23j. Frau aus einer kinderreichen Bauernfamilie. Der nach ihr geborene „Stammhalter" war stark vor ihr bevorzugt worden. Die in der Familie dominierende Mutter hatte zudem Schwierigkeiten, mit dem lebhaften und erzählfreudigen Temperament ihrer Tochter umzugehen. Sie empfand das Kind als „aus der Art geschlagen", beschimpfte es als geschwätzig und wollte es nach ihren Vorstellungen mit Gewalt zu einem ruhigen Kind umkrempeln. Sie wurde besonders oft geschlagen, und die Mutter signalisierte ihr immer wieder, daß sie durch ihr Verhalten nicht nur sie, die Mutter, sondern auch Gott beleidige. Zur Strafe mußte sie oft am Boden vor dem Kreuz kniend den Rosenkranz beten und Gott um Verzeihung bitten. Oft ließ die Mutter Bemerkungen fallen wie „Ihr alle, vor allem aber du, bringt mich noch ins Grab." Sie wurde zunehmend das Ventil für Spannungen in der Familie, konnte zu Hause überhaupt nichts mehr recht machen. ... Als die Mutter an einem metastasierenden Karzinom litt und zu Hause gepflegt wurde, fuhr diese, durch Krankheit und Schmerzen noch reizbarer geworden, die Tochter immer wieder an,

wenn diese beim Umbetten helfen wollte: „Du ungeschickter Trampel, laß die Hände von mir, deine Schwestern sind viel anstelliger als du." (11.3)

6. Angstneurose bei einer 34j. Frau, die als Kind häufig geschlagen und zur Strafe in den dunklen Keller gesperrt worden war; vorherrschende Ängste waren Furcht zu ersticken, zu sterben, Klaustrophobie; letztere trat erstmals während der Pubertät auf, und zwar in der Kirche, wohin zu gehen sie von der Mutter gezwungen wurde. (13.2)
7. „Ich habe das *Tarantula*-Bild mehrfach in Situationen auftreten sehen, wo die primären Bezugspersonen keine bedingungslose Liebe und Unterstützung geben konnten oder wo der Patient in einer lieblosen Beziehung lebte. Manche Fälle kamen aus zerbrochenen Familien (broken homes). Die Familie einer der *Tarantula*-Frauen gehörte zu einer sehr strengen religiösen Gruppierung, in welcher sie nur akzeptiert wurde, wenn sie die strengen Gemeinschaftsregeln einhielt, welche ein Verbot des Verlassens der Gruppe einschlossen. Diese Frau entwickelte schwere Angstzustände und Depressionen, die viele Jahre lang bestanden. Eine andere Frau war ungewollt empfangen; ihre Eltern hatten mehrfach versucht, sie abzutreiben, und mißhandelten sie körperlich, seelisch und möglicherweise auch sexuell. In allen wichtigen Beziehungen ihres Lebens kämpfte sie durch die attraktive Seite des *Tarantula*-Verhaltens um Liebe und Aufmerksamkeit." (13.2)
8. Nach einem strengen Tadel oder einer Strafe: Frost und Fieber mit choreatischen Konvulsionen; es schüttelte (sie?) fast ununterbrochen mit unwillkürlichen Bewegungen der Glieder, des Abdomens, Brustkorbs, Rumpfes und Gesichts, schlimmer links; konnte kein Wort sprechen, indem Zunge und Pharynx beteiligt waren. (2)
9. Ausgelöst durch schweren Kummer, heftige Konvulsionen, täglich exakt um 8.30 Uhr... (2)
10. Paralysis agitans, durch große seelische Belastung (mental distress) ausgelöst. (2)
11. Während des Spazierganges unangenehme Empfindung ähnlich der, welche man nach einer heftigen Gemütsbewegung, einem Schrecken verspürt, was eine halbe Stunde lang anhielt und von großer Abspannung gefolgt war. (1.1)
12. Das Zittern fing in der linken Hand an und war nach mentalen Problemen (Aufregungen, vr) immer schlimmer (Multiple Sklerose). (2)
13. Chorea minor verschlimmert sich durch Arbeitsbelastung (bei einer Büroangestellten, also vor allem durch psychischen Streß – vr) und in der Schwangerschaft. (14)
14. Koliken, welche die Gemütsanlagen ändern und sie angenehmer machen. (1.1)
15. Schmerz in der Gebärmutter und zusammendrückender Schmerz im Kopf und in der Brust, Unruhe und Aufregung. Linderung durch die sogenannte *Tarantella*-Musik.(1.1)
16. Musik bessert oder verschlimmert. (4)
17. Musik brachte den Kranken zum Tanzen und wurde von Besserung aller Symptome gefolgt. (18.3)
18. Es ist aber erstaunlich, wie die Kraft dieses Giftes durch Musik gemildert wird. Denn in der Tat werden, wie ich selbst bezeugen kann, die von der Tarantel Gestochenen aus ihrer benommenen Mattigkeit herausgebracht und fangen an zu stampfen und zu tanzen, sobald sie die Töne von Saiteninstrumenten oder Flöten hören, und solange damit fortgefahren wird, scheinen sie gesund... Wenn aber die Flötenspieler einmal eine Pause machen und schweigen, fallen die Kranken alsbald wieder zu Boden und verfallen wieder in ihren früheren Zustand von benommener Mattigkeit... (*Matthiolus*). (11.4)
19. Er fiel (einige Zeit nach Tarantelbiß) plötzlich um, wie durch einen Apoplex. Es traten Atemnot auf, und Gesicht, Hände und Füße wurden dunkel. ... Als der Patient

Musik hörte, kam er wieder zu Bewußtsein, fing an zu seufzen, die Füße zu bewegen, dann die Hände, schließlich den ganzen Körper, wieder auf den Beinen fing er an, heftig zu tanzen... Zwei Stunden nach Einsetzen der Musik verschwand die Schwärze im Gesicht und an den Händen, und so erlangte er durch gewöhnliches Tanzen und reichliches Schwitzen die vollständige Gesundheit wieder. Jedes Jahr um die Zeit des Stiches kam der Schmerz in den betroffenen Teilen zurück mit allen gerade genannten Symptomen, doch weniger heftig (*Baglivi*, 1695). (11.4)

20. Jedes Jahr kamen zur Zeit des Bisses alle Symptome wieder, Schmerz in der Bißstelle, Rötung, usw.; alle Symptome wurden durch den Tanz beseitigt (*Baglivi*). (18.3)
21. Sie liebt Tanzen über alles; wenn sie tanzt, hat sie keinerlei Schmerzen mehr (schwere Spondylarthrose der HWS). (26.1)
22. Kopfschmerz schlimmer durch Feuerschein. (30)
23. Besserung durch den Anblick glänzender Gegenstände (*O. Boericke*). (29)
24. Periodizität: zur selben Stunde (*P. Schmidt*) (28); jeden 21. Tag (27).
25. Wiederkehr der Beschwerden jedes Jahr im Juli (*Baglivi*). (24)
26. Wenn sich die choreatischen Bewegungen (bzw. der Tanz) nicht zum kritischen Zeitpunkt einstellen, hat der Patient das ganze Jahr lang ernste Beschwerden, die Haut nimmt eine ikterische Färbung an, es stellt sich schleichendes Fieber mit Anorexie ein; wenn jedoch Bewegung und Schwitzen zum rechten Zeitpunkt eintreten, hält die Gesundheit an (*Ozanam*, 1856). (11.4)
27. Ein wichtiges Symptom besteht in der Besserung des psychischen und physischen Zustandes durch körperliche Bewegung, obwohl die Arznei in der Oberrubrik „körperliche Anstrengung bessert" im *Synthetischen Repertorium* fehlt. (13.2)
28. Rollen von einer Seite auf die andere, um die Leiden zu lindern, ist ein Charakteristikum von *Tarantula* (*Kent*). (33.1)
29. Wacht auf und muß rennen, umherlaufen, damit er wieder schlafen kann (*Vithoulkas*). (28)
30. Um sich zu beruhigen (wenn er zornig ist), nimmt er seinen Tennisschläger und spielt Tennis gegen die Wand („il va frapper contre un mur" - das könnte auch bedeuten, daß er den *Schläger* gegen die Wand haut und zerstört, aber dann hätte *Fayeton* sich exakter ausgedrückt – vr) (12j. Junge, Heuschnupfen). (26.3)
31. Besserung durch Reiben, obwohl Abneigung gegen Berührung besteht. Bei Kopfschmerz will Patient das Haar gebürstet oder den Kopf gerieben haben. (17.2)
32. *Tarant.* ist ein akutes Mittel, die körperlichen Symptome kommen oft anfallsweise und plötzlich, sind heftig, gewalttätig, exzessiv. (13.2)
33. Rechtsseitigkeit der meisten Beschwerden. (15.3)
34. Beschwerden kreuzweise rechts oben und links unten (*Allen*). (28)
35. *Tarant.* ist besonders empfindlich auf Kälte, feuchtes Wetter, kalte Luft. Liebt trockenes, sonniges Wetter und warme Räume. (15.3)
36. Die Leiden des Herzens und die Störungen der Zirkulation, die Muskelschmerzen, die Schmerzen in den Leisten verschlimmern sich gleichmäßig durch kaltes Wasser oder wenn man die Hände in kaltes Wasser gehalten hat. (1.1)
37. Wetterwechsel und Feuchtigkeit verschlimmern alle Symptome. (1.1)
38. Die Stimmung ist am Meer viel besser, nicht aber die Haut; er will sofort ins Wasser; er geht in jede Pfütze (2j. Junge, Neurodermitis). (12.2)
39. Er wollte in Wasser gebadet werden (in der Tarantel-Psychose; *E. Ferdinando*). (18.3)
40. Verlangen zu baden. (13.2)

41. Berührung des Körpers mit Wasser ruft einige Symptome hervor. Beschwerden durch Haarewaschen oder Benetzen der Finger. Und doch kann die ganze Befindlichkeit eindeutig durch fortgesetztes und gewohnheitsmäßiges Baden gebessert werden. Duschen, Dauerbäder (die früher in der Psychiatrie viel angewendet wurden – vr), neutrale Bäder oder richtig angelegte kalte Umschläge unterdrücken einige der geistigen Störungen und körperlichen Leiden, sobald die Abneigung und Vermeidung von Wasser überwunden ist. (17.2)
42. Merkwürdigerweise kehren diese Krankheitssymptome periodisch alljährlich wieder, insbesondere in den drei Sommermonaten, und vor allem zum Zeitpunkt des Stiches (*Ozanam*, 1856). (11.4)
43. Bei Vollmond ist die Unruhe noch extremer (9j. Mdch., Ruhelosigkeit). (12.3)
44. Die Symptome zeigen sich mit Vorliebe nachmittags und abends. (1.2)
45. Die Geistessymptome bessern sich am Abend nach Essen. Viele körperliche Symptome sind abends schlimmer, vor allem die Fieberzustände. (3)
46. Ich trank Whisky, da ich gesehen hatte, daß der Klapperschlangenbiß dadurch erfolgreich antidotiert werden konnte, doch dieser verursachte eine sehr bedeutende Verschlimmerung aller Symptome, so daß ich kein Verlangen hatte, die Gabe zu wiederholen. (18.1)
47. Er hielt nachts seine Fersen in den Händen, um sie zu kratzen, und in dieser Haltung konnte er ein wenig schlafen, sonst nicht (*Epiphanio Ferdinando*). (18.3)
48. Wiegt im Schlaf den Kopf und den ganzen Oberkörper hin und her; schlimmer genau ab Mitternacht, bis 4 oder 5 Uhr morgens (5j. Junge). (15.2)
49. Besserung in der freien Luft. (1.1)
50. Die behaglichste Position ist Sitzen auf der Erde. (1.1)
51. Er will sich nicht anziehen lassen, mag keine Schuhe, rennt am liebsten nackt herum (2j. Junge, Neurodermitis). (12.2)
52. Viele Symptome dieses Mittels werden durch Gehen gelindert. (1.1)
53. Besserung durch Fahren in einer Kutsche. (4)
54. Besserung durch Reiben (4), dies ist ein Schlüsselsymptom von *Tarantula* (19).
55. Besserung durch heftige Bewegung und starkes Schwitzen. (9.1)
56. Besserung durch Tabakrauchen. (4)
57. Schmerzen und Krämpfe halten Schritt mit dem Menstruationsfluß, sie steigern sich mit ihm und gehen mit ihm zurück (Dysmenorrhoe). (2)
58. Patientin fühlt sich durch und durch krank und zerschlagen, besonders beim Umhergehen (Uterusvergrößerung). (10)
59. Schwindel, der sich verschlimmert, wenn man etwas Schweres auf dem Kopfe trägt. (1.1)
60. Schwindel, verschlimmert durch Tragen einer Last auf dem Kopfe; danach Konvulsionen. (4)
61. Kopfschmerz mit Schwindel, wenn man die Augen auf einen Gegenstand fixiert. (1.1)
62. Schwindel beim Treppabgehen. (3)
63. Er erwacht mit drückendem Kopfschmerz, den er den langen Träumen, die er gehabt hat, zuschreibt. (1.1)
64. Kopfschmerz gebessert durch Reiben des Kopfes am Kissen. Die Nervenendigungen sind so überreizt, daß auf irgendeine Reibung zurückgegriffen werden muß, um Erleichterung zu bekommen. (2)
65. Blähungsgetöse mit Koliken, die Klagen entlocken und sich bessern, wenn man den Bauch und die Seiten der Brust mit den Händen zusammendrückt. (1.1)

66. Überempfindlich gegen Berührung; diese verschlimmert oder wird als schmerzhaft empfunden (*Bad Boll*). (28)
67. Geistessymptome werden durch den Beischlaf gebessert (*Boger/Bönninghausen*). (29)
68. Husten, welchen der Beischlaf verschlimmert. (1.1)
69. Liegen auf der linken Seite ist unerträglich und verursacht Erstickung und Bedürfnis, sich aufzurichten und zu setzen bei Brustsymptomen). (1.1)

AS-IF-EMPFINDUNGEN

Kopf, Augen, Ohren

1. Heftiger Schmerz in der Stirn; sie scheint von einem eisernen Ring umgeben zu sein (mit steifem Nacken). (1.2)
2. Schlaflosigkeit bis 5 Uhr morgens; er schläft dann eine halbe Stunde mit traurigen und unangenehmen Träumen. Er erhebt sich mit Zittern, viel Traurigkeit und Kopfschmerz, wie wenn der Kopf Schläge bekommen hätte. (1.1)
3. Schlagende Empfindung (beating sensation) in der Stirn; besser durch Waschen des Gesichts mit kaltem Wasser. (7.3)
4. Leichter Schlaf mit vielen Träumen; beim Erwachen Stumpfsinnigkeit und Kopfschmerz mit der Empfindung, als wenn sich immer was bewegte. (1.1)
5. Schütteln im Scheitel, mit Vibrationen im Ohr und Schweregefühl über den Augen; schlimmer abends. (7.2)
6. Kopfschmerz in der Gegend der Stirn, des Scheitels und der Scheitelbeine, wie wenn man sie mit kaltem Wasser begießt, mit vielem Geräusch im Innern des Kopfes. (1.1)
7. Kopfschmerz, als wenn der Kopf mit einer großen Menge kalten Wassers begossen würde, der sich bessert, wenn man den Kopf zusammendrückt. (1.1)
8. Gegen 1 Uhr nachmittags Stiche unter der rechten Augenbraue und rechten Schläfe, mit derselben Empfindung, als wenn man kaltes Wasser drübergießt. Dieses zweifache Symptom machte sich bald in den Schläfen, bald in den Augen, in den Seiten des Kopfes, in der Stirn oder Nasenwurzel bemerkbar. Zuweilen, wenn der Schmerz in der Stirn oder den Seiten des Kopfes saß, waren es keine Stiche, sondern vielmehr die Empfindung eines starken Geräusches im Innern. (1.1)
9. Kopfschmerz, als ob kalte Luft gegen seinen Kopf streichen würde, mit Atemnot, Herzklopfen, Niedergeschlagenheit und Anfällen von Schreien, schlimmer durch Bücken und druch Feuerschein. (30)
10. Kopfschmerz beim Aufstehen, der ihn nötigte, sich wieder hinzulegen, wie wenn man ihm Hammerschläge gäbe, die bis in die Kehle widerhallen. (1.1)
11. Schmerz am Hinterkopf, wie von Hammerschlägen, der sich bis in die Schläfe erstreckt. (1.1)
12. Kopfschmerz besonders am Hinterkopf und in den Schläfen, wie wenn man ihm Hammerschläge versetzte, während des Hustens. (1.1)
13. Drückender Schmerz, wie von einem Gewicht auf der Stirn, mit Magenverderbnis und Übelkeiten während der Nacht. (1.1)
14. Kopfschmerz, wie wenn man den Kopf mit Gewalt zusammendrückte, beim Erwachen. (1.1)
15. Schmerz in der Gegend des Hinterkopfes, wie wenn man ihn mit einem Nagel durchbohrte. (1.1)

16. Schmerz am Eingang des Gehörgangs, schlimmer bei Berührung, mit der Empfindung, als wenn man den Kopf mit einem Nagel durchbohrte. (1.1)
17. Heftiger Kopfschmerz, als stächen Tausende von Nadeln ins Gehirn ein. (2)
18. Beim Kopfbücken, im Sitzen, leichter und vorübergehender Schmerz, gleich demjenigen, den eine sehr kalte Luft bewirken würde. (1.1)
19. Einem ruhigen Schlaf von einer halben Stunde folgt wieder üble Laune und Verdrießlichkeit, mit Schwäche, betäubtem und schmerzhaftem Kopf, wie wenn man sich einer heftigen Kälte beim Heraustreten aus einem warmen Raume aussetzt; während der reichlichen Menses (*Lyc.* war hierfür das Gegenmittel). (1.1)
20. Drückender Schmerz im Kopf, mit Empfindung, als wenn die Augen hüpften. (1.1)
21. Innerlicher Schmerz in den Augen und Augenhöhlen, wie Schläge, und unter den Augenlidern ,wie wenn ein fremder Körper, z.B. ein Sandkorn eingedrungen wäre. (1.1)
22. Rötung der Sklerotika, besonders nach dem inneren Augenwinkel zu, mit der Empfindung eines fremden Körpers, eines kleinen Grießkorns. (1.1)
23. Empfindung eines Haares im linken Auge, welches hineinstach, was sie veranlaßte, es zu reiben; schlimmer beim Erwachen (chronische Hornhauttrübung). (2)
24. Schmerzen in den Augen und Augenhöhlen, als wenn ein Funke hineingedrungen wäre, mit brennender Hitze. (1.1)
25. Schmerz im linken Auge, wie wenn man kaltes Wasser darauf gösse. (1.1)
26. Er empfand Schwierigkeit beim Sehen, als wenn er immer Schleier vor den Augen hätte, was sich bei der Klarheit der Sonne steigert. (1.1)
27. Um 2 Uhr nachmittags Schlucken (Singultus) mit Empfindung von Klappen im rechten Ohr und Schmerz, als wenn man mit Gewalt das Innere (des Ohres? des Magens? vr) abschabte. (1.1)

Mund, Zähne

1. Verhornung der Schleimhaut des Gaumens, als wenn sie verbrüht und ihr Epithelium abgestoßen wäre. Gleiche Empfindung auf der Schleimhaut des Mundes und Schlundes, mit Hitze und Brennen... (1.1)
2. Ulkus auf der Zunge, wie verbrannt; schlimmer durch Berührung, gewürzte und salzige Speisen. (7.1)
3. Große Trockenheit des Mundes und der Zähne, wie wenn sie niemals angefeuchtet gewesen wären. (1.1)
4. Schmerz, wie beim Ausziehen (Zahnextraktion, vr) in allen Zähnen... (1.1)
5. Schmerzen im Unterkiefer; es scheint, daß alle Zähne ausfallen wollen; weder Kälte noch Wärme lindern. (1.2)
6. Schmerz am Kieferwinkel, als sollten die Zähne ausfallen. (3)
7. Schmerz in den Zähnen mit Kribbeln, als wenn ein Insekt sie durchläuft. (1.1)
8. Schmerz in allen Zähnen, welche zu wackeln scheinen und Empfindung auf Augenblicke, als wenn sie von einem elektrischen Funken durchzuckt würden; zu gleicher Zeit zusammenschnürender Schmerz in der Nase und klopfender Schmerz in den Augen und Augenhöhlen. (1.1)
9. Sie leidet seit 4 J. entsetzlich an Überempfindlichkeit der Fingerspitzen beider Hände, muß selbst zum Anziehen Handschuhe tragen; wenn sie etwas anfaßt, hat sie eine Empfindung in den Zähnen wie abgestumpft (set on edge) durch eine starke Säure; kein Schmerz in den Fingern, sondern in den Zähnen. (9.2, F. 2)

Hals, Rachen, Ösophagus

1. Empfindung... in der Kehle, als wenn dort fortwährend ein Tropfen kaltes Wasser herabfällt. (1.1)
2. Gefühl von Hindernis in der Speiseröhre. (1.1)
3. Empfindung eines Kloßes im Hals mit Schluckschwierigkeiten; besser durch Gurgeln und heiße Getränke (2 Prüfer). (7.2)
4. Zeitweise Globus hystericus. (2)

Verdauungsorgane

1. Vor und nach der Mittagsmahlzeit Empfindung im Magen, als wenn ein leichter Gegenstand darin gegen die Brust aufstiege. (1.1)
2. Koliken vormittags, mit der Empfindung, wie wenn ein sehr leichter Gegenstand vom Magen nach der Brust aufstiege. (1.1)
3. Es schint, daß ein lebender Körper im Magen kribbelt und nach dem Schlunde aufsteigen will. (1.2)
4. Magenschmerz, wie wenn der Magen sehr voll wäre... (1.1)
5. Quälender Schmerz im Magen, wie wenn man lange Zeit ohne Speise geblieben ist. (1.1)
6. Schmerz in der Magengrube, als wenn dieser Teil durch ein Band heftig zusammengeschnürt werde. (1.2)
7. Schmerz im Magen, wie wenn man ihn zerrisse, mit Hitze, Koliken und Speiseerbrechen. (1.1)
8. Schmerz in den Hypochondrien, wie bei gewissen Frauen bei Annäherung der Regel, nachmittags von 3 bis 5 Uhr... (1.1)
9. Schweregefühl im linken Hypochondrium und der Lendenregion; schlimmer durch Sitzen und leichten Druck. (7.3)
10. Gegen Abend Empfindung von Schwäche im Bauch, als wenn man unwohl werden (die Regel bekommen) will... (1.1)
11. Beim Gehen die Empfindung, als wenn die Eingeweide nicht gut befestigt wären und bei der geringsten Bewegung abfallen könnten; trotzdem verschlimmert Bewegung diese Empfindung weder, noch verringert sie sie. (1.1)

Urogenitalsystem

1. Lendenschmerz; die Blase erscheint aufgeblasen und hart. Schwierigkeit beim Urinieren, der Harn geht tropfenweise ab, mit Hitze (1.2). (1.2)
2. Die Blase scheint zusammengedrückt; Krämpfe in diesem Organ, welche entkräften... (1.2)
3. Die Blase scheint eine enorme Ausdehnung anzunehmen; ein dunkelroter Urin, welcher ein steiniges Sediment absetzt, wird mit Schwierigkeit entleert. (1.2)
4. Brennen beim Urinieren mit Empfindung, als würden noch einige Tropfen Urin zurückgehalten; besser durch Halten des Penis unter fließendes Wasser. (7.1)
5. Anschwellung der Harnblase, welche auf die Gebärmutter wirkt, wie wenn dieses Organ (Blase oder Uterus? vr) stark verschoben wäre... (1.2)
6. Gefühl, als wenn etwas die Beine heraufkrieche, unter der Haut, von den Füßen bis zum Uterus hinauf, was großes geschlechtliches Verlangen, heftigen Pruritus und Reiben hervorruft; es ist unmöglich, dem zu widerstehen, es macht sie fast verrückt. (2)
7. Unerträgliche Zusammenziehungen der Gebärmutter, welche eine derartige Ausdehnung anzunehmen scheint, daß sie nicht Platz genug findet und gewaltsam die Eingeweide verdrängt. (1.2)

8. Schmerz in der Gebärmutter, wie wenn man sie zerschnitte oder ihr einen heftigen Schlag versetzte, mit Anschwellung, danach geschlechtlich erregt (in (18) heißt es auf Englisch „followed by spasmodic erotism" – gefolgt von krampfartiger sexueller Erregung). (1.1)
9. Es scheint beim Gehen, daß der Uterus sich losreißen könnte. (1.1)
10. Brennender Schmerz im Unterbauch und in der Gebärmutter, mit der Empfindung eines schweren Gewichts, das am Gehen hindert und Jucken an der Scham verursacht. (1.1)
11. Gefühl einer schweren Last im Becken. (10)
12. Die Gebärmutter ist hart, ausgedehnt und scheint einen Fremdkörper zu enthalten. (1.1)
13. Empfindung von Bewegung im Uterus, wie von einem Fötus. (2)
14. Schmerzen, wie von Kratzwunden in der Gebärmutter, danach Magenschmerzen, viel Durst, Traurigkeit, üble Laune und leicht ärgerlich. (1.1)
15. Brennen, als befänden sich heiße Kohlen in der Vagina, vom Schlaf abhaltend und zum Umherlaufen veranlassend. (30)

Atmungsorgane, Herz, äußerer Thorax

1. Morgens, zwei Stunden nach dem Einnehmen, starkes Prickeln im rechten Nasenloch, als wenn man Schnupftabak genommen hätte. (1.1)
2. Schaudern, Gänsehaut und allgemeine Eiskälte...; Kopfschmerz, wie wenn der Kopf stark zusammengedrückt wird...; dann Schmerz am Herzen, als wenn es aus der Brust heraustreten wollte... (1.1)
3. Empfindung, als ob das Herz sich um sich selbst drehte, mit Schmerz in der Brust und allgemeinem Schweiß (Gegenmittel: *Bovista*). (1.1)
4. Beklemmung und Schmerz am Herzen, wie wenn ihm ein Unglück zugestoßen wäre, mit Seufzen, dann Frost an den unteren Gliedern. (1.1)
5. Heftiger Schmerz in der Aorta, welcher sich bis zur Subclavia ausdehnte, wie wenn sie platzen sollte, mit leichtem Herzklopfen. (1.1)
6. Schmerz im Herzen, als würde es komprimiert oder gequetscht. (2)
7. Schmerz, wie wenn das Herz und die Aorta zerrissen würden, mit Empfindung von Brennen in diesen Teilen. (1.1)
8. Spinalirritation: ausgeprägte Hyperästhesie, eine leichte Berührung entlang der Wirbelsäule verursacht krampfhafte Schmerzen im Brustkorb und unbeschreibliche Qual in der Herzgegend, zuweilen Gefühl am Herzen, wie wenn es verdreht würde (seine Spiralfasern). (2)
9. Stechender Schmerz in der linken Subclavia mit der Empfindung, als wenn sie hin und her gezerrt würde... zu gleicher Zeit zerreißender Schmerz im Magen mehrere Stunden lang und stechende Schmerzen in der Milz. (1.1)
10. Drückender Schmerz in der linken Brustseite und in der linken Subclaviagegend mit der Empfindung, als wenn sie ausgedehnt wäre; Stöhnen. (1.1)
11. Schmerz, wie wenn es ihm die linke Lunge und das Herz zerschnitte, mit Druckschmerz in den Mandeln, Dehnen des Körpers und Bedürfnis, sich zu recken. (1.1)
12. Zusammenschnürender Schmerz in der Brust und im Kopf, wie wenn man hier Schläge erhielte. (1.1)
13. Schmerz und Brustbeklemmung, welche beim Heben des Armes sich vermehrt, mit derselben Empfindung, als wenn man einen Schlag mit einem Stock gegen die Basis der linken Lunge erhielte. (1.1)
14. Brustschmerz wie von eingestochenen Nadeln, besser durch Auflegen der Hand auf die Brust (on chest). (7.2)

15. Atemnot, als habe man einen langen Wettlauf mitgemacht, mit Ruhelosigkeit; schlimmer nachts, besser nach Schlaf. (7.2)

Bewegungsapparat

1. Die Muskeln des ganzen Körpers scheinen verkürzt, die Schmerzen sind unerträglich. (1.2)
2. Kalte Luft verursacht Schmerzen in den Knochen, als wenn sie zersägt würden. (1.1)
3. Schaudern mehrere Stunden lang; schießende Schmerzen in der Lendengegend, oder als wenn man die Teile zerriebe... (1.1)
4. Schmerz in den Leisten, als wenn sie zerrissen und sich dort eine Hernie bilden wollte, schlimmer durch Husten, so stark, daß man genötigt ist, sie mit den Händen zu stützen. (1.1)
5. Schmerz bis zur Mitte der Schulter, als wenn man einen Hieb mit der Peitsche bekommen hat. (1.1)
6. Schmerz in der linken Lunge mit der Empfindung, als wenn die Schulter gegen die Brust gedrückt würde. (1.1)
7. Leichtes Kitzeln im Magen mit Schmerz im Schultergelenk, wie wenn die Ligamente erschlafft wären. (1.1)
8. Schmerz in dem rechten N. maxillaris inferior mit drückendem Schmerz, wie von einer Last, in dem linken Ellenbogengelenk, wie wenn die Bänder dort erschlafft wären... (1.1)
9. Schmerzen in den Fingern der linken Hand, wie verdreht (twisted). (7.3)
10. Dumpfer Schmerz in den Lenden; die Beine versagen plötzlich den Dienst und scheinen vom Körper getrennt zu sein. (1.2)
11. Diagonal verlaufender Schmerz, in der linken Brustseite und der rechten Lende (loin); heftige quetschende Schmerzen wie verdreht. (7.2)
12. Vom Ende des Tages an große Müdigkeit und Schmerzen in den unteren Gliedern, besonders im linken Oberschenkel und der gleichseitigen Hüfte, wie nach einem langen Marsch oder wie die rheumatischen Schmerzen, welche sich beim Wechsel der Witterung fühlbar machen. (1.1)
13. Schmerzen von den Hüften bis zu den Fersen, als sei man außergewöhnlich weit gereist (zu Fuß? vr); schlimmer durch Bewegung, Strecken der Beine, Hinlegen; oder aber besser durch Hinlegen. (7.3)
14. Die Bänder der Coxofemoral- und Femorotibialgelenke scheinen sich zu kontrahieren und schnell zu erschlaffen und dabei ein dem Knarren des Holzes ähnliches Geräusch hervorzubringen. (1.1)
15. Schmerz in den Oberschenkeln, beim Gehen, als seien sie bandagiert. (3)

Haut

1. Allgemeines Jucken, wie bei Krätze. (1.1)
2. Stechen am ganzen Körper während der Nacht, wie von einer großen Zahl von Flöhen. (1.1)
3. Schrecklicher Juckreiz, eine Empfindung wie von kriechenden und krabbelnden Insekten. (2)
4. Die äußeren Teile fühlen sich an, als bohrten und kröchen Würmer oder Insekten an ihnen herum. (2)

Allgemeines

1. Zusammenziehung der Muskeln; die Augen sind schief, mit der allgemeinen Empfindung, als wenn der ganze Körper sich vermindert hätte, abgezehrt wäre. (1.1)
2. Morgens im Bett die Empfindung, als wenn kaltes Wasser vom Kopf herab über den ganzen Körper gegossen würde, ohne Schmerz (42. T.). (1.1)
3. Wenige Mittel in unserer Materia medica haben die Empfindung des Ausgießens kalten Wassers auf den Körper, dafür findet es sich ziemlich oft bei der *Tarantula*, so daß mit Recht darauf aufmerksam gemacht werden darf. (1.3)
4. Viele Symptome enthalten die Ausdrücke „brennende Hitze, glühend, Glut, Gluthitze" (vr). (1.1)

Typus – Zusammenziehung der Muskeln; die Augen sind schief, mit der allgemeinen Empfindung, als wenn der ganze Körper sich vermindert hätte, abgezehrt wäre. (1.1) Gesicht blaß und hager; von Tag zu Tag wahrnehmbare Abnahme an Fleisch und Kraft (Silbernitratvergiftung). (2)

So ausgeprägte Abzehrung, daß man zuweilen sagen kann: „Er fällt vom Fleisch." (3)

Von den 50 in den „Guiding Symptoms" aufgeführten Patienten werden 9 als dünn, zart, schlank, abgemagert usw. bezeichnet, 6 als stark, fleischig, kräftig. Die restlichen Fälle sind bezüglich des Körperbaus nicht klar bezeichnet. (Eine besondere Beziehung zur Magerkeit scheint also „statistisch" nicht vorzuliegen, vr.) (2)

Farbwahl – „Die tarantulati (Gebissenen) lachen, weinen, tanzen, seufzen, schreien und tun tausend extravagante Dinge; sie können Blau und Schwarz nicht ertragen, doch jubeln, wenn sie Rot und Grün sehen" (Tarantismus). (9.3)

Einige haben Gefallen an bestimmten Farben, besonders Rot, Grün, Blau, seltener Schwarz; andere weisen diese mit Entsetzen zurück oder schwanken von einem Gefühl zum anderen; und wenn jemand Kleider trägt, deren Farben mißfallen, muß der Patient fliehen, denn der Anblick steigert die Qual und verschlimmert all seine Symptome (*Ozanam*, 1856). (11.4)

Die Farben Rot, Gelb, Grün und besonders Schwarz erzeugen vor den Augen gleichsam einen dicken Nebel. (1.1)

Er liebte Rot und verfolgte blaue Gegenstände mit größtem Haß; alles, was blau war, zerriß er in Stücke und zertrampelte es unter seinen Füßen (*Epiphanio Ferdinando*). (18.3)

Ausgeprägte Abneigung gegen Rot, Grün und Schwarz und gegen alle leuchtenden Farben (3); gegen Gelb (4).

Besserung durch leuchtende Farben. (4)

Besserung durch den Anblick glänzender Gegenstände (*O. Boericke*). (29)

Malte hastig ein Bild nach dem anderen, 14 bis 16 Bilder am Tag, im Fieber und bei starken Kopfschmerzen, alle in leuchtenden Farben (9j. Mdch.). (8)

Lieblingsfarbe Schwarz (9j. Mdch., Ruhelosigkeit). (12.3)

Theoretische Erwägungen zum Tarantula-Bild – *Julia C. Loos* sieht in der psychischen Symptomatik von *Tarantula* ein Individuum, das die Natur eines bösartigen Tieres mittels der Fähigkeiten und Möglichkeiten eines höheren Lebewesens, des Menschen, auslebt – so als sei der Mensch vom Geist der Tarantel-Spinne besessen – und dabei keinerlei Augenmerk auf die Interessen, Wünsche oder Absichten Anderer richtet. Im Gegenteil, wenn sich jemand der Laune oder dem Wunsch eines solchen Menschen anpassen wolle, würde dieser seine Absichten ins Gegenteil ändern; er wolle „immer dagegen" (contrary) sein. Jede Annäherung Anderer werde als Angriff empfunden, selbst jeder Beitrag Anderer, welcher mehr Glück bringen könnte, werde abgelehnt; er ziehe es vor, ein, wenn auch freudloses, Leben auf seine eigene, unbeeinflußte Weise zu führen, als konsequenter Nonkonformist. Liebe werde bei diesen pervertierten Naturen als Vorliebe für das Stören und Ärgern Anderer ausgedrückt. *Tarantula* „scheut das Licht", d.h., auch jede Erforschung seiner Wege oder Wünsche durch Andere und in noch höherem Maße jeden Versuch Anderer, Einfluß auf sein Leben zu nehmen. Andererseits können diese Patienten selbst neugierig in den Angelegenheiten Anderer herumschnüffeln (peerings and „peekings" into things or affairs). (17.2) (Diese vollkommene Selbstsucht steht im Gegensatz zu der in konkreten *Tarantula*-Fällen gesehenen mitfühlenden Hilfsbereitschaft (siehe Liebe, Zuneigung); daher scheint mir dieses Bild einseitig negativ gezeichnet zu sein. vr)

Die Schule von *Masi-Elizalde* sieht die *Tarantula*-Problematik in einer Ablehnung des Sich-Integrierens in ein von außen gegebenes Projekt, das größer als das eigene Projekt ist (den Plan Gottes), in einem Wunsch nach totaler Freiheit. Der *Tarantula*-Kranke glaube sich versklavt, wo es nur um normale Integration in die Gemeinschaft geht, und manipuliert, wo es nur um Angezogenwerden durch die Liebe (Gottes) geht; er könne sich Geführtwerden nur als Entfremdung und Unterwerfung vorstellen, nicht aber als Hilfestellung. Er selbst aber mache ausgedehnten Gebrauch von den Mitteln der Gewalt, des Überwachens, Manipulierens und Versklavens, weil er sein eigenes Projekt unter allen Umständen durchsetzen wolle und stets befürchte, daran gehindert zu werden. Das Schuldgefühl von *Tarant.* ergebe sich aus dem inneren Wissen, daß ein Plan, den man nur ganz allein gefaßt hat, auch falsch sein kann. Durch den Tanz entkomme *Tarant.* der Zeit und dem Tod und wolle die Rolle Gottes als des ersten Motors der Schöpfung übernehmen. (25) Diese Hypothese hat oft zu guten Erfolgen geführt. Allerdings hat *Simonne Fayeton* die Erfahrung gemacht (Brief vom 10.12.96), daß *Tarant.* nach solcher Verschreibung in der Mehrzahl der Fälle nur zeitweilig wirksam ist und sich nicht als Simillimum* erweist.

Synonyma – Aranea tarantula Linn., Tarantula fasciiventris Dufour. Lycosa tarantula. Lycosa oder Hogna hispanica (24). Südeuropäische, apulische oder spanische Tarantel.

Biologie, Chemie und Physiologie – Die südeuropäische Tarantel, eine hellbraune, am Rücken schwarz gestreifte Spinne von 25 bis 37 mm Länge (11.4), gehört zu den Wolfsspinnen (Lycosidae). Diese Spinnen weben keine Netze, sondern fangen ihre Beute im Sprung. Sie verbergen sich in tiefen selbstgegrabenen Erdhöhlen, die sie auch zum Überwintern benutzen (sie leben mehrere Jahre lang (11.4)). „Ihren Eikokon tragen sie, mit starken Fäden an der Unterseite ihres Abdomens befestigt, mit sich herum ." (9.1) Während die Spinnenmutter für ihren Kokon sorgt, den sie achtsam mal in die Sonne, mal in den Schatten trägt, fastet sie und magert stark ab. Nach dem Schlüpfen trägt sie die Spinnenbabies drei bis vier Wochen lang auf ihrem Rücken umher; dann machen sie sich selbständig. Nach einmaliger Paarung kann ein Tarantel in einem Sommer zwei Kokons nacheinander „ausbrüten" (12.1).
Der Biß der Tarantel ist normalerweise harmlos und macht Symptome ähnlich einem Bienenstich (12.1); nur in Einzelfällen kommt es zu schweren Reaktionen. Auf diese beziehen sich die vielen alten Beschreibungen der Bißfolgen (11.4).

*Als lebenslanges Simillimum. Die Schule von *Masi-Elizalde* und der deutsche Arzt *Hugbald Volker Müller* sind der Auffassung, jeder Mensch habe ein lebenslanges Simillimum, welches es zu finden gelte; alle Arzneien, welche nur zeitweise wirkten (selbst wenn man das Mittel erst nach Jahren zu wechseln genötigt ist) oder nur einen Teil der Symptome hinwegnähmen, seien keine Simillima.

Anmerkungen über den Tarantismus – Die südeuropäische Tarantel hat ihren Namen von der Stadt Taranto in Süditalien. *Massimo Mangialavori* beschreibt den dort erstmals aufgetretenen „Tarantismus" wie folgt: „Es kam zu hysterischem Wahnsinn bei Mädchen aus streng religiösen Familien. Sie konnten nur geheilt werden, wenn sie drei Tage lang in einer ehemaligen Kirche zu aufpeitschender Musik tanzten und sich selbst dabei mit Messern oder Schwertern schnitten. Der Tanz endete, wenn sie erschöpft zu Boden sanken. Unglücklicherweise traten die hysterischen Anfälle oft in jährlicher Periodizität auf, so daß das ganze Ritual wiederholt werden mußte. Man brachte diese Anfälle immer mit dem Biß der Tarantel in Verbindung, doch handelte es sich um eine spontane Hysterie; der Biß dieser Spinne ist nicht giftig." (13.2)

George Marx schreibt 100 Jahre früher Ähnliches, doch mit etwas anderen Details: „Dort tauchten in der Mitte des 16. Jhdts. zahlreiche große dunkel gefärbte, haarige Spinnen in den Gärten und Weinbergen auf, welche viele dort Arbeitende bissen. Die Gebissenen suchten – mehr aus Grauen und Angst vor den schrecklich aussehenden Tieren als wegen des tatsächlichen Schmerzes der Bißwunde – ärztliche Hilfe, und die Ärzte beschlossen, daß das Gift der Spinne am besten durch eine starke Schwitzkur aus dem Kreislauf zu entfernen sei. Sie empfahlen fortgesetztes Tanzen als beste Methode dafür. Das zitternde Opfer wurde zu einem öffentlichen Tanzboden geführt, die Kapelle spielte prestissimo, und eines der leichtfüßigen Mädchen der Stadt wirbelte mit ihm herum, bis sie außer Atem war, dann übernahm ihn die nächste junge Frau und so fort, bis der arme Mensch, in Schweiß gebadet und vollkommen erschöpft, ohnmächtig zu Boden sank. Nach einigen Stunden gesunden Schlafes wurde er für geheilt erklärt. Diesen Tanz nannte man Tarantella." (9.1)

Vom Tarantismus leitet sich die volkstümliche Redewendung her, jemand „springe auf wie von der Tarantel gestochen", womit ein hastiges, plötzliches, unmotiviertes Aufschrecken oder Aufspringen gemeint ist.

Perry (1) zitiert neben gesicherten Symptomen des Spinnenbisses auch Angaben, welche sich auf den Tarantismus (eine auf die Tarantel bezogene Hysterie früherer Jahrhunderte, die vor allem in Italien, aber auch in allen anderen europäischen Ländern (selbst in Deutschland) vorkam (12.1)) beziehen und deren Herkunft vom Spinnenbiß zu allen Zeiten bezweifelt wurde. *Matthiolus* schreibt bereits, daß die sehr verschiedenartigen Symptome des Tarantelbisses evtl. auf die Konstitution der gebissenen Person zurückgehe, denn „ bei denen, die zu Melancholie (schwarzer Galle) neigen, haben wir all dieses wegen ihrer Konstitution erscheinen sehen" (11.4). Hierzu wiederum *George Marx*: „Der Erstbeschreiber des „Tarantelproblems" beschrieb als Bißfolgen lediglich Zittern über den ganzen Körper und starke Schmerzen sowie eine jährliche Wiederkehr dieser Symptome. Spätere Autoren waren mit dieser Beschreibung nicht zufrieden; sie übertrieben die Symptome und verstärkten den Schrecken bis ins Lächerliche. Einer schreibt: „Die Tarantulati (Gebissenen) lachen, weinen, tanzen, seufzen, schreien und tun tausend extravagante Dinge; sie können Blau und Schwarz nicht ertragen, doch jubeln, wenn sie Rot und Grün sehen" usw. Der Aberglaube über den Tarantelbiß herrscht in manchen Distrikten bis heute (1886), und die Jugendlichen in der Umgebung Neapels machen sich einen Spaß daraus, sich vor den Augen von Leuten, die daran glauben, absichtlich von der Tarantel beißen zu lassen, woraufhin sie ein großes Hallo in den Straßen veranstalten, sich von den Leuten Wein für die angebliche Behandlung des Bisses geben lassen, ihn in immensen Mengen trinken und dann unter dem anfeuernden Freudengeschrei des Volkes zu tanzen anfangen." (9.1) Wenn man diesen Angaben folgt, ist die „Besserung durch Musik" der Tarantulati vielleicht eher eine Besserung durch heftige Bewegung bis zur Erschöpfung und starkes Schwitzen (3). Doch gerade eine wirkliche Besserung durch Musik, vor allem sehr schnelle und rhythmische, ist immer wieder bestätigt worden. Die interessante Beobachtung, daß die Kranken erst zu tanzen beginnen, wenn man „das rechte Stück trifft" (*Lennemann*) und daß man den echten vom simulierten Tarantismus dadurch unterschied, daß der Simulant zu jeglicher Musik tanzte, der echte Kranke aber nur zu ganz bestimmten Stücken und Rhythmen (*Baglivi*, 1695) (11.4), erhöht die Glaubhaftigkeit der auf den ersten Blick abenteuerlich erscheinenden Angaben über den Tarantismus. Früher ging es meist um die Tarantella, einen mitreißend und immer schneller, zuletzt prestissimo, gespielten Tanz im 6/8 Takt, oder die Hornpipe, einen irischen Tanz, der ebenfalls rasch und immer schneller gespielt wird, jedoch in einem 4/4 Rhythmus. Heute sieht man solche Effekte am ehesten durch Heavy Metal, Techno oder afrikanische Trommelmusik. Die Tarantella und diese modernen Musikformen haben neben dem harten und schnellen Rhythmus auch viele Gemeinsamkeiten in der Instrumentation. Die derzeit (1996) modische Tanzmusik etwa konzentriert sich immer ausschließlicher auf den Rhythmus, auf Trommeln, verschiedene oft elektronisch nachgeahmte Perkussionsinstrumente und Baß (eine Richtung dieser Musik heißt tatsächlich „drums 'n' bass"), und für die Tarantella nennt *FWPH. Sohn* Kastagnetten, Tamburin, Trommel, Rassel, Klappern, Hämmer als unentbehrliche Begleitinstrumente (11.4). Gerade für jene *Tarantula*-Symptome, welche das Gepräge des Tarantismus an sich tragen, z.B. die Beziehung zu Farben, das wilde Tanzen (es wäre allerdings naiv, zu glauben, daß *Tarant.* die einzige Arznei für „Raver" und „Headbanger" ist) und die Neigung zur Selbstverletzung existieren viele klinische Bestätigungen; ja selbst die von *Massimo Mangialavori* genannte Causa „streng religiöse Familie" findet sich im kasuistischen Material wieder.

Mittelbeziehungen – Das am nächsten verwandte Mittel (3) und Komplement (4) ist *Ars. Tarant.* hat ein trockenes, juckendes Ekzem verschiedener Hautstellen geheilt, nachdem *Ars.* und *Sulf.* versagt hatten (3). *Vithoulkas* schreibt, daß Ars. unruhig ist aus tiefsitzender Angst, *Tarant.* aber aus einem extrem überdrehten, überspannten Nervensystem heraus (23). Ferner vergleichbar: *Tarantula cubensis* (siehe unten), *Mygale, Agaricus* (4), *Cupr., Mag-p.* (20); *Theridion* und *Latrodectus mactans* (zoologisch verwandt); *Androc.* (siehe unten). In chronischen Fällen leicht mit *Tarant.* zu verwechseln sind *Med., Nux-v., Sep.* und *Nat-m.*; vor allem die Nahrungsverlangen und Abneigungen decken sich weitgehend mit diesen Arzneien (13.2). Ferner scheint *Tarant.* sich gut mit *Tub.* oder *Tub-bac.* zu „vertragen"; mehrere durch erstere Arznei von Verhaltensstörungen geheilte Kinder benötigten die letzteren Nosoden als Schutzmittel gegen rezidivierende Infekte (31).

Antidote in (1.1) waren *Ars.* (Erregungsstadium), *Carb-v.* (Erschöpfungsstadium), *Nat-m.* (hysterische Parese), *Ph-ac., Rhus-t.* (Wutanfall mit Selbstverletzung durch Beißen und Kratzen), *Puls.* (Traurigkeit mit Weinen), *Bar-m.* (Träume von Tod und Unglück), *Alum.* (Gähnzwang), *Zinc.* (Erbrechen), *Bell.* (Fieber) und *Acon.* (Bauchkoliken). *Lachesis* ist ein Antidot und nahe verwandtes Mittel (2). Ferner werden als Antidote angegeben (28): *Bov., Chel., Cupr., Gels., Mag-c., Mosch.*.

Tarant. antidotierte die heftigen systemischen Vergiftungssymptome nach einer intraurethralen Injektion von Silbernitrat wegen Gonorrhoe (2).

Mittelverwechslungen und pharmazeutische Probleme – Die amerikanischen „Taranteln", zu welchen auch die Tarantula cubensis („Bananenspinne") zählt, gehören zu einer anderen zoologischen Familie als *Tarantula hispanica*, und demgemäß unterscheiden sich auch die Gifte beider Spinnenarten. *Herings* Schüler, die den 10.

Band der „Guiding Symptoms" geschrieben haben, waren sich dessen bewußt. Trotzdem haben sie die Symptome der kubanischen Tarantel ohne besondere Kennzeichnung ins Kapitel „Tarantula" integriert (ich habe sie, soweit möglich, wieder auseinandersortiert). Auch *Kent* bespricht *Tarant-c.* nicht in einem gesonderten Abschnitt. Die *Tarantula*-Indikation von *Stauffer* „ad bonam mortem" (zur Linderung des Todeskampfes) (5) bzw. die bei *Leeser* zu findende Angabe „gegen die Krämpfe und Zuckungen im Todeskampf" (24) könnte ursprünglich von *Tarant-c.* stammen, welche *Kent* bei den unerträglichen Schmerzen Sterbender empfiehlt (3). Es kam nur deshalb nicht zu einer so umfassenden Verwirrung wie bei den Zinkverbindungen oder den Tuberkulinen, weil für *Tarant-c.* relativ wenige Symptome bekannt sind.

Die Quelle (15.1), welche sich nicht sicher auf *Tarantula hispanica* bezieht, wurde in Klammern zitiert. Allerdings beziehen sich auch die in verschiedenen Quellen vorkommenden (und nicht eingeklammerten) Angaben von *Baglivi* nicht nur auf Bisse der Lycosa tarantula, sondern auch auf andere Spinnen, möglicherweise Aranea diadema und Latrodectus mactans (24).

Die Quellen 4 und 5 in *Allens* Enzyklopädie (18) referieren Symptome, welche nach Skorpionbiß oder Verzehr von mit Skorpiongift kontaminierter Nahrung auftraten. Sie wurden daher weggelassen. Die synonyme Verwendung der Ausdrücke „Tarantel" und „Skorpion" kam in alten Zeiten öfters vor, was eine weitere, leider nicht eliminierbare Unsicherheit in der Pathogenese von *Tarant.* darstellt. Übrigens sind *Tarant.* und die neuerdigs geprüfte Skorpionart Androctonos amurreuxi hebraeus (früher einfach Scorpion genannt) sich nach neuesten Informationen in ihren Heilanzeigen recht ähnlich; *Androc.* heilte ein Mädchen, welches durch *Tarant.* körperlich gesünder geworden, aber sehr verhaltensauffällig geblieben war (*Fayeton*, briefliche Mitteilung vom 10.12.96).

Fehlerhafte Repertoriumsrubriken

1. „Frohsinn, gebessert im Zimmer" (27): Im Original (1.1) heißt es, daß die vorher fröhliche Prüferin im Zimmer *traurig* wurde; es müßte heißen „Frohsinn, abwechselnd mit Traurigkeit, wenn sie ins Zimmer kommt".
2. „Illusionen von unsichtbaren Dingen" (27): Im Original heißt es „visions of things unseen (17.2)", die Kranke sieht also *Dinge, die sie real nie gesehen hat*, aber keine unsichtbaren (invisible) Dinge. In (29) ist das Symptom dagegen richtig zitiert.
3. „Wahnidee, die Beine seien abgeschnitten" (27): Das Originalsymptom ist eine *körperliche* As-if-Empfindung, welche lautet: „Die Beine versagen ihren Dienst und scheinen vom Körper getrennt zu sein" (1.2).
4. „Angst in den Extremitäten" (*Kent*) (29): Das Symptom lautet (gekürzt) „Gefühl von Schmerz und Hitze im obern Teil der Arme ... (und anderen Teilen der Extremitäten), mit Ängstlichkeit, Unruhe und schlechter Laune" (1.1), d.h., in den Gliedern wird *Schmerz* empfunden und es ist eine *allgemeine* Ängstlichkeit dabei.
5. „Fröhlichkeit abwechselnd mit Gleichgültigkeit (*Allen*) (29): Die Originalangabe lautet „*Langeweile* wechselt mit Fröhlichkeit (1.1)".
6. „Fancies; deprived" (Phantasien: beraubt / ausgeschlossen / entzogen) (*Allen*) (29) beruht mit großer Wahrscheinlichkeit auf einem Druckfehler, denn *Tarant.* hat „abstoßende Phantasien, wenn allein" (27, zitiert nach einer deutschen *Kent*-Ausgabe), und „abstoßend" dürfte eine Übersetzung des Wortes „depraved" für „verkommen, sittlich heruntergekommen" sein. Phantasien, „beraubt worden" oder „ausgeschlossen" zu sein, kommen dagegen nirgends im Quellenmaterial vor, weder in *Allen's Enzyklopädie* noch sonstwo.

7. „Feigning; looking to others in distress" (Vortäuschen, daß er andere voller Not / Leiden / Qual anschaut) (*Phatak*) (29) ist falsch übertragen. Bei *Phatak* kommt eine ähnliche Formulierung vor, aber mit ganz anderer Bedeutung. Es ist dies: „Verschlimmerung, wenn sie die Probleme anderer mitbekommen (seeing others in trouble) (4)".
8. „Verlangen, zu waschen / sich zu waschen" (*C. Lippe*) (29): heißt ursprünglich „Verlangen zu baden" (13.2), wobei es sich nicht um einen Waschzwang handelt, sondern um eine Vorliebe für das Wasser.
9. „Fruchtlose Geschäftigkeit" (*O. Boericke*) (29): Von der klinischen Originalsymptomatik her zu urteilen (siehe „*Arbeit*"), ist diese Rubrik ungenau. Außer in der Psychose, wo die Geschäftigkeit sich verselbständigt, sind *Tarantula*-Patienten bei ihren Aktivitäten *stets* zielstrebig. Es muß heißen: „Fruchtlose Geschäftigkeit, im Wahnsinn".
10. „*Wahnidee*, er werde an Tuberkulose sterben" (*Fayazuddin*) (29): Original lautet „Husten, welcher sich beim Niederlegen verschlimmert, mit Traurigkeit und *Furcht*, schwindsüchtig zu werden (1.1)".
11. „*Wahnidee*, den Verstand zu verlieren" (*Allen*) (29): Original lautet „*Furcht*, den Verstand zu verlieren, danach Wutanfall... (1.1)".
12. „*Wahnidee*, er sei kleiner" (27): ist im Original eine körperliche *Empfindung*, eine Art von Störung des Körperschemas, ohne einen sicheren Eindruck von Wahnhaftigkeit zu machen; das Symptom lautet „Zusammenziehung der Muskeln; die Augen sind schief, mit der allgemeinen Empfindung, als wenn der ganze Körper sich vermindert hätte, abgezehrt wäre (1.1)".

Quellen – 1) Perry u. Nunez (Übs.: Ide)/ZBV/1887 (1.1: p, 1.2: Perry, k (C3, C12, C200), 1.3: Fußnoten von Perry, 1.4: Tarantismus; nötigenfalls wurden „holprige" Formulierungen oder grammatikalische Fehler des Übersetzers unter Erhalt der Bedeutung geändert, vr); 2) HR1 k; 3) K2 k; 4) PTK1 k; 5) SF1 k; 6) Gray, B.; Herrick, N.;Morrison, R.; Shore, J.: Homöopathie mit der Hahnemann Medical Clinic; Rendsburg: Kai Kröger, 1991 k (Leitsymptome); 7) Nagpaul et al./BHJ/1989/S. 19 ff. p (7.1: C6, 7.2: C30, 7.3: C200); 8) Sankaran, Rajan: Das geistige Prinzip der Homöopathie (The Spirit of Homoeopathy). Übs. O. Lindemann. Hom. Med. Publishers: Bombay, 1995 k; 9) HRC (9.1: Marx/HRC/1886 (historische und zoologische Angaben), 9.2: YYZ/HRC/1887 k (Fall 1: C200, F. 2: o. A. d. P.), 9.3: Ostrom/HRC/1910/2 k); 10) YYZ/Med. Times, zit. in ZBV/1887 k; 11) DJH (11.1: Gee/DJH/1984/4 k, 11.2: Dewey/DJH/1991/4 k (Leitsymptom), 11.3: Weigl/DJH/1994/4 k (LM6 heilte die Neurose einer jungen Frau aus, welche durch Cann-i. XM bedeutend gebessert worden war; auch die länger zurückliegenden Symptome dieser Kranken sind tarantulatypisch und wurden daher hier aufgenommen), 11.4: Sohn, FWPH./DJH/1996/2 (Textsammlung über den Tarantismus); 12) Homöopathie-Zeitschrift (HZS) (12.1: Schober/HZS/1992/II, 12.2: Nastali/HZS/1992/II k (C200), 12.3: Müller, K.J./HZS/1992/II k (C30, C200)); 13) HLS (13.1: Spring, Beat/HLS/Sammelband 1987 - 90, S. 30 f. k (XM), 13.2: Righetti/HLS/1994/2 k (Hochpotenzen), 13.3: Ghegas/HLS/1995/1 k (allgemeine klinische Bemerkungen)); 14) MG/DHM/1958/10 k (D12); 15) AHZ (15.1: Ferramason/AHZ/1834/S. 297 t (Verschlucken einer „Tarantola argentia"), 15.2: Imhäuser/AHZ/1956/11 k (D30), 15.3: Gibson/AHZ/1958/10 k (allgemeine Bemerkungen.), 15.4: Sankaran,P./AHZ/1966/9 k (1 Dosis einer Hochpotenz), 15.5: König, P./AHZ/1991/2 k (1M; bedeutende Besserung der Unruhe, kein Schlagen und Zerstören mehr, zugleich labortechnisch nachgewiesene Besserung des Immunstatus bei angeborenem Immundefekt; Follow-up 10 Monate)); 16) Schramm/ZKH/1978/3 k (allgemeine Bemerkungen); 17) JAI (17.1: Sankaran,P./JAI/1965/4 k (1M, 10M), 17.2: Loos, J.C./JAI/1978/137 ff. k (Interpretation des Tarantula-Bildes und allgemeine Angaben); 18) A1 (18.1: Sherman t (alkoholisches Mazerat einer Tarantel geriet in eine frische Wunde am Finger), 18.2: t (Bißfolgen aus anderen Quellen), 18.3: t (Tarantismus)); 19) C1 k; 20) BR1 k; 21) VH4 k (21.1: Bd. I, 21.2: Bd. II); 22) GG1 k; 23) VH5 k; 24) LSR1 t (Tarantismus, Bißfolgen); 25) Studer, S. et al.: Übersetzung der Mittelskizzen aus dem „Répertoire de thémes et de Matiére Médicale dynamique" von Guy Loutan, Januar 1995; 26) BAF 1987, 1988 k (26.1: C30 (Heilung der körperlichen Symptomatik anhaltend seit 1988, psychisch Teilerfolg), 26.2: M bis MM (Follow-up 10 Jahre, nie etwas anderes benötigt), 26.3: XM (Follow up 8 Jahre, benötigte seit 1988 keine Arznei mehr), 26.4: C30 bis DM (Erstgabe 1985, Follow-up 2 Jahre, komplette Heilung, seither nicht mehr konsultiert)); 27) K k; 28) SDE1 k; 29) CMM k; 30) LL1 k; 31: Hennessy/BJH/1969/S. 88 k (C30, M); 32) Leers, H.: Einfache Homöopathie in Fallbeispielen. Bd. 2. Heidelberg: Haug 1993 (Fall 310, S. 134 k (D200)); 33) TL1 (33.1: k (Angaben div. Autoren, o.A.d.P.), 33.2: k (XM, 50M; von J. T. Kent supervidierter Fall aus The Homoeopathician vom Oktober 1913)).

Tarantula cubensis

GEIST UND GEMÜT

Angst

1. Angst, Ruhelosigkeit, heftiger Durst, intensives brennendes Fieber. (3.1)
2. Ängste, Furcht vor dem Tod und starke Unruhe, bei lebensbedrohlichen Krankheiten wie Krebs; der Patient steht an der Schwelle des Todes. (12)
3. Angst, beim raschen Gehen, wodurch er immer schneller geht (*Anshutz*). (13)

Arbeit (Fleiß, Faulheit, Unfähigkeit zur Arbeit usw.)

1. Kein Trieb, etwas zu tun. (1)

Benommenheit, wie nicht ausgeschlafen, wie berauscht, betäubt etc.

1. Er erschien dösig. (3.3)
2. Diphtherie; in der Nacht erwachte das Kind (3 J. alt) mit Übelkeit, erbrach, wurde sehr heiß, klagte über Kopf-, Hals und Bauchweh, war somnolent und stupide, doch schreckte es in kurzen Abständen auf wie erschreckt, weinte dann ein bißchen und fiel wieder in den schläfrigen stupiden Zustand zurück. Unter *Tarant-c.* C12, stdl., später 2stdl. gegeben, anhaltende Besserung für drei Tage; dann war *Merc-i-f.* C3 indiziert und heilte den Fall. Mehrere andere Diphtheriefälle erholten sich rasch unter *Tarant-c.,* während Fälle, die anders behandelt wurden, entweder starben oder sich nur sehr langsam erholten (Epidemie in Pennsylvania, Herbst 1891). (3.4)

Bewegungen: Zwangsbewegungen, Automatismen, Gesten, Lagen

1. Unruhige Füße. (9)

Bewußtlosigkeit, Koma, Stupor

1. Agonie; nur noch schwach bei Bewußtsein, aber in steter Unruhe und Stöhnen, bei schwerem Atem; nach *Tarant-c.* C30 trat sofort Ruhe und nach 3 Std. ein ruhiger Tod ein (65j. Mann). (6)

Delirium, Wahnsinn, Raserei

1. Delirium (im Fieber). (3.1)
2. Delirium mit rotem Gesicht (bei schwer verlaufender Tonsillitis). (3.2)
3. *Tarant-c.* heilt diphtheritisches Fieber in seinen höchsten Formen, mit Delirium, ebenso sicher, wie *Aconit* akutes sthenisches Fieber beseitigt. Nur selten ist eine weiteres Medikament zur Heilung nötig. (3.2)
4. Delirium: bei den Schmerzen (*v. Bönninghausen*), bei Sepsis (*Stauffer*). (13)

Furcht

1. Wenn sie sehr schnell geht, wird sie in Furcht versetzt – zu keiner anderen Zeit. (1)
2. Ängste, Furcht vor dem Tod und starke Unruhe, bei lebensbedrohlichen Krankheiten wie Krebs; der Patient steht an der Schwelle des Todes. (12)

Gier, Suchtverhalten

1. (Seine Labung war Brausepulver, das er immer wieder verlangte; sonst nahm er sehr wenig zu sich (65j. Mann; Psychose, Ekzem, Durchfall). (6))

Hysterie

1. (Ganz schwermütig; er nahm eine fast theatralische Haltung ein, wenn er von seinem Unglück sprach; aß nicht mehr; wurde eine Plage für seine Angehörigen (65j. Mann; Psychose, Ekzem, Durchfall). (6))

Konzentration

1. Schwierigkeit, den Geist zu konzentrieren. (1)
2. Dumpfer Kopfschmerz, es fiel ihm schwer, sich zu konzentrieren. (1)

Liebe, Zuneigung, Mitleid

1. Mitfühlend (*Stauffer*). (13)

Orientierungsstörungen

1. Wenn er angesprochen wurde, öffnete er die Augen und starrte, da er nicht wußte, wo der Sprecher war. Der Gehörsinn war deutlich gestört. (3.3)
2. Erst acht oder neun Stunden nach dem Biß erholte er sich so weit, daß er die Dinge klar wahrnahm (to know things clearly). (3.3)

Reizbarkeit

3. Sehr starker Keuchhusten mit Ringen nach Luft, besonders wenn nervöse Reizbarkeit damit verbunden ist. (1)

Ruhelosigkeit

1. Unruhe nachts, Hin-und-Herwerfen in der Nacht. (1)
2. Schmerzen schlafraubend, zum Herumlaufen zwingend. (10)
3. Angst, Ruhelosigkeit, heftiger Durst, intensives brennendes Fieber. (3.1)
4. Nervöse Unruhe. (9)
5. Ängste, Furcht vor dem Tod und starke Unruhe, bei lebensbedrohlichen Krankheiten wie Krebs; der Patient steht an der Schwelle des Todes. (12)
6. Agonie; nur noch schwach bei Bewußtsein, aber in steter Unruhe und Stöhnen, bei schwerem Atem; nach *Tarant-c.* C30 trat sofort Ruhe und nach 3 Std. ein ruhiger Tod ein (65j. Mann). (6)

Schreck, Auffahren

1. Somnolent und stupide, doch schreckte es in kurzen Abständen auf wie erschreckt, weinte dann ein bißchen und fiel wieder in den schläfrigen stupiden Zustand zurück (3j. Kd., Diphtherie). (3.4)

Traurigkeit, trübe Stimmung

1. (Stets pessimistisch in bezug auf seinen Zustand; oft sprach er von verfehltem Leben und daß sich sein Geschick noch bitter erfüllen werde (65j. Mann; Psychose, Ekzem, Durchfall). (6))
2. (Ganz schwermütig; er nahm eine fast theatralische Haltung ein, wenn er von seinem Unglück sprach; aß nicht mehr; wurde eine Plage für seine Angehörigen; man brachte ihn in die Nervenklinik, wo er 1 1/2 J. zubrachte (65j. Mann; Psychose, Ekzem, Durchfall). (6))

Unerträglichkeit von Schmerzen oder Empfindungen

1. Schlaflosigkeit für viele Nächte, durch qualvolle Schmerzen (Anthrax, mehrere Fälle). (3.2)

2. Selbst Chloralhydrat und Morphin lindern den qualvollen brennenden Schmerz nicht (Anthrax). (3.2)
3. Es ist eine toxämische Arznei...; Erkrankungen mit alarmierender Entkräftung (prostration), entsetzlichen brennenden oder scharf stechenden Schmerzen. Eine Arznei für die Schmerzen des Sterbens; sie besänftigt die Todespein. (9)

Weinen, Wimmern, Stöhnen

1. Agonie; nur noch schwach bei Bewußtsein, aber in steter Unruhe und Stöhnen, bei schwerem Atem; nach *Tarant-c.* C30 trat sofort Ruhe und nach 3 Std. ein ruhiger Tod ein (65j. Mann). (6)
2. Somnolent und stupide, doch schreckte es in kurzen Abständen auf wie erschreckt, weinte dann ein bißchen und fiel wieder in den schläfrigen stupiden Zustand zurück (3j. Kd., Diphtherie). (3.4)

Zorn

1. Zorn durch Gespräche (*T.F. Allen*). (13)

ILLUSIONEN

Wahnvorstellungen

1. (Stets pessimistisch in bezug auf seinen Zustand; oft sprach er von verfehltem Leben und daß sich sein Geschick noch bitter erfüllen werde (65j. Mann; Psychose, Ekzem, Durchfall). (6))
2. (Er leugnete seinen Schenkelhalsbruch und erklärte, das seien nur krankhafte Spannungen, die ihn am Gehen hinderten (65j. Mann; Psychose, Ekzem, Durchfall; 14 T. vor dem Exitus). (6))

Sinnestäuschungen

1. Geschmack wie Tinte im Mund (beseitigt durch die Prüfung). (1)

TRÄUME

1. Die Prüfung beseitigte unsinnige Träume, welche die Prüferin seit einem Jahre jede Nacht gehabt hatte. (1)

SCHLAF

Schlaflosigkeit, Einschlafstörung

1. Eine phlegmatische Pflegerin wurde von dem Mittel in der Weise affiziert, daß sie nachts nicht schlafen konnte. Es dauerte lange, bis sie Schlaf fand, aber wenn sie eingeschlafen war, schlief sie gesund. (1)
2. Kopfschmerz, die ganze Nacht bis 10 Uhr vormittags, dumpf, den Prüfer am Schlafen hindernd. (1)
3. Schmerzen schlafraubend, zum Herumlaufen zwingend. (10)
4. Schlaflosigkeit für 6 oder 7 Nächte, durch qualvolle Schmerzen (Anthrax, mehrere Fälle). (3.2)
5. Schlaf wird durch harten Husten verhindert. (9)
6. Sie konnte in der Nacht nur schwer für ein paar Stunden schlafen; wenn sie sich niederlegte, konnte sie keine Luft bekommen. (1)

7. In der zweiten Nacht der Prüfung konnte er nur schwer für ein paar Stunden Schlaf finden. Er konnte keinen Atem schöpfen. Wenn er sich niederlegte, bekam er keine Luft. Er erklärte, dies niemals vorher gehabt zu haben. (1)
8. Schlaf besser, durch Linderung des Hustens und der Nervosität (3 Prüfer). (1)

Schläfrigkeit

1. Schlafsucht. (9)
2. Schläfrig, kann aber nicht schlafen (vorbestehender Zustand, gebessert durch die Prüfung). (1)
3. Schläfrig, „wollte lieber schlafen als essen". (1)

SCHWINDEL

1. Unsicherer Gang (sofort nach Biß). (3.3)
2. Wird schwindlig und schlägt fast nach hinten über. (1)

KONVULSIONEN

1. Lähmung, danach Konvulsionen. (9)

MODALITÄTEN, CAUSAE

1. *Tarant-c.* paßt zu Diphtheriefällen eines recht sthenischen Typs (bei *Apis* und *Lachesis* besteht von Anfang an Asthenie). Der Beginn der Krankheit ist heftig und plötzlich, die Fiebererregung intensiv, ... regelhaft sind beide Seiten des Rachens gleichmäßig betroffen. (3.4)
2. Sie konnte in der Nacht nur schwer für ein paar Stunden schlafen; wenn sie sich niederlegte, konnte sie keine Luft bekommen. (1)
3. Kopfschmerz, die ganze Nacht bis 10 Uhr vormittags, dumpf, den Prüfer am Schlafen hindernd. (1)
4. Gefühl von Unsicherheit in den Händen; wenn sie etwas ergreifen will, zittern die Hände. (1)
5. Wenn sie irgendetwas verrichten will, zittern beide Hände. Sie kann wegen dieses eigentümlichen Zustandes nicht schreiben. Niemals in ihrem Leben ist es ihr so elend gegangen. Selbst wenn sie die ganze Zeit sitzt, zittern ihre Hände, nichts anderes zittert. (1)
6. Schmerz im Epigastrium, nach jedem Wassertrinken, gleich, ob es Eiswasser war oder nicht. (1)
7. Verschlimmerung: durch kalte Getränke; durch Anstrengung; nachts. (9)
8. Besserung durch Tabakrauchen. (9)

AS-IF-EMPFINDUNGEN

Kopf, Augen, Ohren

1. Ein sehr ungewöhnliches Völlegefühl im Kopf (sofort nach Biß). (3.3)
2. Ein schweres Gefühl, wie von einer Last auf dem Scheitel, wurde durch die Prüfung beseitigt. (1)
3. Stechende Kopfschmerzen durch das linke Auge wie mit Nadeln, welche kreuzweise durch den Kopf gehen. (1)

4. Leichter Kopfschmerz nachmittags um 2 Uhr, welcher während der Prüfung noch heftiger wurde, und im rechten Auge ein Gefühl, als ob es stark mit dem Finger gestoßen worden wäre. (1)

Verdauungsorgane

1. Gefühl , als sei der Magen aus Stein; er war hart, wenn sie ihn drückte, sie hatte das Gefühl, als wenn kein weicher Fleck darin wäre; drei Tage lang. (1)
2. Magenschmerzen nach dem Essen, wie von zuviel Luft im Magen. (1)
3. Am vierten Tag, Gefühl, als wäre der Bauch erweitert, mit Blähungen. (1)

Haut, Bißstelle

1. Bretttharte Induration des befallenen Körperteils. (9)
2. Die Haut fühlt sich überall aufgedunsen (puffed) an. (9)
3. Fühlt sich überall geschwollen, als wenn die Haut platzen wollte. Gefühl, als ob der Körper sich ausdehnte und die Haut nachgeben müßte. Dies ist das eigentümlichste und für *Tarantula cubensis* höchst charakteristische Symptom. (1)

Synonyma – „Bananenspinne". Eurypelma spinicrus (7), Mygale cubensis (8).

Biologie, Chemie und Physiologie – Die kubanische Tarantel, eine Variante der „amerikanischen Tarantel", gehört zur Familie der Theraphosoidae, welche sich von allen anderen Spinnen unterscheidet, indem sie vier statt zwei Lungen und vertikal statt horizontal bewegliche Mandibelklauen besitzen. Sie ist lt. *W. Bücherl* (Instituto Butantan, Brasilien) zoologisch der Mygale lasiodora recht nahe verwandt (7). Ihre Giftdrüse ist sehr groß, und entsprechend groß ist auch die Menge des injizierten Giftes. Bei Empfindlichen und Kindern kann der Biß nach wochenlangem septischem Krankenlager zum Tode führen (3.1). Das Gift führt zu einem Schockzustand, gefährlicher Atemdepression und Bradykardie (3.3). Neben dieser Neurotoxizität erzeugt es eine Septikämie.

Leeser schrieb (1961, auf der Basis von Datenmaterial aus den 50er Jahren), daß viele Spinnenarten Südamerikas ein septiformes Vergiftungsbild hervorrufen und daß deren Gift wahrscheinlich eine stark wirksame Protease enthalte (8). *Margaret Tyler* dagegen glaubte die Erklärung für das septische Bild der *Tarant-c.*-Krankheit darin zu sehen, daß das erste, nach Europa gebrachte und dort potenzierte Exemplar dieser Spinnenart schon lange tot und in Fäulnis begriffen gewesen sei. Das stimmt nicht, wie die Beobachtungen von *J. de Navarro* beweisen. Er stellte seine Präparation von *Tarant-c.* aus einem Mazerat lebender Spinnen her und heilte damit dieselben Krankheitsbilder, welche auch mit der von *M. Tyler* erwähnten Trituration erfolgreich behandelt wurden. Auch beschreibt er unmißverständlich das septische Krankheitsbild, welches durch den Biß dieses Tieres entsteht: es kommt zu erysipelatösen, phlegmonösen und dem Anthrax ähnlichen Veränderungen der Bißstelle und ihrer Umgebung und ausgedehnten Gewebszerstörungen; „die Abszeßöffnungen entleeren eine dicke faulende (sanious) Masse, welche Stücke nekrotischer Gewebe, Faszien und Sehnen enthält". Die Schmerzen sind qualvoll; eigenartigerweise setzen sie erst am Tag nach dem Biß ein, in den ersten Stunden ist der Biß angeblich schmerzlos, so daß im Schlaf Gebissene ihn nicht bemerken (3.1). Der Fall in (3.3) widerspricht dieser Angabe, denn hier bestand schon nach 2 Min. intensiver örtlicher Schmerz.

Analog dem schleichenden Beginn, der langsam fortschreitenden Gewebszerstörung und dem qualvollen Charakter der Schmerzen hat man *Tarant-c.* erfolgreich gegen Beulenpest (11), syphilitische Bubonen und maligne Tumoren eingesetzt (3.2); ferner ist sie bewährt bei Furunkeln und Karbunkeln, auch wenn keine spezifizierenden Symptome für diese Arznei vorhanden sind (5), sowie als Palliativum für Sterbende, um einen ruhigen Tod zu ermöglichen (6). Über diese Indikationen hinaus sind nur wenige Symptome der kubanischen Tarantel bekannt.

Mittelbeziehungen – Die am nächsten verwandten Arzneien sind *Acon., Bell.* (1), *Ars.* (3.1), *Anthracinum, Tarantula hispanica* und *Latrodectus mactans* (9), ferner die Arzneimittel der Sepsis (*Lach., Pyrog., Canth., Echi.*) und diejenigen mit einem spezifischen Bezug zum Furunkel (*Myrist., Sil., Chimaphila umbellata*) (10).

Die Bißfolgen werden durch sofortige lokale Anwendung der verdünnten *Ledum*-Tinktur antidotiert. Ist das Gift erst eingedrungen und hat sich das septische Bild entwickelt, so kann *Arsenicum* indiziert sein (3.1). Der Gebissene in (3.3) wurde chirurgisch (Abbindung, Aufschneiden, gründliche Spülung mit Kaliumpermanganat) und entsprechend der damals üblichen „allopathischen Polytoxikomanie" (Milligrammdosen von Atropin, Morphin, Strychnin, Nitroglycerin und 6 Unzen Branntwein) behandelt, so daß sich aus diesem Bericht keine sicheren antidotarischen Beziehungen entnehmen lassen.

Mittelverwechslungen und pharmazeutische Probleme – Das in (13) genannte und auf *T.F.Allen* zurückgeführte Symptom „Zorn durch Gespräche" findet sich in den mir zugänglichen Quellen nirgends, auch nicht in *Allens* Enzyklopädie (2) unter *„Tarantula"*. Möglicherweise entstammt es einer kleinen Schrift oder einem Zeitschriftenartikel von *T.F. Allen*. Ähnliches gilt für das diesem Spinnengift angeblich von *Stauffer* zugeschriebene „Mitgefühl": in (10) ist es nicht zu finden.

Zur Vermischung der Symptome von *Tarant.* und *Tarant-c.* in den „Guiding Symptoms" und bei *Kent* siehe *Tarantula hispanica*.

Die von *de Navarro* in Anlehnung an *Hering* angewendete Präparationsweise ist folgende: Die lebende Spinne wird in Alkohol geworfen, woraufhin sie im Sterben ihr Gift in die Flüssigkeit speit, und mazeriert; das Mazerat wird mit Alkohol potenziert (3.1). Es enthält sowohl Gift und Körperflüssigkeit der Spinne als auch die eventuell darin enthaltenen Bakterien; letztere werden durch den konzentrierten Alkohol abgetötet. Ähnlich bereitete *Macfarlan* seine Potenzen: er sperrte die lebenden Spinnen in ein Glasgefäß, reizte sie, so daß sie ihr Gift ausspien, und setzte dem Gift Alkohol zu (1). Theoretisch wäre die Trituration der ganzen Spinne vorzuziehen, jedoch nur nach Prüfung des so bereiteten Präparats am Gesunden, da sich Wirkungsunterschiede ergeben könnten.

Quellen – 1) Macfarlan/AHZ/1916/12 p (C200, durch Inhalation); 2) A1; 3) HRC (3.1: de Navarro, J./HRC/1887 t, 3.2: de Navarro, J./HRC/1887 k (D6), 3.3: Bopers/HRC/1902/12 t (Biß einer 5 inch langen braunen „Bananenspinne"), 3.4: Martin/HRC/1893/6 k (C12)); 4) YYZ/HMO/1901/März k (C6); 5) Shepherd/AHZ/1957/6 k (C30)); 6) Schlegel, E./DZH/1926/10 k (C30; die *vor* der Agonie bestehenden Symptome des Patienten wurden in Klammern aufgenommen, da es sich möglicherweise um das Simillimum des Kranken gehandelt hat, das er auch früher schon benötigt hätte); 7) MG1; 8) LSR1; 9) PTK1 k; 10) SF1 k; 11) BR1 k; 12) GG1 k; 13) CMM k.

Taraxacum

GEIST UND GEMÜT

Angst

1. Übelkeit, mit Ängstlichkeit verbunden, im Sitzen, welche im Stehen vergeht (n. 2 1/2 St.). (1.1)
2. Angst gebessert durch Bewegung. (14)
3. Ängstliche Unruhe (*Jahr*). (15)

Arbeit (Fleiß, Faulheit, Unfähigkeit zur Arbeit usw.)

1. Vermehrtes Leistungsempfinden (1. Woche); zunehmende Leistungssteigerung und Frische, erhöhter Antrieb (2. Woche). (3.1.1)
2. Viel leistungsfähiger, fühlt sich äußerst frisch, geistige Frische (zu Beginn der 3. Woche). (3.1.4)
3. Wiederkehr der Regsamkeit, wieder Lust zu Beschäftigungen, das Elendsgefühl wich (n. 2 - 3 T. unter 3x 20 Tr. TM; 47j. Frau, akute Hepatitis). (3.3)
4. Ohne Beschäftigung ist er ganz düster; er weiß sich nicht zu lassen und kann sich dennoch zu nichts entschließen. (1.2)
5. Unentschlossenheit und Scheu vor Arbeit, obgleich sie gut vonstatten geht, sobald er nur angefangen hat. (1.2)
6. Abscheu vor Arbeit. (14)
7. Früh, mißvergnügt und zu Geschäften, wie zum Sprechen unaufgelegt (n. 25 St.). (1.1)
8. Apathie, Adynamie, Arbeitsunlust, Antriebslosigkeit. (11.1)
9. Kein Unternehmungsgeist, lustlos, die Praxisarbeit geht nicht von der Hand (Ende der 3 Woche; Prüfungsabbruch wegen Leistungsunfähigkeit). (3.1.4)
10. Nach 3 Tagen zunehmende Mattigkeit, Arbeitsunlust, Initiativlosigkeit, Trübung der Stimmungslage (2. Woche). (3.1.7)
11. Nachlassen der körperlichen und geistigen Schaffenskraft, müde (3. Woche); zunehmende Körpermattigkeit..., Prüfungsabbruch infolge der Unfähigkeit, die Klinikarbeit zu leisten (4. Woche). (3.1.1)
12. Interessenlos, Unlust zu allem Tun (3. Woche). (3.1.5)
13. Tatenloses Herumsitzen, kein Arbeitswille, keine Lust zum Lesen (die sonst stark vorhanden ist; 3. Woche). (3.1.1)
14. Allgemeines Krankheitsgefühl, schlechtes Aussehen... Niedergeschlagenheit, unlustig, schlechtes Arbeitsvermögen (14 T. nach Ende der 4. Woche). (3.1.8)
15. Völlige Arbeitsunfähigkeit, Erbrechen und Oberbauchsymptome beim Migräneanfall (35j. Damenfriseurmeister, Cholecystopathie). (4.2)

Benommenheit, wie nicht ausgeschlafen, wie berauscht, betäubt etc.

1. Schwindel beim Gehen im Freien, wie trunken; bald fiel der Kopf auf die linke, bald auf die rechte Seite zu (n. 2 1/2 St.). (1.1)
2. Beim Gehen im Freien, große Benommenheit und Duseligkeit des Kopfes; wie schwindlicht deuchtet er sich zu taumeln. (1.2)
3. Beim Sitzen häufiges Gähnen, als ob er nicht ausgeschlafen hätte (n. 5 1/2 St.). (1.1)
4. Benommenheit bei Kopfschmerzen (*Mezger*). (15)

Bewegungen: Zwangsbewegungen, Automatismen, Gesten, Lagen

1. Rülpsen, selbst bei der Visite (3. Woche). (3.1.7)

2. Neigung zum Sitzen. (14)
3. Schlaflage: Kopf nach einer Seite (gedreht). (14)

Bewußtlosigkeit, Koma, Stupor

1. Bewußtlosigkeit, besser an freier Luft. (14)

Dämmerzustand, Trance, Halbschlaf

1. Schwächegefühl im ganzen Körper; ein Hinschmachten aller Kräfte, daß er sich immer legen oder setzen möchte, wo er sich dann in einem Zwischenzustande von Bewußtsein und Unbewußtsein, wie beim Einschlafen, befindet. (1.2)

Delirium, Wahnsinn, Raserei

1. Murmelndes Delirium bei Typhus (*Knerr*). (15)

Ekelgefühl

1. Völlige Appetitlosigkeit (3.1, mehrere Prüfer); „sie würde nur aus Vernunft was essen" (25j. Frau, chronische Leber-Galle-Störung nach akuter Hepatitis) (3.3).

Erregbarkeit

1. Empfindlich gegen Papierrascheln (*Hahnemann*). (16) (Die Zuordnung zu diesem Autor erscheint zweifelhaft. In (15) wird für dasselbe Symptom nicht die Autorennummer von *Hahnemann,* sondern eine Nummer angegeben, die überhaupt nicht im Index steht. vr)

Fröhlichkeit, Lachen

1. ...Sehr zum Lachen geneigt. (1.1)
2. Religiöser, getroster Mut, Fröhlichkeit, Zufriedenheit mit sich selbst und seiner Lage. (1.1)
3. Frohsinn, gefolgt von Reizbarkeit. (14)

Furcht

1. Furcht vor der Arbeit, Arbeitsscheu. (14)
2. Furcht vor dem Tod. (14)
3. Furchtsam (*Vithoulkas*). (15)
4. Unbesonnen, sorglos (*Boger / Bönninghausen*). (15)
5. Verwegenheit, zu waghalsig (*Boger / Bönninghausen*). (15)

Gedächtnis

1. Vergeßlichkeit (3. Woche). (3.1.5)

Gedanken, Denkvermögen

1. Viel leistungsfähiger, fühlt sich äußerst frisch, geistige Frische (zu Beginn der 3. Woche). (3.1.4)
2. Wie zerschlagen, sieht schlecht aus, kann nicht denken; mit Schnupfen (2. Woche). (3.1.8)
3. Geistesträgheit (Stumpfsinn, schwer von Begriff). (14)

Gesellschaft

1. Verlangen, allein zu sein; es wäre ihm widerlich, zum Gemeinschaftsessen in die Kantine zu gehen (2. Woche). (2.1.7)

Gier, Suchtverhalten

1. Starke Steigerung des Appetites, muß häufig essen, ist kaum satt zu bekommen (3. Woche). (3.1.4)
2. Ausgeprägte Apathie mit depressiver Verstimmung und Willenlosigkeit; sie könne das Rauchen nicht mehr sein lassen (43j. Frau, posthepatitische Zirrhose). (3.3)
3. Alkoholismus (*Boger / Bönninghausen*). (15)

Gleichgültigkeit

1. Interessenlos, Unlust zu allem Tun (3. Woche). (3.1.5)
2. Antriebsschwäche. (3.1, bei 7 von 8 Prüfern)
3. Hochgradige Apathie, zu nichts Lust, nicht einmal zum Lesen (47j. Frau, akute Hepatitis). (3.3)
4. Apathie, Adynamie, Arbeitsunlust, Antriebslosigkeit. (11.1)
5. Lust zum Aufstehen, Lesen und Unterhalten (Sprechen) kam wieder (Heilwirkung unter 3 x 10 Tr. D1; 63j. Frau, subakute Hepatitis). (3.3)
6. Wirkt düster, nobel, übersättigt, gelangweilt, blasiert (35j. Mann, Damenfriseurmeister; Cholecystopathie). (4.2)

Hysterie

1. Hysterie, Hypochondrie und Melancholie (*Voigtel, Sundelin, Schwarze*). (2.2)
2. Hysterischer Tympanismus. (8)
3. Außersichsein (*Jahr*). (15)

Konzentration

1. Zunehmende Körpermattigkeit, geistiges Versagen, stark mürrische Stimmung, mangelnde Konzentration; infolge der Unfähigkeit, die Klinikarbeit zu leisten, wird die Prüfung abgebrochen (4. Woche). (3.1.1)

Launenhaftigkeit

1. Stimmung veränderlich, unbeständig (*Boger / Bönninghausen*). (15)

Lesen, Lernen, Schreiben, Studieren

1. Im Sitzen, drückend betäubender Schmerz in der ganzen Stirne, so daß er beim Lesen unbesinnlich ward und nicht wußte, wo er war, verbunden mit Übelkeit; nur an der freien Luft ward's ihm besser (n. 1 1/2 St.). (1.1)
2. Beim Anhören wissenschaftlicher Dinge schläft er, aller Gegenanstrengungen ungeachtet, ein, und es entstanden sogleich lebhafte Traumbilder. (1.5)
3. Tagesschläfrigkeit (beim Lesen). (1.1)
4. Tatenloses Herumsitzen, kein Arbeitswille, keine Lust zum Lesen (die sonst stark vorhanden ist; 3. Woche). (3.1.1)
5. Hochgradige Apathie, zu nichts Lust, nicht einmal zum Lesen (47j. Frau, akute Hepatitis). (3.3)
6. Lust zum Aufstehen, Lesen und Unterhalten (Sprechen) kam wieder (Heilwirkung unter 3 x 10 Tr. D1; 63j. Frau, subakute Hepatitis). (3.3)

Orientierungsstörungen

1. Im Sitzen, drückend betäubender Schmerz in der ganzen Stirne, so daß er beim Lesen unbesinnlich ward und nicht wußte, wo er war, verbunden mit Übelkeit; nur an der freien Luft ward's ihm besser (n. 1 1/2 St.). (1.1)

Reizbarkeit

1. Depressiv-reizbare Stimmungslage (2. Woche). (3.1.2)
2. Reizbarkeit (1. Woche). (3.1.3)
3. Leicht zu reizen, zu ärgern (*C. Lippe*). (16)
4. Innerlich ungeduldig (3. Woche). (3.1.1)
5. Die nervöse und gereizte Stimmungslage weicht (Heilwirkung; 25j. Frau, chron. Leber-Galle-Störung nach akuter Hepatitis). (3.3)

Religion, Symptome im Zusammenhang mit der

1. Religiöser, getroster Mut, Fröhlichkeit, Zufriedenheit mit sich selbst und seiner Lage. (1.1)

Ruhelosigkeit

1. Öfteres Aufwachen aus dem Schlafe, mit häufigem Herumwerfen im Bette; er konnte nirgends Ruhe finden. (1.1)
2. Körperunruhe (3. Woche). (3.1.8)
3. Sie begann sich (nach mehr als einer Woche) unbehaglich und innerlich unruhig zu fühlen, eine Art von Zappeligkeit (fidgetiness), wie sie sich ausdrückte, und allgemeinen Unbehagens, für welche sie keinen Grund angeben konnte, denn sie sei oft viel stärker indisponiert gewesen, ohne sich so elend zu fühlen (without experiencing such miserable feelings); zusätzlich bestand etwas Übelkeit und ein unbehagliches sinkendes Gefühl in den Präkordien; auch ihre Nächte waren unruhig, und sie war obstipiert, was für sie recht ungewöhnlich war. (5)
4. Ängstliche Unruhe (*Jahr*); umhertreibende Unruhe (*Jahr*). (15)
5. Unruhe in den Beinen mit rheumatoiden Schmerzen. (9)
6. Abends sehr unruhig in den Füßen (52j. Frau, Leber-Galle-Störung; benötigte später *Rhus-r.* gegen ihre Wirbelsäulensymptomatik, die Unruhe der Füße war zu diesem Zeitpunkt aber bereits in den Hintergrund getreten). (10)

Sprechen

1. Früh, mißvergnügt und zu Geschäften, wie zum Sprechen unaufgelegt (n. 25 St.). (1.1)
2. Wünscht zu jemandem zu reden (*Knerr*). (15)
3. Lust zum Aufstehen, Lesen und Unterhalten (Sprechen) kam wieder (Heilwirkung unter 3 x 10 Tr. D1; 63j. Frau, subakute Hepatitis). (3.3)
4. Sie unterhält sich nun viel mit Mitpatienten (Heilwirkung bei vorbestehende Apathie; 43j. Frau, posthepatitische Zirrhose). (3.3)
5. Redeseligkeit und unaufhaltbare Schwatzhaftigkeit. (1.1)
6. Geschwätzigkeit im Schweißstadium des Fiebers. (14)
7. Stetes Vor-Sich-Hinmurmeln (19j. Mdch., Typhus). (17.1)

Traurigkeit, trübe Stimmung

1. Ohne Beschäftigung ist er ganz düster; er weiß sich nicht zu lassen und kann sich dennoch zu nichts entschließen. (1.2)
2. Hysterie, Hypochondrie und Melancholie (*Voigtel, Sundelin, Schwarze*). (2.2)
3. Depressiv-reizbare Stimmung (2. Woche); zunehmende Depressivität (3. Woche). (3.1.2)
4. Allmählich sich einstellende Niedergeschlagenheit (1. Woche); Depression (3. Woche). (3.1.5)

5. Verschlimmerung der vorbestehenden Niedergeschlagenheit und Mattigkeit. (3.2)
6. Nach 3 Tagen zunehmende Mattigkeit, Arbeitsunlust, Initiativlosigkeit, Trübung der Stimmungslage (2. Woche); stark depressive Verstimmung ohne äußeren Anlaß (3. Woche); Prüfungsabbruch wegen zunehmender depressiver Verstimmung (4. Woche). (3.1.7)
7. Stark bedrückte Gemütslage (47j. Frau, akute Hepatitis). (3.3)
8. Ausgeprägte Apathie mit depressiver Verstimmung und Willenlosigkeit; sie könne das Rauchen nicht mehr sein lassen (43j. Frau, posthepatitische Zirrhose). (3.3)
9. Traurigkeit morgens beim Aufwachen. (14)

Unbehaglichkeit

1. Starke Abgeschlagenheit, fast ein Krankheitsgefühl, ... völlige Antriebslosigkeit, Müdigkeit, großes Ruhebedürfnis... (3. Woche). (3.1.2)
2. Lähmige Schwäche, Gliederschwere, muß sich dauernd hinsetzen (3. Woche). (3.1.5)
3. Allgemeines Krankheitsgefühl, schlechtes Aussehen... Niedergeschlagenheit, unlustig, schlechtes Arbeitsvermögen (14 T. nach Ende der 4. Woche). (3.1.8)
4. Fühlt sich krank und erschöpft; Neigung, zu sitzen oder sich hinzulegen. (8)
5. Sie begann sich (nach mehr als einer Woche) unbehaglich und innerlich unruhig zu fühlen, eine Art von Zappeligkeit (fidgetiness), wie sie sich ausdrückte, und allgemeinen Unbehagens, für welche sie keinen Grund angeben konnte, denn sie sei oft viel stärker indisponiert gewesen, ohne sich so elend zu fühlen (without experiencing such miserable feelings); zusätzlich bestand etwas Übelkeit und ein unbehagliches sinkendes Gefühl in den Präkordien; auch ihre Nächte waren unruhig, und sie war obstipiert, was für sie recht ungewöhnlich war. (5)
6. Wiederkehr der Regsamkeit, wieder Lust zu Beschäftigungen, das Elendsgefühl wich (n. 2 - 3 T. unter 3x 20 Tr. TM; 47j. Frau, akute Hepatitis). (3.3)

Unentschlossenheit

1. Unentschlossenheit und Scheu vor Arbeit, obgleich sie gut vonstatten geht, sobald er nur angefangen hat. (1.2)
2. Ohne Beschäftigung ist er ganz düster; er weiß sich nicht zu lassen und kann sich dennoch zu nichts entschließen. (1.2)
3. Initiativlosigkeit (3.1.7); kein Unternehmungsgeist (3.1.5).

Unerträglichkeit von Schmerzen oder Empfindungen

1. Besonders in der Ruhe unerträglich reißende Schmerzen in den Beinen (19j. Mdch., Typhus). (17.1)

Verdruß, Mißmut, schlechte Laune

1. Früh, mißvergnügt und zu Geschäften, wie zum Sprechen unaufgelegt (n. 25 St.). (1.1)
2. Stark mürrische Stimmung (4. Woche). (3.1.1)
3. Lustlos, unlustig. (3.1, 5 v. 8 Prüfern)
4. Mürrisch morgens (*Jahr*). (15)
5. Unzufrieden (*Boger / Bönninghausen*). (16)
6. Die für Schwestern und Patienten lästige mürrische Gemütsart der Patientin verlor sich (unter 3 x 10 Tr. *Tarax.* D1; 63j. Frau, subakute Hepatitis). (3.3)

Zorn und Folgen desselben

1. Leicht verärgert (3. Woche). (3.1.8)

2. Er nennt *Tarax.* C7 „seine Ärger- und Kopfwehtropfen" (35j. Damenfriseurmeister, Cholecystopathie). (4.2)

ILLUSIONEN

Wahnvorstellungen

1. Wahn, vergiftet worden zu sein (*Roberts*). (16)
2. Einbildung, krank zu sein (*Roberts*). (16)

Sinnestäuschungen

1. Zirpen im linken Ohre, wie von Grashüpfern (n. 33 St.). (1.1)
2. Die Butter schmeckt an der Zungenspitze widerlich, wie salzigsauer; am Gaumen aber schmeckt sie wie gewöhnlich. (1.5)
3. Das Fleisch, besonders aber die Bratenbrühe, schmeckt ihm ganz sauer, wenn sie mit der Zungenspitze in Berührung kommt. (1.5)
4. Bitterer Mundgeschmack findet sich eigentlich immer. (4.1)

TRÄUME

Angenehm, erfreulich

1. Angenehme Träume. (14)

Ängstlich, bang, besorgt

1. Ängstliche, lebhafte, unerinnerliche Träume. (1.5)

Ärgerlich, zornig

1. Träume von Zorn, Ärger. (14)
2. Die Nacht, Träume voll Zänkerei. (1.1)

Indifferent oder nicht näher bezeichnet

1. Beim Anhören wissenschaftlicher Dinge schläft er, aller Gegenanstrengungen ungeachtet, ein, und es entstanden sogleich lebhafte Traumbilder. (1.5)
2. Lebhafte, unerinnerliche Träume. (1.1)
3. Viele Träume. (14)

Schrecklich, grausig

1. Unüberwindliches Schlafbedürfnis nach Verlassen des Eßtisches; schreckliche Träume, von welchen er keine andere Erinnerung zurückbehält als einen schmerzhaften Eindruck. (13)

Sexuell

1. Wollüstige Träume. (1.1)

SCHWINDEL

1. Schwindel beim Gehen im Freien, wie trunken; bald fiel der Kopf auf die linke, bald auf die rechte Seite zu (n. 2 1/2 St.). (1.1)
2. Beim Gehen im Freien, unfester Tritt und Schwindel, als wolle er vor sich hinfallen (n. 10 St.). (1.1)

3. Beim Gehen im Freien, große Benommenheit und Duseligkeit des Kopfes; wie schwindlicht deuchtet er sich zu taumeln. (1.2)

SCHLAF

Schlaflosigkeit, Einschlafstörung

1. Schlaflosigkeit vor Mitternacht. (14)
2. Schlaflosigkeit durch Schwitzen. (14)

Aufwachen, Durchschlafstörung

1. Öfteres Aufwachen aus dem Schlafe, mit häufigem Herumwerfen im Bette; er konnte nirgends Ruhe finden. (1.1)
2. Öfteres Aufwachen aus dem Schlafe, wie ausgeschlafen. (1.1)
3. Heftiger Schnupfen; muß viel niesen, auch nachts, wird dadurch wach (2. Woche). (3.1.8)
4. Schlaf unruhig, jede Nacht starker Schweiß, mußte dreimal das Hemd wechseln; sehr entkräftet (46j. Mann, Quotidiana; *Ars.* versagte, *Tarax.* heilte). (17.2)
5. Heftige Schmerzen im Leib, bis in Brust und Rücken ausstrahlend, die nachts zwischen 3 und 5 Uhr auftreten und ihm den restlichen Schlaf rauben... (44j. Mann, Leberzirrhose). (11.2)

Schläfrigkeit

1. Beim Anhören wissenschaftlicher Dinge schläft er, aller Gegenanstrengungen ungeachtet, ein, und es entstanden sogleich lebhafte Traumbilder. (1.5)
2. Schläfrigkeit während einer Unterhaltung; Einschlafen während einer Unterhaltung. (14)
3. Tagesschläfrigkeit (beim Lesen); es schlossen sich sogar die Augen zu, daß er sich wirklich legen mußte; bei Bewegung verging die Schläfrigkeit (n. 5 St.). (1.1)
4. Einschlafen durch die geringste geistige Anstrengung. (14)
5. Tagesschläfrigkeit, mit Gähnen beim Sitzen. (7)
6. Unüberwindliche Schläfrigkeit nach Tische. (1.5)
7. Unüberwindliches Schlafbedürfnis nach Verlassen des Eßtisches; schreckliche Träume, von welchen er keine andere Erinnerung zurückbehält als einen schmerzhaften Eindruck. (13)
8. Schnelle Ermüdbarkeit, vermehrtes Schlafbedürfnis; konnte 9 bis 10 Std. schlafen, sonst nur 6 bis 7 Std. (3. Woche). (3.1.7)
9. Abends gg. 20 Uhr werden Hände und Nase kalt, er will ins Bett, wo er bald einschläft; kaum ist er eingeschlafen, so bricht starker Schweiß aus, besonders am Kopf, der 1 St. anhält (8j. Junge, Quotidiana). (17.2)

SEXUELLER TRIEB

1. Samenergießung, eine Nacht um die andere. (1.5)
2. Langdauernde, unwillkürliche Erektionen (n. 9 T.). (1.6)

MODALITÄTEN, CAUSAE

1. Ist „berufsmäßig zum Casanova verdammt"; jedesmal, wenn er eine fortstrebende Mitarbeiterin durch ein halbes Eheversprechen (er *ist* schon verheiratet!) hat halten

müssen, bekommt er einen schweren Migräneanfall; *Tarax.* C7 beseitigt diese Anfälle prompt (35j. Damenfriseurmeister, Cholecystopathie). (4.2)

2. Im Sitzen, drückend betäubender Schmerz in der ganzen Stirne, so daß er beim Lesen unbesinnlich ward und nicht wußte, wo er war, verbunden mit Übelkeit; nur an der freien Luft ward's ihm besser (n. 1 1/2 St.). (1.1)
3. Verschlimmerung durch geistige Anstrengung. (14)
4. Fast alle Beschwerden kommen bloß im Sitzen; beim Gehen verschwinden sie fast alle. (1.3)
5. Heftige Schmerzen im Leib, bis in Brust und Rücken ausstrahlend, die nachts zwischen 3 und 5 Uhr auftreten und ihm den restlichen Schlaf rauben; dabei Völlegefühl und oft vergeblicher Stuhldrang; besser durch nächtliches Herumgehen, vorübergehend auch durch Umlegen und Blähungsabgang (44j. Mann, Leberzirrhose). (11.2)
6. Starke Nachtschweiße, meist vor Mitternacht, wenn man gerade einschläft. (7)
7. Schwitzen beim Einschlafen, vor allem am Kopf (bei Intermittens quotidiana). (13)
8. Fettempfindlichkeit (3. Woche). (3.1.2)
9. Akute toxisch-nutritive Leberzellschädigungen, z.B. nach sehr fetten Speisen (12 Fälle beobachtet, alle in Bauernfamilien); oder auch Fettempfindlichkeit bei chronischen Erkrankungen. (3.3)
10. Verschlimmerung durch oder Abneigung gegen Butter, Fett, schwere Kost, Schweinefleisch und Früchte. (4.1)
11. Kann Brot besser vertragen (Heilwirkung; 52j. Frau, Leber-Galle-Störung). (10)
12. Tabakrauch ist unangenehm, verursacht Sodbrennen und unterbricht die Atmung. (7)
13. Starker Frost nach jedem Genusse (Essen, Trinken – vr) (19j. Mdch., Typhus). (17.1)
14. Zunehmendes Wohlbefinden, besonders nach den Mahlzeiten; kein Druck- oder Völlegefühl im rechten Oberbauch, das er sonst täglich hatte (bei einem Dyspeptiker; 1. Woche). (3.1.5)
15. Urtikaria; die Quaddeln sind nicht besonders zahlreich oder groß, außer nach Reiben, durch welches sie in jedem denkbaren Ausmaß provoziert werden können. (5)
16. Oberbauchbeschwerden wechselnder Art, durch alle Diätfehler, Wetterfronten und Aufregungen aktiviert (35j. Damenfriseurmeister, Cholecystopathie). (4.2)
17. Wirkt vagusdämpfend beim Postcholecystektomiesyndrom (*Rösler*). (3.4)
18. Symptome treten vor allem links oben und rechts unten auf. (14)

AS-IF-EMPFINDUNGEN

Kopf, Augen, Ohren

1. Bald Zusammenziehen und Wirbeln über der Nase in der Stirne, wie Schwindel, bald Empfindung, als würde das Gehirn hier und da ausgedehnt, schmerzlos. (1.2)
2. Empfindung im Kopfe, als würde das Gehirn von allen Seiten durch einen weichen Druck zusammengeschnürt. (1.2)
3. Beim Gehen im Freien, drückend krabbelnder Schmerz in der Stirne, der sich von der Mitte derselben weiter ausbreitet, als wenn etwas Lebendiges darin wäre (n. 4 St.). (1.1)
4. Drückend betäubender Schmerz an der Stirne, wie nach einem Rausche (n. 1 St.). (1.1)
5. Die vordere Haut des Haarkopfs spannt, als ob sie straff auf den Scheitel befestigt wäre. (1.5)
6. Eine Art Augenentzündung; die Augen vertragen das Augenlicht nicht und sind

beständig wässerig, mit einem Drucke am rechten oberen Augenlide, als ob da etwas sei, was er wegzuwischen sich vergebens bemüht. (1.1)

7. Scharfes Drücken, wie von einem Sandkorne, im rechten innern Augenwinkel, mit Empfindung, als wären da die Augenlider geschwollen. (1.2)

Mund, Zähne

1. Beim Kauen der Speisen, Gefühl in den Zähnen, als seien sie von saurem Obste abgestumpft (n. 37 St.). (1.1)

Hals, Rachen, Ösophagus

1. Schweres Schlingen; eine Art Drücken, wie von innerer Geschwulst im Halse. (1.3)

Verdauungsorgane

1. Übelkeit, wie von Überladung mit fetten Speisen; er glaubte, sich erbrechen zu müssen, bei drückend betäubendem Schmerze in der Stirne; nur an der freien Luft ward es ihm besser (n. 1 1/2 St.). (1.1)
2. Eine schnell entstehende, anhaltende Bewegung im Unterbauche, als wenn Blasen darin entständen und zerplatzten (n. 5 1/2 St.). (1.1)
3. Großflächiger Schmerz im rechten Oberbauch, als wäre die Leber vergrößert (1. Woche). (3.1.1)

Atmungsorgane, Herz, äußerer Thorax

1. Zusammenfluß des Speichels im Munde und Gefühl, als würde der Kehlkopf zugedrückt (n. 31 St.). (1.1)

Bewegungsapparat

1. Stechen links im Nacken, wie von einer etwas stumpfen Nadel, im Stehen, was beim Niedersetzen verging (n. 1 1/2 St.). (1.1)
2. Schmerz, wie elektrische Schläge auf der äußeren Seite des linken Oberarms. (1.3)
3. Der rechte Unterschenkel ist beim Gehen schwächer als der linke, und dennoch ist's, als ob seine Muskeln mehr angespannt wären. (1.5)
4. Muskelschmerzen, Zerschlagenheit, wie nach langer körperlicher Anstrengung (4. Woche). (3.1.3)

Allgemeines

1. Alle Glieder bewegen sich zwar leicht, es ist ihm aber dabei, als ob die bewegenden Kräfte in einem gebundenen Zustande wären. (1.2)
2. Schwächegefühl im ganzen Körper; ein Hinschmachten aller Kräfte, daß er sich immer legen oder setzen möchte, wo er sich dann in einem Zwischenzustande von Bewußtsein und Unbewußtsein, wie beim Einschlafen, befindet. (1.2)
3. Inneres Gefühl, als sei er sehr krank; alle Glieder schmerzen bei Berührung und in unrechter Lage. (1.2)

Typus

1. Je vagotoner und leberempfindlicher ein Mensch ist, desto stärker reagiert er auf *Taraxacum*. (3.1)
2. Die akuten nutritiven Leberschädigungen, die auf *Tarax.* ansprechen, fanden sich durchwegs in Bauernfamilien. (3.3)

Synonyma – Leontodon taraxacum. Taraxacum officinale. Taraxacum dens-leonis. Löwenzahn, Kuhblume, Pusteblume; Seichkraut (seichen = urinieren), Herba urinaria (3); früher auch Mönchskopf, Pfaffenröhrchen (2); engl. dandelion, frz. pissenlit.

Theoretische Erwägungen zum Taraxacum-Bild – Die französischen Schüler von *Masi-Elizalde* stellen das Thema der Arbeit in den Mittelpunkt ihrer derzeit gültigen Hypothese zum unbewußten Grundkonflikt des *Taraxacum*-Menschen. *Tarax.* leidet unter der Anstrengung, anfangen zu müssen; er kann sich dazu nicht entschließen und ist traurig darüber (1.1). Aufgrund dieses Symptoms von *Tarax.* sowie dessen mürrischer Laune und Abneigung gegen Gesellschaft sind sie der Meinung, daß *Tarax.* es ablehne, Anregungen oder Vorgaben von Anderen zur Arbeit zu bekommen bzw. Anderen etwas anheimzustellen; er wolle durch seine autonom gewählte Beschäftigung wertvoll sein. Metaphysisch ausgedrückt heißt das, *Tarax.* wolle sein Glück durch sein eigenes Verdienst, seine eigene Arbeit erreichen, ohne dafür eine Gnade empfangen zu müssen. Als „Strafe" für diese Hybris verliere der „*Taraxacum*-Adam" die Willenskraft, ein Werk zu beginnen, die Fähigkeit, auf menschengemäße Weise tätig und erfolgreich zu sein, die motivierende Beziehung zu Anderen und das Vertrauen in seinen Wert. (12)

Biologie, Chemie und Physiologie – Ein mehrjähriger Korbblütler, der in ganz Europa auf jeder Wiese vorkommt, vor allem auf stickstoffreichen Fettwiesen („Kuhblume"). Eine Beschreibung erübrigt sich.

Die Pflanze ist sehr bitter; im jungen Zustand oder durch Anhäufeln gebleicht ist sie als Salat oder Gemüse eßbar und wird in Frankreich auch deswegen angebaut. Sie wirkt vor allem auf Leber und Gallenwege; ferner ist ihr eine abführende und diuretische (pissenlit – „mach-ins-Bett") Wirkung eigen. Als Gegenpole hierzu kommen auch Obstipation und Oligurie in den Prüfungen vor. Die organbezogenen Ergebnisse der Arzneimittelprüfung decken sich mit dem Indikationsbild der Phytotherapie; die große Müdigkeit etwa, die dem Taraxacumprüfer zu eigen ist, findet sich in gleicher Weise bei Hepatitis. Interessant ist die geringe therapeutische Breite materieller Dosen (Besserung der abdominellen Symptomatik leberbelasteter Prüfer unter D2 bis D1, Verschlimmerung unter Urtinktur) sowie die Beobachtung, daß *Tarax.* D2 - D1 bei einem Prüfer (3.1.4) unter gleichzeitiger Besserung des allgemeinen Wohlbefindens den hypertonen Blutdruck deutlich von 185/120 auf 150/110 mm Hg senkte.

Als verläßlichstes objektives Zeichen für *Tarax.* gilt die „Landkartenzunge", womit aber ursprünglich eine *schmerzhafte, entzündete* Zunge mit Landkartenbild gemeint ist (6). *Clarke* sieht die in der Prüfung aufgetretenen „eiskalten Fingerspitzen" als Keynote an (7). Es besteht eine Beziehung zwischen *Tarax.* und skarlatiniformen Ausschlägen, denn in (5) zeigte sich nach Abheilen eines durch *Tarax.* ausgelösten papulös-urtikariellen Ausschlags eine Abschuppung, wie man sie nach echter Urtikaria nie sieht, stets aber bei Scharlach.

Tarax. ist nicht ungiftig; die sommerlichen „Grasintoxikationen" der Rinder sollen mit Aufnahme zu großer Löwenzahnmengen zu tun haben (3.4), und im Tierversuch erzeugte eine Vergiftung mit *Taraxacum* Leberzellnekrosen (3.4). Bei Kindern, welche die Blütenstengel essen, kann es zu Übelkeit kommen, doch offenbar nur bei besonderer Empfindlichkeit gegen diese Pflanze, denn ich selbst (vr) habe das als Kind nie erlebt, obwohl ich oft und mit Genuß Löwenzahnstengel und - blüten verzehrte.

Pharmakologisch wurden als Inhaltsstoffe des Löwenzahns gefunden: Cholin, Inosit, Inulin (im Herbst stark ansteigend), Kaliumsalze sowie der Bitterstoff Taraxacin, der in den Blättern im Frühling und in der Wurzel im Hochsommer am stärksten angereichert ist. In den Blättern ist reichlich Vitamin C enthalten und in den Blüten reichlich Carotinoide und Xanthophylle (verantwortlich für deren gelbe Farbe) sowie Vitamin B2. In der Wurzel wurden die Alkaloide Taraxastirol und Homotaraxastirol nachgewiesen. Pharmakologisch experimentiert wurde bisher nur mit dem Extrakt der Droge, welcher beim Versuchstier eine deutliche cholagoge Wirkung zeigte, und nicht mit Einzelstoffen aus derselben. (3.4)

Die psychische Grundhaltung des *Taraxacum*-Menschen ist noch nicht vollständig herausgearbeitet, die Gemütssymptomatik zum größten Teil organtypisch (Leberschaden) und unspezifisch; lediglich der Fall in (4.2) gibt speziellere Hinweise. Zur oben zitierten *Masi*-Hypothese sind mir noch keine bestätigenden Fälle bekannt.

Mittelbeziehungen – Nahe verwandt mit *Nux-v.* (8). Auffällig häufig ist *Sulfur* im Wechsel mit *Taraxacum* angezeigt (3.3). *Deichmann* (4.1) vermied bei Migräneanfällen häufig allopathische Akutmedikamente durch Injektion einer Mischspritze aus *Tarax.* D2 und *Mag-p.* D12 i.v.; als weitere verwandte Arzneien gibt er *Ars., Asaf., Bell., Chin., Lyc., Rhus-t., Staph.* und *Sulf.* an. *Stauffer* bezeichnet vor allem die „Lebermittel" wie *Card-m., Cean., Iris, Nat-s., Podo., Ter.* und *Yucca* als verwandt (9). Antidot ist der *Kampfer* (15).

Pharmazie – Zur Potenzierung verwendet wird der frisch ausgepreßte Saft der ganzen, noch nicht völlig blühenden Pflanze, mit gleichen Teilen Weingeist gemischt (1). Auch die Phytotherapie verordnet „Radix Taraxaci cum herba", also die ganze Pflanze.

Unzutreffende Repertoriumsrubriken

1. Die Rubrik „Mutig" (14) entstammt mit hoher Wahrscheinlichkeit dem Symptom „Religiöser, getroster Mut..." (1.1), in welchem „Mut" nicht „Tapferkeit", sondern im mittelhochdeutschen Sinne „Stimmung, Gemütslage" bedeutet. Bei der Angabe „Verwegenheit" dagegen ist eher von einer klinischen Erfahrung auszugehen, welche den Weg in das Repertorium von *Kent* gefunden hat.
2. „Ruhelosigkeit beim Aufwachen" kommt von dem Symptom „Öfteres Aufwachen aus dem Schlafe, mit häufigem Herumwerfen im Bette; er konnte nirgends Ruhe finden" (1.1). Dieses besagt nicht, daß die Unruhe beim Aufwachen auftritt, sondern einfach, daß der Prüfer nachts motorisch unruhig ist und (vielleicht deshalb) öfters aufwacht.

Quellen – 1) H1 p (1.1: Langhammer, 1.2: Franz, 1.3: Gutmann, 1.4: Rosazewsky, 1.5: Kummer, 1.6: S. Hahnemann); 2) NK1 k (2.1: Beobachtungen homöop. Ärzte, 2.1: Angaben der alten Allopathie); 3) Pischel/AHZ/1955/5 (3.1: p (D3 bis TM p.o., mit der potenzierten Arznei beginnend, zur TM absteigend, so daß letztere in der 3. oder 4. Woche erreicht wurde; 6 der 8 Prüfer wiesen eine „Leberanamnese" auf, Pr. 5 erhielt seiner Hepatopathie wegen nach Prüfungsende aus kurativen Gründen weiter die D1; 3.1.1 - 3.1.8 = Prüfer 1 bis 8); 3.2: p (D2 i.v.) bei einer Patientin mit Postcholecystektomiesyndrom; 3.3: k (TM bis D2); 3.4: Toxikologie und Physiologie); 4) Deichmann/AHZ/1970/8 k (4.1: allgemeine Angaben, 4.2: C7); 5) HS1 p (Teelöffeldosen des Extrakts über Wochen, bei einer Frau); 6) LSR1 k; 7) C1 k; 8) PTK1 k; 9) SF1 k; 10) Römer/ZKH (Acta)/1971/4 k (D30); 11) DHM (11.1: Pischel/DHM/1953/148 f. p/k (TM bis D2), 11.2: Mössinger/DHM/1956/10 k (D2)); 12) Studer, S. et al.: Übersetzung der Mittelskizzen aus dem „Répertoire de thémes et de Matiére Médicale dynamique" von Guy Loutan, Januar 1995; 13) HR1 k; 14) K k ; 15) SDE1 k; 16) CMM k; 17) RCT1 k (17.1: Boger / Bönninghausen (C30), 17.2: Neumann (unverdünnter Saft in Tropfendosen)).

Taxus baccata

GEIST UND GEMÜT

Angst

1. Angst (*Allen*). (14)
2. Starke Übelkeit, Schwächegefühl, Brechreiz, dazu seelische Verfassung, als stünde ich unter der Nachwirkung eines von Angst und Wahnvorstellungen erfüllten Alptraumes. (13.2)
3. „Entsetzt bemerkte ich, wie ich jede Orientierung verlor. Ich versuchte, mich dagegen zu wehren, den Verstand zu behalten. ...Kalter Angstschweiß befiel mich, meine Glieder waren wie gelähmt" (bei angsterregenden Visionen). (13.1)

Benommenheit, wie nicht ausgeschlafen, wie berauscht, betäubt etc.

1. Starke narkotische Affektion des Nervensystems. (4.2)
2. Zwei Tage lang war sie wie berauscht. (6)
3. Rauschartiger Zustand. (10.3)
4. Betäubung. (4.2)
5. Eingenommener Kopf (mehrere Fälle). (6)
6. Eingenommenheit des Kopfes, dumpfer Schmerz in der Orbitalgegend. (10.2)

Bewegungen: Zwangsbewegungen, Automatismen, Gesten, Lagen

1. Viel Gähnen, ohne Schläfrigkeit (mehrere Fälle). (6)

Bewußtlosigkeit, Koma, Stupor

1. Partielle Bewußtlosigkeit (n. 6 St.). (6)
2. Nach Magenauspumpen sehr deutliche Besserung, obgleich sie auch jetzt geneigt war, in ihren lethargischen Zustand zurückzufallen und die Notwendigkeit sich zeigte, sie durch aktivere Maßnahmen wachzuhalten. (6)
3. Zustand von tiefem Stupor und Unbehilflichkeit / Hilflosigkeit (helplessness). (6)
4. Unempfindlich. (6)
5. Koma (mehrere Fälle). (6)
6. Koma, Krämpfe, stertoröse Atmung. (11)
7. Der Tod erfolgte (bei vergifteten Kleinkindern) nach mehreren Stunden völliger Bewußtlosigkeit. (12)
8. Die Vergifteten können plötzlich, wie vom Blitz getroffen, zusammenfallen. (10.3)
9. Sie fiel auf das Bett, das sie eben machte. (6)
10. Wurde ohnmächtig, bewußtlos, und man fand sie im Kollapszustand auf dem Boden liegen (n. 2 St.). (6)
11. Zeichen von Synkope (n. 6 St.). (6)
12. Das Fohlen lag am Boden, völlig reaktionslos (inerte), keine Reaktionen auf Nadelstiche oder Kneifen; kalter Atem, Hypothermie. (12)
13. Der Tod durch Eibenvergiftung galt als der sanfteste Tod, weil dabei schmerzhafte Empfindungen völlig fehlen. (12)

Delirium, Wahnsinn, Raserei

1. Schwere Nervenleiden (*Richter, Voigt*). (5)
2. Verwirrung. (7)

3. Raserei (*Voigt*). (5)
4. Sie starb im Delirium. (6)
5. Hundswut (Tollwut, vr), bei Menschen und Tieren (*Gleditsch, Rougemont, Hildebrand*). (5)

Fröhlichkeit, Lachen

1. „Schon wollte ich um Hilfe rufen, aber meine Stimme versagte, mein Atem stockte. Doch dann wich die schreckliche Beklemmung, eine euphorische, eine unsagbar glückliche Stimmung versetzte mich in ein paradiesisches Traumland" (bei Halluzinationen). (13.1)
2. Eine leichte Euphorie hielt einige Minuten an (nach erneutem kurzzeitigem Aufenthalt in der Nähe der Eiben, am Tag nach den Halluzinationen). (13.1)

Gedächtnis

1. Das Gedächtnis der Patientin war völlig leer (a blank) für die Zeit von 10 bis 16 Uhr; nicht einmal an das Magenauspumpen erinnerte sie sich (3 St. n. Aufnahme des Giftes). (6)
2. Er kann nicht angeben, wie lange die Halluzinationen anhielten und wie er aus dem Schatten der Eiben herauskam. (13.1)

Gedanken, Denkvermögen

1. Während der zwei Monate, in welchen die Haut krank war, verblieb er schwachsinnig. (6)

Gesichtsausdruck

1. Gesicht bleich und traurig (depressed). (6)
2. Ruhiges, sanftes Verscheiden; fast freundliche Gesichtsmiene nach dem Tode. (12)

Gier, Suchtverhalten

1. Öfteres Bedürfnis, etwas zu essen, ohne eigentlichen Appetit; angekündigt durch ein Mißbehagen tief im Epigastrium mit allgemeiner Schwäche. (2.1)
2. Größere Aktivität der Verdauungsfunktionen und daher häufiges Bedürfnis zu essen. (2.2)

Gleichgültigkeit

1. Während der Brechanfälle zeigt das Kind eine völlige Apathie, es weint nicht, sondern erscheint somnolent; Angst fehlt völlig; verlangsamter unregelmäßiger Puls (7j. Kd.). (12)
2. Frostig und tteilnahmslos (listless) (n. 2 St.). (6)

Lesen, Lernen, Schreiben, Studieren

1. Unruhe, welche kaum die geringste Geistesanstrengung erlaubt. (2.1)
2. Unaufgelegtsein zu geistigen Arbeiten. (10.2)

Orientierungsstörungen

1. „Entsetzt bemerkte ich, wie ich jede Orientierung verlor"...; Verlust des Zeitsinns, Entrücktsein aus der Umwelt...; er kann nicht angeben, wie lange die Halluzinationen anhielten und wie er aus dem Schatten der Eiben herauskam. (13.1)

Ruhelosigkeit

1. Unruhe (mehrere Fälle). (6)
2. Zeitweise unruhig, dreht sich im Bett hin und her (n. 6 St.). (6)
3. Große Unruhe (während Konvulsionen der linken Gesichtshälfte). (6)
4. Unruhe, welche kaum die geringste Geistesanstrengung erlaubt. (2.1)
5. Schwindel, Übelkeit, Kopfschmerzen, Unruhe (vor Einsetzen der Halluzinationen). (13.1)
6. Ungeduld. (15)

Selbstvertrauen

1. Gefühl von Hilflosigkeit. (15)

Sprechen

1. Außerordentliches Stillschweigen. (4.1)
2. Ein eigner Zustand von Schläfrigkeit; die Kinder waren auffallend still, gähnten... . (10.1)
3. „Schon wollte ich um Hilfe rufen, aber meine Stimme versagte, mein Atem stockte" (bei angsterregenden Visionen). (13.1)

Traurigkeit, trübe Stimmung

1. Gesicht bleich und traurig (depressed). (6)

Unbehaglichkeit

1. Großes Unbehagen (6); Gefühl allgemeinen Mißbehagens (2.1); allgemeines Mißbehagen begleitet mehrere andere Symptome (2.4).
2. Unbehagliche Spannung (im Leib? vr) , wie von zu vielem Essen. (1)
3. Unangenehme Trockenheit der Handflächen, die auch sehr warm sind (14.-16. T.). (2.1)
4. Um 2 Uhr früh allgemeine Kälte, dann trockene Hitze in den Händen und vor allem den Füßen, mit allgemeinem Krankheitsgefühl (malaise); trockener Mund ohne Durst; danach reichlicher Schweiß auf der Stirn, welcher nach 3 St. die Symptome beendete (n. 21 St.). (2.4, zit. n. (6)).

Unerträglichkeit von Schmerzen oder Empfindungen

1. Durchfall mit unerträglichem Zwang und Schmerz im After, während und nach jedem Stuhl oder jedem Drang dazu. (1)

Weinen, Wimmern, Seufzen usw.

1. Seufzen (*Clarke*). (14)

Zeitsinn

1. Ungeduld. (15)
2. Verlust des Zeitsinns, Entrücktsein aus der Umwelt... er kann nicht angeben, wie lange die Halluzinationen anhielten... (13.1)

ILLUSIONEN

Wahnvorstellungen

1. „Es traten farbige Visionen, Trugbilder auf, Verlust des Zeitsinns, Entrücktsein aus der Umwelt. Ich versuchte, mich dagegen zu wehren, den Verstand zu behalten,

Aber immer stärker wurden meine Sinne von geheimnisvollen Kräften, wie von dichten Schleiern umfangen und vernebelt. Kalter Angstschweiß befiel mich, meine Glieder waren wie gelähmt, Vampire, Kraken, züngelnde Nattern, Ratten, gruselige Ungeheuer und anderes ekliges Getier krochen immer bedrohlicher an mich heran. Es waren diabolische Szenen und Bilder, wie sie *Mathias Grünewald* auf einer der Tafeln des Isenheimer Altars dargestellt hat. Schon wollte ich um Hilfe rufen, aber meine Stimme versagte, mein Atem stockte. Doch dann wich die schreckliche Beklemmung, eine euphorische, eine unsagbar glückliche Stimmung versetzte mich in ein paradiesisches Traumland. Schwerelos schwebte ich in einem riesigen Zirkuszelt, aus dessen goldener Kuppel wunderbarste Lichteffekte strahlten und himmlische Sphärenmusik ertönte. Unten in der silbernen Manege tummelten sich viele, viele Tierkinder, kleine Löwen und Lämmchen, die lustig und fröhlich miteinander spielten. Unzählige Kolibris und große bunte Falter schwirrten durch den Raum und wetteiferten in akrobatischen Kapriolen und immer neuen Variationen kunstvoller Gruppenflüge. Wie lange diese Halluzinationen anhielten und wie ich aus dem Schatten der Eiben herauskam, kann ich nicht mehr angeben." (13.1)

Sinnestäuschungen

1. Kopfschmerz über der Orbita mit Erscheinen glänzender Kreise vor dem linken Auge, die sich beständig bewegen; dieses Symptom erscheint zusammen mit einer Empfindung von Leerheit im Magen beim Herannahen der Essenszeit; durch das Essen wird es fast ganz zum Verschwinden gebracht. (2.2)

SCHLAF

Schlaflosigkeit, Einschlafstörung

1. Vollkommene Schlaflosigkeit. (2.1)
2. Schlaflosigkeit, die ganze Nacht. (8)

Aufwachen, Durchschlafstörung

1. Schlaf meist unruhig. (10.2)

Schläfrigkeit

1. Gefühl von Schläfrigkeit (4.4, 4.5); Schlaf (4.3); tiefer Schlaf (6).
2. Es schien, als sei er am Einschlafen. (6)
3. Einige Stunden lang Schläfrigkeit. (6)
4. Große Schläfrigkeit, Benebelung der Sinne. (10.3)
5. Ein eigner (eigenartiger, vr) Zustand von Schläfrigkeit; die Kinder waren auffallend still, gähnten, zeigten Neigung zum Erbrechen und alle Symptome einer bedeutenden Gehirnkongestion; Tod nach einigen Stunden. (10.1)
6. „Wie lange diese Halluzinationen anhielten..., kann ich nicht angeben. Ich weiß nur, daß ich verstört, schlaftrunken, kurzatmig und unsicher wankend die nahe Haustür erreichte und mich erschöpft niederlegte." (13.1)

SCHWINDEL

Drehschwindel

1. Empfindung, als drehten sich alle Gegenstände im Kreise. (10.3)

Schwankschwindel

1. Taumel in der Ruhe, beim Sitzen, besonders beim Aufrechtsein in der Ruhe. (2.1)
2. Er erreichte verstört, schlaftrunken, kurzatmig und unsicher wankend die Haustür. (13.1)

KONVULSIONEN

1. Konvulsionen (viele Fälle). (4.5), (6)
2. Koma, Krämpfe, stertoröse Atmung. (11)
3. Erstickung unter tonisch-klonischen Krämpfen und Zuckungen. (7)
4. Es kommt zu einem allgemeinen unvollkommenen spastischen Tetanuszustand mit Opisthotonus, Hypertonie, Asphyxie und Gesichtszyanose bei völlig intaktem Sensorium. (7)
5. Die Gesichtsmuskeln krampften, vor allem links, der Kopf selbst wurde nach dieser Seite gezogen; die Augen wurden nach oben gedreht (thrown up), die Pupillen verengt; auch die Arme wurden nach oben gezogen (drawn up), und es bestand große Unruhe. Die Gesichtskonvulsionen ähnelten denjenigen bei einem epileptischen Anfall und endeten nach ein paar Minuten mit Schäumen vor dem Munde und stertorösem Atmen. (6)
6. Zuckungen (*Voigt*); Epilepsie (*Althof*), Epilepsie mit Amenorrhoe (*Hufeland*) oder als Folgekrankheit von Amenorrhoe (*Löbenstein, Löbel*). (5)
7. Amenorrhoe mit erhöhter Nervenempfindlichkeit, Krämpfen und Zuckungen (*Richter*). (5)

SEXUELLER TRIEB

1. Abgang von großer Menge Sperma ohne Erektion und ohne Wollustgefühl, mehrere Nächte, bei außerordentlicher Abgeschlagenheit, Schwäche der Muskelkraft und heftigen Schmerzen in den Lenden. (2.3)
2. Sehr große Feurigkeit (ardeur extréme) beim Koitus, ohne daß der Geschlechtstrieb selbst vermehrt war (2.1) und ohne daß der Geschlechtsakt wiederholt wurde (6).

MODALITÄTEN, CAUSAE

1. Epilepsie mit Amenorrhoe (*Hufeland*) oder als Folgekrankheit von Amenorrhoe (*Löbenstein, Löbel*). (5)
2. Zustand von Hinfälligkeit (anéantissement) mit sehr starker Oppression, nach dem Koitus (2.1); ohne Schmerzen und ohne Angst (6) (16. T.; dieses Symptom entstand als letztes und wurde nach mehreren erfolglosen Versuchen, es zu beseitigen (6), durch *Staphisagria* behoben). (2.1)
3. Eine kleine Menge Wein verschlimmerte die Gelenkschmerzen, welche schon verschwünden schienen, so enorm, daß der Prüfer nicht gehen konnte. (2.1)
4. Der Kopfschmerz wird schlimmer durch das geringste Schütteln / die geringste Erschütterung (shaking) aufgrund des Hustens. (6)

AS-IF-EMPFINDUNGEN

1. Unbehagliche Spannung, wie von zu vielem Essen. (1)

2. Der Puls blieb drei Tage lang sehr unregelmäßig in seiner Frequenz, mit raschen Frequenzanstiegen, zwischen 55 und 92 / Min., begleitet von Empfindungen des „Stehenbleibens des Herzens". (6)
3. In den Gelenken ein Gefühl tiefer Schwäche, zuweilen ein Gefühl von schnell eintretendem Zusammenbrechen (Versagen, brisement; (6) übersetzt fälschlich ins Englische „being suddenly bruised") und schneidenden Schmerzes, der das Gehen durchaus unmöglich machte. (2.1)
4. Kriebelnde Empfindung in dem rechten Schenkel, bis zur Fußsohle, wo es merklicher wird, als wenn man in ein Netz tritt. (1)
5. Zittern wie beim Ausbruch eines Fiebers, mit trockenem Mund, Durstlosigkeit und allgemeinem Unbehagen (24 St. n. Einn., nach dem Frühstück). (2.4)

Synonyma – Eibe. Engl. yew, frz. if.

Der Gattungsname Taxus soll lt. *F. Madaus* auf die indogermanische Wurzel „teks" zurückgehen, die bedeutet „etwas künstlich herstellen" (wie z.B. gr. techne – Handwerk), weil man das Holz gerne zum Schnitzen benutzt hat; der deutsche Name Eibe leitet sich von althochdt. iwa – Eibe, Eibenbogen her (11). Andere Autoren meinen, daß „taxus" auf „taxis" (gr. – anordnen) oder auf „texo" (lt. – ich webe) zurückgehe, letzteres deshalb, weil man Fasern der Eibe früher bei der Herstellung grober Stoffe verwendet habe (12).

Die Italiener nennen die Eibe „Todesbaum" (albero della morte), die Engländer bezeichnen ihn (wegen seiner Verbindung zu Pfeil und Bogen?) als den Baum des *Wilhelm Tell*.

Geschichte und Mythologie – In der keltischen Sagenwelt erscheint die Eibe immer wieder als mit dem Begräbnisritual verbundener Baum. Man pflanzt ihn heute noch auf alle Friedhöfe des östlichen Frankreich, und früher glaubte man, er reinige deren Atmosphäre vom Leichengift. In der Bretagne soll der Glaube bestehen, daß die Eibe im Mund eines begrabenen Toten Wurzeln schlägt. Ferner symbolisiert die Eibe ihres langen Lebens wegen die Ewigkeit, welche uns Menschen verweigert bleibt.

Unter Eiben wurden im Hochmittelalter Prozesse abgehalten und Verbrecher bestraft (hingerichtet? vr), und das Holz der Eibe wurde zu Waffen, z.B. Lanzen und Bogen, verarbeitet. Einer der Namen des höchsten Königs im gälischen Irland lautete *Eochaid*; das bedeutet „Der durch die Eibe kämpft". Im keltischen Frankreich war es der Stamm der Ebuni, welcher eng mit der Eibe in Verbindung stand; ihr König *Catavolcus* beging mittels des Giftes der Eibe, des Symbols seines Volkes, Selbstmord (*Caesar*, De Bello Gallico). Überhaupt war die Eibe eine beliebte Giftquelle für Mord und Suizid. In *Shakespeares* Drama „*Hamlet*" z. B. wird der Vater des gleichnamigen Helden mit Eibensaft ermordet. Eiben sollen andererseits vor dem Blitz, Eibenholzlöffel im Haus vor Hexen und bösen Geistern schützen (13.3).

Biologie, Chemie und Physiologie – Eine immergrüne, zweihäusige europäische Konifere. Sie wächst sehr langsam und benötigt kalkhaltigen Boden; früher kam sie häufig in Wäldern vor, heute fast nur noch in Gärten und auf Friedhöfen. Sie kann über 2000 Jahre alt werden (12). Die Eibe wird wie die Thuja gern in verschiedene kunstvolle Formen zugeschnitten. Auffällig sind an ihr die vergleichsweise weichen, dunkelgrünen, auf der Unterseite sehr hell gefärbten Nadeln – besser als Blätter zu bezeichnen – und vor allem die roten beerenartigen Früchte, welche von Vögeln verzehrt werden. Nadeln und Samen sind giftig, das Holz (13.3) und der süße rote Samenmantel giftfrei, laut (9) ist letzterer sogar eßbar (was *Münch* bestätigt (11)). Vergiftungen durch die „Beeren" entstehen also nur, wenn man die Samen zerbeißt, wie es Kleinkinder gewöhnlich tun. Am giftigsten sind welkende Nadeln (7).

Es bestand jahrhundertelang ein Streit darüber, ob und wie stark giftig die Eibe ist. 1893 stellte *Frick* die Hypothese auf, daß nur die fruchttragenden weiblichen Eibenbäume giftig seien, nicht aber die männlichen. Dies stimmt nicht; doch unterscheiden sich sowohl die Teile des Baumes in ihrer Giftigkeit als auch verschiedene Tierarten in ihrer Empfindlichkeit für das Gift. Vögel scheuen die Eibe, lediglich zur Reifezeit der Beeren fliegen sie diese Bäume kurzzeitig an, um die Früchte zu ernten (13.3). Pferde dagegen, welche sonst mit sehr feinem Instinkt Giftstoffe erkennen und meiden, fressen Eibenblätter mit Genuß; man muß sehr auf sie achten, wenn sie sich in der Nähe dieser Bäume aufhalten (mündl. Mitteilung einer Pferdebesitzerin). Gerade das Pferd und andere Einhufer sind äußerst empfindlich gegen Taxin (sie stürzen nach Verzehr welker Eibennadeln „wie vom Blitz getroffen" tot zu Boden), während man Kaninchen, Meerschweinchen und Katzen durch wiederholte subkutane Gaben des Giftes an ein Vielfaches der zu Anfang tödlichen Dosis gewöhnen, sie also regelrecht gegen das Gift desensibilisieren kann (11).

Offizinell sind die jungen Eibenblätter (Nadeln), obwohl *Hahnemann* die Rinde des Baumes für am wirksamsten hielt (3). Sie wurden vom Volk zunächst als Abortivum und Ungeziefervertilgungsmittel benutzt, ferner gegen Tollwut, Schlangenbiß, Insektenstiche (13.3), später auch – mit zuweilen tödlichen Folgen – als Wurmmittel. Das wirksame Prinzip derselben besteht in Taxin, einem bitter schmeckenden Alkaloid von narkotischer Wirkung, sowie cyanogenen (Blausäure freisetzenden) Glykosiden (7); der Tod tritt ähnlich wie bei einer Blausäurevergiftung durch Erstickung (Atemlähmung) oder Herzversagen (Arrhythmie, Bradykardie, diastolischen Herzstillstand) ein. Taxin ähnelt chemisch sowohl dem Veratrin als auch den Digitalisglykosiden und hat mit beiden toxikologische Gemeinsamkeiten, wie auch mit Ephedrin (7); letzteres, sowie das Alkaloid Milossin sollen ebenfalls in der Eibe enthalten sein (13.3).

Bestimmte Wirkstoffe der Eibe werden in den letzten Jahren in zunehmendem Maße als Zytostatika verwendet. Aufgrund der seltenen Verordnung von *Tax.* in der Homöopathie existiert bisher nur ein einziger kasuistischer Hinweis in dieser Richtung, nämlich die bedeutende Verkleinerung eines Ohrpolypen nach Gabe eines Tropfens Eibentinktur (8).

Mittelbeziehungen – Die Vergiftungssymptome ähneln denen von *Dig.* und *Verat.* Entfernter verwandt erscheinen *Ars., Camph., Cuprum* (12), *Thuja* und *Abies nigra* sowie *Sulfur* (rasches Verdauen der Speisen) (8). *Staph.* antidotierte die durch *Tax.* erzeugten Sexualsymptome.

Probleme – Die von *Kukowka* berichteten Halluzinationen sollte man ihrer romanhaften Diktion wegen mit etwas kritischer Distanz betrachten; doch könnten sie durchaus einen Aspekt der Eibenwirkung darstellen, der nur von einzelnen empfindlichen Personen wahrgenommen wird. Für diese Annahme spricht, daß der Aufenthalt unter Eiben von alters her als gefährlich, die Luft in ihrer Nähe schon seit *Plinius* als giftig galt (13.3).

Quellen – 1) HR/ACS/1835 p; 2) Gastier/HYG/Bd. VII/S. 439 ff. p (2.1: C2, mehrere nicht voneinander getrennt notierte Prüfer, die meisten Symptome stammen aber von Gastier selbst, 2.2: Gastier, tgl. 1 Tr. TM, 2.3: ein an „merkurieller Osteitis" Leidender nahm 3 Eßl. eines Infus; 2.4: Infus, an Gesunden); 3) Hahnemann, Kleine Schriften, Bd. I, S. 183, zit. nach HYG./Bd. VII/S. 448 ff.; 4) NK1 t (4.1: Percival, Essay med. ph. and exp. Bd. 2, S. 180 (bei Kindern, durch einen Aufguß der Blätter, welcher gegen Würmer verabreicht worden war); 4.2:

Voigt, Pharmacodyn., II, p. 281; 4.3: Buchholz, Murray app. med. II, S. 592; 4.4: Harmand, ancien Jorn. de med. 1790, Bd. 83, S. 210 (Hahnemann scheint seine Symptome diesen entnommen zu haben - NK); 4.5: Hurt, Lancet (ein 3 1/2 j. Kd., Ingestion der Früchte)); 5) NK1 k (Beob. der alten Schulmedizin); 6) A1 t (Beeren oder Blätter, in verschiedener Form; ferner Zusatzinformationen zu (2)); 7) LSR1 t; 8) C1 t/k; 9) Garms, H. Pflanzen und Tiere Europas. Braunschweig: Westermann, 1969; 10) AHZ (10.1: Percival/AHZ/1838/16 t, 10.2: Schroff/Mbl. zur AHZ/1859/1 p (alkoholischer Extrakt der Blätter), 10.3: Schroff/AHZ/1860/1 t); 11) Münch, W./DHM/1951/5-6 t (Zusammenfassung über Biologie und Toxikologie der Eibe); 12) Guermonprez, M.: Taxus baccata. /L'Homéopathie francaise/1975/Oktober (Angaben zur Mythologie, ferner t (Fohlen, nach Verzehr von Eibenblättern), k (C5, ein Kind)); 13) Kukowka, A.: Über die Gefährlichkeit der Eibe (Taxus baccata). Zschr. f. Allgemeinmedizin Bd. 46, 350 - 353 (1970) (13.1: ein Thüringer Professor geriet durch die Ausdünstungen der Bäume beim Arbeiten in deren Nähe in einen Rauschzustand, 13.2: Symptome eines anderen Wissenschaftlers nach Schlafen unter einer alten Eibe, 13.3: Angaben über Mythologie und Toxikologie der Eibe); 14) CMM t/k; 15) K t/k.

Taxus brevifolia

GEIST UND GEMÜT

Angst

1. Angst, als fühle sie sich unreal oder fühle, daß sie sterben werde. Wenn sie diese Angst oder Unwirklichkeit empfindet, will sie Dinge loswerden, die sie hat, aber nicht benutzt, z. B. überzählige Töpfe, Pfannen und Bücher. ... „Wenn ich die Angst bekomme, habe ich das Gefühl, daß die Dinge nicht wirklich sind" (55j. Frau, Depression). (1.2)

Arbeit (Fleiß, Faulheit, Unfähigkeit zur Arbeit usw.)

1. Kann wenig leisten, fühlt sich verwirrt (vague) und schläfrig (49j. Mann, Asthma, Reizmagen). (1.2)
2. „Ich möchte von nichts gestört werden, Abneigung gegen alle Anforderungen, ich möchte nur sitzen und beobachten" (Pr. 1; 2. T.). (1.1)
3. Fühle mich motiviert zu arbeiten und etwas zu leisten (accomplish), was das Gegenteil der Depression ist (12. T.). (Pr. 1; 1.1)
4. Mehr Ehrgeiz, was zu tun (Heilwirkung; 49j. Mann, Asthma, Reizmagen). (1.2)

Ekelgefühl

1. Bei der Zubereitung seines Frühstücks eine Welle von Übelkeit, beinahe hätte er gar nichts essen wollen, alles sah unappetitlich aus (Pr. 1; 2. T.). (1.1)

Fröhlichkeit, Lachen

1. Nicht genug Energie, um Späße zu machen (joke around) (Pr. 1; 2. T.). (1.1)
2. „Kasperig (punchy, von punch - Hanswurst), wie wenn ich törichte Dinge tue" (Pr. 1; 2. T.). (1.1)

Furcht

1. Verliert das Interesse an ihren Angelegenheiten und fürchtet, nicht klarzukommen (won't be able to cope), weshalb sie vermeint, sie sollte ihr Haus verkaufen, da es zu viel Verantwortung für sie sei (55j. Frau, Depression). (1.2)
2. Sorgen um ihre Enkelkinder (55j. Frau, Depression). (1.2)
3. Entspannter, weniger besorgt (Heilwirkung; 55j. Frau, Depression, und 45j. Mann, Asthma, Reizmagen). (1.2)

Gedächtnis

1. Vergißt, was er zu tun vorhatte; vergißt seine Absicht (Pr. 2; 1. T.). (1.1)
2. „Ich erinnere mich nicht an Sachen, und dann werde ich wütend (mad) auf mich selber" (49j. Mann, Asthma, Reizmagen). (1.2)

Gedanken, Denkvermögen

1. Über sich selbst zu reflektieren, ist sehr schwierig (Pr. 1; 2. T.). (1.1)
2. „Es wäre mir lieber, wenn mir gesagt würde, was ich tun soll, denn ich finde es schwierig, meine Gedanken zu ordnen (to get organized)" (49j. Mann, Asthma, Reizmagen). (1.2)
3. „Ich finde, ich gebe am Arbeitsplatz dumme Antworten, und möchte schlafen gehen. Ich fühle mich umwölkt, benebelt, und ein nebliges Gefühl in meinem Geist. Die Dinge erscheinen unklar" (Pr. 2; 2. T.). (1.1)
4. Unscharfes (fuzzy) Denken, kann sich nicht völlig am Gespräch beteiligen (Pr. 1; n. 2 1/2 St.). (1.1)
5. „Der Geist ist umnebelt (in a haze), und ich möchte Dinge vermeiden" (Pr. 1; 2. T.). (1.1)
6. Ist zeitweilig klar im Kopf, zeitweilig verwirrt (Pr. 1; um 22.30 Uhr, 1. T.); geistig „benebelt" (fuzzy), fast wie wenn er zwischen Wachen und Tagträumen hin und her wechselt (Pr. 1; 2. T.). (1.1)
7. Fange wieder an, mich wieder schläfrig und benebelt (fuzzy) zu fühlen, mit Gefühl des Unbeteiligtseins (Pr. 1; 3. T., vormittags). (1.1)
8. „Mein Geist war in einem Nebel, und meine Gedanken waren unklar" (Pr. 2. ; 1. - 4. T.). (1.1)
9. „Mein Denken ist neblig" (55j. Frau, Depression). (1.2)
10. Schwindlig, Geist umnebelt (49j. Mann, Asthma, Reizmagen). (1.2)
11. Erkennt erst retrospektiv den Gemütszustand, in dem er sich in den ersten zwei Tagen der Prüfung befand (Pr. 1; 3. T.). (1.1)
12. Klareres Denken (Heilwirkung; 49j. Mann, Asthma, Reizmagen). (1.2)
13. „Ich fühle mich nun enorm achtsam / aufgeweckt / munter (tremendously alert), vielleicht als Kontrastempfindung gegenüber der geistigen Unschärfe, die ich unter dem Einfluß der Eibe erlebt hatte" (Pr. 1; 12. T.). (1.1)

Gesellschaft

1. „Abneigung, mit Leuten zu reden; ich wünsche mir, daß die Kunden meines Ladens weggehen möchten, und denke, sie sind dumm" (Pr. 2; 1. T.). (1.1)
2. „Ich dachte nicht nett von den Leuten; sie verlangten zuviel von mir, und ich wollte keine Fragen beantworten" (Pr. 2. ; 1. - 4. T.). (1.1)
3. „Fühle mich getrennt von den Leuten, isoliert, indifferent, ein Gefühl des Unbeteiligtseins (detachedness); ...in Gesprächen klinke ich mich aus (zone out)" (Pr. 1; 2. T.). (1.1)
4. „Wenn viele Leute im Raum sind und alle reden, verliere ich den Kontakt zu dem, was sich abspielt, Ich kann dann nicht mehr achtgeben (I can´t seem to pay attention). Dann werde ich still. Ich schäme mich auch leicht über Sachen, zum Beispiel über das Alkoholproblem meines Vaters, und dann werde ich still und in mich gekehrt. – Ich habe gern gute Freunde bei mir zum Essen zu Gast, aber als ich meine Mutter pflegen mußte, wurde ich allmählich einsamer" (49j. Mann, Asthma, Reizmagen). (1.2)

5. „Ich fühle, ich bin nicht in der Wirklichkeit, wie wenn ich geistig am Schlafen wäre, ein träumerisches nebliges Gefühl. Mein Geist fühlt sich verlangsamt an. Ich möchte mehr schlafen und allein sein" (Pr. 2. ; 2. T.). (1.1)
6. „Fühlte mich allgemein zurückgezogener, wollte ruhig sein und in Ruhe gelassen werden" (Pr. 2. ; 1. - 4. T.). (1.1)
7. „Ich kann meine Interaktion mit Leuten wieder genießen" (Pr. 1; während der Normalisierung; 3. T.). (1.1)
8. „Weniger Gefühl, nicht dazuzugehören; fühle mich entspannter unter den Leuten"; verbringt mehr Zeit in Gesellschaft (Heilwirkung; 49j. Mann, Asthma, Reizmagen). (1.2)

Gleichgültigkeit

1. Fühlt sich niedergeschlagen, depressiv, teilnahmslos; die ganze Welt ist ihm zuviel (Pr. 1; 1. T.). (1.1)

Konzentration

1. Dingen Aufmerksamkeit zu schenken, ist eine bedeutende Anstrengung; seine Frau bemerkt das auch an ihm (Pr. 1; 2. T.). (1.1)
2. Verliert leicht Sachen (49j. Mann, Asthma, Reizmagen). (1.2)
3. Während des ganzen Abends, beim Hören einer Vorlesung, nickt er immer wieder ein (Pr. 2; 1. T.). (1.1)

Lesen, Lernen, Schreiben, Studieren

1. Beim Studieren sehr leicht ermüdbar, wird dann schläfrig. In der Schule sehr langsam im Lernen gewesen. Nach *Tax-br.* bessere Konzentration und normale Vigilanz (49j. Mann, Asthma, Reizmagen). (1.2)

Liebe, Zuneigung

1. Beide durch *Tax-br.* geheilten Patienten waren von mildem, mitfühlendem, ruhigem Charakter (vorbestehend und durch die Arznei nicht verändert, vr). (1.2)

Musik, Singen, Tanzen, Kunst

1. Sagt (bei Verwirrtheit) zu seiner Frau, er wolle ihr ein Lied über den Tod eines Schwans vorsingen (Pr. 1; um 22.30 Uhr, 1. T.). (1.1)

Orientierungsstörungen

1. „Ich fühle, ich bin nicht in der Wirklichkeit, wie wenn ich geistig am Schlafen wäre, ein träumerisches nebliges Gefühl. Mein Geist fühlt sich verlangsamt an. Ich möchte mehr schlafen und allein sein" (Pr. 2. ; 2. T.); „noch immer geistig schläfrig, umwölkt und habe ein nebliges Gefühl, möchte früh ins Bett gehen". (Pr. 2; 4. T.). (1.1)
2. All ihre Symptome begannen, als die Ehen eines Sohnes und einer Tochter zerbrachen. Dies „war eine unglaubliche (unbelievable) Situation für mich. Es schien unwirklich, daß all dies geschehe. Danach fing ich all das Geld auszugeben an, das ich gar nicht hatte; auch das war so, als befände ich mich nicht in der Realität." Sie hatte zu Beginn der Behandlung einen hohen Schuldenberg (55j. Frau, Depression). (1.2)

Schreck, Auffahren

1. Aufschrecken aus dem Schlaf durch schlimme Träume (55j. Frau, Depression). (2.1)

Selbstvertrauen

1. „Ich habe wenig Selbstvertrauen, es scheint, daß ich mich mit Anderen nicht messen kann" (49j. Mann, Asthma, Reizmagen). (1.2)
2. Verliert das Interesse an ihren Angelegenheiten und fürchtet, nicht klarzukommen (won´t be able to cope), weshalb sie vermeint, sie sollte ihr Haus verkaufen, da es zu viel Verantwortung für sie sei. Wenig Selbstvertrauen (self-esteem), kann bestimmte Dinge einfach nicht tun, weil sie sich ihrer selbst dabei zu bewußt ist und meint, sie werde bestimmt einen Fehler machen. Aus Scham über Fehler hat sie z. B. den Squaredance aufgegeben, der ihr Hobby war (55j. Frau, Depression). (1.2)
3. „Selbstvertrauen besser, keine Angst mehr, kann besser Nein sagen" (Heilwirkung; 55j. Frau, Depression). (1.2)
4. Kann leichter entscheiden, traut sich mehr zu, geht mehr aus, unternimmt mehr. „Ich fühle jetzt, wenn ich etwas tue, daß es vielleicht richtig ist; früher hatte ich, wenn ich was tat, immer das Gefühl, daß ich es falsch machte" (Heilwirkung; 49j. Mann, Asthma, Reizmagen). (1.2)

Sprechen

1. Unscharfes Denken, kann sich nicht völlig am Gespräch beteiligen (Pr. 1; n. 2 1/2 St.). (1.1)
2. Langsames und dummes Antworten / Reagieren (responses) (Pr. 2. ; 1. - 4. T.). (1.1)
3. „Abneigung, mit Leuten zu reden; ich wünsche mir, daß die Kunden meines Ladens weggehen möchten, und denke, sie sind dumm" (Pr. 2; 1. T.). (1.1)
4. „Ich dachte nicht nett von den Leuten; sie verlangten zuviel von mir, und ich wollte keine Fragen beantworten" (Pr. 2. ; 1. - 4. T.). (1.1)
5. Wird schläfrig, während sie mit Leuten redet (55j. Frau, Depression). (1.2)

Thema „Tod" (Suizidalität etc.)

1. „Wunsch, der Tod möge kommen und mich vom Elend dieses Lebens zu erlösen; Gefühl, der Tod sei süß und erholsam (restful), eine Befreiung, wie sie in den Worten des Schwanengesangs ausgedrückt wird: „Oh Tod, komm' nahe meinen Augen"; wie ein sentimentales Sehnen nach dem Tode; es wäre in Ordnung, zu sterben, einzuschlafen und niemals mehr zu erwachen" (Pr. 1; 1. - 2. T.). (1.1)
2. Angst, als fühle sie sich unreal oder fühle, daß sie sterben werde... (55j. Frau, Depression). (1.2)
3. Fühle mich nun sehr mit Leben und Am-Leben-Sein verbunden, nicht auf eine enthusiastische Art, sondern wie mit einem Recht, das einem zusteht (in a „taken for granted" way); „Das Leben ist, ich bin, also!" (Pr. 1; 12. T.). (1.1)

Traurigkeit, trübe Stimmung

1. Fühlt sich niedergeschlagen, depressiv, teilnahmslos; die ganze Welt ist ihm zuviel (Pr. 1; 1. T.). (1.1)

Unbehaglichkeit

1. „Mein Körper fühlt sich unbehaglich an" (Pr. 1; 2. T.). (1.1)

Zorn

1. „Ich erinnere mich nicht an Sachen, und dann werde ich wütend (mad) auf mich selber" (49j. Mann, Asthma, Reizmagen). (1.2)

ILLUSIONEN

Wahnvorstellungen

1. Angst, als fühle sie sich unreal oder fühle, daß sie sterben werde. Wenn sie diese Angst oder Unwirklichkeit empfindet, will sie Dinge loswerden, die sie hat, aber nicht benutzt, z. B. überzählige Töpfe, Pfannen und Bücher. „Wenn ich die Angst bekomme, habe ich das Gefühl, daß die Dinge nicht wirklich sind." Verliert dann das Interesse an ihren Angelegenheiten und fürchtet, nicht klarzukommen (won't be able to cope), weshalb sie vermeint, sie sollte ihr Haus verkaufen, da es zu viel Verantwortung für sie sei (55j. Frau, Depression). (1.2)
2. Glaubt einen Koffeinentzugskopfschmerz zu haben, obwohl er normalerweise von Kaffeeverzicht kein Kopfweh bekommt; seine Frau muß ihn daran erinnern (Pr. 1; um 22.30 Uhr, 1. T.). (1.1)

TRÄUME

Ärgerlich, zornig

1. Träumt davon, wie er als Teenager mit einem seiner Freunde rangelte, stritt und kämpfte (Pr. 2; 1. N.). (1.1)

Bildlich, symbolisch

1. Traum, daß wir in einem tiefen Strom schwimmen gingen (Pr. 2; 4. T.). (1.1) (Dieses Bild folgte direkt auf den Tr. vom Erwerb von Dingen aus Verbrecherhand. Steht „wir" für die Prüferin und den Verbrecher? vr)

Gefahr, von

1. Traum, in San Francisco zu sein und auf einem hohen Gegenstand mit elektrischen Drähten daran über einen Fluß zu klettern (Pr. 2; 2. N.). (1.1) (Die Prüfung ist in Kalifornien durchgeführt worden. vr)
2. Traum, „downtown" in einer Parallelstraße spazierenzugehen, wie man sie in Europa findet, um dort ein Geschenk zu kaufen. Ich versteckte mich, kaufte was von einem Verbrecher. Ich hielt mich verborgen (Pr. 2; 4. T.). (1.1)

Krankheiten und Körperfunktionen, von

1. Traum, übergewichtiger zu sein, als sie ist (Pr. 2; 3. N.). (1.1)

Reisen, von

1. Ein Traum von Reisen über Hügel, (mit) Auto, fahrbarem Rasenmäher, Motorrad (Pr. 2; 2. N.). (1.1)

Schrecklich, grausig

1. Aufschrecken aus dem Schlaf durch schlimme Träume (55j. Frau, Depression). (2.1)

Tieren, von

1. Ein Traum von Wassermolchen, die Frösche fraßen (Pr. 2; 1. N.). (1.1)

Tod, Mord und Toten, von

1. „Ich bin in Deutschland, außerhalb des Hauses meines Freundes Turgen. Es ist Nacht und ich bin allein. Ich fürchte mich etwas, aber nicht vor etwas Bestimmtem.

Die wirklichen und eingebildeten Gefahren der Nacht, gewalttätige Kriminelle und Geister, lauern im Hintergrund meines Geistes. Ich versuche, einen Weg ins Haus zu finden. Irgendwie verwandelt sich das Haus in das meiner Großmutter, während ich nach dem Weg nach drinnen suche. Es gelingt mir, die Vordertür aufzumachen, und ich steige die Treppe hinauf. Als ich nach ganz oben komme, ist da ein anderes Treppenhaus, das nach unten reicht und in die Dunkelheit verschwindet. aus der Dunkelheit taucht meine Großmutter auf, ihr Gesicht steht vor (is prominent), der Rest von ihr taucht nach und nach aus der Finsternis auf. Sie scheint in so etwas wie einen langen Kittel oder ein Nachthemd gekleidet zu sein. Zuerst fürchte ich mich, aber dann sage ich: „Oma, du bist doch tot!" (Dieser Satz steht im Original auf deutsch. vr) Ich greife nach ihr, erwische mit meiner offenen rechten Hand ihr Gesicht, wie wenn man einen Basketball fängt, und werfe sie über meine linke Schulter. Am Ende dieses Traums fühle ich mich ruhig" (Pr. 1; 2. Nacht). (1.1)

2. „Ich bin in Australien, in einer Art Tierpark; auf dem Boden ist Sägemehl für die Tiere und rund herum ein erhöhter Betonrand, auf dem die Leute sitzen können. Es ist ein großer offener Eingang für die Tiere da, der mit einer durchsichtigen Plastikgardine verhängt ist. Man hört einen Tumult (commotion) von jenseits des Eingangs. Eine Frau in einer lichtgrünen Uniform, die einen Knüppel (billy club) trägt, kommt hereingrannt, verfolgt von einem Bison, dessen linkes Horn nach unten und dessen rechtes nach oben zeigt. Der Bison spießt sie im oberen Rücken zwischen den Schulterblättern auf und wirft sie frontal gegen die Betonwand gegenüber von uns. Sie steht benommen da, gegen die Wand gelehnt, mit ihrem rechten Arm nach oben und dem linken nach unten. Der Knüppel scheint in ihrem Gürtel zu stecken, aber dieses Detail ist unklar. Der Bison läuft nach rückwärts zu uns hin, als wolle er direkt auf sie losgehen. Ich nehme meine Tasche (briefcase) und fange an, damit auf den Hintern des Bisons einzustoßen, in der Hoffnung, ihn damit von der Frau abzulenken. Er ignoriert mich. Draußen sind noch immer Schmerzensschreie von Menschen zu hören. Der Bison geht auf die Frau los, und genau in dem Moment, wo er sie gegen die Wand schmettert, hört man Schüsse von draußen, und durch den Eingang kommen Kugeln geflogen und treffen den Bison. Er fällt um, aber die Frau ist gräßlich zerschmettert, obwohl kein Blut geflossen ist; ich habe ein starkes Gefühl, daß sie tot ist oder am Sterben. Sie röchelt und krampft, ist sehr bleich und beginnt, die Wand herunterzurutschen. Leute kommen hereingerannt, und ein Mensch fängt sie auf, bevor sie auf den Boden fällt. Ich empfinde Grauen, Ekel und Furcht und erwache (Pr. 1; 2. Nacht). (1.1)
3. „Ich träumte von einem Kind, das ins Wasser fiel. Ein Erwachsener springt ins Wasser, um es zu retten, aber dann (dabei? vr) stößt er ein zweites Kind ins Wasser, und das zweite Kind stirbt" (55j. Frau, Depression). (1.2)

SCHLAF

Aufwachen, Durchschlafstörung

1. Aufschrecken aus dem Schlaf durch schlimme Träume (55j. Frau, Depression). (2.1)

Schläfrigkeit

1. Machte einen Mittagsschlaf, was für ihn ungewöhnlich ist (Pr. 1; 1. T.). (1.1)
2. Er sieht sehr müde aus, mit Augensäcken; möchte nur noch schlafen – das ist das Einzige, worauf er sich noch konzentrieren kann (um 22.30 Uhr, 1. T.). (Pr. 1; 1.1)

3. Normalerweise ist er morgens bereit zum Aufstehen und „Loslegen", aber heute morgen war er langsam und nicht eifrig, aufzustehen (Pr. 1; 2. T.). (1.1)
4. „Gefühl, ich könnte ständig schlafen oder zu jeder Zeit; möchte öfter ein Schläfchen machen" (Pr. 1; 2. T.). (1.1)
5. Während des Autofahrens, Verlangen einzuschlafen (Pr. 2; 1. T.); nach der Autofahrt machte er im abgestellten Auto ein Schläfchen v. 15 Min. (Pr. 2; 2. T.). (1.1)
6. Während des ganzen Abends, beim Hören einer Vorlesung, nickt er immer wieder ein (Pr. 2; 1. T.). (1.1)
7. Während des Abendessens bemerkt er, daß er am Einnicken ist (Pr. 2; 1. T.). (1.1)
8. Wird schläfrig, während sie mit Leuten redet, bei Vorlesungen oder in der Kirche (55j. Frau, Depression). (1.2)
9. Beim Studieren sehr leicht ermüdbar, wird dann schläfrig. Sehr schläfrig in der Kirche (49j. Mann, Asthma, Reizmagen). (1.2)
10. Längerer Nachtschlaf und weniger Tagesschläfrigkeit (Heilwirkung; 49j. Mann, Asthma, Reizmagen). (1.2)

KONVULSIONEN

1. Nächtliches Zucken der Beine (jumpy legs) (55j. Frau, Depression). (1.2)

MODALITÄTEN, CAUSAE

1. All ihre Symptome begannen, als die Ehen eines Sohnes und einer Tochter zerbrachen. Dies „war eine unglaubliche (unbelievable) Situation für mich. Es schien unwirklich, daß all dies geschehe. Danach fing ich all das Geld auszugeben an, das ich gar nicht hatte; auch das war so, als befände ich mich nicht in der Realität" (55j. Frau, Depression). (1.2)
2. „Seit ich vor 6 Monaten meine Mutter verloren habe, empfinde ich Trauer (grief). Ich habe sie gepflegt, und jede Nacht hatte ich nur ein paar Stunden Schlaf, weil ich mir ständig solche Sorgen um sie machte. Damals verlor ich meine Konzentrationsfähigkeit und wurde noch schwindliger, und von damals her ist mein Geist immer noch umnebelt" (49j. Mann, Asthma, Reizmagen). (1.2)
3. Klopfender Schmerz unter kürzlich verletzten Fingernägeln (Pr. 2; 1. T.). (1.1)
4. Vorbestehendes Asthma verschlimmert, nach Einnahme von Schmerzmitteln gegen ihren Kopfschmerz; zuvor war die Lunge besser als gewöhnlich (Pr. 2. ; 2. - 3. T.). (1.1)
5. Kopfschmerz auf der Stirn, sich in die Schläfen erstreckend; schlimmer durch Aufsetzen, Aufstehen, Umherbewegen, besser durch Liegen (Pr. 1; 1. T.). (1.1)
6. Linkes Ohr, Kieferwinkel und Halslymphknoten tun weh, dumpf, mit Nasenlaufen und wehem juckendem Hals; fühlt sich nach Hinlegen besser (Pr. 2; 1. Nacht, 4.30 Uhr früh); klopfender Kopfschmerz, auch Klopfen im Mund, den Nebenhöhlen, Kiefern und Lymphknoten, besser im Liegen (Pr. 2. ; 2. T.). (1.1)
7. Asthmaanfall; schlimmer durch Essen, besser durch Liegen und Ausstrecken (Pr. 2. ; 2. T.); Atmung schlechter nach dem Aufstehen (Pr. 2; 3. T.). (1.1)
8. Schmerzhaftigkeit der Beine vom Knie abwärts, Gefühl, als seien die Füße geschwollen; besser durch Gehen und Wärme (Pr. 2; 3. T.). (1.1)
9. Will eine Decke mehr als üblich zum Schlafen, Haut kühl (Pr. 1; um 22.30 Uhr, 1. T.). (1.1)

10. Asthma schlimmer durch Essen von Süßem (Pr. 2). (1.1)
11. Asthma: schlimmer durch verschmutzte Luft oder Stadtluft, kaltes Wetter, Anstrengungen, Ausdünstung frisch geschnittenen Grases, Aufregung und Essen von Süßem (49j. Mann). (1.2)
12. Übelkeit, Schwindel und Stuhldrang, täglich, seit Jahren, schlimmer durch fette Speisen (49j. Mann). (1.2)
13. Nach der Regel, dicker gelber Fluor (55j. Frau, Depression). (1.2)

AS-IF-EMPFINDUNGEN

1. Schmerzhaftigkeit der Beine vom Knie abwärts, Gefühl, als seien die Füße geschwollen; besser durch Gehen und Wärme (Pr. 2; 3. T.). (1.1)
2. Grippeartige Symptome (Pr. 1; 1. T.). (1.1)

Synonyma – Pacific Yew (Pazifik-Eibe). Western Yew. Vorgeschlagene Abkürzung: *Tax-br.*

Biologie, Chemie und Physiologie – Diese Eibenart wächst als Strauch oder niedriger Baum in Wäldern der nordamerikanischen Westküste. Sie ist selten und schwer zu finden, verborgen zwischen anderen, höheren Bäumen, wächst langsam und hat ein asymmetrisches, zerzaustes Aussehen, mit hängenden Ästen, abschälender Rinde, schütteren Nadeln, oft von Moos bedeckt. Die Pazifik-Eibe ist ein Überlebender alter Erdzeiten, in denen es in ihrem heutigen Verbreitungsgebiet ganze Eibenwälder gab. Wie die europäische Eibe trägt sie beerenartige Früchte mit rotem Samenmantel und hat ein sehr hartes Holz, das von den Indianern der Westküste zur Herstellung verschiedener Werkzeuge (Bogen, Harpunen, Paddel) gebraucht wurde. Von der europäischen Eibe unterscheidet der Baum sich durch seine Rolle als Teil des Unterholzes und dadurch, daß auch der Samenmantel giftig ist, während der Samenmantel der Früchte der europäischen Eibe kein Gift enthält (1.3). Strauchartigen, asymmetrischen Wuchs zeigt nicht selten auch die europäische Eibe, und auch deren Blätter sind nicht wesentlich länger als die von *Taxus brevifolia.*

Die Tinktur wurde aus Ende Dezember gepflückten Schößlingen und Blättern hergestellt, die 8 Wochen lang in 40%igem Alkohol mazeriert wurden. Sie hat einen sehr aromatischen Duft. (1.3) (Potenzen sind bei Fa. Dolisos (USA) erhältlich.)

Über die Giftwirkungen dieser Eibenart verlautet bei *Olsen* nur, daß die Haida-Indianer der Überzeugung waren, die roten „Beeren" der Eibe machten unfruchtbar (1.3). Auch bei *Lewin* gibt es keine Angaben zu dieser Eibenart, sondern nur zur europäischen Eibe (2).

Mittelbeziehungen – Am ähnlichsten ist *Taxus baccata.* Vgl. auch *Gels., Op., Nux-m., Bar-c., Ambr., Mag-m., Magnetis polus arcticus* (1.2).

Probleme – *Olsen* nahm in seine Symptomenliste von *Tax-br.* auch bei den Geheilten *früher* vorhanden gewesene Phänomene auf, deren Bezug zu dem Mittel unklar bleibt (z. B. das langsame Lesenlernen, das einer der beiden als Kind aufwies), und Symptome, die bereits unter einem zuvor gegebenen Mittel vergangen waren (Träume, gejagt zu werden, und von wilden Tieren, bei einer Patientin). Dazu kommt, daß er in der Zusammenfassung über die Arznei da und dort theoretisch erwägt, ohne dies im Text deutlich zu machen. Unsichere Angaben dieser Art wurden hier *nicht* aufgenommen; lediglich den vorbestehenden Charakter der Kranken habe ich erwähnt, *und zwar als solchen gekennzeichnet*, um ihn von eigentlichen Symptomen des Mittels zu unterscheiden. Bei der Einarbeitung von *Tax-br.* in Repertorien sollten diese Vorbehalte beachtet werden.

Quellen – 1) OS1 (1.1: p (C 30), 1.2: k (C 30), 1.3: botanische Angaben); 2) LE1.

Tela aranearum

GEIST UND GEMÜT

Bewegungen: Zwangsbewegungen, Automatismen, Gesten, Lagen

1. „Da die muskuläre Energie extrem gesteigert war, konnte der Patient nicht im Bette gehalten werden, sondern tanzte und sprang die ganze Nacht im Zimmer umher..." (1.2)

Erregbarkeit

1. Aufregung und nervöse Agitation in Fieberzuständen. (3)
2. Periodische Kopfschmerzen mit extremem nervösem Erethismus. (3)

Fröhlichkeit, Freude, Glücksgefühl

1. „Leichtes, aber angenehmes Delirium wurde erzeugt, und nach dem Bericht von Personen, welche mit dem Patienten im selben Raum schliefen, ähnelte die Wirkung sehr derjenigen von Lachgas, war aber von längerer Dauer. Da die muskuläre Energie extrem gesteigert war, konnte er nicht im Bette gehalten werden, sondern tanzte und sprang die ganze Nacht im Zimmer umher. Am Morgen fand ich (*Webster*) ihn in ruhigem Schlafe vor." (1.2)
2. „Ich (*Eberle*) habe es sehr oft eingenommen, und immer erlebte ich, daß es einen ruhigen und wohltuenden (delightful) Gefühlszustand erzeugt, dem Schlafneigung folgt." (1.3)
3. „Bei mir (*Oliver*) bringt es die süßeste Ruhe (the most delicious tranquillity) hervor, der Opiumwirkung ähnlich, von keinerlei negativen Wirkungen gefolgt." (1.3)

SCHLAF

Schlaflosigkeit, Einschlafstörung

1. Schlaflosigkeit bei Asthmapatienten; nervöser Husten. (4)
2. Kardial bedingte Schlaflosigkeit. (3)

Schläfrigkeit

1. „Ich (*Eberle*) habe es sehr oft eingenommen, und immer erlebte ich, daß es einen ruhigen und wohltuenden (delightful) Gefühlszustand erzeugt, dem Schlafneigung folgt." (1.3)

MODALITÄTEN, CAUSAE

1. Taubheit von Händen und Unterschenkeln / Beinen (legs) in Ruhe. (3)
2. Deutlich periodisch auftretende Krankheiten. (3)
3. Maskierte periodische Krankheiten. (5)
4. Symptome treten plötzlich auf, mit kühler, klammer Haut. (3)

Typus – Hektische, zusammengebrochene Patienten. (3) (Unter „hektisch" wird hier nicht die nervöse Hast und Eile verstanden, welche wir heute so bezeichnen, sondern es ist das *hektische Fieber* gemeint. vr)

Synonyma – Spinnengewebe. Abkürzung: *Tela.*

Biologie, Chemie und Physiologie – Das in der vorwissenschaftlichen Medizin eingesetzte Spinnengewebe war ursprünglich das frischgesponnene Netz der schwarzbraunen großen Hausspinnen der Gattung *Tegenaria* – jenes horizontal liegende dreieckige Spinnweb, das Hausfrauen früher wie heute Tag um Tag aus dunklen Ecken fegen („man verwendet das Netz der schwarzen Spinne, welche man in Scheunen, Kellern und an dunklen Orten findet", schreibt *Hughes* (1)). Dieses Spinnweb war ursprünglich als Hämostyptikum in Gebrauch, es wurde entweder direkt auf Wunden gelegt oder in „sympathetischer" Weise angewendet, indem man es etwa einem an Nasenbluten Leidenden auf die Handgelenke band. *Hering* schrieb: „Spinnwebe taugt zu nichts, als Mücken zu fangen und das Bluten zu stillen" (2). Später wurde es in Substanz peroral eingenommen. Auch gingen manche homöopathischen Behandler – wie es heißt – dazu über, *Kreuzspinnen*faden frisch, aus dem Leib der Spinne heraus, auf ein Hölzchen zu wickeln und daraus Potenzen herzustellen. Insgesamt scheint *Tela aranearum* aber immer mit etwas Mißtrauen betrachtet und höchst selten therapeutisch gebraucht worden zu sein. Die Symptome entstammen fragmentarischen pathogenetischen und therapeutischen Versuchen mit materiellen Gaben des *Tegenaria*- Netzes. Sie legen eine rauschmittelartige Wirkung nahe. Auf der körperlichen Ebene soll *Tela* regelhaft eine Verminderung der Pulsfrequenz und -stärke erzeugen (1.1); es vermag lt. (3) hartnäckige intermittierende Fieber zu heilen.

Mittelbeziehungen – Vgl. *Opium* (1.3), ferner *Aranea diadema* (Intermittens), *Tarant.* (Tanzen und Springen).

Mittelverwechslungen und pharmazeutische Probleme – *Tegenaria*-Netze, von welchen die derzeit bekannten Symptome stammen, sind in ihren Inhaltsstoffen mit Sicherheit von den Fäden der Kreuzspinne verschieden. Zur Potenzierung sollten daher ausschließlich erstere verwendet werden.

Quellen – 1) HS1 p (materielle Dosen; 1.1: Broughton, 1.2: Webster (20 Gran, bei einem alten, geschwächten Asthmatiker), 1.3: Eberle, Oliver); 2) Hering, C.: Vorwärts! in: HR6 (Bd. II, S. 662 f.); 3) BR1 k; 4) LL1 k; 5) SDE1 k.

Tellurium metallicum

GEIST UND GEMÜT

Angst

1. Sehr ruhiges Gemüt (das Gegenteil der gewöhnlichen Stimmung) (2.9); normalerweise ist sie sehr lebhaft, ängstlich und voller Sorgen (1.5).

Arbeit (Fleiß, Faulheit, Unfähigkeit zur Arbeit usw.)

1. Energiemangel. (4)
2. Große Vergeßlichkeit, lähmende Schwäche im geistigen Bereich, macht ihn unfähig, zu denken und zu arbeiten. (10.2)
3. Er vergißt und versäumt/ übersieht/ vernachlässigt (neglects) vieles, er findet, die Angelegenheiten sind ihm zuviel / zu mühsam (finding things too much trouble to him) (5. - 6. T.). (2.1)
4. Er vergißt und versäumt/ übersieht/ vernachlässigt (neglects) vieles, auch das Aufschreiben und sogar das Beobachten der Symptome; es ist ihm alles zuviel / zu mühsam (it is all too much trouble to him); wenn er an eine Sache oder irgendeine Arbeit denkt, vergißt er alles Andere, und deshalb versäumt/ übersieht/ vernachlässigt (neglects) er vieles Notwendige. (1.5)
5. Liebt es, zu lernen und Schwierigkeiten zu bewältigen (eine HIV- positive Frau, Candidiasis, Bronchitis). (15.1)
6. Seit der Einnahme von *Tell.* hat sie „konstruktive Ideen...; ihre beruflichen Ideen lenken sie nicht von der familiären Harmonie ab, ihr Wunsch ist, das alles in harmonischer Weise zu erreichen. Vorher konnte sie sich nicht festlegen. Seit *Tell.* wird sie „durch das Ensemble von Projekt, Familie, Arbeit" motiviert und wird sich klar über alles, was sie verändern muß, z.B. eine größere Wohnung suchen, weil die Tochter geklagt hatte, daß die jetzige zu klein sei (eine HIV- positive Frau, Candidiasis, Bronchitis). (15.1)

Benommenheit, wie nicht ausgeschlafen, wie berauscht, betäubt etc.

1. Verwirrung im Hinterkopf (bald nach Einnehmen). (2.1)
2. Tiefer Schlaf mit schlechten Träumen (2. N.) (2.9); am Morgen danach fühlte er sich dumpf und schwer (1.5).
3. Langsamer Geist, die meiste Zeit des Tages benommen (drowsy). (8)
4. Das Tier verlor sofort seine Munterkeit, schien benommen (stupefied) zu sein und legte sich ruhig hin. (2.18**)

Bewegungen: Zwangsbewegungen, Automatismen, Gesten, Lagen

1. In der 1. Woche, und hier und da auch in der zweiten, ein eigenartiges Zucken und Verzerren der linken Gesichtsmuskulatur; oft wurde beim Sprechen der linke Mundwinkel nach links und oben gezogen. (2.1)
2. Während ihrer Symptome (lt. (1.5): während des letzten Teils der Prüfung, als sie die Herzschmerzen hatte), empfand sie große Neigung zum Vorwärtsbeugen, bis hin zum Liegen auf dem Gesicht, ohne aber dadurch irgendeine Erleichterung zu empfinden (und ohne in dieser Lage schlafen zu können. (1.5). (2.4)
3. Gähnen und Rülpsen. (5)

Bewußtlosigkeit, Koma, Stupor

1. Rasches Auftreten von Knoblauchgeruch, Erbrechen, Stupor, Bewußtlosigkeit, unregelmäßige Atmung, Zyanose; Tod nach 6 Stunden (nach irrtümlicher Instillation von je 2 g Natriumtellurit in die Blase, bei 2 Patienten). (19) **

Ekelgefühl, Sauberkeits- und Ordnungssinn

1. Häufig handelt es sich um ungepflegte Patienten mit schlechtem Körpergeruch. (10.2)

Empfindlichkeit

1. „Ich bin auf allen Ebenen überempfindlich. Meine Oma hatte die Gewohnheit, mir die zehn Finger auf den Rücken zu setzen, was mir fürchterlich unangenehm war; auf diese Art nahm sie Kontakt auf, aber ich konnte es nicht ertragen. Lärm greift mich enorm an, überhaupt alle starken Eindrücke, auch das Licht. Ich bin gegenüber Bildern und Gesprochenem (paroles) sehr sensibel; die mindeste Kleinigkeit, ein Blick, eine Redensart, ein Geruch kann mich (psychisch, vr) in die eine oder andere Richtung umkippen (chavirer) lassen. Ich habe den Eindruck, daß ich der Außenwelt kein Gegengewicht entgegensetzen kann. Die Umgebung ist sehr wichtig für mich; sie muß schön sein, luftig, mit schöner Aussicht und positiven Leuten" (eine Frau, Depression). (15.2)
2. „In meiner ersten Beziehung konnte ein einziges Wort (un mot) mich blockieren und zum Weinen bringen, egal, was der Sinn des gesamten Satzes war; das Weinen war wie ein Mittel, den Anderen zu hindern, zu mir zu reden. Er war sich bewußt, daß ich nicht zugehört hatte, also machte er sich offen einen Spaß daraus, außerhalb des gesamten Zusammenhangs Wörter zu sagen, die ich als Beleidigung empfand" (eine HIV-positive Frau, Candidiasis, Bronchitis). (15.1)
3. „Ich kann Kontakte mit großer Leichtigkeit aufbauen, aber wenn meine Emotionen mitspielen, bin ich nicht fähig, von dieser Leichtigkeit Gebrauch zu machen; das hat meinen ersten Freund sehr erstaunt. Ich war überfordert, mein Gehirn war überlastet, sobald irgendein Wort mich emotional berührte" (eine HIV-positive Frau, Candidiasis, Bronchitis). (15.1)
4. „In allen meinen Beziehungen habe ich mich gegen alle Kritik geschützt; bereits als ich sehr jung war, habe ich die Menschen angeklagt, sie wollten mich durch Kritik zerstören (das war in der Beziehung zur Mutter). Mit allen meinen Freunden war's vorbei aufgrund extremer Kritik, obwohl ich mir sagte, die lieben mich doch, ich müßte auf sie hören. Der letzte sagte zu mir: „Du suchst doch Gewalt", ich antwortete: „nein, ich mag Gewalt nicht". Und er antwortete: „Ich suche dich". Ich weiß, daß ich mich unzugänglich mache, ich habe den Eindruck, mich auf diese Art zu retten / zu fliehen (de me sauver)" (eine HIV-positive Frau, Candidiasis, Bronchitis). (15.3)
5. Von allen Geschichten der Bibel sagt ihr nur das Hohelied der Liebe zu, sonst stünden darin doch „nichts als Kriegs- und Gewaltgeschichten" (eine Frau, Depression). (15.2)

Erregbarkeit (Gegenpol: Gelassenheit)

1. Aufregung (agitation), Schwäche. (4)
2. Erregbarkeit. (13)
3. Fühlt sich von allem angegriffen, von Licht, Lärm usw. (eine HIV-positive Frau, Candidiasis, Bronchitis). (15.3)
4. Seelenruhe, Gelassenheit. (13) (Bezieht sich auf das unter „Angst" aufgeführte Symptom aus (1.5). vr)

Fröhlichkeit, Lachen

1. Fühlt sich „on top of the world" (2. T.). (8)
2. Heiter und fröhlich (2. T.). (8)
3. Fröhlichkeit abwechselnd mit Ungeduld (*Julian*). (12)
4. Auf die Frage, ob sie immer nur Schönheit und Frieden suche, antwortet sie: „Frieden, das kenne ich nicht, dieses Wort ist sinnleer für mich. Ich wünsche mir, daß Fülle vorhanden ist, Glück, körperliches und psychisches Wohlsein. Das Wort „peace" ist mir lieber als „paix" (Pat. ist Französin, vr), denn „paix" klingt zu hart, das paßt nicht zu dem, was ich will, daß es sei" (eine Frau, Depression). (15.2)
5. Lachen verschlechtert (den Kreuzschmerz). (9)

Furcht

1. Die Wirbel von C7 bis Th 5 werden im 2. Prüfungsmonat sehr empfindlich und zum Sitz einer eigentümlichen Irritabilität, weshalb der Prüfer Furcht vor Berührung oder selbst vor Annäherung an diese Region empfindet; diese Furcht stand in keinem Verhältnis zur tatsächlichen Empfindlichkeit der Region gegenüber Druck oder grober Berührung, denn diese letztere war nicht besonders ausgeprägt. (2.10)
2. Fürchtet jede Bewegung und Annäherung. (4)
3. Ihr schrecklichstes Erlebnis war die Episiotomie, nicht wegen der Schmerzen, aber wegen des Eindrucks, den es auf sie machte, daß Messer in ihren Körper eindringen (eine Frau, Depression). (15.2)
4. Von allen Geschichten der Bibel sagt ihr nur das Hohelied der Liebe zu, sonst stünden darin doch „nichts als Kriegs- und Gewaltgeschichten" (eine Frau, Depression). (15.2)
5. „*Tellurium* ist ein hypersensibler Mensch, der Furcht davor hat, angegriffen zu werden" (*Haegel*). (15.3)
6. Sehr ängstlich vor Prüfungen, bekommt Durchfall davon (eine HIV-positive Frau, Candidiasis, Bronchitis). (15.1)
7. „...Ich analysierte alles, bis ich am Schluß der Bilanz verzweifelt war. Ich war so weit, daß ich mir sagte, daß ich verrückt sei. Ich hatte den Eindruck, mich selber in dieser Verrücktheit zu sehen, alles zu annullieren, was mir zuvor als positiv erschien, zuviel Gehirnarbeit an Details. So ist meine Natur, aber das war eine Verstärkung derselben, eine Exazerbation. Ich hatte oft schon Angst, verrückt zu werden, aber jetzt war sie begründet..." (eine HIV-positive Frau, Candidiasis, Bronchitis, gebessert durch *Sil.,* geheilt durch erstmals während einer Otitis gegebenes *Tell.*). (15.1)

Gedächtnis

1. Große Vergeßlichkeit, lähmende Schwäche im geistigen Bereich, macht ihn unfähig, zu denken und zu arbeiten. (10.2)
2. Er vergißt und versäumt/ übersieht/ vernachlässigt (neglects) vieles, auch das Aufschreiben und sogar das Beobachten der Symptome; es ist ihm alles zuviel / zu mühsam (it is all too much trouble to him); wenn er an eine Sache oder irgendeine Arbeit denkt, vergißt er alles Andere, und deshalb versäumt/ übersieht/ vernachlässigt (neglects) er vieles Notwendige. (1.5)

Gedanken, Denkvermögen

1. Große Vergeßlichkeit, lähmende Schwäche im geistigen Bereich, macht ihn unfähig, zu denken und zu arbeiten. (10.2)
2. Schwierigkeit der Konzentration des Geistes ruft Frustration hervor. (8)

3. Langsamer Geist, die meiste Zeit des Tages benommen (drowsy). (8)
4. Schärfe der Denkprozesse. (8)
5. „Ich kann nicht ruhig leben, wenn ich nicht erklären, verstehen kann. Ich bin eine Mutter, die erklärt, zeigt, macht, daß die Kinder die Natur entdecken, ich bin keine verspielte Mutter; nach *Tell.* hat sich das geändert, ich spiele mit meinen Kindern und habe viel Spaß daran; am Anfang sahen sie mich an, als erwarteten sie das gar nicht von mir" (eine HIV-positive Frau, Candidiasis, Bronchitis). (15.1)
6. Während ihrer Depression folgte sie vier Gedankenreihen zugleich (eine HIV-positive Frau, Candidiasis, Bronchitis). (15.1)
7. „...Ich war so sehr auf mich selbst konzentriert, daß ich nicht mehr handeln konnte; ich wägte das Pro und Contra ab, sah die gute Seite und so, aber..., aber...; und dann machte ich alles wieder zunichte. Ich analysierte alles, bis ich am Schluß der Bilanz verzweifelt war. Ich war so weit, daß ich mir sagte, daß ich verrückt sei. Ich hatte den Eindruck, mich selber in dieser Verrücktheit zu sehen, alles zu annullieren, was mir zuvor als positiv erschien, zuviel Gehirnarbeit an Details. So ist meine Natur, aber das war eine Verstärkung derselben, eine Exazerbation..." (eine HIV-positive Frau, Candidiasis, Bronchitis, partiell gebessert durch *Sil.,* geheilt durch erstmals während einer Otitis gegebenes *Tell.*). (15.1)

Gesellschaft

1. Ein Mensch, bei dem *Tellur* indiziert ist, macht es uns schwer, ihn näher kennenzulernen. (10.2)
2. „Ich bin ein Mensch, der Geheimnisse hat (quelqu'un de secret), es gibt Dinge, die ich nicht einmal in einer intimen Beziehung mit dem Anderen austauschen könnte; ich flüchte mich leicht ins Unpersönliche" (eine HIV-positive Frau, Candidiasis, Bronchitis). (15.3)
3. Menschenscheu. (10.2)
4. Sehr schüchtern (eine HIV-positive Frau, Candidiasis, Bronchitis). (15.1)
5. Im Umgang mit anderen ungeschickt, eckig; entweder unfreundlich, ablehnend und gereizt, oder verschlossen, in sich gekehrt, ernst, still, ängstlich und hoffnungslos. (10.2)
6. Es entwickelte sich ein so hartnäckiger Körpergeruch, daß der Kranke während des Restes der Sitzung abseits von seinen Mitstudenten sitzen mußte. (1.2)
7. *Tell.* verleiht dem Schweiß einen höchst widerlichen Geruch; er war daher gezwungen, sich vier Wochen lang von Gesellschaft fernzuhalten. (1.3)
8. Beschwerden durch Enttäuschung (déception), durch betrogene Freundschaft; als die schlimmste Enttäuschung empfände sie es, wenn ein Vater ein Kind von der Mutter abbringt, oder wenn sie selbst gezwungen wäre, ein Kind und seinen Vater auseinanderzubringen (eine HIV-positive Frau, Candidiasis, Bronchitis). (15.1)

Gier, Suchtverhalten

1. Rauchte enorm viel; nach *Tell.* konnte sie es sich abgewöhnen (eine HIV-positive Frau, Candidiasis, Bronchitis). (15.1)
2. Kein Verlangen zu rauchen (1. Abend; obwohl daran gewöhnt – vr) (*Hering*). (1.5)
3. Verlangt nach fettem Speck (lt. (4): sehr fettem Speck) und Salz. (8)
4. Während der gesamten Prüfung guter Appetit und Neigung, öfter als gewöhnlich ein Glas Bier zu trinken, welches ihm immer gut schmeckte (*Tietze*). (1.5)

5. Um 23.30 Uhr, beim Einschlafen, plötzliches Verlangen nach Äpfeln, welches ihn wieder hellwach machte (3. T.) (*Raue*). (1.5)

Gleichgültigkeit

1. Die Versuchstiere verlieren ihre Munterkeit (liveliness). (2.16*, 2.17*, 2.18**)
2. Gleichgültigkeit, Apathie (*Boger*). (12)

Konzentration

1. Schwierigkeit der Konzentration des Geistes ruft Frustration hervor. (8)

Liebe, Zuneigung

1. Ihre Lebensgeschichte ist eine einzige Aneinanderreihung von Enttäuschungen in Liebesdingen; „ich habe ein leidenschaftliches Temperament, bin immer bereit zu neuem Anfangen und gehe mit dem gleichen Vertrauen wie vorher daran" (eine HIV-positive Frau, Candidiasis, Bronchitis). (15.1)
2. „Ich denke immer an die Paarbildung, kann mir ein Leben außerhalb einer Partnerschaft gar nicht vorstellen" (eine HIV-positive Frau, Candidiasis, Bronchitis). (15.1)
3. „Meine Beziehung ist eine verborgene, absolut ungeeignet, sie meiner Familie offenzulegen, weil der Partner Mischling ist (und außerdem HIV-positiv! vr)" (eine HIV-positive Frau, Candidiasis, Bronchitis). (15.1)
4. „Ich habe niemals hören / zuhören (écouter) können, das ist ein hervorstehender Fehler, den ich in meinen Beziehungen aufwies. Ich konnte soweit kommen, daß ich die anderen überhaupt nicht mehr hörte, daß ich nichts hörte als mich selbst..., und hinterher bin ich frustriert über all das, was die Anderen mir nicht gesagt haben, weil ich nicht zuhörte. Ich glaube, das ist das Seltsamste an mir. ... Wenn ich in einer Beziehung eine affektive Sicherheit empfinde, passiert das nicht, dann bin ich schweigsam" (eine HIV-positive Frau, Candidiasis, Bronchitis, gebessert durch *Sil.*, geheilt durch erstmals während einer Otitis gegebenes *Tell.*). (15.1)
5. *Fayeton* heilte mit *Tell.* die Depression einer extrem sensiblen, romantischen Frau, bei welcher *Ign.* versagt hatte; ihr Lebensthema war „lieben wollen ohne Leiden / Leidenschaft (passion)" (15.2).
6. In der Nacht nach Einnahme der Arznei erwachte sie um 3 Uhr früh und „hatte die Empfindung, ein Vulkan zu sein; meine ganze Vergangenheit stieg vor mir auf; als alles herausgekommen war, stand ich vor einer Leere, einem Mangel. Ich sagte mir: „Ich bräuchte eine Passion. Woher kommt mir dieses Wort in den Sinn? Passion, was ist denn das?" Ich stand auf und sah im Lexikon nach, da las ich: Leiden Christi. Oh nein, sowas will ich nicht! Ich machte das Lexikon zu. Ich wollte vielmehr diese Leere in mir in Schwingung bringen, wie den Resonanzraum einer Geige. Bis hierhin haben mich meine Nerven, meine Hormone geführt; ich wollte alle Teile von mir zusammenfügen, die es nicht fertigbringen, sich zu vereinen. – Dieses *Tellurium* hat eine sehr rasche Reaktion hervorgebracht. Ich kann besser mit meinem Mann reden...; bin bewußter (plus consciente); ich verstehe, daß mein fundamentales Paradox darin besteht, daß ich unfähig bin zu lieben, während doch der Liebe meine ursprünglichste Suche gilt" (Heilwirkung; eine Frau, Depression). (15.2)
7. „Ich wurde in öffentlichen Beziehungen als Vermittlerin eingesetzt, mit gutem Ergebnis; wenn jemand schlechtgelaunt war, brachte ich ihn dazu, wieder gut gelaunt zu sein, beruhigte ihn, aber neben alledem habe ich selber ein Beziehungsproblem, wenn es um irgendwas Affektives geht. Ich kann Kontakte mit großer

Leichtigkeit aufbauen, aber wenn meine Emotionen mitspielen, bin ich nicht fähig, von dieser Leichtigkeit Gebrauch zu machen; das hat meinen ersten Freund sehr erstaunt. Ich war überfordert, mein Gehirn war überlastet, sobald irgendein Wort mich emotional berührte" (eine HIV-positive Frau, Candidiasis, Bronchitis). (15.1)

Musik, Singen, Tanzen

1. (Liebt das Tanzen sehr (eine HIV-positive Frau, Candidiasis, Bronchitis; ob sich daran unter *Tell.* etwas änderte, ist nicht vermerkt, vr). (15.1))

Reizbarkeit

1. Rauhes, eckiges Wesen. (5)
2. Im Umgang mit anderen ungeschickt, eckig; entweder unfreundlich, ablehnend und gereizt, oder verschlossen, in sich gekehrt, ernst, still, ängstlich und hoffnungslos. (10.2)
3. Reizbar mit den Leuten und ungeduldig. (8)
4. Reizbarkeit abwechselnd mit Fröhlichkeit (*Julian*). (12)

Ruhelosigkeit

1. Unruhe (*Kitchen*). (1.5)
2. Die Schmerzen in Sakrum und Bein sind so schlimm, daß sie den Schlaf verhindern und ihn sehr ruhelos machen (nach Hinlegen, um 22.30 Uhr; 5. T.). (2.2)
3. Das Ziehen im rechten Bein und die Müdigkeit (in den Beinen) sind nach dem Hinlegen (um 23.30 Uhr) so schlimm, daß sie ihn eine Zeitlang vom Einschlafen abhalten und nötigen, sich oft zu drehen und zu wenden; der Schlaf ist aber gut, mit Besserung aller Schmerzen (5. T.) (*Raue*). (1.5)
4. Anstelle des schläfrigen schweren Zustands, in welchem sie sich vor Prüfungsbeginn einige Tage lang befunden hatte, Unruhegefühl beim Zubettgehen (eine Frau). (1.5)
5. Ruhelosigkeit (bei Ischialgie, die Stuhlpressen fast unmöglich macht). (2.5)
6. Unruhe, große Hitze der Haut (generalisierter Herpes circinatus). (5)

Schreck, Auffahren

1. Als ich ihren Rücken nur ganz leise berührte, schrak sie zusammen. (11)
2. Erwacht nachts mit Aufschrecken. (4)

Selbstvertrauen

1. „Ich fühle mich auf der mentalen Ebene viel besser. *Sil.* konzentrierte meine Persönlichkeit auf ihre Problematik, das verursachte eine noch größere Komplexität als zuvor. Ich war so sehr auf mich selbst konzentriert, daß ich nicht mehr handeln konnte; ich wägte das Pro und Contra ab, sah die gute Seite und so, aber..., aber...; und dann machte ich alles wieder zunichte. Ich analysierte alles, bis ich am Schluß der Bilanz verzweifelt war. Ich war so weit, daß ich mir sagte, daß ich verrückt sei. Ich hatte den Eindruck, mich selber in dieser Verrücktheit zu sehen, alles zu annullieren, was mir zuvor als positiv erschien, zuviel Gehirnarbeit an Details. So ist meine Natur, aber das war eine Verstärkung derselben, eine Exazerbation. Ich hatte oft schon Angst, verrückt zu werden, aber jetzt war sie begründet. Ich weinte viel, brach in Tränen zusammen; ich fand mich schwach und sagte mir, daß ich nicht viel wert sei; wenn die Kinder in der Schule waren, hatte ich Weinanfälle, und ich hatte keinerlei Mut mehr". Zwei Monate früher hatte sie berichtet, an allem zu zweifeln, was sie denke, so wie sie es nie zuvor getan hatte (Heilwirkung; eine HIV-positive Frau,

Candidiasis, Bronchitis, gebessert durch *Sil.,* geheilt durch erstmals während einer Otitis gegebenes *Tell.*). (15.1)

2. Sie zweifelte, ob sie geliebt werden könne, wenn sie sich nicht durch ihr Sprechen Wert verlieh (eine HIV-positive Frau, Candidiasis, Bronchitis, gebessert durch *Sil.,* geheilt durch erstmals während einer Otitis gegebenes *Tell.*). (15.1)

Sprechen

1. „Ich habe niemals hören / zuhören (écouter) können, das ist ein hervorstechender Fehler, den ich in meinen Beziehungen aufwies. Ich konnte soweit kommen, daß ich die anderen überhaupt nicht mehr hörte, daß ich nichts hörte als mich selbst. Ich bin mir sehr früh dieses Fehlers bewußt geworden, ich rede und ende dabei, irgendwas zu sagen; ich wurde mir bewußt, daß es nicht sein durfte, daß ich aufhöre zu reden, und daß das keinen Sinn macht, daß es nötig war, daß das so weitergeht, ich fand etwas Anderes zu erzählen und die Leute hatten genug davon, selbst wenn ich interessante Sachen zu sagen hatteWenn ich so rede, sage ich mir: „Schau an, das hat mich jetzt wieder", mein Zustand verändert sich, mein Herz schlägt zu schnell, es ist stärker als ich, das geht bis zu einer Monopolisierung ... und hinterher bin ich frustriert über all das, was die Anderen mir nicht gesagt haben, weil ich nicht zuhörte. Ich glaube, das ist das Seltsamste an mir. ... Wenn ich in einer Beziehung eine affektive Sicherheit empfinde, passiert das nicht, dann bin ich schweigsam. ... Wenn ich zuhören mußte, kam ich immer zu einer Antwort, (gab) etwas von mir, aber das Zuhören brachte mich in einen aufgeregten Zustand mit Herzklopfen, was ich gar nicht verstehe. ... In der Intimbeziehung baute ich durch mein Reden eine Barriere auf, ließ mich nicht gehen... Das viele Reden war ein Mittel, den Anderen am Reden zu hindern; ich empfand meine Verwirrung, aber wußte nicht, warum ich verwirrt war" (eine HIV-positive Frau, Candidiasis, Bronchitis, gebessert durch *Sil.,* geheilt durch erstmals während einer Otitis gegebenes *Tell.*). (15.1)

Traurigkeit, trübe Stimmung

1. Erwachte nachts mit dumpfem Schmerz tief im rechten Ohr, der drei Tage anhielt und mit großer Niedergeschlagenheit des Gemüts verbunden war. (5)

Unbehaglichkeit

1. Die Arbeiter erkrankten sofort mit starken Kopfschmerzen und allgemeinem Unwohlsein (Einatmung von Tellurdämpfen beim Einschmelzen von mit Tellur verunreinigtem Platin). (19)
2. Sehr oft Harndrang, und wenn sie ihm nicht Folge leisten kann, unangenehmes Gefühl (2. T.). (2.4)
3. Vom 7. Halswirbel schien eine eigentümliche Reizung nach oben in den Hals, nach seitlich in die Schultern und nach vorne durch den Thorax zum Sternum auszustrahlen. Das durch diese Empfindung ausgelöste Unbehagen war ausgeprägt und sehr lästig; es hielt fast 2 Monate lang an und wurde durch Ermüdung verschlimmert, aber durch Ausruhen nur teilweise gebessert. (2.10)
4. Feines stechendes Prickeln in verschiedenen Hautpartien, den ganzen Abend lang, sehr lästig; er muß die Stellen sofort reiben (1. T.). (2.10)
5. Lästiges Stechen, sehr störend, am Abend beim Stillsitzen, es wandert über den ganzen Körper...; dem Stechen in der Haut folgte anhaltendes Jucken der Kopfhaut, welches beständiges Kratzen erforderte. (2.10, zit. in 5)

Unerträglichkeit von Schmerzen oder Empfindungen

1. Sakrumschmerz beim Bücken, bei fortgesetzt gebückter Haltung fast unerträglich; schlimmer durch Stuhlpressen, Husten und Lachen, besser durch Gehen; wenn es schlimm ist, strahlt der Schmerz entlang des N. ischiadicus in den Oberschenkel aus, mehr rechts (6. T.). (2.2)

Verdruß, Mißmut, schlechte Laune

1. Schwierigkeit der Konzentration des Geistes ruft Frustration hervor. (8)

Weinen, Wimmern

1. „... Ich hatte oft schon Angst, verrückt zu werden, aber jetzt war sie begründet. Ich weinte viel, brach in Tränen zusammen; ich fand mich schwach und sagte mir, daß ich nicht viel wert sei; wenn die Kinder in der Schule waren, hatte ich Weinanfälle, und ich hatte keinerlei Mut mehr..." (eine HIV-positive Frau, Candidiasis, Bronchitis, gebessert durch *Sil.,* geheilt durch erstmals während einer Otitis gegebenes *Tell.*). (15.1)
2. „Mein Weinen (über Wörter oder Ausdrücke, die sie außerhalb des Gesamtzusammenhangs als beleidigend zu empfinden pflegte, vr) war wie ein Mittel, zu verhindern, daß der Andere zu mir spricht, wie eine Barriere zwischen dem Gesprächspartner und mir" (eine HIV-positive Frau, Candidiasis, Bronchitis). (15.1)

Zorn

1. Stimmung während und nach der Prüfung viel ruhiger als gewöhnlich (2.8), denn normalerweise ist er sehr geneigt, in Zorn auszubrechen (to fly into a passion) (1.5).
2. „Ich war unerträglich; wenn ich schlechte Laune hatte, ging mein Partner für 4 Stunden in den Wald zum Arbeiten" (eine HIV-positive Frau, Candidiasis, Bronchitis). (15.1)
3. Zorn: heftig (*Knerr*); Wutanfälle (*Knerr*). (12)

ILLUSIONEN

1. Einbildung, in der Luft zu schweben (*Clarke*). (12)

TRÄUME

Alpdrücken

1. In der Nacht ein Alptraum / Alpdrücken (nightmare). (2.9)

Angenehm, erfreulich

1. Häufiger Traum „seit Geburt schon", daß man sie liebevoll in die Arme nehme (eine Frau, Depression). (15.2)

Indifferent oder nicht näher bezeichnet

1. Träume stören den Schlaf. (8)

Rauchen, vom

1. Er träumte nachts, daß er Zigarren rauche, was er niemals tut (*Gardner*). (1.5)

Unangenehm, schlecht

1. Unruhiger Schlaf mit unangenehmen Träumen. (8)
2. Tiefer Schlaf mit schlechten Träumen (2. N.) (2.9); am Morgen danach fühlte er sich dumpf und schwer (1.5).

Unzufrieden, von vergeblichen Mühen usw.

1. In der Nacht vor *Tell.* träumte sie, daß sie etwas aufstaple (empiler - dieses Wort bedeutet auch „ täuschen, anschmieren" – vr), sie konnte nicht aufhören damit, es war ermüdend, sie war darin wie in einem Räderwerk / einem Getriebe gefangen (investie l·-dedans comme un engrenage), sie wachte auf und schlief wieder ein, und es ging wieder los, sie war erschöpft davon. „Ich erinnere mich des Gefühls von Überlastung, und daß ich aus dem Schlaf herauskommen mußte, um dieses Gefühl abzuwehren" (eine HIV-positive Frau, Candidiasis, Bronchitis, zum Zeitpunkt des Traums akute Otitis; durch *Tell.* Heilung). (15.1)

SCHLAF

Schlaflosigkeit, Einschlafstörung

1. Insomnie. (8)
2. Kleine Dosen von *Tellur* bessern den Schlaf. (9)
3. Eine Dosis *Tellurium* 1M heilte eine seit vielen Jahren bestehende schwere Schlaflosigkeit (bei einer Frau). (10.1)
4. Die Schmerzen in Sakrum und Bein sind so schlimm, daß sie den Schlaf verhindern und ihn sehr ruhelos machen (nach Hinlegen, um 22.30 Uhr; 5. T.). (2.2)
5. Das Ziehen im rechten Bein und die Müdigkeit (in den Beinen) sind nach dem Hinlegen (um 23.30 Uhr) so schlimm, daß sie ihn eine Zeitlang vom Einschlafen abhalten und nötigen, sich oft zu drehen und zu wenden; der Schlaf ist aber gut, mit Besserung aller Schmerzen (5. T.) (*Raue*). (1.5)

Aufwachen, Durchschlafstörung

1. Unruhiger Schlaf mit unangenehmen Träumen. (8)
2. Träume stören den Schlaf. (8)
3. Wachte nachts auf. (8)
4. Wacht 4 Uhr früh mit Schweiß auf (7. T.). (2.2)
5. Jede Nacht um dieselbe Zeit, beim Einschlafen, Gefühl, als würde er sehr schnell nach vorne, in Richtung seiner Beine, gezogen oder geweht / getragen (wafted); es weckt ihn immer auf, aber kommt in derselben Nacht nie wieder (14 T. lang). (2.3)
6. Erwacht nachts mit Aufschrecken. (4)

Schläfrigkeit

1. Somnolenz und Durchfälle (akutes Vergiftungsbild). (10.2)
2. „Die Hauptsymptome der Vergiftung bestehen neben dem typischen Geruch in Trockenheit des Mundes, metallischem Geschmack, Somnolenz, Appetitverlust und Nausea" (*Keall et al.*). (19)
3. Kopf schwer, voll, schläfrig (2. T.). (2.9)
4. Früh am Abend schläfrig; schlief im Sitzen ein (n. 1 St.; *Hering*). (1.5)
5. Schläfrigkeit, welche ihn entgegen seiner Gewohnheit zwang, nach dem Essen eine halbe Stunde zu schlafen (erste 2 T.). (2.11)**
6. Ungewöhnliche Schläfrigkeit und Einschlafen nach dem Abendessen (vor Abendessen 40 mg genommen). (2.14)**
7. Tiefer Schlaf mit schlechten Träumen (2. N.). (2.9)
8. Anstelle des schläfrigen schweren Zustands, in welchem sie sich vor Prüfungsbeginn einige Tage lang befunden hatte, Unruhegefühl beim Zubettgehen (eine Frau). (1.5)

SCHWINDEL

1. Am Morgen nach der Einnahme, beim Anziehen, sehr heftiger Schwindelanfall; der Schwindel wurde nach Ausgehen noch viel schlimmer, er konnte kaum stehen, mußte sich hinlegen und mehrere Tage lang daheimbleiben. Der Schwindel verursachte Übelkeit; nach Reisessen mußte er erbrechen; durch jede Bewegung des Körpers oder auch nur des Kopfes kam er wieder. Solche Anfälle hatte er früher schon gehabt, doch damals hatte *Acon.* immer geholfen, was es jetzt nicht vermochte; auch *Glon.* oder *Bell.* bewirkten nichts. (2.6)
2. Schwindel beim Zubettgehen, ein Ziehen in Richtung der Beine, nur besser, wenn er völlig still liegt. (14)

ATAXIE

1. Multiple Sklerose bei einer jungen Frau, gehunfähig seit 1 Jahr. 1 Woche nach Gabe von *Tellurium* 1M gehfähig und beschwerdefrei; n. 1 J. Wiederholung nötig, dann Rezidivfreiheit (Nachbeobachtungszeit 3 Jahre). (10.1)

KONVULSIONEN

1. Erregungsstadium mit fibrillären Zuckungen (akute Vergiftung). (10.2)
2. Ein paar konvulsivische Bewegungen, Entleerung des Mastdarms, innerhalb 4 Minuten Tod. (2.19**)

SEXUELLER TRIEB

1. Eine Woche lang, Geschlechtstrieb viel stärker erregt und viel kraftvoller, danach lange Gegenreaktion. (2.1)
2. Eine Woche lang, Geschlechtstrieb viel stärker erregt und viel kraftvoller, doch nach dieser Zeit schien derselbe völlig ausgelöscht zu sein; ohne jeglichen Mangel an Fähigkeit entsagt er der Befriedigung (renounces the indulgence) wochenlang, ohne sie zu vermissen (*Hering*). (1.5)
3. Während der letzten Woche Geschlechtstrieb und Geschlechtskraft gesteigert (13. T.). (1.4)
4. Die ganze Nacht Erektionen; das hatte er noch nie zuvor erlebt. (2.5)
5. Fragt sich, ob sie je körperliche Geschlechtslust empfunden habe. Ihre Partner waren immer feminine Männer gewesen, außer ihrem jetzigen, einem HIV-positiven Mann, mit dem sie keine sexuelle Partnerschaft verband. Er machte ihr Angst, weil er Virilität ausstrahlte, diese Angst blockierte sie; er wollte, daß sie beide zusammenleben, aber sie machte alles im letzen Moment rückgängig, weil sie Angst hatte. Sie fragte sich, warum ein Mensch, den sie so stark als ihre Ergänzung empfand, ihr Angst machte. Sagt von sich: „Ich habe immer Angst vor der Männlichkeit gehabt, aber ich träume von einem Partner (compagnon)" und „Ich habe eine sehr starke Mars-Energie (männliche Energie, vr), einerseits fühle ich mich als Frau, feminin, aber andererseits bewirkt diese marsische Fehlentwicklung, daß ich mich dominant benehme, viril" (eine HIV-positive Frau, Candidiasis, Bronchitis, gebessert durch *Sil.,* geheilt durch während einer Otitis gegebenes *Tell.*). (15.1)

MODALITÄTEN, CAUSAE

1. Beschwerden durch Enttäuschung (déception), durch betrogene Freundschaft; als die schlimmste Enttäuschung empfände sie es, wenn ein Vater ein Kind von der Mutter abbringt, oder wenn sie selbst gezwungen wäre, ein Kind und seinen Vater auseinanderzubringen (eine HIV-positive Frau, Candidiasis, Bronchitis). (15.1)
2. Sehr ängstlich vor Prüfungen, bekommt Durchfall davon (eine HIV-positive Frau, Candidiasis, Bronchitis). (15.1)
3. Während er beim Schreiben saß, allgemeiner warmer Schweiß über den ganzen Körper, an einem kühlen Nachmittag (1. T., kurz nach Einnahme). (2.10)
4. Bei ruhigem Arbeiten, mit vorgebeugtem Kopf sitzend, ohne jeden Anlaß plötzlicher Blutandrang zum Kopf, mit sichtbarer Rötung des Gesichts (immer wieder, 14 T. lang) (*Tietze*). (1.5)
5. Sie zog ein etwas enges Kleid an; dies war sehr unangenehm und verursachte eine Wiederkehr der Schmerzen in der linken Leiste, welche sie mehrere Wochen zuvor gehabt hatte (n. 5 Wochen; eine Lehrerin). (1.5)
6. Sie mußte die Kleider lockern, bei Magenbeklemmung (eine Lehrerin). (1.5)
7. Sie mußte sich nach dem Essen hinlegen, aber dies brachte keine Besserung; vielmehr wurde die Beklemmung im Epigastrium deutlich schlimmer (n. 4 Wo.; eine Lehrerin). (1.5)
8. Die linke Seite (oder der linke Schenkel? Symptom an zwei verschiedenen Stellen zitiert, einmal heißt es „side", einmal „thigh" – vr) , auf welcher sie lag, wurde taub und ihre Füße kalt (n. 4 Wochen; eine Lehrerin). (1.5)
9. Linksseitigkeit, z.B.: der Hautausschlag erschien deutlich stärker links (*Whitey*); vor allem der linke Fuß juckt (*Tietze*). (1.5)
10. Flüchtige Schmerzen erscheinen erst rechts, dann links (*Hering*). (1.5)
11. Erbrechen nach Reisessen (bei Schwindelanfall). (2.6)
12. Ein Husten, der sich sonst of in leichten Anfällen zeigte (mit Giemen im Kehlkopf, ohne locker zu werden), besonders nach Rauchen, Trinken (von Alkohol, vr) und vielem Gehen, oder nach Treppaufgehen, kam sehr heftig wieder, immer gegen Morgen, wurde nach einigen Tagen locker und verging dann; nach Erkältung erschien er nochmals und verschwand dann auf Dauer, so daß selbst erneute Erkältungen ihn nicht wieder mit sich brachten (*Hering*). (1.5)
13. Heftige Schmerzen und Empfindlichkeit der Wirbelsäule in ihrem oberen Teil, nach einem Sturz aufs Kreuzbein. (11)
14. Die Empfindlichkeit des Rückens bei Berührung ist so groß, daß sie es bis zum Hinterkopf und über die ganze obere Rückengegend spürt. (11)
15. Sie konnte nicht die leiseste Berührung vertragen, mit der Klage, daß es sie an der Stelle, die man berührte, furchtbar schmerze und daß sie diese Schmerzen im Kopf und an den entferntesten Körperteilen empfinde (Arachnitis). (11)
16. Kreuzschmerzen, in die Gegend des oberen Ischiadicus, später auch in Oberschenkel und Waden ziehend; Gehen auf holprigen, unebenen Wegen und besonders Lachen, Niesen und Husten verschlimmerte sehr. (9)
17. Heftige Schmerzen in der Gegend des Gesäßes (was er zuvor noch nie gehabt hatte); Sitzen wurde sehr schmerzhaft, besonders im Auto; konnte nur noch auf der Seite liegend schlafen. (9)
18. Nachts tut alles weh. (5)
19. Heftiges Jucken (eines roten Blütchenausschlags), am schlimmsten nachts nach Zubettgehen (*Whitey*). (1.5)

20. Die Haut ist trocken und juckt über und über; schlimmer durch Kratzen, um 22 Uhr und bei Müdigkeit. (8)
21. Sie bekommt fürchterliche Überreaktionen nach Mückenstichen (eine HIV-positive Frau, Candidiasis, Bronchitis). (15.1)

AS-IF-EMPFINDUNGEN

Kopf, Augen, Ohren

1. Sie lag auf unzähligen Polstern, mit der Empfindung, als ob ihr der Kopf nach rückwärts gezogen würde und einem Gefühle, als ob man sie noch tiefer legen wolle, was stets ihren Zustand verschlimmerte und ihre Schmerzen vermehrte (Arachnitis). (11)
2. Bei jeder Bewegung Empfindung, als sei das Gehirn zerschlagen (2. T.). (2.9)
3. Kopfschmerz tief in der linken Seite des Vorderkopfes (sinciput), an einem kleinen Fleck, es drückte da wie eine Haselnuß (2. T., morgens, beim Erwachen). (2.1)
4. Auf der rechten Stirnseite eine druckempfindliche Stelle, wie wenn man dorthin einmal einen Schlag bekommen hätte, was seiner Erinnerung nach nicht der Fall war; auch sieht man dort keinen roten oder blauen Fleck (*Tietze*). (1.5)
5. Gegen Abend am linken oberen Augenlid, zum inneren Canthus hin, Jucken und Drücken, als sei ein Haar in die falsche Richtung gewachsen (13. T.) (*Raue*). (1.5)
6. Gefühl, als seien die Wimpern nach innen zum Augapfel gekehrt. (4)
7. Zuweilen, einen Moment lang, Empfindung, als fange sich Luft in der linken Tuba Eustachii; beim Tabakschnupfen und beim Luftaufstoßen fängt sich die Luft in derselben wie in einem Sack (9. T.); dies wiederholte sich auch am 9. Tage mehrfach (*Raue*). (1.5)
8. Vormittags kommt es ihm vor, als wären die Ohren plötzlich zu (stopped); vormittags Trockenheit im Rachen..., mit Schmerz zum rechten Ohr hin, welches sich innerlich anfühlt wie verstopft; um 22 Uhr Empfindung von Verstopfung in den Ohren, mehr links (6. T.) (*Raue*). (1.5)
9. Reichlicher, wässeriger Ausfluß aus dem linken Ohr, scharf, wie Fischlake stinkend; 3 bis 4 Tage lang. (2.11)

Mund, Zähne

1. Kühle im Mund beim Einatmen, wie von Pfefferminz (n. 1. Dosis). (2.2)

Hals, Rachen, Ösophagus

2. Im Rachen oberhalb des Kehlkopfs Jucken und eine Art Brennen, als habe er sich mit heißen Getränken verbrüht, mehrere Tage lang. (2.7)
3. Plötzliche schmerzhafte Trockenheit hinten im Hals, oder in der rechten Seite von Nase und Rachen (fauces), wie man sie empfindet, wenn ein Fließschnupfen plötzlich aufhört, oder wie bei einem vergeblichen (abortive) Versuch zu niesen (10.T., 13. T.). (1.4)
4. Um etwa 9 Uhr vormittags plötzlich erscheinender und wieder verschwindender Schmerz über dem linken Auge; er schien durch einen plötzlichen Blutandrang zu dieser Stelle verursacht zu sein. Als dieser Schmerz verging, trat eine unbeschreib bare (laut (1.5): nicht leicht beschreibbare) Empfindung entlang der linken Halsseite auf, als habe sich dort in einer der großen Venen plötzlich Blut gestaut oder sei rückwärts geströmt (9. T.). (2.4)
5. Das Sekret aus dem Nasenrachenraum schmeckt salzig, wie geräucherter Hering (3. T.) (*Raue*). (1.5)

6. Unangenehme Empfindung im Magen; etwas scheint den Rachen heraufzukommen, aber es geschieht nichts; am Schluß schwieriges Würgen, danach Wasserzusammenlaufen im Mund und dann Gähnen. (2.1)
7. Zuweilen seltsames Gefühl, als stießen runde Wellen von unten gegen den Pharynx (against the pharynx below) (n. 3/4 St.). (2.1)

Verdauungsorgane

8. Unter dem rechten Rippenbogen, Schmerz wie von Nadeln. (4)
9. Nagende, reibende Schmerzen im Bauch, mehrere Tage (eine Frau). (1.5)
10. Einmalige / einzigartige / ganz eigenartige (singular) zusammenziehende Empfindung im Epigastrium, als würden die Teile zusammengefaltet. (2.9)
11. Sodbrennen, eine Wärmeempfindung wie nach alkoholischen Getränken, im Epigastrium und beidseits desselben (ein Mann). (1.5)
12. Allgemeine Wärme im Bauch, wie nach alkoholischen Getränken (ein Mann). (1.5)
13. Schmerz und Wundheit, in der Nierengegend beginnend, sich nach unten und zum Bauch hin erstreckend, mit Hinunterdrücken wie von einer Last; dies wurde die ganze Nacht lang immer schlimmer. (2.9)
14. Beim Liegen auf der linken Seite Klopfen in der rechten Seite unter den Rippen, etwas zum Epigastrium hin, wie von Zusammenballung von Winden (wind balls), wellenförmig; des Morgens ist es, als wenn sich beim Liegen auf der rechten Seite Winde an der entsprechenden Stelle auf der linken Seite angesammelt hätten (*Gosewich*). (1.5)

Urogenitalsystem

1. Sehr häufiger Harndrang mit einer sehr unangenehmen Empfindung, als könne sie dem Drang nicht Folge leisten (2. T.; eine Lehrerin). (1.5)
2. Sie beschreibt ihren unter *Nat-sil.* ohne emotionale Besserung (also mittels apsorischer Akutbehandlung, vr) abgeheilten Anthrax im Schambereich als „ähnlich einem Vulkan, in Beziehung zu ihrer schlechten sexuellen Energie" (eine HIV-positive Frau, Candidiasis, Bronchitis; geheilt durch *Tell.*). (15.1)

Atmungsorgane, Herz, äußerer Thorax

1. Am Vorderrand der linken Achselhöhle Gefühl, diese sei dicker, als befinde sich dort innerlich ein runder Tumor; die Stelle war berührungs- und bewegungsschmerzhaft (5. u. 6. T.). (2.1)
2. Gefühl, als wolle sich im Mittellappen der rechten Lunge eine Flüssigkeit ausscheiden (Abwärtsdrücken), 4 oder 5 St. lang, nachmittags (2. T.). (1.4)
3. Blasenwerfen (bubbling) im Mittellappen der rechten Lunge, ein par Minuten lang, drei- oder viermal, vor allem nachmittags (9. - 13. T.). (1.4)
4. Nadelstichschmerzen mit Zusammenschnürungsgefühl, am Herzen und linken Schulterblatt, schlimmer in Linksseitenlage. (4)

Bewegungsapparat

1. Frühmorgens schmerzhafter Druck oder Schmerz wie zerschlagen im Kreuzbein, schlimmer durch Bücken, aber durch Wiederaufrichten nicht besser (4. T.). (2.2)
2. Der Schmerz im Kreuzbein und den sakralen Ligamenten war bei Bewegung zuweilen wie ein Stich mit einem Messer (*Kitchen*). (1.5)
3. Bei der Rückkehr von einem Spaziergang nach dem Abendessen fühlten sich die großen Gelenke (lt. (1.5): die Knie, Hüften, Ellbogen- und Schultergelenke) wie verrenkt und zerschlagen an (2. T.). (2.9)

4. Schmerz wie von Nadeln, in Daumen und Finger der linken Hand. (4)
5. Schmerz im ersten Glied des kleinen Fingers der linken Hand, als sei er daraufgefallen (10. T.) *(Raue)*. (1.5)
6. Schmerz im rechten Metatarsalknochen, als werde dieser gedrückt (n. 1/2 St. und auch am 2. T.) (*Hering*). (1.5)

Haut

1. Auf der Haut äußert sich ein Prickeln und Jucken wie von Flohbissen über den ganzen Körper, schlimmer in der Ruhe und abends. (11)
2. Die Füße jucken, vor allem der linke, als seien dort Hitzebläschen (*Tietze*). (1.5)
3. Das Jucken (des Blütchenausschlags) ist dem von Wanzenstichen nicht unähnlich (*Tietze*). (1.5)
4. Empfindung, als würde die Haut der Hände, vor allem der rechten, von den Fingerspitzen abwärts zusammengezogen (so daß es scheint, als müsse man beim Strecken der Finger die Haut mit Gewalt dehnen (1.5); zugleich in den Fingerspitzen Taubheitsgefühl (eine Art Empfindung, als seien sie tot (a kind of sensation, as if dead) (1.5)) (1. T.). (2.3)

Allgemeines

1. Fühlt sich seltsam (und einzigartig (singular) - 1.5) im ganzen Körper, aber kann die Empfindung nicht beschreiben (n. 3/4 St.). (2.1)
2. Gefühl wie überanstrengt, wie wund / zerschlagen (bruised), als habe er sich nach einer starken Anstrengung erkältet; mit trockener heißer Haut (3. Tag, morgens). (2.9)
3. Wärmegefühl wie nach alkoholischen Getränken (1. T.). (2.9)
4. Der Atem (2.13**, 2.14**, 2.15***) und der Schweiß (2.15***) geben einen so deutlichen Knoblauchgeruch ab, daß es alle merken, die mit ihm umgehen (2.14**) bzw. daß es kaum zu ertragen ist (2.15***); selbst 7 Wochen nach Einnahmeende ist der Knoblauchgeruch des Atems noch wahrnehmbar (2.13**); das Kammerwasser des Auges riecht (beim obduzierten Versuchshund) knoblauchartig (2.19**).
5. Knoblauchgestank des Körpers, bei Tinea corporis. (3)
6. Der Eiter roch wie „ranzig" oder „wie Fisch", und die Winde hatten „einen Müllgestank", den sie selbst nicht ertragen konnte (eine HIV-positive Frau, Candidiasis, Bronchitis). (15.1)
7. In der Nacht nach Einnahme der Arznei erwachte sie um 3 Uhr früh und „hatte die Empfindung, ein Vulkan zu sein" (eine Frau, Depression). (15.2)

Theoretische Erwägungen zu Tellurium – Auf der Basis eines geheilten Falles (15.1; die HIV-positive Kranke blieb unter *Tell.* selbst hämatologisch stabil) und der Originalsymptomatik stellt die Schule von *Masi-Elizalde* die Hypothese auf, daß *Tell.* die untrennbare Verbindung menschlichen Liebens mit Leiden und Verwundbarkeit und damit die Leidenschaft (passion (frz.) bedeutet Leiden und auch Leidenschaft) ablehne und gerade deshalb „extrem überempfindlich auf allen Ebenen" werde, was der in (15.2) zitierte Fall bestätigt. Die Konzentration von *Tell.* auf einen einzigen Punkt, welche alles Andere vernachlässigen läßt (1.5) sei ebenso wie das Reden ohne Zuhören (15.1) ein Abwehrmechanismus, der vor der Berührung wunder Punkte schützen solle (16). Der Knoblauch, dessen Geruch der *Tellur-* Patient annimmt, gilt als Waffe gegen Schlangen, böse Geister, schlimmes Schicksal, also gegen alle Arten von Aggression (15.3).

Scholten zählt dieses Element zur Silberserie (Begriffe: Inspiration, Kreation, Kultur, Ästhetik, Auftreten, Ehrgeiz, Königin usw.) und dem 16. Stadium, dem auch *Sulfur* angehört (Begriffe: Verloren, verbraucht, Erinnerung, Phantasie, Vernachlässigung, verrotten, Faulheit usw.). Er sieht die Kernproblematik von *Tell.* in einem „Verwahrlosenlassen seiner Künste", einem Gefühl, daß seine künstlerischen oder wissenschaftlichen Werke nicht mehr akzeptiert werden, seine Karriere vorbei ist und er weder von anderen noch ernstgenommen werden noch sich selbst ernstnehmen kann. Dieses Gefühl entsteht entweder nach mehreren großen Mißerfolgen oder bei jemandem, dem alles viel zu leicht gelingt, der sich nicht anstrengen muß und dadurch seine eigenen Werke nicht ernstnehmen kann. Extravaganz und Provozieren durch seine Kunst, aber auch Vernachlässigen seiner Kreativität (konkret: Schlamperei) oder das Sich-Zurückziehen auf Phantasien und Theorien , aufs Zehren von altem Ruhm, können die Folgen sein. Bewunderung und Ruhm werden entweder als selbstverständlich erwartet, ohne etwas dafür zu tun, oder es entsteht Gleichgültigkeit dagegen. Es handelt sich um den Typus des „verkrachten Künstlers". (18)

Synonyma – *Tellur.* Tl. (Der Name kommt von tellus (lt.) – Erde.)

Biologie, Chemie und Physiologie – *Tellur,* ein dem Sauerstoff, Schwefel und Selen verwandtes Element (alle 4 gehören zur Gruppe VI, den Chalkogenen - (10.2)), kommt in der Natur gemeinsam mit Schwefel, Gold, Silber, Blei und Antimon vor (10.3) und tritt als Element in mehreren Modifikationen auf: als amorpher schwarzer Körper, als kristallinisches silberglänzendes Metall sowie in Form eines Kolloids von brauner oder blauer Farbe (6). Es ist trotz seiner niedrigeren Ordnungszahl schwerer als *Jod* (18). Physikalisch ist *Tellur* aufgrund seiner Halbleitereigenschaften wichtig; es wird für Legierungen mit hohem elektrischem Widerstand verwendet (10.2). Ferner kommt es u.a. auch in der Fotografie zur Färbung von Silberbromid zur Verwendung, ist in Silberlegierungen enthalten, um den Glanz der daraus hergestellten Gegenstände haltbarer zu machen (18) und dient als Katalysator zum Vulkanisieren von Gummi (18). Sein chemisches Verhalten ähnelt dem von *Selen.* Nach Aufnahme von *Tellur* in den Organismus kommt es durch Bildung von Tellurmethyl und Tellurwasserstoff zu einem penetranten Knoblauchgeruch der Ausscheidungen (9).

Tellurvergiftungen können durch orale Aufnahme und durch Inhalation der Dämpfe von Tellurverbindungen erfolgen (das elementare *Tellur* wird für ungiftig gehalten (6)). Sie schädigen vor allem Gehirn, Magen, Darm und Niere. Der Tod erfolgt durch Atemstillstand aufgrund zentraler Lähmung; die tödliche Dosis am Warmblüter ist 0,02 g tellurigsauren Natriums pro kg Körpergewicht. Langsame Vergiftungen ähneln denen mit Arsen. Eigentümlich ist, daß bei einem durch i.v. Injektion von tellurigsaurem Natrium innerhalb weniger Minuten getöteten Hund eine beidseitige, zuvor nicht bestehende Katarakt, welche durch Ablagerung des Tellursalzes in der Kristallinse entstanden war, sowie eine blauschwarze Verfärbung des Darmkanals und aller Drüsen beobachtet wurde (2.19**); dies zeigt, daß *Tellur* sich sehr rasch und deutlich in diesen Geweben anreichert.

In infinitesimalen Dosen wirkte *Tellur* besonders stark (bei 13 von 17 Prüfern) auf die Haut. Ferner rief es extreme Müdigkeit, Stirnkopfschmerz, Mundtrockenheit, Herzschmerz oder -beklemmung, Verstopfung und (bei 11 Prüfern) Schlafstörungen hervor, zeigte aber sehr wenige Symptome im Bereich der Extremitäten. (8)

In der Schulmedizin der 20er Jahre wurden Tellursalze als schweißhemmende und schlaffördernde Arznei verabreicht (Homoeopathia involuntaria) (9). In der organotropen Homöopathie haben sich vor allem die Indikationen „Ischialgie mit Verschlimmerung durch Erschütterungen, z.B. Lachen und Husten" (9), „Zoster mit Neuralgie" (7),

„Epidermophytie" (7) und „Otorrhoe riecht nach Heringslake" (9) bewährt.

Mittelbeziehungen – Vgl. *Tetradymit* (ein Tellur-Wismut-Mineral, siehe dort); ferner *Sulfur, Selen, Arsen, Thallium* (9); vom organotropen Standpunkt her (bei Mastoiditis, Herpes, Epidermophytie) sind *Hep., Sil., Caps., Calc., Calc-i., Lach., Sep., Mez.* und *Ran-b.* verwandte Arzneien (7).

Nux-v. besserte das Völlegefühl der Prüferin aus (2.4) (was nur in (1.5) steht, denn *Hughes* hat jene Magensymptome als zweifelhaft weggelassen).

Als schulmedizinisches Antidot wird Ascorbinsäure (Vitamin C), 10 mg/kg KG, empfohlen. Die sonst vielgebrauchten chemischen Antidote BAL und Ca-EDTA verschlimmern! (19)

Mittelverwechslungen und pharmazeutische Probleme – Aufgrund des bisher noch geringen Umfangs pathogenetischer und klinischer Angaben über Tellurverbindungen, welche kein eigenes Kapitel rechtfertigen, wurden Prüfungsergebnisse und Vergiftungen mit Telluroxiden (im Text gekennzeichnet mit einem Sternchen *), Natrium(bi)tellurit (zwei Sternchen **), Telluräthyl (drei Sternchen ***) und anderen oder nicht näher angegebenen Tellurverbindungen (vier Sternchen ****) in die Pathogenese aufgenommen. Außer der Kennzeichnung im Text ist das geprüfte Salz auch im Quellenteil angegeben.

Quellen – 1) A1 p (1.1: Metcalf (C3 trit.), 1.2: ein Theologiestudent (mat. Dosis), 1.3: Bunsen (Versuche mit Tellursalzen), 1.4: Croker (C31), 1.5: Korrekturen oder Zusatzinformationen zu Angaben in (2), entweder in das jeweilige Symptom eingebaut oder als zweite Version danebengestellt); 2) HS1 p (2.1: Hering (C1 trit.), 2.2: Raue (C3 trit.), 2.3: Tietze (C3 trit.), 2.4: eine Lehrerin (C3 trit.), 2.5: Kitchen (C3 trit.), 2.6: Gardiner (C3 trit.), 2.7: Whitey (C2 trit.), 2.8: Gosewich (C12), 2.9: ein Mann (C6), 2.9: eine Frau (C6), 2.10: Metcalf (C3 trit.), 2.11: Dunham (C4 trit.), 2.13: Hansen (Natriumbitellurit, 40 bis 80 mg/d.), 2.14: v. Roeder (Natriumbitellurit, 40 bis 50 mg/d.), 2.15: Wöhler (Resorption von Telluräthyl während Forschungsarbeiten), 2.16: Gmelin t (9 g eines Telluroxids, am Kaninchen), 2.17: Gmelin t (3 g eines Telluroxids, am Hund), 2.18: Hansen t (0,3 Gramm Natriumbitellurit, am Hund), 2.19: Hansen t (0,3 g Natriumbitellurit i.v., am Hund)); 3) C1 k; 4) JL1 p/k; 5) HR1 k; 6) LSR1;7) SF1 k; 8) Raeside, J.R./BJH/1968/Oktober p (D6, C6, C12); 9) Otto/Hippokrates, zit. in DZH/1938/10 p (D2); 10) AHZ (10.1: Müller, H.V./AHZ/1991/1 k (1M), 10.2: Dorner/AHZ/1982/2 k (Zusammenfassung des AMB), 10.3: Schmidt, R.A./JAI, zit. in AHZ/1980/4 k); 11) Shelton/NAJ, zit. in ACV/1882 k (C6); 12) CMM k; 13) K k; 14) LL1 k; 15) BAF (15.1: Fayeton/BAF/01.12.1990 k (XM - MM), 15.2: Fayeton/BAF/20.11.1991 k (o.A.d.P.), 15.3: Fayeton/BAF/07.12.1990 k (ergänzende Informationen zum Fall aus (15.1)); 16) Loutan, G.: Repertoire de thémes et de matiére médicale dynamique, Selbstverlag, 7. Aufl., 1996 (theoretische Erwägungen); 18) SCJ2 (theoretische Erwägungen und technische Daten; ein dort veröffentlichter Fall „lief" zum Zeitpunkt der Niederschrift erst einen Monat, daher wird er nicht zitiert); 19) MOE1 t.

Teplitz aqua

GEIST UND GEMÜT

Angst

1. Angst. (3)
2. Schwindel zum Umfallen, als sollte ihn der Schlag rühren, mit fürchterlicher Angst; besser in freier Luft (n. 1/4 stündigem Baden; O.). (7.2)
3. Unausstehliche Schmerzen im Kreuze und von da in der Schulter. Sie ließen nach, solange er im Bade war, hörte er aber auf zu schwitzen, so stellten sie sich auch allmählich wieder ein und wurden heftiger und heftiger, so daß er sich gar nicht zu lassen wußte. In seiner Angst ließ er sich schröpfen, und sowie das Blut floß, hörte der Schmerz plötzlich auf (2. T.; N.). (7.2)

Arbeit (Fleiß, Faulheit, Unfähigkeit zur Arbeit usw.)

1. Schwindel 8 Tage lang, als wäre sie halb berauscht; doch konnte sie ihre Geschäfte wie früher dabei verrichten (21. T.; B). (7.3)
2. Unaufgelegtheit zu Arbeiten aller Art. (3)
3. Sehr reizbar, ärgerlich und zu keiner Arbeit aufgelegt, wiewohl ihn sonst die größte Freude und das ärgste Unglück nicht erschüttern konnten (F.). (7.2)
4. Sehr verdrießlich, ärgerlich, nicht aufgelegt zur Arbeit und zu halben Stunden (halbstundenweise, vr) völlig gedankenlos; er sucht die Einsamkeit und findet keine Ruhe, wiewohl es ihm (dann) behaglicher ist als in Gesellschaft; er entzieht sich den Liebkosungen seines Kindes und weist diese mit Härte zurück (in der 21.. Woche, 8 Tage lang; F.). (7.2)

Benommenheit, wie nicht ausgeschlafen, wie berauscht, betäubt etc.

1. Schwere und Verwirrung des Kopfes. (3)
2. Verwirrung im Kopf mit Schmerz über den Augen. (3)
3. Schneller, harter Puls, mit Verwirrung im Kopf und Durst. (3)
4. Schwindlig, wie betrunken (2. T., 3 St. lang; J.). (7.2)
5. Dämisch im Kopfe, als wäre er betrunken (die ersten 3 Tage, nachdem er 1 St. gebadet; A.). (7.2)
6. Kopf düselig und eingenommen, wie von einem Rausche (ca. 45j. Mann, Lähmung nach Apoplexie). (7.4)
7. Er ist stets wie duselig im Kopfe, als hätte er etwas Berauschendes getrunken (38j. Mann, Schlaganfallfolgen). (7.4)
8. Dämisch im Kopfe, als sollte sie umfallen, und das ganze Bad bewegte sich (3. T., 1/4 St. lang; D.). (7.2)
9. Duselig im Kopfe, mit stechendem Kopfweh und Nasenbluten (5. T., 1 1/2 St. lang; C.). (7.2)
10. Sehr starke Kopfbetäubung mit furchtbarem Brausen und als wenn alles zum linken Ohr hinausdrängte (nur vom Sprudel (Dusche, vr), auf den bloßen Kopf gelassen nach 6 Min., 1/4 St. lang; B.). (7.2)
11. Der Kopf ist eingenommen mit einem fortwährenden, meist stechenden Schmerz in der Stirn (56j. Frau). (7.4)

Bewegungen: Zwangsbewegungen, Automatismen, Gesten, Lagen

1. Kopfweh auf der ganzen linken Seite vom Atlas (Träger) an durch die ganze Hälfte des Gehirns bis in die Nase, die Hälfte der Nasenscheidewand, das Auge und den Unterkiefer, als wäre ein messingnes Uhrrad darin, und drehte sich um und um und an jedem Zahne hinge ein Nerv - so zöge es von hinten nach vorn, daß es ihm alle Mal einen Stoß gäbe und er eine Bewegung machen müßte. Er machte auch bei jedem solchen Stoße unwillkürlich eine krampfhafte Bewegung mit den Händen nach dem Kopfe, um ihn zusammenzudrücken (21. T.; 36 St. lang; L.). (7.2)
2. Der Kopf wackelt unwillkürlich hin und her (wie der Perpendikel einer Uhr); er kann ihn, außer im Liegen, keine Minute stillhalten (38j. Mann, Schlaganfallfolgen). (7.4)
3. Beständiges Bewegen des Unterkiefers, als wenn sie auf den Vorderzähnen etwas Hartes kaute (27. T., 54 Stunden lang; I.). (7.2)
4. Furchtbares Bauchkneipen, daß sie sich ganz zusammenkrümmt, mit heftigen Stichen zum Nabel heraus, bei gehörigem Stuhlgange (7. T., 5 St. lang; C.). (7.2)
5. Wenn sie etwas zu sich nimmt, wird ihr übel, sie bekommt eine Art Sodbrennen und es zieht ihr dabei den Magen ganz zusammen, daß sie sich zusammenkrümmen muß (28j. Frau, Amenorrhoe nach Schreck). (7.4)
6. Furchtbares Herzklopfen, daß sie im Wahn, es zu mildern, beide Hände auf das Herz legte (12. T., 5 - 8 Min. lang; K.). (7.2)
7. Er... wirft mit den Türen, daß man glaubt, es rapple bei ihm (er sei verrückt, vr)... (R.). (7.2)

Bewußtlosigkeit, Koma, Stupor

1. Schwindel bis zur Ohnmacht, ohne Bewußtsein (4. T., 12 Min. lang; F.). (7.2)
2. Schwindel, der plötzlich nach Lauten in den Ohren, wie mit Glocken, erfolgt, worauf er bewußtlos ins Wasser fällt; Gesicht kalt und leichenblaß, Herzschlag nicht fühlbar; Erholung nach starkem Frottieren und Bestreichen mit *Sp. Sal. ammoniac. caust.* (N.). (7.2)
3. Nach 1/4 stündigem Baden, heftiges Brummen im ganzen Kopfe. Als er sich nach dem Abwaschen aufrichten wollte, sank er zusammen und strengte nur noch seine ganze Kraft an, um die Klingelschnur zu ziehen, verlor aber in diesem Augenblick das Bewußtsein, und man fand ihn steif ausgestreckt auf dem Boden im Bade liegend; Puls und Herzschlag sehr schwer zu fühlen; nach Besprengen mit kaltem Wasser kam er nach 1 1/2 St. wieder zu sich (Q.). (7.2)
4. Schwindel mit Funken vor den Augen; es wird ihm trübe und immer trüber vor den Augen, und er sinkt endlich bewußtlos zusammen; die rechte Seite nebst Hand und Fuß streckte es ihm ganz steif aus, während die linke Seite beweglich blieb. Nach 10 Min. erhielt er sein volles Bewußtsein wieder, die Steifigkeit der rechten Seite aber dauerte 3 Tage und verschwand dann allmählich, so daß er nach 8 Tagen ganz gesund war (P.). (7.2)
5. Schmerzen in Händen und Füßen zugleich, daß es ihm diese ganz zusammenzog und plötzlich wieder ausstreckte und das Bewußtsein verlorenging, fast wie bei einer Epilepsie (15 Min. lang, am 62. T.; B.). (7.2)
6. Die heftigsten Stiche (in der Stirn) unter starkem Blutdrang nach dem Kopfe, Herzklopfen und Übelkeit bis zur Ohnmacht, letztere dauerte 3/4 St.; beim Öffnen einer Ader kam kein Blut; alle Erweckungsmittel erfolglos. Nach Tragen ins Freie fing er nach 10 Min. selbst wieder an zu atmen (N.). (7.2)

Bosheit, Destruktivität

1. Er... wirft mit den Türen, daß man glaubt, es rapple bei ihm (er sei verrückt, vr)... (R.). (7.2)
2. Sehr boshaft: man darf ihm nicht widersprechen, sonst flucht und schreit er gleich ungemein (da er doch von Natur sehr gutmütig und sanft ist; B.). (7.2)
3. Sein Blick ist düster, und gegen seine Umgebung beträgt er sich sehr hart; es darf ihm niemand im Geringsten widersprechen, es sei mit Recht oder Unrecht. ... Unter der Heilwirkung des Badens wurde der erst so harte und rauhe Mann sanft und herzlich (52j. Mann, Lähmung). (7.4)
4. Er möchte alles erwürgen, so wild ist er. Nur in Gegenwart seines Schwiegersohnes ist er ganz ruhig, und es ist ihm dann, als wenn sich alles in Güte verwandelte (B.). (7.2)
5. Verdrießlich, zänkisch, den ganzen Tag (15. T.; F.). (7.2)
6. Sehr verdrießlich, ärgerlich...; er sucht die Einsamkeit und findet keine Ruhe, wiewohl es ihm (dann) behaglicher ist als in Gesellschaft; er entzieht sich den Liebkosungen seines Kindes und weist diese mit Härte zurück (in der 21.. Woche, 8 Tage lang; F.). (7.2)

Delirium, Wahnsinn

1. Unser Beobachter hat die Bemerkung gemacht, daß sich in Teplitz verhältnismäßig mehr überspannte Ideen finden als an anderen Orten, und in manchen Familien, infolge des übertriebenen Badens, eine Art Wahnsinn vorkommt, der jedoch selten zur Raserei ausartet. (7.2)

Eigensinn

1. Ziemlich eigensinnig (vorbestehender Charakter; 28j. Frau, Amenorrhoe nach Schreck). (7.4)
2. Sehr boshaft: man darf ihm nicht widersprechen, sonst flucht und schreit er gleich ungemein (da er doch von Natur sehr gutmütig und sanft ist; B.). (7.2)
3. Sein Blick ist düster, und gegen seine Umgebung beträgt er sich sehr hart; es darf ihm niemand im Geringsten widersprechen, es sei mit Recht oder Unrecht (52j. Mann, Lähmung). (7.4)
4. Sehr reizbar; man durfte ihr nicht das Geringste sagen, wenn man sie nicht zur Wut reizen wollte (C.). (7.2)

Ekelgefühl

1. Ekel und Erbrechen, ohne Übelkeit; er konnte bald darauf wieder essen (nach Baden und Trinken zugleich, nach Aussetzen des Trinkens verlor es sich; 24. T., 9 Tage lang; F.). (7.2)
2. Abneigung gegen tierische Nahrung (3); gegen Fleisch (5).
3. Sehr wenig Appetit, und meist nur auf Obst, und genießt sie etwas vom Fleisch, so hat sie einen ekelhaften Geschmack (9. T., 15 Tage lang; K.). (7.2)
4. Appetit bloß auf Saures, sonst wäre er, außer Bierkaltschale, etwas zu essen nicht imstande gewesen (25. u. 36. T., 2 St. lang; F.). (7.2)
5. Appetit fehlt ganz; genießt bloß etwas, um ihr Leben zu fristen (56j. Frau, Kreuzschmerz nach Uterusverletzung). (7.4)

Fröhlichkeit, Lachen

1. Ausgelassen lustig (beim 4. Vers. am 17. T., 1/2 T. anhaltend). (1.1)

2. Überaus lustig, bei vielem Lachen, ganz blassem Gesichte und großer Mattigkeit (84. T., 4 T. lang; I., eine von Natur stille und gesetzte Frau; „Diese Beobachtung läßt a priori auf die Heilkraft des Teplitzer Bades gegen den Veitstanz schließen, und die Erfahrung bestätigt diese Vermutung hinlänglich"). (7.2)
3. Stundenlang spricht er kein Wort; auf Augenblicke kann er aber wieder sehr heiter, ja lustig sein (ca. 35j. Mann, Melancholie). (7.4)
4. Gemüt sehr heiter gestimmt, ja, man kann ihn oft lustig nennen (47j. Mann, rheumatische Lähmung). (7.4)
5. Er wurde so heiter, als er nur in seinen allergesündesten Tagen gewesen war (Heilwirkung; ca. 35j. Mann, Melancholie). (7.4)

Furcht

1. Im Kreuz und in den Füßen so gewaltiges Reißen, daß die Kranke fürchtete, rasend zu werden (56j. Frau). (7.4)
2. Andrang des Blutes nach dem Kopfe, daß sie vom Schlag gerührt zu werden fürchtet (d. ganzen Tag). (1.1)
3. Kopfweh, daß sie vom Schlag gerührt zu werden fürchtet und ihrem Dienstmädchen vor plötzlichem Schmerz in die Arme fällt (21. T., 3 Min. lang; I.). (7.2)
4. Der Kopfschmerz wurde so heftig, daß der Leidende eine Gehirnentzündung fürchtete und fast bitter gegen seinen Arzt ward, der ihm ein Medikament dagegen verweigerte. Er fürchtete baldigen Tod (Reaktion auf das Baden; 52j. Mann, Lähmung). (7.4)
5. So heftiger Schwindel, daß er umzufallen fürchtete; dann Rauschen in den Ohren, als wäre er in einer Mühle; er war nicht imstande, sich aufrecht zu erhalten, sondern sank mit vollem Bewußtsein zusammen (N.). (7.2)
6. Schwindel, Ohrensausen, Trübheit vor den Augen; sie mußte sich an jemand halten, weil sie zu fallen befürchtete (15. T., 5 Min. lang; I.). (7.2)
7. Furchtbarer Appetit, die ganze Badezeit hindurch, daß er sich nicht getraute, sich satt zu essen (M.). (7.2)

Gedächtnis

1. Gedächtnisschwäche. (3)
2. Duselig, als wäre er betrunken, und das Gedächtnis verläßt ihn zum ersten Male in seinem Leben (31. T., 1 St. lang; E.). (7.2)
3. Bei Gedächtnisschwäche, eine Empfindung im Kopfe bei Bewegung desselben, als falle etwas von einer Seite zur anderen (8. T.; G.). (7.2)
4. Gedächtnisschwäche so stark, daß er das soeben Gelesene augenblicklich vergaß, und wollte er sich anstrengen, so schlief er ein (jedesmal am Tage des Versuches, nach Baden in verschienenen Bädern; dieses Symptom wurde jeweils durch Gebrauch des Steinbades beseitigt. F.). (7.2)
5. Sein Gedächtnis ist so schwach, daß er nicht vermag, den Inhalt eines eben gelesenen Briefes zu behalten (ca. 45j. Mann, Lähmung nach Apoplexie). (7.4)
6. Gedächtnisschwäche, für das, was man gelesen hat. (5)
7. Ihr Gedächtnis wurde von Tag zu Tag schwächer, so daß sie nach 5 Minuten schon, was sie gesprochen, vergessen hatte, stets eine Stunde lang (mehrere Tage, bei zwei Versuchen; B.). (7.3)
8. Schwindel mit außerordentlicher Gedächtnisschwäche (6. T., 42 St. lang; F.). (7.2)
9. Heftiger Schwindel bis zum Fallen, daß sie sich setzen mußte, mit sehr vielem kaltem Schweiße über den ganzen Körper, der in großen Tropfen auf dem ganzen

Gesicht sichtbar ward; das Denkvermögen war dabei so geschwächt, daß sie z.B. nicht stricken konnte, weil sie wähnte, es vergessen zu haben. Das hielt jedesmal eine Stunde an und kehrte jeden Tag ein- bis zweimal wieder (C.) (7.3)

Gedanken, Denkvermögen

1. Ein dumpfes Kopfweh, mit Unaufgelegtheit zum Denken, in Ruhe und Bewegung (d. ganzen Tag). (1.1)
2. Schlechte Laune (bad spirits) und Abwesenheit von Gedanken. (3)
3. Lautes Sprechen und Abwesenheit von Gedanken. (4) (Übernahmefehler bzgl. obigen Symptoms?? vr)
4. Alle Morgen beim Ankleiden (das sie nicht mehr selbst verrichten konnte) ein Schwinden der Gedanken, daß sie ihrer Mutter die an sie gerichteten Fragen nicht beantworten konnte (22j. Mdch., Lähmung nach Schreck). (7.4)
5. Kopfweh, als wenn alles zur Stirne heraus wollte, mit fliegender Hitze im Gesichte... dabei kann er stundenlang nichts denken und darf auch kein Spiel anfangen, welches Nachdenken erfordert (ca. 35j. Mann, Melancholie). (7.4)
6. Sehr verdrießlich, ärgerlich, nicht aufgelegt zur Arbeit und zu halben Stunden (halbstundenweise, vr) völlig gedankenlos... (in der 21.. Woche, 8 Tage lang; F.). (7.2)

Gesellschaft

1. Sehr verdrießlich, ärgerlich, nicht aufgelegt zur Arbeit und zu halben Stunden (halbstundenweise, vr) völlig gedankenlos; er sucht die Einsamkeit und findet keine Ruhe, wiewohl es ihm (dann) behaglicher ist als in Gesellschaft; er entzieht sich den Liebkosungen seines Kindes und weist diese mit Härte zurück (in der 21. Woche, 8 Tage lang; F.). (7.2)
2. Abneigung gegen Gesellschaft, Gesellschaft verschlechtert. (5)
3. Abneigung gegen Angesprochenwerden. (5)
4. Er sucht Gesellschaft, findet in ihr aber keine Unterhaltung, und so eilt er oft von einem zum anderen, ohne zu wissen, was er will (31. T., 7 T. lang; R.). (7.2)

Gier, Suchtverhalten

1. Gewaltiger Hunger, daß er fast nicht zu sättigen ist (2. T., 14 T. lang; F.). (7.2)
2. Ungeheurer Appetit, so daß sie fast nicht zu sättigen war (beim 5. u. 6. von sechs je 3 Wochen dauernden Versuchen, jeweils die dritte Woche; B). (7.3)
3. Heißhunger, daß er nicht satt werden kann, 22 Tage lang (den 12. T. beim 5. Versuche beginnend; F.). (7.3)
4. Gar kein Appetit die ersten 2 Tage; die folgenden Tage konnte er nicht satt werden (A.). (7.3)
5. Fast nicht zu stillender Appetit; er ißt alle Augenblicke, und kaum ist er mit einer Portion fertig, so möchte er schon eine andere zu sich nehmen (ab dem 16. T., 4 Monate (!) lang; W.). (7.2)
6. Furchtbarer Appetit, die ganze Badezeit hindurch, daß er sich nicht getraute, sich satt zu essen (M.). (7.2)
7. Wolfshunger, rasch gesättigt und von Magenweh gefolgt. (3)
8. Heißhunger, besonders auf Saures (25. T., 6 Tage lang; S.). (7.2)
9. Viel Durst, besonders auf Essigwasser (28j. Frau, Amenorrhoe nach Schreck). (7.4)
10. Die erste Nahrung, auf welche sie Appetit bekam, war Schinken (Heilwirkung; 56j. Frau, Kreuzschmerz und Metrorrhagie nach Uterusverletzung). (7.4)

11. Stechendes Reißen in beiden Knien, sogleich, daß es ihm die Füße zusammenzog; so heftig, daß er sich ungeachtet der Warnungen des Arztes einen Rausch antrank und mit diesem ins Schwitzbad von 38 Grad Réaumur (entspricht etwa 40 Grad Celsius, vr) ging, wo ihn nach 5 Minuten der Schlag traf (L.). (7.2)
12. Heftiger Durst, daß er sich nicht zu lassen weiß, besonders auf Weißbier (9. u. 10. T.; B.). (7.2)

Hast, Eile

1. Er sucht Gesellschaft, findet in ihr aber keine Unterhaltung, und so eilt er oft von einem zum anderen, ohne zu wissen, was er will (31. T., 7 T. lang; R.). (7.2)
2. Sehr verdrießlich; er sprach selten und dann mit einer Hast, als wäre er gereizt worden (80. T., 2 T. lang; B.). (7.2)

Hysterie

1. Hysterische Anfälle (42. T., 3 St. lang; C.). (7.2)
2. Unser Beobachter sah Wunder von Heilungen durch das Bad gelingen an Hysterischen und Hypochondrischen, bei denen die Psora vorwaltete. (7.4)

Launenhaftigkeit

1. Er sucht Gesellschaft, findet in ihr aber keine Unterhaltung, und so eilt er oft von einem zum anderen, ohne zu wissen, was er will (31. T., 7 T. lang; R.). (7.2)
2. Appetit wechselnd; mal großer Hunger, mal kein Appetit. (3)
3. Launenhafter Appetit. (5)

Orientierungsstörungen, Verwirrung

1. Öfterer Schwindel, daß sie stehenbleiben muß, weil alles im Gehen mit ihr geht, wodurch sie ganz irre wird (28. T., 7 - 8 Min. lang; H.). (7.2)
2. Viel Schwindel, daß er oft nicht weiß, wo er ist; im Freien besser (35j. Mann, Syphilis). (7.4)

Reizbarkeit

1. Sehr reizbares Gemüt (vorbestehender Charakter bei einer 56j. Frau, Metrorrhagie). (7.4)
2. Sehr reizbar und oft bis zum Weinen verdrießlich (15. T.; Q.). (7.2)
3. Sehr reizbar, ärgerlich und zu keiner Arbeit aufgelegt, woewohl ihn sonst die größte Freude und das ärgste Unglück nicht erschüttern konnten (F.). (7.2)
4. Reizbarkeit, wenn man angesprochen wird. (5)
5. Bei großer Liebe zum Leben, große Reizbarkeit des Gemüts (ein mit viel Quecksilber mißhandelter Syphilitiker). (7.4)
6. Als der Arzt den Kranken (wohl einen vornehmen Mann, vr) fragte, ob er sich wohl entschließen könne, im Gemeinbade zu baden, das vom Volke sehr stark besucht ward, antwortete er: „Mir ist es gleich, wohin Sie mich schicken, ob in den Himmel oder in die Hölle, unter Banditen oder Priester, wenn es mir nur hilft" (38j. Mann, Schlaganfallfolgen). (7.4)

Ruhelosigkeit

1. Er sieht so verstört aus und gibt niemand Bescheid (antwortet nicht, vr), läuft den ganzen Tag, bald auf sein Zimmer, bald herab, wirft mit den Türen, daß man glaubt, es rapple bei ihm (er sei verrückt, vr), während er vor wenigen Tagen noch ein sehr ruhiges, gelassenes Gemüt zeigte (R.). (7.2)

2. Sehr verdrießlich, ärgerlich, nicht aufgelegt zur Arbeit und zu halben Stunden (halbstundenweise, vr) völlig gedankenlos; er sucht die Einsamkeit und findet keine Ruhe, wiewohl es ihm (dann) behaglicher ist als in Gesellschaft; er entzieht sich den Liebkosungen seines Kindes und weist diese mit Härte zurück (in der 21.. Woche, 8 Tage lang; F.). (7.2)
3. Drei Nächte durch jedesmal sehr unruhiger Schlaf, mit beständigem Umherwerfen im Bette, ohne schwere Träume (A.). (7.3)

Schreck, Auffahren

1. Häufige Zuckungen während des Einschlafens (in the act of falling asleep). (3)
2. Lähmung und Unterdrückung der Menstruation, nach heftigem Erschrecken über einen Hund, den sie für tollwütig hielt (22j. Mdch.); Schwindel, Migräne, Amenorrhoe, nach heftigem Schreck durch Scheuwerden ihrer Kutschpferde (28j. Frau). (7.4)

Schreien

1. Sehr boshaft: man darf ihm nicht widersprechen, sonst flucht und schreit er gleich ungemein (da er doch von Natur sehr gutmütig und sanft ist; B.). (7.2)
2. Die furchtbarsten Schmerzen, die ihn mit Löwenstimme zu brüllen nötigten (47j. Mann, rheumatische Lähmung). (7.4)
3. Heftiges Niesen mit lautem Aufkreischen, nach jedesmaligem Trinken, 3 bis 4 Minuten lang (C.). (7.3)
4. Schmerz im Schultergelenke, welcher von oben bis in die Fingerspitzen so plötzlich und gewaltsam herabfuhr, daß er laut aufschrie (21. T.; G.). (7.2)
5. Im rechten Schultergelenke ein so gewaltiger, immer steigender Schmerz, daß er laut schrie und bat, man möge ihn totschlagen (ab 15. T., 8 Tage lang; durch *Calc.* gebessert; Y.). (7.2)
6. Reißende Schmerzen in den Gelenken des Oberarms, des Ellenbogens und der Handwurzel, daß sie öfters schreien möchte (22j. Mdch., Lähmung nach Schreck). (7.4)
7. Sehr heftige Schmerzen in beiden Händen, besonders in den mittleren Fingergliedern, mit starker Auftreibung derselben. Im Daumen war es oft so heftig, daß er schreien mußte... (6. T., 4 Tage lang, dann nur durch eine aufkommende Zungenlähmung gelindert, nachher aber wieder schlimmer; N.). (7.2)
8. Flüchtige Stiche im Trochanter (coxae), zum Schreien, mit Steifheit des ganzen Fußes (Beins), in verschiedenen Stunden wiederkehrend (27. T., 3 Tage lang; F.). (7.2)
9. Stechender Schmerz in der Ferse, daß er aus vollem Halse schrie, wenn er auftreten sollte; nur bei Bewegung so heftig, in der Ruhe kaum fühlbar (27. T., 4 Tage lang; R.). (7.2)
10. Die Steifheit der Zehen dauerte 18 Tage an, und als sie nachzulassen anfing, was gewöhnlich zuerst in einer Zehe geschah, so entstand ein so heftiges Stechen darin, daß er schreien mußte, und dieser Schmerz kehrte des Tages in der Regel viermal wieder, hielt ein paar Minuten an und verschwand dann plötzlich (O.). (7.2)
11. Der Knabe, ins Bad gesetzt, schreit: „Weh, weh!", kann nach 1/2 St. nicht laufen und deutet unter demselben Geschrei auf die Füße; man muß ihn tragen. Die Lähmung hielt unbehandelt 3 T. an, wurde dann durch *Rhus-t.* behoben (Z). (7.2)
12. Sie bekam ein so heftiges Ziehen in Armen und Beinen, daß sie laut aufschreien mußte, und es platzte in den Gelenken, als wenn sie zerbrochen würden, und statt daß wie bisher die Gliedmaßen krumm standen, waren sie von diesem Augenblick

an steif und gerade; die Kranke dankte Gott mit erhobenen Armen und unter Freudentränen für dieses Wunder (Heilwirkung nach längerer Kur; 22j. Mdch., Lähmung nach Schreck). (7.4)

Sprechen

1. Schiefziehen des Unterkiefers nach der rechten Seite hin und Hemmung der Sprache, bei reißendem Schmerze im Gesichte auf der rechten Seite, von der Stirne bis in den Unterkiefer (3. T., 15 Tage lang; Q.). (7.2)
2. Lähmung des Unterkiefers und ein Ziehschmerz, daß ihr derselbe ganz nach der rechten Seite stand und sie nicht ordentlich sprechen konnte (ab dem 78. T., 39 (!! vr) Tage lang; S.). (7.2)
3. Der Unterkiefer und der rechte Backen zogen sich ganz schief nach der linken Seite hin, was ihn ordentlich zu sprechen hinderte, bei argem Zahnweh (9. T., 14 T. lang; U.). (7.2)
4. Viel Niesen mit dem heftigsten Schnupfen, daß sie kaum vernehmlich sprechen kann (23. T., 4 Tage lang; I.). (7.2)
5. Er spricht kaum vernehmlich und kann den Mund nur wenig öffnen (38j. Mann, Schlaganfallfolgen). (7.4)
6. So schwere Zunge, daß er nur lallen konnte (39. T., 15 Min. lang; F.). (7.2)
7. Schwere der Zunge, wie von Lähmung, daß er nur mit der größten Anstrengung höchst unverständlich sprechen konnte (18. T., 2 St. lang; F.). (7.2)
8. Die Sprache ist sehr erschwert; ob er gleich, was er sagt, gut ausspricht, so scheint es doch öfters, als wolle die Zunge sich nicht recht bewegen lassen (52j. Mann, Lähmung). (7.4)
9. Er kann keinen Laut von sich geben (ca. 45j. Mann, Lähmung nach Apoplexie). (7.4)
10. Spasmodisches Vorstrecken der Zunge mit Unfähigkeit zu sprechen. (3)
11. Nach halbstündigem Baden klagte er über etwas Kopfweh und Schwindel; es wurde ihm schwarz vor Augen, und in diesem Augenblicke sank er zusammen. Alle Teile waren sehr beweglich, nur die Finger und Zehen ganz steif; er hatte die Augen offen und sah beim Herausheben aus dem Wasser die Umstehenden an, konnte aber nicht sprechen... . Nach 4 Min. bekam er seine Sprache erst etwas stotternd, dann aber bald vollkommen wieder. Er sah und wußte alles, was um ihn her vorging... (O.). (7.2)
12. ... Er sah und wußte alles, was um ihn geschah, allein ein Zeichen des Bewußtseins von sich zu geben, war ihm ebenso unmöglich, als auf geschehene Fragen zu antworten. Er hörte, wie einige Bauern sagten: „Das ist ein Flausenmacher, der sich verstellt; laßt ihn liegen." Er empfand bald Übelkeit und mußte sich erbrechen, worauf sich Sprache und Beweglichkeit der Glieder wieder einfanden (1. T., n. 11 Min.; 1/2 St. lang; F.). (7.2)
13. Sehr verdrießlich; er sprach selten und dann mit einer Hast, als wäre er gereizt worden (80. T., 2 T. lang; B.). (7.2)
14. Reizbarkeit, wenn man angesprochen wird. (5)
15. Mag nicht angesprochen werden. (5)
16. Schweigsam, unaufgelegt zum Sprechen (*Allen*). (6) (Beim Vergleich mit (3) nicht bestätigt. vr)
17. Er sieht so verstört aus und gibt niemand Bescheid (antwortet nicht, vr)... (R.). (7.2)
18. Stundenlang spricht er kein Wort; auf Augenblicke kann er aber wieder sehr heiter, ja lustig sein (ca. 35j. Mann, Melancholie). (7.4)
19. Lautes Sprechen und Abwesenheit von Gedanken. (4) (Wohl Übernahmefehler bzgl. eines Symptoms aus (3), siehe *Gedanken*. vr)

Thema „Tod" (Suizidalität etc.)

1. Schwere Krankheit durch Gram über den unerwarteten Tod des Ehemanns. (1.2)
2. Druckschmerz mit Stichen in der Leber, die bis in das Rückgrat fahren, so heftig, daß sie ihr Ende nahe glaubt; die Stiche benehmen ihr den Atem (11. T., 8 St., lang, alle Augenblicke wiederkehrend; K.). (7.2)
3. Im rechten Schultergelenke ein so gewaltiger, immer steigender Schmerz, daß er laut schrie und bat, man möge ihn totschlagen (ab 15. T., 8 Tage lang; durch *Calc.* gebessert; Y.). (7.2)

Traurigkeit, trübe Stimmung

1. Oft sehr düstere, melancholische Gemütsstimmung (A.). (7.3)
2. Sein Blick ist düster, und gegen seine Umgebung beträgt er sich sehr hart... (52j. Mann, Lähmung). (7.4)
3. Sehr traurig, oft bis zu Tränen; er sucht alles wieder gutzumachen und klagt sich wegen seiner vorigen Härte (seines Zorns, vr) selbst an (94. T., 3 Tage lang; B.). (7.2)
4. Gemüt sehr niedergeschlagen, sie möchte immer weinen (82. T., 4 Tage lang; D.). (7.2)

Unbehaglichkeit

1. Es ist ihm durchaus nicht wohl, und doch fühlt er, außer Appetitlosigkeit, keine besonderen Beschwerden (17. T., 4 Tage lang; A.). (7.2)

Unerträglichkeit von Schmerzen oder Empfindungen

1. Kopfweh bis zum Wahnsinn, so daß man sie von der Quelle, wo sie versuchsweise trank, wegführen mußte (etwa 1/2 St. nach dem zweiten Quart). Dieser Zustand dauerte eine Stunde lang an und kehrte des Tages öfters wieder. Nur durch Baden im Steinbade verlor er sich für immer (B.). (7.3)
2. Ziehender Schmerz zum Rasendwerden, daß es ihm den Mund ganz schief nach der rechten Seite zog. Es fing in der Oberlippe an und verbreitete sich rückwärts hinter das rechte Ohr. Dieser Schmerz war nur in den Muskeln, und doch deuchtete es, als legte er sich auf die Knochen der ganzen rechten Gesichtsseite. Der Schmerz hielt 2 T. an (ab dem 42. T.), die Schiefheit des Mundes 8 Tage (F.). (7.2)
3. Augenentzündung mit unerträglichem Brennschmerze (27. T., 4 T. lang; F.). (7.2)
4. Steifheit der linken Hinterhaupts-, Hals- und Nackenmuskeln, die gesamte Halsseite war bewegungsunfähig; beim geringsten Versuch, den Kopf zu drehen, stellten sich unsäglich spannende und reißende Schmerzen ein (ein Mann). (2.3)
5. Heftige Kreuzschmerzen, welche ihr 3 Tage lang das Bett nicht zu verlassen gestatteten; in der Ruhe fühlt sie nichts, aber bei der geringsten Bewegung schmerzt es unerträglich (36. T.; S.). (7.2)
6. Im Kreuz und in den Füßen so gewaltiges Reißen, daß die Kranke fürchtete, rasend zu werden (56j. Frau). (7.4)
7. Unausstehliche Schmerzen im Kreuze und von da in der Schulter. Sie ließen nach, solange er im Bade war, hörte er aber auf zu schwitzen, so stellten sie sich auch allmählich wieder ein und wurden heftiger und heftiger, so daß er sich gar nicht zu lassen wußte. In seiner Angst ließ er sich schröpfen, und sowie das Blut floß, hörte der Schmerz plötzlich auf (2. T.; N.). (7.2)
8. Im rechten Schultergelenke ein so gewaltiger, immer steigender Schmerz, daß er laut schrie und bat, man möge ihn totschlagen (ab 15. T., 8 Tage lang; durch *Calc.* gebessert; Y.). (7.2)

9. Unausstehliches Drücken auf dem Knochen des Oberschenkels mit Kältegefühl, ohne äußere Kälte (43. T., 2 T. lang; W.). (7.2)
10. Öfters reißende Schmerzen, besonders von den Fußsohlen bis in die Knie, daß er rasend werden möchte; nurt bei stürmischem Wetter (47j. Mann, rheumatische Lähmung). (7.4)
11. Furchtbares Ziehen in der Ferse und Achillessehne, durch die ganze Rückseite des linken Fußes bis in die Gelenkhöhle, daß er es nicht zu ertragen glaubte (18. T., 3 St. lang; V.). (7.2)
12. Drückender Schmerz im rechten Fußballen zum Rasendwerden, bei ganz kalten Füßen (62. T., 1/2 St. lang; F.). (7.2)
13. Stechen in der rechten Fußzehe (Großzehe? vr) zum Tollwerden (im 4. Prüfungsmonat, 2 T. lang; E.). (7.2)
14. So heftige Stiche in einzelnen Teilen des Körpers, daß sie es nicht aushalten zu können glaubt; die Schmerzen lassen sich durch Draufschlagen und heftiges Reiben mäßigen (29. T., 8 Tage lang; S.). (7.2)
15. Kleienartiger Ausschlag auf der gesamten Hautoberfläche einschließlich der Kopfhaut, mit unerträglichem Jucken, so daß die Kranke trotz aller Selbstüberwindung stets kratzen und reiben muß (28j. Frau). (2.3)

Verdruß, Mißmut, schlechte Laune

1. Mißlaunig, zänkisch (bei allen 5 Versuchen im Anfange). (1.1)
2. Verdrießlich, zänkisch, den ganzen Tag (15. T.; F.). (7.2)
3. Schlechte Laune (bad spirits) und Abwesenheit von Gedanken. (3)
4. Große Mattigkeit mit Unbehaglichkeit und Verdrießlichkeit (den 13. und 22. Tag; 18 Tage lang; F.). (7.2)
5. Sehr reizbar und oft bis zum Weinen verdrießlich (15. T.; Q.). (7.2)
6. Sehr verdrießlich; er will nur ins Freie und findet auch dort kein Vergnügen (R.). (7.2)

Weinen, Wimmern, Jammern

1. Sehr reizbar und oft bis zum Weinen verdrießlich (15. T.; Q.). (7.2)
2. Weinen, daß man ihn nicht zu trösten vermag (24. T., 5 Tage lang; Q.). (7.2)
3. Sehr traurig, oft bis zu Tränen; er sucht alles wieder gutzumachen und klagt sich wegen seiner vorigen Härte (seines Zorns, vr) selbst an (94. T., 3 Tage lang; B.). (7.2)
4. Sanfte, nachgiebige Gemütsstimmung, weinte sehr oft (22j. Mdch., Lähmung nach Schreck). (7.4)
5. Weint viel über ihren Zustand (36j. Frau, Lähmung, Lungenleiden). (7.4)
6. Gemüt sanft, mit Neigung zum Weinen über diesen traurigen Zustand (seine Krankheit; 35j. Mann, Syphilis). (7.4)
7. Gemüt sehr niedergeschlagen, sie möchte immer weinen (82. T., 4 Tage lang; D.). (7.2)
8. Klopfender Schmerz im Daumen der rechten Hand, als wenn es bei dem Nagel herauswollte, und so heftig, daß er laut wimmert; im Bade hat er Erleichterung (16. T., 71 St. lang; B.). (7.2)
9. Alle Finger an beiden Händen waren zu einer geballten Faust zusammengezogen, und die Knöchel derselben zeigten sich sehr aufgetrieben, unter so schmerzlichem Reißen, daß sie oft in Tränen ausbrach (22j. Mdch., Lähmung nach Schreck). (7.4)
10. Reißende Schmerzen, die im Fersenbein beginnen und bis herauf in den Schenkelkopf steigen, tief im Knochen, daß er oft laut jammert (52j. Mann, Lähmung). (7.4)

Zorn

1. Sehr verdrießliche und ärgerliche Gemütsstimmung, bei großer Lebenslust (56j. Frau, Kreuzschmerz und Metrorrhagie nach Uterusverletzung). (7.4)
2. Sehr boshaft: man darf ihm nicht widersprechen, sonst flucht und schreit er gleich ungemein (da er doch von Natur sehr gutmütig und sanft ist; B.). (7.2)
3. Sehr reizbar und aufgebracht über das Geringste; bald darauf tritt der entgegengesetzte Gemütszustand ein (G.). (7.2)
4. Sehr reizbar; man durfte ihr nicht das Geringste sagen, wenn man sie nicht zur Wut reizen wollte (C.). (7.2)
5. Er möchte alles erwürgen, so wild ist er. Nur in Gegenwart seines Schwiegersohnes ist er ganz ruhig, und es ist ihm dann, als wenn sich alles in Güte verwandelte (B.). (7.2)

ILLUSIONEN

Wahnvorstellungen

1. Unser Beobachter hat die Bemerkung gemacht, daß sich in Teplitz verhältnismäßig mehr überspannte Ideen finden als an anderen Orten, und in manchen Familien, infolge des übertriebenen Badens, eine Art Wahnsinn vorkommt, der jedoch selten zur Raserei ausartet. (7.2)

Sinnestäuschungen

1. Schwindel zum Umfallen; er mußte sich anhalten, und es schien, als wenn alles, was er sah, sich um ihn herum bewegte (1. T., 8 Min. lang; M.). (7.2)
2. Schwindel; es wird ihm grün und gelb vor den Augen, und er fällt rücklings ins Bad (N.). (7.2)
3. Alles, was genossen wird, schmeckt säuerlich, bei Appetitlosigkeit (4. T.; F.). (7.3)
4. Schmerzen im Hinterhaupte, als steckte ein fremder Körper drin, so täuschend, daß sie öfters mit der Hand nachfühlte, ob es nicht so sei (14. T., 8 St. lang; K.). (7.2)

TRÄUME

Ängstlich, bang

1. Schwere Träume voll großer Angst, nach dem Erwachen unmäßiger Schweiß (F.). (7.2)

Angenehm, erfreulich

1. Erfreuliche / fröhliche (joyous) Träume (*Allen*). (6) (Diese Angabe konnte beim Vergleich mit (3) nicht wiedergefunden werden. vr)

Sexuell

1. Gesteigertes Geschlechtsverlangen (beim Manne) mit lebhaften Träumen. (3)

Unangenehm, schwer

1. Unangenehme Träume in der Nacht. (3)
2. Sehr matt und abgeschlagen, wenig Schlaf, sehr schwere Träume (dies brachte nur das Schwefelbad hervor, kein anderes; am 11. T., 6 Tage lang; B.). (7.2)

Unvollständige

1. Träume unvollständig (incompleted). (4)

SCHLAF

Schlaflosigkeit, Einschlafstörung

1. Sehr matt und abgeschlagen, wenig Schlaf, sehr schwere Träume (dies brachte nur das Schwefelbad hervor, kein anderes; am 11. T., 6 Tage lang; B.). (7.2)

Aufwachen, Durchschlafstörung

1. Mangelhafter Schlaf (häufige Folge des Badens bei Kranken). (7.2)
2. Schlaf höchst unruhig (56j. Frau, Kreuzschmerz und Metrorrhagie nach Uterusverletzung). (7.4)
3. Schlaf sehr unruhig und nicht erquickend (35j. Mann, Syphilis). (7.4)
4. Drei Nächte durch jedesmal sehr unruhiger Schlaf, mit beständigem Umherwerfen im Bette, ohne schwere Träume (A.). (7.3)

Schläfrigkeit

1. Schläfrigkeit. (3)
2. Tagesschläfrigkeit. (3)
3. Schwindel, mit vielem Gähnen und Schläfrigkeit, nach 5 Min. langem Baden... (3/4 St. lang; L.). (7.2)
4. Starkes Gähnen und Schläfrigkeit den ganzen Tag, gleich nach dem Baden (3. u. 4. T., 6 Tage lang; F.). (7.2)
5. Gedächtnisschwäche so stark, daß er das soeben Gelesene augenblicklich vergaß, und wollte er sich anstrengen, so schlief er ein (jedesmal am Tage des Versuches, nach Baden in verschienenen Bädern; dieses Symptom wurde jeweils durch Gebrauch des Steinbades beseitigt. F.). (7.2)

SCHWINDEL

Drehschwindel

1. Schwindel, als drehte sich alles im Kreise (3. T., 2 St. lang; F.). (7.2)
2. Schwindel, daß sich alles im Kreise mit ihr dreht, sowie sie sich schnell vom Sitze erhebt; nicht über eine Minute anhaltend, bei Bewegung vergehend (28j. Frau, Amenorrhoe nach Schreck). (7.4)
3. Gewaltiger Schwindel, daß alles mit ihr herumgeht, mit Trübheit vor den Augen (4. T., 1 St. lang; H.). (7.2)
4. Schwindel, mit vielem Gähnen und Schläfrigkeit, nach 5 Min. langem Baden; beim Liegen ging das ganze Bad mit ihm, beim Öffnen der Augen war alles ruhig, nur daß die um ihn und ihm gegenüber liegenden Personen sich noch zu bewegen schienen (3/4 St. lang; L.). (7.2)
5. Schwindel, als würde er plötzlich herumgedreht, daß er nicht wußte, wie ihm geschah; mit Rauschen vor beiden Ohren (19. T., 3 - 4 Min. lang; F.). (7.2)

Ohnmacht, ohnmachtsartiger Schwindel

1. Ohnmachtsschwindel. (2.1)
2. Schwindel mit Vergehen aller Sinne, wie zur Ohnmacht (13. T., 2 Min. lang; F.). (7.2)
3. Schwindel, Ohnmacht und wie Lähmung des rechten Armes und Fußes (1. T.; die Ohnmacht dauerte 10 Min., die Lähmung 38 St.; K.). (7.2)

4. Schwindel bis zur Ohnmacht, im Wasser; beim Herausgehen aus dem Wasser verlor er sich ganz (1. T.; n. 3/4 St., 10 Min. lang; F.). (7.2)
5. Unter Brummen im ganzen Kopfe fällt er in Ohnmacht (n. 1/4 St. langem Baden; Q.). (7.2)

Schwankschwindel

1. Schwindel, als sei er betrunken (A.). (7.3)
2. Schwindel mit schwankendem Gang, wie leicht berauscht. (3)
3. Schwindel 8 Tage lang, als wäre sie halb berauscht; doch konnte sie ihre Geschäfte wie früher dabei verrichten (21. T.; B). (7.3)
4. Schwindel zum Umfallen; er mußte sich anhalten, und es schien, als wenn alles, was er sah, sich um ihn herum bewegte (1. T., 8 Min. lang; M.). (7.2)
5. Dämisch im Kopfe, als sollte sie umfallen, und das ganze Bad bewegte sich (3. T., 1/4 St. lang; D.). (7.2)
6. Schwindel; wenn sie geht, scheinen sich auch alle Häuser zu bewegen. (4)
7. Öfterer Schwindel, daß sie stehenbleiben muß, weil alles im Gehen mit ihr geht, wodurch sie ganz irre wird (28. T., 7 - 8 Min. lang; H.). (7.2)
8. Schwindel, als wenn sich alles hin und her bewegte, mit starkem Ohrensausen (29. T., 12 St. lang; F.). (7.2)
9. Schwindel, wie betrunken. Beim Gehen deuchtet es ihr, als verlöre sie den Boden unter ihren Füßen, beim Sitzen oder Stillstehen vergeht dieses Gefühl (12. T., 1 T. lang; D.). (7.2)
10. Schwindel: sie scheint sich so leicht zu sein, daß sie den Boden nicht berühre, und sieht sie auf den Boden, so dünkt es ihr, so gehe er vor- und rückwärts unter ihr (H.). (7.2)
11. Schwindel zum Umfallen, als sollte ihn der Schlag rühren, mit fürchterlicher Angst; besser in freier Luft (n. 1/4 stündigem Baden; O.). (7.2)
12. So heftiger Schwindel, daß er umzufallen fürchtet; dann Rauschen in den Ohren, als wäre er in einer Mühle; er war nicht imstande, sich aufrecht zu erhalten, sondern sank mit vollem Bewußtsein zusammen. Im Fallen will er sich an seinem Nachbarn festhalten, kann aber keinen Arm bewegen, und die Füße brechen unter ihm zusammen. Zugleich zieht sich dere Unterkiefer krampfhaft nach der rechten Seite, und der Mund wird fest verschlossen. Nach heftigem Reiben kann er nach 3 Min. seine Glieder, bis auf den Mund, wieder brauchen. Der Kinnbackenkrampf wich innerhalb von 48 St. (N.). (7.2)
13. Schwindel, Ohrensausen, Trübheit vor den Augen; sie mußte sich an jemand halten, weil sie zu fallen befürchtete (15. T., 5 Min. lang; I.). (7.2)
14. Schwindel, wie berauscht, mit starker Hinfälligkeit, daß er weder stehen noch gehen kann (1. T., 3/4 St. lang; F.). (7.2)
15. Heftiger Schwindel bis zum Fallen, daß sie sich setzen mußte, mit sehr vielem kaltem Schweiße über den ganzen Körper, der in großen Tropfen auf dem ganzen Gesicht sichtbar ward; das Denkvermögen war dabei so geschwächt, daß sie z.B. nicht stricken konnte, weil sie wähnte, es vergessen zu haben. Das hielt jedesmal eine Stunde an und kehrte jeden Tag ein- bis zweimal wieder (C.) (7.3)
16. Bisweilen plötzlicher Schwindel, daß sie sich schnell setzen oder anhalten muß, mit Trübwerden vor den Augen (36j. Frau, Lähmung, Lungenleiden). (7.4)
17. In der Stirne ein drückender, ganz betäubender Schmerz, mit Neigung zum Vorwärtsfallen (2 T. lang; A.). (7.3)
18. Schwindel; ihm wird grün und gelb vor Augen, und er fällt rücklings ins Bad (N.). (7.2)

KATALEPSIE

1. Beim Hineinsetzen der Füße ins Bad augenblicklich eine stechend brennende Empfindung. Die Haut, welche sich im Wasser befindet, wird so rot wie ein gesottener Krebs, die stechend brennende Empfindung läßt allmählich nach und es entsteht über den ganzen Körper ein triefender Schweiß; der ganze übrige Körper ist blaß, besonders das Gesicht. Allmählich entsteht ein Wohlbehagen, und in diesem verliert sich nach und nach das Bewußtsein. Der Kopf neigt sich langsam auf die Brust, die oberen Gliedmaßen sinken herab, noch im halben Bewußtsein fällt der Körper langsam nach vorn zusammen. Alles,was um ihn her vorgeht, hört der Sinkende genau, aber ein Zeichen von sich zu geben, vermag er nicht. Dies dauert 1/4 bis (selten) 1/2 St. (Beobachtet bei 25 gesunden Personen, im gemeinen Männerbade von 37 Grad Réaumur. 15 andere Individuen hatten von dem gleichen Versuche keine Wirkung. *Stram.* beendigte den Anfall sehr schnell.) (7.2)
2. Nach halbstündigem Baden klagte er über etwas Kopfweh und Schwindel; es wurde ihm schwarz vor Augen, und in diesem Augenblicke sank er zusammen. Alle Teile waren sehr beweglich, nur die Finger und Zehen ganz steif; er hatte die Augen offen und sah beim Herausheben aus dem Wasser die Umstehenden an, konnte aber nicht sprechen... . Nach 4 Min. bekam er seine Sprache erst etwas stotternd, dann aber bald vollkommen wieder. Er sah und wußte alles, was um ihn her vorging... (O.). (7.2)
3. Beim Hineinsetzen ins Wasser bis an den Nabel eine Empfindung, als wenn man sich mit Brennesseln gepeitscht hätte. Diese Empfindung verlor sich allmählich, die Haut wurde zinnoberrot, es brach ein furchtbarer Schweiß im Gesichte aus, das Auge sah starr auf einen Punkt, das Gedächtnis verging, und es deuchtete ihm, als wenn ihn ein Schlaf überfiele. In diesem Augenblicke brachte man ihn aus dem Bade; er sah und wußte alles, was um ihn geschah, allein ein Zeichen des Bewußtseins von sich zu geben, war ihm ebenso unmöglich, als auf geschehene Fragen zu antworten. Er hörte, wie einige Bauern sagten: „Das ist ein Flausenmacher, der sich verstellt; laßt ihn liegen." Er empfand bald Übelkeit und mußte sich erbrechen, worauf sich Sprache und Beweglichkeit der Glieder wieder einfanden (1. T., n. 11 Min.; 1/2 St. lang; F.). (7.2)

KONVULSIONEN

1. Krämpfe verschiedener Art (kommen während der Badekur in Teplitz häufig bei Kranken vor). (7.2)
2. Schmerzen in Händen und Füßen zugleich, daß es ihm diese ganz zusammenzog und plötzlich wieder ausstreckte und das Bewußtsein verlorenging, fast wie bei einer Epilepsie (15 Min. lang, am 62. T.; B.). (7.2)
3. Gegen Abend Reißen in beiden Fußgelenken, daß er nicht auftreten konnte; in der Nacht dann, um 22.30 Uhr, zog es ihm die Füße ganz krumm, zuckte in allen Teilen des Körpers heftig bis gegen 1 Uhr, ließ dann langsam nach und war früh, gegen 9 Uhr, verschwunden (N.). (7.2)
4. Zucken in allen Gliedern, daß es den einen Teil ordentlich in die Höhe warf, bald den einen, bald den anderen Fuß, so auch die Arme und den ganzen Körper, als überfiele ihn ein heftiger Schüttelfrost (30. T.; G.). (7.2)
5. Überaus lustig, bei vielem Lachen, ganz blassem Gesichte und großer Mattigkeit (84. T., 4 T. lang; I., eine von Natur stille und gesetzte Frau; „diese Beobachtung läßt

a priori auf die Heilkraft des Teplitzer Bades gegen den Veitstanz schließen, und die Erfahrung bestätigt diese Vermutung hinlänglich"). (7.2)

6. Er liegt genz steif ausgestreckt, zuckt mit dem rechten Fuße, dann mit der rechten Hand, und es zieht ihm die Augenlider auf. Unter Reiben des ganzen Körpers kommt er nach 1/4 St. wieder zu sich ... (N.). (7.2)
7. Schwindel mit Funken vor den Augen; es wird ihm trübe und immer trüber vor den Augen, und er sinkt endlich bewußtlos zusammen; die rechte Seite nebst Hand und Fuß streckte es ihm ganz steif aus, während die linke Seite beweglich blieb. Nach 10 min. erhielt er sein volles Bewußtsein wieder, die Steifigkeit der rechten Seite aber dauerte 3 Tage und verschwand dann allmählich, so daß er nach 8 Tagen ganz gesund war (P.). (7.2)
8. Im rechten Schultergelenke ein so gewaltiger, immer steigender Schmerz, daß er laut schrie und bat, man möge ihn totschlagen...; den 5. Tag zog sich derselbe im Arme abwärts bis in die Finger, und diese (krümmten sich) so krampfhaft in die hohle Hand hinein, daß keine Gewalt die Hand zu öffnen imstande war (ab 15. T.; durch *Calc.* gebessert; Y.). (7.2)
9. So heftiger Schwindel, daß er umzufallen fürchtet; dann Rauschen in den Ohren, als wäre er in einer Mühle; er war nicht imstande, sich aufrecht zu erhalten, sondern sank mit vollem Bewußtsein zusammen. Im Fallen will er sich an seinem Nachbarn festhalten, kann aber keinen Arm bewegen, und die Füße brechen unter ihm zusammen. Zugleich zieht sich dere Unterkiefer krampfhaft nach der rechten Seite, und der Mund wird fest verschlossen. Nach heftigem Reiben kann er nach 3 Min. seine Glieder, bis auf den Mund, wieder brauchen. Der Kinnbackenkrampf wich innerhalb von 48 St. (N.). (7.2)
10. Krampfhafter Zustand der Zunge, die sie 1/2 Zoll über die Unterlippe vorstreckt, ohne einen Laut von sich geben zu können, bei Trockenheit des Mundes und Geschmack wie faules Holz (29. T.); die Lähmung hielt 4 St. an, dann trat die Zunge plötzlich wieder zurück und das Sprachvermögen war wieder da; der Geschmack hielt 6 T. an (K.). (7.2)

SEXUELLER TRIEB

1. Gesteigertes Geschlechtsverlangen (beim Manne) mit lebhaften Träumen. (3)

MODALITÄTEN, CAUSAE

1. Schwere Krankheit durch Gram über den unerwarteten Tod des Ehemanns. (1.1)
2. Lähmung und Unterdrückung der Menstruation, nach heftigem Erschrecken über einen Hund, den sie für tollwütig hielt (22j. Mdch.); Schwindel, Migräne, Amenorrhoe, nach heftigem Schreck durch Scheuwerden ihrer Kutschpferde (28j. Frau). (7.4)
3. Schlaganfall bei heißem Wetter und nach heftigem Ärger, bei einem Geschäftsmann. (7.4)
4. Metrorrhagie und Kreuzschmerz, jahrzehntelang, seit einer Verletzung im Uterus durch Entfernung der Plazenta mit einer Zange (56j. Frau). (7.4)
5. Paraparese infolge einer schweren Entbindung (30j. Frau); lähmungsartige Schwäche des rechten Beines nach (guter) Abheilung eines Schenkelhalsbruches (35j. Mann); verzögerte Knochenheilung, hypertropher Kallus und Schmerzhaftigkeit der Bruchstelle nach Schienbeinbruch rechts (29j. Mann). (2.3)

6. Arthritis und Bursitis des Knies nach unterdrückter Gonorrhoe (ein 60j. und ein 47j. Mann, beide bekamen unter Ausheilung der Kniebeschwerden den Tripperausfluß wieder). (2.3)
7. Schmerzen in den langen Röhrenknochen bei mit Quecksilber behandelter tertiärer Lues (38j. Mann). (2.3)
8. Stetes Frösteln, selbst in den wärmsten Tagen (36j. Fr., Lähmung, Lungenleiden). (7.4)
9. Öfters reißende Schmerzen, besonders von den Fußsohlen bis in die Knie, daß er rasend werden möchte; nur bei stürmischem Wetter (47j. Mann, rheumatische Lähmung). (7.4)
10. Empfindlichkeit gegenüber Luftzug erhöht. (3)
11. Anhaltende Lumbago mit außerordentlicher Steifheit, durch Erkältung während eines scharfen Rittes (28j. Mann); Unterdrückung der Menses und schlaffe Paraparese, nach Erkältung durch zu langes Schlittschuhlaufen während der Regel (24j. Frau); rechtsseitige Facialisparese nach Entblößung des schweißtriefenden Kopfes in der Zugluft (ein Mann). (2.3)
12. Im Gesichte heftiges Reißen, als stäken Messer im Fleische, was sich stets durch äußere Wärme mildern läßt (8 T. lang, den 14. T.; C.). (7.3) (Viele Symptome bessern sich in der Wärme, vor allem im warmen Wasser des Bades, obwohl sie doch durch das Bad erst hervorgebracht wurden. vr)
13. Die Regel fehlt seit 3 Jahren, aber immer zu der Zeit, wo sie eintreten sollte, befindet sie sich so schlecht von Kopfweh, Schwindel, Übelkeiten und furchtbarem Leibweh, als drängte sich alles durch die Geburtsteile heraus, daß sie 3 - 4 Tage lang nicht das Bett verlassen darf; nur warme Umschläge lindern die Leibschmerzen (28j. Frau, Amenorrhoe nach Schreck). (7.4)
14. Unausstehliche Schmerzen im Kreuze und von da in der Schulter. Sie ließen nach, solange er im Bade war, hörte er aber auf zu schwitzen, so stellten sie sich auch allmählich wieder ein und wurden heftiger und heftiger, so daß er sich gar nicht zu lassen wußte. In seiner Angst ließ er sich schröpfen, und sowie das Blut floß, hörte der Schmerz plötzlich auf (2. T.; N.). (7.2)
15. Nach dem 17. Bad ein so außerordentlicher Schweiß wie noch nie zuvor, und hierauf kehrte allmählich die Sprache zurück (Heilwirkung; ca. 45j. Mann, Lähmung nach Apoplexie). (7.4)
16. Die Besserung erfolgt unter Eintritt von Schweißen, die als modrig, sauer oder stinkend beschrieben werden (mehrere Fälle verschiedenster Erkrankungen); eine Patientin, die vorher selbst auf starke allopathische Diaphoretika nicht mit Schweiß reagiert hatte, „lernte" wieder zu schwitzen. (2.3)
17. Beim Aufwachen, Müdigkeit, Gliederschwere und Verwirrung im Kopf. (3)
18. Öfters plötzliche Gesichtsröte, wie Scharlach, fast täglich in der dritten Nachmittagsstunde (47j. Mann, rheumatische Lähmung). (7.4)
19. Schmerzen in den Oberschenkeln, wie zerschlagen, mit Jucken auf den schmerzhaften Stellen, daß sie die Haut zerreißen möchte...; sechzehn volle Wochen konnte sie das Jucken nicht loswerden und mußte sich alle Abende vor dem Schlafenlegen fast zuschanden kratzen, 2 St. lang (I.). (7.2)
20. Alles am Körper ist wie unterköthig (innerlich geschwürig, vr), sie verträgt keine Berührung (H.). (7.2)
21. Kopfweh, daß er glaubt, es werde ihm den Kopf zersprengen; er drückt ihn mit beiden Händen zusammen, wodurch es sich etwas lindert (5. T., und am 7. Tag weniger heftig wieder; 1 1/2 St. lang; A.). (7.2)

22. Fortwährender Kopfschmerz, wie Kopfgicht, daß sie oft glaubt, der Kopf werde ihr zersprengt; nur durch starkes Binden des Hauptes mit einem Tuche etwas gelindert (28j. Frau, Amenorrhoe nach Schreck). (7.4)
23. So heftige Stiche in einzelnen Teilen des Körpers, daß sie es nicht aushalten zu können glaubt; die Schmerzen lassen sich durch Draufschlagen und heftiges Reiben mäßigen (29. T., 8 Tage lang; S.). (7.2)
24. Heftigster, bohrender Gesichtsschmerz, daß man ihm die Stelle mit einem Flanellappen reiben muß zu einiger Linderung (35j. Mann, Syphilis). (7.4)
25. Sehr matt und hinfällig, bei ganz blassem Gesichte; er möchte immer liegen, weil er im Liegen keine Mattigkeit spürt (52. T., 3 Tage lang; G.). (7.2)
26. Schmerzen durch alle Knochen, als wenn man sie zusammendrückte, doch nur bei Bewegung (4. T., 9 Tage lang; F.). (7.2)
27. Heftige Kreuzschmerzen, welche ihr 3 Tage lang das Bett nicht zu verlassen gestatteten; in der Ruhe fühlt sie nichts, aber bei der geringsten Bewegung schmerzt es unerträglich (36. T.; S.). (7.2)
28. Stechende Schmerzen im Kreuze, die längs der ganzen Wirbelsäule vom Genick bis zu den Lendenwirbeln hinabgehen und auch nicht die mindeste Bewegung zulassen. Man muß ihm selbst das Essen reichen. Sie verschwinden nach 11 Tagen allmählich (15. T.; U.). (7.2)
29. Stechender Schmerz von der linken Achselhöhle bis in die Brustwarze herab, daß er sich nicht bewegen konnte, sondern ganz still halten mußte, so wie er kam (31. T., 8 Tage lang; F.). (7.2)
30. Krampfhaftes Ziehen von der Kniekehle an durch die Wade bis in die Zehen, daß es den ganzen Unterschenkel zusammenzieht und er vor Schmerz sich nicht bewegen kann (18. T., 1/4 St. lang; A.). (7.2)
31. Reißen in der rechten Ferse; er durfte dieselbe nicht mit der leichtesten Hülle bedecken, auch den Fuß gar nicht bewegen, wenn der Schmerz nicht furchtbar erhöht werden sollte (35. T., 10 Tage lang; F.). (7.2)
32. Schlechter Appetit, mit Aufschwulken des Genossenen nach jeder Mahlzeit; durch Tabakrauchen bessert sich's etwas (er pflegt täglich nur eine Pfeife abends bei einem Glas Bier zu rauchen; 17. T., 5 T. lang; F.). (7.2)

AS-IF-EMPFINDUNGEN

Kopf, Augen, Ohren

1. Schwindel zum Umfallen, als sollte ihn der Schlag rühren, mit fürchterlicher Angst; besser in freier Luft (n. 1/4 stündigem Baden; O.). (7.2)
2. Kopfschmerzen wie nach Nachtschwärmerei, täglich einige Male aufhörend und wiederkommend (15. T., 4 T. lang; C.); Kopfweh wie nach einem gestrigen Rausche - ein Pressen und mitunter flüchtige Stiche zwischendurch (6. u. 17. T., 4. St. lang; F.). (7.2)
3. Er ist stets wie duselig im Kopfe, als hätte er etwas Berauschendes getrunken (38j. Mann, Schlaganfallfolgen). (7.4)
4. Schmerzen im Hinterhaupte, als steckte ein fremder Körper drin, so täuschend, daß sie öfters mit der Hand nachfühlte, ob es nicht so sei (14. T., 8 St. lang; K.). (7.2)
5. Bei Gedächtnisschwäche, eine Empfindung im Kopfe bei Bewegung desselben, als falle etwas von einer Seite zur anderen (8. T.; G.). (7.2)
6. Kopfweh auf der ganzen linken Seite vom Atlas (Träger) an durch die ganze Hälfte des Gehirns bis in die Nase, die Hälfte der Nasenscheidewand, das Auge und

den Unterkiefer, als wäre ein messingnes Uhrrad darin, und drehte sich um und um und an jedem Zahne hinge ein Nerv - so zöge es von hinten nach vorn, daß es ihm alle Mal einen Stoß gäbe und er eine Bewegung machen müßte. Er machte auch bei jedem solchen Stoße unwillkürlich eine krampfhafte Bewegung mit den Händen nach dem Kopfe, um ihn zusammenzudrücken (21. T.; 36 St. lang; L.). (7.2)

7. Periodischer Kopfschmerz, der gewöhnlich einen vollen Tag, wohl auch zwei Tage anhält; es ist nicht anders, als wenn man mit den feinsten Schneidewerkzeugen von der linken zur rechten Seite und wieder zurück von der rechten zur linken führe, durch die Schläfen hindurch (ein mit viel Quecksilber mißhandelter Syphilitiker). (7.4)
8. Im Kopfe ein Sausen und Brausen, als wollte es ihr den Kopf entzweisprengen (7. T., 1/2 St. lang; S.). (7.2)
9. Ungeheurer Drang des Blutes nach dem Kopfe, als wolle es ihm den Kopf zersprengen, ohne starke Schmerzen (15. T., das erste aufgetretene Symptom, 3 T. lang; E.). (7.2)
10. Spannend - dehnender Kopfschmerz, als wolle der Kopf platzen. (3)
11. Kopfweh, daß er glaubt, es werde ihm den Kopf zersprengen; er drückt ihn mit beiden Händen zusammen, wodurch es sich etwas lindert (5. T., und am 7. Tag weniger heftig wieder; 1 1/2 St. lang; A.). (7.2)
12. Fortwährender Kopfschmerz, wie Koopfgicht, daß sie oft glaubt, der Kopf werde ihr zersprengt; nur durch starkes Binden des Hauptes mit einem Tuche etwas gelindert (28j. Frau, Amenorrhoe nach Schreck). (7.4)
13. Drückender Kopfschmerz in der Stirne, als würde alles herausgedrückt, gegen Mittag (1. T., 1 St. lang; M.). (7.2)
14. Kopfweh, als wenn alles zur Stirner herauswollte, mit fliegender Hitze im Gesichte (ca. 35j. Mann, Melancholie). (7.4)
15. Ein Drängen im Kopfe, als wollte alles zum rechten Ohre heraus (21. Tag, 5 Tage lang; E.). (7.2)
16. Sehr starke Kopfbetäubung mit furchtbarem Brausen und als wenn alles zum linken Ohr hinausdrängte (nur vom Sprudel (Dusche, vr), auf den bloßen Kopf gelassen nach 6 min., 1/4 St. lang; B.). (7.2)
17. Stechen im ganzen Kopfe, als wollte alles zum Wirbel (Scheitel) hinaus, was beim Draufdrücken etwas nachließ (15. T., 10 Min. lang; F.). (7.2)
18. Kopfweh selten, aber wenn es kommt, dann ist es so wütend, als würde alles zum Wirbel (Scheitel) herausgedrückt, und hält gewöhnlich 2 Tage an (36j. Frau, Lähmung, Lungenleiden). (7.4)
19. Kopfweh in der linken Schläfe, als wäre der Knochen eingedrückt (3. T.; täglich einige Male wiederkehrend; K.). (7.2)
20. Schmerz am Hinterhaupte, als würde es mit den Händen heftig zusammengedrückt (8. T., 2 T. lang; B.). (7.2)
21. Schmerzen oben auf dem Kopfe, so weit die Glatze reicht, wie wenn eine schwere Last darauf läge (11. T., den ganzen Tag über , und am 12. T. bis mittags; F.). (7.2)
22. Auf dem Wirbel (Scheitel) ein Druck, als wenn sie eine Last getragen hätte und eben herabnähme; 3 Tage zu derselben Stunde wiederkehrend und 1/4 St. anhaltend (I.). (7.2)
23. Heftiges Kopfweh im Hinterhaupte, als würde die Haut zusammengezogen und das Haar ausgerauft, in Ruhe und Bewegung gleich; nach dem Erwachen aus der Ohnmacht (n. 1/4 St. langem Baden; Q.). (7.2)
24. Trunkenheitsschwindel mit Trübheit der Augen und einem Schmerze an dem mittle-

ren Teile des Hinterhauptes, als wäre eine Wunde da und die angeklebten Charpiefäden würden losgezogen ((ab dem) 28. T., 5 Tage gleichbleibend, bis zum 8. T. (insgesamt also dem 36. T., vr) allmählich schwindend; F.). (7.2)

25. Leises Zucken im Kopfe, als fiele ein Blutstropfen von oben herab (1., 5., 11., 19. Tag, 4 Min. lang und länger; C.). (7.2)
26. Kopfweh in der linken Schläfe, als führe es plötzlich von außen ins Gehirn hinein, daß er glaubte zusammensinken zu müssen (8. T.; 1 Sekunde dauernd, aber 6 - 8 Mal den Tag wiederkehrend; F.). (7.2)
27. Klopfen in der linken Schläfe von Zeit zu Zeit, wie mit einem Hammer, daß es den ganzen Kopf durchsaust und auf der entgegengesetzten Seite wieder herausfährt (n. 1/4 St. langem Baden; Q.). (7.2)
28. Schwindel, Stechen in der Stirne, als wären Messer übers Kreuz darin, und gleich darauf, ohne viele Übelkeit, ein heftiges Erbrechen (N.). (7.2)
29. Stechender Kopfschmerz, besonders in der Stirne, mit etwas Schwindel...; er konnte sich nicht mehr abtrocknen vor Stechen; beim Bücken besonders war's, als führe ein Messer zur Stirne heraus... (N.). (7.2)
30. Schmerzen in den Haarwurzeln, als würde jede einzeln ausgezogen (9. T., früh beim Erwachen, 3 St. lang; I.). (7.2)
31. Ganz blöde (trübe) Augen, als wäre ein Flor drüber, oft wiederkehrend, 2 - 3 Minuten lang (18. T.; H.). (7.2)
32. Wehtun der Augen, als wäre Sand hineingefallen, dabei viel Wässern derselben, besonders wenn er ins Licht sieht (13. T., 4 T. lang; B.). (7.2)
33. Klopfen im rechten Ohre, wie mit einem Hammer, während sie im Bade saß (1. T., 1 St. lang; V.). (7.2)
34. Klopfen im rechten Ohre, wie mit einem Hammer, wodurch ein Schmerz in dieser ganzen Kopfhälfte entstand (26. T., 3 St. lang; F.). (7.2)
35. Ohrensausen, als wenn eine Biene darin summte, bald im linken, bald im rechten Ohr (1. T., 3 Tage lang; C.). (7.2)
36. Brummen im rechten Ohre, wie von Wespen, öfters wiederkehrend (4. T., 1/4 St. lang; M.). (7.2)
37. Schwindel, der plötzlich nach Lauten in den Ohren, wie mit Glocken, erfolgt, worauf er bewußtlos ins Wasser fällt (N.). (7.2)
38. In den Ohren Rauschen, als säße er bei einem Wasserfalle, daß man stark auf ihn reden mußte, wenn er es verstehen sollte (1. T., abends, 3 St. lang; F.). (7.2)
39. So heftiger Schwindel, daß er umzufallen fürchtete; dann Rauschen in den Ohren, als wäre er in einer Mühle; er war nicht imstande, sich aufrecht zu erhalten, sondern sank mit vollem Bewußtsein zusammen (N.). (7.2)
40. Starkes Ohrensausen, wie wenn man ein Mühlrad gehen hört (5 min. lang). (1.1)
41. Rauschen vor dem linken Ohre, wie von einem Mühlrade, mit Schwerhörigkeit (14. T., 5 St. lang; D.). (7.2)
42. Rauschen im linken Ohre, wie starker Wind (156. T., 7 St. lang; F.). (7.2)
43. Ohrensausen, wie vom Winde; es wurde täglich stärker und am 6. Tage verlor sie das Gehör auf dem rechten, am 13. Tage auf dem linken Ohr; nach 3tägigem Baden. Die Taubheit des rechten Ohres dauerte 56, die des linken Ohres 43 Stunden (T.). (7.2)
44. Im rechten Ohre ein furchtbares Sausen, wie von starkem Sturme, und auf dem linken Ohr fast Taubhörigkeit (35j. Mann, Syphilis). (7.4)
45. Rauschen in beiden Ohren, wie in einem vom Winde bewegten Walde, dessen Gipfel man von weitem rauschen hört, mit Taubhörigkeit auf denselben, 2 - 3 Minuten

lang (kam den Tag öfters wieder, doch nie länger als 2 - 3 Min.; D.). (7.3)

46. Knistern im linken Ohre, als wenn etwas platzte (3 T. lang). (1.1)
47. Plötzliche Taubheit; nach einem Platzen im Ohre war es plötzlich, als läge ein Brett davor, und nach einer halben Stunde ging mit demselben Platzen ebenso plötzlich das Ohr wieder auf; mehrmals (6. T; H.). (7.3)
48. Abstumpfung des Hörens mit Gefühl, als verstopfe etwas die Ohren. (3)
49. Das linke Ohr ist wie verstopft, mit Fauchen darin. als bliese der Wind heraus (29. T., 8 St. lang; F.). (7.2)
50. Schmerz im Inneren des rechten Ohres, wie von einer glühenden Kohle, doch erträglich (41. T., 1 1/2 St. lang; B.) (3)

Gesicht, äußere Nase

1. Reißende Schmerzen öfters im Gesichte, daß dasselbe, sonst so bleich, wie eine feurige Kohle erglüht (36j. Frau, Lähmung, Lungenleiden). (7.4)
2. Gesicht voll großer Blüten, wie bei einem starken Branntweintrinker, besonders auf der Stirn und in der Nase; öfters plötzliche Gesichtsröte, wie Scharlach, fast täglich in der dritten Nachmittagsstunde (47j. Mann, rheumatische Lähmung). (7.4)
3. Im Gesichte heftiges Reißen, als stäken Messer im Fleische, was sich stets durch äußere Wärme mildern läßt (8 T. lang, den 14. T.; C.). (7.3)
4. Klopfender Schmerz in beiden Nasenbeinen, als würden sie von innen nach außen auseinandergetrieben (24. T., 4 Tage lang; B.). (7.2)
5. Ein prellender, zuckender Schmerz, wie von einer starken Ohrfeige (15. T.); auch blieb in der linken Backe ein brennender Schmerz 6 Tage lang zurück (B.). (7.2)

Mund, Zähne

1. Die Zähne vor dem ersten oberen Backenzahn deuchten ihm locker zu sein, wiewohl sie fest stehen, bei vielem Spucken (17. T., 2 T. lang; D.). (7.2)
2. Empfindung, als seien die oberen und unteren Schneidezähne verlängert, mit Unfähigkeit, mit ihnen zu kauen. (3)
3. Die Zähne sind so stumpf, als hätte er saures Obst gegessen (21. T., 8 St. lang; F.). (7.2)
4. Schreckliche Zahnschmerzen, als wenn plötzlich mit einem Glüheisen in alle Zähne zugleich gefahren würde (er hat die besten Zähne und keinen kranken; am 16. u. 42. T., 16 Min. lang; F.). (7.2)
5. Schmerzen im Unterkiefer auf beiden Seiten, in der Gegend der 3 letzten Backenzähne (die Zähne fehlen ihm); es deuchtet ihm, als wolle jemand etwas darin umdrehen; öfter wiederkehrend (21. T., 8 - 10 Min. lang; B.). (7.2)
6. Krampfhafter Zustand der Zunge, die sie 1/2 Zoll über die Unterlippe vorstreckt, ohne einen Laut von sich geben zu können, bei Trockenheit des Mundes und Geschmack wie faules Holz (29. T...; der Geschmack hielt 6 T. an (K.). (7.2)
7. Guter Appetit, doch nach allen Speisen Aufstoßen wie stinkendes Wildbret (42. T., 12 Tage lang; S.). (7.2)
8. Nach jedem Genusse von Speisen garstiges Aufstoßen, wie nach faulem Fleische, mitunter auch wie gesalzen (ein mit viel Quecksilber mißhandelter Syphilitiker). (7.4)
9. Hat keinen Appetit; wenn sie etwas genießt, so schmeckt es süßlich, wie rohes Fleisch (4. T., 8 Tage lang; I.). (7.2)
10. Gewaltiges Aufstoßen, auch außer der Mahlzeit, mit Geschmack wie angebrannte Sahne, brenzlig (10. T., 55 Stunden lang; B.). (7.2)

Hals, Rachen, Ösophagus

1. Stechen im Halse; die Mandeln sind gefallen, das Zäpfchen deuchtet ihr sehr verlängert, und sie fühlt, wie es beim Schlingen sich in die Speiseröhre hinabzieht und zum Brechen reizt (18. T. , 4 T. lang; I.). (7.2)
2. Das Zäpfchen ist so verlängert, daß es beinahe die Zunge berührt und ihr beständig Brechreiz verursacht, ohne daß es zum Erbrechen kommt (30. T., 2 St. lang; E.). (7.3)
3. Magenschmerz; es entsteht ein schmerzhaftes Brennen nach der linken Seite, welches nach der Herzgrube und von da bis in den Hals hinauf steigt, im Halse aber nicht mehr schmerzt, sondern rein brennt, als läge eine glühende Kohle da; vom Trinken kalten Wassers läßt es etwas nach, kommt aber sogleich wieder (29. T., 2 T. lang; F.). (7.2)

Verdauungsorgane

1. Wenig Appetit; er ist ganz voll, als wenn er sich recht satt gegessen hätte (nach Trinken und Baden; 15. T., 6 T. lang; B.). (7.2)
2. Wenn sie nach dem Essen aufsteht, so deuchtet es ihr, als hätte sie viel Wasser im Magen; selbst beim Gehen scheint Wasser darin zu schwappern, was beim Draufdrücken und Bewegen noch hörbarer ist (28. T., 2 Tage hintereinander, jeweils 1/2 St. lang; I.). (7.2)
3. Magenbeschwerden, abwechselnd bald Drücken, bald ein Gefühl von völliger Leerheit und Herabhängen bis zum Nabel, bald wieder Ekel zum Erbrechen (39. T., 9 Tage lang; K.). (7.2)
4. Drücken auf der Herzgrube, wie von einem Steine, mit Atemversetzung (2. T., 3 St. lang; C.). (7.2)
5. Eine Art Magendrücken, als hätte er stets etwas Hartes im Magen liegen; den ganzen Vormittag hindurch (beim 3. u. 5. Versuch; B.). (7.3)
6. Guter Appetit, aber nach jedem Essen ein Drücken im Magen, als wenn er das Unverdaulichste genossen hätte (47j. Mann, rheumatische Lähmung). (7.4)
7. Kollern und Geräusch, als wären Frösche im Leibe, besonders bei Bewegung (diese Prüferin hatte solche Darmgeräusche sonst auch, aber nur in der Ruhe; E.). (7.3)
8. Außerordentlich viele Blähungen, die im Unterleib (Bauch) mit starkem, lautem Gepolter, und als wäre etwas Lebendiges darin, herumgehen (38j. Mann, Schlaganfallfolgen). (7.4)
9. Sehr viele Blähungen von eigener Art; es fängt in der Gegend des Magens an, als wenn etwas herabfiele, setzt dann ab, fällt wieder tiefer, fällt von der linken zur rechten Seite, bis es zum After kommt, und geht dann mit etwas starkem Pressen ab, riecht wie faules Wasser; den Tag sehr oft wiederkehrend (18. T., 2 T. lang; I.). (7.2)
10. Reißen von der Magengegend durch die Gedärme mitten hindurch, als wenn jemand mit einer recht scharfen Bürste durchführe, 2 Tage lang (beim 5. Versuche, am 15. Tage; B.). (7.3)
11. So starke Schmerzen im Unterleibe, daß sie glaubt, es reiße ihr die Eingeweide heraus (38. T., 6 T. lang; D.). (7.2)
12. Auftreibung des Unterleibes, als wenn er zersprengt werden sollte, einige Stunden lang (b. 3. Vers., am 1. T.; B.). (7.3)
13. Auftreibung des Unterleibes (Bauches), als wenn alles entzwei ginge, bei gehöriger Stuhlausleerung und starkem Abgang von Winden (47j. Mann, rheumatische Lähmung). (7.4)

14. Reißen in der Nabelgegend, daß sie glaubt, der Nabel würde herausgedrängt, mit eiskaltem Schweiße über den ganzen Unterleib (Bauch, vr) (13. T., 5 St. lang; K.). (7.2)
15. Stechen in der rechten Seite, wo die Stiche, wie von einer Stricknadel, durch die Leber zum Rücken hinaus fahren, 2 Min. lang (1. T., C.). (7.3)
16. Schmerzen im Unterleibe, in der Gegend des Mastdarms, und es deuchtet ihm, als sollte etwas herausgedrückt werden, doch geht nichts ab, als ein Glied vom Bandwurm (der bei ihm, ohne die geringste Beschwerde zu machen, seit 20 J. abgeht; 12. T., 1/4 St. lang; F.). (7.2)

Urogenitalsystem, Mamma

1. Druckschmerz im linken Hoden, als wenn er gequetscht worden wäre, mit einem Krümmen (Grimmen, vr), daß er kratzen muß, bis Blut kommt; danach heftiges Brennen (28. T., 10 T. lang; F.). (7.2)
2. Auf dem behaarten Teile der Genitalien bis zur Hälfte des männlichen Gliedes ein Beißen, als wäre Salz in eine Wunde gestreut worden (20. T., 8 Tage lang; G.). (7.2)
3. Schmerzen im Unterleibe nach den Geburtsteilen zu, als wollte sich da alles herausdrängen, und es stellte sich zum ersten Male (Menarche, vr) die Regel ein (41. T., 8 Tage lang; D., ein 17j. Mdch.). (7.2)
4. Blutgang (Menorrhagie) mit dem heftigsten Drange nach den Geburtsteilen zu, wie Geburtswehen, 6 volle Tage lang, und an jedem Tage 3 - 4 starke Wehen, die öfters 3 - 4 Min. anhielten und jedes Mal etwas bald schwarzes, bald hellrotes Blut zu Tage förderten (78. T.; I.). (7.2)
5. Die Regel fehlt seit 3 Jahren, aber immer zu der Zeit, wo sie eintreten sollte, befindet sie sich so schlecht von Kopfweh, Schwindel, Übelkeiten und furchtbarem Leibweh, als drängte sich alles durch die Geburtsteile heraus, daß sie 3 - 4 Tage lang nicht das Bett verlassen darf (28j. Frau, Amenorrhoe nach Schreck). (7.4)
6. Auftreibung des Unterleibes, wie im 5. Monate einer Schwangerschaft; sie fühlt eine starke Bewegung, wie sonst im 8. Monate der Gravidität, und weil sie ihre Regel schon länger als 1/2 J. nicht gehabt hat, glaubt sie ernstlich, schwanger zu sein, und traut sich deshalb das Baden nicht fortzusetzen. Auf die feste Versicherung des Gegenteils von Seiten des Arztes badet sie weiter und nun wird der Unterleib täglich größer und die Bewegung stärker. Auf der rechten Seite zieht sich öfter eine große und feste Erhöhung zusammen, dann aber auch ebenso in der linken, wodurch sich in der Mitte des Unterleibes eine tiefe Furche von 2 Zoll hoch über dem Nabel bis zum Schamberge herab bildet, daß man eine Hand hineinlegen kann. Die Bewegung ist täglich fühlbar, nur das gleichzeitige Auftreten der Erhöhungen in beiden Seiten kommt höchstens in 3 - 4 Tagen einmal vor, öfter aber bald in der rechten, bald in der linken Seite (52. T., 44 Tage lang; S., eine 45j. Frau). (7.2)
7. Ausfluß aus der Gebärmutter von einem weißen, dicken Schleime, wie gekochtes Stärkemehl (56. T., 7 Tage lang; K.). (7.2)
8. Feine Stiche, wie von Nadeln, in der rechten Brust. (3)

Atmungsorgane, Herz, äußerer Thorax

1. Bisweilen Pfeifen in der Luftröhre, als wenn sie ganz verschleimt wäre (4. T., 1/2 St. lang; E.). (7.3)
2. Schwere auf der Brust, als wenn sie ersticken sollte; sie mußte das Freie suchen, wo es etwas besser wurde (7. T., 1/4 St. lang; V.). (7.2)

3. Ungeheure Beklemmung auf der Brust, als wenn der Atem alle Augenblicke ausbleiben sollte; dessenungeachtet kann er tief atmen und hat nicht den geringsten Schmerz (beim 3. Versuche, den 20. T., zweimal wiederkehrend und jedesmal 1/2 St. anhaltend; H.). (7.3)
4. Schweres Atmen, als läge eine Last auf der Brust; er konnte fast keinen ordentlichen, scharfen Schritt mehr gehen, bei sehr bleichem Aussehen (18. T., 4 Tage lang; X.). (7.2)
5. Es liegt ihr, ohne Schmerz, wie eine Last auf der Brust (36j. Frau, Lähmung, Lungenleiden). (7.4)
6. Schweres Atmen, als ob eine Last auf der Brust läge, doch ohne Verhinderung des Tiefatmens. (1.1)
7. Atembeklemmung, wie durch starken Blutandrang zur Brust. (3)
8. Stechen auf der Brust, wie mit einem Messer, äußerlich, (welches) das Atemholen nicht verhindert (beim 2. Vers., am 3. T.). (1.1)

Bewegungsapparat

1. Heftigste Schmerzen in Händen und Füßen, als wäre er gebunden (nach Beendigung des Starrkrampfs mit Bewußtlosigkeit; N.). (7.2)
2. Schmerzhaftes Reißen in den Gliedern von oben nach unten, als zöge man mit einer Nadel mehrere Fäden auf einmal durch, drei Tage lang (beim 5. Vers., ab dem 12. T.; E.). (7.3)
3. Schmerzen durch alle Knochen, als wenn man sie zusammendrückte, doch nur bei Bewegung (4. T., 9 Tage lang; F.). (7.2)
4. Furchtbare stechende Schmerzen, die wie ein Blitz durch die Knochen fahren, bald hier, bald dort und keinen Teil verschonend (43. T., 14 Tage lang; F.). (7.2)
5. Ein Schmerz in allen Knochen des Körpers, als wenn jeder einzelne wund wäre (47j. Mann, rheumatische Lähmung). (7.4)
6. Schmerzen in den Muskeln, als wenn eine Henne etwas heraushackte; es zuckt durch den ganzen Körper, öfters den Tag über (35j. Mann, Syphilis). (7.4)
7. Stechen im Genicke, wie mit einem Pfrieme (H.). (7.2)
8. Gefühl, als laufe warmes Wasser den Rücken herunter. (3)
9. Heftiger Rheumatismus der Lendenmuskeln; reißende und ziehende Schmerzen in der Lendengegend, außerordentliche Druckempfindlichkeit; der Rücken war so steif, als wäre er eine unbewegliche Statue (28j. Mann). (2.3)
10. Schmerzen im linken Schulterblatte, als drängte sich da etwas von heftigen Stichen begleitet heraus, öfters auch, als nagte etwas Lebendiges daran (17. u. 53. T., jedesmal 9 Tage lang; L.). (7.2)
11. Zwischen den Schultern und auf beiden Armen ein Schmerz, als wollten sich Ameisen durchfressen (58. T., 39 Tage lang; F.). (3)
12. Schmerz in der Schulter wie von Verrenkung. (3)
13. Kältegefühl in der Schulter, als ob ein kalter Umschlag auf derselben läge. (2.2)
14. Lähmungsgefühl in der Schulter mit bleierner Schwere des gesamten Arms. (3)
15. Schmerz im linken Arme, der vom Schultergelenke anfängt und bis in die drei letzten (ulnaren, vr) Finger herabfährt, wie ein Blitz, und die letzteren ganz steif streckt, während die beiden anderen nichts davon empfinden; dreimal an diesem Tage wiederkehrend und 1 Minute anhaltend (im 3. Prüfungsmonat; E.). (7.2)
16. Sobald die 4 Tage von Unterleibsschmerz vorüber sind, bekommt sie im rechten Arm einen Schmerz, als wäre das Fleisch vom Knochen losgetrennt, mit starker Anschwellung; ein andermal kommt's in einen Fuß, und so wechselt das bereits

zwei Jahre lang, so daß sie selbst nicht begreift, wie sie es so lang hat aushalten können (28j. Frau, Amenorrhoe nach Schreck). (7.4)

17. In der Ellenbogenbeuge ein Gefühl von Zusammenziehen, so daß der Arm nicht vollkommen gestreckt werden kann. (2.2)
18. Heftiges Stechen am linken Ellenbogenknochen, wie von Messern, besonders am Gelenke und meistenteils nach innen hinein (d. 19. T., 6 T. lang). (1.1)
19. Dumpfer Schmerz, mit Kältegefühl in beiden Unterarmen, als blase ein kalter Wind darauf. (3)
20. Der linke Vorderarm ist wie gelähmt, durch Reiben wird es besser. (2.2)
21. Die beiden Hände sind wie steif, so daß sie nichts damit festzuhalten imstande ist; ohne allen Schmerz, wie eine Art Krampf; 1/4 St. lang (beim 4. Versuche, den 14. T., früh). (1.1)
22. Hände und Füße sind ihr so schwer, daß sie gar nichts damit verrichten kann, wie wenn sie geschwollen wären, was doch nicht der Fall ist; 2 Tage lang (b. 5. Vers., am 17. T.). (1.1)
23. Schmerzen in den linken Mittelhandknochen, als würde von denselben mit einem Meißel losgemeißelt, daß er es jedesmal im Gehirn fühlt, wobei die Fingerspitzen in dieser Hand gar kein Gefühl haben (42. T., 8 Tage lang; A.). (7.2)
24. Nach Entzündung im linken Handgelenk blieb die Hand zur Faust geballt, unfähig zu aktiver Streckung der Finger, bei passivem Streckungsversuch schien es fast so, als wären die Sehnen der Fingerbeuger von dickem Eisendrahte (38j. Frau). (2.3)
25. Anschwellen der linken Hand und der zwei ersten Finger mit periodischen Stichen, die wie Blitze von einer Seite zur anderen durchfahren, daß der ganze Arm davon zuckt (28. T., 6 Tage lang; W.). (7.2)
26. Klopfender Schmerz im Daumen der rechten Hand, als wenn es bei dem Nagel herauswollte, und so heftig, daß er laut wimmert; im Bade hat er Erleichterung (16. T., 71 St. lang; B.). (7.2)
27. Stechen in den Fingerspitzen, als wenn lauter Nadeln darin wären; sie konnte nichts anrühren vor Schmerz und war dabei sehr schwach und matt (32. T., 3 Tage lang; C.). (7.2)
28. Schwindel mit Gefühl von Paraplegie. (3)
29. Schmerzen im Hüftgelenke, mit dem Gefühl, als wäre der Fuß (das Bein) zu lang; beim Auftreten scheint ihr der Knochen aus dem Gelenk heraus zu sein, und sie muß hinken oder sich auf etwas stützen, wenn sie gehen will (H.). (7.2)
30. Zertrümmerungsgefühl / Zermalmungsgefühl (crushed feeling) im /am Hüftgelenkkopf. (3)
31. Schmerz im Oberschenkel beim Gehen, als wolle er brechen. (3)
32. Schmerz (aching pain) im Oberschenkel, als sei ein breites Band fest um ihn gebunden. (3)
33. Schmerzen in den Oberschenkeln, als wären sie heftig eingeklemmt, mit kaltem Fußschweiße (17. T., 3 Tage lang, und 31. T., 5 Tage lang; F.). (7.2)
34. Im Oberschenkel das Gefühl, als wäre das Fleisch von den Knochen losgeschlagen (lt. (3): vom Knochen abgehackt). (2.2)
35. Schmerzen in der Mitte des Oberschenkels, als würde er auf dieser Stelle elektrisiert, eine furchtbare Empfindung (32. T., 33 Tage lang (!!); F.). (7.2)
36. Knacken und Platzen der Knie, als wäre alles darin vertrocknet; beim Sitzen oder Liegen schmerzen sie wie wund (60. T., 2 Tage lang; F.). (7.2)

37. Sie bekam ein so heftiges Ziehen in Armen und Beinen, daß sie laut aufschreien mußte, und es platzte in den Gelenken, als wenn sie zerbrochen würden, und statt daß wie bisher die Gliedmaßen krumm standen, waren sie von diesem Augenblick an steif und gerade (Heilwirkung nach längerer Kur; 22j. Mdch., Lähmung nach Schreck). (7.4)
38. Steifheit der Füße und Knie, als wenn man recht steife Stiefel trägt, mit Kälte derselben, daß sie nur im Bade und sonst nirgends zu erwärmen sind (43. T., 6 Tage lang; F.). (7.2)
39. Schmerzen im rechten Fußgelenk, als wäre es stark angeschwollen, besonders beim Auftreten. (3)
40. Im rechten Fuße eine Art Schwäche, daß er ihn nicht aufheben konnte; er mußte ihn völlig schleppen, und es deuchtete ihm eine Zentnerlast daran zu hängen (N.). (7.2)
41. Bleischwere der Füße, daß er Mühe hat, in ordentlichem Schritte zu gehen (im 3. Prüfungsmonat; E.). (7.2)
42. Beide Füße wie gelähmt; sie konnte die Stelle nicht bezeichnen, von welcher dieser Zufall ausging, weil sie jede Bewegung mit den Füßen zu machen vermochte; gleichwohl konnte sie beim Gehen nicht fort (d. 21. T., 3 T. lang; C.). (7.3)
43. Schmerzen im Fersenbeine, tief im Knochen, als würde es auseinandergetrieben (K.). (7.2)
44. Müdigkeit und Brennen in den Fußsohlen, wie nach einem Gewaltmarsch. (3)
45. Schmerz, als wären lauter Stecknadeln in den Fußsohlen; er konnte nicht aufteten und mußte sich tragen lassen, bei sonst vollkommener Gesundheit (49. T., 6 Tage lang; X.). (7.2)
46. Geschwulst aller Zehen mit Purpurröte und Stechen, als wollten sie aufspringen (8. T., 17 Tage lang; F.). (7.2)

Haut

1. Beim Hineinsetzen ins Wasser bis an den Nabel eine Empfindung, als wenn man sich mit Brennesseln gepeitscht hätte (1. T.; F.). (7.2)
2. Die Haut färbt sich im Bade zinnoberrot, bzw. so rot wie ein gekochter Krebs (viele Prüfer). (7.2)
3. Ausschlag (eitrig, mit unerträglichem Gestank) wie große Nadelköpfe über den ganzen Körper, daß selbst das Gesicht nicht frei war. Beim geringsten Kratzen entstand ein furchtbares Brennen, wie von einer glühenden Kohle... (beim 8. Versuche, den 31. Tag, 15 T. lang; F.). (7.2)
4. Die Wunden schmerzen unleidlich und brennen bei jedem Verbandwechsel wie von glühenden Kohlen (ein mit viel Quecksilber mißhandelter Syphilitiker). (7.4)

Allgemeines

1. Ganz übel ist ihm, mit einer Art von Betäubung, wie einem angehenden Tabaksraucher (in den ersten Stunden; A.). (7.3)
2. Schwindel, wie nach einem ausgeschlafenen Rausche, der sich beim Nachhausegehen verlor (3. T.; G.). (7.2)
3. Schwindel, wie betrunken. Beim Gehen deuchtet es ihr, als verlöre sie den Boden unter ihren Füßen, beim Sitzen oder Stillstehen vergeht dieses Gefühl (12. T., 1 T. lang; D.). (7.2)
4. Schwindel: sie scheint sich so leicht zu sein, daß sie den Boden nicht berühre, und sieht sie auf den Boden, so dünkt es ihr, so gehe er vor- und rückwärts unter ihr (H.). (7.2)

5. Klopfende Empfindung durch alle Arterien, wie Hämmern, mit starker Aufteibung der Venen und vielem kalten Schweiße über den ganzen Körper (25. T., 1 St. lang; K.). (7.2)

Typus – Abmagerung bis zum Skelett (mehrere Fälle von Lähmungen). (7.4)

Synonyma – Teplitzer Sole.

Geographie und Geschichte – Teplitz ist eine Stadt in der heutigen Tschechischen Republik, im ehemaligen Böhmen, Kreis Leitmeritz (heute Litomerice). Nördlich von Teplitz liegt das Erzgebirge; das Teplitzer Tal ist Teil des Eger-Bilatales. Entdeckt wurden die Teplitzer Heilquellen der Sage nach etwa im 6. Jahrhundert n. Chr. von Hirten, deren Schweine sie freigewühlt hatten; der adlige Herr derselben beschloß, bei den neuentdeckten Thermen ein Schloß zu bauen, das er Teplitz nannte, weil „teplo" im Böhmischen „warm" heißt. Es gab danach einige Kämpfe um diesen Ort.

Groß nennt mehrere aus demselben Syenit-Porphyrgestein entspringende Badequellen in Teplitz selbst, nämlich die Hauptquelle, die Weiberbadquelle, die Frauenzimmerbad-Quelle der Fürstenbäder, die Sandquelle, die Garten - oder Trinkquelle; ferner die im benachbarten Schönau entspringenden Quellen: die Steinbäder, die Tempelbadquelle, die Wiesenquelle, die gemeine Sandbadquelle, die Schwefelbäder (welche lt. *Groß* gar nicht schwefelhaltig sind) sowie die noch weiter von Teplitz entfernten, zu Schönau gehörigen Schlangenbäder, welche man (wie er schreibt) wohl nach dort häufig vorkommenden Schlangen benannt habe (7.1).

Biologie, Chemie und Physiologie – Das Teplitzer Wasser ist eine konzentrierte alkalische Sole, welche laut einer Analyse aus dem 19. Jhdt. (3) „ in 16 Unzen 2,284 Gramm Natriumcarbonat, 0,433 g Natriumchlorid, 0,130 g Natriumsilicofluorid, 56 mg Natriumjodid, 1mg Natriumphosphat, 0,434 g Kaliumsulfat, 0,105 g Kaliumchlorid, 80 mg Mangancarbonat, 18 mg Lithiumcarbonat, 37 mg Eisencarbonat, 19 mg Strontiumcarbonat, 0,325 g Calciumcarbonat, 53 mg Magnesiumcarbonat, 0,312 g Silikate und 22 mg Alumina enthält". Es überwiegen also die Carbonate. Von besonderem pharmakologischem Interesse dürften der Gehalt an Silicofluorid (das sehr toxisch ist) und Mangan sein. *Groß* erwähnt auch „Selenit" als Bestandteil der Teplitzer Sole (7.1).

In Teplitz und Umgebung kam, wie *Perutz* schreibt, „Rheumatismus" besonders häufig vor, obgleich das Klima dieser Stadt besonders günstig und gleichmäßig ist. Er führte dies auf den damals bei der Bevölkerung, besonders bei den Armen, üblichen Gebrauch der Teplitzer Thermen als bloße Reinigungsbäder zurück (2.2). Der von *Perutz* und *Groß* beschriebene Rheumatismus (2.2, 3, 7.2) zeigt nach heutigem Verständnis vor allem neurologische Symptome. Meniére-artiger und apoplektischer Schwindel, Tremor manuum (7.2), Lähmungen, Lähmungsgefühle und Kontrakturen (2.2, 3) tauchen immer wieder auf. Aber auch gichtische Merkmale (Tophi an den Fingern, Ziegelmehl im Urin) sind häufig, während entzündliche Symptome in der Minderzahl sind. Auch sollen bei den Badenden öfters Schlaganfälle mit darauf folgenden Lähmungen beobachtet worden sein (7.2). An der Haut und den männlichen Geschlechtsteilen erzeugte das Baden Geschwüre, ähnlich denen der Syphilis (7.2). Last not least wurde regelhaft ein „frieselartiger Ausschlag" beobachtet; „er äußert sich am ersten am Halse, dann auf der Brust, im Kreuze, an den Oberschenkeln und Oberarmen, bisweilen trocken, bisweilen nässend, mit beißendem, brennendem Jucken. Nach 8 bis 30 Tagen fällt er in Gestalt kleiner Schuppen ab, öfters aber läßt er auch eiternde Stellen zurück" (7.2).

Teplitz aqua ist von allen Heilwässern am umfassendsten geprüft, und zwar von *Perutz* – allein diese Prüfung findet sich in *Allens* Enzyklopädie wieder, (3) – als auch in viel umfangreicherer Weise von *Groß* (7). Diese letztere Quelle, deren Angaben bisher in *keiner* Arzneimittellehre auch nur annähernd vollständig vertreten sind, war sehr schwer zu bekommen, – die Sächsische Staatsbibliothek Dresden hatte sie zum Glück vorliegen, so daß sie in Mindmat eingearbeitet werden konnten.

Sofern potenziertes *Teplitz aqua* aber doch ebenso wirkt wie das Bad, ist es ein bisher *allein deshalb, weil die Prüfungen nicht zugänglich waren,* vernachlässigtes Polychrest und verspricht ein wichtiges Mittel gegen Hörsturz, M. Meniére (ista crux medicorum, tam allopathicorum quam homoeopathicorum!) und den Schwindel der Hypertoniker zu werden.

Mittelbeziehungen – *Teplitz aqua* ist ein antisyphilitisches Mittel, wie die lanzinierenden Schmerzen und Hauterscheinungen der Prüfer nahelegen (7.2) und die geheilten Fälle bestätigen (7.4).

Komplemente sind nicht bekannt, ebensowenig werden ähnliche oder gut folgende Mittel angegeben. Nach der chemischen Analyse zu urteilen, müßte die Ähnlichkeit mit *Nat-c.* bedeutend sein, doch die Symptome sprechen dagegen. *Sulfur* (Hautsymptome, Besserung durch Ausscheidungen) und die *Salizylate* (M. Meniére) sind *Teplitz aqua* m. E. viel ähnlicher. Die Rücken- und Armschmerzen erinnern mit ihrer Verschlimmerung durch die geringste Bewegung an *Coloc.* und *Bryonia*.

Das geeignetste innerliche Antidot gegen zu starke Wirkungen des Teplitzer Bades ist *Stramonium* (1.3), namentlich gegen Lähmungserscheinungen (7.2); Leber- und Brustschmerzen wurden durch *Acon.* behoben, eine Metrorrhagie durch *Croc.*, ein heftiger Schulterschmerz durch *Calc.*, eine Lähmung der Beine bei einem Kleinkind durch *Rhus-t.*, schlechte Heilhaut mit Geschwürbildung durch *Merc.* (7.2).

Der Gebrauch des „Steinbades" antidotiert unerwünschte Wirkungen des Badens in den anderen Teplitzer Quellen (7.3), was den Rezensenten in (2.1) zu Überlegungen veranlaßte, ob nicht generell unerwünschte Wirkungen einer Arznei durch eine andere Potenzstufe derselben, oder eine chemisch äußerst ähnliche Arznei antidotierbar seien (z.B. *Merc.* durch *Merc-cor.*) – eine Hypothese, die sich späterhin oft bestätigen ließ und nach der heute die Mehrzahl der homöopathischen Ärzte vorgeht, wenn sie es mit chronischen Folgen einer Vergiftung zu tun hat.

Mittelverwechslungen und pharmazeutische Probleme – Diese Symptomensammlung enthält die durch Trinken des oder Baden im Wasser der Teplitzer Heilquellen entstandenen und geheilten Symptome. *Groß* betont sehr, daß die Heilwirkung des Teplitzer Wassers und überhaupt der Heilquellen davon abhänge, daß das Heilwasser genau in dem Zustande gebraucht werde, wie es aus der Erde komme, insbesondere genauso heiß (!), weder abgekühlt noch chemisch verändert oder durch Metallrohre geleitet usw., weil seine Wirkkraft eine immaterielle sei („Brunnengeist" genannt). Selbst das bloß abgekühlte Wasser besitze keine antipsorische Kraft mehr und wirke nur noch hydrotherapeutisch. Aus demselben Grunde gibt er auch keine chemische Analyse des Teplitzer Wassers an und unterscheidet nicht wesentlich zwischen den einzelnen Heilquellen (7.1). Allein der „Steinbad" genannten Quelle schreibt er eine von der der anderen verschiedene Wirkung zu, „es beschwichtigt sehr häufig dringende Zufälle, die der Gebrauch anderer Quellen eben erst veranlaßt hat"; er nennt das Beispiel einer Frau, die durch Baden im Wasser des „Stadtbades" Kopfschmerz bis zum Wahnsinn bekommen hatte, wogegen nichts half, bis sie im „Steinbad" badete, worauf

Heilung erfolgte. Ferner erwähnt er, daß das bewegte Wasser beim Baden wirksamer sei als das unbewegte, und daß das Trinken des heißen unveränderten Teplitzer Wassers weniger heilsam sei als das Bad darin (7.3).

Ob die Wirkungen von Trank und Bad durch Einnahme potenzierter Heilwässer reproduzierbar sind, ist leider fraglich. Ich erlaube mir, die Ausführungen von *Groß* über Teplitz auch auf andere Heilquellen zu beziehen. Er sagt z.B.: „Das Bad wirkt nicht wie ein inneres Medikament" , und eine Fußnote besagt: „Es gälte der Versuch, das Teplitzer Wasser auf unsere Weise zu potenzieren; vielleicht entstände dann wieder ein ganz anders wirkender Heilstoff. – Es könnte auch wohl sein, daß das erkaltete Wasser keine Potenzierung mehr zuließe." (7.1) Die Symptombilder der Heilwässer werfen demnach mehr Fragen auf, als sie beantworten können. Was bleibt, ist der Wunsch, daß die Homöopathenschaft öfter als früher Therapieversuche mit potenzierten Heilwässern machen sollte, daß die Heilwässer aber auch in potenzierter Form am Gesunden geprüft werden sollten, um diese Unklarheiten zu beseitigen, und daß man die Kranken wie in alten Zeiten im natürlichen, unveränderten Wasser der Heilquellen baden ließe, unter Kontrolle von Ärzten, welche die Symptombilder der jeweiligen Quellen kennen und den Verlauf nach *Hahnemanns* Lehre beurteilen können.

Quellen – 1) GSH/ACS/1831/3 (1.1: p (Trinken und Baden), 1.2: k; 1.3: Vorspann); 2) AHZ (2.1: Kurtz/AHZ/1832/10 p/k, 2.2: Perutz/AHZ/1854/17, 18, 19 p/k (Beziehung zum Rheumatismus), 2.3: Perutz/AHZ/1851/11 - 13 k (Fälle)); 3) A1 p (Trinken und Baden; Artikel von Perutz und Hromada in BJH/Bd. 15 (1857)/S. 11, zum Teil sind Angaben enthalten, die sich genauso in (2.2) finden); 4) C1 k; 5) K k; 6) SYS1 k; 7) Groß, G.W: Die Teplitzer Heilquellen in ihren positiven Wirkungen auf den gesunden Menschen und als antipsorisches Heilmittel. Leipzig, C.H. Reclam 1832 (7.1: allgemeine Informationen, 7.2: Prüfungen durch Baden (A.: ein 35j. Mann, B.: ein gesunder 68j. Mann, C.: eine gesunde 28j. Frau, D.: ein 17j. Mdch., E.: ein „robuster Fünfunddreißiger von unverwüstlicher Gesundheit, der nie krank gewesen", F.: der Beobachter selbst, ein gesunder Fünfziger, G.: ein sehr gesunder 40 J. alter Mann, H.: 43j. Frau von sehr guter Gesundheit, J.: die 28j. Gattin des Beobachters, K.: eine 32j. Dame, L.: ein starker 32j. Mann, M.: ein gesunder 38j. Mann, N.: an Wallfahrern beobachtet, die zu Tausenden durch Teplitz ziehen und bei dieser Gelegenheit die heißesten Bäder versuchen, was selten ein Anderer tut; darum sind die an ihnen beobachteten Phänomene die allerstärksten und zuverlässigsten, O.: ein kräftiger 34j. Mann, P.: ein gesunder 42j. Mann, Q.: eine gesunde Mannsperson von 26 J., die ins Schlangenbad Nr. 5 ging, nur um sich abzuwaschen, R.: F. v. K., ein gesunder Mann von 45 J., der nur zum Vergnügen im Schlangenbad badete, S.: eine gesunde 45j. Frau von heiterem Temperament, T.: Sophie E., 26 J. alt, völlig gesund, badete im Schlangenbad, U.: 45j. gesunder Mann, badete im Schlangenbad, V.: gesundes 17j. Mdch., badete im Schlangenbad, W.: gesunder 23j. Mann, badete im Schlangenbad, X.: ein gesunder 28j. Mann, badete im Schlangenbad, Y.: ein gesunder Mann, badete im sog. Schwefelbad, Z. (im Original ohne Buchstabe): ein 2j. Knabe, Sohn des Beobachters), 7.3: Prüfungen durch Trinken (A.: 30j. gesunder Mann, nach 2 1/2 Quart, B.: sehr gesundes 17j. Mdch., die wochenlang jeden Morgen nüchtern 3 Quart trank, C.: 25j. blühend gesunde Frau, Gattin von A., die früh nüchertn 2 Quart trank, D.: 47j. Mann, Vater von B., trank früh nüchtern tgl. 4 Quart, E.: 26j. Frau, Gattin des Beobachters, trank bis über 6 1/2 Quart den Tag über, F.: 32j. gesunder Mann, trank 6 Quart den Tag über, G. ein 22j. Jüngling von sehr roter Gesichtsfarbe, H. 43j. gesunder Mann, trank 5 Quart den Tag über, XX (im Original ohne Buchstabe): Fußnote des Beobachters), 7.4: k (Trinken und Baden)).

Terebinthinae oleum

GEIST UND GEMÜT

Angst

1. Angst. (4.1)
2. Kolik mit lebhafter Bewegung der Gedärme und Meteorismus, nach Wärmegefühl und Kratzen in Rachen und Magen; Angst; Übelkeit, selten Erbrechen. (9)
3. Sehr quälende Angst, mit großer Schwäche beim Zubettgehen (1. T.). (4.2)
4. Etwas Angst, und Gefühl, als würden die Eingeweide ans Rückgrat hingezogen (n. 1 St.); alle Symptome verstärkt, speziell die Angst (n. 2 St.); weiter ansteigend bis zum Abend, um 22.30 Uhr sehr quälende Angst und sinkendes Gefühl im Präkordium; große Schwäche, ... Finger unempfindlich und eingeschlafen; Herzklopfen; spasmodische Kontraktion der Brust- und Halsmuskeln (wie bei Hysterie). (2.2)
5. Gesichtszüge angstvoll, eingeschrumpft und blaß (bei Kolik). (2.15)
6. Erwacht nachts geängstigt / erschreckt (frightened), sieht geisterhaft / geisterbleich (ghastly) aus, schreit, ist nervös (*Cooper*). (12.2)
7. Angst im Bett. (10)

Arbeit (Fleiß, Faulheit, Unfähigkeit zur Arbeit usw.)

1. Plötzlicher und heftiger Appetit nach Raute – wie man sie zerschnitten zum Butterbrote genießt – ob er schon bereits stark gegessen; abends, während emsiger und mit Lust betriebener Kopfarbeit (n. 15 St.). (W.) (1)
2. Gesteigerte Mitteilsamkeit und Leistungsstärke; Selbstüberschätzung. (11)
3. Müdigkeit und Unlust zum Arbeiten (6. T.). (3.3)
4. Faulheitsgefühl. (11)
5. Neigung zum Sitzen. (10)
6. „Alles fällt schwer." (11)
7. Unfähig zu denken oder zu arbeiten (nervöser Kopfschmerz). (9)
8. Obwohl ich mich körperlich nicht angestrengt hatte, machte sich den ganzen Tag über Müdigkeit und Unfähigkeit zu geistiger Arbeit geltend (14. T.). (3.3)
9. Zwei oder drei Tage lang Schwäche, fühlte sich wie zum Ohnmächtigwerden, was ihm die Kraft zur Arbeit raubte. (2.12)
10. Muskelschmerz in der Lendengegend und Müdigkeit im ganzen Körper bis zur Arbeitsunfähigkeit (20. T.). (3.3)
11. Am Nachmittag trat große Müdigkeit auf, so daß völlige Arbeitsunfähigkeit bestand (9. T., Pr. 4). (3.1)
12. Am Abend stellte sich Müdigkeit ein, die nicht auf besondere Arbeit zurückzuführen war (7. T., Pr. 1). (3.2)
13. Zwei bis drei Tage lang ein Zustand von Schwäche und Hinfälligkeit, der zu jeder Arbeit unfähig machte. (15.4)
14. Leistungsrückgang (bei Arbeitern in Terpentinbetrieben; *Kors*); allgemeine Leistungsschwäche. (11)

Benommenheit, wie nicht ausgeschlafen, wie berauscht, betäubt etc.

1. Angegriffenheit des Körpers mit Schwindel und Eingenommenheit des Kopfes (*Pommer*, Hufelands Journal LX. Bd. 5. St. S. 3.). (1)

2. Es ist ihr den anderen Tag taumelig im Kopfe mit Übelkeit und vermindertem Appetite (W.). (1)
3. Dumpf und müde, besser durch reichliche Harnausscheidung. (9)
4. Etliche Stunden leicht berauscht (*Pommer*, a.a.O.). (1)
5. Leichte Betäubung (*Pommer*, a.a.O.). (1)
6. Eingenommener Kopf (*Pommer*, a.a.O.). (1)
7. Benommenheit; Unfähigkeit, die Aufmerksamkeit auf etwas zu richten (Urämie). (12.2)
8. Schwindel- und Trunkenheitsgefühl. (5)
9. Bald nach (Einnahme des Terpentinöls) fühlte er sich verwirrt im Kopf. (2.10)
10. Bei vielen Personen (kommt es zu) einem etwas rauschartigen Zustand. (2.11)
11. Der Hund taumelte sofort wie berauscht, kreuzte die Füße und sabberte stark. (2.17)
12. Ich habe gesehen, daß starke Gaben einen Rauschzustand und zuweilen eine Art Trance erzeugten, welche 24 Std. anhielt, ohne aber irgendwelche negativen Folgezustände zu hinterlassen. (4.1)
13. Die berauschende Wirkung von Wein wurde durch Terpentinöl sehr verstärkt, vor allem der Schwindel. (4.2)

Bewegungen: Zwangsbewegungen, Automatismen, Gesten, Lagen

1. Drang zu vertiefter Einatmung. (11)
2. Im Sopor öffnete er nur beim Schlucken seine Augen und schloß sie sofort danach wieder. (9)
3. Halboffene, nach oben gedrehte oder rollende Augen. (12.1)
4. Konvulsionen und Anurie (suppression of urine) während der Zahnung. Das Kind ist nachts hellwach (wakeful), schreit wie in Schrecken versetzt, blickt starr, ballt die Hände..., Nasebohren (...). (9)
5. Leichtes Delirium, Stupor, Sehnenhüpfen, Durchfall (Typhus). (9)
6. Die Leichtigkeit des Gehens fehlt, die Muskeln erscheinen steif, er geht langsam und vorgebeugt wie ein alter Mann (n. 12 St.). (1)
7. Verlust jeder Bewegungsfähigkeit bei intaktem Sensorium (*Purkinje*). (11)
8. Heftiger und anhaltender Leibschmerz führt dazu, daß die Kranke sich zusammenkrümmt. (4.1)
9. Wärmegefühl am /im Herzen, abends beim Sitzen; muß viel gähnen; mit Wasserzusammenlaufen im Mund. (12.1)

Bewußtlosigkeit, Koma, Stupor

1. Nach leichterem Denken und Geistesklarheit wird er bewußtlos. (9)
2. Bewußtlos, danach unfähig, sich zu konzentrieren. (9)
3. Komatös (4.1); komatöser Zustand (2.4); er geriet innerhalb 1 1/2 St. in einen tief komatösen Zustand, konnte selbst während des Erbrechens nicht wachgehalten werden; 18 St. lang (2.9).
4. Bewußtlosigkeit nach epileptischem Anfall. (2.9)
5. Völlig bewußtlos (n. 3 St.). (4.1)
6. Verfiel immer wieder in kurze Anfälle von Bewußtlosigkeit, war weder tags noch nachts imstande, seine Miktion zu kontrollieren (4j. Mdch., Spätfolge einer Terpentinvergiftung, Heilung durch *Ter. 200*). (22)
7. Die Gehirnwirkung des Terpentinöls kann so weit gehen, daß man es in einem verzweifelten Falle mit Erfolg als Narkotikum bei einer Operation hat brauchen können (*Hirt,* nach einer Mitteilung von *Köhler*). (3.4)

8. Von fürchterlicher präkordialer Oppression und allen Symptomen eines starken Rauschzustandes befallen, kurz nach Ingestion des Öls. Er lag während der ganzen Nacht schweißgebadet, in tiefem Sopor, und erwachte am nächsten Morgen sehr schwach und mit verwirrtem Kopf. (2.5)
9. Betäubung und tiefer Schlaf (Urämie). (9)
10. Stupor. (8)
11. Schläfrig oder stuporös, nach Scharlach (bei Nephritis). (9)
12. Coma uraemicum. (12.2)
13. Komatös; nur durch Schütteln kann er aus dem Stupor erweckt werden, fällt aber sofort wieder in ihn zurück. (9)
14. Soporöser Zustand, lag Tag und Nacht betäubt da, konnte nur mit Mühe auf Fragen antworten, verweigerte jede Nahrung (14j. Junge, nephrotisches Syndrom nach Scharlach, Lungenödem). (15.1)
15. Leichtes Delirium, Stupor, Sehnenhüpfen, Durchfall (Typhus). (9)
16. Tendenz zu Synkopen (nervöser Kopfschmerz). (9)
17. Bei der geringsten Bewegung, auch im Bett, plötzliche Ohnmacht oder Atemnot (59j. Mann, nephrotisches Syndrom). (15.1)

Delirium, Wahnsinn, Raserei

1. Eine mehrere Tage anhaltende Manie (*Payne*, The Edinb. Medical and Surgical Journal No. 73, Octbr. 1822.) (1)
2. Zustand von Trunkenheit mit Aufregung, Toben, Umsichschlagen, bei meist erhaltenem Bewußtsein (*Lewin*). (11)
3. Etwas Delirium, abends (6. T.). (15.5)
4. Delirium bei Sepsis (*Stauffer*). (20)
5. Maniakalische Raserei (ein Mann). (12.2)
6. Delirium tremens (*O. Boericke*). (20)
7. Delirium: mit Brummen; mit Murmeln. (10)
8. Tollwut, Hydrophobie. (10)

Eigensinn

1. Exzentrizität (*T.F. Allen*). (20) (Als exzentrisch bezeichnet man einen Menschen, der seinen eigenen, vielleicht schwer verständlichen Ansichten folgt, ohne sich um die öffentliche Meinung zu kümmern. vr)

Ekelgefühl

1. Als zu Mittag etwas gegessen wurde, trat Ekelgefühl auf (6. T., Prüfer 1). (3.1)
2. Völlige Appetitlosigkeit; zu Mittag konnte nur mit Unbehagen eine geringe Mahlzeit eingenomen werden (4. T., Prüfer 2); der Appetit war andauernd herabgesetzt, so daß nur wenig und mit Widerwillen gegessen wurde (7. T., Prüfer 2). (3.1)
3. Widerwille gegen Fleisch. (7)

Empfindlichkeit (gegen Kritik, schlechte Nachrichten usw.)

1. Überempfindlichkeit: bei Kindern (10); in der Pubertät (*P. Schmidt*). (20)
2. Überempfindlichkeit: im Fieber. (10)
3. Überempfindlichkeit: nach Essen (*Jahr*). (20)
4. Erregung durch Hören schrecklicher Dinge. (10)
5. Leicht beleidigt (*T. F. Allen*). (20)

Erregbarkeit

1. Allgemeine Aufregung ist etwas höchst Seltenes (bei Personen, welche Terpentinöl gegen den Bandwurm einnehmen). (15.3)
2. Ausgeprägte Erregung des Nervensystems. (4.1)
3. Kurzdauernde nervöse Exzitation, gefolgt von einem Erschöpfungszustand. (8)
4. Große Erregung des Gemüts, Furcht vor dem Tode (Enteritis). (9)
5. Psychische Übererregung (*Poincaré*). (11)
6. Schreckliche maniakalische Erregung (maniacal temper), wandert nachts sinnlos umher (*Cooper*). (12.2)
7. Erregung während des Frostes (*Boger/Bönninghausen*) (20); im Schweißstadium (10).
8. Erregung mit Zittern (*Jahr*). (20)
9. Mesmerismus bessert (*Boger / Bönninghausen*). (20)

Fröhlichkeit, Lachen

1. Euphorie. (11)
2. Euphorie (exhilaration) abends. (10)
3. „Gemischte und gehobene Stimmungslage“ (bei Arbeitern in Terpentinbetrieben; *Kors*). (11)
4. Heiterer Erregungszustand mit gehobener Stimmung und guter Laune. (11)
5. Gesteigerte Mitteilsamkeit und Leistungsstärke; Selbstüberschätzung. (11)
6. Lebhaftigkeit (*Boger / Bönninghausen*). (20)

Furcht

1. Deprimiert, furchtsam, besorgt; hat Verlangen nach frischer Luft und Spazierengehen. (8)
2. Große Erregung des Gemüts, Furcht vor dem Tode (Enteritis). (9)
3. Befürchtet einen Schlaganfall, bei Völle und Druck im Kopfe. (12.1)
4. „Es sind seltsame Menschen, mit Druck im Kopf und Furcht vor Epilepsie. Ich bin immer sehr überrascht, wenn ich in der Familie keinen vernünftigen Anhaltspunkt für diese Angst finde, doch ist es eben eine Angst von *Terebinthina*.“ (6)
5. Furcht, eine Brücke zu überqueren (*Vithoulkas*). (19)
6. Schreckliche Dinge, traurige Geschichten ergreifen tief. (10)
7. Mutig (*P. Schmidt*). (20)

Gedächtnis

1. Gutes Gedächtnis. (10)

Gedanken, Denkvermögen

1. Leichtigkeit des Denkens (*Purkinje*, Neue Breslauer Sammlungen. 1. Bd.) (1)
2. Nach leichterem Denken und Geistesklarheit wird er bewußtlos. (9)
3. Bei allen durch Terpentinöl geheilten Epileptikerinnen wurden die geschwächten Geisteskräfte sehr gebessert. (15.3)
4. Gedankenzudrang mit Schlaflosigkeit. (10)
5. Nach dem Eintritt des Terpentinöls in den Organismus entwickelt sich eine Vermin derung der psychischen Leistungsfähigkeit, eine Art von Denkfaulheit und zunehmende Apathie. *Purkinje* bemerkte diese Erscheinung an sich nach Aufnahme von etwa 4 g des Öles auf einmal. (3.4)
6. Unfähig zu denken oder zu arbeiten (nervöser Kopfschmerz). (9)
7. Geistige Erschöpfung. (10)

Gesellschaft

1. Lästig, geht auf die Nerven. (10)
2. Sprechen Anderer verschlechtert. (10)

Gesichtsausdruck

1. Sie sehen immer etwas einfältig oder halb betrunken aus. (6)
2. Gesichtszüge angstvoll, eingeschrumpft und blaß (bei Kolik). (2.15)

Gier, Suchtverhalten

1. Wenn sie krank sind, verspüren sie oftmals großen Hunger und Durst, was einen überrascht. (6)
2. Hunger und Durst, mit Schwäche. (12.1)
3. Giert nach etwas zu trinken (Metritis). (9)
4. Plötzlicher und heftiger Appetit nach Raute – wie man sie zerschnitten zum Butterbrote genießt – ob er schon bereits stark gegessen; abends, während emsiger und mit Lust betriebener Kopfarbeit (n. 15 St.). (W.) (1)
5. Nach einer ausreichenden Mahlzeit, Verlangen, noch mehr zu essen. (12.1)
6. Sie hatte weniger Appetit als gewöhnlich; Speisen, die sie sonst sehr gerne aß, gaben ihr keinen Genuß, und obwohl sie sich über diese Speisen sehr freute, konnte sie doch nur ganz wenig essen. (4.2)

Gleichgültigkeit

1. Gleichgültigkeit. (11)

Hysterie

1. Hysterische Ohnmacht. (10)
2. Hysterie; konnte keinen Teil des Körpers bewegen (*Knerr*). (20)

Konzentration

1. Geist recht unbeständig, Unfähigkeit, die Aufmerksamkeit auf etwas zu fixieren. (2.2)
2. Stumpfheit des Geistes; Unfähigkeit, die Aufmerksamkeit lange auf etwas zu richten (n. 1 St.). (4.2)
3. Bewußtlos, danach unfähig, sich zu konzentrieren. (9)
4. Benommenheit; Unfähigkeit, die Aufmerksamkeit auf etwas zu richten (Urämie). (12.2)
5. Konzentrationsschwierigkeiten. (7)
6. Mangel an Aufmerksamkeit. (11)
7. Zerfahrenheit. (11)

Launenhaftigkeit, Stimmungswechsel

1. Wechselhafte Stimmung (im Fieber, bei einem Kind; *Cooper*). (12.2)

Lesen, Lernen, Schreiben, Studieren

1. Abneigung gegen geistige Arbeit. (10)

Musik, Singen

1. Singen (10); unwillkürlich (10); im Fieber (*Boger / Bönninghausen*) (20).

Reizbarkeit

1. Der Patient blieb (nach dem Koma) einige Tage lang übermäßig nervös und reizbar. (2.9)

2. Ausgeprägte Reizbarkeit, bei Irritation der Hirnhäute, besonders bei zahnenden Kindern. (12.2)
3. Das Kind ist verdrießlich und reizbar (im Fieber; *Cooper*). (12.2)
4. Reizbarkeit, wenn angesprochen. (10)
5. Reizbarkeit: mittags (10); nach dem Mittagessen (10); beim Kopfschmerz (*Jahr*) (20) ; im Froststadium (10); während des Essens (*Jahr*) (20); nach dem Essen (10); beim Reden (10).

Ruhelosigkeit

1. Nach 1/4 St. Ruhelosigkeit, Scharren mit den Vorderhufen (Pferd). (4 St. lang.) (2.18)
2. Ein großes Kaninchen erhielt Terpentin, worauf große Ruhelosigkeit, rasches Atmen und schneller Puls folgten, was nach und nach verging und insges. 2 St. anhielt. (2.19)
3. Bei betäubtem Zustand, unruhig; ungleichmäßiges Atmen, mal schwer, mal beschleunigt, zeitweise unterbrochen, als wolle es aufhören. (9)
4. Große Qual und Unruhe, danach Blutspucken, wodurch sofortige Besserung eintrat. (9)
5. Häufiger Harndrang; sie finden tatsächlich keine Ruhe und bekommen bei jedem Versuch zu urinieren eine Art Krampf. (6)
6. Herumwerfen im Bett. (11)
7. Nächtliche Unruhe. (10)
8. Schreckliche maniakalische Erregung (maniacal temper), wandert nachts sinnlos umher (*Cooper*). (12.2)

Schreck, Auffahren

1. Erwachte mit Schrecken (alarmed), doch unfähig, zu schreien (n. 2 oder 3 St.). (4.1)
2. Erwacht nachts voller Angst / Schrecken (frightened), sieht geisterhaft / geisterbleich (ghastly) aus, schreit, ist nervös (*Cooper*). (12.2)

Schreien

1. Konvulsionen und Anurie (suppression of urine) während der Zahnung. Das Kind ist nachts hellwach (wakeful), schreit wie in Schrecken versetzt, blickt starr, ballt die Hände; Zuckungen an verschiedenen Körperstellen; Nasebohren; trockener, kurzer Husten (...). (9)
2. Außerordentliche Völle und Druck im Kopfe, so daß die Kranke beinahe beständig schrie: mein Kopf, mein Kopf! und man den Schlagfluß befürchtete (Badnische Annalen der ges. Heilkunde, 2. Jahrg. 2. Hft. S. 67.) (1)
3. Anfall von lanzinierenden Schmerzen im Kopf, sie schrie plötzlich auf (9j. Mdch., Scharlachnephritis). (9)
4. Ischialgie; blitzartig schießende Schmerzen von einer Stelle in der Gegend des Sitzbeinhöckers aus; ein unvorhergesehenes Auftreten auf den Fußspitzen erregte bei sonst robusten Männern lautes Aufschreien. (15.1)

Sprechen

1. Erzählen ihrer Symptome verschlechtert. (10)
2. Gesteigerte Mitteilsamkeit und Leistungsstärke; Selbstüberschätzung. (11)
3. Geschwätzigkeit: im Froststadium; im Hitzestadium. (10)
4. Abendliche Geschwätzigkeit (*Knerr*). (20)
5. Geschwätzigkeit, springt rasch von einem Thema zum anderen (*N.M. Choudhuri*). (20)
6. Redet unzusammenhängend (wandering) (*Boger*). (20)

7. Mag nicht angesprochen werden. (10)
8. Sprechen Anderer verschlechtert. (10)
9. Sprechen von unangenehmen Dingen verschlechtert. (10)
10. Soporöser Zustand, lag Tag und Nacht betäubt da, konnte nur mit Mühe auf Fragen antworten, verweigerte jede Nahrung (14j. Junge, nephrotisches Syndrom nach Scharlach, Lungenödem). (15.1)
11. Antwortet zutreffend, aber das Delirium kehrt sofort zurück (*Knerr*). (19) (Lt. der Originalquelle (9) und auch lt. (20) wurde diese Beobachtung nicht bei einem delirierenden, sondern bei einem stuporösen Patienten gemacht. vr)

Thema „Tod“ (Suizidalität etc.)

1. Erwachte sehr kalt und mit einem Gefühl des Sterbens. (14)
2. Lebensmüde (bei nervösem Kopfschmerz). (9)
3. Zwei Personen begingen Suizid durch Erhängen, nachdem sie Stoffe in einem Gemisch von Terpentinöl und Alkohol gewaschen hatten. (12.1)

Traurigkeit, trübe Stimmung

1. Nach 3 1/2 St. lief der Hund langsam umher, sehr erschöpft und traurig, legte sich hin und blieb mehrere Stunden lang liegen. (2.17)
2. Traurigkeit, Depression: vom Kaltwerden. (10)
3. Verzagtheit (bei nervösem Kopfschmerz). (9)
4. Hypochondrie. (9)
5. Deprimiert, furchtsam, besorgt; hat Verlangen nach frischer Luft und Spazierengehen. (8)

Unbehaglichkeit

1. Gegen Abend ein Gefühl von Unbehaglichkeit mit geringen Kopfschmerzen (3.T.). (3.1)

Unerträglichkeit von Schmerzen oder Empfindungen

1. Der kleinste mechanische Reiz rief Bläschenbildung der Haut, Nässen und entsetzliches Jucken hervor (27j. Frau). (16)
2. Der heftige Augenschmerz (bei Ziliarneuralgie) variiert von einem dumpfen, grummelnden, wehen, klopfenden, wunden Schmerz bis zu einem schweren (severe) scharfen Schießen, das den Kranken fast verrückt macht (...). (9)
3. Heftiger rheumatischer Schmerz in den lumbalen Muskeln, erworben durch zu frühes Weglassen seiner warmen Unterwäsche (flannels); Bücken oder Rückenlage unmöglich; Schmerzen scharf, machten Bewegung unerträglich, wenn er sich nicht in aufrechter Haltung befand. (9)

Verdruß, Mißmut, schlechte Laune

1. Das Kind ist verdrießlich und reizbar (im Fieber; *Cooper*). (12.2)
2. Fiebrig, verdrießlich, bricht in Weinen aus, sehr unruhig im Schlaf (ein kleines Mädchen; *Cooper*). (12.2)
3. Unzufrieden (*Stauffer*). (20)

Weinen, Wimmern

1. Fiebrig, verdrießlich, bricht in Weinen aus, sehr unruhig im Schlaf (ein kleines Mädchen; *Cooper*). (12.2)
2. Weinen verschlechtert. (10)
3. Weinen bei Durchfall (*Knerr*). (20)

Zorn

1. Zorn, ausgelöst durch Stimmen von Menschen. (10)
2. „Es wird berichtet (was ich selbst nie ausprobiert habe), daß es ein außergewöhnlich gutes Mittel für Kinder sein soll, die ohne Vorwarnung in Wut geraten.“ (6)
3. Zornesausbrüche (lt. (7) unvermittelte Zornesausbrüche) der Kinder, besonders zahnender Kinder (*Cooper*). (12.2)
4. Heftigkeit (*Gallavardin*). (20)

ILLUSIONEN

Wahnvorstellungen

1. Wahnideen. (11)
2. Halluzinatorische Eindrücke. (8)
3. Wahnidee, in der Luft zu schweben (*Vithoulkas*). (19)
4. Er besteht darauf, daß er schlafe, obwohl er wach ist (*Roberts*). (20)

Sinnestäuschungen

1. Schwarze Punkte und Flecken vor den Augen beim Gehen, Mouches volantes. (11)
2. Hören gestört, die Stimme klingt unnatürlich, mehr im rechten Ohr; Tönen und Summen im linken Ohr wie von einer Seemuschel (d.h, wie wenn man eine solche Muschel ans Ohr hält, um darin „das Meer rauschen zu hören“ – vr); kann nicht sagen, wo die Person sich befindet, welche spricht, außer wenn sie diese sieht. (9)
3. Die eigene Stimme klingt für sie unnatürlich. Sie meinen, irgendetwas sei mit ihrer Stimme merkwürdig, und sie bekommen Klingeln in den Ohren und sagen oft, daß sie die Richtung, aus der ein Geräusch kommt, nicht angeben können. Wenn man ihre Ohren untersucht, ist alles in Ordnung. (6)
4. Klingen und Singen vor den Ohren, als ob Uhren schlügen, 4 Stunden lang zunehmend (n. 6 T.). (W.). (1)
5. Ohrgeräusch wie von einem weit entfernten Wind. (8)
6. Klopfen im Ohr, das im Gehirn widerhallt. (8)
7. Spasmus des Gesichts, der unterm Kinn beginnt, das Gesicht und sogar die Wangenknochen erfaßt, mit nervösem Ziehen in den Wangen; diese Symptome werden vom Prüfer verspürt, doch ohne sichtbare Kontraktion des Gesichts. (4.2)

TRÄUME

Angenehm, erfreulich

1. Angenehme Träume (*Boger / Bönninghausen*). (20)

Alpdrücken

1. Kaum eingeschlafen, wacht er über Alpdrücken wieder auf (W.). (1)
2. Erwachte mit Schrecken (alarmed), doch unfähig, zu schreien (n. 2 oder 3 St.). (4.1)
3. Angstvoller Traum (S.). (1)

Bildlich, symbolisch

1. Träume von Schlangen (*Boger*). (20)

Gedankenanstrengung, mit

1. Träume von geistiger Anstrengung (*Boger / Bönninghausen*). (20)

Indifferent oder nicht näher bezeichnet

1. Die sonst bei ihr habituellen Träume verlieren sich (W.). (1)
2. Viele Träume. (12.1)

SCHLAF

Schlaflosigkeit, Einschlafstörung

1. Kann unter 2 Stunden nicht einschlafen und wirft sich im Bette herum (W.). (1)
2. Schlaflosigkeit, dauernde Aufregung. (15.4)
3. Andauernde Magenschmerzen, auch nachts, so daß trotz bestehender Müdigkeit nur wenig geschlafen wurde (5. bis 7. N., Prüfer 1). (3.1)
4. Trotz des Gefühles allgemeiner Müdigkeit kann man nicht schlafen, ein ähnlicher Zustand, wie er sich bei manchen Individuen nach außergewöhnlicher Anspannung der Körpermuskulatur einstellt und gewöhnlich als Übermüdung bezeichnet wird. (3.4)

Aufwachen, Durchschlafstörung

1. Unruhiger Schlaf, öfteres Aufwachen und Hin-und-Herwerfen des Nachts, über eine Woche lang (W.). (1)
2. Kaum eingeschlafen, wacht er über Alpdrücken wieder auf (W.). (1)
3. Erwacht nachts voller Angst / Schrecken (frightened), sieht geisterhaft / geisterbleich (ghastly) aus, schreit, ist nervös (*Cooper*). (12.2)
4. Schlaf unruhig (8. N.); schlecht (9. u. 10. N.; beides Prüfer 2). (3.1)
5. Erwachte am 8. Krankheitstag um 1 Uhr früh mit stark klopfendem (beating) Schmerz im Auge, besonders am inneren Canthus, der eine Stunde anhielt. (9)

Somnambulismus

1. Somnambulismus. (10)

Schläfrigkeit

1. Ungewöhnliche Schläfrigkeit. (4.1)
2. Ungemeine Schlafsucht (*Purkinje*, a.a. O.) (1); er fand es sehr schwierig, sich wachzuhalten (2.1).
3. Schlafsucht mit Retention des Urins. (12.1)
4. Er wurde sehr schläfrig und fand es sehr schwierig, sich wachzuhalten; der Schlaf am Tage störte die Nachtruhe nicht. (4.2)
5. Schläfrigkeit; sogar mitten in ihren Schmerzen oder beim Erzählen ihrer Symptome können sie einschlafen. (6)
6. Große Müdigkeit und Schläfrigkeit (5. u. 6. T.). (3.1)
7. Müdigkeit und Schläfrigkeit schon am Nachmittag (7. T.; Pr. 2). (3.2)
8. Am Nachmittage abnorme Müdigkeit und Schläfrigkeit, wofür sich keine äußere Ursache heranziehen ließ (3. T.). (3.3)
9. Abends große Müdigkeit und Schläfrigkeit (16. T.). (3.3)
10. Schläfrig abends (1. T.). (4.2)
11. Morgens große Müdigkeit, obwohl ruhig und lange geschlafen wurde. (3.1; 3.2)
12. Am Nachmittag war sie vollständig zerschlagen und mußte sich zum Schlafen niederlegen (1. T., Erstreaktion; 27j. Frau, Ekzem, Pollinosis). (16)
13. Dumpfer Kopfschmerz und ausgeprägtes Schlafbedürfnis. (6)
14. Drückender Kopfschmerz und Schlafbedürfnis. (12.1) (Dublette zu obigem Symptom? vr)

15. Schläfrigkeit (12.1); bei Bronchiolitis der Kinder (12.2).
16. Somnolenz (bei Typhus oder Scharlach). (9)

SCHWINDEL

Ohnmacht, ohnmachtsartiger Schwindel

1. Augenblicklicher, überraschender Schwindel bis zum Umfallen, wobei ihr schwarz wird vor den Augen (nach 6 St., wiederkehrend n. 58 St.). (W.) (1)

Schwankschwindel

1. Fühlte sich beim Umhergehen sehr schwindlig und „sinkend" und ging schwankend. (14)
2. Sie erwachte um 22.40 Uhr mit starkem Kältegefühl und wie zum Sterben; stand auf und ging im Zimmer umher, war aber sehr taumelig und hinfällig und schwankte beim Gehen. (15.5)
3. Allgemeiner Rauschzustand mit taumelndem Gang. (11)
4. Gefühl, als werde er beim Gehen vorwärts auf sein Gesicht fallen (Nephritis). (9)

Ataxie

1. Allgemeiner Verlust der Kraft, zitternde Hände, ... etwas schwankender Gang (n. 1 1/2 St., bis Mittag). (2.3)
2. Wenn er stillzustehen versuchte, schwankte er umher. (4.1)
3. Er konnte nicht auf seinen Füßen stehen, ohne von einer Seite zur anderen zu schwanken. (2.5)
4. Er hatte, wenn er zu schreiben versuchte, keine Kontrolle über Hand und Arm. Er stand und ging sehr breitbeinig. Zwei Jahre lang konnte er nicht reiten. Beim An- und Ausziehen schwankte sein Körper vor- und rückwärts, obwohl er sehr breitbeinig stand. (2.13)
5. Die Leichtigkeit des Gehens fehlt, die Muskeln erscheinen steif, er geht langsam und vorgebeugt wie ein alter Mann (n. 12 St.). (1)
6. Gestörter Gleichgewichtssinn. (7)

KONVULSIONEN

1. (Nach Ingestion einer großen Menge) wurde sie tot aufgefunden, ihr Körper in starrem Opisthotonus, Augen geöffnet, Pupillen erweitert. (2.1)
2. Unempfindlich, kalt und etwas krampfend (Säugling, 1 St. n. Ingestion). (2.1)
3. Ein 3j. Junge trank „Kamphin", welches fast identisch mit Terpentin ist. Nach 1 1/2 St. befand er sich in einem Zustand tiefen Komas, Augen injiziert und mit Einblutungen, Pupillen erweitert, Puls 130, Haut trocken und heiß, Mund und Rachen trocken und rissig, Gesichtszüge etwas verkrampft und ängstlich, Atmung beschleunigt. Die Bauchmuskeln waren sehr hart kontrahiert, und er lag gekrümmt da, die Arme fest gebeugt und aufs Abdomen gepreßt. (2.1)
4. Er empfand nach 1/2 Std. Stuhldrang, und als er aufstand, um zu Stuhle zu gehen, fiel er rücklings hin und wurde von Krämpfen befallen. Diesen folgte rasch ein schwerer epileptischer Anfall, welcher 30 Minuten anhielt und ihn bewußtlos zurückließ. Im Laufe des Tages erlitt er 3 weitere Anfälle, und während der folgenden Nacht litt er an ständigen Krämpfen und Zuckungen. (2.1)
5. Zuckungen, vor allem in den Armen (*Lewin*). (11)

6. Nach äußerlicher Applikation von Terpentinöl auf wunde Füße, Zustand wie bei Tollwut. Die Patientin bekam Krämpfe, sobald sie Wasser sah oder laufen hörte, wenn sie einen glänzenden Gegenstand sah und bei jedem Versuch, Urin zu lassen (durch *Canth.* behoben; *Lippe*). (12.1)
7. Durch Einatmen von Terpentindämpfen, Spasmus des Gesichts, unter dem Kinn beginnend, sich das Gesicht hoch auf die Wangen ausweitend, mit nervösem Ziehen in den Wangen; rein subjektiv, von außen ist dem Gesicht nichts anzusehen. (2.1)
8. Das Tier lief sofort ein paar Schritte, fiel hin, schrie laut und fiel in einen tetanischen Krampfanfall; starb nach 3 Minuten. (2.16)
9. Trismus, Zuckungen der Glieder (Versuchstiere). (11)
10. Tetanische Krämpfe; Kieferklemme. (9)
11. Chorea (*Cooper*). (12.2)
12. Konvulsionen und Anurie (suppression of urine) während der Zahnung. Das Kind ist nachts hellwach (wakeful), schreit wie in Schrecken versetzt, blickt starr, ballt die Hände; Zuckungen an verschiedenen Körperstellen; Nasebohren; trockener, kurzer Husten (...). (9)
13. Drücken auf die Blasengegend verursacht Konvulsionen. (9)
14. Urämische Krämpfe bei Albuminurie, mit großer Erschöpfung; puerperale Konvulsionen durch Urämie. (9)
15. Krämpfe bei Wurmleiden. (9)
16. Epilepsie. (9)
17. Heilte Epilepsie bei einigen Frauen mit Regelstörungen („schlechtgeregelte" Frauen) und Verstopfung. (15.3)

SEXUELLER TRIEB

1. Nachts eine Pollution (d. 1. T.) (S.). (1)
2. Erektionen. (11)
3. Ständiger Priapismus, während des Komas. (2.9)
4. Erotomanie. (8)
5. Erschwerte Erektion. (8)

MODALITÄTEN, CAUSAE

1. Schlimmer durch Beschäftigung mit geistiger Arbeit, dumpfes Drücken oberhalb des linken Auges. (9)
2. Sprechen Anderer verschlechtert. (10)
3. Sprechen von unangenehmen Dingen verschlechtert; Erzählen ihrer Symptome verschlechtert. (10)
4. Viele Symptome zeigen Abendverschlimmerung: abends Unbehagen; vor dem Schlafengehen anfallsweise Steigerung der Magenschmerzen und zweimaliges Erbrechen; abends Fieber und Schüttelfrost; Kopfschmerzen und Müdigkeit abends sehr intensiv; Appetit abends sehr herabgesetzt. (3.1)
5. Während des Einatmens der Dämpfe nur ein wenig Kopfschmerz; ausgesprochene Wirkungen begannen sich erst während der Nacht zur gewöhnlichen Schlafstunde einzustellen. (15.4)
6. Nachts schlimmer. (7)
7. Verschlimmerung durch Feuchtigkeit und Kälte. (7)

8. Durchfälle oder Nierenaffektionen schlimmer durch Leben in dunklen, feuchten Kellerräumen. (9)
9. Die Erkrankungen (durch Terpentin behobene Neuralgien) fielen alle in den Winter oder doch in die kalte Jahreszeit. Als Veranlassung wurden wiederholt angegeben: plötzlich unterdrückter Schweiß, Durchnässung, feuchte Wohnung. (15.3)
10. Jährlich wiederkehrender sero-purulenter Ausfluß aus der Urethra; kalt Trinken nach Erhitzung scheint der Auslöser zu sein. (9)
11. Frostbeulen mit extremem Jucken und pulsierenden Schmerzen (*W. Boericke*). (19)
12. Das ozonisierte Terpentinöl soll (in Gaben von ein paar Tropfen am Tag auf Zucker) ein Prophylaktikum gegen Malaria und „afrikanische Fieber“ sein (*Hering*). (12.2)
13. Blaue Flecken durch jede Kleinigkeit. (7)
14. Nierenverletzungen durch Sturz. (9)
15. Blutung oder Hämaturie, nach einer Schnittverletzung oder Zahnextraktion. (9)
16. Uterusleiden (traumatisches Erysipel) nach Tragen von Pessaren. (9)
17. Puerperalperitonitis durch Schnüren (tight-lacing) (lt. (9): bei Uterustumor). (12.2) (Das Tragen enger Korsetts war eine Unsitte des 18. und 19. Jahrhunderts, welche unzählige organische Dauerschäden verursacht hat. Ob es „Peritonitis durch Schnüren“ gibt, bezweifle ich jedoch sehr. Ein Tumor (9) erklärt eine Peritonitis schon eher. vr)
18. Amblyopia potatorum, bei einem 37j. Mann, der über 10 J. lang schwer getrunken hatte. (9)
19. Der Terpentin-Rauschzustand wird durch Alkohol verschlimmert und umgekehrt. (11)
20. Lautes Sprechen tut sehr weh (in den Ohren, vr). (7)
21. Frühstück wurde gut vertragen, während das Mittagbrot Schmerzen in der Magengegend hervorrief (11. T.). (3.1)
22. Druck in den Nieren, wenn sie sich setzen; immer sofort erleichtert durch Umhergehen. (6)
23. Besserung durch Bewegung und Bücken. (7)
24. Urtikaria nach Verzehr von Schalentieren (*Boger*). (19)
25. Berührung einer Katze bewirkte an den Berührungsstellen der Haut gerötete, juckende Flecken „wie von Brennesseln“. Kurzer Aufenthalt einer Katze im Zimmer machte Schnupfen und Rötung der Augenbindehäute. Exposition zu kleinen Mengen Terpentinöl (z.B. in Bodenwachs) verursachte heftige Ekzemschübe. Im epikutanen Allergietest starke Reaktion auf Terpentinersatz und Perubalsam. Zusätzlich bestand Pollinosis (27j. Frau; auf *Ol. tereb. sulfuratum* D30 völlige Ausheilung der allergischen Diathese!). (16)
26. Der kleinste mechanische Reiz rief Bläschenbildung der Haut, Nässen und entsetzliches Jucken hervor (27j. Frau). (16)

AS-IF-EMPFINDUNGEN

Kopf, Augen, Ohren

1. Druck und Völle im Kopf wie bei drohendem Schlagfluß. (2.6)
2. Manchmal haben sie das Gefühl, als hätten sie ein enges Band um den Kopf herum. (6)
3. Ein Stich in der Stirn wie von einem Messer. (9)
4. Scharfe schießende (darting) Schmerzen von oberhalb des rechten Auges durchs Auge hinunter und Gefühl, als werde mit Gewalt Sand in das Auge geworfen. (9)

Mund, Hals, Rachen, Ösophagus

1. Schmerzen im Rachen wie gekniffen (as from pinchings), mit leblosem Gefühl in der Zunge und Mundtrockenheit (von Terpentindämpfen; *Cooper*). (12.1)
2. Zahnfleisch abgelöst, leicht blutend, mit Schmerz wie von einer brennenden Wunde, jeden Morgen (12.1)
3. Die Zunge sieht aus wie ihrer Papillen beraubt, wie glasiert oder gefirnißt. (9)
4. Zunge trocken, sah aus, als sei sie in der Mitte mit einem heißen Eisen versengt worden (Enteritis). (9)

Verdauungsorgane

1. Lästiges Aufstoßen mit Geruch wie von Ölfarbe oder wie von einem frisch gestrichenen Zimmer (ab 1. T., bei mehreren Prüfern). (3.1)
2. Nach dem Essen, Drücken in der Herzgrube, wie wenn man die Speisen zu hastig verschluckt hat (W.). (1)
3. Es ist ihm, als habe er eine kleine Kugel verschluckt, die in der Herzgrube sitzen geblieben sei (W.). (1)
4. Vollsein des Unterleibes, als ob man zu viel gegessen habe (W.). (1)
5. Gefühl von Aufgetriebenheit des Unterleibes, als ob einen die Winde recht plagten, und man bald zur Ruhe gehen müßte (n. 3/4 St.). (W.). (1)
6. Auftreibung des Unterleibes, als ob man auflösende Salze genommen oder Bitterwasser und dgl. getrunken hätte (W.). (1)
7. Er fühlt beim Liegen nach Tische die Nabelgegend eingezogen, kalt, gleich als ob da von außen eine runde kalte Platte angedrückt würde (W.). (1)
8. Etwas Angst, und Gefühl, als würden die Eingeweide ans Rückgrat hingezogen (n. 1 St.); alle Symptome verstärkt, speziell die Angst (n. 2 St.); weiter ansteigend bis zum Abend, um 22.30 Uhr sehr quälende Angst und sinkendes Gefühl im Präkordium... (2.2)
9. Gefühl von Kälte im Unterleibe, als ob er unbedeckt, entblößt sei, nach dem Mittagessen (W.). (1)
10. Bauch enorm aufgetrieben, nicht empfindlich, aber hart und widerhallend wie eine Trommel (Enteritis). (9)
11. Schneiden im Unterbauche, mit Auftreibung einiger Stellen, wie wenn ein Bruch hervortreten sollte (W.). (1)
12. Krampfiges Drängen und Drücken im Schoße, herauswärts, als ob sich ein Bruch hervordrängen wolle, bald im rechten, bald im linken Schoße; im Gehen sich verlierend (n. 24, 36, 60 St., ja nach 3 Wochen) (W.). (1)
13. Bewegungen und Hantieren in der Leistengegend, als ob da ein Bruch hervortreten wollte, besonders wenn er im Sitzen den Schenkel ausstreckt (W.). (1)
14. (Es) ist ihm, als solle plötzlich der Schambogen auseinandergetrieben werden. (W.) (1)
15. Starkes Brennen und Kriebeln im After und ein Gefühl in demselben, als wenn Würmer zum After heraus wollten (*Pommer*, a.a.O.). (1)
16. Profuser Durchfall von der Farbe des Pflaumensaftes (Typhus). (9)

Urogenitalsystem

1. Beim Stuhlgange, eine flüchtige Bewegung in der Blasengegend, als würde die Blase plötzlich ausgedehnt und nach vorn gebogen (W.). (1)
2. Schmerz im Samenstrang, wie von Torsion. (8)

3. Ziehen in den Schenkeln und Bauchkolik, als wollten die Menses erscheinen, eine Woche nach den natürlichen Menses. (12.1)
4. Urinsediment sieht wie Kaffeesatz aus, bei schwärzlichem Urin (Leitsymptom). (21)

Atmungsorgane

1. Sofort Husten, als wenn ein Fremdkörper in die Luftröhre gekommen wäre. Dabei entstand ein Krampf im Larynx wie beim Keuchhusten. Die Inspiration erfolgte aber nicht wie beim Keuchhusten in einer einzigen, langgezogenen, giemenden Einatmung, sondern in 6 - 7 Ansätzen, indem der Krampf sehr bald so stark wurde, daß gar keine Luft mehr inspiriert werden konnte. (15.2)

Bewegungsapparat

1. Es fehlt die Leichtigkeit beim Gehen, die Muskeln sind ihm wie steif, er geht langsam und gekrümmt wie im Alter (n. 12 St.) (W.). (1)
2. Plötzliches Zucken der Glieder wie von elektrischen Schlägen. (9)
3. Schießende Schmerzen, blitzartig oder wie schweres Schlagen, Quetschen. (9)
4. Ein eigentümliches Müdigkeitsgefühl im linken Knie, wo vor fünf Jahren eine Verrenkung stattgefunden hatte (5. T.). (3.1)

Haut

1. Berührung einer Katze bewirkte an den Berührungsstellen der Haut gerötete, juckende Flecken „wie von Brennesseln" (27j. Frau, Neurodermitis, Pollinosis). (16)
2. Schmerz entlang der Nervenbahnen, mit Kälteempfindung in den Nerven oder zuweilen mit dem Gefühl, als laufe da heißes (siedendes (15.3)) Wasser durch eine Röhre. (7)
3. Kriebelndes Kitzeln, mit Gefühl wie eingeschlafen oder Schweregefühl (Neuralgie). (9)
4. Hitzegefühl unter der Haut. (7)

Typus

1. Bluterkrankheit. (9)
2. (Blasen-) Beschwerden alter Leute und von Leuten mit sitzender Lebensweise. (9)
3. Amenorrhoe, Dysmenorrhoe, Kopfschmerz: bei nervösen Frauen. (9)
4. Blasse, anämische, schwächliche, verfrorene Kinder (2 Fälle, Nephritis nach Tonsillitis). (21)

Synonyma – Terebinthina. Terpentinöl. Terpentin.

Biologie, Chemie und Physiologie – Terpentinöl ist ein Destillat aus dem Harz verschiedener Kiefernarten, farblos bis schwach grünlich bzw. gelblich, leicht beweglich, neutral bis schwach sauer reagierend. Es muß dicht verschlossen und vor Licht geschützt aufbewahrt werden ,denn an der Luft wird es rasch oxidiert und bildet Säuren und Wasserstoffperoxid, aus welchen toxische organische Peroxide entstehen (11).

Die verschiedenen Terpentinöle unterscheiden sich in ihren physikalischen und chemischen Eigenschaften (vergleichbar den Unterschieden zwischen *Petroleum* aus verschiedenen Ölfeldern – vr), die Wirkung ist im wesentlichen gleich. Das französische Terpentin z.B. stammt von *Pinus maritima* (4), das deutsche von *Pinus silvestris* (11), das venezianische von „*Pinus larix*" (4) (vielleicht ist die Lärche, lat. *Larix decidua*, gemeint – vr) und das amerikanische von *Pinus palustris, P. ponderosa* und *P. heterophylla* (11); auch existiert ein mexikanisches Terpentinöl (*Terebinthina chio*), welches von der „Ocote" genannten mexikanischen Unterart von *Pinus maritima* (8) oder von einem Baum namens „*Terebinto pistacia terebinthus*" (10) stammt. Verwendet wird die alkoholische Lösung des Öls.

Viele Symptome entstammen akzidentellen oder berufsbedingten Vergiftungen. Terpentinöl ist seit langem im Maler- und Lackiererhandwerk in Gebrauch. Altbekannt sind die akute Glomerulonephritis durch Terpentin und die häufige Auslösung von Kontaktekzemen bei mit Terpentin Arbeitenden, weshalb man heute meistens Erdöldestillate statt Terpentin als Lackverdünner benutzt. Örtlich angewendet kann Terpentin subjektive und objektive Erscheinungen ganz ähnlich denen einer erstgradigen Verbrennung erzeugen, wodurch sich *Hahnemanns* Empfehlung, Verbrennungen mit erwärmtem Terpentinöl zu verbinden, nach dem Ähnlichkeitsgesetz rechtfertigt (13). Andere Intoxikationsfälle stammen vom allopathischen Gebrauch des Terpentins, z.B. als Mittel zum Abtöten von Bandwürmern (eine Methode, die zum Ziel führt, doch die gastrointestinalen Schleimhäute schwer schädigt, wie die Sektionsbefunde an terpentinvergifteten Tieren zeigen - 2.19). Heute noch könnten Vergiftungen durch unkritische Selbstmedikation mit einem in Deutschland frei verkäuflichen Präparat auftreten, das als *„Haarlemer Öl"* oder *„Waaning-Tilly-Öl"* bezeichnet wird (offizineller Name: *Oleum terebinthinae sulfuratum*). Terpene ähnlich denen des Ol. terebinthinae (von geringerer Toxizität) sind ferner in verschiedenen modernen Phytotherapeutika enthalten, vor allem in einer bestimmten Art von Expektorantien, deren bekanntestes das *Gelomyrtol* ist.

Die Prüfungen erfolgten hauptsächlich mit der unpotenzierten Droge. In der Quelle (1) wurde keine Dosierung angegeben. Die *Schulz'*schen Prüfungen erfolgten mit Verdünnungen ohne Potenzierung (3), die zur Überdeckung des Geruchs im Morgenkaffee oder in Wasser eingenommen wurden (außer (3.3) wußten die Prüfer nichts über die Natur des Prüfstoffs). Das erste Symptom bestand bei letzteren immer in lästigem Aufstoßen mit dem Geruch der Arznei; das konstanteste aber, welches auch in allen Fällen zum Abbruch des Versuchs führte, war eine anhaltende, durch Schlaf nicht gebesserte, große Müdigkeit des Körpers und Geistes bis zur Arbeitsunfähigkeit, eine allgemeine Schlaffheit, von *H. Schulz* als Muskelmüdigkeit bezeichnet (3.1 - 3.4). Daneben kam es regelmäßig zu Symptomen der Magenreizung (Ekel, Appetitlosigkeit, Übelkeit, Erbrechen) und zu erheblicher Stuhlverstopfung, die den Gebrauch salinischer Abführmittel erforderlich machte. In (3.3) kam es zu Gesichtsakne, und derselbe Prüfer erlitt 14 Tage nach Versuchsende ein fieberhaftes Rezidiv seiner 2 Jahre vorher durchgemachten Nephritis. *Legarreta,* welcher Terpentin aus *„Terebinto pistacia terebinthus"* an sich selbst prüfte, entwickelte hierdurch eine chronisch progrediente Nephritis, an welcher er Jahre später starb (8).

Mittelbeziehungen – Nahe verwandt sind *Canth.* (Nephritis, tollwutartige Konvulsionen), *Erig., Phos.* (Blutungen) (7), ferner *Alum.* (Blutungen bei Typhus), *Arn.* (Meläna), *Ars.* (Albuminurie usw.), *Camph.* (passive Blutungen, Strangurie), *Cop., Kali-bi., Lach., Lyc., Merc., Nit-ac.,* sowie *Pix liquida* (Bronchialkatarrh der Kinder), *Rhus-t., Sec., Sulf.* (9).

Soll das wichtigste Antidot der Phosphorvergiftung sein (15.1), antidotiert *Merc.* (9) und wird von *Phos.* antidotiert (12.2).

Die Rauschsymptome erinnern ferner an „Schnüffelstoffe" wie *Äther, Benzin* und *Petroleum,* sowie an *Nux-m.* und *Opium,* mit welch letzterem die Arznei auch eine hartnäckige Obstipation gemeinsam hat. *Ter.* kann wie *Plb.* einen Kahnbauch hervorrufen.

Mittelverwechslungen und pharmazeutische Probleme – Neben Symptomen, die von *Terebinthina chio* stammen (Quelle (8)), wurden auch Vergiftungen mit wesentlichen Bestandteilen des Terpentinöls, etwa Alpha-Pinen, einbezogen, ebenso ein mit einer 30. Potenz von *„Haarlemer Öl"* geheilter Fall.

Ein Teil der dokumentierten Heilungen (leider ist in den Quellen nicht bezeichnet, welche) erfolgte durch Gabe von „ozonisiertem“ (oxidiertem) Terpentinöl, welches durch Exposition des Öls zu Luft und Sonnenlicht bereitet wird (12).

Quellen – 1) WO, SD/ANN/1832 p; 2) HS1 (Nr. 2: p (C6); 1 und 3: p (TM); 4 - 15: t, an Menschen; 16 - 19: t, Tierversuche.- 2.1: Purkinje; 2.2: Copland; 2.3: Bruckner; 2.4: Evans; 2.5: Schlegel; 2.6: Wibmer; 2.7: Maund; 2.8: Miall; 2.9: Harris; 2.10: Johnson; 2.11: Trousseau/ Pidoux; 2.12: Money; 2.13: Roth; 2.14: Bouchardat; 2.15: Favrot; 2.16 und 17: Schubarth, an Hunden; 2.18: ebd., am Pferd; 2.19: ebd., am Kaninchen); 3) Schulz, H./DZH/1942/7 u. 8 (3.1: p (1%ige Lösung, 20 Tr./die), 3.2: p (0,1%ige Lösung, 20 Tr./die), 3.3: p (1%ige Lsg., der Prüfer hatte 2 Jahre zuvor nach Diphtherie eine Nephritis gehabt), 3.4: t (Dämpfe)); 4) A1 (4.1: t (massive perorale oder inhalatorische Aufnahme), 4.2 p (kleine perorale Gaben oder Riechen an Terpentin) - auch Ergänzungen und Korrekturen zu (2)); 5) Nürnberger/Zentralbl. f. Arbeitsmed. u. Arbeitsschutz, zit. in AHZ/1968/7 t (d-Alpha-Pinen); 6) Blackie/ZKH/1979/4 k (Leitsymptome); 7) PTK1 k; 8) JL1 p/k (Terebinthina chio); 9) HR1 k; 10) K k; 11) LSR1 t; 12) C1 (12.1: t, 12.2: k); 13) Hoppe/NZK/1862/23 p (Aufbringung auf die Haut); 14) Grapel/BMJ/1901, zit. in HWO/1901/10 t; 15) AHZ (15.1: Mossa/AHZ/1899/13 - 14 k (kleine Dosen des unpotenzierten Öls), 15.2: Bruckner/AHZ/Bd. 68/S. 131 p (C6), 15.3: Copland/AHZ/Bd. 32/S. 291 ff. p/k (materielle Dosen), 15.4: Bouchardet/AHZ/Bd. 46 (1853)/24 p (absichtliches Einatmen der Dämpfe), 15.5: X./BMJ, zit. in AHZ/1902/11-12 t (30 g)); 16) Ammann/DZH/1939/6 k (Ol. terebinthinae sulfuratum D30); 19) SDE1 k; 20) CMM k; 21) Cassette/RBH/1965/2 k (D3, D6); 22) TL1 k.

Terminalia arjuna

GEIST UND GEMÜT

Arbeit (Fleiß, Faulheit, Unfähigkeit zur Arbeit usw.)

1. Schmerz in der rechten Schläfe, in Richtung des rechten Augapfels, mit Schlafbedürfnis und Unaufgelegtheit zur Arbeit. (1)

Fröhlichkeit, Lachen

1. Fröhlich, selbst während Schmerzen. (1)
2. Freiheit des Geistes (freeness of mind), zieht gern in Gesellschaft herum. (1)

Gesellschaft

1. Freiheit des Geistes (freeness of mind), zieht gern in Gesellschaft herum. (1)
2. Verlangen, allein zu sein. (1)

Heimweh

1. Heimweh während der Fieberhitze. (1)

Ruhelosigkeit

1. Nervös. (2)

TRÄUME

1. Träume von Schlangen. (1)

SCHLAF

1. Schmerz in der rechten Schläfe, in Richtung des rechten Augapfels, mit Schlafbedürfnis und Unaufgelegtheit zur Arbeit. (1)

MODALITÄTEN, CAUSAE

1. Hohes Fieber, mit Verlangen, angefächelt zu werden, und erhöhter Miktionsfrequenz. (1)
2. Nach Naßwerden im Regen bei vorbestehendem Husten und Schnupfen, Fieber mit plötzlichem Temperaturanstieg, Ruhelosigkeit und gesteigertem Durst. (1)
3. Nach kaltem Bad, Schmerzen im ganzen Körper, schlimmer abends, dann mit Kopfweh. (1)
4. Schmerzen am ganzen Körper aufgrund eines Sturzes; Knochenbrüche; alle Arten von Blutergüssen. (2)
5. Verlangen, sich an kühlen Orten aufzuhalten. (1)

Synonyma – Arjuna. Arjun tree (3). Abkürzung: *Term-a.*

Mythologie – Fürst *Arjuna,* nach welchem dieser Baum benannt ist, spielt eine Hauptrolle im indischen Epos *Mahabharata.* Ihm diente im Krieg gegen eine feindliche Fürstenfamilie der Hochgott *Krishna,* Inkarnation des Weltenerhalters *Vishnu,* als Wagenlenker und Berater. Symbolisch steht *Arjuna* für die menschliche Seele, sein Wagen für den Leib, die feindliche Dynastie für die Mächte des Bösen.

Biologie, Chemie und Physiologie – Eine alte indische Heilpflanze (ein Baum) aus der Familie der Combrataceen. Sie wird bei organischen und funktionellen Herzkrankheiten und Schwindel, vor allem aber bei akuten Traumafolgen angewandt („die Wirkung der Arznei in solchen Fällen ist ausgezeichnet"), ferner bei GO und Spermatorrhoe (2). Verwendet wird die Rinde (3). Die Arznei ist nur fragmentarisch geprüft und wird durchwegs als Urtinktur oder D3, mit organotrop-phytotherapeutischer Zielsetzung, verordnet.

Mittelbeziehungen – Die körperlichen Leitsymptome, mit Ausnahme derer der Genitalien, ähneln *Arnica.*

Quellen – 1) YYZ/CCRH Quarterly Bulletin/1995/ S. 4 ff. p (TM); 2) BR1 k; 3) briefliche Mitteilung von Gudrun Franz, Göttingen, vom 11.12.96.

Terminalia chebula

GEIST UND GEMÜT

Arbeit (Fleiß, Faulheit, Unfähigkeit zur Arbeit usw.)

1. Apathisch, mit Traurigkeit und Abneigung gegen körperliche und geistige Arbeit. (1)

Fröhlichkeit, Lachen

1. Gefühle von Freude und Traurigkeit wechseln ab. (1)

Gedanken, Denkvermögen

1. Dumpfheit (Lethargie). (1)

Gleichgültigkeit

1. Gleichgültig, leicht indisponiert (schlecht gelaunt? vr), mit ständigem Gähnen. (2)

Ruhelosigkeit

1. Unruhe. (1)

Traurigkeit, trübe Stimmung

1. Apathisch, mit Traurigkeit und Abneigung gegen körperliche und geistige Arbeit. (1)
2. Traurig, schlimmer morgens. (1)
3. Gefühle von Freude und Traurigkeit wechseln ab. (1)

Verdruß, Mißmut, schlechte Laune

1. Gleichgültig, leicht indisponiert (schlecht gelaunt? vr), mit ständigem Gähnen. (2)

SCHLAF

1. Schlaf gestört und voller Träume. (1)
2. Schwere in der Stirn- und Scheitelregion... mit Sehtrübung und Schläfrigkeit. (1)

MODALITÄTEN, CAUSAE

1. Nach einem Familienkonflikt, dumpfer Kopfschmerz, schlimmer abends, besser durch Bewegung, Druck und Ruhe. (1)
2. Schwindel, welcher Tag und Nacht anhält; verschlimmert durch heiße Sonneneinstrahlung, Bewegung, starken Druck; besser durch kaltes Baden, abends, durch trocken- kalte Luft, Schlafen und Essen. (2)
3. Übelkeit durch Speisengeruch. (1)
4. Jedesmal, wenn Fleisch gegessen wurde, stechender Schmerz im Oberbauch. (1)
5. Flatulenz schlimmer bei leerem Magen. (1)
6. Atemnot, schlimmer durch Anstrengung, Bewegung, Springen, Sport, mit allgemeiner Schwäche. (1)
7. Brenngefühl über den ganzen Körper, schlimmer morgens 9 bis 10 Uhr. (1)

AS-IF-EMPFINDUNGEN

1. Gefühl von Trockenheit im Oberkiefer (am Gaumen? vr). (2)

Synonyma – Haritaki. Abhaya (dieses Sanskrit-Wort bedeutet „keine Furcht“oder „Furchtlosigkeit“ – vr). Har. Harara. Kurkabaum. Kadut-key. Die Frucht wird Kadutkaypinji genannt. (2)

Biologie, Chemie und Physiologie – Eine alte indische Heilpflanze aus der Familie der Combrataceen. Sie wird gewöhnlich nach phytotherapeutischen Gesichtspunkten bei blutenden Hämorrhoiden, chronischer Dysenterie, Gallenkoliken, Obstipation, Kopfschmerz, Schwindel, Wassersucht und Hautleiden verordnet. Offizinell sind die getrockneten Früchte (3).

Mittelbeziehungen – Nicht bekannt.

Quellen – 1) Dutta, B. N./ CCRH Quarterly Bulletin/1993/S. 6 ff. p (TM); 2) BR1 k; 3) briefliche Mitteilung von Gudrun Franz, Göttingen, vom 11.12.96.

Tetanotoxinum

GEIST UND GEMÜT

Benommenheit, wie nicht ausgeschlafen, wie berauscht, betäubt etc.

1. Lethargisch und stumpf, 8 Tage lang (Prüfer 1). (1)
2. Wahrnehmung nicht klar, 12 Tage lang (Pr. 1). (1)
3. Alle Kaninchen und beide Meerschweinchen (letztere hatten C60 und C100 erhalten, vr) wurden träge und lethargisch. (1)
4. Ein Kaninchen wurde sehr träge und bewegte sich nicht, wenn man es freiließ. (1)

Ekelgefühl

1. Ausgeprägte (+++) Appetitlosigkeit (Pr. 3). (1)

Gedächtnis

1. Gedächtnisschwäche, 10 Tage lang (Pr. 2). (1)

Gier, Suchtverhalten

1. Gesteigerter Appetit, Verlangen nach Süßem (Pr. 1). (1)

TRÄUME

1. Träume von Wasser und einem Fluß (vorbestehendes, unter *Tetano.* wieder aufgetretenes Symptom; Pr. 1). (1)

SCHLAF

1. Zehn Tage lang nach 3 Uhr früh schlaflos (Pr. 1). (1)
2. Gestörter Schlaf (Pr. 1). (1)
3. Den ganzen Tag schläfrig (Pr. 1). (1)

KONVULSIONEN, TETANUS

1. Ein Kaninchen entwickelte Schwierigkeiten beim Öffnen des Maules und schwere Schluckstörungen; am 19. und 20. Tag war es nahezu unmöglich, das Tier zu füttern, und selbst die 5 Tropfen der Arzneilösung tröpfelten kurz nach Verabreichung langsam aus seinem Maul heraus. Man befürchtete, das Tier werde verhungern, doch überraschenderweise war die Kieferklemme 4 Tage nach Weglassen der Arznei fast völlig vergangen und die Dysphagie verschwunden. (1)
2. Bei Kaninchen Nr. 1 u. 4 fand sich eine Steigerung des Muskeltonus, bei Nr. 4 eine Steifheit der Wirbelsäule, bei Nr. 2 eine Horizontalstellung beider Ohren (ein bei Tetanus und Strychninvergiftung typisches Zeichen bei dieser Tierart, vr) und bei Nr. 2 und 4 eine Streckstellung der Gliedmaßen. (1)
3. Tetanus nach Tierbiß; trotz Gabe von *Stram.* 1M traten bei Berührung des Kranken Krämpfe auf; nach *Tetano.* D 10.000 rasche Heilung. (2)
4. Trismus, Tetanie, parathyreoidale Syndrome, hypokalzämische Tetanien. (3)
5. Spastische Lähmungszustände. (3)

SEXUELLER TRIEB

1. Lästige, heftige Erektionen, 10 Tage lang, schlimmer von 19 bis 22 Uhr (Pr. 1). (1)

Synonyma – Tetanustoxoid-Nosode, Antitetanus-Anatoxin. Vorgeschlagene Abkürzung: *Tetano.* (*nicht* Tetan., weil leicht mit Titan(ium) verwechselbar).

Biologie, Chemie und Physiologie – Nosode aus dem handelsüblichen Tetanustoxoid-Impfstoff (zur Natur desselben siehe Lehrbücher der Pharmakologie bzw. Impfkompendien). Sie wurde bisher meist bei „Reaktionsmangel, wenn das wohlgewählte Mittel nicht wirkt" und Vorgeschichte einer Tetanus-Auffrischimpfung verschrieben, in Einzelfällen auch bei traumatischem Tetanus (2) oder anderen Zuständen, bei welchen tonische Krämpfe vorwalten, wie spastischen Paresen, MS und M. Parkinson (3). Von *Julian* wird sie auch bei veralteten Bronchialleiden empfohlen (3). Eine Prüfung aus dem Jahre 1967 (1) brachte an Tieren Kieferklemme, an Menschen u.a. Muskelsteifigkeit und Gliederschmerzen hervor, erbrachte jedoch wenig psychische Symptome. In neuester Zeit beginnt man, wie mir erzählt wurde, im klinischen Gebrauch ihr psychisches Wirkungsbild zu erforschen, vor allem bei Kindern; leider konnte ich dazu keine schriftlichen Angaben finden.

Mittelbeziehungen – Vgl. die im Repertorium unter „Tetanus" und „tonischen Konvulsionen" aufgeführten Arzneien. Konkrete Angaben wurden nicht gefunden.

Mittelverwechslungen und pharmazeutische Probleme – Es sind Präparationen aus Tetanusimpfstoff, aus dem Wundstarrkrampferreger *Clostridium tetani* oder dessen virulentem Toxin selbst sowie aus dem Antitoxin, das zur posttraumatischen passiven Immunisierung eingesetzt wird, im Handel. Unterschiede zwischen den Indikationen dieser Präparate wurden bisher nicht herausgearbeitet (3).

Quellen – 1) Pai/BHJ/1967/2 p (C30); 2) Schmidt,P./AHZ/1966/8 k (D 10.000); 3) JL1 k (Therapieempfehlungen).

Tetradymit

GEIST UND GEMÜT

Angst

1. Nach dem Erwachen ängstlich über Gerassel auf der Straße, und es ist ihm, als wäre es ein Wubbern von im Hause ausgebrochenem Feuer (1. N.). (1)

Bewegungen: Zwangsbewegungen, Automatismen, Gesten, Lagen

1. Stete Neigung, die Arme zu strecken, zu drehen und zu wenden (bei Lahmheits- und Taubheitsgefühl im linken Arm; 2. T., 10.30 Uhr). (1)

Unbehaglichkeit

1. Unangenehmes Gefühl im Bauche (bald nach Einnahme). (1)

Verdruß, Mißmut, schlechte Laune

1. Beim Fahren sehr abgeschlagen, schläfrig, müde und verdrossen (2. T.). (1)

ILLUSIONEN

1. Um 1 Uhr morgens erwacht er über einen Traum: ein Stier verfolgt ihn, und es ist ihm, als hätte er diesen Traum oft gehabt, was aber nicht der Fall ist. Nach dem Erwachen ängstlich über Gerassel auf der Straße, und es ist ihm, als wäre es ein Wubbern von im Hause ausgebrochenem Feuer (1. N.). (1)

TRÄUME

1. Um 1 Uhr morgens erwacht er über einen Traum: ein Stier verfolgt ihn, und es ist ihm, als hätte er diesen Traum oft gehabt, was aber nicht der Fall ist (1. N.). (1)

SEXUELLER TRIEB

1. Morgens kräftige Erektionen (3. T.); morgens Erektionen (4. T.); Erektionen sehr früh (5. T.). (1)

MODALITÄTEN, CAUSAE

1. Beim Fahren sehr abgeschlagen, schläfrig, müde und verdrossen (2. T.). (1)
2. Lebhafter Hunger morgens (was sonst selten der Fall ist; 2. T.). (1)
3. In der Nacht Schweiß, besonders um den Nacken, auch in kühlen Nächten und beim gewohnten Schlafen mit offenen Fenstern; dieses Zeichen ist später ein stehendes geworden, bei sonstigem Wohlbefinden. (2)
4. Während er Seekrabben verzehrt, entsteht ein Nesselausschlag, besonders im Gesichte, was er noch nie zuvor hatte, obschon er seit 25 Jahren fort jeden Sommer Krabben gegessen hat. Große, dicke, rote, juckende Stellen, vom Gesicht über den Hals und auch an den Armen sich verbreitend. Schon während des Essens war das ganze Gesicht steif davon (7. T.). (1)

AS-IF-EMPFINDUNGEN

1. Ohrschmerzen, als wären die Knochen wund, links, dann rechts; dabei auf kleinen Stellen Empfindung, als bilde sich ein Blütchen da (4. und 5. T.). (1)
2. Greifen, wie mit Zangen, gefolgt von heftigem Stechen im oberen Brustteil, unterhalb der linken Schulter, was sich in Abständen wiederholte. (3)
3. Kreuzweh im Liegen, als könne er sich nicht aufrichten, was er doch leicht kann (am Abend des 1. Tages). (1)
4. An verschiedenen Stellen brennende Schmerzen, wie von Berührung mit einer heißen Nadelspitze (2. T.). (1)

Synonyma – Tetradym. Bi2Te3. Abkürzung: *Tet.* (4).

Biologie, Chemie und Physiologie – Ein seltenes Mineral, welches man in bestimmten Gesteinsformationen in Ungarn sowie in North Carolina und Georgia findet. Zu *Herings* Zeit glaubte man, daß es neben Tellur und Wismut auch Schwefel sowie Selenspuren enthalte (1). Über seine toxikologischen Eigenschaften ist nichts bekannt (man darf aber annehmen, daß sie sich aus denen von *Tellurium* und *Bismuthum* zusammensetzen). Die bisher einzige Prüfung des Stoffes (1) stammt von *Hering*. Kasuistisches Material zu *Tetradymit* habe ich bisher nirgends gefunden. Selbst *Leeser* erwähnt *Tetra-*

dymit nur in einem Halbsatz bei der Besprechung der Wismut-Mineralien und meint, es sei nur für Geologen von Bedeutung (2). Klinisch wichtig dürften die aus obigem Experiment stammenden Indikationen „Urticaria nach Schalentiergenuß", „Steißbeinschmerzen" und „Schmerz in der linken Achillessehne, mit einem Knoten in derselben, der auf Druck etwas, aber arg beim Aufstehen vom Sitzen oder Liegen schmerzt" sein.

Mittelbeziehungen – „Nächtlicher Nackenschweiß ist eine der wichtigsten Schwefel-Anzeigen" (1).

Fehlerhafte Repertoriumsrubriken und Übersetzungsprobleme – Der *Stier* (engl.: bull), von welchem *Hering* sich im Traum verfolgt fühlte, wird in (3) als „steer" (dt. „junger *Ochse*") wiedergegeben. *Tet.* steht ferner sowohl im „*Synthesis*" als auch im „*Complete Repertory Mind*" unter „Wahnideen: *Visionen* von Feuer" eingetragen (4, 5), jeweils mit der Quellenangabe „*Allen*", obgleich *Hering* nur meinte oder fürchtete, Geräusche im Haus kämen von einem Brand her, aber kein Feuer *sah*. Auch der Eintrag „Schwäche durch Fahren" ist nicht zutreffend. *Hering* war „*beim* Fahren sehr abgeschlagen, schläfrig, müde und verdrossen" (1), was nicht besagt, daß er *durch* das Fahren müde war.

Quellen – 1) Hering/AHZ/1868/26 p (Selbstversuch Herings mit mehreren Gran der D1 Trit.); 2) LSR1; 3) A1 p (Herings Prüfung; Ergänzungen und Korrekturen zu (1)); 4) SYS1; 5) CMM.

Teucrium marum verum

GEIST UND GEMÜT

Angst

1. Ängstlich beklemmende Empfindung in der Herzgrube, beim Stehen. (1.4)
2. Klemmend-drückende Empfindung im untern Teile der Brust und in der Herzgrube, die sich weiter herauf in die Brust und tiefer in den Unterleib (Bauch, vr) verbreitet und eine ängstliche Unbehaglichkeit erzeugt; öfters zurückkehrend, doch jedesmal beim Gehen verschwindend (1.4); ohne die Atmung zu hindern (6).
3. Ängstlich sichtbares, schmerzloses, in Paroxysmen wiederkehrendes Zucken im biceps brachii des rechten Arms, quer herüber, da wo beide Köpfe sich miteinander vereinigen (d. 5. u. 6. T.). (1.3)

Arbeit (Fleiß, Faulheit, Unfähigkeit zur Arbeit usw.)

1. Träge; weder zu körperlicher noch geistiger Anstrengung aufgelegt (n. 2 St.). (1.1, 1.3)
2. Neigung zum Sitzen. (8)
3. Verlangen nach Bewegung im Freien, wo er sich anhaltend starke Bewegung macht, ohne die geringste Müdigkeit zu empfinden; bei sehr guter Laune, Heiterkeit und Seelenruhe (1. T.). (1.3)

Benommenheit, wie nicht ausgeschlafen, wie berauscht, betäubt etc.

1. Eingenommenheit des Kopfes. (1.1)
2. Dummlich im Kopfe, mit Müdigkeit, daß sie sich immer legen mußte. (1.2)

Bewegungen: Zwangsbewegungen, Automatismen, Gesten, Lagen

1. Neigung, sich zu strecken (*W. Boericke*). (9)

Bewußtlosigkeit, Koma, Stupor

1. Typhus mit Sopor (*Voigtel*). (4.1)
2. Leichte nervöse Fieber mit soporösen Zuständen (*Richter*). (4.1)

Delirium, Wahnsinn, Raserei

1. Zur Nachkur bei Delirium tremens als hirnstärkendes Mittel (*Sachs*). (4.1)

Empfindlichkeit (gegen Kritik, schlechte Nachrichten usw.)

1. Erregung beim Hören von schrecklichen Dingen. (8)
2. Beschwerden durch schlechte Nachrichten (*Kent*). (10)
3. Leicht beleidigt (*T. F. Allen*). (10) (Quelle nicht gefunden. vr)

Erregbarkeit (durch Geräusch usw.)

1. Geeignet, wenn zuviel Arznei (allopathische oder homöopathische? vr) einen überempfindlichen Zustand hervorgerufen hat und (homöopathische) Mittel nicht anschlagen. (5)
2. Geistes- und Gemütssymptome durch Aufregung (*Bönninghausen*). (10)
3. Überempfindliche Kinder. (8)
4. Überempfindlichkeit in der Pubertät (*P. Schmidt*). (10)
5. Überempfindlich, während der Fieberhitze (8); Erregung während des Frostes (*Boger / Bönninghausen*) (10); während des Schweißes (8).
6. Ungemeine, zittrige Aufregung des ganzen Nervensystems. (4.2)
7. Nervöse Aufregung (*Hartmann,* in Anm. zu *Rückert*). (4.2)
8. Nervöse Affektionen: mit großer Empfindlichkeit und Erregbarkeit, blassem Gesicht, häufigem Gefühl von Hitzewellen ohne Röte und zitternder Empfindung im ganzen Körper. (5)
9. Neurasthenie, nervöse Erschöpfung. (8)
10. Beruhigungsmittel. Man wird ganz ruhig, nach einer Dosis der C 200 (*Ravi Roy*). (9)

Fröhlichkeit

1. Verlangen nach Bewegung im Freien, wo er sich anhaltend starke Bewegung macht, ohne die geringste Müdigkeit zu empfinden; bei sehr guter Laune, Heiterkeit und Seelenruhe (1. T.). (1.3)
2. Gegen Abend erhöhte Wärme des Körpers und angenehme Exaltation des Geistes mit besonderer Aufgelegtheit, viel zu sprechen. (1.1)

Gedanken, Denkvermögen

1. Krankheiten des Gehirns, auf welches Organ es eine spezifische, stärkende und erquickende Einwirkung ausüben soll. (4.1)
2. Geistesträgheit, Stumpfsinn. (8)
3. Nachmittags Schlummer; er will schlafen, kann aber nicht, weil sich ihm immer dunkle, undeutliche, verworrene Ideen aufdrängen, ohne sie festhalten zu können (n. 3 T.). (1.3)
4. Kann nachts bis ein Uhr nicht einschlafen, dauernd beschäftigen ihn seine Gedanken, wälzt sich oft im Bett (31j. Mann). (11.1)

Gelassenheit

1. Als er abends in der warmen Stube mit jemand über einen unangenehmen Gegenstand ganz gelassen sprach, bekam er ein frostiges Zittern am ganzen Rumpfe, welches mit kleinen Unterbrechungen sich immer erneuerte und nach geendigter Unterhaltung verschwand. (1.2)
2. Verlangen nach Bewegung im Freien, wo er sich anhaltend starke Bewegung macht, ohne die geringste Müdigkeit zu empfinden; bei sehr guter Laune, Heiterkeit und Seelenruhe (1. T.). (1.3)
3. „Um zu lernen, es einfach geschehen zu lassen" (*Ravi Roy*). (9)

Gesellschaft

1. Lästig, geht auf die Nerven. (8)

Gier, Suchtverhalten

1. Hungergefühl, welches am Einschlafen hindert (durch Ignazbohne gehoben). (1.2)
2. Ungewöhnliches Hungergefühl, als wenn der Magen von den Speisen nicht recht voll und satt würde; mehrere Tage lang. (1.2)
3. „*Teucrium* hat den gierigen Hunger der Antipsorika und Wurmmittel." (6)
4. Verlangen nach Salz. (8)

Gleichgültigkeit

1. „So viele Anstöße, daß man nicht mehr darauf reagiert" (*Ravi Roy*). (9)

Launenhaftigkeit

1. Wechselnde Stimmung (*Boger / Bönninghausen*). (10)

Musik

1. Einige Stunden nach dem Einnehmen eine fast unwiderstehliche Neigung zu singen. (1.1, 1.3)
2. Singen im Fieber (*Boger / Bönninghausen*). (10)

Reizbarkeit

1. Beim Mittagessen und bald nachher ärgerliche Gemütsstimmung und dabei so reizbar, daß er durch ihn nicht betreffendes Sprechen Anderer empfindlich angegriffen wird, mit Druck in der Stirne. (1.1)
2. Große Reizbarkeit und nervöse Erregung, mit Zittergefühl im ganzen Körper und Schwindel. (6)
3. Reizbarkeit beim Sprechen. (8) (Evtl. Mißinterpretation eines Prüfungssymptoms. vr)
4. Reizbarkeit während des Fieberfrostes. (8)
5. Reizbarkeit, die sich fast bis zur Manie steigert (*Hering*). (10)

Ruhelosigkeit

1. Nachtunruhe wegen großer Aufgeregtheit, mit sehr lebhaften, zum Teil ängstlichen Träumen, mit Aufschrecken bis nach Mitternacht. (1.1)
2. Nervosität; es wirkt ähnlich wie *Valeriana*. (2)

Schreck, Auffahren

1. Unruhiger Schlaf nachts..., mit lebhaften Träumen und häufigem Aufschrecken. (6)

Sprechen

1. Gegen Abend erhöhte Wärme des Körpers und angenehme Exaltation des Geistes mit besonderer Aufgelegtheit, viel zu sprechen. (1.1) (*Vithoulkas* meint zu diesem Symptom, es sei klinisch nie bestätigt worden. (9))
2. Geschwätzigkeit, springt rasch von einem Thema zum anderen (*N. M. Choudhuri*). (10)
3. Unzusammenhängendes (wandering) Sprechen (*Boger*). (10)
4. Beim Mittagessen und bald nacher ärgerliche Gemütsstimmung und dabei so reizbar, daß er durch ihn nicht betreffendes Sprechen Anderer empfindlich angegriffen wird, mit Druck in der Stirne. (1.1)
5. Mag nicht angesprochen werden. (8)
6. Frost nach Essen und beim Reden über unangenehme Dinge. (6)
7. Schlimmer durch Reden über ihre Symptome. (8)

Traurigkeit, trübe Stimmung

1. Traurigkeit durch Kaltwerden. (8)

Unbehaglichkeit

1. Klemmend-drückende Empfindung im untern Teile der Brust und in der Herzgrube, die sich weiter herauf in die Brust und tiefer in den Unterleib (Bauch, vr) verbreitet und eine ängstliche Unbehaglichkeit erzeugt; öfters zurückkehrend, doch jedesmal beim Gehen verschwindend. (1.4)

Verdruß, Mißmut, schlechte Laune

1. Sehr verdrießlich. (1.5)

Weinen, Wimmern, Seufzen

1. Weinen verschlechtert (8); Weinen bei Durchfall (*Knerr*). (10)
2. Seufzen (*Boger / Bönninghausen*). (10)

Zorn und Folgen desselben

1. Leichtes Aufbrausen. (12)
2. Zorn durch menschliche Stimmen. (8)

ILLUSIONEN

1. Als er am zweiten Tage früh mit der Hand durch die Haare und über das rechte Ohr fuhr, folgte darauf in diesem ein, das Scheitelbein herab und durch das ganze innere Ohr ziehender, zischender Ton; der Versuch konnte eine Viertelstunde lang mit gleichem Erfolge wiederholt werden, dann vergings, kam aber bald wieder und hielt länger an. Ein ähnlicher Ton entstand später beim Sprechen und bloßen Ausstoßen irgendeines feinen oder starken Tones, so wie auch schon beim starken Einziehen der Luft durch die Nase. (1.2)

TRÄUME

Angenehm, erfreulich

1. Sehr lebhafte, meistens angenehme Träume (d. 1. T.). (1.1, 1.3)

Ängstlich, bang, besorgt

1. Nachtunruhe wegen großer Aufgeregtheit, mit sehr lebhaften, zum Teil ängstlichen Träumen, mit Aufschrecken bis nach Mitternacht. (1.1)
2. Sehr viele und unruhige, ängstliche Träume. (1.5)

Denken, Geistesanstrengung, mit

1. Träume: von bzw. mit geistiger Anstrengung (*Bönninghausen*). (10)

SCHLAF

Schlaflosigkeit, Einschlafstörung

1. Nächtliche Schlaflosigkeit (*Linné*). (4.1)
2. Nervöse Schlaflosigkeit. (4.2)
3. Hungergefühl, welches am Einschlafen hindert (durch Ignazbohne gehoben). (1.2)
4. Nachmittags Schlummer; er will schlafen, kann aber nicht, weil sich ihm immer dunkle, undeutliche, verworrene Ideen aufdrängen, ohne sie festhalten zu können (n. 3 T.). (1.3)
5. Kann abends nicht einschlafen bis nach 12 Uhr, dann wacht er oft auf, legt sich von einer Seite zur anderen, träumt etwas, und gegen Morgen wird ihm ganz heiß am ganzen Körper, früh dennoch munter (d. 11. u. 12. N.). (1.2)
6. Kann nachts bis ein Uhr nicht einschlafen, dauernd beschäftigen ihn seine Gedanken, wälzt sich oft im Bett (31j. Mann). (11.1)
7. Eines der stärksten Charakteristika dieser Arznei besteht darin, daß die Kranken wegen heftigen Afterjuckens nicht schlafen können, welches auch durch Madenwürmer bedingt sein kann. Sie werfen und rollen sich die ganze Nacht im Bett umher; das Jucken hält die ganze Nacht an. (6)
8. Umherwerfen wegen heftigen Afterjuckens, bis nach Mitternacht. (5)

Aufwachen, Durchschlafstörung

1. Gefühl von Geschwulst, Jucken und Kriebeln am After, als wenn Würmer da wären, Unruhe in der Nacht, Umherwerfen; hielt mehrere Tage an und repetierte nach vier, sechs und acht Wochen zu denselben Tageszeiten, mit Nachtunruhe. (1.2)
2. Nachtunruhe wegen großer Aufgeregtheit, mit sehr lebhaften, zum Teil ängstlichen Träumen, mit Aufschrecken bis nach Mitternacht. (1.1)

Somnambulismus

1. Schlafwandeln. (8)

Schläfrigkeit

1. Früh kann er sich nicht gut aus dem Schlafe finden und ist müde und abgespannt beim Erwachen und Aufstehen, was sich dann nach und nach verliert. (1.1)
2. Sehr schläfrig den ganzen Tag über. (1.2, 1.5)
3. Schlaf schwer, kaum zu erwecken. (8)

SCHWINDEL, OHNMACHT

1. Analeptikum bei „Apoplexia nervosa" (*Linné*), d.h., bei Ohnmachten. (3)
2. Schwankt beim Gehen; setzt dabei einen Fuß über den anderen (Beinekreuzen? vr). (6)

KONVULSIONEN

1. Der *Liquor anodynum Waizii*, eine Zubereitung aus *Teucrium marum verum* und Schwefeläther, wurde bei verschiedenen Nervenleiden, selbst bei Epilepsie, gebraucht. (1.6)
2. Epileptische Anfälle wurden sehr gebessert (*Groß, Arch. XV., p. 3*). (4.2)
3. Hysterische und hypochondrische Krampfzustände. (4.1)
4. Abgezehrte kleine Kinder, welche nach dem Saugen konvulsivischen Schluckauf haben und rülpsen, ohne etwas hochzubringen. (6)

SEXUELLER TRIEB

1. Sehr verminderter Geschlechtstrieb; keine Neigung zu Erektionen. (1.2)

MODALITÄTEN, CAUSAE

1. Schlaflosigkeit durch Gedankenzudrang, bei einem stark beschäftigten, im Schichtdienst arbeitenden Krankenpfleger (31j. Mann). (11.1)
2. Kopfverletzungen und Gehirnerschütterungen und deren Folgen (*Bergius*). (4.1)
3. Nach Hautverletzungen, welche Tetanus erwarten lassen. (5)
4. Heilsam „zu allen Gebresten des Gehirns, so von kalten Sachen kommen" (*Matthiolus*). (3)
5. Migräniformer Kopfschmerz durch Sinusitis frontalis; eigenartigerweise besteht die Sinusitis links, das Augenflimmern vor dem Kopfschmerzanfall aber wird am rechten Auge wahrgenommen (36j. Frau). (11.2)
6. „Keine Arznei paßt zu so vielen Fällen von Fadenwürmern (Madenwürmern, vr) als *Teucr.*" (6)
7. Treibt Würmer ab, wobei reflektorisch erzeugte Symptome, typischerweise Leukorrhoe kleiner Mädchen, ausheilen. (7)
8. Ascaridiasis: mit Heißhunger, oder aber mit Appetitlosigkeit und Blähsucht. (2)
9. Blindheit durch Hornhauttrübung, wie sie nach den erschöpfenden remittierenden Fiebern der Region um Kalkutta nicht selten zurückbleibt, wurde in einem Fall geheilt, in einem zweiten sehr gebessert. (7)
10. Singultus nach dem Stillen der Kinder (beim Kind, vr). (2)
11. Zischen im Ohr beim Darüberfahren mit der Hand, beim Sprechen oder starken Einatmen durch die Nase. (6)
12. Pfeifen im Ohr beim Reden oder überhaupt beim Hervorbringen irgendeines Lautes. (6)
13. Großes Verlangen nach Körperübungen an frischer Luft. (6)

AS-IF-EMPFINDUNGEN

Kopf, Augen, Ohren

1. Druck im rechten Auge, als wenn ein Sandkorn drin wäre. (1.1)
2. Bisweilen ganz feines Klingen im rechten Ohre, beim Ausschnauben, ein eigener quietschender Ton, als wenn sich Luft durch Schleim hindurchzwängte; darauf bleib das Ohr ein Weilchen wie verschlossen und ging dann mit einem dumpfen Schalle wieder auf (d. 30. T.). (1.2)

Gesicht, äußere Nase

1. Auffallend blasse, elende Gesichtsfarbe, mit tiefliegenden Augen und dem Gefühl, als ob sie tief lägen; 2 - 3 St. lang, am Vormittage des 1. Versuchstags. (1.1)
2. Öfteres Gefühl von überlaufender Hitze im Gesicht, ohne äußere Röte. (1.1, 1.3)

Mund, Zähne

1. Auf der rechten Seite der Zungenspitze Schmerz, wie wund oder wie mit den Zähnen gequetscht; ätzend; besonders bei Berührung der Zähne. (1.2)
2. Beißen, wie von Pfeffer, links und später rechts an der Zungenwurzel. (1.1, 1.3)

Hals, Rachen, Ösophagus

1. Beißen und Kratzen im Rachen, wie von Pfeffer, mehr links. (2)

Verdauungsorgane

1. Ungewöhnliches Hungergefühl, als wenn der Magen von den Speisen nicht recht voll und satt würde; mehrere Tage lang. (1.2)
2. Schmerz im Magen wie von Leere, mit Gurgeln darin. (6)
3. In verschiedenen Zeiten, früh, abends, nüchtern und nach Genuß von etwas Brot, wenn er Wasser trinkt, schnelles Leibschneiden tief im Bauche quer über, oder augenblickliches halb vergehendes Übelkeitsgefühl, als sollte er sich erbrechen und könnte das Wasser nicht vertragen. (1.2)
4. Gefühl von Geschwulst, Jucken und Kriebeln am After, als wenn Würmer da wären, Unruhe in der Nacht, Umherwerfen; hielt mehrere Tage an und repetierte nach vier, sechs und acht Wochen zu denselben Tageszeiten, mit Nachtunruhe. (1.2)

Urogenitalsystem

1. Abends im Bette ein Herabdrängen im rechten Unterbauche nach dem Bauchringe zu, im Samenstrange, nicht schmerzhaft, aber mit dem Gefühle, als würde der Samenstrang gedrückt. (1.2)
2. Klemmendes Gefühl tief im Unterleibe, welches sich bis in die Hoden zieht, als wenn diese einen starken Druck erlitten hätten. (1.1)

Atmungsorgane, Herz, äußerer Thorax

1. Im rechten Nasenloche Gefühl, als sei es halb zugestopft; er muß schneuzen und niesen, kann aber damit die Verstopfung nicht heben (n. 3, 4 Tagen). (1.3)
2. Beim Schneuzen ein Quäken, als werde die Luft durch Schleim hindurchgepreßt (Nasenpolyp). (5)
3. Empfindung, als sollte er Schnupfen bekommen. (1.1, 1.3)
4. Abends nach dem Niederlegen kitzelndes Gefühl, wie von eingeatmetem Staube in der Luftröhre, welches zu einem unangenehmen trocknen Reizhusten nötigt, der sich nicht unterdrücken läßt und durch längeres Husten schlimmer wird, etwa 1/2 St. anhält, am Einschlafen hindert und sich, nebst einigen anderen Symptomen, nach 8 Wochen wiederholt. (1.2)

Bewegungsapparat

1. Wenn beim Sitzen die Schenkel auf dem Stuhle ruhen, so entsteht ein Schmerz von der Mitte derselben bis nach der Kniekehle herab, als würde der Nervus ischiadicus gedrückt. (1.2)

2. Die rechte große Zehe ist links am Nagel und oben darüber etwas entzündet und schmerzt, als wenn der Nagel ins Fleisch gewachsen wäre (welches aber nicht der Fall ist). (1.1)

Haut

1. Unter dem linken Nasenloche, gleich am Septum, eine große rote Blüte; bei Berührung wund schmerzend, als würde etwas Scharfes in eine Wunde gegossen; bei Schnupfen (4 T. lang). (1.2)
2. Oft des Tages Stechen wie von Flöhen, bald auf den Ober-, bald auf den Unterarmen, Schenkeln, Hüften, der Brust ,dem Halse. (1.2)
3. Früh im Bett juckende Stiche hier und da am Körper, wie Flohstiche. (1.2)

Allgemeines

1. Aufgeregtes, zittriges Gefühl im ganzen Körper. (1.1)
2. Nervöse Affektionen: mit großer Empfindlichkeit und Erregbarkeit, blassem Gesicht, häufigem Gefühl von Hitzewellen ohne Röte und zitternder Empfindung im ganzen Körper. (5)
3. Um die Mittagszeit, besonders bald nach dem Essen, Gefühl von Abspannung, wie nach einem Rausche, und Nüchternheit (n. 8 St. u. n. 3 T.). (1.1, 1.3)
4. Mehrere Tage hintereinander fröstelt es ihn immer nach dem Essen, so daß er nicht ordentlich warm wird, mit dem Gefühl im Unterleibe, als sollte Stuhl kommen und als hinge davon das Frösteln ab. (1.2)

Typus

1. Ohr- und Nasenpolypen, besonders bei Frauen mittleren und hohen Alters. (5)
2. Beschwerden der Kinder und Greise. (5)
3. Gemütssymptome in der Pubertät (*P. Schmidt*). (10)

Synonyma – Marum verum. Katzengamander, Katzenkraut. Amberkraut. Engl. Cat Thyme.

Der Name *Teucrium* stammt von dem sagenhaften altgriechischen König *Teucer*, welcher diese Pflanze für die Medizin entdeckt haben soll; *Marum* ist die Latinisierung des Wortes *maron*, das ein altägyptisches Duftkraut bezeichnete. Als Katzenkraut wird *Teucr.* bezeichnet, weil sein Geruch Katzen anzieht. (3)

Biologie, Chemie und Physiologie – Ein durchdringend duftender, rotblühender kleiner Halbstrauch der südeuropäischen Macchie (nur 20 bis 45 cm hoch), aus der Familie der Lippenblütler. Auffällig sind die einseitswendigen Blütenstände (d.h., daß alle Blüten sich nach derselben Seite hin öffnen). *Teucr.* enthält ein kampferartig riechendes ätherisches Öl („Marumkampfer“), den Bitterstoff Marrubiin, Gerbstoffe, Harz und Cholin. In der alten Phytotherapie war die Pflanze mit ähnlichen Indikationen im Gebrauch wie in der Homöopathie, nämlich bei Asthma, Schwindsucht, Nasenpolypen, Darmparasiten, nervösen Beschwerden, Gallenleiden. Lt. *Matthiolus* soll die Pflanze auch emmenagog wirken (3).

Teucr., dieses wichtige Gehirn- und Nervenmittel der alten Ärzte, ist von der homöopathischen Schule nur selten bei ichnahen Symptomen verordnet worden, vielleicht der Unvollständigkeit seiner AMP wegen (4.2), um so häufiger dagegen bei Nasenerkrankungen. Es hat eine zwanzig Jahre lang bestehende Anosmie behoben (5). Als bewährte Indikation gilt „Nasenpolyp, mit Verstopfung der Nase auf der Seite, auf welcher man liegt" (*Guernsey*) (6); dieselbe Modalität hat *Rhus-t.*, aber bei Schnupfen ohne Polypen (*Behnisch,* mdl. Mitteilung). Aber auch Polypen im Urogenitalbereich haben auf *Teucr.* angesprochen (5), und lt. *Clarke* hat diese Arznei eine Beziehung zu Tumoren und überschießenden Granulationen überhaupt. Ein weiteres Leitsymptom lautet „schimmliger Geschmack im Hals beim Schleimrachsen" bzw. „Sputum schmeckt schimmlig"; *Teucr.* hat Lungenschwindsucht geheilt, bei welcher dieses Symptom vorhanden war (6).

Mittelbeziehungen – Vergleichbar sind *Calc., Coff., Ign., Kali-bi., Phos., Thuj., Valer.* (2), *Camph., Chin., Cocc., Con., Nux-v.* (4.2), *Sang., Sil.* (bei Nasenpolypen, (5)), *Cina* (bei Wurmleiden, (5)) sowie *Teucr-sc.* (3). Gut folgend: *Chin., Puls., Sil.* (5). Antidote: *Ign., Valer., Camph., Coff.* (4.2).

Mittelverwechslungen – Die in (10) angegebenen „Träume von Schlangen" gehören nicht zu *Teucr.,* sondern entstammen einer von *Gisevius* im Jahre 1925 veröffentlichten Prüfung der verwandten Art *Teucrium scorodonia.*

Quellen – 1) SFA/ACS/1826/2 (1.1: v. Gersdorf p, 1.2: Caspari p, 1.3: Bethmann p, 1.4: Hartmann p, 15: Stapf p, 1.6: k (allopath. Indikationen)); 2) SF1 k; 3) LSR1 k; 4) NK1 k (4.1: Empfehlungen der alten Schulmedizin, 4.2: homöopathische Beobachtungen); 5) HR1 k; 6) C1 k; 7) Ghosh/HRC/1891/3 k (D3 - D1); 8) K k; 9) SDE1 k; 10) CMM k; 11) LSA2 (11.1: Fall 275, S. 106 k (C30), 11.2: Fall 289, S. 116 k (C30)); 12) GL2 k.

Teucrium scorodonia

GEIST UND GEMÜT

Arbeit (Fleiß, Faulheit, Unfähigkeit zur Arbeit usw.)

1. Tagsüber so schaffensfreudig wie seit langem nicht (5. T.). (1.4)
2. Ausgesprochene Euphorie, sehr tätig und angeregt den ganzen Tag über (5. T., n. 60 Tr.). (1.1)
3. Gesteigerte Arbeitslust, die gegen Abend infolge sehr angestrengter Tätigkeit nachläßt (persistierende Spätwirkung der Prüfung). (1.1)
4. Allgemeine Abgeschlagenheit, nachmittags, mit Unlust zum Arbeiten (5. T.). (1.3)
5. Stimmung morgens noch schlechter wie am Vortag, ohne ersichtlichen Grund; Unlust zur Arbeit, Neigung zu pessimistischem Grübeln (6. T.). (1.3)
6. Stimmung ist kaum erträglich, fühle mich sehr leicht müde, frierend, zu keiner Arbeit aufgelegt (3. T., n. 1x 9 Tr.). (1.1)
7. Abends eine Arbeitslust und Arbeitskraft, wie ich sie vorher bei mir nicht kannte; seit ich das Mittel einnahm, am Abend viel frischer als am Morgen; trotz zeitweise sehr belästigender katarrhalischer Nasen-Rachenbeschwerden bis spät in die Nacht frisch und arbeitsfreudig. (1; o. A. d. P.)

Benommenheit, wie nicht ausgeschlafen, wie berauscht, betäubt etc.

1. Übelkeit, Stirnkopfschmerz, Benommenheit (2. u. 3. T.). (1.3)

Fröhlichkeit, Lachen

1. Tagsüber ausgezeichnetes Befinden mit guter Stimmung (4. T.); Stimmung ausgezeichnet (7. T.). (1.4)

2. Stimmung wesentlich besser, als an den früheren Prüfungstagen (wo D6 u. D4 geprüft wurde, vr; 2.T., n. 15 Tr.); Stimmung wie ausgewechselt (3. u. 4.T., n. 25 bzw. 50 Tr.); ausgesprochene Euphorie, sehr tätig und angeregt den ganzen Tag über (5.T., n. 60 Tr.). (1.1)
3. Euphorisch, Glücksgefühl (abends; 3. T.). (1.2)
4. Stimmung eher euphorisch, bei sonst gleichmäßiger Stimmungslage. (1; o. A. d. P.)
5. Die Euphorie, die sich postmenstruell immer in geringem oder stärkerem Grade einstellt, bleibt aus (1. T.). (1.2)

Furcht

1. Ahnung von aufkommender Krankheit (6. T.). (1.3)

Gedanken, Denkvermögen

1. Ausgesprochene Zukunftspläne (nachts? 8. T.). (1.4)
2. Unlust zur Arbeit, Neigung zu pessimistischem Grübeln (morgens) (6. T.). (1.3)

Lesen, Lernen, Schreiben, Studieren

1. Am zehnten Tage etwa (also unter D4) dumpfer Kopfschmerz, besonders in der Gegend der Narbe einer alten Kopfverletzung; dabei fühlte ich mich sehr unruhig, so daß die früher gewohnte geistige Arbeit schlechter von mir geleistet werden konnte; 5 Tage anhaltend, allmählich vergehend. (1.2)

Reizbarkeit

1. Leicht gereizt (6. T.). (1.3)

Ruhelosigkeit

1. Nacht sehr unruhig; leichte, harmlose, meist heitere Träume, die einen tiefen Schlaf nicht aufkommen lassen, bis morgens 5 Uhr, ohne die sonst stets mit schlafloser Nacht einhergehende (psychische, vr) Unruhe (4. N.). (1.4)
2. Am zehnten Tage etwa (also unter D4) dumpfer Kopfschmerz, besonders in der Gegend der Narbe einer alten Kopfverletzung; dabei fühlte ich mich sehr unruhig, so daß die früher gewohnte geistige Arbeit schlechter von mir geleistet werden konnte; 5 Tage anhaltend, allmählich vergehend. (1.2)

Traurigkeit, trübe Stimmung (auch: Selbstbemitleidung)

1. Nach leichtem, gegen Morgen eingetretenem Nachtschweiß Erwachen in trüber Stimmung, die den ganzen Vormittag anhält (5. T.); Stimmung morgens noch schlechter wie am Vortag, ohne ersichtlichen Grund; Unlust zur Arbeit, Neigung zu pessimistischem Grübeln (6. T.). (1.3)
2. Stimmung denkbar traurig und hoffnungslos, ohne einen eigentlichen Grund zu haben (8. T.). (1.3)
3. Stimmung sehr schlecht, weltschmerzlich (2. T.). (1.2)
4. Komme mir mitleidsbedürftig vor (6. T.). (1.3)
5. Stimmung wieder depressiv (1. T.). (1.1)
6. Stimmung ist kaum erträglich, fühle mich sehr leicht müde, frierend, zu keiner Arbeit aufgelegt (3. T., n. 1x 9 Tr.). (1.1)
7. Versuchsabbruch wegen nicht erträglicher Depression (4. T., n. 2 x 12 Tr. D1). (1.1)

Unbehaglichkeit

1. Frieren, Unbehagen (2. T.). (1.2)

Unerträglichkeit von Schmerzen oder Empfindungen

1. Versuchsabbruch wegen nicht erträglicher Depression (4. T., n. 2 x 12 Tr. D1). (1.1)
2. Unerträglicher dumpfer Schnürungsdruck auf den Brustkorb (3. - 6. T.). (1.1)

Verzweiflung

1. Stimmung denkbar traurig und hoffnungslos, ohne einen eigentlichen Grund zu haben (8. T.). (1.3)

TRÄUME

Angenehm, erfreulich

1. Nacht sehr unruhig; leichte, harmlose, meist heitere Träume, die einen tiefen Schlaf nicht aufkommen lassen, bis morgens 5 Uhr, ohne die sonst stets mit schlafloser Nacht einhergehende (psychische, vr) Unruhe (4. N.). (1.4)
2. Nacht wieder „freudig unruhig" mit vielen heiteren angenehmen Traumbildern (8. N.). (1.4)
3. Harmlose Träume (6. N.). (1.3)

Bildlich, symbolisch

1. Sehr schlecht geschlafen und von auffallend viel Schlangen geträumt (eine Frau). (1, o.A.d.Prüfers).

SCHLAF

Schlaflosigkeit, Einschlafstörung

1. Nacht unruhig, fast schlaflos; in der ersten Nachthälfte starkes Hitzegefühl, nach um 18 Uhr auf Nachhauseweg vorangegangenem starkem Frösteln (2. T. des 1. Versuchs mit D1; Prüfer E.N.). (1.1)
2. In der letzten Nacht fast schlaflos, starkes Hitzegefühl (1. T. des 2. Versuchs, nach 3 x 20 Tr. D1; Prüfer E.N.). (1.1)

Aufwachen, Durchschlafstörung

1. Nacht sehr unruhig; leichte, harmlose, meist heitere Träume, die einen tiefen Schlaf nicht aufkommen lassen, bis morgens 5 Uhr, ohne die sonst stets mit schlafloser Nacht einhergehende (psychische, vr) Unruhe; 5 bis 8 Uhr tiefer fester Schlaf, erwachte schweißgebadet (4. N.). (1.4)
2. Erwachte nachts einige Male mit Durstgefühl (zum Prüfungsende, 1 T. n. letzter Einnahme v. D1). (1.1)
3. Erwachte jeden Morgen 1 1/2 St. früher als sonst, ab 1. T. (1.1)
4. Sehr schlecht geschlafen. (1, o.A.d.P.)

Schläfrigkeit

1. Ermüdung und gewisse Schläfrigkeit am Nachmittag um 5 bis 6 Uhr. (1; o. A. d. P.)
2. In der vergangenen Nacht bleischwerer Schlaf, um 3 Uhr früh geweckt, starker warmer Schweiß (Erwachen durch den Schweiß? vr; 2. T.; Prüfer E.N.). (1.1)

MODALITÄTEN, CAUSAE

1. Trübe pessimistisch-reizbare Stimmung bessert sich nach Besuch eines Patienten (Autofahrt) (7. T.). (1.3)

2. Heftiges morgendliches Niesen bessert sich nach kalter Dusche (7. T.). (1.2)
3. Auf Trinken eisgekühlten Fachinger Wassers deutliche Besserung der „fischgrätenartigen“ Halsschmerzen (1.3); Nadelstechen in der Tonsille vergeht sofort auf kaltes Trinken (1.1).
4. Frieren (1.1), Kälteeempfindlichkeit trotz dauernden Wärmegefühls (1.3).
5. Bei geringster Anstrengung unangenehmes Hitzegefühl im ganzen Körper (während eines Nasenrachenkatarrhs; 5. T.). (1.1)

AS-IF-EMPFINDUNGEN

Kopf, Augen, Ohren

1. Druck im re. Augenwinkel, als wolle sich ein Gerstenkorn entwickeln (4. - 6. T.). (1, o.A.d.P.)

Hals, Rachen, Ösophagus

1. Gegen Mittag einsetzender stechender Schmerz, wie von einer Fischgräte, in der rechten Tonsille, der sich allmählich steigert, so daß wiederholte Inspektionen des Halses vorgenommen werden, ohne eine objektive Veränderung festzustellen; ein recht heftiger Schmerz, der mit kurzen Unterbrechungen 3 Tage lang anhält (Prüfer ist Arzt, vr; 2.- 4. Tag der Pr. m. D6). (1.3)
2. Abermals nach dem Einnehmen heftiger Tonsillenschmerz, wie von einer Nadel, der zum Räuspern nötigt, sich aber dadurch nicht bessert; nach 1 St. Dauer sofortiges Verschwinden auf kaltes Trinken (2. T. der Urtinkturprüfung, nach 15 Tr. TM). (1.1)

Verdauungsorgane

1. Gefühl von zersetztem Aufstoßen (2. T.); volles Gefühl im Magen, immer das Gefühl, als würde Aufstoßen Erleichterung bringen (9. - 12. T.). (1, o. A. d. P.)
2. Gefühl von Völle im Leibe, als ob sich mehr Blähungen ansammeln würden (ab 3. T.). (1.1)

Synonyma – Waldsalbei, Salvia silvestris, Bergsalbei, wilder Salbei. wilder Gamander (4).

Biologie, Chemie und Physiologie – Der wilde Gamander ist ein mehrjähriger Lippenblütler, der auf sonnigen Hängen und in Mischwäldern in warmen Lagen Westeuropas wächst. Er duftet würzig und ist sehr bitter (wie Hopfen, den man auch damit ersetzt hat (5)), hat herzförmige gekerbte Blätter, die denen des Salbei etwas ähneln (Name) und blüht im Juli bis September mit blaß- bis grünlichgelben Blüten, die violette Staubbeutel aufweisen. Weidetiere, welche das Kraut fressen, sollen einen knoblauchartigen Geruch der Milch entwickeln (5). Die Pflanze enthält ein ätherisches Öl, Kaempferolglykoside, Gerb- und Bitterstoffe, ein Anthrachinon, Saponin sowie viel Magnesium (4).

Teucr-sc. erzeugte in seiner Arzneimittelprüfung (1) neben den oben verzeichneten Symptomen eine auffällige Häufung fieberhafter und zum Teil bronchitischer Luftwegskatarrhe, welche von den naturwissenschaftlich-kritisch eingestellten Prüfern jedoch nicht mit dem Prüfstoff in Zusammenhang gebracht und daher nicht genau protokolliert wurden. Ein Prüfer *(E.N.)* beobachtete bei zwei Versuchen mit der Arznei, einmal im Sommer, einmal im Herbst, je einen solchen „Infekt“. Des weiteren traten bei einem Prüfer Furunkel an Gesäß und Aftergegend auf, die noch lange nach Prüfungsende belästigten, und bei mehreren Prüfern flüchtige rheumatische oder neuralgische Schmerzen an verschiedenen

Orten. Schließlich ist auch die kurzzeitige Wiederkehr eines GO-ähnlichen Urethralausflusses bei einem Prüfer zu vermelden, der Jahre zuvor eine solche durchgemacht hatte (1.1); dieser Prüfer beobachtete auch die meisten ichnahen Symptome. *Wohlgemuth* prüfte *Teucr-sc.* an sich selbst und beobachtete dabei Thrombosierung und Absterben eines Gefäßnävus an seiner linken Thoraxseite (4).

Klinisch wurde *Teucr-sc.* in der alten Phytotherapie u.a. als Expektorans, gegen ruhrartige Durchfälle und Darmparasiten benutzt, von den homöopathischen Ärzten zumeist in niedrigen Potenzen oder als Tinktur bei Tbc der Lungen und besonders der Hoden (1, 3), sowie als unspezifisches Roborans bei Krebs, „besonders wenn Schmerzen bestehen" (2) angewandt. Sein psychisches Bild ist noch nicht ausgearbeitet worden.

Mittelbeziehungen – Vgl. *Teucrium marum verum*, das aber mehr die oberen Luftwege affiziert und nicht so sehr die Bronchien (*Wohlgemuth*) (4), sowie *Marrubium vulgare* und *Glechoma hederacea,* zwei weitere altbewährte Hustenmittel aus der Familie der Lippenblütler (5).

Die Halssymptome (Fremdkörperstechen in rechter Tonsille) und die Verknüpfung von mangelnder Arbeitslust, pessimistischer Stimmung und Frieren bei allgemeiner Morgenverschlimmerung erinnern mich, allerdings nur entfernt, an einen Selbstversuch mit *Magnesia sulfurica*, dessen Ergebnis 1998 im Deutschen Journal für Homöopathie veröffentlicht wird.

Mittelverwechslungen – Siehe *Teucrium marum verum. Teucr-sc.* selbst taucht bisher weder im *Complete Repertory* noch im *Synthesis* auf.

Quellen – 1) Gisevius/DZH/1925/10 und 11 p (13 Prüfer; 1.1: TM, D1, D2; 1.2: D3 - D4; 1.3: D6; 1.4: D12); 2) Murty, B.S./AHZ/1971/3 k (TM), 3) SF1 k; 4) LSR1 p (o.A.d.P.); 5) C1 k.

Thallium aceticum

GEIST UND GEMÜT

Delirium, Wahnsinn, Raserei

1. Schwere Psychose mit Exzitation, sinnlosen Worten, Gestikulieren, Weinen, Schreien, Angst und Zungenbiß, vom 26. bis 39. Tag der Vergiftung (20j. Frau, Favus; *Thal-ac.* zur Epilation eingenommen). (1.1)

Gleichgültigkeit

1. Vollkommene Apathie. (2)

ILLUSIONEN

1. Verfolgungswahn (bei einem älteren Manne, nach dreimaliger Injektion von *Thalliumazetat*). (2)

KONVULSIONEN

1. Psychose... mit Zungenbiß, vom 26. bis 39. Tag der Vergiftung (20j. Frau, Favus; *Thal-ac.* zur Epilation eingenommen). (1.1)

SCHLAF

1. Schläfrigkeit nach abnorm langem Schlaf (n. 10 T.). (2)

Synonyma – Thalliumazetat.

Biologie, Chemie und Physiologie – Siehe *Thallium sulfuricum*; die Toxizität beider Verbindungen ist, gemessen an der letalen Dosis von jeweils ca. 1 g, in etwa gleich (3). Das Thalliumazetat wurde früher als enthaarender Salbenzusatz gebraucht („Coremlu-Creme" (2)); wegen seiner Giftigkeit ist man davon wieder abgekommen (1.2).

Mittelbeziehungen – Siehe *Thallium sulfuricum, Thallium metallicum.*

Quellen – 1) DZH (1.1: Bachkevitsch et al./Ann. Dermat. Syph., zit. in DZH/1929/11 t (0,41 g), 1.2: Emmert/DZH/1935/2); 2) Emmert/AHZ/1935/1 t; 3) Juéry, Roselyne: Contribution à l'étude de la pathogénésie et des indications du Thallium en homéopathie. Thése. Université Paris V, 1986.

Thallium metallicum

GEIST UND GEMÜT

Angst

1. Unerträgliche, scheinbar grundlose Angst (2 Prüfer). (1)

Arbeit (Fleiß, Faulheit, Unfähigkeit zur Arbeit usw.)

1. Arbeiten ist unmöglich (*Julian*). (6)
2. Arbeitet als Assistentin bei Gericht, hat neun Mitarbeiter unter sich; findet es herrlich, die Leitung zu haben (40j. Frau, rezidivierendes Schulter-Arm-Syndrom rechts). (7.3) (Freude am Führen ist lt. *Scholten* Hauptmerkmal der „Goldserie". vr)
3. (Schwierigkeiten mit dem Delegieren und Tendenz, seine Arbeit gerade an den Verkehrten zu delegieren, an Personen, die es nicht gut meinen. (7.2))

Argwohn, Mißtrauen

1. (Mißtrauen, wagt es nicht, Anderen zu vertrauen; Neigung, Gegner oder auch Mitstreiter zu beseitigen. (7.2))

Bewegungen: Zwangsbewegungen, Automatismen, Gesten, Lagen

1. Manchmal zieht, wenn sie den Arm herabhängen läßt, das Prickeln von ihren Fingern nach oben; dann läßt sie Gegenstände fallen (40j. Frau, rezidivierendes Schulter-Arm-Syndrom rechts). (7.3)

Delirium, Wahnsinn, Raserei

1. (Manie. (7.2))

Ekelgefühl

1. (Abneigung gegen Fleisch, oder gegen Speisen im Allgemeinen. (7.2))
2. Abneigung gegen Obst, Buttermilch, Joghurt, Schnecken (40j. Frau, rezidivierendes Schulter-Arm-Syndrom re.). (7.3)

Furcht

1. (Ängste: vor Fallen und hochgelegenen Orten, dem Tod, Herzkrankheit oder Herzanfall, verrückt zu werden, Selbstmord zu begehen, vor Ermordung, Menschen, Menschenmengen, weiten Plätzen; aber auch religiöser Art, sich um Erlösung, Gewissen, Teufel und Gott drehend. (7.2))
2. Sie hat vor nichts Angst und geht direkt auf die Dinge zu (40j. Frau, rezidivierendes Schulter-Arm-Syndrom rechts). (7.3)

Gedanken, Denkvermögen

1. Sie ist in ihrem Denken sehr schwarzweiß und unabhängig (40j. Frau, rezidivierendes Schulter-Arm-Syndrom rechts). (7.3)

Gier, Suchtverhalten

1. (Verlangen nach Alkohol, Narkotika, Brot, Süßem, Fleisch, kaltem Wasser. (7.2))
2. Verlangen nach Süßem, Schokolade, Gebäck, Gewürzen, Mango (40j. Frau, rezidivierendes Schulter-Arm-Syndrom re.). (7.3)

Konzentration

1. Konzentrationsschwierigkeiten. (1)

Reizbarkeit

1. Gesteigerte Reizbarkeit und Ungeduld. (1)

Sprechen

1. Sie verkündet ihre Meinung, ob es passend ist oder nicht (40j. Frau, rezidivierendes Schulter-Arm-Syndrom rechts). (7.3)

Unerträglichkeit von Schmerzen oder Empfindungen

1. (Heftige, schießende, unerträgliche Schmerzen, die plötzlich kommen und gehen; so extrem, daß sie den Schmerz hinausschreien müssen (Charakteristikum aller Thalliumverbindungen – vr) oder das Gefühl haben, ermordet zu werden. (7.2))

Zorn

1. Zornig, wenn Unrecht geschieht, wenn Dinge nicht so geschehen, wie sie es will, oder wenn Menschen Abmachungen nicht befolgen. Sie kann mit der Faust auf den Tisch schlagen (40j. Frau, rezidivierendes Schulter-Arm-Syndrom rechts). (7.3)

ILLUSIONEN

Wahnvorstellungen

1. (Wahnvorstellungen über Vorgesetzte, Feinde (umgeben von Feinden zu sein), Alleinsein oder Ratten. (7.2))
2. Durch ihren Bluthochdruck hat sie „ein aufgejagtes Gefühl, als ob ganze Volksstämme hinter ihr her wären“ (40j. Frau, rezidivierendes Schulter-Arm-Syndrom rechts). (7.3)

TRÄUME

1. (Träume von hochgelegenen Orten und vom Fallen. (7.2))

SCHLAF

1. Erwacht häufig und kann nicht wieder einschlafen. (1)

KONVULSIONEN

1. Zittern und veitstanzähnliche Zuckungen. (2)

MODALITÄTEN, CAUSAE

1. Als Kind schreckliche Dinge erlebt. Im Nonneninternat in dunkles Zimmer gesperrt oder zur Strafe festgebunden worden, mehrere Male von dort weggelaufen, aber die Mutter glaubte ihr nicht und schickte sie immer wieder zurück. Die Mutter selbst hat ihr einmal aus Wut mit einer eisernen Dose eine Fingerspitze abgekniffen (40j. Frau, rezidivierendes Schulter-Arm-Syndrom rechts). (7.3)
2. Nach einem Sturz auf die rechte Hüftregion entstandene ischialgiforme Beschwerden im rechten Bein und Knie verschlimmern sich während der Prüfung extrem, er ist 5 Wochen lang beinahe invalide; Liegen auf der kranken Seite verschlimmert; schlimmer nachts nach Hinlegen und beimSitzen, er muß aufstehen und umhergehen, um Erleichterung zu finden; das Knie ist schwach und instabil; Druck auf den lateralen und posterioren Teil des rechten Oberschenkels. z.B. durch die Stuhlkante, verschlimmert. Besserung kann nur durch Chirotherapie erreicht werden. (1)
3. Steißbeinschmerz, zu Beckenseiten, Bauch und Leisten ausstrahlend; er fing an, als sie während ihrer ersten Schwangerschaft auf dem Eis ausrutschte und auf ihr Steißbein fiel (40j. Frau, rezidivierendes Schulter-Arm-Syndrom re.). (7.3)
4. Ausfall aller Kopfhaare einschließlich der Augenbrauen, rasches Ermüden, Schwäche der Beine, Verlangsamung aller Lebensfunktionen, chronische Verdauungsbeschwerden: nach Benzolvergiftung (51j. Mann). (3)
5. Verschlimmerung der Beschwerden durch harte Arbeit (es ist keine körperliche Arbeit, vr). Die Schmerzen fingen vor 1/2 J. an, als sie jeden Tag 12 St. arbeitete (40j. Frau, rezidivierendes Schulter-Arm-Syndrom re.). (7.3)
6. Flachlage und Schlaf bessern die Kopfschmerzen (40j. Frau, rezidivierendes Schulter-Arm-Syndrom re.). (7.3)
7. Als Kind Speichelfluß im Schlaf, so schlimm, daß man ihr ein neues Kissen kaufen mußte. Zur Zeit der Behandlung profuse nächtliche Schweiße (40j. Frau, rezidivierendes Schulter-Arm-Syndrom re.). (7.3)
8. Schmerzen schlimmer durch warme Dusche und um 19 Uhr (40j. Frau, rezidivierendes Schulter-Arm-Syndrom re.). (7.3)
9. Schlimmer durch feuchtheißes Wetter (40j. Frau, rezidivierendes Schulter-Arm-Syndrom re.). (7.3)
10. Gelenkbeschwerden, schlimmer durch Regen, Winter, Kälte; Bronchitiden, schlimmer am Meer; allgemein schlechter durch Luftzug; ihr Nacken-Kopfschmerz ist aber besser an der frischen Luft (40j. Frau, rezidivierendes Schulter-Arm-Syndrom re.). (7.3)
11. Unverträglichkeit von Apfelsinen (40j. Frau, rezidivierendes Schulter-Arm-Syndrom re.). (7.3)
12. Plötzlich und heftig auftretende Beschwerden, plötzlich kommende und gehende neuralgische Schmerzen. (7.2) (Dies ist eine für alle Thalliumverbindungen gültige, leitsymptomatische toxikologische Beobachtung. vr)

Typus – (Dunkelhaarige Männer; entweder Übergewicht, oder mager mit eingefallenem Gesicht. (7.2))

Theoretische Erwägungen zu Thallium – *Scholten* zählt *Thallium* zur Goldserie (Begriffe: Führung, Organisation, Ernst, Schwere, König, Macht, Hochmut, Kränkung, Religion, Isolation, Alter), die er als vor allem bei Menschen in Führungspositionen oder mit einer hervorstechenden Machtproblematik indiziert ansieht. Das Kernproblem dieses Metalls formuliert er als „Festhalten an seiner überholten Macht", welches zu Perfektionismus, Dogmatismus, Nostalgie, Argwohn, schließlich zum Scheitern durch ihre dogmatischen Regierungsstil führt. Schließlich zieht *Thal.* sich, voll Mißtrauen gegen Andere und sich selbst, in die Isolation oder auf eine verkleinerte Machtbasis zurück oder fühlt sich von mörderischen Feinden (vgl. die unerträglichen Schmerzen der *Thallium*-Vergiftung) überfallen. Literarisches Beispiel: *Shakespeares* „König Lear". (7.1)

Biologie, Chemie und Physiologie – Metallisches Thallium ist ein weiches, silberweißes, unedles Schwermetall, welches an der Luft rasch oxidiert (5). Man verwendet es zum Bau von Infrarot-Fotozellen und Thermometern für niedrige Temperaturbereiche (7.1). Es existiert eine fragmentarische Prüfung (1). Klinische Beobachtungen mit *Thallium metallicum* gibt es bisher fast nur von *Scholten* (7). Zur Toxikologie siehe *Thallium sulfuricum*.

Mittelbeziehungen – Vgl. *Plb., Ars., Mang., Agaricus* (2) (gilt für alle Thalliumverbindungen).

Mittelverwechslungen und pharmazeutische Probleme – Die verschiedenen Thalliumsalze werden in der Literatur meist nicht unterschieden, so etwa bei *Stauffer* (2), der den entsprechenden Abschnitt „*Thallium metallicum*" überschreibt, sich aber auf Intoxikationen mit Thalliumsulfat und therapeutische Versuche mit Thalliumazetat bezieht; ebenso bei *Julian* (4). Es ist ratsam, bei Verdacht auf ein Thalliumbild die Symptome aller seiner Verbindungen mit dem Krankheitsbild zu vergleichen und „die beste" Thalliumverbindung zu wählen, wie bei den Quecksilbersalzen üblich. Analoges sollte für alle Metallsalze gelten.

Die „Ungeduld", welche in (1) erwähnt ist, wird im *Complete Repertory Mind* (6) fälschlicherweise auf *Clarke* zurückgeführt.

Quellen – 1) Panos, Rogers, Stephenson/JAI/1966/9 - 10 p (C30, C200, 1M); 2) SF1 k; 3) Henry/RBH/1954/3 k (1M); 4) JL1; 5) LSR1; 6) CMM k; 7: SCJ2 (7.1: theoretische Erwägungen und Angaben zu Materialeigenschaften, 7.2: Symptomangaben ohne Spezifizierung ihrer Quelle (in Klammern zitiert), 7.3: k (1M)).

Thallium sulfuricum

GEIST UND GEMÜT

Angst

1. Ein unangenehmes Angstgefühl in der Herzgegend mit stechendem, in die linke Schulter und in den Hals ausstrahlendem Schmerz (bei im EKG nachweisbarer Myokardschädigung). (5.2)
2. Psychose mit Angstzuständen, Weinkrämpfen, Verfolgungswahn und Phrasengewirr.* (8.2)

Benommenheit, wie nicht ausgeschlafen, wie berauscht, betäubt etc.

1. Starke Benommenheit mit matter, schlecht artikulierter Sprache (im Spätstadium; 33j. Mann). (8.1)
2. Zeitweise stärkere Bewußtseinstrübung (15j. Junge, nach Einnahme von Zeliokörnern). (10)

Bewegungen: Zwangsbewegungen, Automatismen, Gesten, Lagen

1. Infolge der Schmerzen in den Eingeweiden war der Rücken des Hundes nach oben gebogen. (6)
2. Eine Henne, welche nur eine minimale Menge *Thallium* aufgenommen hatte, erkrankte nach acht Tagen. Ihre Flügel hingen herab, sie konnte kaum laufen, und wenn sie ihr Futter aufpicken wollte, schien ihr Hals die Kraft verloren zu haben, sich genügend herabzubeugen, so daß ihre Spitze die Nahrung nicht erreichte. (6)
3. Choreiforme Zwangsbewegungen der Arme.* (8.2)
4. Tetanieähnlicherr Zustand mit der typischen „Geburtshelferstellung" (Pfötchenstellung) der Hände (*Fuld*).* (8.2)
5. Zittern, Zuckungen, unkoordinierte choreatische Störungen (Hyperkinesen), abwechselnd mit starren, langsamen Bewegungen (Hypokinesen). Zunehmende allgemeine Erstarrung der Bewegung. * (3)

Bewußtlosigkeit, Koma, Stupor

1. Irreversibles Koma, Tod (7j. Junge). (8.10)
2. Koma (20j. Frau, mehrere Tage nach Einnahme von 700 mg *Thalliumsulfat*; Abbildung zeigt bewußtlose Patientin mit Ptosis, offenstehendem Mund und halboffenen, ins Leere blickenden Augen). (14)
3. Das Durchgangssyndrom kann sich in schweren Fällen bis zur Bewußtlosigkeit steigern.* (10)
4. Kollaps mit Akrozyanose trotz evtl. Röte des Gesichts, Somnolenz und Stupor (ab 4. - 5. T.; prognostisch ungünstig). (14)
5. Thalliumsalze sind antipyretisch und spezifisch wirksam bei Typhus. (7)
6. Man könnte Thallium bei Hirngrippe und Encephalitis lethargica versuchen. (5.1)

Bosheit, Destruktivität

1. „Genau wie bei *Thallium* und *Blei* sind die Parkinsonkranken unfroh, asozial, böswillig, glauben sich von einer bösen Macht regiert usw." (8.2)

Delirium, Wahnsinn, Raserei

1. Demenz mit maniakalischen Erregungszuständen und Depressionen. (8.3)
2. Psychische Veränderungen und psychotische Krankheitsbilder bis zum kompletten Korsakow-Syndrom können auftreten. (8.4)
3. Symptomatische Psychose. (3) *
4. Delirium mit arterieller Hypertonie (bei einem in homizidaler Absicht mit einer Mischung von Sublimat und Thalliumsulfat Vergifteten). (14)

Ekelgefühl

1. Druckgefühl in der Magengegend, unabhängig von der Nahrungsaufnahme; verweigert jede feste Nahrung.* (8.2)

Empfindlichkeit

1. Affektive Überempfindlichkeit; bricht beim geringsten Anlaß in Tränen aus, schreit dann wieder seine Mutter furchtbar an (16 T. n. d. Gabe).* (8.2)

Erregbarkeit

1. Erregung, erregbar (*Julian*). (4)

Fröhlichkeit, Lachen

1. Läppisches und euphorisches Wesen.* (10)
2. Hysteriformes Benehmen mit plötzlichem Wechsel von Weinen und Lachen (21j. Frau, ab ca. 10. T. nach Ingestion von 0,7 g *Thalliumsulfat*; mehrere Wochen anhaltend). (14)
3. Vermehrte Reizbarkeit und Wutausbrüche, beim Abklingen der Bewußtseinstrübung; gefolgt von einer Periode läppisch-enthemmter Heiterkeit (15j. Junge, nach Einnahme von Zeliokörnern). (10)

Gedächtnis

1. Wochen nach den ersten Vergiftungssymptomen ausgesprochene *Korsakow*sche Psychose (beobachtet an der Innsbrucker Med. Klinik).* (8.2)
2. Merkfähigkeitsstörungen. (8.4)

Gedanken, Denkvermögen

1. Auftreten idiotischen und läppischen Wesens.* (8.2)
2. Apathie und fortschreitende Abnahme der geistigen Regsamkeit.* (8.2)
3. Auffallende psychomotorische Verlangsamung, maskenhafte Gesichtsstarre (20 Wochen nach Krankenhausaufnahme; 15j. Junge, nach Einnahme von Zeliokörnern). (10)
4. „In zwei schweren Vergiftungsfällen beobachteten wir von der 3. Woche an eine sich allmählich entwickelnde Verblödung und schwere Koordinationsstörungen der Motorik" (*Moeschlin*). (14)
5. Mehrere Kinder waren durch die Vergiftung so schwer retardiert, daß sie in Behindertenanstalten gebracht werden mußten. (12)
6. Schwerste Verblödung.* (8.2)
7. Bild wie bei seniler Demenz (74j. Frau). (8.3)

Gesellschaft

1. Verhält sich dem Arzt gegenüber völlig ablehnend (16 Tage nach der Gabe).* (8.2)
2. Die Psychose begann mit infantil-ablehnendem Verhalten (15j. Junge, nach Einnahme von Zeliokörnern). (10)

Gesichtsausdruck

1. Spastisches Lächeln*. (8.2)
2. Maskenhafte Gesichtsstarre (20 Wochen nach Krankenhausaufnahme; 15j. Junge, nach Einnahme von Zeliokörnern). (10)

Gier, Suchtverhalten

1. Bezeichnend für viele Fälle ist ein brennendes Durstgefühl. (14)

Gleichgültigkeit

1. Alle Kinder verlieren ihre Lebhaftigkeit.* (8.2)
2. Teilnahmslosigkeit.* (8.2)
3. Lethargischer Zustand von 3 Wochen Dauer (Beginn 2 Wochen nach *Thallium*).* (8.2)
4. Lethargie (vergiftete Kinder). (12)

Hysterie

1. Die Vergifteten fallen durch eine zunehmende psychische Verstimmung auf, die den Charakter einer hysterischen Reaktion hat. (9)
2. Die Vergifteten sind sehr unruhig, jammern theatralisch und machen oft einen hysterischen Eindruck. Auch der Arzt wird aufgrund der in diesem Stadium (ab dem 3. - 4. Tag) noch spärlichen objektiven Vergiftungszeichen oft zu der Diagnose einer Hysterie verleitet. (14)
3. Vielfach wurde weinerlich-klagsames, aber auch puerilistisch-hysteriformes Verhalten berichtet, besonders wenn es sich um empfindsame, weiche und etwas infantile Grundpersönlichkeiten... handelte.* (10)
4. Hysterie mit Hyperästhesie. (4)

Konzentration

1. Einengung von Aufnahmefähigkeit, Konzentration und Reaktionsfähigkeit. * (3)

Reizbarkeit

1. Stimmung labil und reizbar den Angehörigen gegenüber (13j. Mdch.). (8.1)
2. Reizbarkeit und Gewalttätigkeit, Erregungszustände.* (8.2)

Ruhelosigkeit

1. Zeitweilige Unruhe (74j. Frau). (8.3)
2. Unruhezustände, beim Abklingen der Bewußtseinstrübung (15j. Junge, nach Einnahme von Zeliokörnern). (10)
3. Extreme Schlaflosigkeit infolge extremer Unruhe. * (3)
4. Zunehmende innere Unruhe bei fortschreitender motorischer Lähmung. * (3)
5. Blitzartige heftige Schmerzen, die durch Bewegung schlimmer werden; trotzdem besteht Unruhe und Drang zur Bewegung. (5.1)
6. Liegt stundenlang laut schreiend im Bett und wälzt sich herum; obwohl er die stärksten Schmerzen in den Unter- und Oberschenkeln angibt, kann der doch die Beine keinen Augenblick ruhig halten.* (8.2)

Schreien

1. Affektive Überempfindlichkeit; bricht beim geringsten Anlaß in Tränen aus, schreit dann wieder seine Mutter furchtbar an (16 T. n. d. Gabe).* (8.2)

2. In der Nacht wurde der Hund von heftigen Koliken erfaßt, welche ihm schrille Schreie entlockten. (6)
3. Plötzliche Schmerzenslaute, die sich durch die vorbestehende Arteriosklerose nicht erklären lassen (74j. Frau). (8.3)
4. Liegt stundenlang laut schreiend im Bett und wälzt sich herum; obwohl er die stärksten Schmerzen in den Unter- und Oberschenkeln angibt, kann der doch die Beine keinen Augenblick ruhig halten.* (8.2)

Sprechen

1. Starke Benommenheit mit matter, schlecht artikulierter Sprache (im Spätstadium; 33j. Mann). (8.1)
2. Er schilderte, daß er zuviel Luft bekomme und ein langes Wort nicht mühelos aussprechen könne, weil die Luft zu schnell herausströme. (5.2)
3. Psychose mit Angstzuständen, Weinkrämpfen, Verfolgungswahn und Phrasengewirr.* (8.2)
4. Bedient sich noch immer einer ausgesprochen kindlichen Ausdrucksweise (20 Wochen nach Krankenhausaufnahme; 15j. Junge, nach Einnahme von Zeliokörnern). (10)

Thema „Tod“ (Suizidalität etc.)

1. Selbstmordneigung (*Clarke*). (4)

Traurigkeit, trübe Stimmung

1. Nach ein paar Stunden wurde der Hund traurig und weigerte sich zu fressen. (6)
2. Das Leiden der Patientin liegt wie eine dunkle Wolke über der ganzen Familie (32j. Frau, Ischialgie links). (8.9)
3. Depression mit Schlafsucht.* (8.2)

Unerträglichkeit von Schmerzen oder Empfindungen

1. Polyneuritis: Schmerzen im rechten Fuß mit Pelzigkeit, die sich schnell zur Unerträglichkeit steigerten, besonders in Sohle und Großzehe lokalisiert; im Amputationsstumpf des linken Beines ebenfalls Schmerzen (33j. Mann, ab 5. T.). (8.1)
2. Die Hypersensibilität ist hervorstechend. Brennende Schmerzen in den Füßen können so stark sein, daß bereits das Berühren der Bettdecke als unerträglich empfunden wird. (8.4)
3. Äußerste Überempfindlichkeit der Fußsohlen, gar nicht zu vergleichen mit der für andere homöopathische Arzneien bekannten Empfindlichkeit dieses Körperteils. Patient tritt nur mit den Hacken auf, weil selbst schwache Berührungsreize an der Fußsohle als äußerst schmerzhaft empfunden werden. (8.2)
4. Gegen die sehr starken neuralgiformen Schmerzen müssen Analgetika aus der Morphinreihe verabreicht werden; selbst stärkste periphere Analgetika sind wirkungslos. (14)
5. Heftige, unerträgliche Ischiasschmerzen links, ungeheuerlich, als wolle das Bein absterben, vom Steiß anfangend, oder wie entzündet; monatelang; besonders nachts; bei jedem Lagewechsel eintretend, besonders beim Aufstehen; schlimmer durch Husten und Niesen; Wärme verschlimmert, Heizkissen unerträglich (32j. Frau). (8.9)

Verdruß, Mißmut, schlechte Laune

1. Mißmutig-dysphorische Verstimmungen.* (10)

Weinen, Wimmern

1. Weinanfälle.* (8.2)
2. Dauerndes Jammern. * (3)
3. Affektive Überempfindlichkeit; bricht beim geringsten Anlaß in Tränen aus, schreit dann wieder seine Mutter furchtbar an (16 T. n. d. Gabe).* (8.2)
4. Klagsam-weinerliche Stimmung (15j. Junge, nach Einnahme von Zeliokörnern). (10)
5. Die Vergifteten sind sehr unruhig, jammern theatralisch... (14)
6. Hysteriformes Benehmen mit plötzlichem Wechsel von Weinen und Lachen (21j. Frau, ab ca. 10. T. nach Ingestion von 0,7 g Thalliumsulfat; mehrere Wochen anhaltend). (14)
7. Bietet ein Bild des Jammers, Schmerzen unerträglich, weint vor Schmerz, lebt von schmerzstillenden Tabletten (32j. Frau, Ischialgie links). (8.9)

Zorn und Folgen desselben

1. Reizbarkeit und Gewalttätigkeit, Erregungszustände.* (8.2)
2. Vermehrte Reizbarkeit und Wutausbrüche, beim Abklingen der Bewußtseinstrübung; gefolgt von einer Periode läppisch-enthemmter Heiterkeit (15j. Junge, nach Einnahme von Zeliokörnern). (10)

ILLUSIONEN

Wahnvorstellungen

1. Psychose mit Angstzuständen, Weinkrämpfen, Verfolgungswahn und Phrasengewirr.* (8.2)
2. Symptomatische Psychose vom paranoiden Typus, die sich zugleich mit den übrigen Vergiftungserscheinungen entwickelte und zurückbildete (ein junger Mann). (14)
3. „Genau wie bei *Thallium* und *Blei* sind die Parkinsonkranken unfroh, asozial, böswillig, glauben sich von einer bösen Macht regiert usw.“. (8.2)
4. Paranoide und halluzinatorische Zustandsbilder.* (10)

SCHLAF

Schlaflosigkeit, Einschlafstörung

1. Schlaflosigkeit (konstantes Symptom der Thalliumvergiftung). (8.1)
2. Hartnäckige, selbst durch allerstärkste Schlafmittel kaum zu beeinflussende Schlaflosigkeit (8.2), die mit den polyneuritischen Schmerzen allein nicht erklärt werden kann (9).
3. Epileptiformer Anfall mit 2 stdg. Bewußtseinstrübung, klonischen Krämpfen, anschließend Schlaflosigkeit und Wallungen nach dem Kopfe.*. (8.2)

Schläfrigkeit

1. Völlig matt, legen sich schon während des Fressens hin (Kühe). (8.7)
2. Depression mit Schlafsucht.* (8.2)

SCHWINDEL

1. Ptosis, horizontaler Nystagmus, Vestibularisschädigung mit Drehschwindel (ein junger Mann; 2. u. 3. Krankheitswoche). (14)

ATAXIE

1. Ataxie (Kinder, die thalliumhaltiges Rattengift gegessen hatten). (12)
2. Ataktische Bewegungsstörungen (im Spätstadium; 33j. Mann). (8.1)
3. Extrapyramidale Bewegungsstörungen. (8.3)
4. „In zwei schweren Vergiftungsfällen beobachteten wir von der 3. Woche an eine sich allmählich entwickelnde Verblödung und schwere Koordinationsstörungen der Motorik" (*Moeschlin*). (14)

KONVULSIONEN

1. Nach fortgesetzten konvulsiven Bewegungen wurden die Hinterläufe gelähmt, und der Hund starb 64 Std. anch Ingestion des Giftes. (6)
2. Zwei Welpen, welche die vergiftete Milch kaum probiert hatten, wurden nach und nach von konvulsivischem Zittern befallen und konnten kaum stehen; dann traten die akuten Schmerzen ein, welche mit dem Tode endigten. (6)
3. Anomalien der Bewegung, Zittern, unkoordinierte chorea-ähnliche Bewegungen, welche oft schon erscheinen, bevor der Appetit affiziert wird. (2)
4. Toxische Chorea. Choreatische Ataxie.* (8.2)
5. Epileptiformer Anfall mit 2 stdg. Bewußtseinstrübung, klonischen Krämpfen, anschließend Schlaflosigkeit und Wallungen nach dem Kopfe.*. (8.2)
6. Jacksonartige epileptische Anfälle.* (10)
7. Schwerste epileptiforme Anfälle, die den herbeigerufenen Arzt an eine Meningitis denken ließen (bei einem jungen Mann, am 20. Tag nach Einnahme von 0,5 g Thalliumsulfat). (14)
8. Man könnte *Thallium* bei Chorea und Epilepsie als Heilmittel ins Auge fassen. (5.1)

SEXUELLER TRIEB

1. Vorübergehende Impotenz (10); diese tritt fast regelhaft auf (14).
2. Bei thalliumvergifteten Tieren bleibt die Brunst ganz aus. (8.2)
3. Verlust des Geschlechtstriebs beim männlichen Warmblüter, mit Hodenatrophie und Aufhören der Spermatogenese.* (11)

MODALITÄTEN, CAUSAE

1. Nächtliche Verschlimmerung ist ein wertvoller Hinweis. (5.1)
2. Schmerzen halten die ganze Nacht bis 9 Uhr morgens ohne Unterbrechung an.* (8.2)
3. Schlagartiges Einsetzen der Schmerzen.* (8.2)
4. Blitzartige heftige Schmerzen, schlimmer durch Bewegung; trotzdem Unruhe, Bewegungsdrang. (5.1)
5. Periodizität der Beschwerden (5.1), sie treten mit aller Wucht zur gleichen Zeit auf und verschwinden gemeinsam wieder (3).
6. Die Hypersensibilität ist hervorstechend. Brennende Schmerzen in den Füßen können so stark sein, daß bereits das Berühren der Bettdecke ((13): die auf den Beinen liegende Bettdecke) als unerträglich empfunden wird. (8.4)
7. Heftige, unerträgliche Ischiasschmerzen links, ungeheuerlich, als wolle das Bein absterben, vom Steiß anfangend, oder wie entzündet; monatelang; besonders nachts; bei jedem Lagewechsel eintretend, besonders beim Aufstehen; schlimmer durch

Husten und Niesen; Wärme verschlimmert, Heizkissen unerträglich; völlig unabhängig von der Wetterlage (32j. Frau). (8.9)

8. Schmerzen kaum beeinflußbar, selbst *Morphin* gibt nur kurzdauernde Erleichterung.* (8.2)
9. Fieberanstieg synchron mit den Schmerzattacken.* (8.2)
10. Kältegefühl, „kann gar nicht mehr warm werden"; vor allem an den schmerzenden Teilen. (3) *

AS-IF-EMPFINDUNGEN

Verdauungsorgane

1. Schmerzen in Magen und Gedärmen, die aus schrecklich heftigen Lanzinationen bestehen, welche mit der Schnelligkeit elektrischer Schläge aufeinander folgen. (2)

Atmungsorgane, Herz, äußerer Thorax

1. Er schilderte, daß er zuviel Luft bekomme und ein langes Wort nicht mühelos aussprechen könne, weil die Luft zu schnell herausströme. (5.2)

Bewegungsapparat

1. Heftige, unerträgliche Ischiasschmerzen links, ungeheuerlich, als wolle das Bein absterben, vom Steiß anfangend, oder wie entzündet; monatelang; besonders nachts; bei jedem Lagewechsel eintretend, besonders beim Aufstehen; schlimmer durch Husten und Niesen; Wärme verschlimmert, Heizkissen unerträglich (32j. Frau). (8.9)
2. Schmerzen in beiden Beinen mit enormer Berührungsempfindlichkeit; ziehende Schmerzen, die „wie Muskelkater" empfunden werden, oder manchmal, als ob die Beine in Glassplittern lägen; die Schmerzen sind vor allem an den Außenseiten der Oberschenkel lokalisiert (13j. Mdch.; ab 4. T.). (8.1)
3. Distal zunehmende Hyperästhesien; im Fuß ausgesprochenes Kältegefühl (33j. Mann; 5. T.). (8.1)

Allgemeines

1. Blitzartige heftige Schmerzen. (5.1)

Typus

1. Wirkt vor allem auf geschlechtsreife oder der Pubertät nahe Menschen (8.2), „vielleicht weil hier die entgiftende Wirkung des Thymus wegfällt" (8.5).
2. Abmagerung bis zum Skelett (Kühe) (8.7); starke Abmagerung (beim Menschen) (5.1); bei recht konstant vorhandener Inappetenz; vor allem präterminal erfolgt sie in spektakulärem, „brutalem" Ausmaß (11).
3. Bei einem Mann wuchsen die vorher dunklen Haare nach der Vergiftung blond nach und färbten sich auch später nicht wieder dunkel. (14)

Synonyma – Thalliumsulfat. Thallosulfat. Tl2SO4. Der Name (gr. thallos – sprossender Zweig) kommt von der lebhaft grünen Farbe im Spektrogramm, welcher den Entdecker auf seine Existenz hinwies.

Biologie, Chemie und Physiologie – Thallium ist ein Metall der Bor-Aluminium-Gruppe (Ordnungszahl 81), welches 1861 spektralanalytisch entdeckt wurde. Es wird als Begleitelement von Silber-, Kupfer-, Blei-, Eisen- und Zinkvorkommen gefunden. Das natürliche Thallium besteht aus zwei stabilen Isotopen, Tl-203 und Tl-205. Daneben existieren das langlebige Radioisotop Tl-204 und das extrem kurzlebige Tl-206. In der Technik wird es z.B. bei der Gewinnung von Wolfram (für Glühbirnen), bei der Fabrikation photoelektrischer Zellen und in der Pyrotechnik benutzt (11).

Im Periodensystem steht es unmittelbar hinter dem Quecksilber (Ordnungszahl 80) vor dem Blei (Ordnungszahl 82). Chemisch verhält es sich ähnlich dem Kalium, bildet z.B. ein stark alkalisches Hydroxid; physikalisch dagegen ist es dem Blei so ähnlich, daß *Lamy* es trotz guter Gelegenheit dazu nicht von letzterem unterscheiden konnte. Diese paradoxen Eigenschaften des Thalliums haben ihm den Spitznamen „das Schnabeltier unter den Metallen" eingetragen (11).

Alle Thalliumverbindungen sind stark giftig, sowohl die einwertigen Thallo- als auch die dreiwertigen Thallisalze (8.2), wobei die Giftwirkung letzterer durch intrakorporale Umwandlung des Thalium (III) - in das toxische Thallium (I) - Ion erklärt wird (13). 100 mg des Sulfats töteten einen zwei Monate alten Welpen innerhalb von 40 Stunden (6); als für den Menschen tödliche Dosis gilt 1 Gramm Thalliumsulfat (8.4) oder Thalliumazetat (11). Die Vergiftung kann peroral, perkutan oder durch Inhalation erfolgen. Fraktionierte Verabreichung führt bei gleicher Gesamtdosis zu erheblich stärkeren Vergiftungssymptomen als einmalige Gabe. Bei gleichzeitig bestehender akuter Erkrankung, etwa einer Angina, kommt es zu sehr heftigen Vergiftungserscheinungen. Erwachsene (d.h., geschlechtsreife Personen) reagieren stärker als Kinder (8.2). Thalliumazetat war lange als Enthaarungsmittel (Markenname: *„Coremlu-Creme"* (8.2)), Thalliumsulfat als Rattengift (Markennamen: *„Zelio-Paste", „Zeliokörner*") in Gebrauch (8.1) und wurde schließlich wegen seiner Mißbrauchsmöglichkeiten als Selbstmord- und Mordmittel vom Markt genommen.

Die akuten Vergiftungssymptome bestehen in *hartnäckigster Obstipation*, die selbst auf *Rizinus* oder *Prostigmin* kaum reagiert (Frühsymptom!) (14), ausgeprägter zentral bedingter Hyperthermie, *ganz regelhaft auftretender Tachykardie mit einem EKG wie bei Myokarditis* (14), heftigen Koliken, Neuralgien, Parästhesien und Lähmungen, vor allem der unteren Extremitäten (Nn. peronaei - (14)). Die neurologischen Erscheinungen sind durch eine Polyneuritis bedingt (8.1), welche auch die Hirnnerven betreffen kann, selbst den N. opticus (8.6), den N. vagus (5.2), ja sogar den Grenzstrang, wo schwere histologische Schäden gesehen wurden (14) und durch Bildung unlöslicher Komplexe aus Thalliumionen und dem für den Nervenstoffwechsel essentiellen *Laktoflavin* erklärlich ist (3); sie ist mit *schwerer Muskelatrophie* verbunden (14). (Eine weitere Erläuterung des Wirkungsmechanismus von Thallium im menschlichen Körper würde zu weit führen; es sei hierzu auf (3), (13), (14) sowie die Arbeit von *R. Juéry* (11) verwiesen.) Die chronische Intoxikation zeigt sich neben obigen, protrahierter auftretenden Symptomen vor allem in *büschelweisem Haarausfall mit auffällig trockenschuppiger Haut* (Leitsymptom) (14), Leberschäden, Nephritis, Stomatitis, Ösophagitis, hartnäckiger Enteritis (8.2), ähnlich wie bei Arsen, ferner durch Unterdrückung der Schweißsekretion und in einem Teil der Fälle durch Glukosurie und *therapieresistente Hypertonie*. Die subakute Intoxikation spielt sich nach denselben Gesetzmäßigkeiten ab wie die akute, nur zeitlich verzögert; je geringer die Dosis, desto langsamer die Entwicklung der Symptome. Der Verlust des Haupthaares erfolgt höchst regelhaft am 13. Tag nach der Aufnahme des Gifts, nie früher, in abortiven Fällen später. Bei leichten Fällen beschränkt sich der Haarverlust auf ein „tonsurähnliches Bild", d.h., befällt nur die Scheitelpartie. Bei einem im Mutterleib mitvergifteten Säugling wurde eine eigenartige *Alopecia areata* an der rechten Kopfseite als Folge der Intoxikation beobachtet

(14). Die Scham- und Achselhaare fallen meist mit aus, nur selten das Lanugohaar des übrigen Körpers. Einige Zeit nach überstandener Vergiftung wächst das Haar wieder nach, häufig sogar üppiger als zuvor (13). Pathognomonisch für die Thalliumvergiftung ist der Ausfall der lateralen Augenbrauen (die medialen bleiben verschont) und das regelhafte Auftreten von rotem Dermographismus (8.2) (beides wie bei Neurodermitis – vr), für die Thallium- und Arsenvergiftung die Bildung weißer, sich mit dem Wachstum verschiebender Querstreifen an den Nägeln, der sog. *Mees*'schen Nagelbänder, welche durch eine Störung der Zellteilung in den Nagelbetten entstehen. Ferner komt es zu trophischen Störungen der Haut (Kälte und Feuchtigkeit derselben, pustulöse Ausschläge) (13). Thalliumsulfat und - nitrat werden vom Geschmackssinn kaum wahrgenommen, weshalb bereits kurz nach Entdeckung des Metalls auf die Gefahr der kriminellen Verwendung seiner Salze hingewiesen wurde (6); allerdings ist es ähnlich wie andere Schwermetalle leicht durch Haaranalysen oder Spektralanalyse (des Urins oder auch von Gewebe des Opfers) nachweisbar. Chemisches Antidot ist über längere Zeit oral verabreichtes Berliner Blau (kolloidales Eisen (III) – Hexacyanoferrat), welches im Darm Thalliumionen adsorbiert und so aus dem Körper entfernt; BAL und andere Komplexbildner, Cystein und Thiosulfat sind wirkungslos bzw. wenig wirksam (13).

Das Gehirn entwickelt vielfach ein charakteristisches Schädigungsmuster, welches man analog zur zentralnervösen Bleivergiftung als *Thallium-Enzephalopathie* bezeichnet. Extrapyramidale Schäden sind dabei besonders auffallend (11). Die häufigsten vegetativ-nervalen Symptome sind Sphinkterschwäche und Miktionsstörungen (13).

Die Beziehung des Thalliums zur Reproduktion ist deutlich. Am Warmblüter kommt es zu Störungen des Ovarialzyklus und der Hodenfunktion, und im Experiment an Kaulquappen wurde ein Effekt beobachtet, der einer Teratogenität entsprechen könnte: es stellten sich sonst nicht vorkommende Metamorphosen ein, die Tiere blieben ungewöhnlich klein, und oft entwickelten sie sich nicht zu richtigen Fröschen (8.2). Wird im 1. Trimenon der Schwangerschaft Thallium eingenommen, so ist mit teratogener Wirkung zu rechnen (14).

Bei Hühnerembryonen läßt sich durch Thalliumsulfat eine *Achondroplasie* erzeugen (14). Die Zähne werden geschädigt; in mehreren Vergiftungsfällen kam es zu starker Kariesentwicklung (14).

Bei anhaltender Exposition zu kleinen Thalliummengen kommt es im Tierversuch zur Entwicklung maligner Tumoren (3). Protrahierte Thalliumvergiftungen beim Menschen führen zu einer auffallenden Resistenzschwäche gegenüber Infektionen (14).

Thallium (aceticum, sulfuricum usw.) D6 bis D12 in monatelangen täglichen Gaben wurde zeitweise gegen Haarausfall empfohlen (8.8). Vor dieser Dosierung ist wegen der ausgeprägten Kumulationstendenz dieses Giftes zu warnen. Der von *Wohlgemuth* geheilte Fall zeigt, daß auch mit Hochpotenzen der erwünschte Effekt zu erreichen ist (auf D4 erfolgte Verschlimmerung, auf 1M Heilung einer unerträglichen Ischialgie) (8.9).

Mittelbeziehungen – Toxikologisch nahe verwandt mit *Ars.* (Neuritis, Haarausfall), *Merc.* (imitiert die *Feer*sche Krankheit oder Akrodynie, eine Form der Quecksilbervergiftung (8.5)) und *Plb.* (hartnäckige Obstipation, Harnsperre, Fazialislähmung...) (8.1), jedoch giftiger als diese (5.1). Soll wie *Plb.* in den Porphyrinstoffwechsel eingreifen (14).

Antidot gegen toxische Dosen ist Ferrihexacyanoferrat (Berliner Blau, *Antidotum Thallii Heyl*), im Notfall auch einprozentige Natriumjodidlösung, die das Thalliumsulfat im Darm in unlösliches Thalliumjodid umwandelt. Gegen die Polyneuritis werden hohe Vitamin B1 - Dosen i.m. gegeben (14).

Mittelverwechslungen und pharmazeutische Probleme – Die meisten Angaben zur psychischen Symptomatik wurden der Arbeit von *Emmert* (8.2) entnommen, der leider nicht angab, welche Symptome von Thalliumazetat und welche von Thalliumsulfat stammten. Gleiches gilt für den Artikel von *Schedifka* (10) und die Angaben in (3). Solche nicht benannten Symptome wurden, mit einem Sternchen * gekennzeichnet, hier aufgenommen.

Die Angaben zu *Thallium* im *Complete Repertory Mind* (4) stehen unter „*Thallium metallicum*", obwohl sie ganz überwiegend vom Thalliumsulfat stammen. Wo sich eine solche Rubrik nicht durch Quellenvergleich dem Sulfat zuordnen ließ, wurde sie in der Annahme, daß sie aus dem klinischen Gebrauch stamme, dem metallischen Thallium zugeordnet, das in der homöopathischen Therapie am gebräuchlichsten zu sein scheint.

Quellen – 1) MG1 t; 2) A1 t; 3) LSR1 t; 4) CMM t; 5) DZH (5.1: Emmert/DZH/1935/2 t/k (Therapieempfehlungen, allgemein auf Thallium bezogen), 5.2: Rüther/Klin. Wschr., zit. in DZH/1941/5 t (ohne Angabe des Thalliumsalzes)); 6) Lamy/HWO/1899/2 t (Tierversuche); 7) DMW/1886/7. Januar k (Zehntelgrammdosen!);8) AHZ (8.1: Strigel/AHZ/1950/2 t (Zusammenfassung einer Dissertation zum Vergiftungsbild), 8.2: Emmert/AHZ/1935/1 t (Monographie), 8.3: Becker, E./AHZ/1953/11-12 t, 8.4: Bundesminister für Arbeit und Sozialordnung/Merkbl. z. 6. Berufskrankheitenverordnung, zit. in AHZ/1968/11 t, 8.5: Göricke/AHZ/1948/1 t, ho Ortloff/AHZ/1961/8 t, 8.6: Schier/AHZ/1936/6 t, 8.7: Wolter/AHZ/1962/3 t (Milchkühe), 8.8: Unseld/AHZ/1967/11 k (D6), 8.9: Wohlgemuth/AHZ/1957/5 k (D4!, danach 1M), 8.10: Bank, W.J./Arch. Neurol., zit. in AHZ/1975/2 t, 8.11: Wifling/Med. Klinik, zit. in AHZ/1962/8 t,); 9) Forth, W.; Henning, C.H.: Thalliumvergiftungen und ihre Behandlung. Deutsches Ärzteblatt 76. Jg. S. 1803, 43/1979; 10) Schedifka, R.: Die Thalliumvergiftung, ein noch immer aktuelles Krankheitsbild. Hippokrates 1969, Nr. 2, S. 55 t; 11) Juéry, Roselyne: Contribution à l'étude de la pathogénésie et des indications du Thallium en homéopathie. Thése. Université Paris V, 1986 t; 12: Neiswander, A.C./PCB/1963/12 t (Symptome bei 72 akzidentell mit thalliumhaltigem Rattengift vergifteten Kindern); 13: FTH1 t; 14) MOE1 t.

Thea chinensis

GEIST UND GEMÜT

Angst

1. Einschlafstörung alter Menschen durch Unruhe mit Angst und depressivem Einschlag; meist bei Asthenikern mit hypotonen Blutdruckwerten. (6.2)
2. Gefühl von ängstlicher Beklommenheit des Herzens. (1.2)
3. Präkordialangst. (2.3)
4. Starke Tee-Aufgüsse rufen manchmal eine schmerzhafte Oppression und Empfindung von Qual / Angst (anguish) in der Herzgegend hervor. (2.3)
5. Wenn er zum Abendessen Tee trank, erlebte er normalerweise ein leichtes Angstgefühl in der Präkordialregion und eine schlaflose Nacht; wenn aber sein Gehirn durch eine lebhafte Unterredung oder anhaltendes Denken mehr als gewöhnlich aufgeregt wurde, verschwand die Angst, und er fand erfrischenden Schlaf. (2.2)
6. Schlaflosigkeit und leichte Beängstigung in den Präkordien. ... Wenn er abends Ale oder Wein getrunken, habe der Tee jene Wirkungen nicht hervorgebracht. (6.3)
7. Nachts verspätet erscheinende Schlummerphasen (tardy slumbers), mit Angst in den Gliedern, leichter Beschleunigung der Herzaktion, Schweiß in der Präkordialgegend und trockener Hitze anderer Körperregionen. (2.3)
8. Angstgefühl und Zittern. (2.3)
9. Unbehaglicher Gemütszustand, von *Lehmann* als „geistige Qual" (mental anguish) bezeichnet (n. 12 Gran Thein). (2.1)

10. Das Gemüt ist in einem extrem unbehaglichen und ängstlichen Zustand, welcher nicht die geringste Ruhe erlaubt, ob nun im Sitzen, Liegen oder Lesen (n. 12 Gran Thein). (2.1)
11. „Ich konnte niemals auf der linken Seite schlafen, denn das erzeugte bei mir immer eine große Angst und es verschlimmerte die Schlaflosigkeit, ich fing dann an zu denken und zu denken" (40j. Frau, Depression, Haarausfall). (17)
12. Hypochondrie (bei Teekostern). (3)

Arbeit (Fleiß, Faulheit, Unfähigkeit zur Arbeit usw.)

1. Einige waren noch den Tag darauf (nach 2 bis 10 Gran, also 0,12 - 0,6 Gramm, Thein) unfähig zu jeder Beschäftigung. (5.2)
2. Verdrießlichkeit, mit Abneigung gegen alles und gegen die mindeste Ermüdung. (2.4)
3. Beseitigt das Gefühl der Müdigkeit außerordentlich schnell. (5.1)
4. Als Kind: „Ich war sehr schüchtern und pflichtbewußt / genau (precise), ich versuchte alles gut zu machen." Zum Zeitpunkt der Anamnese: „An der Arbeitsstelle habe ich immer das Gefühl, daß ich etwas schlecht machen könnte" (40j. Frau, Depression, Haarausfall). (17)

Benommenheit, wie nicht ausgeschlafen, wie berauscht, betäubt etc.

1. Nervenaktivität geschwächt. (4.1)
2. Düster, schwer, schwindlig in der Stirne, vorzüglich im Gehen. (1.1)
3. Umneblung des Geistes. (5.2)
4. Rauschzustand (2.3), dem akuten Alkoholismus ähnliche „Tee-Trunkenheit" (3).

Bewegungen: Zwangsbewegungen, Automatismen, Gesten, Lagen

1. Ständiges Verlangen, in der Nase zu bohren. (2.4)
2. Beim Versuch, seine Zunge herauszustrecken, züngelte sie hinein und hinaus wie bei einer Schlange (18j. Jugendlicher, Übererregung bei Vorbereitung aufs Abitur). (9)
3. Beim Lachen züngelt (flickers) seine Zunge hinein und hinaus wie bei einer Schlange, und sein rechter Arm schießt geradewegs nach vorne (Narkolepsie). (9)
4. Sie wurde von starkem Sinkgefühl und Beklemmung des Magens befallen. Nach einer Viertelstunde warf sie sich umher, bei jedem Atemzug laut stöhnend, ihren Magen mit großer Heftigkeit reibend (nach einer Überdosis Tee). (2.3)
5. Engegefühl im oberen Teil des Brustkorbes, welches sie nötigt, aufrecht im Bett zu sitzen. (2.2)
6. Herzklopfen nachts, mit Unfähigkeit, auf der linken Seite zu liegen (ein Arzt, der Tee mißbrauchte). (2.3)
7. Eine Kollegin, welche einen Selbstversuch mit *Thea chinensis* gemacht hatte, berichtete, daß ein eigentümliche unkontrollierbare Bewegung des rechten Armes ihr deutlichstes Prüfungssymptom gewesen sei. (9)
8. Empfindung auf der Unterseite eines oder beider Oberschenkel, als habe die Blutzirkulation aufgehört, was große Nervosität und ein Verlangen hervorrief, heftig mit dem Bein auszuschlagen (kick out), um die Empfindung wiederherzustellen. (2.4)
9. Krankhafte Impulsivität. (13)

Bewußtlosigkeit, Koma, Stupor

1. Starker grüner Tee antidotiert die Opiumnarkose. (6.3)
2. Abends Anfälle von Bewußtlosigkeit, welche 3 bis 4 Std. anhalten. (2.3)

Bosheit, Destruktivität

1. Gefühl, als werde sie durch eine unbeherrschbare Macht genötigt, Selbstmord zu begehen, aus dem Fenster zu springen, ihr Baby mit den Kleidern in den Waschkessel zu stecken, beim Brotschneiden dessen Kehle durchzuschneiden, es die Treppe hinunterzuwerfen (geheilt mit *Thea* CM (*Fincke*), bei einer Frau, welche immer einen Topf Tee auf dem Ofen stehen hatte und täglich mehrere große Schalen (bowlful) davon trank). (2.4)
2. Wirft mit Gegenständen. (13)
3. Große Neigung, sich wegen harmlosester Aussagen oder Handlungen zu streiten (Nachwirkung). (2.4)

Delirium, Wahnsinn, Raserei

1. Delirien. (5.2)
2. Delirium (2.1), Zeichen von Delirium (2.5).
3. Delirium mit großer Ekstase. (2.3)
4. Ausgeprägtes Delirium tremens: bei einer Frau, die in süchtiger Weise Teeblätter aß, aber keinen Alkoholismus aufwies. (11.1)

Ekelgefühl

1. Früh, nach dem Erwachen, ein unerträglicher Gestank im Munde. (1.1)
2. Höchst unangenehmes Gefühl von Schwäche des Magens; Ekelgefühl, mit Übelkeit und Speichelzusammenlaufen im Mund. (2.7)
3. Gänzliche Abscheu vor dem Essen, bis Mittag, wo sie jedoch sehr wenig aß. (1.1)
4. Sie empfand oft Abscheu gegen Tee und konnte ihm doch nicht widerstehen (über 40j. Frau, die oft fast nur von Tee lebte). (2.3)
5. Sie mag kein kaltes Wasser (über 50j. Frau, Tee-Abusus seit Jahren). (2.3)
6. Sie hat niemals Durst und trinkt nie kaltes Wasser (eine Köchin, die, statt regelmäßige Mahlzeiten zu nehmen, jahrelang dreimal täglich Tee getrunken hatte). (2.3)
7. Seit 5 Jahren Abneigung gegen Süßes (40j. Frau, Depression, Haarausfall). (17)

Erregbarkeit (durch Geräusch, Sinneseindrücke usw.)

1. Schärfung der Sinne. (13)
2. Große nervöse Erregbarkeit, mit Klarheit der intellektuellen Fähigkeiten. (2.4)
3. Quälende und unerträgliche Schlaflosigkeit, mit großer, anhaltender nervöser Aufregung, gefolgt von Mattigkeit und Kopfweh. (2.3)
4. Empfindung von Leere (im Magen) und nervöser Erregbarkeit, mit Zusammenziehung, welche tiefes Einatmen verhinderte. (2.4)
5. Beruhigung der Aufregung und Unruhe nach lebhaftem Gespräch oder scharfem Denken und darauf folgender erquickender Schlaf (Heilwirkung). (1.2)
6. Wenn er sich abends durch lebhafte Gespräche oder Geistestätigkeit aufgeregt (hatte), behob der Tee die Unruhe des Herzens und verschaffte ihm sehr erquickenden Schlaf. (6.3)
7. Der Klang der „Nachtglocke“ machte mich schrecklich nervös (im Bereitschaftsdienst? – vr –, bei einem Arzt, der große Mengen schwarzen Tees zu trinken pflegte). (2.3)
8. Unangenehme Erregungszustände. (3)

Fröhlichkeit, Lachen

1. Großes Behagen und gesteigertes Wohlbefinden. (1.2)

2 Gefühl großen Behagens. (2.4)
3. Vorübergehende Exaltation des Gemüts; hat stärkeres Selbstvertrauen. (2.1)
4. Delirium mit großer Ekstase: der Kranke lachte unablässig, sprach ständig in Reimen, zeigte uns, daß er sich außergewöhnlich gut fühlte (3 St. n. Aufguß von 3 Unzen schwarzen Tees). (2.3)
5. Erzeugt ein allgemeines Gefühl von Gesundheit und Fröhlichkeit. (2.3)
6. Wenn nach dem Tee Wein oder Bier getrunken wurde, kam es nicht zu der Schlaflosigkeit und allgemeinen Malaise; wenn aber vor dem Tee starkes Bier gestrunken wurde, verminderte dieses Getränk (der Tee, vr) die Pulsfrequenz und brachte ein Gefühl von Behagen und gesteigerter Erhebung/Freude (buoyancy) von Leib und Seele hervor. (2.6)
7. Zunächst ... eine Brillanz des Intellekts, mit flüssiger, interessanter und vor Witz / Geist (wit) sprühender Konversation... (2.4)

Furcht

1. Furcht nachts (13, verif.); vor dem Schlafengehen (*Dockx / Kokelenberg*) (15). (Letzteres ist verifiziert durch Fall (17) und bedeutet: „Furcht, schlafen zu gehen." vr)
2. Furcht vor Anstrengung. (13)
3. Furcht, daß etwas passiert (13); etwas Schreckliches, Grausiges (*Roberts*) (15).
4. Furcht vor dem plötzlichen Tode. (13)
5. Furcht, die Selbstbeherrschung zu verlieren (*V. Ghegas*). (15)
6. Furcht, daß er töten könnte (13); daß er sein Kind töten könnte (*Vithoulkas*) (14, bekanntes Keynote.).
7. „Der Blick von Anderen stört mich, er macht, daß ich mich schäme – wie immer" (40j. Frau, Depression, Haarausfall). (17)

Gedächtnis

1. Gedächtnisschwäche. (2.3)

Gedanken, Denkvermögen,

1. Große nervöse Erregbarkeit, mit Klarheit der intellektuellen Fähigkeiten. (2.4)
2. Zunächst ... eine Brillanz des Intellekts, mit flüssiger, interessanter und vor Witz / Geist (wit) sprühender Konversation... (2.4)
3. „Der Tee erhöht die Fähigkeit, sich mit empfangenen Eindrücken zu beschäftigen. Er macht zum gedankenvollen Betrachten einer Sache geneigt, und trotz einer größeren Lebhaftigkeit in der Gedankenregung bleibt die Aufmerksamkeit leichter bei einem bestimmten Ziel stehen. Man verspürt ein Gefühl des Wohlbefindens und der Fröhlichkeit; die schöpferische Aktivität des Gehirns nimmt einen Aufschwung und bleibt in den Begrenzungen, auf die die Aufmerksamkeit gerichtet war, statt sich in andere Gedankenrichtungen zu verlieren. Gelehrte, die beim Tee vereint sind, werden dazu gebracht, eine geregelte Unterhaltung zu führen und die Fragen zu vertiefen. Die stille Fröhlichkeit, die der Tee hervorruft, führt im allgemeinen zu befriedigenden Ergebnissen" (*Moleschott,* Über Ernährung und Lebensführung, 1858). (18)
4. Merkliche Steigerung der Geistesfähigkeiten, leichtes Arbeiten, lebhaftere Aufmerksamkeit; ohne Erregung der Phantasie (1. T.). (6.1)
5. Bedeutende Steigerung der intellektuellen Fähigkeiten ohne besondere Exaltation der Phantasie; er ist sich seiner größeren Fähigkeit zu studieren bewußt, und der Geist ist zu ungewöhnlich anhaltender Aufmerksamkeit fähig. (2.7)

6. Gedankenvoll. (13)
7. Ideenflucht. (3)
8. Gedankenzustrom von 22 bis 2 Uhr (*Allen*). (15)
9. Während der schlaflosen Nacht war der Geist in einem Zustand aktivsten und anhaltendsten Denkens, trotz aller Versuche, zu vergessen (n. 12 Gran Thein). (2.1)
10. „Während des Tages war es schrecklich, ich erwachte morgens mit meinen Gedanken, die nicht aufhören konnten..." (40j. Frau, Depression, Haarausfall). (17)
11. Höchst verdrießlich, ärgerlich, ganz umgewendet; da sie vorher sehr heiter war, war ihr jetzt alles zuwider; es verdroß sie, die Gedanken zum Denken, die Hand zum Schreiben anzustrengen. (1.1)
12. Ganz ausgeprägte Mißlaunigkeit; alles wurde ihr zuwider, während sie zuvor sehr fröhlich gewesen war; Abneigung gegen Denken oder Schreiben. (2.4)
13. Kopfweh hindert ihn daran, sich auf seine Studien zu konzentrieren (18j. Jugendlicher, Übererregung bei Vorbereitung aufs Abitur). (9)
14. Nächtliche Schrecken, schlimme / üble / böse (sinister) Gedanken; unbesiegbarer Drang, sein Leben zu analysieren, es von der düsteren Seite zu betrachten und es es in seine hoffnungslosesten Realitäten aufzulösen (to resolve it into its most hopeless realities) (1.N.). (2.7)
15. Geist verdunkelt (obscured). (2.1)

Gesellschaft

1. ... Ich war immer traurig und zog es vor, allein zu bleiben... Ich mag keine Gesellschaft, ich mochte sie nie, aber nun lehne ich sie ab, obwohl ich mich sehr traurig fühle, wenn ich allein bin" (40j. Frau, Depression, Haarausfall). (17)
2. „Der Blick von Anderen stört mich, er macht, daß ich mich schäme, wie immer" (40j. Frau, Depression, Haarausfall). (17)

Gesichtsausdruck

1. Augen ungewöhnlich leuchtend, mit erweiterten Pupillen. (2.3)
2. Augen glitzernd. (2.3)
3. Wilder und gequälter Gesichtsausdruck. (2.3)

Gier, Suchtverhalten

1. *Thea* kann Sucht erzeugen. Ein Tischler starb im Jahre 1899 an den Folgen seines Tee-Abusus. Seine Gier nach Tee war so stark wie die eines Säufers nach Schnaps. (7)
2. Ein höchst unangenehmer Zustand von Nervosität und Mangel an Selbstvertrauen, behoben durch Bier (n. etwa 1 St.). (2.3)
3. Schlaflose Nächte, durch Bier gebessert. (2.3)
4. Wenn nach dem Tee Wein oder Bier getrunken wurde, kam es nicht zu der Schlaflosigkeit und allgem. Malaise; wenn aber vor dem Tee starkes Bier gestrunken wurde, verminderte dieses Getränk (der Tee, vr) die Pulsfrequenz und brachte ein Gefühl von Behagen und gesteigerter Erhebung/Freude (buoyancy) von Leib und Seele hervor. (2.6)
5. Große allgemeine Schwäche, und mehr als alles andere ein unbeherrschbares Verlangen nach Tee; eine Schale starken Tees bildete die einzige Quelle von Erleichterung, welche das Gefühl von „Hinsein" beseitigte und für kurze Zeit neue Lebenskraft gab (über 40j. Frau, die oft fast nur von Tee lebte). (2.3)
6. Sie empfand oft Abscheu gegen Tee und konnte ihm doch nicht widerstehen (über 40j. Frau, die oft fast nur von Tee lebte). (2.3)

7. Große Leere und Heißhunger (craving) in der Magengrube (über 40j. Frau, die oft fast nur von Tee lebte). (2.3)
8. Extremer Durst oder eher Gier nach Säuren, besonders Zitronen (über 40j. Frau, die oft fast nur von Tee lebte). (2.3)
9. Kein Durst, aber Verlangen nach Säuren (junge Frau, Tee-Abusus seit 11 J.). (2.3)
10. „Ich starb vor Verlangen nach Saurem", Gier nach Saurem seit Kindheit (40j. Frau, Depression und Haarausfall; beides geheilt nach 1 Dosis *Thea* 1M). (17)

Gleichgültigkeit

1. Neigung zur Gleichgültigkeit bis hin zum Egoismus. Neigung zur Langeweile (Nachwirkung). (18)

Hellsichtigkeit

1. Vorausahnung des Todes; sagt seinen Todeszeitpunkt voraus (*P. Schmidt*). (15)

Konzentration, Lesen, Lernen, Schreiben, Studieren

(Siehe **„Gedanken"**, Seite 274)

Liebe, Zuneigung

1. Freundliche Herzlichkeit (Erstwirkung). (2.4)
2. Neigung zur Gleichgültigkeit bis hin zum Egoismus (Nachwirkung). (18)

Reizbarkeit

1. Zunächst eine freundliche Herzlichkeit, eine Brillanz des Intellekts, mit flüssiger, interessanter und vor Witz / Geist (wit) sprühender Konversation; dann folgt der gegenteilige Zustand, mit großer Reizbarkeit und Empfindlichkeit, so daß eine große Neigung besteht, sich wegen harmlosester Aussagen oder Handlungen zu streiten. (2.4)
2. Nach einer Stunde kommen zu diesen angenehmen Empfindungen allgemeine nervöse Beschwerden, wie Gähnen, Reizbarkeit, Schmerzen im Epigastrium, Herzklopfen, Gliederzittern und allgemeine Traurigkeit. (2.3)
3. Ist reizbar und mürrisch (junge Frau, Tee-Abusus seit 11 Jahren). (2.3)
4. Höchst reizbar und schwach, klagt vor allem über ein leeres vergehendes (all-gone) Gefühl im Epigastrium (50j. Frau, Tee-Abusus seit Jahren). (2.3)
5. Empfindung von Krabbeln und Prickeln unter der Haut verschiedener Teile des Rumpfes und der Glieder, mit Verlangen zu kratzen, extreme Reizbarkeit erzeugend. (2.4)
6. „... Besonders wenn ich erwache, werde ich reizbar (peevish), antworte auf schlimme Weise..." (40j. Frau, Depression, Haarausfall). (17)
7. Reizbarkeit um 17 Uhr (*N. M. Choudhuri*). (15)

Ruhelosigkeit

1. Eine Art Unruhe in den Gliedern, welche sich von den Muskeln auf die Nervenzentren fortzupflanzen scheint (bald nach Einnahme). (6.1)
2. Unruhe der Füße, kann sie abends nicht ruhighalten. (2.4)
3. Das Gemüt ist in einem extrem unbehaglichen und ängstlichen Zustand, welcher nicht die geringste Ruhe erlaubt, ob nun im Sitzen, Liegen oder Lesen (n. 12 Gran Thein). (2.1)
4. Viele Leute, welche nach einem reichlichen Abendessen grünen Tee zu sich genommen haben, erwachen mitten in der Nacht in einem Zustand fürchterlicher Unruhe und Aufregung... (2.2)

5. „Während des Tages war es schrecklich, ich erwachte morgens mit meinen Gedanken, die nicht aufhören konnten ..., ich verabscheute (detested) es, nachmittags zu schlafen, denn wenn ich erwachte, war ich sehr nervös ... nun kann ich nicht sein, ohne mich zu bewegen (can't stay without moving), besonders wenn ich aufwache, ich werde reizbar..." (40j. Frau, Depression, Haarausfall). (17)

Schreck, Auffahren

1. Gehörstäuschungen: 5 Nächte hintereinander glaubte ich deutlich die Glocke meiner Tür zu hören. Diese Halluzination, welche sich zu verschiedenen Zeiten erneute, folgte mir sogar in den Schlaf und erweckte mich häufig mit Aufschrecken (bei einem Arzt). (2.7)

Selbstvertrauen

1. Vorübergehende Exaltation des Gemüts; hat stärkeres Selbstvertrauen. (2.1)
2. Ein höchst unangenehmer Zustand von Nervosität und Mangel an Selbstvertrauen, behoben durch Bier (n. etwa 1 St.). (2.3)
3. Der Klang der „Nachtglocke" machte mich schrecklich nervös (im Bereitschaftsdienst? – vr –, bei einem Arzt, der große Mengen schwarzen Tees zu trinken pflegte). (2.3)

Sprechen

1. Zunächst eine freundliche Herzlichkeit, eine Brillanz des Intellekts, mit flüssiger, interessanter und vor Witz / Geist (wit) sprühender Konversation; dann folgt der gegenteilige Zustand, mit großer Reizbarkeit und Empfindlichkeit, so daß eine große Neigung besteht, sich wegen harmlosester Aussagen oder Handlungen zu streiten. (2.4)
2. Delirium mit großer Ekstase: der Kranke lachte unablässig, sprach ständig in Reimen, zeigte uns, daß er sich außergewöhnlich gut fühlte (3 St. n. Aufguß von 3 Unzen schwarzen Tees). (2.3)
3. Eine der hauptsächlichsten Verlockungen des Tees besteht in der Gesprächigkeit, die er hervorruft. (11.1)
4. Abneigung gegen Gespräche. (2.4)
5. Schweigsam und „grantig"/ mürrisch (peevish). (2.4)
6. Nur ein Wort zu reden war ihr zuwider, mürrisches Schweigen. (1.1)

Thema „Tod" (Suizidalität etc.)

1. Neigung zum Lebensüberdruß (Nachwirkung). (18)
2. Gefühl, als werde sie durch eine unbeherrschbare Macht genötigt, Selbstmord zu begehen, aus dem Fenster zu springen, ihr Baby mit den Kleidern in den Waschkessel zu stecken, beim Brotschneiden dessen Kehle durchzuschneiden, es die Treppe hinunterzuwerfen (geheilt mit *Thea* CM (*Fincke*), bei einer Frau, welche immer einen Topf Tee auf dem Ofen stehen hatte und täglich mehrere große Schalen (bowlful) davon trank). (2.4)
3. „Während der Nacht war das Land erfüllt von Schatten und das erfüllte mich mit Schrecken (in der Kindheit). Es war eine Furcht vor ich weiß nicht was, eine Furcht, die in mir das Verlangen erzeugte / von mir verlangte (that did desire me), irgendjemanden umzubringen. ... Zuweilen hatte ich das Gefühl, ich könnte verrückt werden, ich könnte meine jüngeren Brüder umbringen. Ich erinnere mich, meinen älteren Bruder gebeten zu haben, daß er mich ans Bett binde. ... Ich habe einen jungen Mann gekannt, aber habe ihn nach kurzer Zeit verlassen, ich war

besorgt über die Idee, eine Familie zu gründen... was, wenn ich verrückt werde und würde ich dann meine Söhne umbringen? Ich glaube, das war es, was mich so getroffen hat, daß ich mich nie mehr erholte. Ich versuchte Selbstmord zu begehen und kam für einen Monat ins Krankenhaus, weil ich mich vor ein Auto geworfen und viele Verletzungen an verschiedenen Körperstellen erlitten hatte. ... Wenn mir etwas Verkehrtes passiert, wünsche ich mir, zu töten“ (40j. Frau, Depression, Haarausfall). (17)

4. Schauerliche Träume. Ich ermordete kalten Blutes junge Knaben und Mädchen. Diese Verbrechen erweckten in mir keinen Schrecken, ja, überhaupt keine Gemütsbewegung, und selbst nach dem Erwachen fand ich für lange Zeit Gefallen an der bösartigen Erinnerung an diesen Traum. (2.7)
5. Erschien von größtem Schrecken umgetrieben (actuated) und sagte: „Ich habe Sie (den Arzt) gerufen, um Sie zu bitten, mich in Ihr Haus zu lassen und zu erlauben, daß ich dort sterbe“ (ein Mann, der die ganze Nacht aufgeblieben war und viel starken Tee getrunken hatte). (2.3)
6. Der gewöhnliche Effekt von spät abends getrunkenem grünem Tee ist Inkubus oder Alpdrücken der schrecklichsten Art...; man empfindet ein Gefühl des nahenden Todes... (2.2)

Traurigkeit, trübe Stimmung

1. Nach einer Stunde kommen zu diesen angenehmen Empfindungen (großem Behagen und gesteigertem Wohlbefinden, vr) allgemeine nervöse Beschwerden, wie Gähnen, Reizbarkeit, Schmerzen im Epigastrium, Herzklopfen, Gliederzittern und allgemeine Traurigkeit. (2.3)
2. Gemüt deprimiert. (4.1)
3. „Ich hatte eine sehr traurige und schlimme (ugly) Kindheit... Ich war immer traurig und zog es vor, allein zu bleiben. Meine Chefin schickte mich zur Schule und ich machte meinen Abschluß, aber ... ich weiß nicht... ich empfand nie Freude (never had a joy) ... Ich mag keine Gesellschaft, ich mochte sie nie, aber nun lehne ich sie ab, obwohl ich mich sehr traurig fühle, wenn ich allein bin“ (40j. Frau, Depression, Haarausfall). (17)
4. Düster (gloomy), schwer und schwindlig in der Stirn. (2.4)
5. Nächtliche Schrecken, schlimme / üble / böse (sinister) Gedanken; unbesiegbarer Drang, sein Leben zu analysieren, es von der düsteren Seite zu betrachten und es es in seine hoffnungslosesten Realitäten aufzulösen (to resolve it into ist most hopeless realities) (1.N.). (2.7)

Unbehaglichkeit

1. Unbehaglicher Gemütszustand, von *Lehmann* als „geistige Qual“ (mental anguish) bezeichnet (n. 12 Gran Thein). (2.1)
2. Das Gemüt ist in einem extrem unbehaglichen und ängstlichen Zustand, welcher nicht die geringste Ruhe erlaubt, ob nun im Sitzen, Liegen oder Lesen (n. 12 Gran Thein). (2.1)
3. Eine gewisse Unruhe des Herzens, allgemeines Zittern und Schwäche, welche ihm ein nicht kleines Übelbefinden für einige Stunden verursachten, das kaum vollständig während des übrigen Tages verschwand. (1.2)
4. Fühlt sich durch und durch krank (unwell all over), hat Rücken- und Kopfweh (18j. Jugendlicher, Übererregung bei Vorbereitung aufs Abitur). (9)

Unerträglichkeit von Schmerzen oder Empfindungen

1. Früh, nach dem Erwachen, ein unerträglicher Gestank im Munde. (1.1)
2. Sie klagte über ein ohnmächtiges, leeres (gone) Gefühl (im Magen), das sie seit Jahren plagte. Diese Empfindung hatte in letzter Zeit den Charakter eines unerträglichen dumpfen Schmerzes nach jeder Mahlzeit angenommen, krampfartig und drückend, in den Hals hoch reichend und sie oft nachts aus dem Schlaf weckend (junge Frau, Tee-Abusus seit 11 Jahren). (2.3)
3. Kitzel in der Magengrube, welcher einen trockenen Husten hervorrief, der immer heftiger wurde, bis er die gesamten Verdauungsorgane durchschüttelt und neuralgische Kopfsymptome hervorbringt, mit qualvollen, unerträglich erscheinenden Schmerzen. (2.4)
4. Quälende und unerträgliche Schlaflosigkeit, mit großer, anhaltender nervöser Aufregung, gefolgt von Mattigkeit und Kopfweh. (2.3)

Verdruß, Mißmut, schlechte Laune

1. Ein Gefühl von Ohnmächtigkeit, welches sie höchlich verdroß und ärgerlich machte. (1.1)
2. Höchst verdrießlich, ärgerlich, ganz umgewendet; da sie vorher sehr heiter war, war ihr jetzt alles zuwider; es verdroß sie, die Gedanken zum Denken, die Hand zum Schreiben anzustrengen. (1.1)
3. Ganz ausgeprägte Mißlaunigkeit; alles wurde ihr zuwider, während sie zuvor sehr fröhlich gewesen war; Abneigung gegen Denken oder Schreiben. (2.4)
4. Verdrießlichkeit, mit Abneigung gegen alles und gegen die mindeste Ermüdung. (2.4)
5. Ist reizbar und mürrisch (junge Frau, Tee-Abusus seit 11 Jahren). (2.3)
6. Schweigsam und „grantig“/ mürrisch / reizbar (peevish). (2.4)
7. Auch nur ein Wort zu reden, war ihr schon zuwider; mürrisches Schweigen. (1.1)

Weinen, Wimmern, Stöhnen

1. Weint leicht. (2.3)
2. Sie wurde von starkem Sinkgefühl und Beklemmung des Magens befallen. Nach einer Viertelstunde warf sie sich umher, bei jedem Atemzug laut stöhnend, ihren Magen mit großer Heftigkeit reibend (nach einer Überdosis Tee). (2.3)

Zeitsinn

1. Gefühl, die Zeit vergehe zu schnell (*Allen*). (15)

Zorn und Folgen desselben

1. Zorn (*Jahr*). (15)

ILLUSIONEN

Wahnvorstellungen

1. Gefühl, als werde sie durch eine unbeherrschbare Macht genötigt, Selbstmord zu begehen, aus dem Fenster zu springen, ihr Baby mit den Kleidern in den Waschkessel zu stecken, beim Brotschneiden dessen Kehle durchzuschneiden, es die Treppe hinunterzuwerfen (geheilt mit *Thea* CM (*Fincke*), bei einer Frau, welche immer einen Topf Tee auf dem Ofen stehen hatte und täglich mehrere große Schalen (bowlful) davon trank). (2.4)

2. Einbildung, er stehe im Begriff, ein Verbrechen zu begehen (*Roberts*). (15)
3. Einbildung, er werde gleich sterben (*Roberts*). (15)
4. Eigentümliches Verlangen, aus dem Fenster zu springen (bei einem Mann, der viele Jahre im Fernen Osten verbracht und gewohnheitsmäßig Tee getrunken hatte, nach Rückkehr in den Westen; es hörte auf, nachdem er sich das Teetrinken abgewöhnte). (11.1)
5. Gesichts- und Gehörshalluzinationen (bei Teekostern). (3)
6. Gehörstäuschungen: 5 Nächte hintereinander glaubte ich, deutlich die Glocke meiner Tür zu hören. Diese Halluzination, welche sich zu verschiedenen Zeiten erneute, folgte mir sogar in den Schlaf und erweckte mich häufig mit Aufschrecken (bei einem Arzt). (2.7)
7. Ich meinte fast eine halbe Stunde lang die Kinder im ca. 1 km entfernten Dorf „Laterne, Laterne, Sonne, Mond und Sterne“ singen zu hören, immer den gleichen Satz, nachdem ich für ganz kurze Zeit von fern deren Laternenzug beobachtet hatte (am Martinsabend (11. November), nach Genuß einer großen Menge starken Schwarztees, an den ich nicht gewöhnt war). (10)
8. Er steigert die Fähigkeit, Eindrücke zu empfangen... (2.3)

Sinnestäuschungen

1. Ohrsausen, Funken vor den Augen. (5.2)
2. Blitzende, feurige Linien schießen aus den Augen und strahlen von der Sehachse aus nach auswärts. (2.2)
3. Zunächst Schärfung, dann nach und nach Abstumpfung des Geruchs- und Geschmackssinnes. (4.1)

TRÄUME

Alpdrücken

1. Der gewöhnliche Effekt von spät abends getrunkenem grünem Tee ist Inkubus oder Alpdrücken der schrecklichsten Art, und viele Leute, welche nach einem reichlichen Abendessen grünen Tee zu sich genommen haben, erwachen mitten in der Nacht in einem Zustand fürchterlicher Unruhe und Aufregung; der Kopf ist beklemmt (oppressed), man empfindet ein Gefühl des nahenden Todes, oder zuweilen scheint die Person aus dem tiefsten Abgrund der Finsternis zurück in die Welt gezerrt zu werden, aus welcher sie während ihres Anfalls nach und nach wegzusinken empfunden hatte. (2.2)

Ängstlich, bang, besorgt

1. Schlief schlecht; erwachte häufig aus beängstigenden Träumen, vor allem vom Gejagtwerden (18j. Jugendlicher, Übererregung bei Vorbereitung auf das Abitur). (9)

Tod, Mord und Toten, von

1. Schauerliche Träume. Ich ermordete kalten Blutes junge Knaben und Mädchen. Diese Verbrechen erweckten in mir keinen Schrecken, ja, überhaupt keine Gemütsbewegung, und selbst nach dem Erwachen fand ich für lange Zeit Gefallen an der bösartigen Erinnerung an diesen Traum. (2.7)

SCHLAF

Schlaflosigkeit, Einschlafstörung

1. Schlaflosigkeit. (5.2)
2. Nervöse Schlaflosigkeit alter Teetrinker, mit Herzbeschwerden; Patient kann sich wegen Herzklopfens nicht hinlegen (*Guernsey*). (11.2)
3. Sitzt nachts lange auf, weil er nicht schlafen kann, und liegt oft bis zum Morgen wach. (2.3)
4. Eine vor dem Schlafengehen getrunkene Tasse Tee hielt ihn einige Stunden lang wach. (2.3)
5. Sie schläft sehr wenig und liegt oft die ganze Nacht wach (über 40j. Frau, die oft fast nur von Tee lebte). (2.3)
6. Die Nächte schlecht, fast ganz schlaflos (7. T.). (6.1)
7. Schlaflosigkeit und leichte Beängstigung in den Präkordien. (6.3)
8. Spätes Einschlafen mit Unruhe in den Gliedern, beschleunigtem Herzschlag und Schwitzen in der Herzgrube bei trockener Hitze des übrigen Körpers (1. N.). (6.1)
9. Quälende und unerträgliche Schlaflosigkeit, mit großer, anhaltender nervöser Aufregung, gefolgt von Mattigkeit und Kopfweh. (2.3)
10. Während der schlaflosen Nacht war der Geist in einem Zustand aktivsten und anhaltendsten Denkens, trotz aller Versuche, zu vergessen (attempts at forgetfulness) (n. 12 Gran Thein). (2.1)
11. Überwachheit (wakefulness) und völlige Unfähigkeit zu schlafen; danach werden die Augen trocken; schließlich kommt es zu einer Neuralgie der Augen. (2.4)
12. Schlaflosigkeit, mit Trockenheit und Hitze der Haut und anhaltendem Umherwerfen. (2.4)
13. Schlaflose Nächte, durch Bier gebessert. (2.3)
14. Einschlafstörung alter Menschen durch Unruhe mit Angst und depressivem Einschlag; meist bei Asthenikern mit hypotonen Blutdruckwerten. (6.2)
15. „Ich kann nicht schlafen, ich schlafe seit Jahren nicht. Ich wache auf und schlafe nicht wieder ein“. Entstand in der Kindheit im Zusammenhang mit nächtlicher Angst und Zwangsgedanken, verschlimmerte sich sehr seit einem Suizidversuch. Die Insomnie ist durch Gedankenzudrang bedingt: „Ich denke und denke.“ „Ich konnte niemals auf der linken Seite schlafen, denn das erzeugte bei mir immer eine große Angst und es verschlimmerte die Schlaflosigkeit, ich fing dann an zu denken und zu denken“ (40j. Frau, Depression, Haarausfall; beides geheilt nach 1 Dosis *Thea* 1M). (17)

Aufwachen, Durchschlafstörung

1. Gestörter Schlummer, zwischendurch Erwachen. (2.2)
2. Erwachte plötzlich, wie durch einen Alpdruck (struggle of incubus). (2.2)
3. Unruhiger, durch häufiges Erwachen unterbrochener Schlummer, die Atmung wurde unregelmäßig, beklommen, zuweilen ganz aussetzend; endlich jähes, vollkommenes Erwachen wie aus einem Alpdrücken im Anfalle (von Asphyxie) und Gefühl heftigen Schmerzes, wie Krampf, in der Herzgegend mit steter Ohnmachtsneigung. (6.3)
4. Gehörstäuschungen: 5 Nächte hintereinander glaubte ich, deutlich die Glocke meiner Tür zu hören. Diese Halluzination, welche sich zu verschiedenen Zeiten erneute, folgte mir sogar in den Schlaf und erweckte mich häufig mit Aufschrecken (bei einem Arzt). (2.7)

5. Sie klagte über ein ohnmächtiges, leeres (gone) Gefühl (im Magen), das sie seit Jahren plagte. Diese Empfindung hatte in letzter Zeit den Charakter eines unerträglichen dumpfen Schmerzes nach jeder Mahlzeit angenommen, krampfartig und drückend, in den Hals hoch reichend und sie oft nachts aus dem Schlaf weckend (junge Frau, Tee-Abusus seit 11 Jahren). (2.3)
6. Konnte wegen heftigen Schmerzes auf der Innenseite ihrer Arme, oberhalb der Ellenbogen, nicht schlafen; der Schmerz weckte sie, nachdem sie eine halbe Stunde geschlafen hatte (eine Frau, welche Mißbrauch mit grünem Tee betrieb). (2.2)

Schläfrigkeit

1. Tagesschläfrigkeit (7. T.). (6.1)
2. Schlafneigung. (2.3)
3. Anfälle von Narkolepsie. Wenn er nach dem Mittagessen in der Schule zu lernen versuchte, oder auch bei der Arbeit, schlief er ein. Zuweilen konnte er die Schlafsucht durch Aufstehen und Umherbewegen abschütteln. Seine Frau sagte, daß er selbst mitten in seiner Abendmahlzeit einschlafen konnte, und daß sie ihn zuweilen daraus aufscheuchen könne (she could startle him out of it). Er kam zur Behandlung, weil er wegen dieser Schlafneigung seine Stellung zu verlieren fürchtete (junger Mann). (9)
4. Schläfrigkeit nach Bier- oder Weingenuß. (13)

SCHWINDEL

Ohnmacht, ohnmachtsartiger Schwindel

1. Beim Gehen im Freien augenblicklicher Schwindelanfall, als vergingen ihr die Sinne, abends. (1.1)
2. Vorübergehende Schwindelanfälle im Freien, als ob alle Sinne vergingen. (16)
3. Starker Schwindel, mit Dunkelheit vor den Augen (bei einem Teetrinker; geheilt mit *Thea* C200). (2.4)
4. Eine Empfindung in der Herzgrube, als sollte er beständig in Ohnmacht sinken; abends, bald nach dem Niederlegen. (6.3)
5. Unruhiger, durch häufiges Erwachen unterbrochener Schlummer, die Atmung wurde unregelmäßig, beklommen, zuweilen ganz aussetzend; endlich jähes, vollkommenes Erwachen wie aus einem Alpdrücken im Anfalle (von Asphyxie) und Gefühl heftigen Schmerzes, wie Krampf, in der Herzgegend mit steter Ohnmachtsneigung. (6.3)
6. Leeregefühl im Magen mit einer Art Ohnmachtsgefühl zur gewohnten Mittagessenszeit, obwohl er wie gewöhnlich ein reichhaltiges Frühstück verzehrt hatte. (2.7)
7. Ungewöhnliche und quälende Empfindung im Präkordium, als sei er ständig am Rande der Ohnmacht. (2.2)

KONVULSIONEN

1. Wurde 1 Gran *Theinum citricum* unter die Schenkelhaut eines Frosches gebracht, so entstanden erst Zuckungen in diesem Teile, dann Steifheit desselben, bald auch des anderen Schenkels, darauf der Ober-Extremitäten und der Brustmuskeln; der Unterkiefer wurde zeitweise tief abwärts gezogen; Atmen erschwert, endlich allgemeiner „Starrkrampf" (oder vielmehr Steifheit?), so daß das Tier wie ein Stück Holz an die Wand gestellt werden konnte. (5.2)
2. Epilepsie (bei einem Kind, nach Trinken eines konzentrierten Tee-Aufgusses). (2.3)
3. Konvulsionen; vor allem die Muskeln der Gliedmaßen waren betroffen. (2.3)

SEXUELLER TRIEB

1. Erektionen. (5.2)
2. Unnatürliche Erregung der Geschlechtsorgane (Geschlecht nicht angegeben, wohl beim Mann – vr). (2.3)

MODALITÄTEN, CAUSAE

1. Sehr traurige und schlimme Kindheit in Armut und Arbeit, die auf ein sehr schüchternes und pflichtbewußtes Gemüt einwirkte: Patientin sagt von sich, „ich versuchte alles gut zu machen". Sie durfte nicht zur Schule gehen, weil sie als Älteste im Haushalt helfen mußte. Mutter wie Vater schrieben alles ganz genau vor, „wann aufzustehen, wann zu essen, wann zu arbeiten" sei. Die Mutter gab immer nur Befehle: „wir machen das, wir machen dies" (40j. Frau, Depression und Haarausfall; beides geheilt nach 1 Dosis *Thea* 1M). (17)
2. Wenn er zum Abendessen Tee trank, erlebte er normalerweise ein leichtes Angstgefühl in der Präkordialregion und eine schlaflose Nacht; wenn aber sein Gehirn durch eine lebhafte Unterredung oder anhaltendes Denken mehr als gewöhnlich aufgeregt wurde, verschwand die Angst, und er fand erfrischenden Schlaf. (2.2)
3. Nervöse Übererregung bei der Vorbereitung auf das Abitur (18j. Jugendlicher). (9)
4. Trockenheit der Augen von vieler geistiger Anstrengung während einer schlaflosen Nacht, gefolgt von Neuralgie der Augen. (2.4)
5. Nervöse Schlaflosigkeit alter Teetrinker, mit Herzbeschwerden; Patient kann sich wegen Herzklopfens nicht hinlegen (*Guernsey*). (11.2)
6. „Ich konnte niemals auf der linken Seite schlafen, denn das erzeugte bei mir immer eine große Angst und es verschlimmerte die Schlaflosigkeit, ich fing dann an zu denken und zu denken" (40j. Frau, Depression, Haarausfall). (17)
7. Ungeheurer Drang zum Hinlegen, Bewegungsscheu. (1.1)
8. Scheu vor Bewegungen (7. T.). (6.1)
9. Verschlimmerung des Gemütszustands nach Erwachen. „... Ich erwachte morgens mit meinen Gedanken, die nicht aufhören konnten. ... Ich verabscheute (detested) es, nachmittags zu schlafen, denn wenn ich erwachte, war ich sehr nervös. ... Besonders wenn ich erwache, werde ich reizbar (peevish), antworte auf schlimme Weise..." (40j. Frau, Depression, Haarausfall). (17)
10. Leeregefühl im Magen mit einer Art Ohnmachtsgefühl zur gewohnten Mittagessenszeit, obwohl er wie gewöhnlich ein reichhaltiges Frühstück verzehrt hatte. (2.7)
11. Die Wirkungen des Tees traten stets verstärkt auf, wenn ich ihn nüchtern trank. (2.3)
12. Chronische Erschlaffung der Gedärme (Verstopfung, vr), verschlimmert durch Bier, gebessert durch Portwein (durch Tee-Abusus). (2.3)
13. Schlaflose Nächte, durch Bier gebessert. (2.3)
14. Die Kopfhaut auf dem Scheitel ist sehr empfindlich, sie kann kaum das Haar kämmen. (2.4)
15. Auflegen der Hand oder gewärmter Tücher lindern den neuralgischen Hinterkopfschmerz. (2.7)
16. Übersteigerte Empfindlichkeit gegen den geringsten Luftzug, da dieser ein Gefühl tödlicher Kälte der Ohrknorpel hervorrief. (2.4)

AS-IF-EMPFINDUNGEN

Kopf, Augen, Ohren

1. Vom Beginn des 3. Tages an neuralgischer Schmerz mit Gefühl feuchter Kälte im Hinterkopf. Der fixierte Sitz dieses Schmerzes, der aus sehr scharfen und raschen Zuckungen wie (bei) elektrischen Schlägen besteht, ist die rechte Protuberantia occipitalis. Er breitet sich langsam zum Nacken, der rechten Schulter und selbst dem Arm der gleichen Seite aus. Auflegen der Hand oder gewärmter Tücher lindern. (2.7)
2. Neuralgischer Schmerz, der im Nacken und an beiden Seiten der Kleinhirnbasis anfing, vergleichbar mit einer kalten Eisenplatte, die zwischen Haut und Schädel eingeführt ist; dann wanderte der Schmerz hoch über den ganzen Schädel, die Stirn zu den Augen hinuntersteigend, mit qualvollem Leiden. (2.4)
3. Hitze und Schwindel im Scheitel, mit Gefühl von Pulsation dort, sie kann dort jeden Herzschlag fühlen. (2.2)
4. Durst; doch jeder Mundvoll Wasser affiziert den Kopf wie ein Schock. (11.1)

Gesicht, Nase

1. Gefühl an der Nasenwurzel, als solle Nasenbluten entstehen. (2.2)

Mund, Zähne

1. Rote Flecken und weiße Blasen oben auf der Zunge, extrem schmerzhaft, wie von kochendheißer Flüssigkeit verbrüht. (2.4)

Hals, Rachen, Ösophagus

1. Erschwertes Schlingen, als ob etwas im Halse stäke (6. - 12. T.). (6.1)
2. Unbehagliches Gefühl im Hals, als wenn er von einem Fremdkörper verstopft (obstructed) wäre. (2.3)

Verdauungsorgane

1. Höchst lästiges Gefühl ungeheurer Erschlaffung im Magen, mit Weichlichkeit und Übelkeit, so daß ihr das Wasser aus dem Munde lief; es war ihr wie einem, der sich von einem angreifenden Brechmittel langsam erholt, als hinge der Magen wie ein leerer Sack schlaff und schwer im Leibe. (1.1)
2. Schmerz in der Magengrube, zum Rücken durchgehend, mit Gefühl, als wolle ihm übel werden, aber er könne es nicht; besser durch Hinsetzen und Ausstrecken (Folge von Teegenuß; geheilt durch *Thuja* C30). (11.1)
3. Gefühl von Sättigung, obgleich er sehr wenig gegessen hatte. (2.3)
4. Der Appetit ist nicht so gut. Zuweilen fühle ich mich, als sei ich sehr hungrig, aber ein bißchen (Essen) stellt mich zufrieden, und rasch folgt ein Gefühl von Sättigung (6. T.). (2.7)
5. Große Empfindlichkeit des Magens; Gefühl, als sei sie „ausgehöhlt" (had caved in) (eine Köchin, die, statt regelmäßige Mahlzeiten zu sich zu nehmen, jahrelang dreimal täglich Tee getrunken hatte). (2.3)
6. Eine Empfindung in der Herzgrube, als sollte er beständig in Ohnmacht sinken; abends, bald nach dem Niederlegen. (6.3)

Atmungsorgane, Herz, äußerer Thorax

1. Teemißbrauch verursacht oft einen trockenen hackenden Husten mit Zusammenschnürungsgefühl im Kehlkopf. (8)

2. Häufige Anfälle von Asphyxie, wie Alpdrücken, mit heftigem krampfhaftem Schmerz in der Präkordialgegend, bei intermittierender, unregelmäßiger, zeitweise unterdrückter Atmung. (2.3)
3. Das Herz klopfte zeitweise, und zu anderen Zeiten erschien es bewegungslos. (2.2)

Bewegungsapparat

1. Einzelne Stiche, wie von elektrischen Funken (lt. (2.7): genau wie die Empfindung, welche durch elektrische Funken erzeugt wird), an verschiedenen Stellen, besonders den Vorderarmen, Händen und Fingergelenken (ab 3. T.). (6.1)
2. Herzbeklemmung, mit einem Gefühl von Schwäche, als wenn die Knie den Körper nicht zu tragen vermöchten. (2.4)
3. Empfindung auf der Unterseite eines oder beider Oberschenkel, als habe die Blutzirkulation aufgehört, was große Nervosität und ein Verlangen hervorrief, heftig mit dem Bein auszuschlagen (kick out), um die Empfindung wiederherzustellen. (2.4)
4. Empfindung, als würde selbst das Gewicht eines Bettuchs die Zehen zermalmen. (2.4)

Haut

1. Große Trockenheit der Haut, als seien die Poren verstopft. (2.4)

Allgemeines

1. Akuter Schmerz, wie von einem Krampf in der Herzgegend; trotz all seiner Anstrengungen fühlte er sich, als ob er ständig zerfließen würde (as if he constantly fell in deliquium (*deliquium* leitet sich von *deliquescence* – Verflüssigung, Zerfließen – ab)). (2.2)
2. Sehr unangenehmes Gefühl, als solle sie in Ohnmacht fallen. (2.3)

Typus

1. Einschlafstörung alter Menschen durch Unruhe mit Angst und depressivem Einschlag; meist bei Asthenikern mit hypotonen Blutdruckwerten. (6.2)
2. Sie ist mager und blaß (Köchin, welche dreimal am Tag Tee trank, statt regelmäßige Mahlzeiten einzunehmen). (2.3)

Farbwahl – Pink 12 C 8 (*H. V. Müller;* Rubriknummern lt. „Taschenlexikon der Farben“ von *Kornerup* und *Wanscher*). (14)

Synonyma – Camellia sinensis. Schwarztee. Chinesischer Tee.

Biologie, Chemie und Physiologie – Der Teestrauch gehört zu den Theazeen. Er stammt ursprünglich aus Assam und wird in ganz Ostasien kultiviert. Verwendet werden die Blätter, entweder nur getrocknet (grüner Tee) oder fermentiert (Schwarztee). Ihr Hauptwirkstoff ist das Thein, ein mit dem Coffein identisches 1,3,7-Trimethylxanthin; daneben enthalten sie Theophyllin, Theobromin, Adenin, Gerbstoffe und ein ätherisches Öl. Tee in pharmakologischen Gaben führt zu einer zentralen Erregung mit nachfolgender Leistungsminderung des ZNS; chronischer Abusus von Tee erzeugt neben zentralnervösen Störungen vor allem Störungen der Magen-Darm-Funktionen (2, 3).

Thea wurde bisher nur selten nach dem Ahnlichkeitsgesetz verordnet, kommt jedoch oft im Sinne „unwillentlicher Homöopathie“ in der Geriatrie zur Anwendung. Die im Tee enthaltenen Xanthine üben nämlich auf das Schlafverhalten alter Menschen eine ähnliche bessernde Wirkung aus wie Kaffee; auch Theophyllin, das dem Coffein und Thein ähnelt, kann bei nächtlicher Unruhe mit Erfolg verordnet werden (6.2).

Mittelbeziehungen – Ähnlichstes Mittel ist *Coffea,* welches jedoch weniger depressive Verstimmung und erheblich mehr Überempfindlichkeit gegen Schmerz hervorruft als *Thea*. Vgl. auch *Sep.* (Ovarialsymptome), *Hydr.* (Abneigung gegen Schreibarbeit), *Ip.* (schlaffes Gefühl im Magen), *Verat., Sulf., Ant-c., Phos.* (Verlangen nach Saurem) (11.2).

Teemißbrauch vermindert die Aufnahmefähigkeit für *Quecksilber* (4.1) (durch seine Gerbstoffe, vr). *Alkohol* (vor allem Bier - *Hering*) und *Mohnsaft* vermindern die erregende Wirkung des Tees. Starker grüner Tee antidotiert andererseits die *Opium*narkose (6.3). Antidot gegen chronische Folgen von Teemißbrauch sind bekanntlich *Thuja*, *Ferr.* (5), *Kali-hypophos.* und gegen den Husten der Teetester *Kali-i.* in materiellen Dosen (12). Auch *Tabak* soll ein Antidot zu Tee sein (*Allen*). (12)

Mittelverwechslungen und pharmazeutische Probleme – Die aufgeführten Symptome stammen teils von grünem, teils von fermentiertem Schwarztee verschiedener Sorten, einige auch von Thein. Wo grüner Tee oder Thein verwendet wurde, steht es im Quellenteil. In (2) wird angegeben, daß die Symptome von grünem Tee intensiver seien als die von schwarzem.

Viele Symptome in (2) stammen von gewohnheitsmäßigen, starken Teetrinkern, welche neben ihrem Genußmittel nur sehr wenig Nahrung zu sich nahmen, so daß auch deren Hungerzustand für einen Teil der Erscheinungen verantwortlich sein kann.

Quellen – 1) NK1 p/t (1.1: Praktische Mitteilungen, 1827, S. 30; 1.2: Newnham, Lond. med. physiol. J. 1827/1, S. 150); 2) A1 (2.1: t (Thein), 2.2: t (grüner Tee), 2.3: t (schwarzer oder nicht näher bezeichneter Tee verschiedener Provenienz), 2.4: p/k (Swan, mehrere Personen, teils o.A.d.P., teils Heilung von Vergiftungssymptomen durch Teemißbrauch mittels Hochpotenzen von Thea), 2.5: p (Teeaufguß, bei nicht daran Gewöhnten), 2.6: p (Dekokt grünen Tees, bei nicht daran Gewöhnten), 2.7: Teste p (C4)); 3) LSR1; 4) HRC (4.1: Smirnow/HRC/1889 t (Berufskrankheit von Teetestern), 4.2: Léven/Ther. Gaz., zit. in HRC/1887/3 t (Versuche mit Thein am Frosch)); 5) ZHK (5.1: Leichhardt/ZHK/1852 k, 5.2: Kurtz/ZHK/Bd. IV (1855)/S. 65 f. t (Thein)); 6) AHZ (6.1: Teste/JSG/1851/4, zit. in AHZ/1851/S. 329 - 331 p (C4), 6.2: Vogt, P./AHZ/1985/5 k (Tee), 6.3: Kurtz/AHZ/1846/20 t (grüner Tee auf nüchternen Magen)); 7) YYZ/HWO/1899/7 t (Fall von Teesucht); 8) YYZ/ Practitioner/1887/August t; 9) Priestman/BHJ/1965/2 k (C200); 10) RPV p (Beobachtung an sich selbst, nach raschem Trinken von ca. 3/4 Litern schwarzen Tees, im November 1991); 11) C1 (11.1: p/t, 11.2: k); 12) BR1 k; 13) K k; 14) SDE1 k; 15) CMM k; 16) LL1 k; 17) Marcelo Candegabe, in: Proceedings of the International LMHI Congress, Capri (Italien) 1996 k (1 M); 18) GL2 p/k (Teetrinken).

Theridion curassavicum

GEIST UND GEMÜT

Angst

1. Ängstlichkeit (bei Rückenschmerzen). (25)
2. Brustschmerz und Präkordialangst. (10.1)
3. Oft eigentümlich schwindelig, meist drehend, zuweilen sehr heftig; dabei Beklemmung mit Angstgefühl auf der Brust, aber ohne Herzschmerzen (47j. Frau). (13.2)
4. Schwäche, Zittern, Frostigkeit und Angst (Hysterie). (4)
5. „... Beim Anblick des (sich bewegenden) Sekundenzeigers der Uhr durchlief mich ein Schauern, Angst und Erregung: dieser Augenblick ist für immer verloren, er kann nie zurückkehren“ (32j. Rennfahrer). (26.1)

Arbeit (Fleiß, Faulheit, Unfähigkeit zur Arbeit usw.)

1. Eingenommenheit des Kopfes, die am Arbeiten hindert. (1.3)
2. Große Trägheit, er will des Morgens nicht aufstehen, aufgestanden nichts tun. (1.3)
3. Größte Angegriffenheit, er kann gar nichts arbeiten. (1.3)
4. Er hat jede Arbeit herzlich satt, wird alles überdrüssig, und was er tun soll, das widersteht ihm am meisten. (1.3)
5. Er will immer etwas tun, hat aber zu nichts Lust. (1.3)
6. Scheu vor Berufsarbeiten. (1.3)
7. Größte Arbeitsscheu. (1.3)
8. Große Erschöpfung; er ist ganz unfähig zu arbeiten. (3.1)
9. So ruhelos, daß sie beschäftigt sein muß, obgleich sie nichts zustandebringt. (7)
10. (Überaktiv, arbeiten wie besessen.Können viele Stunden arbeiten, ohne zu essen. (26.2))
11. (Besondere Beziehung zu Glocken und Uhren, auch unter dem Aspekt, daß sie die Vergänglichkeit der Zeit anzeigen, womit auch der Tod näherrückt und somit der Patient nicht mehr alles tun kann, was wer sich vorgenommen hat. (26.2))

Benommenheit, wie nicht ausgeschlafen, wie berauscht, betäubt etc.

1. Träumt viel, morgens müde und benommen (47j. Frau, Schwindelanfälle). (13.2)

Bewegungen: Zwangsbewegungen, Automatismen, Gesten, Lagen

1. Lichtempfindlichkeit; im Hellen sieht sie dunkle Funken (sparkling) vor Augen; alles scheint doppelt, und durch dieses Flattern entsteht Übelkeit; ... noch lange danach traut sie sich nicht, sich zu bücken. (4)
2. Vermehrte Neigung, tief auszuatmen, zu seufzen. (1.3)
3. Er beißt sich im Schlaf so oft in die Zungenspitze, daß er noch den anderen Tag wund ist; oft, noch nach Wochen. (1.3)
4. Ein Patient wies eine nervöse Unruhe in den Händen auf; ein anderer wurde durch Hören scharfklingender Geräusche veranlaßt, in seiner Qual die Hände zu ringen. (20)
5. Häufiger konvulsiver Husten, wobei der Kopf krampfhaft nach vorwärts und die Knie nach oben zucken. (5, verif.)
6. Der Patient gibt alle paar Minuten ein einmaliges, tonloses, explosives Hervorstoßen von Luft von sich, wobei er mit Kopf und Oberkörper abwärts gegen die Knie hin stößt. Dies tritt auch beim Sprechen, Singen und Einschlafen auf (9j. Junge). (13.4)
7. Immer, selbst wenn er seitlich auf dem Bette liegt, kommt sein Körper während des Hustens zusammen, krümmt sich, Kopf nach vorne, Knie nach oben (9j. Junge). (9)
8. Sie konnte Hände oder Füße nicht bewegen; wenn sie mit gekreuzten Füßen saß, konnte sie sie nicht auseinanderstellen (uncross); Kopf auf die Brust gebeugt; Augen teilweise geschlossen, konnte keinen Teil des Körpers bewegen (Hysterie). (4)
9. Sie berührte oft ihre Zunge, als wolle sie ein Haar von ihrer Zunge entfernen (11 Mon. alter weibl. Sgl., Cystopyelitis). (15.1)
10. Rituelles Verhalten. (18)

Bewußtlosigkeit, Koma, Stupor

1. Bewußtlosigkeit: nach Anstrengungen (*Kent*). (19)

Bosheit, Destruktivität

1. Sehr reizbar, „könnte alles zerschlagen", reizbar durch Geräusche, Geräusche gehen durch das ganze Gehirn (32j. Rennfahrer, HWS-Schleudertrauma nach Rennunfall). (26.1)
2. (Gezielte Destruktivität. (26.2))
3. (Kinder zeigen der Mutter, daß sie sie lieben, indem sie sie beißen. (26.2))
4. (Sie schlagen die, die sie am meisten mögen, auch sich selbst. (26.2))
5. (Vorliebe für Spiele mit Seilen, Knoten, Schnüren, fürs Fesseln. (26.2) (Diese Angabe scheint aus dem Verhalten der netzbildenden Spinnen rückgeschlossen zu sein. vr))

Delirium, Wahnsinn, Raserei

1. Geisteskrankheit, Wahnsinn: im Klimakterium (*Kent*). (19)

Eigensinn

1. Er hat jede Arbeit herzlich satt, wird alles überdrüssig, und was er tun soll, das widersteht ihm am meisten. (1.3)

Ekelgefühl

1. Überempfindlich: gegen Gerüche (*Boger / Bönninghausen*). (19)
2. (Essen belastet, sie hassen es, einen vollen Bauch zu haben...; Anorexia nervosa. (26.2))

Erregbarkeit (durch Geräusch usw.)

1. Alles Laute macht einen zu starken Eindruck auf sie (*Aconit* beseitigte diese Überempfindlichkeit). (1.3)
2. Jeder durchdringende Schall und Klang dringt ihr durch den Körper, besonders in die Zähne, macht den Schwindel ärger, der dann Übelkeit erweckt. (1.3)
3. Jeder Klang fährt ihr in die Zähne, z.B. Hähnekrähen. (1.3)
4. Überempfindlich: gegen das geringste Geräusch; gegen Uhrenschlagen, Glockenläuten (*P. Schmidt*). (19)
5. In einem Falle von nervöser Hyperästhesie schienen Geräusche auf schmerzhafte Stellen am Körper aufzutreffen (to strike on painful spots). (20)
6. Nachts phantasievolle Aufregung im Kopf und Rauschen in den Ohren. (3.1)
7. Übermäßige Erregung mit Verlust der Kraft, sich aufrecht zu halten (loss of sustaining power). (11)
8. Erregung im Klimakterium (*Stauffer*). (19)
9. Außersichsein (*Boger / Bönninghausen*). (19)

Fröhlichkeit, Lachen

1. Sehr fröhlich, er trillert und singt, obwohl der Kopf innerlich heiß ist und eingenommen und schwer. (1.3)
2. Hysterisches Benehmen, Erheiterung (hilarity). (7)
3. Geistesverwirrung wird durch Lachen verschlimmert (*Kent*). (19)

Furcht

1. Feigheit (*Boger / Bönninghausen*). (19)
2. (Furcht zu sterben, weil die verrinnende Zeit nicht angehalten werden kann. (26.2))

Gedächtnis

1. Gedächtnisschwäche: für geistige Arbeit (*Kent*). (19)

Gedanken, Denkvermögen

1. Das Denken fällt ihm schwer, wenn es vergleichend ist, nicht aber schaffend; z.B. kann er leicht etwas ausarbeiten, aber schwer Mittel auswählen; schreibt mit Leichtigkeit Abhandlungen, aber es wird ihm sehr schwer, eine Pflanze im System zu suchen und zu bestimmen, und so fort. (1.3)
2. Nachts phantasievolle Aufregung im Kopf und Rauschen in den Ohren. (3.1)
3. Sehr blaß; sobald sie die Augen schloß, übel im Magen und Schwinden der Gedanken (bei einer Frau, die 3 Wochen vorher entbunden hatte). (2)

Gesellschaft

1. Wollte immer getragen werden (11 Mon. alter weibl. Sgl., Cystopyelitis). (15.1)
2. (Spielt den Clown und lenkt durch kindisches Benehmen die Aufmerksamkeit auf sich; auch das ist eine Art von Aggressivität. (26.2))

Gier, Suchtverhalten

1. Viel mehr Lust zum Tabakrauchen. (1.3)
2. Lust zu Wein- und Branntweintrinken. (1.3)
3. Immer Verlangen nach, er weiß nicht was, zu Essen oder Trinken. (1.3)
4. Appetit auf saure Früchte (3.1), Begierde nach Orangen und Bananen (4); Verlangen nach Fast-Food (26.2).
5. Großer Durst mit Verlangen nach Wein oder Bier, bei zwei sonst völlig abstinent lebenden Frauen (Masern, im Fieber). (10.3)
6. Indiziert bei destruktiven Patienten, vor allem solchen, die beim Sport (Extrembergsteiger) oder bei finanziellen Spekulationen hohe Risiken suchen. (15.2)
7. Seine Passion ist das Autofahren, vor allem Autorennen; langsam Auto zu fahren bedeutet echten Streß für ihn (32j. Mann, Schleudertrauma nach Rennunfall; die Passion fürs Autorennen blieb bestehen, jedoch heilten alle Symptome des Schleudertraumas unter *Ther.* aus). (26.1)

Gleichgültigkeit

1. Gleichgültigkeit gegenüber Vergnügungen (*Kent*). (19)
2. Fieber mit wechselnden Anfällen, Apathie, Jammern... (11 Mon. alter weibl. Sgl., Cystopyelitis). (15.1)
3. Entfremdungsgefühl im Klimakterium (*P. Schmidt*). (19)

Hellsichtigkeit

1. Hellsichtige Träume (*Dewey*). (19)

Hysterie

1. Flimmern vor den Augen bei Hysterischen, wenn *Calc.* versagt hatte. (1.2)
2. Hysterie mit Geschwätzigkeit und Gefühl, als gehöre ihr der Kopf nicht, oder als könne sie ihn abheben. (10.2)
3. Hysterisches Benehmen, Erheiterung (hilarity). (7)
4. Mangel an Selbstvertrauen, bei Hysterie (*Knerr*). (19)

Konzentration

1. Unkonzentriert. (14.3)

Lesen, Lernen, Schreiben, Studieren

1. Das Denken fällt ihm schwer, wenn es vergleichend ist, nicht aber schaffend; z.B. kann er leicht etwas ausarbeiten, aber schwer Mittel auswählen; schreibt mit Leichtigkeit Abhandlungen, aber es wird ihm sehr schwer, eine Pflanze im System zu suchen und zu bestimmen, und so fort. (1.3)
2. Sehr aufgelegt zum Sprechen, zu geistigen Arbeiten; bleibt lange wach (wahrsch. Nachwirkg.). (1.3)
3. Druck (oppression) im Kopf behindert seine Studien. (3.1)

Musik, Singen

1. Sehr fröhlich, er trillert und singt, obwohl der Kopf innerlich heiß ist und eingenommen und schwer. (1.3)
2. „Musik habe ich immer gemocht, Musik hat mir schon immer gutgetan. Beim Rennen bin ich mit Kopfhörer und Musik noch schneller gefahren“ (32j. Rennfahrer, HWS-Schleudertrauma nach Rennunfall). (26.1)

Reizbarkeit

1. Sehr reizbar, „könnte alles zerschlagen“, reizbar durch Geräusche, Geräusche gehen durch das ganze Gehirn (32j. Rennfahrer, HWS-Schleudertrauma nach Rennunfall). (26.1)

Ruhelosigkeit

1. Ruhelos, muß sich mit irgendetwas beschäftigen, obgleich ihr nichts Spaß macht (Hysterie). (4)
2. So ruhelos, daß sie beschäftigt sein muß, obgleich sie nichts zustandebringt. (7)
3. Ruhelosigkeit (Masern). (10.2)
4. Eine Kuh, die man in der Sommerhitze angepflockt hatte, wurde plötzlich unruhig, wild, und ihr ganzer Körper schwoll sichtbar an; unter Blöken versuchte sie ihre Kette zu zerreißen. Nach einer Dosis *Theridion* war sie innerhalb einer Stunde wieder in Ordnung. (2)
5. Unruhe (9j. Junge, „Theridionhusten“). (13.4)
6. Ruhelosigkeit: aus dem Bett treibend (*Kent*); im Klimakterium (*O. Boericke*). (19)

Schreck, Auffahren

1. Bei Anlaß zu Schreck erschrickt er viel heftiger. (1.3)
2. Große Schreckhaftigkeit. (1.3, verif.)
3. Bei Schreckfolgen. (26.2)

Schreien

1. Sie konnte nicht das leiseste Geräusch ertragen, und die Erschütterung des Fußes auf dem Boden (Auftreten eines Anderen, vr) verschlimmerte so sehr, daß es sie zum Aufschreien brachte (Spinalirritation). (4)
2. Fieber mit wechselnden Anfällen, Apathie, Jammern und schrecklichem Schreien wie Cri encéphalique (11 Mon. alter weibl. Sgl., Cystopyelitis). (15.1)
3. Eine Kuh, die man in der Sommerhitze angepflockt hatte, wurde plötzlich unruhig, wild, und ihr ganzer Körper schwoll sichtbar an; unter Blöken versuchte sie ihre Kette zu zerreißen. Nach einer Dosis *Theridion* war sie innerhalb einer Stunde wieder in Ordnung. (2)

Selbstvertrauen

1. Mutlos, Mangel an Selbstvertrauen, er gibt sich selbst auf. (1.3, verif.)
2. Unzufrieden mit sich selbst (*Kent*). (19)
3. Mangel an Selbstvertrauen, bei Hysterie (*Knerr*). (19)

Sprechen

1. Die Zunge scheint wie verbrannt; sie ist so taub, daß sie (die Kranke) nichts richtig aussprechen kann. (3.1)
2. Nach geistigen Getränken ungewöhnlich gesprächig. (1.3)
3. Sehr aufgelegt zum Sprechen, zu geistigen Arbeiten; bleibt lange wach (wahrsch. Nachwirkg.). (1.3)
4. Hysterie mit Geschwätzigkeit und Gefühl, als gehöre ihr der Kopf nicht, oder als könne sie ihn abheben. (10.2)
5. Übelkeit und Erbrechen durch Sprechen (Anderer?? vr). (2)

Thema „Tod“ (Suizidalität etc.)

1. Sieht aus und fühlt sich, als sei sie am Sterben, doch hört und versteht sie alles, was gesagt wird (Hysterie). (4)

Traurigkeit, trübe Stimmung

1. Große Niedergeschlagenheit: während des Kopfschmerzes (4); abends beim Gehen (*Knerr*). (19)
2. Traurigkeit, Depression. (7)
3. Depressiv, weil er wieder Rennen fahren möchte (32j. Rennfahrer, HWS-Schleudertrauma nach Rennunfall). (26.1)

Unentschlossenheit

1. Er will immer etwas tun, hat aber zu nichts Lust. (1.3)
2. Immer Verlangen nach, er weiß nicht was, zu Essen oder Trinken. (1.3)

Unerträglichkeit von Schmerzen oder Empfindungen

1. Selbst das Kratzen mit dem Fingernagel auf Seide oder Leinen oder das Papierrascheln wird unerträglich. (14.2)
2. Jucken hinter den Ohren, daß sie es (das Ohr, vr) abkratzen möchte. (1.4)
3. Folgen von Sonnenstich mit dem unerträglichsten Kopfschmerz, Übelkeit und Erbrechen. (10.2)
4. Überempfindlich gegen Schmerz (*Kent*); extrem, in der Schwangerschaft (*O. Boericke*). (19)

Verstellung, Täuschungsmanöver

1. (Sie essen evtl. nachts heimlich, niemand soll es merken. (26.2))

Verzweiflung

1. Mutlos, Mangel an Selbstvertrauen, er gibt sich selbst auf. (1.3)
2. Verzweiflung um die Genesung (*Kent*). (19)

Weinen, Wimmern, Seufzen

1. Zahnschmerz am Nachmittag und Abend, welcher zum Weinen bringt; es tobt überall, aber zieht vor allem in den Wurzeln des gesunden Eckzahns. (3.1)

2. Fieber mit wechselnden Anfällen, Apathie, Jammern... (11 Mon. alter weibl. Sgl., Cystopyelitis). (15.1)
3. Seufzen (*T.F. Allen*). (19)

Zeitsinn

1. Die Zeit vergeht ihm viel schneller, obwohl er wenig tut. (1.3)
2. „Zeit vergeht zu langsam" ist ein sehr markantes Symptom. (5)
3. „Ich bin eine neurotische Person, bei der alles schnell gehen mußte, ich liebe die Geschwindigkeit, jetzt muß ich mich ganz langsam verhalten (seines Schleudertraumas wegen), das streßt mich... Die Welt um mich läuft dagegen langsam. Im Büro gerate ich immer in absoluten Streß, weil die anderen so langsam sind. Langsamfahren ist echter Streß für mich" (32j. Rennfahrer). (26.1)
4. „Ich bin schon neurotisch geboren. Uhren haben mich schon immer fasziniert, zu sehen, wie die Zeit wegläuft, ich habe stundenlang Uhren beobachtet. Beim Anblick des Sekundenzeigers durchlief mich ein Schauern, Angst und Erregung: dieser Augenblick ist für immer verloren, er kann nie zurückkehren." (32j. Rennfahrer). (26.1)
5. (Gefühl, die Zeit laufe ihnen weg, das Leben vergehe zu schnell, sei sinnlos geworden; die Zeit ist mächtiger, sie müssen sich der Zeit anpassen. (26.2))

Zorn

1. (Wut, wenn sie angefaßt werden; vor allem sexuelle Berührungen wirken wie eine Provokation. (26.2))

ILLUSIONEN

Wahnvorstellungen

1. Gefühl des Doppeltseins. (13.3)
2. (Identitätskrise in Verbindung mit dem Gefühl, die Zeit vergehe zu schnell; fühlt sich wie eine andere Person in der Vergangenheit oder in der Zukunft, oder wie viele Personen in verschiedenen Lebensphasen. „Wer bin ich? Eine Person von früher, eine andere Person?" (26.2))

Sinnestäuschungen

1. Sie verlor das Sehvermögen; alles schien sehr weit weg, als sei ein Schleier vor sie gezogen; es flackerte und flimmerte vor ihren Augen; sie mußte sich hinlegen; selbst bei geschlossenen Augen hielt das Flimmern an; dadurch war sie sehr schwach und der Kopf sehr angegriffen. (3.1)
2. Lichtempfindlichkeit; im Hellen sieht sie dunkle Funken (sparkling) vor Augen; alles scheint doppelt, und durch dieses Flattern entsteht Übelkeit; kalte Hände; noch lange danach traut sie sich nicht, sich zu bücken. (4)
3. Entfernungen erscheinen zu groß (*Stauffer*). (19)
4. Verschätzt sich in räumlichen Entfernungen. (26.2)

TRÄUME

Ängstlich, bang, besorgt

1. Träume von Einbrechern (9j. Junge). (13.4)

Indifferent oder nicht näher bezeichnet

1. Träumt viel (47j. Frau, Schwindelanfälle). (13.2)

Krankheiten und Körperfunktionen, von

1. Traum, es breche ein Zahn ab. (1.3)

Reisen, von

1. Langer, traumvoller Mittagsschlaf, Träume von Reisen in fernen Gegenden und Reiten auf Pferden, was er selten tut. (1.3)

Traurig

1. Erwachte früher als gewöhnlich, mit Träumen niederdrückender Art, was mir völlig neu war. (10.3)

SCHLAF

Schlaflosigkeit, Einschlafstörung

1. Völlige Schlaflosigkeit durch eine Empfindung heftigen Schwindels, sobald die Patientinnen versuchten, die Augen zuzumachen (Masern). (10.2)
2. „Ich schlafe wenig und nicht gern; im Bett liegen ist eine Tortur für mich" (32j. Rennfahrer, HWS-Schleudertrauma nach Rennunfall; lebenslang vorbestehendes Verhalten). (26.1)

Schläfrigkeit

1. Schon früh ist sie sehr schläfrig. (1.3)
2. Schläfrig nach dem Frühstück, vor dem Froststadium. (3.1)
3. Sie schläft den ganzen Tag lang. (3.1)
4. Schläfrig und müde bleibt er den ganzen Morgen. (1.3)
5. Sehr fester Nachtschlaf. (1.3)

SCHWINDEL

Drehschwindel

1. Beim Umdrehen wird ihr drehend im Kopfe. (1.3)
2. Oft eigentümlich schwindelig, meist drehend, zuweilen sehr heftig; dabei Beklemmung mit Angstgefühl auf der Brust, aber ohne Herzschmerzen (47j. Frau). (13.2)

Ohnmacht, ohnmachtsartiger Schwindel

1. Sie erwacht nach kurzem Schlafe um 11 Uhr (23 Uhr, vr), schon im Schlafe fühlte sie den Schwindel und erwachte dadurch, konnte nicht liegenbleiben, wollte zum Nachttopf gehen, fiel aber hin, wie in Ohnmacht; kalter Schweiß brach aus, sie würgte zum Brechen, bis dies sich endlich einstellte und alle Viertelstunden wiederholte, wobei sie der eiskalte Schweiß über und über bedeckte; zugleich einige Mal Durchfall, ohne Leibweh. Erst erbrach sie scharfes, schleimiges Wasser und konnte darüber kaum wieder zu Atem kommen, schließlich war ihr wie leer im Magen. Die mindeste Bewegung machte wieder Schwindel und Erbrechen, sie darf sich nicht rühren, und wenn ihr die Augen zufielen, war auch Schwindel und Übelkeit wieder da. *Mentha piperita* brachte einige Stunden Schlaf. Des Morgens beim Aufstehen

kam die Übelkeit wieder und Erbrechen von Galle. Der Hals war wie ausgebrüht, das Kreuz angegriffen, der Puls beschleunigt, und Kopfweh. (1.3)
2. Meniére' sche Krankheit. (17)
3. Ohnmacht nach jeder Anstrengung (Hysterie). (4)

Schwankschwindel, Ataxie

1. Auf laute Geräusche entstanden Zittern und Wanken, Taumeln bis zum Sturz, Beben des Körpers (14j. Mdch.). (14.1)

KONVULSIONEN

1. Morgens beim Erwachen und zuweilen zu anderen Tageszeiten ist der Unterkiefer unbeweglich, doch dann öffnet er sich gleichsam aus sich selbst heraus (of its own accord). (3.1)
2. Kieferklemme am Morgen beim Erwachen. (7)
3. Tetanus mit Trismus. (5)
4. Heftiger Schüttelfrost, während dessen Schaum vor dem Mund erscheint. (3.2)

SEXUELLER TRIEB

1. Der übermäßige Geschlechtstrieb ist sogleich vermindert, doch bleiben die gewöhnlichen Morgenerektionen. (1.3)
2. Verminderter Geschlechtstrieb, er ist mehr Herr darüber. (1.3)
3. Schwache Steifheit beim Beischlafe (3. T.). (1.3)
4. Geschlechtstrieb ist wie verschwunden, auch wollen keine Erektionen entstehen (4. T.). (1.3)
5. (Wut, wenn sie angefaßt werden; vor allem sexuelle Berührungen wirken wie eine Provokation. (26.2))
6. Starke Steifheiten des Morgens, ohne Geschlechtstrieb (6. T.). (1.3)
7. Den achten Tag bekommt er im Mittagsschlafe einen so außerordentlich heftigen und reichlichen Samenerguß, daß es drei Fuß weit (aufwärts (3.1)) unter den Kleidern hingedrungen war; muß tagsüber etwas Anistinktur nehmen (als Antidot – vr). (1.3)

MODALITÄTEN, CAUSAE

1. Verschlimmerung aller Symptome durch jedes laute Geräusch. (14.1)
2. Selbst das Kratzen mit dem Fingernagel auf Seide oder Leinen oder das Papierrascheln wird unerträglich. (14.2)
3. Hysterische Überempfindlichkeit mit extremer Verschlimmerung durch Geräusch, Bewegung und Anstrengung kennzeichnet diese Arznei als einzigartig. ... Die Nerven sind dermaßen überempfindlich, daß (durch Lärm) ein schmerzhafter Schauder in Wellen über den Körper hingeht und Übelkeit darauf folgt. (7)
4. Sie können durch Gemütsbewegungen gelähmt (paralyzed) werden. (15.2)
5. („Rauch bessert bei allen Spinnenmitteln." (26.2))
6. Auslöser der gesamten Symptomatik war eine Intubationsnarkose mit *Halothan* unter Prämedikation von *Paspertin* und *Rohypnol* (operative Strabismuskorrektur), welche ohne Komplikationen oder Fehler verlaufen war; die Narkose hatte offenbar einen Vergiftungszustand der Nerven hervorgerufen (14j. Mdch.). (14.1)

7. Zystopyelitis genau zum Zeitpunkt des Abstillens (11 Monate alter weiblicher Säugling). (15.1)
8. Es hat verschiedene Beschwerden in der Pubertätszeit und den klimakterischen Jahren beseitigt. (1.2)
9. Schmerz in den Leisten nach dem Beischlafe. (1.3)
10. Seekrankheit; sie schließen die Augen, um die Bewegung des Schiffes nicht zu merken, und dabei fühlen sie sich sterbenselend (Verschlimmerung durch Augenschließen (10.2)). (12, verif.)
11. Völlige Schlaflosigkeit durch eine Empfindung heftigen Schwindels, sobald die Patientinnen versuchten, die Augen zuzumachen (Masern). (10.2)
12. Die Wirbelsäule ist so berührungsempfindlich, daß die Patienten schräg im Wagen sitzen, um Druck auf den Rücken längs der Wirbelsäule zu vermeiden. (12)
13. Kopfschmerz schlimmer durch die geringste Überarbeitung und Bewegung, besser durch ruhiges Liegen in horizontaler Position. (11)
14. Der Kopfschmerz wird schlimmer, wenn andere über den Boden des Zimmers gehen (Erschütterung – vr), und durch die geringste Bewegung des Kopfes. (8)
15. Wegen Schmerzen tief im Gehirn muß sie sitzen oder gehen; es ist unmöglich, zu liegen. (3.1)
16. Folgen von Sonnenstich mit dem unerträglichsten Kopfschmerz, Übelkeit und Erbrechen. (10.2)
17. Eine Kuh, die man in der Sommerhitze angepflockt hatte, wurde plötzlich unruhig, wild, und ihr ganzer Körper schwoll sichtbar an; unter Blöken versuchte sie ihre Kette zu zerreißen. Nach einer Dosis *Theridion* war sie innerhalb einer Stunde wieder in Ordnung. (2)
18. Heftiger Kopfschmerz mit Übelkeit, kann nicht das geringste Geräusch ertragen (...). (10.2)
19. Nervöser Kopfschmerz, stark verschlimmert durch jedes Geräusch. (10.1)
20. Schwindel mit erheblicher Übelkeit, verschlimmert durch jede Bewegung, Bücken, Augenschließen und Lärm (54j. Frau). (13.1)
21. Selbst die Augen muß er vorsichtig und langsam bewegen, weil sich sonst der Schwindel verstärkt (32j. Rennfahrer, HWS-Schleudertrauma nach Rennunfall). (26.1)
22. Übelkeit und Erbrechen durch Sprechen (Anderer?? vr). (2)
23. Als die Mutter dem Arzt mit lauter Stimme etwas berichtete, sagte der Patient zu ihr: „Sei ruhig, mir wird schlecht“ (9j. Junge, Husten). (9)
24. Übelkeit vom unbeweglichen Starren auf einen Gegenstand. (4)
25. Atemnot hysterischer Art beim Treppauf- und Treppabgehen. (16)
26. Anthrax der Schafe, mit heftigem, immer schlimmer werdendem Durst. Sie legen sich in den Wassertrog oder gar in Jauchepfützen. Schafe tun das in gesundem Zustand niemals. (2)

AS-IF-EMPFINDUNGEN

Kopf, Augen, Ohren

1. Es ist ihr ohne allen Schmerz so wunderlich im ganzen Kopfe, daß sie es nicht beschreiben kann. (1.3)
2. Es ist ihr so dick im Kopfe, als wäre es ein anderer fremder Kopf, oder als hätte sie etwas ganz anderes darauf. (1.3)

3. „So dick in ihrem Kopfe“, mit Übelkeit und Erbrechen bei der geringsten Bewegung, besonders beim Augenschließen. (3.1)
4. Kopfschmerz tief in den Augenhöhlen, mehr links; Kopf fühlt sich dick an (Hysterie). (4)
5. Der Kopf fühlt sich groß und schwer an. (5, verif.)
6. Hysterie mit Geschwätzigkeit und Gefühl, als gehöre ihr der Kopf nicht, oder als könne sie ihn abheben. (10.2)
7. „Als ich nach dem Unfall den Helm abnahm, hatte ich das Gefühl, als würde ich den Kopf mit abnehmen. Ich mußte die Bewegung ganz langsam machen, weil ich das Gefühl hatte, der Kopf fliegt sonst weg. Jetzt habe ich das Gefühl, als säße der Kopf nur auf so einer Art Stachel. Mit der Halskrause hatte ich dann das Gefühl, als seien Kopf und Körper zusammengeklebt, jetzt habe ich auch noch das Gefühl, die beiden seien geklebt, und ich muß aufpassen, daß sie nicht auseinandergehen“ (32j. Rennfahrer, HWS-Schleudertrauma nach Rennunfall). (26.1)
8. Heftiger Kopfschmerz mit Übelkeit, kann nicht das geringste Geräusch ertragen: ein Gefühl, als sei der Scheitel vom Rest des Kopfes abgetrennt oder als würde sie ihn gern abheben. (10.2)
9. Kopfweh, wie ein drückender Reifen in der Nasenwurzel und nach hinten über den Ohren hin. (1.3)
10. Fühlt die Löcher im Teer beim Autofahren wie Stiche im Gehirn (32j. Rennfahrer, HWS-Schleudertrauma nach Rennunfall). (26.1)
11. Heilte Rauschen, wie ein Wasserfall, in beiden Ohren (1.3)

Mund, Zähne

1. Jeder durchdringende Schall und Klang dringt ihr durch den Körper, besonders in die Zähne, macht den Schwindel ärger, der dann Übelkeit erweckt. (1.3)
2. Der Mund ist ihm so unrein geworden, als wären die Zähne voll Schleim; er muß sich oft ausspülen. (1.3)
3. Morgens beim Erwachen und zuweilen zu anderen Tageszeiten ist der Unterkiefer unbeweglich, doch dann öffnet er sich gleichsam aus sich selbst heraus (of its own accord). (3.1)
4. Zahnfleisch, Mund und Nase trocken, und Gefühl, als komme zuviel Luft in den Mund hinein. (5)
5. Gefühl in den Zähnen, als sei kühles Wasser zu kalt. (5)
6. Die Zunge fühlt sich an wie verbrannt. (7)

Hals, Rachen, Ösophagus

1. Der Hals war wie ausgebrüht (nach nächtlichem Anfall von Schwindel und Erbrechen). (1.3)

Verdauungsorgane

1. Kleiner Druck, als rutschte etwas tief unten im Schlunde gegen die Herzgrube an, was den Atem versetzt für Augenblicke. (1.3)
2. Heftiges Kopfweh mit Nausea und Erbrechen wie Seekrankheit und mit Schüttelfrost. (11)
3. Eine Schwere in der Dammgegend, welche er seit langem empfindet, wird bei jedem Schritt bemerklich; es kommt ihm vor, als liege ein Klumpen dort (3.1); bei Prostatahypertrophie (16).

Urogenitalsystem

1. Schmerz im unteren Teil des Abdomens, wie Wehen, mit Empfindung von Hüpfen (bounding) eines Kindes im Leibe (Hysterie im 2. Monat nach der Entbindung). (4)
2. Innerliches Hüpfen. (13.3)

Atmungsorgane, Herz, äußerer Thorax

1. Nase trocken, als gehe zuviel Luft hindurch. (3.1)
2. Es scheint zuviel Luft in der Brust zu sein. (13.3)

Bewegungsapparat

1. Schmerzen in allen Knochen, als wolle jeder Teil auseinanderfallen; fühlt sich wie zerbrochen von Kopf bis Fuß; dabei heftige Kälte, so daß nichts sie erwärmen konnte; ohne Durst. (3.2)
2. Schmerz in der Leistengegend bei Bewegung, wenn sie das Bein in die Höhe zieht, ist es, als tippte sie jemand hart an die Leiste. (1.4)
3. Abends, beim Sitzen und später, wunderliches Ziehen im rechten Schenkel; es fing ihr in der Hüfte an und ging ganz kalt hinunter bis unters Knie; alles war innerlich kalt, aber nicht kalt anzufühlen, jedoch äußere Wärme wohltuend. (1.3)
4. Die kleine Fußzehe schmerzt wie gedrückt beim Gehen. (1.3)

Haut

1. Eine sehr ausgeprägte unangenehme Empfindlickeit in beiden Schenkeln, besonders in deren oberem Teil, so daß ich mich dabei erwischte, ständig meine Hosen hochzuheben und die Schenkel zu reiben, was besserte; eine stechende, brennende, diffuse, unkontrollierbare Empfindung. Stechende Schmerzen an verschiedensten Körperstellen... es ist ein Gefühl, als seien Scharen von Flöhen über mich gekommen. (10.1)

Allgemeines

1. Jeder durchdringende Schall und Klang dringt ihr durch den Körper, besonders in die Zähne, macht den Schwindel ärger, der dann Übelkeit erweckt. (1.3)
2. „Die Geräusche dringen in mich ein“ (14j. Mdch., Schwankschwindel). (14.1)
3. Große Erschöpfung und Schwäche wie von starken Blutverlusten (Anämie). (4)
4. Es bricht eiskalter Schweiß aus. Das Bild ist einem Schock ähnlich. (14.2)

Typus – Hohlbrüstiger Jugendlicher, welcher am Rand der Schwindsucht zu stehen schien, mit recht geringen geistigen Fähigkeiten (heilte bei diesem Mann zunächst einen hartnäckigen Husten, ein Jahr später eine akute Gonorrhoe). (20)

Synonyma – „So nenne ich eine durch ihr fürchterliches Gift merkwürdige Spinne, die auf Curacao nicht selten vorkommt und von den Negern, welche ein verdorbenes Spanisch reden, „aranja“ genannt wird, woraus die Holländer „Oranjespin“ gemacht haben; sie heißt sonst auch „Vuurspinnetse“, d. i. Feuerspinnchen. Die Arrowacken in Suriname sagen, sie sei in höheren trockenen Landen hier auch, und nennen sie Barragarru.“ (1.1)

Mexikan.: Aranja negra (14.3). Aranea mactans curacaviensis Müller, Latrodectus curacaviensis Müller, Latrodectus curassaviensis, L. Bishopi Kaston (22). Latrodectus leitet sich von gr. lathrodectes – „der heimlich Beißende“ ab – (23).

Biologie, Chemie und Physiologie – „Es ist eine kleine schwarze Spinne, der Leib höchstens wie ein Kirschkern, (mit) dunkler, schwarzer Brust und Füße(n), wenigen kurzen, steifen Haaren; ausgezeichnet durch (einen) kleinen, nadelkopfgroßen, brennend orangeroten Fleck über dem After. Vorn oben am Hinterleibe sind noch zwei kleinere. Die jüngeren sind sammetschwarz mit mehreren weißen Streifchen von vorn nach hinten tropfenförmig gezogen; die Füße, wie bei den meisten Spinnen in der Jugend, ganz hell, durchscheinend bräunlich. Die Weibchen (?) sind mit ähnlichen breiten, hinten tropfenförmigen Streifen gekennzeichnet, einen in der Mitte, der im Afterflecke endet, und jederseits drei, von der Seite gesehen, halbmondförmig, alle gelb. Am Bauche ist bei allen ein vierseitiger, an den Seiten ausgebogter Fleck, beinahe von der Größe des Bauches, hellgelb." (...) „Wenn ein Tier von ihr gebissen wird..., so schwillt es auf und stirbt. Sogar Kühen und Pferden ist der Biß einer einzigen schnell tödlich. Wenn sie die Spinne erblicken, so laufen sie, sagt man, wie besessen, schnaubend weit hinweg. Ein von ihr gebissenes Pferd ließ sogleich die Zunge zum Halse heraushängen, lief wie rasend zum nächsten Wasser, soff und war augenblicklich tot. Könnte man die Tiere vom Wasser abhalten, so seien sie manchmal noch zu retten. Diese Erzählung erinnert an die bekannte Durstotter, deren Biß brennenden Durst verursacht, und (wo) nur dann Rettung möglich sein soll, wenn man sich allen Trinkens gänzlich enthalte. – Menschen kommen durch den Biß dieser Spinne in die größte Lebensgefahr; es befällt sie ein heftiger Schüttelfrost..., starke Fieberkälte, so daß sie sich durch nichts erwärmen können , ohne Durst. (...) Die von den Folgen des Bisses Hergestellten behalten noch lange ein Anschwellen der Füße. - Man hat die getöteten Spinnen in Blätter gewickelt an Kühe gegeben, um sie zu töten, aber ohne Erfolg. Das ist dasselbe wie bei den Schlangen. Das Gift muß entweder auflösbar an die Gefäßenden gebracht werden oder potenziert an die Nervenenden." (1.1)

Es heißt, dieses Tier lebe auf Orangenbäumen in Westindien (4) sowie in Maisfeldern (14.3). (Die erstere Angabe findet sich in den „*Guiding Symptoms*" Band 10, der nicht mehr von *Hering* selbst geschrieben wurde, und bei *Allen*, nicht aber in der Originalquelle; sie könnte auf ein Mißverständnis des Namens „oranjespin" zurückgehen. vr)

Aufgrund der unten ausgeführten Unklarheiten über die von *Hering* verwendete Spinnenart gibt es keine weiteren Untersuchungen über die chemisch-toxikologische Natur des Theridiongiftes.

In der homöopathischen Praxis hat sich die außerordentliche Geräuschempfindlichkeit als „Leitsymptomatische Essenz" von *Ther.* erwiesen, und fast alle publizierten Theridionfälle wiesen dieses Keynote auf. Diese Einseitigkeit des kasuistischen Materials beweist jedoch nicht, daß die anderen Originalsymptome von *Theridion* ohne klinischen Wert sind, wie es *Eichelberger* (13.5) vermutet (in der Ansicht, Prüfungssymptome könnten bei gleicher Genauigkeit der Prüfungen und unabhängig von ihrer Eigentümlichkeit an sich wertvoll oder wertlos sein). Vielmehr rührt sie von einer Tendenz des menschlichen Geistes her, den Namen einer Arznei mit einem oder zwei Leitsymptomen zu verknüpfen, von denen wir oft gelesen haben, und die anderen Angaben über sie zu vergessen.

Mittelbeziehungen – *Ther.* komplementierte *Op.* und *Agar.* bei der Heilung eines eigenartigen Lähmungszustandes bei einem 14j. Mädchen (14.1).

Hering schreibt: „Die Ähnlichkeit vieler Zeichen mit denen der *Calcarea* ist auffallend, auch erinnern etliche an *Acidum phos.* (*Ph-ac.* beißt sich in die Seite, *Ther.* in die Spitze der Zunge (3.1).) Ich vermute, daß man *Theridion* in manchen Fällen mit viel Erfolg wird geben können, wenn *Calc.* und *Lyc.* nacheinander ausgewirkt haben." Bei

Seekrankheit vgl. *Cocc., Sep., Colch.;* bei Hysterie half es, wo *Calc.* versagt hatte. (1.2) *Boger* vergleicht *Ther.* mit *Asar.* und *Sil.* (13.3).

Die Kopfschmerzmodalitäten ähneln *Belladonna* sehr (8); wenn man also einen scheinbaren „Belladonna-Sonnenstich" vor sich hat, der aber eine sehr betonte Verschlimmerung durch Geräusche aufweist, und wo das Gesicht blaß ist (*Bell.* ist meist rot), sollte man *Theridion* geben.

Heilt Skrofulose (5) und floride Phthise (4), gehört also zu den tuberkulinisch-psorischen Mitteln.

Antidote: *Acon.* gegen die Geräuschüberempfindlichkeit (1.3), *Mentha piperita* gegen die unter „Ohnmachtsartiger Schwindel" beschriebene kollapsige Symptomatik (1.3). „Wenn sich plötzlich heftige Symptome einstellten, besserte *Aconitum*; spätere und solche, welche nach mehrmaligem Prüfen lange bestehenblieben, benötigten *Graphites*" (3.1).

Mittelverwechslungen und pharmazeutische Probleme – Es wurde die Meinung geäußert (*Bücherl*, Instituto Butantan, Sao Paulo, Brasilien, in einem Brief an *Leeser* - (6)), *Ther.* sei nichts anderes als ein Jugendstadium der Schwarzen Witwe, *Latrodectus mactans*. Die Symptome dieser beiden Spinnen unterscheiden sich jedoch recht deutlich: *Lat-m.* wirkt vor allem auf das Herz, *Ther.* auf das zentrale und periphere Nervensystem, und letztere hat nicht die Muskelkrämpfe von *Lat-m.* (6), so daß diese Auffassung nicht recht plausibel erscheint.

Bei *Schindler* und *Frank* (22) heißt es dazu einerseits, daß „bei der weiten Verbreitung der Spinne (*Latrodectus mactans*) verschiedene Formen auftreten, die sicher eine wechselnde Zusammensetzung des Giftes bedingen" und daß „die Geschlechtsreife, die Jahreszeit usw. einen wesentlichen Einfluß auf die Sekrete ausüben", so daß die Wirkungsunterschiede doch erklärlich wären, und andererseits, daß die Spezies *Latrodectus mactans* lt. *Levi* die früher als besondere Spezies geführte *L. tredecimguttatus* einschließe, lt. *Petrunkevitch* nicht aber die *L. curacaviensis Müller (= L. bishopi Kaston)*. Letztere – eine mit der Schwarzen Witwe sehr nahe verwandte, aber nur in Amerika vorkommende Spinnenart – dürfte mit dem *„Theridion curassavicum"* Herings identisch sein, wie auch *Schindler* und *Frank* vermuten (22) und wofür spricht, daß er seine Informationen und den Prüfstoff aus dem Verbreitungsgebiet dieser Spinnenart bezogen hat und daß der Artname derselben speziell auf Curacao hinweist. Die DHU verwendet demgemäß als Grundlage für ihr Theridionpräparat *Latrodectus curacaviensis* (24). Eine endgültige Entscheidung ist nach dem vorliegenden Material nicht möglich.

Herings Urtinktur bestand aus Rum, in welchem mehrere dieser Spinnen ein Jahr lang mazeriert worden waren, nachdem man sie lebendig hineingeworfen hatte (1.1). Es ist nicht bekannt, inwieweit sich die Wirkung eines Mazerats in reinem 40prozentigem Alkohol, wie heute üblich, von dem in Rum unterscheidet. *Hering* selbst wollte auch ein Mazerat in reinem starkem Weingeist herstellen und prüfen, und meinte, eine Trituration der Spinne wäre ihm noch lieber gewesen als ein Mazerat.

Die Quelle (26.2) wurde in Klammern zitiert, weil nicht abgrenzbar war, inwieweit die Angaben aus klinischer Erfahrung gewonnen und inwieweit theoretisch ergrübelt sind (*Mangialavori* sieht bestimmte Eigenschaften, die v.a. für *Tarant.* bekannt geworden sind, wie Besserung durch Rhythmus, Besserung durch Rauch, Arbeitsbesessenheit und gezielte Destruktivität, als allgemein typische Eigenschaften von „Spinnenpatienten" an).

Quellen – 1) HR/ACS/1834/1 (1.1: Vorspann, t; 1.2: Vorspann, k; 1.3: p (C30); 1.4: k (C30)); 2) HL1 k; 3) A1 (3.1: p, 3.2: t); 4) HR1 k; 5) C1 k; 6) MG1; 7) K2 k; 8) LP1 k; 9) Sankaran, R. (Übs.: O. Lindemann): Das geistige Prinzip der Homöopathie; 1. dt. Ausg. Bombay 1995, S. 56 f. k (C200; Nachbeobachtungszeit 6 Jahre ohne Rezidiv); 10) HRC (10.1: W. Boericke/HRC/1893/12 p (C30, gegen Kopfschmerz eine Dosis genommen, später mehrfache Selbstversuche damit gemacht, einen Einfachblindversuch eingeschlossen, in welchem er aus 10 Fläschchen mit Globuli mit absoluter Sicherheit das eine mit dem Verum, Ther. C30 B&T, herausfand), 10.2: YYZ/HRC/1890/2 k; 10.3: Simmons/HRC/1899/1 k (C200)); 11) Chakravarty/HWO/1901/8 k (D3); 12) YYZ/Med. Times, zit. in ZBV 1887 k; 13) ZKH (13.1: H.V. Müller/ZKH/1975/5 k (C30), 13.2: Römer/ZKH/1980/4 k (C30), 13.3: Boger (Übs. Gypser) /ZKH/1982/6 k (Leitsymptome), 13.4: Klunker/ZKH/1991/1 k (C30, 200, 1M, XM), 13.5: Eichelberger/ZKH/1985/70 f.); 14) AHZ (14.1: Wunsch/AHZ/1993/1 k (C30, C200, C500), 14.2: YYZ/Homoeopathy Rational Medicine, zit. in AHZ/1967/2 k (Leitsymptome), 14.3: YYZ/Homoeopatia de Guadalajara, zit. in AHZ/1990/2 k (Leitsymptome)); 15) Homoeopathic Links (HLS) (15.1: Mattmann-Allamand, P./HLS/1993/1 k (C30), 15.2: Mangialavori/HLS/1995/3 k (allg. Angb.)); 16) PTK1 k; 17) SF1 k; 18) Shore, J., in: Homöopathie mit der Hahnemann Medical Clinic, Rendsburg 1991 k; 19)CMM k; 20) Boger, C.M./JAI/1978/9 k (Höchstpotenzen); 21) Schindler, H.; Frank, H.: Tiere in Pharmazie und Medizin, Stuttgart: Hippokrates; S. 103 u. 110 - 111; 23) Kobert, R.: Beiträge zur Kenntnis der Giftspinnen, Stuttgart: Verlag von Ferdinand Enke, 1901; S. 43; 24) Remedia homoeopathica - Homöopathisches Arzneimittelverzeichnis, Ausgabe 12, Karlsruhe: Deutsche Homöopathie-Union, 1996; 25) LL1 k; 26) von Jürgen Faust erstellte Mitschrift eines Seminars von Massimo Mangialavori über die Spinnenmittel, Augsburg 1995 (26.1 k (XM, LM), 26.2: k (allgemeine Anmerkungen, die den Eindruck machen, teils Erfahrungswerte und teils theoretische Erwägungen zu beinhalten)).

Thioproperazin (Majeptil)

GEIST UND GEMÜT

Angst

1. Angst abends. (5.3)
2. Abends Verlangen nach Gesellschaft, Vermeiden von Einsamkeit, mit Angst. (5.3)
3. *Thiopr.*- Patienten sind häufig von nervösem, unruhigem, ängstlichem Charakter. (5.4)
4. Zustand von Indifferenz mit ängstlicher Reaktionsweise. (5.2)
5. Präkordialangst. (5.2)

Arbeit (Fleiß, Faulheit, Unfähigkeit zu Arbeit usw.)

1. (Übergenauigkeit (vorbestehender Charakter, über dessen Änderung nichts verlautet; 59j. Mann, Dolichocolon). (4))
2. Besserung des psychischen Befindens mit Stärkung des Willens zum Handeln. (5.3)
3. Erleichterung des Arbeitens, zum Abend hin. (5.3)
4. Ausgeprägte seelische Erregung mit Schlaflosigkeit und Verlangen, zu arbeiten; arbeitet bis 2 Uhr früh im Büro. (5.3)

Bewegungen: Zwangsbewegungen, Automatismen, Gesten, Lagen

1. Blepharospasmus, okulogyrischc Anfälle (d.i. anfallsweises unwillkürliches Augenrollen). (1.1)
2. Okulogyrische Krisen mit unruhigem, theatralischem (grimassierendem, vr) Gesicht. (5.2)
3. Dyskinesien, vor allem Gesichts- und Halsmuskeln betreffend; sie führen zu Nach-oben-Verdrehen (plafonnement) der Augen, Herausstrecken der Zunge, Trismus, spastischer Torticollis, im Extremfall auch zu Opisthotonus oder Emprosthotonus. (1.1)
4. Saugbewegungen, Karpfenmaulstellung des Mundes, zieht einen Flunsch. (5.2)

5. Anfälle von Sehstörung, mit Verdrehen der Augen nach oben und anfallsweiser Hitze im Gesicht (geheilt; 76j. Mann, Arteriosklerose). (1.4)
6. Zucken (Tic) der linken Wange (gebessert; 60j. Mann, M. Parkinson). (1.4)
7. Zähneklappern, an einem Abend, im Bett. (1.2)
8. Mimikarmut (1.1); Unbeweglichkeit der Facies, Verlangsamumg des Sprechvorgangs, steifer Gang, Verlust der automatischen Mitbewegungen, verlangsamte Gesten. (5.2)
9. Hyperkinesien der Rumpfmuskeln, die an Bauchtanzbewegungen erinnern. (1.1)
10. Mikrographie (Verkleinerung der Handschrift). (1.1)
11. Zittern des rechten Arms und gewisse Schwierigkeiten beim Schreiben (gebessert; 72j. Mann, M. Parkinson). (1.4)
12. Amimie; Rigor der Halsmuskeln, welcher ihn nötigt, den ganzen Körper zu drehen, mit sekundärer Kyphoskoliose; Schwierigkeit aller automatischen Mitbewegungen; Schreiben nahezu unmöglich (nach Erstreaktion gebessert; 60j. Mann, M. Parkinson). (1.4)
13. Hypokinesie, Verlangsamung der Bewegungen. (1.1)
14. Rigor; der Kranke wird gleichsam versteinert, macht von außen den Eindruck, sich im Stupor zu befinden, ohne daß die Vigilanz vermindert wäre. (1.1)
15. Eine gewisse Ungeschicklichkeit. (1.2)

Bewußtlosigkeit, Koma, Stupor

1. Selten kommt es zu einer malignen Hyperthermie mit Temperatur über 40 Grad, Blässe und Stupor; unbehandelt führt dieses Syndrom zum Tode. (1.1)
2. Schwere arterielle Hypotonie, orthostatische Hypotonie, Schockzustand. (1.1)

Bosheit, Destruktivität

1. Sadistische Impulse, die sich bei Vollmond verschlimmern; Verlangen, seine Frau zu schlagen und zu vergewaltigen. (1.3)

Ekelgefühl

1. Gesteigertes Verlangen nach Tabak und Alkohol, aber begleitet von einem Ekelgefühl, das gleichermaßen gegen Tabak und gegen Alkohol besteht. (5.3)
2. Ekel vor Tabak, aber raucht weiter, genausoviel wie zuvor und mehr (bei einem an 40 Zigaretten am Tag Gewöhnten). (5.3)
3. Wunsch, das Rauchen aufzugeben, aber ohne echten Willen dazu. (5.3)
4. Er fängt wieder an, Fleisch zu essen, gegen das er zuvor eine Abneigung gehabt hatte (59j. Mann, Dolichocolon). (4)

Empfindlichkeit (gegen Kritik, schlechte Nachrichten usw.)

1. Jede Widerwärtigkeit wird im Magen empfunden (59j. Mann, Dolichocolon). (4)
2. (Hypersensibel gegenüber dem Unglück Anderer (vorbestehender Charakter, über dessen Änderung nichts verlautet; 59j. Mann, Dolichocolon). (4))

Erregbarkeit

1. Stark gesteigerte Nervosität. (5.3)
2. Gefühl von Müdigkeit, Nervosität gesteigert, aber das Aufstehen klappt besser. (5.3)
3. Morgens abwechselnd erregt und schweigsam. (5.3)
4. Erregung abends. (5.3)
5. Ausgeprägte seelische Erregung mit Schlaflosigkeit und Verlangen, zu arbeiten; arbeitet bis 2 Uhr früh im Büro. (5.3)
6. Fiebriger Zustand, Schwere im Kopf und Erregung. (5.3)

Fröhlichkeit, Lachen

1. (Die Depression) alterniert mit euphorischen Reaktionen, einem Gefühl erhöhten Wohlseins, einem Zustand von Erleichterung. (5.3)

Furcht

1. Furcht wird im Magen empfunden (gebessert; 29j. Mann). (1.4)
2. „Die Ohnmachten erreichten ihren Höhepunkt in der Kirche, so sehr, daß ich anfing, die Sonntagsmessen zu fürchten; dies rief zuletzt einen Zustand von Furcht vor dem In-die-Kirche-Gehen hervor, der mir völlig ungewohnt war. Außer dieser Furcht vor dem Kirchgang riefen die Symptome keinerlei Angstgefühl bei mir hervor." (1.2)
3. Die Gangstörung verschlimmert sich, mit großer Furcht, hinzufallen (Erstverschlimmerung; 69j. Frau, M. Parkinson). (1.4)
4. Er empfindet das seltsame Gefühl, daß alles um ihn herum nicht wirklich sei, und daß er wie abgetrennt von der äußeren Welt sei. Deshalb ist er sehr zerstreut und ungeschickt; er wagt nicht, den Menschen ins Gesicht zu sehen (ein junger Mann; geheilt). (1.4)
5. (Rasch besorgt (vorbestehender Charakter, über dessen Änderung nichts verlautet; 59j. Mann, Dolichocolon). (4))

Gedächtnis

1. Vergißt, was er tun sollte. (1.3)
2. Wortfindungsstörungen. (1.3)
3. Verwirrung der intellektuellen Funktionen: Gedächtnislücken, Aufmerksamkeitsstörungen, Verminderung der Anpassungsfähigkeit. (5.3)

Gedanken, Denkvermögen

1. „Der Geist ist wie in den Wolken", geistesabwesend. (1.3)
2. Die Gedanken kommen leichter, das Ausarbeiten (rédaction) geht leichter. (5.3)
3. Morgendliche Verbesserung des Ideenflusses; die Gedanken kommen leichter und mit vermehrter Luzidität. (5.3)

Gesellschaft

1. Ablehnung von Kontakt, isoliert sich von der Umgebung. (1.1)
2. Verlangen, allein zu sein. (5.3)
3. Müdigkeit, Nervenschwäche, depressiver Gemütszustand, mit Verlangen, zu schlafen und seine Umgebung auf einen Spaziergang zu schicken (d'envoyer promener son entourage). (5.3)
4. Abends Verlangen nach Gesellschaft, Vermeiden von Einsamkeit, mit Angst. (5.3)
5. Er empfindet das seltsame Gefühl, daß alles um ihn herum nicht wirklich sei, und daß er wie abgetrennt von der äußeren Welt sei. Deshalb ist er sehr zerstreut und ungeschickt; er wagt nicht, den Menschen ins Gesicht zu sehen (geheilt). (1.4)

Gier, Suchtverhalten

1. Verlangen nach Wein. (1.3)
2. Gesteigertes Verlangen nach Tabak und Alkohol, aber begleitet von einem Ekelgefühl, das gleichermaßen gegen Tabak und gegen Alkohol besteht. (5.3)
3. Ekel vor Tabak, aber raucht weiter, genausoviel wie zuvor und mehr (bei einem an 40 Zigaretten am Tag Gewöhnten). (5.3)
4. Wunsch, das Rauchen aufzugeben, aber ohne echten Willen dazu. (5.3)

5. Der Appetit wechselt; großer Hunger oder starke Appetitminderung; kann sich im Laufe des Tages ändern. (5.3)
6. Anhaltendes Hungergefühl. (5.3)
7. Übertriebenes Verlangen nach Fleisch. (5.3)

Gleichgültigkeit

1. Akinesie mit Verlust der Eigeninitiative und der Interessen. (1.1)
2. Zustand von Indifferenz mit ängstlicher Reaktionsweise. (5.2)

Konzentration

1. Verwirrung der intellektuellen Funktionen: Gedächtnislücken, Aufmerksamkeitsstörungen, Verminderung der Anpassungsfähigkeit. (5.3)

Lesen, Lernen, Schreiben, Studieren

1. Beim raschen Mitschreiben im Unterricht Verwirrung und Vergessen von Buchstaben. (5.3)
2. Die Gedanken kommen leichter, das Ausarbeiten (rédaction) geht leichter. (5.3)

Ruhelosigkeit

1. Syndrom der Ungeduld. (5.2) (Akathisie, vr.)
2. Allgemeine Hypertonie (der Muskeln, vr), mit Schwierigkeit, stillzusitzen, und anhaltendem Bedürfnis, umherzugehen. (5.2)

Sprechen

1. Verlangsamumg des Sprechvorgangs. (5.2)
2. Schwere, belegte (couverte) Stimme. (5.3)
3. Während eines gemeinsamen Essens erzählte meine Tochter mir von einer ihrer Abendgesellschaften (soirées); dabei versuchte ich vergebens zuzuhören, trotz meiner Bemühungen verstand ich den Sinn ihrer Worte nicht, und ich schrak zusammen, als meine Frau sagte: „Du wirst was gefragt!“ (1.2)
4. Verwechselt Wörter. (1.3)
5. Stammelt und verhaspelt sich (brédouille et bafouille) beim Reden. (1.3)
6. Ein Architekturstudent hatte große Schwierigkeiten, ein Projekt zu präsentieren und zu besprechen, weil er dabei von Angst erfaßt wurde und beim Sprechen stammelte und sich verhaspelte (die Angst blieb nach *Thiopr.* bestehen, aber das Stammeln wurde bedeutend weniger, und ein Derealisationsgefühl verschwand). (1.4)
7. Morgens abwechselnd erregt und schweigsam. (5.3)

Thema „Tod“ (Suizidalität etc.)

1. Anhaltendes Gefühl von Synkope, drei Tage lang, als solle er sterben (Verschlimmerung nach zu häufigen Gaben von *Thiopr. C30*; 40j. Mann). (1.4)

Traurigkeit, trübe Stimmung

1. Zustand von Traurigkeit, ja sogar von Melancholie. (5.2)
2. Leichte Depression mit Nervosität. (5.3)
3. Plötzlich beim morgendlichen Aufstehen auftretende Traurigkeit. (1.3)
4. Depressive Tendenz, Tagesschläfrigkeit und nächtliche Schlaflosigkeit. (5.3)
5. Fühlt sich depressiv und findet im Traum einen Gemütszustand, der das ausgleicht (un état compensatoire). (5.3)

6. Müdigkeit, Nervenschwäche, depressiver Gemütszustand, mit Verlangen, zu schlafen und seine Umgebung auf einen Spaziergang zu schicken (d'envoyer promener son entourage). (5.3)
7. Reizzustand der rechten Rachenseite, dann nach links übergehend, mit großer Müdigkeit und Depression. (5.3)
8. (Depressive Grundstimmung (vorbestehender Charakter, über dessen Änderung nichts verlautet; 40j. Frau, Obstipation). (4))

Unbehaglichkeit

1. Anhaltendes allgemeines Unbehagen mit Asthenie und Schwindel. (5.2)
2. Unbehagen, ähnlich dem, welches man zu Beginn einer Grippe erlebt, mit Gefühl inneren Zitterns. (1.2)
3. Unbehagen, als werde ich eine Grippe bekommen, wie ein inneres Frösteln, obwohl ich am Feuer saß; zwei Abende hintereinander. (2.4)
4. Unbehaglichkeit abends während der Heiligen Messe. (2.3)

ILLUSIONEN

Wahnvorstellungen

1. Empfindung, als sei der Geist / die Seele (ésprit) verdoppelt. (1.3)
2. Zuweilen Gefühl, als sei ich von der Umgebung isoliert, fast wie in einer anderen Welt. (1.2, 1.3)
3. Er empfindet das seltsame Gefühl, daß alles um ihn herum nicht wirklich sei, und daß er wie abgetrennt von der äußeren Welt sei. Deshalb ist er sehr zerstreut und ungeschickt; er wagt nicht, den Menschen ins Gesicht zu sehen (geheilt). (1.4)

Sinnestäuschungen

1. Gefühl, als gehe er im Dunkeln (29j. Mann). (1.4)
2. Sehstörung links, beim Lesen werden die Buchstaben wie durch einen Nebel gesehen. (2.5)
3. Ich hörte die Musik in der Kirche, aber sie schien sehr weit weg zu sein. (1.2)
4. Ständiger süßlicher oder schwefliger Geschmack im Mund. (1.3)

TRÄUME

Alpdrücken

1. Unruhiger Schlaf, gedrängt voll (peuplé) von Alpträumen. (5.3)

Angenehm, erfreulich

1. Fühlt sich depressiv und findet im Traum einen Gemütszustand, der das ausgleicht (un état compensatoire). (5.3)

SCHLAF

Schlaflosigkeit, Einschlafstörung

1. Ausgeprägte seelische Erregung mit Schlaflosigkeit und Verlangen, zu arbeiten; arbeitet bis 2 Uhr früh im Büro. (5.3)
2. Depressive Tendenz, Tagesschläfrigkeit und nächtliche Schlaflosigkeit. (5.3)
3. Schreckliche Hitzewellen, die vom Abdomen zum Kopf aufsteigen und jede Nacht

vom Moment des Hinlegens an auftreten; sie erlauben nicht mehr als 2 bis 3 Stunden Schlaf (gebessert; 59j. Frau). (1.4)

Aufwachen, Durchschlafstörung

1. Unruhiger, gestörter Schlaf, mit mehrfachem (ungewohntem) Aufwachen. (5.3)
2. Kann nicht wieder einschlafen. (5.3)

Schläfrigkeit

1. Schwieriges Aufwachen. (5.3)
2. Gefühl von Müdigkeit, Nervosität gesteigert, aber das Aufwachen klappt besser. (5.3)
3. Aufwachen erleichtert, aber mit „Katergefühl" (gueule de bois). (5.3)
4. Erwacht früher als sonst, obwohl er erst sehr spät – 1 bis 2 Uhr früh – zu Bett geht. (5.3)
5. Anhaltende Müdigkeit (lassitude) und Schläfrigkeit. (5.3)
6. Depressive Tendenz, Tagesschläfrigkeit und nächtliche Schlaflosigkeit. (5.3)
7. Postprandiale Schläfrigkeit. (5.3)

SCHWINDEL

Ohnmacht, ohnmachtsartiger Schwindel

1. Ohnmachten, begleitet von Hitzegefühl in der Brust und Achselschweißen, verschlimmert in warmen oder überheizten Räumen, bei Annäherung an einen Ofen. (1.2)

Schwankschwindel

1. „In aufrechter Haltung empfand ich fast ständig ein Gefühl, zu balancieren, aber ohne jede Furcht zu fallen, da ich mich sehr schnell an diese Empfindung gewöhnte." (1.2)
2. Ständiges Ohnmachtsgefühl, Schwankschwindel, Sehstörungen (40j. Mann). (1.4)

KONVULSIONEN

1. Dyskinesien, vor allem Gesichts- und Halsmuskeln betreffend; sie führen zu Herausstrecken der Zunge, Trismus, spastischer Torticollis, im Extremfall auch zu Opisthotonus oder Emprosthotonus. (1.1)
2. Anfälle von Opisthotonus: Überstreckung des Nackens, dann des Rumpfes, ohne daß die Abhebung des Körpers von der Unterlage sich auf die Muskeln des Gesäßes oder der unteren Gliedmaßen erstreckt. (5.2)
3. Anfälle von Emprosthotonus: Vorwärtsbeugung des Kopfes auf den Rumpf, Abhebung der Schultern von der Unterlage und deutliches Vorspringen /Hervorragen (saillie) des M. quadriceps femoris. (5.2)
4. Spastizität mit gesteigerten Sehnenreflexen, oft seitendifferent; zuweilen tritt sogar ein positiver Babinski auf. (1.1)
5. Deutlicher Abwehrreflex der Fußsohle und der Zehen, beim Berühren derselben während des Zehennägelschneidens. (2.1)

SEXUELLER TRIEB

1. Nächtliche Erektion ohne sexuelles Verlangen. (5.3)
2. Verminderung der Libido bei chronischer Einnahme; Impotenz beim Mann, Frigidität bei der Frau.(1.1)
3. Verminderung der Libido beim Mann. (5.3)

4. Verlangen und „Leistungsfähigkeit" zum Koitus („performances" sexuelles) sehr vermindert (ein Mann). (5.3)
5. Obsessive sexuelle Gedanken. (1.3)
6. Sadistische Impulse, die sich bei Vollmond verschlimmern; Verlangen, seine Frau zu schlagen und zu vergewaltigen. (1.3)

MODALITÄTEN, CAUSAE

1. Verminderung der Sehkraft, verschlimmert nach Schreiben oder Lesen, aber auch ohne erkennbaren Anlaß stark variierend. (1.2)
2. Wolken vor den Augen, immer wenn er liest oder nach unten schaut (29j. Mann). (1.4)
3. Ohnmachten, begleitet von Hitzegefühl in der Brust und Achselschweißen, verschlimmert in warmen oder überheizten Räumen, bei Annäherung an einen Ofen; letzteres ist um so überraschender, als der Prüfer sonst immer sehr frostig war und es sehr liebte, sich nahe am Feuer und in auf 24 oder 25 Grad aufgeheizten Räumen aufzuhalten. „Durch die bloße Annäherung an den Ofen entstand ein Ohnmachtsgefühl, und wenn ich mich nur ein bißchen dem Fenster näherte oder die Tür ein wenig aufmachte, verschwand es innerhalb von zwei Sekunden." (1.2)
4. Oppressionsgefühle in warmer Umgebung oder in der Sonne (gebessert; 29j. Mann). (1.4)
5. Die Ohnmachten waren in der Kirche am schlimmsten. (1.2)
6. Unbehaglichkeit abends während der Heiligen Messe. (2.3)
7. „Sofortige Besserung (der Ohnmachtsgefühle) erfolgte, wenn ich mich ein wenig bewegen oder drehen (circuler) konnte; in der Kirche brachte der Gang nach vorne zur Kommunionbank die Symptome sofort zum Verschwinden." (1.2)
8. Die Extrasystolie bessert sich durch Bewegung und verschlimmert sich in liegender Stellung. (2.5)
9. Besserung durch Fahren im Auto. (5.3)
10. Heftige Anfälle von Ameisenlaufen in der linken Schulter, sofort nach dem ersten Hinlegen (2.3); ebensolches Ameisenlaufen im linken Unterarm, ausgelöst durch Aufstützen auf ein Brett, also ebenfalls nach kurzzeitiger und geringer Kompression (2.2).
11. Gefühl von Ameisenlaufen und Taubheit in der rechten Hand, wenige Minuten nach Hinlegen; sie kann nicht mehr rechts schlafen, muß die Lage wechseln, den Arm vom Körper abspreizen oder auch aufstehen, um die Mißempfindung zu lindern (ausgeheilt; 49j. Frau). (4)
12. Schreckliche Hitzewellen, die vom Abdomen zum Kopf aufsteigen und jede Nacht vom Moment des Hinlegens an auftreten (gebessert; 59j. Frau). (1.4)
13. Der Tagesrhythmus der Stühle wird verändert; Stuhldrang erfolgt abends, anstatt morgens. (5.3)
14. Allgemeine Nachmittags- und Abendverschlimmerung. (5.3)
15. Durst und Verlangen zu trinken um 3 Uhr früh. (5.3)
16. Herzklopfen beim Liegen auf der linken Seite, mit Klopfen im linken Ohr. (2.2, 2.1)

AS-IF-EMPFINDUNGEN

Kopf, Augen, Ohren

1. Empfindung, daß das Gehirn schwer sei. (5.3)
2. Empfindung, als sei Flüssigkeit im Kopf, mit Schweregefühl, beim Vorwärtsbeugen verschlimmert. (5.3)

Gesicht, äußere Nase

1. Gefühl der Spannung in den Kau- und Nackenmuskeln (Verschlimmerung nach zu häufigen Gaben von *Thiopr.* C30; 40j. Mann). (1.4)

Verdauungsorgane

1. Appetitlosigkeit beim Frühstück und falscher Hunger um 11 Uhr vormittags; empfindet seinen Magen wie einen Balken (comme une barre). (1.3)
2. Hartnäckige Verstopfung; der Darm ist „wie gelähmt"; zeitweise hatte sie bis zu 3 Wochen lang keinen Stuhlgang (21j. Frau). (1.4)
3. Bauchkoliken, mehr gegen Abend, mit Ausstoßung eines nach verfaulten Eiern riechenden Gases (Windabgang? Aufstoßen? vr). (5.3)
4. Spastische Obstipation, so ausgeprägt, daß die vielen Stuhlfragmente, die mit großer Mühe ausgstoßen wurden, jeweils nicht größer waren als ein Fingerhut (Verschlimmerung einer vorbestehenden Darmspastik, nach anfänglicher Besserung; unabhängig von der geprüften Potenz, in jeder Prüfungsphase beobachtet). (2)

Atmungsorgane, Herz, äußerer Thorax

1. Am Abend heftiges Herzklopfen beim Liegen auf der linken Seite, dabei Klopfen in den Ohren und eine Art Ohnmachtsgefühl mit einer schwer beschreibbaren Empfindung von Schwäche im Brustkorb oder als sei das Herz schwach. (Ein EKG, am nächsten Tag durchgeführt, zeigte eine deutliche Extrasystolie, wobei jeder fünfte Herzschlag eine VES darstellte, verbunden mit einem inkompletten Rechtsschenkelblock.) (2.5)
2. Empfindung, während der Extrasystolie, als befinde sich anstelle des Herzens ein Loch oder eine leere Stelle in der Brust, und daß am Sitz dieser Leere von Zeit zu Zeit ein Herzschlagen entstehe; dieses wurde wie ein Schock empfunden, aber in der Tiefe, weit von der Oberfläche entfernt, und brachte die Empfindung mit sich, daß es sich durch eine Wassermasse hindurch zur Peripherie fortpflanze. (2.5)

Bewegungsapparat

1. Kann den Kopf wieder drehen; es ist, als seien (im Nacken) die Saiten einer Geige entspannt worden (Heilwirkung; 60j. Mann, M. Parkinson). (1.4)
2. Abends, sofort nach dem Hinlegen, kaum eine Minute nachdem ich mich auf die linke Seite gelegt hatte, plötzliches und heftiges Ameisenlaufen in der linken Schulter, wie eine sehr schnelle Vibration, was sogar eine Empfindung von Rieseln hervorrief, mit Stechen und leichtem Brennen; es ähnelte der Empfindung eines elektrischen Stroms, dessen Stärke rasch gesteigert wird; der Anfall hört auf, wenn die Schulter von der Unterlage abgehoben wird, und kommt bei erneutem Druck wieder, um nach 5 bis 10 Minuten plötzlich zu enden. Dies trat viele Tage hintereinander auf und nur nach dem ersten abendlichen Hinlegen, nicht wenn sich der Prüfer nach nächtlichem Aufstehen wieder hinlegte. Tagsüber trat nur etwas Ameisenlaufen auf, vor allem nachmittags und abends. (2.3)
3. Zwischen den Anfällen von Ameisenlaufen Empfindung einer an einem ganz bestimmten Punkt im Fleisch der linken Schulter befestigten Nadel, einige Zentimeter unterhalb des Processus coracoideus; dieser Punkt ist berührungs- und druckempfindlich, mit einem Gefühl von Stechen und leichtem Brennen (viele Tage lang). (2.2)
4. Um etwa 11 Uhr 30 vormittags Empfindung von etwas Lebendigem in der linken Schulter, Gefühl wie von einem Vogel, der mit seinen Flügeln beim Abfliegen immer

schnellere Schläge tut, bis er seinen Flugrhythmus gefunden hat, oder eher wie die Kolbenbewegung einer Dampflok, deren Rhythmus zu Beginn des Fahrens immer schneller wird, bis sie ihre normale Geschwindigkeit erreicht hat; danach (also bei Erreichen dieses Normalrhythmus, vr) verschwindet die Empfindung plötzlich (dieses Symptom trat 48 Stunden nach Aufhören aller anderen Erscheinungen auf). (2.1)

5. (Gefühl, daß sich die Beine beugen und daß sie gleich hinfallen wird (gebessert nach Erstreaktion, bei einer 69j. Frau mit rasch progredientem M. Parkinson; diese nahm aber später, ihrer Angst vor erneuter Erstreaktion wegen, wieder Allopathika und starb wenige Monate später). (1.4))
6. Gefühl von Leichtigkeit in den Beinen, wie ich es seit langem nicht mehr gekannt hatte (Nach- und Heilwirkung nach Prüfungsende, bei gleichzeitigem Rückgang der Beinödeme). (2)

Allgemeines

1. Acht Tage lang Empfindung, am Rande einer Synkope zu leben. (1.2)
2. Ständige Empfindung, als werde er gleich in Ohnmacht fallen; schlimmer an warmen Orten, mit Erstickungsgefühl (29j. Mann). (1.4)
3. Unbehagen, ähnlich dem, welches man zu Beginn einer Grippe erlebt, mit Gefühl inneren Zitterns. (1.2)
4. Unbehagen, als werde ich eine Grippe bekommen, wie ein inneres Frösteln, obwohl ich am Feuer saß; zwei Abende hintereinander. (2.4)

Typus

1. Muskuläre Hypertonie, zunächst im Bereich des Gesichts auftretend, so daß die Nasolabialfalte sich akzentuiert. (1.1)
2. Bei den Patienten, die Thioproperazin als Neuroleptikum einnehmen, tritt regelhaft Gewichtszunahme auf (1.1); durch Hypothyreose (5.2).

Synonyma – Majeptil. Bismethansulfonat des Dimethyl-sulfamoyl-3 - ((methyl-4-piperazino) - 3- propyl) - 10- Phenothiazins (5). Vorgeschlagene Abkürzung: *Thiopr.*

Biologie, Chemie und Physiologi – Thioproperazin ist ein Neuroleptikum der Phenothiazingruppe mit geringer hypotensiver Wirkung und ohne Antihistaminwirkung, das bei akuten schizophrenen Schüben, chronischen halluzinatorischen Psychosen und senilen Psychosen, aber auch gegen Verhaltensstörungen bei Schwachsinnigen in Gebrauch war (5) (heute ist es weitgehend durch atoxischere Neuroleptika ersetzt worden). Es ist mit ausgeprägten Nebeneffekten behaftet (Vollbild des Parkinsonoids (1.1), komplette (ein *apallisches Syndrom* imitierende) Akinesie (3), Dyskinesien, atonische Obstipation bis hin zum Megacolon, Amenorrhoe, endokrin bedingte Scheinschwangerschaften, Galaktorrhoe, Hypercortisolismus, Akrozyanose, Salivation, Schweiße, Ablagerungen in Linse, Cornea und Retina, malven- bis purpurfarbene Hautverfärbung (1.1)), welche den belgischen Arzt *Clerbaux* dazu motivierten, es am Gesunden in Potenzen zu prüfen. Die Pathogenese setzt sich aus den Ergebnissen seiner Selbstversuche, Prüfungsergebnissen von *Julian* (5) und umfangreichen toxikologischen Beobachtungen zusammen. Klinisch wird *Thiopr.* vor allem bei Morbus Parkinson eingesetzt; auch bei klimakterischen Hitzewellen hat es sich bewährt. Die Arznei hat Enkopresis bei einem 13j. Jungen gebessert, bei welcher *Caust.* versagt hatte (4). Bisher nicht therapeutisch genutzt wurde das objektive Prüfungssymptom „erhebliche Beinödeme mit harten Knoten“ (2).

Anmerkung zum Begriff der Schizophrenie – Als *schizophrenen Formenkreis* bezeichnet man drei Syndrome psychischen Krankseins: die *Katatonie* (welche durch Pharmaka, z.B. Meskalin, imitiert werden kann), die *Hebephrenie* (welche stufenlos in jene periodischen Psychosen übergehen kann, welche man als Melancholie und Manie kennt, weshalb die Bezeichnung „schizoaffektive Psychosen" für solche Übergangsformen geprägt wurde), und das *paranoide Delir,* welches in vielerlei Formen und mit oder ohne Halluzinationen auftreten kann und ebenfalls durch Pharmaka imitierbar ist. Spontanheilungen sind bei allen diesen Krankheitsformen möglich. *Clerbaux* vertritt der Heterogenität dieser unter dem Sammelbegriff „Schizophrenie" zusammengefaßten Syndrome wegen die Meinung, daß es *eine „Schizophrenie" als Krankheitsentität gar nicht gibt.* Vielmehr werden unter diesem Namen Syndrome verschiedener Genese, Ätiologie und Dignität zusammengefaßt. *Clerbaux* unterscheidet zwischen „biologisch" bedingten Fällen von „Schizophrenie" (also solchen mit einer echten Gehirnkrankheit), welche eine schlechte Prognose aufweisen, und benigneren psychologisch bedingten Fällen, als deren Auslöser er vor allem Scheidung der Eltern oder andere schwere Familienkonflikte ansieht (3).

Mittelbeziehungen – Vgl. *Haloperidol*, das ein ähnliches toxikologisches Wirkungsspektrum aufweist und bei einem Parkinson-Kranken eine anhaltende Besserung brachte, bei welchem *Thioproperazin* C30 nur passager gewirkt hatte (1.4, 3); ferner auch *Chlorpromazin (*5.4). Lt. *Clerbaux* bestehen bedeutende Ähnlichkeiten zum Symptomenbild von *Nat-m.* (1.2), lt. *Julian* auch zu *Ars., Lyc., Tub., Sep.*

Mittelverwechslungen und pharmazeutische Probleme – Potenziert und geprüft wurde das als „Majeptil" bekannte Thioproperazinpräparat der Firma *Chimique Specia* (1.2). Präparate anderer Firmen können sich in ihren Begleitstoffen, welche bei potenzierten Arzneien von größerer Bedeutung sind als bei makropharmakologisch wirksamen Medikamenten, von diesem Produkt merklich unterscheiden.

Quellen – 1) Clerbaux/RBH/1973/1 (1.1: t (Nebenwirkungen materieller Dosen), 1.2: p (C30, Selbstversuch von Clerbaux), 1.3: p (C30, andere Prüfer), 1.4: k (Potenzen von C5 aufwärts, die besten Resultate wurden durch C30 und höher erzielt)); 2) Clerbaux/RBH/1975/4 p (zweiter Selbstversuch von Clerbaux; 2.1: C3, 2.2: C9 - C15, 2.3: C30, 2.4: C200, C500 (alle diese Potenzen waren Einglaspotenzen), 2.5: M und XM (Korsakoffpotenzen)); 3) Clerbaux/RBH/1973/3 (allgemeine Ausführungen zum Schizophreniebegriff und zur Parallelität von Katatonie und Thioproperazinvergiftung); 4) Clerbaux/AHF/1977/4 k (ansteigende Potenzen ab C7); 5) Julian/AHF/1980/1 (5.1: Informationen zum Prüfstoff, 5.2: t (Nebenwirkungen makropharmakologischer Dosen), 5.3: p (D3, C7, C30, ohne Angabe der das jeweilige Symptom auslösenden Potenzstufe), 5.4: k (allgemeine klinische Angaben)).

Thiosinaminum

GEIST UND GEMÜT

Gedächtnis

1. Arteriosklerose älterer Leute mit zerebralen Mikroinfarkten in der Anamnese; ihr Gedächtnis beginnt ein wenig zu verblassen. (5)

Gedanken, Denkvermögen

1. Senile Demenz. (3)

MODALITÄTEN, CAUSAE

1. Hartnäckige arteriosklerotische Beschwerden (Dosis: 3 x 30 mg täglich). (1)
2. Beschwerden durch Verwachsungen nach Bauchoperationen; Gedächtnisschwund durch zerebrale Mikroinfarkte (also Narben im Hirngewebe, vr); Tinnitus durch Otosklerose; Narbenkeloide (örtliche Anwendung); Strikturen des Rektums. (5)
3. Tabes dorsalis; bessert die blitzartigen Schmerzen, lindert die gastrischen, vesikalen und rektalen Krisen bei diesem Leiden. (1)
4. Fersenschmerz bei Spornbildung: schlimmer beim Auftreten, beim Aufstehen vom Sitzen, morgens beim Aufwachen und beim Anfang des Gehens, sehr gebessert nach 10 - 15 min. Gehen; teils mit gleichzeitig vorhandenen Verkalkungen des Achillessehnenansatzes (27 Fälle). (4)

AS-IF-EMPFINDUNGEN

1. Ohrgeräusch wie von schwingenden Fasern (ein surrendes Geräusch? vr). (2)

Typus – *Hard* empfahl *Thiosinamin* als Mittel zur Verzögerung des Alterns (1).

Synonyma – Rhodallin. Abkürzung: *Thiosin.*

Biologie, Chemie und Physiologie – Ein Senfölderivat (exakte chemische Angaben sind in der Literatur nicht auffindbar), dessen hervorragendste Eigenschaft das Auflösen von Narben und Verhärtungen ist, sowohl im Bereich von Haut und Schleimhäuten als auch in inneren Organen (*Boericke* nennt z.B. Striktur des Rektums, Otosklerose, Sklerodermie als Indikationen). Man könnte sagen, der Genius von *Thiosin.* laute „Narbe, Keloid, Striktur". Man wandte es bisher stets in Substanz oder niedrigen Potenzen an. Die unpotenzierte Droge ist in Kapselform zu verordnen (1). Eine Arzneimittelprüfung scheint bisher nicht durchgeführt worden zu sein.

Thiosinamin hat sich als Spezifikum beim Fersensporn erwiesen, gegen welchen *Rhus-t.,* obwohl von den Modalitäten her indiziert, meist versagt. Es brachte Schmerzfreiheit in 27 Fällen, vor allem solchen, die noch nicht lange bestanden; ältere Fälle benötigten *Thiosin.* und *Merc-cor.* oder *Merc-i-f.* im Wechsel; die objektivierbare Verkalkung blieb auch bei erreichter Schmerzfreiheit stets bestehen (4).

Mittelbeziehungen – Mangels Kasuistiken bisher nicht bekannt.

Quellen – 1) BR1 k; 2) SYS1 k; 3) CMM k; 4) Pai, P.N./BJH/Bd. 81 (1992)/S. 173 - 175 k (D3); 5) Wember/JAI/Bd. 86 (1993)/1 k (D12).

Thuja lobbii

GEIST UND GEMÜT

Angst

1. Gesichtsausdruck ängstlich; klagt über unerträgliche Angst um sich selbst, seine Gesundheit, seinen Wohlstand (fortune) usw. (48j. Mann, endogene Depression). (1)

Bosheit, Destruktivität

1. Eifersüchtig, rachsüchtig, zeitweise gewalttätig; macht seiner Frau das Leben unerträglich (46j. Mann). (1)
2. Eifersüchtig, autoritär und zornmütig wie *Nux-v.* (1)

Gedanken, Denkvermögen

1. Hebephrenie (*Julian*). (3)

Gleichgültigkeit

1. Ist nachlässig gegenüber seinem eigenen Äußeren geworden; selbst Unsauberkeit berührt ihn nicht; überhaupt ist alles ihm gleichgültig geworden, außer seinen Angstvorstellungen und seiner fixen Idee vom Tode (48j. Mann, endogene Depression). (1)
2. Wurde immer gleichgültiger gegenüber allem, was sie umgab; interessierte sich nicht mehr für die Schularbeiten ihres Sohnes und vernachlässigte ihr Aussehen und ihre Kleidung völlig (eine Frau, die ein Jahr vorher einer akut deliranten Episode wegen *Thuj., Nux-v., Aur.* und *Sep.* erhalten hatte). (1)

Hochmut, Arroganz

1. Unmäßiger Stolz, immens überhöhtes Selbstvertrauen und nicht weniger extreme Verachtung seiner Mitmenschen. Er hat die Gewohnheit, zu sagen: „Ich atme nicht die gleiche Luft wie sie (je ne respire pas à la méme hauteur qu'eux)". Trotz seiner Intelligenz wird durch diese Sichtweise sein Bild der Wirklichkeit verzerrt. Er glaubt fälschlicherweise, seine Umgebung verachte ihn, und mißtraut ihr (sa tendance interprétative lui fait prendre en grippe son entourage et se mefier de lui) (46j. Mann). (1)

Sprechen

1. Kurz angebunden (laconisme) (46j. Mann, Neurose). (1)

Thema „Tod" (Suizidalität etc.)

1. Klagt über eine unüberwindliche fixe Idee, Selbstmord zu begehen, was er aber niemals ernsthaft versucht hat, denn es fehle ihm, wie er sagt, an Willenskraft, an Mut dazu (48j. Mann). (1)
2. Düster und schwermütig; er hat, wie er sagt, an Selbstmord gedacht, doch scheint er niemals den Versuch dazu unternommen zu haben (46j. Mann). (1)
3. Erklärt sich ständig für unheilbar, und zu gewissen Zeiten sagt sie, daß es vielleicht auch ganz einfach wäre, ein Ende zu machen (eine Frau, die ein Jahr vorher einer akut deliranten Episode wegen *Thuj., Nux-v., Aur.* und *Sep.* erhalten hatte). (1)

Weinen, Wimmern

1. Er macht den Eindruck völliger Willenlosigkeit (aboulie); weint wie ein Kind, seufzt, jammert, ist verzweifelt (s'exaspére); unfähig zu einer methodischen Anamnese (48j. Mann). (1)

Zorn

1. Heftiges Temperament (48j. Mann, Zustand außerhalb der depressiven Phasen). (1)
2. Eifersüchtig, autoritär und zornmütig wie *Nux-v.* (1)

ILLUSIONEN

1. Tendenz zu fixen Ideen wie bei *Thuja occidentalis.* (1)
2. Vergiftungsideen; er ißt zu Hause nichts mehr, geht zu jeder Mahlzeit außerhalb essen (46j. Mann; Symptom, welches im Rahmen eines durch fälschliche Gabe von *Aur.* ausgelösten Rezidivs seiner Neurose entstanden war; zuvor hatte *Thuj-l.* C200 eine 3 Monate anhaltende, völlige Normalisierung seines Verhaltens herbeigeführt). (1)

SCHLAF

1. Nimmt jeden Abend Pantopon (ein Opiat) zum Schlafen (48j. Mann, endogene Depression). (1)

Typus – Personen mit braunem Teint; ein Kranker war lang und hager, er hatte durch seine Depression viel Gewicht verloren und gewann nach *Thuj-l.* sein normales Gewicht zurück. (1)

Synonyma – Thuja menziesii. Thuja plicata. „Red Cedar". (2)

Biologie, Chemie und Physiologie – Eine nahe mit *Thuja occidentalis* verwandte Konifere, welche viel stärker duftet als letztere. Ihr Holz und das daraus gewonnene ätherische Öl werden als Mottenschutz und zur Luftverbesserung verwendet. Lt. (2) wurden aus dem Kernholz der „Red Cedar" antimikrobielle Stoffe (Alpha-, Beta- und Gamma- Thujaplicin) isoliert, welche Inhaltsstoffen von *Thuja occidentalis* gleichen. Medizinisch verwendet werden die frischen Blätter.

Dano kam durch einen Zufall auf die therapeutische Verwendung von *Thuj-l.*: Eine ihm gut bekannte Frau von ausgeprägtem *Thuja*-Typus hatte einige Nadeln des Baumes zerrieben und ihren Duft intensiv eingeatmet, worauf sie zur eigenen Überraschung eine Anzahl von *Thuja*-Symptomen entwickelte. Daher wurde die Arznei bei mehreren psychisch Kranken mit Erfolg gebraucht, bei welchen *Thuja occidentalis* indiziert schien, aber versagt hatte (1).

Mittelbeziehungen – Die verläßlichste Konstellation für *Thuja lobbii* ist eine Mischung von Symptomen von *Aurum, Thuja* und *Nux vomica* (1), oder auch der Suizidalität von *Aur.* und der Indifferenz von *Sep.* (2).

Bei einem Mann, dem *Thuj-l.* sehr geholfen hatte, stellte sich auf (nicht sicher indizierte) Gabe von *Aurum* ein völliges Rezidiv mit paranoiden Vergiftungsideen sowie – zusätzlich – heftigem Durchfall ein. Möglicherweise ist *Aurum* ein „feindliches Mittel" zu *Thuj-l.* (1)

Quellen – 1) Dano/AHF/1960/5 k (C200); 2) JL1 k; 3) CMM k.

Thuja occidentalis

GEIST UND GEMÜT

Angst

1. Angst nach Impfung (*Knerr*). (40)
2. Qualvolle Angst, nach Entbindung (*Knerr*). (40)
3. Mattigkeit, Frösteln, Ängstlichkeit und Mangel an Appetit. (5.1)
4. Ängstlich beim Berichten ihrer Symptome (20j. Frau, rez. Bronchitiden). (45.2)
5. Angst zwischen 16 und 17 Uhr (38); plötzliche Angstkrisen, vor allem zwischen 16 und 17 Uhr (*Candegabe*) (39).
6. Um 22 Uhr legte er sich ganz wohl hin, aber nach einer halben Stunde wurde er plötzlich von Ängstlichkeit befallen. Später trat leichter Schweiß ein, worauf er einschlief, aber beständig wieder aufschreckte. (5.3)
7. Ängstlichkeit (bei einem nächtlichen Anfall von Kopfschmerz, Leibschneiden usw., der mit einer Pollution endigte). (6)
8. Ängstliches Gemüt; sie meint (wegen der aufgetretenen Symptome) die Prüfung nicht fortsetzen zu können. Sie ließ sich aber dennoch bereden, *Thuja* noch fortzunehmen. (5.1)
9. Angst um Kleinigkeiten (*Phatak*). (40)
10. Große, anhaltende Angst ohne Grund. (6)
11. Gewissensangst. (38)
12. Anhaltende Ängstlichkeit, als habe er ein schweres Verbrechen begangen, mit Schreckhaftigkeit und allgemeinem Zittern, auch den Schlaf vertreibend. (6)
13. Es ist ihm alles zuwider; er ist ängstlich und sorgenvoll für die Zukunft. (1.1)
14. Extreme Zukunftsangst, weil sie einer Umstrukturierung der Eisenbahngesellschaft wegen eine ganz neue Aufgabe versehen mußte; deprimiert und reizbar (50j. Frau). (34)
15. Angst in bezug auf seine Beschäftigung (*Jahr*). (40)
16. Erwartungsangst quält sie sehr und kann Durchfall hervorrufen. (34)
17. Erbrechen nachts nach großer Angst und Unruhe. (6)
18. Große Ängstlichkeit und Ruhelosigkeit, Schlaflosigkeit, Zittern der Glieder; sogleich nach *Thuja* C200 beruhigte er sich und konnte still liegen (Delirium tremens). (27.3)
19. Furchtbare Angst, wie Todeskampf, ein namenloses inneres Weh, als löse sich die Seele vom Körper ab, mit der unerhörtesten Unruhe, schrecklichen Wallungen im Blute nachts, und der Atem zum Ersticken (Anf. d. 7. Mon.). (6)
20. Selbstmordideen trotz Todesangst. (21.10)
21. Ängstlich weinerliche Mutlosigkeit. (6)
22. Anhaltende Weinerlichkeit mit ängstlichem Beklommensein. (6)
23. Nachts schreckliche Beängstigung, daß sie vor innerem Weh laut aufschreien möchte. (6)
24. Beängstigt und gedankenlos, geht sie umher wie im Taumel, mit Schwere im Kopfe und Gliedern. (6)
25. Sehr ängstigende Gedanken mit Hitze im Kopfe und Herzensangst treiben nachts aus dem Bett und Zimmer. (6)
26. Plötzlich eine unbeschreibliche Angst im Kopf, die sie wider Willen antreibt, nach jemand zu rufen. (6)

27. Angst mit innerem Zittern, Unklarheit im Kopfe, das Sprechen erschwerend, wechselt mit Lachkrampf (9. Mon.). (6)
28. Anfall: beim Gehen im Freien ward es ihm übel und wie berauscht und drehend; er bekam Hitze im Gesichte und Angstschweiß und konnte kaum Atem kriegen; die Füße waren ihm so schwer, daß er taumelte (eine Stunde lang, n. 20 St.). (1.1)
29. Abends plötzlich ein Anfall von Schwindel mit Augenschmerz, so daß sie nicht in das Licht sehen darf, zugleich ängstlich heiß mit Gefühl von Vollsein im Magen, versagendem Aufstoßen und mehrmaligem Erbrechen (2. Mon.). (6)
30. Schwindel mit krampfigem Herumziehen und Lähmungsgefühl in der rechten Seite des Körpers, durch Gehen verschlimmert, mit Ängstlichkeit und beschleunigtem Pulse, nach Niederlegen im Bette allmählich vergehend. (6)
31. Unheimliches, beklemmendes Gefühl in der Herzgrube mit Zittern darin und als ströme Blut darin. (6)
32. Bangigkeit in der Herzgrube, welche bis in den Kopf stieg und wieder zurück; dabei Weichlichkeit. (1.1)
33. Beängstigendes wehes Beben und Klopfen in der Herzgrube. (6)
34. Angstgefühl im Magen. (21.7)
35. Angst bei Diarrhoe (*Knerr*). (40)
36. Schweres, beengtes Atemholen mit großem Wasserdurste und vieler Ängstlichkeit. (1.1)
37. Ängstliches Nagen mitten auf der Brust. (6)
38. Ängstlichkeit und Herzzittern. (5.3)
39. Herzpochen, beängstigend und den Geist niederdrückend. (6)
40. Appetit; es schmeckt ihm aber nicht, und er ist nach dem Essen mattherzig und ängstlich, mit Herzklopfen. (1.1)
41. Ängstliches Herzklopfen nach dem Rauchen einer halben Zigarre (bei einem ans Rauchen Gewöhnten, vr) (n. 62 T.). (7)
42. Früh beim Waschen heftiges Herzpochen, den Tag über verschwindend, in der Abendstunde plötzlich wiederkehrend mit so großer Angst, daß sie sich nicht zu lassen weiß, mit Hitze und Blutandrang nach dem Kopfe, dunkelrotem Gesicht, dann Schüttelfrost mit Krampf, wonach sie sich am anderen Morgen noch duselig und unklar fühlt (4. Mon.). (6)
43. Herzkrampf bis zum angstvollen Atem-Ausgehen. (6)
44. Besonders lästig fällt die Schweratmigkeit und das damit verbundene Angstgefühl. (5.1)
45. Plötzlich Atemversetzen, sie springt auf vor Erstickungsangst, die Augen treten groß hervor, sie schreit immer „Ah, ah!", weiter kann sie nichts hervorbringen; nach einer Weile geht es vorüber. (6)
46. An einigen Stellen hatte ich die Empfindung, als würde der Brustkorb von außen und die entsprechende Lungenpartie von innen stark und anhaltend zusammengeschnürt, was die folgenden Tage besonders in der Ruhe häufiger und heftiger auftrat, zu öfterem tiefen Seufzen nötigte und mich sehr ängstigte. (5.1)
47. Blutwallungen nach der Brust mit Angst, das Einschlafen verhindernd, als drohe ein Blutsturz (3. Monat). (6)
48. Beängstigende Unruhe in der Tiefe der Brust zwischen Herz und Leber, wie von wogendem Blutandrange in den großen Gefäßen (3. Mon.). (6)
49. Peinlich weher Kreuzschmerz bis zum Weinen, so daß sie dort jeden Tritt fühlt und jedes laute Wort, und sobald der Schmerz bis zum vorletzten Rückenwirbel in die Höhe steigt, befällt sie eine Ohnmacht, wobei sie zwar alles weiß, aber sich nicht zu

rühren vermag, bis sie plötzlich zusammenfährt und sich dehnen muß, zugleich Beängstigung und Schweratmigkeit, während starken Monatsflusses (7. Mon.). (6)

50. Angst in der Fieberhitze (*Boger / Bönninghausen*). (40)
51. Angst mit Schweiß. (38)
52. Unruhe die Nacht und Bangigkeit; er kann nicht schlafen, wegen Kälte der Unterschenkel, welche mit kaltem Schweiße bedeckt sind. (1.1)
53. Abends nach dem Niederlegen werden die Füße eiskalt, mit Ängstlichkeit und Herzzittern oder Herzklopfen, danach Schweiß (mehrere Abende). (5.3)
54. Hatte vor ein paar Wochen schwer getrunken, seitdem schlaflos, appetitlos, Tag und Nacht profuse Schweiße, leichter unschmerzhafter Ausfluß aus der Harnröhre, zittrige Glieder, nächtens Visionen von fremden Leuten, große Angst und Ruhelosigkeit, kann nicht im Bett bleiben, sondern muß umhergehen (Delirium tremens? vr). (11)
55. Tumoren entstanden zu einer Zeit großer Angst, als nämlich seine Frau an der Schwindsucht starb (bei einem sykotischen Patienten, in der rechten Brust). (12)

Arbeit (Fleiß, Faulheit, Unfähigkeit zur Arbeit, Aphasie, Apraxie usw.)

1. Nachts aus unruhigem Schlafe mit heftigem, unbeschreiblichem Schmerz in der linken Stirnseite erwacht, überrascht ihn ein unerklärliches Ungeschick zu allen, (auch) den gewohntesten Verrichtungen (30. T.). Die beiden folgenden Tage steigert sich das Ungeschick immer mehr, bis in der Abendstunde des dritten Tages das Gefühl von unvollkommener Lähmung des rechten Armes dazukommt; der Arm fühlt falsch und bewegt sich falsch, und er ist sich dessen bewußt, ohne es ändern zu können; dabei große allgemeine Abspannung, Kopfbenommenheit, unbehaglichste Stimmung, höchst ärgerlich. (Danach an mehreren aufeinanderfolgenden Abenden Konvulsionen mit nachfolgenden flüchtigen Paresen ähnlich wie nach Apoplexie, eine schnelle Ermüdung der rechten Seite verbleibt ein Jahr lang, dann kommt es zu einem letzten Krampfanfall, von da an Besserung der Funktionen der rechten Seite. vr) (6)
2. Unfähig zu jeder Arbeit, weil im Kopfe die Gedanken verwirrt durcheinanderwirbeln. (6)
3. Allgemeines Krankheitsgefühl, Schwäche in den Gliedern, Appetitlosigkeit, Schlaflosigkeit mit Aufregung, Melancholie und Unfähigkeit zu arbeiten (...); Gefühl eisiger Kälte entlang des gesamten Rückgrats, innerlich; große Niedergeschlagenheit und Mutlosigkeit (Ulkus im Gesicht, wohl tuberkulös, vr). (11)
4. „Es ist schrecklich, so unfähig zu irgendetwas wie jetzt zu sein" (durch Osteoporose an den Rollstuhl gefesselte Frau). (8.2)
5. Seine Zornausbrüche enden in Depressionen mit Tatenlosigkeit. Er jammert dann über seine Untätigkeit. (21.10)
6. Hatte das Haus immer makellos rein (immaculate) gehalten; nun war sie sehr frustriert, weil sie ihrer Sehbehinderung wegen ihre Hausarbeit nicht mehr verrichten konnte (62j. Frau, Katarakt bds.). (34)
7. Sie ist ungeschickt, es fällt ihr alles aus den Händen, mehrere Tage hindurch (n. 44 T.). (7)
8. Ungeschicklichkeit / Umständlichkeit (awkwardness) (*Allen*). (40)
9. Unachtsamkeit, paßt nicht auf (unobserving). (38)
10. Widerwille gegen alle Arbeit. (6)
11. Im Schlafe wollüstige Träume, und morgens ungeheure Schläfrigkeit und Behaglichkeit im Bette. (5.1)

12. Blödsinnige Geistesschwäche, mit pietistischem Fanatismus, Arbeitsscheu, ängstlicher Unruhe, Schlaflosigkeit, Verstopfung und Ausbleiben der monatlichen Regel, nimmt nach 14tägiger Einwirkung der *Thuja*-Gabe allmählich ab und wird dann nach und nach binnen 9 Monaten gründlich und dauernd geheilt. (6)
13. Zerstreutheit, Unstetigkeit und Neigung, bald dies, bald jenes zu verrichten (n. 6 St.). (1.6)
14. Nachmittags Abspannung und Schläfrigkeit; abends Aufgelegtheit zum Arbeiten. (5.1)
15. Träume von Beschäftigung des vergangenen Abends, gleichsam als Fortsetzung (n. 71 T.). (7)
16. Angst in bezug auf seine Beschäftigung (*Jahr*). (40)
17. Besserung durch Beschäftigung; Beschäftigungsdrang, Arbeitszwang. (38)
18. Fleißig, im Hitzestadium des Fiebers. (38)
19. Fleiß verstärkt sich in Gegenwart Fremder (*Kent*). (39)
20. Wetteifernde Aktivität, Arbeitszwang, um sein Ansehen bei Anderen zu verbessern (*Candegabe*). (39)
21. Extrem gewissenhaft, hart arbeitend, erschien wie ein *Nat-m.*-Typus; sie sagte, sie arbeite gern für ihren Chef, obgleich er ein „Sklaventreiber" sei (50j. Frau, Depression). (34)
22. *Thuja*patienten sind oft „Sklaven ihrer Pflicht, gewissenhaft, übergenau in Details", sie machen sich im Dienst Anderer kaputt (*Ross*). (34)
23. Hat oft und viele Schuldgefühle, sogar jetzt, daß sie in der Praxis des Homöopathen sitzt, statt zu Hause ihre Hausfrauenpflicht zu erfüllen (43j. Frau, Haarausfall). (44.2)
24. Sorgfalt (*Boger / Bönninghausen*). (40)
25. Sie können übergenau und „proper" sein. Übergenau bezüglich der „korrekten" Art, wie etwas getan werden soll. (29.2)
26. Gewissenhaft, hart arbeitend (58j. Mann, KHK, Fettsucht). – 21 von 50 *Thuja*fällen waren sehr gewissenhafte Menschen. (34)
27. Die einzige Situation, in welcher sie negative Gefühle zulassen und äußern kann, ist, wenn eine andere Person ihre Arbeit unzulänglich tut; dann kann sie recht grob werden und tadeln (28j. Frau, Ekzem). (32)
28. Ärgert sich sehr über ihren verwitweten Bruder, wenn er „auf seinem Hintern (bottom) sitzt", während sie sich abrackert; bedenkt dabei nicht, daß er dafür bezahlt, daß sie ihm den Haushalt führt (65j. Frau). (34)
29. Lebhafter Typ, ärgert sich leicht, reagiert mit Worten, wenig Geduld, jedoch ungeheuer gewissenhaft. (20.3)
30. Fixiert auf (occupied with) Kleinigkeiten; Kleinigkeiten erscheinen wichtig (*Boger / Bönninghausen*). (40)
31. Gewissenhaft in Kleinigkeiten (38); bis zur Zwangsneurose; ordnet auf einer Liste seinen Tagesablauf bis ins Detail (*Candegabe*) (39).
32. Von Natur aus kultiviert mit Liebe zum Schönen, Gepflegten. Alles muß seine Ordnung haben. Liebt Regeln, Zeremonien. Das Kind achtet bei der ganzen Familie auf angemessene korrekte Kleidung bis ins Kleinste. (2 1/2 j. Mädchen, Ekzemkind, nicht angegangene Pockenimpfung verschlimmerte.) (22.2)
33. Brav in der Schule, arbeitet gut, versteht rasch, perfektionistisch, hat eine Leidenschaft für Mathematik (7j. Junge, Sinusitis). (43.3)

Argwohn, Mißtrauen (Gegenpol: Naivität)

1. Zweifel an allem; hört sich einen Standpunkt an und bezweifelt ihn sofort. (16)

2. *Thuja*patienten sind stets reserviert, nehmen die Position eines Beobachters ein, beobachten alles und zeigen nichts von sich, erlauben keinerlei tiefgehende Kommunikation; aus Mißtrauen, nicht aus Mangel an Gefühlen. (16)
3. Zu wählerisch, zu mißtrauisch (intellektuell frühreifes Ekzemkind). (22.2)
4. Furcht, wenn sie am Telefon sprechen muß; hat lieber den direkten Kontakt, weil sie während des Telefonierens der Aufrichtigkeit der Kommunikation mit dem Gesprächspartner mißtraut (28j. Frau, Ekzem). (32)
5. Das *Thuja*-Kind zieht es oft vor, flüsternd zu sprechen oder das, was es sagen will, den Eltern ins Ohr zu sagen, selbst wenn es sich nur um ein unbedeutendes Gespräch handelt. Es strahlt Mißtrauen aus. Es ist, als bilde es sich ein, andere, vor allem Fremde, könnten seine Gedanken hören oder gar lesen. (29.3)
6. Ist scheu und vorsichtig gegenüber anderen Hunden geworden (3 1/2 J. alter Mischlingshund, Ohrmilbenbefall). (29.6)
7. Speziell mißtrauisch gegenüber der gebenden Haltung Anderer (*Candegabe*). (Sie denken: „Meint der es mit seinem Altruismus wirklich ernst?" vr.) (39)
8. Sie argwöhnen innerlich, wenn man sie nur genug kenne, sei es unmöglich, sie zu lieben. (29.2)
9. Er ist der mißtrauische, argwöhnende Typ, der den Arzt examinieren will und viele Fragen hat wie „glauben Sie wirklich, daß..." und „sind Sie auch ganz sicher?", „kann ich diese Behandlung auch befolgen?" und der, besessen von den Konstruktionen seiner Einbildung, erst Vertrauen zu schenken beginnt, wenn man ihm seine Zwangsvorstellungen deutlich auseinandersetzt und Abschnitte aus seiner Jugend zurückruft, die ihm die jetzt deutlich geschwundene Aktivität klarmachen (*Vannier*). (21.9)
10. Er oder sie braucht sehr lang, bis Vertrauen zu anderen aufgebaut wird, und man hat das Gefühl, daß er/ sie nicht wahrheitsgemäß darstellt, wer er/ sie innerlich wirklich ist. Selbstverständlich hält jeder bis zu einem gewissen Grade Informationen zurück, aber bei *Thuja* fühlt man, daß es mehr ist als die üblichen Geheimnisse. Darüber hinaus hat man das Gefühl, das Verborgene sei häßlich, unangenehm anzusehen, sowohl für den Patienten als auch für den Therapeuten. ... Auf den ersten Blick macht *Thuja* weder den Eindruck eines mißtrauischen Menschen noch den eines Menschen, der lügt oder falsch ist; diese Gedanken kommen erst im Laufe der Fallaufnahme. (32)
11. Fühlt sich ständig beobachtet, dadurch intensive Angst vor Menschen (40j. Frau, Migräne; *Thuja* behob diese Phobie, danach folgte *Sepia*). (44.2)
12. Konnte im Schulalter schon lesen und schreiben; sagte, als sie in die Schule kam, ganz unschuldig, daß sie nicht mehr kommen wolle, denn das könne sie ja schon alles, sie sei ja schon weiter; daraufhin haben die Lehrer sie dort regelrecht gebrochen. Sie haßte diese Schule und war oft nicht dort, wegen Fieberzuständen unklarer Genese (Frau mit Speicheldrüsentumor). (29.4)

Benommenheit, wie nicht ausgeschlafen, wie berauscht, betäubt etc.

1. Umnebelung in der Stirne (sogleich). (1.4)
2. Kopf wie berauscht, schwach und drehend. (6)
3. Der Kopf ist ihm eingenommen und zum Denken unfähig. (1.1)
4. Nach Einnehmen von 140 Tr. TM vier Stunden lang wie betäubt, schlafrig und matt. Auch am nächsten Tag, nach 145 Tr., Betäubung und Schläfrigkeit, aber nicht so lange anhaltend. (5.1)
5. Nachts wurde er 2 Mal zu Kranken geholt, dadurch war er den Tag darauf wie berauscht im Kopfe, er konnte zu keinem klaren Gedanken kommen (n. 1/2 J.). (7)

6. Früh, Betäubtheit des Kopfes (n. 6 St.). (1.5)
7. Duttend (benommen, vr) und wie betrunken, vorzüglich früh. (1.2)
8. Früh, beim Erwachen, kann er sich kaum besinnen, eine halbe Stunde lang. (1.1)
9. Morgens fühlte sie sich sehr übel; der Kopf ist schwindlig, wie betäubt, der Geschmack sehr bitter; alle Zähne scheinen locker zu sein; sie hustet oft Schleim aus, der so dick wie Speck ist (bei Beginn der 10 T. zu früh eingetretenen Regel). (5.1)
10. Abends allgemeine Abgeschlagenheit und Unbehaglichkeit mit Eingenommenheit des Kopfes. (5.1)
11. Anfall: beim Gehen im Freien ward es ihm übel und wie berauscht und drehend; er bekam Hitze im Gesichte und Angstschweiß und konnte kaum Atem kriegen; die Füße waren ihm so schwer, daß er taumelte (eine Stunde lang, n. 20 St.). (1.1)
12. Der Kopf ist ihm wüste, im Sitzen und Gehen (n. 6 1/2 St.). (1.6)
13. Eingenommenheit des Kopfes mit Vergehen der Gegenstände, wenn er sie fixieren wollte. (5.1)
14. Eingenommenheit und Vollheitsgefühl im Kopfe mit verdrießlicher Laune und Schläfrigkeit. (5.1)
15. So matt und kraftlos, daß sie das Bett nicht verlassen kann; sie ist wie betäubt und schlummert sehr viel; (...) diese Erscheinungen, verbunden mit sehr üblem Aussehen, mit ungemeiner Niedergeschlagenheit und Kleinmütigkeit, ließen den Prüfungsleiter die Entwicklung eines Nervenfiebers befürchten. (Es erfolgte Antidotierung mit *Puls.* 30, später *Cocc.* C 30, *Ign.* C 24, *Nux vomica*; Genesung dauerte einen Monat.) (5.1)

Bewegungen: Zwangsbewegungen, Automatismen, Gesten, Lagen

1. Plötzlich Atemversetzen, sie springt auf vor Erstickungsangst, die Augen treten groß hervor, sie schreit immer „Ah, ah!“, weiter kann sie nichts hervorbringen; nach einer Weile geht es vorüber. (6)
2. Herzkrampf, vormittags plötzlich... absatzweise mit Schlaganfall-Angst, zum schnellen Aufspringen und zum schwindelnden, erlahmenden Umhergeführtwerden zwingend, nach Stunden mit heftigstem Luftaufstoßen und vielen Blähungen allmählich nachlassend (*Roemheld*-Syndrom, vr). (6)
3. Das Kind, exzessiv eigensinnig, wirft sich beim geringsten Widerspruch wütend geärgert zu Boden und bleibt weg ohne Atem. (6)
4. Bei unerträglicher Dysmenorrhoe (mit Kolikschmerzen in der Ovarialgegend) wälzt sie sich vor Qual auf dem Boden. (Dauerheilung durch zweimonatige Behdlg. m. *Thuja* D3.) (25)
5. Läuft im Kreis herum (*Knerr*); will im Kreis herumlaufen (*Phatak*) (40); geht im Zimmer im Kreis herum (31).
6. Spasmus nutans (jactatio capitis) bei einem zwölfjährigen Kind (Geschlecht nicht angegeben), es schlug mit dem Kopf so heftig gegen die Unterlage, daß es eine dicke, harte Beule an der Stirn entwickelt hatte; seit der ersten (Pocken?-) Impfung. (21.11)
7. Äußerst lästiger Kopfschmerz, der seinen Sitz an der Oberfläche des Scheitels hatte... der Kopf (war) äußerlich bei der Berührung etwas empfindlich, desgleichen auch die Augen. ... Als der Schmerz am heftigsten war, stützte er sein Gesicht in die hohle Hand und rieb sich durch einige Zeit Stirn, Augen und Gesicht, worauf der Schmerz ganz verschwand, und abends der Kopf ganz frei wurde. (5.1)
8. Zähneknirschen nachts. (6)

9. Den Anfällen von Nasenbluten geht Beben der Lippen voraus (ein Fall). (27.8)
10. Ein *Thuja*patient reichte beim Händedruck nur die Fingerspitzen und selbst das mit großer Vorsicht. Dabei blieb sein Arm angespannt, als ob er ihn jederzeit wieder zurückziehen müßte; er hatte das Gefühl, er könne es nicht ertragen, wenn seine Hand zu fest geschüttelt würde. (30)
11. Braucht unbedingt Däumchen (Daumenlutschen) zum Einschlafen (3j. Mdch., intellektuell frühreif, Ekzemkind). (22.2)
12. Sie macht sich über die größten Kleinigkeiten immer sehr trübe Gedanken, dabei vor sich hinstarrend oder an den Nägeln klaubend. (6)
13. Zupfen an den Bettdecken, Flockenlesen: im Schweißstadium (*Boger/Bönninghausen*). (40)
14. Zupfen an Nase, Lippen oder sonst an einem bestimmten Punkt (*Phatak*). (40)
15. Während des Anfalls ist die rechte Hand krampfhaft fest auf die Genitalien angedrückt (bei einer Frau). (6)
16. Leckt zwanghaft seine Genitalien und zieht sein Hinterteil über den Boden (10 Monate alter Kater). (29.6)
17. Schläft auf der rechten Seite, das rechte Bein angezogen, linkes Bein und rechten Arm gestreckt. „Ich bin Linkshänderin; auf diese Weise lasse ich vielleicht meiner linken Hand Bewegungsfreiheit" (Frau mit Speicheldrüsentumor). (39.4)

Bewußtlosigkeit, Koma, Stupor

1. Das Kind, exzessiv eigensinnig, wirft sich beim geringsten Widerspruch wütend geärgert zu Boden und bleibt weg ohne Atem. (6)
2. Schwindel bis zur Besinnungslosigkeit, in öftern Anfällen. (6)
3. Konvulsionen mit fünfstündigem Bewußtseinsverlust. (6)
4. Ein epilepsieähnlicher Krampfanfall abends nach dem Niederlegen mit 10 Minuten langer Bewußtlosigkeit, dann Magenschmerz und Erbrechen (6. Woche). (6)
5. Starrkrampf, bewußt- und bewegungslos liegt er gegen zwei Stunden starr und steif da, worauf Verzuckungen ihn hin- und herwerfen. (6)
6. Fieber, typhusähnlich, befällt plötzlich mit Schüttelfrost und ohnmachtartigem Erloschensein aller Kraft, dem schnell völlige Bewußtlosigkeit folgt, darauf brennende Hitze bei trockener Haut mit kalten Händen und Füßen und wechselndem Erkalten auch anderer Hautstellen, Tag und Nacht fortdauerndes Delirieren, den ganzen Körper verzerrende, nur die Stelle wechselnde, Konvulsionen immer wiederkehrend, bei denen vorzugsweise anhaltend die Augen bald starr aufgerissen, bald allerlei krampfigen Stellungen und Bewegungen und zumeist dem eigentümlichen amblyopischen Ausdrucke und Blicke unterworfen scheinen, (...) . Unter diesen Erscheinungen verlaufen 14 Tage wechselnd. Dann tritt ein pockenartiger Ausschlag auf der Brust... hervor, und damit beginnt die Genesung. (Bei einem an progressiver Paralyse leidenden Manne, der danach eine bedeutende, immer weiter fortschreitende Besserung auch des Geisteszustandes erfuhr.) (6)
7. Kopfschmerz so heftig, daß sie ständig schreit, fast das Bewußtsein verliert und unfähig ist, zu sprechen; (...) der Schmerz verhindert, daß sie ein Auge zutut, hat fast zwei Wochen fast ohne jeden Schlaf zugebracht; schwach und erschöpft; übermäßige, zu häufige und zu lang anhaltende Menses; die Stirne und die Region um Augen und Ohren fühlt sich an wie mit Messern durchstochen, und als gingen Messer reißend in ihrem Gehirn herum; mit Frost und Herzklopfen. (11)

8. Bohrende neuralgische Schmerzen, nahezu unerträglich, sogar Bewußtlosigkeit verursachend, die Schmerzen beginnen im Gesicht, in den Wangenknochen und Augen und erstrecken sich in den Kopf. (42)
9. Bewußtlosigkeit, Koma, bei Urämie. (4)

Bosheit, Destruktivität

1. Zanksüchtige, schnell über Kleinigkeiten verärgerte Kinder (*Vermeulen*). (39)
2. Streitsüchtig und unzufrieden mit allem (chron. Augenentzdg. n. Impfg.). (11)
3. Ziemlich zornmütig, unabhängig, autoritär und streitsüchtig mit seinen Freunden, recht waghalsig (téméraire); zugleich aber brav in der Schule (7j. Junge, Sinusitis). (43.3)
4. Bösartig, boshaft. (38)
5. Hochgradige Reizbarkeit, Eifersucht, Streitsucht und Bösartigkeit. Diese Reizbarkeit äußert sich vor allem gegenüber den Hausgenossen, dem Ehemann und der Mutter. In Gegenwart Fremder beherrscht sich die Frau noch, und es kann sein, daß der Arzt hierdurch getäuscht wird, zumal solche Kranke zum Betrügen neigen. (15)
6. Aversion gegen die Mutter (*Phatak*). (40)
7. Beschimpfen, speziell des Ehemannes (*Phatak*). (40)
8. Zwietrachtsäen (*Bad Boll*). (39)
9. Redet boshaft über Andere (*Ravi Roy*). (39)
10. Heimtücke, Hinterlist, Manipulieren (*Vithoulkas*). (39)
11. Wenn es nötig ist, um ein Ziel zu erreichen, kann *Thuja* sehr hinterhältig werden, intrigieren: etwa ihrem „Partner in spe“, der eine andere liebt, „ganz im Vertrauen“ vorlügen, daß diese andere Frau Drogen nehme. (32)
12. Mangel an Moralgefühl (*C. Lippe*). (40)
13. Vermag kein Gemeinschaftsgefühl mit den Mitmenschen zu empfinden, reagiert auf ihre Ansprüche mit Feindseligkeit (*Candegabe*). (39)
14. Verschlossen, zurückhaltend, beobachten alles, abgekapselt (*Vithoulkas*), weil ihr Verhalten eigensüchtigen Zielen dient (*Candegabe*). (39)
15. Kalt berechnende Ich-Hypertrophie (*Candegabe / Paschero*). (39)
16. Lästig, geht auf die Nerven. (38)

Delirium, Wahnsinn, Raserei

1. Vergehen der Gedanken und Sinne, wie zum Irrereden. (6)
2. Sie selbst sagt, sie fühle sich verrückt und unfähig zum Leben, als Strafe für eine Schuld, die sie aber nicht namhaft zu machen weiß, dabei die verworrensten Dinge durcheinander redend ohne jeglichen Zusammenhang, Sinn und Verstand, jeden Satz immer wieder von Neuem anfangend, ohne ihn vollenden zu können, ungeachtet aller Anstrengung des verschwindenden Gedächtnisses. (6)
3. Sie wähnt, sie habe sich absichtlich andern gegenüber wie verrückt gezeigt, um anderes vermeintlich getanes Unrecht damit zu beschönigen, und werde nun durch eigene Verrücktheit dafür bestraft. (6)
4. Sie selbst verlangt mit Angst und Verzweiflung, in eine Irrenanstalt gebracht und dort recht schlecht und streng behandelt zu werden, damit ihre fixen Ideen bekämpft und bezwungen würden; sie wisse recht gut, daß sie Unrecht tue und allerlei Schlechtes denke, sie wolle sich aber nicht Mühe geben, diese Gedanken zu zerstreuen; dabei läßt sie undeutlich durchmerken, daß sie daran denken müsse, sich das Leben zu nehmen, aber das Sündhafte davon fühle, und zur Bewahrung davor die strenge Zucht einer Anstalt wünsche. (6)

5. Anfall: nach zweistündigem Gähnen mit Kratzen auf dem Kopfe, ein heftiger Schreikrampf, im Sitzen bei offenen Augen allerlei wahnsinniges Zeug sprechend mit unverständlichen Worten gemischt, wütend und empfindlich gegen jede Annäherung oder Berührung der umstehenden, zuerst unter fortwährendem Umherwerfen, dann bewegungslos starr daliegend mit geschlossenen Augen, dabei dunkelrot im Gesichte. Endlich tritt ruhiger Schlaf ein, aus welchem sie unklar und gedächtnisschwach erwacht. Während des Anfalls geht ungemein viel Urin ab, und die rechte Hand wird krampfhaft fest auf den Geschlechtsteilen angedrückt. (Psychomotorischer Krampfanfall ? Hysterie? vr) (6)
6. Fieber, typhusähnlich, befällt plötzlich mit Schüttelfrost und ohnmachtartigem Erloschensein aller Kraft, dem schnell völlige Bewußtlosigkeit folgt, darauf brennende Hitze bei trockener Haut mit kalten Händen und Füßen und wechselndem Erkalten auch anderer Hautstellen, Tag und Nacht fortdauerndes Delirieren, den ganzen Körper verzerrende, nur die Stelle wechselnde, Konvulsionen immer wiederkehrend, bei denen vorzugsweise anhaltend die Augen bald starr aufgerissen, bald allerlei krampfigen Stellungen und Bewegungen und zumeist dem eigentümlichen amblyopischen Ausdrucke und Blicke unterworfen scheinen, (...) . Unter diesen Erscheinungen verlaufen 14 Tage wechselnd. Dann tritt ein pockenartiger Ausschlag auf der Brust... hervor, und damit beginnt die Genesung. (Bei einem an progressiver Paralyse leidenden Manne, der danach eine bedeutende, immer weiter fortschreitende Besserung auch des Geisteszustandes erfuhr.) (6)
7. Hatte vor ein paar Wochen schwer getrunken, seitdem schlaflos, appetitlos, Tag und Nacht profuse Schweiße, leichter unschmerzhafter Ausfluß aus der Harnröhre, zittrige Glieder, nächtens Visionen von fremden Leuten, große Angst und Ruhelosigkeit, kann nicht im Bett bleiben, sondern muß umhergehen (Delirium tremens? vr). (11)
8. Melancholie, nach Partus, nachdem man ihr gesagt hatte, daß ein leichter Dammriß stattgefunden habe; wird still, glaubt sterben zu müssen, kann nicht schlafen, hat keinen Appetit, scheut die Menschen, antwortet nicht, scheint keine Frage zu verstehen, kann nicht zählen; befindet sich in ständiger qualvoller Angst, möchte aus dem Fenster springen; kümmert sich nicht um die Kinder oder ihre Verwandten; starrt vor sich hin; dabei hydrogenoide Konstitution. (Wochenbettpsychose, vr) (11)
9. Geisteskranke Frauen, die nicht zulassen, daß man sich ihnen nähert oder sie anrührt. (11)
10. Nach Pockenimpfung: unbestimmte Wesensveränderung, „ihr Benehmen sieht ihr gar nicht ähnlich, sie ist gar nicht mehr sie selbst" (sagte die Mutter); nach *Thuja* wurde sie wieder die Alte (19 j. Frau). (13)
11. Manisch-depressives Irresein, bei sykotischer Anamnese: mit Gewissensangst, Verwirrung über die eigene Identität, Illusion des Doppeltseins, Widerwillen gg. Berührung, Lebensunlust, Unzufriedenheit, Benommenheit des Geistes, Angst im Magen, dabei Pansinusitis und hydrogenoide Konstitution. (21.8)
12. Hysterische Frau, sehr mondän, außerordentlich nervös; eines schönen Tages erklärt sie, sie sei schwanger, und tatsächlich sistiert die Regel für längere Zeit, und der Leib nimmt an Umfang zu. Die Frauenärzte aber können keine Gravidität feststellen. Trotz deren Erklärungen besteht sie auf ihrer fixen Idee, erzählt überall, sie sei schwanger, sie fühlt Kindsbewegungen und besorgt eine Säuglingsausstattung. – Nach *Thuja* D 200, gefolgt von 4 Dosen *Nux-m.* D 30, verschwindet die Wahnvorstellung; seitdem aber behauptet sie steif und fest, die Homöopathie habe eine Fehlgeburt bewirkt (*Vannier*). (21.9)

13. Fieber mit Phantasieren, nach Pockenimpfung (in der Anamnese einer Patientin mit blindmachendem Kopfschmerz, welche durch *Thuja* geheilt wurde). (13)
14. Hochfieberhafte Bronchitis mit Continua über 8 Tage und nächtlichen Delirien. (21.9)
15. Delirium tremens. (11)
16. Er rast und schreit und gebärdet sich wie ein Tobsüchtiger, es ist gräßlich anzusehen (im Anfall; ca. 50j. Mann, Clusterkopfschmerz). (21.12)
17. Raserei, Tobsucht, Wut: bei Widerspruch (*Allen*). (40)

Eifersucht

1. Hochgradige Reizbarkeit, Eifersucht, Streitsucht und Bösartigkeit. Diese Reizbarkeit äußert sich vor allem gegenüber den Hausgenossen, dem Ehemann und der Mutter. In Gegenwart Fremder beherrscht sich die Frau noch, und es kann sein, daß der Arzt hierdurch getäuscht wird, zumal solche Kranke zum Betrügen neigen. (15)
2. Besitzergreifend, eifersüchtig, enge Vaterbindung (13j. Junge). (45.4)
3. Eine Großmutter, die eifersüchtig auf ihr Enkelkind ist (*Ravi Roy*). (39)

Eigensinn

1. Verdrießlichkeit, wenn nicht alles nach seinem Willen geht. (1.5)
2. Sturheit (3j. Kind). (27.3)
3. Chorea, nachts und morgens; gieriger Appetit; trockenes Haar; sehr übellaunig und eigensinnig; lacht viel ohne Ursache. (11)
4. Das Kind, exzessiv eigensinnig, wirft sich beim geringsten Widerspruch wütend geärgert zu Boden und bleibt weg ohne Atem. (6)
5. Schuleingliederung problematisch (*Candegabe*). (39)
6. Kinder sind widerspenstig, disziplinlos, lachen über Ermahnungen (*Candegabe*). (39)
7. Verzogenes Kind, ein wahrer kleiner Tyrann; nach *Thuja* Besserung des Gemütszustandes, ist bester Laune. (27.3)
8. Seit zwei Jahren impulsiv, frech (bold), eilig, sehr nervös; diktatorisch und cholerisch; hat dieses Verhaltens wegen nach einem Streit mit dem Vater einen Fahrradunfall mit Milzriß erlitten (13j. Junge). (45.4)
9. Ziemlich zornmütig, unabhängig, autoritär und streitsüchtig mit seinen Freunden, recht waghalsig (téméraire); zugleich aber brav in der Schule (7j. Junge, Sinusitis). (43.3)
10. Extremer Eigensinn, bei einem verwöhnten 2 1/2 j. Jungen, einem Kind reicher Leute; er war sehr fordernd und setzte immer seinen Kopf durch; wenn seine Anordnungen nicht ausgeführt wurden, bekam er Wutanfälle und zeigte größte Frustration. Besonders stur war er bezüglich Kleinigkeiten, das heißt, bezüglich der Weise, in welcher alles getan werden sollte. (29.3)
11. Eigensinnig in Kleidung und Essen, sehr pingelig (Ekzemkind; das Ekzem war viel schlimmer geworden nach einer nicht „angegangenen" Pockenimpfung). (22.2)
12. „Zwanghafte Rituale, um die eigene defensive Aggressivität zurückzudrängen" (*Candegabe*). (39)
13. Zwei Kinder (der Vater des einen hatte GO gehabt) zeigten folgende Symptome: Zwei Stunden nach Zubettgehen erwachten sie regelmäßig mit Treten, Schreien und weigerten sich, zu antworten. Das hielt eine Stunde oder noch länger an. Wenn man sie fragte, ob sie urinieren wollten, weigerten sie sich zu antworten, schlugen nach der Wärterin und sagten „nein". Wenn man sie aber aufnahm und aufs Töpfchen setzte, urinierten sie und schliefen danach ruhig ein. (12)

14. Gemütsstimmung heftig, auffahrend, besonders wenn man was sagt, was ihm nicht recht und gut erscheint, mehrere Tage (n. 30 T.). (7)
15. Es ist zwecklos, zu versuchen, ihr diese fixen Ideen (von der Trennung des Geistes vom Körper usw.) ausreden zu wollen. (15)
16. Sie können dogmatisch, auf ihre Meinung fixiert (opinionated) und moralistisch werden. (29.2)
17. Fanatismus. (38)
18. Ein streng religiöser Moslem, der des Glaubens wegen einen schönen weißen Bart trug, beharrte darauf, den Bart nicht abzuschneiden, obgleich der Radiologe, ebenfalls Moslem, ihm erklärt hatte, daß das Tragen eines Bartes für den Moslem keine Pflicht sei und daß der Bart durch die Strahlentherapie (wg. Nasopharynx-CA) ohnehin verbrannt werden würde. Er sagte, er wolle lieber sterben, als sich den Bart abzuschneiden, sein Herz erlaube ihm nicht, das zu tun. Warum solle er seinen Bart für die Behandlung opfern, da doch sowieso jeder einmal sterben müsse? (29.1)
19. Auflehnung gegen gesellschaftliche Normen (*Candegabe*). (39)
20. *Thuja*-Kranke entwickeln die Einstellung, daß sie, weil sie anders seien, von den Grenzen ausgenommen seien, die andere Menschen binden. Sie wollen keine Pflichten haben und in der Lage sein, ihr Leben auf jede Weise zu führen, die ihnen paßt. Sie können sich von Regeln und Normen ausgenommen fühlen und sich weigern, an Konventionen gebunden zu sein. In Wahrheit leidet *Thuja* an entsetzlichen Gefühlen von Mangel, denn man hat ihm eine der grundlegendsten Erfahrungen vorenthalten, die Befriedigung, Kontakt zu anderen menschlichen Wesen aufzunehmen. Er entschädigt sich für diesen Verlust durch Insistieren auf die Freiheit, zu tun, was ihm paßt, was oft zu Zügellosigkeit führt, zu materieller oder sinnlicher Extravaganz. (29.5)

Ekelgefühl (auch: Sauberkeitssinn)

1. Ekel beim Einnehmen, ja selbst beim Ansehen der Tinktur. (5.1; mehrere Prüfer)
2. Der bloße Geruch des Mittels erregt ihm Ekel und Schauder. (5.1)
3. Alles, was er ißt, macht ihm Ekel. (1.1)
4. Großes Verlangen nach Essen, bei Appetitmangel und Widerwillen gegen Alles. (6)
5. Anhaltender Widerwille gegen alles Essen und niemals Hungergefühl. (6)
6. Übelkeit beim Denken an Essen oder durch Speisengeruch. (38)
7. Das Frühstück widerte ihn an. (23.1)
8. Das Mittagessen ekelte an. (5.1)
9. Abneigung gegen Kartoffeln und frisches Fleisch. (31)
10. Mag kein Brot, es schmeckt bitter oder ist zu trocken (*Ravi Roy*). (39)
11. Haßt stark süße Gerüche, kann keine Zuckerdose auf dem Tisch ertragen (Frau mit Speicheldrüsentumor). (39.4)
12. Abneigung gegen jeden Tee (38j. Mann, Analkondylome). (48)
13. Retardierter dreijähriger Junge, sehr schmutzig, nächtliche Stuhl- und Harninkontinenz; aß die Exkremente eines Hundes; war für unheilbar erklärt worden; wurde nach *Thuja* völlig normal (Zustand nach „nicht angegangener" Pockenimpfung; GO- Anamnese der Mutter). (13)
14. Großer, hagerer, gebeugter Patient, schmutzig. Will nur seinen Husten weg haben, die häßlichen eitrigen Warzengebirge auf seinen Handrücken stören ihn nicht, er hat längst die Hoffnung aufgegeben, sie loszuwerden. (21.1)
15. Legt großen Wert auf sein Äußeres. Hält sich für häßlich oder unattraktiv, selbst wenn der Augenschein das Gegenteil beweist. (29.2)

16. Akne mit Narbenbildung; Patient ist sehr bemüht, diese Narben kosmetisch zu verbergen (*Bill Gray*). (39)
17. Wäscht dauernd die Hände (*Vithoulkas*). (40)
18. Selbst zu Hause aß er nur mit in den Kragen seines Hemdes gesteckter Serviette; er war sehr ungehalten, wenn ihm ein bißchen Essen auf die Kleider fiel, und wenn das geschah, mußte er sofort saubergemacht werden; er wollte nicht einmal mit den Händen essen (wie in Indien üblich), um nicht schmutzig zu werden (3j. Junge, rezid. Tonsillitis). (29.3)
19. Extrem übergenau und pingelig; beim Essen (mit den Händen, wie in Indien üblich) durften seine Hände nicht schmutzig werden, er wischte sie sich ständig mit einem sauberen Tuch ab; wenn ein kleines Stückchen Essen an seiner Hand kleben blieb, war er ungehalten, ebenso, wenn ihm beim Essen ein Stückchen Speise aus dem Mundwinkel fiel (2 1/2j. Junge, Infektneigung). (29.3)

Empfindlichkeit (gegen Kritik, schlechte Nachrichten usw.)

1. „Man erlaubte mir nach anfänglichem Streit, links zu schreiben. Aber man kritisierte mein ganzes Schülerleben lang meine Handschrift, weil wir mit Füllern schreiben mußten und wenn man damit links schreibt, verwischt man das Geschriebene. Aber sie haben das zugelassen und dann mich dafür kritisiert. Ich werde durch Kritik immer noch ganz verwirrt. Ich verstehe nicht, warum man irgendjemanden kritisieren muß. Wir schlagen uns doch alle so gut durchs Leben, wie wir können, nicht (lacht)? Die meisten Leute schlagen sich ohnehin in einem Zustand dauernder Verwirrung durchs Leben. Die Leute wären erstaunt, wenn sie mich das sagen hörten, denn die Frauen sagen zu mir „Du bist so selbstbewußt!“, aber ich denke, wir sind alle innerlich verwirrt. Ich glaube, das ist Teil der menschlichen Natur“ (Frau mit Speicheldrüsentumor). (29.4)
2. Wenn sie Andere wegen ihrer Unzulänglichkeit kritisiert, fragt sie sich zugleich, warum sie das eigentlich tue, sie sei doch keinen Deut besser, und denkt, daß sie, wenn sie an einem anderen herummäkele, auch sich selbst kritisiere; sie erlebt ihr Tadeln Anderer so, als würde es sich gleichzeitig auch gegen sie selbst richten. Auch hat sie den Wesenszug, sich selbst rückhaltlos und heftig zu tadeln und harte Selbstkritik zu üben (28j. Frau, Ekzem). (32)
3. Als Kind war sie recht schüchtern; gern spielte sie den Clown, doch fürchtete sie sich vor Kritik. In der Anamnese sagte sie Dinge wie „Ich habe immer gut bluffen können“, „die Leute könnten merken, daß ich schwach bin“, „ich bin besorgt darum, daß ich auch immer das Richtige sage“. *Lycopodium* hatte nur vorübergehend gewirkt (41j. Frau, ulzerative Proktitis). (29.2)
4. Große Furcht vor der Beurteilung oder Kritik Anderer, baut daher eine perfekte Maske nach außen auf. (29.2)
5. Wetteifernde Aktivität, Arbeitszwang, um sein Ansehen bei Anderen zu verbessern (*Candegabe*). (39)
6. Fleiß verstärkt sich in Gegenwart Fremder (*Kent*). (39)
7. Übererregbarkeit in einem solchen Grade, daß sie plötzliche Zuckungen bekam, wenn ein Fremder sich ihr näherte; wenn man sie ansprach, antwortete sie mit Tränen und Schluchzen; dabei war die Haut auf der Brust und der rechten Bauchseite tiefgelb (lt. (37): chromgelb). (11)
8. Erregung durch freudige Erwartung, Vorfreude (*Vithoulkas*). (39)

Erregbarkeit (durch Geräusch, Sinneseindrücke etc.)

1. Bei außerordentlicher Empfänglichkeit für jeden Eindruck unterliegt er jeder Stimmung des Augenblicks, so daß er immer aus einem Extrem in das andere gerät, und sein ganzes Dasein nur aus Extremen besteht. Dabei wird er stets unwiderstehlich hingerissen zu angenehm aufregenden hitzigen Getränken, aber ohne Trunkenheit. Die Glücks- und Herrschaftsträumerei steigert sich dabei von Tag zu Tag immer mehr, alle Grenzen überspringend, und wird zu einem freudvoll schwindelnden Taumel mit Verlöschen der Vernunft. (6)
2. Schlaf sehr kurz und frühes Erwachen, wo dann die verschiedensten Gedanken durch den Kopf jagen und dergestalt aufregen, daß der ganze Körper sich bewegt und zittert. (6)
3. Gestern abend kam ihm kein Schlaf, er war sehr munter, als hätte er Kaffee getrunken, dabei eine Gedankenfülle und Aufregung des Geistes, so daß er auch, als er nach 12 Uhr nachts das Licht auslöschte, nicht einschlafen konnte. Die ganze Nacht war er schlaflos, bloß zeitweise schlummerte er auf kurze Zeit (n. 1 Jahr). (7)
4. Ihr Nervensystem war sehr erregbar und hatte seit Wochen schon einen extrem übererregten Zustand angenommen (durch Schlafmangel bei Krankenpflege). Sie konnte sich nicht mehr beruhigen. (...) Selbst wenn sie nicht aufstehen mußte, konnte sie nicht schlafen. (Dabei Geistesverwirrung, Kopfschmerz und nächtliche Visionen.) (12)
5. Hochgradige Nervosität (1 1/2j. Junge). (27.4)
6. Überempfindlich gegen Schmerz. (38)
7. Empfindlich gegen Mondlicht. (38)
8. Überempfindlich gegen Geräusch (*Flury*). (40)

Fröhlichkeit, Lachen

1. Gute Laune (n. 15 St.). (1.6)
2. Heitere Gemütsstimmung, ohne Ausgelassenheit (n. 7 St.). (1.6)
3. *Thuja* 30 hat bei Herrn H. eine Fröhlichkeit hervorgerufen, die sich sogar nach außen zeigte. Er begann halblaut vor sich hinzusingen, was er vorher nie getan hatte. ... *Thuja* 1000 hat die (nach einem Kummer) verschwundene Fröhlichkeit für 8 - 10 Tage wieder aufleben lassen, aber die Fröhlichkeit ist nicht mehr so offenherzig; er singt zwar noch vor sich hin, aber seltener. (47)
4. Morgens ungemeines Wohlbehagen. (5.1)
5. Vormittags Magenschmerz und melancholische Gemütsstimmung, nachmittags heitere Laune (mehrere Tage nacheinander). (5.1)
6. Das Gehen ist ihr überleicht; es ist ihr, als wenn ihr Körper von Flügeln getragen würde; sie lief mehrere Meilen in ungemein kurzer Zeit und mit ungewöhnlicher Aufgeräumtheit (sogleich). (1.2)
7. Stirnkopfschmerz, der nach 1 St. in die Empfindung übergeht, als würde ein Keil in die Schläfe getrieben. Dabei heitere Gemütsstimmung und Aufgelegtheit zu geistigen Arbeiten. (5.1)
8. Hitze, mit Durst, ohne Frost, weder vor- noch nachher, und dabei Aufgelegtheit des Geistes (gute Laune, vr) (n. 1 u. 4 St.). (1.4)
9. Während der Fieberwärme hatte er hellere Gedanken und war zu allem wohl aufgelegt (n. 3 1/2 St.). (1.4)
10. Der Hals ist wie aufgebläht, so daß das locker anliegende Halstuch lästig ist. Dabei heitere Stimmung. (5.1)

11. Er träumt oft am hellen Tage mit offenen Augen, ohne Schlafen, stundenlang. Namentlich schwelgt er dabei in alles beherrschender Selbstsucht, sich selbst als den Mittelpunkt wähnend, um den sich alles drehen muß, mit dem berauschenden Gefühle des freudigsten, selbstbeglückendsten Wohlseins, welches um so schärfer hervortritt, weil er sonst anhaltend melancholisch gestimmt ist. (6)
12. Bei außerordentlicher Empfänglichkeit für jeden Eindruck unterliegt er jeder Stimmung des Augenblicks, so daß er immer aus einem Extrem in das andere gerät, und sein ganzes Dasein nur aus Extremen besteht. Dabei wird er stets unwiderstehlich hingerissen zu angenehm aufregenden hitzigen Getränken, aber ohne Trunkenheit. Die Glücks- und Herrschaftsträumerei steigert sich dabei von Tag zu Tag immer mehr, alle Grenzen überspringend, und wird zu einem freudvoll schwindelnden Taumel mit Verlöschen der Vernunft. (6)
13. Erregung durch freudige Erwartung, Vorfreude (*Vithoulkas*). (39)
14. Chorea, nachts und morgens; gieriger Appetit; trockenes Haar; sehr übellaunig und eigensinnig; lacht viel ohne Ursache. (11)
15. Angst mit innerem Zittern, Unklarheit im Kopfe, das Sprechen erschwerend, wechselt mit Lachkrampf (9. Mon.). (6)
16. Sehr aufgeregt, bald weint sie, bald lacht sie. (6)
17. Lach- und Weinkrampf zusammen. (6)
18. Lachen über ernsthafte Dinge, nämlich immer dann, wenn sie von ihren tiefsten Kümmernissen spricht, z.B. ihrer zeitweiligen Todessehnsucht (Frau mit Speicheldrüsentumor). (29.4)
19. Ein Lebemann und Spaßvogel; hat an dem Abend, wo der Arzt kam, um seinen Kopfschmerzanfall zu beobachten, auf einem Schreibtisch bei Festbeleuchtung („6 Kerzen“) sämtliche zuvor eingenommenen Arzneien, beachteten Rezepte und Arztrechnungen angeordnet, welche umsonst gewesen waren, eine förmliche Ausstellung seiner bisherigen Kurverfahren. (21.12)
20. Mürrisch, erzürnt über unschuldigen Spaß. (1.5)

Furcht

1. Furcht vor Verabredungen (*Vithoulkas*). (39)
2. Früher war er oft zu Hause, ein richtiger Stubenhocker, jetzt (nach *Thuja*) geht er gern aus und ist rege wie nie zuvor. (47)
3. Beschwerden durch Erwartungsangst (*P. Schmidt*), Lampenfieber (*Flury*); Erwartungsangst vor Prüfungen (*Phatak*). (40)
4. Große Furcht vor der Beurteilung oder Kritik Anderer, baut daher eine perfekte Maske nach außen auf. (29.2)
5. Als Kind war sie recht schüchtern; gern spielte sie den Clown, doch fürchtete sie sich vor Kritik. In der Anamnese sagte sie Dinge wie „Ich habe immer gut bluffen können“, „die Leute könnten merken, daß ich schwach bin“, „ich bin besorgt darum, daß ich auch immer das Richtige sage“. *Lycopodium* hatte nur vorübergehend gewirkt (41j. Frau, ulzerative Proktitis). (29.2)
6. Macht sich viele Gedanken darüber, was Andere von ihr halten könnten; hat es schwer, sich anderen Menschen gegenüber zu öffnen; unfähig, einem anderen Menschen gegenüber zu bekennen, daß sie ihn liebt (28j. Frau, Ekzem). (32)
7. Furcht, wenn sie am Telefon sprechen muß; hat lieber den direkten Kontakt, weil sie während des Telefonierens der Aufrichtigkeit der Kommunikation mit dem Gesprächspartner mißtraut (28j. Frau, Ekzem). (32)

8. Furcht mit Zittern, wenn sie in einer Gruppe sprechen soll. Furcht vor der Bewertung durch die anderen, Öffentlichkeitsangst (43j. Frau, Haarausfall). (44.2)
9. Weinen bei Kindern, wenn man sie freundlich anspricht (*Knerr*). (40)
10. Will den Arzt nicht sehen, er scheint ihn zu erschrecken. (38)
11. Extrem furchtsam; konnte es nicht ertragen, wenn ein Tier sich ihm näherte; der Gedanke, zum Arzt zu gehen, versetzte ihn in Angst und Schrecken; man mußte ihn geradezu ins Arztzimmer zerren; wenn der Arzt sich ihm näherte, um ihn zu untersuchen, zeigte er fürchterliche Angst (2 1/2 j. Junge, Infektneigung). (29.3)
12. Angst, mit jemandem zu reden, besonders mit Männern. „Wo viele Menschen hingehen, will ich nicht hin." Beim Warten in der Schlange beim Einkaufen Unbehagen, Rotwerden; ebenso, wenn sie spontan sein will. Je näher sie jemanden kennenlernt, desto mehr Angst empfindet sie. Hat prinzipiell am Tag mehr Angst vor Menschen, kann nicht tagsüber mit Bekannten in ein Restaurant essen gehen, wohl aber bei schummrigem Licht abends (40j. Frau, Migräne; *Thuja* behob diese Phobie, danach folgte *Sepia*). (44.2)
13. Furcht vor Personen, die sich ihm nähern (38); dies bedeutet: Furcht, entdeckt, durchschaut zu werden (*Candegabe*) (39).
14. Furcht, von Entgegenkommenden geschlagen zu werden (*C. Lippe*). (39)
15. Außergewöhnliche, hysterische Angst, wenn man ihn ins Freie hinausließ (10 Monate alter Kater). (29.6)
16. Als Kind immer Angst vor der Dunkelheit gehabt und gefürchtet, daß Leute kommen und sie entführen könnten (Frau mit Speicheldrüsentumor). (39.4)
17. Zeitweise Angst vor Einbrechern (3j. Mdch., Ekzemkd., intellektuell frühreif). (22.2)
18. Furcht vor dem Abend und der Nacht. (20.2)
19. Außerordentliche Furcht vor Wind. (24)
20. Furcht vor Lärm (10 Monate alter Kater). (29.6)
21. Große Furchtsamkeit, das mindeste Geräusch schreckt ihn auf (Delirium tremens). (27.3)
22. Er wollte sich von allen lauten Geräuschen fernhalten. Einmal war in seiner Gegenwart ein Luftballon geplatzt; seitdem wich er zurück, wann immer er Ballons sah, selbst wenn sie weit entfernt waren (3j. Junge, rezidivierende Tonsillitis). (29.3)
23. Weit gehende Nachdenklichkeit über die geringste Kleinigkeit. (1.1)
24. Pessimismus (*Allen*). (40)
25. Er erwartet immer nur das Schlimmste. (24)
26. Er lebt in ständiger Erwartung eines Schicksalsschlages. (21.10)
27. Macht sich Vorwürfe, wenn sie an ihre geisteskranke Schwester denkt, „die Gedanken an sie sind wie ein negativer Sog", im Zusammenhang damit treten Ängste auf, ihre älteste Tochter könnte sterben, geisteskrank werden oder Selbstmord begehen. - Nach *Thuja* verlieren sich diese Schuldgedanken (43j. Frau, Neurose). (44.2)
28. Es ist ihm alles zuwider; er ist ängstlich und sorgevoll für die Zukunft. (1.1)
29. Nach Beendigung der Exzeßphase ärgert *Thuja* sich über seine Ausschweifungen und schämt sich seines Verhaltens, wirft sich vor, kostbare Zeit vergeudet zu haben und mit seinen persönlichen und beruflichen Zielen in Rückstand geraten zu sein. Er beneidet die Erfolge Anderer und kommt sich im Vergleich dazu wie ein elender Versager vor. Er fürchtet, im Leben nichts erreicht zu haben und nie etwas Ordentliches zu schaffen. Daher die Zukunftsängste. (29.5)

30. Furcht, Alkoholiker zu werden. Empfindet sich als jemand mit starkem Suchtpotential, Neigung, sich „mit Alkohol zuzuschütten oder mit Essen zuzustopfen". Trinkt jeden Abend drei, vier Weizenbier, von denen er sich stark angetrunken fühlt; legt aus Angst vor Alkoholismus immer wieder alkoholfreie Zeiten ein. Hat früher auch zuweilen Haschisch und LSD genommen (30j. Mann). (44.2)
31. Furcht, etwas vergessen zu haben: überprüft wiederholt, ob z.B. der Gashahn geschlossen ist (*Candegabe*). (39)
32. Furcht, die Selbstbeherrschung zu verlieren (*Geukens*). (40)
33. Furcht vor Geisteskrankheit oder überhaupt vor Krankheit. (38)
34. Frösteln, selbst im warmen Zimmer, und Besorglichkeit, krank zu werden. (5.1)
35. Besorgt, daß sie Krankheiten nicht rasch genug überwinden könne, und Grauen, „weil da Dinge in meinem Kopf wachsen" (Frau mit Speicheldrüsentumor). (39.4)
36. Befürchtet, daß sie der Schlag rühren werde, mit Zittrigkeit und Angstschweiß. (6)
37. Furcht, bewußtlos zu werden, bei Sonnenstich (*Knerr*). (40)
38. Alles schien zu hüpfen, schlimmer beim Aufsetzen oder nach langem Reden, oder vom Augenschließen; fürchtet das Bewußtsein zu verlieren; Gesicht rot und fühlt sich heiß an (...) (Sonnenstich). (11)
39. Herzkrampf, vormittags plötzlich... absatzweise mit Schlaganfall-Angst, zum schnellen Aufspringen und zum schwindelnden, erlahmenden Umhergeführtwerden zwingend, nach Stunden mit heftigstem Luftaufstoßen und vielen Blähungen allmählich nachlassend (*Roemheld*-Syndrom, vr). (6)
40. Nachts im Bette eine zusammenschnürende, erstarrende Unruhe im rechten Fuße mit Beängstigung, als sei ein neuer Krampfanfall im Anzuge (6. Mon.). (6)
41. Schon seit mehreren Tagen ist die Kopfhaut am Scheitel bei Berührung empfindlich und schimmert so hell durch die Haare, daß der Prüfer eine Glatze zu bekommen fürchtet. (Später erfolgte Haarausfall am Scheitel.) (5.1)
42. Kopfschmerz, von vorn nach hinten ausstrahlend, meist gegen Abend auftretend, begleitet von entsetzlicher Furcht, für welche die Patientin (12j. Mdch.) als einzigen Grund angeben konnte, daß sie grüne Streifen sehe. (12)
43. Furcht, wenn ihr Kopf beim Schwimmen oder unter der Dusche unter Wasser kommt (das gibt es auch bei *Calc., Puls., Stram.*) (28j. Frau, Ekzem). (32)
44. Furcht wird im Magen empfunden (*Candegabe*). (39) (Ursprung dieses Symptoms ist wohl (21.7), wo es heißt, „Angstgefühl im Magen". vr)
45. Furcht, nach der Menstruation, beim Augenschließen (*Minton*). (40)
46. Nachmittags nach dem Rauchen ein Gefühl von Druck auf dem Brustblatte, so daß er nicht frei atmen konnte. Nachts dreimal so heftigen Druck auf dem Brustblatte, daß er darüber erwachte und erdrückt zu werden fürchtete; zum Glück dauerte dieses Gefühl nur einige Minuten, darauf schlief er gleich wieder ein (n. 63 T.). (7)
47. Blutwallungen nach der Brust mit Angst, das Einschlafen verhindernd, als drohe ein Blutsturz (3. Monat). (6)
48. Gegen Abend befällt (ihn) plötzlich heftiger Frost, darauf Hitze mit so starkem Herzpochen, als solle der Brustknochen zerspringen, den Atem ab und zu versetzend, mit Schlaflosigkeit, schrecklichen Bildern vor den Augen beim Einschlummern, beängstigender Beklemmung um das Herz und Todesfurcht, bei kalten Füßen (7. Woche). (6)
49. Vorsicht (*Jahr*). (40)
50. Unbesonnenheit. (38)

51. *Thuja* „will nicht spüren", verarbeitet nicht, beugt vor, vermeidet, schützt sich vor seinen eigenen Emotionen (*Ravi Roy*). (39)
52. Bei *Thuja* ist die normale Vorsicht und das normale Gefühl von Verletzbarkeit stark übertrieben. Beim Prüfer ruft dies das Gefühl hervor, er „bestehe aus Glas". Eine *Thuja*patientin fürchtete sich davor, in eine Menschenmenge zu gehen, weil sie befürchtete, jemand könne über sie fallen oder ihr auf die Füße treten und sie verletzen. Ein anderer *Thuja*patient reicht beim Händedruck nur die Fingerspitzen und selbst das mit großer Vorsicht. Dabei bleibt sein Arm angespannt, als ob er ihn jederzeit wieder zurückziehen müßte; er hat das Gefühl, er könne es nicht ertragen, wenn seine Hand zu fest geschüttelt würde. Eine andere Ausdrucksform dieses Gefühls gebraucht eine Patientin, die sagt: „Ich hoffe, Ihre Medizin ist nicht zu stark für mich". Beim zweiten Besuch berichtet die sichtlich ängstliche *Thuja*patientin, sie habe die Medizin genommen, und sie habe starkes Herzklopfen bewirkt, und da habe sie Angst bekommen und die Arznei sofort abgesetzt. Dieses Gefühl kann sich auch auf bestimmte Organe erstrecken. So kann ein Patient das Gefühl haben, sein Herz sei schwach, und glaubt, daß sein Herz es nicht ertragen könne, wenn er sich auch nur ein wenig mehr verausgabe, oder daß es aufhören würde zu schlagen, wenn er etwas von dem fetten Essen zu sich nehme. (30)
53. Große Furcht vor dem Tod oder Schädigung des Körpers. Bei Kindern zeigt sich das so, daß sie keinen Fremden nahekommen oder sie gar berühren lassen. Selbst die Mitglieder des Haushalts müssen ein *Thuja*kind sehr vorsichtig behandeln. Es wird jedes Spiel und jede Aktivität meiden, welches zur geringsten Verletzung führen könnte, und sich lieber tragen lassen, als zu gehen oder zu laufen. (29.3)
54. Gelenkverletzung; hat das Gefühl, die Gelenkverbindung fehle; muß immer aufpassen und vorsichtig sein, sich ganz langsam und vorsichtig bewegen, kann dann eine Weile gut gehen, dann wieder Schmerz und er wird vorsichtiger, als ob der Boden mit Eiern belegt sei und er zwischen ihnen hindurchlaufen müsse. Er muß immer das Gefühl haben (einen Plan, vr), wie er weitermacht, wenn er etwas machen will (*Ravi Roy*). (39)
55. Melancholie, nach Partus, nachdem man ihr gesagt hatte, daß ein leichter Dammriß stattgefunden habe; wird still, glaubt sterben zu müssen, kann nicht schlafen, hat keinen Appetit, scheut die Menschen, antwortet nicht, scheint keine Frage zu verstehen, kann nicht zählen; befindet sich in ständiger qualvoller Angst, möchte aus dem Fenster springen; kümmert sich nicht um die Kinder oder ihre Verwandten; starrt vor sich hin; dabei hydrogenoide Konstitution. (11)

Gedächtnis

1. Vergeßlichkeit. (6)
2. Zerstreutheit. (6)
3. Sie ist vergeßlich, der Kopf sehr eingenommen, Gähnen, das oft einige Stunden dauert (n. 21 T.). (7)
4. Gedächtnisschwäche, Schwinde. Muß alles aufschreibenl (20j. Frau, rez. Bronchitiden). (45.2)
5. Er hat in der letzten Zeit ein sehr schwaches Gedächtnis und vergißt alles, was er nicht aufschreibt, dabei auch ein schweres Fassungsvermögen (gegen 1 J.). (7)
6. Vergißt, was er gerade getan hat. (38)
7. Gedächtnisschwäche bei geistiger Arbeit. (38)
8. Die Gedanken vergehen ihr so, daß sie nicht weiß, was sie eben sprechen wollte. (6)

9. Langsames Besinnen und langsames Sprechen - sie sucht im Reden die Worte (n. 3 T.). (1.1)
10. Deprimiert und reizbar; sie war immer skrupulös über Kleinigkeiten gewesen, jetzt erlebte sie, daß sie vergaß, was sie sagen wollte, ein Umstand, der sie noch gereizter machte (50j. Frau). (34)
11. Sie kann nach dem Aufstehen mit dem Ankleiden nicht fertig werden und bedarf dazu fort und fort der erinnernden Nachhilfe Anderer. (6)
12. Nach plötzlichem Einschlafen der ganzen linken Körperseite von den Lippen bis zu den Zehen, wobei zugleich die Zunge auf Augenblicke unbeweglich wird, anfallsweise heftiger Kopfschmerz mit Erbrechen, und der Versuch, sich anzukleiden mißlingt, weil er es gar nicht anzufangen versteht und alles ganz verkehrt macht. (6)
13. Nachdem er eine ganze Nacht (den 30. Tag) in Krämpfen bewußtlos zugebracht und mit gelähmtem Beine wieder erwacht ist, fühlt er sich unfähig zum Schreiben, selbst seines eigenen Namens, weil er sich nicht auf die nötigen Buchstaben besinnen kann; währenddessen vermag er aber richtig zu diktieren; zugleich geschehen alle seine Bewegungen, nicht mehr seinem wohlbewußten Willen folgend, gerade umgekehrt. (6)
14. Sie erkennt Bekannte nicht wieder, und kann sich nicht entsinnen, sie bereits gesehen zu haben, selbst wenn letzteres nur ganz kurz vorher geschehen ist. (6)
15. Sie selbst sagt, sie fühle sich verrückt und unfähig zum Leben, als Strafe für eine Schuld, die sie aber nicht namhaft zu machen weiß, dabei die verworrensten Dinge durcheinander redend ohne jeglichen Zusammenhang, Sinn und Verstand, jeden Satz immer wieder von Neuem anfangend, ohne ihn vollenden zu können, ungeachtet aller Anstrengung des verschwindenden Gedächtnisses. (6)
16. Furcht, etwas vergessen zu haben: überprüft wiederholt, ob z.B. der Gashahn geschlossen ist (*Candegabe*). (39)
17. Gutes Gedächtnis. (38)
18. Erinnert sich ihrer Pränatalphase, sagt, damals sei sie fast durch Abort abgegangen, und sie habe damals gedacht, es sei kein großer Unterschied, ob sie lebte oder stürbe, doch habe sie sich entschieden, zu „bleiben“ (Frau mit Speicheldrüsentumor). (39.4)

Gedanken, Denkvermögen

1. Erhöhte Geisteskraft (*Allen*). (40)
2. Fähig, intelligent, geistreich. (34)
3. Bei freier Tätigkeit des Geistes, Schwäche des Körpers. (1.1)
4. Ich lag in unruhigem Schlummer bis nach Mitternacht, dann stellten sich Hitzen ein, zuerst im Gesichte, dann über den ganzen Körper mit Brennen und unruhigem Herumwälzen, Abdecken und völliger Schlaflosigkeit, wobei der Geist sehr klar und rege arbeitete, so daß ich öfter Notizen machen mußte; gegen 4 Uhr früh folgte dann langsam warmer Schweiß und ruhiger Schlaf. (26.2)
5. Gestern abend kam ihm kein Schlaf, er war sehr munter, als hätte er Kaffee getrunken, dabei eine Gedankenfülle und Aufregung des Geistes, so daß er auch, als er nach 12 Uhr nachts das Licht auslöschte, nicht einschlafen konnte. Die ganze Nacht war er schlaflos, bloß zeitweise schlummerte er auf kurze Zeit (n. 1 Jahr). (7)
6. Während der Fieberwärme hatte er hellere Gedanken und war zu allem wohl aufgelegt (n. 3 1/2 St.). (1.4)
7. Ekzemkind (eine „nicht angegangene“ Pockenimpfung hatte zu deutl. Verschl. geführt): geistig und körperlich im Vergleich zu den Altersgenossen auffallend wendig, beweglich; hell, clever, verständig, einfühlsam, ausgeglichen; (...) hervorragen-

de Beherrschung der Sprache, des Körpers; Geschicklichkeit der Hände; voll Phantasie und Witz; sehr rasche Auffassungsgabe, reaktionsschnell. (22.2)

8. Das Denkvermögen war geschärft, doch mehr für analytisches als für synthetisches Denken. (5.1)
9. Brav in der Schule, arbeitet gut, versteht rasch, perfektionistisch, hat eine Leidenschaft für Mathematik (7j. Junge, Sinusitis). (43.3)
10. Kinder wollen wissen, woher die Dinge kommen; fragen immer weiter; häufige Warum-Fragen (*Candegabe*). (39) (Anm.: Alle Kinder fragen von etwa drei bis sechs Jahren, also in der Phase, wo sie ihr Ich entwickeln, viel „warum". Ein Symptom ist dies nur, wenn es weit über das übliche Maß hinausgeht. vr)
11. Abends sind Kopf und Ohr wieder ganz frei. Wenn er aber seine Aufmerksamkeit dahin lenkt, droht der Kopf- und Ohrschmerz wieder zu erwachen, was bei absichtlicher Fixierung der Denkkraft auf andere leidende Teile nicht der Fall ist. (5.1)
12. „Der Verstand beherrscht die Emotionen so stark, daß alles auf eine ganz bestimmte Weise getan werden muß." (29.2)
13. Still in sich gekehrt, gedankenlos, unstet, geht sie immer umher, von einem Fleck zum anderen, ohne zu wissen, was sie will. (6)
14. In Gedanken versunken (*Boger / Bönninghausen*). (40)
15. Tagträumerei (*Boger / Bönninghausen*). (40)
16. Betrachtung / „Nabelschau" / Meditation (meditation). (38)
17. Am 3. Tage stellte sich um 11 Uhr vormittags beim Schreiben plötzliches Schwindelgefühl ein; es war ihm, als stiege vom Hinterhaupte eine Luft auf, welche Schwindel und Gedankenverlust erregend nach dem Vorderhaupte drang. (5.2)
18. Plötzliches Entschwinden der Gedanken, mit dumpfem Kopfweh. (6)
19. Gedankenvergehen mit Schwindel. (6)
20. Die Gedanken vergehen ihr so, daß sie nicht weiß, was sie eben sprechen wollte. (6)
21. Schwere im Kopfe, so daß er nichts zu denken vermag. (6)
22. Die obere Hälfte des Kopfes fühlt sich so schwer wie von Blei, mit Gedankenvergehen, Leere darin und Drücken bis in die sehr angegriffenen Augen hinein. (6)
23. Der Kopf ist ihm eingenommen und zum Denken unfähig. (1.1)
24. Als er nachmittags aus dem Schlummer geweckt wurde, war er ganz schwindlig und verloren und konnte nur mit Mühe Meister seiner Gedanken werden. (5.2)
25. Beängstigt und gedankenlos, geht sie umher wie im Taumel, mit Schwere im Kopfe und Gliedern. (6)
26. Langsames Besinnen und langsames Sprechen – sie sucht im Reden die Worte (n. 3 (1.6).). (1.1)
27. Sie sah verwirrt und müde aus und sprach in murmelnden, nuschelnden (mumbling, rambling) Sätzen; sie gab sehr wenige Symptome an und drückte sich über mentale und emotionale Symptome sehr vage aus (38j. Frau, chronisches Müdigkeitssyndrom, Epstein-Barr-Infektion). (29.2)
28. Wenn sie in ihrer Rede trotz aller Mühe nicht weiter kann, fängt sie an, bitterlich zu weinen, und sagt, sie könne gar nicht mehr denken und nicht mehr leben. (6)
29. Vergehen der Gedanken und Sinne, wie zum Irrereden. (6)
30. Im Gedanken vermißt sie oft Worte, wogegen ab und zu eine Masse kleiner, unbedeutender Worte zuviel, gleichsam hervorrollend, unwillkürlich dazwischenkommen. (6)
31. Klares, zusammenhängendes Denken, beim Briefeschreiben, wird mehr und mehr erschwert, bis zur Unmöglichkeit. (6)

32. Befangenheit des Geistes; den Gedanken, welchen er eben hatte, konnte er nicht los werden. (1.1)
33. Geistige Trägheit, Stumpfsinn, schwer von Begriff: morgens; morgens beim Aufwachen; im Schweißstadium des Fiebers. (38)
34. Alles Denken wird ihm sehr sauer. (6)
35. Geistesabwesenheit. (38)
36. Gedankenlosigkeit anhaltend. (6)
37. Unfähig zum Aufmerken und Denken, mit Kriebeln in den Händen und im Kopfe. (6)
38. Sie nahm von nichts Notiz, ihre Augen starrten leer vor sich hin, zeitweise starker Speichelfluß; das Vollbild der Idiotie, obwohl sie vor der Impfung ein geistig regsames Kind gewesen war. (27.3)
39. Ihr Sprachverständnis ist gestört, sie ist unfähig, Sprache zu formen; nur einzelne Worte, welche man ihr vorspricht, wiederholt sie, und zuweilen sagt sie Wörter, deren Bedeutung sie offensichtlich nicht kennt; objektiv bietet sie das Vollbild eines Idioten (6j. Kind, Epilepsie). (27.3)
40. Kretinismus. (12)
41. Es steigen fort und fort schwarze, Unglück verkündende, mit erträumten Gewissensskrupeln beunruhigende Gedanken auf, mit dem deutlichen Gefühle, als kämen sie aus dem Inneren des Unterleibes nach dem Herzen; dabei Schlaflosigkeit und innere, im unteren Teil des Rückens mit seßhafte Unruhe, welche immer umhertreibt, das ganze Innere gleichsam erschüttert und leise zittern macht, wahrhaft marternd, alles schärfere Denken störend, so daß die Gedanken sich überstürzen und verwickeln (v. d. 3. Woche ab). (6)
42. Die schlimmsten, grundlosen Vorstellungen peinigen fortwährend. (6)
43. Sie macht sich über die größten Kleinigkeiten immer sehr trübe Gedanken, dabei vor sich hinstarrend oder an den Nägeln klaubend. (6)
44. Sehr ängstigende Gedanken mit Hitze im Kopfe und Herzensangst treiben nachts aus dem Bett und Zimmer. (6)
45. Depression, mehrere Tage; in den unruhigen Nächten stellten sich der Reihe nach die unangenehmsten Erinnerungen aus dem Leben unabweisbar ein. (26.2)
46. Unfähig zu jeder Arbeit, weil im Kopfe die Gedanken verwirrt durcheinanderwirbeln. (6)
47. „Wenn ich an was Vernünftiges denken wollte, verlor ich in einem Augenblick (in the twinkling of an eye) den Faden.“ (12)
48. „Vor dem Einschlafen fühlte ich einen Blutandrang zum Kopf, mit Kopfweh; zugleich komische, wirre Ideen, die sich blitzartig änderten und auf die seltsamsten Sachen bezogen. Das wurde besser durch Augenöffnen oder Aufsetzen.“ (12)
49. Phantastisch wirr im Kopfe. (6)
50. Chaotisch; schlimmer durch Denken an die Beschwerden. (38)
51. Schlaf sehr kurz und frühes Erwachen, wo dann die verschiedensten Gedanken durch den Kopf jagen und dergestalt aufregen, daß der ganze Körper sich bewegt und zittert. (6)
52. Nachts wurde er 2 Mal zu Kranken geholt, dadurch war er den Tag darauf wie berauscht im Kopfe, er konnte zu keinem klaren Gedanken kommen (n. 1/2 J.). (7)
53. Nach Biergenuß jeweils einen Tag lang Gefühl, als sei der Kopf in Watte eingelegt; kann dann nicht mehr aktiv denken. (21.3)

54. Sie klagte über Kopfweh, das besonders in Momenten schlimm war, wenn Ideen (welche ihr nicht die geringsten Sorgen machten) über sie kamen, daß jemand anders neben ihr denke. (12)

Gesellschaft

1. Abneigung gegen alle Gesellschaft, bei einem sonst lebenslustigen jungen Mädchen. (6)
2. Anfall: nach zweistündigem Gähnen mit Kratzen auf dem Kopfe, ein heftiger Schreikrampf, im Sitzen bei offenen Augen allerlei wahnsinniges Zeug sprechend mit unverständlichen Worten gemischt, wütend und empfindlich gegen jede Annäherung oder Berührung der Umstehenden, zuerst unter fortwährendem Umherwerfen, dann bewegungslos starr daliegend mit geschlossenen Augen, dabei dunkelrot im Gesichte. Endlich tritt ruhiger Schlaf ein, aus welchem sie unklar und gedächtnisschwach erwacht. Während des Anfalls geht ungemein viel Urin ab, und die rechte Hand wird krampfhaft fest auf den Geschlechtsteilen angedrückt. (Psychomotorischer Krampfanfall ? Hysterie? vr) (6)
3. Melancholie, nach Partus, nachdem man ihr gesagt hatte, daß ein leichter Dammriß stattgefunden habe; wird still, glaubt sterben zu müssen, kann nicht schlafen, hat keinen Appetit, scheut die Menschen, antwortet nicht, scheint keine Frage zu verstehen, kann nicht zählen; befindet sich in ständiger qualvoller Angst, möchte aus dem Fenster springen; kümmert sich nicht um die Kinder oder ihre Verwandten; starrt vor sich hin; dabei hydrogenoide Konstitution. (11)
4. Geisteskranke Frauen, die nicht zulassen, daß man sich ihnen nähert oder sie anrührt. (11)
5. Übererregbarkeit in einem solchen Grade, daß sie plötzliche Zuckungen bekam, wenn ein Fremder sich ihr näherte; wenn man sie ansprach, antwortete sie mit Tränen und Schluchzen; dabei war die Haut auf der Brust und der rechten Bauchseite tiefgelb. (11)
6. Vermeidet den Anblick von Menschen. (38)
7. Will sich verstecken (*Candegabe*). (39)
8. Die Patientin möchte allein sein. (15)
9. Will allein sein, um zu onanieren. (42)
10. Menschenscheu, seit einem Hämorrhoiden-Leiden (ein Mann). (47)
11. „Ich treffe gerne Menschen, aber nachher bin ich gern allein, und so habe ich (eine Frau) niemals geheiratet." (8.2)
12. Bei Kummer ist er lieber für sich und möchte keinen Trost. (21.3)
13. Abneigung gegen Trost und Gesellschaft (65j. Frau, Flatulenz). (34)
14. Verschlossen, zurückhaltend, beobachten alles, abgekapselt (*Vithoulkas*), weil sein Verhalten eigensüchtigen Zielen dient (*Candegabe*). (39)
15. Abweisende Stimmung. (38)
16. Will nicht angefaßt werden. (38)
17. Widerwille gegen Berührung (21.7); das Kind mag nicht von fremden Erwachsenen angefaßt werden (3j. Mdch., intellekt. frühreif, Ekzemkd.) (22.2)
18. Weinen bei Kindern, wenn man sie freundlich anspricht (*Knerr*). (40)
19. Höchst frühreif; konnte mit Kindern jedes Alters absolut nichts anfangen; wollte zu keinerlei Kindervergnügen gehen (3j. Junge, rezid. Tonsillitis). (29.3)
20. Oft Fremdheitsgefühle gegenüber den eigenen Kindern, auch den Eltern gegenüber empfindet sie „eine unwahrscheinliche Fremdheit". Mag Partys mit Fremden nicht, fühlt sich dann unverstanden (43j. Frau, Neurose). (44.2)

21. *Thuja*patienten können reserviert oder schüchtern sein und neigen zum Einzelgängertum. Sie finden es schwierig, Leute zu treffen, Konversation zu machen oder am Arbeitsplatz Kontakte zu knüpfen. Sie sehnen sich danach, Beziehungen aufzubauen, doch ihr Selbstwertproblem verhindert dies. Dadurch wird ihnen das soziale Leben zur Bürde. Sie ziehen sich immer mehr in sich selbst zurück; das gibt ihnen die Illusion von Sicherheit und sozialer Anpassung. Sie fühlen sich stets als Außenseiter, was schließlich zur selbsterfüllenden Prophezeiung wird. (29.5)
22. Anwesenheit Fremder bessert (*Phatak*). (40) (Diese Angabe ist entweder ein Druckfehler oder bezeichnet eine relativ selten auftretende kompensatorische Reaktion, denn überall sonst wird die *Verschlimmerung* in Anwesenheit Fremder und die Fremdenfurcht betont. vr)

Gier, Suchtverhalten (zur Arbeitssucht siehe „Arbeit")

1. Gegen Abend ungewöhnlich starker Appetit, der befriedigt werden mußte. (5.1)
2. Das Mittagsmahl wurde mit wahrem Heißhunger verzehrt. (5.1)
3. Wolfshunger, ein Hunger, wie er ihn vor der Impfung niemals erlebt hatte. (27.3)
4. Fühlt sich nicht satt werden nach ordentlicher Mahlzeit. (6)
5. Heißhunger... auch die Nacht aus dem Schlafe weckend. (6)
6. Der Magen verlangt unwiderstehlich alle Stunde etwas zu essen,vormittags. (6)
7. Chorea, nachts und morgens; gieriger Appetit; trockenes Haar; sehr übellaunig und eigensinnig; lacht viel ohne Ursache. (11)
8. Im Magen während der schlaflosen Nächte ein peinliches Nagen, welches wider Willen sogleich etwas zu genießen zwingt. (6)
9. Großer Appetit, „wahnsinnige Lust auf Essen, v.a. auf Fettes, Sahne und Süßes, habe gerne das Gefühl, vollgestopft zu sein, weil ich dann meine innere Leere nicht spüre"; litt an Eß-Brechsucht vom 16. bis ca. 41. Lebensjahr, „jeden Tag Eß-Brechanfälle, es war ein maßloses Verlangen"; gebessert durch Selbsthilfegruppe; bis 5 Jahre vor Erstkonsultation auch viel Alkoholkonsum (43j. Frau, Haarausfall). (44.2)
10. Gieriges Verlangen nach Milch. (20.9)
11. Verlangen nach unverdaulichen Dingen, Zimtstangen, Plastik, Pappe, Zimmerpflanzen (10 Monate alter Kater). (29.6)
12. Er konnte nur Salzkost genießen, nichts war ihm genug gesalzen; nach *Thuja* verschwand diese krankhafte Neigung auf Dauer (junger Mann, unterdrückter Tripper). (33)
13. Bei außerordentlicher Empfänglichkeit für jeden Eindruck unterliegt er jeder Stimmung des Augenblicks, so daß er immer aus einem Extrem in das andere gerät, und sein ganzes Dasein nur aus Extremen besteht. Dabei wird er stets unwiderstehlich hingerissen zu angenehm aufregenden hitzigen Getränken, aber ohne Trunkenheit. (6)
14. Großes Verlangen zu rauchen, welches er bis zu diesem Zeitpunkt noch nicht erlebt hatte (36. T.). (7*)
15. Verlust des Verlangens zu rauchen; wann immer er es versuchte, bekam er sofort Stuhldrang (n. 12 Mon.). (7*)
16. Bei diesen Kranken (den an Gonorrhoe Erkrankten im Allgemeinen, vr) handelt es sich meist um Trinker und Raucher. Sie bilden die schwer beeinflußbaren Fälle und bieten wenig Möglichkeit zu wirklichen Heilungen, wenn es nicht gelingt, ihre Lebensweise zu ändern. Man muß sie auf leichte Kost setzen und ihnen das Trinken und Rauchen ganz und gar verbieten. Erst eine völlig ausgeglichene Lebensweise sichert den Erfolg. (15)

17. Über Thujon schrieb *Fühner* (Med. Toxikologie), es sei als Bestandteil des Absinthöls einer der Auslöser der Absinthsucht, welche zu zerebralen Störungen mit epileptiformen Krämpfen, Delirien und Halluzinationen führt. (25)
18. Alkoholismus mit Rezidivneigung (*Boger*). (40)
19. Alkoholiker; trinkt bis zu einer ganzen Flasche Rum in der Nacht, in dem vergeblichen Versuch, Schlaf herbeizuführen; ist vor 12 Wochen wiedergeimpft worden und hatte seitdem keine einzige ruhige Nacht; nach *Thuja* C30 sogleich ruhige Nächte. (27.3)
20. Alkoholismus, sie trank 3 bis 4 Flaschen Wein am Tag trotz jahrelanger Psychoanalyse (41j. Frau, Professorin der Rechtswissenschaft). Nach *Thuja* verlor sie das süchtige Verlangen nach Wein völlig, so daß sie sogar gelegentlich ein Glas Wein zu sich nehmen konnte, ohne weitertrinken zu müssen. (43.2)
21. Furcht, Alkoholiker zu werden. Empfindet sich als jemand mit starkem Suchtpotential, Neigung, sich „mit Alkohol zuzuschütten oder mit Essen zuzustopfen“, „ich könnte mir vorstellen, jeden Abend besoffen zu sein“. Trinkt jeden Abend drei, vier Weizenbier, von denen er sich stark angetrunken fühlt; legt aus Angst vor Alkoholismus immer wieder alkoholfreie Zeiten ein (d.h., objektiv besteht kein Alkoholismus - *K. J. Müller*). Hat früher auch zuweilen Haschisch und LSD genommen. Appetit sehr groß. Morgens Startschwierigkeiten, gegen die er „ein deftiges Frühstück mit schwarzem Tee“ braucht. Nach *Lach.* verstärkte sich zusätzlich der Geschlechtstrieb, mit ständigen sexuellen Gedanken und viel Onanieren, was durch *Bufo* lediglich unterdrückt, aber durch *Thuja* normalisiert wurde. Unter *Thuja* kann er außerdem „mit dem Alkohol positiver umgehen, ohne schlechtes Gewissen“, braucht sich nicht mehr Gedanken über das Thema zu machen (30j. Mann, Neurose; *Lach.* und *Bufo* besserten partiell, *Thuja* heilte). (44.2)
22. Alkohol-, Zigaretten- und Drogenkonsum, Onanie, sexuelle Überaktivität sowie Überessen dienen bei *Thuja* als Betäubungsmittel für negative Gefühle (über sich selbst) und als Projektionsfläche für das schlechte Gewissen. Bei *Lachesis* und *Bufo* ist die „Triebhaftigkeit“ primär, das schlechte Gewissen sekundär; bei *Thuja* ist letzteres das Primäre. (44.1)
23. Materielle oder sinnliche Exzesse als Entschädigung für alles, was ihnen fehlt. Sinnlichkeit, in Form von sexuellen Phantasien, intensiven sexuellen Erfahrungen oder Drogenkonsum, tötet den Schmerz ab. *Thuja*kranke können sexsüchtig werden, an anonymen sexuellen Lustbarkeiten teilnehmen, gewohnheitsmäßig „one-night-stands“ praktizieren. Auch können sie exzessiv lange schlafen oder Alkohol oder Nahrung mißbrauchen. (29.5)
24. Sehr besitzergreifend bezüglich seiner Sachen und seines Spielzeugs (2 1/2 j. Junge, Infektneigung). (29.3)
25. Kleptomanie; geht in Warenhäuser und stiehlt Sachen. Ich (*Bill Gray*) verstehe die Motivation dahinter nicht, aber die Kleptomanie gehört auf jeden Fall in das AMB von *Thuja*. Die Patienten bekennen dies natürlich nicht von sich aus; man muß gezielt danach fragen. (32)

Gleichgültigkeit

1. Größte Gleichgültigkeit, in Weinen übergehend. (6)
2. Anhaltende große Schwermut geht zuletzt in völlige Gleichgültigkeit über. (6)
3. „Alles Leiden hat eine Grenze, und dann kommt die Gleichgültigkeit. Nun bin ich gleichgültig.“ (Durch Osteoporose an den Rollstuhl gefesselte Frau.) (8.2)
4. Nahm an nichts Anteil, aber weinte jämmerlich (5 Mon. alter Sgl., akute Schädigung nach der „Dreifachimpfung“). (28.1)

5. Auffallende Gleichgültigkeit gegen das andere Geschlecht (bei einem Manne). (5.1)
6. Sie hat niemals geheiratet, weil sie keine Lust hatte, mit einem Mann ins Bett zu gehen. (8.2)

Hast, Eile, Zeitsinn

1. Die Zeit vergeht zu schnell, erscheint kürzer. (38)
2. Fieberhafte Aktivität (*Candegabe*) (39); Ungeduld, Überstürztheit (38).
3. Ungestüm, im Schweißstadium des Fiebers. (38)
4. Sie war früher (vor Eintritt der Augenerkrankung) immer sehr eilig gewesen; ihr Mann hatte ihr immer gesagt, sie solle gehen und nicht rennen (62j. Frau, Katarakt bds.). (34)
5. Ausgesprochen lebhaftes Kind, immer in Bewegung, impulsiv, ungeduldig, in Eile, zu beenden, was er begonnen hat (7j. Junge, Sinusitis). (43.3)
6. Sie schien immer in fürchterlicher Eile zu sein, bei der Arbeit, in ihren Bewegungen, beim Gehen (50j. Frau, Depression). (34)
7. Hastigen Gemüts, ungeduldig und rastlos. (20.2)
8. Hast in allem, einschließlich beim Sprechen (35j. Frau, Arthralgien der Finger). (34)
9. Der Patient zeigt ein ungeduldiges, hastiges Verhalten. Er redet hastig. Seine Bewegungen sind unnatürlich aktiv und hastig. (17)
10. Eilig, mit übler Laune; redet hastig, verschluckt Wörter. (31)
11. Der Knabe spricht überaus hastig, oft Wörter überspringend und ganze Silben verschluckend, ohne jedoch zu stottern. (6)
12. Die Hast beim Reden kommt von der Befürchtung, daß die Gedanken weg sein könnten, bevor sie ausgesprochen wurden (*Candegabe*). (39)
13. Hast bei geistiger Arbeit. (38)
14. Pünktlich und genau (*Vermeulen*). (39)
15. Langsamkeit. (38)

Hysterie

1. Scheinschwangerschaft. (17)
2. Hysterische Frau, sehr mondän, außerordentlich nervös; eines schönen Tages erklärt sie, sie sei schwanger, und tatsächlich sistiert die Regel für längere Zeit, und der Leib nimmt an Umfang zu. Die Frauenärzte aber können keine Gravidität feststellen. Trotz deren Erklärungen besteht sie auf ihrer fixen Idee, erzählt überall, sie sei schwanger, sie fühlt Kindsbewegungen und besorgt eine Säuglingsausstattung. – Nach *Thuja* D 200, gefolgt von 4 Dosen *Nux-m.* D 30, verschwindet die Wahnvorstellung; seitdem aber behauptet sie steif und fest, die Homöopathie habe eine Fehlgeburt bewirkt. (*Vannier*) (21.9)
3. Clavus- und Globusgefühl (siehe „*as if*"). (17)

Konzentration (siehe „Arbeit, Aphasie etc.")

1. Zerstreutheit, Unstetigkeit und Neigung, bald dies, bald jenes zu verrichten (n. 6 St.). (1.6)
2. Beim Vorlesen vermag sie nicht mit Verständnis dem Inhalt zu folgen. (6)
3. Unfähig zum Aufmerken und Denken, mit Kriebeln in den Händen und im Kopfe. (6)
4. Unangemessen müde, kann sich nicht konzentrieren (62j. Frau, Katarakt bds.). (34)
5. Abends sind Kopf und Ohr wieder ganz frei. Wenn er aber seine Aufmerksamkeit dahin lenkt, droht der Kopf- und Ohrschmerz wieder zu erwachen, was bei absichtlicher Fixierung der Denkkraft auf andere leidende Teile nicht der Fall ist. (5.1)

6. Wie (als, vr) sie sich zerstreut, unterhält, vergißt sie ihre Schmerzen (n. 10 T.). (7)
7. Konzentrationsfähigkeit gut, aktiv (*Jahr*). (40)

Launenhaftigkeit, wechselnde Laune

1. Gemütsstimmung sehr wechselnd. (6)
2. Unbeständigkeit. (38)
3. Unentschlossenheit (38); wankelmütig / wechselhaft (changeable) (*Jahr*). (40)
4. Wechselnde und widerspruchsvolle Zustände. (38)
5. Vormittags Magenschmerz und melancholische Gemütsstimmung, nachmittags heitere Laune (mehrere Tage nacheinander). (5.1)
6. Sehr aufgeregt, bald weint sie, bald lacht sie. (6)
7. Widersprüchlich; Handlungen und Absichten widersprechen einander (*Boger / Bönninghausen*). (40)
8. Bei außerordentlicher Empfänglichkeit für jeden Eindruck unterliegt er jeder Stimmung des Augenblicks, so daß er immer aus einem Extrem in das andere gerät, und sein ganzes Dasein nur aus Extremen besteht. Dabei wird er stets unwiderstehlich hingerissen zu angenehm aufregenden hitzigen Getränken, aber ohne Trunkenheit. Die Glücks- und Herrschaftsträumerei steigert sich dabei von Tag zu Tag immer mehr, alle Grenzen überspringend, und wird zu einem freudvoll schwindelnden Taumel mit Verlöschen der Vernunft. (6)

Lesen, Lernen, Schreiben, Studieren

1. Zittern aller Gegenstände vor den Augen, beim Schreiben. (1.8)
2. Beim Schreiben stellte sich linksseitiger Stirnkopfschmerz ein, der den ganzen Vormittag anhielt. (5.2)
3. Am 3. Tage stellte sich um 11 Uhr vormittags beim Schreiben plötzliches Schwindelgefühl ein; es war ihm, als stiege vom Hinterhaupte eine Luft auf, welche Schwindel und Gedankenverlust erregend nach dem Vorderhaupte drang. (5.2)
4. Schwindel und Vergehen der Buchstaben beim Lesen. (5.3)
5. Geistige Arbeit ermüdet bald. (5.1)
6. Stirnkopfschmerz, der nach 1 St. in die Empfindung übergeht, als würde ein Keil in die Schläfe getrieben. Dabei heitere Gemütsstimmung und Aufgelegtheit zu geistigen Arbeiten. (5.1)
7. Nachdem er eine ganze Nacht (den 30. Tag) in Krämpfen bewußtlos zugebracht und mit gelähmtem Beine wieder erwacht ist, fühlt er sich unfähig zum Schreiben, selbst seines eigenen Namens, weil er sich nicht auf die nötigen Buchstaben besinnen kann; währenddessen vermag er aber richtig zu diktieren; zugleich geschehen alle seine Bewegungen, nicht mehr seinem wohlbewußten Willen folgend, gerade umgekehrt. (6)
8. Er verschreibt sich auffällig oft, bei der angestrengtesten Aufmerksamkeit, indem er bald nur einzelne Buchstaben, bald Silben, bald ganze Worte verwechselt oder ausläßt. (6)
9. Nachdem er eine ganze Nacht (den 30. Tag) in Krämpfen bewußtlos zugebracht und mit gelähmtem Beine wieder erwacht ist, fühlt er sich unfähig zum Schreiben, selbst seines eigenen Namens, weil er sich nicht auf die nötigen Buchstaben besinnen kann; währenddessen vermag er aber richtig zu diktieren; zugleich geschehen alle seine Bewegungen, nicht mehr seinem wohlbewußten Willen folgend, gerade umgekehrt. (6)
10. Verspricht und verschreibt sich sehr stark und oft. So schreibt er statt des Namens des Kranken „Krankenbericht", statt Beruhigung (da gerade die Rede von Juden

war) „Abraham“; dabei ist der Kopf ganz eingenommen, schwindlig und vor den Augen flattert und flimmert es, daß er fast nichts deutlich sieht (n. 1/2 J.). (7)
11. Er verspricht, verschreibt und versieht sich, z. B. sieht er eine 6 und glaubt, es sei eine 9, und spricht 9 aus und überzeugt sich erst später, daß es eine 6 sei (gegen 1 J.). (7)
12. Verschreibt und verspricht sich sehr stark, läßt im Schreiben ganze Silben, ja Worte aus, und im Sprechen sagt sie statt führen „richten“, statt Alte „late“, statt „ein Bad von gewöhnlichem Wasser“ „ein Boot von weichem Holze“ (n. 11 Mon.). (7)
13. Sie verspricht und verschreibt sich seit mehreren Tagen (n. 62 T.). (7)
14. Klares, zusammenhängendes Denken, beim Briefeschreiben, wird mehr und mehr erschwert, bis zur Unmöglichkeit. (6)
15. Augenschwäche; bei viertelstündigem Lesen gehen die Buchstaben alle ineinander, oft ist es, als werde der Blick am Buchstaben festgehalten, so daß er nicht weiter mit dem Lesen fortkommen kann, das rechte Auge ist schlechter als das linke, eine Brille hilft nichts, die Augen sehen dabei nicht weiter krank aus. (6)
16. Er hat in der letzten Zeit ein sehr schwaches Gedächtnis und vergißt alles, was er nicht aufschreibt, dabei auch ein schweres Fassungsvermögen (gegen 1 J.). (7)
17. Abends beim Kerzenlicht ist es ihm dunkel vor den Augen, er sieht nichts recht deutlich, so daß ihm das Lesen und Schreiben sehr schwer fällt; des Morgens beim Aufstehen flattern ihm helle, weiße Flecke vor den Augen, die beim Schließen der Augen bläulich erscheinen, so daß er auch früh Mühe beim Lesen und Schreiben hat (n. 22 Wochen, durch mehrere Tage). (7)
18. Versuche zu lesen oder zu denken lösen einen Schmerzanfall aus (Zahnneuralgie). (11)
19. Konnte im Schulalter schon lesen und schreiben; sagte, als sie in die Schule kam, ganz unschuldig, daß sie nicht mehr kommen wolle, denn das könne sie ja schon alles, sie sei ja schon weiter; daraufhin haben die Lehrer sie dort regelrecht gebrochen. Sie haßte diese Schule und war oft nicht dort, wegen Fieberzuständen unklarer Genese (Frau mit Speicheldrüsentumor). (29.4)
20. Unfähig zu zählen, nach Entbindung. (11) (Dieses Symptom wird im Repertorium von *Knerr* und in (39) fälschlich als „Kann nicht rechnen“ wiedergegeben. vr)
21. Brav in der Schule, arbeitet gut, versteht rasch, perfektionistisch, hat eine Leidenschaft für Mathematik (7j. Junge, Sinusitis). (43.3)

Liebe, Zuneigung, Nähe und Distanz (auch zu sich selbst), Sensibilität für Andere

1. Verliebtheit (*Bönninghausen*). (40) (Dieser Autor meint mit „Verliebtheit“ auch Zustände wie Schwärmerei, Ekstase, Begeisterung, Entzücken usw. – *Gypser*)
2. Verlangen nach Mitgefühl, will bemitleidet werden (*Allen*). (40)
3. Kinder beschützen andere Kinder (*Candegabe*). (39)
4. Das 2 1/2 j. Mädchen ist bereits auffallend sozial (fürsorglich, gerecht, schenkt gerne, erklärt, tröstet gerne, rasch zum Verzeihen bereit); dabei intellektuell frühreif und höchst pingelig; Ekzemkind, nicht angegangene Pockenimpfung hatte verschlimmert. (22.2)
5. Hat das Bedürfnis, andere Menschen zu erfreuen; kann sich nur schlecht entspannen, weil sie ständig unter dem inneren Zwang steht, anderen Menschen Gefälligkeiten erweisen und eine Freude machen zu müssen (28j. Frau, Ekzem). (32)
6. *Thuja*patienten sind oft „Sklaven ihrer Pflicht, gewissenhaft, übergenau in Details“, sie machen sich im Dienst Anderer kaputt (*Ross*). (34)
7. Milde. (38)

8. Äußerlich sanfter Eindruck (*Ravi Roy*). (39)
9. Wochenlang bestehende Fußödeme wurden geheilt, bei einigen milden „*Pulsatilla*“-Frauen, wenn die Ödeme eher auf einfache Schwäche, als auf eigentliche Herzkrankheit zurückgingen. (27.1)
10. Erschien als nette (pleasant) „*Pulsatilla*frau“, trotzdem war *Thuja* ihre Arznei (61j. Frau, Atherome, Hypertonie). (34)
11. Ich erinnere mich eines sehr netten Mannes, dem es nach *Thuja* sehr gut ging, der aber schwierig als *Thuja* zu erkennen war; er war einer der nettesten Leute, die man nur treffen kann, sehr sensibel, ein Poet. Trotzdem empfand er sich als entfernt (distant) von den Leuten; er fühlte sich unfähig, direkt und persönlich zu kommunizieren, und deshalb wandte er sich als Ventil der Dichtung zu. (16)
12. Unfähig, anderen gegenüber Zuneigung zu zeigen (*Candegabe*). (39)
13. Vermag kein Gemeinschaftsgefühl mit den Mitmenschen zu empfinden, reagiert auf ihre Ansprüche mit Feindseligkeit (*Candegabe*). (39)
14. *Thuja* kann äußerlich gesellig erscheinen, sich mit vielen Leuten umgeben; innerlich aber fühlen sie sich isoliert, und niemand kennt sie wirklich oder weiß, was sie empfinden. Ein *Thuja*kranker, ein HIV-positiver Homosexueller, beschrieb sich selbst als Partylöwen, der gerne tanzte, lange ausging und starkes Verlangen nach Gesellschaft hatte. Auf die Fragen ob er sich auf den Parties wohlfühle, lächelte er und sagte: „Ich gehe viel aus, aber suche immer am falschen Platz nach Liebe. Ich werde immer einsam sein, denn niemand ist jemals gut genug.“ Er lachte und gestikulierte beredt, aber gab zu, daß er, obgleich er das Zentrum jeder Party war, eine ständige, schmerzhafte Einsamkeit empfand. (29.5)
15. Vor der Gabe von *Thuja* hatte sie sich gegenüber anderen Menschen neutral und distanziert gefühlt; nach der Mitteleinnahme überkam sie eine überwältigende Traurigkeit wegen dieses neutralen Gefühls, darüber, daß sie ihr ganzes Leben in einem Zustand emotionalen Getrenntseins von den Mitmenschen verbracht hatte; in den Träumen nach Einnahme der Arznei erlebte sie viele Gefühle für andere Menschen, die sie früher nie empfunden hatte (28j. Frau, Ekzem). (32)
16. Wenn er ein junges Mädchen oder eine Frau sieht, kommen ihm Heiratsgedanken (ohne die geilen Gedanken von früher); seine Gedanken sind nicht platonisch, auch nicht wirtschaftlicher Art, sondern mehr freundschaftlich (Heilwirkung). – Könnte dieses Heilmittel die Leute auf den Gedanken bringen, eine Ehe einzugehen? (47)
17. „*Thuja* empfindet eine tiefe Einsamkeit und Leere in sich und sehnt sich nach dem perfekten Partner, der die Gebiete ergänzen kann, auf denen er/sie ein Defizit zu haben meint. Insoweit imitiert *Thuja* die romantischen Arzneien (*Natriumsalze, Ignatia,* sogar *Puls., Sil.* und *Tub.).* Und doch ist es für *Thuja* schwer, echte Intimität auf einer tieferen emotionalen Ebene zu fühlen. Die Patienten beschreiben eine Art von Neutralität oder Apathie, welche aus der kalkulierten Art und Weise entsteht, mit welcher sie ihre Charaktermaske aufgebaut haben. Ihre eigenen wahren Gefühle sind nicht spontan, doch nach der Arznei können sie es werden.“ (29.2)
18. Emotional harte Menschen. (16)
19. „Rigidität im Gefühlsausdruck und im Verhalten ist charakteristisch für *Thuja*. Es kann Härte und Mangel an Sensibilität gegenüber Anderen vorhanden sein, weil die eigenen emotionalen Ausdrucksformen des Thujapatienten kalkuliert sind.“ (29.2)
20. *Clemens von Bönninghausen* studierte, während er an einem Ileus litt, seinen eigenen Fall und fand das Simile – zutreffend, denn es rettete sein Leben – in der

Thuja. Er schreibt selbst: „Es blieb nur wenig Hoffnung übrig, mich meiner zahlreichen Familie erhalten zu sehen, als ich mit der angestrengtesten Willenskraft meine ungeheuren, bis jetzt im zunehmen begriffenen Unterleibsschmerzen überwindend, mein Symptomenbild zur Hand nahm und beschloß, nicht eher nachzulassen, bis ich entweder mein passendes hom. Mittel gefunden hätte oder durch den Tod von meinen Qualen befreit wäre. Es war Mitternacht geworden, ehe ich damit zu Stande kam, in der *Thuja* eine Arznei zu finden, in deren Symptomen das Charakteristische meiner Beschwerden so deutlich enthalten war, daß ich mir sofort das Etui reichen ließ und mit jedem Nasenloche nur einmal an die vor Jahr und Tag mit der 30. Verdünnung derselben befeuchteten Streukügelchen aufroch. Wer beschreibt des Verzweifelnden Freude, wenn er sich gerettet sieht? (...) Nach 10 Minuten hatte ich eine sehr reichliche Stuhlausleerung, nach einer 13tägigen Verstopfung." (19) (Welch eine Fähigkeit zur Distanz zum eigenen Leibe und zur eigenen Krankheit liegt in dieser Leistung! Sie zeigt die positive Seite der Sykose. Möglicherweise steckt *Thuja* - Akribie und „sykotische Spürnase" sogar in dem Hauptwerk *Bönninghausens,* dem Therapeutischen Taschenbuch, dem lt. *Gypser* alle modernen Repertorien an Logik und Verläßlichkeit weit nachstehen – vr.)

Musik, Singen, Tanzen, Kunst

1. Musik bessert oder verschlimmert (*Boger / Bönninghausen*). (40)
2. Bei Musik Weinen mit Zittern der Füße. (6)
3. Bin neuerdings sehr rührselig, bei Musik muß ich weinen. (21.5)
4. Traurig durch Musik. (38)
5. Eine weiche, zarte Musik kann er nicht vertragen ohne spannenden Herzkrampf. (6)
6. Heftige Stiche in der linken Schulter beim Klavierspielen. (6)
7. Empfindlich gegen Musik. (38, verif.)
8. Empfindlich gegen Kirchenmusik (*Vithoulkas*). (39)
9. *Thuja 30* hat bei Herrn H. eine Fröhlichkeit hervorgerufen, die sich sogar nach außen zeigte. Er begann halblaut vor sich hinzusingen, was er vorher nie getan hatte. ... *Thuja 1000* hat die (nach einem Kummer) verschwundene Fröhlichkeit für 8 - 10 Tage wieder aufleben lassen, aber die Fröhlichkeit ist nicht mehr so offenherzig; er singt zwar noch vor sich hin, aber seltener. (47)
10. Liebt Musik, tanzt gerne (2 1/2 j. Mdch., Ekzemkind). (22.2)
11. Er hörte lieber mit seinen Eltern klassische westliche Instrumentalmusik, als an irgendeinem kindlichen Vergnügen teilzunehmen (3j. Junge, rezid. Tonsillitis). (29.3)
12. *Thuja*-Künstler können innerhalb der Kunstform, die sie sich erwählt haben, sehr ausdrucksvolle und dramatische Darsteller sein. Dabei neigen sie aber zum Einsiedlertum. (29.5)

Orientierungsstörungen

1. Es wird ihm nebelig vor dem Kopf, daß er gar nicht weiß, wo er ist, während des Stehens (n. 3/4 St.). (1.4)
2. Verliert den Weg in wohlbekannten Straßen. (38)
3. Gewohnte Dinge erscheinen fremd (*Pierre Schmidt*). (40)
4. Sie erkennt Bekannte nicht wieder, und kann sich nicht entsinnen, sie bereits gesehen zu haben, selbst wenn letzteres nur ganz kurz vorher geschehen ist. (6)
5. (Fühlt sich) wie im Traum. (38)

Reizbarkeit

1. Reizbarkeit: nach Samenerguß (*Knerr*); nach Koitus (*Boger*); mit Hast (*Knerr*); nach Erwecktwerden aus dem Schlaf durch Geräusch (*Knerr*). (40)
2. Elend und reizbar nach dem Schlafen (chron. Augenentzdg. n. Impfg.). (11)
3. Morgendliche Reizbarkeit. (20.3)
4. Am Morgen eine nicht gewohnte Ungeduld und Reizbarkeit (3. T.). (26.2)
5. Ausgeprägte Reizbarkeit bei einer Frau, die sonst so freundlich war, wie man nur sein kann. Nach der Heilung schrieb die Tochter: „Sie ist wieder die alte, freundlich wie zuvor, ohne die seltsamen Anfälle von Reizbarkeit und Zorn, welche zuvor angefangen hatten, sie so sehr zu belästigen, und es ihr so schwer machten, ein Dienstmädchen zu halten" (Prolapsus vaginae). (27.1)
6. Sein Haushalt bemerkte an ihm eine übermäßige Reizbarkeit, und wenn er zornig erregt war, dauerte es lange, bis er sich wieder beruhigte (simmer down), im starken Gegensatz zu seinem früheren Verhalten (vor der Pockenimpfung, vr). (27.3)
7. Hochgradig reizbar, besonders gegenüber den Hausgenossen, dem Ehemann und der Mutter. (15)
8. Lebhafter Typ, ärgert sich leicht, reagiert mit Worten, wenig Geduld, jedoch ungeheuer gewissenhaft. (20.3)
9. Extrem obstipiert seit mehreren Jahren, trotz eines körperlich aktiven Lebens auf dem Lande; (...) reizbar, leicht zu provozieren. (...) (11)
10. Niedergeschlagenheit und Reizbarkeit. (27.3)
11. Sehr schwere, trübe, reizbare Verstimmung. (6)
12. Deprimiert und reizbar; sie war immer skrupulös über Kleinigkeiten gewesen, jetzt erlebte sie, daß sie vergaß, was sie sagen wollte, ein Umstand, der sie noch gereizter machte (50j. Frau). (34)
13. Imbezillität und Verlust der Sprache nach (Pocken-) Impfung; ruheloser Schlaf, Reizbarkeit; weint den ganzen Tag; die Augen starren blicklos (vaguely); zuweilen Speichelfluß aus dem Mund; sieht wie ein Idiot aus (3j. Kind). (11)
14. Nach jeder Impfung (die in Italien vorgeschriebenen Vierfachimpfungen) ein schwerer Harnwegsinfekt, dabei extrem reizbar (13 Monate altes Mädchen). (45.3)

Religion, Störungen im Zusammenhang mit der

1. Fanatismus. (38)
2. Sie können dogmatisch, auf ihre Meinung fixiert (opinionated) und moralistisch werden. (29.2)
3. Blödsinnige Geistesschwäche, mit pietistischem Fanatismus, Arbeitsscheu, ängstlicher Unruhe, Schlaflosigkeit, Verstopfung und Ausbleiben der monatlichen Regel, nimmt nach 14tägiger Einwirkung der *Thuja*-Gabe allmählich ab und wird dann nach und nach binnen 9 Monaten gründlich und dauernd geheilt. (6)
4. Ein streng religiöser Moslem, der des Glaubens wegen einen schönen weißen Bart trug, beharrte darauf, den Bart nicht abzuschneiden, obgleich der Radiologe, ebenfalls ein Moslem, ihm erklärt hatte, daß das Tragen eines Bartes für den Moslem keine Pflicht sei und daß der Bart durch die Strahlentherapie ohnehin verbrannt werden würde. Er sagte, er wolle lieber sterben, als sich den Bart abzuschneiden, sein Herz erlaube ihm nicht, das zu tun. Warum solle er seinen Bart für die Behandlung opfern, da doch sowieso jeder einmal sterben müsse? (Nasopharynx-CA). (29.1)

5. Auch der „religiöse Fanatismus" der *Thuja* entsteht aus einem übermäßig starren Verständnis von Korrektheit. Auf einer Seite steht das Korrekte, Ordentliche, Richtige, auf der anderen Seite das Falsche. Je mehr man sozusagen Richtig und Falsch ins Extreme überspitzt, desto mehr Entzweiung entsteht und desto größer ist das Gefühl, nicht dazuzugehören, ja sogar isoliert zu sein. ... *Anacardium* wie *Thuja* können in religiösen Bruderschaften angetroffen werden. Bei *Thuja* besteht die Entzweiung zwischen dem Gefühl für Moral und den „animalischen" Instinkten. Bei *Thuja*patienten kann das Über-Ich wie ein faschistischer Moralist erscheinen, der Instinkten nicht traut und sie hinter Schloß und Riegel bringen möchte. (29.4)
6. Sie wähnt, eine Sünde begangen zu haben. (6)
7. Gewissensangst. (21.7)
8. Gedrücktsein mit Schwere auf der Brust und dem Gefühle, als riefe es im Inneren „Wehe! Wehe!" (6)
9. Es steigen fort und fort schwarze, Unglück verkündende, mit erträumten Gewissensskrupeln beunruhigende Gedanken auf, mit dem deutlichen Gefühle, als kämen sie aus dem Inneren des Unterleibes nach dem Herzen; dabei Schlaflosigkeit und innere, im unteren Teil des Rückens mit seßhafte Unruhe, welche immer umhertreibt, das ganze Innere gleichsam erschüttert und leise zittern macht, wahrhaft marternd, alles schärfere Denken störend, so daß die Gedanken sich überstürzen und verwickeln (v. d. 3. Woche ab). (6)
10. Sie selbst sagt, sie fühle sich verrückt und unfähig zum Leben, als Strafe für eine Schuld, die sie aber nicht namhaft zu machen weiß, dabei die verworrensten Dinge durcheinander redend ohne jeglichen Zusammenhang, Sinn und Verstand, jeden Satz immer wieder von Neuem anfangend, ohne ihn vollenden zu können, ungeachtet aller Anstrengung des verschwindenden Gedächtnisses. (6)
11. Sie wähnt, sie habe sich absichtlich Anderen gegenüber wie verrückt gezeigt, um anderes vermeintlich getanes Unrecht damit zu beschönigen, und werde nun durch eigene Verrücktheit dafür bestraft. (6)
12. Sie selbst verlangt mit Angst und Verzweiflung, in eine Irrenanstalt gebracht und dort recht schlecht und streng behandelt zu werden, damit ihre fixen Ideen bekämpft und bezwungen würden; sie wisse recht gut, daß sie Unrecht tue und allerlei Schlechtes denke, sie wolle sich aber nicht Mühe geben, diese Gedanken zu zerstreuen; dabei läßt sie undeutlich durchmerken, daß sie daran denken müsse, sich das Leben zu nehmen, aber das Sündhafte davon fühle, und zur Bewahrung davor die strenge Zucht einer Anstalt wünsche. (6)
13. Extrem skrupulös über Kleinigkeiten (bei Hysteralgie). (11)
14. Besorgt / sorgfältig (careful) um die geringsten Kleinigkeiten, skrupelhaft (20j. Frau, rez. Bronchitiden). (45.2)
15. Gewissenhafte Kinder mit zwanghaftem Verhalten und einem tiefen Schuldgefühl (*Candegabe*). (39)
16. Unendliches Schuldgefühl in allen Angelegenheiten, mit Skrupulosität um Kleinigkeiten, einem unablässigen Gefühl, schlecht gehandelt zu haben, und einem „angeborenen" Gefühl des Gesündigthabens, welches durch ihre Erziehung nicht im mindesten erklärt wird (41j. Frau, Professorin der Rechtswissenschaft; Alkoholismus). (43.2)
17. „Ich denke immer, alles ist meine Schuld, und daß ich irgendwie besser sein sollte. Wenn ich diese perfekte Person wäre, die ich gern wäre – denke ich –, würde die Welt gerettet. Ich nahm persönliche Verantwortung für den Golfkrieg auf mich, denn wenn

ich nur mein Leben besser gelebt hätte, hätte ich alles für jeden in Ordnung gebracht. Ich weiß nicht, ob das Arroganz ist; es fühlt sich nicht so an. ... Ich war über Jahre und Jahre in der Friedensbewegung aktiv, aber man wird angegriffen innerhalb der Bewegung und auch von außerhalb, und dann zieht man sich aus der Leitung der Bewegung zurück, weil das so wehtut. Immer, wenn ich in der Friedensbewegung Leitungsfunktionen ausübe, bin ich eine Mutter. Aber ich muß meine eigenen Kinder einer Tagesstätte überlassen, und dann muß ich damit fertigwerden, daß sie das nicht mögen. Die Situation scheint immer unlösbar zu sein. So lande ich schließlich dabei, mich als Versagerin zu fühlen" (Frau mit Speicheldrüsentumor). (29.4)

18. Sie sehnt sich fortwährend nach kirchlichen Übungen, um ihren sündigen Gedanken an Selbstmord zu entgehen. (6)
19. *Thuja*-Patienten neigen dazu, Selbsterfahrungsseminare und esoterische Veranstaltungen zu besuchen. Von den 5 PatientInnen in *K.-J. Müllers* Broschüre taten dies drei; einer davon nahm außerdem Alkohol und Drogen, teils um sich mehr zu spüren, teils um sich zurückzuziehen. Eine vierte Patientin meditierte regelmäßig, und die fünfte war in Psychoanalyse, welche sie nach erfolgreicher Behandlung mit *Thuja* abbrach. (44.2)
20. Sie klagt über geringe Motivation, daß sie kein Ziel fürs Leben besitze; meint, sie müsse mehr „für die Welt" tun, für uneigennützige Zwecke aktiver werden (28j. Frau, Ekzem). (32)
21. Weigert sich, sich von ihrem Mann scheiden zu lassen, obgleich er sie mit drei Kindern für eine Andere sitzengelassen hatte (Aufregungsdurchfall). (34)
22. Furchtbare Angst, wie Todeskampf, ein namenloses inneres Weh, als löse sich die Seele vom Körper ab... (Anf. d. 7. Mon.). (6)
23. Postorbitale Neuralgie seit 20 Jahren, die Pat. sagte, ihr Leben sei „eine einzige, lebenslange Kreuzigung" gewesen, sie kam „in äußerster Verzweiflung"; bei einer mehrfach Pockengeimpften. (*Burnett,* in (13))

Ruhelosigkeit

1. Sie hat nirgends Ruhe. (6)
2. Große Unruhe, Reizbarkeit (20j. Frau, rez. Bronchitiden). (45.2)
3. Seit dem Wechsel auf die Höhere Schule (secondary school) hat er Unruhe entwickelt (13j. Junge). (45.4)
4. Unruhe, als läge ihr etwas auf dem Herzen. (6)
5. Zunehmendes Verzweiflungsgefühl, das nirgends Ruhe läßt, unerträglich erscheinend, Tag und Nacht. (6)
6. Furchtbare Angst, wie Todeskampf, ein namenloses inneres Weh, als löse sich die Seele vom Körper ab, mit der unerhörtesten Unruhe, schrecklichen Wallungen im Blute nachts, und der Atem zum Ersticken (Anf. d. 7. Mon.). (6)
7. Unruhe im Gemüte viele Tage lang; es ist ihm alles lästig und widrig. (1.1)
8. Bei starkem Gehen ward er unruhig und mißmutig. (1.1)
9. Still in sich gekehrt, gedankenlos, unstet, geht sie immer umher, von einem Fleck zum anderen, ohne zu wissen, was sie will. (6)
10. Das Kind wird hier und da von einer eigentümlichen Atemnot und Ruhelosigkeit befallen, während welcher es von der Mutter aufgenommen und getragen werden will; nach einigen Stunden verschwinden diese Erscheinungen und das Kind ist scheinbar gesund; seit der Impfung. (27.4)
11. Unruhe, nach dem Mittagessen schlimmer oder besser. (38)

12. Sie warf sich im Vormitternachtsschlafe unruhig herum, eine Stunde lang. (1.1)
13. Zweistündige Unruhe, abends im Bette, ehe er einschlafen konnte. (1.1)
14. Schlaf ungenügend; wenn er nicht zu seiner gewohnten Zeit einschlafen kann, wirft er sich ruhelos umher. (27.3)
15. Unruhe die Nacht und Bangigkeit; er kann nicht schlafen, wegen Kälte der Unterschenkel, welche mit kaltem Schweiße bedeckt sind. (1.1)
16. Schlaflosigkeit die Nacht, mit großer Unruhe und Kälte des Körpers; wenn er einen Augenblick einschlummerte, so träumte ihm von toten Menschen. (1.1)
17. Er hat, nach Mitteilung seiner Frau, die Nacht sehr unruhig geschlafen, sich beständig im Bette herumgewälzt und geächzt. (5.1)
18. Erbrechen nachts nach großer Angst und Unruhe. (6)
19. Sehr ängstigende Gedanken mit Hitze im Kopfe und Herzensangst treiben nachts aus dem Bett und Zimmer. (6)
20. Schlaflose Nächte, er muß sich im Bette herumwerfen und von einer auf die andere Seite wenden, des Morgens dafür sehr schläfrig (n. 85 T.). (7)
21. Schlaflose Nacht, er kann vor 4 Uhr früh nicht einschlafen, ist dabei unruhig und muß sich fast alle 5 Minuten von einer Seite auf die andere wenden (n. 1 Jahr). (7)
22. Die ganze Nacht schlaflos zugebracht, er konnte kein ruhiges Plätzchen finden, er drehte sich hin und her, wetzte mit den Füßen aneinander, zählte mehrmals bis 100, kein Schlaf stellte sich ein. (...) Gegen Mittag wurde er schläfrig, er legte sich nieder, doch kaum hatte er sich hingelegt, so kam die Unruhe, er mußte sich hin und her wenden und der Schlaf war weg, nun duldete es ihn nicht länger im Bette und er mußte aufstehen (n. 1 J.). (7)
23. Hatte vor ein paar Wochen schwer getrunken, seitdem schlaflos, appetitlos, Tag und Nacht profuse Schweiße, leichter unschmerzhafter Ausfluß aus der Harnröhre, zittrige Glieder, nächtens Visionen von fremden Leuten, große Angst und Ruhelosigkeit, kann nicht im Bett bleiben, sondern muß umhergehen (Delirium tremens? vr). (11)
24. Imbezillität und Verlust der Sprache nach Impfung; ruheloser Schlaf, Reizbarkeit; weint den ganzen Tag; die Augen starren blicklos (vaguely); zuweilen Speichelfluß aus dem Mund; sieht wie ein Idiot aus (3j. Kind). (11)
25. Große Ängstlichkeit und Ruhelosigkeit, Schlaflosigkeit, Zittern der Glieder; kann nicht im Bett bleiben, muß auf- und abgehen; sogleich nach *Thuja* C200 beruhigte er sich und konnte still liegen (Delirium tremens). (27.3)
26. Im Bette kann er es während des Anfalls gar nicht aushalten, die Unruhe, oder der Schmerz, er weiß selber nicht was, lassen ihn absolut nicht im Bette sein (ca. 50j. Mann, Clusterkopfschmerz). (21.12)
27. Es steigen fort und fort schwarze, Unglück verkündende, mit erträumten Gewissensskrupeln beunruhigende Gedanken auf, mit dem deutlichen Gefühle, als kämen sie aus dem Inneren des Unterleibes nach dem Herzen; dabei Schlaflosigkeit und innere, im unteren Teil des Rückens mit seßhafte Unruhe, welche immer umhertreibt, das ganze Innere gleichsam erschüttert und leise zittern macht, wahrhaft marternd, alles schärfere Denken störend, so daß Gedanken sich überstürzen und verwickeln (v. d. 3. Wo. ab). (6)
28. Unruhe während der Regel. (38)
29. Unruhe während der Fieberhitze. (38)

Schreck, Auffahren

1. Anhaltende Ängstlichkeit, als habe er ein schweres Verbrechen begangen, mit Schreckhaftigkeit und allgemeinem Zittern, auch den Schlaf vertreibend. (6)

2. Große Furchtsamkeit, das mindeste Geräusch schreckt ihn auf (Delirium tremens). (27.3)
3. Sehr schreckhaft, bis zum Zittern des ganzen Körpers. (6)
4. Beim Einschlafen fährt sie zusammenzuckend in die Höhe. (6)
5. Schlaf sehr unruhig mit oftem (häufigem) Aufschrecken und stundenlangem Herzklopfen. (6)
6. Eine Stunde dauernder, unerquicklicher, durch beständiges Aufschrecken und scheußliche Träume gestörter Halbschlummer (nach Angstanfall im Bett). (5.3)
7. Im Nachmittagsschlummer, plötzliches Aufhüpfen im Bauche bei gleichzeitigem Aufzucken des ganzen Oberkörpers, wie von Schrecken. (5.2)
8. Nachtschlaf voller Träumereien und Aufschrecken. (1.1)
9. Um 22 Uhr legte er sich ganz wohl hin, aber nach einer halben Stunde wurde er plötzlich von Ängstlichkeit befallen. Später trat leichter Schweiß ein, worauf er einschlief, aber beständig wieder aufschreckte. (5.3)
10. Bei Bewegung des Halses, ein kurzer Stich in den Halsmuskeln, der ihn erschreckte. (1.1)

Schreien

1. Anfall: nach zweistündigem Gähnen mit Kratzen auf dem Kopfe, ein heftiger Schreikrampf, im Sitzen bei offenen Augen allerlei wahnsinniges Zeug sprechend mit unverständlichen Worten gemischt, wütend und empfindlich gegen jede Annäherung oder Berührung der Umstehenden, zuerst unter fortwährendem Umherwerfen, dann bewegungslos starr daliegend mit geschlossenen Augen, dabei dunkelrot im Gesichte. Endlich tritt ruhiger Schlaf ein, aus welchem sie unklar und gedächtnisschwach erwacht. Während des Anfalls geht ungemein viel Urin ab, und die rechte Hand wird krampfhaft fest auf den Geschlechtsteilen angedrückt. (Psychomotorischer Krampfanfall ? Hysterie? vr) (6)
2. Er rast und schreit und gebärdet sich wie ein Tobsüchtiger, es ist gräßlich anzusehen (im Anfall; ca. 50j. Mann, Clusterkopfschmerz). (21.12)
3. Ängstliche Träume mit lautem Rufen. (1.1)
4. Plötzlich eine unbeschreibliche Angst im Kopf, die sie wider Willen antreibt, nach jemand zu rufen. (6)
5. Nachts schreckliche Beängstigung, daß sie vor innerem Weh laut aufschreien möchte. (6)
6. Tagsüber große Unruhe, viel anhaltendes Schreien; Schlaf sehr fest (3/4 J. alter weibl. Sgl., Bauchtumor). (21.13)
7. Ständig schreiende Babies entwickeln einen Nabelbruch, der rot und wund wird; speziell bei sykotischer Anamnese des Vaters. (12)
8. Linksseitige Leistenhernie bei Säuglingen; das Baby schreit ständig und ist nur ruhig, wenn die linke Leistenregion von Druck entlastet wird oder wenn der Schenkel an den Leib gezogen wird. (12)
9. Häufig kamen Episoden launischen Verhaltens vor, während welcher er tagelang untröstlich war. Jeder solche Anfall war eine Qual für die ganze Familie. Stundenlang klammerte er sich dann an seine Mutter, wobei er über die eine oder andere Sache weinte und lamentierte. Selbst als Säugling pflegte er zu schreien und zu brüllen, bis seine Mutter ihn hochnahm und umhertrug. Die Mutter beschrieb Situationen, in welchen er mit geschlossenen Augen und gerunzelter Stirne immer weiter schrie und nichts seine Aufmerksamkeit erreichen oder ihn ablenken konnte (2 1/2 j. Jg., Infektneigung). (29.3)

10. Schreien im Schlaf. (38)
11. Zwei Kinder (der Vater des einen hatte GO gehabt) zeigten folgende Symptome: Zwei Stunden nach Zubettgehen erwachten sie regelmäßig mit Treten, Schreien und weigerten sich, zu antworten. Das hielt eine Stunde oder noch länger an. Wenn man sie fragte, ob sie urinieren wollten, weigerten sie sich zu antworten, schlugen nach der Wärterin und sagten „nein". Wenn man sie aber aufnahm und aufs Töpfchen setzte, urinierten sie und schliefen danach ruhig ein. (12)
12. Diese (skrofulösen) Kinder schreien beim Aufwachen und brauchen lange, bis sie ganz wach sind. (17)
13. Von 19 bis 21 Uhr, spätestens um Mitternacht, schwere Knochenschmerzen im Kopf, mit Schlaf in den schmerzfreien Intervallen; Schmerz am schlimmsten in den Kopfseiten, bildet einen Kreis um den Kopf; ständiger Druck von außen tief nach innen, als würden die Knochen in Stücke geschlagen; zuweilen so heftige Schläge, daß er aufschreit; die befallenen Stellen sind empfindlich gegen Berührung und sogar gegen Haarekämmen (syphilitischer Kopfschmerz.). (11)
14. Kopfschmerz so heftig, daß sie ständig schreit, fast das Bewußtsein verliert und unfähig ist, zu sprechen; (...) der Schmerz verhindert, daß sie ein Auge zutut, hat fast zwei Wochen fast ohne jeden Schlaf zugebracht; schwach und erschöpft; übermäßige, zu häufige und zu lang anhaltende Menses; die Stirne und die Region um Augen und Ohren fühlt sich an wie mit Messern durchstochen, und als gingen Messer reißend in ihrem Gehirn herum; mit Frost und Herzklopfen. (11)
15. Abends, beim Kauen eines Stückchen Brotes, ein ungeheuer stechender Schmerz, zum Aufschreien, zwischen dem linken Ohre und Jochbogen, wie von plötzlicher Ausrenkung der Kinnbacke; bei jedem Kauversuch, den ganzen Abend lang und am andern Morgen. (5.1)
16. Nach mehrtägiger Verstopfung die heftigsten ziehenden Kolikschmerzen, wobei sie verzweifelt schreit und sich umherwirft, mit einer ordentlichen Stuhlausleerung endigend. (6)
17. Plötzlich Atemversetzen, sie springt auf vor Erstickungsangst, die Augen treten groß hervor, sie schreit immer „Ah, ah!", weiter kann sie nichts hervorbringen; nach einer Weile geht es vorüber. (6)
18. Angst mit unerträglichem Wehgefühl in der Brust bis zum Wein- und Schreikrampf, täglich 4 - 5 Uhr nachmittags wiederkehrend (2. Woche). (6)
19. Früh beim Erwachen ist der Oberkörper so zerschlagen, daß er sich nicht rühren kann, will er sich im Bette nur umwenden, so möchte er vor Schmerzen und Stechen in der Brust schreien; wie er aufsteht, verliert sich das Gefühl (n. 57 T.). (7)

Selbstvertrauen

1. Zerschlagenheitsgefühl in der Brust mit Eingenommenheit des Kopfes, trauriger Gemütsstimmung und Mutlosigkeit, die sich im Freien und im Zimmer gleich blieb. (5.1)
2. Das Gemeingefühl ist verstimmt; die Prüferin sieht sehr übel aus, ist matt, abgeschlagen und kleinlaut, dabei im Gesicht etwas aufgedunsen. (5.1)
3. Abends Frost, darauf Hitze, Durst und Schläfrigkeit; Puls 120, voll und hart; Patientin sehr kleinmütig. (5.1)
4. So matt und kraftlos, daß sie das Bett nicht verlassen kann; sie ist wie betäubt und schlummert sehr viel; (...) diese Erscheinungen, verbunden mit sehr üblem Aussehen, mit ungemeiner Niedergeschlagenheit und Kleinmütigkeit, ließen den Prü-

fungsleiter die Entwicklung eines Nervenfiebers befürchten. (Es erfolgte Antidotierung mit *Puls.* 30, später *Cocc.* 30, dann *Ign.* 24, zuletzt *Nux-v.)* (5.1)

5. Ängstlich weinerliche Mutlosigkeit. (6)
6. Sehr mutlos (Gonorrhoe). (11)
7. Allgemeines Krankheitsgefühl, Schwäche in den Gliedern, Appetitlosigkeit, Schlaflosigkeit mit Aufregung, Melancholie und Unfähigkeit zu arbeiten (...); Gefühl eisiger Kälte entlang des gesamten Rückgrats, innerlich; große Niedergeschlagenheit und Mutlosigkeit (Ulkus im Gesicht, wohl tuberkulös – vr). (11)
8. Tadelt sich selbst. (38)
9. Schuldgefühle, „ich werfe mir alles vor". Scham- und Schuldgefühle, weil sie sich als Jugendliche auf eine Affäre mit einem Lehrer, der „sexuelle Experimente" mit ihr machte, eingelassen hat; fühlt sich „beschmutzt". Schuldgefühl, wenn ihr Ehemann Sex will und sie nicht, „je mehr ich dann möchte (ihm entsprechen, vr), um so weniger kann ich". Macht sich Vorwürfe, wenn sie an ihre geisteskranke Schwester denkt, „die Gedanken an sie sind wie ein negativer Sog", im Zusammenhang damit treten Ängste auf, ihre älteste Tochter könnte sterben, geisteskrank werden oder Selbstmord begehen. In Konflikten hat sie meist Angst, „klare Fronten" zu machen. Mutlos nach Streit. Es fällt ihr schwer, Forderungen zu stellen, sie ist leicht von anderen zu beeinflussen. – Nach *Thuja* verlieren sich die Schuldgedanken, vor allem bzgl. der Schwester (43j. Frau, Neurose). (44.2)
10. Selbstverachtung (*O. Boericke*). (40)
11. Wahn, wertlos zu sein (*Morrison*). (40)
12. *Thuja*patienten können sich dreckig fühlen, „wie Scheiße", absolut nicht liebenswert, wertlos. Eine *Thuja*patientin träumte in der ersten Nacht nach Einnahme von *Thuja* XM, daß sie Freunde besuchte und diese sie einluden, ihren eigenen Kot zu essen, welchen sie zu Würsten „recycelt" hatten. (29.4)
13. Sie berichtete nach Einnahme von *Thuja* spontan, sich schon in sehr jungen Jahren zu dem Menschen geformt zu haben, als den andere Menschen sie sich wünschten; auf die Frage, warum, antwortete sie, daß sie sich wertlos fühlte, und daß sie niemand so, wie sie war, lieben könne (28j. Frau, Ekzem). (32)
14. Unendliches Schuldgefühl in allen Angelegenheiten, mit Skrupulosität um Kleinigkeiten, einem unablässigen Gefühl, schlecht gehandelt zu haben, und einem „angeborenen" Gefühl des Gesündigthabens, welches durch ihre Erziehung nicht im mindesten erklärt wird (41j. Frau, Professorin der Rechtswissenschaft; Alkoholismus). (43.2)
15. Macht sich Vorwürfe, wenn er in die „alten Muster von Saufen, Fressen, Rauchen" verfällt, sieht sich manchmal als Alkoholiker. Hat auch Angst vor Vorwürfen von außen, z.B. daß sich jemand beschweren könnte, in seinem Geschäft seien die Preise zu hoch. Kann sich gegen Aggressionen Anderer schlecht wehren, reagiert mit Rückzug. Als ein Tankwart ihm im Zusammenhang mit zurückgebrachtem Pfandgut nicht glaubte, konnte er gar nichts mehr sagen und überlegte später, ob er die Tankstelle wechseln solle. Auch gegen die Willkür seines Vermieters weiß er sich nicht zu wehren; kann keinen Gegendruck machen, denkt sich stattdessen aus, wie er ihn beschimpfen würde (30j. Mann, Neurose; *Lach.* und *Bufo* hatten nur partiell gebessert, *Thuja.* heilte). (44.2)
16. Alkohol-, Zigaretten- und Drogenkonsum, Onanie, sexuelle Überaktivität sowie Überessen dienen bei *Thuja* als Betäubungsmittel für negative Gefühle (über sich selbst) und als Projektionsfläche für das schlechte Gewissen. Bei *Lachesis* und *Bufo*

ist die „Triebhaftigkeit“ primär, das schlechte Gewissen sekundär; bei *Thuja* ist letzteres das Primäre. (44.1)

17. Nach Beendigung der Exzeßphase ärgert *Thuja* sich über seine Ausschweifungen und schämt sich seines Verhaltens, wirft sich vor, kostbare Zeit vergeudet zu haben und mit seinen persönlichen und beruflichen Zielen in Rückstand geraten zu sein. Er beneidet die Erfolge Anderer und kommt sich im Vergleich dazu wie ein elender Versager vor. Er fürchtet, im Leben nichts erreicht zu haben und nie etwas Ordentliches zu schaffen. Daher die Zukunftsängste. (29.5)
18. Hält sich für eine Versagerin, weil die Tochter beschlossen hatte, in einer Wohnung in der Stadt und nicht im Elternhaus zu wohnen (62j. Frau, Katarakt bds.). (34)
19. Seit ihr Mann sie verlassen hatte, hatte sie kein Rendezvous mehr gehabt, weil sie sich völlig wertlos fühlte, im Zusammenhang mit schwerer vernarbender Akne und Flatulenz, die erstmals während der Ehe aufgetreten waren; beides wurde schlimmer, wenn sie in Verzweiflung (über sich selbst? vr) geriet. Sehr geringe Selbstachtung in Liebesangelegenheiten. Im Beruf unterwürfig mit innerer Auflehnung (submissive yet resentful) (43j. Frau). (29.2)
20. Feigheit. (38)
21. Hochmut. (38)

Sprechen

1. Lust zu sprechen (n. 16 St.). (1.6)
2. Hervorragende Beherrschung der Sprache, des Körpers; intellektuell und sozial frühreif (21/2 j. Ekzemkind). (22.2)
3. Gesprächiges, lebhaftes, engagiertes Verhalten in der Anamnese (Frau mit Speicheldrüsentumor). (39.4)
4. Bei zunehmendem Alter entwickeln *Thuja*patienten Zwangsgedanken und fixe Ideen. Sie neigen dazu, alte Geschehnisse und Gespräche im Geiste immer wieder abzuspulen, was bis zu dem Extrem gehen kann, Leute anzurufen, um ihnen zu erklären, was sie damals hatten sagen wollen, nicht so sehr aus Furcht, Andere verletzt zu haben, als vielmehr, um sich unangreifbar für Kritik zu machen. (29.2)
5. Patient spielt beständig auf seine fixe Idee (von der Zerbrechlichkeit seines Körpers, vr) an. (42)
6. Lebhafter Typ, ärgert sich leicht, reagiert mit Worten, wenig Geduld, jedoch ungeheuer gewissenhaft. (20.3)
7. Der Knabe spricht überaus hastig, oft Wörter überspringend und ganze Silben verschluckend, ohne jedoch zu stottern. (6)
8. Eilig, mit übler Laune; redet hastig, verschluckt Wörter. (31)
9. *Thuja* verschluckt die Worte am Ende des Satzes; sie ist das einzige Mittel, das diese besondere Charakteristik besitzt (32); die Stimme erstirbt am Satzende (*Bill Gray*). (39)
10. Sie sah verwirrt und müde aus und sprach in murmelnden, nuschelnden (mumbling, rambling) Sätzen; sie gab sehr wenige Symptome an und drückte sich über mentale und emotionale Symptome sehr vage aus (38j. Frau, chronisches Müdigkeitssyndrom, Epstein-Barr-Infektion). (29.2)
11. Gesprächig, aber schweift ab (digresses) (20j. Frau, rez. Bronchitiden). (45.2)
12. Sie wähnt öfters, jemand neben sich sitzen zu habe, mit dem sie laut spricht, während sie selbst ganz munter mit offenen Augen daliegt und sich verwundert, wenn sie gefragt wird, mit wem sie spräche; sie weiß dann nicht, was sie davon denken (davon halten, vr) soll. (6)

13. Nachts unruhiger Schlaf mit öfterm Aufstehen aus dem Bette und vielem Sprechen, bei Mondschein schlimmer. (6)
14. Fieber... Schlaflosigkeit wechselnd mit Halbschlummer, während dessen sie viel laut spricht und selbst das Gesprochene hört und weiß (4. Mon.). (6)
15. Ruhiges Sprechen im Schlafe. (1.1)
16. Anfall: nach zweistündigem Gähnen mit Kratzen auf dem Kopfe, ein heftiger Schreikrampf, im Sitzen bei offenen Augen allerlei wahnsinniges Zeug sprechend mit unverständlichen Worten gemischt, wütend und empfindlich gegen jede Annäherung oder Berührung der Umstehenden, zuerst unter fortwährendem Umherwerfen, dann bewegungslos starr daliegend mit geschlossenen Augen, dabei dunkelrot im Gesichte. Endlich tritt ruhiger Schlaf ein, aus welchem sie unklar und gedächtnisschwach erwacht. Während des Anfalls geht ungemein viel Urin ab, und die rechte Hand wird krampfhaft fest auf den Geschlechtsteilen angedrückt. (Psychomotorischer Krampfanfall ? Hysterie? vr) (6)
17. Sie selbst sagt, sie fühle sich verrückt und unfähig zum Leben, als Strafe für eine Schuld, die sie aber nicht namhaft zu machen weiß, dabei die verworrensten Dinge durcheinander redend ohne jeglichen Zusammenhang, Sinn und Verstand, jeden Satz immer wieder von Neuem anfangend, ohne ihn vollenden zu können, ungeachtet aller Anstrengung des verschwindenden Gedächtnisses. (6)
18. Unzusammenhängendes Antworten, nach Entbindung (*Knerr*). (40)
19. Sie verspricht und verschreibt sich seit mehreren Tagen (n. 62 T.). (7)
20. Verspricht sich sehr stark durch mehrere Tage (n. 45 T.). (3)
21. Verspricht und verschreibt sich sehr stark und oft. So schreibt er statt des Namens des Kranken „Krankenbericht", statt Beruhigung (da gerade die Rede von Juden war) „Abraham"; dabei ist der Kopf ganz eingenommen, schwindlig und vor den Augen flattert und flimmert es, daß er fast nichts deutlich sieht (n. 1/2 J.). (7)
22. Verschreibt und verspricht sich sehr stark, läßt im Schreiben ganze Silben, ja Worte aus, und im Sprechen sagt sie statt führen „richten", statt Alte „late", statt „ein Bad von gewöhnlichem Wasser" „ein Boot von weichem Holze" (n. 11 Mon.). (7)
23. Benutzt falsche Wörter, oder stellt Wörter falsch. (38)
24. Ihr Sprachverständnis ist gestört, sie ist unfähig, Sprache zu formen; nur einzelne Worte, welche man ihr vorspricht, wiederholt sie, und zuweilen sagt sie Wörter, deren Bedeutung sie offensichtlich nicht kennt; objektiv bietet sie das Vollbild eines Idioten (6j. Kind, Epilepsie). (27.3)
25. Langsames Besinnen und langsames Sprechen – sie sucht im Reden die Worte (n. 3 (1.6).). (1.1)
26. Die Gedanken vergehen ihr so, daß sie nicht weiß, was sie eben sprechen wollte. (6)
27. Wenn sie in ihrer Rede trotz aller Mühe nicht weiter kann, fängt sie an, bitterlich zu weinen, und sagt, sie könne gar nicht mehr denken und nicht mehr leben. (6)
28. Angst mit innerem Zittern, Unklarheit im Kopfe, das Sprechen erschwerend, wechselt mit Lachkrampf (9. Mon.). (6)
29. Zwei Kinder (der Vater des einen hatte GO gehabt) zeigten folgende Symptome: Zwei Stunden nach Zubettgehen erwachten sie regelmäßig mit Treten, Schreien und weigerten sich, zu antworten. Das hielt eine Stunde oder noch länger an. Wenn man sie fragte, ob sie urinieren wollten, weigerten sie sich zu antworten, schlugen nach der Wärterin und sagten „nein". Wenn man sie aber aufnahm und aufs Töpfchen setzte, urinierten sie und schliefen danach ruhig ein. (12)

30. Melancholie, nach Partus, nachdem man ihr gesagt hatte, daß ein leichter Dammriß stattgefunden habe; wird still, glaubt sterben zu müssen, kann nicht schlafen, hat keinen Appetit, scheut die Menschen, antwortet nicht, scheint keine Frage zu verstehen, kann nicht zählen; befindet sich in ständiger qualvoller Angst, möchte aus dem Fenster springen; kümmert sich nicht um die Kinder oder ihre Verwandten; starrt vor sich hin; dabei hydrogenoide Konstitution. (11)
31. Schwere des Kopfes mit Verdrießlichkeit und Unlust zu sprechen (n. 3 St.). (1.7)
32. Stillheit, nach Entbindung (*Knerr*). (40)
33. Antwortet nicht auf Fragen, sagt nichts, indifferent (*Hering*). (40)
34. Sehr matt, schlummert viel und spricht sehr träge und einsilbig. (5.1)
35. Sehr mißlaunig, spricht wenig und hat stets die Augen zu. (5.1)
36. Der ganze Kopf schmerzt und ist gegen Berührung höchst empfindlich, mit Übelkeit, Frösteln durch den Rücken, Stechen in den Augen und erschwertem Sprechen, den ganzen Tag. (6)
37. Im Halse das Gefühl von innerer, dem Schlingen widerstehender Anschwellung, als wäre ein Gewächs darin, ungemein belästigend und sich immer wiederholend, keine anliegende Bekleidung des Halses gestattend und das Sprechen erschwerend. (6)
38. Still in sich gekehrt, gedankenlos, unstet, geht sie immer umher, von einem Fleck zum anderen, ohne zu wissen, was sie will. (6)
39. Das Kind, welches vor der Impfung zu sprechen begonnen hatte, hörte danach damit auf; „sie hat den Verstand verloren“, sagte die Mutter, und der Gesamteindruck bestätigte dies (3j. Mdch.). (27.3)
40. Anwandlung von Schwindel bei längerem Sprechen. (5.1)
41. Peinlich weher Kreuzschmerz bis zum Weinen, so daß sie dort jeden Tritt fühlt und jedes laute Wort, und sobald der Schmerz bis zum vorletzten Rückenwirbel in die Höhe steigt, befällt sie eine Ohnmacht... (7. Mon.). (6)
42. Kopfschmerz so heftig, daß sie ständig schreit, fast das Bewußtsein verliert und unfähig ist, zu sprechen (...). (11)
43. Tic douloureux der rechten Gesichtshälfte; kann oft wochenlang weder sprechen noch den Mund schließen. (25)
44. In der rechten Kopfseite ein so heftiges Stechen, daß sie nicht zu sprechen vermag. (6)

Thema „Tod“ (Suizidalität etc.)

1. Lebensüberdruß. (1.1, verif.: 21.7)
2. Gedanke, es wäre besser zu sterben (43j. Frau). (44.2)
3. Plötzliche Selbstmordimpulse (38); ohne dies zu wollen (*Bad Boll*). (39)
4. Sie selbst verlangt mit Angst und Verzweiflung, in eine Irrenanstalt gebracht und dort recht schlecht und streng behandelt zu werden, damit ihre fixen Ideen bekämpft und bezwungen würden; sie wisse recht gut, daß sie Unrecht tue und allerlei Schlechtes denke, sie wolle sich aber nicht Mühe geben, diese Gedanken zu zerstreuen; dabei läßt sie undeutlich durchmerken, daß sie daran denken müsse, sich das Leben zu nehmen, aber das Sündhafte davon fühle, und zur Bewahrung davor die strenge Zucht einer Anstalt wünsche. (6)
5. Verlangen, sich durch Herabstürzen aus dem Fenster zu töten. (38)
6. Der Kopfschmerz ist so gräßlich, daß er es (sein Überleben, vr) nur seiner Umgebung zu verdanken hat, wenn sie ihm im höchsten Schmerz die Schußwaffe aus dem Wege räumt (ca. 50j. Mann, Migräne). (21.12)

7. Melancholie, nach Partus, nachdem man ihr gesagt hatte, daß ein leichter Dammriß stattgefunden habe; wird still, glaubt, sterben zu müssen, kann nicht schlafen, hat keinen Appetit, scheut die Menschen, antwortet nicht, scheint keine Frage zu verstehen, kann nicht zählen; befindet sich in ständiger qualvoller Angst, möchte aus dem Fenster springen; kümmert sich nicht um die Kinder oder ihre Verwandten; starrt vor sich hin; dabei hydrogenoide Konstitution. (11)
8. „Ich glaube, wir alle fühlen uns so traurig, daß wir sterben wollen. Zuweilen denke ich jedenfalls sowas. Als ich vier Jahre alt war, vergiftete ich mich selbst systematisch. Man hatte uns gesagt, bestimmte Pflanzen seien giftig, und diese Pflanzen wuchsen an meinem Weg in diese fürchterliche Schule. Ich aß sie regelmäßig und hoffte, ich würde davon sterben. ... Mir erscheint es als völlig normal, daß man nicht immer leben will, ich denke, wir müssen uns immer wieder dafür entscheiden, und manchmal fühlt sich das schwierig an." (Frau mit Speicheldrüsentumor). (39.4)
9. Weil *Thuja*patienten tatsächlich glauben, daß ihr Leben hoffnungslos verpfuscht ist, sind ihre Suizidversuche gewöhnlich erfolgreich. Sie versuchen sich nicht als „Hilfeschrei" umzubringen, sondern finden eine sichere Methode. *Thuja*-Menschen erwählen den Tod (embrace death) als endgültige Lösung für das fortwährende Trauma ihres Lebens. Der Tod wird zur willkommenen Chance, gänzlich zu verschwinden und im Nichts aufzugehen. (29.5)
10. Sie sehnt sich fortwährend nach kirchlichen Übungen, um ihren sündigen Gedanken an Selbstmord zu entgehen. (6)
11. Selbstmordideen trotz Todesangst. (21.10)
12. Lebensmüdigkeit, zieht sich völlig zurück (*Kent*). (39)
13. Todesahnung. (6)
14. Gewißheit des Todes (*Knerr*). (39)
15. Sehr verstimmt und erregt hat sie stets den Tod vor Augen. (6)
16. Fortwährende Sterbegedanken mit zunehmender Mattigkeit. (6)
17. Sie selbst sagt, sie fühle sich verrückt und unfähig zum Leben, als Strafe für eine Schuld, die sie aber nicht namhaft zu machen weiß, dabei die verworrensten Dinge durcheinander redend ohne jeglichen Zusammenhang, Sinn und Verstand, jeden Satz immer wieder von Neuem anfangend, ohne ihn vollenden zu können, ungeachtet aller Anstrengung des verschwindenden Gedächtnisses. (6)
18. Wenn sie in ihrer Rede trotz aller Mühe nicht weiter kann, fängt sie an, bitterlich zu weinen, und sagt, sie könne gar nicht mehr denken und nicht mehr leben. (6)
19. Tumoren entstanden zu einer Zeit großer Angst, als nämlich seine Frau an der Schwindsucht starb (bei einem sykotischen Patienten, in der rechten Brust). (12)
20. Ist wütend und schreit, wenn jemand stirbt (statt zu trauern; verdrängt seine wahren Gefühle) (*Ravi Roy*). (39)

Traurigkeit, trübe Stimmung

1. Auffallend ernste Stimmung bei einem jungen Mädchen. (6)
2. Eigentümlich ernst war der Ausdruck des wachsbleichen Gesichts, dem ein Lächeln abzugewinnen die Mutter vergebens versucht (3/4 J. alter weibl. Sgl., Bauchtumor). (21.13)
3. Sehr ernste Gemütsstimmung, trotz heiterer Umgebung (abends). (5.1)
4. Niedergeschlagene Gemütsstimmung. (5.6)
5. Melancholische Gemütsstimmung. (5.1)
6. Trübe Gemütsstimmung; sehr düstere Gemütsstimmung. (5.1)

7. Sehr schwere, trübe, reizbare Verstimmung. (6)
8. Sehr melancholische Gemütsstimmung (an einem Tag, wo mit dem Einnehmen pausiert wurde). (5.1)
9. Vormittags Magenschmerz und melancholische Gemütsstimmung, nachmittags heitere Laune (mehrere Tage nacheinander). (5.1)
10. Nach Einnehmen, nachmittags, düstere traurige Gemütsstimmung, welche sich auch noch den folgenden Tag beim Erwachen zeigte. (5.1)
11. Vor dem Schlafengehen sehr düstere Gemütsstimmung. (5.1)
12. Depression, mehrere Tage; in den unruhigen Nächten stellten sich der Reihe nach die unangenehmsten Erinnerungen aus dem Leben unabweisbar ein. (26.2)
13. Traurigkeit bei Gonorrhoe (*Knerr*). (40)
14. Dieses Heilmittel ist blennorrhagischen, betrübten Menschen zu geben. (47)
15. Depression nach Entbindung. (31)
16. Traurigkeit im Schweißstadium des Fiebers (during sweat). (38)
17. Verlust der Lebensfreude, seit einer Impfung (*Ravi Roy*). (39)
18. Traurig durch Musik. (38)
19. Traurigkeit bessert sich durch Aktivität (*Phatak*), oder durch Wein (*Allen*). (40)
20. Allgemeine Abgeschlagenheit und düstere Gemütsstimmung, die ihn dazu brachte, Wein zu trinken (was der Prüfer zuvor aus Gründen der experimentellen Sicherheit völlig gemieden hatte); darauf verloren sich alle bestehenden Symptome. (5.3)
21. Zerschlagenheitsgefühl in der Brust mit Eingenommenheit des Kopfes, trauriger Gemütsstimmung und Mutlosigkeit, die sich im Freien und im Zimmer gleich blieb. (5.1)
22. Gegen Morgen eine ohnmächtige Pollution (ohne Erektion?? vr), danach schwer und verstimmt. (6)
23. Anhaltende große Schwermut geht zuletzt in völlige Gleichgültigkeit über. (6)
24. Niedergeschlagenheit, Heimweh. (28.2)
25. Niedergeschlagenheit und Reizbarkeit. (27.3)
26. Traurigkeit mit Seufzen (*Pierre Schmidt*). (40)
27. Extrem verstimmt, traurig, zum Weinen geneigt. (11)
28. Schwermut, öfters zu schluchzendem Weinen nötigend. (6)
29. Herzpochen, beängstigend und den Geist niederdrückend. (6)
30. Sie zittert an Händen und Füßen, sieht blaß und erdfahl aus, ist sehr verstimmt, traurig und zum Weinen geneigt. (5.1)
31. So matt und kraftlos, daß sie das Bett nicht verlassen kann; sie ist wie betäubt und schlummert sehr viel; (...) diese Erscheinungen, verbunden mit sehr üblem Aussehen, mit ungemeiner Niedergeschlagenheit und Kleinmütigkeit, ließen den Prüfungsleiter die Entwicklung eines Nervenfiebers befürchten. (Es erfolgte Antidotierung mit *Puls.* C 30, später *Cocc.* C 30, *Ign.* C 24., *Nux-v.*) (5.1)
32. Allgemeines Krankheitsgefühl, Schwäche in den Gliedern, Appetitlosigkeit, Schlaflosigkeit mit Aufregung, Melancholie und Unfähigkeit zu arbeiten (...); Gefühl eisiger Kälte entlang des gesamten Rückgrats, innerlich; große Niedergeschlagenheit und Mutlosigkeit (Ulkus im Gesicht, wohl tuberkulös – vr). (11)
33. Ein Patient klagt über heftige Erregungszustände. Er lebt in ständiger Erwartung eines Schicksalsschlages, ist cholerisch und sehr empfindlich. Seine Zornausbrüche enden in Depressionen mit Tatenlosigkeit. Er jammert dann über seine Untätigkeit und äußert Selbstmordideen trotz Todesangst. (21.10)
34. Traurig und betrübt über die Krankheit seiner Frau. (47)

Unbehaglichkeit

1. Die Prüferin hat keinen Appetit und befindet sich durchaus unwohl, matt und abgeschlagen, ohne bestimmt angeben zu können, was ihr fehle. (5.1)
2. Um 20.30 Uhr auf der Straße von allgemeinem Unbehagen und solcher Abspannung mit Flauheit im Magen befallen, daß er in einem Kaffeehaus ein Gläschen Likör trank. Darauf wurde ihm nach einer Weile wohl wieder besser, aber noch um 10 Uhr fühlte er ein nicht leicht mit Worten zu beschreibendes Unwohlsein. Dabei war die Gemütsstimmung ganz ungetrübt. (5.1)
3. Das Befinden ist in der freien Luft viel besser als im Zimmer; doch läßt sich das unbestimmte Unbehagen nicht genau beschreiben. (5.1)
4. Nach Tisch allgemeine Abgeschlagenheit und Verstimmung des Gemeingefühles. (5.1)
5. Abends allgemeine Abgeschlagenheit und Unbehaglichkeit mit Eingenommenheit des Kopfes. (5.1)
6. Nachmittags allgemeines Unbehagen mit dem Gefühl, als solle Frost ausbrechen. (5.1)
7. Allgemeines Unbehagen und Verstimmung des Gemüts (morgens, nach einer unruhigen Nacht; abends darauf setzte ein durch *Thuja* ausgelöstes Katarrhalfieber ein). (5.1)
8. Mattigkeit und Abgeschlagenheit mit Schwere in den Füßen und Verstimmung des Gemeingefühls. Es war ihr, als stünde ihr eine schwere Krankheit bevor. (5.1)

Unerträglichkeit von Schmerzen oder Empfindungen

1. Zunehmendes Verzweiflungsgefühl, das nirgends Ruhe läßt, unerträglich erscheinend, Tag und Nacht. (6)
2. Um 9 Uhr abends war der Geruch (Geruchssinn oder Ausdünstung? Mayrhofer) des Prüfers äußerst geschärft
3. bis zum Unerträglichen, so daß dieses seiner Umgebung auffiel. (5.1)
4. Abends, ein wütendes (! *Mayrhofer*) Zucken am rechten Stirnhügel. (5.2)
5. Postorbitale Neuralgie seit 20 Jahren. Die Pat. sagte, ihr Leben sei „eine einzige, lebenslange Kreuzigung" gewesen, sie kam „in äußerster Verzweiflung"; bei einer mehrfach Pockengeimpften. (*Burnett*, in (13))
6. Der Kopfschmerz fängt abends um 21 Uhr an und steigert sich bis zum Morgen zur Unerträglichkeit; die Art des Schmerzes ist nicht auszudrücken, es reißt und sticht, brennt und drückt, „als ob alle Teufel in den Haaren und im Gehirn drinnen wären..." (ca. 50j. Mann). (21.12)
7. Bohrende neuralgische Schmerzen, nahezu unerträglich, sogar Bewußtlosigkeit verursachend, die Schmerzen beginnen im Gesicht, in den Wangenknochen und Augen und erstrecken sich in den Kopf. (42)
8. Anhaltende Hitze im Kopfe, vor der er sich nicht zu lassen weiß, von äußerer Kälte gelindert. (6)
9. Wütendes Bohren im rechten Ohre und zugleich in den Zähnen, im rechten Auge und der Stirn, abends immer unerträglicher werdend. (6)
10. Stuhlentleerung löst heftige Schmerzen aus, weshalb er den Stuhl unter großer Anstrengung zurückhält. (27.3)
11. Jucken oder Beißen an der Vorhaut, oder am After, bis zur Unerträglichkeit. (5.1)
12. Bei unerträglicher Dysmenorrhoe (mit Kolikschmerzen in der Ovarialgegend) wälzt sie sich vor Qual auf dem Boden. (Dauerheilung durch zweimonatige Behdlg. m. *Thuja* D3.) (25)
13. Unerträgliches Jucken im Schoße (in der Vulva, vr), jeden Abend beim Zubettgehen wiederkehrend (12. Monat). (6)

14. Schon in der Nacht Ziehen im rechten Oberarme, in der Achsel und Schulter, was das Liegen auf dieser Seite verhinderte. Morgens steigerten sich diese Schmerzen bis zum Unerträglichen. (5.1)
15. Eine Frau kam weinend und klagend mit der Bitte zu ihm, sie von dem heftigen Schulterschmerz (rechts, bis in die Fingerspitzen, mit Taubheitsgefühl der Finger), an dem sie schon 14 Tage litt, zu befreien. Geh. durch 1 Dos. *Thuja* C27. (5.6)

Unzufriedenheit

1. Unzufriedenheit. (1.1, verif. 21.7)
2. Unruhe im Gemüte viele Tage lang; es ist ihm alles lästig und widrig. (1.1)
3. Es ist ihm alles zuwider; er ist ängstlich und sorgevoll für die Zukunft. (1.1)
4. Streitsüchtig und unzufrieden mit allem (chron. Augenentzdg. n. Impfg.). (11)
5. Schlecht gelaunt, unzufrieden und reizbar (cross). (27.3)
6. Träge, schwammige, unzufriedene Naturen. (32)
7. Sie sabotieren sich selbst, indem sie sich unvernünftig hohe Erwartungen machen. Ihre Ziele sind unerreichbar und ihre Wünsche unersättlich; dies führt zu Entmutigung. (29.5)

Verdruß, Mißmut, schlechte Laune

1. Schlechte Laune. (27.3)
2. An die Stelle der sonstigen (normalen, vr) Heiterkeit trat Übellaunigkeit. (5.1)
3. Frösteln, Appetitlosigkeit, verdrießliche Gemütsstimmung und kleiner schwacher Puls (darauf wurde *Nux vomica* gegeben). (5.1)
4. Mißmut, der den ganzen Tag anhielt. (5.1)
5. Früh hat er nicht ausgeschlafen, ist unaufgelegt zum Aufstehen und verdrießlich, müde und marode (n. 38 St.). (1.4)
6. Er wird zeitig schläfrig, schläft aber unruhig, mit Träumen, und erwacht sehr früh, verdrießlich und unaufgelegt zum Aufstehen. (1.1)
7. Sehr verdrießliche, unruhige Gemütsstimmung, bei Frostigkeit und Heißhunger, ohne Durst, mittags. (5.1)
8. Nachmittags starke Aufblähung des Unterleibes, Brennen im Magen, trockenes kurzes Hüsteln; dabei verdrießliche Stimmung. (5.1)
9. Verdruß, Mißmut: nach Pollutionen (*Knerr*); im Schweißstadium (*Boger / Bönninghausen*). (40)
10. Verdrießlichkeit, wenn nicht alles nach seinem Willen geht. (1.5)
11. Chorea, nachts und morgens; gieriger Appetit; trockenes Haar; sehr übellaunig und eigensinnig; lacht viel ohne Ursache. (11)
12. Eilig, mit übler Laune; redet hastig, verschluckt Wörter. (31)
13. Unruhe im Gemüte viele Tage lang; es ist ihm alles lästig und widrig. (1.1)
14. Bei starkem Gehen ward er unruhig und mißmutig. (1.1)
15. Sehr mißmutig und niedergeschlagen. (1.1)
16. Schlecht gelaunt, unzufrieden und mürrisch (cross). (27.3)
17. Mürrisch, erzürnt über unschuldigen Spaß. (1.5)
18. Eingenommenheit und Vollheitsgefühl im Kopfe mit verdrießlicher Laune und Schläfrigkeit. (5.1)
19. Schwere des Kopfes mit Verdrießlichkeit und Unlust zu sprechen (n. 3 St.). (1.7)
20. Unverträglich, mürrisch. (32)
21. Unaufgelegtheit, Verdrießlichkeit und Geneigtheit zum Zorne. (5.1)

Verstellung, Täuschungsmanöver

1. „Dem abstrakten Prinzip, das entsteht, wenn in der AMP die Prinzipien „*Thuja*" und „Mensch" aufeinandertreffen, kann man das Wort „Unsichtbarkeit" zuordnen."... „Die Umgebung erlebt *Thuja* als schwer faßbar." ... „Die größte *Thuja*-Symptomgruppe reiht sich um die Aussage: Komm mir nicht zu nahe!" ... (*Thuja* denkt:) „Irgendetwas stimmt mit mir nicht, und keiner darf das wissen." (44.1)
2. Widersprüchlich; Handlungen und Absichten widersprechen einander (*Boger / Bönninghausen*). (40)
3. Sie sieht sehr verstört aus, mit Gesichtsblässe, schnellem Magerwerden und großer Mattigkeit, die sie, so wie ihre Verrücktheit, andere nicht merken zu lassen sie sich anstrengt. (6)
4. Sie wähnt, sie habe sich absichtlich Anderen gegenüber wie verrückt gezeigt, um anderes vermeintlich getanes Unrecht damit zu beschönigen, und werde nun durch eigene Verrücktheit dafür bestraft. (6)
5. Hochgradige Reizbarkeit, Eifersucht, Streitsucht und Bösartigkeit. Diese Reizbarkeit äußert sich vor allem gegenüber den Hausgenossen, dem Ehemann und der Mutter. In Gegenwart Fremder beherrscht sich die Frau noch, und es kann sein, daß der Arzt hierdurch getäuscht wird, zumal solche Kranke zum Betrügen neigen. (15)
6. Macht falsche Anschuldigungen usw. (42)
7. Er oder sie braucht sehr lang, bis Vertrauen zu anderen aufgebaut wird, und man hat das Gefühl, daß er/ sie nicht wahrheitsgemäß darstellt, wer er/ sie innerlich wirklich ist. Selbstverständlich hält jeder bis zu einem gewissen Grade Informationen zurück, aber bei *Thuja* fühlt man, daß es mehr ist als die üblichen Geheimnisse. Darüber hinaus hat man das Gefühl, das Verborgene sei häßlich, unangenehm anzusehen, sowohl für den Patienten als auch für den Therapeuten. (16)
8. *Thuja* ist berechnend (sneaky) und manipulierend, wird absichtlich Informationen zurückhalten, um zu testen, was der Therapeut macht. (16)
9. Das sykotische Miasma stimuliert zunächst die niederen Instinkte eines Menschen, welche dann nach Ausdruck verlangen; die Gesellschaft aber schreitet ein... Deshalb findet *Thuja* Wege, zu täuschen. Er wird (nach außen hin) höchst wohlanständig (proper) und sehr kontrolliert. (16)
10. *Thuja* lernt seinen wahren Charakter zu verbergen; nicht aus Furcht vor der Meinung der Anderen, sondern es handelt sich um eine kalt berechnete Entscheidung aus rein praktischen Gründen. Er hat gelernt, daß es sich in der Gesellschaft nicht auszahlt, wenn er seine Instinkte frei ausdrückt. (16)
11. Der *Thuja*-Mann kann im Büro sehr wohlanständig (proper), höflich und rechtschaffen (upright) sein, aber zu Hause wird er ein völlig anderer Mensch. In Wirklichkeit setzt er im Büro eine falsche respektable Fassade auf, hat aber genug Selbstbeherrschung, sie aufrechtzuerhalten (anders als *Medorrhinum*, das zu jedem Zeitpunkt explodieren kann). (...) Der Patient ist sehr „zu" (verschlossen, abgeschottet – vr), wohlanständig, korrekt, man könnte an *Kali-c.* denken, aber *Kali-c.* hilft nicht. Am Schluß merkt man, daß der Patient nicht wirklich ehrlich zu einem war – und gibt *Thuja*, mit dramatischen Erfolgen. (16)
12. Vorgeschichte eines sehr strengen Elternhauses, der Vater mißhandelte Mutter und ältere Schwester, sie lernte früh, alles heimlich zu tun, um nicht geschlagen zu werden; auch ihr Mann hat während der ganzen Zeit ihrer Ehe absolut nichts von ihrer Bulimie mitgekriegt (43j. Frau, Haarausfall). (44.2)

13. Sie haben von Kind an gelernt, die Vorderseite, welche sie der Welt präsentieren, sorgfältig zu konstruieren. Bewußt listig wird entschieden, wieviele und welche Informationen sie über sich preisgeben. Ihr Leben wird kompartimentiert, ein Erscheinungsbild wird in der Arbeit, ein anderes zu Hause und ein drittes vor dem Therapeuten oder Homöopathen zur Schau getragen usw. Sie geben in der Anamnese nur wenige Informationen über ihre Person, und mit jedem Follow-up lassen sie etwas mehr heraus. Sie passen sich perfekt jedem Interviewstil an. Je nach ihrer gesellschaftlichen Rolle können sie verschiedene andere Arzneimittelbilder imitieren. Das Charakteristikum, welches mich bei der Anamnese zu *Thuja* führt, ist eine relative Unsichtbarkeit, ein Verlangen, nicht hervorzustechen. (29.2) (Gemeint ist: *Thuja* verhält sich „auffallend unauffällig", wie ein Spion oder verdeckter Ermittler. vr)
14. Paßt sich formal einem gesellschaftlich akzeptierten Verhalten an, aber das gefühlsmäßige Bewußtsein (die emotionale Übereinstimmung damit, vr) fehlt; ist sich seiner Unehrlichkeit bewußt, versteckt sich (*Candegabe*). (39)
15. *Thuja*-Menschen wollen wie andere Leute erscheinen, treiben Mimikry, weil sie innerlich das Gefühl haben, sie seien von allen anderen Menschen so sehr verschieden und von ihnen emotional vollkommen isoliert. (32)
16. Sie sind verschwiegen über ihre persönlichen Verhältnisse, enthüllen selbst Nahestehenden gegenüber nur das Allernotwendigste von sich. (32)
17. Sagt von sich: „Mir fehlt eine Verbindung zu meinem Inneren" und „Ich habe Schwierigkeiten, über tiefgreifendere Sachen zu reden, über Sexualität oder meine Ängste betreffs Alkohol. Es fällt mir schwer, in Gesprächen Tiefe herzustellen" (30j. Mann, Neurose; gebessert durch *Lach.* und *Bufo,* geheilt mit *Thuja*). (44.2)
18. Sie können gewohnheitsmäßige Lügner werden. (29.5)
19. Zuweilen tritt bei *Thuja*patienten ein irreführendes Verhalten auf, indem sie eine Art Pseudo-Intensität kreieren, durch direkten Augenkontakt oder einen leisen, unangemessen weichen, verführerischen Ton der Stimme. Der Homöopath kann das Gefühl bekommen, er werde in eine Art inneren Heiligtums eingelassen, in welchem tiefe und streng bewachte Geheimnisse enthüllt werden. Durch diese Schein-Offenheit kann der Behandler bezaubert, fasziniert und überwältigt werden, doch später begreift er, daß es sich in Wirklichkeit um eine subtile Form von Irreführung (subterfuge) gehandelt hat und daß die enthüllte Information sorgfältig ausgewählt war, um eher zu verdunkeln als zu erhellen. (29.5)
20. Ist wütend und schreit, wenn jemand stirbt (statt zu trauern; verdrängt seine wahren Gefühle) (*Ravi Roy*). (39)
21. Belügt sich selbst: nachdem *Thuja* eine Lüge ausgesprochen hat, wird sie für diesen Menschen zur Wirklichkeit, die er selbst glaubt und welche er überzeugend als Wahrheit vertreten kann; kann in echte Verwirrung geraten, weil er nicht mehr zwischen Lüge und Wahrheit zu unterscheiden vermag. (32) (Dieses Verhalten erinnert mich an das „Zwiedenken" (doublethink) in *Orwells* „1984". vr)
22. „Man erwartete in der Schule ein Verhalten von mir, das ich einfach nicht verstand, und ich habe den heimlichen Stundenplan (hidden curriculum) nie durchblickt" (Frau mit Speicheldrüsentumor). (29.4)
23. „Das Einzige, was ich absolut nicht ertragen kann, sind Scheinheilige (bigots)" (Frau mit Speicheldrüsentumor). (29.4)
24. Erzählt alles ganz offen, ohne Verstellung (Frau mit Speicheldrüsentumor) (39.4)

25. „*Borland* schreibt, daß *Thuja*patienten gute Manieren haben, sensibel, höflich, wahrhaftig und sehr genau in all ihren Unternehmungen sind. Meine Erfahrungen gehen in dieselbe Richtung. Beide Stereotypen (die von *Borland* und die von *Vithoulkas*, vr) bauen sich auf einem krankhaften Verlangen nach Korrektheit auf." (*Misha Norland*) (29.4)

Verzweiflung

1. Gemütsstimmung sehr unglücklich, verzweifelnd. (6)
2. Wenn sie in ihrer Rede trotz aller Mühe nicht weiter kann, fängt sie an, bitterlich zu weinen, und sagt, sie könne gar nicht mehr denken und nicht mehr leben. (6)
3. Zunehmendes Verzweiflungsgefühl, das nirgends Ruhe läßt, unerträglich erscheinend, Tag und Nacht. (6)
4. Sie selbst verlangt mit Angst und Verzweiflung, in eine Irrenanstalt gebracht und dort recht schlecht und streng behandelt zu werden, damit ihre fixen Ideen bekämpft und bezwungen würden; sie wisse recht gut, daß sie Unrecht tue und allerlei Schlechtes denke, sie wolle sich aber nicht Mühe geben, diese Gedanken zu zerstreuen; dabei läßt sie undeutlich durchmerken, daß sie daran denken müsse, sich das Leben zu nehmen, aber das Sündhafte davon fühle, und zur Bewahrung davor die strenge Zucht einer Anstalt wünsche. (6)
5. Nach mehrtägiger Verstopfung die heftigsten ziehenden Kolikschmerzen, wobei sie verzweifelt schreit und sich umherwirft, mit einer ordentlichen Stuhlausleerung endigend. (6)
6. Postorbitale Neuralgie seit 20 Jahren, die Pat. sagte, ihr Leben sei „eine einzige, lebenslange Kreuzigung" gewesen, sie kam „in äußerster Verzweiflung"; bei einer mehrfach Pockengeimpften. (*Burnett*, in (13))

Weinen, Wimmern, Seufzen

1. Extrem verstimmt, traurig, zum Weinen geneigt. (11)
2. Nahm an nichts Anteil, aber weinte jämmerlich (5mon. Sgl., akuter Impfschaden). (28.1)
3. Anhaltende Weinerlichkeit mit ängstlichem Beklommensein. (6)
4. Weint den ganzen Tag (Imbezillität nach Impfung, 3j. Kind). (27.3)
5. Unaufhörliches Weinen (*Knerr*); auch bei Kindern, Babies (*Phatak*). (40)
6. Weinen, nachts (38); Weinen der Kinder, nachts (*Ghegas*) (40).
7. Sie weint die Nacht im Schlafe. (1.1)
8. Ängstlich weinerliche Mutlosigkeit. (6)
9. Größte Gleichgültigkeit, in Weinen übergehend. (6)
10. Schwermut, öfters zu schluchzendem Weinen nötigend. (6)
11. Wenn sie in ihrer Rede trotz aller Mühe nicht weiter kann, fängt sie an, bitterlich zu weinen, und sagt, sie könne gar nicht mehr denken und nicht mehr leben. (6)
12. Übererregbarkeit in einem solchen Grade, daß sie plötzliche Zuckungen bekam, wenn ein Fremder sich ihr näherte; wenn man sie ansprach, antwortete sie mit Tränen und Schluchzen; dabei war die Haut auf der Brust und der rechten Bauchseite tiefgelb. (11)
13. Weinen bei Kindern, wenn man sie freundlich anspricht (*Knerr*). (40)
14. Seine Zornausbrüche enden in Depressionen mit Tatenlosigkeit. Er jammert dann über seine Untätigkeit. (21.10)

15. Lacht leicht und viel, aber weint auch leicht über ihre eigenen Probleme oder das Unglück anderer, z.B. über die Situation ihres jüngsten Sohnes, der ein *Stramonium*kind ist (Frau mit Speicheldrüsentumor). (39.4)
16. Bei Musik Weinen mit Zittern der Füße. (6)
17. Zusammenziehen der ganzen Brust zum Weinen stimmend. (6)
18. Allgemeines Brustweh zwingt nachts zum lauten Wimmern. (6)
19. Peinlich weher Kreuzschmerz bis zum Weinen, so daß sie dort jeden Tritt fühlt und jedes laute Wort, und sobald der Schmerz bis zum vorletzten Rückenwirbel in die Höhe steigt, befällt sie eine Ohnmacht, wobei sie zwar alles weiß, aber sich nicht zu rühren vermag, bis sie plötzlich zusammenfährt und sich dehnen muß, zugleich Beängstigung und Schweratmigkeit, während starken Monatsflusses (7. Monat). (6)
20. Eine Frau kam weinend und klagend mit der Bitte zu ihm, sie von dem heftigen Schulterschmerz (rechts, bis in die Fingerspitzen, mit Taubheitsgefühl der Finger), an dem sie schon 14 Tage litt, zu befreien. Geh. durch 1 Dos. *Thuja* C27. (5.6)
21. Anfall (siehe „Konvulsionen“); beginnt mit unerträglichen Kopf- und Zahnschmerzen, krampfigem Weinen,
22. eiskalten Füßen und Händen, Bleischwere beider Arme und Stöhnen. (6)
23. Angst mit unerträglichem Wehgefühl in der Brust bis zum Wein- und Schreikrampf, täglich 4 - 5 Uhr nachmittags wiederkehrend (2. Woche). (6)
24. Weinkrampf mit Schluchzen und Zucken in den Händen und Füßen. (6)
25. Abends heftiger Weinkrampf, in Fieberkälte übergehend, welche die Nacht hindurch fortdauert. (6)
26. Sehr aufgeregt, bald weint sie, bald lacht sie. (6)
27. Lach- und Weinkrampf zusammen. (6)
28. Häufiges tief seufzendes Atmen. (27.3)
29. Traurigkeit mit Seufzen (*Pierre Schmidt*). (40)
30. Seufzen, oder Stöhnen und Klagen: im Hitzestadium des Fiebers; im Schweißstadium. (38)
31. An einigen Stellen hatte ich die Empfindung, als würde der Brustkorb von außen und die entsprechende Lungenpartie von innen stark und anhaltend zusammengeschnürt, was die folgenden Tage besonders in der Ruhe häufiger und heftiger auftrat, zu öfterem tiefen Seufzen nötigte und mich sehr ängstigte. (5.1)
32. Er hat, nach Mitteilung seiner Frau, die Nacht sehr unruhig geschlafen, sich beständig im Bette herumgewälzt und geächzt. (5.1)

Zorn

1. Ärgerlich, am meisten des Morgens. (6)
2. Er war den ganzen Tag ohne Veranlassung sehr aufgeregt und gegen alle Gewohnheit zum Zorne geneigt. (5.7)
3. Stets überreizt, ärgert er sich über alles. (6)
4. Ungeduldig ärgerlich. (6)
5. Jähzornig, in überraschenden Anfällen. (6)
6. Höchst ärgerlich und aufbrausend, immer in neuen Anfällen. (6)
7. Leidenschaftlich (*Knerr*). (40)
8. Extrem obstipiert seit mehreren Jahren, trotz eines körperlich aktiven Lebens auf dem Lande; (...) reizbar, leicht zu provozieren. (...) (11)
9. Gerät über Kleinigkeiten außer sich (*Pierre Schmidt*). (40)

10. Krach mit ihrer Mutter, fühlt sich angegriffen, antwortet darauf selbst aggressiv (assaulting), und danach tut es ihr leid und sie wird zornig (auf sich? vr) (20j. Frau, rez. Bronchitiden). (45.2)
11. Seit zwei Jahren impulsiv, frech (bold), eilig, sehr nervös; diktatorisch und cholerisch; hat dieses Verhaltens wegen nach einem Streit mit dem Vater einen Fahrradunfall mit Milzriß erlitten (13j. Junge). (45.4)
12. Gemütsstimmung heftig, auffahrend, besonders wenn man was sagt, was ihm nicht recht und gut erscheint, mehrere Tage (n. 30 T.). (7)
13. Jähzorn, wenn gegen die Prinzipien verstoßen wird, denen er anhängt (*Ravi Roy*). (39)
14. Aggressiv, intelligent, sehr pflichtbewußt. Ärgert sich sehr über ihren verwitweten Bruder, wenn er „auf seinem Hintern (bottom) sitzt", während sie sich abrackert; bedenkt dabei nicht, daß er dafür bezahlt, daß sie ihm den Haushalt führt (65j. Frau). (34)
15. Mürrisch, erzürnt über unschuldigen Spaß. (1.5)
16. Unaufgelegtheit, Verdrießlichkeit und Geneigtheit zum Zorne. (5.1)
17. Heftige Erregungszustände; cholerisch und sehr empfindlich; Zornausbrüche, die in Depressionen mit Tatenlosigkeit enden. (21.10)
18. Sein Haushalt bemerkte an ihm eine übermäßige Reizbarkeit, und wenn er zornig erregt war, dauerte es lange, bis er sich wieder beruhigte (simmer down), im starken Gegensatz zu seinem früheren Verhalten (vor der Pockenimpfung, vr). (27.3)
19. Innerhalb von 20 Minuten nach Gabe der Arznei wurde sie sehr zornig und reizbar. Später, an der Arbeitsstelle, drückte sie erstmals ihren Zorn aus. Sie fing eine Serie von Streitigkeiten im Betrieb an, die sechs Monate dauerte. Während dieser Zeit wurde sie immer stärker. Zuletzt verließ sie die Firma und machte ein eigenes, sehr erfolgreiches Konkurrenzunternehmen auf (Heilwirkung; 43j. Frau, Akne, Flatulenz, Retronasalkatarrh). (29.2)
20. Zorn während Herzrheumatismus (*Knerr*). (40)
21. Größte Ärgerlichkeit in der Fieberhitze. (6)
22. Heftigkeit im Schweißstadium des Fiebers (*Boger / Bönninghausen*). (40)
23. Höchst ärgerlich, während der Ungeschicklichkeit der Glieder (vor einem Krampfanfall). (6)
24. „Ich fühle mich eigentlich mehr ärgerlich als deprimiert über meinen Zustand" (durch Osteoporose an den Rollstuhl gefesselte Frau). (8.2)
25. Ist wütend und schreit, wenn jemand stirbt (statt zu trauern; verdrängt seine wahren Gefühle) (*Ravi Roy*). (39)
26. Selbstquälerisch (masochistic), trotzdem tragen sie Groll (resentment) in sich. (34)
27. Nachtragend, aber ohne daß man es merken soll (*Ravi Roy*). (39)
28. Die Kopfschmerzen (bei Sinusitis frontalis) verschlimmern sich durch Ärger und Schreck. (20.7)
29. Nach Ärger Eiseskälte über und über mit Brustkrampf, 2 bis 3 Minuten dauernd. (6)

ILLUSIONEN

Wahnvorstellungen

1. Gefühlstäuschung, als wenn der ganze Körper sehr dünn und zart sei und jedem Angriffe weichen müsse, gleichsam als wenn der zusammenhang des Körpers der Gefahr der Trennung sehr ausgesetzt (sei) und eine solche Auflösung zu befürchten wäre. (1.11)

2. „Ich habe (während des nächtlichen Fiebers) ein wenig deliriert; ich fühlte mich zerbrechlich wie Porzellan und hatte den Eindruck, verdoppelt zu sein, als schaute ich mir selber zu“ (17j. Junge, Tonsillitis). (43.1)
3. Fixe Ideen: als sei eine fremde Person an seiner Seite; (...) als sei der Körper, speziell die Glieder, aus Glas und könnte leicht zerbrechen; (...) redet davon, unter dem Einfluß einer höheren Macht zu stehen. (11) (Weggelassene Teile dieses Symptoms, das eine Zusammenfassung mehrerer Originalangaben ist, waren Zitate aus älteren, hier bereits verwendeten Quellen. vr)
4. Beine fühlen sich an wie Glas. (21.2)
5. Glaubt aus Glas zu sein und will sich (deshalb, vr) nicht berühren lassen. (26.1)
6. Tief in sich drin fühlt *Thuja* sich „nicht liebenswert“ (unloveable). Sie argwöhnen, daß man es unmöglich finden würde, sie zu lieben, wenn man sie nur richtig kenne. Auch fühlen sie sich grundsätzlich unattraktiv. Ich habe erlebt, daß ausnehmend schöne Frauen auf direkte Frage zugaben, sich unattraktiv zu fühlen, obwohl ganz offenkundig das Gegenteil wahr war. Es ist, als glaubten *Thuja*patienten einen tiefen angeborenen Makel an sich zu tragen, der niemals getilgt werden kann. (29.2)
7. *Thuja*patienten haben gleichsam das Gefühl, die Menschen könnten durch sie hindurchsehen, was ihnen großes Unbehagen bereitet. Dies ist so, weil sie Anteile in sich haben, die sehr verwundbar sind und welche sie nicht zeigen wollen (which they choose not to disclose). (29.3)
8. „Man hat mich immer für ganz schwächlich (delicate) gehalten, doch ich weiß nicht warum, denn ich erinnere mich nicht, schwächlich gewesen zu sein. ... Man hat sich ganz viel Sorgen und Gedanken um mich gemacht. ... Meine Mutter hatte vor mir eine Tochter, die im Alter von einer Woche durch einen Unfall starb. Als ich geboren wurde, ein weiteres Mädchen, hatten meine Eltern fürchterliche Angst, daß mir was passieren könnte, und ich kriegte ganz viel Aufmerksamkeit und ich glaube, meine Schwester hat viel weniger gekriegt...“ (Bericht einer Frau mit Speicheldrüsentumor. Hier hatten die Eltern die thujatypische Wahnidee!). (39.4)
9. Verwirrung bezüglich seiner Identität, als sei er gar nicht er selber (*Boger / Bönninghausen*). (40)
10. Glaubt zwei- oder dreifach zu sein. (26.1)
11. Verwirrung über die eigene Identität und Illusion des Doppeltseins. (21.7)
12. Sie denkt, sie werde verfolgt, oder es gehe jemand an ihrer Seite. (15)
13. „Ich gehe neben mir her, ich sitze im Auto neben mir, wie ein Schatten.“ (21.2)
14. Gefühl, als liege eine ander Person neben ihm im Bett und als sei diese andere Person ein Teil von ihm selbst. (27.4)
15. Sie klagte über Kopfweh, das besonders in Momenten schlimm war, wenn Ideen (welche ihr nicht die geringsten Sorgen machten) über sie kamen, daß jemand anders neben ihr denke. (12)
16. Glaubt, Kopf und Rumpf seien getrennt. (24)
17. „Ich habe mein ganzes Leben lang gedacht, ich bin ein halber Mensch und mir fehlt eine Hälfte“ (43j. Frau, Haarausfall). (44.2)
18. Gefühl der Zweiteilung. Sagt von sich: „Wenn ich in den Spiegel gucke, sehe ich, daß meine rechte Seite hart ist und die linke weich. Das ist doch etwas Häßliches.“ Früher manchmal Gefühl, verrückt zu werden: „Die inneren Kräfte wollten mich zerreißen, es war, wie wenn zwei in mir ziehen wollten, etwas Hartes und etwas Weiches.“ Hintergrund: Der autoritäre Vater, der sie oft kränkte, wird als „harter

Mensch“ und „Fremdkörper“ empfunden, die Mutter als „weich“. Nach *Thuja* sagt sie von sich, nun „eins mit sich selbst“ zu sein (43j. Frau, Neurose). (44.2)

19. „Ich habe mich seit *Thuja* zusehends besser gefühlt und ... hatte das Gefühl völliger Einheit mit mir. Ich wußte nicht, daß es so etwas gibt“ (Heilwirkung; 30j. Mann, Neurose). (44.2)
20. Furchtbare Angst, wie Todeskampf, ein namenloses inneres Weh, als löse sich die Seele vom Körper ab, mit der unerhörtesten Unruhe, schrecklichen Wallungen im Blute nachts, und der Atem zum Ersticken (Anf. d. 7. Mon.). (6)
21. Sie hat das bestimmte Gefühl, ihr Geist sei vom Körper getrennt, und in diesem Zustande hört und fühlt sie alles wie aus weiter Ferne. (6)
22. Glaubt, aus seiner Haut fahren zu können (*Boger / Bönninghausen*). (40) („Aus der Haut fahren“ sagt man, wenn man heftigen Zorn meint. Möglicherweise also Mißverständnis einer Textstelle, welche sich in Wirklichkeit auf Jähzorn bezieht. vr)
23. „Bis zum 4. Lebensjahr konnte ich fliegen, ich war ganz enttäuscht, als ich das nicht mehr konnte, das war ein schwerer Schlag“ (eine Art von außerkörperlichen Erfahrungen; Frau mit Speicheldrüsentumor). (39.4)
24. Ich hatte einen *Thuja*-Fall, in welchem der Kranke, ein junger Mann, sich mit dem Gesicht zur Wand hinstellte, nach Westen blickend. Er rezitierte dann religiöse Verse, sandte seine Seele zum Allmächtigen Gott und wartete bei der Wand, bis seine Seele von den Himmeln zurückkehrte. (35)
25. Der Kopf war sehr schmerzhaft, und beim Erwachen war es ihm immer, als ob er mit der Krankheit kämpfen und selbe in 2 Teile zerteilen sollte, wobei er nicht wußte, zu welchem Teile er sich zu halten habe (eine Art Phantasieren) (n. 49 T.). (7)
26. Anhaltende Ängstlichkeit, als habe er ein schweres Verbrechen begangen, mit Schreckhaftigkeit und allgemeinem Zittern, auch den Schlaf vertreibend. (6)
27. (Am Schreibtische sitzend fühlte der Prüfer die Kraft des Medikaments sich durch den Körper verbreiten und zweifelte nicht, daß sich bei längerer Ruhe bald mannigfache Erscheinungen einstellen würden (n. Einn. einer gr. Dosis TM). (5.1) (Hier aufgenommen wegen der auffälligen Erhöhung des Gefühls für innere Vorgänge, was sich hier auszudrücken scheint. vr)
28. Gedrücktsein mit Schwere auf der Brust und dem Gefühle, als riefe es im Innern „Wehe! Wehe!“. (6)
29. Es steigen fort und fort schwarze, Unglück verkündende, mit erträumten Gewissensskrupeln beunruhigende Gedanken auf, mit dem deutlichen Gefühle, als kämen sie aus dem Inneren des Unterleibes nach dem Herzen; dabei Schlaflosigkeit und innere, im unteren Teil des Rückens mit seßhafte Unruhe, welche immer umhertreibt, das ganze Innere gleichsam erschüttert und leise zittern macht, wahrhaft marternd, alles schärfere Denken störend, so daß die Gedanken sich überstürzen und verwickeln (v. d. 3. Woche ab). (6)
30. Fixe Idee von einem lebenden Tiere in ihrem Bauche; sie hört in der Milzgegend schreien, wie mit grober Stimme, und in der rechten Seite zwischen Eierstock und Leber ebenso, aber mit feiner Stimme, dabei zugleich ein Gefühl von Grabbeln daselbst, wie von etwas darin sich bewegendem Lebendigen (im 2. Monat d. Prüfg., lange anhaltend). (6)
31. Er sagt von sich: „Ein Teil meiner Lebenskraft zirkuliert nicht frei. Es ist etwas Animalisches in mir und es wäre gut, wenn ich es schaffte, es freizusetzen.“ Hintergrund: Fremdheits- und Unwirklichkeitsgefühle der in sexuellen Dingen völlig

unwissenden Mutter gegenüber ihm, als sie mit ihm schwanger war; sie „wußte nicht, was da in ihr ist, daß es fühlt und ein menschliches Wesen ist" (30j. Man, Neurose; gebessert durch *Lach.* und *Bufo,* geheilt durch *Thuja*). (44.2)

32. Bauch aufgedunsen, groß, hier und dort Auftreibungen wie vom heraussthenden Arm eines Fötus; darin Bewegungen, als enthalte er etwas Lebendiges (bei alten Jungfern). (11)
33. Ein Patient sagte, er fühle, daß in ihm ein kleiner Junge sei, der mit dem rechten Fuß trete. (16)
34. Hysterische Frau, sehr mondän, außerordentlich nervös; eines schönen Tages erklärt sie, sie sei schwanger, und tatsächlich sistiert die Regel für längere Zeit, und der Leib nimmt an Umfang zu. Die Frauenärzte aber können keine Gravidität feststellen. Trotz deren Erklärungen besteht sie auf ihrer fixen Idee, erzählt überall, sie sei schwanger, sie fühlt Kindsbewegungen und besorgt eine Säuglingsausstattung. – Nach *Thuja* D 200, gefolgt von 4 Dosen *Nux-m.* D 30, verschwindet die Wahnvorstellung; seitdem aber behauptet sie steif und fest, die Homöopathie habe eine Fehlgeburt bewirkt. (*Vannier*) (21.9)
35. Anhaltendes Drehendsein mit dem Gefühle, als käme es aus der linken Rippenseite, aus der drückend wehtuenden Milz, mit sehr elendem bleichem Ansehen. (6)
36. Sekundenlange Anfälle, meint, Erbsen schießen ihm durch den Kopf. (21.2)
37. Glaubt, seine Zehen seien verlängert (*Boger*). (40)
38. Er träumt oft am hellen Tage mit offenen Augen, ohne Schlafen stundenlang. Namentlich schwelgt er dabei in alles beherrschender Selbstsucht, sich selbst als den Mittelpunkt wähnend, um den sich alles drehen muß, mit dem berauschenden Gefühle des freudigsten, selbstbeglückendsten Wohlseins, welches um so schärfer hervortritt, weil er sonst anhaltend melancholisch gestimmt ist. (6)
39. Ist sich sicher, andere Menschen allein mit ihrer Willenskraft beeinflussen zu können (43j. Frau, Haarausfall). (44.2)
40. Wahnidee, sich in den Händen einer stärkeren Macht (stronger power) zu befinden (Stammt wohl von *Kent*, der allerdings schreibt: unter dem Einfluß einer höheren Macht. vr). (31)
41. Bei außerordentlicher Empfänglichkeit für jeden Eindruck unterliegt er jeder Stimmung des Augenblicks, so daß er immer aus einem Extrem in das andere gerät, und sein ganzes Dasein nur aus Extremen besteht. Dabei wird er stets unwiderstehlich hingerissen zu angenehm aufregenden hitzigen Getränken, aber ohne Trunkenheit. Die Glücks- und Herrschaftsträumerei steigert sich dabei von Tag zu Tag immer mehr, alle Grenzen überspringend, und wird zu einem freudvoll schwindelnden Taumel mit Verlöschen der Vernunft. (6)
42. Sie selbst sagt, sie fühle sich verrückt und unfähig zum Leben, als Strafe für eine Schuld, die sie aber nicht namhaft zu machen weiß, dabei die verworrensten Dinge durcheinander redend ohne jeglichen Zusammenhang, Sinn und Verstand, jeden Satz immer wieder von Neuem anfangend, ohne ihn vollenden zu können, ungeachtet aller Anstrengung des verschwindenden Gedächtnisses. (6)
43. Sie wähnt, sie habe sich absichtlich andern gegenüber wie verrückt gezeigt, um anderes vermeintlich getanes Unrecht damit zu beschönigen, und werde nun durch eigene Verrücktheit dafür bestraft. (6)
44. Sie selbst verlangt mit Angst und Verzweiflung, in eine Irrenanstalt gebracht und dort recht schlecht und streng behandelt zu werden, damit ihre fixen Ideen bekämpft und bezwungen würden; sie wisse recht gut, daß sie Unrecht tue und allerlei

Schlechtes denke, sie wolle sich aber nicht Mühe geben, diese Gedanken zu zerstreuen; dabei läßt sie undeutlich durchmerken, daß sie daran denken müsse, sich das Leben zu nehmen, aber das Sündhafte davon fühle, und zur Bewahrung davor die strenge Zucht einer Anstalt wünsche. (6)

45. In der Depression glauben sie sich verdammt (doomed). Sie sehen nur das Schlimmste, die Fehler, welche sie gemacht, und die Zeit, welche sie verschwendet haben. Ihre Selbstanklagen können zu einer Art von Wahngedanken werden. Es folgen krankhafte Phantasien, daß sie Ausgestoßene seien, Opfer (sacrificial victims), die der Dinge wegen, welche ihre Eltern ihnen und sie sich selbst angetan haben, zu endlosem Leiden verdammt seien. (29.5)
46. Wahn, wertlos zu sein (*Morrison*). (40)
47. Sie wähnt öfters, jemand neben sich sitzen zu habe, mit dem sie laut spricht, während sie selbst ganz munter mit offenen Augen daliegt und sich verwundert, wenn sie gefragt wird, mit wem sie spräche; sie weiß dann nicht, was sie davon denken soll. (6)
48. Zugleich kommt es ihr vor, als befinde sich ihr Geist abwesend auf einem Stern von dem hellsten Lichte umstrahlt, welches dann plötzlich verschwindet und sie in Dunkelheit in ihrem Bett zurückläßt (während epileptiformer Anfälle, siehe „Konvulsionen"). (6)
49. Nachts bei schlaflosem Wachliegen sieht sie mit geschlossenen Augen, wie Geister erscheinen, abwechselnd auch allerlei Tiere, hell beleuchtet, von weitem auf sich zukommend und darauf wieder langsam zurückweichend; öffnet sie die Augen, so ist alles verschwunden, kehrt aber sogleich wieder, wenn sie die Augen zumacht. (6)
50. Schlaf von öfterem Erwachen unterbrochen, wobei sie eine Erscheinung im Zimmer sieht, die sie aufgerichtet im Bette sitzend anredet; ein andermal fühlt sie, als wenn jemand an sie anstieße, so daß sie ruft „wer da?" und in die Höhe auffährt, wo sie dann ein Körbchen vor den Augen so deutlich vorbeischweben sieht, daß sie aufsteht und Licht anzündet, um näher danach zu sehen, darauf nach Niederlegen starkes Herzpochen (12. Mon.). (6)
51. Abends Hitze und Schlaflosigkeit, und sobald sie die Augen zumacht, sieht sie allerlei Figuren davor. (6)
52. Öfters erscheint ihr vor den Augen, als sähe sie einen Vogel fliegen. (6)
53. Nächtens Visionen von fremden Leuten (Delirium tremens?). (11)
54. Nachts spricht er mit Personen, welche er in Visionen sieht (Delirium tremens). (27.3)
55. Schlaflosigkeit, sieht nachts verschiedene Tiere und Menschen (Delirium tremens). (27.3)
56. Sieht nachts Fremde, nach Wiederholungsimpfung (*Knerr*). (40)
57. „Vor meinen Augen ordneten sich Bilder und Statuen an. All das (die Visionen und wirre Gedanken mit Gedankenverlust) passierte nachts; tagsüber erschienen die bösen Geister (wicked sprites) nicht." (12)
58. Obsessive und unverständliche Vorlieben oder Abneigungen. Ein dreijähriger Junge mit wiederkehrenden Tonsillitiden war fixiert auf Ventilatoren, Propeller, Betonmischmaschinen, Motoren von Klimaanlagen und alles, was sich drehte und wirbelte. Er konnte das Geräusch jeder dieser Maschinen nachahmen. Zu seinem zweiten Geburtstag wollte er eine Torte in Form eines Ventilators haben. Gegen die gewöhnlichen Kindervergnügen dagegen hatte er eine Abneigung und konnte mit Kindern jeden Alters gar nichts anfangen. (29.3)
59. Monomanie. (38)

60. Vergiftungsideen (*Roberts*). (40)
61. Verfolgungsideen (*Kent*). (40)
62. Wahnidee, im Krieg zu sein (*Boger / Bönninghausen*). (40)

Sinnestäuschungen

1. Zittern aller Gegenstände vor den Augen, beim Schreiben. (1.8)
2. Es kommt ihm vor, als ob alle Gegenstände, auf die er schaut, leicht wackelten; dabei Druck hinter den Augen und Schmerz bei Bewegung derselben. (22.1)
3. Alles schien zu hüpfen, schlimmer beim Aufsetzen oder nach langem Reden, oder vom Augenschließen; fürchtet, das Bewußtsein zu verlieren; Gesicht rot und fühlt sich heiß an (...) (Sonnenstich). (11)
4. Wenn sie ins Tageslicht schaut, sieht sie weiße Flecken sich bewegen, die wie Wasserflaschen aussehen. (11)
5. Farbige Blitze durchzucken bisweilen die Augen. (6)
6. Langjährige Lichtscheu mit Sehen eines dunkelroten Scheines (geheilt in der 9. Woche). (6)
7. Er sieht schwarze Punkte vor Augen, welche sich untereinander bewegen und auch bei geschlossenen Augen zugegen sind. (1.4)
8. Wie lauter kleine schwarze Flocken, (diese) fliegen vor den Augen herum. (6)
9. Als er – abends – nach Hause kam und ins dunkle Zimmer trat, schwebte ein erbsengroßes leuchtendes Scheibchen vor seinen Augen, welches vollkommen die Farbe der Leuchtkäfer (Lampyris noctiluca – Glühwürmchen (vr)) hatte (am 21. Januar). Das bemerkte er seither immer wieder, noch am 10. März, 46 Tage nach dem Einnehmen. Er hatte diese Erscheinung zuweilen auch bei Tage, am häufigsten aber bei der Abenddämmerung im Zimmer. Später erschien dieser leuchtende Kreis, welcher der Bewegung des Augapfels folgte und in verschiedenen Entfernungen bald vor einem Auge, bald vor beiden Augen schwebte, mehr elliptisch und hatte in der Mitte einen dunklen violetten oder schwärzlichen Kern. Zuweilen war der Fleck nur wie ein Hirse- oder Hanfkorn im Durchmesser, aber immer wenigstens an den Rändern leuchtend. (5.7)
10. Als er zu Tische ging, flimmerte es plötzlich vor den Augen und es schwebten eine Menge schwarzer, glänzend heller Punkte vor denselben, so daß er die Gegenstände nicht sicher ausnehmen konnte. Nach einer Weile verschwand diese Entscheidung wieder, und zwar zunächst am rechten Auge. (5.3)
11. Ein grauer Fleck vor dem rechten Auge flimmert bald goldig umringelt, bald sich im Kreise drehend, dabei ist dieses Auge besonders trübe und das Weiße darin oft rot und hitzend. (6)
12. Oft scheinen in den Augen goldene Punkte von oben herabzufallen und langsam nach tief unten zu verschwinden. (6)
13. Ein grauer Fleck vor dem rechten Auge mit Verkleinerung und Hinundherschwanken alles Gesehenen beim Schließen des einen (gesunden? vr) Auges, früh am schlimmsten. (6)
14. Abends beim Kerzenlicht ist es ihm dunkel vor den Augen, er sieht nichts recht deutlich, so daß ihm das Lesen und Schreiben sehr schwer fällt; des Morgens beim Aufstehen flattern ihm helle, weiße Flecke vor den Augen, die beim Schließen der Augen bläulich erscheinen, so daß er auch früh Mühe beim Lesen und Schreiben hat (n. 22 Wochen, durch mehrere Tage). (7)
15. Flatternde helle Zickzackfiguren vor den Augen (70. T.). (7*)

16. Eine wellige Zickzackbewegung vor den Augen, eine Stunde lang nach Aufstehen aus dem Bett, welche die Sicht sehr undeutlich machte (17. T.). (7*)
17. Leuchtende flackernde Zickzackfiguren vor den Augen, so daß er sie zumachen mußte, beim Schreiben; solange es anhielt, konnte er nicht deutlich sehen (69. T.). (7*)
18. Kopfschmerz, von vorn nach hinten ausstrahlend, meist gegen Abend auftretend, begleitet von entsetzlicher Furcht, für welche die Patientin (12j. Mdch.) als einzigen Grund angeben konnte, daß sie grüne Streifen sehe. (12)
19. Leuchtendblaue glänzende (glistening) Flecken vor den Augen, so daß er morgens beim Aufstehen kaum deutlich sehen konnte (n. 6 Mon.). (7*)
20. Dunkle Netzchen schwimmen vor den Augen mit Doppeltsehen. (6)
21. In der Ferne sieht sie wie durch Nebel, in der Nähe alles kleiner. (6)
22. Alle mit dem rechten Auge betrachteten Gegenstände erscheinen viel kleiner. (6)
23. Schon bei weniger Anstrengung tun die Augen weh und sehen alles immer kleiner werdend bis zum Verschwimmen. (6)
24. Augenschwäche; bei viertelstündigem Lesen gehen die Buchstaben alle ineinander, oft ist es, als werde der Blick am Buchstaben festgehalten, so daß er nicht weiter mit dem Lesen fortkommen kann, das rechte Auge ist schlechter als das linke, eine Brille hilft nichts, die Augen sehen dabei nicht weiter krank aus. (6)
25. Nach Tisch entstand plötzlich im rechten Ohre ein helles Klingen, das nach einigen Stunden sich ebenso plötzlich in ein dumpfes Summen und Dröhnen verwandelte, welches allmählich einem Sausen, wie von einer sprudelnden Flüssigkeit, Platz machte, das den größten Teil der Nacht anhielt. (5.1)
26. Plötzlich nachmittags im ruhigen Sitzen schwarz vor den Augen, so daß sie nichts sieht, und zugleich das Gespräch der Umstehenden wie aus weiter Ferne hört. (6)
27. Es singt fortwährend im Kopfe nach einerlei Melodie. (6)
28. Es saust und poltert fortwährend in den Ohren, oft als höre sie Rindvieh brüllen. (6)
29. Geruch in der Nase wie von Fischlake oder saurem Bier. (11)
30. Der Geschmack war verdorben, und die Speisen schienen (zu) wenig Salz zu haben. (5.2)
31. Das Essen schmeckt fade, als ob Salz fehlen würde. (20.6)
32. Abwechselnd salziger und süßlicher Geschmack der Speisen (57j. Mann, Nierenbeckenkarzinom). (48)
33. Gefühl von Kahlköpfigkeit, und jedes Haar tut weh. (6)
34. Wie ein Kriechen von Insekten auf der rechten Hand, daß er mehrmals hingreift, um selbe zu verscheuchen, bis er sich überzeugt, es sei bloß ein Symptom (n. 14 Mon., durch längere Zeit). (7)
35. Sensorische Halluzinationen, Berührungsillusionen (*Phatak*). (40)
36. Illusion, die Kleider seien zu eng (*Allen*). (40)

TRÄUME

Alpdrücken (auch sog. Wachanfälle)

1. Nach Beendigung der Regel ein Anfall von Alpdrücken, ängstliche zusammendrückende Brustbeklemmung, wobei sie kein Glied rühren kann (13. Monat). (6)
2. Alpdrücken in der Nacht, nach mühsam erzwungenem Umlegen von links nach rechts vergehend (7. Mon.). (6)
3. Im halbwachen Schlaf kommt es ihr plötzlich vor, als stehe ein Stuhl mitten in ihrem Bette; in der Absicht, ihn wegzunehmen, will sie sich aufrichten, ist aber nicht im

Stande, nur ein Glied zu rühren, bei Gefühl von Zentnerschwere des ganzen Körpers; nun will sie um Hilfe rufen, bringt aber keinen Laut hervor, während sie mit offenen Augen und völlig wach in unbeschreiblicher Beängstigung daliegt; erst nach einer Viertelstunde gelingt es ihr, zu rufen, womit der Anfall endigt (Wachanfall, vr). (6)

Angenehm, erfreulich

1. Der Schlaf war gut und erquickend mit lebhaften und angenehmen Träumen. (5.2)
2. Traum, von einem großen schwarzen Mann verfolgt zu werden, der sie mit einer Dose ansprühte; er verschwand dann und sie empfand das als Triumph (altes Symptom? – 43j. Frau, Haarausfall). (44.2)
3. Traum, auf offenem Feld zu sein, kein Baum in der Nähe; vier Männer mit Maschinengewehren schießen auf sie, aber es passiert ihr nichts, denn „keine Kugel kann mich treffen“ (altes Symptom? – 43j. Frau, Haarausfall). (44.2)
4. Traum, eine andere Frau hätte ein Baby, das sich mit dem ihren gut verstand (Heilungstraum nach *Thuja* C 200; 43j. Frau, Haarausfall, Bulimie). (44.2)

Ängstlich, bang, besorgt

1. Ängstliche Träume mit lautem Rufen. (1.1)
2. Beim Einschlafen, ein ängstliches Traumbild; da fühlt er einige stumpfe Stöße in der linken Seite, erwacht und schnappt nach Luft (n. 18 St.). (1.5)
3. Nachtschlaf durch schwere, ängstliche Träume gestört. (5.1)
4. Ängstigende Träume, häufiges Harnen und vier Pollutionen störten den unerquicklichen Schlaf, der sich ungewöhnlicher Weise erst spät einstellte. (5.1)
5. Der unterbrochene Schlaf war wieder voller ängstigender Träume. (5.1)
6. Aufschreien im Schlafe über ängstliche Träume von Katzen oder bösen Hunden. (6)
7. Die Nacht hindurch ängstliche Träume von Metzeleien. (7)
8. Schlaf durch ängstliche Träume gestört (chronische Augenentzündung nach Impfung). (11)
9. Schlaf durch schlimme und ängstliche Träume unterbrochen. (27.3)
10. Träumt von Mißgeschick, Unglück, Schicksalsschlägen, Gefahr, Enttäuschung usw. (38)
11. Traum von einem Bombenangriff. Sie und ein zwölfjähriger Junge flüchteten in ein Haus. Beim Hinabgehen in den Keller mußten die Stufen einzeln gefegt werden (in der Erstreaktion auf *Thuja* C 200; 43j. Frau, Haarausfall, Bulimie). (44.2)

Ärgerlich

1. Ärgerliche (vexatious) Träume (*Allen*). (40)

Bildlich, symbolisch

1. Träumt viel vom Fallen. (12)
2. Träumt fast jede Nacht, aus großer Höhe herunterzufallen (dreams of falling from a height). (12)
3. Nachts häufig Gefühl, in einen bodenlosen Abgrund zu stürzen, was sie jedesmal aus dem Schlaf reißt (dies haben die meisten *Thuja*patienten). (13)
4. Sie träumt jede Nacht, vom Balkon ihres Hauses (ihr Appartement liegt im 7. Stock) zu fallen. (8.2)
5. Träumt von Verfolgung und von Abstürzen im Gebirge. (23.2)
6. Träumt von Unfällen. (38)

7. Viele Träume von Babies; sie fragt sich: „wo steckt dieses Baby in mir?“ – Baby als Bild ihres abgespaltenen inneren Kindes, vr. (Auch vor der Behandlung, vermehrt in der Erstreaktion auf *Thuja* C 200; 43j. Frau, Haarausfall, Bulimie). (44.2)
8. Träumt von Wettbewerben (contests) (*Jahr*). (40)
9. Traum, ihre Freunde zu besuchen; die Freunde luden sie ein, ihren eigenen Kot (den der Patientin, vr) zu essen, den sie zu Würsten „recycelt“ hatten (in der 1. Nacht nach Einnahme von *Thuja* XM, bei einer *Thuja*-Kranken). (29.4)
10. Träumt von defekten Schaltern (*Bad Boll*). (39)
11. Träumt von Nebel, vom Verlust der Orientierung (*Bad Boll*). (39)

Ekelhaft

1. Nachts mußte er zweimal zum Urinieren aufstehen (vorher hatte er Träume, daß er auf schmutzigen Orten urinieren mußte); der Drang zum Harnen war stark, und es ging viel auf einmal ab, zuletzt in 10 Absätzen unter vielem Drücken (n. 62 T.). (7)

Indifferent oder nicht näher bezeichnet

1. Er wird zeitig schläfrig, schläft aber unruhig, mit Träumen, und erwacht sehr früh, verdrießlich und unaufgelegt zum Aufstehen. (1.1)
2. Beim Einschlummern träumte er sogleich. (1.1)
3. Unruhiger Schlaf mit Träumen (n. 68 St.). (1.6)
4. Unruhige Nacht; er wachte oft auf und fiel aus einem Traum in den anderen, mit Samenerguß. (1.7)
5. Traumvoll durchschlafene Nacht. (5.1)
6. Nachtschlaf voller Träumereien und Aufschrecken. (1.1)
7. Schlaf unruhig und voll Träume (mehrere Nächte). (5.1)
8. In der folgenden Nacht wieder reichlicher Urin, viele Blähungen und Träume. (5.1)
9. (Unruhiger Schlaf mit wirren Träumen (n. 2 Unzen Tinktur; Alkoholnachwirkung? vr). (5.1))
10. Schlafloses Umherwerfen, oft in wirren Träumen, die ganze erste Nacht nach dem Einnehmen, desgleichen die nächsten 5 Nächte, und dann abwechselnd immer wiederkehrend während der ganzen Wirkungszeit. (6)
11. Träumt fort und fort mit dem Gefühl einer großen Glut im Körper. (6)
12. Schlaflosigkeit nachts, gegen Morgen Schlummer mit vielen Träumen (chronische Keratitis nach Impfung). (11)
13. Träume, welche das Gemüt beeinflussen. (38)
14. Eindrucksvolle Träume (*Boger / Bönninghausen*). (40)

Krankheiten und Körperfunktionen, von

1. Nachts mußte er zweimal zum Urinieren aufstehen (vorher hatte er Träume, daß er auf schmutzigen Orten urinieren mußte); der Drang zum Harnen war stark, und es ging viel auf einmal ab, zuletzt in 10 Absätzen unter vielem Drücken (n. 62 T.). (7)
2. Traum, der ganze Körper war voller Haare, alle fielen aus und an diesen Stellen juckte es dann intensiv. Träumte auch, daß ihr am Gaumen Haare wüchsen (43j. Frau, Neurose). (44.2)
3. Träumt vom Abbrechen von Zähnen. (38)
4. Traum, ein behindertes Kind zu haben, das nicht richtig laufen konnte; die Umgebung wandte sich ab. - Traum, ein Baby zu haben, das große Schmerzen beim Wachsen hatte (beide in der Erstreaktion auf *Thuja* C 200; 43j. Frau, Haarausfall, Bulimie). (44.2)

Nachdenken, Anstrengung des Geistes, mit

1. Lange Träume, durch das Abendgespräch veranlaßt, mit tiefem Nachsinnen; er stützt sich bei angeschuldigten Verbrechen auf sein gutes Gewissen. (1.5)
2. Träumt, daß er sich in geistiger Arbeit auszeichne. (38)

Phantastisch, absurd

1. Träume, absurd. (38)

Schrecklich, grausig

1. Schreckende Träume, worüber er aufwacht, mit Hitzeempfindung im Körper. (1.7)
2. Eine Stunde dauernder, unerquicklicher, durch beständiges Aufschrecken und scheußliche Träume gestörter Halbschlummer (nach Angstanfall im Bett). (5.3)
3. Der spät eintretende Schlaf war durch schreckhafte Träume gestört. (5.6)
4. „Ich wurde immer zu ganz strengen Zeiten ins Bett geschickt, aber konnte nie schlafen. Ich versteckte mich unter den Decken, aus Angst. Ich träumte oft, daß jemand komme, mich zu holen, und versuchte wegzulaufen, aber konnte mich nur langsam bewegen. Dann weckte ich mich selber auf (man beachte die Formulierung! vr) und war völlig durchgeschwitzt." (Frau mit Speicheldrüsentumor) (39.4)
5. Alptraum, von Skinheads verfolgt zu werden, aber er war ein unzerstörbarer Roboter, terminator-ähnlich (vor *Thuja*); zweimal Traum, von „Faschos" verfolgt zu werden, aber er drehte sich um und verprügelte sie (nach *Thuja*) (30j. Mann, Neurose). (44.2)
6. Gegen Abend befällt plötzlich heftiger Frost, darauf Hitze mit so starkem Herzpochen, als solle der Brustknochen zerspringen, den Atem ab und zu versetzend, mit Schlaflosigkeit, schrecklichen Bildern vor den Augen beim Einschlummern, beängstigender Beklemmung um das Herz und Todesfurcht, bei kalten Füßen (7. Woche). (6)
7. Schreckliche Träume, bei Rheumatismus (*Knerr*). (40)

Sexuell

1. Geile Träume von ausgeübtem Beischlafe, doch ohne Samenerguß; beim Erwachen schmerzhafte Rutesteifheit. (1.1)
2. Geile Träume mit einer Pollution. (5.2)
3. Verworrene geile Träume. (5.2)
4. Im Schlafe wollüstige Träume, und morgens ungeheure Schläfrigkeit und Behaglichkeit im Bette. (5.1)
5. Sehr viele erotische Träume der angenehmen Art (nach *Thuja*; 30j. Mn., Neurose). (44.2)
6. Schlafloses Umherwerfen mit wollüstigen Träumen, zuletzt mit blitzartig durchfahrendem Rückenschmerz und Schwäche endigend. (6)
7. Träume von einer Pollution, ohne daß sie erfolgte (n. 70 T.). (7)

Tieren, von

1. Aufschreien im Schlafe über ängstliche Träume von Katzen oder bösen Hunden. (6)
2. Schlafwachen, in welchem sie vor den Augen vorüberziehen sieht größtenteils verschiedene Tiere, zuweilen auch wie Bausteine. (6)
3. Schreckliche Träume, zuweilen von Schlangen (22j. Mann, Bronchiektasie). (45.1)
4. Religiöser Traum von einem großen Elefanten, der vor ihrer Gottheit stand (bei der Mutter eines Kindes, das auf die Symptome derselben während der Schwangerschaft hin durch *Thuja* geheilt wurde; Fall aus Indien). (29.3)

Tod, Mord und Toten, von

1. Schlaflosigkeit die Nacht, mit großer Unruhe und Kälte des Körpers; wenn er einen Augenblick einschlummerte, so träumte ihm von toten Menschen. (1.1)
2. Wenn er sich die Nacht auf die linke Seite legt, so träumt er von Gefahr und Tod. (1.1)
3. Träumt, zu sterben. (38)
4. Träume von Todesgefahren. (42)
5. Unerquicklicher, durch schreckhafte Träume (von Toten) und durch häufiges Harnen unterbrochener Schlaf. (5.1)
6. Träume anhaltend von Leichenzügen. (6)
7. Im Schlafe erscheinen ihr Verstorbene, die sie deutlich zu sehen, zu fühlen und zu sprechen glaubt. (6)
8. Die Nacht hindurch ängstliche Träume von Metzeleien. (7)
9. Schlaf gestört durch unglückverheißende (ominous) Träume von Schlachten, Blut, Tod, oder durch laszive Träume. (14)
10. Guter Schlaf, aber immer wieder Träume vom Krieg. (20.3)
11. Mehrere Träume mit Gewaltphantasien; einmal Traum, Opfer von Gewalt zu sein und dadurch selbst zerstörerisch zu werden (30j. Mann, Neurose). (44.2)
12. Träumte in der Nacht nach der Gabe von *Thuja* und in den Nächten darauf immer wieder von ihrem Vater, der sie und ihre Mutter bald nach der Geburt verlassen hatte; sie träumte, er versuche sie zu töten; der Traum beherrschte drei Tage lang völlig ihre Stimmung und ihr Bewußtsein (Heilwirkung, sog. „homöopathische Psychoanalyse"; 28j. Frau, Ekzem). (32)
13. Träumt, erstochen zu werden (22j. Mann, Bronchiektasie). (45.1)
14. Traum, daß ihr Mann sie immer wieder ins Wasser stoße. Sie konnte aber unter Wasser atmen, rettete sich und zog ihrem Mann den Hals zu (nach *Thuja* C 200; 43j. Frau, Haarausfall, Bulimie). (44.2)
15. Traum, sie wolle ihr Baby ermorden; sie setzte es auf die Treppe, damit es hinunterfalle (in der Erstreaktion auf *Thuja* C 200; 43j. Frau, Haarausfall, Bulimie). (44.2)

Vergangenem, von

1. Nachts ungemein lebhaftes Träumen, längst vergangene Erlebnisse wieder vorführend. (6)
2. Ihre Träume haben viel mit Kindern zu tun: träumt, sie sei schwanger; sie passe auf kleine Kinder auf; durchlebt im Traum Kindheitserinnerungen. Sie sagt, daß „das vielleicht mit Selbsterneuerung zu tun" habe, „vielleicht ist es ein Wunsch, nachzuholen, was in meiner Kindheit versaut war?" (43j. Frau, Haarausfall). (44.2)
3. Träume von Beschäftigung des vergangenen Abends, gleichsam als Fortsetzung (n. 71 T.). (7)
4. Träumte in der Nacht nach der Gabe von *Thuja* und in den Nächten darauf immer wieder von ihrem Vater, der sie und ihre Mutter bald nach der Geburt verlassen hatte; sie träumte, er versuche sie zu töten; der Traum beherrschte drei Tage lang völlig ihre Stimmung und ihr Bewußtsein (Heilwirkung, sog. „homöopathische Psychoanalyse"; 28j. Frau, Ekzem). (32)
5. Träumt von Dingen, die sie gehört, gelesen, besprochen oder bedacht hat (*Allen*). (40)

SCHLAF

Schlaflosigkeit, Einschlafstörung

1. Zweistündige Unruhe, abends im Bette, ehe er einschlafen konnte. (1.1)
2. Ist müde, doch sobald sie sich hinlegt, ist die Schläfrigkeit weg, schläft manchmal 3 Std. nicht ein. (20.4)
3. Er kann nicht einschlafen vor Mitternacht und wacht dann schon um 4 Uhr wieder auf. (1.1)
4. Er schlief die Nacht bloß bis 12 Uhr und blieb dann ohne Beschwerde ganz munter, war auch früh nicht schläfrig. (1.1)
5. Durch Gedanken Einschlafen erst nach zwei Stunden, also um 1 Uhr früh, und hellwach von 3 bis 4 Uhr früh (53j. Mann, Blasenkarzinom). bt
6. Er mußte sich wegen zunehmender Mattigkeit niederlegen und konnte erst nach einigen Stunden einschlafen. (5.1)
7. Sie liegt sehr lange munter, ohne einschlafen zu können, und erwacht morgens ungestärkt, schwach. (6)
8. Schlaf sehr kurz und frühes Erwachen, wo dann die verschiedensten Gedanken durch den Kopf jagen und dergestalt aufregen, daß der ganze Körper sich bewegt und zittert. (6)
9. Schlaflosigkeit, anhaltend. (6)
10. Gestern abend kam ihm kein Schlaf, er war sehr munter, als hätte er Kaffee getrunken, dabei eine Gedankenfülle und Aufregung des Geistes, so daß er auch, als er nach 12 Uhr nachts das Licht auslöschte, nicht einschlafen konnte. Die ganze Nacht war er schlaflos, bloß zeitweise schlummerte er auf kurze Zeit (n. 1 J.). (7)
11. Schlaflosigkeit nachts, gegen Morgen Schlummer mit vielen Träumen (chronische Keratitis nach Impfung). (11)
12. Hatte vor ein paar Wochen schwer getrunken, seitdem schlaflos, appetitlos, Tag und Nacht profuse Schweiße, leichter unschmerzhafter Ausfluß aus der Harnröhre, zittrige Glieder, nächtens Visionen von fremden Leuten, große Angst und Ruhelosigkeit, kann nicht im Bett bleiben, sondern muß umhergehen (Delirium tremens? vr). (11)
13. Ihr Nervensystem war sehr erregbar und hatte seit Wochen schon einen extrem übererregten Zustand angenommen (durch Schlafmangel bei Krankenpflege). Sie konnte sich nicht mehr beruhigen. (...) Selbst wenn sie nicht aufstehen mußte, konnte sie nicht schlafen. (Dabei Geistesverwirrung, Kopfschmerz und nächtliche Visionen.) (12)
14. Unruhe die Nacht und Bangigkeit; er kann nicht schlafen, wegen Kälte der Unterschenkel, welche mit kaltem Schweiße bedeckt sind. (1.1)
15. Schlaflosigkeit die Nacht, mit großer Unruhe und Kälte des Körpers; wenn er einen Augenblick einschlummerte, so träumte ihm von toten Menschen. (1.1)
16. Schlafloses Umherwerfen, oft in wirren Träumen, die ganze erste Nacht nach dem Einnehmen, desgleichen die nächsten 5 Nächte, und dann abwechselnd immer wiederkehrend während der ganzen Wirkungszeit. (6)
17. Schlaflose Nächte, er muß sich im Bette herumwerfen und von einer auf die andere Seite wenden, des Morgens dafür sehr schläfrig (n. 85 T.). (7)
18. Schlaflose Nacht, er kann vor 4 Uhr früh nicht einschlafen, ist dabei unruhig und muß sich fast alle 5 Minuten von einer Seite auf die andere wenden (n. 1 J.). (7)
19. Die ganze Nacht schlaflos zugebracht, er konnte kein ruhiges Plätzchen finden, er drehte sich hin und her, wetzte mit den Füßen aneinander, zählte mehrmals bis 100, kein Schlaf stellte sich ein. (...) Gegen Mittag wurde er schläfrig, er legte sich nieder,

doch kaum hatte er sich hingelegt, so kam die Unruhe, er mußte sich hin und her wenden und der Schlaf war weg, nun duldete es ihn nicht länger im Bette und er mußte aufstehen (n. 1 J.). (7)

20. Schläft mit offenen Augen ein, diese schließen sich erst später (2 1/2 j. Ekzemkind). (22.2)

Aufwachen, Durchschlafstörung

1. Nacht unruhig; erwachte um 2 Uhr, konnte eine ganze Stunde nicht wieder einschlafen, dann durch häufiges Aufwachen unterbrochener Schlaf. (5.1)
2. Kann ab 3 Uhr früh nicht mehr schlafen. (12)
3. Schlaf sehr unruhig mit oftem Aufschrecken und stundenlangem Herzklopfen. (6)
4. Nachts erweckt sie das ängstigende Gefühl bei jedem Atemzuge, als werde der Hals dick. (6)
5. Wacht dreimal in der Nacht auf über Ängstlichkeit mit krampfigem Herzschlagen und Drücken im Magen. (6)
6. Fortwährend Unruhe im Schlafen, weil er sich immer wieder anders legen muß, da in jeder Lage die Teile, auf denen er gerade liegt, sehr bald schmerzen. (6)
7. Abends allgemeine brennende Hitze, worauf unruhiger Schlaf folgte. (5.1)
8. Unruhiger Schlaf; er wirft sich herum, wegen allzu großen Wärmegefühls. (1.1)
9. Ich lag in unruhigem Schlummer bis nach Mitternacht, dann stellten sich Hitzen ein, zuerst im Gesichte, dann über den ganzen Körper mit Brennen und unruhigem Herumwälzen, Abdecken und völliger Schlaflosigkeit, wobei der Geist sehr klar und rege arbeitete, so daß ich öfter Notizen machen mußte; gegen 4 Uhr früh folgte dann langsam warmer Schweiß und ruhiger Schlaf. (26.2)
10. Unruhiger Schlaf, mit geruchlosem Schweiße (n. 48 St.). (1.6)
11. Der Fötus bewegt sich so heftig, daß sie aufgeweckt wird und Schneiden in der Blase mit Harndrang bekommt (im 8. Monat). (11)
12. Zwei Kinder (der Vater des einen hatte GO gehabt) zeigten folgende Symptome: Zwei Stunden nach Zubettgehen erwachten sie regelmäßig mit Treten, Schreien und weigerten sich, zu antworten. Das hielt eine Stunde oder noch länger an. Wenn man sie fragte, ob sie urinieren wollten, weigerten sie sich zu antworten, schlugen nach der Wärterin und sagten „nein“. Wenn man sie aber aufnahm und aufs Töpfchen setzte, urinierten sie und schliefen danach ruhig ein. (12)
13. Bei öfterer Rutesteifigkeit, nachts, Stiche in der Harnröhre, daß er davon nicht schlafen kann. (1.1)
14. Unruhige Nacht; er wachte oft auf und fiel aus einem Traum in den anderen, mit Samenerguß. (1.7)
15. Ängstigende Träume, häufiges Harnen und vier Pollutionen störten den unerquicklichen Schlaf, der sich ungewöhnlicher Weise erst spät einstellte. (5.1)
16. Unruhiger Schlaf mit geilen Träumen. (5.2)
17. Er wird zeitig schläfrig, schläft aber unruhig, mit Träumen, und erwacht sehr früh, verdrießlich und unaufgelegt zum Aufstehen. (1.1)
18. Unruhiger Schlaf mit Träumen (n. 68 St.). (1.6)
19. Schlaf unruhig und voll Träume (mehrere Nächte). (5.1)
20. Beim Einschlafen, ein ängstliches Traumbild; da fühlt er einige stumpfe Stöße in der linken Seite, erwacht und schnappt nach Luft (n. 18 St.). (1.5)
21. (Unruhiger Schlaf mit wirren Träumen (n. 2 Unzen Tinktur; Alkoholnachwirkung? vr). (5.1))

22. Unerquicklicher, durch schreckhafte Träume (von Toten) und durch häufiges Harnen unterbrochener Schlaf. (5.1)
23. Eine Stunde dauernder, unerquicklicher, durch beständiges Aufschrecken und scheußliche Träume gestörter Halbschlummer (nach Angstanfall im Bett). (5.3)
24. Nachtschlaf durch schwere, ängstliche Träume gestört. (5.1)
25. Schlaf durch schlimme und ängstliche Träume unterbrochen. (27.3)
26. Nachts häufig Gefühl, in einen bodenlosen Abgrund zu stürzen, was sie jedesmal aus dem Schlaf reißt (dies haben die meisten *Thuja*patienten). (13)

Somnambulismus

1. Nachts im Schlafe Phantasieren, wobei er sich oft aufsetzt, mit den Händen auf dem Bette herumklatscht, seine Sachen einpacken und aus dem Bette springen will, ohne durch Anreden zum Bewußtsein gebracht werden zu können (4. Woche). (6)
2. Im Nachtschlafe Aufschrecken vor einer Erscheinung, die den Oberkörper im Bette wiederholentlich aufrichtet. (6) (Ob die Erscheinung oder der Kranke den Oberkörper aufrichtet, bleibt unklar. vr)
3. Nachts unruhiger Schlaf mit öfterm Aufstehen aus dem Bette und vielem Sprechen, bei Mondschein schlimmer. (6)

Schläfrigkeit

1. Tagesschläfrigkeit. (6)
2. Den Tag über schläft sie viel, ist sehr matt und hat keinen Appetit. (5.1)
3. Fühlt sich so matt und müde, daß sie mehrmals bei Tage einschläft (1. T.). (6)
4. Stete Neigung zum Schlafen. (6)
5. Schlafsucht, zwei bis drei Tage lang fortwährend (6. Woche). (6)
6. Ungewöhnlich tiefer Schlaf, kaum zu wecken (Parese des re. Arms mit Muskelatrophie). (27.3)
7. Morgens dumpfes Kopfweh mit Druck in den Augen und unwiderstehlicher Neigung zum Schlafen. (6)
8. Nach Einnehmen von 140 Tr. TM vier Stunden lang wie betäubt, schläfrig und matt. Auch am nächsten Tag, nach 145 Tr., Betäubung und Schläfrigkeit, aber nicht so lange anhaltend. (5.1)
9. Auffallende Schläfrigkeit nach dem Essen. (5.4, verif.)
10. Nachmittags Abspannung und Schläfrigkeit; abends Aufgelegtheit zum Arbeiten. (5.1)
11. Nachmittags ungeheure Schläfrigkeit; die Augen fielen ihm zu, im Sitzen (n. 14 St..). (1.6)
12. Gegen Abend Schläfrigkeit, ohne schlafen zu können (n. 9 1/2 St.). (1.6)
13. Abends große Schläfrigkeit. (5.4), (5.1)
14. Eingenommenheit und Vollheitsgefühl im Kopfe mit verdrießlicher Laune und Schläfrigkeit. (5.1)
15. Im Schlafe wollüstige Träume, und morgens ungeheure Schläfrigkeit und Behaglichkeit im Bette. (5.1)
16. So matt und kraftlos, daß sie das Bett nicht verlasen kann; sie ist wie betäubt und schlummert sehr viel; (...) diese Erscheinungen, verbunden mit sehr üblem Aussehen, mit ungemeiner Niedergeschlagenheit und Kleinmütigkeit, ließen den Prüfungsleiter die Entwicklung eines Nervenfiebers befürchten. (Es erfolgte Antidotierung mit *Puls.* 30, später *Cocc.* 30, *Ign.* 24, zuletzt *Nux vomica*; die Genesung dauerte einen Monat.) (5.1)
17. Sehr matt, schlummert viel und spricht sehr träge und einsilbig. (5.1)

SCHWINDEL

Drehschwindel

1. Anfall: beim Gehen im Freien ward es ihm übel und wie berauscht und drehend; er bekam Hitze im Gesichte und Angstschweiß und konnte kaum Atem kriegen; die Füße waren ihm so schwer, daß er taumelte (eine Stunde lang, n. 20 St.). (1.1)
2. Empfindung von Taumel, wie nach öfterem Herumdrehen im Kreise (n. 3/4 St.). (1.3)
3. Durch Sehen nach links hin vermehrtes Drehendsein im Kopfe. (6)
4. Nach wenigem Essen aus kurzem Mittagsschlafe erwacht, fühlt sie Drehendsein im Kopfe, welches bei jeder Bewegung in Ohnmacht übergeht und bis abends 10 Uhr fortdauert, wo es mit Erbrechen des unverdauten Mittagessens sich endet. (6)
5. Drehender Schwindel, auch im Sitzen; beim Gehen schwankt sie. (1.1)
6. Schwindel, sobald sie die Augen schließt, dreht sich alles mit ihr, und vergeht, wenn sie sie wieder öffnet. (6)
7. Anhaltendes Drehendsein mit dem Gefühle, als käme es aus der linken Rippenseite, aus der drückend wehtuenden Milz, mit sehr elendem bleichem Ansehen. (6)
8. Drehen im Magen mit Schwindel, darauf Erbrechen (6. Monat). (6)

Ohnmacht, ohnmachtsartiger Schwindel

1. Ein aufwärts ziehender Schmerz aus den Beinen durch die Oberschenkel bis in den Kopf und von da zurück bis in die Herzgrube, wobei es ihr schwarz vor den Augen und weichlich ward. (1.1)
2. Um 10.30 Uhr vormittags von einem solchen Heißhunger befallen, daß er fast einer Ohnmacht nahe und genötigt war, zu einer ganz ungewohnten Zeit in einem nahen Gasthause etwas zu speisen. Diese Erscheinung fiel ihm um so mehr auf, weil sie sich am Abend desselben und des darauf folgenden Tages wiederholte. (5.2)
3. Schwindel bis zur Besinnungslosigkeit, in öftern Anfällen. (6)
4. Schwindel mit Ohnmacht und kaltem Schweiß, Galleerbrechen, Drücken im Kopfe hinter den Augen und Brennen auf dem Scheitel. (6)
5. Schwindel mit Übelkeit und Ohnmachtsgefühl, länger fortdauernd (6. Mon.). (6)
6. Ohnmachtartiges Schwarzwerden vor den Augen, anfallsweise. (6)

Schwankschwindel

1. Schwindel zum Umfallen beim Umwenden des Kopfes. (6)
2. Nach dreiviertelstündigem Nachmittagsschlafe, Schwindel, daß er, ohne sich anzuhalten, kaum gehen konnte, und sehr auffallende Empfindlichkeit der Haut gegen kühle Temperatur. (5.1)
3. Schwindel sehr oft kommend und gehend, schnell so stark anwachsend, daß sie sich anhalten muß, um nicht zu fallen. (6)
4. Schwindel mit öfteren Blitzen vor den Augen, augenblicklich zum Niedersitzen zwingend wegen Gefahr, umzufallen. (6)
5. Schwindel, so daß er kaum über einen Stein hinwegsteigen konnte, ohne zu fallen (n. 9 Mon.). (7*)
6. Schwindel bei jedem Blicke nach oben oder seitwarts oder beim Bücken, mit Umfallen bedrohend. (6)
7. Drehender Schwindel, auch im Sitzen; beim Gehen schwankt sie. (1.1)
8. Wenn er sich gebückt hat, so schwankt er. (1.1)
9. Oft starkes Hinundhertaumeln. (6)

10. Starker Schwindel beim Sitzen und Zuschließen der Augen, als schwankte er auf dem Sofa vor- und rückwärts (beim Öffnen der Augen sogleich vergehend). (5.1)
11. Schwindel anhaltend, besonders abends beim Gehen, so daß er seitwärts taumelt. (6)
12. Viel Schwindel im Sitzen, wie ein Hin- und- Herbewegen; im Liegen noch viel mehr verschlimmert. (1.1)
13. Schwindel, anhaltend und immer wiederkehrend, besonders peinlich durch das stete Gefühl von Unsicherheit und Hin-und-Herschwanken im Gehen sich aussprechend. (6)
14. Schwindel wie von der Bewegung einer Schaukel; alles scheint zu hüpfen; beim Augenschließen, Auf- oder Seitwärtssehen. (31)

KONVULSIONEN (auch Dämmerattacken usw.)

1. Typischer eklamptischer Anfall, bei Anurie, Albumin- und Zylindrurie, Koma (14. T.) (4)
2. Tonisch-klonische Krämpfe. (4)
3. Über Thujon schrieb *Fühner* (Med. Toxikologie), es sei als Bestandteil des Absinthöls einer der Auslöser der Absinthsucht, welche zu zerebralen Störungen mit epileptiformen Krämpfen, Delirien und Halluzinationen führt. (25)
4. Vor Eintritt der Regel die heftigsten, zusammenziehenden, pressenden, wunden Schmerzen in den Geburtsteilen mit dem empfindlichsten Stuhlzwang ohne Stuhlabgang; mit Ohnmachtsgefühl muß sie sich niederlegen, und nun vergeht das Bewußtsein, indem zugleich Kopf und rechter Arm fort und fort in konvulsivischem Hinundherschlagen, immer nach rechts hin, verharren; als sie wieder bewußt wird, fühlt sie sich durch und durch eisigkalt und steif, was... erst gegen Morgen mit allgemeiner Schwäche endigt, worauf das Blut abzugehen anfängt... diesmal ganz braun gefärbt. (Fokaler epileptischer Anfall, vr) (6)
5. Der ganze rechte Fuß dick rot, prickelnd, brennend, dabei sehr schwer und unbeholfen, mit öfteren Zuckungen, so daß derselbe hoch in die Höhe springt (6. Mon.). (6)
6. Nach vorangehender tagelanger Ungeschicklichkeit des rechten Armes, um 11 Uhr nachts, plötzlich die stärksten Konvulsionen, beginnend mit höchst schmerzhaftem, zu lautem Schreien zwingendem Einwärtsziehen der Zehen des rechten Fußes, und von dort an auf der rechten Seite emporsteigend, dieselbe ganz steif und unbiegsam ausstreckend, den Atem versetzend, zuletzt bis in den Kopf aufsteigend und denselben in ein unaufhörliches Vor- und Rückwärtszucken versetzend, wobei das Bewußtsein schwindet. Als er 5 St. später wieder zu sich kommt, findet er sich aus dem Bett gefallen, in Schweiß gebadet auf den Dielen liegend, mit vollständiger Lähmung des rechten Beines vom Fuße bis zum Knie; ebenso weit fühlt dasselbe sich kalt und abgestorben an und zentnerschwer und ist unfähig zum Stehen und Bewegen. (6)
7. Starrkrampf, bewußt- und bewegungslos liegt er gegen zwei Stunden starr und steif da, worauf Verzuckungen ihn hin- und herwerfen. (6)
8. Anfall; beginnt mit unerträglichen Kopf- und Zahnschmerzen, krampfigem Weinen, eiskalten Füßen und Händen, Bleischwere beider Arme und Stöhnen, der Atem wird sehr kurz und bleibt oft ganz aus; plötzlich liegt sie bewegungslos starr da, ohne zu atmen, mit zusammengezogenen Fingern, wobei jedoch der Puls ruhig und gleichmäßig bleibt; nach etwa 10 Minuten holt sie tief Atem, sieht die Umstehenden verwundert an und scheint sich erst nach und nach klar zu machen, was um sie herum vorgeht und gesprochen wird; sie fühlt sich dann sehr matt und dicht unter den Knien der bis dorthin kalten Beine (ist) ein kleines Fleckchen wie beständig von einem Zugwinde angeblasen. Nach einer Viertelstunde wiederholt sich derselbe Anfall, aber schwächer und kürzer, und endigt mit etwas Schwitzen. Während des ganzen Anfalls

dauert das Gefühl (an), fortfallen zu müssen, und treibt die Kranke, sich an den Umstehenden fest anzuklammern. Zugleich kommt es ihr vor, als befinde sich ihr Geist abwesend auf einem Stern von dem hellsten Lichte umstrahlt, welches dann plötzlich verschwindet und sie in Dunkelheit in ihrem Bett zurückläßt. Diese Anfälle kehren einen Tag um den andern wieder.(6)

9. Ein epilepsieähnlicher Krampfanfall abends nach dem Niederlegen mit 10 Minuten langer Bewußtlosigkeit, dann Magenschmerz und Erbrechen (6. Woche). (6)
10. Plötzlich nachmittags im ruhigen Sitzen schwarz vor den Augen, so daß sie nichts sieht, und zugleich das Gespräch der Umstehenden wie aus weiter Ferne hört. (6) (Ohnmacht? vr)
11. Plötzlich Anfall von Schwarzwerden vor dem rechten Auge mit Kriebeln und Eingeschlafensein durch die Zunge, die rechte Gesichtshälfte und den rechten Arm hindurch bis zur Lähmung der ganzen rechten Seite und Umfallen und Irrewerden, schnell und spurlos vorübergehend, bis auf öftere Ohnmachtsanwandlung beim Stehen (vormittags, bei einer Schwangeren; 7. Mon. d. Prüfung). (6)
12. Morgens um 11 Uhr plötzlich eine Art Ohnmacht, ohne die Besinnung zu verlieren, dabei eiskalt, der ganze Körper, am meisten der Rücken, schmerzhaft, schneller Pulsschlag, Hitze und dazwischen das Gefühl, als würde sie mit kaltem Wasser übergossen, vorzüglich am Kreuze hinunter und um den wehtuenden Unterleib. (6)
13. Nachmittags nach halbstündigem unerquicklichem Schlafe befällt sie plötzlich eine tiefe Ohnmacht, während das Bewußtsein klar fortdauert. (6)
14. Veitstanz; ein schon jahrelang ab und zu immer wiederkehrender, obgleich jedesmal nach der homöopathischen Regel mittelst *Bell., Stram., Agar., Sulf., Calc.* anscheinend geheilter Veitstanz, jetzt von neuem und in verstärktem Grade aufgetreten, heilt völlig aus; Nachbeobachtungszeit 2 Jahre. (6) (Symptom gekürzt, vr)
15. Fieber, typhusähnlich, befällt (ihn) plötzlich mit Schüttelfrost und ohnmachtartigem Erloschensein aller Kraft, dem schnell völlige Bewußtlosigkeit folgt, darauf brennende Hitze bei trockener Haut mit kalten Händen und Füßen und wechselndem Erkalten auch anderer Hautstellen, Tag und Nacht fortdauerndes Delirieren, den ganzen Körper verzerrende, nur die Stelle wechselnde, Konvulsionen immer wiederkehrend, bei denen vorzugsweise anhaltend die Augen bald starr aufgerissen, bald allerlei krampfigen Stellungen und Bewegungen und zumeist dem eigentümlichen amblyopischen Ausdrucke und Blicke unterworfen scheinen, (...) . Unter diesen Erscheinungen verlaufen 14 Tage wechselnd, Dann tritt ein pockenartiger Ausschlag auf der Brust... hervor, und damit beginnt die Genesung. (Bei einem an progressiver Paralyse leidenden Manne, der danach eine bedeutende, immer weiter fortschreitende Besserung auch des Geisteszustandes erfuhr.) (6)
16. Chorea, nachts und morgens; gieriger Appetit; trockenes Haar; sehr übellaunig und eigensinnig; lacht viel ohne Ursache. (11)
17. Häufiges Aufschrecken oder Zucken der oberen Körperhälfte, bei Chorea. (11)
18. Katalepsie. (11)
19. Epileptischer Schwindel; dabei Haare trocken und Fingernägel gerippt. (11)
20. Epilepsie, mindestens einmal pro Woche ein Anfall; Zwiebelgenuß ruft am darauffolgenden Morgen einen Anfall hervor. (13)
21. Epileptische Anfälle im Wechsel mit Pusteln auf den Beinen, seit der Pockenimpfung; bei einem kleinen Mädchen. (13)
22. Arges Zusammenziehen im Hinterkopfe und der Herzgrube, als sollten Krämpfe kommen. (6)

SEXUELLER TRIEB

1. Dreimaliges Drängen zum Stuhle, mit Rutesteifheit. (1.1)
2. Früh, im halben Schlafe, mehrstündige Rutesteifheit. (1.1)
3. Nachts, lang dauernde Rutesteifheit. (1.1)
4. Bei öfterer Rutesteifigkeit, nachts, Stiche in der Harnröhre, daß er davor nicht schlafen kann. (1.1)
5. Geile Träume von ausgeübtem Beischlafe, doch ohne Samenerguß; beim Erwachen schmerzhafte Rutesteifheit. (1.1)
6. Morgens starke Erektionen ohne Wollustgefühl. (6)
7. Im Schlafe wollüstige Träume, und morgens ungeheure Schläfrigkeit und Behaglichkeit im Bette. (5.1)
8. Geile Träume mit einer Pollution. (5.2)
9. Unruhiger Schlaf mit geilen Träumen. (5.2)
10. Träume von einer Pollution, ohne daß sie erfolgte (n. 70 T.). (7)
11. Nach 12 Uhr wurde er schwindlig, matt in den Gliedern, abgeschlagen, so daß er sich ins Bett legte und bald einschlief. Nachdem er eine Stunde ruhig geschlafen hatte, erwachte er mit ekligem Geschmacke, der jedoch nach und nach verging. Im Liegen kommen ihm nun wollüstige Bilder vor, und er bekam eine Erektion (die erste seit der Einnahme der *Thuja*) mit etwas Abgang von Prostatasaft (n. 57 T.). (7)
12. Abends wurde er sehr wollüstig aufgeregt, welches Gefühl selbst nach dem Beischlafe nicht ganz wich, so daß er erst gegen Mitternacht einschlafen konnte (n. 58 T.). (7)
13. Nächtliche Samenergießung, mit anstrengendem Schmerze in der Mündung der Harnröhre, gleich als ob sie zu enge wäre. (1.11)
14. Nächtliche Samenergießung, worüber er aufwacht (n. 23 u. 48 St.). (1.6)
15. Nachts 4 Uhr eine Pollution. (5.1)
16. Nachts eine Pollution. (5.1)
17. Ängstlichkeit (bei einem nächtlichen Anfall von Kopfschmerz, Leibschneiden usw., der mit einer Pollution endigte). (6)
18. Unruhige Nacht; er wachte oft auf und fiel aus einem Traum in den anderen, mit Samenerguß. (1.7)
19. Ängstigende Träume, häufiges Harnen und vier Pollutionen störten den unerquicklichen Schlaf, der sich ungewöhnlicher Weise erst spät einstellte. (5.1)
20. Pollutionen werden häufiger. (6)
21. Pollutionen werden seltener und hören später ganz auf (Heilwirkung, vr). (6, -: 12)
22. Die Urtinktur von *Thuja*, 2x 5 bis 7 Tr. täglich, bringt in jedem Falle übermäßiger nächtlicher Pollutionen Besserung. (27.6)
23. Gegen Morgen eine ohnmächtige Pollution (ohne Erektion?? vr), danach schwer und verstimmt. (6)
24. Kurzdauerndes zuckendes Kriebeln in der Fossa navicularis mit Wollustgefühl ohne Erektion (2 St. n. Einn. v. 100 Tr.). (5.1)
25. Täglich des Morgens Erektionen mit einer sehr belästigenden kriebelnden Unruhe in den Geschlechtsteilen und ihrer Umgebung, dabei Abneigung gegen Beischlaf, 8 T. lang. (6)
26. Zuckendes wollüstiges Kriebeln vorn in der Harnröhre bei schlaffer Rute (1 St. n. Einn. v. 120 Tr., (5.6). Gehen auf d. Straße). (5.1)
27. Während der gesamten *Thuja*prüfung (welche 4 Monate dauerte) war der Geschlechtstrieb bis zur Gleichgültigkeit vermindert, mit Ausnahme einer einzigen Nacht (bei einem Manne). (5.1)

28. Auffallende Gleichgültigkeit gegen das andere Geschlecht (bei einem Manne). (5.1)
29. Er empfindet lange keinen Trieb zum Beischlaf. (6)
30. Sexuell ist nicht mehr viel los (63j. Mann, Pansinusitis mit Polyposis, Verrucae, unterdrückter Fußschweiß). (23.2)
31. Kein Lustgefühl während des Beischlafs (bei beiden Geschlechtern). (14)
32. Aufgeregter (gesteigerter, vr) Geschlechtstrieb (nach 2 Unzen Tinktur). (5.1)
33. Geschlechtstrieb sehr zudringlich, ohne bekannte Ursache. (5.1)
34. Geschlechtstrieb sehr erhöht (die ersten 10 T.). (5.1)
35. Morgens beim Erwachen eine starke Erektion mit heftigem Triebe zum Beischlafe, konnte es aber trotz des vorhandenen wollüstigen Gefühles zu keiner Samenergießung bringen, was bei ihm sonst nicht der Fall war. Am nächsten Morgen, beim Erwachen (noch vor dem Einnehmen) zeigte sich wieder reger Geschlechtstrieb, diesmal mit gutem Erfolge. Am Nachmittag darauf abermals eine sehr starke Erektion. (5.1)
36. Impotenz anhaltend. (6)
37. Nach bisheriger Impotenz. Folge eines Trippers, kehren nun Erektionen wieder... mit zunehmendem Kraftgefühle... (Heilung). (6)
38. Schlaffes Skrotum mit sexueller Schwäche und Lethargie. (12)
39. Heilung von Onanie, Pollutionen und fortschreitender, schon dem Blödsinn sich nähernder Lähmung (progressiver Paralyse, vr; nach Durchmachen einer typhusartigen Krise). (6)
40. Unwiderstehliche Neigung zum Onanieren, selbst im Schlaf. (11)
41. Will allein sein, um zu onanieren. (42)
42. Nachts trieben ihn schmerzhafte Erektionen aus dem Bette (bei Tripper). (5.6)
43. Blenorrhoe mit Otorrhoe; der Penis ist ständig erigiert, das Präputium entzündet (bei einem Jungen). (12)
44. Chordée (Priapismus), schlimmer nachts. (31)
45. Wenn er ein junges Mädchen oder eine Frau sieht, kommen ihm Heiratsgedanken, ohne die geilen Gedanken von früher (Heilwirkung). (47)
46. Sie hat niemals geheiratet, weil sie keine Lust hatte, mit einem Mann ins Bett zu gehen. (8.2)
47. Homosexualität (*Candegabe*). (39)
48. Weißfluß gummiartig klebrig, wie Seefisch riechend, fressend, wundmachend, unwiderstehlich zur Onanie treibend. (6)
49. Sehr lebhafte wollüstige Aufregung in den Geburtsteilen mit vermehrtem Weißfluß, anfallsweise, wider Willen und Gewohnheit. (6)
50. Koitus wird durch extreme Überempfindlichkeit der Vagina verhindert. (11)
51. Vaginismus (24); die Vagina ist so empfindlich, daß Beischlaf unmöglich ist (42).
52. Das sykotische Miasma stimuliert zunächst die niederen Instinkte eines Menschen, welche dann nach Ausdruck verlangen; die Gesellschaft aber schreitet ein... Deshalb findet *Thuja* Wege, zu täuschen. Er wird (nach außen hin) höchst wohlanständig (proper) und sehr kontrolliert. (16)
53. Sexuelle Exzesse, anonyme Sexualität, „One-night-Stands" als Entschädigung für das innere Gefühl der Einsamkeit, als suchtartige Handlung. (29.5)
54. Sexuelle Phantasien. (38)
55. Scham- und Schuldgefühle, weil sie sich als Jugendliche auf eine Affäre mit einem Lehrer, der „sexuelle Experimente" mit ihr machte, eingelassen hat; fühlt sich „beschmutzt". Auch vom ersten Ehemann fühlt sie sich „mißbraucht", weil er „freie

Liebe“ propagierte und sie mitgemacht habe. Schuldgefühl, wenn ihr jetziger Ehemann Sex will und sie nicht, „je mehr ich dann möchte (ihm entsprechen, vr), um so weniger kann ich“. Hintergrund: sexualtabuisierende Erziehung, man sprach im Elternhaus nie über Sex, und auch heute redet sie niemals über dieses Thema (43j. Frau, Neurose). (44.2)

MODALITÄTEN, CAUSAE

1. Extrem einseitige Fälle, bei denen weder auf psychischer noch auf physischer Ebene Concomitantien vorhanden sind, auf welche man eine Verschreibung aufbauen könnte (eine seit 30 J. bestehende Psoriasis, bei welcher es genau so war, wurde durch *Thuja* allein in weniger als 1 Jahr geheilt). (8.1)
2. Für gewöhnlich ist die Symptomatik in *Thuja*fällen sehr unklar, man fühlt, es ist da was, was man nicht recht greifen kann; das Gesamtbild ist nie klar, weil der Patient sich nie weit genug öffnet. (16)
3. Schleichende, unaufhörlich und unauffällig weiterschreitende Krankheitsprozesse; z.B. Patient leidet an einem bösartigen Tumor, aber fühlt sich pudelwohl (*Ravi Roy*). (39) (Tumoren, benigne wie maligne, waren von Anfang an eine der wichtigsten Indikationen der *Thuja*. vr)
4. Beschwerden durch Mißhandlung in der Kindheit (*A. Zaren*). (40)
5. Vorgeschichte eines sehr strengen Elternhauses, der Vater mißhandelte Mutter und ältere Schwester, sie lernte früh, alles heimlich zu tun, um nicht geschlagen zu werden (43j. Frau, Haarausfall). (44.2)
6. „Meine bisherige Erfahrung geht dahin, daß die meisten *Thuja*patienten eine Vorgeschichte von Mißhandlung oder Vernachlässigung im Kindesalter aufweisen. ... Viele wurden in ihren sensiblen Phasen gelehrt zu glauben, sie seien häßlich, schlecht oder nicht liebenswert. Ihre Erfolge wurden als „nicht genügend“ abqualifiziert, und ihre Freude darüber wurde negativ betrachtet. Zugleich wurden ihr Zorn und ihre Traurigkeit durch verbale oder körperliche Gewaltakte bestraft. Gelobt wurden sie für solche Dinge wie das Gewinnen von Popularitätswettbewerben (so etwas gibt es an amerikanischen Schulen wirklich! vr) oder andere das Äußere betreffende Fähigkeiten (surface skills), welche den Projektionen ihrer Eltern am meisten entsprachen. Um einen Rest von Selbstachtung zu bewahren, lernten die Kinder, das Verhalten und Aussehen Anderer sorgfältig zu beobachten und sich bewußt eine Persönlichkeit zu konstruieren, welche Beschimpfungen und Kritik ausschloß. Am Schluß kommt der *Thuja*-Patient so weit, diese Lebenslügen für wahr zu halten. Es ist tatsächlich eine häufige Beschwerde erwachsener *Thuja*-Kranker, nicht zu wissen, wer sie sind oder was sie selber wollen.“ (29.2)
7. „*Thuja*patienten haben oft die Bedrohung erfahren, verstoßen oder fortgeschickt zu werden. Viele berichten Erfahrungen, durch welche man ihnen das Gefühl vermittelt hatte, des Schutzes ihrer Familen unwert zu sein oder aus dem Elternhaus verstoßen zu werden. Ein *Thuja*patient erzählte die folgende Geschichte: Mit zwölf wurde ihm die Schuld für einen Unfall seiner Schwester gegeben, der in Wirklichkeit die Schuld seines Vaters war. Als der Vater abends mit ihm und der Familie am Eßtisch saß, begann dieser ihn zu tadeln und ihm zu sagen, er sei faul und nichtsnutzig, wobei er sich so in seinen Zorn hineinsteigerte, daß er auf den Tisch schlug. Dadurch sprang eine Gabel vom Tisch auf und traf die Schwester des Jungen nache dem Auge im Gesicht, so daß sie blutete. Da verlor der Vater alle Selbstbeherrschung, packte den

Jungen, schüttelte ihn und drohte ihm, ihn auf die Straße zu werfen und nie mehr heimzulassen. Er brüllte: „Schau, was du deiner Schwester angetan hast!" Der Junge war geschockt und verwirrt. Statt sich um die verletzte Tochter zu kümmern, befahl der Vater dem Jungen, seine Sachen zu packen und das Haus zu verlassen. Voller Grauen flehte der Junge den Vater an, ihn doch zu Hause bleiben zu lassen,doch vergebens. Erst während der Vater den Sohn tatsächlich im Auto zu einer Bushaltestelle fuhr, gab er grollend nach und erlaubte es dem Jungen, heimzukehren. Solche Kinder internalisieren ihr Abgelehntwerden und fangen an zu glauben, mit ihnen sei tatsächlich etwas Fürchterliches los, sie seien mit Sicherheit tief befleckt, warum sonst könnte ihre Familie sie so ablehnen? Zugleich entwickeln sie die Überzeugung, daß man Anderen niemals trauen könne." (29.5)

8. Infektneigung bei einem Kleinkind; die Mutter stand, als sie es im Leibe trug, in Gefahr, eine Fehlgeburt zu erleiden, mußte streng das Bett hüten; wegen der Angst der Familie wurde auch zu religiösen Hilfsmitteln gegriffen, fast täglich kamen Jain-Priester, um Mantras zu singen (die Jain-Religion ist eine sehr asketische Glaubensrichtung, deren Verhaltensnormen an fixe Ideen grenzen; die Ehrfurcht vor dem Leben anderer Wesen wird in einer Weise praktiziert, die bis zur Selbstzerstörung geht; z.B. gehen strenge Jains nur mit Mundschutz aus dem Haus, um keine Insekten einzuatmen, fegen den Boden vor sich mit Besen ab, um nicht auf kleine Tiere zu treten, und der Selbstmord durch Nahrungsverweigerung gilt ihnen als höchstes religiöses Ideal – vr), und der Schwangeren wurde eine lange Liste religiöser Gebote und Verbote aufgegeben. Die Mutter wurde, obgleich sie nicht besonders religiös von Natur war, von der religiösen Atmosphäre um sie herum sehr beeinflußt. Auf diese Vorgeschichte religiöser Angst und Rigidität hin wurde dem Kind *Thuja* verordnet, und es wurde geheilt, nachdem viele andere Arzneien versagt hatten. (29.3)
9. Depression, bei einer sehr religiösen Frau, weil ihr ebenso religiöser, sehr dogmatischer Ehemann nicht sehr nett (sympathetic) war, und weil sie ihrer Sehbehinderung wegen ihre Hausarbeit nicht mehr verrichten konnte (62j. Frau, Katarakt bds.). (34)
10. Das Gefühl von etwas Lebendigem im Bauch findet man bei Frauen, die sich sehnlich ein Kind wünschen und keines haben können. Es ist wie eine Scheinschwangerschaft. (35)
11. Tumoren entstanden zu einer Zeit großer Angst, als nämlich seine Frau an der Schwindsucht starb (bei einem sykotischen Patienten, in der rechten Brust). (12)
12. Die Patientin litt an vorbestehender chronischer Augenschwäche und hatte aufgrund lange anhaltender (trauriger, vr) Gemütsbewegungen viel geweint. (27.2)
13. Kopfschmerzen und Geistesverwirrung nach monatelanger Pflege einer gelähmten Schwester, die mit Schlafmangel und zahllosen Sorgen verbunden war; mit deutlicher nächtlicher Verschlimmerung. (12)
14. Aufregungsdurchfälle (in 4 v. 50 Fällen). (34)
15. Beschwerden durch Streit (*Boger / Bönninghausen*). (40)
16. Sinusitis; Verschlimmerung nicht nur nach Baden im Schwimmbad oder durch feuchtes Wetter, sondern auch durch Widerwärtigkeiten und Schreckerlebnisse (contrariétés et frayeur) (7j. Junge). (43.3)
17. Zuweilen asthmatisches Atmen, besonders wenn sie mit den Nerven runter ist (when she has her nerves on edge) (20j. Frau, rez. Bronchitiden). (45.2)
18. Abends sind Kopf und Ohr wieder ganz frei. Wenn er aber seine Aufmerksamkeit dahin lenkt, droht der Kopf- und Ohrschmerz wieder zu erwachen, was bei absichtlicher Fixierung der Denkkraft auf andere leidende Teile nicht der Fall ist. (5.1)

19. Wie (als) sie sich zerstreut, unterhält, vergißt sie ihre Schmerzen (n. 10 T.). (7)
20. Profuser, fettiger, faulig oder scharf oder süßlich oder zuweilen wie Knoblauch riechender Genitalschweiß, in Strömen fließend (gushing), schlimmer in Gesellschaft. (31)
21. Beschwerden schlimmer in Gesellschaft, in einer Menschenmenge (*Boger / Bönninghausen*). (40)
22. Am 3. Tage stellte sich um 11 Uhr vormittags beim Schreiben plötzliches Schwindelgefühl ein; es war ihm, als stiege vom Hinterhaupte eine Luft auf, welche Schwindel und Gedankenverlust erregend nach dem Vorderhaupte drang. (5.2)
23. Beim Schreiben: Kopfschmerz; Reißen am Rücken der linken Hand; ziehendes Drücken im rechten Daumen usw.. (5.2)
24. Kopfschmerzen nach sexuellen Exzessen. (11)
25. Geschwüre, besonders von Merkurmißbrauch, oder auch merkurial-syphilitische. (36)
26. Nach Mißbrauch von Schwefel und Quecksilber (in Substanz, vr). (12)
27. Syphilitische Condylomata lata und Schanker (5.5); syphilitischer Kopfschmerz (11).
28. Impffolgen (vor allem nach Pockenimpfung). (Allgemein bekanntes Indikat, geht auf (6) zurück)
29. Nicht angegangene Pockenimpfung (d.h., mit Fehlen der Lokalreaktion) macht Beschwerden. (Allgemein bekanntes Indikat, bestätigt z.B. in (22.2))
30. Die Fallträume und Träume von Toten, die *Thuja* hat, habe ich bei überimpften Patienten beobachtet. (35)
31. Seit Hepatitis-B-Impfung rasches Ermüden, zeitweilig erhöhte Leberwerte, fühlt sich dem Studium kräftemäßig nicht mehr gewachsen, Sinusitis. (21.3)
32. Nach jeder Impfung (die in Italien vorgeschriebenen Vierfachimpfungen, zu denen die Hepatitis-B-Impfung zählt) ein schwerer Harnwegsinfekt, dabei extrem reizbar (13 Monate altes Mädchen). (45.3)
33. Extrem juckendes Ekzem (lichen urticatus – eine Art Neurodermitis? vr), schlimmer auf der linken Seite, welche die pockengeimpfte Seite war; der Junge riß sich buchstäblich die Haut vom Leib vor Jucken; es trat periodisch bei warmem Wetter auf; nach *Thuja* C 30 in seltenen Gaben blieb die Haut rein, obwohl der Junge nun alle zuvor verbotenen Speisen aß. (12)
34. Folgen verschleppter oder mißhandelter (fehlbehandelter) Tripperinfektionen. Spezifikum der Sykosis. (Allgemein bekanntes Indikat, geht auf (1) zurück)
35. Warzen an den Händen, bei Onanisten. (36) (Möglicherweise handelte es sich dabei um Papillome oder Feigwarzen, die durch Übertragung der ursächlichen Viren vom Genitale auf die Hände entstanden sind. vr)
36. Unterdrückte Kondylome und Warzen. (Allgemein bekanntes Indikat, erstmals formuliert in (15))
37. Unterdrückter Achselschweiß (von roter Farbe), danach Polyarthritis. (20.1)
38. Würmer (Ascariden, Oxyuren oder Bandwürmer) gehen nach der Arznei in Menge ab, bei mehreren Personen, die früher niemals etwas von ihnen bemerkt hatten; in einem Falle mit großer Allgemeinbesserung danach. (6)
39. Insektenstiche, z.B. von (Stech-)Fliegen, verursachen eine ausgedehnte Entzündung der Haut. Auf dem Arm sind viele weiße, glänzende, exakt wie Pockenimpfnarben aussehende Narben von entzündeten Fliegenstichen. (27.3)
40. Insektenstiche verursachen Entzündung der Haut (bei einem chronisch impfgeschädigten Patienten). (11)
41. Nach *Bufo* wird er so extrem von Mücken, Katzenflöhen, Grasmilben zerstochen, daß er vor Stichstellen, Beulen und Schwellungen kaum wiederzuerkennen ist.

„Alles, was einen Stachel hat, fällt über mich her wie noch nie." Dabei übelriechende reichliche Schweiße. Die Stiche haben eine schlechte Heilungstendenz (30j. Mann, Neurose; nachdem *Lach.* und *Bufo* partiell gebessert hatten, heilte *Thuja*). (44.2)

42. Warzen oder Neubildungen auf der Stirne, bei einem Kind, nach Kratzverletzung durch eine Katze (geheilt mit der Tinktur innerlich und extern). (12)
43. Rissige, gerötete und schmerzhafte Wundgranulationen am Damm, seit einer vor anderthalb Jahren erfolgten Episiotomie (42j. Frau, Multiple Sklerose). (48)
44. Beschwerden nach: Überhitzung (Sonnenstich, (11)), Teemißbrauch, Verzehr fetten Fleisches oder Zwiebelgenuß. (12)
45. Böse Folgen von Bier, fetten Speisen, Säuren, Süßigkeiten, Tabak und Wein. (12)
46. Nach Biergenuß jeweils einen Tag lang Gefühl, als sei der Kopf in Watte eingelegt; kann dann nicht mehr aktiv denken. (21.3)
47. Die Thujabeschwerden traten fast nur in der Ruhe auf, hielten nie lange an und wurden durch Genuß alkoholischer Getränke, mit Ausnahme des gewohnten Bieres, entweder verschlimmert oder aufs Neue hervorgerufen. (5.3)
48. Allgemeine Abgeschlagenheit und düstere Gemütsstimmung, die ihn dazu brachte, Wein zu trinken (was der Prüfer zuvor aus Gründen der experimentellen Sicherheit völlig gemieden hatte); darauf verloren sich alle bestehenden Symptome. (5.3)
49. Erst, nachdem der Prüfer eine Zigarre geraucht hatte, wurde die trockene Nase feucht. – Tage später trat gerade nach Rauchen das bekannte Trockenheitsgefühl in der Nase wieder auf. (5.1)
50. „Die Leute sind alle geimpft und trinken Tee, und *Thuja* ist das große Antidot für Tee ebenso wie für Vakzinationen (Pockenimpfungen)." (*Clarke*, in (13))
51. Kopfschmerz (wie von einem Nagel usw.) bei Teetrinkern. (15)
52. Ein großes Antidot gegen Teevergiftung. (27.4)
53. Nach Tische, große Mattigkeit und Trägheit; eine kleine Bewegung fällt ihm sehr schwer; er befindet sich dabei übel und muß sich niederlegen. (1.10)
54. Nach Tisch (und nach Einnahme von 160 Tr. TM) sehr durstig und so aufgebläht, daß sie die Binden um den Leib nicht ertragen konnte. (5.1)
55. Essen bessert den Kopfschmerz (7j. Junge, Sinusitis). (43.3)
56. Hydrogenoide Konstitution (d. h., extrem verschlimmert durch feuchte Kälte und Feuchtigkeit im allgemeinen, ja sogar durch Genuß von Wasserpflanzen (*Grauvogl*)). (Allgemein bekanntes Indikat, geht auf (11) zurück)
57. Husten in den frühen Morgenstunden, nach Schlafen in feuchtkühlem Zimmer (*Gawlik*); Asthma durch feuchte Wohnung (*Köhler*). (39)
58. Rezidivierende Bronchitis und Asthma, bei einer 20j. Frau, die in einem feuchten Haus lebt; die Asthmabeschwerden treten meist zu Hause auf. (45.2)
59. In der freien Luft affizierte den Prüfer die Temperatur von 3 Grad Réaumur (in Celsiusgraden: wenig über Null, vr) so unangenehm, daß er am ganzen Körper vor Kälte zitterte. (5.1)
60. Extrem empfindliche Zähne, kann sie nur mit warmem Wasser putzen, weil kaltes Wasser qualvolle Schmerzen auslöst (Parodontose). (27.7)
61. Sehr großes Wärmebedürfnis: eine Patientin mit chronischem Gelenkrheuma wurde durch *Thuja* D6 vollständig geheilt, nachdem bekannt geworden war, daß sie nur dann Erleichterung erfahre, wenn sie in der prallen Sonne liege. (25)
62. Periodischer Frost, Ofenwärme besserte ihn durchaus nicht, aber es bestand Verlangen, an der Sonne zu sitzen, die aber auch nur die ihr zugewandte Seite angenehm

berührte, die abgekehrte Seite fröstelte weiter und es war eine Gänsehaut zu fühlen... (26.2)

63. Verschlimmerung durch die Sonne, helles Licht, bei zunehmendem Mond und durch Mondlicht. (31)
64. Zahnschmerz, der sich immer wieder einstellte, sooft er von der Straße in ein erwärmtes Zimmer kam und darin einige Minuten verweilte; nur kaltes Wasser oder Atemzüge am offenen Fenster besserten ihn; wochenlang, durch keine potenzierte Arznei antidotierbar. (5.4)
65. Reißend klopfender Geschwürschmerz von der Achsel bis in die Finger, mit Zucken in den Muskeln, Abgestorbenheit des Vorderarms und Taubheit der Finger, durch Wärme verschlimmert (*ANN, Bd. I, S. 296*). (37)
66. Das Befinden ist in der freien Luft viel besser als im Zimmer; doch läßt sich das unbestimmte Unbehagen nicht genau beschreiben. (5.1)
67. Große Müdigkeit und Zerschlagenheit des Körpers, mit Widerwillen gegen Bewegung, nachmittags (n. 11 St.). (1.7)
68. Schaukeln /Wiegen (rocking) verschlimmert (*Phatak*). (40)
69. Erhöhung der Beschwerden in der Ruhe und Wärme, besonders im Bette, mit Besserung durch Bewegung, Kälte und Schweiß. (36)
70. Im Bette kann er es während des Anfalls gar nicht aushalten, die Unruhe, oder der Schmerz, er weiß selber nicht was, lassen ihn absolut nicht im Bette sein (ca. 50j. Mann, Clusterkopfschmerz). (21.12)
71. Am Tage vor Eintritt der Regel mit heißer Stirn und brennender Hitze in den Augen anhaltender Kopfschmerz, wellenschlagartig im Kopfe herumwogend, mit vollen Pulsen in allen Adern und großer Aufregung, darauf sehr starker Blutabgang stoßweise mit Herzklopfen, worauf sie am folgenden Tage fortwährend wie im Taumel darniederliegt, und am 3. Tage Drücken im Magen wie ein Stein, wechselnd mit zusammendrückender Belastung der ganzen Brust und des Halses, in letzterem Gefühl, als schwelle es von innen auf, dem Schlingen widerstehend, und als sei ein Gewächs im Halse (10. Monat). (6)
72. Nach Beendigung der Regel ein Anfall von Alpdrücken, ängstliche zusammendrückende Brustbeklemmung, wobei sie kein Glied rühren kann (13. Monat). (6)
73. Mit dem Eintritt der Regel verminderten sich alle Beschwerden (11 T. n. Ende d. Einn.). (5.1)
74. Seit einer Entbindung Zahnverfall, „ein Loch nach dem anderen" (43j. Frau, Haarausfall). (44.2)
75. Morgens fühlte sie sich sehr übel; der Kopf ist schwindlig, wie betäubt, der Geschmack sehr bitter; alle Zähne scheinen locker zu sein; sie hustet oft Schleim aus, der so dick wie Speck ist (bei Beginn der 10 T. zu früh eingetretenen Regel). (5.1)
76. Frühmorgens ist ihr Zustand am schlimmsten, abends dagegen vermag sie in Gesellschaft anderer ganz ordentlich sich zu benehmen, richtig sich zu unterhalten und selbst zu scherzen; nur zerstreuter als sonst bleibt sie (Patientin mit Schuldwahn). (6)
77. Früh beim Erwachen ist der Oberkörper so zerschlagen, daß er sich nicht rühren kann, will er sich im Bette nur umwenden, so möchte er vor Schmerzen und Stechen in der Brust schreien; wie er aufsteht, verliert sich das Gefühl (n. 57 T.). (7)
78. Hellrotes profuses Nasenbluten, morgens nach Aufstehen, schlimmer nach Umdrehen im Bett auf die rechte Seite (ein Fall). (27.8)
79. Vormittags Magenschmerz und melancholische Gemütsstimmung, nachmittags heitere Laune (mehrere Tage nacheinander). (5.1)

80. Verschlimmerung nachmittags, vor allem um 15 Uhr, und um 3 Uhr früh (*Bill Gray*). (39)
81. Die Schmerzen sind am schlimmsten um 3 Uhr, sowohl nachmittags, als nachts; auch abends am Einschlafen hindernd. (1.1)
82. Periodische Verschlimmerung um 3 Uhr früh und 15 Uhr. (31)
83. Frostschauer, die periodisch alle 2 bis 3 Tage nachmittags gegen 4 Uhr auftraten. (26.2)
84. Wechselfieber; die Anfälle traten regelmäßig um 3 Uhr nachmittags und 3 Uhr früh auf. (46)
85. Plötzliche Angstkrisen, vor allem zwischen 16 und 17 Uhr (*Candegabe*). (39)
86. Abends, nach Fischgenuß, Drücken und Brennen im Magen. (5.1)
87. Abends plötzlich ein Anfall von Schwindel mit Augenschmerz, so daß sie nicht in das Licht sehen darf, zugleich ängstlich heiß mit Gefühl von Vollsein im Magen, versagendem Aufstoßen und mehrmaligem Erbrechen (2. Mon.). (6)
88. Alle 6 bis 8 Wochen schreckliche Kopfschmerzanfälle, die um 21 Uhr beginnen, um 4 bis 5 Uhr früh enden und sich ein bis drei Wochen lang jede Nacht wiederholen (ca. 50j. Mann). (21.12)
89. Nach dreiviertelstündigem Nachmittagsschlafe, Schwindel, daß er, ohne sich anzuhalten, kaum gehen konnte, und sehr auffallende Empfindlichkeit der Haut gegen kühle Temperatur. (5.1)
90. Als er nachmittags aus dem Schlummer geweckt wurde, war er ganz schwindlig und verloren und konnte nur mit Mühe Meister seiner Gedanken werden. (5.2)
91. Bekommt ihr Kopfweh nur am Wochenende, weil sie dann vielleicht zu lang schlafe. Auch zu anderen Zeiten habe sie festgestellt, daß eine zu lange Ausdehnung des Schlafes nicht gut für sie sei. (21.6)
92. Fortwährend Unruhe im Schlafen, weil er sich immer wieder anders legen muß, da in jeder Lage die Teile, auf denen er gerade liegt, sehr bald schmerzen. (6)
93. Ständig schreiende Babies entwickeln einen Nabelbruch, der rot und wund wird; speziell bei sykotischer Anamnese des Vaters. (12)
94. Linksseitige Leistenhernie bei Säuglingen; das Baby schreit ständig und ist nur ruhig, wenn die linke Leistenregion von Druck entlastet wird oder wenn der Schenkel an den Leib gezogen wird. (12)
95. Äußerst lästiger Kopfschmerz, der seinen Sitz an der Oberfläche des Scheitels hatte... der Kopf (war) äußerlich bei der Berührung etwas empfindlich, desgleichen auch die Augen. ... Als der Schmerz am heftigsten war, stützte er sein Gesicht in die hohle Hand und rieb sich durch einige Zeit Stirn, Augen und Gesicht, worauf der Schmerz ganz verschwand, und abends der Kopf ganz frei wurde. (5.1)
96. Berührung lindert die meisten Hautbeschwerden. (36)
97. Schnupfen während Stuhlgang. (38)
98. Immer wenn zu Stuhle ging, lief ihm die Nase (ein Patient, der früher Warzen gehabt hatte). (46)
99. Besserung durch Exkretionen und Niesen, sowie durch Berührung, Reiben, Kratzen, Kreuzen der Beine und Heranziehen der Glieder. (31)
100. Nach Nasenbluten Kopf viel freier (während eines durch *Thuja* ausgelösten Fiebers mit Schläfrigkeit und Benommenheit). (5.1)
101. Ausgeprägte Linksseitigkeit der Beschwerden. (Allgemein bekanntes Indikat, erstmals bei (14) als generelle Modalität erwähnt.)
102. Besonders die linke Körperseite blieb viel länger kalt, vor allem das linke Bein (periodische Fröste). (26.2)

AS-IF-EMPFINDUNGEN

Kopf, Augen, Ohren

1. Innere Kopfschwäche; das Gehirn ist ihm wie taub und tot. (1.1)
2. Am 3. Tage stellte sich um 11 Uhr vormittags beim Schreiben plötzliches Schwindelgefühl ein; es war ihm, als stiege vom Hinterhaupte eine Luft auf, welche Schwindel und Gedankenverlust erregend nach dem Vorderhaupte drang. (5.2)
3. Die obere Hälfte des Kopfes fühlt sich so schwer wie von Blei, mit Gedankenvergehen, Leere darin und Drücken bis in die sehr angegriffenen Augen hinein. (6)
4. Drückender Kopfschmerz am Scheitel und Hinterhaupte, mit dem Gefühle, als wäre Blei darin, beim Bewegen des Kopfes und falschem Auftreten heftiger, mit der Empfindung, als ob das Gehirn schlotterte. (5.1)
5. Kopfschmerz wie Wellenschlag, im ganzen Kopfe herumwogend, mit taumelndem Darniederliegen endigend. (6)
6. Beim Vorbücken Gefühl, als würde das Gehirn zum Scheitel herausgepreßt. (5.1)
7. Sie muß beim Kopfschmerz die Hand auf den Scheitel legen (was bessert), weil sie besonders dort das Gefühl habe, das Gehirn würde gegen die Schädeldecke stoßen, und zwar schlimmer beim Beugen nach vorne. (21.6)
8. Beim Sitzen Schwindel, der gleichsam schubweise alle Minuten kommt (n. 1/4 St.); Gefühl, als werde das Gehirn mehrmals nacheinander gehoben. (5.2)
9. Früh, Kopfschmerz, bald als wenn der Kopf im Jochbeine und dem Oberkiefer auseinandergeschraubt würde, bald im Wirbel (Scheitel, vr), als würde, wie durch Ruck, ein Nagel eingeschlagen, bald in der Stirne, als wollte sie herausfallen, mit innerlichem Froste; dies alles besserte sich beim Gehen in freier Luft. (1.1)
10. Kopfweh in der Stirn oder der rechten Schläfe, als wenn es auseinanderklaffen würde, oder mehr ein Hämmern. (21.4)
11. Früh, Kopfschmerz, wie nach allzu tiefem Schlafe, oder wie nach Bücken; ein Pulsieren, oder drückende, kurze Rucke in der Stirne, mit Röte im Gesichte. (1.1)
12. Nach einem tiefen Schlafe die Nacht, früh beim Erwachen ein heftiger Kopfschmerz, als würde ihm das Gehirn aufgetrieben, bei Übelkeit und dreimaligem Erbrechen bittern Wassers, unter einem fünfstündigen Froste; er ward nicht warm im Bette; dabei Mangel an Eßlust und Durstlosigkeit. (1.1)
13. Der Kopfschmerz fängt abends um 21 Uhr an und steigert sich bis zum Morgen zur Unerträglichkeit; die Art des Schmerzes ist nicht auszudrücken, es reißt und sticht, brennt und drückt, „als ob alle Teufel in den Haaren und im Gehirn drinnen wären..." (ca. 50j. Mann). (21.12)
14. Anhaltender heftiger auseinanderpressender Schmerz im Hinterhaupt, als solle dasselbe zerspringen, mit Kälte der Schläfe. (6)
15. Der ganze Kopf schmerzt in der Nacht, als solle er zerspringen. (6)
16. Dumpf ziehender Druck quer über die Stirne, als wenn sich eine Last darin herabsenkte (n. 4 1/2 St.). (1.6)
17. Druck am Scheitel, als wenn eine Last drauf läge. (5.1)
18. Wütendes Pressen in beiden Schläfen nach innen, als ob das Gehirn herausgedrückt würde. (1.3)
19. Schwere im Kopfe, als drückte eine Last das Gehirn nach innen zu (n. 1 1/2 St.). (1.3)
20. Der Kopf schmerzte an der vorderen Hälfte des behaarten Teiles, wie eingeengt. (5.1)
21. Auf dem ganzen Haarkopfe das Gefühl, als sitze eine beengende Mütze darauf. (6)

22. Beim Aufwachen fühlte sie sich, als umschließe ein leichter Reifen ihre Stirne; bis Mittag anhaltend; seit 1 J. bestehend. (27.2)
23. Empfindung wie von einem zwei Inch breiten eisernen Ring, der oberhalb der Augen liegt. (27.2)
24. Nach Biergenuß jeweils einen Tag lang Gefühl, als sei der Kopf in Watte eingelegt; kann dann nicht mehr aktiv denken. (21.3)
25. Arges Zusammenziehen im Hinterkopfe und der Herzgrube, als sollten Krämpfe kommen. (6)
26. Der ganze Kopf dumpf und wie eingeschraubt. (6)
27. Kopf und Genick wie mit einer Eisenstange zusammengeschraubt. (6)
28. Gefühl, als wäre der Hinterkopf im Schraubstock. (21.4)
29. Empfindung im obern Teile des Schädels, als wäre er eingeschlagen. (1.4)
30. Auf dem Scheitel und mitten auf der Stirn eine umschriebene Stelle so schmerzend, als wäre sie mit einem Hammer eingeschlagen (5. Monat d. Pr.). (6)
31. Von 19 bis 21 Uhr, spätestens um Mitternacht, schwere Knochenschmerzen im Kopf, mit Schlaf in den schmerzfreien Intervallen; Schmerz am schlimmsten in den Kopfseiten, bildet einen Kreis um den Kopf; ständiger Druck von außen tief nach innen, als würden die Knochen in Stücke geschlagen; zuweilen so heftige Schläge, daß er aufschreit; die befallenen Stellen sind empfindlich gegen Berührung und sogar gegen Haarekämmen (Syphilitischer Kopfschmerz.). (11)
32. Empfindung im rechten Seitenbeine, als würde dort ein Nagel eingeschlagen, welches bei Berührung an dieser Stelle verschwindet (n. 1/2 St.). (1.4)
33. Abends, am Scheitel ein kurz dauernder Schmerz, als wenn mit einer Nadel öfter nacheinander durch den Knochen nahe der Pfeilnaht gestochen würde. (5.1)
34. Schmerzhafter Druck im oberen hinteren Winkel des linken Seitenwandbeines, als würde da ein kleiner konvexer Knopf eingedrückt (bei Berührung schnell vergehend). (5.1), (5.7)
35. Die Empfindung eines konvexen eingedrückten Knopfes, welche bei Berührung sogleich aufhörte und nach aufgehobener Berührung wiederkehrte, verspürte er einige Male am rechten Zitzenfortsatze, am linken Seitenwandbeine und in der rechten Drosselgrube (fossa jugularis). (5.7)
36. Nach Tisch im rechten Seitenwandbeine ein Schmerz wie von einem eingeschlagenen spitzigen Nagel. (5.1)
37. Kurz dauernder Schmerz im linken Stirnhügel, als würde da ein Nagel eingeschlagen; oder als würde nahe am Scheitel ein konvexer Knopf aufgedrückt. (5.7)
38. Im Scheitel ein Gefühl, als werde da ein Nagel herausgetrieben. (5.2)
39. Abends, ein so heftiger Stich durch die linke Schläfe, als wenn eine Ahle mit Gewalt ins Hirn gestoßen worden wäre; nur einige Sekunden anhaltend, aber die erwähnte Stelle blieb noch eine Weile empfindlich. (5.1)
40. Kopfschmerz so heftig, daß sie ständig schreit, fast das Bewußtsein verliert und unfähig ist, zu sprechen; (...) der Schmerz verhindert, daß sie ein Auge zutut, hat fast zwei Wochen fast ohne jeden Schlaf zugebracht; schwach und erschöpft; übermäßige, zu häufige und zu lang anhaltende Menses; die Stirne und die Region um Augen und ohren fühlt sich an wie mit Messern durchstochen, und als gingen Messer reißend in ihrem Gehirn herum; mit Frost und Herzklopfen. (11)
41. Heftiges, zusammenziehendes Drücken äußerlich auf dem linken Stirnhügel, welches gleichsam das obere Augenlid herabzudrücken schien (n. 1 1/2 St.). (1.3)

42. Kopfschmerz, als wenn ihm der Kopf von außen zusammengedrückt würde, mit pulsähnlichen Schlägen und Stichen an den Schläfen, welche Schmerzen durch äußeres Drücken und Hinterwärtsbiegen vergehen, durch Vorwärtsbiegen aber wiederkommen (n. 4 St.). (1.8)
43. Kopfweh hinten am Schädel, als würde er von beiden Seiten verengt. (1.4)
44. Kopfschmerz, seit einem Jahr: vom Erwachen bis Mittag Gefühl, als umschließe ein enger Reif die Stirne. (12)
45. Plötzlich, beim Gehen auf der Straße, am linker Stirnhügel ein momentaner Schmerz wie von einem eingestochenen Nagel (abends 19 Uhr). (5.7)
46. Ein ätzendes Fressen in der Haut des Hinterhauptes, mit der Empfindung, als wenn etwas auf derselben in den Haaren herumliefe, eine halbe Stunde lang (n. 13 St.). (1.9)
47. Gefühl, als würde die Haut an den Schläfen und an der Stirn zusammengezogen und hart, zwei Stunden lang. (5.2)
48. Anhaltendes heftiges Drücken im Hinterkopfe und Genick, als solle sie aus der Haut fahren. (6)
49. Der Kopfschweiß riecht wie Honig. (31)
50. Die Augen fühlen sich trübe an, als wenn sie im Dunkeln wäre. (10)
51. Über dem Auge Schmerzen, als wäre dort ein Nagel eingeschlagen. (42)
52. Ein vom Zentrum des Gehirnes ausgehender schmerzhafter Stich mitten durch das linke Auge. (5.2)
53. Kopfschmerz, nur links, berstend, mit Gefühl, als werde das linke Auge herausgetrieben. (21.6)
54. Eine Trübheit, wie Flor vor den Augen und Drücken darin, als wenn die Augen aus dem Kopfe hervorgedrückt würden, oder die Augen angeschwollen wären. (1.1)
55. Die Augen verlangen stets ganz warme Bedeckung, sobald sie die Augen nur ein wenig losmacht, schmerzen sie sogleich, und es ist, als ströme Kälte aus dem Kopfe durch sie hinaus. (6)
56. Augapfel wie eiskalt, besonders bei Gesichtsneuralgie. (26.1)
57. Augenlider dick angelaufen, als hätte sie lange geweint. (6)
58. Beim Lesen sind ihm die Gegenstände dunkler, mit einer Empfindung um die Augen, als ob er nicht richtig ausgeschlafen hätte. (1.1)
59. Abends fühlt sie in den Augenlidern, als könne sie sie nicht aufmachen (länger andauernd v. 14 . T. an). (6)
60. Augenlider so schwer wie Blei (beim Kopfschmerz). (12, -)
61. Gefühl als wenn die Augenlider geschwollen wären und ein fremder Körper sich im Auge befände. (5.1)
62. Im inneren Winkel des rechten Auges die Empfindung, als wenn ein Sandkorn in das Auge gefallen wäre, was durch mehrere Stunden bis zum Schlafengehen anhielt und die Bewegung der Augenlider etwas schmerzhaft machte, obgleich im Auge selbst keine objektive Veränderung zu bemerken war. (5.3; -: 6)
63. Es zappelt in den Augen und fühlt (sich an) wie Sandkörnchen darin. (6)
64. Als die schwach gewesene Periode zu Ende ging, hatte sie drei Tage lang Kopfschmerz, wie ein Krampf, und in den Augäpfeln das Gefühl, als würden sie hineingezogen (n. 10 T.). (7)
65. Krampf im inneren Ohre, wie Zwängen und Zusammenpressen, darauf ein Stich darin, wie ein Blitzstrahl, so daß er zitterte; öfter abends. (1.1)
66. Gefühl von Verstopftsein im linken Ohre mit vermindertem Gehörvermögen, jedesmal einige Minuten lang (zweimal an einem Tag; bei Schnupfen). (5.7)

67. Heftige, stoßartige Stiche in der rechten Seite des Rachens, welche schnell in das Ohr übergehen und beim Auf- und Zumachen des Mundes im Ohre die Empfindung verursachen, als ob ein Loch in demselben wäre, wodurch die Luft eindringen könnte (n. 6 1/2 St.). (1.3)
68. Heftiges Jucken im Ohr, als wenn ein Geschwür dort wäre. (6)
69. Am unteren Teile des äußern Ohres, ein Spannen, als ob da ein Band nach unten zöge (n. 6 St.). (1.5)
70. Periodisches Kneipen in der Mitte der linken Wade, als würde da ein konvexer Knopf aufgedrückt, welche Empfindung sich auch am Zitzenfortsatze (proc. mastoideus) des rechten Ohres einstellte. (5.1)
71. In den Ohren ein Geräusch wie von Goldpapier. (6)
72. Brausen der Ohren, wie ein ziehender Ofen (n. 1 St.). (1.7)
73. Zischen in den Ohren, als siede Wasser darin. (6)
74. Knarren in beiden Ohren beim Schlingen, besonders beim Leer- bzw. Speichelschlingen, wie beim Drehen einer hölzernen Schraube. (5.1), (5.7)
75. Es saust und poltert fortwährend in den Ohren, oft als höre sie Rindvieh brüllen. (6)
76. Im Ohr Empfindung, als wenn der Zutritt der Luft nicht gestattet wäre, ohne die mindeste Beeinträchtigung des Gehörs. (5.1)
77. Nach Tische, Gefühl, als ob Wasser im äußeren Gehörgang wäre, der Empfindung vergleichbar, wenn man den Kopf unter Wasser taucht. (5.1)

Gesicht, äußere Nase

1. Unter dem rechten Nasenloche Empfindung, als wollte sich da eine Stelle verhärten (n. 3 1/2 St.). (1.4)
2. Ziehender Schmerz zwischen dem Munde und der Nase, als wenn die Knochenhaut straffer angespannt wäre; weiterhin verbreitet sich dieser Schmerz über die Nasenbeine, als wenn ein Sattel drüber wäre. (1.11)
3. Gesicht wie von der Sonne verbrannt, ohne daß dies geschehen (wäre). (6)
4. Die Gesichtshaut, überall rot erhitzt und sich fort und fort schälend, tut beim Waschen sehr weh wie roh und zu dünn. (6)
5. Längsgestreifte Lippenfalten mit weißlicher Verfärbung, als hätte er Milch getrunken (*Candegabe*). (39)
6. Die Lippen schmerzen wie verbrannt. (6)
7. Auf der Oberlippe eine Geschwulst, als ob sie eine Biene gestochen hätte, die nach 3 Tg. eiterte und dann eine Kruste bildete (n. 19 T.). (7)

Mund, Zähne, Kiefer

1. Abends, beim Kauen eines Stückchen Brotes, ein ungeheuer stechender Schmerz, zum Aufschreien, zwischen dem linken Ohre und Jochbogen, wie von plötzlicher Ausrenkung der Kinnbacke; bei jedem Kauversuch, den ganzen Abend lang und am anderen Morgen. (5.1)
2. Zahnschmerz von Abend bis Mitternacht, dumpf, als ob ein Nerv fein berührt würde; zuweilen zuckte es darin. (1.1)
3. Morgens fühlte sie sich sehr übel; der Kopf ist schwindlig, wie betaubt, der Geschmack sehr bitter; alle Zähne scheinen locker zu sein; sie hustet oft Schleim aus, der so dick wie Speck ist (bei Beginn der 10 T. zu früh eingetretenen Regel). (5.1)
4. Zähne wie lose und sehr empfindlich gegen jede Berührung. (6)
5. Dumpfes Zahnweh links, als wären die Zähne von Säure angegriffen. (6)

6. Extrem empfindliche Zähne, kann sie nur mit warmem Wasser putzen, weil kaltes Wasser qualvolle Schmerzen auslöst; beim Einziehen der Luft durch die Zähne fühlen sie sich „on edge“ an, als habe man eine große Menge unreifer Äpfel gegessen (Parodontose). (27.7)
7. Der innere Mund ist sehr angegriffen, wie voll Blasen, gleich als habe er sich im Munde verbrannt, mit vielem Durste die Nacht. (1.1)
8. Wundheitsgefühl am harten Gaumen, als wenn er verbrannt und mit Blasen besetzt wäre (mehrere Tage nach der letzten Einnahme). (5.1)
9. Große Hitze im Munde, und alles darin schmerzt wie verbrannt. (6)
10. Nach jeder Tasse gewohnten Tees, welche er trank, entstand sogleich im ersten, unteren linken Backenzahne ein heftig pressender Schmerz, als wenn der Zahn auseinandergesprengt würde, ein Schmerz, welcher sich dann dem ganzen Unter- und Oberkiefer mitteilte und nach und nach verschwand (n. 1 St.). (1.3)
11. Die Schmerzen fangen vor dem linken Ohr im Gelenk an und strahlen in den Oberkiefer vor, als wenn man jeden Zahn einzeln rauszieht. (21.4)
12. Zahnschmerz, wie Hacken oder scharfes Klopfen im Zahnfleische. (1.2)
13. Rechts, unter der Zunge, ein allmählich sich verstärkender, drückender Stich, gleich als ob sich eine Nadel hineingestochen hätte; zuweilen verschlimmerte es sich beim Schlingen (n. 4 St.). (1.3)
14. Auf der Zunge kleine weiße Bläschen, wie Grießkörner. (5.4)

Hals, Rachen, Ösophagus

1. Beim Schlingen des Speichels, eine Art Wundheitsschmerz, als wenn Luft in eine Wunde kommt, im ganzen Gaumen, nach dem linken Ohre zu, innerlich. (1.1)
2. Ein Drücken und wie eine Schwere am Gaumenvorhange. (1.1)
3. Empfindung im Halse, als könne er vor Schleim nicht schlingen und als wäre der Schlund wie zusammengezogen; nach Racksen ward es rauh im Halse. (1.1)
4. Im Hals so roh, als wenn die Haut abgezogen wäre. (6)
5. Oft große Trockenheit im Halse, als wolle er zusammenkleben. (6)
6. Eine Heiserkeit, wie von Zusammenziehung im Schlunde. (1.1)
7. Halsweh mit dem Gefühle, als wäre eine verengerte Stelle darin. (6)
8. Im Halse meist wie ein Pflock, den durch Husten zu beseitigen versucht werden muß. (6)
9. Empfindung im Halse, als ob da eine unschmerzhafte Geschwulst wäre. (5.1)
10. Im Halse das Gefühl von innerer, dem Schlingen widerstehender Anschwellung, als wäre ein Gewächs darin, ungemein belästigend und sich immer wiederholend, keine anliegende Bekleidung des Halses gestattend und das Sprechen erschwerend. (6)
11. Mittags 1 Uhr Trockenheitsgefühl und Zusammenschnüren im Halse; dieselbe Empfindung, die man verspürt, wenn man längere Zeit in der Sonnenhitze ohne zu trinken geht. (5.1)
12. Der Hals ist wie aufgebläht, so daß das locker anliegende Halstuch lästig ist. Dabei heitere Stimmung. (5.1)
13. Ich habe ein Engegefühl im Hals bekommen, daß ich manchmal den Kragen wegtun möchte, und da ist gar kein Kragen. (21.5)
14. Im Halse ab und zu eine besondere Trockenheit, als wäre Sand aufgestreut. (6)
15. Gefühl wie ein Haar im Halse. (6)
16. Brennen im Halse wie von Pfefferminze. (6)
17. Plötzlich Unfähigkeit, irgendetwas zu schlingen, so als wäre der Schlund gelähmt, ohne allen Schmerz, Anschwellung oder Rötung, zugleich anfallsweise Wasserzusammenlaufen im Munde und Engigkeitsgefühl im Hals (14. Monat). (6)

Verdauungsorgane

1. Nahm um etwa 12 Uhr 30, früher als üblich, mein Mittagessen zu mir, da ich mich hungrig fühlte; etwa eine Stunde danach sah ich blaß aus, mit Gefühl von Leere im Magen, wie von Nahrungsmangel, was bald verging; danach müder als sonst (in der Apotheke; 8. T.). (7*)
2. Häufiges Aufstoßen, wie von ranzigem Fett. (5.4)
3. In ungemein hohem Grade Luftentwicklung in Magen und Därmen, durch ungeheures Aufstoßen in fast ununterbrochenem Strome ausdem Munde herausstürzend und zugleich durch Blähungen abgehend (nach einem Krampfanfall mit fünfstündiger Bewußtlosigkeit). (6)
4. Empfindung, als wäre der Magen verdorben, mit Druck über der Magengrube, der das Atmen beschwert. (5.2)
5. Leichter Schmerz an der vorderen Fläche des Magens bei tieferem Einatmen, wie von äußerem Drucke. (5.1)
6. Sehr empfindlich drückender Schmerz im Magen, als würde derselbe mit der Hand zusammengedrückt, zugleich mit schwer lastendem Drucke auf der Brust, zum Tiefatmen nötigend, und mit saurem brennendem Mundgeschmacke. (6)
7. Abends plötzlich auftretende krampfartige Magenschmerzen, als ob der Magen zusammengedrückt würde, dabei Brennen nach oben und Würgen, obwohl der Magen völlig leer ist. (20.8)
8. Druck im Magen wie von einem Steine. (6)
9. Klumpengefühl im Abdomen (61j. Frau). (34)
10. In der Mitte der Herzgrube, ein feines, schmerzloses Klopfen, fast wie Arterienschlag (n. 3/4 St.). (1.3)
11. Unheimliches, beklemmendes Gefühl in der Herzgrube mit Zittern darin und als ströme Blut darin. (6)
12. Auftreibung des Bauches mit dem Gefühl, als wolle er ab- oder herausfallen. (6)
13. Ausspannung des Unterleibes, als würden die Eingeweide in der Nabelgegend zusammengeschnürt. (1.11)
14. Ein drehendes Gefühl in der Nabelgegend mit Nadelsticheln und Brennen im Leibe. (6)
15. Abends plötzlich heftiger Schmerz im ganzen Unterleib, als würden alle Gedärme nach einem Punkt hinter dem Nabel gezogen; dabei Aufgetriebenheit des Bauches, drückender Kopfschmerz und beschleunigter Puls. (5.1)
16. Bewegung im Unterbauche, wie von etwas Lebendigem, wie ein Heraustreiben der Bauchmuskeln von einem Kinderarme, doch unschmerzhaft. (1.1)
17. Ein momentanes Aufzucken im Oberbauche nach der linken Weiche, wie von etwas Lebendigem (n. 1 1/2 St., im Bett). (5.2)
18. Im Nachmittagsschlummer, plötzliches Aufhüpfen im Bauche bei gleichzeitigem Aufzucken des ganzen Oberkörpers, wie von Schrecken. (5.2)
19. In der Oberbauchgegend rechts zuweilen die Empfindung, als bewege sich da etwas Lebendiges. (5.1)
20. Morgens die Empfindung im Bauche, als stieße ein Kindesknie von innen nach außen an die vordere Bauchwand (bei einem Manne). (5.7)
21. Ileus mit spasmodischer Striktur; Gefühl, als stoße etwas Lebendiges nach außen hin. (11)
22. Der Bauch ist dick und aufgetrieben; er tritt hier und da vor wie durch den Arm eines Fötus; Bewegungen darin wie von etwas Lebendigem (bei alten Jungfern). (31)

23. Winde im Bauch wie ein Vulkan, mit Aufblähung, abends und nachts. Das Rumpeln im Bauch ist wie ein Bersten, überall wird es in ihrem Bauch verdreht oder zittert darin, wie ein Zirkus oder eingeklemmte Blähungen oder ein lebendes Tier (65j. Frau). (34)
24. Empfindung im Bauch wie ein Bienenkorb am Morgen, um den Schmetterlinge flattern, oder wie von einem lebenden Tier (35j. Frau, Arthralgien der Finger). (34)
25. Asthma; er fühlt sich zuerst, als wirtschafte das Asthma im Magen umher, wie wenn derselbe umgedreht werden solle (nach mehrwöchiger Erstverschlimmerung und nach Erscheinen eines Kondyloms und Tripperausflusses völlig geheilt). (6)
26. Rings um die Taille wie von einem eisernen Reifen zusammengeschnürt, mit schmerzender Schwere der Leber bis nach der rechten Schulter hin. (6)
27. Auch die loseste Bekleidung am Bauch erscheint zu fest (bei Leberschmerz, 3. Woche). (6)
28. Leibschneiden mit dem Gefühle, als falle der Leib in beiden Seiten ein und wäre innen leer, bei Aufgetriebenheit des übrigen Bauches. (6)
29. Im Magen und den Därmen, sehr anhaltend, eine Ansammlung von Luft, ohne Aufgetriebensein, die bis in die Brust zum Herzen steigt, sich dort festsetzt, dann durcheinander auf- und niedersteigt im Leibe, dabei immer Wehgefühl im Unterbauche unterhalb des Nabels tief im Innern, als wenn alles geschwollen wäre, und doch ist der Leib überall weich anzufühlen (...), schlimmer im Liegen auf dem Rücken , besser in der linken Seitenlage. (6)
30. Drückendes Gefühl in der Beckengegend rechts neben der Linea alba, wie von einem fremden Körper. (5.2)
31. Leichtes Kneipen in den Gedärmen, mit der Empfindung, als würden die Gedärme an einer begrenzten Stelle bald hier, bald da mit den Fingern zusammengekneipt. (5.1)
32. Quarren und Muckern im Bauche, und darauf ein Gefühl von Kühlung darin. (6)
33. Außerordentlicher Durchfall, mit vielem Luftgepoltere strömt hellgelbes Wasser heraus, als wäre aus einem vollen Fasse der Spund herausgesprungen, mit ungemeiner Ermattung, zuletzt bis zur Kurz- und Schweratmigkeit, Beängstigung, aussetzendem Pulse und empfindlich drückendem Rückenweh der Herzgrube gegenüber, mit dem Gefühle, als könne dort das Blut nicht hindurch; zugleich rasches Abmagern (7. Monat). (6)
34. Herzkrampf, vormittags, plötzlich, (...) bis zum angstvollen Atem-Ausgehen, ohne jedoch das Atmen selbst aufzuheben, mit einem höchst peinlichen wallenden, stockenden, herumquirlenden, wärmeren Gefühle in der aufgetriebenen und gespannten Herzgrube mitten hindurch bis zum Rückgrat, als wäre hier in den großen Gefäßen der Blutumlauf unterbrochen. (...) Nachts immer nur das Liegen auf dem Rücken zulassend, da alles bei jeder Seitenlage sich verschlimmert. (6)
35. Auf die Hämorrhoidalgefäße wirkte die *Thuja* bei mir offenbar, denn bald fühlte ich Andrang, bald wieder solche Leichtigkeit, ich möchte sagen, Leere in den Goldadergefäßen, daß es mir auffiel, auch wenn ich gerade nicht darauf aufmerksam war, und der Wechsel der Empfindungen wiederholte sich oft an einem Tage zwei- oder dreimal. (Fußn. v. *Mayrhofer*: Diese Beobachtung stimmt mit meiner eigenen vollkommen überein.) (5.1)
36. Nach dem Stuhlgang bohrt es im Mastdarm von innen heraus, wie ein Wurm. (5.1)
37. Anhaltendes Jucken am After mit Stechen darin wie von Stecknadeln. (6)
38. Im Mastdarme das Gefühl, als habe sich eine Blase darin gebildet. (6)
39. Nach vergeblichem Stuhldrange, wobei allein etwas dunkelrotes Blut abgeht, ist der Mastdarm innerlich gereizt, mit einem peinlich wimmernden Gefühl darin, als dränge es zum Stuhl, aber ohne Erfolg. (6)

40. Bei Hämorrhoidalleiden bzw. Analfissur: Gefühl, als ob flüssiges Blei durch den Mastdarm laufe; als ob der Anus während des Stuhlgangs in Stücke gerissen würde; als ob die Schleimhaut des Anus platze oder zerrissen werde. (25)
41. Am After ein eigenes Gefühl, als bewege sich das Blut in den Adern hin und her, dabei (Empfindung), als sei von hier aus ein Seil durch das Bein hindurch bis zum Hacken hin angespannt, überall die Empfindung von Eingeschlafensein herbeiführend, zuerst nur in einem Fuße, dann in beiden. (6)
42. Tage nach der (verlängerten, intermittierenden) Regel, das Gefühl, als werde sie an Bauch und Brust mit vielen Nadeln gestochen, wonach ein Druck auf der Brust übrigbleibt (11. Monat). (6)
43. Beim Einschlafen befällt (ihn) ein Gefühl von Druck des aufgetriebenen oder gefüllten Magens auf die großen Blutgefäße, so daß plötzlich eine große Mattigkeit ergreift, die Gedanken vergehen und die Besinnung teilweise aufhört; darauf folgt Heißhunger. Bisweilen erfolgt derselbe Anfall auch unmittelbar nach etwas reichlicherem Mittagessen. (6) (Eigenartiger Sprachstil des Originals, mit fehlenden Personalpronomina, belassen. vr)

Urogenitalsystem

1. Es kam mir vor, als fühlte ich die Harnblase größer. (5.3)
2. Ein unbehagliches Aufgetriebenheitsgefühl in der Blasengegend trieb mich zum öfteren Urinieren. Die Menge des Urins schien jedoch nicht vermehrt. (5.1)
3. In den Urinwegen ein zusammenziehender Druckschmerz, wie wenn man den Urin bis zum höchsten Punkte angehalten hat, mit oftem Drängen und erschwertem Abgange. (6)
4. Muß sehr häufig Urin lassen, wobei es wie ein Band über die Blase hinweg liegt, wovon der Urin aufgehalten zu werden scheint. (6)
5. Empfindung in der Harnröhre, als ob eine Feuchtigkeit darin hervorliefe, vorzüglich abends. (1.1)
6. Nach dem Harnen, Empfindung, als ob aus der Harnröhre noch einige Tropfen vorliefen, eine Viertelstunde lang. (1.1, (5.7))
7. Häufiges Harnen, anfangs mit Drang, als käme Harn immer von neuem, später ohne Drang. (5.4)
8. Blasenbeschwerden, vergleichbar mit denen beim Beginn eines Trippers oder nach dem Genuß von jungem Bier. (5.1)
9. Ein roter Auswuchs am Innern der Vorhaut, wie eine Feuchtwarze. (1.1)
10. Nächtliche Samenergießung, mit anstrengendem Schmerze in der Mündung der Harnröhre, gleich als ob sie zu enge wäre. (1.11)
11. Pollutionen mit Verengerungsgefühl der Harnröhre, als käme der Same nicht durch. (36)
12. Will Wasser lassen, aber hat das Gefühl, als verhindere dies ein geschlossener Wasserhahn (feels as if a tap prevented). (11)
13. Nachmittags die Empfindung in der Harnröhre (beim Sitzen), als dränge sich ein Tropfen zäher Flüssigkeit nach vorne. (5.1)
14. Manchmal schmerzhaftes Zucken in der Rute mit der Empfindung, als wolle aus der Harnröhre eine zähe Feuchtigkeit ausfließen, was nicht der Fall war. (5.1)
15. An der Eichel neben dem Bändchen die Empfindung, als wäre diese Stelle wundgerieben, abgleich die Inspektion keine Veränderung auswies. (5.2)
16. Zuckender Schmerz in der Rute, als würde ein Nerv schnell und schmerzlich angezogen. (1.11)

17. Ungeheure reißende Schmerzen, welche die ganze Harnröhre hin und wieder wie Blitze durchzuckten, mit gleichzeitigen heftigen Stichen im After (nachmittags im Sitzen). (5.1)
18. Im Gehen und Sitzen, ein drückender Schmerz in den Hoden, als wenn sie gequetscht worden wären, beim Gehen vermehrt (n. 2 St.). (1.6)
19. Im Sitzen öfters Gefühl, als ob die Eichel gequetscht worden wäre. (5.1)
20. Im linken Hoden ein dumpfer Schmerz, als ob er gequetscht worden wäre; im Sitzen und Gehen. (5.1)
21. Gefühl, als würde der Hodensack rechts seitwärts quetschend eingerissen. (5.1)
22. Gefühl in den Hoden, als wenn sie sich bewegten. (5.3)
23. Von den Geschlechtsteilen geht ein durchdringender Geruch aus, der verbranntem Horn, verbrannten Federn oder verbranntem Schwamm ähnelt; besonders bei Kondylomen. (15)
24. Die Regel mit sehr schmerzlichem Herausdrängen, was sonst niemals vorgekommen, als wolle etwas von innen herausfallen. (6)
25. Spannendes und drückendes Wehtun im rechten Eierstocke, mit dem Gefühl dort, als stecke ein Stock darin, am meisten beim Sitzen bis in den Schoß hinein und bis in den Mastdarm pressend. (6)
26. An den Schamlippen, und zugleich die Lende entlang, kommen neue Aderknoten (Varizen) hervor, sehr schmerzhaft und im Gehen hindernd, dabei 8 - 10 Mal ein so warmes Gefühl in den Geburtsteilen, als käme warmes Blut zugeschossen. (6)

Atmungsorgane, Herz, äußerer Thorax

1. Empfindung oben in der Nase wie Stockschnupfen, abends am stärksten, und doch ist die Nase wie verstopft. (1.1)
2. Trockenheit und Spannung in der Nase mit dem Gefühle, als wenn die ganze Schleimhaut angeschwollen wäre. (5.1)
3. Verstopfung des rechten Nasenloches mit Fließschnupfen abwechselnd; dieser Schnupfen dauerte ein paar Stunden, verschwand dann plötzlich, stellte sich abends auf einige Zeit wieder ein und hörte abermals wie abgeschnitten auf. (5.3)
4. Das Drücken im Halse nimmt so zu, daß die Luftröhre immer enger zu werden scheint. (6)
5. Anfallsweise ein erschütternder keuchhustenartiger Husten... so daß sie die ganze Nacht husten muß... mit dem Gefühle, als würde der Hals immer enger... (12. Woche). (6)
6. Gefühl im Halse, als wenn sich ein Häutchen in der Kehle vorschiebe, was das Singen, besonders in der Höhe, hindert. (6)
7. Husten, wie von scharfen Genüssen. (36)
8. Gefühl von Unnachgiebigkeit des Thorax und Unzulänglichkeit der eingeatmeten Luft. (5.1)
9. Alle Durchmesser der Brust scheinen kürzer geworden zu sein. (5.1)
10. Auf der Mitte der Brust, ein starkes Drücken, wie von einem schweren Körper, was dem Atmen nicht hinderlich ist (im Sitzen) (n. 1/2 St.). (1.3)
11. Beim Sitzen Gefühl, als würde die Brust von vorn nach hinten gepreßt, durch Strecken des Körpers vermehrt. (5.1)
12. Beim mäßigen Lachen Gefühl, als würde der Brustkorb heftig zusammengedrückt, mit Kurzatmigkeit. (5.2)
13. in der linken Brustseite, dicht neben der Herzgrubengegend, eine Empfindung, als ob er sich verrenkt, oder durch Heben einer großen Last sich Schaden getan (verhoben) hätte (n. 6 1/2 St.). (1.3)

14. Empfindung, als würde die Brust von innen aufgetrieben. (1.1)
15. Beklemmung der Brust, als wenn etwas darin angewachsen wäre (n. etlichen St.). (1.1)
16. Gefühl, als ob unter den Rippen etwas schnell wachse (*Ravi Roy*). (39)
17. An einigen Stellen hatte ich die Empfindung, als würde der Brustkorb von außen und die entsprechende Lungenpartie von innen stark und anhaltend zusammengeschnürt, was die folgenden Tage besonders in der Ruhe häufiger und heftiger auftrat, zu öfterem tiefen Seufzen nötigte und mich sehr ängstigte. (5.1)
18. Gefühl, als wenn die Lunge zusammenklebe (*Ravi Roy*). (39)
19. Beim Erwachen ein sehr heftiger krampfartiger Schmerz in den Brustknochen, als würde jeder Zoll derselben mit Schrauben zusammengeschraubt; nach halbstündiger Dauer folgt Würgehusten, mit Ausbrechen schaumig-wässerigen Schleims endigend (11. Monat). (6)
20. Mittags stellte sich das Gefühl ein, als wenn um das untere Ende des Brustkorbes ein Band läge, welche Empfindung nachmittags wieder aufhörte. (5.1)
21. Ein kriebelnder drückender Schmerz an der linken Seite des Brustblattes, welcher auf eine talergroße Stelle fixiert war, bei Bewegung und in der Ruhe gleichblieb und zuletzt die Empfindung hinterließ, als ob diese Stelle wund wäre. (5.2)
22. Ein eigner Schmerz mitten auf der Brust, dicht neben dem Brustbeine links, in der Größe eines Zweitalerstücks, als wäre die Stelle mit einem kräftigen Hammerschlage weich geschlagen worden, in der Nacht schlimmer (4. Woche). (6)
23. Stiche in der ganzen linken Seite der Brust, als würde von außen bis zum Schulterblatte hin durchgestochen. (6)
24. Eine sehr auffallende Erscheinung (bei der Ängstlichkeit im Bett) war, daß er in keiner Lage des Körpers, weder sitzend noch liegend, den Herzschlag fühlen konnte. (5.3)
25. Ein Zittern des Herzens, worauf plötzlich allgemeiner Schweiß eintrat, so daß binnen einer Minute der ganze Körper naß war. (5.3)
26. Morgens Atembeklemmung mit wellenförmiger Bewegung in der ganzen Herzgegend. (6)
27. Beängstigende Unruhe in der Tiefe der Brust zwischen Herz und Leber, wie von wogendem Blutandrange in den großen Gefäßen (3. Mon.). (6)
28. Nach unruhigem Schlaf am Morgen brustbeklemmende Herzensangst mit ganz unterdrücktem, kleinen, lang und unregelmäßig aussetzendem Pulse, zitterndem Beben im Innern des Herzens, unfühlbarem Herzschlage, oft nach Luft zu schnappen zwingend, mit dem Gefühle, als solle er ersticken, obschon er den Atem tief einziehen kann, mit oft nach dem Kopfe aufsteigender schwindliger Benommenheit, zum Aufspringen und Umhergehen nötigend, mit tief bedrückendem Weh in der aufgetriebenen Herzgrube, mit enormem Luftaufstoßen aus dem Magen, welches, sobald sein erstes Verhindertsein sich löst, momentan erleichtert (von Morgen bis Mittag schlimmer, dann nachlassend). (6)
29. Zum Herzen aufsteigende drückende Beängstigung, wie Blutandrang dahin; wenn dieser Andrang sich vom Herzen wieder zurückzieht, bleibt an dem Punkte, von dem er zurückweicht, ein gelindes Schmerzgefühl zurück,wie nach einer ungewöhnlichen Ausdehnung. (6)
30. Öfter am Herzen ein Ohnmachtsgefühl, durch Wärme verbessert, mit Übelkeit und einem eignen Schmerz, als ob am Herzen auf einer Stelle von der Größe eines Viergroschenstücks eine Menge Fäden zusammengebunden wären, an denen bei jedem Atemzuge wehtuend gezogen würde. (6)

31. Das Herz zieht nach der linken Seite abwärts, wie ein herabhängendes Gewicht, und dabei wirr im Kopfe. (6)
32. Im Herzen wie fallende Tropfen, durch die ganze Brust bis in den Hals hinein fühlbar. (6)
33. Ein Gefühl, als wenn Tropfen in die untere Lungenpartie fallen würden (*Köhler*). (39)
34. Gegen Abend befällt plötzlich heftiger Frost, darauf Hitze mit so starkem Herzpochen, als solle der Brustknochen zerspringen, den Atem ab und zu versetzend, mit Schlaflosigkeit, schrecklichen Bildern vor den Augen beim Einschlummern, beängstigender Beklemmung um dasHerz und Todesfurcht, bei kalten Füßen (7. Woche). (6)

Bewegungsapparat

1. Schmerz in der linken Seite am Halse, wie von einem schlechten Lager, oder als wenn er unrecht gelegen hätte. (1.1)
2. in den Halsmuskeln, im Genick und in der Brust, eine Unruhe, oder abwechselndes, langsames Klemmen und Nachlassen, mit einer Art von Übelkeit verbunden. (1.1)
3. im Nacken Empfindung, als wäre er entzweigeschlagen (n. 3 St.). (1.4)
4. Beim Erwachen ein höchst unangenehmes schmerzhaftes Gefühl im Nacken, dicht am Hinterhaupte, wie wenn man sich hart gelegen hat; dieser Schmerz verbreitete sich im Laufe des Tages über die ganze rechte Rückenpartie, als ob die da befindlichen Muskelpartien verrenkt wären (tagelang). (5.1)
5. Beim Neigen des Kopfes entstand die Empfindung, als wären die Muskeln zu kurz, und ihre straffe Anspannung errege den Schmerz. (5.1)
6. Bald nach dem Einnehmen (v. 40 Tr. TM) steigerte sich die schmerzhafte Nacken-, Schulter- und Rückenaffektion so bedeutend, daß er (ein Prüfer, welcher nie zuvor einen Rheumatismus des Nackens gehabt hatte) den rechten Arm nur unter den heftigsten Schmerzen aufheben und die Hand hinter den Kopf bringen konnte. Das Neigen und Drehen des Kopfes war ihm unmöglich, und er mußte den ganzen Oberleib mitbewegen. Es war ein tobendes Wühlen, als wären diese Muskelpartien gequetscht worden, und als wollte sich im subkutanen und intermuskularen Zellgewebe eine Unterschwärung bilden. (...) Bei Inspektion im Spiegel stand die rechte Schulter etwas höher als die linke und war angeschwollen. (5.1)
7. Sie fühlt wie einen schmerzenden Sattel über Nacken und Schultern und auf dem Rückgrat. (6)
8. Kriechen, handbreit, wellenartig, wie wenn eine Blutwelle, ein Inch (ca. 3 cm) dick, sich ihren Weg durch eine zusammengezogene Öffnung erzwingen wolle, und als werde dadurch die Haut um etwa ein Inch angehoben, sich von der rechten zur linken Schulter ausdehnend, am Abend im Bett (43. T.). (7*)
9. Abends, gleich nach dem Niederlegen, Rückenschmerzen, wie von anhaltendem Bücken (n. 66 St.). (1.6)
10. Steifheitsempfindung im Rückgrate wie nach langem Gebücktstehen (n. 13 St.). (1.3)
11. Herzkrampf, vormittags, plötzlich, (...) bis zum angstvollen Atem-Ausgehen, ohne jedoch das Atmen selbst aufzuheben, miteinem höchst peinlichen wallenden, stockenden, herumquirlenden, wärmeren Gefühle in der aufgetriebenen und gespannten Herzgrube mitten hindurch bis zum Rückgrat, als wäre hier in den großen Gefäßen der Blutumlauf unterbrochen. (...) Nachts immer nur das Liegen auf dem Rücken zulassend, da alles bei jeder Seitenlage sich verschlimmert. (6)
12. Empfindung im Rückgrate, als ob eine große Schlagader daselbst pulsiere, im Sitzen (n. 6 1/2 St.). (1.3)
13. Allgemeines Krankheitsgefühl, Schwäche in den Gliedern, Appetitlosigkeit, Schlaf-

losigkeit mit Aufregung, Melancholie und Unfähigkeit zu arbeiten (...); Gefühl eisiger Kälte entlang des gesamten Rückgrats, innerlich; große Niedergeschlagenheit und Mutlosigkeit (Ulkus im Gesicht, wohl tuberkulös – vr). (11)

14. Beim seitwärts gelehnten Stehen fühlt er über der Hüfte, in der Lendengegend, dicht am Rückgrate, einen stumpf stechenden Schmerz wie mit einer stumpfen Nadel (n. 1/4 St.). (1.3)
15. Plötzliches blitzartiges Durchzucken im Rücken mit betäubenden Schmerzen und Rauschen im Kopfe und ohnmächtiger Schwäche (n. 14 T.). (6)
16. Ich habe das Gefühl, wenn ich den Rücken rund mache, ist das besser für das Kreuz, ich muß die Stelle im Kreuz nach außen drücken, muß einen Katzenbuckel machen, dann ist es besser. (20.4)
17. Schmerz in den linken Bauchmuskeln, als ob ein Haken in ihnen heraufgezogen würde, ein Einkrallen von unten nach oben. (1.5)
18. Gelenkverletzung; hat das Gefühl, die Gelenkverbindung fehle; muß immer aufpassen und vorsichtig sein, sich ganz langsam und vorsichtig bewegen, kann dann eine Weile gut gehen, dann wieder Schmerz und er wird vorsichtiger, als ob der Boden mit Eiern belegt sei und er zwischen ihnen hindurchlaufen müsse. Er muß immer das Gefühl haben (einen Plan haben, vr), wie er weitermacht, wenn er etwas machen will (*Ravi Roy*). (39)
19. Im ganzen Arme, in der Beinhaut der Knochenröhre, ein wühlend ziehender Schmerz bis in die Finger, mit einem Drücken, wie von innen heraus, beim Tief-Aufdrücken bis auf die Knochen schmerzt es, als wenn das Fleisch von den Knochen los wäre. (1.1)
20. In beiden Armen, eine schmerzhafte Schwerbeweglichkeit, als wenn die Gelenke (wie eingerostet) ohne Gelenkschmiere wären. (1.1)
21. Lähmiges Gefühl in den Armen, als hätte er eine zu schwere Last gehoben (n. 8 St.). (1.5)
22. Eine erstarrende Empfindung im linken Arme, abends im Bette nicht einschlafen lassend. (6)
23. Zerschlagenheitsschmerz in den Oberarmen, als seien sie blau geschlagen. (1.11)
24. Stechender Schmerz, wie mit einer stumpfen Spitze, im rechten Deltamuskel, beim Gehen im Freien. (1.9)
25. Der Knorren des rechten Ellenbogens schmerzt wie nach starkem Anstoßen, drei Tage lang. (5.1)
26. An den Vorderarmen empfand ich mehrere Male ein Laufen und Gluckern wie von einzelnen, hintereinander rollenden Blutstropfen. (5.1)
27. Zerschlagenheitsschmerz in den Ellbogen- und Handwurzelgelenken, als wären sie zertrümmert und mürbe (n. 42 St.). (1.5)
28. Beim Schreiben, Zittern der Hände wie von Altersschwäche (n. 20 St.). (1.6)
29. Wie ein Kriechen von Insekten auf der rechten Hand, daß er mehrmals hingreift, um selbe zu verscheuchen, bis er sich überzeugt, es sei bloß ein Symptom (n. 14 Mon., durch längere Zeit). (7)
30. Ein Grieseln in allen Fingerspitzen bis zur Mitte des zweiten Gliedes, wie wenn in Sand hineingegriffen wird; zugleich Drücken, Brennen und Prickeln im Rückgrat, am meisten im Genick und am Ende der Wirbelsäule unten, Kältegefühl in beiden Schenkeln und kriebelndem Schmerz im rechten Knöchel und Schienbein. (2. Mon.). (6) (Symptom bei gleichem Inhalt umformuliert, vr)
31. Stechen hinter dem Mittelgelenke des Mittelfingers, als wäre ein Dorn da hinein gestochen, am schmerzhaftesten beim Einbiegen der Finger (n. 16 St.). (1.5)

32. Stechen wie mit Nadeln in den Fingern der linken Hand, nachmittags; erst besser, als er abends im überfüllten Theater in starke Transpiration kam. (5.1)
33. Beim Gehen im Freien fühlen sich die Beine an wie von Holz (6); Beine wie von Holz, bei Tabes dorsalis (26.1).
34. Plötzlich beim Bücken fährt es in die linke Hüfte, so schmerzend, daß sie kaum auftreten kann; mit dem Gefühle, als wäre das Bein länger geworden. (6)
35. Die Beine so schwer wie Blei. (6)
36. Zuckungen, wie elektrische Schläge, in den unteren Extremitäten während der Schlaflosigkeit (n. 13 Mon). (7*)
37. Schmerzhafte Schlaffheit in den beiden Hüftgelenken, als wären die Gelenkkapseln zu schlaff und zu schwach, als daß sie den Körper tragen könnten, bloß beim Stehen (nicht im Gehen), bei Schwachheit des ganzen Körpers (n. 12 (1.6).). (1.9)
38. Abends, Schmerz im linken Oberschenkel, beim Gehen, als wollte er zusammenbrechen (n. 10 (1.6).). (1.5)
39. Ein Spannen durch den ganzen Oberschenkel, wie von Müdigkeit. (1.1)
40. Ziehender Schmerz im linken Oberschenkel, wie im Knochenmark, so daß sie auf einem bequemen Platz nicht sitzen konnte (46. T.). (7*)
41. In der Achsel (Schulter) und den Oberschenkeln ist er sehr müde; er fühlt diese Teile wie zerschlagen, wie nach großer Ermüdung. (1.1)
42. Schmerz wie ausgerenkt im rechten Ober- und Unterschenkel, wenn das Bein im Gehen nach hinten steht und vorgezogen werden soll. (36)
43. Zusammenziehender Schmerz der innern Seite der Oberschenkel, vom Schoße entlang bis zum Knie, als sollten die Knie an den Leib gezogen werden, mit Verhinderung des Urinlassens, obgleich Drängen dazu (bestand). (6)
44. Spannen in den Knien und Fersen, eine Empfindung, als wären die Füße durch Überanstrengung im Gehen steif geworden (hielt drei Monate an). (5.1)
45. Abends schmerzen die Knie beim Gehen, wie zerschlagen; das Gewicht des Körpers scheint dem Prüfer für die Beine zu groß zu sein. (5.1)
46. Knieschwäche, als ließe das Gelenk aus. (20.5)
47. Schmerz in der Kniescheibe, häufig wiederkehrend, beim Sitzen und Gehen; ein Zucken, als würde eine Sehne langsam angezogen und wieder losgelassen. (5.2)
48. Unter dem Knie, Empfindung, als würde mit einem feinen Messer hineingeschnitten; ein grobes Stechen. (1.4)
49. Ziehen vom rechten Handgelenke bis in die Fingerspitzen und von der rechten Wade bis zu den Knöcheln mit dem Gefühl, als wenn dieser Fuß lahm wäre. (5.2)
50. Aderknoten (Varizen, vr) am Knie werden brennend stechend bis zum Schienbein hin, als würde dort mit einem vielzackigen Instrument in das Fleisch gedrückt. (6)
51. In den Schienbeinen Schmerz, als wären die Knochen zerbrochen, beim Treppensteigen schlimmer. (6)
52. Nachts im Halbschlafe Gefühl im linken Beine wie vom Krampf durchzogen und lahm (12. Mon.). (6)
53. Periodisches Kneipen in der Mitte der linken Wade, als würde da ein konvexer Knopf aufgedrückt, welche Empfindung sich auch am Zitzenfortsatze (Processus mastoideus) des rechten Ohres einstellte. (5.1)
54. Krampf in der Mitte der rechten Wade, als sei eine Schnur um sie gebunden (as though a cord were tied about it), sich zur Achillessehne ausdehnend (37. T.). (7*)
55. Nachts im Bette eine zusammenschnürende, erstarrende Unruhe im rechten Fuße mit Beängstigung, als sei ein neuer Krampfanfall im Anzuge (6. Mon.). (6)

56. Schnell aufeinander folgende, feine, höchst empfindliche Stiche, wie Mückenstiche, in der Gelenkbeuge des rechten Unterfußes. (1.9)
57. So ermüdet in den Füßen, als wollten die Knöchel auseinanderknicken. (6)
58. Sitzend und gehend, Gefühl von Müdigkeit in der rechten Fußsohle, wie nach einer weiten Fußreise und wie zerschlagen (n. 6 St.). (1.6)
59. Stechen und Reißen in den Fußknöcheln mit Anschwellung derselben und der Fußsohlen und Gribbeln und Sticheln darin, wie von Stecknadeln, und als wäre alles wund, früh am schlimmsten, so daß sie sehr mühsam nur auftreten kann. (...) (6. Mon.). (6)
60. Am großen Zeh des linken Fußes zwei nebeneinander stehende, dunkelrote, etwas erhabene, juckende Flecke, wie bei Frostschaden, der hier niemals sonst stattgefunden (5. Mon.). (6)
61. In der kleinen Zehe die Empfindung, als würde die Haut an einzelnen Stellen gezerrt. (5.1)
62. Frostgefühl in den Füßen, welche äußerlich warm anzufühlen waren. (5.1)
63. Empfindung, als sei das Fleisch von den Knochen geschlagen. (31)

Haut

1. Blüten am Knie, wie wahre Kindblattern (Pocken, Variola vera) von Ansehn; sie eitern, jucken nicht, und verschwinden in 18 Stunden. (1.1)
2. Auf einzelnen Punkten an den Oberschenkeln, den Ellbogen und Vorderarmen entstanden Blütchen, wie Spitzpocken (Windpocken), in der Spitze voll Eiter, mit einem großen roten Rand rundherum. (1.1)
3. Mehrmaliges feines Stechen an verschiedenen Stellen der Haut, wie mit Nadeln, das zuweilen in ein Brennen überging. (5.1)
4. Starkes Jücken an verschiedenen Hautstellen, namentlich auf der Brust, mit dem Gefühl, als würde die Haut an diesen Stellen mit vielen sehr feinen Nadeln berührt, was unwillkürlich zum Kratzen nötigte. (5.7)
5. Hie und da lange, ein Jücken hinterlassende Stiche, als würden die Stellen von Flöhen oder Ameisen gebissen. (5.1)
6. Abends beim Niederlegen Schüttelfrost, später etwas Hitze, nach dem Niederlegen ein Beißen und Kratzen, als ob er in einem Bette voller Flöhe läge, bis nach Mitternacht (...) (gg. 1 J.). (7)
7. Die unteren Extremitäten sind so rot wie ein gekochter Hummer; Hustenanfälle mit intensiver Röte des Gesichts (Impfschaden mit Asthma). (11)
8. Am Tag nach Einnahme der *Thuja* (C300) ein Brennen in den alten Impfnarben, als sei dort „ein höllisches Feuer“. (27.3)

Allgemeines

1. Allgemeine Schwäche mit solcher Mattigkeit in den Füßen ,daß er umzusinken glaubte. (5.1)
2. Ein mit kratziger, prickelnder Empfindung verbundenes Drücken in verschiedenen Teilen, selbst wie auf dem Knochen. (1.1)
3. Jucken... wenn er ins Bett kommt; es ist wie inwendig an den Sehnen und Knochen. (6)
4. Den ganzen Abend, eine angenehme Wärme über den ganzen Körper, mit kalten Fingern, besonders der linken Hand, ohne Durst; dabei zugleich Empfindung, als wenn Gänsehaut und ein leiser Schauder den Körper überliefe (n. 3 1/2 St.). (1.4)
5. Schüttelfrost mit vielem Gähnen; die warme Luft kommt ihm kalt vor, und die Sonne scheint keine Kraft zu haben, ihn zu erwärmen (n. 3 St.). (1.5)

6. Ziehen und flüchtige, tiefgehende Stiche in verschiedenen Körperteilen (Fußnote v. *Mayrhofer* dazu: „leichten elektrischen Schlägen vergleichbar"). (5.2)
7. Den Tag über allgemeine Abspannung, wie nach einer durchwachten Nacht. (5.1)
8. Empfindung, als ob Schweiß ausbrechen wolle, mit Aufstoßen. (5.1)
9. Herzklopfen... es fängt damit an, daß ihr im ganzen Körper wie unsicher und drehend wird... (6)
10. Ein auffallend verdorbener, leichenartiger Geruch aus dem ganzen Körper, ohne zu schwitzen. (6)
11. Körpergeruch wie von Lauch (*Voegeli*) (39); durchdringender Geruch der Genitalien wie von verbranntem Horn, verbrannten Federn oder Schwamm (38).
12. Sein Schweiß riecht parfümartig, seit langer Zeit (7j. Junge, Sinusitis). (43.3)
13. Träumt fort und fort mit dem Gefühl einer großen Glut im Körper. (6)
14. Erhitzung mit Unruhe im Blute, Aufsteigen glühenden Blutes nach Brust und Kopf, hämmernd in der Brust und atembeengend, das Gesicht dunkel rötend, den Kopf benehmend, die Augen entzündend, den Magen heißmachend und nur nach eiskalten Getränken verlangend, bei steter Kälte der Füße und größter Ärgerlichkeit. (6)
15. Stechende, reißende Schmerzen in den Drüsen, als würden sie in Stücke gerissen. (31) (Anm.: Da und dort existiert in der Materia Medica der *Thuja* ein Abschreibefehler, der aus „glans" (Eichel) „glands" (Drüsen) macht. Das vorliegende Symptom, welches sonst nirgends zu finden war, enthält wahrscheinlich diesen Fehler und bezieht sich in Wahrheit auf die männlichen Genitalien, wo sich alle seine Komponenten wiederfinden lassen. vr)

Typus

1. Krebskachexie (*Kent*). (39)
2. Das Abmagern bleibt nur auf das Schwinden des Fetts beschränkt, während zugleich alles Muskelfleisch allmählich wachsend und lebensfrischer hervortritt (6). (Also paßt *Thuja* bei jenen drahtigen Personen, welche trotz genügender Nahrung und ohne besonders viel Sport aussehen, als seien sie eifrige Läufer oder Leichtathleten. vr)
3. *Teste* gibt an, daß *Thuja* besonders für Personen von trockener Faser, nicht sehr fett, von dunkler Haar- und Hautfarbe und lymphatisch-sanguinischem oder rein sanguinischem Temperament passe (14). *J.H. Allen* dagegen meint, es helfe vor allem blonden, lymphatischen Personen (17), und *Clarke* beschreibt den *Thuja*patienten als fett (12).
4. *Wolf* empfiehlt *Thuja* als Entfettungsarznei (6).
5. Träge, schwammige, unzufriedene Naturen. (26.1)
6. Übermäßig (grossly) fett, mit Hängebauch und schweren Brüsten, Dreifachkinn und krummen Beinen (piano legs). Ein Übermaß von Leben, aber schlecht organisiert und schlecht ausgeführt. Zuviel Materie und zuwenig Form, das Gegenteil von *Silicea* (*E. Wright-Hubbard*). (34)
7. Bei 18 von 50 *Thuja*-Fällen war Fettleibigkeit ein wahlanzeigendes Symptom. (34)
8. Die Adipositas von *Thuja* ähnelt sehr dem pituitären Typ der Fettsucht bzw. der beim Cushing-Syndrom, welche wiederum gewöhnlich mit Hypertonie assoziiert ist. (34)
9. Kinder sind dickleibig, schwerfällig, groß und stark (*Candegabe*). (39)
10. Lordose, stark vortretender Bauch (*Hering*). (39)
11. Angeboren zuviele Organe, z.B. 3 statt 2 Nieren (*Ravi Roy*). (39)
12. Gesicht ölig, wie mit Fett bestrichen. (38)
13. Fehlen oder sehr spärliches Wachstum der lateralen Augenbrauenpartie (*Candegabe, Köhler*). (39)

14. Starke Faltenbildung zwischen den Augenbrauen; ausgeprägte, tiefe Nasolabialfalten (*Gawlik*). (39)
15. Damenbart (*Ravi Roy*). (39)
16. Rhinophym (*Candegabe*). (39)
17. Linkshänder. (29.4)

Farbwahl – Mittleres Blau, 19 - 23 A8. (41)

Synonyma – Lebensbaum. Dieser Name entstand durch einen Traktat des Arztes *Helmont*, welcher ein Arzneigemisch als lebensverlängernd anpries, zu dessen Ingredienzen vorzugsweise das Holz und Harz der Zeder gehörte. Die Franzosen übertrugen die Bezeichnung „arbor vitae" von der Zeder auf den, von ihnen erstmals kultivierten, amerikanischen *Thuja*-Baum, wozu dessen immergrünes Kleid und sein starker, für gesund gehaltener Geruch Anlaß gegeben haben sollen. Sie nannten ihn auch „arbor paradisea", den Baum des irdischen Paradieses, worüber *Mayrhofer* spottet: „Die Prüfer des Lebensbaumes wurden durch die Zustände, welcher derselbe in ihnen erzeugte, keineswegs an des Paradieses goldene Früchte gemahnt" (5).

Wahrhaft zum Lebensbaum wurde die *Thuja* aber für *Clemens von Bönninghausen*, welcher an einem Ileus leidend in keiner Arznei Hilfe fand, bis er seine eigene Symptomatik studierte und in der *Thuja* das Simile entdeckte. *Thuja* rettete sein Leben und wurde so auch zum Lebensbaum für die Homöopathie, die ohne ihn niemals geworden wäre, was sie ist. (19)

Biologie, Chemie und Physiologie – Eine nordamerikanische Konifere, zu den Zypressen gehörig, „dem *Juniperus Sabina* im Äußern etwas ähnlich" (1). Ihr natürliches Habitat sind die Sumpfwälder des nordamerikanischen Seengebiets (4), lt. *Mayrhofer* auch Sibirien (5)). Jeder kennt diese schmalen, hohen, schmal pyramidenförmig nach oben wachsenden, von Natur aus so ordentlich wie beschnitten aussehenden, sehr dichten Bäume, welche man bevorzugt als Hecken (kein Strauch oder Baum gibt so undurchdringliche lebende Mauern ab wie *Thuja*) oder als Schmuck auf Friedhöfen anpflanzt. Die grünen Teile sind keine Nadeln, sondern schuppenförmig am Zweig anliegende winzige Blätter. Beim Zerreiben und Verbrennen geben alle Teile einen aromatischen Geruch ab; in der Antike benutzte man das Holz verwandter Lebensbaumarten zum Räuchern bei Zeremonien, daher der Name *Thuja* (thyein (gr.) - räuchern, opfern) (4). Die Täfelungen in den Tempeln der griechischen Gottheiten sollen aus dem „unverweslichen Holz der *Thuja* (Zeder, vr) gearbeitet gewesen sein". (5) *Teste* erwähnt, man fertige Särge aus *Thuja*-Holz, weil es sehr langsam verfaule (14), und *v. Ungern-Sternberg* meint, Pharmafirmen bevorzugten für die Herstellung der Thujatinktur die Triebspitzen von auf Friedhöfen wachsenden Thujabäumen (21.7).

Der Geruch geht auf ein ätherisches Öl zurück, dessen Hauptbestandteil das Thujon ist. Es enthält auch Kampfer und andere Terpenverbindungen. Ferner hat man zahlreiche Flavonoide gefunden. Thujon findet sich auch in *Tanacetum vulgare* (Rainfarn), *Salvia officinalis* (Salbei) und *Artemisia absinthium* (Wermut). (4)

Ähnlich der *Sabina* wurde ein Dekokt der *Thuja*-Zweigspitzen in toxischen Dosen als Abortivum benutzt; Hauptwirkstoff bei diesem Mißbrauch, wie bei akuten Thujavergiftungen überhaupt, ist das Thujon (4). Ferner soll *Thuja* von den Indianern Nordamerikas äußerlich, in Form einer Salbe aus Thujaspitzen und Schweinefett, gegen Gliederschmerzen gebraucht worden sein (5).

Eigentliche Thujavergiftungen entstehen nur nach massiven Dosen; sie verlaufen prolongiert, unter grippeartigem oder typhösem Fieber und anderen immunologisch bedingten Symptomen, denn *Thuja* kann Autoimmunprozesse auslösen (4, siehe unten). Wegen dieser „immunstimulierenden" Eigenschaften ist *Thuja* in Form der Tinktur oder niedrigster Potenzen in Komplexmitteln zur Vorbeugung gegen Grippe enthalten (von deren Anwendung aus demselben Grunde abzuraten ist – unser Immunsystem ist heutzutage überfordert genug! vr).

Leeser rät bzgl. *Thuja* zur dosologischen Vorsicht wegen der langen Wirkungsdauer (3 bis 4 Wochen) dieser Arznei (4), und *Hahnemann* selbst sagt, daß die C 30 für die Heilung der Feigwarzenkrankheit ausreicht (4). (Da *Thuja* eine starke Beziehung zum Tumorgeschehen hat, könnte eine monate- oder gar jahrelang fortgesetzte innere Anwendung materieller Dosen derselben einen Tumor induzieren. Bei *Thuja* - ähnlich wie bei anderen Karzinogenen und potenten Giften, z. B. *Arsen* - sollte man von täglichen Gaben der Potenzen unter D6 möglichst Abstand nehmen. Die Anwendung der unverdünnten Tinktur ist m.E. nur extern zum Entfernen von Warzen, Kondylomen oder Papillomen auf der Haut oder (Vorsicht!) den Schleimhäuten diskutabel, und wo sie in dieser Weise wirksam ist, dürfte auch die innerliche Gabe der potenzierten Arznei effektiv sein. – vr)

Die erste (unfreiwillige) AMP von *Thuja* erfolgte, wie es heißt, durch einen im Zölibat lebenden Theologiestudenten, welcher gedankenlos auf Thujazweigen herumgekaut hatte und am nächsten Morgen einen dick-gelben, dem Trippersekret zum Verwechseln ähnlichen Ausfluß aus seiner Harnröhre bemerkte; damit sei er zu *Hahnemann* gekommen, habe ihm den Hergang erzählt, und dieser habe erst mal abgewartet und auf diese Weise bemerkt, daß es sich wirklich um eine Arzneiprüfung gehandelt habe; daraufhin habe er die *Thuja* geprüft (17). *Hahnemanns* arzneiprüferische und therapeutische Versuche mit dem Lebensbaum ergaben in Übereinstimmung mit diesem Vorfall, daß *Thuja* das Spezifikum gegen die festständige Feigwarzenkrankheit ist (bei diesem, damals epidemischen, sexuell übertragenen Syndrom handelte es sich wahrscheinlich um eine gleichzeitige Infektion mit GO und Papillomviren): „(Der homöopathische Arzt) wird... aus diesen Symptomen ersehen, daß der Lebensbaumsaft in jenem scheußlichen Übel von unreinem Beischlafe, den Feigwarzen, wenn sie nicht mit anderen Miasmen kompliziert sind, spezifisch helfen müsse... ." (1). Über diese frühe Definition von Sykose (syco – Feige, Feigwarze) weit hinausgehend, hat *Thuja* sich als wichtigste Arznei bei der Behandlung der sykotischen und sykoto-syphilitischen chronischen Krankheiten erwiesen. (Zum klassischen Begriff der Sykose und der Syphilis lese man *J.H. Allens* Buch „Die chronischen Krankheiten - Die Miasmen"; weitergehende Interpretationen der Miasmenlehre, welche sich beide am Beispiel der *Thuja* gut belegen lasssen, finden sich bei *P. S. Ortega* und *A. Masi-Elizalde*.) Bei der Gonorrhoe paßt *Thuja* mehr für die chronischen, *Cannabis sativa* mehr für die akuten Formen (5.6). Warzen, vor allem, wenn sie Kondylomen ähneln, vergehen unter *Thuja* bei Mensch und Tier. Analog zur Feigwarzenkrankheit spricht auch die Pferdemauke gut auf *Thuja* (extern, TM) an. (5.5) *Wolf* zählt zu den sykotischen Krankheiten auch die Tuberkulose, eine Auffassung, welche sich im später entstandenen Werk *J.H. Allens* wiederfinden läßt, und tatsächlich spricht die Tbc in ihren verschiedenen Formen auf *Thuja* an, wenn die Symptome passen (6).

Höchst wichtig ist im *Thuja*-Bild ferner die Fähigkeit derselben, die üblen Folgen der Pockenimpfung zu antidotieren (man lese *Burnett*, „Vaccinosis", sowie die Ausführungen von *Wolf* (6) im Original - eins der frühesten Dokumente der Impfkritik!), die Neigung zu Geschwulstkrankheiten benigner (Warzen, Feigwarzen, Granulome) wie maligner Art („nach *Boerhaave* soll das destillierte Wasser (alkoholische Destillat aus *Thuja*, vr) bei Geschwulstkrankheiten dienlich gewesen sein" (1)) sowie die von *Leeser* erwähnte toxikologische Tatsache, daß *Thuja* zur Bildung von Autoantikörpern gegen verschiedene

Organzellen (Erythrozyten, Schilddrüsen- und Lebergewebe, also u. a. zur Immunthyreoiditis!) und einer vermehrten Bildung von Plasmazellen – jenen Zellen, die besonders beim Lupus erythematodes auftreten – führt (4), sowie die Tatsache, daß *Thuja*fälle schwer erkennbar sind – nicht selten schon auf der körperlichen Ebene, aber noch häufiger auf der psychologischen.

Thuja paßt für Menschen des verschlossenen, beziehungslosen „schizoiden Typus", selbst dann, wenn bereits eine Psychose mit Zerfall der Persönlichkeitsstruktur vorliegt. Die undurchdringliche und nach außen perfekt ordentliche Lebensbaumhecke mag als Metapher für die innere Mauer dienen, welche der noch seines Verstandes mächtige „*Thuja*-Mensch" um seine wahren Empfindungen zieht, um nur ja nicht erkannt zu werden. Nur beim *Thuja*-Kind oder in der depressiven Psychose kommen die selbstzerstörerischen Schuldgedanken, welche das Motiv für diese Verschlossenheit bilden, offen zum Vorschein (siehe „*Religion*"). In der Manie lebt *Thuja* das demonstrative Gegenteil dieser inneren Haltung in Form eines egozentrischen Größenwahns mit „Glücks- und Herrschaftsträumerei" aus (6). Die Anorexia nervosa, eine häufige klinische *Thuja*-Indikation, vereint in sich sowohl das manische Element der Herrschaft (über den eigenen Leib und in psychodynamischer Hinsicht auch über die Familienstruktur), für deren Erhaltung die Patientinnen nicht nur ihre Gesundheit, ja das Leben riskieren, sondern auch lügen und täuschen (eine *Thuja*-Patientin mit Anorexie verhinderte die Wirkung der Arznei, indem sie sofort nach jeder Gabe in ein Café ging, um Mokka zur Antidotierung zu trinken - (9)), als auch das selbstdestruktive des gestörten Körperschemas, der Kasteiung und Selbstbeschuldigung.

Man sollte nicht in den Fehler verfallen, *Thuja* nur Menschen zu verordnen, die täuschen und lügen (ein Schluß, zu dem man z. B. durch oberflächliches Lesen der „Essenzen" von *Vithoulkas* kommen kann); das wäre ein Vorurteil, durch welches wir viele *Thuja*-Kranke ungeheilt lassen müßten. Ich selbst habe diese Eigenschaft bei meinen *Thuja*-Patienten noch nie angetroffen. Der von *M. Norland* referierte Fall (39.4) wies viele Eigenschaften auf, die kaum jemand bei *Thuja* vermutet hätte: hingebungsvolle Verantwortung für die Welt bis zur Monomanie, Offenheit, Ehrlichkeit. Doch das Bild des über allem liegenden Schuld- und Todesschattens (*Thuja* als „Baum des Lebens und des Todes") und die Idee des verwirrenden „heimlichen Stundenplans", der dazu führt, daß man kritisiert wird und nicht weiß warum, wiesen zusammen mit anderen wichtigen Symptomen auf *Thuja* hin, und *Thuja* war die einzige und heilende Arznei. Lassen wir also „der so vielnützigen *Thuja* Gerechtigkeit widerfahren" (*Hahnemann*, in einem Brief an *Bönninghausen* (19))!

Wheeler warnt: „Erwarten Sie immer eine recht schlimme Erstreaktion, wenn Sie *Thuja* verordnen (...), um so schlimmer, je höher die Potenz ist (...). Eine junge Ärztin, die es brauchte, lächelte über meine Empfehlung der C30 und nahm die CM, und wurde fast rasend, so schlimm war die Erstreaktion." (27.1) Ein weiterer Autor fügt hinzu: „Besserung in den ersten 4 bis 6 Wochen gefolgt von einer scheinbaren Verschlechterung ist, wie es scheint, das Normale, und ... wer in solchen Fällen nicht (ohne Wiederholung von *Thuja*) zuwarten kann, wird entweder viel später oder, was wahrscheinlicher ist, überhaupt nicht zum Ziel kommen. Es ist selbstverständlich, daß die zeitweilig verstärkte Reaktion des Organismus nicht ohne ein begleitendes Krankheitsgefühl stattfinden kann." (27.3)

Mittelbeziehungen – Komplementär zu *Thuja* sind *All-c., Ars., Cann-i., Cinnb., Croc., Lach., Med., Merc., Nat-m., Nat-s., Nit-ac., Puls., Sabad., Sabin., Sec., Sil., Staph., Sulf.* (2) Eine Verwandtschaft besteht selbstverständlich zu allen als sykotisch bekannten Arzneien bzw. den „Trippermitteln", bezüglich derer auf die Repertorien verwiesen wird.

Besonders augenfällig sind die Parallelen zu *Nit-ac.* und *Med.*, welche bis hinein in die as-if-Symptomatik reichen. Akutmittel zu *Thuja* ist *Ars.* (15): *Phatak* schreibt: „Wenn bei Asthma *Ars.* indiziert erscheint, aber nicht heilt, werden *Thuja* und *Nat-s.* die Heilung vollenden" (31). *Thuja* ist „in drei von vier Fällen das chronische Mittel zu *Pulsatilla*" (27.1). Lt. *Ravi Roy* wirkt auch *Tub.* besser nach vorgeschalteten *Thuja*gaben (39).

Leeser nennt als Vergleichsmittel *Sepia, Selen, Kali-i., Kali-n.* und *Hedera helix* (4). *Phatak* verweist außerdem auf *Asaf., Calc., Ign., Kali-c.* und *Lyc.* als nahe Verwandte (31). *Morphium* verschlimmerte die schmerzbedingte Raserei des Kranken in einem Fall von Clusterkopfschmerz, welchen später *Thuja* C30 heilte (21.12).

Insgesamt ist *Thuja* in psychologischer Hinsicht mit fast jedem Mittel der Materia Medica verwechselbar („the great masquerader"), weil diese Menschen es ausgezeichnet verstehen, Mimikry zu treiben; sie wollen keinesfalls auffallen und verhalten sich genau entsprechend den Erwartungen, welche ihre Rolle an sie stellt, so daß sie als Rocker wie *Medorrhinum,* als Priester wie *Kali-c.* und als Schauspieler wie *Phos.* wirken (29.2). Entsprechend zeigen sich diese Kranken nicht selten als „Koryphäenkiller", welche einen Arzt und ein Mittel nach dem anderen „verschleißen", ohne daß irgendetwas hilft, worauf sie schließlich mit einer Art Galgenhumor reagieren (21.12, 29.4).

Antidote zu *Thuja* sind *Kampfer* (1), *Cham.* (Zahnschmerz, (5.6)), *Cocc.* (Thujafieber, (5.6)), *Colch.* (14), *Jod., Merc.* (bei nächtlicher Verschlimmerung, (5.6)), *Nux-v., Puls., Sulf.* (3). Ferner ist möglicherweise *Phosphor* ein Antidot, wenn Wahnideen von Geistern u.ä. vorherrschen (siehe „Anmerkung"). Es antidotiert Symptome durch Schwarzteemißbrauch (3), Quecksilbervergiftung, v.a. bei Bestehen von Geschwüren (36), Pocken und Pockenimpfung (6 u. v. a. Quellen), auch andere Impfstoffe und viele moderne Pharmaka (35) sowie Schlangen- oder andere Tierbisse (15).

Mittelverwechslungen und pharmazeutische Probleme – Die Tinktur wird bereitet, wie bei harzigen und wasserarmen Pflanzen üblich:„Die grünen Blätter (Zweigspitzen, vr) werden erst für sich allein zur feinen Masse gestampft, dann mit zwei Dritteln seines Gewichts Weingeist angerührt und so der Saft ausgepreßt." (1) Man erntet diese Spitzen im Frühjahr vor der im April bis Mai liegenden Blütezeit (4).

Verwechselt werden kann *Thuja occidentalis* mit *Thuja gigantea*, einer anderen amerikanischen Lebensbaumart, und mit der nordchinesischen *Thuja orientalis*. Erstere Art weist auf der Zweigunterseite weiße Flecken auf, welche der arzneilich gebrauchten *Thuja* fehlen, und letztere zeigt auf Unter- und Oberseite der Zweige den gleichen grünen Farbton; bei der *Thuja occidentalis* dagegen sind die Zweigunterseiten immer heller grün als die Oberseiten.

Das ätherische Öl aus *Thuja* wird manchmal mit dem ganz anders zusammengesetzten „Red Cedar Oil", das aus *Juniperus virginiana* gewonnen wird, verwechselt. (4)

Unzutreffende Repertoriumsrubriken – Die Übersetzung des Symptoms „Träume anhaltend von Leichenzügen" (6) in *Allens* Enzyklopädie „constant dreaming of the features of a corpse" (10), ist falsch und hat verschiedentlich zu interpretatorischen Fehlschlüssen geführt. Aus diesem Grunde fehlt *Thuja* in der Rubrik „Träume, Begräbnissen, von" (dreams, funerals, of) in den Repertorien, selbst im *Complete Repertory Mind* (40). Es sollte in einer Unterrubrik „Leichenzügen, von" (processions, of) nachgetragen werden.

Weitere Mißverständnisse in den Repertorien, z. B. „kann nicht rechnen", statt „kann nicht zählen", wurden beim jeweiligen Symptom kommentiert und berichtigt.

Anmerkung – Neben den verwerteten Quellen existieren eine *Thuja*-Erfahrung (Selbstversuch von *Andreas Krüger* mit Einzeldosen von Hochpotenzen der *Thuja*), die in *Homöopathische Einblicke* Nr. 10 (Juni 1992) veröffentlicht wurde, und ein *Thuja*-Übersichtsartikel in *Hom. Einbl.* 11 (Sept. 1992). Beide sind stark „esoterisch" gefärbt. Der Übersichtsartikel bringt eine Mischung bereits bekannter Symptome mit Assoziationen des Autors sowie klinischen Beobachtungen, welch letztere jedoch zu unbestimmt sind, um übernommen zu werden (es ist aus ihnen vor allem nicht ersichtlich, ob *Thuja* die erwähnten Kranken wirklich von krankhaften Symptomen geheilt hat), und aus dem Selbstversuch lassen sich vorbestehende Verhaltensweisen und weltanschauliche Einflüsse auf den Prüfer so wenig abgrenzen, daß ich, anstatt ihn auszuwerten, Interessierten lieber empfehle, sich das Heft zu besorgen. Zusammenfassend kann man über dieses Experiment allerdings sagen, daß es einige für *Thuja* bekannte psychiatrische Phänomene („Wahnidee, doppelt zu sein", Tendenz, Gespenster zu sehen oder zu fürchten, Tendenz zu religiös gefärbten Geistesstörungen und Melancholie) eindrucksvoll bestätigt hat. Körperlich riefen die Thujagaben eine wochenlang anhaltende Migräne hervor, die leider nicht genauer beschrieben wird. Ferner zeigte sich eine Mittelbeziehung, die in den Tabellen von *Knerr* und *Gibson Miller* nicht vorkommt: *Thuja* wurde in diesem Falle sehr rasch und vollständig von *Phosphorus* antidotiert.

Quellen – 1) H1 (1.8) (C30?) (1.1) S. Hahnemann, 1.2) Fr. Hahnemann, 1.3) Hartmann, 1.4) Franz, 1.5) Wislicenus, 1.6) Langhammer, 1.7) Wagner, 1.8) Teuthorn, 1.9) Haynel, 1.10) Groß, 1.11) Hempel) ; 2) SNF/DJH/1993/4; 3) KR2; 4) LSR1 (1.6) (Zusammenfassung toxikologischer Effekte; von Lewin beschr. Vergiftungsfall bei einer Schwangeren); 5) Mayrhofer/OZH/1845/2 ((5.1) p (TM, gekaute Zweige; Symptome nach hohen Dosen TM, welche vom Autor als mögliche Alkoholwirkung bezeichnet wurden, sind nicht aufgenommen), (5.2) p (C1 - C6), (5.3) p (C7 - C12), (5.4) p (1. Verreibung der getrockneten Zweige), (5.5) k (TM bis C6), (5.6) k (über C6), (5.7) p (Hochpotenzen oberhalb C12)); 6) WF1 p/k (1M, an 100 Personen, Beob.- Zt. 2 Jahre; k. u. p. Symptome nicht klar unterschieden; viele psychische Symptome scheinen von einer an „blödsinniger Geistesschwäche mit pietistischem Fanatismus" leidenden Frau zu stammen, welche durch die Thujagabe geheilt wurde); 7) STD/AHZ/1861, 1862, 1864 p - 7*: zit. n. A1, sonst Originalwortlaut; 8) DJH: (8.1) LD/DJH/1991/2 k (C5, C30); 8.2) CDD/DJH/1990/3 k (XM)) ; 9) Dr. M. Zolcsak, Hamburg, mdl. Mitteilung, 1995; 10) A1 p (C200); 11) HR1 k; 12) C1 k; 13) TL1 k; 14) TT1 k; 15) K2 k; 16) VH5 k; 17) ALJ1 k; 18) FR1 k; 19) B2 k; 20) KH: (20.1) Braun/KH/1980/2 k ; (20.2) ST/KH/1980/4 k (M, XM, 50M); (20.3) Py/KH/1982/4 k (C12); (20.4) KLG/KH/1988/4 k (Q6); (20.5) KK/KH/1989/6 k (C200); (20.6) GSK/KH/1990/4; (20.7) Dransart/KH/1990/4 k (C30); (20.8) GSK/KH/1991/1 p (C12); (20.9) GSK/KH/1992/4 ; 21) AHZ: (21.1) Berndt/AHZ/1959/5 k (D4); (21.2) Schütte/AHZ/1991/1 k (D30/ D200/ XM); (21.3) Gebhardt/AHZ/1990/4 k (LMII); (21.4) KLG/AHZ/1985/6 k; (21.5) KLG/AHZ/1984/4 k; (21.6) MLH/AHZ/1983/5 k (C30); (21.7) UGS/AHZ/1971/6 k; (21.8) PC/AHZ/1962/12 k; (21.9) Schwartz/AHZ/1961/4 k; (21.10) Zissu/AHZ/1958/2 k („Hochpotenzen"); (21.11) Schilsky/AHZ/1956/11 k (C30, C200); (21.12) Köck/AHZ/Bd. 103 (1881)/17 k (C30; 2 Jahre rezidivfreies Follow-up); (21.13) Kunkel/AHZ/Bd. 100 (1880)/21 k (C300); (22) ECH1 k: (22.1) LM18 / LM30, (22.2) LM18; (23) ECH2 k: (23.1) D30, (23.2) LM18; (24) CR1 k; (25) SGA1 k; (26) SF1 (26.1: k, 26.2: p (D30)); (27) HRC (27.1: Wheeler/HRC/1905/3 k (1M), 27.2: Goullon/HRC/1898/4 k (1 Dosis der D10), 27.3: YYZ/HRC/1893/11 k (1 Dos. C30, C200 oder C300; mehrere Fälle), 27.4: Lippe/HRC/1898/5 k (Leitsymptome), 27.5: Thorn/LPZ, zit. in HRC/1898/4 k (D6), 27.6: Roberts/Medical Summary, zit. in HRC/1898/1 k (TM, wohl makropharmakologischeWirkung), 27.7: Pike/HRC/1887 k (C15, C200), 27.8: Boger, C.M./HRC/1924/2 k (2M)); 28) ZBV (28.1: Burnett, in Goullon/ZBV/1887/2 k (C30), 28.2: Fincke/ZBV/1894 k (2CM), 29) Homoeopathic Links (HLS) (29.1: Anwar Mirza/HLS/1995/4 k (1M), 29.2: Bill Gray/HLS/1995/2 k (Fälle und allgemeine Bemerkungen), 29.3: Sunil Anand/HLS/1995/2 k (Fälle), 29.4: Misha Norland/HLS/1995/2 k (Fall und allgemeine Bemerkungen), 29.5: A. Zaren/HLS/1995/2 k (allgemeine Bemerkungen)); 30) Sankaran, Rajan: Das geistige Prinzip der Homöopathie (The Spirit of Homoeopathy). Übs. O. Lindemann. Hom. Med. Publishers: Bombay, 1995 k; 31) PTK1 k; 32) Gray, B., in: Homöopathie mit der Hahnemann Medical Clinic, Rendsburg: Kai Kröger, 1991 k (Hochpotenzen); 33) HR6 k; 34) Stewart, T.F./BJH/1972/Oktober k (50 Fälle); 35) Wadia/JAI/1973/4 k; 36) J1 k; 37) NK1 k; 38) K k; 39) SDE1 k; 40) CMM k; 41) MLH2 k; 42) LL1 k, 43) CGH (43.1: Servais/CGH/1994/10 k (o.A.d.P.), 43.2: ebenda k (1M), 43.3: Dransart/CGH/1989/9 k (C30)); 44) Müller, Karl Josef: Thuja occidentalis. Neue Aspekte und deren klinische Bestätigungen. Eigenverlag. 2. Aufl. 1995 k (44.1: allgemeine Bemerkungen, 44.2: Potenzen oberhalb C 30, mehrere Fälle); 45) Proceedings of the 51st LMHI International Congress, Capri (Italien) k (45.1: D.H. Chand (C 30 / 200 / 1000), 45.2: F. Chianese (C200 bis C 50.000), 45.3: G. Dominici (C 200), 45.4: S. Mascoli / E. Trabucco (LM-Potenzen)); 46) Sankaran, P./PCB/1969/8 k (o.A.d.P.); 47) GL2 k (1 M); 48) BT2 k.

Thymolum

GEIST UND GEMÜT

Arbeit (Fleiß, Faulheit, Unfähigkeit zur Arbeit usw.)

1. Sehr verschlimmert durch geistige oder körperliche Arbeit. Energie weg (gone). (2.1)

Benommenheit, wie nicht ausgeschlafen, wie berauscht, betäubt etc.

1. Vergiftete Tiere schlafen im Stehen und sind gegen Nadelstiche unempfindlich. Der Tod erfolgt in vollkommener Anästhesie und unter allen Symptomen der Wirkung eines betäubenden (depressant) Giftes. (2.2)
2. Schwindel und Rauschzustände. (1)

Bewußtlosigkeit, Koma, Stupor

1. Kollaps. (1)

Eigensinn

1. (Reizbar, eigenmächtig, muß seinen eigenen Weg haben / seinen eigenen Vorstellungen folgen (must have his own way). (5)
2. Eigenwillig (*Heinigke*). (1)

Ekelgefühl

1. Der Appetit fehlt, besonders tagsüber. (3)

Gedanken, Denkvermögen

1. Gedankenvoll; besonders Denken an die Vergangenheit. (3)

Gesellschaft

1. Verlangt sehr nach (craves) Gesellschaft. (5)

Launenhaftigkeit

1. Launenhaft (*Heinigke*). (1)

Lesen, Lernen, Schreiben, Studieren

1. Unfähigkeit, beim Studieren seine Gedanken zusammenzuhalten. (3)

Reizbarkeit

1. Reizbar (*Heinigke*). (1)

TRÄUME

Phantastisch, absurd

1. Phantastische Träume (*Heinigke*). (1)

Sexuell

1. Laszive Träume von sehr perversem Charakter waren sehr hervorstechend, wie etwa vom Kopulieren mit Tieren. (2.1)

SCHWINDEL

1. Vergiftete Tiere weisen Muskelkontraktionen, Zittern, Schwindel und Drehbewegungen auf. (2.2)

SCHLAF

1. Hohe Dosen verursachen motorische Inkoordination und Schlaf. (2.2)

KONVULSIONEN

1. Vergiftete Tiere weisen Muskelkontraktionen, Zittern, Schwindel und Drehbewegungen auf. (2.2)
2. *Thymol* erzeugt keine Krämpfe (am Menschen), sondern wirkt gleich lähmend auf das ZNS. (1)

SEXUELLER TRIEB

1. Profuse Samenergüsse gegen Morgen, jede Nacht, vier Nächte hintereinander, dann eine Nacht lang keine, dann wieder zwei Nächte mit Ergüssen; die Pollutionen hinterließen nicht das geringste Gefühl der Erleichterung; die Prüfer erwachten müde und unerfrischt. Die Arznei verursacht ein vollständiges Bild der sexuellen Neurasthenie. (2.1)
2. Priapismus. (5)

MODALITÄTEN, CAUSAE

1. Sehr verschlimmert durch geistige oder körperliche Arbeit. (2.1)
2. Kopfschwere und Augenbeschwerden werden besser durch Baden, kaltes Wasser oder Gesichtwaschen, ebenso die Nasenverstopfung und das Halsweh; nur das Niesen wird dadurch schlimmer. (3)

AS-IF-EMPFINDUNGEN

Empfindung eines Fremdkörpers im rechten Auge, mit Blutandrang. (3)

Biologie, Chemie und Physiologie – *Thymol* ist das ätherische Öl des Thymian, das aus dem Thymen, einem Isomer der Terpentinessenz, und der Thyminsäure, einem kampferartigen Molekül, besteht (1). Es ist ein sehr starkes Mikrobizid und wurde vor Entdeckung der synthetischen Anthelminthika als Standardtherapeutikum bei Hakenwurminfektionen eingesetzt. Die antibiotische Wirkung des *Thymols* dürfte zumindest teilweise für die gute Wirkung von Thymianzubereitungen gegen Bronchitis verantwortlich sein.

In den fragmentarischen Arzneimittelprüfungen ist die Wirkung auf Kopf, Denkvermögen und männliche Sexualität, sowie auf Augen und Luftwege (verstopfte Nase, Husten mit Übelkeit usw.) vorherrschend, doch auch krampfartige Gliederschmerzen, speziell Wadenkrämpfe, wurden beobachtet. (3)

Mittelbeziehungen – Vgl. *Thymus serpyllum.*

Unzutreffende Repertoriumsangaben – Im *Complete Repertory Mind* (7) sind für *Thymol* mehrere Rubriken angegeben, die sich in den Quellen über *Thymol* nicht bestätigen lassen, wohl aber in denen über *Thymus serpyllum* (siehe dort), und zwar folgende: „Geistesverwirrung", „Diktatorisch", „Faulheit" und „Satyriasis". Auch die Angabe „Reizbar, eigenmächtig, muß seinen eigenen Weg haben / seinen eigenen Vorstellungen folgen (must have his own way)" bei *Boericke* (5) könnte von *Thymus serpyllum* stammen und wurde deshalb eingeklammert zitiert.

Quellen – 1) LSR1 t / k; 2) HRC (2.1: YYZ/HRC/1900/8 p (D1 - D3), 2.2: Allen, P./HRC/1903/2 t (große Dosen Thymol im Tierversuch)); 3) Saxena/CCRH Quarterly Bulletin/1995/ S. 4 ff. p (C6, C30, C200); 4) BR1 k; 5) CMM.

Thymus serpyllum

GEIST UND GEMÜT

Angst

1. Eine Arznei für geistig Gestörte (disordered in mind), welche von krankhaften Ängsten besessen sind (*Aetius*) (2.1)

Eigensinn

1. Alles, was er sagte oder tat, war in Ordnung, was andere sagten oder taten, war alles verkehrt (25. - 32. Tag). (2.2)
2. Reizbarkeit schlimmer durch den geringsten Widerspruch (25. - 32. Tag). (2.2)

Erregbarkeit

1. In der 2. Woche: Übererregung, ein Zustand ständiger geistiger Agitation. (2.2)
2. Am Rande des Nervenzusammenbruchs, die Nerven fühlen sich völlig erschöpft (all run down) an (25. - 32. Tag). (2.2)
3. Übererregung, zunächst hier und da, später konstant, mit Schlaflosigkeit und häufigen, schmerzhaften Erektionen (30 Gran TM täglich). (2.2)

Fröhlichkeit, Lachen

1. Vom vierten bis zum achten Tag: Steigerung der Vitalkräfte, fröhlicher als sonst, gehobene Stimmung (morale). (2.2)

Reizbarkeit

1. Reizbarkeit schlimmer durch den geringsten Widerspruch (25. - 32. Tag). (2.2)

Traurigkeit, trübe Stimmung

1. Für Melancholische (*Aetius*). (2.1)

Zorn

1. Über Kleinigkeiten wird er rasend vor Zorn (25. - 32. Tag). (2.2)

SCHLAF

1. Übererregung, zunächst hier und da, später konstant, mit Schlaflosigkeit und häufigen, schmerzhaften Erektionen (30 Gran TM täglich). (2.2)
2. Leichte Schläfrigkeit (20. - 30. Tag). (2.2)

SEXUELLER TRIEB

1. Kurz anhaltende nächtliche Erektionen (unter geringen Dosen). (2.2)
2. Übererregung, zunächst hie und da, später konstant, mit Schlaflosigkeit und häufigen, schmerzhaften Erektionen (30 Gran TM täglich). (2.2)

AS-IF-EMPFINDUNGEN

1. Klingen in den Ohren mit einem Druckgefühl im Kopf und schwerem Lastgefühl (pounding) auf den Schläfen. (2.2)
2. Empfindung wie von einer Traubenschale im Rachen, besonders vormittags, besser nach Essen (15. - 32. Tag). (2.2)
3. Die ganze Rachenschleimhaut war tief dunkelrot; auf dieser Oberfläche standen die Blutgefäße maximal ausgedehnt hervor wie zum Bersten (objektiver Befund). (2.2)
4. Stechen in der Harnröhre, als wasche der Urin feine Nadeln herunter, welche am Ende der Harnröhre steckenbleiben (7. T.). (2.2)
5. Nadelstichschmerzen in der Urethra am Abend, beim Urinieren vor dem Zubettgehen (4. - 32. Tag). (2.2)
6. Urin riecht wie Veilchen (wie nach Einnahme von Terpentinöl, aber weniger intensiv). (2.2)
7. Gefühl wie körperlich erschöpft (run down). (2.2)

Typus

1. Atemwegserkrankungen der Kinder, mit starkem Bronchospasmus und wenig Sputum. (3)

Synonyma – Quendel. Feldthymian, deutscher Thymian. Hühnchenquendel (wurde gebraucht, um Läuse von den Hühnern fernzuhalten- (1)).

Biologie, Chemie und Physiologie – Ein Lippenblütler Mitteleuropas, der auf trockenen sonnigen Flächen dichte niedrige Polster bildet und im Juni - Juli rosa bis violett blüht; eine der aromatischsten Pflanzen der Flora unserer Klimazone, größere Bestände duften zur Blütezeit geradezu betäubend. Verwendet wird das blühende Kraut. Quendel enthält ein komplex zusammengesetztes ätherisches Öl (in dem *Thymol*, anders als im Echten Thymian, nur eine untergeordnete Rolle spielt; trotzdem besitzt es keimtötende Wirkung (1)), ferner Gerbstoff und Triterpene. In der Phytotherapie wird Quendel ganz wie der Echte Thymian (*Thymus vulgaris*) als expektorierendes Hustenmittel gebraucht, auch als Gewürz ersetzt er letzteren, und in den alten Kräuterbüchern wird nicht zwischen beiden Arten unterschieden. Laut *Galen* treibt er die Frucht ab, und alte Sprüche* überliefern, daß diese Wirkung auch unseren Urgroßeltern nicht unbekannt war. (2.1) Die bisher einzige Prüfung in (2.2) zeigt eine Beziehung der Pflanze zu den Schleimhäuten des Rachens, der Luftwege (trockener schmerzhafter Husten), des Magens (Reizsymptome bis hin zu blutig tingiertem Erbrechen) und der Harnröhre, den Ohren (Tinnitus, Taubheit), den Hoden (plötzlicher Hodenschmerz links, muß breitbeinig gehen) sowie eine urikosurische und diaphoretische Wirkung.

An dieser Prüfung ist auch interessant, daß die Tinktur nur in den ersten 14 Tagen eingenommen wurde, die Wirkungen aber bis zum 32. Tag anhielten; ähnlich der *Thuja* scheint die Arznei auch als unpotenzierter Stoff lange nachzuwirken.

* Rosmarin und Thymian/ wächst in unserem Garten / Jungfer Minchen ist die Braut / kann nicht länger warten. / Roter Wein und weißer Wein / morgen soll die Hochzeit sein. (Trad.)

Mittelbeziehungen – Vgl. *Teucr-sc.,* siehe auch *Thymol.*

Mittelverwechslungen und pharmazeutische Probleme – Sicherlich existieren Wirkungsunterschiede zwischen Quendel und Echtem Thymian. Daher sollte, solange *Thymus vulgaris* ungeprüft ist, nur *Thymus serpyllum* in Potenzen verordnet werden. Zur Verwechslung von *Thymus serpyllum* und *Thymol* im Repertorium siehe letzteres Kapitel.

Eine Unsicherheit des Wirkungsbildes von *Thymus serpyllum* ergibt sich aus der Tatsache, daß der Quendel zahllose Varianten bildet, welche sich in Aussehen und Duft und somit auch im Wirkstoffgehalt deutlich unterscheiden (1).

Quellen – 1) LSR1 t / k; 2) HRC (2.1: YYZ/HRC/1903/9 k (alte Allopathie), 2.2: Allen, P./HRC/1903/2 p (TM)); 3) BR1 k.

Thyreoidinum

GEIST UND GEMÜT

Angst

1. Ängstliches Gefühl von Vorahnung, mit kalten, feuchten Händen (8. T.). (3.1.1)
2. Langsames, aber schweres Schlagen des Herzens, weckt aus dem Schlaf (um 22.30 und 5 Uhr), mit einem Gefühl von Schwäche und Kälte über den ganzen Körper hinweg, einem nervösen, ängstlichen (apprehensive) Gefühl und Klopfen im Kopf (17. u. 20. T.). (3.1.1)
3. Geweckt (zwischen 2 und 3 Uhr) durch ein Flattern des Herzens, mit einem beängstigten Gefühl, durch keinerlei Lagewechsel gebessert (7. - 24. T.). (3.1.1)
4. Angst in der Brust, wie zusammengeschnürt. (12)
5. Herzklopfen, dadurch Unwohlsein und nervöse Ängstlichkeit, sowie Zittrigkeit der Hände (6. - 24. T.). (3.1.1)
6. Hände kalt, klebrig, nervös, mit einem Gefühl von Erschlaffung; diese Empfindung erstreckte sich die Unterarme herauf; machte mich unruhig, nervös und ängstlich (apprehensive) (8. T.). (3.1.1)
7. Qualvolle Angst (*Julian*). (17)

Arbeit (Fleiß, Faulheit, Unfähigkeit zur Arbeit usw.)

1. Nervöses, unruhiges Gefühl, kann nicht stillsitzen, möchte ständig etwas tun, die Hände sind zittrig (nach einem Anfall von Herzklopfen; um 14. 1. Uhr; am 20. T.). (3.1.4)
2. Schläfrig und faul den ganzen Tag über, konnte den Kopf kaum aufrecht halten, ständiges Gähnen und Recken, schlimmer in einem warmen Zimmer, schlimmer nachmittags, verschwand beim Gehen ins Freie (3., 4., 6. T.). (3.1.5), (3.1.6)
3. Inaktive Stimmung. Keine Neigung, von ihrem Stuhl aufzustehen. (13.2)
4. Kein Verlangen, zu arbeiten oder irgendetwas zu tun. (13.4)
5. Dösiges Gefühl; sie wollte mit gar nichts behelligt (bothered) werden. (13.4)
6. Verlust des Elans (pep). (13.2)
7. Abneigung gegen geistige Arbeit (*Vithoulkas*). (17)

Argwohn, Mißtrauen

1. Delirium mit Verfolgungsideen (drei Fälle, einer davon tödlich, traten als Folge des Gebrauchs von Schilddrüsenextrakt-Tabletten zur Gewichtsreduktion auf). (1.2)
2. „Alle vorgeschrittenen Fälle von Myxödem zeigen eine geistige Störung, welche zur Demenz tendiert; für gewöhnlich mit Wahnideen, welche die Form von Mißtrauens- und Verfolgungswahn annehmen." (1.1)

Benommenheit, wie nicht ausgeschlafen, wie berauscht, betäubt etc.

1. Starke Völle und Hitze des Kopfes, schlimmer auf dem Scheitel, der Kopf schien aufgrund einer Vergrößerung bersten zu wollen, mit Klopfen der Schläfenarterien, Rötung der Ohren, Gefühl von Vergrößerung der Augen und einem dumpfen, dummen Geist; morgens (12. T.). (3.1.2)
2. Übelkeit, mit Benommenheit und ausgeprägter Schwere des Kopfes, belegter Zunge und einem unangenehmen Geschmack im Mund; besser in der kühlen, frischen Luft (9. T.). (3.1.2)

Bewegungen: Zwangsbewegungen, Automatismen, Gesten, Lagen

1. Starkes Verlangen zu gähnen, jeder Versuch wurde durch ein kurzes Japsen abgeschnitten, ähnlich wie Schluckauf; etwa 25 derartige Versuche insgesamt, bis endlich zwei- oder dreimal richtiges Gähnen erfolgte (13., 14. 1. T.). (3.1.1)
2. Wenn sie sich hinlegt und ins Bett geht, viel Speichel im Mund, so schlimm, daß sie andauernd schlucken muß. (13.2)
3. Sie ist empfindlich gegen unerwartete Geräusche, welche sie dazu veranlassen, in den Händen gehaltene Gegenstände fallenzulassen (43j. Frau, M. Basedow). (14.2)
4. Geistesstörung, drei Jahre vor dem Einsetzen des Myxödems aufgetreten: akuter Stupor alternierend mit ruheloser Melancholie; zeitweise konnte sie nicht dazu gebracht werden, zu sprechen, sondern lag mit steifen Gliedmaßen auf der Erde; zu anderen Zeiten weinte sie und entkleidete sich; zeitweise war sie gefährlich und zum Töten geneigt (homicidal), sie pflegte dann ihre Arme so eng um den Hals anderer Patienten zu legen, daß sie sie beinahe erwürgte. (Unter *Thyr.* wurden beide krankhaften Zustände beseitigt.) (1.1)
5. Sie grunzte ständig und lachte ... (Psychose mit Myxödem). (1.1)

Bewußtlosigkeit, Koma, Stupor

1. Beim Bücken zum Schuhe-Anziehen fiel sie „in Ohnmacht"; sie starb innerhalb einer halben Stunde. (1.2)
2. Nach Einnahme einer Dosis verursacht Gehen, ja sogar Stehen, oft ein ohnmächtiges Gefühl oder gar eine komplette Synkope. Das Herz kann so schwach werden, daß es keinerlei Überanstrengung ohne Gefahr erträgt; selbst der Tod kann die Folge einer solchen sein. (3.2)
3. Häufige Ohnmachtsanfälle. (1.2)
4. Zwei Ohnmachtsattacken. (1.2)
5. Epileptiformer Anfall, nach welchem er eine Stunde lang bewußtlos war; am nächsten Tag fühlte er sich besser und warmer. (1.1)
6. (Bewußtseinsverlust und allgemeiner tonischer Muskelkrampf für ein paar Sekunden. (11.1))
7. (Zittern, Beben der Glieder (quivering of limbs), völlige Bewußtlosigkeit, die 1/4 St. anhielt (gleich nach zu rascher Injektion). (11.1))

8. Hitzewellen: mit Übelkeit; mit Bewußtseinsverlust. (1.2)
9. Stupor (bei seit 4 Wochen bestehender Puerperalpsychose). (7)
10. Stupor, abwechselnd mit ruheloser Melancholie. (12)

Bosheit, Destruktivität

1. Schnippisch und boshaft (4. T.). (3.1.5)
2. Sie wurde eine grollende Zänkerin, zum Zorn geneigt, ängstlich (geistig zurückgebliebenes Mädchen, das täglich 8 Gran = 480 mg *Thyroidin* p.o. erhalten hatte; ab dem 18. Tag). (11.1)
3. Gesteigerte Lebhaftigkeit durch Streit mit einem anderen Patienten über eine unwichtige Meinungsverschiedenheit (bei einer Geisteskranken mit Myxödem). (1.1)
4. Streitsucht gegenüber der eigenen Familie (*Julian*). (17)
5. Geistesstörung bei Myxödem..., zeitweise war sie gefährlich und zum Töten geneigt (homicidal), sie pflegte dann ihre Arme so eng um den Hals anderer Patienten zu legen, daß sie sie beinahe erwürgte. (Unter *Thyr.* wurden beide krankhaften Zustände beseitigt.) (1.1)

Delirium, Wahnsinn, Raserei

1. Delirium mit Verfolgungsideen (drei Fälle, einer davon tödlich, traten als Folge des Gebrauchs von Schilddrüsenextrakt-Tabletten zur Gewichtsreduktion auf). (1.2)
2. „Alle vorgeschrittenen Fälle von Myxödem zeigen eine geistige Störung, welche zur Demenz tendiert; für gewöhnlich mit Wahnideen, welche die Form von Mißtrauens- und Verfolgungswahn annehmen. Zuweilen ist eine ausgesprochene Manie oder Melancholie vorhanden." (1.1, korr. n. (11.1))
3. Plötzliche, akute Manie bei (seit 12 J. bestehendem) Myxödem; unter *Thyr.* vollkommene mentale und körperliche Wiederherstellung. (1.1, korr. n. (11.1))
4. Geistesstörung, drei Jahre vor dem Einsetzen des Myxödems aufgetreten: akuter Stupor alternierend mit ruheloser Melancholie; zeitweise konnte sie nicht dazu gebracht werden, zu sprechen, sondern lag mit steifen Gliedmaßen auf der Erde; zu anderen Zeiten weinte sie und entkleidete sich; zeitweise war sie gefährlich und zum Töten geneigt (homicidal), sie pflegte dann ihre Arme so eng um den Hals anderer Patienten zu legen, daß sie sie beinahe erwürgte. (Unter *Thyr.* wurden beide krankhaften Zustände beseitigt.) (1.1)
5. Puerperalpsychose (4); mit Fieber (1.1).

Eigensinn

1. Sehr reizbar; wehrt sich gegen jede elterliche Kontrolle; möchte das Elternhaus verlassen (traditionell lebender Hindu, in dieser Kultur ist die Autorität der Eltern auch über erwachsene Söhne noch sehr stark – vr) (20j. Mann, Alopecia totalis). (9.1)
2. Streitet sich mit der Familie (4 Prüfer). (10)
3. Verträgt keinen Widerspruch (*O. Boericke*). (17)
4. Diktatorisch, dominierend (*Anshutz*). (17)

Ekelgefühl, Sauberkeitssinn

1. Unsauberkeit (20j. Mann, Alopecia totalis). (9.1)
2. Abneigung gegen Fett (Pr. 1). (10)

Empfindlichkeit (gegen Kritik, schlechte Nachrichten usw.)

1. Gesteigerte Lebhaftigkeit durch Streit mit einem anderen Patienten über eine unwich-

tige Meinungsverschiedenheit (bei einer Geisteskranken mit Myxödem). (1.1)
2. Ich verlor die Geduld bei sehr geringem Anlaß; reizbar, mürrisch und verdrießlich; wollte allein sein; hätte wegen einer Kränkung weinen können (am 11. T., dem 3. T. der Menstruation). (3.1.6)
3. Sehr gefühlsbetont, stark berührt durch ein trauriges Schauspiel, weinte, konnte beim Zubettgehen nicht schlafen und konnte nicht aufhören zu weinen (während der Menstruation; ich bin sonst nie gefühlsbetont und habe noch niemals zuvor über ein trauriges Schauspiel oder Buch geweint; am 12. T.). (3.1.6)
4. Zittrige Nervosität durch kurze Reisen, sie reist eine kurze Strecke (trips nearly) und das regt sie auf. (13.4)

Erregbarkeit (durch Geräusch usw.)

1. Plötzliche Erschöpfung, bricht nervlich und körperlich zusammen (goes to pieces), mit Gefühl von „Hinsein" in der Magen- und Herzgegend (40j. Mann). (14.1)
2. Erregungszustand, den ganzen Rest des Tages anhaltend, sie grunzte ständig und lachte auf eine Weise, welche für sie selbst eigenartig war (weitere Übersetzungsmöglichkeiten waren: welche ihr selbst eigenartig vorkam, oder: welche für sie eigentümlich war. vr) (1.1)
3. Sehr erregt; Erregungszustand gefolgt von einer erheblichen Depression. (1.1)
4. Erregung abwechselnd mit Traurigkeit (*Clarke*). (17)
5. Erregungszustand. (1.3)
6. Nach einigen Tagen sprach die Patientin, wurde aufgeregt, verweigerte die Nahrung; in 14 Tagen wieder ruhig (Heilungskrise bei Pat. m. Puerperalpsychose). (7)
7. War nach der Arznei sehr ausgeglichen (32j. hochnervöse Frau, M. Basedow; zuvor psychisch durch *Puls*. gebessert; *Thyr*. heilte die Organerkrankung; später wurde wegen Verschlechterung der Gemütslage wieder Puls. benötigt). (6)

Fröhlichkeit, Lachen

1. Mürrische und reizbare Laune machten Fröhlichkeit und Lebhaftigkeit Platz. (1.1)
2. Niedergeschlagen, das wechselte jedoch um 17 Uhr plötzlich zu Frohsinn (10. T.). (3.1.1)
3. Ich fühle mich, als könnte ich bei der geringsten Veranlassung weinen; sehr gereizt durch Kleinigkeiten; erfreue mich leichter als gewöhnlich an angenehmen Dingen (am 9. T., dem 1. T. der Menstruation). (3.1.6)
4. Ich fühlte mich besonders leichten Herzens und glücklich den ganzen Tag, obwohl Frostigkeit, Herz- und Blasensymptome vorhanden waren (6. T.). (3.1.1)
5. Euphorie (5 Prüfer). (10)
6. Euphorie abwechselnd mit Streitsucht (*Julian*). (17)
7. Größerer Appetit aufs Mittagesen; genoß ihr Essen mehr. (13.2)
8. Erregungszustand, den ganzen Rest des Tages anhaltend, sie grunzte ständig und lachte auf eine Weise, welche für sie selbst eigenartig war (weitere Übersetzungsmöglichkeiten waren: welche ihr selbst eigenartig vorkam, oder: welche für sie eigentümlich war. vr) (1.1)

Furcht

1. Am Abend, beim Gottesdienst (prayer meeting), wurde ich außerordentlich nervös, unruhig und furchtsam, mit kalten, feuchten Händen; dies verging bald wieder, ließ mich sehr schläfrig, mit vielem Gähnen zurück (8. T.). (3.1.1)

2. Sehr nervös, furchtsam und besorgt (12. T.). (3.1.1)
3. Reizbar, nervös, niedergeschlagen, befürchtend über seinen Zustand, sieht besorgt und mager aus (40j. Mann, Neurasthenie). (14.1)
4. Fürchtet zu essen, wegen „schlechter" Empfindungen nach dem Essen (40j. Mann, Neurasthenie). (14.1)
5. Er ist sich ständig seines Herzens bewußt, fühlt es schlagen und befürchtet, es sei organisch krank (40j. Mann, Neurasthenie). (14.1)
6. Fürchtet sich vor der Dunkelheit, Gewittern, befürchtet zu versagen sowie unheilbar zu sein (20j. Mann, Alopecia totalis). (9.1)
7. Geistige Stumpfheit, Furchtsamkeit und verkehrte Vorstellungen (74j. Frau, Myxödem; gebessert). (11.2)
8. Ruhiges Gemüt beim Erwarten von Ereignissen (Prüfer 1). (10)

Gedächtnis

1. Verwirrt, vergeßlich, geistesabwesend (7. T.). (3.1.5)
2. „Wirklich sehr vergeßlich." (13.4)
3. Vorübergehender Gedächtnisverlust; es liegen mir Dinge auf der Zunge, und dann vergesse ich sie (8. T.). (3.1.6)
4. Allmählich zunehmender Gedächtnismangel (20j. Mann, Alopecia totalis). (9.1)
5. *Thyreoidinum* verbessert das Gedächtnis. (12)

Gedanken, Denkvermögen

1. Alle vorgeschrittenen Fälle von Myxödem zeigen eine geistige Störung, welche zur Demenz tendiert; für gewöhnlich mit Wahnideen, welche die Form von Mißtrauens- und Verfolgungswahn annehmen. (1.1)
2. Zustand von Idiotie mit fürchterlichen Alpträumen. (1.1)
3. Leichte Übelkeit kommt beim Darandenken wieder. (1.3)
4. Denken an die Beschwerden verschlechtert (*Boger*). (17)
5. Demenz (bei im Kindbett begonnener, seit 2 Jahren anhaltender Psychose). (7)
6. Mental litt sie an einer deutlichen Abstumpfung (Psoriasis generalisata mit Myxödemsymptomen, 18j. Mdch.). (8.2)
7. Ich fühlte mich dumpf und dumm; konnte eineinhalb Stunden nicht denken; während starker Völle im Kopf (13. T.). (3.1.2)
8. Dösiges Gefühl; sie wollte mit gar nichts behelligt (bothered) werden. (13.4)
9. Langsam und stumpf (20j. Mann, Alopecia totalis). (9.1)
10. Stumpfsinn (bei Myxödem). (11.2)
11. Geistige Stumpfheit, Furchtsamkeit und verkehrte Vorstellungen (74j. Frau, Myxödem; gebessert). (11.2)
12. Idiotie (*Anshutz*). (17)
13. Kindisches Verhalten (*Phatak*). (17)

Gesellschaft

1. Ich verlor die Geduld bei sehr geringem Anlaß; reizbar, mürrisch und verdrießlich; wollte allein sein; hätte wegen einer Kränkung weinen können (am 11. T., dem 3. T. der Menstruation). (3.1.6)
2. Ist reizbar, fühlt sich belästigt und ist verärgert durch Kleinigkeiten (19. T.). (3.1.3)
3. Mürrisch und reizbar, will in Ruhe gelassen werden, vor allem abends (7. T.). (3.1.3)
4. Wollte keinerlei Trost / Mitgefühl (sympathy). (13.4)

5. Wollte alleingelassen werden. (13.4)
6. Verlangt nach (craves) Einsamkeit. (13.1)
7. Leute irritieren sie. (13.1)

Gier, Suchtverhalten

1. Er hat Verlangen nach etwas und weiß die halbe Zeit nicht, wonach ihn verlangt. (13.4)
2. Unzufrieden, man wünscht sich immer etwas noch Interessanteres zu essen (5 Prüfer). (10)
3. Vermehrter Appetit, nicht gesättigt, egal, wieviel ich gegessen habe (10. - 13. T.). (3.1.5)
4. Anhaltender Hunger, durch Essen nur vorübergehend bezähmt, mit Abmagerung (43j. Frau, M. Basedow). (14.2)
5. Sehr hungrig, schlimmer nach dem Abendessen; er will abends vor dem Hinlegen noch etwas essen. (13.2)
6. Verlangen nach Süßigkeiten (am 8. u. 11. T.; macht sich sonst wenig aus Süßigkeiten). (3.1.5)
7. Schwäche der Schilddrüse verursacht ausgeprägte Gier nach großen Mengen Zucker. (4)
8. (Nach einem Frostschauder, ohne folgende Hitze) ungewöhnlich durstig, trank eine große Menge Eiswasser (2. T.). (3.1.4)
9. Kältegefühl, abends, mit ungewöhnlichem Durst auf kaltes Wasser (15. T.). (3.1.4)
10. Er trinkt Spirituosen, raucht und nimmt Opium (in Indien nicht ungewöhnlich – vr) zu sich (20j. Mann, Alopecia totalis). (9.1)

Gleichgültigkeit

1. Völlig erschöpft, kümmerte mich um nichts, den ganzen Nachmittag, (es) verging am Abend (15. T.). (3.1.5)
2. Indifferenz gegen alles (*Vithoulkas*). (16)

Hast, Eile

1. Häufiger Harndrang, muß sich beeilen, kann nicht abwarten... (9. - 13. T.). (3.1.5)
2. Schnell und hastig in Sprache und Gebaren (40j. Mann, Neurasthenie). (14.1)

Hysterie

1. Befand sich für einige Stunden in einem Zustand, der nur als hysterisch bezeichnet werden konnte. (1.3)
2. Nervös und hysterisch, sie brauchte eine Pflegerin, welche auf sie aufpassen mußte. (1.3)
3. Hysterischer Anfall. (1.3)
4. Hysteroepilepsie mit Amenorrhoe. (1.1)
5. Hysterische Krämpfe mit Geistesstörungen. (9.2)
6. Reizbarkeit, Launen, hysterische Tendenzen bei Adoleszenten beiderlei Geschlechts. (18)

Konzentration

1. Mangel an Konzentration. (13.4)
2. Verwirrt, vergeßlich, geistesabwesend (7. T.). (3.1.5)
3. Der Geist wandert, ich kann mich nicht auf meine Arbeit konzentrieren (9. T.). (3.1.5)
4. Konzentration schwierig beim Studieren (Prüfer 1). (10)

Launenhaftigkeit

1. Launenhaftigkeit (*Julian*). (17)
2. Schrullig/ launenhaft/ wunderlich (whimsical) (20j. Mann, Alopecia totalis). (9.1)

Lesen, Lernen, Schreiben, Studieren

1. Konzentrationsschwierigkeit, ich brauche zum Lernen und Lesen zweimal so lange wie zuvor; geistesabwesend (10. T.). (3.1.3)
2. Kinder mit extremen Lernschwierigkeiten; die Schrift bleibt ein Gekritzel (*Ravi Roy*). (16)
3. Abneigung gegen geistige Arbeit (*Vithoulkas*). (17)

Reizbarkeit

1. Reizbar (eine Frau). (13.1)
2. Reizbar (6 Prüfer); vor den Menses (1 Prüferin). (10)
3. Vor der Regel nervös und reizbar, bei normalen Menses (43j. Frau, M. Basedow). (14.2)
4. Reizbar und schlecht gelaunt. (1.3)
5. Sehr nervös und reizbar (16. T.). (3.1.2)
6. Außerordentlich nervös, reizbar und niedergeschlagen den ganzen Tag (13. T.). (3.1.2)
7. Reizbar, aufgebracht durch Kleinigkeiten (4. T.). (3.1.6)
8. Mürrisch und reizbar, will nicht angesprochen werden (4. T.). (3.1.5)
9. Mürrisch und reizbar, will in Ruhe gelassen werden, vor allem abends (7. T.). (3.1.3)
10. Ist reizbar, fühlt sich belästigt und ist verärgert durch Kleinigkeiten (19. T.). (3.1.3)
11. Ich fühle mich, als könnte ich bei der geringsten Veranlassung weinen; sehr gereizt durch Kleinigkeiten; erfreue mich leichter als gewöhnlich an angenehmen Dingen (am 9. T., dem 1. T. der Menstruation). (3.1.6)
12. Sehr reizbar; wehrt sich gegen jede elterliche Kontrolle; möchte das Elternhaus verlassen (traditionell lebender Hindu, in dieser Kultur ist die Autorität der Eltern auch über erwachsene Söhne noch sehr stark – vr) (20j. Mann, Alopecia totalis). (9.1)
13. Enuresis bei schwächlichen, nervösen, reizbaren Kindern (morgens und abends je 1/2 Gran = 30 mg). (13)

Ruhelosigkeit

1. Am Abend, beim Gottesdienst (prayer meeting), wurde ich außerordentlich nervös, unruhig und furchtsam, mit kalten, feuchten Händen; dies verging bald wieder, ließ mich sehr schläfrig, mit vielem Gähnen zurück (8. T.). (3.1.1)
2. Herzklopfen dauert 20 Minuten, mit Völle im Kopf, drückendem Schmerz in der Stirngegend, gerötetem Gesicht, nervös und zappelig (fidgety), 13.30 Uhr; dasselbe um 22 Uhr, mit klopfen in der linken Schläfe, im Bett vor dem Einschlafen (11.T.); dasselbe um 17 Uhr (15. T.). (3.1.4)
3. Nervöses, unruhiges Gefühl, kann nicht stillsitzen, möchte ständig etwas tun, die Hände sind zittrig (nach einem Anfall von Herzklopfen; um 14 Uhr; am 20. T.). (3.1.4)
4. Verspürte eine sehr große Unruhe und Unfähigkeit, im Haus zu bleiben oder stillzuhalten (16 bis 17 Uhr); nach einem kurzen Spaziergang außer Haus fühlte ich mich ruhig (2 1. T.). (3.1.4)
5. War unruhig, müde und erschöpft (worn out) den ganzen Tag lang, in der Nacht konnte ich nicht schlafen (9. T., der 1. T. der Menstruation, bei Dysmenorrhoe). (3.1.6)
6. Unruhig und zappelig (fidgety) die ganze Nacht, mit Druck von Gas im Magen, Aufstoßen und Sodbrennen (23. T.). (3.1.6)

7. Das lästige Hautjucken macht sie sehr nervös (43j. Frau, M. Basedow). (14.2)

Schreck, Auffahren

1. Hatte Schreckanfälle / Schreckbilder (frights). (1.3)
2. Erschrecktes Gefühl beim Erwachen mit Herzklopfen, nachts (5. - 12. T.). (3.1.1)
3. Ich träumte, daß ich stürbe, und meine Freunde standen herum und belustigten sich; ich erwachte mit einem Schreck, mit Herzklopfen und Weinen (6. T.). (3.1.2)
4. Sie ist empfindlich gegen unerwartete Geräusche, welche sie dazu veranlassen, in den Händen gehaltene Gegenstände fallenzulassen (43j. Frau, M. Basedow). (14.2)

Selbstvertrauen

1. Niedergeschlagene, verzagte Gemütsstimmung (17j. Mdch.). (11.2)
2. Er erklärte sich für „hundertprozentig fit, mit vollem Vertrauen auf sich selbst und seine Fähigkeit, mit dem Streß des täglichen Lebens fertigzuwerden" (Heilwirkung; 40j. Mann, Neurasthenie). (14.1)

Sprechen

1. Zeitweise konnte sie nicht dazu gebracht werden, zu sprechen, sondern lag mit steifen Gliedmaßen auf der Erde (Psychose mit Myxödem). (1.1)
2. Mürrisch und reizbar, will nicht angesprochen werden (4. T.). (3.1.5)
3. Stillheit (20j. Mann, Alopecia totalis). (9.1)
4. Verhaspeln beim Sprechen (33j. Mann, M. Basedow). (6)
5. Kinder brauchen lange, um reden zu lernen; sprechen in babyhafter Sprache (*Ravi Roy*). (16)

Thema „Tod" (Suizidalität etc.)

1. Ich träumte, daß ich stürbe, und meine Freunde standen herum und belustigten sich; ich erwachte mit einem Schreck, mit Herzklopfen und Weinen (6. T.). (3.1.2)
2. Suizidal, wünscht sich den Tod (20j. Mann, Alopecia totalis). (9.1)

Traurigkeit, trübe Stimmung

1. Depression. (1.3)
2. Tiefe Depression. (1.3)
3. Ausgeprägte Depression und ein Weinanfall am Morgen. (13.1)
4. Sehr erregt; Erregungszustand gefolgt von einer erheblichen Depression. (1.1)
5. Angezeigt bei Melancholie, funktioneller Geisteskrankheit, wenn bis zu einem bestimmten Punkt (durch andere Maßnahmen) Besserung erzielt worden ist, dann aber ein Stillstand eintritt. (3.3)
6. Außerordentlich nervös, reizbar und niedergeschlagen den ganzen Tag (13. T.). (3.1.2)
7. Reizbar, nervös, niedergeschlagen, befürchtend über seinen Zustand, sieht besorgt und mager aus (40j. Mann, Neurasthenie). (14.1)
8. Traurig gegen Abend (17. T.). (3.1.2)
9. Niedergeschlagen, das wechselte jedoch um 17 Uhr plötzlich zu Frohsinn (10. T.). (3.1.1)
10. Viele Träume, die ganze Nacht lang; schlief schlecht; am Morgen schläfrig und niedergeschlagen (14. 1. T.). (3.1.3)
11. Niedergeschlagenheit beim Erwachen (Prüfer 5). (10)
12. Heftige furibunde Anfälle, mit Intervallen von Depression und mürrischem Wesen (Psychose bei Myxödem). (11.2)

13. Stupor, abwechselnd mit ruheloser Melancholie. (12)
14. Niedergeschlagene, verzagte Gemütsstimmung (17j. Mdch.). (11.2)
15. Traurigkeit im Klimakterium (*Blackwood*). (17)

Unbehaglichkeit

1. Fühlte sich so schlecht (malaise so great), daß sie sich weigerte, die Behandlung fortzusetzen. (1.2)
2. Empfindung von Zusammendrücken in der Brust, wie von Völle, etwa in der Höhe der 7. Rippe ventral, rief nervöses Unbehagen hervor (10., 2 1. u. 22. T.). (3.1.1)
3. Spürte das Herz beim Liegen auf dem Rücken unangenehm pulsieren (2.30 Uhr), mit allgemeinem Unwohlsein und Frostigkeit, letztere war schlimmer beim Aufrichten, wobei die Frostigkeit zu einem Schaudern wurde, das drei Stunden anhielt, während das Herz weiterhin unangenehm schlug (6. T.). (3.1.1)
4. Unbehagen im Bauch nach Essen (Pr. 5). (10)

Unerträglichkeit von Schmerzen oder Empfindungen

1. Ungewöhnlich empfindlich gegen Schmerz; der Schmerz nach einer leichten Quetschung hielt ungewöhnlich lange an (7. u. 8. T.). (3.1.1)
2. Jegliche Einengung (des Bauches) durch Kleidung ist unerträglich (11. T.). (3.1.1)
3. Fürchterlich schneidende, abwärtsdrängende Schmerzen („marternd") in der Uterusregion, ziehen die Oberschenkel hinab bis zu den Knien, schlimmer im rechten Oberschenkel, besser, wenn sie lang hingestreckt auf dem Bauch liegt (18 Uhr, am 2 1. Tag). (3.1.5)
4. Ein weicher, geformter Stuhl von natürlicher Farbe, begleitet von einer marternden, greifenden Kolik im Hypogastrium, wie Uteruskontraktionen, sowie von Blähungsabgang in großer Menge mit Geruch nach Schwefelwasserstoff (15. u. 2 1. T.). (3.1.5)

Verdruß, Mißmut, schlechte Laune

1. Mürrische und reizbare Laune machten Fröhlichkeit und Lebhaftigkeit Platz. (1.1)
2. Wurde ein Brummbär (grumbler). (1.3)
3. Mürrisch und reizbar, will nicht angesprochen werden (4. T.). (3.1.5)
4. Mürrisch und reizbar, will in Ruhe gelassen werden, vor allem abends (7. T.). (3.1.3)
5. Ich verlor die Geduld bei sehr geringem Anlaß; reizbar, mürrisch und verdrießlich; wollte allein sein; hätte wegen einer Kränkung weinen können (am 11. T., dem 3. T. der Menstruation). (3.1.6)
6. Unzufriedenheit (33j. Mann, M. Basedow). (6)
7. Heftige furibunde Anfälle, mit Intervallen von Depression und mürrischem Wesen (Psychose bei Myxödem). (11.2)

Verzweiflung

1. Verzweiflung an der Genesung (*Vithoulkas*). (17)

Weinen, Wimmern, Jammern

1. Ich träumte, daß ich stürbe, und meine Freunde standen herum und belustigten sich; ich erwachte mit einem Schreck, mit Herzklopfen und Weinen (6. T.). (3.1.2)
2. Ausgeprägte Depression und ein Weinanfall am Morgen. (13.1)
3. Weinerlich nachts und morgens beim Aufwachen. (13.4)
4. Sehr nervös, schwach und müde, möchte weinen (6. T.). (3.1.5)
5. Sehr reizbar, wurde rasend und weinte dann ohne Grund (13. T.). (3.1.2)

6. Ich fühle mich, als könnte ich bei der geringsten Veranlassung weinen; sehr gereizt durch Kleinigkeiten; erfreue mich leichter als gewöhnlich an angenehmen Dingen (am 9. T., dem 1. T. der Menstruation). (3.1.6)
7. Ich verlor die Geduld bei sehr geringem Anlaß; reizbar, mürrisch und verdrießlich; wollte allein sein; hätte wegen einer Kränkung weinen können (am 11. T., dem 3. T. der Menstruation). (3.1.6)
8. Sehr gefühlsbetont, stark berührt durch ein trauriges Schauspiel, weinte, konnte beim Zubettgehen nicht schlafen und konnte nicht aufhören zu weinen (während der Menstruation; ich bin sonst nie gefühlsbetont und habe noch niemals zuvor über ein trauriges Schauspiel oder Buch geweint; am 12. T.). (3.1.6)
9. Weinerlichkeit mit unwillkürlichem Seufzen (20j. Mann, Alopecia totalis). (9.1)
10. Stöhnen (*Phatak*). (17)
11. Beklagt sich (*Phatak*). (17)

Zorn und Folgen desselben

1. Gesteigerte Lebhaftigkeit durch Streit mit einem anderen Patienten über eine unwichtige Meinungsverschiedenheit (bei einer Geisteskranken mit Myxödem). (1.1)
2. Zornmütig (1.3)
3. Zornanfälle (*Boger*); heftiger Zorn (*Boger*). (17)
4. Reizbar, aufgebracht durch Kleinigkeiten (4. T.). (3.1.6)
5. Ist reizbar, fühlt sich belästigt und ist verärgert durch Kleinigkeiten (19. T.). (3.1.3)
6. Sehr reizbar, wurde rasend und weinte dann ohne Grund (13. T.). (3.1.2)
7. Heftige furibunde Anfälle, mit Intervallen von Depression und mürrischem Wesen (Psychose bei Myxödem). (11.2)
8. Raserei (*O. Boericke*); um Kleinigkeiten (*O. Boericke*); abends (*Julian*). (17)
9. Sie wurde eine grollende Zänkerin, zum Zorn geneigt, ängstlich (geistig zurückgebliebenes Mädchen, das täglich 8 Gran = 480 mg *Thyroidin* p.o. erhalten hatte; ab dem 18. Tag). (11.1)

ILLUSIONEN

Wahnvorstellungen

1. Delirium mit Verfolgungsideen (drei Fälle, einer davon tödlich, traten als Folge des Gebrauchs von Schilddrüsenextrakt-Tabletten zur Gewichtsreduktion auf). (1.2)
2. Alle vorgeschrittenen Fälle von Myxödem zeigen eine geistige Störung, welche zur Demenz tendiert; für gewöhnlich mit Wahnideen, welche die Form von Mißtrauens- und Verfolgungswahn annehmen. (1.1)
3. Gelegentliche Halluzinationen, während der ersten 6 Monate (Puerperalpsychose). (7)
4. Geistige Stumpfheit, Furchtsamkeit und verkehrte Vorstellungen (74j. Frau, Myxödem; gebessert). (11.2)
5. Wahnidee, er müsse sterben (*Roberts*). (17)

Sinnestäuschungen

1. Nach der 2. Gabe Trübung des rechten Auges, dann des linken, was etwa 10 Minuten anhielt. Nach der 3. Dosis war das linke Auge von einer Art Halo aus Stacheln (spikes) umgeben, welche alle zu tanzen schienen. Dies hielt etwa 10 Minuten an und ließ das Auge in einem Zustand zurück, als seien einige der Wimpern nach innen gekehrt. (13.3)

2. Heute morgen tanzende Zickzacklinien (vor Augen), was etwa 10 Minuten anhielt; sie waren von leuchtend goldener Farbe. Aufgrund der Sehtrübung, die mit den Zickzacklinien verbunden war, konnte ich kaum sehen. Das geschah alles mit dem linken Auge, nicht mit dem rechten, um etwa 8.15 oder 8.20 Uhr morgens, einen Tag nach Prüfungsende. (13.4)
3. Schlaf gestört (unterbrochen) durch das geringste Geräusch, „die Straße hinter meinem Fenster scheint ungewöhnlich laut und erhellt zu sein". (3.1.1) (3. T.), (3.1.5) (11. T.)
4. Illusionen des Gehörs (*Phatak*). (17)

TRÄUME

Alpdrücken

1. Träumte davon, seziert zu werden, die Muskeln des Halses, der Brust und der Arme waren freigelegt, und ich konnte mich wegen einer Spannung in diesen Muskeln nicht bewegen (6. T.). (3.1.1)
2. Zustand von Idiotie mit fürchterlichen Alpträumen. (1.1)

Ärgerlich, zornig (auch: von Streit, Kampf)

1. Viele Träume von Streit (14. 1. T.). (3.1.2)
2. Ich träumte, daß ich von einer Bande Rowdies angegriffen wurde, gegen die ich kämpfte; ich schien sehr zu leiden (23. T.). (3.1.2)
3. Träumt von Räubern (20j. Mann, Alopecia totalis). (9.1)

Arbeit, von

1. Belästigende / quälende (harassing) Träume, und sie war während des Träumens verwirrt im Geist; sie konnte ihre Rechnung nicht richtig durchführen (erlebte ein altes Problem aus ihrer früheren Arbeit in ihren Träumen wieder). (13.2)
2. War furchtbar müde, als sie morgens aufstand; ihr Schlaf hatte ihr nicht gutgetan, denn sie war dabei immer am Arbeiten und Kämpfen (working and struggling). (13.2) („Working and struggling" könnte auch „Herumwerken und Wühlen" heißen, sich also nicht auf Arbeit beziehen, sondern eine Beschreibung nächtlicher Bewegungsunruhe darstellen. vr)

Indifferent oder nicht näher bezeichnet

1. Viele Träume, die ganze Nacht lang; schlief schlecht; am Morgen schläfrig und niedergeschlagen (14. 1. T.). (3.1.3)
2. Verschiedene, variierende Träume. (13.2)

Lustig, komisch

1. Viele amüsante, lebhafte Träume (5. T.). (3.1.3)

Schrecklich, grausig

1. Zustand von Idiotie mit fürchterlichen Alpträumen. (1.1)
2. Schlaf die ganze Nacht über unruhig, gestört durch zahlreiche, größtenteils schreckliche Träume, während der gesamten Prüfung. (3.1.1), (3.1.2), (3.1.3), (3.1.4), (3.1.5), (3.1.6)

Tod, Mord und Toten, von

1. Träumte davon, seziert zu werden, die Muskeln des Halses, der Brust und der Arme

waren freigelegt, und ich konnte mich wegen einer Spannung in diesen Muskeln nicht bewegen (6. T.). (3.1.1)
2. Ich träumte, daß ich stürbe, und meine Freunde standen herum und belustigten sich; ich erwachte mit einem Schreck, mit Herzklopfen und Weinen (6. T.). (3.1.2)
3. Erwachte einige Male durch schreckliche Träume; einmal träumte ich, daß ich an Diphtherie stürbe (die Prüferin war Medizinstudentin – *St. Reis*) (17. T.). (3.1.2)
4. Ich träumte, wegen eines Gefühls von Zusammenschnürung um die Taille zu ersticken, und daß ich ins Freie laufen mußte, um Luft zu bekommen (6. T.). (3.1.3)
5. Ich träumte, mein Puls habe stillgestanden (3. T.). (3.1.4)
6. Ich träumte, einen Mann mit einem Stuhl zu Tode zu schlagen; hatte ein Gefühl von Befriedigung, als ich den Mann tot daliegen sah; erwachte mit ruhiger Stimmung (4. T.). (3.1.5)
7. Träumt von toten Menschen (20j. Mann, Alopecia totalis). (9.1)

Unzufriedene, von vergeblichen Mühen usw.

1. Belästigende / quälende (harassing) Träume, und sie war während des Träumens verwirrt im Geist; sie konnte ihre Rechnung nicht richtig durchführen (erlebte ein altes Problem aus ihrer früheren Arbeit in ihren Träumen wieder). (13.2)

Verwirrend

1. Viele verwirrende Träume, schwer zu erinnern (3. T.). (3.1.3)
2. Die Träume sind sehr verwirrend. (13.2)

SCHLAF

Schlaflosigkeit, Einschlafstörung

1. Schlaflosigkeit. (1.3)
2. Erregungszustand, konnte nicht schlafen. (1.2)
3. Unruhiger Schlaf, „ich konnte einfach nicht schlafen" (7. T.). (3.1.1)
4. War unruhig, müde und erschöpft (worn out) den ganzen Tag lang, in der Nacht konnte ich nicht schlafen (9. T., der 1. T. der Menstruation, bei Dysmenorrhoe). (3.1.6)
5. Einschlafen schwierig (Prüfer 2 und 5). (10)

Aufwachen, Durchschlafstörung

1. Erwachen ohne Grund (Prüfer 5). (10)
2. Erwachte um 4 Uhr früh mit scharfem Kopfschmerz. (1.2)
3. Erwacht um 4 Uhr früh und kann nicht wieder einschlafen (20j. Mann, Alopecia totalis). (9.1)
4. Geweckt (zwischen 2 und 3 Uhr) durch ein Flattern des Herzens, mit einem beängstigten Gefühl, durch keinerlei Lagewechsel gebessert (7. - 24. T.). (3.1.1)
5. In der Nacht aus dem Schlaf geweckt durch tumultartige Herzaktion oder durch Herzklopfen (6. - 20. T.). (3.1.1), (3.1.2)
6. Erwachte aus einem unruhigen Schlaf um 2 Uhr, auf der linken Seite liegend, überhitzt, fühlte das Herz schlagen (pounding), dabei ein Gefühl von Unwohlsein und Völle in der Blase (kurzzeitig; 6. T.). (3.1.1)
7. Jede Nacht (seit der 3. Nacht der Prüfung) war der Schlaf bis etwa 2 Uhr tief, dann erwachte ich und blieb drei Stunden wach; das ist sehr ungewöhnlich; das Herz flatterte entweder oder schlug hart; Empfindung von allgemeiner Kälte, schwach, unru-

hig, fühlte mich in keiner Lage wohl, psychisch sehr nervös; erwachte oft schon durch die geringsten Geräusche; manchmal erwachte ich mit denselben Symptomen schon um 23 Uhr 30, fiel dann nach zwei oder drei Stunden wieder in Schlaf und erwachte wieder gegen 5 Uhr mit denselben Symptomen (3. - 20. T.). (3.1.1)

8. Sehr unruhige Nächte; kein Schlaf nach 2 Uhr, während der gesamten Prüfung. (3.1.1), (3.1.2), (3.1.3), (3.1.4), (3.1.5)
9. Schmerz in der unteren mittleren Sternalgegend, als würde der Knochen zersplittern oder brechen... begleitet von einer nervösen, unangenehmen Empfindung in der Brust; dauerte von 17 Uhr den ganzen Abend und die Nacht hindurch an, mit unruhigem Schlaf, häufigem Erwachen (3. T.). (3.1.1)
10. Schlaf gestört (unterbrochen) durch das geringste Geräusch, „die Straße hinter meinem Fenster scheint ungewöhnlich laut und erhellt zu sein". (3.1.1) (3. T.), (3.1.5) (11. T.)
11. Konnte bis nach Mitternacht nicht einschlafen und wurde dann mehrfach durch gewöhnliche Geräusche geweckt, die mich normalerweise nicht stören; ich war die ganze Nacht sehr unruhig und nervös, mit viel Zucken und Rucken (5., 6., 23. T.). (3.1.6)
12. Unruhiger, gestörter Schlaf nach Mitternacht, konnte nicht wieder einschlafen, warf mich von einer Seite auf die andere; während ich schlief, war mir alles bewußt, ich konnte das Ticken der Uhr hören (7. T.). (3.1.2)
13. Schlaf die ganze Nacht über unruhig, gestört durch zahlreiche, größtenteils schreckliche Träume, während der gesamten Prüfung. (3.1.1), (3.1.2), (3.1.3), (3.1.4), (3.1.5), (3.1.6)
14. War furchtbar müde, als sie morgens aufstand; ihr Schlaf hatte ihr nicht gutgetan, denn sie war dabei immer am Arbeiten und Kämpfen (working and struggling). (13.2) („Working and struggling" könnte auch „Herumwerken und Wühlen" heißen, sich also nicht auf Arbeit beziehen, sondern eine Beschreibung nächtlicher Bewegungsunruhe darstellen. vr)

Somnambulismus

1. Ich ging im Schlaf (Schlafwandeln). Dies war typisch für mich, als ich ein kleines Kind war, bis vor 2 Jahren weniger häufig, in den letzten zwei Jahren ist es überhaupt nicht mehr vorgekommen (3. T.). (3.1.5)

Schläfrigkeit

1. Tagesschläfrigkeit. (5)
2. Den ganzen Tag sehr schläfrig. (13.1)
3. Ständige Neigung zum Schlafen. (1.3)
4. Ungewöhnlich schläfrig, dumpf, verwirrt, unerfrischt und müde morgens nach dem Aufstehen (2., 4., 11. u. 19. T.). (3.1.4)
5. Schläfrig und faul den ganzen Tag über, konnte den Kopf kaum aufrecht halten, ständiges Gähnen und Recken, schlimmer in einem warmen Zimmer, schlimmer nachmittags, verschwand beim Gehen ins Freie (3., 4., 6. T.). (3.1.5), (3.1.6)
6. Sehr schläfrig (bei Stirnkopfschmerz; 3. T.). (3.1.5)
7. Herzklopfen mit Kopfschmerz, Völle in der Brust, allgemeiner Empfindung von Gespanntheit und mit Schläfrigkeit, Puls 96 (um 16 Uhr, am 6. T.). (3.1.5)
8. Schlaf ungewöhnlich gut (unusually complete) (Pr. 3). (10)
9. Schlaf besser als üblich (2 Prüfer). (13.1, 13.4)

SCHWINDEL

1. Schwindel, schlimmer im Stehen, fühlt sich, als solle er in Ohnmacht fallen (40j. Mann, Neurasthenie). (14.1)

KONVULSIONEN

1. Epileptiformer Anfall, nach welchem er eine Stunde lang bewußtlos war; am nächsten Tag fühlte er sich besser und wärmer. (1.1)
2. (Bewußtseinsverlust und allgemeiner tonischer Muskelkrampf für ein paar Sekunden. (11.1))
3. Konvulsionen mit Zungenbiß, bis zu 1/2 St. anhaltend; früher häufig, nun ausschließlich vor der Regel; zuvor Anschwellung von Gliedern und Gesicht (17j. Mdch.). (2)
4. Starker tonischer Muskelspasmus (Verletzungsschock nach Tritt durch ein Pferd, 37j. Mann, zuvor erfolgreich bei Torticollis spasticus mit *Thyr.* behandelt). (8.1)
5. Tremor, Gliederzittern (quivering of limbs), völlige Bewußtlosigkeit. (1.3)
6. Tetanie (1.3); schlimmer durch Kälte (4).
7. Eklampsie der Schwangeren (2, 18), puerperale Konvulsionen (4).
8. Eklamptischer Anfall, der durch Kälte verschlimmert wird oder dem Frost vorausgeht. (18)
9. Konvulsionen der Neugeborenen, wenn weder Fieber noch eine unter der Geburt erlittene Verletzung dahintersteht, vor allem wenn die Mutter an Eklampsie litt oder die Eltern von metabolischen oder nervösen Störungen befallen sind. (18)
10. Kinderkrämpfe, ohne Fieber. (9.2)
11. Epileptiforme Anfälle bei Kindern. (5)
12. Hysterische Krämpfe mit Geistesstörungen. (9.2)

SEXUELLER TRIEB

1. Gesteigerter Geschlechtstrieb (bei der Frau). (1.3)
2. Masturbation (ohne Angabe des Geschlechts). (5)
3. Starkes Geschlechtsverlangen; Masturbation, welche ihn schwächt, wie er glaubt; Träume mit Pollutionen (20j. Mann, Alopecia totalis). (9.1)
4. Sexuell schwach, leidet an vorzeitiger Ejakulation (40j. Mann, Neurasthenie). (14.1)

MODALITÄTEN, CAUSAE

1. Denken an die Beschwerden verschlechtert (*Boger*). (17)
2. Neurasthenie: durch achtzehnjährige Ehe mit einer nörgelnden Frau, bei gleichzeitiger enger Bindung an seine Arbeit und langen Arbeitszeiten (40j. Mann). (14.1)
3. Geistig überarbeitete Menschen. (5)
4. Diabetes nach geistiger Überanstrengung; die Patienten sind verfroren. (18)
5. Alopecia totalis und chronische Gesundheitsstörung seit einem Typhus, „never well since"; *Typhoidinum* war ohne Wirkung geblieben (20j. Mann). (9.1)
6. Gemütsstörungen (Reizbarkeit, Schrulligkeit (whimsical mood)) in der Adoleszenz. (9.2)
7. Nervöse Adoleszenten. (5)
8. Gesteigerte Lebhaftigkeit nach einem Streit um eine Kleinigkeit. (1.1)

9. Chronische Folgen sexueller Exzesse. (18)
10. Konvulsionen, vor allem vor den Menses (ein 17j. Mdch.). (2)
11. Nervöse, schaudernde (creepy; das kann auch „kribbelig" oder „unheimlich" heißen – *St. Reis*) Empfindungen, mit Stichen da und dort; am 1. Tag der Menstruation (10. T.). (3.1.2)
12. Alle Symptome von *Thyr.* werden vor und während der Menses schlimmer. Besserung nach der Regel. (5)
13. Verschlimmerung verschiedener Beschwerden während der Menses. (9.2)
14. Eine vorbestehende prämenstruelle Verschlechterung des Befindens wurde besser (Pr. 2). (10)
15. Besser durch die Regel. (13.1)
16. Eine Vorgeschichte mehrfacher Frühgeburten und Aborte ohne klare Ursache, oder bei Retroversio uteri, oder durch Endometritis, oder auch Sterilität durch Endometritis kann als konstitutionelle Indikation für *Thyr.* angesehen werden. (9.2)
17. Geistesstörungen während der Schwangerschaft (5) und nach der Entbindung (18).
18. Zur Geburtshilfe bei hysterischen Frauen; erleichtert den Abstieg des Fötus und die Erweiterung der Zervix und ruft kräftige Wehen hervor. (18)
19. Unstillbare Durchfälle nach der Entbindung, die Anämie, Ödeme und Anasarka hervorrufen. (18)
20. Traurigkeit im Klimakterium (*Blackwood*). (17)
21. Afebrile chronische Diarrhoe zahnender Kinder oder Neugeborener, mit Wachstumsstillstand. (18)
22. Kinder diabetischer Eltern. (18)
23. Man kann den Kranken mit Süßigkeiten beruhigen (*Ravi Roy*). (16)
24. Allergische Diathese, Allergie auf irgendein Nahrungsmittel. Asthma in der Familien- oder Eigenanamnese. (9.2)
25. Dyspnoe ohne ersichtlichen Grund, allergischer Natur, ohne jede katarrhalische Symptomatik. (18)
26. Starker Stirnkopfschmerz nach Benutzen eines Mikroskops (11. T.). (3.1.6)
27. Stirnkopfschmerz beim Husten, schlimmer beim Lesen (3. u. 4. T.). (3.1.4)
28. Stirnkopfschmerz beim Lesen in einer Straßenbahn (18.30 - 19.30), besser beim Schließen der Augen und ruhigen Sitzen; verschwand nach dem Abendessen (late dinner) (22. T.). (3.1.4)
29. Übelkeit, schlimmer durch Autofahren. (12)
30. Starker Stirnkopfschmerz, der den ganzen Tag andauerte, schlimmer rechts, schlimmer im warmen Zimmer, schlimmer durch Gebrauch der Augen oder durch Studieren; verschwand nach einem langen Abendspaziergang (20. T.). (3.1.6)
31. Drückender Schmerz in der linken Schläfe, schlimmer beim Lesen (17 bis 18 Uhr am 2. T.). (3.1.5)
32. „Je mehr ich hustete, desto mehr mußte ich husten" (4., 13., 14. 1. u. 15. T.). (3.1.4)
33. Verschlimmerung durch Urinieren. (5)
34. Besserung durch Bauchlage oder Zurücklehnen (reclining position). (4)
35. Wenn sie sich hinlegt und ins Bett geht, viel Speichel im Mund, so schlimm, daß sie andauernd schlucken muß. Tagsüber bemerkt sie dieses Symptom nicht. (13.2)
36. Verspürte eine sehr große Unruhe und Unfähigkeit, im Haus zu bleiben oder stillzuhalten (16 bis 17 Uhr); nach einem kurzen Spaziergang außer Haus fühlte ich mich ruhig (2 1. T.). (3.1.4)

37. Nachmittags ein Gefühl von starker Mattigkeit (all-gone), völliger Erschöpfung, fühlte mich hundeelend, all das verschwand nach einem erfrischenden Spaziergang im Freien (5. T.). (3.1.5)
38. Völlig erschöpft, ganz elend, den ganzen Morgen; besser nach einem Spaziergang in der Kälte (12. T.). (3.1.5)
39. Sie kann Hitze nicht vertragen, braucht frische Luft und schwitzt leicht (43j. Frau, M. Basedow). (14.2)
40. Schwitzt nachts, wenn er nah beim Körper seiner Partnerin liegt. (13.4)
41. Verschlimmerung durch kaltes Wasser. (5)
42. *Thyr.* ist kein Fiebermittel. Fieberschübe nach dessen Verabreichung veranlassen *Ghosh* zum Mittelwechsel. (18)
43. Schwellung der Nasenschleimhaut behindert die Atmung; sie kommt und geht plötzlich mit jedem Wetterwechsel. Schmerzen hier und dort, von verschiedener Art, die bei Wetterwechsel auftreten. (18)
44. Körperübungen lassen das Herz schneller schlagen und machen den Prüfer kurzatmig, er gerät außer Puste (choky). (13.2)
45. Körperliche Anstrengung erschöpft ihn rasch; schnappt nach Luft (40j. Mann, Neurasthenie). (14.1)
46. Abends besser (Pr. 19). (10)
47. Schwellung des Halses, muß die Kleidung lockern. (2)
48. Beide Füße tun nachts anhaltend weh; beim Gehen im Freien gezwungen, die Schuhsenkel zu lockern; „die Füße müssen geschwollen gewesen sein, denn sie fühlten sich nach dem Losmachen (der Schnürsenkel) behaglicher (easier) an". (13.4)

AS-IF-EMPFINDUNGEN

Kopf, Augen, Ohren

1. Drückender Stirnkopfschmerz; Gefühl, als wären die Frontallappen schwer und preßten auf die Augen; es dauerte vom morgendlichen Aufstehen bis zum Abend (5. T.). (3.1.6)
2. Schwere des Kopfes, vor allem des Scheitels, erstreckt sich über die Stirn, wo ein Gefühl bestand, als wollte sich etwas von innen nach außen drücken (16. T.). (3.1.2)
3. Starke Völle und Hitze des Kopfes, schlimmer auf dem Scheitel, der Kopf schien aufgrund einer Vergrößerung bersten zu wollen, mit Klopfen der Schläfenarterien, Rötung der Ohren, Gefühl von Vergrößerung der Augen und einem dumpfen, dummen Geist; morgens (12. T.). (3.1.2)
4. Stirnkopfschmerz, um 14. 30 Uhr, dumpf, mit einem schmerzhaften, klopfenden Punkt in der linken Schläfe, ein Gefühl, als würde etwas herausbersten; Kopfschmerz schlimmer beim Treppensteigen, Vorwärtsbeugen und durch Hitze, besser durch Kälte und Druck; während des Kopfschmerzes zuckte das linke Augenlid heftig (das Zucken war unbeeinflußbar durch Drücken); sehr schläfrig; die Venen der Hände und Arme traten ungewöhnlich stark hervor, ein starkes Völlegefühl in der Brust und Herzklopfen; am Abend, als sie nach draußen ging, hörte das Klopfen in den Schläfen auf, der Stirnkopfschmerz hielt an, ebenso die Völle in der Brust; am ganzen Körper ein angespanntes Gefühl (3. T.). (3.1.5)
5. Husten; rasselnd, mit Kratzen hinter dem oberen Sternum; verursachte Husten und eine Empfindung eines Pflockes, der sich in die linke Schläfe preßte, sowie Wundheit der Bauchmuskeln, mehr auf der linken Seite (3. T.). (3.1.4)

6. Plötzliche schießende Schmerzen in der Stirn über dem linken Auge, hinterlassen eine Empfindung ähnlich derjenigen, wenn ein Körperteil erfroren ist (16 Uhr, am 10. T.). (3.1.2)
7. Empfindung von Leichtigkeit im Gehirn. (4)
8. Die Augen schmerzen, als wären die Muskeln lahm, fühlen sich schwer, schlimmer bei Bewegung der Augen, Lichtscheu (8. T.). (3.1.1)
9. Augen müde und voller Tränen, es schien, als wären die Augäpfel mit einer Membrane bedeckt, viel besser beim Geschlossenhalten der Augen (14. 1. T.). (3.1.2)
10. Ein Gefühl, als wären die Augen mit Blut angefüllt (kongestioniert? vr), sind aber nicht injiziert (13. T.). (3.1.2)
11. Der rechte Augapfel fühlt sich an, als quelle er hervor (bulging out), und wenn sie einen Gegenstand eine Weile lang anschaut, fängt das rechte Auge zu tränen an. (13.2)
12. Scharfe, schießende Schmerzen in den Augäpfeln, wie von Nadeln, schlimmer im linken Auge, besser durch Druck (12. u. 13. T.). (3.1.5)
13. Jucken der Lider, vor allem der Unterlider; ein Gefühl, als riebe man sie (15. T.). (3.1.2)
14. Schmerz und Knacken im rechten Ohr, mit einem Gefühl von Taubheit (numbness) und als sei Wasser im Gehörgang (zwei Tage lang). (13.4)

Gesicht, äußere Nase

1. Plötzliche Hitzewallung zu Kopf und Gesicht, das Gesicht heiß und rot, es folgte eine Empfindung, als sei das Gesicht mit Schweiß bedeckt, aber es war kein Schweiß da; dieser Anfall kam während des Essens (Abendessens – um 19 Uhr), dauerte aber nur zwei Minuten (8. T.). (3.1.2)
2. Empfindung, als falle etwas aufs Gesicht herunter (Prüfer 12). (10)
3. Empfindung von etwas Schwerem, das die Wange herunterfällt (Prüfer 13). (10)
4. Empfindung, als falle etwas auf die Nase (oder von der Nase? vr) herunter (Pr. 13). (10)

Mund, Zähne

1. Eine schwache, „wie lose" Empfindung in den Lippen, kann die Lippen nicht kontrollieren, als ob der M. orbicularis oris erschlafft wäre; (es) dauerte den ganzen Tag (6. T.). (3.1.1, korr. nach 14.3)

Hals, Rachen, Ösophagus

1. Halsschmerz, begann beim Erwachen morgens, die Tonsillen fühlten sich geschwollen und schwammig an, hinterer Pharynx und Rachenring hellrot, schlimmer auf der rechten Seite (7. T.).; fühlt sich sehr trocken an, als sei dort kein Speichel, mit Stechen (sticking) in den Tonsillen beim Leerschlucken, besser während und nach dem Essen (8. u. 9. T.). (3.1.1)
2. Hals trocken und kratzig, fühlt sich an wie versengt, schlimmer beim Schlucken von etwas Heißem (2 1. T.). (3.1.1)
3. Empfindung eines Splitters, der sich quer im Halse festgesetzt hat, nicht besser durch Leerschlucken, besser beim Schlucken von Speise (13. T.). (3.1.2)

Verdauungsorgane

1. Übelkeit; der Magen fühlte sich wie von Gas ausgedehnt an, besser durch Aufstoßen (23. T.). (3.1.6)
2. Unwohlsein im Magen wie durch Druck von Luft; um 17 Uhr (2. T.). (3.1.6)

3. Schmerzhaftes Unwohlsein im Abdomen, schlimmer in der Region des Epigastriums, eine Empfindung, als sei der Magen mit Luft angefüllt, schlimmer bei Druck und beim Gehen, besser nach dem Abendessen (19. T.). (3.1.2)
4. Starkes Unwohlsein im Abdomen, es schien angefüllt mit Luft, die mit einem gurgelnden Geräusch umherrollte, darauf folgte ein durchfälliger Stuhl mit viel Blähungsabgang... (2 1. T.). (3.1.2)
5. Ziehende, zerrende Schmerzen quer über die Mitte des Abdomens; eine Empfindung, als würde an Verwachsungen gezogen, schlimmer beim Gehen, besser durch Hinsetzen, dauerten bloß fünfzehn Minuten (17. T.). (3.1.2)
6. Die Innereien (insides) fühlten sich verknotet an. (13.1)
7. Marternde greifende Kolik, fühlte sich an wie eine Uteruskontraktion, während des Stuhlgangs (15. T.). (3.1.5)
8. Nach Stuhl Gefühl wie nicht fertig, bleibt lange auf dem Klo sitzen (20j. Mann, Alopecia totalis). (9.1)

Urogenitalsystem

1. Den ganzen Tag über Unwohlsein durch ein Völlegefühl in der Blase, in intermittierenden Anfällen, als sei die Blase überdehnt, mit Harndrang und einer Frostempfindung, als bliese ein kalter Wind über ihren Körper, vor allem am Rücken und an den oberen Extremitäten; jeder Anfall dauerte bloß ein oder zwei Minuten (6. T.). (3.1.1)
2. Unangenehmes Gefühl in der Blase, wie erschlafft, aber ohne Harndrang und ohne Unfähigkeit, den Urin zu halten (8. u. 11. T.). (3.1.1)
3. Veilchengeruch des Urins (*Terebinthina*). (12)
4. Plötzlicher Schmerz in der linken Beckenseite, als würde ein Bolzen hindurch und nach unten geschossen (7.30 Uhr, am 10. Tag, kurz vor Einsetzen der Menstruation). (3.1.2)
5. Scharfe, schießende, messerartige Schmerzen, anfallsweise, die sich von der Seite des Abdomens abwärts zur Vagina erstreckten, und ein harter Schmerz in der Lumbalregion und ebenso in den Unterschenkeln von den Knien abwärts (am 1. T. d. Menses, dem 9. T.). (3.1.6)
6. Abends hatte ich leichte, scharfe, lanzinierende Schmerzen, die eine Ausdehnung von nur etwa 2,5 cm (1 inch) zu haben schienen und in alle Richtungen schossen; diese Schmerzen schienen mehr in den breiten Bändern und den Ovarien als im Uterus zu sitzen, riefen Stuhldrang hervor, obwohl Stuhlgang weder die Schmerzen noch den Drang besserte... (am 3. Tag der Menstruation, dem 22. T.). (3.1.5)

Atmungsorgane, Herz, äußerer Thorax

1. Empfindung von Beklemmung oder Zusammenschnüren im Larynx (11. T.). (3.1.5)
2. Angst in der Brust, wie zusammengeschnürt. (12)
3. Schlagen (thumping) des Herzens, mit einem Schmerz auf der linken Seite der Sternummitte, als würde die Stelle mit einem Hammer geschlagen, dauerte nur etwa eine Minute (8. T.). (3.1.3)
4. Klopfender Schmerz, zur rechten Seite der Sternummitte hin, mit heftigem Schlagen des Herzens, als würde ein Hammer von hinten gegen das Sternum schlagen, dauerte nur eine Minute (8. T.). (3.1.3)
5. Klopfender Schmerz, wie ein Schlagen auf einen wunden Fleck, in Intervallen während der Nacht und am Tag, gelegentlich an der Herzspitze und gelegentlich nach links, in Richtung der Axilla (7. T.). (3.1.1)

6. Schmerz in der unteren mittleren Sternalgegend, als würde der Knochen zersplittern oder brechen, später erstreckte er sich oder strahlte aus nach links bis zur Medioclavicularlinie, schlimmer bei Adduktion der Arme; die schmerzende Gegend war empfindlich auf Druck, der den Schmerz auch verschlimmerte, begleitet von einer nervösen, unangenehmen Empfindung in der Brust; dauerte von 17 Uhr den ganzen Abend und die Nacht hindurch an, mit unruhigem Schlaf, häufigem Erwachen (3. T.). (3.1.1)
7. Gefühl von Hüpfen des Herzens. (1.2, korr. n. (11.2))
8. Nimmt das Herz als zu stark schlagend wahr (4. T.). (3.1.5)
9. Plötzliche, scharfe Schmerzen, wie von einem Messer, in der Gegend der Herzspitze, dauern nur eine oder zwei Minuten, während dieser Zeit war der Puls unregelmäßig, Pulsfrequenz 90 (23. T.). (3.1.4)

Bewegungsapparat

1. Plötzlicher, scharfer Schmerz zwischen den Schulterblättern, als würde die Wirbelsäule mit einem Meißel gespalten, nahezu unmittelbar danach ein scharfer, stechender Schmerz im Herzen, der von unterhalb des Herzens zu kommen schien; um 14.30 Uhr (8. T.). (3.1.5)
2. Gefühl eines Seils, welches in Höhe des Rippenrandes in der Mammillarlinie um seinen Körper gebunden zu sein schien (Torticollis spasticus, 37j. Mann). (8.1)
3. Empfindung, als werde der N. ulnaris gekniffen (pinched), schlimmer durch Bewegung (Pr. 3). (10)
4. Die Oberflächenvenen der Arme und Hände sind sehr hervorstehend und erweitert, sie standen hoch wie Hügelketten (während Kopfschmerz und Brustvölle; am 3. T.). (3.1.5)
5. Hände kalt, klebrig, nervös, mit einem Gefühl von Erschlaffung; diese Empfindung erstreckte sich die Unterarme herauf; machte mich unruhig, nervös und ängstlich (apprehensive) (8. T.). (3.1.1)
6. Gefühl von eisiger Kälte der linken Hand und des linken Unterarmes, wie in Eiswasser, obwohl sie äußerlich (bei Berührung) nicht auffallend kalt waren; diese Empfindung dauerte nur etwa zehn Minuten an; um 11 Uhr (20. T.). (3.1.3)
7. Eigentümliche Empfindung von Leichtigkeit und Schwäche, vor allem im linken Bein (11. T.). (3.1.4)
8. Seltsame Empfindung von Leichtigkeit und Schwäche, vor allem in den Unterschenkeln, dauerte ein paar Minuten; nachmittags (11. T.). (3.1.4)

Haut

1. Stellenweise Frost (11.30 Uhr), mit Schaudern über den Brustkorb von der Taille aufwärts, schlimmer über den Rücken und die Oberarme, als bliese kalter Wind über sie hinweg, mit kalten Händen und kurzzeitiger Empfindung von Völle und Unwohlsein in der Blase; besser nach heißem Mittagessen (6. T.). (3.1.1) (*Phatak* zitiert: „Empfindung, als blase ein kalter Wind über den Körper" (4).)

Allgemeines

1. Einmal wurde sie, nachdem sie sich körperlich stärker angestrengt hatte, als sie es in einem langen Zeitraum zuvor getan, „plötzlich extrem atemlos und bläulich und fühlte sich, als sei sie am Sterben"; gebessert (oder verschlimmert? an einer Stelle steht >, an einer anderen <, eine davon muß ein Druckfehler sein, vr) durch Rückenlage und Stimulantien. (1.2)

2. Fühlte sich seltsam und unfähig, die Arme hochzuheben (nach einer Injektion mit *Thyr.*). (1.2)
3. Müde; es schien, als wäre keine Energie mehr in mir (17. T.). (3.1.2)
4. Der ganze Körper fühlte sich angespannt an (3. u. 4. T.). (3.1.5)
5. Herzklopfen, fühlte sich unter starker Spannung und sehr nervös... Puls 106 bis 124 (3. - 20. T.). (3.1.4)
6. Empfindung, als ströme das Blut durch den Körper abwärts. (4)

Typus

1. Entspricht dem „Phosphortypus". (5)
2. Hyperthyreoter Habitus: mager, Exophthalmus, nervöses Temperament. Gedunsenes Gesicht bei chronischen inneren Krankheiten oder bei chronischer Urticaria. Myxödem, Kretinismus. (9.2)
3. Aufgedunsener, adipöser Zustand. Psoriasis mit Obesitas (4), Diabetes einer adipösen älteren Frau (geheilt mit D3 und D30, sie vertrug danach wieder jede Art von Nahrung) (2), rheumatoide Arthritis mit Obesitas (12).
4. Marasmus (wasting) der Kinder. (4)
5. Ein fünfjähriger Junge, der ein lebendes Skelett war, nur 7 kg wog und wie ein Zweijähriger aussah (er war sein Leben lang in einer Kiste in einem Keller gehalten worden), nahm nach stationärer Aufnahme unter *Bac.* C200 nur 1/4 Pfund pro Woche zu, unter *Thyr.* D3 aber 3/4 Pfund pro Woche. (2)
6. Wirkt besser bei blassen Menschen als bei Personen mit lebhafter Röte der Haut. (12) (Hypothyreose geht mit Anämie und Blässe einher. vr)
7. Einzelne Organe entwickeln sich nicht im Einklang mit dem Wachstum des gesamten Körpers, bleiben zurück. *Thyr.* heilte eine Aphonie eines 10 Tage alten Säuglings, die ohne entzündliche Symptome einherging nd von einer Unterentwicklung des Kehlkopfs herzurühren schien. (18)
8. (Akromegalie. Abnormes Wachstum von Gliedmaßen durch übermäßige Anstrengung derselben. (4) Anm.: Diese Angabe ist möglicherweise ein bloßer Mythos. In (2) steht nur, daß *Thyr.* die subjektiven Symptome der Akromegalie lindere. vr)
9. Entwicklungsstillstand, Kleinwuchs (*Ravi Roy*). (16)

Synonyma – Schilddrüsenextrakt. Abkürzung: *Thyr.*

Biologie, Chemie und Physiologie – „Eine Sarkode, die durch Trituration des frischen Extrakts aus den Schilddrüsen von Schafen oder Kälbern hergestellt wird." (1) Das wirksame Prinzip darin sind die Schilddrüsenhormone L-Thyroxin und Trijodthyronin sowie das enthaltene Jod. Das Schilddrüsenhormon ist bei allen Säugern gleich zusammengesetzt, wodurch eine Substitution desselben über Tierorganpräparate möglich ist. Heute werden Schilddrüsenhormone industriell hergestellt.

Im Zeitalter der leicht verfügbaren Hormonsubstitution ist das Elend der Hypothyreoten in früheren Zeiten kaum noch vorstellbar. Menschen mit angeborenen Störungen der Schilddrüsenhormonsynthese wurden durch den chronischen Hormonmangel zu Kretinen, d.h., zwergenhaft kleinwüchsigen, geistesschwachen Menschen mit greisenhaften Gesichtern und, sofern keine angeborene Aplasie der Schilddrüse vorlag, großen Kröpfen. In jedem Ort gab es mindestens einen dieser bedauernswerten „Dorftrottel". „Kretin" war in Österreich, wo aufgrund endemischen Jodmangels diese Behinderung besonders häufig war, ein landläufiges Synonym für „Idiot" oder „Dummkopf". Eine weitere Folge dieses Jodmangels ist die endemische Struma, welche sich in vielen alpinen Frauentrachten in Form des „Kropfbands" ein Denkmal gesetzt hat.

Schilddrüsenhormone wurden und werden wegen ihrer Eigenschaft, den Grundumsatz zu erhöhen, immer wieder zur Gewichtsreduktion mißbraucht; doch bleiben sie beim Schilddrüsengesunden entweder wirkungslos oder erzeugen eine künstliche Hyperthyreose mit all ihren möglichen Organkomplikationen – bis hin zum Tode durch Herzversagen bei sonst völlig Herzgesunden (8.3). Nur beim Hypothyreoten führen sie im Sinne einer Substitutionsbehandlung zur Gewichtsabnahme ohne krankhafte Nebeneffekte. Das gleiche gilt für *Jod* und jodhaltige Pflanzen, z.B. Blasentang, welche in vielen frei verkäuflichen „Entfettungsarzneien" enthalten sind. Bei Tuberkulose und Hypertonie ist *Thyreoidin* bzw. *Thyroxin* in materiellen Gaben kontraindiziert (12).

Zur Wirkung der Schilddrüsenhormone im menschlichen Organismus sowie zur Symptomatik der Thyreotoxikose und der ausgeprägten sekundären Hypothyreose (Myxödem) siehe die Lehrbücher der Physiologie und der Inneren Medizin. Interessant ist daran für den Homöopathen vor allem, daß viele Symptome der Hypothyreose auch bei der Hyperthyreose auftauchen, zumindest ansatzweise: Z.B. gibt es bei der Hyperthyreose ein prätibial lokalisiertes, bei der Unterfunktion der Schilddrüse ein generalisiertes Myxödem, und sowohl schwer Hypothyreote als auch Menschen in der Thyreotoxikose können Psychosen mit Gewalttätigkeit entwickeln.

Thyr. scheint eine zentrale Rolle bei der Homöotherapie von endokrinologischen Erkrankungen zu spielen. Die Amenorrhoe, bekanntlich eine häufige Folge der Hypothyreose, spricht lt. *Ghosh* ausgezeichnet auf potenziertes *Thyreoidin* an („*Thyr.* D3 ist ein Spezifikum dagegen"), in höheren Potenzen (C30) heilt es Metrorrhagien. Auch der Diabetes mellitus ist eine wichtige Indikation. Allerdings muß die Arznei bei diesen Kranken oft wiederholt werden,was sie gut tolerieren (*Ghosh*) (18).

Nicht durch die bekannten physiologischen Wirkungen von Thyroxin ist zu erklären, daß *Thyr.* mehrere Fälle von Otosklerose gebessert haben (1.1) und eine Beziehung zur Akromegalie besitzen soll (4).

Mittelbeziehungen – Psychosen mit Gewalttätigkeit, im Zustand der Thyreotoxikose: vgl. *Jodum.*

Lt. (9.2) ist es ein Komplement zu *Calc-p.* und ein trimiasmatisches, vor allem aber antisyphilitisches Mittel. *Ravi Roy* gibt *Sulfur* als Komplement an (16). Vgl. auch *Calc.* und *Glonoinum* (6). Lt. *Ghosh* sollte man an *Thyreo.* denken, wenn *Lachesis* bei klimakterischen Störungen versagt hat (18).

Mittelverwechslungen und pharmazeutische Probleme – Es bestehen sicherlich Unterschiede in den Begleitstoffen, und damit in der Wirkung von daraus gewonnenen Potenzen, zwischen dem vom Kalb und dem vom Schaf gewonnenen *Thyreoidin.* Daher sollten Thyreoidinpräparate eine Deklaration ihres Ursprungs aufweisen (v. Schaf / v. Kalb/ aus alter Potenz von Firma XY, usw.).

Das Arzneimittelbild enthält viele Symptome von hypothyreoten Patienten, welche durch *Thyreoidin* geheilt wurden; ob es sich jeweils um eine homöopathische Heilung mit der potenzierten Arznei gehandelt hat oder um eine Substitutionsbehandlung (welche keine Heilung ist), wird nirgends angegeben außer in den eigenen Fällen von *Clarke.* Er (2) unterscheidet klar zwischen Substitutionstherapie, welche er mit der C3 durchführte, und homöopathischen Heilungen, welche mit höheren Potenzen erfolgten.

Symptome, welche durch Injektionen von *Thyreoidin* in phenolhaltiger Lösung gewonnen wurden, z.B. aus (11.1), sind in Klammern zitiert, da zumindest die sofort erschienenen Zeichen und Zufälle auch auf das Phenol zurückgeführt werden können.

Quellen – 1) AL2 k /p (1.1: Symptome von geheilten Myxödempatienten; 1.2: Wirkungen der Einnahme von Schilddrüsenextrakt in Substanz; 1.3: nicht spezifizierte Symptome); 2) C1 k; 3) HRC (3.1: Gillingham/HRC/1922, übs. v. Stefan Reis, zit. in Archiv für Homöopathik/1996/Heft 1u. 2 p (D6, D12, D30, D60, an 6 Frauen; 3.1.1: Pr. 1, 3.1.2: Pr. 2, 3.1.3: Pr. 3, 3.1.4: Pr. 4, 3.1.5: Pr. 5, 3.1.6: Pr. 6), 3.2: Oehme/HRC/1891/2 t (Überdosen), 3.3: a.a.O. k (allopathische Dosen)); 4) PTK1 k; 5) JL1 k; 6) Wegener/ZKH/1994/3 k (XM); 7) Brownell/ZBV/1900/S. 48 k (allopathische Dosen); 8) HWO (8.1: Cotton/BMJ, zit. in HWO/1899/8 k (allopathische Dosen), 8.2: YYZ/HWO/1899/7 k (D3), 8.3: Tidey/BMJ, zit. in HWO/1903/2 t (Überdosen durch Selbstmedikation)); 9) Banerjee, S.K./HLS/1993/2 (9.1: k (1M, XM), 9.2: k (allgemeine Angaben)); 10) Panos, M.B./JAI/1964/S. 201 ff. p (D12, D30, C200, C1000); 11) Clarke/AHZ/1894/17 - 18 (11.1: t, 11.2: k, jeweils allopathische Dosen)); 12) BR1 k; 13) Macfarlan/JAI/1956/5 p (13.1: C30, 13.2: 5M Fincke, 13.3: 10 M Fincke, 13.4: 75M Fincke); 14) HRC (14.1: Q.E.D./HRC/1922/10 k (D1), 14.2: YYZ/HRC/1922/7 k (C30, C200, C500), 14.3: Gillingham/HRC/1922/4 p (die in (3.1) vorliegende Prüfung wurde eingesehen, um offensichtliche Fehler zu korrigieren); 15) K k; 16) SDE1 k; 17) CMM k; 18) Hui Bon Hoa/AHF/1963/2 k (Angaben aus Ghosh, S.K. Clinical Experience with some Rare Nosodes, Calcutta 1962);

Thyreotropinum

GEIST UND GEMÜT

Angst

1. Angst wird beim M. Basedow fast regelhaft angetroffen. (3.1)

Arbeit (Fleiß, Faulheit, Unfähigkeit zur Arbeit usw.)

1. (Nur mittelmäßige Schulleistungen, trotz gewissenhaften Lernens (12j. Mdch.). (3.2))

Bewegungen: Zwangsbewegungen, Automatismen, Gesten, Lagen

1. Hyperkinesie. (5)
2. (Nägelbeißen (12j. Mdch.). (3.2))

Bewußtlosigkeit, Koma, Stupor

1. (Bekommt beim geringsten Widerspruch „Nervenkrisen“ mit Bewußtseinsverlust (3j. Mdch.). (3.2))
2. Apathie, Prostration, Koma. (6)

Delirium, Wahnsinn, Raserei

1. Delirium. (6)
2. Die Gemütsveränderungen bei M. Basedow können in schweren Psychosen gipfeln. (3.1)

Erregbarkeit

1. Erregungsphasen. (5)
2. Extrem erhöhte Gemütserregbarkeit mit Angst und Instabilität von Stimmung und Verhalten. (3.1)
3. Nervosität bei zugleich an Oxyuriasis leidenden Kindern; unter alleiniger Therapie mit *Thyreotr.* C9 Supp., 2x wöchentlich gegeben, verschwinden beide Beschwerden. (3.1)
4. (Nervös und sehr reizbar (12j. Mdch.). (3.2))

Gleichgültigkeit

1. Apathie, Prostration, Koma. (6)

Konzentration

1. (Sehr nervöses, instabiles Kind, das nicht auf seinem Platz bleiben oder seine Aufmerksamkeit sammeln kann (9j. Junge). (3.2))

Lesen, Lernen, Schreiben, Studieren

1. Kinder, die in der Schule nur mittelmäßige Leistungen erbrachten, obwohl sie normal intelligent waren, machten unter *Thyreotr.* C9 völlige Transformationen durch. Bei Debilität und unterdurchschnittlichem IQ hilft diese Arznei nicht. (3.2)
2. (Erhebliche Fortschritte im Schreiben und im allgemeinen Benehmen in der Schule; die Hefte werden, wie die Eltern mitteilen, erheblich sauberer geführt (13j. Junge). (3.2))

Reizbarkeit

1. Extreme Reizbarkeit. (6)

Ruhelosigkeit

1. Unruhe, Nervosität, Schlaflosigkeit. (5)
2. (Sehr nervöses, instabiles Kind, das nicht auf seinem Platz bleiben oder seine Aufmerksamkeit sammeln kann (9j. Junge). (3.2))

Schreien

1. (Nächtliches Schreien (12j. Mdch.). (3.2))

Traurigkeit, trübe Stimmung

1. Erregung abwechselnd mit Traurigkeit (*Julian*). (4)
2. Anfälle von Depression. (3.1)

Unerträglichkeit von Schmerzen oder Empfindungen

1. Ihre ausgeprägte emotionale Instabilität macht die Basedow-Kranken unleidlich, sowohl im familiären als auch im beruflichen Umfeld. (3.1)

Weinen, Wimmern

1. Weinanfälle. (3.1)
2. Weint beim geringsten Anlaß (3j. Mdch.). (3.2)
3. (Weinen, ohne zureichenden Grund (12j. Mdch.). (3.2))

Zorn und Folgen desselben

1. Zornmütige Kinder „vom *Chamomilla*typ". (2)
2. Zornmütig (3j. Mdch.). (3.2)

ILLUSIONEN

1. Halluzinationen. (5)

SCHLAF

1. Unruhe, Nervosität, Schlaflosigkeit. (5)

2. (Beunruhigende Schlaflosigkeit (3j. Mdch.). (3.2))
3. (Paroxysmale Tachykardien mit heftigen Spasmen des Thorax und Schlaflosigkeit (eine Frau). (3.2))

MODALITÄTEN, CAUSAE

1. Wärmeintoleranz, Schweiße selbst bei gewöhnlicher Zimmertemperatur. (5)

AS-IF-EMPFINDUNGEN

1. Klumpengefühl im Hals. (3.1)

Synonyma – TSH. Thyreostimulin. Thyreotropes Hormon. Abkürzung: *Thyreotr.*

Biologie, Chemie und Physiologie – Das Proteohormon TSH wird unter Kontrolle des Hypothalamus vom Hypophysenvorderlappen produziert und steuert die Ausschüttung der Schilddrüsenhormone, deren Spiegel wiederum in einem negativen Rückkopplungsmechanismus die TSH-Ausschüttung bremst. Daneben wirkt es direkt lipolytisch, so daß die Blutfette ansteigen. In den 60er Jahren bestand die Lehrmeinung, daß Thyroxin alleine niemals das Vollbild eines M. Basedow erzeugen könne, wohl aber TSH (3.1); heute dagegen wird der M. Basedow auf autoimmunologische Mechanismen zurückgeführt, welche *sekundär* eine Hyperthyreose bedingen.

TSH ist nicht geprüft, wurde aber durch *Louis Fouché* in potenzierter Form klinisch erprobt. Das Mittel hat (zusammen mit geprüften homöopathischen Arzneien gegeben, s.u.) Hyperthyreose, Hypercholesterinämie und Cholelithiasis mit Cholesterinsteinen, rheumatoide Arthritis, klimakterische Beschwerden, Metrorrhagien, Oligomenorrhoe und Migräne gebessert; die genannten Zustände sprechen auf die Kombination der durch die Symptome angezeigten Arzneien mit *Thyreotr.* rascher und sicherer an als auf erstere allein. Ein Fall von Hypercholesterinämie zeigte stets eine Verschlechterung der Werte, wenn er seine Injektionen mit *Thyreotr.* C9 nicht mehr erhielt, und eine Normalisierung nach Wiederaufnahme dieser Medikation, ohne daß irgendwelche Diätanweisungen gegeben worden wären (3.2). Als Standardindikation für die Anwendung als Zäpfchen gilt Oxyuriasis (2), die „*durch diese Arznei allein* in 90 %, wenn nicht 100 % der Fälle beseitigt wird" (3.2). Als Zeichen, die eine besonders gute Wirkung des Thyreostimulins anzeigen, werden Hitzewallungen und eine vergrößerte und druckempfindliche Leber genannt (3.2).

Mittelverwechslungen und pharmazeutische Probleme – *Fouché* gab potenziertes TSH nur parenteral oder rektal, da er glaubte, Stoffe, welche in materiellen Gaben nur parenteral wirksam seien, könnten auch in Potenzen nur parenteral mit Erfolg verabreicht werden. (Dies trifft nicht zu, wie fast 200 Jahre erfolgreicher peroraler Verordnung von potenziertem Schlangengift (*Lachesis*) beweisen. Ferner ist es unlogisch, die rektale Applikation eines Proteohormons für wirksamer als die perorale zu halten, denn beides sind enterale Verabreichungsformen, ja, die Resorption von Pharmaka über die Enddarmschleimhaut ist weniger verläßlich als etwa die perlinguale. Deshalb werden z.B. in den USA kaum noch Suppositorien verordnet. vr)

Die Kardinalsymptome des M. Basedow wurden unter den Quellennummern (3.1), (5) und (6) in die Pathogenese aufgenommen, weil *Fouché* von diesen als primären Heilanzeigen für *Thyreotr.* ausging.

Die vom selben Autor genannten Wirkungen von *Thyreotr.* entstammen – zumindest zum überwiegenden Teil – Fällen, in welchen das *Thyreotropin neben* geprüften homöopathischen Arzneien zur Anwendung gekommen ist. Angaben aus solchen Kasuistiken sind *ausnahmsweise* ins Arzneimittelbild aufgenommen worden (weil es sonst kaum Material gibt), aber *nur eingeklammert* , und Symptome von mit 5 oder mehr potenzierten Arzneien zugleich behandelten Fällen (zwei solche sind in (3) tatsächlich beschrieben!) wurden *völlig weggelassen.* Die gesamte Symptomatologie ist als *höchst ungesichert* anzusehen, solange keine mit *Thyreotr.* allein behandelten Fälle dokumentiert sind, welche sie bestätigen.

Quellen – 1) JL1; 2) Fouché, in: Julian/RBH/1970/1 k (C9); 3) Fouché/Cahiers de Biothérapie/1969/22, S. 117 - 124 (3.1: Symptome des M. Basedow, 3.2: k (Symptome von erfolgreich mit Thyreotropinum C9 und zugleich mit niedrigen Potenzen geprüfter Arzneien behandelten Patienten; da es keine „unizistischen" Fälle sind, wurden diese Angaben in Klammern gesetzt)); 4) CMM k; 5) Schettler, G.: Innere Medizin, 7. Aufl. (1987), Stuttgart: Thieme; Bd. I, S. 450 (Symptome der thyreotoxischen Krise); 6) Harrison's Principles of Internal Medicine, 13. Aufl. (engl.), McGraw & Hill 1994; Bd. 2, S. 1950 (Symptome der thyreotoxischen Krise).

Tilia cordata

GEIST UND GEMÜT

Bewegungen: Zwangsbewegungen, Automatismen, Gesten, Lagen

1. Ich erwache mit verschränkten Armen und Beinen (nach einem Traum von einem fliegenden Kaninchen, das in einer schwarzen Kuppel eingeschlossen ist; 2.T.). (1.3)
2. Ein schreckliches Schweregefühl in meinen Knien und Waden, als fließe Blei durch sie. Ich hatte das Bedürfnis, meine Beine anzuziehen und hoch gegen die Wand zu halten (1. T.). (1.3)

Bosheit, Destruktivität

1. Ich stritt auf schreckliche Weise mit einem Angestellten, 15 Minuten lang, niemals zuvor habe ich das getan. Danach tat es mir sehr leid, und ich fing an zu weinen; ich konte mich überhaupt nicht mehr kontrollieren und lief weinend durch die Stadt... (1. T.). (1.3)

Ekelgefühl

1. Ich fühle mich ekelhaft leicht (2. T.). (1.3)

Erregbarkeit

1. Geschärfte Sinneswahrnehmung, bei 5 Prüfern (1. T.). (1.3)
2. Schärferes Hören und Sehen (3. T.). (1.3)
3. Intensives Hören des Schluckens (3. T.). (1.3)
4. Ich fühlte mehrere Male intensiv den Puls im Bauch (3. T.). (1.3)

Fröhlichkeit, Seligkeit, Lachen

1. Friedvolles und ruhiges Gefühl (3. T.). (1.3)
2. Ein Gefühl von Ruhe, Wohlbehagen und Klarheit im Kopf (1. T.). (1.3)
3. Mehr Ruhe, Klarheit und Wohlbehagen, wie von Wein (1. T.). (1.3)
4. Ich begann mich geradezu glückselig, euphorisch zu fühlen. Danach bekam ich fol-

gende Bilder (Visionen? Tagträume? vr): Ich sah ein Hochzeitskleid, mit plötzlich eintretender Traurigkeit, wie eine Hochzeit mit dem Gefühl von Tod. Dann veränderte es sich und das Kleid war rot, dahinter eine Feier mit Fröhlichkeit. Dann hörte dieses Bild auf, und ich fand mich umgeben von wunderschönen Blumen, rote, pinkfarbene (Hibiscus). Ich fing an, mit den Blumen zu verschmelzen, und fühlte ein unbeschreibliches Glück (1. T.). (1.3)

5. Ein Gefühl von Euphorie und Freundlichkeit jedem gegenüber, „wie verrückt wir doch alle sind" (1. T.). (1.3)
6. Ich bin euphorisch und lache die ganze Zeit (1. T.). (1.3)
7. Ausgelassenheit (1. T.). (1.3)
8. Tränen vor Lachen, unkontrollierbares Lachen (1. T.). (1.3)
9. Je trauriger die Geschichte ist, desto mehr ist mir zum Lachen; das ist überhaupt nicht normal (2. T.). (1.3)
10. Ich rede mit meinem Freund und erzähle ihm, wie meine Eltern bei einem Autounfall zwei Tage vor Weihnachten gestorben sind. Wir lachen (3. T.). (1.3)

Gedächtnis

1. Ich verlor die Erinnerung für Namen, den ganzen Tag über konnte ich mich nicht an die Namen der Leute erinnern, mit denen ich zusammenlebe (3. T.). (1.3)

Gedanken, Denkvermögen

1. Gefühl von Klarheit des Geistes und in meinem Kopf, obwohl ich letzte Nacht nicht geschlafen und den ganzen Tag übersetzt habe (1. T.). (1.3)
2. Ein Gefühl von Ruhe, Wohlbehagen und Klarheit im Kopf (1. T.). (1.3)
3. Hoffnungslosigkeit, ich möchte weinen. Wir studieren einen Fall; ich kann keine Rubriken finden und möchte weinen (2. T.). (1.3)

Gesellschaft

1. In der Beziehung zu meiner Familie fühle ich mich getrennt von meinem Mann, obgleich sie mich alle normal behandeln. Wenn ich ihm nahe komme, ist es nicht so hart wie Glas, aber ich bin getrennt. Ähnlich vielleicht, als ob ich stinken würde, und ich fühle mich schuldig, so als ob er mich nicht mag (1. T.). (1.3)
2. Da ist eine Barriere zwischen mir und meinem Mann und Anderen. Ich fühle ich wie ein Fremder, der nicht hierhergehört (1. T.). (1.3)
3. Vorher ging es mir gut, aber jetzt fühle ich mich abgetrennt und hilflos. Ich bin hier, aber ich beobachte euch aus der Entfernung. Ich weiß nicht, ob ich zum Essen gehen soll oder nicht. Mein Mann besucht mich, und ich begrüße ihn mit den Worten: „Oh mein Gott, was mache ich hier mit dir?" (3. T.). (1.3)
4. Ich fühle totale Einsamkeit und Hoffnungslosigkeit, wie ganz auf mich alleine gestellt. Entfremdet. Ich betrachte die Menschen in meiner Nähe, als wären sie gar nicht anwesend. Ich stritt auf schreckliche Weise mit einem Angestellten, 15 Minuten lang, niemals zuvor habe ich das getan. Danach tat es mir sehr leid, und ich fing an zu weinen; ich konte mich überhaupt nicht mehr kontrollieren und lief weinend durch die Stadt. Ich hatte das Gefühl, daß meine engste Familie und meine Lieben völlig fremde Menschen waren, und daß sie sich überhaupt nicht für mich interessierten (1. T.). (1.3)
5. Fürchterliches Gefühl der Isolation. Wenn ich meine Tochter auf dem Schoß habe, fühle ich nichts; diese Gefühle sind schrecklich für mich – sie ist doch alles, was ich

habe. Es ist so stark, daß ich es nicht mehr ertragen kann. Als ob ich etwas um mich herum habe, was mich daran hindert, Kontakt zu schließen. Ich fühle mich isoliert sowie abgetrennt von den anderen (3. T.). (1.3)

6. Ich fühle mich wie in Glas gehüllt, als könnte ich mit niemand kommunizieren – es ist schrecklich! Ähnlich, als würde ich sterben und niemand würde es kümmern, weil keiner es bemerkt (1. T.). (1.3)
7. Ich hatte ein furchtbares Gefühl von Isolation, Verlassenheit und Kommunikationsschwierigkeiten. Ein Gefühl von Hoffnungslosigkeit und Ausweglosigkeit. Ein unkontrollierbares Verlangen zu weinen, nur Tränen helfen mir, nichts beruhigt mich außer Weinen (1. T.). (1.3)

Gier, Suchtverhalten

1. Starkes Verlangen zu rauchen, bei 7 Prüfern. Selbst bei Prüfern, die das Rauchen schon vor Jahren aufgegeben hatten, ist das Verlangen sehr stark. (1.3)

Gleichgültigkeit

1. Unangenehmes Schweregefühl im Magen; ich vermied Bewegungen und begann mich zu schütteln (? vr). Es machte mir aber nichts aus, ich beobachtete es nur (3. T.). (1.3)

Hysterie

1. In der tschechischen Volksmedizin wird ein Aufguß von Blüten der Winterlinde hysterischen Frauen während der Entbindung gereicht und auch bei nervlichen Störungen mehr chronischer Natur verordnet. (1.2)

Liebe, Zuneigung

1. Ein Gefühl von Euphorie und Freundlichkeit jedem gegenüber, „wie verrückt wir doch alle sind" (1. T.). (1.3)
2. Ich wollte schlafen, ging aber zum Bahnhof und verzweifelte. Ich fühlte mich wie jemand ohne Zuhause, hinter dem Bahnhof das Ende der Welt. Ich blieb im Bahnhof, aber dort waren nur tote Gleise und tote Wagen. Da war niemand, und ich sehnte mich danach, mit jemandem zu sprechen, berührt und liebkost zu werden. Ich fühlte mich wie der letzte Spatz im Nest, nichts anderes existierte mehr (1. T.). (1.3)
3. Fürchterliches Gefühl der Isolation. Wenn ich meine Tochter auf dem Schoß habe, fühle ich nichts; diese Gefühle sind schrecklich für mich – sie ist doch alles, was ich habe. Es ist so stark, daß ich es nicht mehr ertragen kann (3. T.). (1.3)

Sprechen

1. ... Ich blieb im Bahnhof, aber dort waren nur tote Gleise und tote Wagen. Da war niemand, und ich sehnte mich danach, mit jemandem zu sprechen, berührt und liebkost zu werden... (1. T.). (1.3)

Thema „Tod" (Suizidalität etc.)

1. Ich begann mich geradezu glückselig, euphorisch zu fühlen. Danach bekam ich folgende Bilder (Visionen? Tagträume? vr): Ich sah ein Hochzeitskleid, mit plötzlich eintretender Traurigkeit, wie eine Hochzeit mit dem Gefühl von Tod. Dann veränderte es sich und das Kleid war rot, dahinter eine Feier mit Fröhlichkeit... (1. T.). (1.3)
2. Ich rede mit meinem Freund und erzähle ihm, wie meine Eltern bei einem Autounfall zwei Tage vor Weihnachten gestorben sind. Wir lachen (3. T.). (1.3)

Verzweiflung

1. Ich wollte schlafen, ging aber zum Bahnhof und verzweifelte. Ich fühlte mich wie jemand ohne Zuhause, hinter dem Bahnhof das Ende der Welt... (1. T.). (1.3)
2. Ich hatte ein furchtbares Gefühl von Isolation, Verlassenheit und Kommunikationsschwierigkeiten. Ein Gefühl von Hoffnungslosigkeit und Ausweglosigkeit... (1. T.). (1.3)
3. Hoffnungslosigkeit, ich möchte weinen. Wir studieren einen Fall; ich kann keine Rubriken finden und möchte weinen (2. T.). (1.3)
4. Weinte in der Öffentlichkeit vor Hoffnungslosigkeit (2. T.). (1.3)

Weinen, Wimmern

1. Hoffnungslosigkeit, ich möchte weinen. Wir studieren einen Fall; ich kann keine Rubriken finden und möchte weinen (2. T.). (1.3)
2. Weinte in der Öffentlichkeit vor Hoffnungslosigkeit (2. T.). (1.3)
3. Ich hatte ein furchtbares Gefühl von Isolation, Verlassenheit und Kommunikationsschwierigkeiten. Ein Gefühl von Hoffnungslosigkeit und Ausweglosigkeit. Ein unkontrollierbares Verlangen zu weinen, nur Tränen helfen mir, nichts beruhigt mich außer Weinen (1. T.). (1.3)
4. Ich stritt auf schreckliche Weise mit einem Angestellten, 15 Minuten lang, niemals zuvor habe ich das getan. Danach tat es mir sehr leid, und ich fing an zu weinen; ich konnte mich überhaupt nicht mehr kontrollieren und lief weinend durch die Stadt... (1. T.). (1.3)

Zeitsinn

1. Ich fahre sehr langsam Auto, weil ich fühle, daß ich nicht schnell genug reagieren kann. Die Zeit vergeht langsam (1. T.). (1.3)
2. Die Zeit vergeht zu langsam (3. T.). (1.3)
3. Die ganze Nacht Kopfschmerzen, als würde es niemals aufhören... (die Nacht zum 2. T.). (1.3)
4. Ich fühle mich schwer und langsam, und unsicher in den Beinen (4. T.). (1.3)
5. Langsamkeit der Bewegungen und beim Schreiben. (1.3)

ILLUSIONEN

Wahnvorstellungen

1. Minuten nach Einnahme der Arznei saß ich auf der Terrasse. Ich sah, wie sich die Bäume auf dem gegenüberliegenden Hügel bewegten – wie eine Herde Schafe, dachte ich (1. T.). (1.3)
2. Ich begann mich geradezu glückselig, euphorisch zu fühlen. Danach bekam ich folgende Bilder (Visionen? Tagträume? vr): Ich sah ein Hochzeitskleid, mit plötzlich eintretender Traurigkeit, wie eine Hochzeit mit dem Gefühl von Tod. Dann veränderte es sich und das Kleid war rot, dahinter eine Feier mit Fröhlichkeit. Dann hörte dieses Bild auf, und ich fand mich umgeben von wunderschönen Blumen, rote, pinkfarbene (Hibiscus). Ich fing an, mit den Blumen zu verschmelzen, und fühlte ein unbeschreibliches Glück (1. T.). (1.3)

Sinnestäuschungen

1. Nachdem ich das Arzneimittel genommen hatte, hatte ich die Empfindung, daß alles hier dunkel wurde, und das Gelb der Wände war intensiv, das Braun der Decke ebenfalls (1. T.). (1.3)

2. Als ich mich schlafen legte, war ich mir sicher, daß ich unter einem großen Baum voller Bienen läge. Ich konnte deutlich ihr Gesumme und Gebrumme hören (3. T.). (1.3)
3. Täuschung des Geruchssinnes. Ich bin sicher, ich rieche Majoran, aber niemand sonst kann es riechen (1. T.). (1.3)

TRÄUME

Ängstlich, bang, besorgt

1. Ich fahre Auto und stelle die Musik an. Es ist Tag, doch schalte ich das Licht an. Das Auto hat eine Panne, und ich bleibe auf einem Hügel stehen, unklar, wo ich hingehe. Mein Mann kommt und repariert das Auto, nun weiß ich, wohin ich gehe. Dann bin ich in einem großen alten Schuppen. Ein großes altes Flugzeug hängt dort an der Decke. Eine Menge Leute sind dort rundherum, das Flugzeug fällt hinunter, trifft dabei aber niemand. Dann geht es wieder hoch zur Decke und fällt wieder herunter, diesmal in Flammen, aber niemand ist verletzt, alles ist o.k. – und ich dachte, es würde etwas passieren (1. T.). (1.3)
2. Ich bin bei einer Sandgrube für Kinder. Viele Dreijährige sind dort, und ich habe große Angst, wenn sie am Rand der Grube hochklettern, ich befürchte, sie könnten herunterfallen. Dann sehe ich Baumstämme im Fluß. Bei manchen ist die Rinde abgeschält, bei anderen nicht. In der Nähe ist eine Holzverarbeitungsfabrik. Ich will jemand beauftragen, Barrieren aufzustellen, so daß die Kinder nicht den Hang hinunterfallen können. Ich bin sehr ängstlich und wache schwitzend auf, ohne zu wissen, was ich tun soll (1. T.). (1.3)

Bildlich, symbolisch

1. Ich sitze auf einer Bank, da sind vier Frauen. Sie drehen die Bank um und versuchen auf unterschiedliche Weise, darauf zu sitzen. Sie sitzen auf der Eisenstange. Meine Mutter hat gekreuzte Eisenstangen hinter ihrem Rücken, so daß sie sich nicht dazusetzen kann. Da ist Sand. Meine Mutter kann sich nicht einfügen (3. T.). (1.3)

Farbig

1. Ich hatte fünf Träume. In dreien davon war die Farbe Gelb sehr auffallend – ein intensives Gelb, wie das Gelb der Narzissen. In den Träumen kamen gelbe Vorhänge, gelbe Hemden und eine gelbe Tischdecke vor, und alles war weich (1. T.). (1.3)
2. In einem Traum bildeten blaue Flecken auf gelbem Untergrund einen grünen Farbton (1. T.). (1.3)
3. In einem anderen Traum war ich in einem Sommerhaus, zusammen mit der Gattin des Präsidenten. Überall in dem Haus waren die Vorhänge und Tischdecken gelb und blau gestreift. Die Frau des Präsidenten wollte ständig irgendwohin gehen, doch ich sagte ihr, ich ginge nirgendwohin, denn ich müsse herausfinden, warum diese Streifen da seien (1. T.). (1.3)
4. ... In dem Moment, als ich aus dem Wasser komme (nach nächtlichem Schwimmen), regnet es glänzende Stücke – gelbe, grüne und blaue blasse Formen. Manche bleiben an mir hängen, ich wische sie weg... . Die Stücke liegen auf dem Weg, sie schimmern sanft... (2. T.). (1.3)
5. Viele Träume, in denen es Nacht oder dunkel ist, von schwarzem Wasser oder einer schwarzen Kuppel. (1.3, eigene Zusammenfassung vr)

Indifferent oder nicht näher bezeichnet

1. Schlaf voll lebhafter Träume (1. T.). (1.3)

Hilf- und Hoffnungslosigkeit, von

1. Ich bin in einem Zug mit einem Freund, der Zug bricht krachend durch eine Wand. Wir wissen, daß wir für den Unfall nicht verantwortlich sind, doch die (Bahn-) Gesellschaft will uns dafür die Schuld geben. Wir fühlen uns hilflos, ein Gefühl, nichts tun zu können, hoffnungslos (1.T.). (1.3)
2. Ein Freund fährt hinter mir im Auto und kracht in die Fensterscheibe eines Geschäfts. Ich bin geschockt, fühle mich hilflos und (spüre), daß ich nicht helfen kann (1.T.). (1.3)
3. Eine schwarze Kuppel. Es ist, als wäre ich in ihrem Inneren und betrachtete sie von innen. Ein fliegendes Kaninchen – es fliegt chaotisch, mit zurückgelegten Ohren. Jedesmal, wenn es die Kuppel trifft, gibt es einen leuchtenden Blitz, und ich bekomme ein Gefühl der Hoffnungslosigkeit. Ich erwache mit verschränkten Armen und Beinen. (Ich) denke an eine Libelle (2.T.). (1.3)
4. Es ist Krieg, einer meiner kleinen Söhne hat eine Militäruniform an. Ich habe militärische Geräte bei mir.
5. Es ist dunkel im Wald. Ich führe meinen Sohn zu einer Stelle im Wald, wo ich ihn beerdigen kann – ich weiß, es ist so beschlossen, und ich kann nichts dagegen tun. Ich spüre ein Gefühl der Hoffnungslosigkeit (3. T.). (1.3)

Krankheiten und Körperfunktionen, von

1. Ich hatte ein Bild (Tagtraum, vr) von einem sehr dünnen Körper mit hervorstehenden Knochen; auch von einem Kind, das Messer und Gabeln wie einen Fächer hielt und weitere dazusteckte (1. T.). (1.3)

Phantastisch, absurd

1. Nichts zu lachen. Keine Identität. Gefühl der Leere, keine Empfindungen. Ein langer Traum, wie eine Kurzgeschichte von Kafka. Es ist Nacht, kein Wind, keine Bewegung, kein Gefühl, keine Formen. Ich komme zu einem Gasthaus, gehe hinter das Haus und wieder zurück. Es liegt nicht an einem Weg. Ich mache einen Nachtspaziergang, schwimme in einem dunklen See - ich fühle nichts, weder Wasser noch Bewegung. In dem Moment, wo ich aus dem Wasser komme, regnet es glänzende Stücke – gelbe, grüne und blaue blasse Formen. Manche bleiben an mir hängen, ich wische sie weg und gehe zurück zum Gasthaus. Die Stücke liegen auf dem Weg, sie schimmern sanft. Im Gasthaus eine Gruppe von Leuten, ich weiß nichts von ihnen, habe kein Gefühl zu ihnen, weiß nur, daß sie meine Familie sind. In diesem Traum heirate ich auch, es ist ein fremdes Gefühl; Kalkstein ist über den Boden verstreut.... ... ich komme und sage ihnen, es sei dumm, aber eine Atombombe sei explodiert. Sie sitzen im Kreis und machen irgendetwas Winziges mit ihren Händen. Ich stehe als einziger, sie schauen nicht zu mir. Als ich die Atombombe erwähne, reagieren sie etwa im Sinne von „nein, das war doch etwas Anderes". Sie beachten mich nicht; ich habe das Gefühl, sie empfinden überhaupt nichts für mich, gerade so, als ob ich nur Ihr (Großschreibung im Original, vr) Schwiegersohn sei, und dieses Desinteresse macht mich zornig. Ich bin sicher, daß es eine Atombombe war (2. T.). (1.3)

Sexuell

1. Um mich herum überwiegend lesbische Liebe, aber ich war nicht lesbisch; irgendetwas war gestört (1. T.). (1.3)

Streit, von

1. Im Morgengrauen schwarzes Wasser, es fließt und trägt Dinge mit sich. Eine fremde Frau. Ich fühle nichts für sie, weiß aber, sie ist meine Mutter. Wir streiten uns, und es endet mit einer tränenreichen, heiklen Versöhnung. Doch wir bleiben einander entfremdet (3. T.). (1.3)

Tod, Mord und Toten, von

1. In einem Traum starb ein Freund plötzlich; ich hatte es nicht bemerkt. In der Gesellschaft seiner anderen Freunde war ich dann überrascht, daß er tot war (1. T.). (1.3)
2. Ich gerate in eine Schießerei, lege mich zu Boden und stelle mich tot. All die anderen toten Leute stehen auf und gehen weg (3. T.). (1.3)
3. Über eine Grenze rennen, wie die Grenze hier, der Eiserne Vorhang mit Zäunen. Ich bin in einer Gruppe von Leuten, wir müssen uns in zwei Gruppen aufteilen. Die erste Gruppe soll erschossen werden. Ich bin in der zweiten. Die erste Gruppe wird erschossen, als sie die Grenze überquert. Sie stehen dann einfach wieder auf und kommen zurück. Jetzt sind wir dran. Polnische Schützen, Schüsse (2. T.). (1.3)
4. Ich bin Homöopathin und werde verurteilt, als Hexe verbrannt zu werden. Ich muß mich auf den Bauch legen, das Gesicht zur Erde und die Arme über meinen Kopf. Sie gießen Benzin über mich, außer über meinen Kopf. Ich habe überhaupt keine Gefühle, spüre nur, daß mein Kopf es mitbekommen wird. Ich bin bekümmert, weil ich nicht (Übersetzungsfehler? vr) an Reinkarnation glaube. Ich bitte die Leute zehnmal, daß meine Seele nicht im Körper eines Mörders wiedergeboren werden soll (3. T.). (1.3)
5. (Traum von) Möhren, dann Leichen, zu Hunderten in Kleider gewickelt, Stapel von Leichen (3. T.). (1.3)

Traurig

1. Ich fahre in einer dunklen Stadt mit dem Auto auf einer engen Straße einen Hügel hoch. Einige von uns gehen mit ein paar Kindern zum Kino, um sich ein Märchen anzusehen. Es ist grauenhaft. Wir müssen warten, bis andere Leute herauskommen, sie sehen traurig aus. Wir gehen hinein, es herrscht eine dunkle Atmosphäre. Ich fühle nichts. Wir verlassen das Kino und kommen an einem geheimen Geschäft vorbei, hinter den Fenstern hängen purpurne Vorhänge. Ich weiß, ich sollte nicht dort sein. Ich bin mit einigen Leuten zusammen, zu denen ich gehöre, aber ich will bei den anderen sein, die in einem Weinkeller sind und lachen. Ich fühle mich entfremdet. Ich möchte bei dem blonden Mann sein, im Licht und Lachen (3. T.). (1.3)

Wasser und Schwimmen, von

1. Ich mache einen Nachtspaziergang, schwimme in einem dunklen See – ich fühle nichts, weder Wasser noch Bewegung. In dem Moment, wo ich aus dem Wasser komme, regnet es glänzende Stücke ... (2. T.). (1.3)
2. In einem Traum machte ich zusammen mit meinem Mann und meinen Söhnen eine Reise zu einigen kleinen Seen. Dort gab es Steine und Felsen, und das Wasser war sehr dunkel. Es wehte kein Wind, doch auf dem Wasser waren Wellen wie von Wind.

Mein sechs Jahre alter Sohn sprang in das Wasser. Obwohl er nicht schwimmen kann, war ich völlig ruhig. Er schwamm dann auch ganz normal nach oben, zwar von Schlamm bedeckt, aber ohne zu schreien (1. T.). (1.3)

3. Ich stehe am Meer, auf einigen Felsen. Der Himmel ist wie vor einem Sturm, alles ist dunkel (1. T.). (1.3)
4. Im Morgengrauen schwarzes Wasser, es fließt und trägt Dinge mit sich... (3. T.). (1.3)
5. Ich schlafe irgendwo in einem Zelt, neben mir schläft mein Freund. Ich springe aus dem Zelt, weil es feucht ist und sich bewegt. Ein Nachbar aus dem Ort, wo ich lebe, erklärt mir, es sei eine Überschwemmung. Die Stangen und Heringe sind alle aus dem Zelt entfernt worden – aber es steht noch. Ich stehe bis zu den Knöcheln in Schlamm und Wasser. Wir müssen meinen Freund wecken, er liegt noch im Wasser und merkt nichts. Dann geben uns zwei Soldaten in Uniform Ratschläge, wo wir unser Zelt hinstellen können (3. T.). (1.3)

SCHLAF

1. Die letzten 2 Nächte Schlaflosigkeit (3. T.). (1.3)
2. Häufiges Aufwachen nachts (3. T.). (1.3)
3. Schwerer Schlaf (1. T.). (1.3)

SCHWINDEL

1. Neigung, zur Seite zu fallen. (1.4)
2. Schwindel, der mich nach rechts zieht (2. T.). (1.3)
3. Den ganzen Tag über ein intensives Gefühl, daß ich nach hinten falle. Als ob ich plötzlich in einem Ruck nach hinten falle, so als ob meine Beine mich betrügen (1. T.). (1.3)

MODALITÄTEN, CAUSAE

1. Kopfschmerzen schlimmer durch Bewegung und Erschütterung (3 Symptome), Magenschmerz veranlaßt zum Vermeiden von Bewegungen (1 Symptom). (1.3)
2. Beim Erwachen waren die Arme vom Daraufliegen eingeschlafen, der Kreislauf abgeschnitten; das ist ungewöhnlich für mich (1. T.). (1.3)

AS-IF-EMPFINDUNGEN

Kopf, Augen, Ohren

1. Schmerz in der Stirn, wie Teig, der aufgeht, dabei zunehmend stoßend und aus der Stirn herausdrückend (1. T.). (1.3)
2. Im Kopf ein Gefühl, als drängten die seitlichen Kopfteile nach oben und außen (1. T.). (1.3)
3. In der rechten Seite der Stirn ein Völlegefühl, als ob dort etwas wäre, was dort nicht hingehört (1. T.). (1.3)
4. Die Spitze meines Schädeldaches wird leichter und bewegt sich nach oben über meinen Kopf, dann wird meine Sicht dunkler (1. T.). (1.3)
5. Schmerz in der Schläfe, ausstrahlend bis zur Spitze des Kopfes (Scheitel). Darauf ein Gefühl, daß das Schädeldach hochgehoben wäre (5 Prüfer!) (1. T.). (1.3)

6. Schwere im Kopf, am meisten im Hinterkopf (2 Prüfer), als sei die Hinterseite des Kopfes hohl, als ob jeder Schritt dort widerhallt (1. T.). (1.3)
7. Das Sehen ward dunkler, als der Kopfschmerz von der Schläfe zur Kopfspitze (Scheitel) hin zog. Das Schädeldach schien sich nach oben über den Kopf hinweg zu bewegen (1. T.). (1.3)
8. Die ganze Nacht Kopfschmerzen, als würde es niemals aufhören. Heute vormittag um 11 Uhr das gleiche intensive Gefühl wie gestern: das Okziput schien sich zu öffnen, und ich fühlte eine komplette Erleichterung der Kopfschmerzen (diese hörten völlig auf, vr) (2. T.). (1.3)
9. Ein Gefühl, als käme Luft aus meinem Hinterkopf (2. T.). (1.3)
10. Schmerz in einem Punkt oberhalb des rechten Auges, als ob ein Finger darin sticht (1. T.). (1.3)
11. Ein Gefühl, als würden meine Augenlider mit einer Schnur gezogen, ein drehendes Gefühl (2. T.). (1.3)
12. Im linken Ohr einige kurze, scharfe, stakkato-artige Bewegungen in rascher Folge, mehrere Male (4 Prüfer; 4. T.). (1.3)

Gesicht, äußere Nase

1. Gefühl, als wäre ich in die Unterlippe gestochen worden, mit Schwellungsgefühl; ich schaute in den Spiegel, aber es sah normal aus (3. T.). (1.3)

Verdauungsorgane

1. Als ich heute abend nach dem Hinlegen wieder aufstand, hatte ich das Gefühl, als sei mein Bauch verschwunden (2. T.). (1.3)
2. Ein Schmerz in der rechten Bauchseite unterhalb der Rippen; er wanderte dann zur linken Seite, wie ein scharfer Punkt (3. T.). (1.3)

Atmungsorgane, Herz, äußerer Thorax

1. Drücken (Pressen) in der Brust, mit dem Gefühl einer schweren Last (7 Prüfer; 1. T.). (1.3)
2. Nach 10 Minuten ein heftiger Schmerz etwas oberhalb des Brustbeins, als ob dort jemand seine Finger hart gegen den Knochen drückte; der Schmerz zog nach hinten (1. T.). (1.3)
3. Schmerz im Brustbein, wühlend wie ein Splitter, ein- und auswärts (4. T.). (1.3)

Bewegungsapparat

1. Gefühl, als steckten Nadeln in meinem Arm (1. T.). (1.3)
2. Ständig das Gefühl von Splittern in meinen Händen (1. T.). (1.3)
3. Intensiv stechender Schmerz in drei Fingern der rechten Hand, wie von Dornen (1. T.). (1.3)
4. Ein schreckliches Schweregefühl in meinen Knien und Waden, als fließe Blei durch sie. Ich hatte das Bedürfnis, meine Beine anzuziehen und hoch gegen die Wand zu halten (1. T.). (1.3)
5. Als ich zum Urinieren dastand (bei Pollakisurie), hatte ich das Gefühl, als geriete ein Splitter in meine linke große Zehe; ich schaute nach, aber da war nichts (2. T.). (1.3)

Haut

1. Den ganzen Tag ein Gefühl wie von Moskitos gebissen, aber ohne Bißstellen (1. T.). (1.3)

2. Zum ersten Mal in meinem Leben riß die Haut der Fersen ein, so tief, daß es wie Baumrinde aussah (14. T.). (1.3)

Allgemeines

1. Schmerz oder Gefühl wie von Splittern. (1.3)

Versuch einer Essenzbildung (*R. Bannan*) – Innerstes Gefühl: Hoffnungslosigkeit, Hilflosigkeit, Resignation. Man fühlt sich in einer gefährlichen, bedrohlichen Situation, auf die man keinen Einfluß hat; man weiß überhaupt nicht mehr, was man tun soll, und verfällt daher in eine Haltung des „Nicht-Reagierens". Man hört auf, die Gefahr zu spüren, und spaltet sich von der Situation und vom Gefühl generell ab. Gefühl von Getrenntsein, Abgeschnittensein, einer Barriere zwischen Anderen und sich selbst. Man fühlt sich verlassen und isoliert in einer toten Welt. Eine andere Reaktionsweise ist Ausgelassenheit, Euphorie, alles spaßig finden, unkontrollierbares Lachen; schwarzer Humor, Lachen über Tod, Verletzung und Leiden. (1.3)

Synonyma – Winterlinde, Steinlinde, kleinblättrige Linde. Tilia parvifolia Ehrh., Tilia europaea var., Tilia microphylla, Tilia ulmifolia Scop. Vorgeschlagene Abkürzung: *Til-c.* (1.3)

Mythologie und Geschichte – Siehe *Tilia europaea sive platyphyllos.* Weder in den europäischen Mythen noch in Brauchtum und handwerklicher Tradition wurde zwischen den beiden Lindenarten unterschieden. (1.1)

Biologie, Chemie und Physiologie – Die in Osteuropa vorherrschende Lindenart; sie kommt im Norden bis Schweden und im Osten bis zum Ural vor (zu allgemeinen biologischen Angaben siehe *Tilia europaea*). Während erstere mehr in den Alpen und im Gebirge angetroffen wird, findet sich *Tilia cordata* bevorzugt in Ebenen. Vor dem 2. Weltkrieg existierte in der Letzlinger Heide südlich von Gardelegen (Ostdeutschland) ein großer Lindenwald.

Die Winterlinde unterscheidet sich von der Sommerlinde durch ihre 2 - 3 Wochen später erfolgende Blütezeit, ihre kleinere und nicht gerippte Samenkapsel (vr) und vor allem durch ihre kleineren und festeren Blätter, welche in den Achseln ihrer „Nerven" rötlichbraun behaart sind (1.1).

In der Phytotherapie werden vor allem die Blüten verwendet (unterschiedslos von beiden Lindenarten, Indikationen siehe *Tilia europaea* (1.2)). Sie enthalten als Hauptwirkstoff ein ätherisches Öl. In den Blättern finden sich Bitterstoffe, in der Rinde neben diesen auch Vanillin (? vr). (1.1)

In der Prüfung hat *Til-c.,* neben den oben aufgeführten ichnahen Erscheinungen, bei 5 Prüferinnen Fluor vaginalis, bei zwei Prüfern schneidende Blasenschmerzen und bei mehreren rissige Haut der Fersen und Ellbogen hervorgebracht (letzteres auch gebessert, falls es vorbestand). Bei einem Teilnehmer wurde durch die Arzneimitteleinnahme ein starker, sich von der Stirn zum Hinterkopf erstreckender, mit Übelkeit verbundener Kopfschmerz geheilt; bei dreien verschlechterte und bei zweien besserte sich die Fokussierungsfähigkeit der Augen (1.4). Wichtige, nicht oben genannte Allgemeinempfindungen: Schweregefühl, stechende Schmerzen sowie bei 13 (!) Prüfern Empfindung vermehrter innerer Hitze bei Kälte der Körperaußenfläche (1.3).

Mittelbeziehungen – Botanisch äußerst nahe verwandt ist *Tilia europaea.*

Die Gemütssymptome ähneln *Hell., Nat-s., Nat-c., Zinc.,* vergleichbar bzgl. der Sinnesempfindungen ist *Gels.;* vgl. außerdem *Mez., Hura, Lyc., Anac., Chin., Ign.* und bzgl. der Fiebersymptome *Rhus-t.* (1.3).

Meiner (vr) Meinung nach weist auch *Thuja* bemerkenswerte Ähnlichkeit zu *Til-c.* auf.

Mittelverwechslungen und pharmazeutische Probleme – Das geprüfte Präparat stammt von einer Urtinktur aus Wurzelstücken, Rinde, kleinen Zweigen, jungen grünen Blättern, Knospen und Blütenköpfen eines großen, gesunden Winterlindenbaums, die durch gemeinsame zweiwöchige Mazeration aller dieser Teile in Alkohol hergestellt wurde. (1.1)

Setting und Dokumentation der *Bannan*schen Prüfung sind nicht ganz lege artis. Geprüft wurde mit jeweils 1 Dosis der C30, eingenommen von 31 Studenten der Prager Sommerschule. Niedrigere Potenzen wurden nicht eingenommen (bei den Prüfungen der alten Homöopathen war es dagegen üblich, zuerst niedrigere Potenzen zu verabreichen und dann denjenigen Prüfern, welche sich als sensitiv erwiesen haben, die C 30 oder höhere Potenzen zu geben). Welches Symptom von welchem Prüfer stammte, ist nicht angegeben. Auch gab es scheinbar weder eine genaue Anamnese der Prüfer vor dem Experiment noch eine Plazebogruppe, und es scheint, daß jene Studenten wußten, was sie prüften. Ein in der Original-Publikation aufgeführter Traum stammt von einem Studenten, der die Arznei gar nicht genommen hatte (dieser wurde hier weggelassen). Die zahlreichen körperlichen Symptome dieser Prüfung geben jedoch Grund zu der Annahme, daß die berichteten Effekte trotz der Schwächen des Prüfungsdesigns verläßlich sind.

Quellen – 1) Bannan, Robert: Die Linde (Tilia cordata). Eine homöopathische Arzneimittelprüfung von Tilia cordata. Homoeopathie Verlag, Merzig 1997 (1.1: Angaben aus Biologie, Mythologie und Geschichte, 1.2: k (Volksmedizin, 1.3: p (C30), 1.4: k (während der Prüfung geheilte Symptome)).

Tilia europaea

GEIST UND GEMÜT

Angst

1. Übelkeit, bängliches Wesen, Schwere und Mattigkeit des ganzen Körpers mit dem Gefühle, als müßte er niedersinken; darauf sehr bekümmerte Gemütsstimmung, ... Gesichtsblässe, kränkliches hohläugiges Aussehen (10 Tr. D3, 2. T.). (1.2)
2. Er konnte es in der Stube wegen eines Gefühls von Bangigkeit und Angst nicht aushalten, da sie ihm zu eng schien, und es trieb ihn noch spät am Abend ins Freie, wo er sich ungleich wohler fühlte (20 Tr. D30, 1. T.). (1.2)
3. Ein buntes Durcheinander von meist schreckhaften Träumen belästigte ihn während des bald nach dem Einnehmen erfolgten Schlafes ... Ungeheure Angst wegen persönlicher Gefahr trieb ihn, an der Wandglocke zu ziehen, was er jedoch tiefen Schlafes wegen nicht auszuführen vermochte... (1.3)

Arbeit (Fleiß, Faulheit, Unfähigkeit zur Arbeit usw.)

1. Heftiger stechender Kopfschmerz..., nach zwei Stunden gesellten sich dem bezeich-

neten Kopfschmerz Gefühl von Dummlichkeit (Dämischkeit), Arbeitsunlust, Unheiterkeit (störriges Wesen) und Abgeschlagenheit der Glieder bei (3 Tr. D6, 2. T.). (1.5)
2. Mattigkeit, Arbeitsunlust (bei Blähbauch und Leibschneiden; 10 Tr. D30, 2. T.). (1.6)

Benommenheit, wie nicht ausgeschlafen, wie berauscht, betäubt etc.

1. Kopfverdüselung, als müßte er hinsinken (10 Tr. D6, 1. T.). (1.2)
2. Morgens erwachte er mit dem Gefühle, nicht ausgeschlafen zu haben, und Düsterheit des Kopfes, der ihm zu groß schien (2. T.). (1.3)
3. Nach ruhig durchschlafener Nacht gleich morgens, 8 Uhr, bedeutende Eingenommenheit des Kopfes, die sich nach Erwärmung der Stube bis zu drückendem Schmerz steigert... (3. T.). (1.3)
4. Zeitweilige Schwere und Eingenommenheit des Kopfes (TM, 3. T.). (1.2)
5. Morgens... lag es ihm in den Gliedern, als hätte er nicht ausgeschlafen (TM; 2. T.). (1.7)
6. Dummliche Eingenommenheit des Vorderhauptes (TM; 2. T.). (1.7)
7. Düselige Eingenommenheit des Kopfes mit leichtem ziehendem Weh in der rechten Stirnhälfte (10 Tr. D1, 3. T.). (1.2)
8. Nachts Schwere und Eingenommenheit des Kopfes (10 Tr. D1, 2. Versuch, 1. T.). (1.2)
9. Verwirrung, Benommenheit, nachts beim Erwachen. (5)
10. Einige Stunden nach dem Einnehmen schwindelige Kopfeingenommenheit mit Flor vor den Augen (20 Tr. D1, 1. T.). (1.2)
11. Dem Prüfer dünkt sein Befinden an diesem Tage jenem Zustande ähnlich, der nach abends vorher genossener Überfülle von Wein zu entstehen pflegt, obgleich er sich alles geistigen Getränkes und auch des Kaffeetrinkens enthalten hatte (2. T.). (1.3)
12. Bald nach dem Einnehmen rauschartige, düselige Kopfbefangenheit mit Gesichtshitze... (20 Tr. D30). (1.2)
13. Trunkenes, betäubtes Wesen mit geistiger Befangenheit (TM, 2. T.). (1.2)
14. Trunkenheit im Kopfe (20 Tr. D1, 1. T.). (1.2)
15. Trunkenheit und Magenübelkeit (20 Tr. D6, 1. T.). (1.2)
16. Sie fühlt die Wirkung des Mittels besonders auffallend im Kopfe, da es bei dauernder Trunkenheit desselben bald dort, bald da reißt, zieht und sticht (20 Tr. D6, 1. T.). (1.6)

Bewegungen: Zwangsbewegungen, Automatismen, Gesten, Lagen

1. Schwindel, Düseligkeit und so arge Abspannung der Kräfte, daß er die in der Hand gehaltenen Gegenstände fast fallen läßt und alles verkehrt angreift (10 Tr. D3, 2. T.). (1.2)
2. Völle und Schwere im Bauche und deshalb Neigung, tief zu atmen. Oftmaliges Seufzen (10 Tr. D1, 1. T., abends). (1.2)
3. Mittags 1 Uhr unwiderstehlicher, einige Stunden andauernder Schlaf, während welchem sie sich unruhig umherwirft, die Gesichtszüge wie im Schmerze verzerrt und viele Male bald hier, bald da reibt und kratzt (1 Tr. D1, 2. T.). (1.8)

Bewußtlosigkeit, Koma, Stupor

1. Schlagfluß (*Dodoaeus, Rajus, Manget, Schröder, Zorn*). (1.1)
2. Ohnmacht (*Schröder, Zorn*). (1.1)
3. Beklommenheit in der Herzgrube, Hitze, aufsteigende Wallungen und Gefühl, als sollten ihm die Sinne schwinden. Hiernach Gähnen und Entschwinden dieser Belästigung (10 Tr. D1, 1. T.). (1.2)

4. Zweimaliges Bettpissen (was, nach Versicherung der Eltern, bei ihr nie der Fall gewesen war) gegen Morgen, wo sie im betäubten Schlummer lag (1 Tr. D1, 1. Nacht). (1.8)
5. Bewußtlosigkeit nach dem Mittagessen (dinner). (5)

Delirium, Wahnsinn, Raserei

1. Nachts schläft sie sehr unruhig in einer Art von Betäubung; bei brennendheißer Haut versucht sie unter Geschrei und Heulen die Bettdecke abzuwerfen und sich zu entblößen. Während dieser Versuche erwacht, spricht sie irre und vermag auf getane Fragen um ihr Wollen und Befinden nicht zu antworten. Bettpissen (1 Tr. D1, 2. N.). (1.8)
2. Geschwätziges Delirium (*C. Lippe*). (6)

Eigensinn

1. Den ganzen Tag über befand sie sich in einer eigentümlichen störrigen Gemütsverfassung mit Neigung zu Wortgezänke (3 Tr. D6, 2. T.). (1.5)
2. Nach Tische gereizte krittliche Gemütsverfassung; zanksüchtig und auffahrend, selbst bei sanfter Gegenrede (20 Tr. D30, 1. T.). (1.2)

Ekelgefühl

1. Gleich nach dem Essen Ekel vor den Speisen, obgleich sie nur wenig und mit Lust gegessen hatte (diese Erscheinung... ist der Prüferin sonst ganz fremd und hielt sich durch alle ihre Versuche hindurch und auch lange hintennach in Kraft; 20 Tr. D1, (1.2) dem 1. T.). (1.6)
2. Mit Hunger und guter Eßlust setzt er sich zu Tische, ist aber bald gesättigt, und hinterher ekelt ihn alles Essen an (10 Tr. D1, 1. T.). (1.2)
3. Keine Eßlust; sie verweigert jedes dargebotene Essen, selbst das sonst so behagende Frühstück (1 Tr. D1, 2. T.). (1.8)
4. Sie weist alles Dargebotene von der Hand, selbst kaltes Wasser, nach dem sie doch begierdevoll verlangt (1 Tr. D1, 3. T.). (1.8)
5. Der Gedanke ans Essen erregt Ekel, abends (10 Tr. D1, 1. T.). (1.2)
6. Das gewohnte Tabakrauchen schmeckte nicht (TM, 2. T., 13 Uhr). (1.3)
7. Keine Lust zum Tabakrauchen; versucht er es, so ekelt es ihn an (10 Tr. D1, 1. T.). (1.2)

Fröhlichkeit, Lachen, Wohlbefinden (Gegenpol: Ernst)

1. Erwachen morgens mit dem befriedigendsten Gefühle von Wohlsein (10 Tr. D1, 4. T.). (1.2)
2. Ernste nachdenkliche Gemütsstimmung (20 Tr. D30, 1. T.). (1.2)

Furcht

1. Beklommenheit des Kopfes und so arge Düseligkeit, daß er fürchtete, das Bewußtsein zu verlieren (10 Tr. D6, 1. T.). (1.2)
2. Traurige melancholische Gemütsstimmung; Scheu vor Gesellschaft und in dieser Befangenheit (10 Tr. D1, 2. T.). (1.2)
3. Furcht in einer Menschenmenge. (5)
4. Furcht beim Betreten des Zimmers. (5)

Gedanken, Denkvermögen

1. Gegen Morgen ward sie von einem Zudrange angenehmer Vorstellungen belästigt, denen sich Weinerlichkeit zugesellte (3 Tr. D6, 2. T.). (1.5)

2. Gedankenvoll. (5)
3. Nach Tische langer Schlaf und hintennach Stumpfsinn (20 Tr. D1, 1. T.). (1.2)
4. Stumpfsinn; Unbesinnlichkeit (10 Tr. D3, 2. T.). (1.2)
5. Wüstheit, Schwere und Befangenheit (Verdüselung) des Kopfes, daß er nur mit Anstrengung richtig denken und sprechen konnte; bei großer Abspannung der Kräfte, schmerzlicher Zerschlagenheit und Zittern der Glieder (20 Tr. D3, 3. T.). (1.2)

Gesellschaft

1. Traurige melancholische Gemütsstimmung; Scheu vor Gesellschaft, und in dieser Befangenheit (10 Tr. D1, 2. T.). (1.2)

Gier, Suchtverhalten

1. Andauernde Übelkeit im Magen, Verlangen bald nach diesem, bald nach jenem, und hat er es genossen, so erregt es neue Übelkeit; dabei Kopfeingenommenheit und Gesichtshitze (10 Tr. D1, 1. T.). (1.2)
2. Ungewöhnlich aufgewecktes Gefühl von Hunger (10 Tr. D1, 2. T.). (1.2)
3. Mittags ungewöhnlich gute Eßlust (10 Tr. D1, 3. T.). (1.2)
4. Verlangt nach erfrischenden Dingen. (4)

Gleichgültigkeit

1. Die Kleine war den ganzen Vormittag hindurch ungewöhnlich still und teilnahmslos, äußerte große Neigung zu schlafen, saß auch hier und da mit einem Male so ruhig, als ob sie schliefe (1 Tr. D1, 1. T.). (1.8)

Konzentration

1. Erschwerte Konzentration, vormittags (*Allen*). (6)

Lesen, Lernen, Schreiben, Studieren

1. Die Eingenommenheit des Kopfes machte zu jeder geistigen Arbeit unfähig und war sehr lästig (es erfolgte Antidotierung mit Kaffee; 3. T.). (1.3)

Liebe

1. Schwermut; Liebessehnsucht; all seine Gedanken einen sich in dem Begehren nach einem weiblichen Ideale. In dieser Sehnsucht lag ihm ein wehmütiges süßes Gefühl, das zu beschreiben ihm unmöglich ist. Jede sinnliche Begierde aber stand ihm dabei fern (2. Vers. m. TM). (1.7)
2. Verlangen nach Mitgefühl, vormittags (*Allen*). (6)
3. Beschwerden durch unglückliche Liebe (*Allen*). (6)

Orientierungsstörungen

1. Mittags fand man sie wirklich auf dem Stuhle während des Spielens eingeschlafen und brachte sie zu Bette. So verschlief sie das Mittagessen und erwachte erst 3 Uhr nachmittags, endlich zum Essen erweckt. Sie war schwer zu ermuntern, sprach wach irre, verlangte statt der dargebotenen Suppe Kaffee, da sie wähnte, es sei doch erst am Morgen, fragte bald nach diesem, bald nach jenem, und konnte sich über den Gedanken, daß heute der Abend schon so zeitlich (früh, vr) heranbreche, gar nicht zufriedengeben; dies alles mit wirren und entstellten Gesichtszügen (1 Tr. D1, 1. T.). (1.8)

Reizbarkeit

1. Morgens war er gereizten Gemütes, zu Wortgezänke aufgelegt, was mit seiner gewöhnlichen frohen Morgenlaune sehr im Widerspruche stand (2. Versuch mit Infus, 1. T.). (1.3)
2. Nach Tische gereizte krittliche Gemütsverfassung; zanksüchtig und auffahrend, selbst bei sanfter Gegenrede (20 Tr. D30, 1. T.). (1.2)
3. Nach Tische abermals jene gereizte zanksüchtige Gemütsstimmung (20 Tr. D30, 3. T.). (1.2)

Ruhelosigkeit

1. Nachts sehr unruhig; er lag in einem Halbschlummer voll beängstigenden Traumgewirres... (20 Tr. D30, 1. T.). (1.2)
2. Neurasthenie. (7.2)

Schreien

1. Nachts schläft sie sehr unruhig in einer Art von Betäubung; bei brennendheißer Haut versucht sie unter Geschrei und Heulen die Bettdecke abzuwerfen und sich zu entblößen... (1.8)

Selbstvertrauen

1. Kleinmütig; unzufrieden mit seinen Geschicken (20 Tr. D1, 1. T.). (1.2)
2. Nach Tische Kleinmut, Bedenklichkeit, Seufzen (20 Tr. D30, 2. T.). (1.2)

Sprechen

1. Die Kleine war den ganzen Vormittag hindurch ungewöhnlich still und teilnahmslos ... (1 Tr. D1, 1. T.) (1.8)
2. Morgens war er gereizten Gemütes, zu Wortgezänke aufgelegt, was mit seiner gewöhnlichen frohen Morgenlaune sehr im Widerspruche stand (2. Versuch mit Infus, 1. T.). (1.3)
3. Geschwätziges Delirium (*C. Lippe*). (6)
4. Morgens nach dem Erwachen fühlt sie die ganze Mundhöhle wie von Schleim bezogen, der wie Kleister selbst an den Zähnen klebt und ein pelziges Gefühl im Munde veranlaßt, das den deutlichen Ausdruck der Sprache hindert (10 Tr. D1; 2. T.). (1.4)
5. Wüstheit, Schwere und Befangenheit (Verdüselung) des Kopfes, daß er nur mit Anstrengung richtig denken und sprechen konnte; bei großer Abspannung der Kräfte, schmerzlicher Zerschlagenheit und Zittern der Glieder (20 Tr. D3, 3. T.). (1.2)

Traurigkeit, trübe Stimmung

1. Müde und zerschlagen am ganzen Körper, war sein Gemüt um so mehr bekümmert, da er sonst gekräftigt und zur Arbeit aufgelegt das Bett verließ (TM; 2. T.). (1.7)
2. Druck in der Stirne mit Anfällen flüchtigen Schwindels und Trübseligkeit (2. Vers., TM; 1. T.). (1.7)
3. Schwermut abends (10 Tr. D1, 1. T.). (1.2)
4. Schwermut, Liebessehnsucht... (2. Vers. m. TM). (1.7)
5. Den ganzen Vormittag hindurch große Niedergeschlagenheit (10 Tr. D1, 3. T.). (1.2)
6. Traurigkeit: nach dem Essen; nach dem Mittagessen. (5)
7. Ernsthaftigkeit, Ernst. (5)

Unerträglichkeit von Schmerzen oder Empfindungen

1. Nachts schlafstörendes Jücken auf der Haut des ganzen Körpers, besonders aber an der Brust, den Armen und dem Dickfleische der Schenkel; (dies sind) Stellen, die sie wund und blutig kratzt, so daß sie dann vor Brennschmerz kaum mehr im Bette zu verweilen vermag (20 Tr. D6, 1. T.); am Tage ist das Jücken erträglicher, steigert sich jedoch abends und wird in der Bettwärme unerträglich (20 Tr. D6, 2. T.). (1.6)

Verdruß, Mißmut, schlechte Laune

1. Auch den Tag über dauerte diese Angegriffenheit fort; ja es gesellte sich ihr eine ganz ungewöhnliche verdrießliche Gemütsstimmung,... Magenübelkeit nach Tische und schläfriges Wesen bei (TM; 2. T.). (1.7)
2. Morgens beim Erwachen krampfiges Magenweh. Verdrießlichkeit, Grämlichkeit, Zanksucht (10 Tr. D1, 3. T.). (1.2)
3. Unzufrieden. (5)

Weinen, Wimmern

1. Warmes Hindrängen nach den Augen, wobei diese feucht werden wie beim Weinen (10 Tr. D6, 1. T.). (1.2)
2. Traurig weinerliche Gemütsverfassung (20 Tr. D1, 1. T.). (1.6)
3. Weinen in der Fieberhitze. (5)
4. Die ganze Nacht brachte sie schlaflos unter Geklage und Gewimmer über heftiges Jücken hier und da am Körper hin (1 Tr. D1, 1. T.). (1.8)
5. Wimmern beim Harnlassen, weil der Harn die vom Ausschlage dicht besetzten äußeren Schamteile wund macht (1 Tr. D1, 2. T.). (1.8)
6. Nach dem Erwachen häufiges Kratzen mit Heulen und Weinen (1 Tr. D1, 1. T.). (1.8)
7. Vorwaltendes Geklage über Jücken und Brennen der Haut, wogegen sie kläglich um Abhilfe bittet (durch *Bryonia* antidotiert; 1 Tr. D1, 3. T.). (1.8)
8. Seufzen (*Allen*). (6)

Zorn und Folgen desselben

1. Nach Tische gereizte krittliche Gemütsverfassung; zanksüchtig und auffahrend, selbst bei sanfter Gegenrede (20 Tr. D30, 1. T.). (1.2)

ILLUSIONEN

Wahnvorstellungen

1. Ihre Züge dünken ihr entstellt, und als sie vor den Spiegel trat, schien sie sich in der Tat fremd (20 Tr. D1, 1. T.). (1.6)

Sinnestäuschungen

1. Abends bei Kerzenlicht flimmert es ihr vor den Augen, die Sehgegenstände scheinen sich zu verwirren, und sie muß sich lange anstrengen, sie deutlich unterscheiden zu können. Öffnet sie bloß ein Auge, gleichviel welches, so sieht sie gut, betrachtet sie die Gegenstände aber mit beiden Augen, so tritt der oben bezeichnete Fall ein. Je länger in den Abend hinein, desto höhere Steigerung des Sehübels, so daß sie endlich kleinere Gegenstände, wie z.B. kleine Silbermünzen, gar nicht wahrnimmt; von mehrstündiger Dauer (20 Tr. D6, 1. T.). (1.6)
2. Die Speisen schmeckten ihm, obgleich sonst richtig, allzu scharf, als ob Gaumen und Rachen wund wären (20 Tr. D30, 3. T.). (1.2)

TRÄUME

Alpdrücken

1. Ein buntes Durcheinander von meist schreckhaften Träumen belästigte ihn während des bald nach dem Einnehmen erfolgten Schlafes (Einnahme vor dem Schlafengehen, vr). Ungeheure Angst wegen persönlicher Gefahr trieb ihn, an der Wandglocke zu ziehen, was er jedoch tiefen Schlafes wegen nicht auszuführen vermochte. Aus diesem vergeblichen Ringen erwachte er nach Mitternacht (um 1 Uhr; 1. Versuch mit Infus, 1. T.). (1.3)

Ängstlich, bang, besorgt

1. Ängstliche Träume nachts (10 Tr. D30, 1. T.). (1.6)

Indifferent oder nicht näher bezeichnet

1. Brachte die Nacht unter vielen unerinnerlichen Träumen zu (Versuch mit Infus; 2. N.). (1.5)
2. Unruhiger, durch Träume oft unterbrochener Schlaf (TM; 1. N.). (1.7)
3. Nächte traumvoll und unerquicklich (2. Vers. m. TM). (1.7)

Romantisch, poetisch

1. Plötzliches Erwachen über einen poetischen Traum und hiernach langes, klares Wachsein (10 Tr. D1, 1. N.). (1.2)

Schrecklich, grausig

1. Die ersten Stunden der Nachtruhe (das Mittel ward abends genommen) waren durch bunte schreckhafte Träume, z.B. von gräßlich zerfleischten Leichnamen u. dgl., gestört. Hierüber in großer Aufregung erwachend, fand er die Haut der Unterschenkel, besonders an den Schienbeinsflächen, von Schweiß bedeckt (2. Versuch mit Infus, 1. T.). (1.3)
2. Nachtruhe mehrmals von schreckhaften Träumen unterbrochen (20 Tr. D3, 3. T.). (1.2)

Wirr

1. Etwa 1 1/2 St. nach dem Einschlafen erwacht er aus einem Traumgewirre und findet sich über und über in Schweiß (TM, 1. N.). (1.2)
2. Nachts sehr unruhig; er lag in einem Halbschlummer voll beängstigenden Traumgewirres... (20 Tr. D30, 1. T.). (1.2)

SCHLAF

Schlaflosigkeit, Einschlafstörung

1. Noch 1 1/2 St. nach Niederlegen klar wach geblieben, schlief aber die übrige Nacht hindurch ruhig und traumlos (Infus; 1. N.). (1.5)
2. Keine Neigung zu Schlaf; er schläft erst lang nach der gewohnten Zeit ein (TM, 1. N.). (1.2)
3. Gänzliche Schlaflosigkeit (3 Tr. D6, 1. T.). (1.5)

Aufwachen, Durchschlafstörung

1. (Aus Alpträumen mit Angst) erwachte er nach Mitternacht (um 1 Uhr). (1.3)
2. Unruhiger, durch Träume oft unterbrochener Schlaf (TM; 1. N.). (1.7)

3. Nachts erwachte er aus unerquicklichem Halbschlummer mit Niesen und Fließschnupfen, wobei... die eine Nasenhälfte noch verstopft blieb (TM; 2. N.). (1.7)
4. Nachts tiefer Schlaf, zuweilen von plötzlichem Erwachen, ohne deutliche Veranlassung, unterbrochen (10 Tr. D1, 2. T.). (1.2)
5. Obgleich spät eingeschlafen, erwacht sie ohne Veranlassung bald wieder, bleibt durch anderthalb Stunden klar wach, um nur auf kurze Zeit wieder einzuschlafen. Erst morgens gelangt sie zu ruhigem dreistündigem Schlaf, aus dem sie erquickt erwacht (3 Tr. D6, 2. T.). (1.5)
6. Unterbrochener Schlaf und zeitiges morgendliches Erwachen (ein weiterer Versuch mit 3 Tr. D6). (1.5)

Schläfrigkeit

1. Die Lindenblüten... verbreiten einen angenehmen, stark gewürzhaften Geruch, der, bei einiger Empfänglichkeit und intensiver Einwirkung, den Kopf einnimmt, Schwindel, leichte Benebelung und Schläfrigkeit erzeugt. (1.9)
2. Viel Neigung zu Schlaf am Tage, selbst bei zerstreuender Beschäftigung, mit allgemeiner Laßheit und Zerschlagenheit der Glieder (TM, 2. T.). (1.2)
3. Nach Tische langer betäubungsartiger Schlaf (10 Tr. D1, 2. Versuch, 1. T.). (1.2)
4. Schläfrig und abgespannt, fallen ihm die Augenlider zu (20 Tr. D1, 1. T.). (1.2)
5. Mittags fand man sie wirklich auf dem Stuhle während des Spielens eingeschlafen und brachte sie zu Bette. So verschlief sie das Mittagessen und erwachte erst 3 Uhr nachmittags, eendlich zum Essen erweckt. Sie war schwer zu ermuntern... (1 Tr. D1, 1. T.). (1.8)
6. Mittags 1 Uhr unwiderstehlicher, einige Stunden andauernder Schlaf, während welchem sie sich unruhig umherwirft, die Gesichtszüge wie im Schmerze verzerrt und viele Male bald hier, bald da reibt und kratzt (1 Tr. D1, 2. T.). (1.8)

SCHWINDEL

Drehschwindel

1. Nach 20 Tropfen D 1...verfällt sie, schon eine Stunde nach Einnehmen, in einen Zustand von Trunkenheit. Rauschartiger Schwindel, während dem sie sich im Kreise zu drehen wähnt, nötigt zum eiligen Niedersetzen; dabei liegt es ihr wie ein Flor vor den Augen, verliert sie die Freiheit und Sicherheit ihrer Bewegungen und Gebärdungen, torkelt nach dem Versuch, sich auf den Beinen zu erhalten, wie berauscht umher. (1.6)

Schwankschwindel

1. Schwindel; die Gegenstände schienen zu schwanken (20 Tr. D3, 3. T.). (1.2)

KONVULSIONEN

1. Fraisen (Konvulsionen, Spasmophilie) der Kinder (*Fuchs*). (1.1)
2. Fallsucht und Schüttelkrämpfe, besonders der Kinder: durch Zubereitungen aus den Blüten oder dem Baumsaft wurden Epileptiker vollständig geheilt (viele Quellen aus dem 16. bis 18. Jhdt., u.a. *Fuchs, Bock, Dodoaeus, Rulandus, Parkinson, Tielemann, Friedr. Hoffmann, Linné, Zorn*). „Eine Anzahl nunmehr ungebräuchlicher offizineller Zubereitungen, wie... *Aqua contra vertiginem, Syrupus epilepticus Cnöffelii,*

Syrupus antepilepticus puerorum, Spiritus embryonum usw. hatte als wesentlich wirksame Ergänzung Lindenblüten enthalten." (1.1)
3. *Christ. Franc. Paullinius* glaubt, daß schon der Aufenthalt in der Nähe des Baumes die Fallsucht heile (wegen des Duftes der Blüten). (1.1)

MODALITÄTEN, CAUSAE

1. Nach Tische höchstes Trübsal: gesteigerte Wärmeempfindung, Durst, Müdigkeit und zuckendes Ziehen in den Unterschenkeln, großes Krankheitsgefühl (20 Tr. D1, 2. T.). (1.2)
2. Abgang häufiger Blähungen mit Erleichterung des gesamten Zustandes; abends (10 Tr. D1, 1. T.). (1.2)
3. Nach Genuß ganz wenigen gesäuerten Salates heftiger Magenkrampf. Auch Obstgenuß bewirkte arges Bauch- und Magenweh (10 Tr. D1, 2. T.). (1.2)
4. Beim Harnen entstand (abends) so plötzlicher und eiliger Stuhldrang, daß er mit demselben innehalten und schnell zu Stuhle gehen mußte, obgleich vorher keine Anregung dazu da war (10 Tr. D1, 2. T.). (1.2)
5. Höchst arge Empfindlichkeit des Kopfes gegen Luftzug: er fühlt schon bei dem in der Stube während des Gehens erregten Fächeln der Luft ein leises Ziehen und Schauern der Schädelhaut am Scheitel (10 Tr. D6, 1. T.). (1.2)
6. Vorwaltendes Ergriffensein der linken Körperhälfte. (1.10)
7. Auftreten oder Steigerung der Zufälle in der Wärme, Erleichterung durch Kühlung und im Freien. (1.10)
8. Verschlimmerung im Haus (*Boger / Bönninghausen*). (6)
9. Bewegung bessert die Beschwerden des Unterleibes, hebt die Kränkungen des Gemeingefühls und Gemütes ganz auf, bringt aber die rheumatischen Gelenkschmerzen erst zu recht klarem Bewußtsein. (1.10)
10. Nachmittags und abends offenbaren sich die meisten Arzneiwirkungen. (1.10)
11. Eine Zahl der Befindensveränderungen, die es hervorzubringen vermag, ähnelt... dem Zahnen der Kinder und den es begleitenden Zufällen, der Weiberklimaktere, besonders aber den Zufällen nach vollendetem Gebärakte. (1.10)

AS-IF-EMPFINDUNGEN

Kopf, Augen, Ohren

1. Kopf voll und wie eingeschraubt (20 Tr. D6, 1. T.). (1.2)
2. Der ganze Kopf war schmerzhaft eingenommen, schwer und deuchte zu umfänglich (2. T., 13 Uhr). (1.3)
3. Schwere im Hinterhaupte: es ist ihr, als sitze da eine Last; neigt sie den Kopf nach vorne, so scheint diese Last sich tiefer, in den Nacken, hinabzuziehen (20 Tr. D1, 1. T.). (1.6)
4. Stirnkopfschmerz dicht über der Nasenwurzel, in diese wie ein stumpfer Keil hineindrückend (20 Tr. D30, 1. T.). (1.2)
5. Als der Schwindel sie nach und nach verläßt..., tritt schmerzhafte Kopfeingenommenheit auf, zu der sich das höchst flüchtige Gefühl gesellt, als zuckte ein kaltes Stück Eisen brennend durch das rechte Auge (20 Tr. D1, 1. T.). (1.6)
6. Trübsichtigkeit: es war ihr, als hinge ein Flor vor den Augen. Nachmittags... schienen ihr die Augen „dick und blöde" wie nach langem Schlafe. Deutlicheres Sehen

strengt sie an, und sie muß dabei die Lidspalten, so weit es nur angehen will, öffnen (60 Tr. D3, 1. T.). (1.6)

7. Augen blöde und gespannt, wie nach langem Weinen oder wie von darauf getrocknetem Eiweiß (20 Tr. D6, 1. T.). (1.2)
8. Hitze im und am rechten Ohre, das wie ausgestopft deuchte (10 Tr. D1, 2. Versuch, 1. T.). (1.2)
9. Kitzel im rechten Ohre, als flösse da etwas hinaus (20 Tr. D6, 1. T.). (1.2)
10. Reißen im äußeren Umfange des rechten Ohres, als risse es die Ohrmuschel aus (20 Tr. D6, 1. T.; 20 Tr. D30, 4. T., in wiederholten Anfällen). (1.2)

Gesicht, äußere Nase

1. Vor dem Ohre und im Gesichte ein flüchtig brennender Zug, als fahre man mit einem Stück Eis über diese Teile hin; mittags nach Tische (20 Tr. D1, 1. T.). (1.6)
2. Gefühl, als liefe etwas Lebendiges über die Haut des Angesichtes hin (20 Tr. D6, 1. T.). (1.6) (*Clarke* zitiert dieses Symptom falsch, indem er schreibt „als sei etwas Lebendiges *unter* der Gesichtshaut" (4).

Mund, Zähne

1. An der inneren Wangenfläche Zusammenziehung wie von sauren oder herben Dingen (60 Tr. D3, 3 St. n. Einn.). (1.2)
2. Um Mittag schien ihr der Mund und die Zungenwurzel wie mit Talg bezogen: ein pelziges Gefühl, das sie durch häufiges leeres Niederschlucken vergebens zu beseitigen strebte (60 Tr. D3, ca. 4 St. n. Einn.). (1.6)

Hals, Rachen, Ösophagus

1. Gefühl von Wundheit und Verschwollenheit vom Magen an bis in den Hals. Beim Schlucken ist ihr, als ob die Speisen inmitten des Halses stecken blieben; hustet sie, so schlägt es an den ergriffenen Teil (Speiseröhre) empfindlich an (20 Tr. D1, 2. T.). (1.6)

Verdauungsorgane

1. Aufstoßen nach dem Geschmacke des Thujasaftes, mit dem er doch gar nichts zu schaffen hatte (20 Tr. D1, 1. T.). (1.2)
2. Auch nach spärlichem Mittagessen schien es, als hätte er sich den Magen überladen, wobei bis zur Brecherlichkeit gesteigerter Ekel bestand; mehrere Tage andauernd (2. Vers. m. TM). (1.7)
3. Beschwerung des Magens wie nach Schwelgerei oder Überladung (TM; 1. T.). (1.2)
4. Den ganzen Tag andauerndes Magenweh wie Krampf oder Hunger (10 Tr. D1, 1. T.). (1.6)
5. Vor dem Frühstücke quälte ihn nagendes krampfhaftes Magenweh wie Hunger, wobei er viel gähnen mußte (10 Tr. D3, 2. T.). (1.2)
6. Reißen um den Nabel wie nach dem Genuß herben Obstes oder wie bei Erkältungsbauchweh (10 Tr. D1, 2. Versuch, 1. T.). (1.2)
7. Drängen gegen den Mastdarm hin, wie von einer Last (10 Tr. D3, 2. T.). (1.2)
8. Ein Pressen auf den Mastdarm, das ihm den After hervorzutreiben schien (20 Tr. D30, 3. T., nach Tische). (1.2)

Urogenitalsystem

1. Zögernder Abgang des Urins mit dem Gefühl bei der Entleerung, als wäre die Harnröhre ihrem ganzen Verlaufe nach geschwollen (20 Tr. D1, 2. T.). (1.2)

2. Bei und außer dem Harnen Wehgefühl in der Harnröhre, als stecke ein spitzig verletzender Körper darin, mehrere Tage lang (20 Tr. D6, 1. T.). (1.2)
3. Öfteres Pressen und Drängen auf die Bärmutter vom Schoße aus; es war ihr, als sollte alles da durch. Wehenartiges Pressen auf After und Bärmutter wie zur Geburt (10 Tr. D1, 3. T.). (1.4)
4. Das Pressen und Drängen auf die Geburtsteile hatte sich heute zwar verloren; dafür aber trat große Empfindlichkeit, Geschwür- und Wundheitsschmerz derselben bis in den Bauch hinauf ein, ähnlich dem Zustande, wie er sich nach beendigtem Geburtsakte ergibt (10 Tr. D1, 4. T.). (1.4)

Atmungsorgane, Herz, äußerer Thorax

1. Den Tag hindurch Kopfeingenommenheit und Schwächegefühl in der ganzen Brust wie nach anstrengendem Marsche, mit empfindlichem Drücken und Klemmen unter dem Brustblatte (20 Tr. D1). (1.3)

Bewegungsapparat

1. Arme matt und schwerbeweglich, als wären sie eingeschnürt (20 Tr. D30, 4. T.). (1.2)
2. Spannen in den vorderen Muskeln beider Schenkel, als wären sie zu kurz (beim Gehen) (20 Tr. D30, 1. T.). (1.2)
3. Links und vorn am Kniegelenke, nach dem Unterschenkel herab, eine handgroße, ziehend spannend schmerzende Stelle, die beim Gehen das Gefühl veranlaßte, als sei das Glied zu kurz oder da eine breite Binde fest angelegt (20 Tr. D1, 1. T.). (1.2)

Allgemeines

1. Stubenwärme ist ihm unerträglich, weil es da im Blute rollt und kocht (2. Vers. m. TM; 1. T.). (1.7)
2. Das Bett dünkt ihm allzuhart; nirgends kann er eine behagliche Stelle finden (TM, 1. N.). (1.2)
3. Schwere und Mattigkeit des ganzen Körpers mit dem Gefühle, als müßte er niedersinken (10 Tr. D3, 2. T.). (1.2)

Typus – Der kindliche, weibliche und der durch leichte Nervenerregbarkeit und zarte Körperformen dem weiblichen nähergerückte männliche Organismus offenbaren für die verstimmenden Angriffe des Mittels (in der Prüfung, vr) höhere Empfänglichkeit. (1.10)

Synonyma – Tilia platyphyllos. Sommerlinde, großblättrige Linde.

Mythologie und Kulturgeschichte – Die Linde war, wie die Eiche, den Germanen heilig und galt als Wohnsitz von Geistern. Unter Linden wurden die Volksversammlungen (Things) abgehalten, wovon sich bis in unsere Zeit der Brauch erhalten hat, in der Mitte eines Dorfes eine große Linde zu pflegen, in deren Nachbarschaft die Dorffeste stattfanden. Daher gibt es an vielen Orten im deutschsprachigen Raum bis zu 1000 Jahre alte Linden. Auch Gerichtsstätten waren in alter Zeit von (meist sieben) Linden umpflanzt; oft heißt es in mittelalterlichen Urkunden der Rechtsprechung „...gegeben unter den Linden..." Man pflanzte bis weit in die Neuzeit Linden vor bäuerlichen Anwesen an, um darunter zu sitzen (künstlerisch verewigt ist dieser Brauch in dem Lied „Vor meinem Vaterhaus steht eine Linde, vor meinem Vaterhaus steht eine Bank").

Die Linde wird ihrer herzförmigen Blätter wegen „Baum der Liebe" genannt. In der Antike war sie der Liebes- und Glücksgöttin *Freya* oder *Frigga* heilig, und auch im Mittelalter galt sie als Fruchtbarkeitsdämon. Im Bergischen Land war es Brauch, dem Mädchen, mit welchem sich ein Bursche verloben wollte, eine schöne Linde vor die Türe zu setzen, welche mit goldenen und bunten Eiern geschmückt war. In *Ovids* mythologischer Geschichte *„Philemon und Baucis*" (diese weist einige Parallelen zu Themen der Prüfung von *Tilia cordata* auf; Interessierte sollten sie in *Ovids „Metamorphosen"* nachlesen) wird die Frau Baucis in eine Linde, ihr Mann Philemon in eine Eiche verwandelt; dies war eine große Gnade der Götter, da sie so nie durch den Tod getrennt werden und immer an ihrem schönen Wohnort bleiben konnten. (An dieser Sage zeigt sich auch, daß man der Linde eine weibliche Natur zuschrieb.)

Sie galt als Abbild des Kosmos (unter dem Blätterdach die Unterwelt, oberhalb der Aststufe der Raum für die Menschen – in der *Edda* Mittgart, der Garten in der Mitte, genannt – , darüber der Himmel).

In der *Siegfried-Sage* kämpft der junge Held gegen einen *Lindwurm* genannten Drachen, badet danach in dessen Blut und wird unverwundbar - außer an einer Schulter, auf welche ein Lindenblatt gefallen war. Später soll ihm, ebenfalls unter einer Linde, diese verletzliche Stelle zum Verhängnis werden.

Die Linde symbolisiert auch jungfräuliche Unschuld. Bei den mittelalterlichen Maitänzen durfte nur eine reine Jungfrau den Vortanz um die Dorflinde halten; hatte eine Tänzerin die jungfräuliche Ehre verloren, so mußte der Rasen um die Linde herum aufgegraben werden, um den heiligen Ort zu entsühnen. Eine alte Geschichte aus dem Oldenburgischen handelt von einem Mädchen namens Gerlinde, welchem zu Unrecht vorgeworfen wurde, eine Kaufmannsfamilie bestohlen zu haben. In Wahrheit hatte der junge Kaufmannssohn sie erfolglos zu vergewaltigen versucht und danach aus Rache Silberlöffel seiner Mutter in ihrem Schrank versteckt; doch Gerlinde wurde als Diebin zum Tode verurteilt. Auf dem Wege zum Richtplatz „steckte sie einen dürren Zweig in die Erde und betete, er möge Wurzeln schlagen und zu einem Lindenbaum heranwachsen, so gewiß wie sie unschuldig sei. Sieben Tage nach ihrem Tode begann das Lindenreis zu grünen und wurde schnell zu einem Ellen hohen Baum. Nach sieben Jahren war die Linde um sieben Ellen größer. In den folgenden sieben Jahren wuchs eine zweite Baumkrone heran." Auf diese Weise soll die heute noch auf einem Kirchhof in Oldenburg stehende Gertrudenlinde entstanden sein.

Weitere symbolische Bedeutungen der Linde sind: Milde („lind" ist ein Synonym zu „sanft, mild"), Güte, Hilfsbereitschaft für die Schwachen, Gemeinschaft, Familie. Das Lindenblatt symbolisiert im Wappen Friede, Treue und Gerechtigkeit.

Das weiche Holz der Linde dient Holzschnitzern als Rohstoff für religiöse Bildwerke („heiliges Holz"). Der Bast der inneren Rinde (*Tilia* kommt von gr. tilos – Bast) wurde früher für Flechtwerk verwendet. (7.1)

Biologie, Chemie und Physiologie – Es gibt zwei europäische Lindenarten (Familie: Lindengewächse), von welchen die früher – im Juni bis Anfang Juli – blühende und erbsengroße, gerippte Samenkapseln tragende Art, Sommerlinde genannt (*Tilia platyphyllos*), die ursprünglich geprüfte ist. Gebraucht wird die Tinktur aus den Blüten mit deren Deckblättern.

„Die Lindenblüten... verbreiten einen angenehmen, stark gewürzhaften Geruch, der, bei einiger Empfänglichkeit und intensiver Einwirkung, den Kopf einnimmt, Schwindel, leichte Benebelung und Schläfrigkeit erzeugt. Ihr Geschmack ist süßlich-schleimig und der Würze nach an Met oder Honig gemahnend." (1.1) Dem ätherischen Öl, welches diese Veränderungen erzeugt, schrieb man von alters her die wesentlichsten Heilwirkungen der Lindenblüten zu, und es ist mit Sicherheit für die zahlreichen zentralnervösen Symptome dieser Prüfung verantwortlich. *Tilia* sediert deutlich; die antiepileptische Wirkung materieller Gaben derselben dürfte demnach eine pharmakologisch-antikonvulsive sein wie bei *Passiflora* und *Solanum carolinense*. Neben diesem enthalten die Blüten ein Saponin, zahlreiche Flavonglykoside, Gerbstoffe, organische Säuren, Tocopherol und in der Asche Mangan und Jod (3).

In der Phytotherapie wird *Tilia* heute nur mehr als schweißtreibendes Mittel eingesetzt, obgleich sie früher bei sehr vielen Indikationen in Gebrauch war. Von aktuellem Interesse dürfte der Gebrauch eines Destillats aus Lindenblüten als Schönheitsmittel gegen „Flecken im Gesicht" (Akne?) sein. Neben den Blüten wurden die Blätter, die innere Rinde, der Baumsaft sowie Kohle aus Lindenholz therapeutisch verwendet. Homöopathisch bewährt ist *Tilia* außer bei fiebrigen Luftwegsinfekten, Urtikaria und Gastroenteritis auch bei Metritis, klimakterischen Beschwerden und bei der Amenorrhoe der Chlorotischen (*J.O.Müller*) (3). Eigenartigerweise wurde sie bisher sehr selten nach dem Ähnlichkeitsgesetz angewandt.

Lindenblüten sollen eine follikelhormonartige Wirkung haben (3). Die homöopathischen Arzneimittelprüfungen allerdings - sowohl die von *Müller* aus dem schamhaften 19. als auch *Bannan*s *Tilia-cordata*-Prüfung aus dem auf die Sexualität fixierten späten 20. Jahrhundert (siehe dort) - haben Symptome in allen Funktionskreisen des Körpers hervorgebracht, auch dem Urogenitalsystem, doch unter völliger Aussparung des Geschlechtstriebes, und auch in den alten Kräuterbüchern werden keine sexuellen Indikationen für diese Pflanze erwähnt. Ob dies bedeutet, daß *Tilia* keinen Einfluß auf die Sexualsphäre besitzt, oder vielmehr, daß die Prüfer unter dem Einfluß von *Tilia* alle fleischliche Lust ignorieren, ohne sich dessen überhaupt bewußt zu werden, läßt sich aus der Prüfung selbst nicht sicher erschließen. Da *Tilia* bisher kaum jemals in konstitutioneller Wirkungsrichtung eingesetzt wurde, gibt es auch nicht genügend kasuistisches Material, um die Beziehung von *Tilia* zur Geschlechtssphäre zu klären. Bis dahin könnte neben dem mythologischen Material vielleicht auch ein „Zufall" einen Hinweis zu diesem Thema bieten. In der Erzählung „*Gefangener Gottes*" (2), die trotz ihres belletristischen Charakters als in wesentlichen Teilen authentisch erscheint, berichtet ein ehemaliger Zisterziensermönch aus Frankreich über seine Erfahrungen im Kloster. Die Mönche erhielten auf Initiative ihres Abtes täglich Lindenblütentee, nach Meinung des Autors bloß als wohltuendes Heißgetränk. Es fiel mir auf, daß der Ich-Erzähler, welcher vor Eintritt ins Kloster ein recht lebhaftes Geschlechtsverlangen aufwies, dieses dort jahrelang vollständig und ohne es zu vermissen verlor. Ich studierte in der gleichen Woche, in welcher ich diese Geschichte las, die alte Arzneimittelprüfung von *Tilia* und dachte: Hat der Tee dabei eine Rolle gespielt?

Mittelbeziehungen – Vergleichbare Mittel sind bzgl. der Gemütssymptome *Hell., Nat-s., Nat-c.* und *Zinc.; Gels.* ähnelt den Symptomen des Bewußtseins sehr und *Rhus-t.* denen des Fiebers. (2)

Antidote: *Kaffee*; gegen die Hauterscheinungen *Bryonia*. (1) Auch *Mez.* bietet starke Ähnlichkeiten zu einigen sehr wichtigen Punkten der *Tilia*-Symptomatik (2).

Siehe auch *Tilia cordata*.

Mittelverwechslungen und pharmazeutische Probleme – In der Phytotherapie kommen die Blüten der Sommerlinde, aber mit gleicher Indikation auch die der

Winterlinde (*Tilia cordata*, welche etwa zwei Wochen später blüht und kleine, glatte Samenkapseln bildet) zur Anwendung. Die offizinellen „Flores Tiliae" können gemischte Blüten beider Arten enthalten. Eine Prüfung der Winterlinde wurde in neuester Zeit von *R. Bannan* durchgeführt (7). Sie bildet aus theoretischen Gründen, trotz der bekannten pharmakologischen und morphologischen Ähnlichkeit beider Arten, ein eigenes Kapitel.

Will man vom Aufguß der Blüten therapeutischen Gebrauch machen, so sollte dieser in einem geschlossenen Gefäß bereitet werden, welches erst zur Einnahme geöffnet werden darf, damit das ätherische Öl nicht mit dem Dampf entweicht. Bei den Prüfungen mit dem Infus wurde dies beachtet.

Die Rubrik „Angst mit Furcht" (5) stammt vom Symptom „Er konnte es in der Stube wegen eines Gefühls von Bangigkeit und Angst nicht aushalten, da sie ihm zu eng schien..." (1.2). Hier ist nicht von „Furcht", also einem auf einen bestimmten Gegenstand gerichteten beunruhigten Gefühl, die Rede, sondern von Bangigkeit, einem ungerichteten Unbehagen. Dasselbe gilt von der Angabe „Furcht vor engen Räumen, Klaustrophobie (*Allen*) (6)", es sollte vielmehr „Angst in engen Räumen, gebessert im Freien" heißen.

Quellen – 1) Müller, J.O. Die Blüten der europäischen Linde, OZH/1848 (1.1: k (alte Kräuterbücher), 1.2 - 1.8 p (Infus, TM, D1 - D30; Potenz beim jeweiligen Symptom angegeben): 1.2: J.O. Müller, 1.3: E.H.Frölich, 1.4: Prüferin K.P., 1.5: Prüferin Th. K., 1.6: Prüferin B.S., 1.7: Prüfer F. G., 1.8: E.K., ein 6j. Mdch, 1.9: Wirkung des Duftes der Blüten ohne Prüferangabe, 1.10: Zusammenfassung von J. O. Müller im Nachspann); 2) Benoit, M.: Gefangener Gottes, Bergisch Gladbach: Bastei Lübbe, 1993; 3) LSR1; 4) C1 k; 5) K k; 6) CMM k; 7) Bannan, Robert: Die Linde (Tilia cordata). Eine homöopathische Arzneimittelprüfung von Tilia cordata. Homoeopathie Verlag, Merzig 1997 (7.1: Biologie, Mythologie und Geschichte, 7.2: k (Indikationen der Volksmedizin ohne Artangabe)).

Tinospora cordifolia

GEIST UND GEMÜT

Benommenheit, wie nicht ausgeschlafen, wie berauscht, betäubt etc.

1. Benommenheit, geistige Stumpfheit. (2)

Traurigkeit, trübe Stimmung

1. Traurigkeit, Depression. (2)

MODALITÄTEN, CAUSAE

1. Erschöpfung, Wassersucht, Ikterus, Hepatosplenomegalie: nach Malaria. (1)
2. Üble Folgen von Chininmißbrauch, mit kontinuierlichem Fieber. (3)
3. Chronisches schleichendes Fieber mit einer Vorgeschichte von Gonorrhoe und Schwäche aufgrund von
4. Samenverlusten. (3)
5. Sekundärstadium der Lues. (3)

AS-IF-EMPFINDUNGEN

1. Empfindung, als sei der After geschlossen und verengt (Hämorrhoidalleiden). (1)

Synonyma – Guduchi, Gudacha, Gurach. Heart-leaved (Herzblatt), Moonseed (Mondsame).

Biologie, Chemie und Physiologie – Eine indische Menispermazee, welche traditionell bei Leber- und Milzaffektionen, Anämie und Wassersucht verordnet wird; sie ist „ein Tonikum nach erschöpfenden Fiebern", speziell nach Malaria. Eine Prüfung existiert nicht. Dosierung: Tinktur oder C1 (1), oder niedrige D-Potenzen (3).

Mittelbeziehungen – Noch unbekannt. *Cocc.* ist botanisch verwandt. Vgl. *Cean.* bei Splenomegalie, *China* und *Nat-m.* bei Malariakachexie.

Quellen – 1) Gangooly/HRC/1922/10 k (TM); 2) CMM k; 3) BR1 k.

Titanium sulfuricum

GEIST UND GEMÜT

Angst

1. Migräne: der Anfall begint mit Lichtblitzen, die sie panisch machen können... (44j. Frau). (1.3)

Arbeit (Fleiß, Faulheit, Unfähigkeit zur Arbeit usw.)

1. Sehr perfektionistisch, will alles sehr gut machen; kann es nicht leiden, wenn Menschen Dinge nur halb machen (44j. Frau, Migräne). (1.3)
2. Erwacht um ca. 4 Uhr früh und grübelt über ihre Arbeit (44j. Frau, Migräne). (1.3)

Ekelgefühl, Sauberkeits- und Ordnungssinn

1. (Gleichgültigkeit gegen das eigene Äußere, läßt die Kleidung verlottern. (1.2))
2. Abneigung gegen Zwiebel, Knoblauch, Saures (44j. Frau, Migräne). (1.3)

Furcht

1. Sicherheitsbedürfnis, würde nie von sich aus die Arbeitsstelle wechseln (44j. Frau, Migräne). (1.3)
2. Höhenangst; Angst ohnmächtig zu werden; vor vollen Geschäftsstraßen; Angst, in der Kirche nach vorne zu gehen (44j. Frau, Migräne). (1.3)
3. Furcht, zu heiraten, weil sie sich „noch nicht so weit" fühlt, und auch aus Angst vor Sexualität; schiebt auf, will noch frei bleiben (44j. Frau, Migräne). (1.3)
4. (Ängste: Erwartungsangst, Angst zu scheitern, vor Kritik, Beobachtetwerden, Prüfungen, Bewerbungen (*Titan.*); auch vor hochgelegenen Orten, Armut, Häßlichkeit und Schmutz (*Sulf.*). (1.2))

Gesellschaft

1. Kann mit jedem gut auskommen, läßt viel zu; wer aber mit ihr zu weit geht, ist wirklich unten durch (44j. Frau, Migräne). (1.3)

Gier, Suchtverhalten

1. Verlangen nach Obst, Äpfeln (*Titan.*), Käse, Fleisch (44j. Frau, Migräne). (1.3)

Gleichgültigkeit

1. (Gleichgültig, auch bezüglich des eigenen Äußeren. (1.2))

Hast, Eile

1. (Hastig, ungeduldig. (1.2))

Liebe, Zuneigung

1. Auslöser der Migräne war, daß ein Mann sie heiraten wollte und sie es aufschieben wollte, frei bleiben wollte, weil sie sich eingeschränkt fühlte und Angst vor Sexualität hatte. Sie war noch nicht so weit. Damals – vor 10 J. – begann die Symptomatik. Jahre später heiratete er eine Andere, und ihr wurde klar, daß es nicht so hätte laufen sollen. Wieder Jahre später traf sie ihn wieder und fing ein Verhältnis mit ihm an, weil sie eigentlich noch immer ineinander verliebt waren; jetzt will sie ihn heiraten, aber er will nicht, weil er mit seiner Frau Kinder hat. Jetzt zweifelt sie andauernd, ob sie das Verhältnis aufrechterhalten soll oder nicht (44j. Frau). (1.3)
2. (Grübeln, ob man seinen Partner auch wirklich liebt. (1.2))
3. (Gefühl, daß man derjenige sein muß, der dem Anderen Freude bringt; man traut sich aber nicht anzufangen, aus Furcht, daß die Herzlichkeit nicht echt sein könnte, daß man innerlich auch andere, negativere Gefühle haben könnte. *Titan-s.* will „keine halbe Liebe bringen". (1.2))
4. (Eifersucht, bedingt durch das Gefühl, der Partner liebe sie nicht wirklich, sondern nur halb. (1.2))

Selbstvertrauen

1. (Zweifel, ob sie gut genug aussehen oder gut genug gekleidet sind, vor allem bei offiziellen Anlässen, was bis zum Wegbleiben von solchen Gelegenheiten gehen kann. (1.2))

Sprechen

1. Ruhig, reserviert; hat die Geschichte von ihrem Freund noch nie jemandem erzählt (44j. Frau, Migräne). (1.3)

Traurigkeit, trübe Stimmung

1. (Niedergeschlagenheit. (1.2))

ILLUSIONEN

Sinnestäuschungen

1. Migräne: der Anfall beginnt mit Lichtblitzen, die sie panisch machen können, dann entstehen Nackenschmerzen, die zu den Seiten des Kopfes hin und über ihr linkes Auge ausstrahlen. Vom Gesichtsfeld ist die linke Seite verschwunden (vertikale Hemianopsie) (44j. Frau). (1.3)

TRÄUME

1. (Alpträume, schlimmer in Rückenlage. (1.2))
2. (Träume vom Heiraten. (1.2)
3. (Träume von vergeblichen Anstrengungen und von Lähmung. (1.2)

SCHLAF

1. Erwacht um ca. 4 Uhr früh und grübelt über ihre Arbeit (44j. Frau, Migräne). (1.3)

MODALITÄTEN, CAUSAE

1. (Folgen des Verlusts von Geliebten, Freunden oder Verwandten, von Beleidigung, Schande, Erniedrigung. (1.2))
2. Auslöser der Migräne war, daß ein Mann sie heiraten wollte und sie es aufschieben wollte, frei bleiben wollte, weil sie sich eingeschränkt fühlte und Angst vor Sexualität hatte. Sie war noch nicht so weit. Damals – vor 10 J. – begann die Symptomatik (44j. Frau). (1.3)
3. Sehr restriktiv erzogen, wurde zuviel kontrolliert, wenig Freiheit („wo bist du gewesen, was hast du getan?"); wurde oft lächerlich gemacht, vor allem mit eventuellen Freunden, wenn sie ausgegangen war. Ihre Eltern machten komische Gesichter wegen ihrer Freunde, und obwohl sie es nicht wirklich schlecht meinten, machte es ihr viel aus (44j. Frau, Migräne). (1.3)
4. Kopfschmerz schlimmer durch reflektierendes Sonnenlicht und Blitzlichter (benutzt Sonnenbrille) sowie vor der Regel und durch Streß und Arbeitsdruck, aber auch durch Ausschlafen (44j. Frau). (1.3)
5. Friert schnell und hat es schnell zu warm (44j. Frau, Migräne). (1.3)
6. Von Alkohol bekommt sie einen heißen Kopf (44j. Frau, Migräne). (1.3)
7. Besserung im Freien und im Gebirge (44j. Frau, Migräne). (1.3)
8. Verschlimmerung um 15 Uhr (44j. Frau, Migräne). (1.3)
9. (Linksseitiges Mittel. (1.2))

Synonyma – Titansulfat. Vorgeschlagene Abkürzung: *Titan-s.*

Theoretische Überlegungen zu *Titanium sulfuricum* – *Scholten,* der dieses Titansalz erstmals als Homöotherapeutikum eingesetzt hat, sieht als Kern seiner psychischen Problematik eine Unsicherheit an, ob eine angestrebte Beziehung (*Sulfur:* Beziehungsproblematik) wirklich offiziell begonnen (*Titanium:* Problem des Beginnens und Beschließens) werden soll oder nicht, also ob der Patient seinen Partner heiraten soll oder nicht. Der Patient fühlt sich unsicher darüber, was diese Ehe ihm bringen wird und ob er sie bewältigen kann. Es kann zu „halben Beziehungen" kommen, z.B. einer Beziehung, ohne zusammenzuziehen. Als Folge von Unschlüssigkeit über eine beginnende Beziehung kann die „sulfurtypische" Vernachlässigung des eigenen Äußeren auftreten. Unschlüssigkeit, Handlungsunfähigkeit, Kontrollzwänge und hohe Leistungserwartungen an sich selbst, wie sie *Scholten* dem *Titanium* zuschreibt, beziehen sich bei *Titanium sulfuricum* auf die Partnerschaft („ich muß dem Partner Freude bringen" oder „liebe ich ihn noch genug? liebt er mich noch genug?"), beim metallischen *Titan* auf die Arbeit. (1.1)

Biologie, Chemie und Physiologie – Keine Angaben.

Mittelbeziehungen – Vgl. *Titanium, Sulfur.* Die für *Titan.* angegebenen Allgemeinsymptome, wie Verschlimmerung um 7 Uhr früh, großes Schlafbedürfnis, können lt. *Scholten* auch bei *Titan-s.* vorkommen.

Quellen – 1) SCJ2 k (1.1: theoretische Überlegungen, 1.2: Symptomangaben ohne Spezifizierung der Quelle (in Klammern zitiert), 1.3: k (1M, Follow-up 1 1/2 Jahre).

Titanium

GEIST UND GEMÜT

Angst

1. Ängstliches und kindliches Äußeres, wirkt wie ein hilfloses Vögelchen (25j. Frau, Depression). (5.3)

Arbeit (Fleiß, Faulheit, Unfähigkeit zur Arbeit usw.)

1. Im Studium und gleich nach Antritt ihrer Stelle hatte sie sich noch zugetraut, ihre Arbeit gut zu können; sie hatte Lust auf ihre Arbeit und packte sie gerne an. Nach einigen Monaten aber wurde sie sehr unsicher, bekam enorme Angst zu scheitern, dachte „Ich kann es nicht", drehte bei der Unterrichtsvorbereitung durch und mußte schließlich aufhören, zu unterrichten, obwohl die anderen (Lehrer? Schüler? vr) fanden, daß der Unterricht gut war. Das Aufhören gab ihr zwar Erleichterung, aber jetzt tut sie überhaupt nichts mehr. Morgens kommt sie nicht aus dem Bett, hat zu nichts Lust; nachts kann sie wegen Grübelns nicht schlafen (25j. Frau, Depression). (5.3)
2. (Scheitern beim Antritt ihrer Arbeitsstelle. (5.2))
3. (Scheut seine Arbeit wie einen Berg, eine „Titanenarbeit". (5.2))

Bewegungen: Zwangsbewegungen, Automatismen, Gesten, Lagen

1. Verlangen, die Augenlider geschlossen zu halten. (1)
2. Schlaflage: rechte Seite (25j. Frau, Depression). (5.3)

Ekelgefühl

1. (Abneigung gegen Saures und Milch, oder gegen Speisen im allgemeinen. (5.2))

Furcht

1. (Ängste: Erwartungsangst, vor Kritik, Scheitern, Beobachtetwerden, Widerständen. (5.2))
2. (Unsicher darüber, was sie nach dem Beginn erwartet. (5.2))
3. (Unschlüssig, aus Furcht vor dem Scheitern. (5.2))
4. (Kontrollzwänge: sie glauben, etwas übersehen zu haben, und fangen wieder von vorne an. Hierdurch werden sie sehr langsam. (5.2))

Gedanken, Denkvermögen

1. Morgens kommt sie nicht aus dem Bett, hat zu nichts Lust; nachts kann sie wegen Grübelns nicht schlafen. Sie denkt dann immer wieder: „Wie kann ich hier wieder rauskommen, was muß ich jetzt tun?" Sie macht sich selbst mit ihren Gedanken verrückt. ... Erwachen um 5 Uhr früh und kann dann nicht mehr schlafen, weil ihr allerlei Gedanken durch den Kopf gehen (25j. Frau, Depression). (5.3)

Gier, Suchtverhalten

1. Verlangen nach Obst (5.2, 5.3); (vor allem nach Äpfeln – der Apfel enthält *Titan*) (5.2)); Verlangen nach Birnen, Kiwi, Orangen, letztere erzeugen aber Risse in der Zunge (25j. Frau, Depression). (5.3)

Reizbarkeit

1. Reizbarkeit bei den Kopfschmerzen (25j. Frau, Depression). (5.3)

Schreck, Auffahren

1. Fühlt sich hilflos, ratlos, unschlüssig, erschrickt bei Kritik (25j. Frau, Depression). (5.3)

Selbstvertrauen

1. Im Studium und gleich nach Antritt ihrer Stelle hatte sie sich noch zugetraut, ihre Arbeit gut zu können; sie hatte Lust auf ihre Arbeit und packte sie gerne an. Nach einigen Monaten aber wurde sie sehr unsicher, bekam enorme Angst zu scheitern, dachte „Ich kann es nicht", drehte bei der Unterrichtsvorbereitung durch und mußte schließlich aufhören, zu unterrichten, obwohl die anderen (Lehrer? Schüler? vr) fanden, daß der Unterricht gut war. ... Sie kann keine Entscheidungen treffen, weiß nicht, was sie tun soll, was für eine Arbeit sie eigentlich will; gerät in Panik, wenn sie darüber nachdenkt, wie es weitergehen soll; aber auch sehr kleine Dinge sind für sie schwierig zu entscheiden, sie weiß morgens nicht, was sie anziehen soll, kann mehr als eine Minute darüber nachdenken, ob sie (sich? vr) Tee oder Kaffee einschenken soll. Nach allen Entscheidungen denkt sie, daß sie die verkehrte getroffen hat: „Oh, das hätte ich nicht tun sollen." Sie will oft hören, daß sie es gut macht. Sie weiß nicht, wie sie über den Tag kommen soll, fühlt sich ratlos (25j. Frau, Depression). (5.3)
2. (Erstaunt, wenn sie von anderen hören, daß sie ihre Sache gut machen; sie können das nicht so einfach glauben. (5.2))

Sprechen

1. (In der Schule werden sie sehr langsame Schüler, weil sie mit ihrer Antwort so lange überlegen müssen. (5.2))

Traurigkeit, trübe Stimmung

1. Fühlt sich leer und ziellos, öde und ratlos (25j. Frau, Depression). (5.3)

Unbehaglichkeit

1. Er fühlte sich elendiglich krank und sah auch so aus... Gefühl von Unbehagen im Magen, Übelkeit, Appetitverlust. (1)

Unerträglichkeit von Schmerzen oder Empfindungen

1. Außerordentlich heftige Schmerzen und Qual, nur durch Erbrechen erleichtert (Gastritis). (4)

Verdruß, Mißmut, schlechte Laune

1. Schlechte Laune bei der zu kurzen, teils nur 1 Tag dauernden Regel (25j. Frau, Depression). (5.3)

ILLUSIONEN

Sinnestäuschungen

1. Unvollständiges Sehen, er sah immer nur die Hälfte eines Gegenstandes, vertikal geteilt. (1)
2. Hemianopsie. (2)
3. Nach dem Erwachen sah sie die Dinge verkleinert, als ob sie weit weg wären (25j. Frau, Depression). (5.3)
4. Während der Kopfschmerzen Augenflimmern, große Flecken vor Augen (25j. Frau, Depression). (5.3)

TRÄUME

Ängstlich, bang, besorgt

1. Als Kind träumte sie oft, daß sie von der Treppe fiel und dann immer schneller fiel (25j. Frau, Depression). (5.3)
2. Träumt, von Menschen verfolgt zu werden, oder daß bei ihr eingebrochen werde (25j. Frau, Depression). (5.3)

Schrecklich, grausig

1. Sie erwachte schreiend, weil sie ein komisches Biest sah, was sich dann als ihr Pulli herausstellte (als Kind; 25j. Frau, Depression). (5.3)
2. (Träume von Verfolgung durch Menschen, Ungeheuer, Drachen oder Löwen. (5.2))

Tod, Mord und Toten, von

1. Träumt, erschossen zu werden (25j. Frau, Depression). (5.3)

Unzufriedene, von vergeblichem Mühen usw.

1. (Träume von vergeblichen Anstrengungen, Lähmung, Gefangengenommenwerden, nichts mehr zu können. (5.2))
2. (Träume, daß ihre Werkzeuge oder Fahrzeuge kaputtgemacht oder gestohlen werden. (5.2))

SCHWINDEL

1. Schwindlig, Gefühl, nicht fest auf ihren Beinen zu stehen, schlimmer bei geschlossenen Augen (25j. Frau, Depression). (5.3)
2. (Gefühl, vornüber oder in Ohnmacht zu fallen. (5.2) – Symptom aus konkretem Fall?? vr)

SCHLAF

1. Erwacht um 5 Uhr früh und kann wegen Gedanken nicht mehr einschlafen (25j. Frau, Depression). (5.3)
2. Früher wandelte sie im Schlaf (25j. Frau, Depression). (5.3)
3. Großes Schlafbedürfnis, 10 Std. pro Nacht (25j. Frau, Depression). (5.3)

SEXUELLER TRIEB

1. Sexuelle Schwäche; beim Beischlaf zu frühe Samenergießung (*Burnett*). (3)

MODALITÄTEN, CAUSAE

1. Verschlimmerung um 7 Uhr (morgens – vr) und abends (25j. Frau, Depression). (5.3)
2. Verschlimmerung durch Wärme, Besserung im Freien und am Meer, ist zugleich aber verfroren (25j. Frau, Depression). (5.3)
3. Kopfschmerz verschlimmert durch Anstrengung der Augen, Lesen, Schauen in grelles Licht (25j. Frau, Depression). (5.3)
4. (Rechtsseitigkeit. (5.2))

Typus – Große Schwäche und Abmagerung (4)

Synonyma – Titanium crudum (1). Titanium metallicum (5). Der Name stammt aus der griechischen Sagenwelt und bezieht sich auf die Titanen, die mit übermenschlicher Kraft und Intelligenz begabten Söhne des Uranos. Der bekannteste Titan ist *Prometheus*, der den Menschen das Feuer brachte und von den Göttern, welche den Menschen diese Gabe nicht zugedacht hatten, zur Strafe an einen Felsen geschmiedet wurde.

Theoretische Erwägungen zu *Titanium* – *Scholten* zählt *Titan* nach seiner Methodik der Gruppenanalyse zur Eisenserie (Begriffe u.a.: Aufgabe, Pflicht, Handwerk, Nutzen, Ordnung, Kontrolle, Kritik, Scheitern) und zum Stadium 4 (Begriffe u.a.: Gründen, Errichten, Beginnen, Beschließen, Halbheiten). Seine Idee zum psychischen *Titan*bild lautet: Unsicherheit über das, was jemanden nach einem Beginn erwarten könnte, bzw. Wahnidee, daß Beginnen Scheitern bedeute. Diese Unsicherheit kann zu Langsamkeit bei den Schularbeiten, Unentschlossenheit in Kleinigkeiten, Kontrollzwängen und nervlichem Zusammenbruch kurz nach Antritt einer neuen Beschäftigung führen. Als wichtigstes körperliches Symptom von *Titan* sieht er die vertikale Hemianopsie an, weil sie die Thematik der „Halbheit" symbolisch wiedergebe (5.1).

Biologie, Chemie und Physiologie – *Titan* ist das neunthäufigste Element der Erde. Es ist ein sehr elastisches und doch steifes Metall von grünlichem Glanz und bildet hexagonale, über 800 Grad kubische Kristalle. Seiner Leichtigkeit, Korrosionsbeständigkeit (fast so korrosionsfest wie Platin), Zugkraft und geringen Materialermüdung wegen verwendet man es für Flugzeugmotoren. Es vermehrt den Magnetismus von Stahl und dessen Festigkeit bei hoher Temperatur. Die Nickel-Titan-Legierung Nitinol „erinnert sich ihrer Form": wenn man einen Gegenstand aus Nitinol verbogen hat und dann erwärmt, nimmt er seine ursprüngliche Form wieder an. Bestimmte Titanverbindungen sind piezoelektrisch, d.h., sie geben bei Druck elektrischen Strom ab. Somit ist Titan von Bedeutung in der Elektronik und Metallurgie. Mengenmäßig das meiste Titan wird aber in der Farbenindustrie verwendet, denn die gewöhnliche weiße Dispersionsfarbe, mit welcher man in Europa fast alle Innenräume streicht, besteht zu einem hohen Prozentsatz aus Titanoxid. (5.1)

Mittelbeziehungen – Steht in mancher Hinsicht (physikalisch? vr) zwischen Silizium und Zinn; in anderen Aspekten ist Titan nahe mit Eisen, Chrom und Aluminium verwandt. (3)

Der von *Scholten* publizierte Fall (5.3) zeigt Ähnlichkeiten zu *Bar-c.* (hilflos, kindlich, unschlüssig) sowie zu *Calc.*, *Sil.* und *Anac.*

Mittelverwechslungen und pharmazeutische Probleme – Ursprünglich potenzierte man nicht das metallische Titan, sondern „die kupferroten Kristalle, welche man in der Schlacke tief unten in einem Eisenschmelzofen vorfindet" (1); sie bestehen aus „Titanzyanid und Titannitrid" (3). Die Angaben *Scholtens* (5) beziehen sich dagegen auf das metallische Titan.

Die Symptome aus (5.3) haben als *vorläufig* zu gelten, weil dieser Fall noch läuft und nur ein recht kurzes Follow-up aufweist (wenige Monate).

Quellen – 1) HS1 p (C1), 2) FR1 k; 3) C1 k; 4)LL1 k; 5) SCJ2 (5.1: theoretische Erwägungen und technische Angaben, 5.2: Symptomangaben ohne Dokumentation ihrer Herkunft (in Klammern zitiert), 5.3: k (1M)).

Tongo

GEIST UND GEMÜT

Angst

1. Traurig, bange, und trüber Laune (d. 1. T.). (1)
2. Angst: nach Erbrechen (*Allen*). (4) (Rubrik nicht bestätigt. vr)

Arbeit (Fleiß, Faulheit, Unfähigkeit zur Arbeit usw.)

1. Übellaunig; es verdroß ihn, zu arbeiten und zu sprechen (d. 6. T.). (1)
2. Sehr träge und schläfrig nach dem Mittagessen (d. 7. T.). (1)
3. Gähnen, Dehnen, Arbeitsscheu, ohne Schläfrigkeit, nachmittags 2 Uhr (d. 1. T.). (1)

Benommenheit, wie nicht ausgeschlafen, wie berauscht, betäubt etc.

1. Eingenommenheit des Kopfes, besonders des Hinterkopfes, mit Schläfrigkeit und wie betrunken, bald nach dem Einnehmen. (1)
2. Dummlicht im Kopfe, bei dem harten Stuhle, und auch eine Zeitlang darnach. (1)

Fröhlichkeit

1. Angenehmes Wohlbehagen bald nach dem Einnehmen. (1)
2. Sie ist sehr fröhlicher Laune (d. 1. T.). (1)

Gleichgültigkeit

1. Gleichgültigkeit, Apathie: mit Schläfrigkeit (*Jahr*). (4)

Reizbarkeit

1. Reizbarkeit: beim Reden (*Allen*); während der Arbeit (*Allen*). (4) (Rubriken nicht bestätigt. Die Emotion, welche sich lt. (1) beim Arbeiten und Sprechen verstärkt, ist Mißmut, nicht Reizbarkeit. vr)

Ruhelosigkeit

1. Ruhelosigkeit (*Allen*). (4) (Rubrik nicht bestätigt. vr)

Sprechen

1. Antwortet (wie) schläfrig (*Allen*). (4) (Rubrik nicht bestätigt. vr)

Traurigkeit, trübe Stimmung

1. Traurig, bange, und trüber Laune (d. 1. T.). (1)

Verdruß, Mißmut, schlechte Laune

1. Verdrießlich, zu nichts aufgelegt, 1 1/2 St. lang (d. 1. T.). (1)
2. Übellaunig; es verdroß ihn, zu arbeiten und zu sprechen (d. 6. T.). (1)
3. Den ganzen Vormittag Kopfschmerz. Drücken, Reißen und Stechen, besonders beim Eintritte ins Zimmer; mit Reißen in der linken Gesichtsseite hinauf, sehr verdrießlicher Laune und großer Empfindlichkeit der Kopfdecken; nach Essiggenuß mittags größtenteils vergehend. (d. 5. T.). (1)
4. Abscheu, allgemeiner: vormittags (*Allen*). (4) (Diese Rubrik faßt die obenstehenden Symptome in etwas mißverständlicher Weise zusammen. Ein wirkliches Ekelgefühl taucht in der Prüfung nicht auf. vr)

SCHLAF

1. Sehr träge und schläfrig nach dem Mittagessen (d. 7. T.). (1)
2. Eingenommenheit des Kopfes, besonders des Hinterkopfes, mit Schläfrigkeit und wie betrunken, bald nach dem Einnehmen. (1)

MODALITÄTEN, CAUSAE

1. Beim Lachen tiefes Stechen in der rechten Kopfseite (d. 2. T.). (1)
2. Reißen in den oberen, linken Backenzähnen, beim Lachen, nachmittags (d. 2. T.). (1)
3. Nach Essiggenuß hören die Kopf- und Zahnbeschwerden auf. (1)
4. Die meisten Symptome entstehen im Sitzen und in der Ruhe. (1)
5. Die meisten Symptome sind von kurzer Dauer. (1)

AS-IF-EMPFINDUNGEN

Kopf, Augen, Ohren

1. Schweregefühl im Kopfe, und Gefühl, als wenn er größer wäre (n. 1/2 St.). (1)
2. Spannen im rechten Jochbeine mit Gefühl, als wenn dort eine gelinde Last läge. Durch Drücken vergehend, und nur gelinder wiederkommend (n. 1 1/2 St.). (1)
3. Ein brennender Stich im linken Augenlide, wie von einer Wespe (d. 7. T.). (1)
4. Im innern rechten Augenwinkel Gefühl, als wenn ein Sandkorn hineingefallen wäre (d. 1. T.). (1)

Mund, Zähne, Hals

1. Gefühl, als ob es ihr die innere Backenhaut linker Seite in die Höhe zöge (d. 1. T.). (1)
2. Heftiges Reißen in allen Zähnen der linken, unteren Reihe, von hinten nach vorn, als wenn sie mit der Wurzel herausgehoben werden sollten, nachmittags (d. 1. T.). (1)
3. In drei Backenzähnen der linken unteren Reihe mehrere schmerzhafte Risse, so daß sie glaubte, es hebe ihr solche samt der Wurzel heraus, nach dem Mittagessen (d. 3. T.). (1)
4. Rechts im Schlunde Gefühl, als wenn ein rauher, spitziger Körper sich langsam ins Ohr hinaufzöge, wo es sich noch eine Zeitlang tief innerlich bewegte (n. 1 1/2 St.). (1)

Verdauungsorgane

1. Ein Picken, wie Milzstechen, in der linken Magenseite, wie wenn ein Darm sich jähe zusammenzieht und wieder ausdehnt, doch schmerzhaft und sich öfters erneuernd (d. 1. T.). (1)
2. Brennen an der rechten falschen Rippengegend, als wenn dort ein Band oder Kleid einschnitte. Durch Drücken etwas gemindert und die Stelle war darnach beim Druck etwas empfindlich (n. 1 1/2 St.). (1)
3. Brennen an der rechten Unterrippengegend und Schneiden, das sich gegen den Rücken zieht, als wenn ein scharfer Körper die Haut aufritzte (d. 2. T.). (1)
4. Brennen in der linken Unterrippengegend, mit Gefühl, als wenn eine Schnur dort einschnitte, nachmittags (d. 1. T.). (1)
5. In der rechten Weiche Gefühl, als wenn es die Bauchdecken hineinziehen wollte, oder vielmehr schmerzhaftes Hineindrücken, nach dem Mittagessen (1. T.). (1)

6. Gefühl, als wenn im Unterbauche, vorn unter dem Nabel, sich eine Schnur in die rechte Seite über 6 Zoll lang zöge, und dort auf einer kleinen Stelle bisse, oder nage, sehr schmerzhaft. (1)
7. In der rechten Weiche ein spitziger, tiefer Stich, dann Brennen äußerlich auf einer größeren Fläche, und Gefühl, als hätte sie eine hineingedrückte, längliche Höhlung, nachmittags (d. 1. T.). (1)
8. Zwicken und Umgehen im Bauche, als wollte Durchfall kommen; es gingen aber mit großer Mühe nur zwei kleine, harte Stücke ab, worauf es im After noch lange krallte. (6. T.). (1)

Bewegungsapparat

1. Ein hineindrückendes Gefühl im linken Unterarme, an der Ellenbogenröhre (n. 1 St.). (1)
2. Im Ballen der rechten großen Zehe 6 - 7 Mal gewaltiges Stechen, wie von Nadeln. Nach dem Mittagessen im Sitzen. (d. 2. T.). (1)

Synonyma – Tonka- oder Tongobohne. Baryosma Tongo, Dipterix odorata, Coumarouma odorata (1).

Biologie, Chemie und Physiologie – *Tongo* gehört zur Familie der Schmetterlingsblütler. *Clarke* schreibt, die Pflanze – ein Baum – wachse in Cayenne, und die Bohnen seien ähnlich wie eine Mandel geformt. Geprüft wurde die Tinktur der getrockneten Bohne. (1) Zu den Wirkstoffen der Tongobohne gibt es nur spärliche Angaben. Bei *Leeser* wird sie fast völlig übergangen (3). *Clarke* schreibt: „Vermutlich enthält *Tongo* Blausäure, denn ein Prüfer beobachtete Aufstoßen mit Bittermandelgeruch" und gibt Migräne und Neuralgien als Hauptanzeigen an (2). *Gisevius* weiß zu sagen, daß die Tongobohne Cumarin als wirksames Prinzip enthalte und mit diesem die Indikation „Heuschnupfen" gemeinsam habe. Er habe mit *Cumarin* C3 einen akuten Heuschnupfen geheilt und dessen Symptome en détail bei *Tongo* wiedergefunden. Ferner habe er *Tongo* bei Personen mit spastischen Darmbeschwerden, vor allem alten Leuten, angewandt. (3) Dies sind wohl die einzigen Angaben zur therapeutischen Anwendung dieses alten Heilmittels, denn weder bei *Hering* noch bei *Clarke* wurden mit *Tongo* geheilte Fälle berichtet. Mir selbst scheint, daß *Tongo* vielleicht Pankreatitis heilen könnte: es hat gürtelförmigen schneidenden Schmerz im Oberbauch hervorgerufen (1).

Mittelbeziehungen – Kopf- und Zahnweh wurden durch *Essig* gebessert; sonst sind keine Antidote bekannt.

Quellen – 1)NNG/ANN/1830; 2) C1; 3) Gisevius/DZH/1936/4 k; 3) LSR1; 4) CMM k.

Toxicophis pugnax

Geist und Gemüt

Angst

1. Gesichtsausdruck etwas ängstlich (1 St. nach Biß). (4)
2. „Alles, was passiert, ist nicht gut. Ich kann nicht mehr fernsehen oder Zeitung lesen, das macht mir Angst. Ich habe einen Bruder in Paris, ich denke an nichts anderes als an Attentate (die ihn treffen könnten – vr). Ich habe immer ein wenig Angst um meine Familie gehabt, aber seit dem Unfalltod meiner Cousine ist es nicht mehr zu ertragen" (Frau mit Phobien und Cephalgien). (2)
3. Traum, schwanger zu sein; der Traum machte ihr Angst, daß er die Ankündigung eines Todesfalls sein könnte (35j. Frau, Phobien). (1)

Arbeit (Fleiß, Faulheit, Unfähigkeit zur Arbeit usw.)

1. Perfektionistin; in der Schule war es eine Katastrophe für sie, wenn ein Fleck im Heft war; übergenau bis zum Krankhaften, „es frißt ihr Leben auf"; „wenn das, was ich mache, nicht perfekt ist, läßt mir das keine Ruhe, daran muß ich denken, denken, denken". Glaubt, die Leute suchten immer nur die Fehler (35j. Frau, Phobie). (1)

Furcht

1. Entsetzliche Furcht vor Schlangen (50j. Frau, Hypertonie, Migräne). (2)
2. Furcht, verhext zu werden (envoútement) (35j. Frau). (1)
3. Furcht, daß sie den Zoster eines Verwandten selbst bekommen könnte, wenn sie diesen sehe (35j. Frau). (1)
4. Hatte große Furcht vor Spritzen; bekam sogar einen Migräneanfall, nachdem sie ihren Hund hatte impfen lassen müssen; nach *Toxicoph.* traute sie sich zum Zahnarzt (35j. Frau). (1)
5. Krankhafte Furcht („das ist meine Wahnidee"), daß sich die Mutter einen Krebs zuzieht, der Sorgen wegen, die sie sich um sie (die Patientin) macht. Macht sich Sorgen um jeden, der krank ist. Das Kranksein eines Tieres macht sie selber krank. Sie hatte immer Angst, daß ihr Hund irgendeine Krankheit haben könnte (35j. Frau, Phobie; die Mutter hat in Wirklichkeit ganz andere Sorgen!). (1)
6. Sie hätte am liebsten ihren Kopf gegen die Wand geschlagen, als sie eines Tages sah, daß sie einen Herpes im Gesicht hat, und wagte es damals nicht, irgendetwas zu berühren, aus Furcht, ihn anderen zu übertragen (35j. Frau). (1)
7. „Ich mag es nicht, wenn man mir beim Essen zuschaut, ich kann dann nicht kauen. Wenn ich im Restaurant angesehen werde, kann ich nicht mehr kauen. Einmal habe ich gespürt, daß mir wer zusah, da hatte ich gerade ein großes Stück Fleisch verschluckt, das war schauderhaft, ich mußte ersticken (gemeint ist: sie fühlte sich wie am Ersticken – vr). Ich sagte zu mir: „Ich werde nie mehr vor den Augen von jemand Anderem essen" (Frau mit Phobien und Cephalgien). (2)
8. „Ich kann vor Anderen weder trinken noch essen; es ist keine Furcht vor Wasser, sondern Furcht, beobachtet zu werden, ich fange an zu zittern, mein Horrorszenario besteht darin, daß man mich zum Diner einlädt und ich unfähig sein könnte, eine Gabel zu halten" (35j. Frau). (1)
9. Nimmt keinerlei Einladung an, weil sie Panik davor empfindet, in Gegenwart eines

Anderen zu trinken; sie hat deshalb bis jetzt noch keinen Partner gefunden, obwohl sie „entzückend" (ravissant) ist. Es fing im September 1987 an, als ein Herr ihr in ihrer Parfümerie ein Glas Wasser anbot. „Sowie das Wasser im Glas war, sagte ich mir: Ich werde vor den Leuten trinken müssen. Er stellte sich hinter mich, und da fing es mir an, kalt zu werden, alle Nerven wurden wie Holz. In diesem Zustand konnte ich das Glas nicht mehr zum Mund führen und austrinken, ich war völlig blockiert, wie ein Knoten, es war unmöglich. Ich konnte das Glas meinem Mund nicht weiter nähern als bis 10 cm. Ich dachte: der ist hinter mir, sieht, daß ich nicht trinken will, er wird mich für eine Verrückte halten, das ist ein Ding der Unmöglichkeit." Am Sonntag, vor ihrem Paten, den sie „anbetete", passierte ihr dasselbe; „dieser Mann ist einer, der sehr schnell urteilt; sobald er sieht, beurteilt er auch"; und auch vor ihrer Freundin. Seit das geschehen ist, geht sie nur noch zum Arbeiten aus dem Haus (35j. Frau). (1)

10. Furcht, sie werde nie einen Ehepartner finden (35j. Frau, Phobie; nach *Toxicophis* sieht sie dies gelassen und ist sicher, sie werde früher oder später heiraten). (1)
11. „Wenn mich wer ansieht, habe ich den Eindruck, daß ich schiele; ich weiß nicht, wohin ich meine Augen wenden soll" (Frau mit Phobien und Cephalgien). (2)
12. „Ich kann es nicht ertragen, angeschaut zu werden, ich werde rot, es ist wie eine emotionale Lähmung; ich befürchte dann, nicht mehr richtig zu sprechen, Fehler im Französischen zu machen" (35j. Frau). (1)
13. „Vor den Augen eines Arztes Wasser zu lassen, das wäre schwierig" (Frau mit Phobien und Cephalgien). (2)
14. „Ich habe Angst davor, nicht gekannt zu werden; habe immer an dem gelitten, was man von mir denken könnte" (50j. Frau, Hypertonie, Migräne). (2)
15. „Seit Jahren folgt mir der Körper nicht. Er ist mir seit der Kindheit eine Last. Dieser Körper hat mich umzingelt. Als ich in der Pubertät meinen Körper entdeckte, wünschte ich mir, ohne Körper leben zu können. Meine Menarche ist nicht gekommen, man hat mir Spritzen gegeben. Das hat mich in meinem Körper durcheinandergebracht, ich fing an, dick zu werden, einen Bauch zu kriegen, dabei war ich vorher mager. Ich hatte den Wunsch, mich zu desinkarnieren, ich nahm meinen Körper nicht an, lehnte ihn ab, liebte ihn nicht mehr. Ich hatte den Eindruck, nicht mehr in meinem Körper zu sein. Ich hatte Angst vor meinem Körper, nicht bloß vor seinen sexuellen Impulsen, sondern vor allem Physiologischen, Organischen... Ich möchte magerer werden, ich flehe Sie an, helfen Sie mir!" (50j. Frau, Hypertonie, Migräne). (2)
16. „Ich hatte Angst, daß mir der Stuhl entschlüpft. Ich träumte, daß ich meine Notdurft verrichte, das habe ich seit dem Kleinkindalter geträumt, und das ist in der Depression auch passiert (unwillkürlicher Stuhlabgang, vr). Furchtbare Angst, mich zu beschmutzen, ich ging mit Angst und Panik aufs Klo. Ins Bett ging ich eingepackt, mit Windeln an. Nachts habe ich immer Windeln an und zwei Hosen, vor Angst, nackt zu sein. Es muß immer was zwischen den Oberschenkeln sein" (50j. Frau, Hypertonie, Migräne). (2)
17. Befürchtet, daß Jesus den Unterschied zwischen ihren guten Absichten und den (bösen) Absichten Anderer nicht erkennen könnte, daß er die Reinheit ihrer Absichten nicht anerkennen könnte (35j. Frau, Phobie). (1)

Gedanken, Denkvermögen

1. Geistiger Entwicklungsstillstand (bei Kindern, vr) (*Julian*). (7)

Gesellschaft

1. Nimmt keinerlei Einladung an, weil sie Panik davor empfindet, in Gegenwart eines Anderen zu trinken; sie hat deshalb bis jetzt noch keinen Partner gefunden, obwohl sie „entzückend" (ravissant) ist; diese Phobie steigerte sich so weit, daß sie nur noch zur Arbeit in ihrer Parfümerie aus dem Haus ging. Fühlt sich einerseits sehr einsam, weil ihr der verstorbene Vater fehlt, andererseits aber hat sie das Gefühl, „ich bin nicht von hier"; die Umgebung sagt von ihr, sie sei „fürs Kloster wie geschaffen" (35j. Frau). (1)
2. Isoliert sich, weil sie nicht vor den Augen Anderer essen kann (Frau mit Phobien und Cephalgien). (2)
3. Liebt in auffallender Weise alte Menschen, fühlt sich besonders wohl bei ihnen; „vor ihnen braucht man nichts zu verbergen, das tut mir gut", „Alter ist Weisheit", sie sucht das Gute in der Vergangenheit, in ihren Erzählungen (Frau mit Phobien und Cephalgien). (2)
4. „Im Verhältnis zu diesen Wesen" (womit sie andere Menschen meint) „befinde ich mich auf einer fremden Erde /in einem fremden Land (sur une terre étrangère)" (50j. Frau). (2)
5. „Ich habe enorme Schuldgefühle, weil ich meinen Sohn nicht anfassen und liebkosen, nicht mit meinem Körper mit ihm in Kontakt treten konnte; ich empfand ihn als fremd" (50j. Frau, Hypertonie, Migräne). (2)

Liebe, Mitgefühl, Milde, Sanftmut

1. Alle drei *Toxicophis*-Patientinnen waren sehr nett, sanft, „liebten die ganze Welt". Zwei davon hatten die Gewohnheit, für Andere zu beten, eine vergaß darüber sich selber völlig, als sie schwerkrank war. Diese letztere hatte in der Schule den Spitznamen „*Sankt Vinzenz von Paul*" (das war der Gründer des Ordens der Barmherzigen Schwestern). (1, 2)
2. Jahrelange Phobie, vor den Augen Anderer zu trinken: bei einer 35j. Frau, die noch immer bei ihrer Mutter wohnte, welche sehr promisk lebte und ihr gegenüber gewalttätig wurde, wenn sie deren derzeitigen Liebhaber „deinen Kerl" (connard) nannte. Diese Mutter war trotzdem „ihre große Liebe". Nach *Toxicophis* war sie fähig, sich eine eigene Wohnung zu suchen, sie sagte: „ich lerne kämpfen", „ich bin kämpferischer geworden", und verlor die Phobie. (1)
3. Sie sagt: „Wenn man die Haltung hat, an Andere zu denken, wird man für eine Bekloppte gehalten." Sie empfindet die anderen Leute als böse: „Viele Leute haben mir Streiche gespielt, die Leute sind ja so böse, aber ich versuche, mich nie zu rächen." Von sich sagt sie: „Ich gebe mich hin, ich gebe mich ganz, die Anderen nicht." „Ich finde immer Entschuldigungen für die Anderen." „Ich wehre mich nicht, man könnte mir alle möglichen Schimpfnamen geben, aber ich sage nichts, ich finde eine Entschuldigung. Könnten Sie mir nicht eine Arznei geben, die mir ein bißchen Bosheit verleiht, gerade genug, um mich verteidigen zu können?" (35j. Frau, Phobie). (1)
4. „Ich mache mir Sorgen um alle Welt, das beherrscht mein Leben, die Probleme der Anderen machen mich krank." Empfindet an sich selbst die Symptome Anderer. Macht sich enorme Sorgen um die Krankheiten Anderer. Die Leute „fressen sie auf", sie ist der Kummerkasten für Alle (35j. Frau, Phobie). (1)
5. Gekünstelt (maniérée) wirkender, milder, engelgleicher Gesichtsausdruck (bestand

unter *Toxicophis* fort, Nachbeobachtungszeit aber nur 6 Monate; 50j. Frau, Hypertonie, Migräne). (2)

6. Traum von einer riesengroßen weißen, sanften Schlange, die sich auf meine Bank / mein Bett (banc) legte; es wurde mir gesagt: „Das ist deine Schlange, dein Tier, es tut nichts Böses" (50j. Frau, Hypertonie, Migräne). (2)
7. Übersteigerte Tierliebe: ihr Hund ist für sie wie ihr kleiner Bruder, wie eine Person; als er starb, haderte sie mit Gott, weil er ihr Gebet um sein Leben nicht erhört habe (35j. Frau, Phobie). (1)
8. In der Vorgeschichte (1985) extrem anhaltender Kummer um ihren verstorbenen Vater, so stark, daß die Mutter meinte, sie solle einen Psychologen aufsuchen, denn diese Bindung an den Vater sei nicht normal. Als er noch lebte, völlige Identifikation mit ihm, immer Furcht, ihm könnte was passieren, „lieber sollte mir was passieren als ihm" (35j. Frau, Phobie). (1)

Religion, Störungen im Zusammenhang mit der

1. „Nach der Heiligen Kommunion hat meine Harnverhaltung durch ein Wunder aufgehört. Ich war sicher, geheilt zu werden, denn ich hatte ganz andächtig (très forte) für alle Welt und nicht für mich gebetet, ich hatte mich selbst vollkommen vergessen, hatte ein Super-Gebet gemacht und mir gesagt: Gott wird dir dafür dankbar (gré) sein. In jener Kirche passierte etwas Großartiges (faramineux), ich war auf einer höheren Ebene, nicht mehr auf Erden, es gab nichts mehr als meine Stimme, die betete, ich befand mich im Schlepptau dessen, was ich gerade sagte, ich war wie im Licht, war nicht mal mehr ich, ich war nur eine Stimme, etwas Anderes gab es nicht" (35j. Frau, Phobie; die Harnverhaltung war im Zusammenhang mit einer Multiplen Sklerose aufgetreten, deren neurologische Symptome durch andere homöopathische Mittel beseitigt wurden, doch stattdessen trat die Phobie auf). (1)
2. „Die Anderen machen Sport, ich nicht; die anderen gehen aus, ich nicht. Die laden sich ein, die sehen einander an, die sind zusammen, ich habe nichts von alledem, ich bin für diese Art zu leben nicht ausgerüstet. Das innere (religiöse) Leben ist der Bereich, wo ich viel stärker als Andere bin" (35j. Frau, Phobie). (1)
3. Statt sich mit ihrem Sohn abzugeben, hat sie sich nach der Arbeit in ihr Zimmer zurückgezogen, das nach Aussage ihres Mannes eher ein Tempel war, um dort für Andere zu beten. Dieses Zimmer war voller Darstellungen der Heiligen Jungfrau und voller frommer Bücher; andere Bücher gab es da nicht. Nach *Toxicophis* bereut sie dieses Verhalten, weil sie ihr Kind vernachlässigt habe und weil es ein „Delirium", eine „liebliche Narrheit" gewesen sei und keine echte spirituelle Sicht der Dinge. Sie sei nun mehr im Glauben selbst verankert und nicht mehr in der Empfindelei (sensiblerie). Früher sei sie zornig geworden, wenn man ihr die Wahrheit über ihr Verhalten gesagt habe; sie dachte, man verstehe nur nicht, daß sie fromm sei. (50j. Frau, Hypertonie, Migräne). (2)
4. Sie erzählt unter Tränen der Rührung, daß sie „immer von der unsichtbaren Welt getragen worden" sei; als Kind habe sie sich mit den Seelen verständigen können und dem Körper gar keine Beachtung geschenkt (50j. Frau, Hypertonie, Migräne). (2)
5. Abergläubisch: wenn sie ein Kettengebet (chaîne de prières, wohl ein Brauch ähnlich den bekannten Kettenbriefen) unterbrochen hat, befürchtet sie, es werde ihr eine Katastrophe passieren (35j. Frau, Phobie). (1)

Selbstvertrauen

1. „An ein Geschlechtsleben mag ich nicht denken, ich habe ohnehin schon solche Probleme, mich zu entschließen / entscheiden (résoudre). Dafür müßte ich mich schon wohl in meiner Haut fühlen" (Frau mit Phobien und Cephalgien). (2)
2. Wenn der Neurologe ihr beim Gehenlernen zugesehen und sie das gewußt hätte (während der spastischen Paraparese), hätte sie einen Mißerfolg erwartet und nicht mehr gewußt, ob sie überhaupt gehen könne (35j. Frau, Phobie). (1)
3. Wenn sie sich sagt, daß sie nicht fähig sein werde, ihren Stift in seine Verschlußkappe zu stecken, kann sie es wirklich nicht, es ist vorbei (35j. Frau, Phobie). (1)
4. Zusammenziehungsschmerz am Herzen, wenn sie auf eine Person trifft, welche sich überlegen fühlt, auf jemand, der viel weiß (35j. Frau, Phobie). (1)
5. „Die Anderen machen Sport, ich nicht; die anderen gehen aus, ich nicht. Die laden sich ein, die sehen einander an, die sind zusammen, ich habe nichts von alledem, ich bin für diese Art zu leben nicht ausgerüstet. Das innere (religiöse) Leben ist der Bereich, wo ich viel stärker als Andere bin" (35j. Frau, Phobie). (1)

Sprechen

1. „Habe ein großes Verlangen, zu sprechen; gehört zu werden befreit mich" (35j. Frau, Phobie). (1)
2. „Ich kann es nicht ertragen, angeschaut zu werden, ich werde rot, es ist wie eine emotionale Lähmung; ich befürchte dann, nicht mehr richtig zu sprechen, Fehler im Französischen zu machen" (35j. Frau). (1)

Thema „Tod" (Suizidalität etc.)

1. Eines (benignen) Knotens in der re. Brust und (arthrotisch bedingten) Kreuzschmerzes wegen war sie „sicher, daß sie sterben werde, hatte aber keine Furcht davor", weil sie „immer sehr gläubig gewesen" war; früher hatte sie auch gesagt, daß sie „sterben wollte, weil man da oben (im Himmel) gut sein und lieben kann"; sie hielt sichtlich an ihrer Überzeugung fest, sterben zu müssen, obwohl Dr. *Fayeton* ihr das Gegenteil sagte; man mußte erst durch Biopsien alles ganz genau abklären, ehe sie an die Benignität der Befunde glaubte (50j. Frau, Hypertonie, Migräne). (2)

Traurigkeit, trübe Stimmung

1. „Ich habe mehr Abstand gegenüber dem Weltgeschehen; ich bin verantwortungsbewußt geblieben, möchte was dran tun, aber das Weltgeschehen bringt mich nicht mehr dazu, mich in Pessimismus zu verdüstern (sombrer dans le pessimisme)" (Heilwirkung; Frau mit Phobien und Cephalgien). (2)

Weinen, Wimmern

1. „Meine Schwester hat Partnerschaftsprobleme; jetzt kann ich ihr helfen, ohne selbst zusammenzubrechen; früher hätte ich da geweint und wäre unfähig gewesen, das Nötige zu tun (faire quoique ce soit); meine ganze Umgebung war erstaunt darüber" (Heilwirkung; Frau mit Phobien und Cephalgien). (2)
2. Hat schnell Tränen in den Augen über die Leiden Anderer (35j. Frau, Phobie). (1)
3. Sie erzählt unter Tränen der Rührung, daß sie „immer von der unsichtbaren Welt getragen worden" sei; als Kind habe sie sich mit den Seelen verständigen können und dem Körper gar keine Beachtung geschenkt (50j. Frau, Hypertonie, Migräne). (2)

ILLUSIONEN

Wahnvorstellungen

1. „Wenn mich wer ansieht, habe ich den Eindruck, daß ich schiele; ich weiß nicht, wohin ich meine Augen wenden soll" (Frau mit Phobien und Cephalgien). (2)

Sinnestäuschungen

1. „Es gibt Tage, an denen ich das Gefühl habe, daß mein Bauch tot ist, daß es ihn nicht mehr gibt, von der Taille abwärts ist das nicht ich, ich existiere nicht, ich fasse auf meinen Bauch, um festzustellen, ob er noch warm ist" (35j. Frau, Phobie; zuvor durch diverse hom. Arzneien von einer spastischen Paraparese bei MS geheilt worden, doch blieb eine Temperatur-Hypästhesie der betroffenen Region zurück). (1)

TRÄUME

Angenehm, erfreulich

1. Traum von einer Dame, die mittels vielfarbiger Blumen die Zukunft vorhersagte (35j. Frau, Phobien). (1)

Ängstlich, bang, besorgt

1. Traum von Erpressung (35j. Frau, Phobie). (1)
2. Traum, „daß ein starker Wind gekommen ist, wodurch ein großer Baum entzweibricht; ich habe dafür gesorgt, daß Mutter und ihr Lebensgefährte sich verstecken (se protéger); auf mich fiel ein großer Stein, ich habe alles übernommen (j'ai tout pris); danach hatte ich zwei Tage lang Angst" (35j. Frau, Phobie). (1)

Ekelhaft

1. Träumt im selben Traum von einem klaren, sonnendurchfluteten Haus, voll Musik, mit Blick aufs Meer, und von schmutzigem Wasser; fragt sich: warum dies schmutzige Wasser? (50j. Frau, Hypertonie, Migräne). (2)
2. Traum, daß ich mir lauter Gewürm, ganz kleine Parasiten, von der Haut des Brustkorbs abriß; es wimmelte nur so davon (50j. Frau, Hypertonie, Migräne). (2)

Krankheiten und Körperfunktionen, von

1. Traum von schwangeren Frauen in ihrem Alter (50 J.), welche heiter lächelten, sich im Zustand der Fülle befanden und sich über ihre Schwangerschaft in keiner Weise beunruhigten; auch Traum, selbst schwanger zu sein, dabei zu lächeln und sich wohlzufühlen, „ich bin schön, es geht mir gut" (Heilwirkung nach *Toxicoph.* XM; 50j. Frau, Hypertonie, Migräne). (2)
2. Traum, schwanger zu sein; der Traum machte ihr Angst, daß es die Ankündigung eines Todesfalls sein könnte (35j. Frau, Phobien). (1)
3. Traum, daß ihr die Zähne ausfallen und sie an ihnen erstickt (in der Vorgeschichte; 35j. Frau, Phobie). (1)

Religiös

1. Traum, daß sie es nicht schafft, das Ave Maria zu sagen, sie hat dieses Gebet vergessen (wiederholt). (1)

Tieren, von

1. Traum von einer riesengroßen weißen, sanften Schlange, die sich auf meine Bank / mein Bett (banc) legte; es wurde mir gesagt: „Das ist deine Schlange, dein Tier, es tut nichts Böses" (50j. Frau, Hypertonie, Migräne). (2)
2. Traum, daß ihre Katze von einer Schlange verschlungen wurde (50j. Frau, Hypertonie, Migräne). (2)
3. Träumt von blauen und falben Katzen, von schwarzen Ratten und Mäusen, von Ratten, aus denen Katzen werden, von Pferden und sehr schönen Enten (35j. Frau, Phobie). (1)

KONVULSIONEN

1. Spasmophilie (50j. Frau). (2)

SEXUELLER TRIEB

1. „An ein Geschlechtsleben mag ich nicht denken, ich habe ohnehin schon solche Probleme, mich zu entschließen / entscheiden (résoudre). Dafür müßte ich mich schon wohl in meiner Haut fühlen" (Frau mit Phobien und Cephalgien). (2)
2. Sie empfindet es als Schande, sexuelle Erregung zu fühlen (hatte unter *Conium* erstmals im Leben bei Zärtlichkeiten mit dem Ehemann solche Empfindungen gehabt, die zusammen mit drückendem Schmerz im Ovar aufgetreten waren); sagt dazu: „Das will ich nicht! In meinem Alter (50 J.)! Nicht ich will solche Sachen, sondern das war dieser Schmerz in mir drin." Wünscht sich einen Ehemann, der sie nicht anfaßt; hatte früher Ekel gegen Männer; als Kind Furcht, daß der Vater, den sie als vulgär empfand, sie auf „ungesunde" Weise berühren könnte. Durch die Vorgänge in der Hochzeitsnacht war sie völlig schockiert, empfand sich als vergewaltigt, hat seit der Hochzeitsnacht nicht mehr mit ihm geschlafen, er war impotent. ... Sie sucht nach ihrem Frau-Sein, will Frau sein, aber auf eine „gesunde und reine" Art. Ihr Zimmer ist voller Darstellungen der Heiligen Jungfrau (50j. Frau, Hypertonie, Migräne). (2)
3. Schockiert durch den Heiratsantrag eines 14 J. älteren Mannes (sie war 30, er 44), sie dachte, daß er ein „Sexbesessener" sei; hatte nur mit einem ihrer potentiellen Partner geschlafen und dann in der Hoffnung, Kinder von ihm zu bekommen (35j. Frau, Phobie). (1)

MODALITÄTEN, CAUSAE

1. Jahrelange Phobie, vor den Augen Anderer zu trinken: bei einer 35j. Frau, welche noch immer bei ihrer Mutter wohnte, welche sehr promisk lebte, sie als Kind immer nur zu ihren eigenen Zwecken benutzt, mitgeschleppt und vernachlässigt hatte und ihr gegenüber heute noch gewalttätig wurde, wenn sie deren derzeitigen Liebhaber „deinen Kerl" (connard) nannte. Nach *Toxicophis* war sie fähig, sich eine eigene Wohnung zu suchen, sie „lernte zu kämpfen" und verlor die Phobie. (1)
2. Während sie mit einem Liebhaber zusammenlebte, der ihr wenig Aufmerksamkeit schenkte, entwickelte sich ihre Multiple Sklerose; Herpes brach aus, weil sie berichtet bekommen hatte, daß man über sie sagte, sie sei wie eine Nonne angezogen (was nicht stimmte) und werde nie einen Mann kriegen; Rückfall der Harnverhaltung, als

sie auf einer Einladung war und sich einsam fühlte, weil alle Gleichaltrigen paarweise da waren und sie „allein mit den ganz Alten" dastand; ischialgiforme Schmerzen, nachdem ein Psychologe mit ihr über das Problem ihres „Zölibats" gesprochen hatte; Herzschmerzen, wenn sie erfuhr, daß Freundinnen heirateten oder Kinder kriegten (die später durch *Toxicophis* von Phobien geheilte Frau). (1)

3. Neurologische oder urologische Rückfälle nach Schwierigkeiten verschiedener Art, vor allem aber nach dem Tod des Hundes sowie des Vaters und nach Problemen, die mit der Ehre und Respektierung des verstorbenen Vaters zu tun hatten (die später durch *Toxicophis* von Phobien geheilte Frau). (1)
4. Sie hat sich während ihrer Schwangerschaft viel besser gefühlt, die Schwangerschaft hatte sie verwandelt (transformée) (50j. Frau, Hypertonie, Migräne). (2)
5. Jedes Jahr kamen die Symptome wieder, mit geringerer Intensität und ohne Schwellung (nach Biß). (4)
6. In den letzten 18 Jahren litt er an jährlicher Wiederkehr der Symptome, dabei bestanden heftige Schmerzen, aber keine Schwellung; dies trat immer zur genau gleichen Zeit im Jahr auf (der Zeit, in welcher er gebissen worden war, vr), hielt mehrere Tage an, nahm aber in jedem folgenden Jahr an Heftigkeit ab (ein Mann, der als Zehnjähriger gebissen worden war). (4)

Theoretische Überlegungen zu *Toxicophis* – Die Patientin in (1) ist Grundlage der von *Masi-Elizalde* selbst aufgestellten Hypothese zu *Toxicophis*. Diese Frau wollte „als Heilige anerkannt werden, ohne sich dafür aufdrängen zu müssen" (*Masi*). Innerlich aber empfand sie sich als „Tier" und fürchtete daher, beim Essen oder Trinken gesehen zu werden, weil die Leute von ihr denken könnten, sie sei ein Tier. Das ganze Leben dieser Frau war um die Themen „Reinheit, Intelligenz, Perfektion und Spiritualität" herum konstruiert, als Schutz vor dieser eingebildeten Tierheit. Ihre eigenen Leiden („Strafen") akzeptierte sie in einer Art Schutzengelrolle, um die Anderen zu beschützen. Sie wollte sogar bei Jesus für ihren Vater eintreten (der gar nicht so heilig war, wie sie ihn in ihrer Einbildung machte – der Vater wurde Symbol für den überbewerteten Geist). Ihren eigenen Körper dagegen identifizierte sie mit ihrer promisken und egoistischen Mutter. Daher bestand das menschliche Attribut, das sie ablehnte, darin, den *Leib als Helfer des Geistes* anzunehmen. Sie gab sich nicht mit der Art von *Heiligkeit* zufrieden, welche dem Menschen zusteht, der Heiligkeit innerhalb des unvollkommenen Fleisches (das „wider den Geist gelüstet", wie es bei *Paulus* heißt), sondern wollte *die körperlose Heiligkeit der Engel* besitzen. Im selbstdestruktiven Stadium des Krankseins (Egolyse) würde sich ein solcher Mensch aus Verzweiflung um das Ziel der Heiligkeit gegen den Geist und für das Fleisch entscheiden, würde promisk und egoistisch werden. (3)

Typus – Eine der 3 Patientinnen war seit der Pubertät adipös; zwei weitere neigten zu Anorexiephasen, vor allem bei Kummer. (2)

Synonyma – Mokassinschlange. Homöopathische Abkürzung: *Toxicoph. Toxicophis pugnax* kommt von toxicon (gr.) – Gift, ophis (gr.) – Schlange, pugnax (lat.) – kämpferisch.

Biologie und Anmerkungen zum verwendeten Material – *Toxicophis* ist eine mit *Cenchris contortrix* nahe verwandte nordamerikanische Schlangenart aus der Familie der Crotaliden (5). Ihr Gift wurde bisher nicht geprüft; die wenigen Berichte über

Bißfolgen (4) bieten lediglich Anzeichen, wie man sie auch nach Bissen von Vipern und Klapperschlangen vorfindet, nämlich starke Schwellung des gebissenen Gliedes und jährlich wiederkehrende Schmerzen.

Die obigen Symptome (es wurden nur wirkliche Krankheitszeichen, ferner die Träume als Sprache des Unbewußten, aber keine gesunden Individualmerkmale aufgenommen) entstammen drei Kasuistiken, welche *Simonne Fayeton* im Rahmen der internationalen *Masi*-Arbeitsgruppen bekannt gemacht hat. Auf eine derselben (1) geht die derzeitige *Masi*- Hypothese dieser Arznei zurück. Da es sich bei den Kasuistiken rechtlich nicht um Veröffentlichungen handelt, ist es nicht möglich, sie hier in ihrer Gesamtheit abzudrucken, was angesichts der Komplexität der *Masi* - Methode (welche von der Idee ausgeht, daß jeder Mensch *ein* Simillimum hat, dessen Merkmale das gesamte Leben prägen, und daher notwendigerweise auch nicht-krankhafte Individualmerkmale zur Hypothesenbildung verwertet) am dienlichsten wäre. Zur konventionellen Verschreibung dürften die vorliegenden Angaben wohl nur selten ausreichen. Aus diesem Grunde, vor allem aber der Sicherung des Arzneimittelbildes wegen, ist eine Arzneimittelprüfung von *Toxicophis* notwendig. Mein Vorschlag hierzu wäre, daß mehrere deutschsprachige homöopathische Ärzte und Ärztinnen die Arznei im eigenverantwortlichen Selbstversuch an sich prüfen und die gewonnenen Protokolle gemeinsam, ungekürzt und in deutscher Sprache in einem geeigneten homöopathischen Journal publizieren sollten.

An körperlichen Erkrankungen sind in (1) und (2) erwähnt: Hypertonie (1 Fall), Migräne bzw. Kopfschmerzen (alle 3 Fälle), primäre Amenorrhoe, Agalaktie und Unfähigkeit zur vaginalen Entbindung (1 Fall), Multiple Sklerose (1 Fall), Leberbeschwerden (1 Fall), Anorexiephasen (2 Fälle).

Mittelbeziehungen – Vgl. *Anac.* (Konflikt zwischen Fleisch und Geist, wobei aber *Anac.* sich nicht entscheiden kann, während *Toxicoph.* sich für den Geist entschieden hat (3)), *Sepia, Pulsatilla, Conium* (extremer Sexualekel, Furcht vor Männern (2)), *Carcinosin, Cocculus, Causticum, Ignatia* (extremes Mitleiden, geduldiges Ertragen von Unrecht - (1)), *Ambra, Nat-m.* (kann vor Anderen nicht urinieren oder defäzieren), *Lachesis* (religiöse Ekstase - (3)) sowie *Cenchris*, die *Crotalus- Arten* und die *Vipera-Arten* (jährliche Wiederkehr der Symptome). Komplemente und Antidote sind nicht bekannt.

Pharmazie – Die Potenzen werden wie bei anderen Schlangengiften durch Verreibung hergestellt (6).

Quellen – 1) Fayeton, Simonne Marie: *Toxicophis*. BAF 24.04.1995; 2) Fayeton, Simonne Marie: *Toxicophis* - Autres cas cliniques. BAF 11.0 1.1996; 3) Masi-Elizalde, Alfonso: Analyse und Hypothese zu (1), BAF 24.04.1995; 4) A1 t;5) LSR1; 6) C1; 7) CMM k.

Toxoplasmose-Nosode

GEIST UND GEMÜT

Bewußtlosigkeit, Koma, Stupor

1. Bei Kindern: Dauerkopfschmerz oder Bewußtlosigkeit ... (1.1)

Eigensinn

1. Anordnungen der Mutter erregen ihren Widerspruchsgeist auf das heftigste (15j. Mdch.). (1.2)

Furcht

1. Widerstrebt gegen Injektionen (15j. Mdch.). (1.2)

Gedanken, Denkvermögen

1. Psychomotorische Retardierung. (2)

Gesllschaft

1. Zieht sich zurück, schließt sich in ihr Zimmer ein, überhaupt sehr verschlossen (15j. Mdch.). (1.2)

Selbstvertrauen

1. Mutlos, trotz Begabung kein Selbstvertrauen in der Schule, weil sie weder in der Schule noch zu Hause länger als 1 - 2 Std. geistig arbeiten kann, ohne gräßliche, bohrende Kopfschmerzen zu bekommen (15j. Mdch.). (1.2)

Traurigkeit, trübe Stimmung

1. Depression. (1.2)
2. (Zyklothyme Depression. (2))

Unerträglichkeit von Schmerzen oder Empfindungen

1. (Heftiger, unerträglicher Kopfschmerz mit Hypertonie. (2))

ILLUSIONEN

1. Bei bestimmten Leitsymptomen, wie deliranten Zuständen, szenischen Wahnerlebnissen, Bewußtseinsänderung und - trübung, wurde in 18 von 62 Fällen ein *Sabin-Feldmann*-Titer von über 1:2000 (Normgrenze: 1:64) gefunden (*Schlott*). (1.1)

KONVULSIONEN

1. Mit *Toxoplasma* infizierte Neugeborene zeigen Trinkschwierigkeiten, Erbrechen, Anfälle von Zyanose und Krämpfen sowie Nichtgedeihen und Größerwerden des Kopfumfanges. (1.1)
2. Meningoenzephalitis, vor allem beim Säugling, mit Somnolenz, Stupor, epileptiformen Krämpfen, Opisthotonus (raideur meningée). (2)
3. (Krampfanfälle junger Säuglinge. (2))
4. (Nächtliche tachypnoische Krisen. (2))
5. (Jackson-Epilepsie. (2))

MODALITÄTEN, CAUSAE

1. Verträgt Kälte nicht (15j. Mdch.). (1.2)
2. (Miasmen: kanzerinisch, tuberkulinisch, tuberkulino-syphilitisch. (2))

Typus

1. Zyanose der Lippen bei heißem Gesicht sowie auffällige Kälte und Blaufärbung der Hände und Füße (15j. Mdch.). (1.2)
2. Wachstumsrückstand bei Kindern. (2)

Synonyma – *Toxoplasminum.* Empfohlene Abkürzung: *Toxopl.*

Biologie, Chemie und Physiologie – *Toxoplasma gondii* ist ein Protozoon, welches von Tieren (Hund, Katze) auf den Menschen übertragen werden kann. Der Erregerkontakt ist durch den *Sabin-Feldmann*-Titer nachweisbar, welcher ähnlich wie der Tuberkulintest bei sehr vielen Menschen positiv ist. Beim Hund verursacht *Toxoplasma* Fieber und unstillbaren Durchfall. Beim Menschen verläuft die Krankheit oft symptomlos; wo sie Erscheinungen macht, beziehen sich diese vor allem auf Zentralnervensystem, Leber und Augen (zum Gesamtbild dieser Zoonose siehe (1.1) und (2)). Von besonderer Bedeutung ist diese Infektion für Schwangere, da sie zu einer Embryopathie und zum Abort führen kann. Auch die Steißlage brachte man mit der Toxoplasmose in Verbindung. Dies – Beschwerden bei Personen, welche aus Steißlage geboren wurden oder als Säuglinge toxoplasmose-ähnliche Symptome aufwiesen, bei sonst unklarer Mittelindikation – ist nach *Schmitz-Harbauer* die Anzeige für diese bisher ungeprüfte Nosode. Die zentralnervösen Symptome der Toxoplasmose wurden daher in dieses Kapitel integriert.

Kasuistiken gibt es nur wenige. Die wichtigste Verifikation ist der oben zitierte Fall von *Schmitz-Harbauer* (1.2). Ein Fall von „disseminierter Enzephalitis" wurde durch *Toxopl.* C6 völlig geheilt (*Clause*); in einem therapieresistenten Migränefall, der zunächst mit mehreren Arzneien zur gleichen Zeit behandelt wurde, war es *Toxopl.* D60, später D4, welches sowohl die Migräne beseitigte als auch den zuvor stark positiven *Sabin-Feldmann*-Titer normalisierte (*Leitner*). Ferner empfiehlt *Julian* diese Nosode bei verschiedenen angeborenen Mißbildungen: Trisomie 21, Achondroplasie, angeborenem Hydrozephalus internus, Mikromelie, Wilsonscher Krankheit, kongenitalen Herzfehlern (2), ohne konkrete Beispiele einer günstigen Wirkung zu nennen.

Über diese Angaben hinaus gibt es klinisch-empirisch gewonnene Anzeigen für *Toxoplasma,* welche aus der Schule von *Voll* stammen, in der diese Nosode nach Elektroakupunkturbefunden verordnet wird (2). Diese Empfehlungen wurden in Klammern zitiert, weil sie mit großer Wahrscheinlichkeit nicht aus Fällen stammen, die mit *Toxoplasma* allein behandelt wurden (in der *Voll'*schen Schule ist das Verordnen von vielen potenzierten Arzneien zur gleichen Zeit oder im Wechsel üblich) und sind so lange als *ungesichert* anzusehen, als sie nicht durch konkrete Fälle bestätigt werden, die *durch Toxoplasma allein* geheilt wurden.

Mittelbeziehungen – Vgl. *Cupr.* (Krämpfe der Neonaten, Zyanose), *Aur.* (Herzsymptome), *Syph.* (1.2); *Carc., Bunias orientalis* (2).

Quellen – 1) ZKH (1.1: Schmitz-Harbauer/ZKH/1963/2-3 t (Symptome der Toxoplasmose), 1.2: ebenda k (D15, D20, D30, D60); 2) JL2 k (Therapieempfehlungen, teils aus dem Krankheitsbild der Toxoplasmose hergeleitet, teils aus der Voll'schen Schule stammend und in letzterem Falle in Klammern zitiert).

Trachinus

GEIST UND GEMÜT

Angst

1. Außerordentlich ängstlich und agitiert (ab wenigen Minuten nach Stich in den Fuß; 9j. Junge). (1)
2. Angst. (3)

Bewegungen: Zwangsbewegungen, Automatismen, Gesten, Lagen

1. Will bzw. muß getragen werden (ab wenigen Minuten nach Stich in den Fuß; 9j. Junge). (1)

Delirium, Wahnsinn, Raserei

1. Phantasieren. (3)
2. Raserei. (3)
3. Hydrophobie. (3)

Furcht

1. Todesfurcht. (3)

Ruhelosigkeit

1. Blässe, Unruhe, Zittern am ganzen Körper, erweiterte Pupillen, flacher Puls (ab wenigen Minuten nach Stich in den Fuß; 9j. Junge). (1)

Schreien

1. Schreit bzw. weint laut vor Schmerzen (ab wenigen Minuten nach Stich in den Fuß; 9j. Junge). (1)

SCHLAF

1. Schlaflosigkeit. (3)

MODALITÄTEN, CAUSAE

1. Das Kind ging gleich nach dem Stich wieder ins Wasser, um ihn zu kühlen; da wurde der Schmerz immer schlimmer (9j. Junge). (1)
2. Am nächsten Tag (nach Gabe von *Lach.* C12) spielte der Kleine – ein 9j. Junge – wieder Fußball, klagte aber noch tagelang später morgens über Schmerzen an der Stichstelle. (1)

AS-IF-EMPFINDUNGEN

1. Gefühl wie ein Wespenstich (unmittelbar nach Stich; 9j. Junge). (1)
2. Wellenförmige Schmerzattacken bis hoch zum Oberschenkel (nach Stich in den Fuß; 9j. Junge). (1)

Synonyma – Petermännchen, Drachenfisch, Queise. Engl.: Stingfish, Weever. Gr.: Drákena.

Biologie, Chemie und Physiologie – Fische der Gattung *Trachinus* kommen in Nordsee (*Tr. draco*: Kattegat), Mittelmeer (*Tr. vipera*: Adria) sowie an der chilenischen Küste vor (4) und leben auf Sand- und Schlammböden, in welche sie sich auch eingraben, so daß es möglich ist, auf sie zu treten. Sie tragen auf ihrem Hauptkiemendeckel einen langen, nach hinten gerichteten, giftigen Stachel, mit welchem sie zuweilen Tiere oder Menschen verletzen. Besonders gefährlich sind sie durch den Umstand, daß sie Taucher sehr nahe kommen lassen, um dann blitzschnell anzugreifen und den Giftstachel gezielt gegen das Gesicht des Tauchers zu gebrauchen. Die Giftwirkung der vier bekannten Arten (*Trachinus araneus, radiatus, draco* und *vipera*) unterscheiden sich qualitativ, soweit bekannt, nicht wesentlich, jedoch soll *Trachinus vipera* die giftigste Art sein. In Griechenland ist der „Drákena"- Stich sehr gefürchtet. Die Stichfolgen sind denen von Schlangenbissen ähnlich und unterscheiden sich von Fall zu Fall sehr; sie können mit Schocksymptomen (kalter klebriger Schweiß), bullösen Hautveränderungen (wie Brandblasen), Anschwellung des ganzen Körpers und örtlicher Gangrän einhergehen (3) und somit lebensgefährlich sein. Das Gift zerstört die roten Blutkörperchen und lähmt die Nerven (4). Lokal kommt es (zumindest) zu einer bläulichen Schwellung; die Schmerzen strahlen nach proximal aus (1). Als Restzustand nach solchen Stichen kann eine Schwellungsneigung und Bewegungsbehinderung zurückbleiben, die monatelang anhält; auch neurologische Ausfälle wurden gesehen (2). Schulmedizinisch werden Corticoide und Antibiotika verabreicht; ein Antiserum existiert nicht.

Mittelbeziehungen – Antidot bzw. Heilmittel in (1) war *Lachesis*. Die Fischer der schwedischen Ostküste pflegten als Gegengift die Leber des Drachenfischs zu essen (3), entsprechend der Anweisung des *Paracelsus*, dem von einer Schlange Gebissenen die Leber der Schlange zu essen zu geben, welche ihn gebissen hat (*Stefanovic*).

Mittelverwechslungen und pharmazeutische Probleme – Wegen der bisher geringen Anzahl der Vergiftungsberichte über Drachenfische wurden die Stiche aller vier Arten hier zusammengefaßt. Von welcher *Trachinus*-Art das jeweilige Symptom stammt, ist im Quellenteil nachzulesen.

Quellen – 1) Hadulla/AHZ/1995/4 t (Trachinus vipera); 2) Mohr/AHZ/1964/9 t (Tr. draco); 3) Tarenfeld/AHZ/Bd.8/S. 136 (Tr. draco); 4) briefliche Mitteilung von Gudrun Franz, Göttingen, vom 11.12.96, nach Habermehl, G.: Gifttiere und ihre Waffen; Springer: Berlin, Heidelberg, New York 1976.

Tribulus terrestris

SEXUELLER TRIEB

1. Impotenz des Alters (D3 geben). (1)
2. Teilweise Impotenz, verursacht durch übermäßige Befriedigung des Geschlechtstriebs bei fortgeschrittenem Alter, oder wenn sie von Symptomen der Harnorgane begleitet ist. (3)
3. Schwäche der Sexualorgane, welche sich in Ejaculatio praecox und Verarmung des Spermas (Oligozoospermie, vr) ausdrückt. (3)
4. Wirkt der Selbsttraumatisierung durch Masturbation entgegen, behebt die (dadurch entstandenen) Pollutionen und die Spermatorrhoe. (3)

MODALITÄTEN, CAUSAE

1. Sonneneinstrahlung vermehrt die Toxizität der Pflanze (bei Schafen). (4)

Synonyma – Erdburzeldorn. Bettlernuß. Ikshugandha.

Biologie, Chemie und Physiologie – Diese einjährige Pflanze aus der Familie der Zygophyllazeen (4) wächst auf Sandboden, z.B. im Mittelmeerraum, aber auch in Südafrika. Ihre Frucht ist eine fünfkammerige warzig-dornige Nuß. Verwendet wird das frische Kraut mit Früchten. Es enthält Diosgenin und andere Saponine, ferner Flavone (besonders Tribulosid und andere Kaempferolglykoside), geringe Mengen von Alkaloiden sowie in der Asche viel Nitrat. (2)

Bei im Freien lebenden Schafen, welche Erdburzeldorn verzehrt haben, entsteht eine als „Geeldikkop" (gelber dicker Kopf) bekannte nekrotisierende Dermatitis der Kopfhaut, verbunden mit Ikterus, Abmagerung und Entkräftung. Sie wird als phototoxische Reaktion angesehen. (4)

Trib. ist ungeprüft; seine Heilanzeigen stammen aus der Volksmedizin Ostindiens und beziehen sich vor allem auf die (männlichen) Harn- und Genitalorgane (Potenzschwäche, Steinleiden, Prostatitis) (3). Psychische Symptome sind nicht bekannt.

Mittelbeziehungen – Nicht bekannt.

Quellen – 1) Schlüren/AHZ/1977/2 k (bewährte Indikation); 2) LSR1 k; 3) BR1 k (3 x 10 Tr. der Tinktur); 4) LE1 t.

Trifolium pratense

GEIST UND GEMÜT

Gedächtnis

1. Gedächtnis schwach. (1)

Gedanken, Denkvermögen

1. Kopf und Wahrnehmung sehr abgestumpft. Gehirn fühlt sich sehr dumpf (dull) an. War den ganzen Tag sehr stumpf; konnte weder denken noch sich erinnern. (1)
2. Verwirrt. (1)
3. Gedankenverwirrung morgens. (2)
4. Verwirrung morgens beim Erwachen (*O. Boericke*). (8)

Unbehaglichkeit

1. Ständiges Unbehagen in der Nierengegend. (1)

SCHLAF

1. Schlief schlecht und mit wenig Erfrischung (6. T.). (2)

SCHWINDEL

1. Ohnmächtiges Gefühl in geschlossenem Raum. (1)
2. Ohnmacht im warmen Zimmer (*Stauffer*). (7)

MODALITÄTEN, CAUSAE

1. Besser an frischer Luft und in kühlem Raum. (1)
2. Asthmatische Brustbeklemmung in geschlossenem Raum, besser an freier Luft. (1)
3. Husten, wenn man an die frische Luft kommt. (1)
4. Brustbeklemmung beim Hinlegen. (1)
5. Husten mit nächtlichen Erstickungsanfällen. (3)
6. Heuasthma, Heuschnupfen (geheilt). (1)
7. Krämpfe (cramps) im M. sternocleidomastoideus, gebessert durch Wärme und Reibung. (3)

AS-IF-EMPFINDUNGEN

Kopf, Augen, Ohren, Hals, Rachen

1. Das Gehirn fühlt sich wie voll an; der Kopf ist heiß und fühlt sich sehr groß an (6. T.). (2)
2. Die Augen fühlen sich schwer an (2. T.). (2)
3. Der Rachen fühlt sich roh an, als sei etwas darin; ich versuche ständig, ihn freizubekommen (2. T., 20 Uhr). (2)
4. Große Trockenheit der Trachea treibt dazu, den Hals von irgendeiner fremden Substanz zu reinigen. (1)
5. Wunder Hals, als sei der Hals verbrüht bis ganz hinunter (all the way down) (5. T.). (2)

Verdauungsorgane und Urogenitalsystem

1. Sehr verstopft, und jeder Defäkation folgten einige Tropfen dunklen Blutes, begleitet von einem Gefühl des Herabdrängens (bearing down), nicht von einem Bauchkrampf oder Tenesmus, sondern mehr, als wollten die Därme durch ihr Eigengewicht vorfallen; zwei Wochen lang. (1)
2. Starker Harndrang; die Blase fühlt sich zum Überlaufen voll an. (1)

Atmungsorgane, Herz, äußerer Thorax

1. Schnupfen ähnlich dem, welcher dem Heuasthma vorausgeht. (1)
2. Die Lungen fühlen sich an wie voll von Blut. (1)
3. Im geschlossenen Raum fühle ich mich, als bekäme ich nicht genug Luft; im Freien fühle ich mich viel besser. (1)
4. Im Liegen oder Zurücklehnen fühlt meine Brust sich beklommen (distressed) an, wie von ungenügender Oxygenation des Blutes in den Lungen. (1)
5. Ich fühlte mich im Atmen behindert, oder eher so, als sei die Luft voller Unreinigkeiten (loaded with impurities), nach dem Hinlegen. (1)
6. Meine Lungen fühlten sich an, als atmete ich heiße Luft (im Hitzestadium). (1)
7. Die Lungen fühlen sich an wie in den ersten Stadien einer Pneumonie (5. T.). (2)

Allgemeines

1. Beim Erwachen morgens, Gefühl, als hätte ich gar nicht geschlafen. (1)

Synonyma – Rotklee.

Biologie, Chemie und Physiologie – Der Rotklee ist eine überall in den gemäßigten Zonen angebaute Futterpflanze aus der Familie der Schmetterlingsblütler.

Eine Beschreibung erübrigt sich. An Giftwirkungen sind vor allem Speichelfluß bei Pferd und Mensch (1) sowie eine stark blähende Wirkung bekannt. Rinder, die zuviel Klee auf einmal fressen, werden enorm aufgebläht, und früher behandelte man diese Kolik durch Einstechen eines Troikars durch die Seite in den Pansen, um die Gase entweichen zu lassen. Lt. *Cooper* soll *Trif-p.* bei Pferden Atemnot hervorrufen (6).

Offizinell sind die Blütenköpfe. Die Prüfung einer Tinktur derselben hat bronchopulmonale Symptome hervorgebracht, welche dem Heuasthma ähneln, sich aber im Gegensatz zu ersterem im geschlossenen Raum verschlimmern. Bisher wurde *Trif-p.* fast ausschließlich gegen Heuschnupfensymptome oder Speichelfluß verordnet (1). Verantwortlich für die Schleimhautreizungen ist das im ätherischen Öl der Blüten enthaltene Furfural. Daneben enthält *Trif-p.* Flavonglykoside, phenolische Substanzen, Gerbstoffe und Aminosäuren. Sein Arsengehalt ist relativ hoch (0,012 mg% in der frischen Pflanze) (4). Vielleicht hat *Trif-p.* sich deshalb einen gewissen Ruf als Arznei der „Krebsdiathese" erworben (5), es hebt das Allgemeinbefinden der Kranken, solange das Karzinom noch nicht ulzeriert ist (*Felter*) (6).

Mittelbeziehungen – *Colch.* behebt die durch Kleefressen hervorgerufene Kolik der Rinder (9).

Mittelverwechslungen und pharmazeutische Probleme – Siehe *Trif-r.*

Quellen: – 1) HL1 p (TM); 2) A1 p (TM); 3) FR1 k; 4) LSR1; 5) BR1 k; 6) C1 k; 7) SYS1 k; 8) CMM k; 9) Bönninghausen, Clemens v.: Das Aufblähen des Rindviehs. In: Westfälischer Merkur, Beilage zu Nr. 243 v. 10. 10. 1848 k TM).

Trifolium repens

GEIST UND GEMÜT

Furcht

1. Empfindung, als wolle das Herz stehenbleiben, weckte sie genau im Moment des Einschlafens, mit großer Furcht und Ruhelosigkeit, das Gesicht drückte Angst aus. Schlimmer beim Alleinsein und Hinlegen, besser durch Aufsetzen oder Umherbewegen. (1)

Gesellschaft

1. Wollte jemand haben, mit dem sie reden konnte. Besserung durch die Gesellschaft ihrer Schwester (20j. Frau). (1)
2. Verlangen nach Gesellschaft (*O. Boericke*). (5)

AS-IF-EMPFINDUNGEN

1. Geschmack von Blut im Mund und Gefühl wie von Blut im Rachen. (1)
2. Empfindung, als wolle das Herz stehenbleiben, weckte sie genau im Moment des Einschlafens, mit großer Furcht. (1)

Synonyma – Weißklee.

Biologie, Chemie und Physiologie – Der Weißklee ist ein häufiger, mehrjähriger Schmetterlingsblütler der gemäßigten Zonen Europas und Nordamerikas. Eine Beschreibung erübrigt sich. *Trif-r.* enthält ein Blausäureglykosid, das östrogenartig wirkende Coumestrol und das Pyridinalkaloid L-Pipecolinsäure. Verwendet wird eine Tinktur der Blüten (1) oder der frischen Pflanze (2). Sie ist bisher nur fragmentarisch geprüft und hat bei diesem Experiment die lokalen Symptome von Mumps imitiert, weshalb sie als Prophylaktikum gegen diese Krankheit gilt (lt. *Voisin* in C9 zu geben) (2). Beim Pferd soll *Trif-r.* Speichelfluß hervorrufen (4).

Mittelbeziehungen – Vgl. *Trif-p.* (ruft ebenfalls Salivation hervor).

Mittelverwechslungen und pharmazeutische Probleme – *Phatak* (3) gibt die Indikation „Prophylaktikum gegen Mumps" (irrtümlich?) für die verwandte Art *Trifolium pratense* an, nicht für *Trifolium repens.*

Quellen – 1) Powell/HRC/1911/5 p (TM); 2) LSR1; 3) PTK1 k; 4) C1 t; 5) CMM k.

Trillium

GEIST UND GEMÜT

Angst

1. Befürchtet, daß er krank werde; große Qual / Angst (anguish); Erregung und Umherwerfen, Unmöglichkeit, sich stillzuhalten. (4)
2. Qualvolle Angst. (12)
3. Klimakterium mit Sehschwäche; ängstliches Aussehen / ängstlicher Blick (look); blaß, ohnmächtig; alle zwei Wochen kommt der Regelfluß wieder. (6)
4. Angst in den Wechseljahren (*Stauffer, P. Schmidt*). (13)
5. Herzklopfen mit großer Angst. (4)

Arbeit (Fleiß, Faulheit, Unfähigkeit zur Arbeit usw.)

1. Schafft jetzt ihre Hausarbeiten neben ihrem Beruf als Sekretärin; früher war sie immer so müde (42j. Frau, unverheiratet, Myom mit Metrorrhagie; das Myom schrumpfte unter *Tril.* und blieb klein). (7.2)

Benommenheit, wie nicht ausgeschlafen, wie berauscht, betäubt etc.

1. Verwirrter Kopf. (4)

Bewegungen: Zwangsbewegungen, Automatismen, Gesten, Lagen

1. Schlaffheit der Bauchwände mit Empfindung von Leere, ein Mangel an Stütze vorn am Bauch, mit jeweils einige Augenblicke anhaltenden kurzen, scharfen, lanzinierenden Schmerzen von vorn nach hinten, welche ihn nötigten, sich vorwärtszubeugen. (4)

Bewußtlosigkeit, Koma, Stupor

1. Synkope (*O. Boericke*). (14)

Ekelgefühl

1. Ekel gegen alles, außer kaltes Wasser. (4)
2. Abneigung gegen Fleisch (*Allen*). (13)

Erregbarkeit

1. Erregung, erregbar. (12)

Furcht (Gegenpol: Gelassenheit)

1. Befürchtet, daß er krank werde; große Qual / Angst (anguish); Erregung und Umherwerfen, Unmöglichkeit, sich stillzuhalten. (4)
2. Furcht vor dem Tod. (12)
3. Ruhiges / stilles Gemüt (quiet disposition) bei drohendem Abort (*Minton*). (14)

Gier, Suchtverhalten

1. Anhaltende Neigung, Eiswasser zu trinken. (4)

Reizbarkeit

1. Reizbar. (4)

Ruhelosigkeit

1. Angst / Qual (anguish); Unruhe und Umherwerfen, sich stillzuhalten ist unmöglich. (4)
2. Ruhelosigkeit, muß sich ständig bewegen (*Clarke*). (13)
3. Unruhe vor der Regel (*O. Boericke*). (14)
4. Ruhelosigkeit nach Blutungen (*Clarke*). (13)

Sprechen

1. Widerwille (repugnance) gegen Gespräche. (4)

Traurigkeit, trübe Stimmung

1. Melancholie mit Traurigkeit. (4)

Unbehaglichkeit

1. Allgemeines Elendsgefühl. (7.2)

Zorn

1. Schlecht gelaunt, reizbar, geneigt, sich über Kleinigkeiten zu erzürnen. (4)

ILLUSIONEN

Wahnvorstellungen

1. Geistesverwirrung in bezug auf seine Identität: Gefühl der Dualität (*Boger*). (13)
2. Wahnvorstellung, doppelt zu sein (*Boger*). (13)

Sinnestäuschungen

1. Verschwommenheit (blur) vor Augen; alles sieht bläulich aus. (4)

TRÄUME

Angenehm, erfreulich

1. Träume von Festlichkeiten, Schlittenfahrten usw. (4)

Indifferent oder nicht näher bezeichnet

1. Schlaf durch häufige Träume gestört. (4)

Schlaf

1. Schlaflosigkeit; Umherrollen und Umherwerfen im Bett. (4)
2. Schlaf durch häufige Träume gestört. (4)

SCHWINDEL

Ohnmacht, ohnmachtsartiger Schwindel

1. Gebärmutterblutung, hellrot, profus, mit Ohnmachtsgefühl im Epigastrium, Rückenschmerz, Kälte der Extremitäten, Schockzustand (prostration) und schnellem schwachem Puls. (2)
2. Ohnmacht durch Säfte- oder Blutverlust (*Stauffer*). (13)

Schwankschwindel

1. Anfälle von Schwindel, mit Schwanken. (4)

MODALITÄTEN, CAUSAE

1. Gemütssymptome in den Wechseljahren (*P. Schmidt*). (14)
2. Drohender Abort mit Blutungen (3), Blutsturz (flood) aus dem Uterus nach jeder Wehe (2), starke Erschöpfung bzw. Blutungsschock durch Gebärmutterblutung (2), eines der besten Mittel gegen gewöhnliche Hypermenorrhoe ohne jeden klaren konstitutionellen Charakter, nach dem man den Fall beurteilen könnte (2).
3. Schwäche während und nach der Regel (*O. Boericke*). (13)
4. Schwangerschaftsvarizen. (12)
5. Die Symptome erscheinen zumeist nachts und morgens. (4)
6. Schwindligkeit, besonders morgens beim Aufstehen. (4)
7. Sehr widerlicher Geschmack im Mund, besonders morgens beim Aufstehen. (4)
8. Schmerzen verschlimmert durch Bewegung und nach Essen, gemildert durch Körperübungen in freier Luft. (4)
9. Die Magenschmerzen zeigen sich meist nach Mahlzeiten und morgens. (4)
10. Übermäßige Menstrualblutung nach Erschöpfung durch körperliche Anstrengungen; Auftreten der Regel nach Überanstrengung. (9)
11. Krampfige Schmerzen in den Fingern beim Schreiben. (4)
12. Kopfschmerz verschlimmert durch das geringste Geräusch, durch Gehen oder Husten. (4)
13. Fahren im Auto oder Zug verschlimmert (*Boger*). (13)
14. Schmerz in der Stirn, der einen veranlaßt, sich nach vorn zu beugen, wodurch die Schmerzen etwas gemildert werden; doch kehren sie mit aller ihrer Heftigkeit zurück, wenn man die aufrechte Haltung wieder einnimmt. (4)
15. Besser durch Vorwärtsbeugen, schlechter durch Aufrechtsitzen (Bauchsymptome); schlimmer durch Bewegung sowie im Stehen und Gehen (Unterleibssymptome). (4) (Die Angabe „> , besser, durch Bewegung im Freien" läßt sich in *Clarkes* Symptomliste nicht wiederfinden, es dürfte ein Druckfehler sein und ursprünglich „< , schlechter" geheißen haben. vr)
16. Festes Zusammenbinden bessert (die Rückenschmerzen, vr), und die Kranken verlangen danach. (3)
17. Linke Seite bevorzugt befallen. (4)

AS-IF-EMPFINDUNGEN

Kopf, Augen, Ohren

1. Schmerz in den Augäpfeln; sie fühlen sich an, als seien sie zu groß und wollten aus ihren Augenhöhlen herausfallen. (4)
2. Schwimmen im Kopf. (4)
3. Gefühl von Verstopfung der Ohren (*Allen*). (15)

Mund, Zähne

1. Fettiges Gefühl über Zunge und Zahnfleisch. (4)
2. Rumorender / grollender / grummelnder (grumbling) Zahnschmerz und dumpfer Schmerz im Gesicht. (6)

Verdauungsorgane

1. Gefühl von Zusammenziehungen im Magen. (4)
2. Schwellung des Bauches wie bei Aszites, mit Gefühl, als würde der Leibesinhalt an die Wirbelsäule zurückgezogen. (4)
3. Gefühl von Leere / Hinsein (goneness) im Abdomen. (9)
4. Schlaffheit der Bauchwände mit Empfindung von Leere, ein Mangel an Stütze vorn am Bauch, mit jeweils einige Augenblicke anhaltenden kurzen, scharfen, lanzinierenden Schmerzen von vorn nach hinten, welche ihn nötigten, sich vorwärtszubeugen. (4)

Atmungsorgane, Herz, äußerer Thorax

1. Empfindung eines Krümels im Kehlkopf, die ständigen Husten hervorruft. (4)
2. Schwieriges Atmen; Gefühl, als sei der Brustkorb eng eingebunden, was ihn hindert, sich auszudehnen. (4)

Bewegungsapparat

1. Gefühl, als wenn das Kreuz auseinanderbrechen würde (42j. Frau, unverheiratet, Myom mit Metrorrhagie). (7.2)
2. Uterusblutung, mit Gefühl, als fielen Hüften und Rücken in Stücke, gebessert durch enges Bandagieren. (9)
3. Die Sakroiliakalgelenke fühlen sich an, als wollten sie auseinanderfallen, sie will fest bandagiert werden; bei Metrorrhagie. (9)
4. Gefühl, als seien die Knochen zerbrochen: bei Metrorrhagie (9); bei Blutungen (6).
5. Uterusblutungen mit Gefühl, als würden die Knochen von Hüften, Rücken und Oberschenkeln auseinandergezwängt (forced apart) oder als fielen sie in Stücke. (5)
6. Krabbelnde / kriechende (crawling) Empfindung in den Venen, wie ein Sich-Verengen der Körperteile, vor allem an den Unterschenkeln und Sprunggelenken. (9)

Typus – Frauen von schlaffem Habitus. (9)

Synonyma – *Trillium album* (8), *Trillium erectum, Trillium cernuum.* Birthroot. White beth-root. Wake-robin, Indian balm, Lamb's quarter, Ground-lily. Amerikanische Waldlilie. Der heute offiziell anerkannte Artname von „*Trillium pendulum*" lautet *Trillium erectum* (11). Zur geprüften Art siehe unten!

Biologie, Chemie und Physiologie – Ein Liliengewächs Nordamerikas (auch in einigen Gebieten Asiens vorkommend (11)), welches an schattigen feuchten Orten wächst und der europäischen Einbeere (*Paris quadrifolia*) ähnelt. Es unterscheidet sich von letzterer durch die Dreizähligkeit seiner Blatt- und Blütenquirle (*Par.*: vierzählig). Die Blüte liegt nahe am Blattquirl und ist von dunkelroter (*Hale*: weißer) Farbe; sie besteht aus einem schmalzipfeligen äußeren und einem stattlichen inneren Kreis von je drei Blütenblättern. Verwendet wird der saponinhaltige Wurzelstock, der fingerdick ist, waagerecht im Boden liegt, an seinem jüngsten Teil den oberirdischen Sproß hervorbringt und am rückwärtigen Ende abstirbt. (7.1)

Die klinischen Indikationen von *Tril.* stammen ursprünglich von den nordamerikanischen Indianern; es wird bei Blutungen verwendet, vor allem bei solchen im Zusamenhang mit Abort und Geburt, aber auch bei Metrorrhagien (*Nash*: „Menses alle 14 Tage eintretend und jedesmal eine Woche dauernd"), Zahnblutungen, Nasenbluten, Hämaturie und blutigen Stühlen (7.3). Das Menstrualblut von *Tril.* ist dunkel und klumpig.

Mittelbeziehungen – *Calc-p.* ist Komplement zu *Tril.*; das am nächsten verwandte Mittel ist *Sabina* (5); auch *China* hat wegen der Causa „Blutungsschock" eine enge Beziehung zu *Trillium* (2). Todesangst und Unruhe bei Blutungen: vgl. *Acon.* (9). Bei Blutung nach Zahnextraktion vgl. *Ham., Kreos.* (9), *Phos.* Das Gefühl gebrochener Beckenknochen hat auch *Aesculus* (9).

Mittelverwechslungen und pharmazeutische Probleme – Geprüft wurde nur *Trillium cernuum* (4), klinisch kamen jedoch unterschiedslos mehrere nordamerikanische Trillium-Arten zur Verwendung. *Hale* zitiert den eklektischen Arzt *King* mit den Worten „Nahezu alle (Trillium-)Arten sind arzneilich und besitzen analoge Eigenschaften; *Trillium erythrocarpum, T. grandiflorum, T. sessile, T. erectum* und *T. nivale* sind die verbreitetsten und daher auch am häufigsten gesammelten und angewendeten Spezies", und mahnt, daß es aus Gründen wissenschaftlicher Genauigkeit nötig sei, die verwendete Tinktur (*Tril.* wurde fast immer in materiellen Dosen angewendet) aus einer bestimmten Spezies zu gewinnen (1).

Menge schreibt, bei den Artnamen „*Trillium pendulum*" und „*Trillium erectum*" handele es sich um Synonyma und nicht um zwei verschiedene Spezies (7.1); die *DHU* folgt dieser Auffassung, indem sie *Trillium pendulum* als synonym mit *Trillium album* und *Tr. erectum* angibt (8), und Madaus (10) und Grimm (11) bestätigen sie ebenfalls. *Trillium cernuum* (4) stellt dagegen eine eigene, nur in Nordamerika vorkommende Art dar, welche aber von alters her wie *Trillium pendulum* verwendet wurde (11). Auch die Spezies *Trillium sessile* kommt in gleicher Weise zur Verwendung (7.1).

Die DHU erwähnt in ihrem Arzneimittelverzeichnis die ursprünglich geprüfte Art *Trillium cernuum* nicht, wohl aber *Trillium pendulum*; somit stellt sie ihre *Trillium*-Präparate aus einer der beiden *Trillium*- Arten her, die sie als Synonyma zu diesem Artnamen angegeben hat, oder aus einer Mischung derselben.

Quellen – 1) HL1 k; 2) FR1 k; 3) SF1 k; 4) Minton (Doktorarbeit von 1853), zitiert nach A1 und nach C1, p (TM von Trillium cernuum); 5) PTK1 k; 6) HR1 k; 7) AHZ (7.1: Menge/AHZ/1958/1, 7.2: Lennemann/AHZ/1981/1 k (D2), 7.3: Heits/AHZ/1966/5 k (Leitsymptome)); 8) Remedia homoeopathica - Homöopathisches Arzneimittelverzeichnis, Karlsruhe: Deutsche Homöopathie Union, 1996; 9) C1 k; 10) Madaus, G.: Lehrbuch der biologischen Heilmittel, S. 2733; 11) briefl. Mitteilung von Dr. Henning Grimm, Hamburg, vom 2 1. 1.97, er gibt als Quelle das Buch „Flora Alabamas" an, ohne weitere Einzelheiten zu nennen; 12) K k; 13) SYS1 p/k; 14) CMM k; 15) SDE1 k.

Trimethylaminum

GEIST UND GEMÜT

Erregbarkeit

1. Erregung (vergiftete Menschen). (2)

Gesellschaft

1. Mürrisch, mit großem Verlangen, alleingelassen / in Ruhe gelassen (let alone) zu werden. (1)

Gleichgültigkeit

1. Appetit weg, nach nichts Verlangen. (1)

Ruhelosigkeit

1. Große Schmerzen in den Handgelenken und große Unruhe, dabei aber unfähig, auf meinen Füßen zu stehen, der Schmerzen in den Sprunggelenken wegen (n. 2. Dosis). (1)

KONVULSIONEN

1. Konvulsionen, Koma (vergiftete Hunde und Katzen). (2)

MODALITÄTEN, CAUSAE

1. Gelenkschmerz schlimmer durch die geringste Bewegung. (1)

Synonyma – Propylaminchlorid.

Biologie, Chemie und Physiologie – Ein Amin, welches früher aus Fischlake gewonnen wurde. Es ist auch in Pflanzen wie *Chenopodium vulvaria* und *Arnica,* sowie in Kulturen des Cholera-Erregers (2) enthalten. Dosen von ca. 1/2 Gramm bewirken beim Menschen ein Absinken der Körpertemperatur und eine leichte Pulsverlangsamung (1), Magenschmerz, Erbrechen, Durchfall, Grauwerden der Haut und Erregung (2). Bei Hund und Katze kommt es durch toxische Dosen ebenfalls zu einem Sinken der Temperatur, ferner zu Erbrechen, Speichelfluß, Albuminurie, Störung der Herz- und Atmungsfunktion, Konvulsionen, Koma (2). Das Gift erzeugt Hämolyse (2). Eine korrekte *Hahnemann*sche Prüfung existiert nicht, ebensowenig ein vollständiges toxikologisches Bild, und auch Heilungsfälle wurden bisher nicht berichtet.

Mittelbeziehungen – *Bryonia* scheint am ähnlichsten zu sein.

Quellen – 1) HS1 t (Selbstversuch eines Arztes mit 2x 10 Tropfen in Wasser); 2) LE1 t.

Tri-Ortho-Kresylphosphat

GEIST UND GEMÜT

Angst

1. In den Abendstunden bekam sie Angstgefühle, ein aufsteigendes Kribbeln in der Brust, hörte Glocken und alle möglichen Geräusche, sah schwarze Käfer und Gestalten, die auf sie zukamen, und hatte das Gefühl, als ob sich der ganze Körper innerlich zusammenzöge; es war ihr wie im Fieberwahn zumute (mehrere Tage; nach Verzehr *oTKP*-haltigen Öls; 24j. Frau). (1)
2. Deutlich euphorisch, gelegentlich etwas ängstlich; nicht beeindruckt von der Krankheit (59j. Frau, nach Verzehr *oTKP*-haltigen Öls). (1)
3. Zunächst teilahmslos, dann ängstlich, rennt ziellos auf der Abteilung umher (nach Trinken von mit *oTKP* vergälltem Spiritus; 41j. Mann). (1)
4. In der Folgezeit öfters umdämmert (desorientiert, vr), versteckt sich dann hinter den Betten, weckt andere Kranke auf, macht einen verstörten Eindruck (nach Trinken von mit *oTKP* vergälltem Spiritus; 41j. Mann). (1)

Bewegungen: Zwangsbewegungen, Automatismen, Gesten, Lagen

1. Sitzt der Kranke auf der Tischkante, so stehen die Beine im Kniegelenk gestreckt steif wie Stöcke vom Körper ab, wobei die Füße haltlos plantarwärts baumeln. Schlägt man mit den Fingerspitzen von unten her gegen die Ballen der 4. u. 5. Zehe, so wird dadurch ein unerschöpflicher Klonus im Quadriceps femoris ausgelöst, bei dem das ganze gestreckte Bein im Hüftgelenk schwingt. Beim Stehen ohne Unterstützung schlägt er nach wenigen Sekunden in völliger Streckstellung nach vorn oder hinten über (n. Verzehr *oTKP*-haltiger Bratkartoffeln). (1)
2. Schwäche der Hände, Messer und Gabel werden sehr mühsam gehandhabt, gefüllte Kaffeetasse gleitet aus den Händen (Vergiftung durch Berührung mit dem Trageband einer Igelitschürze am bloßen Hals). (1)

Bosheit, Destruktivität

1. Ging zeitweise auf seine Kameraden los (nach Trinken von mit *oTKP* vergälltem Spiritus; 41j. Mann). (1)

Delirium, Wahnsinn, Rasereri

1. Akute Psychosen (*Schwab,* 1948); akute zerebrale Störungen durch Einatmen von *oKTP*-haltigem Schmiermittel von Jet-Motoren (*Moeschlin*). (2)

Ekelgefühl, Sauberkeits- und Ordnungssinn

1. Verlaust und verwahrlost (nach Trinken von mit *oTKP* vergälltem Spiritus; 41j. Mann). (1)

Fröhlichkeit, Lachen

1. Psychisch findet sich häufig eine manisch-euphorische Alteration, die in einem eigenartigen Gegensatz zu den schweren, die körperliche Leistungsfähigkeit beeinträchtigenden Ausfallserscheinungen steht. (1)
2. Euphorisch, keineswegs durch die hochgradigen Ausfallserscheinungen beeindruckt, glaubt bald wieder hergestellt zu sein (n. 3 1/2 Mon.; 40j. Mann, nach

Genuß von nur 2 kleinen Bissen *oTKP*-haltiger Reibekuchen, schleichend progrediente Ataxie). (1)
3. Euphorisch, keine Krankheitseinsicht (60j. Mann, nach Genuß von mit *oTKP*-haltigem Öl angemachtem Salat). (1)
4. Deutlich euphorisch, gelegentlich etwas ängstlich; nicht beeindruckt von der Krankheit (59j. Frau, nach Verzehr *oTKP*-haltigen Öls). (1)
5. Fast manisch, aufgeräumt, strahlend heiter, entwickelt einen Wortschwall, aus dem zu entnehmen ist, daß er sich teils für den Zaren, teils für Christus hält. Untermalt seine Reden mit lebhaften Gestikulationen, Deutet immer wieder auf sich selbst und wiederholt: Christus! Dabei zugänglich und aufgeschlossen, fröhliches, glückliches Gesicht, spricht dauernd auf seine Kameraden ein, umarmt sie. Beachtet dabei seine Lähmungen überhaupt nicht, sondern stolpert mit torkelndem Gang unbekümmert im Saal umher. Im weiteren Verlauf beruhigt er sich etwas, liegt freundlich lächelnd im Bett (nach Trinken von mit *oTKP* vergälltem Spiritus; 34j. Mann). (1)
6. Die Frauen, welche sich den Schaden durch Beschäftigung in einem Igelitbetrieb zugezogen hatten, hatten durch die damit verbundene Arbeitsunfähigkeit starken wirtschaftlichen Schaden und Grund zu Existenzsorgen. Damit kontrastierte ihre auffallende seelische Frische mit ausgesprochener Redseligkeit, Sorglosigkeit und gehobener Stimmung und Leichtigkeit des Gedankenablaufes und der Auffassung ohne jede Spur von Depression. (1)

Gedanken, Denkvermögen

1. ... Leichtigkeit des Gedankenablaufes und der Auffassung. ohne jede Spur von Depression. (1)
2. Schwer besinnlich; macht den Eindruck, als denke er angestrengt nach, wenn er etwas gefragt wird (nach Trinken von mit *oTKP* vergälltem Spiritus; 41j. Mann). (1)

Gesellschaft

1. Neben seiner Angst kindlich zutraulich (nach Trinken von mit *oTKP* vergälltem Spiritus; 41j. Mann). (1)
2. Umarmt die Kameraden (nach Trinken von mit *oTKP* vergälltem Spiritus; 34j. Mann). (1)

Gleichgültigkeit

1. Zunächst teilnahmslos, dann ängstlich, rennt ziellos auf der Abteilung umher (nach Trinken von mit *oTKP* vergälltem Spiritus; 41j. Mann). (1)

Orientierungsstörungen

1. Rennt ziellos auf der Abteilung umher (nach Trinken von mit *oTKP* vergälltem Spiritus; 41j. Mann). (1)
2. In der Folgezeit öfters umdämmert (desorientiert, vr), versteckt sich dann hinter den Betten, weckt andere Kranke auf, macht einen verstörten Eindruck (nach Trinken von mit *oTKP* vergälltem Spiritus; 41j. Mann). (1)

Ruhelosigkeit

1. Rennt ziellos auf der Abteilung umher, schwer zu fixieren (nach Trinken von mit *oTKP* vergälltem Spiritus; 41j. Mann). (1)

Sprechen

1. Fast manisch, aufgeräumt, strahlend heiter, entwickelt einen Wortschwall, aus dem zu entnehmen ist, daß er sich teils für den Zaren, teils für Christus hält. Untermalt seine Reden mit lebhaften Gestikulationen, Deutet immer wieder auf sich selbst und wiederholt: Christus! ... (nach Trinken von mit *oTKP* vergälltem Spiritus; 34j. Mann). (1)
2. Reagiert auf Fragen des Dolmetschers (russischer Gefangener, vr) wortreich und mit lebhaften Gebärden, faßt aber dabei den Sinn des Gefragten nicht auf (nach Trinken von mit *oTKP* vergälltem Spiritus; 41j. Mann). (1)
3. Ist seiner Umgebung durch lautes, störendes Benehmen aufgefallen (nach Trinken von mit *oTKP* vergälltem Spiritus; 34j. Mann). (1)
4. Wiederholt sich ständig (nach Trinken von mit *oTKP* vergälltem Spiritus; 41j. Mann). (1)

ILLUSIONEN

1. In den Abendstunden bekam sie Angstgefühle, ein aufsteigendes Kribbeln in der Brust, hörte Glocken und alle möglichen Geräusche, sah schwarze Käfer und Gestalten, die auf sie zukamen, und hatte das Gefühl, als ob sich der ganze Körper innerlich zusammenzöge; es war ihr wie im Fieberwahn zumute (mehrere Tage; nach Verzehr *oTKP*-haltigen Öls; 24j. Frau). (1)
2. Fast manisch, aufgeräumt, strahlend heiter, entwickelt einen Wortschwall, aus dem zu entnehmen ist, daß er sich teils für den Zaren, teils für Christus hält. Untermalt seine Reden mit lebhaften Gestikulationen, Deutet immer wieder auf sich selbst und wiederholt: Christus! Dabei zugänglich und aufgeschlossen, fröhliches, glückliches Gesicht, spricht dauernd auf seine Kameraden ein, umarmt sie. Beachtet dabei seine Lähmungen überhaupt nicht, sondern stolpert mit torkelndem Gang unbekümmert im Saal umher. Im weiteren Verlauf beruhigt er sich etwas, liegt freundlich lächelnd im Bett (nach Trinken von mit *oTKP* vergälltem Spiritus; 34j. Mann). (1)
3. Verlangt (will) immer wieder nach Hause, nach Rußland (russischer Gefangener, vr), und sagt, er sei im Kopf „nicht ganz zurecht" (nach Trinken von mit *oTKP* vergälltem Spiritus; 41j. Mann). (1)
4. Manchmal gereizt, behauptet, man habe ihn hier (im Krankenhaus) krank gemacht, seine Landsleute auf seiner Abteilung seien alle nicht richtig im Kopf (nach Trinken von mit *oTKP* vergälltem Spiritus; 41j. Mann). (1)

ATAXIE

1. Koordinationsunsicherheit; beim Fußschluß Umfallen nach links; breitspuriger Gang; beim Gehen ohne Stock stellt er das eine Bein vor das andere (40j. Mann, Befund 3 Monate nach Genuß von nur 2 Bissen *oTKP*-haltiger Kartoffelpuffer). (1)
2. Fällt beim Rombergversuch nach hinten; breitspuriger, stark ataktischer Gang (nach Verzehr *oTKP*-haltigen Öls; 59j. Frau). (1)
3. Romberg grob ataktisch, unsicherer breitspuriger Gang (60j. Mann, nach Genuß von mit *oTKP*-haltigem Öl angemachtem Salat). (1)

MODALITÄTEN, CAUSAE

1. Das Vergiftungsbild kann durch die Regel und durch Schwangerschaft verschlimmert werden. (1)

AS-IF-EMPFINDUNGEN

1. Beim Gehen scheinen die Fußsohlen am Boden zu kleben (19j. Frau, schlaffe Lähmung der Beine mit Spitzfußstellung). (1)
2. Kan die Füße nicht mehr hochheben, sie sind kalt, steif und unbeweglich, wie tot (60j. Mann, nach Genuß von mit *oTKP*-haltigem Öl angemachtem Salat). (1)
3. Spannungsgefühl in Waden und Füßen, glaubte, daß die Schuhe zu eng seien (n. 16 T.). (1)
4. Der Patient kann sich selbständig aufrichten, sitzt dann aber vornübergebeugt und gibt an, daß er ein Gefühl habe, als seien sämtliche Sehnen im Körper zu kurz und zögen ihn nach vorn über (n. Verzehr *oTKP*-haltiger Bratkartoffeln). (1)

Synonyma – Ortho-Trikresylphosphat. TOP. oTKP. 1,1 ((CH3C-C6H4O)3PO) (2).

Biologie, Chemie und Physiologie – Eine Chemikalie, welche in den 40er Jahren, also im 2. Weltkrieg und den darauffolgenden Jahren, als Weichmacher für PVC (damaliger Markenname: Igelit) (1), als Lösungsmittel für Lacke (2) und noch in neuerer Zeit als Schmiermittel für Maschinengewehre (2) in Gebrauch war. Heute ist es noch in Konzentrationen bis 3% in Schmiermitteln für Jet-Flugzeugmotoren enthalten. Als Aerosol eingeatmet können diese zu akuten zerebralen Störungen führen (2).

oTKP ist sowohl enteral als auch pulmonal und perkutan resorbierbar. Sehr kleine Mengen dieses Giftes genügen, schleichende, teils irreversible Schäden hervorzurufen; die toxische Dosis beträgt lt. *Ortloff* lediglich 0,15 bis 0,3 g (1), lt. *Moeschlin* ist die Grenzdosis nicht sicher bekannt, doch sind „schon nach Einnahme von 1 - 2 g Lähmungen aufgetreten" (2). Einer der Vergifteten in (1) hatte nur zwei Bissen von in *oTKP*-haltigem Öl gebratenen Kartoffelpuffern gegessen und trug doch monatelang anhaltende Lähmungen und eine Wesensveränderung davon. Es gab viele Vergiftungsfälle, da *oTKP*-haltige PVC-Folien und -Stöpsel zur Aufbewahrung von Nahrungsmitteln verwendet wurden und zeitweise Spielzeug aus „Weich-Igelit" auf den Markt kam. Auch perkutane Vergiftungen durch Tragen von Schuhen oder Windelhöschen aus Igelit kamen vor. Ein in den 40er und 50er Jahren beliebtes Abortivum namens „*Apiol*" enthielt *oKTP* als Lösungsmittel und verursachte viele schwere Vergiftungen (2). Auch Massenvergiftungen durch einen *oKTP* enthaltenden „Ingwerextrakt", durch mit *oKTP* vergiftetes Olivenöl (Marokko, 1962) oder durch Verwechslung *oTKP*- haltigen Maschinengewehröls mit Bratfett wurden dokumentiert (2).

Die Vergiftung ruft eine Kombination von schlaffen peripheren Lähmungen mit Muskelatrophien und Spastik durch Pyramidenbahnschädigungen hervor, die der amyotrophen Lateralsklerose oder der Poliomyelitis anterior sehr ähneln kann (1), jedoch im Unterschied zu ersterer vor allem die unteren Extremitäten befällt. Damit ist oft eine Hyperhidrose verbunden (1). Sensibilitätsstörungen fehlen völlig (2). Typisch ist eine lange Latenzzeit: zwischen der Giftaufnahme und den ersten neurologischen Symptomen liegen 2 bis 3 Wochen! (2) Als Frühwirkung tritt bei peroraler Aufnahme Brechdurchfall auf, der rasch wieder abklingt (2). Die Nervenschädigungen beruhen auf einem Zerfall der Markscheiden der peripheren und weniger ausgeprägt auch der zentralen Motoneuronen, gemeinsam mit einer starken Cholinesterase- und Lipasehemmung (2). Die Heilung erfolgt sehr langsam; es können schwere dauernde Peronaeusschädigungen zurückbleiben (2). Das Vergiftungsbild ähnelt dem „Giftölsyndrom", das in den 80er Jahren in Spanien auftrat.

Therapeutisch wurde *oTKP* von *Ortloff* (1) als Homöotherapeutikum für multiple Sklerose und amyotrophe Lateralsklerose vorgeschlagen, jedoch meines Wissens nie angewandt.

Mittelbeziehungen – Vgl. *Lathyrus sativus, Oxytropis lamberti, Barium*verbindungen (Lähmungen, Euphorie, ängstliche Paranoia); *Stram.* (Halluzinationen von schwarzen Tieren), *Verat.* (Größenideen mit Verkennung der eigenen Person).

Als schulmedizinische Antidote wurden Corticoide (*Glees,* 1961), hohe Dosen von Vitamin E (*Bloch*, 1941) und Vitamin B1 (*v. Nandelstadt,* 1947) i.m. sowie kleine Dosen von Strychninnitrat s.c. (*v. Nandelstadt,* 1947) angegeben. Neuere Erfahrungen fehlen (2).

Quellen – 1) Ortloff/AHZ/1954/5 t; 2) MOE1 t.

Triosteum perfoliatum

GEIST UND GEMÜT

Arbeit (Fleiß, Faulheit, Unfähigkeit zur Arbeit usw.)

1. Benommenheit und Schläfrigkeit, mit Unaufgelegtheit zu aktiver Arbeit (active business). (3.1)

Benommenheit, wie nicht ausgeschlafen, wie berauscht, betäubt etc.

1. Benommen (drowsy), um 16 Uhr. (5)
2. Verwirrt (light-headed) und heiß im Kopf. (5)
3. Niedergeschlagen und lethargisch. (5)
4. Lethargie morgens. (5)
5. Enzephalitis der Kinder nach Infekten, z.B. Diphtherie, Keuchhusten; Economo-Enzephalitis (eine auch als „Encephalitis lethargica" bekannte, mit lange anhaltender Schlafsucht verbundene Enzephalitisform). Typhoide Fieber, Typhus. (7.2)

Bewegungen: Zwangsbewegungen, Automatismen, Gesten, Lagen

1. Muß einen tiefen Atemzug machen. (5)
2. Kann nicht auf der rechten Seite schlafen. (5)

Eigensinn

1. Reizbar, zum Argumentieren / Streiten geneigt (argumentative) (11. T.; Prüferin 11) (5); *Julian* gibt dasselbe Symptom folgendermaßen wieder: „Neigung zum scharfen Argumentieren, zum langen Herumstreiten um nichts (discutailler)". (7.1)

Ekelgefühl

1. Abscheu vor aller Speise. (3.1)

Empfindlichkeit (gegen Kritik, schlechte Nachrichten usw.)

1. In unvernünftiger Weise reizbar und niedergeschlagen; überempfindlich gegen Klei-

nigkeiten, die ihn stören (Pr. 6, ein sonst liebenswürdiger (gentle) junger Mann). (5)

Erregbarkeit (durch Geräusch usw.)

1. Empfindlich gegen Lärm, besser wenn allein. (5)

Fröhlichkeit, Lachen

1. Größere Fröhlichkeit (1. T.). (1.2)
2. In einigen Fällen ging eine Periode von Wohlgefühl oder Stimulation der Depression voraus. (5)
3. Fühlte sich glücklich und wohlwollend (benevolent), vom 2. - 5. Tag (Prüfer 4). (5)
4. Aufheiterung (exhilaration), in den ersten fünf Tagen; sie beschrieb die Arznei als „die heiße und glückliche Droge" (hot and happy drug) (Prüferin 11). (5)

Furcht

1. Extreme nervöse Reizbarkeit; Todesfurcht (fear of death). (2)
2. Besorgt um seine Gesundheit. (5)
3. Fühlt sich abends angespannt, „als solle was passieren". (5)

Gedanken, Denkvermögen

1. Geistig aktiv, zu Beginn der Einnahmezeit. (5)
2. Geistige Schwere und Lethargie. (5)
3. Alle geistigen Reaktionen sind langsam. (5)
4. Geistig erschöpft (ein Prüfer); geistig müde (ein weiterer Prüfer); jeder Gedanke benötigt große Anstrengung (ein dritter Prüfer). (5)

Gesellschaft

1. Depression schlimmer beim Alleinsein. (5)
2. Niedergeschlagen durch die Leute / Gesellschaft (by people). (5)
3. Die Leute machen ihn in unvernünftiger Weise reizbar. (5)
4. Fühlt sich in Gedanken abgesondert / losgelöst / distanziert (detached) (5); es geht ihr besser, wenn allein (7.1).

Gier, Suchtverhalten

1. Durst auf eiskalte Getränke (viele Prüfer). (5)

Konzentration

1. Nervös und schläfrig, kann sich nicht konzentrieren. (7.1)

Liebe, Zuneigung

1. Fühlte sich glücklich und wohlwollend (benevolent), vom 2. - 5. Tag (Prüfer 4). (5)
2. Heimweh. (5)

Reizbarkeit

1. Reizbarkeit, schlimmer abends. (5)
2. Reizbar, schlimmer durch Larm. (5)
3. Die Leute machen ihn in unvernünftiger Weise reizbar. (5)
4. Reizbar, zum Argumentieren / Streiten geneigt (argumentative) (11. T.; Prüferin 11). (5)
5. Reizbar (10. T.); sehr reizbar (11. T.); fühle mich wie in rasender Wut (in a rage), muß mich beherrschen (12. T.). (Pr. 12). (5)

Ruhelosigkeit

1. Unruhe (*O. Boericke*). (8)
2. Deprimiert und nervös. (5)
3. Unruhe nachts, mit unangenehmen Träumen. (5)
4. Unruhiger Schlaf, keine Lage ist bequem. (5)

Traurigkeit, trübe Stimmung

1. Der hervorstechendste Gemütszustand, welcher sich während unserer *Triosteum*-Prüfung entwickelte, bestand in Depression; sie trat bei über 50% der Prüfer auf. (5)
2. Depression schlimmer beim Alleinsein. (5)
3. Niedergeschlagen durch die Leute / Gesellschaft (by people). (5)
4. In unvernünftiger Weise reizbar und niedergeschlagen; überempfindlich gegen Kleinigkeiten, die ihn stören (Pr. 6, ein sonst liebenswürdiger (gentle) junger Mann). (5)
5. Niedergeschlagen und lethargisch. (5)
6. Deprimiert und nervös. (5)

Zorn

1. „Ich fühle mich wie in rasender Wut (in a rage), muß mich beherrschen" (12. T.; Pr. 12) (5); dies wurde abends beobachtet (7.1).

ILLUSIONEN

1. Einbildungen, Wahnideen (*O. Boericke*). (8)
2. Blutgeruch in der Nase. (7.1)

TRÄUME

1. Unruhe nachts, mit unangenehmen Träumen. (5)
2. Schläft schlecht, aufgrund von schrecklichen Träumen oder Alpträumen. (5)
3. Erwacht früh, um 4.30 bis 5 Uhr, mit törichten (silly) Träumen. (5)

SCHLAF

Aufwachen, Durchschlafstörung

1. Unruhiger Schlaf war ein häufiges Symptom. (5)
2. Unruhiger Schlaf, keine Lage ist bequem. (5)
3. Unruhe nachts, mit unangenehmen Träumen. (5)
4. Erwacht früh, um 4.30 bis 5 Uhr, mit törichten (silly) Träumen. (5)
5. Schmerz, wie eine Schwere in der Herzgegend, erweckt ihn um 5 bis 6 Uhr früh; er muß aufstehen und umhergehen, um Erleichterung zu finden (ein Prüfer, der im 2. Weltkrieg rheumatisches Fieber gehabt hatte; er litt monatelang an den Folgen des Experiments). (5)

Schläfrigkeit

1. Gefühl, „im Stehen zu schlafen". (7.1)
2. Schläfrigkeit / Schlummer (assoupissement) um 16 Uhr. (7.1) (Das Original dazu lautet „Benommen (drowsy) um 16 Uhr" (5). vr)
3. Schwindel beim Aufstehen um Mitternacht, mit außerordentlicher Schläfrigkeit. (1.1)

4. Schläfrigkeit, dabei unfähig, nach Mitternacht gut zu schlafen. (1.1)
5. Benommenheit und Schläfrigkeit, mit Unaufgelegtheit zu aktiver Arbeit (active business). (3.1)

SEXUELLER TRIEB

1. Samenabgang im Schlaf, ohne Erektion. (1.1)

MODALITÄTEN, CAUSAE

1. Schmerz im Epigastrium, schlimmer durch Umdrehen im Bett. (1.1)
2. Schmerz, wie eine Schwere in der Herzgegend, erweckt ihn um 5 bis 6 Uhr früh; er muß aufstehen und umhergehen, um Erleichterung zu finden (ein Prüfer, der im 2. Weltkrieg rheumatisches Fieber gehabt hatte; er litt monatelang an den Folgen des Experiments). (5)
3. Drückender präkordialer Schmerz, schlimmer in Linksseitenlage; dieser Schmerz kann im gesamten Thorax seinen Sitz haben, herrscht aber in der retrosternalen Region vor, strahlt zum linken Schulterblatt aus und ist mit Zusammenschnürungsgefühl verbunden. Er wird durch Bewegung, und Gemütserregung schlimmer und kann nachts aufwecken; er ist von Extrasystolen begleitet, die vor allem beim Aufstehen und um 8 Uhr früh wahrnehmbar werden. (7.1)
4. Flatulenz, Rumpeln im Bauch, lose sauerriechende Stühle mit viel Gas: schlimmer nach Milch. Allgemeine Verschlimmerung durch Milchgenuß. (5)
5. Nach Verzehr von gewürzter oder scharfer Kost entwickelt sich ein Jucken in der gesamten Kopfhaut; ich muß kratzen (ein indischer Prüfer; er litt noch vier Monate lang an diesem Jucken, das sich sukzessive bis auf den Rücken ausbreitete und zugleich am Kopf geringer wurde). (5)
6. Übelkeiten, schlimmer nach Essen, mit Durst auf kalte Getränke, welche bessern. (7.1)
7. Lethargie morgens. (5)
8. Hungerschmerz im Magen, um 11 Uhr vormittags (5) und abends (7.1).
9. Plötzliche Müdigkeit um 21 Uhr (ein Prüfer); plötzliche Schwäche um 16 Uhr, mit Hitzegefühl, besser nach Hinsetzen (ein zweiter Prüfer). (5)
10. Plötzliche Schwäche um 2 Uhr früh. (7.1)
11. Taubheit der unteren Extremitäten, nach Stuhlgang (um 7 Uhr früh). (1.1)
12. Kopfschmerz nach Donner. (5)
13. Hitzegefühl, den ganzen Tag. (5)
14. Verschlimmerung in der Wärme; Besserung durch Druck und frische Luft. (7.1)
15. Die rechte Seite des Körpers wird bevorzugt affiziert. (3.1) (*Julian* schreibt das Gegenteil: „Seitenpräferenz: links" (7.1). Abschreibefehler? vr)

AS-IF-EMPFINDUNGEN

Kopf, Augen, Ohren

1. Schmerz im Hinterkopf, mit Lastgefühl dort und Kälte und Steifheit der Füße. (2)
2. Scharf spaltender Kopfschmerz, bei Schnupfen. (5)
3. Schmerz der linken Orbita (?) (douleur orbiculaire gauche), stechend wie von Nadeln. (7.1)
4. Gefühl von Sand / harten Steinchen (grit) in den Augen. (5)

Mund, Zähne

1. Heißer und trockener Mund, wie Pergament, gebessert durch Trinken eiskalter Getränke (Pr. 2). (5)

Hals, Rachen, Ösophagus

1. Wundheit, wie von Schwellung des Rachens, und Schmerz in der Speiseröhre beim Schlucken. (1.2)

Verdauungsorgane

1. Lastgefühl und Beklemmung im Epigastrium, um 4 Uhr früh, mit Klopfen und einer wellenförmigen Empfindung im ganzen Körper (all through the system). (1.1)
2. Leerer Schmerz im Epigastrium, sich zu Brust und Hals erstreckend wie ein Loch. (5)
3. Stiche von Schmerz (stabs of pain; „stabs" bedeutet Messerstiche, vr) im Rektum, schlimmer durch Stuhlpressen und nach dem Stuhlgang. (5)

Atmungsorgane, Herz, äußerer Thorax

1. Schmerz, wie eine Schwere in der Herzgegend, erweckt ihn um 5 bis 6 Uhr früh; er muß aufstehen und umhergehen, um Erleichterung zu finden (ein Prüfer, der im 2. Weltkrieg rheumatisches Fieber gehabt hatte; er litt monatelang an den Folgen des Experiments). (5)
2. Schmerz, oder Schwere, oder Enge, im Sternum (unterm Sternum?? vr). (5)

Bewegungsapparat

1. Taubheit mit (Gefühl wie von) Nadeln und Stecknadeln (pins and needles), in den Oberschenkeln im Sitzen und in den Händen. (5)
2. Ziehende und schrumpfende (shrinking) Empfindung in den Beinen und sehr ausgeprägtes Prickeln / Stechen (pricking) in den Fußsohlen. (1.1)

Haut

1. Wenn er warm ist, Gefühl von „Nadeln und Stecknadeln" (pins and needles) durch den ganzen Körper. (5)

Synonyma – Fieberwurz (fever root, herbe de fièvre). „Wilder Kaffee".

Biologie, Chemie und Physiologie – *Triosteum perfoliatum* ist ein ausdauerndes, halbstrauchförmiges Geißblattgewächs mit großen eiförmig-länglichen Blätern, kleinen dunkelroten, röhrenförmigen Blüten, die im Frühsommer erscheinen und in kleinen Gruppen direkt an den Blattachseln entspringen, und Früchten, welche je drei „beinharte" Samen enthalten (daher „Tri - osteum", von lat. tres, tria – drei und lat. os – Knochen). Jene Samen sollen von den frühen Siedlern Nordamerikas geröstet und als Kaffee-Ersatz verwendet worden sein (5). Die Gattung *Triosteum* kommt in sechs Arten im Himalaya und Ostasien, in weiteren vier Arten in Nordamerika vor (4). Bei *Leeser* bleibt die „Fieberwurz" unerwähnt.

Trios. war in der Volksmedizin als Fiebermittel in Gebrauch, wohl seiner Bitterkeit wegen. In den Arzneimittelprüfungen verursachte es vor allem gastrointestinale Beschwerden (3.1, 5) und Kopfschmerz verschiedener Art (5). Es hat Schmerzen im rechten unteren Quadranten hervorgebracht, welche eine Appendizitis imitierten; der Prüfer benötigte stationäre Behandlung, und es wurde (intraoperativ? vr) eine Lymphadenitis mesenterialis festgestellt (5). *Julian,* der die Prüfung von *Raeside* in ausführlicherer Form als in (5) gekannt zu haben scheint, beschreibt auch stenokardie-artige Symptome (7.1). Die wichtigste Indikation aber soll lt. *Hale* , vielfach verifiziert durch die Prüfung (5), „Urticaria (bzw. Hautjucken) durch gastrische Störungen", moderner ausgedrückt, durch *Nahrungsmittelunverträglichkeiten* sein. Kasuistiken dazu wurden leider nicht gefunden.

Die Prüfung (5) ist aufgrund ihrer „naturwissenschaftlich-kritischen" Bearbeitung (starke Kürzung der Originalprotokolle) sehr arm an ichnahen Empfindungen, bietet aber eine Fülle von Schmerzlokalisationen und - qualitäten, welche nicht vollständig Eingang in die Repertorien gefunden haben. Interessenten seien auf die Originalquelle oder auf (7) verwiesen.

Mittelbeziehungen: Vgl. *Bry., Rhus-t.* (Rheumatismus), *Bapt.* (gastrische Fieber), *Abies-n.* (Lastgefühl im Magen), *Bell.* (schläfrig, aber kann nicht schlafen) (3.2); *Urt-u.* (Urticaria durch Nahrungsmittelunverträglichkeiten), *Sulf., Psor., Merc., Lyc.* (Jucken schlimmer in der Wärme), *Lyc., Chin.* (Blähbauch, Borborygmi), *Sulf.* (Hungerschmerz im Magen vormittags 11 Uhr) (5). Botanisch verwandt sind *Vib.* und *Samb.*.

Mittelverwechslungen und pharmazeutische Probleme – Eine kleinere Art, *Triosteum angustifolium*, wurde für in gleicher Weise wirksam angesehen. (2)

Quellen – 1) A1 p (1.1: Williamson (TM), 1.2: Neidhard (TM)); 2) HL1p (TM); 3) C1 (3.1: p, 3.2: k); 4) briefliche Mitteilung von Gudrun Franz, Göttingen, vom 11.12.96; 5) Raeside, J.R/BHJ/ Bd. 49 (1960)/S. 269 ff. p (C8); 6) LL1 k; 7) JL1 (7.1: p (zusätzliche Informationen, die wahrscheinlich der Prüfung von Raeside entstammen), 7.2: k (Therapieempfehlungen, ohne konkrete Fallbeschreibungen); 8) CMM k.

Trombidium muscae domesticae

GEIST UND GEMÜT

Benommenheit, wie nicht ausgeschlafen, wie berauscht, betäubt etc.

1. Vormittags dumpfes Gefühl im Kopf (3. T.). (1.1)
2. Benommenheit. (4)

Bewegungen: Zwangsbewegungen, Automatismen, Gesten, Lagen

1. Nahezu anhaltende Neigung zu gähnen (3. T.) (1.1); anhaltende Neigung zu gähnen, den Tag über (3. T.) (1.2); anhaltende Neigung zu gähnen, nachmittags (10. T.) (1.2).

Bosheit, Destruktivität

1. Zerstörungssucht (*Sankaran*). (5)

Eigensinn

1. Während des Tages gesprächig und zum Eigensinn (to be contrary) geneigt (3. T.). (1.1)
2. Widerspenstig. (4)

Erregbarkeit

1. Erregung durch Farben (*Rajan Sankaran*). (5)

Furcht

1. Fürchtet sich vor dem Essen, wegen der quälenden Schmerzen während des Essens (*Fayazuddin*). (6)

Gedächtnis

1. Gedächtnisverlust. (1.3)
2. Vergeßlichkeit. (4)

Gedanken, Denkvermögen

1. Unfähigkeit, die Gedanken / Ideen (ideas) zu sammeln; Abwesenheit von Gedanken / Ideen (ideas). (1.2) (Die Eintragung von *Trom.* in der Rubrik „Gedanken, zusammenhangslos" im *Synthesis* (7) bezieht sich auf dieses Symptom, ist aber etwas mißverständlich. vr)

Ruhelosigkeit

1. Unruhig während des Schlafes. (1.4)
2. Hellwach (wakeful) und unruhig, nach 4 Uhr früh (8. T.). (1.1) (Im Repertorium von *Kent* steht fälschlich „unruhig nach Mitternacht, *um* 4 Uhr früh" (4) – vr.)
3. Unruhe; unfähig, sich stillzuhalten. (2)
4. Unruhe, muß sich ständig bewegen (*P. Schmidt*). (6)

Schreien

1. Heftige Koliken brachten den Kranken, einen starken Mann, vor Schmerz zum Schreien; schwerer Tenesmus (Dysenterie). (3)

Sprechen

1. Während des Tages ungewöhnlich gesprächig (2. T.). (1.1)
2. Während des Tages gesprächig und zum Eigensinn geneigt (3. T.). (1.1)

Unerträglichkeit von Schmerzen oder Empfindungen

1. Unerträgliches Jucken der Kopfhaut, besonders von Scheitel und Hinterkopf, um 7 Uhr früh (4. T.). (1.1)
2. Unerträgliches Jucken im rechten inneren Augenwinkel, um 21 Uhr. (3)

ILLUSIONEN

1. Menschen scheinen zu groß, bei einem Schwindelanfall (*Vithoulkas*). (6)
2. Alle Farben erscheinen unglaublich hell und strahlend (*Sankaran*). (5)
3. Die Wände scheinen zu vibrieren (*Sankaran*). (6)

TRÄUME

1. Geile Träume während der Nacht (7. T.). (1.1)

SCHWINDEL

1. Fühlte mich bei jedem Versuch, vom Bett aufzustehen, schwindlig und ohnmächtig und mußte mich zurück auf das Bett werfen, um eine Ohnmacht zu verhindern (bei Durchfall; 7. T.). (1.5)

SCHLAF

1. Heftiger dumpfer Schmerz in einem faulen Zahn links trat am Abend auf, wegen eine Stunde langen lauten Vorlesens; er verhinderte fast die ganze Nacht lang den Schlaf (20. T.). (1.2)
2. Hellwach (wakeful) und unruhig, nach 4 Uhr früh (8. T.). (1.1)
3. Schläfrigkeit (n. 5 St.). (1.4)
4. Schläfrigkeit um 20 Uhr. (4)

MODALITÄTEN, CAUSAE

1. Heftiger dumpfer Schmerz in einem faulen Zahn links trat am Abend auf, wegen eine Stunde langen lauten Vorlesens; er verhinderte fast die ganze Nacht lang den Schlaf (20. T.); er hielt bis zum Abend des nächsten Tages an (dann durch 1 Dosis *Staph.* 200 behoben); durch Essen, Reden und kalte Luft wurde er schlimmer; Besserung durch warmes Getränk im Mund. (1.2)
2. Essen schien den Leibschmerz und Stuhldrang hervorzurufen (8. T.). (1.5)
3. Nach jedem Abendessen heftige Schmerzen in den Gedärmen, mit plötzlichem Stuhldrang und drei oder vier dünnen Stühlen, die unter Gasabgang und heftigem Tenesmus entleert wurden. (3)
4. Dumpfer Schmerz im linken Hüftgelenk, der nur empfunden wurde, wenn aus dem Sitzen aufgestanden und ein Versuch zu gehen unternommen wurde, und hinkenden Gang hervorrief; mehrere Stunden lang wurde dieser Schmerz bei jedem Gehversuch wahrgenommen; er verging jedesmal nach einigen Schritten (14. T.). (1.2)
5. Schießender Schmerz in den Gelenken der oberen und unteren Gliedmaßen, nachmittags und abends. (3)
6. Obst verschlimmert. (4)

AS-IF-EMPFINDUNGEN

1. Schwindligkeit des Kopfes aufgrund von Leichtigkeit; ich fühlte mich, als sei kein Gewicht im Kopf / als wiege der Kopf nichts (as if there was no weight in the head). (1.3)
2. Empfindung, als blase nach dem Stuhlgang heiße Luft über den Unterbauch und den unteren Teil der Oberschenkel. (3)
3. Wundes und herabziehendes Gefühl im Leib; Gefühl, als brauche der Bauch Unterstützung. (3)
4. Herabdrängen während des Stuhlgangs; schlimmer nach demselben, als komme alles zum After heraus. (3)
5. Fieberhitzen überkommen sie; sie denkt, ihr Atem würde sie verlassen. (3)
6. Gefühl, als würden drei kleine Zehen am linken Fuß abgedreht (twisted off). (3)

Biologie, Chemie und Physiologie – Es handelt sich um eine auf der Stubenfliege parasitierende Milbe (Familie Trombidiidae – Laufmilben, (5)) von roter Farbe. Über die Inhaltsstoffe derselben finden sich bei *Leeser* keine Angaben. Die Prüfung wurde mit Potenzen aus einem alkoholischen Mazerat dieser Tiere durchgeführt. Die somatische Prüfungssymptomatik von *Trom.* bezieht sich vor allem auf den Verdauungstrakt. Es erzeugt Durchfall mit heftig brennendem Schmerz im Rektum, Rektumprolaps bei der Defäkation, Meteorismus und den „schlimmsten Tenesmus, den ich je erlebt hatte"

(*Harvey* (1.1)); ferner schießende und stechende Schmerzen an verschiedensten Stellen. *Trom.* wurde bisher meist bei schweren Durchfällen angewandt. Kasuistiken aus neuerer Zeit gibt es kaum. Als bewährt gilt die Indikation „Alle Beschwerden, gleich welches Organsystem betroffen ist, werden durch Essen oder Trinken schlimmer" (2).

Mittelbeziehungen – Antidote waren *Staph.* (Zahnschmerz), *Merc.* und *Merc-c.* (Durchfall) (1). Vgl. *Led.* (Rheumatismus), *Sulf.* (Durchfall) (3) sowie die Spinnenmittel.

Quellen – 1) A1 p (1.1: Harvey (D3 - D6), 1.2: Harvey (C12 - C18), 1.3: Heath (C9), 1.4: J.F.R. (C9), 1.5: Bancroft (C30)); 2) C1 k (10M); 3) HR1 k; 4) K k; 5) SDE1 k; 6) CMM k; 7) SYS 1.

Trychosanthes dioica

GEIST UND GEMÜT

Gier, Suchtverhalten

1. Extremer Hunger, muß morgens unbedingt etwas essen. (2)
2. Großes Verlangen nach kalten Speisen. (2)

Sprechen

1. Will keine Fragen beantworten. (1)
2. Unaufgelegt zu sprechen, schweigsam (*Anshutz*). (3)

Traurigkeit, trübe Stimmung

1. Traurig und reizbar. (1)
2. Sehr traurig und niedergeschlagen (dejected). (1)

Unbehaglichkeit

1. Unbehagen im Abdomen. (2)

Verdruß, Mißmut, schlechte Laune

1. Mürrisch, schlechtgelaunt, verdrießlich (*O. Boericke*). (3)

Zorn

1. Fluchen (*Anshutz*). (3)

MODALITÄTEN, CAUSAE

1. Nach jedem Stuhl Schwindel im Gehirn (Diarrhoe). (1)
2. Aufstoßen und Erbrechen nach Wassertrinken. (2)
3. Der Fieberanfall tritt um 11 bis 12 Uhr vormittags auf. (2)
4. Hitzegefühl im Bauch um 11 Uhr vormittags. (2)

AS-IF-EMPFINDUNGEN

1. Brennendes Gefühl im ganzen Körper, mit Durst (im Hitzestadium). (2)

Synonyma – Trichosanthes dioica (Abkürzung: *Trichos.*). Patal. Wild snakegourd (2).

Biologie, Chemie und Physiologie – „Eine kriechende Pflanze aus Bengalen, der Familie der Cucurbitaceen zugehörig, die in allen Jahreszeiten, doch hauptsächlich im Frühling blüht. Ihre Frucht, die Patal genannt wird, wird von den Indern Bengalens als ein wichtiger Bestandteil ihrer Saucen benutzt." (1)

Trichos. wirkt vor allem auf Leber und Darm. Eine Abkochung der Wurzel wird in der indischen Heilkunde allgemein als Abführmittel verordnet, speziell bei Störungen der Leberfunktion. Überdosierung verursacht profuse wäßrige Diarrhoe von gelblicher Farbe. Die Symptome entstammen zumeist Fällen von Diarrhoe, Malaria oder Kala-Azar, die durch *Trichos.* homöopathisch geheilt wurden (1). In (2) ist zwar ein Dr. *Biswas* als „Prüfer" angegeben, doch ohne weitere Präzisierung, und die Art der Symptome läßt vermuten, daß es sich auch hier um klinische Beobachtungen handelt.

Mittelbeziehungen – Vgl. *Podo., Coloc., Elaterium* (2), *Sulf.* (schlimmer um 11 Uhr vormittags, vr).

Quellen – (1) Saha/HRC/1893/3 k (D3 aus der Wurzel); 2) BR1 k; 3) CMM k.

Tuberculinum aviare

GEIST UND GEMÜT

Angst

1. Leicht verängstigt. (2.2)
2. Periodisches Auftreten hysterischer Angstanfälle plagte ihn sehr (43j. Mann, Manie). (9)

Bewegungen: Zwangsbewegungen, Automatismen, Gesten, Lagen

1. Läuft hin und her wie ein Roboter, mit kurzen, schweren Schritten und gekrümmten Schultern (43j. Mann, Manie). (9)
2. (Das (6j.) Kind klammert, läßt die Mutter nicht los, sitzt in Hoppe-Reiter-Stellung auf ihren Knien. Wendet sich völlig ab, kann mich (die Ärztin) nicht anschauen (Neurodermitis). (4.1))
3. Die Kopfhaut juckt ihn so stark, daß er sich wie rasend kratzt (43j. Mann, Manie). (9)
4. Wenn man das Kind auf dem Arm hält, fällt sein Kopf sofort rückwärts; kann den Kopf nicht halten (1 1/2 j. Junge). (7)
5. Beim Einschlafen wirft er den Kopf hin und her (1 1/2 j. Junge). (7)
6. Beim Liegen Neigung zu spastischem Gähnen (43j. Mann, Manie). (9)

Bosheit, Destruktivität

1. Hat verzweifelte, böse Gefühle. (2.2)
2. Gefühl der Unzufriedenheit, als müßte er etwas Boshaftes und Zerstörerisches tun. (2.2)
3. Als ich (*A. Saine*) ihn fragte, wie es ihm gehe, erwiderte er: „Ich will nur dein sch... Gesicht einschlagen!" (43j. Mann, Manie) (9)
4. Respektlos gegen moralische Dinge. (2.2)
5. Er lief stets sehr ungeduldig hin und her, fluchte, haute auf Möbel und Wände ein (43j. Mann, Manie). (9)

6. Er biß sich in die Hände und biß Gegenstände an; Knurren, aufeinandergebissene Zähne, verkrampfter Hals, Schaumaustritt aus dem Mund (43j. Mann, Manie). (9)

Eigensinn

1. Beim Reden gestattete er keinerlei Widerspruch (43j. Mann, Manie). (9)

Ekelgefühl

1. (Beim Essen mäkelig, wenig Appetit (6j. Mdch., ND, Infektneigung). (4.1))

Furcht

1. Schreckliche Angstzustände, vor allem um die eigene Gesundheit; nachts besonders schlimm (67j. Mann). (4.2)
2. Er sah auf der Straße einen Hund und bekam sofort und ohne Grund große Angst, obwohl er sonst Hunde sehr mochte (43j. Mann, Manie). (9)

Gesellschaft

1. (Das (6j.) Kind klammert, läßt die Mutter nicht los... (4.1))
2. (Im Kindergarten plötzliche Aggressionen, dann Rückzug, nicht mehr ansprechbar. (4.1))

Gesichtsausdruck

1. Sah sehr abgehärmt aus, wie einer, der schwer und lange gelitten hat (43j. Mann, Manie). (9)

Gier, Suchtverhalten

1. Heißhunger nach rohem Speck, Wurst aus Schweinefleisch, Käse und Butter (43j. Mann, Manie). (9)

Launenhaftigkeit, Stimmungswechsel

1. Wechselhaft in Gefühlen und Vorhaben. (2.2)

Ruhelosigkeit

1. Unzufrieden mit den jetzigen Zuständen und Umgebungen. Verlangen nach Veränderung. (2.2)
2. Rastlosigkeit, das Verlangen nach Veränderungen besteht sowohl auf der physischen als auch auf der geistigen Ebene. (2.2)
3. Extreme Unruhe mit großer Schwäche (Kinder). (7)
4. Die Mutter berichtet, daß er beim Füttern so unruhig sei, daß man ihm nur mit Mühe den Löffel in den Mund stecken könne (1 1/2 j. Junge). (7)
5. Er lief ständig sehr ungeduldig hin und her „wie ein Verrückter", sogar nachts, wegen eines unglaublichen Gefühls von Rastlosigkeit und Ungeduld, das seinen ganzen Körper durchdrang (43j. Mann, Manie). (9)

Sprechen

1. Seine Symptome zu verbalisieren, fällt ihm schwer und dauert lange (43j. Mann, Manie). (9)

Thema „Tod" (Suizidalität etc.)

1. Lebensmüde (67j. Mann). (4.2)

Traurigkeit, trübe Stimmung

1. Schwere depressive Verstimmung (67j. Mann). (4.2)
2. Deprimiert. (2.2)

Verzweiflung

1. Hat verzweifelte, böse Gefühle. (2.2)
2. „Sieht kein Land" (keine Hoffnung; 67j. Mann). (4.2)

Weinen, Wimmern, Stöhnen

1. Stöhnt unablässig (43j. Mann, Manie). (9)

SINNESTÄUSCHUNGEN

1. Tunnelsicht, seit 20 Jahren bestehend (43j. Mann, Manie) . (9)
2. Alles, was nahe vor den Augen lag, war verschwommen und schien zu klein zu sein (43j. Mann, Manie). (9)
3. Das rechte Auge zuckte, und er sah gelbe Funken sich zur Peripherie des Auges hinbewegen (43j. Mann, Manie). (9)

SCHLAF

Schlaflosigkeit, Einschlafstörung

1. Liegt wach bis in die frühen Morgenstunden. Müde, erschöpft, kraftlos. Der Schlaf fehlt ihm sehr (67j. Mann). (4.2)
2. Schläft spät ein, wacht früh auf (1 1/2 j. Junge). (7)

Aufwachen, Durchschlafstörung

1. (Schläft sehr unruhig (6j. Mdch., Neurodermitis, Infektneigung). (4.1))
2. Erwachte jede Nacht um 3 Uhr schweißnaß (43j. Mann, Manie). (9)

MODALITÄTEN, CAUSAE

1. Schmerzen und geistige Symptome sind beser in der frischen Luft. (2.2)
2. Asthma durch Unverträglichkeit von Hühnerfleisch oder Eiern. Schon der Geruch eines Huhns, das gekocht wird, ruft einen solchen Anfall hervor. (2.1)
3. Grippepneumonie. Plötzlich auftretende, akut entzündliche Lungenaffektionen. Dabei unaufhörlicher Husten. (2.2)
4. Bronchialasthma, das während fieberhafter Infekte auftritt. (7)
5. Bronchopulmonale Komplikationen von Masern. (6)
6. Anhaltende Erschöpfung nach Influenza. (2.2)
7. Fehlende Abwehrreaktion des Körpers. (6)

AS-IF-EMPFINDUNGEN

1. Gefühl, ein Balken stecke ihm in der Nasenwurzel (43j. Mann, Manie). (9)
2. Der Brustkorb schien ihm wie eingeschnürt, mit großem Bedürfnis, ab und zu tief Luft zu holen (43j. Mann, Manie). (9)
3. Oberschenkel steif und schwach, wie nach anstrengender Körperbewegung (43j. Mann, Manie). (9)

Typus

1. Schmutziges, ungesundes, teigiges oder altes Aussehen und vorgealterter Eindruck von Haut und Gewebe. (2.2)
2. Magerkeit durch Inappetenz (Kinder). (7)

Biologie, Chemie und Physiologie – Nosode, lt. (5) aus Gewebe tuberkulöser Hühner hergestellt, lt. (3) dagegen aus Kulturen von *Mycobacterium avis*, einem pleomorphen, teils fadenbildenden und verzweigt wachsenden (also morphologisch sehr pilzähnlichen) Mykobakterium (5).

„Es ist die Nichtübertragbarkeit von Säugetieren zu Vögeln und vice versa, welche der Hauptunterschied zwischen diesen beiden Arten der Tuberkulose ist. Während das Huhn absolut resistent gegen menschliche Tuberkulose ist, infiziert es sich sofort, wenn es mit einer geringen Menge (des Erregers) von Vogeltuberkulose behandelt wird. Das Meerschweinchen, welches so empfindlich gegen die menschliche Mikrobe (Mycobacterium tuberculosis) ist, zeigt nach Behandlung mit dem Erreger der Vogeltuberkulose lediglich einen eingekapselten Abszeß und stirbt an Kachexie" ohne makroskopische Anzeichen generalisierter Tuberkulose. ... „Der Esel, der ... fast immer an Tuberkulose stirbt, wird durch eine Inokulation mit Vogeltuberkulose überhaupt nicht berührt... Allein der Papagei ist empfindlich gegen die menschliche Tuberkulose und resistent gegen die der anderen Vogelarten." (2.2) Der Erreger der Vogeltuberkulose ist also ein unter normalen Bedingungen für Säuger und Menschen apathogenes Mykobakterium. Nur bei vorbestehender schwerwiegender Immunschwäche löst er beim Menschen eine TBC-artige Infektionskrankheit aus. Dies könnte per analogiam erklären, warum *Tub-av.* sich als Immunstimulans bei Kindern mit häufigen Luftwegsinfekten bewährt hat.

Doch heilte *Tub-av.* auch tuberkulös erscheinende Lungenaffektionen entzündlich - akuter Art, nicht chronisch-obstruktiver Art wie *Bacillinum*. Der Husten ist „extrem reizend, ... führt zu Schwäche, Erschöpfung, Appetitverlust" (1); d.h., bei den Lungenaffektionen von *Tub-bac.* ist die Atemnot vorwaltend, bei *Tub-av.* der quälende Husten. Wichtiges objektives Symptom: Hitze von Ohren und Handflächen, zugleich Schmerzen in letzteren (6).

Mittelbeziehungen – Lt. (3) ist *Tub-av.* bei Lobärpneumonie nicht wirksam; hier kommen *Tub-k., T. Denys* oder *Bacillinum* in Frage.

In dem Manie-Fall aus (9) bildete *Tub-av.* das chronische Mittel zu dem in der manischen Krise angezeigten *Melilotus*; unter der Behandlung mit diesen beiden Arzneien entwickelte sich schließlich, bei nachhaltiger Besserung der Geistessymptomatik, eine extreme Warmblütigkeit, die *Jodum* wich.

Mittelverwechslungen und pharmazeutische Probleme – *Hayes* sagt über *Tub-av.:* „Es besitzt die üblichen *Tuberculinum*-Eigenschaften, hinzu kommt eine Beziehung zur Grippe und zu den Nerven, sowohl des sympathischen (vegetativen, vr) als auch des zerebrospinalen Systems." (2.2) Von diesem Autor stammen auch die wenigen psychischen Symptome des Mittels, die aber sehr spezifisch sind und den Angaben von *Georgos Vithoulkas* über die Bösartigkeit von Tuberculinum-*bovinum*-Patienten so verblüffend gleichen, daß es möglich scheint, daß *Vithoulkas* diese

Symptome primär von *Tuberculinum aviare* übernommen hat und dann auch für das von ihm fast ausschließlich benutzte *Tuberculinum bovinum* klinisch bestätigen konnte.

Quellen – 1) Cartier/HRC/1897/7 p/k; 2) DJH (2.1: Olds/DJH/1984/2 k (Leitsymptom), 2.2: Hayes, zit. bei Burgess-Webster/DJH/1984/2 k; 3) H.V.Müller/ZKH/1986/6 k (Differenzierung der Leitsymptome der Tuberkuline); 4) AHZ (4.1: Grimme/AHZ/1992/5 k (C30; es handelt sich um einen „Doppelmittel-Fall", der mit Tub. und Tub-a. wegen akuter Atemwegserkrankungen vorbehandelt war, sich unter Lyc. chronisch deutlich gebessert, den endgültigen Anstoß zur Heilung aber durch eine weitere Einzeldosis Tub-a. erhalten hatte; Lyc. C6 war aber neben Tub-a. weitergelaufen; daher Symptome in Klammern zitiert), 4.2: Grimme/AHZ/1991/4 k (C30)); 5) Pschyrembel Klin. Wörterbuch, 123. - 153. Aufl. Berlin: de Gruyter 1959, S. 901; 6) JL4 k; 7) Imhäuser, H.: Homöopathie in der Kinderheilkunde (engl. Ausgabe). Heidelberg: Haug 1988 k; 8) CMM k; 9) Saine/Homöopathie in Österreich/1993/4 k (C30 und höher).

Bacillinum Burnett (Tuberculobacillinum)

GEIST UND GEMÜT

Angst

1. Sehr schwach und nervös, voller Angst wie vor einer drohenden Gefahr (impending trouble) (4. T.). (3.2)
2. Nächtliche Angst der Kinder. (8.1)
3. Qualvolle Angst. (8.1)

Arbeit (Fleiß, Faulheit, Unfähigkeit zur Arbeit usw.)

1. Zu müde, um in meinen Garten zu gehen (3. T.). (3.2)
2. Müde und arbeitsunlustig. (5.1)
3. Faulheit. (8.1)
4. Erwachte bei Tagesanbruch und konnte nicht schlafen, fühlte mich sehr müde, doch ich ging in den Garten zum Arbeiten, arbeitete zwei Stunden lang, bis es Zeit war, die Praxis zu eröffnen (2. T.; Prüfer tat das, obwohl er sich krank fühlte und Kopfweh hatte). (3.2)
5. Will ihre Haushaltspflichten wieder aufnehmen (Heilwirkung, bei einer Tuberkulösen). (3.4)
6. Sagt nach einwöchiger Behandlung mit *Tub-bac.* C30 zum Arzt: „Ich konnte meine Hausarbeit wieder machen; ich glaubte, ich würde sie niemals mehr verrichten können" (37j. Frau, Kehlkopf-Tbc). (3.8)
7. Gewissenhaft in Kleinigkeiten. (8.1)
8. Voller Sorgen um seine Geschäfte. (8.1)

Benommenheit, wie nicht ausgeschlafen, wie berauscht, betäubt etc.

1. Stumpfheit, benommen. (8.1)

Bewegungen: Zwangsbewegungen, Automatismen, Gesten, Lagen

1. Gebeugte Haltung. (12)
2. Beim Nähen oder Reden verlor sie plötzlich das Bewußtsein ihrer selbst, fing an zu schreien, sich an den Haaren zu reißen, ihren Kopf mit den Fäusten zu schlagen, oder sie versuchte, ihn gegen Wände oder den Boden zu schmettern. Diese Anfälle traten einen Monat lang täglich auf, und dann setzten Krämpfe ein, mit Hin-und-Herrollen des Kopfes und Wimmern... (2.1)

3. Rollen (des Kopfes? des Körpers? vr) im Schlaf. (8.1)
4. Diarrhoe, wildes Fieber... rotes kongestioniertes Gesicht, Augen nach oben gedreht, zitternd und rollend. (2.2)
5. Akute zerebrale Meningitis mit heftigem Schielen (*Biegler*). (2.5)
6. Matt und zum Sprechen unaufgelegt, nervös und reizbar, redet im Schlaf und knirscht mit den Zähnen (Tabes mesenterica); ruhelos nachts, schlaflos, knirscht mit den Zähnen (6j. Kind, Tbc); Nachtschweiße... knirscht nachts mit den Zähnen... (beg. Tbc). (2.2)
7. Nächtliches Zähneknirschen. (8.1, verif.)
8. Verlangen zu beißen. (8.2)
9. Drei Wochen lang lahme Füße; um sie zu schonen, ging oder stand er auf den Fußaußenkanten. (2.3)

Bewußtlosigkeit, Koma, Stupor

1. Bewußtlosigkeit: nach Konvulsionen (*H.C.Allen*). (9)
2. Beim Nähen oder Reden verlor sie plötzlich das Bewußtsein ihrer selbst... (bei Kopfschmerzanfällen). (2.1)

Bosheit, Destruktivität

1. Beim Nähen oder Reden verlor sie plötzlich das Bewußtsein ihrer selbst, fing an zu schreien, sich an den Haaren zu reißen, ihren Kopf mit den Fäusten zu schlagen, oder sie versuchte, ihn gegen Wände oder den Boden zu schmettern... (Kopfschmerzanfälle). (2.1)
2. Verlangen zu beißen. (8.2)
3. Zerstörungssucht. (8.1)
4. Sehr reizbar und voller Tadelsucht (fault-finding), alles geht verkehrt (5. T.). (3.2)
5. Bissig, schnippisch. (8.1)
6. Grobheit, bei ungezogenen Kindern. (8.1)
7. Spotten (*Burnett*). (9)
8. Sehr eregbar und unbeherrscht (Kinder mit Gehirn-Tbc). (3.5)
9. „Ich habe sehr deutliche geistige Veränderungen beobachtet; schlechte Laune bessert sich, die Konstitution macht einen echten Wandel durch...; der Gesichtsausdruck wird nicht mehr von Wildheit (fierceness), sondern von Liebenswürdigkeit (amiability) bestimmt" (Heilwirkung; Kinder mit Gehirn-Tbc). (3.5)

Delirium, Wahnsinn, Raserei

1. Beim Nähen oder Reden verlor sie plötzlich das Bewußtsein ihrer selbst, fing an zu schreien, sich an den Haaren zu reißen, ihren Kopf mit den Fäusten zu schlagen, oder sie versuchte, ihn gegen Wände oder den Boden zu schmettern. Diese Anfälle traten einen Monat lang täglich auf, und dann setzten Krämpfe ein, mit Hin-und-Herrollen des Kopfes und Wimmern; diese hielten fünf Wochen lang an, worauf wiederum Ohnmachtsanfälle folgten, welche mindestens zweimal wöchentlich auftraten. Ein paar Stunden vor einem Ohnmachtsanfall schien ein Schaudern, wie ein Frost, vom Gehirn die Wirbelsäule hinunterzulaufen. Wenn man sie nach einem Anfall befragte, sagte sie, der Kopf scheine plötzlich oberhalb der Augen anzuschwellen, und der Schmerz werde „schauderhaft", und dann wisse sie nichts mehr. Zwischen den Anfällen war sie beschwerdefrei, bis auf Müdigkeit und einen konstant vorhandenen Stirnkopfschmerz. (2.1)

2. Nachts abwechselnd wach und delirant, tagsüber zeitweise irre redend; nächtliche Halluzinationen und Schrecknisse; Delirium; Pyrexie (tuberkulöse Meningitis mit Hydrozephalus). (2.2)
3. Schrecklicher Schmerz im Kopf, als sei ein enger Eisenreifen um ihn gelegt; Zittern der Hände; quälendes Gefühl wie von feuchten Kleidern auf seiner Wirbelsäule; fast absolute Schlaflosigkeit; tiefe Adynamie; seine Freunde waren der Meinung, er befinde sich am Rande des Wahnsinns. Die meisten seiner Brüder und Schwestern waren an Gehirnwassersucht gestorben. Dämpfung auf der rechten Lunge, wahrscheinlich von abgeheilten Kavernen her, da er früher an Lungenschwindsucht gelitten hatte. (2.2)
4. Melancholie als Geisteskrankheit (*H.C.Allen*). (8)
5. Geisteskrankheit, bei zugleich bestehender Pityriasis (*Clarke*). (12)

Eigensinn

1. Eigensinn; eigensinnige Kinder. (8.1)

Ekelgefühl

1. Abneigung gegen und Verschlimmerung durch Hühnerfleisch. (12)

Erregbarkeit

1. Empfindlichkeit gegenüber allen äußeren Eindrücken (*Burnett*). (9)
2. Fiebrige Erregung; Erregung in der Fieberhitze; nervöse Erregung. (8.1)
3. Sprüht vor Energie, hat dabei einen wahren Wolfshunger, nimmt aber ständig ab. Er weiß gar nicht, wohin mit seiner Energie, sie ist kaum zu zügeln oder zu beherrschen. „Scheint innerlich lichterloh zu brennen." Jeder Gleichmut ist ihm abhanden gekommen. Spürt innerlich, daß diese Energie irgendwann nachlassen wird, daß er sie nutzen muß, solange er sie noch hat; wird förmlich dazu getrieben, sich zu verausgaben. (12)

Fröhlichkeit, Lachen

1. Lacht niemals (*Burnett*). (9)
2. Lächelt nicht; wimmert, wenn man sie anspricht (Hydrozephaloid). (2.2)
3. Genießt sehr (extremely) ihr Leben, da sie nun so fröhlich und hell im Kopf ist (geheilter Zustand des Mdch., das nach der Impfung idiotisch geworden war). (3.3)

Furcht

1. Furchtsame Kinder. (7)
2. Krankhafte Schüchternheit (7j. Junge, Impfschaden, beginnende Schwindsucht). (2.2)
3. Man darf seinen Bauch nicht anfassen, sonst beißt er zu (8j. Kurzhaarteckel, Ekzem). (4.1)
4. Ich erwachte mit Gefühl von Furcht, daß meiner Familie ein Übel (evil) drohe. (3.2)
5. Voller Sorgen um seine Geschäfte. (8.1)
6. Voller Sorgen um finanzielle Dinge. (8.1)
7. Große Entmutigung und traurige Vorahnungen (foreboding) bezüglich ihrer Krankheit (Lungentuberkulose). (3.4)
8. Furcht vor unheilbarer Krankheit. (8.1)
9. Furcht vor Krebs. (8.1)
10. Nörgelig, jammernd, wimmernd und klagend; geneigt, sich zu erschrecken, vor allem über Hunde (Hydrocephaloid). (2.2)

11. Furcht vor Hunden. (8.1, verif.)
12. (Furcht vor schwarzen Hunden. (7))
13. Furcht vor Katzen (*Dudgeon*). (9)

Gedanken, Denkvermögen

1. Sehr begabt, talentiert. (8.1)
2. Etwas dumpfer Kopfschmerz, doch geistig klar (2. T.). (3.2)
3. Ideenreichtum, Geistesklarheit: bei Kopfschmerz; nach Kopfschmerz (*Burnett*). (9)
4. Entwicklungsstillstand (des Geistes) bei Kindern. (8.1)
5. Idiotie, Kretinismus, bei einem 10j. Mdch., seit der Impfung im Alter v. 1 1/4 J., vorher war sie völlig normal, seither fing sie an, sich zu benehmen, als besitze sie keinen Verstand, was immer schlimmer wurde. Augen ohne Leben, kein Verlangen nach irgendetwas. Unfähig, zu gehen oder zu sprechen, konnte kaum stehen. Dabei tuberkulöse Schädeldeformierung. (Nach *Tub-bac.,* wöchentlich C200, brachen die Zähne durch, der Schädel normalisierte sich, sie gewann ihren Verstand zurück und lernte laufen und sprechen). (3.3)
6. Imbezillität (*O. Boericke*). (9)
7. Geistige Fähigkeiten sehr unstetig und erschwert, unfähig, viel zu denken (tuberkulöse Tetraparese). (3.3)
8. Träumte in der zweiten Nacht sorgenvoll von Fällen maligner Diphtherie; erwachte um 5 Uhr früh und fragte mich im Wachliegen, was all diese Träume zu bedeuten hätten. Meine Gedanken nahmen die Form an, daß ich mich für eine Diphtherie-Epidemie bereitmachen müsse, und diesen Gedanken konnte ich nicht loswerden. (3.2)
9. Hartnäckige Gedanken an Dinge, die ihm zuerst im Traum erschienen sind. (8.1)

Geld, Verhältnis zum

1. Voller Sorgen um finanzielle Dinge. (8.1)
2. Verschwendet Geld (*Vithoulkas*). (9)

Gesellschaft

1. Abneigung gegen Gestörtwerden (*H.C.Allen*). (9)
2. Möchte still sein, seine Ruhe haben. (8.1)
3. Nach einer Woche Behandlung streckte das Kind seine dünnen Arme nach dem Vater aus, als er heimkam, damit er es hochhebe; das hatte es schon seit einem Monat nicht getan (Heilwirkung; 18 Mon. altes Kind, Skrofulose mit Kachexie). (3.9)

Gesichtsausdruck

1. Augen ohne jeden Ausdruck (Tbc). (3.3)
2. Augen ohne Leben, kein Verlangen nach irgendetwas (idiotisches 10j. Mdch.). (3.3)
3. „Ich habe sehr deutliche geistige Veränderungen beobachtet; schlechte Laune bessert sich, die Konstitution macht einen echten Wandel durch...; der Gesichtsausdruck wird nicht mehr von Wildheit (fierceness), sondern von Liebenswürdigkeit (amiability) bestimmt" (Heilwirkung; Kinder mit Gehirn-Tbc). (3.5)
4. Undankbarer Gesichtsausdruck. (8.1)
5. Abgehärmtes Gesicht. (8.1)
6. Alt aussehendes Gesicht. (8.1)
7. Neigung zum Erröten. (8.1)

Gier, Suchtverhalten

1. Appetit sehr gierig, speziell auf sauer Eingelegtes (tuberkulöse Tetraparese). (3.3)
2. Konnte neun Monate lang nichts anderes als Eiscreme essen. (2.5)
3. Verlangen nach Alkohol. (8.1)
4. Verlangen nach Bier, bei Fieber. (8.2)
5. Verlangen nach Milch. (8.2)
6. Verlangen nach Salz. (8.1, verif.).
7. Verlangen nach Senf. (12)

Gleichgültigkeit

1. Zu schwach und krank, um einen auch nur anzuschauen; schien nichts wahrzunehmen (18 Monate altes Kind, Skrofulose mit Kachexie). (3.9)
2. Augen ohne Leben, kein Verlangen nach irgendetwas (idiotisches 10j. Mdch.). (3.3)
3. Zuweilen etwas dösig und teilnahmslos (8j. Kurzhaarteckel, Ekzem). (4.1)
4. Gleichgültigkeit: gegen Essen; gegen Trinken; gegen äußere Dinge; gegen Leiden; gegen die Umgebung (Mitmenschen, vr); gegen alles. (8.1)
5. Mürrisch und gleichgültig, schweigsam und gleichgültig. (8.1)

Hysterie

1. Hysterische Spinalirritation. (8.1)

Konzentration

1. Konzentrationsschwierigkeiten (*Julian*). (9)
2. Geistesabwesenheit (*Julian*); bei Kindern (*Julian*). (9)
3. Ruhelose, zerstreute Kinder. (7)

Launenhaftigkeit

1. Psychische Instabilität. (10)
2. Wenn das Übermaß an Energie „ausgebrannt" ist, wird er reizbar, schnippisch und launisch. (12)

Lesen, Lernen, Schreiben, Studieren

1. Ein sehr ruheloses Gefühl, unfähig, effektiv (with profit) zu lesen, so daß ich früh zu Bett ging; sehr ruhelos; schlief aber gut, im Schlaf keine Träume (1. T.). (3.2)
2. Er liest und liest bis 1.30 Uhr nachts. (11.3)

Liebe, Zuneigung

1. Mitfühlend (*Burnett*). (9)
2. Herzlich, liebevoll, zärtlich. (8.1)

Orientierungsstörungen

1. (Fühlt sich fremd im eigenen Zimmer. (7)) (*Witzig* zitiert: „Unbehagen in den eigenen Räumen, wie ein Fremder" (8). vr)

Reizbarkeit

1. Sehr reizbares Wesen (6j. Mdch., beginnende Schwindsucht). (2.2)
2. Sehr reizbar und voller Tadelsucht (fault-finding), alles geht verkehrt (5. T.). (3.2)
3. Obgleich von Natur aus von freundlichem Wesen, wurde er schweigsam, schmol-

lend (sulky), schnippisch, nörgelig (fretty), reizbar, mürrisch, deprimiert und melancholisch bis zum Wahnsinn (tuberkulöse Meningitis). (2.2)

4. Viel Fieber, mehr abends; ruhelos und fürchterlich reizbar; sehr deprimiert und in fast ständigem Erregungszustand (agitation) befindlich (drohende Schwindsucht). (2.2)
5. Reizbarkeit vor der Fieberhitze. (8.1)
6. Reizbarkeit vor Konvulsionen. (8.1)
7. Reizbar und traurig. (8.1)

Religion, Störungen im Zusammenhang mit der

1. Religiöse Melancholie. (8.1)

Ruhelosigkeit

1. Erkältet sich leicht bei kaltem Wetter, bekommt dann oft Pneumonie und reist daher von einem Lungensanatorium zum anderen, um der Erkältung zu entrinnen; elende schlaflose Nächte mit fast ständigem Fieber (Tbc). (2.2)
2. Viel Fieber, mehr abends; ruhelos und fürchterlich reizbar; sehr deprimiert und in fast ständigem Erregungszustand (agitation) befindlich (drohende Schwindsucht). (2.2)
3. Er ist finster (sullen), schweigsam, reizbar, schreit im Schlaf, nachts sehr ruhelos, Verstopfung; Schwester an Gehirntuberkulose verstorben. (2.2)
4. Ruhelos nachts, Herumwerfen im Bett. (8.1)
5. „Hektische Nacht, viel Aktivität, erwachte mit Herzklopfen". (11.1)
6. Ein sehr ruheloses Gefühl, unfähig, effektiv (with profit) zu lesen, so daß ich früh zu Bett ging; sehr ruhelos; schlief aber gut, im Schlaf keine Träume (1. T.). (3.2)
7. Nächtliche Unruhe bei Kindern. (8.1, verif.)
8. Ruhelose Kinder. (10)
9. Unruhe beim Sitzen, d.h., in der Schule und bei Hausaufgaben (8j. Junge, zentrale Teilleistungsstörung; *Tub.* hatte früher eine zeitweilige Besserung nach massiver Reaktion gebracht, *Tub-b.* dagegen heilte sanft und dauerhaft). (15)
10. Unruhig, wenig „Sitzfleisch" (8j. Kurzhaarteckel, Ekzem). (4.1)
11. Traurigkeit; ist zugleich in ständiger Bewegung. (8.1)
12. Krankhafter Impuls, sich zu bewegen (*Julian*) (9); sich zu verausgaben (12).
13. Liebt jede Abwechslung (Globetrotter). (5.1)
14. Möchte immer den Arzt wechseln (*Julian*). (9)

Schreck, Auffahren

1. Erschrickt leicht. (8.1)

Schreien

1. Er ist finster (sullen), schweigsam, reizbar, schreit im Schlaf, nachts sehr ruhelos, Verstopfung; Schwester an Gehirntuberkulose verstorben. (2.2)
2. Fieber, Abzehrung, Bauchweh und Unbehagen, nachts ruhelos, Leistendrüsen beidseits vergrößert und verhärtet; schreit im Schlaf auf; Erdbeerzunge (Phthise). (2.2)
3. Ruhelosigkeit und anhaltendes Schreien (Gehirnleiden mit tuberkulöser Familiengeschichte). (2.2)
4. Beim Nähen oder Reden verlor sie plötzlich das Bewußtsein ihrer selbst, fing an zu schreien, sich an den Haaren zu reißen, ihren Kopf mit den Fäusten zu schlagen,

oder sie versuchte, ihn gegen Wände oder den Boden zu schmettern. Diese Anfälle traten einen Monat lang täglich auf, und dann setzten Krämpfe ein, mit Hin-und-Herrollen des Kopfes und Wimmern... (2.1)
5. Schreien der Kinder im Fieber. (8.1)

Selbstvertrauen (auch Hochmut etc.)

1. Hochmütig (*H.C.Allen*). (9) (In *Allen*s „*Nosodes*" nicht wiedergefunden. vr)

Sprechen

1. Sanfter, stiller Charakter (65j. Frau, profuse Lungenblutung). (4.2)
2. Er ist finster (sullen), schweigsam, reizbar, schreit im Schlaf, nachts sehr ruhelos, Verstopfung; Schwester an Gehirntuberkulose verstorben. (2.2)
3. Obgleich von Natur aus von freundlichem Wesen, wurde er schweigsam, schmollend (sulky), schnippisch, nörgelig (fretty), reizbar, mürrisch, deprimiert und melancholisch bis zum Wahnsinn (tuberkulöse Meningitis). (2.2)
4. Weigert sich zu antworten. (8.1)
5. Lernt langsam reden. (8.1)
6. Matt und zum Sprechen unaufgelegt, nervös und reizbar, redet im Schlaf und knirscht mit den Zähnen (Tabes mesenterica). (2.2)
7. Redet tagsüber zeitweilig irre. (8.1)

Traurigkeit, trübe Stimmung

1. Angegriffenheit des Gemüts. (8.1)
2. (Fühlt sich) elend, unglücklich, erbärmlich. (8.1)
3. Große Entmutigung und traurige Vorahnungen (foreboding) bezüglich ihrer Krankheit (Lungentuberkulose). (3.4)
4. Psychisch eher deprimiert und leicht aufgeregt (Lungen-TBC mit Hämoptoe, ein Musiker). (4.3)
5. Obgleich von Natur aus von freundlichem Wesen, wurde er schweigsam, schmollend (sulky), schnippisch, nörgelig (fretty), reizbar, mürrisch, deprimiert und melancholisch bis zum Wahnsinn (tuberkulöse Meningitis). (2.2)
6. Traurigkeit; ist zugleich in ständiger Bewegung. (8.1)
7. Lacht niemals. (8.1)
8. Lächelt nicht; wimmert, wenn man sie anspricht (Hydrozephaloid). (2.2)
9. Traurigkeit, Schwermut: durch Kopfschmerz (*Julian*). (9)
10. Traurigkeit: bei warmem, feuchtem Wind. (8.1)
11. Traurigkeit: bei bewölktem Wetter. (8.1)
12. Reizbar und traurig. (8.1)

Unbehaglichkeit

1. Es wird nirgendwo besser. (8.1)
2. Unbehagen, bei Fieber und Leibschmerzen. (8.1)

Unerträglichkeit von Schmerzen oder Empfindungen

1. Qualvoller Husten. (8.1)

Verdruß, Mißmut, schlechte Laune

1. Unzufriedenheit: während des Fiebers; während der Leibschmerzen (*Burnett*). (9)
2. Unzufriedenheit mit seiner Umgebung (*Julian*). (9)

3. Mürrisch (*H.C.Allen*); mürrische Kinder (*Burnett*). (9)
4. Murren. (8.1)
5. Schmollen. (8.1)

Verzweiflung

1. Verzweiflung, allgemein oder an der Genesung (*Burnett*). (9)
2. Hatte alle Therapie aufgegeben, da sie glaubte, sie bringe ihr nichts mehr (37j. Frau, Kehlkopf-Tbc). (3.8)
3. Verbessert die Stimmung und Hoffnung des Kranken sehr (bei eitriger chron. Bronchitis). (3.6)
4. Voller Hoffnung. (8.1)

Weinen, Wimmern, Jammern

1. Nörgelig, jammernd, wimmernd und klagend; geneigt, sich zu erschrecken, vor allem über Hunde. ...Lächelt nicht; wimmert, wenn man sie anspricht (Hydrozephaloid). (2.2)
2. Bitterliches Klagen. (8.1)
3. Stöhnen: bei Konvulsionen (*Swan*). (9)

Zorn

1. Zorn bei Kindern. (8.1)

WAHNVORSTELLUNGEN

1. Empfindet sich als Fremder (an ihm bekannten Orten) (*Julian*). (9) (*Witzig* zitiert: „Unbehagen in den eigenen Räumen, wie ein Fremder" (8). vr)
2. Unruhiger Schlaf der Kinder, mit Alpdrücken und nächtlichen Halluzinationen. (7)
3. Wahnidee, es bestehe keine Chance mehr für sie (zu überleben, vr). (8.1)
4. Wahnidee, niemand könne ihr etwas Gutes tun. (8.1)
5. Wahnidee, die Zeit zu sterben sei gekommen. (8.1)
6. Wahnidee, alles gehe schief, alles mißlinge. (8.1)
7. Wahnidee, er habe Unrecht erlitten (*Burnett*). (9)
8. Behauptet, er sei gesund, obwohl er sehr krank ist. (8.1)

TRÄUME

Alpdrücken

1. Unruhiger Schlaf der Kinder, mit Alpdrücken und nächtlichen Halluzinationen. (7)

Ängstlich, bang, besorgt

1. Zweite Nacht sehr ruhelos; Schlaf gut, doch voller Träume; in meinen Träumen behandelte ich eine große Anzahl von Fällen maligner Diphtherie. Erwachte viele Male und schlief wieder ein und träumte dieselbe Art von Traum; meine Fälle im Traum starben nicht, aber wurden viel schlimmer, und ich sorgte mich um sie. (Mein Sohn, ein Geistlicher, hatte sich mit Diphtherie angesteckt, doch erkrankte er nur leicht und wurde mit *Merc-cy.* D3 rasch geheilt, und das geschah vor mehr als einer Woche.) (3.2)
2. In der dritten Nacht viele besorgte (troubled) Träume von Diphtherie, und ich hatte selbst einen sehr trockenen, aber nicht schmerzenden Hals. (3.2)

3. Traum, in den Bergen an einem Abgrund zu sein; er war anfangs ängstlich: „Wie tief ist das?". Dann ließ er sich mit einem Seil herunter; die Leute, die oben das Seil hielten, sahen ganz klein aus. (11.3)
4. Traum, in den Bergen zu sein und dort einem betrunkenen Mann zu begegnen; Gefahr, abzustürzen (für den Prüfer, vr). (11.4)
5. Traum, in einem Raum mit Schulkameraden zu sein, die aggressiv zu ihm sind; er fühlt sich schwach, ängstlich und will nicht kämpfen. (11.6)
6. Erwachte morgens plötzlich durch einen Traum: ... (Text teilweise unleserlich), schwarze Lava, Stukas (Kampfflieger aus dem 1. Weltkrieg) fliegen laut herunter auf den Boden und wieder hoch; Gefühl von Gefahr. (11.8)

Bildlich, symbolisch

1. Traum von einem alten Mann, mit angenehmer Atmosphäre. (11.2)
2. Traum von einem dicken Buch mit 1000 Testamenten, das von *Tolstoi* stammte. Es handelte vom 2. Weltkrieg. *Tolstoi* war nicht in den Krieg verwickelt und daher dessen bester Beschreiber. Nach diesem Traum kurzzeitig Kopfweh. (11.7)
3. Traum von einem Hausbau; es stürmte; der Erdboden war rot. Ein Maurer holte Steine aus der Erde, um eine Höhle (Baugrube? vr) zu graben. Die Mutter des Prüfers half mit. Prüfer war wütend im Traum, sagte: „Warum tust du das, da kann das (Haus) nicht stehen!" (11.3)
4. Traum, mit dem Ehemann in Spiekeroog auf Sand spazierenzugehen; (dort sind) rostbraune Eisenstücke, Bälle aus Eisen. Ein Ball wurde mit der Hacke geöffnet, darin ruhiges Muster, Perlen. Andere Leute kommen, wollen davon abhaben. Sie sagt: Laßt das, wir haben es gefunden! (11.10, Frau eines Seminarteilnehmers, der ihr die Arznei gegeben hatte; die Träume des Teilnehmers selbst wurden nicht aufgenommen, weil nicht angegeben ist, daß er auch *Tub-bac.* genommen hat. vr)
5. *Tub-bac.* heilte ein Kind, das wiederholt von Sand träumte und immer wieder erkrankte, nachdem es im Sand gespielt hatte. (15)
6. Traum, auf einem Weg zu sein, wo niemand sprechen darf. Er geht zu einem Platz, wo Sprechen erlaubt ist, dort ist Hoffnung. (11.14)

Geld, von

1. Traum, er habe die Beute (Geld) eines Bankräubers zufällig gefunden. (8.2)

Hast, Eile, Aktivität, Laufen, Reisen, von

1. Traum vom Rennen (Laufen) durch das Gelände, bei Wettläufen. (8.2)
2. Traum, daß er in Aktivität verwickelt ist und hinter etwas herrennt. (11.1)
3. Hektischer und trauriger Traum, in dem ein Flugzeug vorkam. (11.4)
4. Traum, mit der Ehefrau im französischen Gebirge den Weg rauf und runter zu fahren. (11.12)
5. Traum von Rumänien. (11.15)

Indifferent oder nicht näher bezeichnet

1. Viele Träume (*H.C.Allen*). (9, verif.)
2. Traum vom Reparieren eines eisernen Giebels (? schwer leserlich – vr), ein Mädchen fällt herunter, er guckt nur, fühlt sich nachher verantwortlich. (11.13)

Schrecklich, grausig

1. Erwachte zwischen 3 und 4 Uhr früh mit schrecklichen Träumen von Schlangen,

welches von hinten auf den Rücken meiner Schwester krochen. Es waren dunkelgrüne Schlangen, drei oder vier Fuß lang, zwei Inch im Umfang messend, welche wie die Schlangen in meinem Heimatland Columbia (Kolumbien? vr) aussehen. (3.2)
2. Traum von einem Atommeiler, der Feuer ausspeit (? schwer leserlich – vr), man muß entfliehen. (11.15)

Sexuell

1. Traum: Er war im Pissoir, neben ihm befand sich ein Mädchen, das war immer im Weg, „das ist nicht nett". Das Mädchen wollte mit der Hand im Wasser (des Urinbeckens) spielen, hielt freudig die Hand hin; der Prüfer war einverstanden. (11.6)

Tieren, von

1. Traum von sehr hungrigen Katzen; er wollte sie füttern. (11.4)

Traurig

1. Hektischer und trauriger Traum, in dem ein Flugzeug vorkam. (11.4)
2. Sieht im Traum ein langes, flaches Landhaus, dann einen Metallzug, einen Güterzug, der vom Konzentrationslager zum Krematorium fährt. Denkt im Traum: „Wie können Menschen das machen?" War aber nicht in dieses Geschehen verwickelt. (11.6)
3. Traum von einem Zug mit (seinen? vr) Nichten, der die Leute wegfuhr. (11.8)
4. Traum von einer schwangeren, blassen Frau und zwei Männern, von denen sie schwanger war. Es war in einer Disco, da hat sie sich nur ans Eck gesetzt, nicht getanzt. Der eine Mann war nervös, der zweite ruhig, Sie sind gegangen, die Frau wollte mitgehen. Der erste Mann fühlte sich verfolgt, wollte ins Haus. Dort angekommen, Gefühl von „vorbei, 5 vor 12, beinahe Katastrophe." (Text teilweise unleserlich. vr) – 13 Jahre altes ... (Kind?) wurde geboren; alleingelassen, traurig, alle Menschen verschwunden, auf Straße, unter blauem Himmel; alles war ruhig, kein Geräusch; keine Lösung. (11.11)
5. Traum, daß die Erde uns nicht erträgt. (11.16)

Unerinnerlich

1. Unerinnerliche Träume (*Burnett*). (9)

Unzufriedene, von vergeblichem Mühen usw.

1. Mühevolle Träume, müht sich ab. (8.1)
2. Hektischer Traum. Befindet sich in Israel, geht mit Freunden in ein Restaurant, wo sie einen Tisch reserviert hat; auf dem Weg, der über den Strand führt, versperrt ihnen hohes Wasser den Weg, sie werden unruhig: „wie kommen wir zum Restaurant?". Vorher war sie in ihrem Haus, säuberte es; als die Gäste dorthin kamen, war sie unvorbereitet, das Haus war nicht sauber. (11.5)
3. Traum, eine Gruppe von uns (den Seminarteilnehmern) stehe vor der Inselhalle und ein großer Stein versperre den Weg. (11.17)
4. Traum: will mit dem Auto wegfahren, aber es ist kein Schlüssel da und Gaspedal und Bremse sind zu eng; aber es ist kein Problem in dem Traum, keine Hektik. Atmosphäre von Problemen, die aber lösbar sind. (11.6)

SCHLAF

Schlaflosigkeit, Einschlafstörung

1. Fast absolute Schlaflosigkeit, tiefe Adynamie... (2.2)
2. Er verbrachte die Nächte schlaflos im Sitzen, bemüht, tiefe Atemzüge zu tun (Greis mit spastischer Bronchitis). (3.1)
3. Feuchtes Asthma, Schlaflosigkeit durch produktiven Husten; der Kranke zog es vor, überhaupt nicht zu Bett zu gehen, denn er wußte, er werde die Nacht dort verbringen, ohne ein Auge zuzutun. (3.1)
4. Kein Schlaf (Rachitis). (3.3)
5. Am Schluß vierzig Stunden lang kein Schlaf, worauf ein Kollapszustand folgte (Gehirnleiden mit tuberkulöser Familiengeschichte). (2.2)

Aufwachen, Durchschlafstörung

1. Sehr qualvolle Schlafstörungen (*Burnett*). (14.1)
2. Häufiges Erwachen durch Träume von Diphtherie (2. N.). (3.2)
3. Erwachen bei Tagesanbruch (1. N.); um 5 Uhr früh (2. N.). (3.2)
4. „Hektische Nacht, viel Aktivität, erwachte mit Herzklopfen". (11.1)
5. Hektische Nacht, das Herz klopfte „tung tung, mit schweren Schlägen (heavy beat)", das fühlte er bis 4 Uhr früh. (11.2)
6. Husten weckt aus dem Schlaf. (8.1)

Schläfrigkeit

1. Den ganzen Vormittag schwach und schläfrig (2. T.); suchte Ruhe, schlief einen guten Teil des Tages, wenn ich nicht meinen beruflichen Pflichten nachging (2. T.); schlief den ganzen Vormittag, nach Erwachen um 5 Uhr früh (3. T.). (3.2)
2. Schlaf sehr schwer und tief (tuberkulöse Tetraparese). (3.3)
3. Tiefer Schlaf, was für ihn ungewöhnlich war (Heilwirkung?). (11.9)
4. Die meiste Zeit schrecklich schläfrig und immer sehr müde (Phthisis incipiens, eine Frau). (4.2)
5. Tags schläfrig und nachts unruhig. (7)

KONVULSIONEN

1. Beim Nähen oder Reden verlor sie plötzlich das Bewußtsein ihrer selbst, fing an zu schreien, sich an den Haaren zu reißen, ihren Kopf mit den Fäusten zu schlagen, oder sie versuchte, ihn gegen Wände oder den Boden zu schmettern. Diese Anfälle traten einen Monat lang täglich auf, und dann setzten Krämpfe ein, mit Hin-und-Herrollen des Kopfes und Wimmern; diese hielten fünf Wochen lang an, worauf wiederum Ohnmachtsanfälle folgten, welche mindestens zweimal wöchentlich auftraten... (2.1)
2. Nach einem Schreck, vom 3. bis 13. Lebensjahr Chorea... (hatte später) den Trismus (Wundstarrkrampf? vr); ... schließlich setzten Konvulsionen (spasms) ein, und nach diesen durchlebte sie einen Zustand, der das letzte Stadium der Phthise imitierte. (2.5)
3. Fieberkrämpfe. (8.1)
4. Krämpfe bei Kindern. (8.1)

SEXUELLER TRIEB

1. Krankhafte, eigentümliche sexuelle Impulse. (8.1)
2. Im Frühstadium, bei Gefühl gesteigerter Energie, sexuell sehr aktiv; verausgabt sich in exzessiven sexuellen Praktiken, geht bis tief in die Nacht aus, hat zahlreiche sexuelle Abenteuer, die aber alle nur kurzzeitig sind, weil sie für ihn nichts anderes bedeuten als den Versuch, das Leben voll auszukosten. (12)

MODALITÄTEN, CAUSAE

1. Phthisis florida bei einer jungen Frau, nachdem „eine unglückliche Liebesbeziehung ihr die Lebenskraft ausgesaugt" hatte; unter *Bac.* C200 lebte sie noch vier Monate, obwohl ein Facharzt ihr vor der homöopathischen Behandlung nur eine Woche Überlebenszeit eingeräumt hatte. (3.5)
2. Lungentuberkulose infolge von Erschöpfung, bedingt durch ein hartes Leben mit vielen Sorgen als Frau eines Trinkers und Mutter mehrerer Kinder, bei durch Armut unzureichender Ernährung (34j. Frau; war schon nach 8 Wochen wie umgewandelt und sah so gesund aus, daß der Arzt sie im Wartezimmer nicht erkannte). (3.8)
3. Schwächliche Lebenskraft, das wohl gewählte Mittel hält in der Wirkung nicht an, es erleichtert nur für kurze Zeit und bringt dann keine Wirkung mehr (ein Leitsymptom aller Tuberkuline). (4.4)
4. Ständiger Symptomwechsel. (10)
5. Kopfschmerzen nach Schularbeiten. Kopfschmerzen der Studenten, schlimmer durch die geringste geistige Anstrengung, bei bestehender Sehschwäche (Myopie). (7)
6. Starker Kopfschmerz... erzwang völlige Unbeweglichkeit. (2.2)
7. Erkältet sich leicht bei kaltem Wetter, bekommt dann oft Pneumonie und reist daher von einem Lungensanatorium zum anderen, um der Erkältung zu entrinnen; elende schlaflose Nächte mit fast ständigem Fieber (Tbc). (2.2)
8. *Bacillinum* ist eine Arznei für alte Leute oder für solche, deren Lungen alt sind; für chronischen Lungenkatarrh, feuchtes Asthma, für Bronchorrhoekranke, welche unter nächtlichem Erstickungsgefühl leiden. (3.1)
9. Beschwerden nach Influenza; nach Scharlach. (8.1)
10. Impfschäden führen zum Ausbruch von Tbc. (2.2)
11. Idiotie, Kretinismus, bei einem 10j. Mdch., seit der Impfung im Alter v. 1 1/4 J., vorher war sie völlig normal, seither fing sie an, sich zu benehmen, als besitze sie keinen Verstand, was immer schlimmer wurde. Augen ohne Leben, kein Verlangen nach irgendetwas. Unfähig, zu gehen oder zu sprechen, konnte kaum stehen. Dabei tuberkulöse Schädeldeformierung. (3.3)
12. Erbsyphilis. (3.3)
13. Tbc: durch Arbeit in nasser Umgebung (feuchter Keller); Überarbeitung auf dem Feld bei Fehlen genügender Nahrung. (3.3)
14. Auf ein Ekzem, unterdrückt durch zwei nicht angegangene Pockenimpfungen, folgte tuberkulöse Meningitis; nach Gabe von *Bacillinum* traten wieder Hauterscheinungen ein. (2.2)
15. *Tub-bac.* heilte ein Kind, das wiederholt von Sand träumte und immer wieder erkrankte, nachdem es im Sand gespielt hatte. (15)
16. Husten nachts schlimmer, doch häufig hustet der Kranke im Schlaf, ohne zu erwachen. (10)

17. Verschlimmerung nachts und frühmorgens. (13)
18. Plötzlicher Durchfall vor dem Frühstück. (13)
19. Abneigung gegen und Verschlimmerung durch Hähnchen. (12)
20. Kopfschmerz, tief innen sitzend und zum Stillhalten zwingend, nach jeder Einnahme, mehrere Tage lang (*Burnett*). (14.1) (Auch *Boocock* und *Clarke* empfanden bei ihren Selbstversuchen tief innen sitzenden Kopfschmerz, der durch Bewegung verschlimmert wurde. vr)
21. Ganz still hinlegen tat ihr gut (65j. Frau, profuse Lungenblutung). (4.2)
22. Schlimmer durch (erste) Bewegung, kalte Luft, nachts und morgens. Besserung durch Wechsel (der Umgebung, der Lage usw.) und fortgesetzte Bewegung. (10)
23. Schmerzen in den Halslymphknoten, mehr rechts, schlimmer beim Drehen des Kopfes oder Strecken des Halses (*Clarke*). (14.1)
24. Verlangt trotz Frösteln nach frischer Luft (65j. Frau, profuse Lungenblutung; Musiker, Lungen-TBC mit Hämoptoe). (4.2)
25. Ist gern im Freien, wenn der Wind bläst; es scheint, als ob der Patient nicht genug Luft bekommen könnte. (4.4)
26. Verschlimmerung durch kalte Luft. (13)
27. Blutet stark bei kleinsten Verletzungen (mehrere Fälle von beginnender Schwindsucht). (3.8)
28. Immer wiederkehrende Knieschmerzen nach Verletzungen. (8.1, verif.)
29. Symmetrisch auftretende Affektionen. (8.1)
30. Linksseitigkeit: Akneartige Knötchen auf der linken Wange; Knieschmerz links, schlimmer bei der ersten Bewegung (7); die Kopf - und Lungensymptome dagegen werden eher als rechtsseitig angegeben (vr).

AS-IF-EMPFINDUNGEN

Kopf, Augen, Ohren

1. Schrecklicher Schmerz im Kopf, als sei ein enger Eisenreifen um ihn gelegt; ... Dämpfung auf der rechten Lunge, wahrscheinlich von abgeheilten Kavernen her, da er früher an Lungenschwindsucht gelitten hatte. (2.2)
2. Beim Husten (der jeden Morgen für etwa 10 Minuten auftrat) Gefühl, als ob der Kopf in Stücke fliegen würde, so daß sie diesen zur Erleichterung mit den Händen halten müßte; in den ersten Tagen nach Einnahme von *Tub.* (*Swan*) CM. (4.2)
3. Die Augen sind wie rohes Fleisch (1 J. alter Sgl. mit Erbsyphilis). (3.3)

Verdauungsorgane

1. Gefühl, als ob Magen oder Genitalien keinen Halt hätten. (4.4)
2. Zusammenschnürung des Magens wie durch eine straff gezogene Schnur. (8.1)
3. Die Stühle schossen aus den Därmen heraus wie aus einer Knall (Korken?) Pistole (pop-gun) (drohende Schwindsucht). (2.2)
4. Flatus wie ein Knall. (8.1)

Atmungsorgane, Herz, äußerer Thorax

1. Gefühl eines Gewichts in der Brust. (8.1)
2. Sputum weiß und schaumig wie ein Wattebausch (cotton ball) (2. T.). (3.2)
3. Sputum wie Austern, die in Wasser schweben. (3.5)

Bewegungsapparat

1. Schmerz in den Knien wie von einem zu langen Marsch. (8.1)

Haut

1. ... Quälendes Gefühl wie von feuchten Kleidern auf seiner Wirbelsäule ... Dämpfung auf der rechten Lunge, wahrscheinlich von abgeheilten Kavernen her, da er früher an Lungenschwindsucht gelitten hatte. (2.2)
2. Feuchtkaltes Gefühl auf dem Rücken. (7)
3. Kalte Beine; Gefühl, als habe sie nasse Strümpfe an (41j. Frau, beginnende Schwindsucht). (3.8)

Allgemeines

1. Total kaputtes Gefühl (dead-all-over feeling). (8.1)
2. Leichengeruch des Schweißes. (8.1)

Typus

1. Alte Leute mit chronischem Bronchialkatarrh. (13)
2. Dermatophytie (ringworm) auf der Kopfhaut... . Obgleich sie 11 Jahre alt war, hatte sie praktisch keine Zähne, diese waren rudimentär und überragten die Oberfläche des Zahnfleisches nicht. (2.2)
3. Groß gewachsen; Zähne im Zahnfleisch verborgen; ... Kopf vorne schmal und hinten groß; mehrere kleine und große Erhebungen auf dem Schädel, einige weich, andere hart; Nase, Augenlider und Lippen extrem groß (idiotisches 10j. Mdch., nach *Tub-bac.* brachen die Zähne durch, der Schädel normalisierte sich, sie gewann ihren Verstand zurück und lernte gehen und sprechen). (3.3)
4. Großer Kopf mit vorgewölbter Stirne (beginnende Schwindsucht). (2.2)
5. Turmschädel. (8.1)
6. Zähne schmutzig und grünlich (Tuberkulinie). (2.2)
7. Fettleibige Kinder. (8.1)
8. Groß und schlank (blutende Lungen-TBC mit Kaverne). (4.2)
9. Groß für ihr Alter, Hühnerbrustdeformität (15j. Mdch., Impfschaden, beginnende Schwindsucht). (2.2)
10. Großgewachsen, lange Finger, mandelförmige Nägel (d. h. Uhrglasnägel – vr), langer Hals (20j. Frau, Phthise). (2.5)
11. (Ißt gut und wird doch nicht dick. (7))
12. Lang, hager, langer dünner Hals, gebeugte Haltung (26j. Mann, beginnende Phthise). (2.5)
13. Wachstumsrückstand, sehr mager (6j. Mdch., beginnende Schwindsucht). (2.2)
14. Dunkle Haare und Augen. (8.1)
15. Rachitische Skelettverformungen; Vorderteil des Schädels schmal, spitz, hinterer Teil sehr groß und viereckig; tiefgelbe Gesichts- und bräunliche Hautfarbe; sehr großer harter Bauch. (3.3)
16. Bräunliche Flecken, „bat-wing" (eine schmetterlingsförmige Braunfärbung, wörtlich: „Fledermausflügel") über Nase und Wangen. (13)
17. Haut bräunt abnorm rasch in der Sonne (Tbc). (2.2)
18. Entfärbung (!) der der Sonne ausgesetzten Körperstellen. (5.1)
19. Das Haar auf der Brust bis zum Zwerchfell ist weiß, weiter unten ist die Behaarung schwarz. (8.1)

20. „Wenn man es in einer Familie einmal mit Erfolg gebraucht hat und irgendjemand anders aus derselben Familie in ähnlicher Weise erkrankt, scheint *Tub-bac.* das einzig heilende Mittel zu sein." (3.9)

Synonyma – Ursprünglich bekannt als *Tuberculinum Heath* (Präparat aus einer tuberkulösen menschlichen Lunge) und *Tuberculinum Swan* (Präparat aus käsig- eitrigem Sputum eines Tuberkulösen).

Daß die bereits im Jahre 1897 (3.7) umstrittene Bezeichnung „*Bacillinum*" eingeführt und bis heute beibehalten wurde, hatte nur den Zweck, Verwechslungen mit *Tuberculinum Koch* zu vermeiden. In den Arzneimittellehren steht *Bacillinum* seines Namens wegen aber häufig unter „B", die anderen Tuberkuline dagegen unter „T", desgleichen im Repertorium; eine sachfremde Trennung, welche sich dadurch aufheben ließe, die Arznei künftig „*Tuberculobacillinum*" zu nennen, was auch präziser wäre, denn es handelt sich bei den pathologischen Veränderungen des zu dieser Nosode verarbeiteten menschlichen Gewebes ja nicht bloß um Veränderungen durch irgendeinen Bazillus, sondern um eine Infektion mit *Mycobacterium tuberculosis*. Die Abkürzung „*Bac.*" sollte entsprechend in „*Tub-bac.*" geändert werden. In die Kapitelüberschrift habe ich den Namen „*Tuberculobacillinum*" in Klammern aufgenommen, um *Bacillinum* gemeinsam mit den anderen Tuberkulinen in einem Band zu haben.

Biologie, Chemie und Physiologie – *Bacillinum Burnett* oder *Tuberculinum Heath* ist ein Mischpräparat, gewonnen durch Mazeration von Kaverneninhalt und tuberkulösem Lungengewebe; es enthält neben Tuberkelbakterien auch alle möglichen anderen Bakterien und Krankheitsstoffe; es ist deshalb nicht nur bei Tuberkulose, sondern auch bei anderen schweren, eitrigen und septischen Lungenleiden mit eitrigem fötidem Auswurf (z.B. Bronchiektasen), auch bei Mischinfektionen und selbst bei unheilbaren Endzuständen wirksam. Charakteristisch ist „Atemnot schlimmer als Husten; Verlegung der Bronchien durch mukopurulentes Sekret" (4.5). Es fördert stark die Expektoration. Es kann (bei Lungenkranken) nur in hohen Potenzen und seltenen Gaben verabreicht werden. Fieber ist bei Tuberkulose eine Gegenindikation, sonst aber nicht. (1) Eingeführt wurde diese Nosode unter dem Namen „*Tuberculinum*" von *Swan*, der sie etwas anders, nämlich aus dem käsig-eitrigen Sputum eines Tuberkulösen herstellte. Es war das erste Tuberkulinpräparat überhaupt, lange vor der Ära *Koch*. *Burnett* ließ sein *Bacillinum*, angeregt durch *Swans* Arbeiten, von Dr. *Heath* herstellen.

In einer fragmentarischen Prüfung brachte *Tub-bac.* u.a. durch nichts zu stillenden Kitzelhusten, putride riechenden Urin und stinkenden grünen Durchfall hervor, siehe „Mittelbeziehungen". *Boocock* meint nach seinen Erfahrungen bei diesem Arzneiversuch, daß es bei Diphtherie und Kehlkopf-Tbc indiziert sei (3.2), und *Julian* hat Jahrzehnte später gute Erfahrungen bei „Bronchiektasien von Kindern" damit gemacht (Mukoviszidose? vr). Es hat ferner syphilitischen Hautausschlag bei einem 1 Jahr alten Säugling geheilt (3.3).

Bacillinum ist nicht vollständig geprüft. Seine Indikationen ergeben sich aus dem Usus in morbis, den klinischen Daten, welche der tuberkulöse Krankheitsprozeß selbst bietet (siehe „*Typus*"), und einigen pathogenetischen Angaben, die vor allem aus Selbstversuchen homöopathischer Ärzte stammen; es gibt wenige wirklich spezifische Indikationen, welche *Bacillinum* von *Kents Tuberculinum bovinum* und *Kochs* Alttuberkulin unterscheiden helfen. (3.1) Die meisten Geistes- und Gemütssymptome der Tuberkuline entstammen überhaupt nur Beobachtungen über die Persönlichkeit von

Schwindsüchtigen bzw. „Tuberkulinikern" und können daher nicht der Differenzierung derselben untereinander dienen (sofern sich nicht ein bestimmter Charakterzug bei mehreren durch ein bestimmtes Tuberkulin geheilten Tbc-Fällen häuft, und nur bei diesen).

Nach *Cartier* ist *Tub-bac.* allen anderen Tuberkulinen vorzuziehen (5.1), und auch *Margaret Tyler* meint in *Bacillinum* viel stärkere Heilkraft zu finden als in *Tuberculinum Koch* oder *Tub. bovinum.*

Bei den durch *Tub-bac.* geheilten Fällen findet sich als Gemeinsamkeit ein scheinbar hoffnungsloses Kranksein (Tbc, Erbsyphilis, Rachitis, Tetraparese), schwere Behinderung, extreme Schwäche, Apathie und Verzweiflung an der Genesung; *Bacillinum* wird zum „letzten Strohhalm", die Heilung wird als Wunder empfunden. Das mag teils daran liegen, daß man ein neues Mittel gern an „hoffnungslosen Fällen" erprobt, da bei ihnen alles Bekannte ausgereizt ist, aber vielleicht hat es, wie bei *Psorinum* und *Argentum metallicum,* etwas mit der Natur der Arznei selbst zu tun.

Mittelbeziehungen – *Tub-bac.* ist komplementär zu *Psorinum,* was sich aus der Eiterkomponente des Präparats erklärt. „Steht zwischen *Psorinum* und *Pyrogenium*" (*Behnisch*). Seine besonderen Indikationen „Lupus vulgaris" (Haut-Tbc) (6) und „Ringworm" (eine schwere Pilzerkrankung der Haut) erinnern an die Krätzenosode, welche ebenfalls vor allem auf die Haut wirkt. *Tub-bac.* hat auch eine Beziehung zur Syphilis (3.3).

Die *Kent*sche Beschreibung von *Tuberculinum bovinum* ist in solchem Maße durch die *Burnett*sche Pathogenese von *Bacillinum* beeinflußt, daß *Kent* schreibt, *Tub.* sei eine Art *Psorinum.* Die vorliegende Symptomensammlung zeigt aber, daß von allen Tuberkulinen das *Bacillinum* der Krätzenosode am nächsten verwandt ist; dann folgt *Tuberculinum Koch* und erst an dritter Stelle *Tuberculinum bovinum.*

Tuberkulose ist eine Affektion, deren Symptome sich in besonders hohem Maße aus der Interaktion des Immunsystems mit dem parasitischen Mykobakterium erklären, nicht aus dessen Physiologie alleine. Somit erscheint *Burnetts* Vorgehen, ein tuberkulöses Lungengewebe *en tout* zur Basis seiner Nosode zu machen, als intuitiver Geniestreich, der zu einem Präparat geführt hat, welches das tuberkulöse Miasma des Menschen besser abdeckt als *Koch*s Bakterienkulturen und vielleicht auch *Kent*s Rinder-Tuberkulin. Eigenartigerweise heilt *Bacillinum* (oder ein anderes Tuberkulin) für sich alleine nur selten Tbc; „die perituberkulöse Entzündung verschwindet... , aber der gelbe Tuberkel bleibt wie er war, und der Kranke ist noch nicht geheilt" (3.1). Es sind eben wie bei anderen chronisch-miasmatischen Affektionen meist mehrere tiefwirkende Arzneien nacheinander erforderlich, um einen Tuberkulösen zu heilen.

Julian empfiehlt, ersatzweise *Tub-BCG* zu verabreichen, wenn *Tub-bac.* indiziert erscheint, aber (z.B. aus juristischen Gründen, wie es im Frankreich der 70er Jahre der Fall war) nicht verfügbar ist.

Nahe verwandt ist auch *Bacillinum testium,* ein Präparat aus einem tuberkulösen menschlichen Hoden. Es wurde von *Burnett* bei Maldescensus testis verordnet und soll lt. *Boericke* allgemein auf die untere Körperhälfte wirken. (13)

Mittelverwechslungen und pharmazeutische Probleme – Die Indikation von *Tuberculinum bovinum* „Globetrotter" soll lt. (5.1) ursprünglich von *Bacillinum* stammen. Das dazu passende ursprüngliche Symptom stammt zwar von *Tub-bac.,* doch besagt es nur, daß ein zu Pneumonien geneigter Tuberkulöser von Ort zu Ort reiste, um ungünstigen Wetterlagen zu entgehen. Die Betonung des tuberkulinischen Verlangens nach „Reisen um des Reisens willen" kam erst durch *Kent* und seine Beobachtungen an *Tuberculinum bovinum* in die Materia Medica.

Burnetts Anweisung zur Gewinnung von *Tub-bac.* lautet: „Die beste Art, wirklich gutes *Bacillinum* zu erhalten, ist, eine Portion der Lunge eines an echter bazillärer Lungentuberkulose Gestorbenen zu nehmen, ein recht großes Stück der Wände der Kaverne und des sie umgebenden Gewebes zu wählen - denn hier wird sich alles finden, was zum tuberkulösen Prozeß gehört, Bazillen, Detritus, Ptomain und Tuberkel in all ihren Stadien (dieser Art war praktisch der Ursprung meines *Bacillinum*) - und dieses Gewebsstück durch Verreibung unter Alkohol zu präparieren. Auf diese Weise geht nichts verloren."(3.1) Es ist offenkundig, daß so gewonnenes *Bacillinum* eine Individualität besitzt, die den Dispositionen und Gewohnheiten des Verstorbenen entspricht; man denke nur an die Rückstände, welche das Rauchen oder häufiger Aufenthalt an rußigen Arbeitsstätten in der Lunge hinterläßt. Hieraus könnten Wirkungsunterschiede gegenüber *Burnetts* Charge von *Bacillinum* entstehen. Einer absoluten Kongruenz von Prüfstoff und Arznei kann man bei Nosoden generell nur sicher sein, wenn man genau die Charge verordnet, die auch geprüft bzw. in ihren klinischen Indikationen bekannt ist.

Bei *Julian* (7) sind einige Symptome für *Bacillinum* angegeben, welche nach anderen Quellen dem *Tub-k.* angehören. Diese wurden, soweit nicht von anderer Seite ebenfalls für *Tub-bac.* vermerkt, in Klammern zitiert.

Im Jahr 1993 prüfte eine Gruppe von homöopathischen Ärzten und Medizinstudenten (Quelle (11), mit 17 Prüfern) unter Leitung von *Rajan Sankaran Tub-bac.* C200 (eine Dosis) im Rahmen einer sog. „Traumprüfung", d.h., die Arznei wird abends genommen und der Prüfer achtet darauf, was er in der folgenden Nacht träumt, notiert es, und die Träume werden am folgenden Tag in der Gruppe verlesen und mitgeschrieben. Das von mir benutzte handschriftliche Protokoll stammt von *Stefan Deinhart*, Kollege am August-Weihe-Institut bis 1997, der an dieser Prüfung teilgenommen hatte. Dieses Prüfungssetting trägt die Gefahr an sich, daß geltungsbedürftige Teilnehmer Träume in übertriebener Weise beschreiben, sie sich einbilden oder bewußt erfinden. Trotzdem wurden diese Angaben aufgenommen, soweit sie tatsächlich nach Einnahme der Arznei aufgetreten waren. Der klinische Gebrauch möge erweisen, welche der so gewonnenen Daten verläßlich sind.

Quellen – 1) SF1 k (Leitsymptome); 2) HR1 (2.1: Swan k (mit Tuberculinum Swan), 2.2: Burnett k (mit seinem Bacillinum), 2.3: M.B.B. p (Tub. Swan, CM), 2.4: Edna Rose p (Tub. Swan, CMM), 2.5: andere; die Angaben in AL1 entsprechen denen aus HR1, sind aber gekürzt); 3) HRC (3.1: Cartier/HRC/1897/7 p/k, 3.2: Boocock/HRC/1893/6 p (C100, akzidentell, Dr. B. hat nach Potenzieren die Finger abgeleckt), 3.3:Young/HRC/1892/6 und 1893/2 k (C200), 3.4: Stoaks/HRC/1894/6 k (C200), 3.5: Ussher/HRC/1897/5 k (C200), 3.6: Marcy/HRC/1897/7 k (C100 alle 4 St., nach Eintritt der Besserung seltener), 3.7: YYZ/HRC/1894/2, 3.8: Boocock/HRC/1893/4 k (C30 in häufigen Gaben), 3.9: McClure/HRC/1905/4 k (o.A.d.P.)); 4) DJH (4.1: Borschel/DJH/1993/3 k (C200), 4.2: Olds/DJH/1984/2 k (CM), 4.3: ebenda k (C12), 4.4: ebenda k (Leitsymptome, welche sich am ehesten Bacillinum zuordnen lassen), 4.5: Anshutz/DJH/1984/2 k); 5) ZKH (5.1: H.V.Müller/ZKH/1986/6 k (Differenzierung der Leitsymptome der Tuberkuline)); 6) LSR/DZH/1922/12 k (C200); 7) JL4 k; 8) Witzig/DJH/1994/1 k (8.1: aus Burnetts „The New Cure of Consumption By Its Own Virus" extrahierte Symptomangaben; diese wurden verwendet, da das genannte Werk nicht zu bekommen war; 8.2: Beobachtungen von Witzig selbst); 9) CMM k; 10) JL2 k; 11) Sankaran, R. p („Traumprüfung" mit einer Dosis der C200, im Rahmen eines Seminars auf Spiekeroog, Oktober 1993; Mitschrift (handschriftl.) von Dr. Stefan Deinhart, August-Weihe-Institut Detmold; 11.1 - 11.17: Angaben von je einem Prüfer, deren Namen werden nicht genannt); 12) Vithoulkas, G.: Materia Medica Viva, Bd. IV, Burgdorf, 1993 k (Erfahrungen, o.A.d.P.); 13) CSS1 k; 14) TL1 (14.1: p (Selbstversuche Burnetts und Clarkes mit C30 und C100), 14.2: k); 15) BT2 k (1M); 16) Peter Mattmann-Allamand, mündliche Mitteilung, März 1998.

Tuberculinum bovinum

GEIST UND GEMÜT

Aberglaube

1. Abergläubisch (*Vithoulkas*). (16)

Angst

1. Angst beim Kopfschmerz. (14)
2. Angst während des Fiebers. (2)
3. Angst mit Schwatzhaftigkeit, während des Fieberanfalls. (6.9)
4. Angst im Froststadium. (14)
5. Angst in der Nacht (*P. Schmidt*); um Mitternacht (*Fayazuddin*). (16)
6. Angst am Abend, bis Mitternacht. (2)
7. Ängstlich hauptsächlich abends bis Mitternacht und vor einem Unwetter. (6.9)
8. Nächtliche Angst der Kinder, Pavor nocturnus (*P. Schmidt*). (16)
9. Erwacht seit einem Aufenthalt am Meer, der vor einem Jahr stattgefunden hatte, jede Nacht bis zu siebenmal mit Angst und liegt hellwach. Will jede Nacht aus Angst ins Bett der Mutter (knapp 3j. Mdch., Infektneigung). (8.14)
10. Er möchte sich Arbeit suchen, kann aber vor Angst nicht alleine ausgehen. Die Angst sitzt in der Brust, in der Kehle, wo sie ihn würgt; er meint zu ersticken. Vor Angst bekommt er Durchfälle (50j. Mann, Depression). (6.8)
11. Pneumonie, mit Angst, Ruhelosigkeit, Kurzatmigkeit, Einsatz der Atemhilfsmuskulatur. (17)
12. Angst in Bauch und Magen, die sehr ähnlich der für *Sulfur* bekannten Empfindung beschrieben wird. (2)

Arbeit (Fleiß, Faulheit, Unfähigkeit zur Arbeit usw.)

1. Depressionen, starke Erschöpfung, nicht in der Lage zu arbeiten (40j. Frau). (6.6)
2. Häufig muß er die Teilnahme an Wettbewerben oder Prüfungen unterbrechen, weil er zu müde ist oder Kopfschmerzen sein Denkvermögen völlig lahmlegen. (6.9)
3. Ständig kaut er an der Vergangenheit, grübelt über die Familie, seinen verlorenen Posten, seine gegenwärtige Untätigkeit, den Weggang seiner Frau, über die Kinder, die fern von ihm leben, nach. Er macht sich Vorwürfe, weint (50j. Mann, Depression). (6.8)
4. Er möchte sich Arbeit suchen, kann aber vor Angst nicht alleine ausgehen. (50j. Mann, Depression). (6.8)
5. Jeder Arbeit abgeneigt. (6.9)
6. Abneigung gegen physische und psychische Arbeit, sogar Frühstücken wird als Arbeit empfunden. (8.12)
7. „Sie hat es gerne leicht; wenn jemand anders etwas für sie macht, nützt sie das aus" (vorbestehender Charakterzug; 4j. Mdch., Pneumonie). (13)
8. Faulheit morgens (*Vithoulkas*). (16)
9. Unfähig, sich über längere Zeit zu beschäftigen. (6.9)
10. Kinder wollen nicht spielen (*Winterburn*). (16)
11. Fängt ständig neue Dinge, Arbeiten usw. an, ohne sie zu beenden. (6.10)
12. Geht auf „Entdeckungsreisen", neugierig, an allem interessiert, bleibt aber nicht lange bei einer Sache, sondern langweilt sich rasch (5j. Junge, Neurodermitis). (11.3)

13. Von fünf Kindern das schwierigste Kind, so eigensinnig, lernt in der Schule überhaupt nicht, untragbar für die Klasse, weil er so oft stört und sich nicht am Unterricht beteiligt, sondern herumkaspert. Geht nicht gern zur Schule (10j. Junge, Infektneigung, Hypermotorik). (8.15)
14. Weigert sich, die Schulaufgaben zu machen (*Herscu*). (15)
15. Macht seine Aufgaben freiwillig gleich nach der Schule, interessiert sich für Physik und hat sich einen Physikkasten zum Lernen gekauft (Heilwirkung; 10j. Junge, Infektneigung, Hypermotorik). (8.15)
16. Fleißig, arbeitswütig (*P. Schmidt*). (16)
17. Ehrgeizig, gibt beim Spiel niemals auf. (17)
18. Wenn *Tuberculinum*-Patienten ein Projekt in Angriff nehmen, tun sie es mit einer enormen Energie; sie ruhen nicht Tag noch Nacht...; der Kern oder die treibende Kraft dahinter ist der Gedanke, das sei nun ihr Lebenswerk. Diese Phase intensiver Aktivität kann Wochen oder Monate, sicherlich aber kaum viele Jahre lang anhalten, denn wenn es sich herausstellt, daß es doch nicht so ganz das ist, was sie sich vorgestellt haben, werden sie immer unzufriedener, fühlen sich in der Falle, empfinden die Situation als unerträglich und halten nach etwas Anderem Ausschau. (12)
19. „Will den Apfel am Ende des Regenbogens"; eine Sache interessiert ihn nur so lange, als sie ihn beschäftigt; ist sie fertig, wird sie uninteressant, und er sucht sich etwas Neues (*Ravi Roy*). (15)
20. Weigert sich, spazieren zu gehen, weil es eine ziellose Aktivität ist (*Ravi Roy*). (15)

Argwohn, Mißtrauen

1. Wechsel zwischen Vertrauen und Zweifel. (6.4)

Bewegungen: Zwangsbewegungen, Automatismen, Gesten, Lagen

1. Gebeugte Haltung, nach vorn gezogene Schultern. (14)
2. Krumme Rückenhaltung (überimpfter Hund, Nephritis). (8.9)
3. Schlaflage: auf dem Bauch, oder in Knie-Gesicht-Lage (*Vithoulkas*); mit zur Brust hochgezogenen Knien (*Herscu*); auf dem Rücken mit beiden Händen über dem Kopf (*Herscu*). (15)
4. Schlägt mit dem Kopf im Kissen hin und her (10j. Junge, Infektneigung, Hypermotorik). (8.15)
5. Kopfrollen, bevor er einschläft (6j. Junge, Bronchitisneigung). (13)
6. Jaktationen der Kinder, sie schaukeln sich in den Schlaf, schlagen mit dem Kopf rhythmisch auf Kissen oder Matratze (*Herscu*). (15)
7. Schlaflosigkeit; wenn er schläft, knirscht er sehr laut mit den Zähnen (5j. Junge). (8.11)
8. Verlangen, tief zu atmen. (2)
9. Gähnt ständig, bis die Tränen die Wangen hinunterlaufen (*Burgess-Webster*). (15)
10. Nasenflügelatmen, aber kein Husten (Pneumonie und Lymphadenitis mesenterialis, 8 1/2 j. Mdch.). (8.13)
11. Reibt sich immer wieder die Nase oder zupft daran (10j. Junge, Infektneigung, Hypermotorik). (8.15)
12. Stirnrunzeln, Nasebohren, Haareziehen (6j. Junge, Bronchitisneigung). (13)
13. Zittert mit dem Füllhalter, in der Schule (10j. Junge, Infektneigung, Hypermotorik). (8.15)

14. Schmerzen beim Gehen in beiden Füßen, kann nur auf den Außenkanten laufen (Lymphknoten-TB, während der Heilung). (8.2)
15. In der Schule muß er immer das rechte Bein strecken, wegen eines komischen Gefühls in der Kniekehle (10j. Junge, Infektneigung, Hypermotorik). (8.15)
16. Treten, im Wutanfall (*C.R.Coulter*) oder im Schlaf (*Geukens*). (16)
17. Im Schlaf strampelt und tritt er derart, daß seine Schwester nicht mehr mit ihm in einem Bett schlafen will; wühlt so, daß er immer ganz quer und schief zu liegen kommt (6j. Junge, Bronchitisneigung). (13)
18. Treten mit den Beinen während der Anamnese, aus Unruhe oder gezielt aus Bosheit (nach Möbeln oder dem Bein des Arztes). (17)
19. Herumwirbeln im Kreis, immer schneller, bei hyperaktiven Kindern. (17)

Bewußtlosigkeit, Koma, Stupor

1. Bewußtlosigkeit (*O. Boericke*). (16) (Stammt von *Tub-k.*, ist aber auch für *Tub.* verifiziert. vr)
2. Bewußtlosigkeit im hohen Fieber (9j. Junge). (11.4)

Bosheit, Destruktivität

1. (Dysmorphophobes Syndrom beim Pubertierenden. Unannehmbarkeit des eigenen veränderten Körpers, der als entstellt empfunden wird, was Tendenzen der Selbstverstümmelung, ja der Selbstvernichtung bewirken kann. (6.4))
2. Masochismus, auch sexueller Art (*Ghegas*). (16)
3. Schlägt aus Wut sich selber oder den Kopf gegen Wand und Boden (knapp 3j. Mdch., Infektneigung). (8.14)
4. Kind macht vor Wut seine eigenen Sachen kaputt (*Vithoulkas*). (15)
5. Schlägt den Kopf gegen die Wand (*P. Schmidt*). (16) (Symptom stammt ursprünglich von *Bacillinum*. vr)
6. Kind reißt sich die Haare aus, kratzt verkrustete Wunden auf oder schlägt den Kopf gegen die Wand oder auf den Boden. (17)
7. Das Kind wird gewalttätig, tritt, kratzt, wirft sich auf den Boden und kreischt so laut, daß man den Aufgaben des Tages nicht in Ruhe nachgehen kann, bis es seinen Willen bekommen hat. Die Eltern sagen, daß sie das Kind nur mit körperlicher Anstrengung unter Kontrolle halten können oder es in einen Raum einsperren müssen, bis der Anfall vorüber ist. Es ist typisch für ein *Tuberculinum*-Kind, während der Wutanfälle mit Fäusten und Füßen auf den Fußboden zu trommeln und zu trampeln oder mit dem Kopf gegen Wand oder Tür zu schlagen. Dieses „Kopframmen" ist sehr charakteristisch, ebenso eine ausgeprägte Abneigung gegen Berührung während des Wutanfalls. (17)
8. Sie können Wutanfälle mit ausgeprägten physischen Gewaltausbrüchen bekommen, wobei sie nach Geschwistern und Eltern schlagen und auch durchaus Leute angreifen, die viel größer sind als sie selbst; dabei schreien sie ununterbrochen. (17)
9. Fing während der Konsultation unvermittelt an, auf den Vater und die Tür einzuschlagen, und sagte, sie wolle jetzt gehen. Als der Arzt ihr *Tub.* in den Mund gab, nahm sie es, spuckte es aber sofort wieder aus und sagte: „Laß uns gehen!" (4j. Mdch., wegen seiner schmächtigen Konstitution in Behandlung). (17)
10. Diese Kinder „schlagen gerne zu", sind oft in kämpferische Auseinandersetzungen verwickelt, ob mit Geschwistern oder Schulkameraden; sie stoßen Andere provokativ gegen die Brust oder schlagen sie. Wenn sie selbst einen Schlag versetzt bekom-

men, schlagen sie automatisch zurück; ja sie schlagen sogar ihre Lehrer oder Eltern. Die Eltern schildern ein reflexartiges Ausschlagen, als gingen Wut und Gewalttätigkeit dem Denken voraus. (17)

11. Egozentrisch, reizbar und unausstehlich (10j. Mdch., Enuresis). (8.3)
12. Übelwollender Charakter (12j. Junge, Epilepsie). (6.3)
13. Mutwillig (*C.R.Coulter*). (16)
14. Boshafter, koboldhafter Charakter. Spielt am liebsten mit dem Spielzeug, das schon ein anderes Kind hat, nur um dieses Kind zu ärgern. Versteckt die Sachen der Geschwister und beobachtet amüsiert, wie diese auf der Suche ganz verzweifelt werden. Versucht die Geschwister bei Eltern oder Lehrern in Schwierigkeiten zu bringen. Kann auch lügen, z.B. Geschwister oder Haustiere verhauen und anschließend behaupten, nicht im Traum daran zu denken, so etwas zu tun. (17)
15. Herausfordernd, provozierend (*Dockx / Kokelenberg*). (16)
16. Widerspenstig, aus reiner Bosheit (*Vithoulkas*). (16)
17. Unverschämt, impertinent (*P. Schmidt*). (16)
18. Rücksichtslos. (3)
19. Egoismus, sie nehmen auf Gefühle oder Pläne anderer Menschen keinerlei Rücksicht; verletzend und destruktiv gegen Freunde und Feinde. (17)
20. Außergewöhnlich egoistisch; aggressiv und bösartig; sucht Befriedigung (self-gratification), aber findet sie nie. (5)
21. Streitet sich gern, spielt gern grobe Spiele, macht Sachen kaputt und tut viele Dinge, von denen er weiß, daß sie ihm verboten sind – provokativ (5j. Junge, Neurodermitis). (11.3)
22. Obsession bezüglich seiner Spielzeugpistole, mit welcher er sogar schlafen und in die Schule geht. Wenn man ihn im Geschäft fragt, was er haben wolle, geht er immer an das Regal mit den Waffen (6j. Junge, Bronchitisneigung). (13)
23. Verlangen, schmutzige Wörter zu gebrauchen, zu fluchen und zu schimpfen (curse and swear). (3)
24. Schreien und Fluchen im Schlaf (*Candegabe*). (15)
25. Werfen mit Gegenständen nach Personen. (14)
26. Wenn das Kind gescholten wird, droht es zurück, selbst wenn es noch ganz klein ist. (17)
27. Droht den Eltern während der Anamnese (*Herscu*). (15)
28. Unkontrollierbare aggressive Impulse, droht und wird tätlich (*Candegabe*). (15)
29. Das Kind sah den auf die Fragen von *Herscu* antwortenden Vater zuerst nur mit einem „ätzenden, angewiderten und tödlichen Blick" an, wenn er antwortete; später begann es, ihm mit der Faust zu drohen, und spuckte ihm einmal sogar ins Gesicht (5j. Junge). (17)
30. Sitzt gerne da und zerschneidet Papier mit der Schere (*Herscu*). (15)
31. Unruhezustände hyperkinetischer oder psychotischer Kinder, mit Schreianfällen, verkrampftem Umhertanzen, Zerreißen von Gegenständen oder Kleidungsstücken. (21)
32. Zerstörungssucht, aus aufgestauter nervöser Spannung heraus (*Burgess-Webster*); dies kann episodisch auftreten, wie ein „Anfall von Besessenheit", mit höhnischem Grinsen im Gesicht; danach entschuldigen sich die Patienten, doch währt die Erinnerung an die Reue nur kurz (*Herscu*). (15)
33. Destruktive Hyperaktivität, die den Charakter der Erbarmungslosigkeit trägt. Sie finden Vergnügen daran, absichtlich Dinge zu zerbrechen und zu zertrümmern, ja

sogar absichtlich etwas zu tun, von dem sie wissen, daß es einen anderen Menschen verärgern oder traurig machen wird. Diese Kinder laufen im Sprechzimmer umher, zerren die Videokassetten aus dem Regal, bewerfen den Arzt möglicherweise sogar damit und tun absichtlich gerade das Gegenteil von dem, was man ihnen sagt. (12)

34. *Tuberculinum*-Kinder inszenieren absichtlich Wutanfälle, die geradezu berechnet sind, um Andere zu verletzen, um z.B. die Mutter in Aufregung zu versetzen und ihr Kummer zu machen. Sie kontrollieren ihre Wut so lange und warten so lange, bis der richtige Moment gekommen ist. (12)
35. Zertrümmert nicht einfach wahllos Gegenstände, sondern wählt z.B. die Lieblingsvase der Mutter dafür aus und zerstört sie im geeigneten Augenblick vor Augen der Mutter. (12)
36. Bösartig gegenüber Hunden (*Vithoulkas*). (16)
37. *Tuberculinum* läßt seine Wut auf grausame Weise an Tieren aus: drückt dem Hund oder der Katze die Luft ab, zieht sie am Schwanz, zupft am Fell, schleift das Tier über den Boden, wirft es an die Wand oder steckt es gar in die Waschmaschine. Ein zehnjähriges Mädchen steckte seine Katze in den Wäschetrockner und sah zu, wie sie herumgewirbelt wurde, bis die entsetzten Eltern das arme Tier retten konnten. Ein Junge angelte in einem Fischteich und warf jeden gefangenen Fisch mit einem Tritt wieder ins Wasser, wobei er vor Freude glühte, wenn er möglichst viele Fische in kurzer Zeit gefangen und zurückbefördert hatte. All diese Aggressivität geschah anscheinend mit völliger Gedankenlosigkeit und Unkontrolliertheit. (17)
38. Das Verhalten von *Tuberculinum* besitzt tatsächlich etwas Sadistisches; die Patienten können sich am Leiden anderer Menschen ergötzen. Z.B. sah ein Junge, der *Tub.* benötigte, genüßlich und ohne jede Tendenz zur Hilfsbereitschaft zu, wie seine Schwester einen bösen Sturz mit dem Rad erlitt; er saß einfach süffisant lächelnd und tatenlos dabei. Auch können sie Tierquäler sein; es hat fast den Anschein, als seien Haustiere in ihren Augen nur dazu da, gefoltert zu werden. Ein solcher Junge warf Ameisen in einen Teich, wartete, bis sie ans Ufer geschwommen waren, und sobald sie es zum Ufer geschafft hatten, warf er sie wieder ins Wasser, nur um zu sehen, wie lange die Ameise durchhalten könne, bis sie endlich ertrinken würde. Mit diesem grausamen Spiel konnte er sich stundenlang beschäftigen. Andere fangen gern Insekten und durchstechen sie mit Nadeln. *Sulfur* kann ebenfalls grausam sein, doch die Marter und Plage, die ein *Tuberculinum*-Kind über seine Familie bringt, kann wirklich ernste Ausmaße annehmen (viel schlimmer als bei *Sulfur*). (12)
39. Das Kind schlägt jeden, der für es eine Autoritätsperson darstellt: die Eltern, die Lehrer, die älteren Geschwister. Diese aggressiven Tendenzen können zu Hause stärker zum Ausdruck kommen als sonstwo; zu Hause unausstehlich, in der Schule normal. (17)
40. Als er eine Dosis *Tub.* erhalten hatte, wollte er die ganze Flasche nehmen. Der Vater sagte ihm, daß das nicht gehe; daraufhin bekam er einen Tobsuchtsanfall. Zunächst fing er an zu weinen, warf sich auf den Teppich, schrie, trampelte mit den Füßen, boxte mit den Fäusten und knallte mit dem Kopf mehrere Minuten lang gegen den Fußboden. Danach stand er auf, schlug auf seinen Vater ein und brüllte dabei: „Gib's mir her! Gib's mir her!" Er boxte dem Vater mit aller Kraft in die Schenkel und teilte seine Schläge mit wachsender Geschwindigkeit aus. Schließlich trat er dem wehrlosen Vater mit seinem scharfkantigen Stiefel nicht etwa gegen Wade oder Oberschenkel, sondern absichtlich gegen das Schienbein, bekanntlich die empfindlichste Stelle des Beins. *Herscu* gab dem Jungen schließlich eine Flasche Plazebopillen,

doch schlug er noch eine Minute lang auf den Vater ein und fing daraufhin an, aus vollem Herzen zu lachen, hielt triumphierend die Flasche hoch und rief fröhlich: „Siehst du, ich hab's geschafft! Siehst du, ich hab's geschafft!" Dann wandte er sich zu seinem Vater um und trat ihn „sicherheitshalber" noch ein letztes Mal gegen das Schienbein (5j. Junge). (17)

41. Rachsucht, „Aug um Auge, Zahn um Zahn". Wenn sie geschlagen werden, müssen sie einfach zurückschlagen. Das geschieht direkt (gewalttätig gegen die Personen selbst oder ihren Besitz) oder indirekt, indem sie die Eltern kontrollieren, z.B. absichtlich Zeit beim Anziehen vertrödeln, nur um die Eltern zu ärgern und sie an später geplanten Vorhaben zu hindern. (17)
42. Wird reizbar über alltägliche Dinge, „geht in die Luft" (flies to pieces). Beschimpft seine Ehefrau ohne Grund. Er kann sich nicht helfen, (er muß so sein). (5)
43. Beschimpfen, beleidigen (*P. Schmidt*). (16)
44. Typisch für solche Kinder ist, daß sie den Eltern vorwerfen, alles falsch zu machen. ... Es macht ihm Spaß, die Eltern ihre Unzulänglichkeiten in Sachen Kindererziehung spüren zu lassen; es kann nicht umhin, seine Eltern zu quälen und damit zu zwingen, stets alles noch besser und noch mehr für ihr Kind zu tun. (17)
45. Mäkelt an seinem Partner herum, nichts ist recht, was er oder sie tut. Macht andauernd Vorhaltungen, boshaft und gehässig, als wolle er den Partner psychisch brechen. Flucht und sagt absichtlich verletzende Dinge. *Tuberculinum*-Männer zeigen sich in der Öffentlichkeit von ihrer charmanten Sonnenseite, ihrer Frau gegenüber aber können sie sogar körperlich brutal sein und sie krankenhausreif schlagen. (12)
46. Schlagen, wenn getadelt (*Dockx / Kokelenberg*). (16)
47. Treten, im Wutanfall (*C.R.Coulter*). (16)
48. Beißen (*C.R.Coulter*). (16)
49. Reißt Andere an den Haaren (*Boger*). (15)
50. Ein wichtiges §153- Symptom, das uns sofort an *Tub.* denken läßt, wenn wir davon erfahren, ist: Beim Anblick eines Messers verspüren sie den Impuls, es zu nehmen und in eine andere Person hineinzustoßen, wobei sie sich äußerst lebhaft vorstellen, wie es sich anfühlt, wenn das Messer in den Körper eindringt, das Gewebe durchschneidet, an den Rippen entlangkratzt. *Tub.* ist das einzige Mittel, das ich kenne, welches diese lebhafte Vorstellungskraft in bezug auf grausame Dinge hat. (12)
51. Hat Antipathien gegenüber bestimmten Leuten, die sich bis zur Manie entwickeln können. (8.12) *
52. Führt eine „Schwarze Liste" (*Ravi Roy*). (15)
53. Bei Menschen, die an Tuberkulose des ZNS litten, wurde auffällige Gewalttätigkeit beobachtet. Dies war der erste Hinweis auf die Gewalttätigkeit im Tuberkulinbild. (13)
54. Die ausgeprägten negativen Tendenzen können verborgen bleiben, bis sich beim Kind eine akute Krankheit entwickelt. Z.B. zeigt es während der Zahnung oder bei Durchfall einen Hang zum Zerstören, oder es wird bei hohem Fieber während der Konsultation völlig unkontrollierbar, schreit, tritt, schlägt, stößt Mutter oder Vater von sich, und die Mutter entschuldigt sich, daß das für ihr sonst braves Kind ganz ungewöhnlich sei. In anderen Fällen wird das Kind nur dann aggressiv, wenn es früher geweckt wird als gewöhnlich, müde ist oder sein Mittagsschläfchen verpaßt hat. (17)
55. Aggressivität und Reizbarkeit können bei geistig retardierten *Tuberculinum*-Kindern auch fehlen. (17)

Delirium, Wahnsinn, Raserei

1. Krankhafter Lauftrieb bei einem Pferd (Vollblut), es läuft unablässig auf der Weide herum, frißt nicht und verhält sich paradox, der Herr sagt, „es spinnt". (8.14)
2. Personen im Grenzbereich (borderland) des Wahnsinns. Es ist wahr, daß Phthise und Psychose austauschbare Zustände sind, das eine geht ins andere über. Viele Fälle, bei denen gerade noch eine Lungentuberkulose abgewendet werden konnte, werden später wahnsinnig. Vom Wahnsinn geheilte Patienten werden phthisisch und sterben, worin sich die tiefsitzende Natur dieser Krankheiten zeigt. (2)
3. Wahnsinn durch geistige Anstrengung (*P. Schmidt*). (16)
4. Wahnsinn mit Begierde, zu reisen (*Kent*). (16)
5. Wahnsinnsartige Wutanfälle mit glasigen Augen, man kann nichts machen, unkontrollierbar (*Ravi Roy*). (15)

Eigensinn

1. Ein schwieriges Kind, das nur seinen eigenen Kopf durchsetzen will (ein „no-child", wie es die Engländer nennen). (6.9)
2. Widerspruchsgeist, Negativismus; wann immer ihm jemand einen Spielvorschlag macht oder eine andere Aktivität vorschlägt, sagt es grundsätzlich nein. Im Extremfall tut es genau das Gegenteil von dem, was man ihm sagt. (17)
3. Antwortet auf alles mit „nein", ist starrköpfig, besonders nach geistiger Anstrengung (Schachspiel) und abends bei Mattigkeit (23j. Mann, Schizophrenie). (8.14)
4. Will Erwartungen Anderer nicht erfüllen (*Candegabe*). (15)
5. Widersetzt sich jeder von anderen Personen getroffenen Entscheidung; ist ohne jeden Grund ungehorsam, tut absichtlich unerlaubte Dinge. Ein Beispiel für dieses Oppositionsverhalten ist die häufige Weigerung kleiner Kinder, das Mittel zu nehmen; sie wehren sich mit Händen und Füßen und schreien gellend, man muß ihnen mit Gewalt den Mund öffnen. (17)
6. Babies machen beim Windelwechsel ein Riesentheater und verhindern, daß ihre Eltern sie neu wickeln können. (17)
7. Er ißt fast gar nichts; zu seinen Eltern, die sich darum Sorgen machen, sagte er: „Meine Hände sind zum Spielen da, nicht zum Essen!" (5j. Junge, Neurodermitis). (11.3)
8. Ein ruheloses verwöhntes Kind mit einem wiehernden Lachen und vielen Magenbeschwerden (9j. Kind, Cephalgien). (6.7)
9. Herausfordernd, provozierend (*Dockx / Kokelenberg*). (16)
10. Widerspenstig, aus reiner Bosheit (*Vithoulkas*). (16)
11. Widerspenstig gegenüber den Eltern (*Julia M. Green*). (16)
12. Ihr Eigensinn strapaziert die geduldigen Eltern (knapp 3j. Mdch., Infektneigung). (8.14)
13. Widerspenstig und heftig mit Abneigung gegen Berührung, selbst durch die Mutter. (6.4)
14. Wenn sie in ein bestimmtes Geschäft nicht mitgehen wollen, z.B. in den Lebensmittelladen (weil es da langweilig ist – vr), so jammern und zetern sie so lange, bis sie wieder zu Hause sind; wenn es ihnen in einem Laden gefällt, wollen sie alles anfassen und mit allem spielen. (17)
15. Von fünf Kindern das schwierigste Kind, so eigensinnig, lernt in der Schule überhaupt nicht, untragbar für die Klasse, weil er so oft stört und sich nicht am Unterricht beteiligt, sondern herumkaspert (10j. Junge, Infektneigung, Hypermotorik). (8.15)

16. Bald sanft, bald widerspenstig (5j Hengst, Traber). (6.5)
17. Ein freundlicher, liebenswürdiger Mann, der es ablehnte, im Bett zu bleiben, weil er nicht glaubte, krank zu sein (52j. Mann, subakute Pyelonephritis links). (6.7)
18. Das Kind duldet keinen Widerspruch; wird furchtbar wütend darüber, weint sogar vor Zorn. Versuchen die Eltern, es zu beruhigen, stößt es Warnschreie aus, z. B. „Faß mich bloß nicht an!" Es scheut auch nicht davor zurück, die Eltern zu schlagen, wenn diese die Warnung ignorieren und versuchen, es tröstend in den Arm zu nehmen. (17)
19. „Meiner Erfahrung nach scheinen *Tuberculinum*-Patienten oft aus den Grenzen der gesellschaftlichen Normen auszubrechen. Sie tun Dinge, die man nicht antisozial nennen kann, welche aber doch an der Grenze dessen liegen, was gesellschaftlich akzeptabel ist. ... Der *Tuberculinum*-Patient kann jemand sein, der die Regeln der Gesellschaft als zu rigide und streng, fast als unterdrückend ansieht. ... Um ihre Unabhängigkeit zu beweisen (oft vor sich selbst), tun heutige Jugendliche Dinge, die von der Gesellschaft nicht für gut gehalten werden. Sie fühlen sich durch die Restriktionen, welche ihnen durch ihre gesellschaftskonformen / rechtgläubigen (orthodox) Eltern auferlegt werden, unterdrückt. Besonders ausgeprägt findet man dieses Gefühl, Ungerechtigkeit zu erleiden und sich unter einer schwer erträglichen Last abzumühen, in Indien. Somit ist es keine Überraschung, daß unzählige Menschen (vast populations) in Indien an Tuberkulose leiden." (19)
20. Rituelles Verhalten. Alles hat entsprechend einem ordnungsgemäßen Verlauf zu geschehen; das kann so weit gehen, daß ihr Leben eher davon bestimmt wird, ihrer Tagesroutine zu genügen, als in der Gegenwart zu leben (Gegenpol zum Verlangen nach Veränderung). (12)
21. Zwanghaft, Zwangsneurose: ritualistisch (*Morrison*). (16)
22. „Der Suchende, der von Anfang an genau weiß, was er will, er läßt nicht los und setzt sich durch; gibt niemals auf" (*Ravi Roy*); im negativen Sinne kann sich das als Sturheit, im positiven als Beharrungsvermögen äußern (*Candegabe*). (15)
23. Verliert ihr schwieriges (eigensinnig-unzufrieden-zorniges) Verhalten, ist bei allen beliebt (Heilwirkung). (11.2)

Ekelgefühl, Sauberkeits-, Schönheits- und Ordnungssinn

1. Ausgeprägte Abneigung gegen Milch (14 Mon. altes Mdch., Neurodermitis). (11.2)
2. Abneigung, die Medizin zu nehmen (*Mathur*). (16)
3. Zuweilen wird die Abneigung gegen Katzen eher als Ekel denn als Furcht beschrieben. Sie sagen, daß sie Katzen hassen und es nicht ertragen können, sie anzufassen. (5)
4. Das Kind versucht seine Furcht vor bestimmten Tieren zu rechtfertigen, indem es den Tieren negative Eigenschaften zuschreibt. Es behauptet, diese Tiere seien widerwärtig, häßlich oder ekelhaft, oder sie verabscheuten sie, weil sie Krankheitserreger oder Tollwut übertrügen. (17)
5. Abneigung gegen pelzige Tiere (*Morrison*). (16)
6. Abneigung dagegen, daß jemand seinen Teller benutzt (*Ravi Roy*). (15)
7. Abneigung gegen gemischte Speisen, Eintopf (*Herscu*). (15)
8. Sie war gekleidet wie eine Eins... wirklich exquisit, platinsilbriges Haar, ... fehlerlos..., eine wirklich weltbürgerliche Dame, welche zum Vorspielen Europa bereist hatte. ... Ihre Haut war zu schön, ihr Haar zu mausgrau unter der Färbung... ich dachte diesmal meinem Instinkt folgen zu wollen, und so gab ich ihr *Tub.* XM... (Handekzem bei einer Pianistin). 8.4)

9. „Ein engelähnliches, zartes Kind, von dem die Freunde sagen, es sei zu schön, um lange auf dieser Welt zu sein, mit Alabasterhaut und einer Neigung zu häufigen Erkältungen und Husten, braucht eine Einzelgabe *Tuberculinum bovinum*." (8.5)
10. (Liebt das Ideale, Schönheit, Harmonie. (17))
11. (Dysmorphophobes Syndrom beim Pubertierenden. Unannehmbarkeit des eigenen veränderten Körpers, der als entstellt empfunden wird, was Tendenzen der Selbstverstümmelung, ja der Selbstvernichtung bewirken kann. (6.4))

Empfindlichkeit (gegen Kritik, schlechte Nachrichten usw.)

1. Beeindruckbarkeit (*P. Schmidt*). (16)
2. Leicht beleidigt (*P. Schmidt*). (16)
3. Bedrohte, aber Enthusiasten; Verletzliche, aber Idealisten. (6.4)
4. Überempfindlich für seelische Belastungen mit starkem Verlangen nach Sicherheit und Zuverlässigkeit, aber auch sehr besorgt um ihre Unabhängigkeit. Ein zerbrechliches Wesen, das nicht immer als solches erkannt wurde und sich jahrelang nicht als solches offenbaren konnnte. Jede Disharmonie in ihrer Umgebung verletzt sie, jede affektive Frustration, sei sie echt oder nur als solche erlebt, kann die Ursache einer depressiven Entgleisung sein. (6.4)
5. Beleidigt, deprimiert und verbittert, wenn er sich nicht durchsetzen kann (*Ravi Roy*). (15)
6. Übersensibel gegenüber emotionellen Streßbedingungen, z.B. nicht als erster ans Ziel zu gelangen, also des öffentlichen Beifalls beraubt zu sein (5j. Hengst, Traber). (6.5)
7. Der Vater hatte den Patienten als Kleinkind, bei dessen erstem Versuch, die Treppen rückwärts herabzugehen, geschlagen und gezwungen, sie vorwärts herabzugehen (23j. Mann, Schizophrenie). (8.14)
8. Bei Zwang kommt er sich verlassen, elend vor (23j. Mann, Schizophrenie). (8.14)
9. Sehr schmerzempfindlich, Weinen vor Schmerz (Kinder). (17)

Erregbarkeit (durch Geräusch usw.)

1. Geräuschempfindlichkeit (*P. Schmidt*). (16)
2. Empfindlich gegen Lärm (23j. Mann, Schizophrenie). (8.14)
3. Der Kranke kann jede Veränderung der atmosphärischen Elektrizität fühlen. (2)
4. Verschlimmerung durch Anblick glänzender Gegenstände (*Dockx / Kokelenberg*). (16)
5. Allgemeine Beschwerden durch Aufregung (*P. Schmidt*). (16)
6. Aufregung durch geistige Arbeit. (14)

Fröhlichkeit, Lachen

1. Fröhlichkeit, Frohsinn. (14)
2. Voller Hoffnung. (14)
3. Fühlte mich glücklich, fast high (Heilwirkung). (8.16)
4. Euphorie in der Schwangerschaft, es geht den Frauen „blendend" (*Ravi Roy*). (15)
5. Begeisterung. Erzählt begeistert von den tollsten Plätzen, tollsten Menschen usw. (*Ravi Roy*). (15)
6. Wieherndes Lachen (9j. Kind, Cephalgien). (6.7)

Furcht

1. Furcht vor Tieren (*P. Schmidt*). (16)

2. Furcht vor Hunden, besonders vor großen schwarzen. Das letztgenannte Symptom... stellt nach Meinung der angelsächsischen Autoren ein quasi pathognomonisches Zeichen für Tuberkulinismus dar. (6.9)
3. Furcht vor Hunden; weint und schreit, wenn er welche sieht (3j. Junge). (8.11)
4. Furcht vor Hunden (12j. Junge, Epilepsie). (6.3)
5. Furcht, Angstvorstellungen und innere Unruhe. Furcht vor dem Tod, vor Tieren, speziell vor Hunden. Furcht zu sterben, wenn er allein gelassen wird. Furcht, Selbstmord zu begehen. (8.12)
6. Furcht vor allen Tieren; selbst das Gebell eines Hundes vor dem Haus draußen bringt sie in Panik (14 Mon. altes Mdch., Neurodermitis). (11.2)
7. Während der Fieberanfälle fürchtete er sich vor dem Gebell seines eigenen Hundes; in der Apyrexie bestand keine Furcht vor Hunden (9j. Junge, Fieber unklarer Genese). (11.4)
8. Während einer Pneumonie große Angst, sein eigener Hund könnte ihn beißen (ein Junge, der Tiere sonst immer gern hatte). (17)
9. Große Furcht vor Hunden, seit Kindheit; als Kind hat er sogar einmal einen ihn angreifenden fremden Hund mit einer Latte abgewehrt und aus Furcht und Haß totgeschlagen (38j. Mann, Epicondylitis humeri). (20)
10. Große Furcht vor Hunden und Katzen (5j. Junge, Neurodermitis). (11.3)
11. Entweder Furcht vor oder aber exzessive Liebe zu Katzen (Furcht, weil sie sich von der Katze durchschaut und im Innersten erkannt fühlen?). Liebe und Haß gegenüber Katzen können auch unvermittelt abwechseln. (12)
12. Furcht vor Hunden, Katzen oder pelzigen Tieren im allgemeinen. (17)
13. Furcht vor „Löwen, Tigern, Wölfen, Bären" (bei Kindern) (*Herscu*). (15)
14. Furcht vor kleinen Mäusen (*Ravi Roy*). (15)
15. Furcht vor Hühnern oder Insekten (*Herscu*). (15)
16. Furcht vor Federn (*Fayazuddin*). (16)
17. Depressionen, Ängstlichkeit, Furcht vor Menschen (35j. Frau, rez. Zystitiden). (6.6)
18. Furcht vor Geisteskrankheit (*Kent*). (16)
19. Furcht, verrückt zu werden (23j. Mann, Schizophrenie). (8.14)
20. Furcht, Selbstmord zu begehen (*Fayazuddin*). (16)
21. Furcht beim Gefahrenwerden im Auto (23j. Mann, Schizophrenie). (8.14)
22. Furcht zu fallen (*Vithoulkas*). (16)
23. Höhenangst (5j. Junge, Husten). (13)
24. Furcht vor der Dunkelheit (14 Mon. altes Mdch., Neurodermitis). (11.2)
25. Furcht vor Gewitter und Ungeheuern. (17)
26. Furcht vor Düsenfliegern (*Ravi Roy*). (15)
27. Große Angst um die Gesundheit, der Art, daß sie befürchten, der Behandler könnte ihre Aussagen nicht richtig verstehen und ihnen daher nicht das richtige Mittel geben, oder besorgt, weil sie dies oder jenes nicht gefragt haben; machen sich gleich nach Ende der Anamnese Notizen, was sie noch fragen und sagen wollen, kommen wieder ins Sprechzimmer zurück, sagen „entschuldigen Sie, aber mir ist noch was eingefallen, was ich sagen wollte...", und das kann mehrmals hintereinander geschehen, bis man sie buchstäblich hinauswirft. (12)
28. Erwartungsangst, Antizipation: vor dem Gang zum Arzt oder Zahnarzt (*P. Schmidt*). (16)
29. Furcht vor grellem Licht, z.B. beim Zahnarzt (*Ravi Roy*). (15)

30. Furcht, daß etwas passieren könnte (*P. Schmidt*). (16)
31. Angst beim Alleinsein findet sich häufig bei den retardierten *Tuberculinum*-Kindern. (17)
32. Furcht, daß etwas Schlimmes sich ereignen könne, wenn die Eltern nicht da sind, oder im Dunkeln; sie klammern sich beim Zubettgehen an die Eltern, als schwebten sie in Lebensgefahr. (17)
33. Furcht zu sterben, wenn alleingelassen (*Paschero*). (15)
34. Beschwerden durch Antizipation, Vorgefühl (*Flury*); durch Lampenfieber (*Flury*). (16)
35. Große Furcht vor neuen Situationen, bei mental retardierten Kindern. Furcht vor Fremden ist vergleichsweise weniger ausgeprägt. Die Angst vor dem Unbekannten bricht in jeder neuen Situation durch. (17)
36. Mut (*Phatak*); Waghalsigkeit (*Phatak*); Unbesonnenheit, Sorglosigkeit (*Phatak*). (16)
37. Kinder tun beim Spielen gern gefährliche Dinge. (13)
38. Wildes Schaukeln auf einem knarrenden beschädigten Stuhl, während der Anamnese im Arztzimmer; begeistert von der Bewegung und dem Geräusch, völlig unbekümmert um das Gestörtsein der Eltern und die Gefahr, daß der Stuhl zerbrechen könnte (ein Junge, Enuresis). (17)
39. „Heute haben wir junge Leute, die auf der Suche nach Abwechslung und Erregung mit Motorrädern umherrasen, wilde und waghalsige Mutproben (dare-devil exploits) ausführen usw. Dies repräsentiert für mich das klinische Tuberkulinbild – waghalsig und unbesonnen." (19)
40. Sieht gerne Gewitter (14j. Junge). (13)

Gedächtnis

1. Gedächtnisschwäche. (14)
2. Schwere Gedächtnisstörungen, Konzentration ist gleich Null (40j. Frau, Erschöpfungssyndrom). (6.6)
3. Ständiges Gefühl, etwas vergessen zu haben (*Vithoulkas*). (16)

Gedanken, Denkvermögen

1. Idiotie (14); mit schrillem Schreien (*P. Schmidt*) (16).
2. Kindisches Verhalten (*Dockx / Kokelenberg*). (16)
3. Angeborene geistige Behinderungen, von leichten Lernschwierigkeiten bis zu schwerwiegender geistiger Retardierung, meist gleichzeitig mit körperlichen Entwicklungsstörungen. (17)
4. Verlangsamte Auffassungsgabe, vor allem in neuen Situationen oder wenn sie etwas Neues lernen. (17)
5. Geistesträgheit bei von Natur aus intelligenten Kindern, nach Erkrankung (*Herscu*). (15)
6. Viel Phantasie, die Eltern sagen: „das ist schrecklich"; er erzählt in der Schule Geschichten herum, die er sich ausgedacht hat, z.B. daß sie zu Hause einen großen Hund haben (6j. Junge, Bronchitisneigung). (13)
7. Ideenreichtum, Geistesklarheit. (14)
8. Aktiv, aufgeweckt, lebendig (2 1/2 j. Junge, rez. Infekte). (13)
9. Geistige Frühreife bei körperlicher Schwäche (*H.C.Allen*). (15)
10. Wird mit seinen Schularbeiten sehr schnell fertig, langweilt sich dann und stört durch seine Unruhe die anderen Kinder im Klassenzimmer (6j. Junge, Bronchitisneigung). (13)

11. Neugierde, stellt während der Anamnese zahllose Fragen: „Was heißt Dr. med., was heißt HP, wofür ist dies, was ist das?" (17)
12. Sehr intelligent, wenn nicht sogar frühreif. ... In der Schule ist *Tub.* der eigentliche Denkertyp, ... er spielt nicht während der Pause, in der er es vorzieht, ein Buch zu lesen; Mathematik ist seine Stärke. (6.9)
13. Geht auf „Entdeckungsreisen", neugierig, an allem interessiert, bleibt aber nicht lange bei einer Sache, sondern langweilt sich rasch (5j. Junge, Neurodermitis). (11.3)
14. Quälende, hartnäckige Gedanken während der Nacht. (2)
15. Gedanken drängen sich auf und schwirren durcheinander während der Nacht. (2)
16. Ständig kaut er an der Vergangenheit, grübelt über die Familie, seinen verlorenen Posten, seine gegenwärtige Untätigkeit, den Weggang seiner Frau, über die Kinder, die fern von ihm leben, nach (50j. Mann, Depression). (6.8)
17. Häufig muß er die Teilnahme an Wettbewerben oder Prüfungen unterbrechen, weil er zu müde ist oder Kopfschmerzen sein Denkvermögen völlig lahmlegen. (6.9)
18. Geistige Verwirrung beim Gehen in freier Luft. (14)
19. Verfall des Bewußtseins. Vorstellungsvermögen und Gedankenzudrang sind bald lebhaft und scharf, bald verschwommen, versunken in einen Nebel, aus dem nur schwer herauszufinden ist. (6.4)
20. Zusammenbruch der Kontaktmittel (Aufmerksamkeit, Konzentration, Gedächtnis) und Auflösung der Gedankengänge (bei hebephrener Schizophrenie); dies ermöglicht den Rückzug aus dem Zwang der Realität und gibt Raum für Einbildungen, für die Verzweiflung, sich in der Wirklichkeit nicht mehr zurechtzufinden. (6.4)
21. Bestimmte Fälle von Verwirrung im Greisenalter, bei Personen, die in der Nähe von *Sil.* oder *Ars.* stehen; in der Vorgeschichte des Kranken kann ein Zug von traumhafter Verwirrung in der Jugend auftauchen,der in erstaunlicher Weise an des Bild von *Tub.* erinnert... (6.4)

Gesellschaft

1. Manchmal sanft und gesellig, manchmal mürrisch und zurückgezogen. (6.4)
2. Durch viele Krankheiten an Einsamkeit gewöhnte, verträumte Kinder, voller Einbildungen. (6.4)
3. Träumer, die gern allein sind, sich in ihrer Einbildung Freunde schaffen oder Aufgaben für sich erfinden und die Einsamkeit sehr genießen, finden sich mehr unter Jugendlichen und Erwachsenen, weniger unter den *Tuberculinum*-Kindern. (17)
4. Autismus, Mutismus (*Morrison*). (16)
5. Abneigung gegen Gesellschaft (*C.R.Coulter*). (16)
6. Wollte keine Gesellschaft, bei hohem Fieber (4j. Mdch., Pneumonie). (13)
7. Kapselt sich völlig ab, entwickelt eine mürrische Haltung und reagiert brüsk auf jede Annäherung. (6.9)
8. Schmollen, Ablehnen von Gesellschaft, will alleingelassen werden (Kinder). (17)
9. Isoliert sich, weil ihr „die Idioten wirklich auf den Geist gehen" (gets really annoyed with fools), so daß sie sie absolut nicht ertragen kann. Zugleich fühlt sie sich allein (32j. Frau). (18)
10. Kann es nicht ertragen, beobachtet zu werden, versteckt sich und fordert die Eltern in der Anamnese auf, Fragen nicht zu beantworten (*Herscu*) (15); Abneigung, angesehen zu werden (*P. Schmidt*) (16).
11. Zeitweise verbringt er mehrere Tage im Bett und will niemanden sehen (50j. Mann, Depression). (6.8)

12. Hemmung gegenüber Fremden (23j. Mann, Schizophrenie). (8.14)
13. Schüchterne, zaghafte Kinder (*P. Schmidt*). (16) (Ursprünglich von *Bacillinum* und *Tub-k.* stammend. vr)
14. Jede euphorische Aktivität wird unmittelbar von einem wirklichen Schwächezustand gefolgt, der ihn veranlaßt, sich abzusondern (5j. Hengst, Traber). (6.5)
15. Die (nicht durch objektive Befunde verifizierbare) Asthenie des Tuberkulinikers kann auch der Vorwand sein, sich in krankhafte Abgeschiedenheit zu isolieren. (6.4)
16. Wenn ein *Tuberculinum*-Mensch erkennt, was für schlimme Dinge er einem Partner anzutun imstande ist, kann er als Maßnahme, um andere vor sich selbst zu schützen, Liebesbeziehungen vermeiden, über sich selbst die Isolation verhängen – was seinen Zustand verschlimmert, da er ein starkes Kontakt- und Geschlechtsverlangen hat. Es ist eine (unabsichtlich) selbstzerstörerische Maßnahme, und das Ergebnis ist oft der Sturz in tiefe Melancholie. (12)
17. Verschlimmerung durch Alleinsein, will niemals allein sein (*Ravi Roy*). (15)

Gesichtsausdruck

1. Die Augen des Kindes haben, ähnlich *Phos.,* einen besonderen Glanz, etwas Schimmerndes. Dieses Schimmern kann leicht in aggressives Funkeln umschlagen oder in einen teuflischen Blick, als wäre das Kind plötzlich von bösen Mächten besessen. (17)

Gier, Suchtverhalten

1. Ein hungriges, leeres (all-gone) Gefühl, das ihn zum Essen treibt; es wurde nach Versagen von *Sulfur* durch *Tub.* geheilt. (2)
2. Unbändiges Hungegefühl vor Kopfschmerz. (17)
3. Gier auf kalte Milch (2); kann dadurch vermehrte Nasensekretion entwickeln, gibt aber lieber weiterhin seinem Verlangen nach Milch nach, als ihm zugunsten der Gesundheit zu entsagen (12).
4. Trinkt täglich mehr als 1 Liter kalte Milch (25j. Mann, Colitis ulcerosa, positiver Tinetest). (13)
5. Gieriges Verlangen nach Fleischfett, Speck, Schinken, Rauchfleisch (und Schweinefleisch überhaupt (5)). Scheint Fett geradezu zu verbrennen. (12)
6. Kaufaule Kinder: sie mögen kein unverarbeitetes Fleisch, aber Wurst, Hackfleisch, Hamburger, weil man diese Dinge nicht zu kauen braucht. (13)
7. Verlangen nach Eiscreme. (5)
8. Verlangen nach Geräuchertem, Speck, Salami (14); nach Eiscreme, eiskalten Speisen oder Getränken; nach Süßem (*Vithoulkas, Creasy*); nach Pizza mit schwarzgebranntem Boden (*Herscu*); nach rohem Fleisch, nach angebranntem oder scharf gebratenem Fleisch; nach Salz, salzt übermäßig nach; nach Delikatessen, exotischen Früchten, Zitrusfrüchten (*Ravi Roy*). (15)
9. Bei sehr vielen *Tuberculinum*-Kindern ist das Verlangen nach folgenden Nahrungsmitteln sehr stark ausgeprägt: Süßes, Salz, Gewürze, Eier, Butter, Erdnußbutter, Joghurt, Nudeln, Käse. Diese Kombination tritt bei keinem anderen Arzneimittel in dieser Form auf. (17)
10. Gier nach Tomaten, „ißt Tomaten, wie *Med.* Orangen ißt", oder aber Abneigung gegen diese Frucht. (13)
11. Ißt andauernd Bananen, zeitweilig auch Orangen; sonst ißt er sehr schlecht (6j. Junge, Bronchitisneigung). – Verlangen nach Bananen spricht sehr stark für *Tub.* (13)

12. Wählerischer Esser, ißt erst nicht, was er nicht kennt, wenn er es aber probiert hat und es schmeckt, ißt er es mit Vergnügen. Vom Ei ißter nur das Weiße, nie das Gelbe; ißt nur bestimmte Sorten Fleisch oder Wurst. „Ein wahrer Genießer" (2 1/2 j. Junge, rez. Infekte). (13)
13. Psychogene Eßstörungen. (6.4)
14. Nimmt Zuflucht zu künstlichen Stimulantien, Alkohol oder Drogen, um seine asthenischen Phasen zu bekämpfen. (6.4)
15. Lebenshunger mit starken sexuellen Bedürfnissen...; Hemmungslosigkeit in der Liebe und im Spiel; stark erotisch mit ständigem Wechsel seines Liebespartners (Don Juan), dabei oft Potenzschwäche. (6.10)
16. Gier auf alles (*Ravi Roy*). (15)
17. „Alles, was die Eltern dem Kind nicht geben wollen, will es haben" (*Ravi Roy*). (15)

Gleichgültigkeit

1. Apathie im Fieber (Pneumonie und Lymphadenitis mesenterialis, 8 1/2 j. Mdch.). (8.11)
2. Wunschlose schwache Kinder. (8.5)
3. Wechsel zwischen Überschwenglichkeit und Gleichgültigkeit; zwischen begeistertem Lerneifer und zunehmender Interesselosigkeit. (6.4)
4. Bleibt in jeder noch so fordernden Situation – mit Ausnahme menschlicher Beziehungen – „cool", kann sogar gelangweilt wirken. (12)
5. Apathie, Indifferenz: bei stürmischem / gewittrigem (stormy) Wetter (*Phatak*). (16)

Hast, Eile

1. Sie (die *Tuberculinum*-Kranken) müssen ihr Leben mit jeder nur denkbaren Erfahrung vollstopfen, weil es ja schon bald zu Ende sein könnte. Sie brennen die Kerze ihres Lebens an beiden Enden zugleich ab; konsumieren alles, was das Leben bietet, im Eilschritt. Führen ein sehr turbulentes Leben, von einem umwälzenden Ereignis zum nächsten. (12)
2. Wenn diese Kinder etwas fordern, wollen sie es *sofort*! Sie verlangen, *sofort* gehört zu werden. Bei Hunger drohen sie der Mutter: „Bring mir *sofort* was zu essen, sonst..." (17)

Herrschsucht, Hochmut, diktatorisches Verhalten

1. Egozentrisch, reizbar und unausstehlich (10j. Mdch., Enuresis). (8.3)
2. Kritisch, verächtlich; isoliert sich, weil ihr „die Idioten wirklich auf den Geist gehen" (gets really annoyed with fools), so daß sie sie absolut nicht ertragen kann. Zugleich fühlt sie sich allein (32j. Frau). (18)
3. Zynisch ergriffen von Absolutheit auf moralischen und allen anderen Gebieten. (6.4)
4. Diktatorisch („bossy"), tyrannisiert die ganze Familie (14 Mon. altes Mdch., Neurodermitis). (11.2)
5. Das Kind terrorisiert die gesamte Familie; fängt an, gellend zu schreien, Spielzeug durch die Gegend zu werfen und sogar die Eltern zu schlagen, wenn es nicht sofort deren Aufmerksamkeit bekommt. Das geht bis zu extremer Gewalttätigkeit gegen Personen, die sich seinem Willen widersetzen. (17)
6. Bei *Tuberculinum*-Kindern, die nicht aggressiv und von normaler Intelligenz sind, besteht die Neigung, in der Gruppe der Gleichaltrigen eine Führungsposition einzu-

nehmen. Mit ihrer individualistischen Art setzen sie gewöhnlich ihren Willen durch. Es fällt ihnen leicht, mit Erwachsenen zu reden, wobei sie das Gespräch zu lenken suchen. (17)

Hysterie

1. Hysterie (*P. Schmidt*). (16)
2. Denken an seine Beschwerden verschlimmert (*Phatak*). (16)

Konzentration, Lesen, Lernen, Schreiben, Studieren

1. Abneigung gegen geistige Arbeit. (2)
2. Verschlimmerung durch geistige Anstrengung (*P. Schmidt*). (16)
3. Konzentrationsschwäche in bezug auf die gestellte Aufgabe; die Konzentration, das Stillsitzen und die Durchführung der Aufgabe strengen das Kind sehr an. (17)
4. Häufig muß er die Teilnahme an Wettbewerben oder Prüfungen unterbrechen, weil er zu müde ist oder Kopfschmerzen sein Denkvermögen völlig lahmlegen. (6.9)
5. Die Geisteskrankheit wurde durch geistige Überanstrengung, um der Erste in der höheren Schule zu sein, ausgelöst (23j. Mann, Schizophrenie). (8.14)
6. Seit einer starken beruflichen Überarbeitung vor 16 Jahren zunehmend depressiv; seit 4 Jahren arbeitsunfähig, geht nicht mehr aus; fühlt sich müde, kann sich nicht konzentrieren (50j. Mann). (6.8)
7. Unkonzentriert beim Schachspiel. Verstärkung des Eigensinns durch geistige Ermüdung (23j. Mann, Schizophrenie). (8.14)
8. Generelle geistige und körperliche Erschöpfung. Sich zu konzentrieren ist eine Anstrengung, z.B. muß er einen Satz mehrmals lesen, bevor er ihn versteht. (8.12) (Dieses Symptom stammt mit hoher Wahrscheinlichkeit ursprünglich von *Tub-k.* vr)
9. Geistiger Entwicklungsstop: bezüglich des Lesens (lernt nicht lesen) (*Vithoulkas*). (16)
10. Es ist mühevoll, seine Aufmerksamkeit zu sammeln, schnell zu begreifen, einer Unterhaltung zu folgen. Im Zustand der Dekompensation kann die Bemühung, das Bewußtsein aus diesem Verfall herauszureißen, unerträglich und grausam sein. (6.4)
11. Auf wirksamen Eifer des Studenten folgen Tage totaler Arbeitsunfähigkeit, auf Augenblicke schöpferischer Eingebungen des Künstlers lange Zeiten der Sterilität. (6.4)
12. Kinder, die keine Ausdauer oder Konzentration haben. (8.5)
13. Zerfahren, kann sich nicht konzentrieren (10j. Junge, Infektneigung, Hypermotorik). (8.15)
14. Es fällt ihm schwer zu lernen, da er sich nicht konzentrieren kann (16j. Junge, Untergewicht). (8.11)
15. Ablenkung, ablenkbar (abstraction of mind) (*P. Schmidt*). (16)
16. Sehr kurze Aufmerksamkeitsspanne, durch Unzufriedenheit, Mangel an Erfülltheit und Befriedigung; *Tuberculinum*-Kinder eilen von einem Spiel oder einer Beschäftigung zur nächsten. (12)
17. Verstärkte Aufregung und verkrampfte Schrift (12j. Junge, Arzneireaktion unter *Tub.* LM12). (8.14)
18. Macht Fehler beim Schreiben: läßt Buchstaben aus oder schreibt Wörter von oben nach unten (*Herscu*). (15)
19. Konzentriert in der Schule, viel bessere Leistungen, was von der Lehrerin, welche von der Behandlung nichts wußte, bemerkt wurde (Heilwirkung; 10j. Junge, Infektneigung, Hypermotorik). (8.15)

Launenhaftigkeit

1. Extrem wechselnde Stimmung (knapp 3j. Mdch., Infektneigung). (8.14)
2. Eben war das Kind noch brav und gehorsam, im nächsten Augenblick schon ist es dickköpfig und nur schwer zufriedenzustellen. Unberechenbarkeit, die die Eltern zur Verzweiflung treiben kann. (17)
3. Ständig wechselnde Laune; extreme Stimmungen, Fröhlichkeit wechselt mit Depressionen ab (32j. Frau). (18)
4. Ständig wechselnde Marotten; ebenso ergeht es ihm mit seinen Berufen, seinen Gewohnheiten, seinen Freunden, seinen Liebes- und sonstigen Beziehungen und seinen Ärzten. (6.9)
5. Ermüdbarkeit ... wechselt mit Augenblicken der Aktivität, selbst Überaktivität... Wechsel zwischen begeistertem Lerneifer und zunehmernder Interesselosigkeit, zwischen Vertrauen und Zweifel, Überschwenglichkeit und Gleichgültigkeit... auf wirksamen Eifer des Studenten folgen Tage totaler Arbeitsunfähigkeit, auf Augenblicke schöpferischer Eingebungen des Künstlers lange Zeiten der Sterilität. Vorstellungsvermögen und Gedankenzudrang sind bald lebhaft und scharf, bald verschwommen... . In seinem Verhalten ist *Tub.* bald sanft und gesellig mit seiner Umgebung, manchmal mürrisch und zurückgezogen, kann anfallsweise zu Heftigkeit neigen..., kann abwechselnd rachsüchtig und großmütig sein... Schließlich oszilliert die affektive Tönung hin und her zwischen scheuem Rückzug auf sich selbst, um sich zu sammeln und mit der schrecklichen Angst der Entpersönlichung zu ringen..., und hilfesuchenden Verhaltensweisen, oft indirekt oder symbolisch, unter denen der Selbstmordversuch der häufigste ist. (6.4)
6. Unberechenbares Verhalten; der Zustand der Bosheit kann urplötzlich in eine Phase umschlagen, in der der Patient wieder durch seinen Charme verzaubert, und zwar ohne jeden ersichtlichen Grund. (12)
7. Voll widersprüchlicher Gefühle suchen sie einerseits Erfüllung und Abwechslung, andererseits sind sie reizbar und unzufrieden. (5)
8. Kind verlangt etwas, aber weist es zurück, wenn es angeboten wird; weiß nicht, was es will (*Herscu*). (15)
9. Unberechenbarkeit seiner Launen, seines Benehmens (*Vithoulkas*). (15)

Liebe, Zuneigung, Mitleid

1. Tuberculinum-Kinder, bei welchen das aggressive Element fehlt, sind extrovertiert und kommunikativ und teilen mit Anderen, was sie haben. (17)
2. Verlangen nach Mitgefühl (*C.R.Coulter*). (16)
3. Ständig wechselnde Marotten; ebenso ergeht es ihm mit seinen Berufen, seinen Gewohnheiten, seinen Freunden, seinen Liebes- und sonstigen Beziehungen und seinen Ärzten. (6.9)
4. Lebenshunger mit starken sexuellen Bedürfnissen...; Hemmungslosigkeit in der Liebe und im Spiel; stark erotisch mit ständigem Wechsel seines Liebespartners (Don Juan), dabei oft Potenzschwäche. (6.10)
5. Emotionale Erpressung: sagt, wenn abgewiesen, „du liebst mich nicht" (*C.R.Coulter*). (16)
6. Wenn ein Tuberculinum-Mensch erkennt, was für schlimme Dinge er einem Partner anzutun imstande ist, kann er als Maßnahme, um andere vor sich selbst zu schützen, Liebesbeziehungen vermeiden, über sich selbst die Isolation verhängen – was seinen

Zustand verschlimmert, da er ein starkes Kontakt- und Geschlechtsverlangen hat. Es ist eine (unabsichtlich) selbstzerstörerische Maßnahme, und das Ergebnis ist oft der Sturz in tiefe Melancholie. (12)

7. Ständig kaut er an der Vergangenheit, grübelt über die Familie, seinen verlorenen Posten, seine gegenwärtige Untätigkeit, den Weggang seiner Frau, über die Kinder, die fern von ihm leben, nach (50j. Mann, Depression). (6.8)
8. Pathologische Tierliebe, vor allem zu Katzen (*Bill Gray*). (15)

Musik, Singen, Kunst

1. Nachts weint er oder fängt an zu singen (3j. Junge). (8.11)
2. Musikhören tut ihm gut (23j. Mann, Schizophrenie). (8.14)
3. Unruhig – in Schule, Praxis, zu Hause –, hört gern laute Musik und hoppelt bei der Musik auf dem Sofa auf und ab (10j. Junge, Infektneigung, Hypermotorik). (8.15)
4. Ausgeprägtes Gehör für klassische Musik, während eine unüberwindliche Abneigung gegen Jazz und Rock sowie laute Geräusche im allgemeinen immer mehr hervortritt. (6.9)
5. Musik kann rühren, bei labiler Psyche mit Depressionen. (6.10)
6. Traurig durch Musik (*E. Schlegel*). (16) (Möglicherweise *Tub-k.,* Rubrik in beiden Kapiteln aufgeführt. vr)
7. *Tuberculinum*-Kinder ohne den destruktiven Charakterzug können recht sensibel und künstlerisch veranlagt sein. Sie zeigen früh ein Interesse an künstlerischen und musischen Dingen. Dieser Typus kommt in der Kinderpraxis sehr selten vor; die unausstehlichen und langsamen Typen sind viel häufiger. (17)
8. Es trifft sich glücklich, wenn die geistigen (imaginativen und schöpferischen) Fähigkeiten ausreichen, (um) zusammen mit einer künstlerischen Begabung, sei sie nun literarisch, musikalisch, graphisch oder plastisch, es dem zarten, aber begabten Patienten zu erlauben, (sich auszudrücken). ... Solange das schöpferische Bedürfnis und die Fähigkeit zu schöpferischer Tätigkeit erhalten bleibt, so lange bleibt das Gleichgewicht der Person möglich. Gelingt das nicht, bleibt der Selbstmord immer eine Verlockung. (6.4)

Reizbarkeit

1. Sehr reizbar morgens beim Erwachen. (6.9)
2. Wacht oft langsam auf, ist unausgeschlafen; wenn man das Kind aufweckt oder am Morgen nur im geringsten drängt, bekommt man es mit ihrer Launenhaftigkeit (und Reizbarkeit) zu tun. Reizbarkeit auch bei Fehlen regelmäßigen Schlafes. (17)
3. Ein cholerischer Patient, reizbar, nervös, schlechte Laune, besonders morgens früh. (8.12)
4. Sie konnte es nicht ertragen, während der Anfälle berührt zu werden, und oft war sie sehr schnippisch und unfreundlich (neuralgische Brustschmerzen, 40j. Frau). (8.10)
5. Reizbar, traurig und weinerlich geworden (8j. Mdch., subfebrile Temperaturen). (8.11)
6. Sehr gereizt und nervös, jede Kleinigkeit regt ihn auf (16j. Junge, Untergewicht). (8.11)
7. Sehr reizbar und auch traurig (53j. Mann, Rektalfistel). (8.11)
8. Reizbare Kinder (*P. Schmidt*). (16)
9. Reizbar bei Hunger. (17)
10. Große Reizbarkeit und Abneigung gegen Gesellschaft während des Kopfschmerzes. (17)

Ruhelosigkeit

1. Nervosität und Unruhe (12j. Junge, Epilepsie). (6.3)
2. Nervosität und starke Unruhe (3j. Junge, rez. Infekte). (8.11)
3. Wenn der Anfall am stärksten war, litt sie sehr und ging stöhnend vor Schmerzen mit vorgebeugtem Oberkörper umher. Manchmal wurden die Schmerzen so schlimm, daß sie gezwungen war zu laufen (neuralgische Brustschmerzen, 40j. Frau). (8.10)
4. Das Kind rannte während der Beratung von über einer Stunde die ganze Zeit im Sprechzimmer herum. Nach Angaben der Eltern aß es stets nur im Stehen, damit es nach einem Bissen sofort wieder lossausen konnte (16 Mon. altes Mdch., Ekzem). (8.14)
5. Krankhafter Lauftrieb bei im Hause überwinternden Igeln: sie laufen rastlos aus ihrem Bau heraus und wieder hinein, fressen nichts mehr, die Füße sind wund und blutig vom Laufen. (8.14)
6. Krankhafter Lauftrieb bei einem Pferd (Vollblut), es läuft unablässig auf der Weide herum, frißt nicht und verhält sich paradox, der Herr sagt, „es spinnt". (8.14)
7. Trieb, zu laufen oder mit dem Auto sinnlos umherzufahren (32j. Mann, Psychose). (20)
8. Will entfliehen (*P. Schmidt*). (16)
9. Läuft von zu Hause fort (*C.R.Coulter*). (16)
10. Wechsel ist ein Wort, das auf diesen Patienten paßt, er möchte umherstreifen und reisen, mal hierhin, mal dorthin, bald nahe, bald fern, ein rastloses Gefühl, das keinen Frieden kennt, keine Ruhe. (8.6)
11. Kosmopolit. Hat ein ständiges Verlangen nach Wechsel und Reisen, will irgendwohin gehen, irgendwas anderes machen oder einen neuen Arzt aufsuchen. Der Reisedrang, diese kosmopolitische Einstellung des Geistes, ist ein sehr ausgeprägtes Merkmal des Patienten, der *Tub.* benötigt. Es ist dies der Zustand von Menschen, die im Begriff stehen, den Verstand zu verlieren oder eine chronisch-schwelende (lingering) Krankheit zu bekommen. (2)
12. Gelegentlich findet man bei den *Tuberculinum*-Kindern mit Reiselust oder allgemeiner Unzufriedenheit eine besondere Eßmethode: sie teilen die verschiedenen Nahrungsmittel voneinander ab und essen reihum von jedem Häufchen ein wenig. (17)
13. Braucht beim Training unbedingt einen Gangwechsel vom Trab zum Galopp, obwohl er muskulär rasch erschöpfbar ist (5j. Hengst, Traber). (6.5)
14. Ein ruheloses verwöhntes Kind mit einem wiehernden Lachen und vielen Magenbeschwerden (9j. Kind, Cephalgien). (6.7)
15. Kann nicht ruhig sitzen, macht vielmehr alle Schränke im Arztzimmer auf und untersucht den Inhalt (14 Mon. altes Mdch., Neurodermitis; diese Rastlosigkeit besserte sich als erstes, danach erst die Haut). (11.2)
16. Unruhezustände hyperkinetischer oder psychotischer Kinder, mit Schreianfällen, verkrampftem Umhertanzen, Zerreißen von Gegenständen oder Kleidungsstücken. (21)
17. Springt immerzu herum, kann in der Schule nicht stillsitzen (6j. Junge, Bronchitisneigung). (13)
18. Von fünf Kindern das schwierigste Kind, so eigensinnig, lernt in der Schule überhaupt nicht, untragbar für die Klasse, weil er so oft stört und sich nicht am Unterricht beteiligt, sondern herumkaspert. ... Hier in der Praxis ist das Kind sehr unruhig, die Mutter bemerkt dazu, daß er auch zu Hause unruhig sei, gern laute Musik höre und bei der Musik auf dem Sofa auf-und-abhoppele (10j. Junge, Infektneigung, Hypermotorik). (8.15)

19. Ruhelosigkeit bei Kindern; sie wechseln von einem Spielzeug zum nächsten, bleiben bei keinem (*C.R.Coulter*). (16)
20. Eigenartige Unzufriedenheit mit allem, was man gerade tut; dadurch Ruhelosigkeit. (17)
21. Ständige Pläne, Verlangen, den Beruf zu wechseln, ein neues Handwerk auszuüben. So sehen wir unsere jungen Tuberkuliniker das Studium, die Familie, den Beruf und den Komfort (gerade diese Frostigen!) verlassen, um als Schäfer in die Berge oder auf Reisen ohne Ziel zu gehen. All das führt oft zu nichts als zum körperlichen Zusammenbruch, zur nervösen Depression oder zur Rückführung durch die Gesundheitsbehörde. Es kann aber auch eine Art therapeutischer Bußgang sein und der Anfang eines stabileren Wiederaufbaues der Persönlichkeit. (6.4)

Schreck, Auffahren

1. Auffahren beim Einschlafen. (14)

Schreien

1. Alpträume, schreit vor Schreck im Schlaf auf, es dauert dann lange, bis sie sich wieder beruhigt (8j. Mdch., subfebrile Temperaturen). (8.11)
2. Schreien der Kinder (*P. Schmidt*). (16)
3. Schreien vor den Menses; Schreien im Schlaf vor den Menses (*Vithoulkas*). (16)
4. Unruhezustände hyperkinetischer oder psychotischer Kinder, mit Schreianfällen, verkrampftem Umhertanzen, Zerreißen von Gegenständen oder Kleidungsstücken. (21)
5. „Solche hyperaktiven Kinder machen viel Lärm. Sie wiederholen dieselbe Handlung immer wieder und immer lauter. Sie schreien nicht nur, wenn sie unmittelbar nach Aufmerksamkeit verlangen, sondern sie neigen auch allgemein dazu, laut zu sein. Sie stellen sich den Eltern direkt vor das Gesicht, um sich ihrer Aufmerksamkeit zu vergewissern, und äußern ihre Wünsche sehr fordernd und mit übertriebener Dringlichkeit. Sie können Wutanfälle mit ausgeprägten physischen Gewaltausbrüchen bekomen, wobei sie nach Geschwistern und Eltern schlagen und auch durchaus Leute angreifen, die viel größer sind als sie selbst; dabei schreien sie ununterbrochen." (17)

Selbstvertrauen

1. Sie sind weder mit sich selbst jemals wirklich zufrieden noch mit anderen. (5)
2. Abneigung, beobachtet zu werden, bei psychomotorisch verlangsamten oder retardierten Kindern. Sie können sich während der Konsultation verstecken oder fordern die Eltern auf, die Fragen des Homöopathen nicht zu beantworten. (17)
3. Leichter Mangel an Selbstbewußtsein, was durch ihre Art, Fragen zu beantworten, klar wird (bei sensiblen, nicht aggressiven *Tuberculinum*-Kindern). (17)

Sprechen

1. Lernt langsam reden (*Flury*). (16) (Evtl. *Tub-k.*, deshalb in beiden Kapiteln aufgeführt. vr)
2. Mangelhafte Sprachentwicklung (4j. Mdch., Infektneigung nach BCG-Impfung). (6.11)
3. Spricht im Schlaf (23j. Mann, Schizophrenie). (8.14)
4. Haßt es, zu reden oder angesprochen zu werden, weigert sich zu antworten. (8.12)
5. Antworten: einsilbig (*P. Schmidt*); sagt auf alle Fragen nur „nein" (*Foubister*); antwortet nur mit „ja" oder „nein" (*Kent*). (16)

6. Das Kind antwortet aus reinem Widerspruchsgeist nicht auf Fragen in der Anamnese. Man muß es sechs, sieben Mal fragen, bis man eine Antwort bekommt. *Tuberculinum*- Kinder, die nicht aggressiv sind, können sich auch weigern zu antworten, aber aus Mangel an Selbstbewußtsein. (17)
7. Beginnende Schizophrenie mit hartnäckigem Schweigen und ablehnender Haltung; nach 1 gl. *Tub.* M nahm sie Kontakt auf und sprach wieder (sie starb im weiteren Verlauf an einer unter *Tub.* reaktivierten Lungen-TBC). (8.11)
8. Fühlt sich belästigt, wenn er angesprochen wird (5j. Junge, Appetitlosigkeit). (8.11)
9. Sehr redselig, voller Gedankensprünge. (6.9)
10. Geschwätzig. (6.10)
11. Geschwätzigkeit im Fieber ist ein häufiges Merkmal des hektischen Fiebers von Patienten, welche mit Sicherheit durch die Toxine der Tuberkulose vergiftet sind. (2)
12. Geschwätzig während des Fiebers; er wollte über die Schule, seine Freunde, Picknicks, über fast alles sprechen und sprang dabei von einem Thema zum anderen. Die Eltern bestätigten, daß das Kind in jedem Fieberanfall andauernd redete (9j Junge, Fieber unklarer Genese). (11.4)
13. Euphorisches Erzählen, mit glänzenden Augen, sprudelnd, voller Begeisterung (*Ravi Roy*). (15)
14. Bevorzugt hochtrabende Worte wie „phantastisch", „fabelhaft", „unerhört", auch wenn es nur um völlig belanglose Dinge geht. (6.9)
15. Hebephrene Schizophrenie: bizarre oder stereotype Redewendungen und krankhaftes Rationalisieren als antiphobische Abwehrmechanismen, um die geistige Unordnung einzudämmen. (6.4)
16. Verlangen, schmutzige Wörter zu gebrauchen, zu fluchen und zu schimpfen. (3)
17. Fehler beim Sprechen: benutzt den Namen des Gegenstandes, den er sieht, anstatt den des gewünschten Objekts. (14)

Thema „Tod" (Suizidalität etc.)

1. Furcht, Selbstmord zu begehen (*Fayazuddin*). (16)
2. Abscheu vor dem Leben (*Kent*). (16)
3. Mit 15 J. Selbstmordversuch durch Erschießen (23j. Mann, Schizophrenie). (8.14)
4. Im Jahre 1965, nach einer Liebesenttäuschung, Selbstmordversuch (50j. Mann, Depression). (6.8)
5. Hilfesuchende Verhaltensweisen, oft indirekt oder symbolisch, unter denen der Selbstmordversuch der häufigste (Weg) ist. (6.4)
6. Gelingt es nicht, die schöpferische Fähigkeit (beim Tuberkuliniker) zu erhalten, bleibt der Selbstmord immer eine Verlockung. (6.4)
7. Ein wichtiges §153- Symptom, das uns sofort an *Tub.* denken läßt, wenn wir davon erfahren, ist: Beim Anblick eines Messers verspüren sie den Impuls, es zu nehmen und in eine andere Person hineinzustoßen, wobei sie sich äußerst lebhaft vorstellen, wie es sich anfühlt, wenn das Messer in den Körper eindringt, das Gewebe durchschneidet, an den Rippen entlangkratzt. *Tub.* ist das einzige Mittel, das ich kenne, welches diese lebhafte Vorstellungskraft in bezug auf grausame Dinge hat. (12)

Traurigkeit, trübe Stimmung

1. Reizbar, traurig und weinerlich geworden (8j. Mdch., subfebrile Temperaturen). (8.11)
2. Depressive Grundstimmung (rez. Sinusitis max.). (8.16)
3. Depressionen, starke Erschöpfung, nicht in der Lage zu arbeiten (40j. Frau). (6.6)

4. Träge und traurig, leicht ermüdbar (Pferd, Ekzem durch Fehlernährung). (22)
5. Ständig kaut er an der Vergangenheit, grübelt über die Familie, seinen verlorenen Posten, seine gegenwärtige Untätigkeit, den Weggang seiner Frau, über die Kinder, die fern von ihm leben, nach. Er macht sich Vorwürfe, weint (50j. Mann, Depression). (6.8)
6. Depressionen, Ängstlichkeit, Furcht vor Menschen (35j. Frau, rez. Zystitiden). (6.6)
7. Wenn ein *Tuberculinum*-Mensch erkennt, was für schlimme Dinge er einem Partner anzutun imstande ist, kann er als Maßnahme, um andere vor sich selbst zu schützen, Liebesbeziehungen vermeiden, über sich selbst die Isolation verhängen – was seinen Zustand verschlimmert, da er ein starkes Kontakt- und Geschlechtsverlangen hat. Es ist eine (unabsichtlich) selbstzerstörerische Maßnahme, und das Ergebnis ist oft der Sturz in tiefe Melancholie. (12)
8. Beschwerden durch Kummer und Sorgen (*Dockx / Kokelenberg*). (16)
9. Traurig durch Musik (*E. Schlegel*). (16) (Möglicherweise *Tub-k.*, Rubrik in beiden Kapiteln aufgeführt. vr)
10. Traurig: vor der Regel (*Ravi Roy*) (15); während der Menses (*Dockx / Kokelenberg*) (16).

Unentschlossenheit

1. Steckt voller Zweifel, kann sich bei alltäglichen Dingen nicht entscheiden; befindet sich in dem Zwiespalt des Wollens und Nichtwollens. Ambivalent in allen kleinen Entscheidungen des Lebens. (8.12)

Unzufriedenheit

1. Kosmopolit. Hat ein ständiges Verlangen nach Wechsel und Reisen, will irgendwohin gehen, irgendwas anderes machen oder einen neuen Arzt aufsuchen. Der Reisedrang, diese kosmopolitische Einstellung des Geistes, ist ein sehr ausgeprägtes Merkmal des Patienten, der *Tub.* benötigt. Es ist dies der Zustand von Menschen, die im Begriff stehen, den Verstand zu verlieren oder eine chronisch-schwelende (lingering) Krankheit zu bekommen. (2)
2. Wechsel ist ein Wort, das auf diesen Patienten paßt, er möchte umherstreifen und reisen, mal hierhin, mal dorthin, bald nahe, bald fern, ein rastloses Gefühl, das keinen Frieden kennt, keine Ruhe. (8.6)
3. Der Unstete, der immer umzieht und der immer neue Ausreden erfindet, um zu verreisen; die junge Dame, die alle Friseure und Schneider der Stadt aufsucht, ohne ihren Geschmack befriedigen zu können; wechselt wie die Wäsche seine Bekanntschaften, seine Freunde, seine politischen Meinungen und seine Ärzte. (6.9)
4. Verliebt sich sehr leicht, doch entdeckt sehr rasch jeden kleinen Makel am neuen Partner und sieht sich nach einem anderen um. (12)
5. Am liebsten würde er wegziehen, um in einer anderen Gegend zu leben. Er wartet schon auf seine Pensionierung, am dann reisen zu können (53j. Mann, Rektalfistel). (8.11)
6. Er ist ständig unruhig, möchte etwas unternehmen, reisen, die Arbeit und die Beschäftigung wechseln; wechselt laufend den Arzt. (8.12)
7. Unzufrieden, weiß nicht, was er eigentlich will, und niemand kann einen Weg finden, ihn zufriedenzustellen. Wird reizbar über alltägliche Dinge, „geht in die Luft" (flies to pieces). Beschimpft seine Ehefrau ohne Grund. Er kann sich nicht helfen, (er muß so sein). (5)
8. Erzählt von verschiedenen Unannehmlichkeiten bei seiner Arbeit, er hat ständig Reibungspunkte mit anderen Leuten (53j. Mann, Rektalfistel). (8.11)

9. Durch nichts zufriedenzustellen, immer unzufrieden, regt sich über Kleinigkeiten auf. (8.12)
10. Unleidlich und quengelig (13 Mon. alter Junge, Impfschaden). (8.8)
11. Oft unzufrieden, will immer wieder etwas anderes, die Mutter ist oft verzweifelt und weiß nicht, was sie noch mit ihr machen soll (14 Mon. altes Mdch., Neurodermitis). (11.2)
12. Das Kind kritisiert die Eltern, ist mißmutig, etwas schrullig und bricht in ein von Tränen begleitetes Wutgeheul aus, wenn es sich über etwas ärgert. (17)
13. Immer auf der Suche nach etwas, das er niemals zu finden scheint (5j. Junge, Neurodermitis). (11.3)
14. Sie sind weder mit sich selbst jemals wirklich zufrieden noch mit anderen. (5)

Verdruß, Mißmut, schlechte Laune

1. Übelgelaunt, mürrisch (5j. Junge, Appetitlosigkeit). (8.11)
2. Kapselt sich völlig ab, entwickelt eine mürrische Haltung und reagiert brüsk auf jede Annäherung. (6.9)

Verzweiflung

1. Hoffnungslosigkeit bei vielen Beschwerden. (2)
2. Verzweiflung – Hoffnungslosigkeit, daß nichts an diesem Zustand geändert werden könne – kommt bei *Tub.* dann auf, wenn der Patient erkennt, daß es auf der ganzen Welt keinen Ort und keine Person gibt, welche ihn zufriedenstellen können, und daß es an ihm selbst liegt, weil Unzufriedenheit sein ganzes Wesen beherrscht. Die Folge dieser Hoffnungslosigkeit sind schwere Depressionen bis zu Selbstmordgedanken. (12)

Weinen, Wimmern, Klagen

1. Bei den Angstvorstellungen traurig, deprimiert, weinerlich, weint ohne jeglichen Grund. (8.12)
2. Er weint und schreit fast ständig, nichts beruhigt oder unterhält ihn (3j. Junge). (8.11)
3. Nachts weint er oder fängt an zu singen (3j. Junge). (8.11)
4. Weinen durch Musik (*Voegeli*). (15)
5. Weint und schreit, wenn er Hunde sieht (3j. Junge). (8.11)
6. Weint im Schlaf (8j. Mdch., subfebrile Temperaturen). (8.11)
7. Wimmert und beklagt sich, bei ganz geringfügigen Beschwerden. (3)
8. Das Kind jammert, als müsse es sich unbedingt über jede Kleinigkeit beklagen, und zettelt jedesmal einen Streit an, wenn die Eltern es gegen seinen Willen irgendwohin mitnehmen wollen. (17)
9. Kinder weinen bei der geringsten Widerwärtigkeit (*P. Schmidt*). (16)
10. Das Kind kritisiert die Eltern, ist mißmutig, etwas schrullig und bricht in ein von Tränen begleitetes Wutgeheul aus, wenn es sich über etwas ärgert. (17)
11. Sehr schmerzempfindlich, Weinen vor Schmerz (Kinder). (17)
12. Jammern vor Schmerz bei jedem Hustenanfall (Pneumonie). (17)

Zorn

1. Viele *Tuberculinum*-Babies werden anscheinend schon gereizt und zornig geboren. (17)
2. Egozentrisch, reizbar und unausstehlich (10j. Mdch., Enuresis). (8.3)

3. Kinder mit heftigem Temperament, Wutanfällen, dabei liegen sie auf dem Boden, stoßen und schreien. (8.5)
4. Die Reaktionen sind unkontrolliert, der Impuls, etwas zu zerreißen, ist unwiderstehlich. Dieser Zustand der Reizbarkeit ist sehr wichtig für die Mittelwahl, z.B. bei einem ruhigen Kind, das sich über Nacht in einen cholerischen, reizbaren und aggressiven Menschen verwandelt, eine vulgäre Sprache benutzt, an Sachen reißt, sich prügeln möchte und nicht verträgt, wenn ihm dies verboten wird. Wie bei *Coloc., Ign., Lyc., Nat-m.* und *Staph.* kommt nach der Beherrschung der Aggressivität ein Stadium allgemeiner Schwäche mit Zittern. (8.12)
5. Negativistische Verhaltensstörung mit Neinsagen, lautem Schreien, vehementem Wehren und Wutausbrüchen (kleines Mädchen mit Epilepsie; *Bell.* besserte die Konvulsionen, jedoch nicht das Verhalten; erst als *Tub.* XM und CM gegeben worden waren und die Besserung des letzteren eingeleitet hatten, konnte *Bell.* tiefgreifend auf die Verhaltensebene wirken). (8.14)
6. Hat Wutanfälle (14 Mon. altes Mdch., Neurodermitis). (11.2)
7. Wahnsinnsartige Wutanfälle mit glasigen Augen, man kann nichts machen, unkontrollierbar (*Ravi Roy*). (15)
8. Verliert die Selbstbeherrschung gegenüber den Eltern (*Julia M. Green*). (16)
9. Zorn über Kleinigkeiten (*Phatak*). (16)
10. Schwäche nach Zornausbrüchen. (17)

ILLUSIONEN

Wahnvorstellungen

1. Ohne unbedingt tuberkulös sein zu müssen, trägt der *Tuberculinum*-Patient tief in sich ein Gefühl von Zerstörung und Tod. ... Menschen, die „die Kerze an beiden Enden anzünden". Sie fühlen, daß das Leben kurz ist und daß man es voll auskosten muß...; sie verschwenden sich. (5)
2. Schreckliche Angst vor Entpersönlichung (Spaltung oder Verwirrung, die als monströse Phantasiegebilde erlebt werden). (6.4)
3. Während eines Fieberanfalles oder während schlafloser Nächte leidet er an Wahnvorstellungen, in denen meist bizarre Gedanken wahllos und ungeordnet aufeinander folgen. (6.9)
4. Wahnidee, jemand sei hinter ihm (*Phatak*). (16)
5. „Menschen, die über stärkere Kräfte verfügen als er und ihm nichts Gutes wollen, sind hinter ihm" (*Rajan Sankaran*). (15)
6. (Wahnidee, er falle (*Roberts*). (16)) (Wohl irrtümlicher Eintrag, siehe „*Schwankschwindel*" bei *Tub-k.* vr)
7. Wahnidee, er könne fliegen (*Roberts*). (16) (Möglicherweise irrtümlicher Eintrag, siehe „*Träume*" bei *Tub.* und *Tub-k.*. vr)
8. Einbildung, Wahnidee: daß er zerdrückt / zermalmt (crushed) werde, durch jeden, der es eilig hat / alle, die es eilig haben (everybody rushing) (*Roberts*). (16)
9. Einbildung, Wahnidee: das Zimmer sei zu groß (*Roberts*). (16)
10. (Wahnidee, Personen seien vergrößert, mit Schwindel. (16)) (Als Quelle wird *Bönninghausen* angegeben, was aber nicht stimmen kann, weil die Tuberkuline erst nach seiner Zeit in die Therapie eingeführt wurden. Eine Zuordnung dieses Symptoms zu einem bestimmten Tuberkulin war nicht möglich. vr)

11. Sie benimmt sich wie eine Katze und nennt sich „Katze" (knapp 3j. Mdch., Infektneigung). (8.14)

Sinnestäuschungen

1. Sehstörungen vor Kopfschmerz: Flackern, Zickzacklinien, Lichtfunken. Gelegentlich sieht das Kind unmittelbar vor dem Auftreten der Kopfschmerzen alles in bläulicher Färbung. Das ist eine sehr deutliche Bestätigung für *Tub.* (17)

TRÄUME

Angenehm, erfreulich

1. Träume vom Fliegen. (12)
2. Träume von Reisen (*P. Schmidt*). (16)

Bildlich, symbolisch

1. Träume von Feuer (*Phatak*). (16)

Schrecklich, grausig

1. Nächtliche Halluzinationen, wacht erschrocken auf. Kinder erwachen schreiend, mit Ruhelosigkeit. (3)
2. Träumt, von Ungeheuern bedroht oder verfolgt zu werden (*Herscu*). (15)
3. Gewaltträume. (12)

Sexuell

1. Träumt, prüde zu sein (*P. Schmidt*). (16)
2. Erotische Träume (*Dockx / Kokelenberg*). (16)

Tieren, von

1. Träume von schwarzen Hunden (*Dockx / Kokelenberg*). (16)

SCHLAF

Schlaflosigkeit, Einschlafstörung

1. Schlaflosigkeit (5j. Junge). (8.11)
2. Schlaflos durch Gedanken. (14)
3. Schlaflos vor Mitternacht, seit Kindheit (56j. Frau, welche als Kind Tb. pulm. gehabt hatte; chron. Bronchitis; geheilt mit *Tub.* gefolgt von *Calc.*). (6.2)
4. Schlaflos nach 3 Uhr früh. (14)

Aufwachen, Durchschlafstörung

1. Er schläft schlecht; geht um 21 Uhr zu Bett, steht nie vor 10 Uhr auf, schläft aber nicht länger als 2 bis 3 Stunden nach Mitternacht (50j. Mann, Depression). (6.8)
2. Durchfall treibt morgens aus dem Bett, bei Tuberkulose. (2)

Schläfrigkeit

1. Schläfrig (Lymphknoten-Tbc). (8.2)
2. Wacht oft langsam auf, ist unausgeschlafen; wenn man das Kind aufweckt oder am Morgen nur im geringsten drängt, bekommt man es mit ihrer Launenhaftigkeit (und Reizbarkeit) zu tun. Man muß es nach dem Erwachen in Ruhe lassen. Ich (*Herscu*) betrachte diesen Umstand als Leitsymptom für *Tub.* (17)

3. Schlaf unerfrischend, kann deshalb vor Müdigkeit kaum aufstehen (*Burgess-Webster*). (15)
4. Das morgendliche Aufstehen wird ihm zur Qual. (6.9)
5. Langschläfer, schläft bis 9, 10, 11 Uhr vormittags (23j. Mann, Schizophrenie). (8.14)
6. Bettnässen durch zu tiefen Schlaf; das Kind schläft weiter, obwohl man es aus dem Bett holt und auf die Toilette setzt, ja sogar während des Urinierens selbst. (17)

KONVULSIONEN

1. Epilepsie (12j. Junge; EEG-bestätigte Ausheilung innerhalb von 2 Jahren). (6.3)

SEXUELLER TRIEB

1. Lebenshunger mit starken sexuellen Bedürfnissen...; Hemmungslosigkeit in der Liebe und im Spiel; stark erotisch mit ständigem Wechsel seines Liebespartners (Don Juan), dabei oft Potenzschwäche. (6.10)
2. Starker Geschlechtstrieb hindert *Tuberculinum*-Patienten an der Ausübung östlicher mystischer Praktiken, denen sie an sich zuneigen (für solche Übungen wird ja meistens sexuelle Enthaltsamkeit gefordert); weil sie dem inneren Druck ihres Sexualtriebes nicht lange standhalten, geben sie die Exerzitien schließlich frustriert auf. (12)
3. Das Kind spielt mit den Genitalien. Jungen masturbieren sehr früh, bereits mit vier, fünf Jahren oder haben Erektionen. Manche berichten sogar, daß das Kind, selbst in der Öffentlichkeit, seine Genitalien „wie ein Hund" am Bein der Mutter oder an anderen Körperteilen reibt. (17)
4. Übermäßige Erregung des Geschlechtstriebs bei sehr kleinen Knaben. (17)
5. Oft nächtliche Samenergüsse, doch ohne erotische Träume (50j. Mann, Depression). (6.8)
6. Eine Ejaculatio praecox hindert ihn seit 4 Jahren an jeglichem Geschlechtsverkehr (50j. Mann, Depression). (6.8)
7. Geilheit, Laszivität (*P. Schmidt*). (16)
8. Schamlosigkeit bei Kindern (*P. Schmidt*). (16)
9. Kind mag sich nicht anziehen, möchte nackt sein oder barfuß laufen (*Ravi Roy*). (15)
10. Masochismus, auch sexueller Art (*Ghegas*). (16)
11. Heftiger Pruritus vulvae, Aversion gegen Sex, Vaginismus (32j. Frau). (18)

MODALITÄTEN, CAUSAE:

1. Immer wechselnde Symptome: Sie bekommen ein ziemlich klares, deutliches Bild eines Medikaments und geben dieses mit der Zufriedenheit, die Sache gut gemacht zu haben ... (aber) der Patient kommt in kurzer Zeit wieder und bietet ein genauso leuchtendes Bild eines anderen Medikaments... ein Arzneimittelbild folgt dem anderen. (8.6)
2. Wenn unsere tiefstwirkenden Arzneien nur ein paar Wochen lang wirken und gewechselt werden müssen, tritt *Tub.* – sofern die Symptome passen – als eines der Mittel in Aktion, welche eine bessere Reaktionsfähigkeit mit sich bringen, so daß die Arzneien länger „durchhalten". Es ist keine Indikation für *Tub.*, wenn das gut gewählte Mittel nicht wirkt. „Gut gewählt" ist ein relativer Ausdruck, der zuviel subjektive Meinung in sich trägt. Eine Arznei kann für gut gewählt gehalten werden, obgleich sie gar keine Beziehung zum Fall hat. Wenn aber das gut gewählte Mittel gewirkt hat, die Konstitu-

tion eine Tendenz in Richtung Zusammenbruch zeigt und die Wirkung aufgrund schwacher Vitalität und tiefsitzender miasmatischer Belastungen nicht anhält, dann paßt diese Arznei zuweilen. Ein solcher Fall ist oft tendenziell tuberkulös, selbst wenn keine objektiven Hinweise auf eine Tuberkulose vorhanden sind. (2)

3. Lungen- und Geistessymptome alternieren. (6.9)
4. Abwechseln von Geisteskrankheit mit Phthisis, wobei aber eine Heilung sehr selten ist. Ein solcher Fall begegnete mir bei einer Patientin mit beginnender Schizophrenie... . Nach 1 Globulus *Tub.* M nahm sie Kontakt auf und sprach wieder, es reaktivierte sich dann aber sehr rapide ein tuberkulöser Prozeß in der Lunge... (an welchem die Kranke schließlich starb). (8.11)
5. Kopfschmerzen durch geistige Anstrengung. Kopfschmerzen durch Augenanstrengung, wie etwa beim Lernen (*Herscu*). (15)
6. Unterdrückte Menses bei Emigrantinnen (*P. Schmidt*). (15)
7. Schwäche nach Zornausbrüchen. (17)
8. Besserung durch Reisen. Ein sonst unausstehliches, reizbares *Tuberculinum*-Kind wird beim Autofahren umgänglich, aufmerksam und verspielt, weil sein inneres Bedürfnis nach Abwechslung durch die Reise befriedigt wird. Es gibt aber eine kleine Untergruppe dieser Kinder, die Autofahren hassen, weil es ihnen im Wagen zu eng ist; diese toben während der ganzen Fahrt auf dem Rücksitz herum, fangen Streit an, verlangen lautstark nach Aufmerksamkeit, und erst am Reiseziel geht es ihnen besser. (17)
9. Schwäche durch Blutverluste, z.B. profuse Regel. (13)
10. Müder, geschwächter Mensch, der sich nach einer akuten Krankheit schwer erholt. (8.12)
11. Impfschaden (nach Polio-Impfung; 13 Mon. alter Junge). (8.8)
12. Nephritis bei einem überimpften Hund. (8.9)
13. Neurodermitis und Verhaltensstörung, bei einem Mädchen, das auf die BCG-Impfung eine lange anhaltende Impfreaktion gezeigt hatte. (11.2)
14. Kopfschmerzen infolge einer Gehirnerschütterung (*Ravi Roy*). (15)
15. Die Zahnung wird von vielen Erkrankungen begleitet. Bei verzögerter Zahnung evtl. sogar meningeale Symptome (*Herscu*). (15) (Ursprünglich *Tub-k.* und *Bac.*, aber auch für *Tub.* vielfach verifiziert. vr)
16. Schwäche und chronisches Ekzem, nach antibiotisch behandelter Bronchitis, bei einem Pferd, das viel Kontakt zu Hühnern und damit zu *Mycobacterium avium* hatte. (22)
17. Allergie gegen Tierhaare; allergisch gegen dieselben Tiere, die sie verabscheuen. (17)
18. Verschlimmerung des impulsiven, rastlosen und bösartigen Verhaltens durch Nahrungsmittel, vor allem Milchprodukte, aber auch Zucker, Früchte. (17)
19. Krampfhusten, Verdauungsstörungen, umschriebener Haarausfall: bei einem Pferd, das allerhand unnötige Vitaminpräparate und zuviel Hafer (zu eiweißreich) zu fressen bekam. (22)
20. Reizbar bei Hunger; Kopfschmerzen begleitet von intensivem Hungergefühl oder Leeregefühl im Magen. (17)
21. Ekzem bei einem Chemiker; der Juckreiz bessert sich durch Hitze in der Sauna, heißes Wasser oder die Hitze von Glühlampen, der Patient hält abends nach dem Dienst seine Hände so lange und so nah als möglich unter die vier Birnen seiner beiden Stehlampen mit zusammen 400 Watt Stromleistung. (8.14)

22. Sitzt im Zimmer, von kaltem Schweiß bedeckt, aber will Luft, frische Luft. Will Türen und Fenster offen haben. (2, verif.)
23. Ist sehr empfindlich auf Wärme im Zimmer; muß nachts frische Luft haben (Lymphknoten-TB). (8.2)
24. Kann nur beim Reiten bzw. Fahren (riding) in kaltem Wind leicht atmen. Schwindsüchtige, die keinerlei Erleichterung finden außer durch Fahren (riding) im kalten Wind. (2, verif.)
25. Kopfschmerz gebessert durch Aufenthalt an kühler Luft mit einer Mütze, um den Kopf warmzuhalten. (17)
26. Er bekommt gleich Husten, wenn er im Wind gewesen ist (6j. Junge, Bronchitisneigung). (13)
27. Besserung im Gebirge und vor allem durch Spazierengehen im Nadelwald (12); im Gegensatz dazu geht es ihnen an der Meeresküste nicht gut; im allgemeinen verschlechtert nasses, kaltes Wetter, während warmes, trockenes Klima bessert (5).
28. Besserung des Asthmas am Meer (6j. Junge). (13)
29. Schmerzen während des nassen Wetters, des Regenwetters, während eines Gewitters, wenn das Wetter wechselt, wenn es kalt wird. In solchen Fällen heilt *Tub.*, wenn *Rhus* und ähnliche Arzneien versagt haben. (2)
30. Immer schlechter vor einem Sturm. Der Kranke kann jede Veränderung der atmosphärischen Elektrizität fühlen. (2)
31. Kopfschmerz, meist durch Sinusitis oder wie bei Sinusitis, wenn sich eine Tiefdruckfront anbahnt. (17)
32. Kalte Hände besser, wenn sie sie ausruht (Lymphknoten-TB). (8.2)
33. Die Schmerzen werden durch Bewegung gebessert. Wo die chronische Natur des Falles die Wirkung von *Rhus*, das angezeigt scheint, verhindert, heilt *Tuberculinum*. (2)
34. Verschlimmerung durch Stehen; muß sich bewegen. Diese Modalität ist bei *Tub.* genauso ausgeprägt wie bei *Sulfur*. (2)
35. Nachtdurst, erwacht nachts oft zwei-, dreimal und verlangt zu trinken (6j. Junge, Bronchitisneigung). (13)
36. Symptome beginnen und enden plötzlich (*H.C.Allen*). (15)
37. Urplötzlich eintretendes hohes Fieber, in Anfällen (9j. Junge). (11.4)
38. Periodizität: zur selben Stunde, oder jeden 7., 2 1. oder 28. Tag. (14)
39. Höchst schmerzhafte Schwellung der Brüste vor der Regel (32j. Frau). (18)
40. Kopfschmerz unmittelbar vor, während oder nach der Regel. (17)

AS-IF-EMPFINDUNGEN

Kopf, Augen, Ohren

1. Kopfschmerz: mit Gefühl der Hitze oder des Gewichts auf dem Scheitel; oder Gefühl eines Bandes oder Eisenreifens, der den Kopf komprimiert. (8.12)
2. Periodischer Kopfschmerz (alle 7 oder 14 Tage) wie von einem feinen eisernen Band, fast wie ein Eisendraht, um den Kopf herum. (12)
3. Gefühl von Kompression der Kopfes. Sie wacht mit einem Engegefühl auf, das den ganzen Tag anhält; empfindet ihre Kopfhaut als zu eng. Um das zu lindern, muß sie ihren Kopf drücken (32j. Frau). (18)
4. Kopfschmerz wie tief im Schädel hinter den Augen. (17)

Verdauungsorgane

1. Der Magen fühlt sich gebläht und eng an, mit Zusammenschnürung. Allmählich auftretendes Gefühl, daß sie nicht mehr essen kann, weil die Pylorusregion in einen Krampfzustand gerät und verengt bleibt. Auch das Rektum weist Zusammenschnürungsgefühl auf, mit erfolglosem Stuhlpressen (32j. Frau). (18)

Urogenitalsystem

1. Der Uterus sackt herunter. Während der Periode Erschlaffung, als wollten die inneren Genitalien prolabieren. (2)

Atmungsorgane, Herz, äußerer Thorax

1. Vernichtende, brennende Schmerzen, als ob die Teile in einem Schraubstock wären, beginnend unter der rechten Brust und durchgehend bis zum Rücken; von 1 Uhr nachts bis 4 Uhr früh, langsam kommend und gehend. Später wanderte der Schmerz immer näher zur Herzgegend (40j. Frau). (8.10)

Bewegungsapparat

1. „Ich habe die ganze Zeit das Gefühl, als ob Wasser langsam durch das Handgelenk fließen würde" (tuberkulöse Ankylose). (8.7)
2. Schwäche, besonders morgens beim Aufstehen. Gefühl, bei jedem Schritt zu fallen; besonders Schwäche in den unteren Extremitäten von den Knien abwärts. (8.12)
3. Die Glieder fühlen sich schwach oder wie gelähmt an, schlimmer durch die Hauptmahlzeit (dinner). (3)

Haut

1. Die Haut mancher Kinder, insbesondere solcher mit konnatalen Defekten, strömt einen stark sauren, üblen, kadaverartigen Geruch aus. (17)

Typus

1. Wir haben hier den hochaufgeschossenen Schwächling vor uns, der mit 16 Jahren bereits 1,82 Meter mißt, fast stets erkältet, fortwährend müde... (6.9)
2. Auffallend hochgewachsene Kinder, zu schnell gewachsen (*Künzli, Geukens*). (8.11)
3. Galaktorrhoe, bei einer ungewöhnlich hochgewachsenen Frau mit Reisedrang. (6.1)
4. Paßt für engbrüstige Menschen heller Komplexion. (3)
5. Kinder von blassem, dünnem, empfindlichem Aussehen, die „koboldhaft" wirken (*Herscu*). (15)
6. Gesicht lang und schmal (*Herscu*). (15)
7. Magerer Hals. (13)
8. Meist handelt es sich bei den (heutigen) Tuberkulinikern... um blühend aussehende Menschen, sei es, daß sich ihre Beschwerden auf die psychische Sphäre beschränken, sei es, daß sie unter der klassischen Behandlung als Sekundäreffekt der Neuroleptika gemästet erscheinen. (6.4)
9. Deformitäten, Entwicklungsstörungen, vor allem der Mittellinie: Hydrozele, Nabelbruch, Wolfsrachen; dabei Probleme der Knorpel- und Knochenbildung. Mikrozephalie. Trichterbrust. Affenfurche der Hände, Deformitäten der Finger. Verkrümmungen der Beine. (17)
10. Kommt bereits mit vielen Zähnen auf die Welt, oder bekommt sie schon im ersten Lebensmonat; oder aber Zahndurchbruch erst mit sechs, acht Jahren. Milchzähne

fallen nicht aus, müssen gezogen werden. Gezackte Zahnschneiden wie bei Lues connata (*Herscu*). (15)

11. Kopf behaart von Geburt an: üppig, lang und dunkel (*Herscu*); lange, volle, schöne Wimpern, von Geburt an (*Herscu*); dunkle Behaarung (Lanugo) kleiner Kinder, vor allem am Rücken (*Vithoulkas*). (15)
12. Stumpfes Fell trotz Vitamingaben, bei Pferden; teils mit umschriebenem Haarausfall. Bei Großtieren, also Pferd, Rind, Schwein, ist *Tuberculinum bovinum* viel wirksamer als *Tuberculinum Koch neu*. (22)

Farbwahl

1. Erträgt nichts Weißes, keine Schwesterntracht (*Burgess-Webster*). (15) (Symptom stammt evtl. von *Tub-k.*, wird in beiden Kapiteln aufgeführt. vr)
2. Verlangen nach allen Nahrungsmitteln, die rot sind; Schwangere lieben bunte, leuchtende Farben, vor allem Rot (*Ravi Roy*). (15)

Theoretische Angaben zum *Tuberkulinbild* – Es existiert bisher keine umfassende Vorstellung über *Tuberculinum bovinum* im Besonderen, wenn auch ein recht differenziertes, dabei aber unspezifisch anmutendes Bild des „Tuberkulinismus" als Miasma (siehe unten). *Barbancey* schreibt z.B. über „den Tuberkuliniker": „Die derzeitige Vorherrschaft der Gemütssymptomatik des Tuberkulinismus ist eine Gesellschaftskrankheit, ein krankhaftes Zivilisationsprodukt. Das Übermaß an materiellem Wohlstand und an „somatischer Sicherheit" erlaubt es der Angst nicht mehr, sich in körperlichen Symptomen, d.h. als Organpathologie, zu manifestieren, aber auch nicht mehr in Verhaltensweisen, die „sozial nicht angepaßt" sind. So in die Enge getrieben zwischen zwei Unmöglichkeiten sich zu äußern, bleibt dem Tuberkuliniker... kein anderer Ausweg als der psychische: Die Flucht aus der Wirklichkeit in die Phantasmen der Einbildung oder der autistische Rückzug und Verlust des Selbsterhaltungstriebes. Sein ganzes Unglück... ist eine krankhafte Disposition schlechter Abwehr gegen somatische wie psychische Traumen, eine angeborene Schwäche zu leben und zu überleben...." (6.4) Dieser Tuberkuliniker ist lt. *Baudemprez* „kein echter Tuberkulöser", sondern ein Patient, der „durch die latent gebliebene (tuberkulöse) Infektion in seiner Konstitution verändert" ist. „Nie wirklich krank, fühlt sich der Tuberkuliniker doch selten wohl...". *Landouzy* wird zitiert, der den Tuberkulinismus als „patraquerie", Dahinkränkeln, bezeichnet hat. (6.9)

Vassilis Ghegas sieht wie sein Lehrer *Vithoulkas* im Konflikt zwischen romantisch überhöhten Erwartungen an das Leben und der rauhen Wirklichkeit den Kern des *Tuberculinum*-Konflikts; „ihr Leben lang freuen sie sich auf etwas Besseres, Schöneres, Romantischeres und Idealistischeres, doch immer enttäuscht sie die Realität, weshalb sie ständig ihr Ziel ändern, das sie so lange verfolgen, bis die Wirklichkeit sie wiederum enttäuscht." (11.1)

Worauf sich die zu hohen Erwartungen des Tuberkulinikers letztlich richten (denn auf diesen und nicht allein auf den Patienten, dessen Simillimum *Tuberculinum bovinum* ist, beziehen sich diese Angaben), ist bisher noch nicht herausgearbeitet. Die derzeitige Theorie der Schule von *Masi-Elizalde*, daß das unrealistische Begehren von *Tub.* sich auf Schönheit richte, geht auf ein einziges, sprachlich mehrdeutiges Symptom zurück und ist daher nicht als gesichert anzusehen. Außerdem kommt übersteigerte Ästhetik auch bei *Medorrhinum* und einigen andere Arzneien vor.

Synonyma – Tuberculinum bovinum *Kent*.

Biologie, Physiologie, Problematik der Diferenzierung der *Tuberkuline* – Dieses Tuberkulinpräparat wurde von *J.T. Kent* selbst aus tuberkulösen Lymphknoten eines notgeschlachteten Rindes hergestellt und von *Boericke und Tafel* vertrieben. Er schreibt, daß er die Wirkungen dieses Präparats (wie es heißt, wurden diese bei einer Arzneimittelprüfung gewonnen, deren Originaltext jedoch nirgends veröffentlicht ist) auf Durchschußblättern in seinem Exemplar von *Hering*s „*Guiding Symptoms*" (die nur bis „*Cainca*" von *Hering* selbst stammen) notiert und im weiteren Verlauf als Leitfaden beim Gebrauch von *Tuberculinum* benutzt habe. Andererseits verwendete er aber auch die in den *Guiding Symptoms* aufgezählten Symptome als Indikationen für sein eigenes Tuberkulin. So entstand ein guter Teil der heutigen Verwirrung um die Indikationen der Tuberkuline. Die folgenden Ausführungen sollen etwas Hilfe zur Differenzierung bieten.

Die in *H.C. Allens* „*Nosodes*" aufgezählten Symptome von „*Tuberculinum*" sind eine Kompilation der pathogenetischen und klinischen Symptome von *Bacillinum, Tuberculinum Koch* und fraglich auch *Tuberculinum bovinum*, einschließlich vieler charakterologischer Eigenarten von Tuberkulösen und Personen mit tuberkulöser Familiengeschichte, die man nach *Vannier* als Merkmale des Tuberkulinismus bezeichnet. Leider gibt *Allen* für seine Symptome weder an, ob sie von Kranken oder aus Arzneiprüfungen am Gesunden stammen, noch deren Originalquelle, noch die Art des verwendeten Tuberkulins. Die in den „*Guiding Symptoms*", Bd. 10, genannten Symptome stammen ausschließlich von *Bacillinum Burnett* und *Tuberculinum Swan* (das dem *Bacillinum* äquivalent ist), und die in *Clarke*s „Dictionary" aufgeführten sind eine Mischung der in den *Guiding Symptoms,* bei *H.C.Allen* und bei verschiedenen Autoren des ausgehenden 19. Jhdts. genannten Beobachtungen mit *Tub-k., Tub-bac.* und vielleicht in Ausnahmefällen auch *Tuberculinum bovinum. Die Mehrzahl der unter „Tub." in Kents Arzneimittellehre und Repertorium aufgeführte Symptome gehören also primär zu anderen Tuberkulinen, und nicht zu Tub. bovinum.* Sie finden sich entsprechend der jeweiligen Quelle in den Kapiteln über erstere. Das gereinigte Arzneimittelbild von *Tuberculinum bovinum* konstituiert sich somit *vor allem aus geheilten Fällen*. Dazu kommen alle auf „*Tuberculinum*" bezogenen Repertoriumsrubriken (Quellen 14 bis 16), welche sich (*noch) nicht* durch ein Originalsymptom anderer Tuberkuline decken lassen und für die *auch kein Verdacht* besteht, daß sie durch Interpretation eines Symptoms von z.B. *Tub-k.* entstanden sein könnten. Ihre Zuordnung zu *Tuberculinum bovinum* hat als *vorläufige Notlösung* zu gelten, denn der einzige Weg zu einem verläßlichen Bild der einzelnen Tuberkuline wäre die Auffindung und Zuordnung der Primärquellen *sämtlicher* Repertoriumsangaben.

In die hier vorliegende Symptomenliste wurden, wie bereits erwähnt, die psychischen Veränderungen integriert, welche durch Tbc bzw. bei sogenannten Tuberkulinikern typischerweise auftreten. Bereits *Kent* hat es bei seiner Symptomenliste von *Tub.* so gemacht. Die überwiegende Mehrzahl der spezifischen psychischen Symptome, welche für *Tub.* bekannt sind, entstammen diesem „Tuberkulinismus".

Der sehr belesene *H.V. Müller* nennt in seiner Differenzierung der Tuberkuline keinerlei für *Tub. bovinum* allein gültigen psychischen Leitsymptome; er ordnet alle landläufig für *Tub. bovinum* bekannten Psychosyndrome entweder dem Tuberkulinismus, dem *Tub. Koch* oder dem *Bacillinum* zu (6.10). Diese extreme Position halte ich (vr) insoweit für unzutreffend, als diese Psychosyndrome immer wieder auf *Tuberculinum bovinum* angesprochen haben und damit als klinisch bestätigte Symptome desselben gelten können. Sie sind jedoch auch der Wirkung anderer Tuberkuline zugänglich, und der Wert des obigen Artikels liegt m.E. darin, dies vor Augen zu führen.

J.T. Kent und viele Autoritäten der Kentschen Schule, z.B. *Vithoulkas*, waren bzw. sind ausdrücklich überzeugt, daß die verschiedenen Tuberkuline therapeutisch austauschbar seien, da sich ihre Unterschiede bloß auf körperliche Eigenschaften bezögen, oder weil sie alle ihnen begegnenden Tuberkulinfälle erfolgreich mit *Tub. bovinum* behandelten. Dies ist weder bewiesen noch theoretisch haltbar, denn wenn zwei Arzneien körperlich verschiedene Symptomenbilder aufweisen, müssen sie erfahrungsgemäß auch in ihren ichnahen Symptomen Unterschiede zeigen. Daß z.B. *Vithoulkas* mit seiner Strategie Erfolg hat, mag daran liegen, daß die von ihm als psychische Hauptindikationen von „*Tuberculinum*" angesehenen Symptome tatsächlich vor allem eine Beziehung zu *Tuberculinum bovinum* haben. Andere, ebenfalls bei Tuberkulinen vorkommende psychische Symptome, wie etwa Depression, Mutlosigkeit, Nachgiebigkeit, hält er nicht für wahlanzeigend für „*Tuberculinum*" und verordnet daher in Fällen, in denen ein „sanfteres" Tuberkulin, z.B. *Tub-k.*, von Nutzen wäre, kein *Tub-k.*, sondern andere Arzneien. Von den für *Tub.* bei *Vithoulkas* genannten Indikationen scheint nämlich gerade die so betonte Bösartigkeit bzw. Zerstörungslust aus innerer Unzufriedenheit am ehesten für *Tuberculinum bovinum* spezifisch zu sein; sie findet sich in mit anderen Tuberkulinen geheilten Fällen nicht wieder. Lediglich für *Tub-a.* sollen im späten 19. Jhdt. entsprechende Beobachtungen gemacht worden sein (8.17), und vielleicht hat *Vithoulkas* seine Angaben über die Bösartigkeit der *Tub.*-Patienten sogar primär aus diesen Angaben über *Tub-a.* bezogen, und später klinisch für *Tuberculinum bovinum* bestätigt gefunden. Der mit *Tub-k.* geheilte Patient von *H.V. Müller*, der ähnliche Eigenschaften zeigte, wies keine wirkliche Lust am Zerstören auf, sondern einen durch eine tiefe, an *Psorinum* erinnernde Selbstwertstörung motivierten Zwang, ein eben aufgebautes Projekt aufzugeben, sobald es etabliert war, damit ihn niemand näher kennenlernen und seine eingebildete Wertlosigkeit erkennen könne. Bei *Tub-k.* ist die Neigung zum Wechseln und Ändern der Lebensumstände also anders gefärbt als bei *Tuberculinum bovinum*, für welches kein so differenziertes Selbstwertproblem bekannt ist. Die Unruhe, die Obsession zu reisen und Abenteuer zu erleben, welche *Kent* anspricht, sind von ihm selbst, beim Gebrauch seines Tuberkulins, beobachtete Züge der Tuberkulinpatienten und daher dem *Tub. bovinum* zuzuordnen, doch nicht diesem allein; sie kommen mit jeweils etwas anderer Färbung auch bei *Bacillinum* und *Tub-k.* vor. Mit Sicherheit gilt Analoges für das Verlangen nach Junk-Food und die Kaufaulheit sowie für die vielfach bestätigte Alternanz von tuberkulösen Lungenprozessen mit Erscheinungen der schizophrenen Psychose. Die von *Barbancey* (6.4) betonte romantisch-künstlerische Tendenz, die von anderen Autoren, z.B. *Vithoulkas*, dem *Tub. bovinum* zugeordnet wird, dürfte als allgemeines Merkmal des „Tuberkulinismus" (*Vannier*) auch bei anderen Tuberkulinen zu beobachten sein, ebenso Suizidwünsche.

Die Indikationen „Mager bei gutem Appetit, immer müde" und die Ablehnung jeder Anstrengung gehören laut *H.V. Müller* zu *Tuberculinum Koch* (6.10). Wo also diese Indikationen einfach für „*Tuberculinum*" angegeben wurden, sind sie bei *Tub-k.* integriert worden. Ferner gehört, wie das bisher bekannte klinische Material zeigt, diejenige Art des Tuberkulinismus, bei welcher ein *pulsatilla*-ähnliches, ängstlich-klammerndes, sanftmütiges Verhalten besteht, zu *Tub-k.*, nicht aber zu *Tub. bovinum*.

Von *Tub.* heißt es immer wieder, auch bei *Barbancey* (6.4), es „empfinde sich als häßlich", leide an Dysmorphophobie. Diese Ansicht geht auf ein sprachlich mehrdeutiges Symptom aus *H.C. Allen's „Nosoden"* zurück, das wahrscheinlich von *Tuberculinum Koch* stammt und im Original lautet: „Felt positively ugly; personal aversions became almost a mania." (Dieses Symptom wird von verschiedenen Autoren als Keynote für *Tuberculinum bovinum* angegeben; es ist in deren Version in diesem Kapitel zitiert und mit einem Sternchen (*) gekennzeichnet, das Original dagegen findet sich bei *Tub-k.*) Das Wort „ugly" heißt in diesem Zusammenhang nicht sicher „häßlich" im Sinne von „unschön", sondern kann genausogut mit „garstig" oder der bayerischen Nebenbedeutung des Wortes „ekelhaft" wiedergegeben werden. In Bayern sagt man „sei nicht so ekelhaft" zu Leuten bzw. Kindern, welche streitsüchtig, reizbar und unverträglich sind. Der Prüfer fühlte sich also aggressiv gegenüber seinen Mitmenschen. Darüber hinaus habe ich bisher keinen *konkreten Einzelfall* von Dysmorphophobie in der Literatur finden können, der mit *Tub.* geheilt worden wäre. Daher sind alle Angaben zur Dysmorphophobie von *Tub.* in Klammern wiedergegeben worden.

Anshutz (8.1) schreibt, daß die vom jeweiligen Tuberkulose-Erreger typischerweise erzeugten pathologischen Manifestationen die beste primäre Grundlage für dessen Usus in morbis abgeben, solange keine exakte Arzneimittelprüfung desselben vorliegt (und da wir nur vermuten, daß *Tub. bovinum* geprüft worden ist – es wurden nie Prüfungsprotokolle desselben publiziert –, *müssen wir es als nicht sicher geprüft behandeln*). Daher seien hier ältere (um 1900) Angaben zur Rinder-TBC angeführt, welche neue Aspekte des *Tuberculinum - bovinum* - Bildes bieten: „Die Tuberkulose führt bei Rindern zu Veränderungen der Organe, die von denen beim Menschen erheblich abweichen. Es bilden sich nämlich an den Stellen, wo Tuberkelbazillen sich einnisten, harte runde Knoten von verschiedener Größe, die an Perlen erinnern. Man spricht deshalb von Perlsucht. ... Während das Weidevieh, das sich den ganzen Tag im Freien aufhält und frisches Futter von den Wiesen verzehrt, verhältnismäßig selten perlsüchtig wird, kaum zu 1,5 %, weist das Stallvieh, das gar nicht an die Luft kommt, fast 20% Erkrankungen auf. Doch nicht nur der Mangel an Luft und Licht, sondern auch die Nahrung schädigt das Stallvieh, das mit Schlempe gefüttert wird... Schlempe ist eine bei der Branntweinbrennerei gewonnene Flüssigkeit, die einen Teil derjenigen Stoffe enthält, die man zum Brennen benutzt: Kartoffeln, Roggen, Mais, Melasse. In ihr findet sich verhältnismäßig viel Zucker, so daß das mit ihr gefütterte Vieh auch Zuckervieh genannt wird. Der Nährwert der Schlempe ist nicht gering, aber ihr Nutzen geht zum Teil dadurch verloren, daß sie den Darm der Tiere stark reizt und auf die Dauer den Organismus herunterbringt. So kommt es denn, daß so unhygienisch gehaltenes Vieh für Tuberkulose außerordentlich empfänglich wird." (9)

Das erzwungene ungesunde Verhalten dieses Stallviehs ähnelt sehr dem gewohnheitsmäßigen Fehlverhalten mancher Kinder (Kaufaulheit, Vorliebe für ballast- und vitaminarme zuckrige Nahrungsmittel, Stubenhockertum), welches teils auch schon als Indikation für „die Tuberkuline im allgemeinen" gilt. Bisher wenig beachtet wurden allerdings die Diarrhoe durch den zuviel aufgenommenen Zucker und die makropathologische Eigentümlichkeit der Rinder-TBC, perlartige harte Knoten zu bilden. Vielleicht ist *Tub. bovinum* ja besonders bei Individuen angezeigt, welche viele harte Lymphadenome und vielleicht sogar Granulome außerhalb der Lymphbahnen aufweisen, also den „Skrofulösen" (vgl. *Jod, Brom*), und nicht so sehr bei Patienten mit pulmonaler Symptomatik. Ferner scheint es gerechtfertigt, *Tub. bovinum* besonders bei solchen Patienten zu wählen, welche nicht nur kaufaule Stubenhocker sind und wie jene Rinder einseitig von Zuckerzeug leben (vgl. *Carc.*), sondern auch chronischen Durchfall von dieser Nahrung bekommen (vgl. *Arg-n.*). Die zukünftige klinische Erfahrung möge über den Wert oder Unwert dieser Überlegungen entscheiden!

Mittelbeziehungen – *Tuberculinum Spengler* (*Tub-s.*), auch als „*Spenglers Immunkörper*" bezeichnet, für welches bisher keine psychischen Indikationen bekannt sind, ist lt. (10) ein Tuberkulin von *Mycobacterium bovis*, also dem *Tuberculinum bovinum Kent* am nächsten verwandt. Es wurde von *Carl Spengler,* einem Mitarbeiter *Robert Kochs*, eingeführt. Sein Präparat „*Spenglersan T*" enthielt das Tuberkulin in hoher Verdünnung (ab D9) und wurde, ähnlich dem perkutanen Tuberkulintest, durch Einreibung appliziert (7). Vom Typus her ist *Tub-s.* durch extreme anämische Blässe von Haut und Schleimhäuten, Frostigkeit und Fettleibigkeit gekennzeichnet, ähnlich *Calcium carbonicum* (6.10).

Tub-k. enthält neben humanen auch bovine Mykobakterien (5).

Zur Verwandtschaft der Tuberkuline mit *Psorinum* siehe *Bacillinum. Phatak* (3), welcher nicht zwischen den Tuberkulinen unterscheidet, gibt als nächste Verwandte derselben *Bar-c., Calc-p., Phos., Puls.* und *Sil.* an.

Komplemente: *Bell., Lyc.* (Aggressivität), *Calc.* (Enuresis) (8.14), *Calc-p.* (Reisedrang), *Psorinum* (Reaktionsmangel, Hoffnungslosigkeit), *Silicea* und die Silikate (geschwächte Vitalität) (2); ferner *Kali-s., Sep., Sulfur* (3). Mit letzterem ist *Tub.* sowohl beim Kind als auch beim Erwachsenen äußerst leicht zu verwechseln (12). Sehr nahe verwandt dürften auch *Tarant.* (Widersetzlichkeit gegen jegliche Autorität, selbst in Kleinigkeiten) und *Androc.* (Verlangen nach roten Speisen) sein.

In einem von *Creasy* publizierten Fall schien *Platinum* indiziert zu sein, besserte aber nur passager; *Tub.* heilte (18).

Wenn nach *Nit-ac.* eine stark tuberkulinische Symptomatologie auf der psychischen Ebene auftaucht, ist *Tub.* kontraindiziert, weil dieser „Tuberkulinismus" eine notwendige Phase im Lernprozeß des *Nit-ac.*-Patienten darstellt (*Ravi Roy*). (15)

Quellen – 1) AL1 k; 2) K2 k; 3) PTK1 k (aus allen Arzneimittellehren wurden nur solche Symptome aufgenommen, die sich nicht bei *Tub-k.* oder *Tub-bac.* wiederfinden); 4) VH1 k; 5) JL4; 6) ZKH (6.1: Krishnamurty/ZKH/1993/3 k (CM), 6.2: Klunker/ZKH/1993/1 k (C200), 6.3: Bauer/ZKH/1966/3 k (XM, DM, MM), 6.4: Barbancey/ZKH/1977/4 k (allgemeine Angaben zum „Tuberkulinbild", teils von Tub-k., teils von Tub. bovinum stammend), 6.5: Peker/ZKH/1977/5 k (C9 - C30), 6.6: Heusterberg/ZKH/1977/4 k (C200, 1M), 6.7: Wright-Hubbard/ZKH/1980/5 k (XM), 6.8: Baur/ZKH/1983/1 k XM, 50M, CM), 6.9: Baudemprez/ZKH/1986/3 k (allgemeine Angaben), 6.10: H.V.Müller/ZKH/1986/6 k (Differenzierung der Leitsymptome der verschiedenen Tuberkuline), 6.11: Klunker/ZKH/1987/6 k (C200, XM)); 7) Beyer, W./DZH/1942/6 k (theoretische Abhandlung über „nervöse Leiden" und Spenglersane); 8) DJH (8.1: Anshutz/HRC, zit. in DJH/1984/2 (Abhandlung über die verschiedenen Tuberkuline), 8.2: Kent/DJH/1984/2 k (XM, CM, MM), 8.3: Smith/DJH/1984/2 k (CM), 8.4: Wright-Hubbard/DJH/1991/4 k (XM), 8.5: Wright-Hubbard/DJH/1984/2 k (Leitsymptome), 8.6: Underhill/DJH/1991/1 k, 8.7: Boger/DJH/1991/1 k, 8.8: Czimmek/DJH/1995/1 k (C200), 8.9: Borschel/DJH/1995/1 k (C6), 8.10: Olds/DJH/1984/2 k (C200, CM), 8.11: Paschero/DJH/1984/2 k (7 Fälle), 8.12: ebenda k (Leitsymptome), 8.13: Güllich/DJH/1991/4 k (1M), 8.14: Barthel, H./DJH/1984/2 k (Hochpotenzen), 8.15: Barthel, M./DJH/1984/2 k (XM), 8.16: Pongratz/DJH/1984/2 k (1M), 8.17: Burgess-Webster/DJH/1984/2 k (das Tuberculinumbild von H.C. Allen, erweitert um Angaben über verschiedene Tuberkuline aus diversen Quellen)); 9) Springer, J.: Die Ärztin im Hause. 14. Aufl., ohne Datumsangabe (ca. 1900), Dresdner Verlagshandlung M. O. Groh; 10) Pschyrembel Klin. Wörterbuch, 123. - 153. Aufl.. Berlin: de Gruyter 1959, S. 901; 11: Homoeopathic Links (HLS) (11.1: Ghegas/HLS/1991/2 k (theoretische Erwägungen), 11.2: Beat Spring/HLS/1992/1 k (C30 - XM), 11.3: Beat Spring/HLS/Sammelband 1987 - 90, S. 31 k (1M), 11.4: Jayesh Shah/HLS/1994/1 k (XM)); 12) Shore, J., in: Homöopathie mit der Hahnemann Medical Clinic; Rendsburg: Kai Kröger, 1991 k; 13) GK1, Bd. IVk (C200 und höher); 14) K k; 15) SDE1 k; 16) CMM k; 17) HRS1 k; 18) CSS1 k (C200); 19) SK2 k; 20) BT1 k; 21) Barbancey, J.N./DHO/ 9 (1988)/209 - 214 k (o.A.d.P.); 22) BO1 k (M, XM).

Tuberculinum Calmette-Guérin (BCG)

GEIST UND GEMÜT

Angst

1. Nachmittags Gefühl unbestimmten Unwohlseins, dann psychische Angst; abends mehr und mehr ausgesprochener Angstzustand, der nach Zubettgehen um 21 Uhr bis 23 Uhr anhält und mit Aufregung verbunden ist, dann Schlaf (1.T.). (1.1)
2. Ins Bett gegangen um 21 Uhr, ängstlicher und unruhiger Zustand bis 23.30 Uhr, dann Schlaf (1. T.). (3.1)
3. Gegen 11 Uhr vormittags treten die Angstsymptome in stark abgeschwächter Form für ca. 1 1/2 St. auf, dann ist alles wieder in Ordnung; nur noch leichter Schwindel beim Drehen des Kopfes nach links oder rechts (2. T.). (3.1)
4. Um 11 Uhr 30 Schwindel und Angstgefühl; ich setze mich in einen Sessel, der Schwindel hört auf, das Angstgefühl nimmt zu, ohne Änderung von Herztätigkeit und Blutdruck; kein Schmerz, keine Konstriktion, sondern psychisches Angstgefühl: ich habe das Gefühl des unmittelbar bevorstehenden Todes (4. T.). (1.1)

Arbeit (Fleiß, Faulheit, Unfähigkeit zur Arbeit usw.)

1. Arbeit ermüdet sehr (*Julian*). (8)

Benommenheit, wie nicht ausgeschlafen, wie berauscht, betäubt etc.

1. Betäubung des ganzen Kopfes. (1.3)

Ekelgefühl

1. Leichte Ekelempfindung. (1.3)
2. Leichtes Ekelgefühl beim Erwachen (Aufstehen? vr), sobald man steht; besser durch Essen. (1.3)
3. Ekel vor der (gewohnten) Zigarette. (6)

Erregbarkeit

1. Erregung. (1.3)
2. Nervosität. (1.3)
3. Jedes Geräusch belästigt / regt auf (agace). (5.1)
4. „Phosphorischer oder carbo-phosphorischer Typus" (nach *Vannier,* vr); hypersensibel, nervös, unruhig, agitiert. (5.2)

Furcht

1. Neigung zum Übertreiben von Sorgen (1.3) mit intellektueller Erregbarkeit (5.1).

Gedächtnis

1. Das Gehirn ist wie eingenommen; Schwierigkeiten mit der Wortfindung, leichte Erschöpfbarkeit durch geistige Arbeit. (5.1)
2. Gedächtnisschwäche für Worte (*K.M.Bhanja*). (8)

Gedanken, Denkvermögen

1. Neigung zum Übertreiben von Sorgen (1.3) mit intellektueller Erregbarkeit (5.1).
2. Ideenreichtum, Geistesklarheit (*K.M.Bhanja*). (8)

Gier, Suchtverhalten

1. Verschwinden der Lust zum Rauchen. (1.3)
2. Appetitlosigkeit, mit Übelkeit oder unablässigem Hunger verbunden. (5.1)

Launenhaftigkeit

1. Unbeständigkeit (*Clarke*). (8) (Diese Autorenangabe kann nicht stimmen – *Clarke* starb lange vor der Einführung der BCG-Impfung! vr)

Lesen, Lernen, Schreiben, Studieren

1. Ein Versuch, in einer Fremdsprache (Englisch) zu lesen, erscheint erschöpfend. (1.3)
2. Schwierigkeit, regelmäßig in der Schule mitzuarbeiten, dabei Leukorrhoe, Akne, Blässe, Obstipation, Appetitstörung, seit einer BCG-Impfung im 9. Lj. (10j. Mdch.). (7)
3. Kopfschmerzen bei Schülern, Studenten, überanstrengten Geistesarbeitern. (5.2)
4. Verschlimmerung durch geistige Anstrengung (*K.M.Bhanja*). (8)

Reizbarkeit

1. Reizbarkeit durch Lärm. (1.3)

Ruhelosigkeit

1. Am Abend Verlangen, mich auf meinem Bett auszustrecken, nach einigen Minuten, aufzustehen und dann, mich wieder hinzulegen, mit ständig zunehmender Angst (1. T.). (1.1)
2. Umherwerfen im Schlaf (*v. Bönninghausen*). (8) (Diese Autorenangabe ist abwegig – der Genannte starb viele Jahrzehnte vor Einführung der BCG-Impfung! vr)
3. „Phosphorischer oder carbo-phosphorischer Typus" (nach *Vannier,* vr); hypersensibel, nervös, unruhig, agitiert. (5.2)

Sprechen

1. Findet nur schwer seine Wörter (beim Sprechen, vr). (1.3)

Thema „Tod" (Suizidalität etc.)

1. Um 11 Uhr 30 Schwindel und Angstgefühl; ich setze mich in einen Sessel, der Schwindel hört auf, das Angstgefühl nimmt zu, ohne Änderung von Herztätigkeit und Blutdruck; kein Schmerz, keine Konstriktion, sondern psychisches Angstgefühl: ich habe das Gefühl des unmittelbar bevorstehenden Todes (4. T.). (1.1)

Traurigkeit, trübe Stimmung

1. Niederdrückende Ermüdung mit Schwere im Kopf, in der Gegend des Hinterkopfes. (1.3)
2. Traurigkeit, Niedergeschlagenheit. (1.3)
3. Depressive Psychoneurosen, Melancholie, Hypochondrie. (5.2)

Zorn und Folgen desselben

1. Große Reizbarkeit mit Zornanfällen. (1.3)

TRÄUME

1. Unruhiger Schlaf mit erotischen Träumen. (5.1)

SCHLAF

Schlaflosigkeit, Einschlafstörung

1. Anhaltende Schlaflosigkeit, Amenorrhoe, Abmagerung, Obstipation, seit einer BCG-Impfung im 15. Lebensjahr (20j. Frau). (7)
2. Andauernde Schlaflosigkeit in der zweiten Nachthälfte. (5.1)
3. Schlaflosigkeit bei Schulkindern. (5.2)

Aufwachen, Durchschlafstörung

1. Unruhiger Schlaf mit erotischen Träumen. (5.1)

SCHWINDEL

1. Beim Verlassen des Sessels stellen sich die Schwindelanfälle wieder ein. Ich empfinde, was man in der Fliegersprache „le voile noir des ressources" nennt, das heißt diese zeitweilige Blindheit und den beinahe vollständigen Verlust des Bewußtseins (welchen die Piloten gut kennen und der die zeitweilige Blutleere des Gehirns infolge der Fliehkraft zur Ursache hat) (4. T.). (3.1)

SEXUELLER TRIEB

1. Fehlen der Libido. (1.3)
2. Unruhiger Schlaf mit erotischen Träumen. (5.1)

MODALITÄTEN, CAUSAE

1. Jedes Geräusch belästigt / regt auf (agace). (5.1)
2. Heftiger Schnupfen, dreißig Minuten lang, besser in der frischen Luft (7. T., um 9 Uhr vormittags). (3.2)
3. Gefühl innerer Kälte, muß mich mehr zudecken (5. T.); äußerstes Kältegefühl, kann mich nicht erwärmen (10. T.); extreme Frostigkeit, große Müdigkeit, ständige Kälte der Hände und Füße (12. T.). (3.2)
4. Krämpfe im linken Fuß, schlimmer durch Wärme und Ruhe, besser durch Umhergehen (6. T.). (3.2)
5. Kopfschmerzen, besonders am Spätnachmittag und Abend. (5.1)
6. Essen bessert. (5.1)
7. Bevorzugung der linken Seite. (1.3)

AS-IF-EMPFINDUNGEN

1. Langsame Verdauung; Auftreibung des Magens mit Gefühl, erbrechen zu müssen. (5.1)
2. Präkordiale Hemmung, die ihren Sitz zwischen den zwei Brustwarzen hat und weder durch Ruhe noch durch Bewegung beeinflußt wird. (1.3)

Typus

1. „Phosphorisch oder carbo-phosphorisch; hypersensibel, nervös, unruhig, agitiert". (5.1)

2. Tuberkulinische Zustände bei mageren, immer müden, chronisch obstipierten Personen. (3)
3. Scheuermannsche Krankheit. (5.2) (Der *Morbus Scheuermann* erzeugt eine typische gebeugte Haltung durch fixierte BWS-Hyperkyphose. vr)

Synonyma – *Vaccin attenué bilié* (derzeit gebräuchliche hom. Abkürzung.: *V-a-b.*). Diese Bezeichnung wurde gewählt, weil das *Institut Pasteur* die Bezeichnung „BCG" als Markenzeichen hat eintragen lassen, weshalb Dritte diese Abkürzung nicht mehr gebrauchen dürfen (3). Wenn aber eine homöopathische Arzneimittelfabrik BCG-Impfstoff vom *Institut Pasteur* potenziert, kann sie die gewonnenen Potenzen als *„BCG* (*Institut Pasteur*, Chargennummer ...) C30" usw. bezeichnen, ja, sie muß es aus Präzisionsgründen sogar! Daher halte ich (vr) mich nicht an den oben beschriebenen Kompromiß und nenne die Arznei *Tub-bcg.*

Biologie, Chemie und Physiologie – Ein durch besondere Vorbereitung avirulent gemachter Stamm von *Mycobacterium bovis*, welcher um 1911 von *Calmette* und *Guérin* entwickelt wurde und bis heute zur Impfung gegen Tuberkulose benutzt wird. Die genaue Herstellungsweise des Impfstoffs ist in (6) nachzulesen. Aufgrund der BCG-Impfung, welche heute meist am Neugeborenen in der 1. Lebenswoche (!) vorgenommen wird, kam es immer wieder zu schweren Zwischenfällen. Sie kann zu einer der echten Tbc ähnlichen Symptomatik (BCG-itis) mit teils suppurierenden Lymphdrüsenentzündungen, Inappetenz, subfebrilen Temperaturen etc. und bei vorbestehend mit Tbc infizierten älteren Kindern zu einer Exazerbation der Tbc führen; bei immundefizienten Säuglingen (nur bei diesen?? vr) kam es sogar zu Krankheitsbildern wie bei Miliar-Tbc oder tuberkulöser Meningitis und zu Todesfällen. Die bei Allgemeinkomplikationen der BCG-Impfung auftretende Trias von Allgemeinsymptomen entspricht der bei Tbc: Asthenie, Temperaturerhöhung, Anorexie (7). Lt. *Buchwald* (2) ist keinerlei protektiver Effekt der BCG-Impfung nachweisbar. In den letzten Jahren wurde die BCG-Impfung, offiziell der derzeitigen Seltenheit der Tuberkulose wegen, in Deutschland aus der Liste der öffentlich empfohlenen Impfungen gestrichen.

Die ichnahen Symptome von *Tub-bcg.* (*V-a-b.*) entstammen einer Prüfung von *Julian*, deren Protokolle leider nur teilweise (zwei von 7 Prüfern) veröffentlicht wurden. Die entscheidenden körperlichen Symptome derselben betrafen die Haut (große Trockenheit, ichthyosiformer Aspekt, Kopfhaut empfindlich gegen Haarebürsten), die Schleimhäute der Luftwege (Trockenheit, Rißbildung, katarrhalische Symptome) sowie das Allgemeinbefinden (Prüfungsabbruch wegen allgemeiner Müdigkeit bzw. Schwindels) (1). Die körperlichen Wirkungsschwerpunkte dieser Nosode sind von den Nebeneffekten der BCG-Impfung her bekannt. Es handelt sich im wesentlichen um die von der Tuberkulose her bekannten Störungen, mit Schwerpunkt auf einer *anhaltenden Asthenie* mit seltenen, isoliert (d.h. ohne andere Erscheinungen) auftretenden kurzen Fieberepisoden (4).

Über die aus der „Toxikologie" (BCG-Impffolgen) und der Arzneimittelprüfung bekannten Indikate hinaus empfiehlt *Julian Tub-bcg.* bei Knochenerkrankungen der Kinder und Jugendlichen, namentlich M. Scheuermann, M. Calvé, vertebraler Epiphysitis (6).

Mittelbeziehungen – Vgl. *Tub-a., Tub-m., Nat-m., Sil., Calc-p., Bar-c.* (1).

Komplementiert bei akuten oder subakuten Zuständen *Eup- per., Influenzinum* oder „Serum de Yersin" (= *Pestilum*, vr). (3)

Kann *Tuberculinum Marmoreck* völlig ersetzen. Bei akuten Zuständen kann es im Wechsel mit *Tuberculinum aviare* verabreicht werden (3).

Quellen – 1) Julian/AHZ/1963/4 p (C5, C7; 1.1: Prüfer P., 1.2: Prüfer S., 1.3: Angaben, die den nicht im Originalwortlaut veröffentlichten Prüfungsprotokollen entstammen); 2) Buchwald, G.: Impfen - das Geschäft mit der Angst, Lahnstein: emu-Verlag, 1994; 3) Julian/Archives Homéopathiques de Normandie/Bd. 31 (1963)/S. 244 - 259 p (gleiche Prüfung wie in (1), Ergänzungen zu den dort notierten Symptomen, 3.1: Prüfer P., 3.2: Prüfer S.); 4) JL4 k; 5) Julian/RBH/1971/3 (5.1: p (zusätzliche Angaben zur in (1) beschriebenen Prüfung), 5.2: k); 6) JL2 k; 7) JL3 t (Impfkomplikationen); 8) CMM k.

Tuberculinum Denys

GEIST UND GEMÜT

Arbeit (Fleiß, Faulheit, Unfähigkeit zur Arbeit usw.)

1. Der Kopfschmerzen wegen völlig unfähig zu arbeiten (19j. Mdch., Cephalgien aufgrund eines Neuroms). (1.3)

Ekelgefühl

1. Plötzliche und scheinbar grundlose Anfälle von Appetitverlust, teils auch Übelkeit und Erbrechen; nicht selten nach körperlicher Überanstrengung. (1.3)

Erregbarkeit

1. Sehr nervös und erregbar (émotive) (19j. Mdch., Cephalgien aufgrund eines Neuroms). (1.3)

Fröhlichkeit, Lachen

1. Trotz der Kopfschmerzen und eines deutlichen Gewichtsverlustes ging ihre gute Laune (bonne mine) nicht verloren (19j. Mdch., Cephalgien aufgrund eines Neuroms). (1.3)

Furcht

1. Große und aufallende Angst vor Hunden, bei einer blühend aussehenden, leicht schwitzenden 26j. Frau (larvierte Depression). (2.2)

Gier, Suchtverhalten

1. Starke Zigarettenraucherin (25j. Frau, rez. Infekte). (3.2)

Launenhaftigkeit

1. Sehr wechselnde Stimmungslage (25j. Frau, rez. Infekte). (3.2)

Sprechen

1. Plötzliches Brechen der Stimme. Wird mitten im Reden plötzlich aphon oder kann die Stimme nicht mehr erheben. (1.3)

Traurigkeit, trübe Stimmung

1. Plötzlich (brüsk) auftretende Schwächezustände, sehr oft mit psychisch depressiv

gefärbtem Einschlag. Dabei ist ihr Aussehen blühend gesund, die Lippen oft so rot wie bei *Sulfur*. (2.3)

2. Er litt enorm und war sehr niedergeschlagen (bei hohem Fieber, Kopfschmerz, Nackensteifigkeit; ein junger Mann, am Tag nach einer Hochpotenz *Tub-d.*). (1.4)

Unbehaglichkeit

1. Die typische Rede der *Denys*-Kranken ist, ihnen sei doch so elend, und die anderen wollen es nicht glauben, weil sie so gut aussehen. (2.3)

TRÄUME

1. Zuweilen Angstträume von Hunden (26j. Frau, larvierte Depression). (2.2)

KONVULSIONEN

1. Heftiger Kopfschmerz mit Nackensteifigkeit und Opisthotonus (contractures), 40 Grad Fieber (ein junger Mann, am Tag nach einer Hochpotenz *Tub-d.*). (1.4)

MODALITÄTEN, CAUSAE

1. Hustet morgens, abends und bei der geringsten Gemütserregung (19j. Mdch.). (1.3)
2. *Tub-d.* charakterisiert sich durch plötzliche Exazerbationen, z.B. allergische Reaktionen, Rheumaschübe, Fieberanfälle nach kleinen Anstrengungen (nach Spaziergang (1.3)), plötzliche Heiserkeit usw. (2.1); diese paroxystisch auftretenden Krankheitserscheinungen, die schon durch kleine Anstrengungen hervorgerufen werden und durch Ruhe schnell verschwinden, waren den französischen Militärärzten als „courbature fébrile" bekannt (3.1).
3. Immer wieder hochfieberhafte Kurzerkrankungen, die rasch auf das indizierte homöopathische Mittel abklangen; doch blieb die Krankheitsbereitschaft bestehen, „sie hatte alle Nase lang etwas" (25j. Frau). (3.2)
4. Der für andere Tuberkuline bekannte „inverse Temperaturverlauf" tritt bei *Tub-d.* niemals auf. (1.3)
5. Tägliche Kopfschmerzanfälle aufgrund eines nach Kontusion des oberen linken Orbitarandes entstandenen Neuroms, beim Aufwachen auftretend, gegen Mittag oder nach dem Mittagessen besser, schlimmer ab 17 Uhr und bis zum Moment des Hinlegens anhaltend (19j. Mdch.). (1.3)

AS-IF-EMPFINDUNGEN

1. Empfindet heftige Pulsationen / Schläge (battements) in der linken Suborbitalregion und ein Lastgefühl, wie von einem Gewicht auf dem Kopf (19j. Mdch.). (1.3)

Typus

1. Blühendes Aussehen, oft fett und rosig, oder kongestioniert. Lippenröte wie bei *Sulfur*. Zunge nicht lackartig wie bei *Marmoreck*, sondern normal. (2.1)
2. Die typische Rede der *Denys*-Kranken ist, ihnen sei doch so elend, und die anderen wollen es nicht glauben, weil sie so gut aussehen. (2.3)

Synonyma – Denys Bouillon filtré.

Biologie, Chemie und Physiologie – Es handelt sich um eine nach ihrem Erfinder, dem frz. Arzt *Denys*, benannte filtrierte Rinderbouillon-Kultur von Tuberkelbazillen, welche keine Bakterien, wohl aber deren Exotoxine enthält; zur Konservierung wird ihr etwas Thymol und Phenol zugesetzt. *Denys* gab sein Präparat in Form einer subkutanen Injektionsreihe mit zunächst infinitesimalen, später materielleren Dosen, ähnlich der heutigen Vorgehensweise bei der Desensibilisierung gegen Allergene (1.1).

Tub-d. ist ein akutes Tuberkulin (2.3) (siehe „*Modalitäten*").

Wie der Fall in (2.2) zeigt, teilt *Tub-d.* mit den anderen Tuberkulinen das symbolische Symptom „Furcht vor Hunden". Über seine weiteren Gemütssymptome müssen noch durchzuführende Prüfungen und gut dokumentierte Kasuistiken Aufschluß geben. Auch körperliche Leitsymptome sind dünn gesät, doch fiel in einem Fall eine rasch verlaufende Karies der Molaren mit Zahnverlust auf (3.2), die sich vielleicht nicht nur aus der damaligen Ernährungslage (1947 - 49 in Deutschland) erklären läßt.

Mittelbeziehungen – Als Konstitutionsmittel (bei Wechselmittelgabe nach französischer Art) eignen sich bei *Tuberculinum Denys* besonders *Nat-c., Nat-m.* und bei Allergikern *Nat-s.*; als Drainagemittel nach *Nebel* und *Vannier*, die in tiefen Potenzen gegeben werden, besonders *Pulsatilla, Crataegus* oder *Nux vomica*. (2.3)

Vergleichsmittel sind *Sulf.* und *Puls.* (1.3, 2.2).

Quellen – 1) VN1 (1.1: Herstellungsweise, 1.2: t (von Denys beobachtete Nebenwirkungen seines Serums an Tuberkulösen), 1.3: k, 1.4: p (Erstreaktionen nach potenziertem *Tub-d.*); 2) ZKH (2.1: H.V.Müller/ZKH/1986/6 k (Differenzierung der Leitsymptome der Tuberkuline), 2.2: Zinke/ZKH/1979/2 k (D200, als Abschluß einer Behandlung mit Pulsatilla, die nach anfänglichem Erfolg stagnierte), 2.3: Bloß/ZKH/1973/5 k); 3) DHM (3.1: Kritzler-Kosch/DHM/1951/9-10 k (Tuberkulinismus nach Vannier), 3.2: Kritzler-Kosch/DHM/1951/11-12 k).

Tuberculinum Koch

GEIST UND GEMÜT

Angst

1. Bangigkeit (7.2).
2. Unterschwellige Ängstlichkeit, ist teils übernervös, teils auch sehr gleichgültig anderen Tieren oder ihrem Besitzer gegenüber (4j. Retrieverhündin, Ekzem). (25)
3. Angst, düstere, melancholische Stimmung. (6)
4. Ängstlich-melancholisch (7j. Junge, Lymphatismus, Oxyuriasis). (15)
5. Erwachen mit einem Gefühl der Angst, mit Vorahnungen eines nahen Unglücks. (5)
6. Periodisch auftretende Angst und Furcht / Schrecken (terror). (6) *
7. Pavor nocturnus. (5)
8. Bettnässen, Angst und Schreien nachts (11j. Junge, Lymphknoten-Tbc). (15)
9. Geneigt zum Wimmern und Sich-Beklagen; niedergeschlagenes Gemüt, Angst. (6)
10. Herzangst und Geschwätzigkeit während eines Fieberanfalls. (5)
11. Zur Zeit des Fieberanstiegs wurde sie gesprächig, ängstlich, unruhig, verlangte zu essen und lehnte das Gewünschte nach wenigen Bissen ab (3j. Mdch., chronischer Streptokokkenrheumatismus). (11.3)
12. Große Angst; Angst um die Ihrigen; sehr verschlimmert, wenn ihre Kinder Unfälle haben oder krank sind (Frau, M. Crohn). (16)

13. Große Angst um die Zukunft, in anderer Hinsicht ausgeprägte Gleichgültigkeit. (6) *
14. „Ich habe Angst zu sterben, weil ich nur einmal lebe. Ich habe Angst, daß das Leben an mir vorbeigeht, ohne daß ich es wahrnehme. Es geht mir nichts unter die Haut. Jeder Tag, der vorbeigeht, kommt nicht wieder. Es wird der Tag kommen, an dem ich weggehe, und dann weiß ich nicht, ob ich überhaupt etwas erlebt habe..." (42j. Mann, Alkoholabusus, Depression). (12.9)
15. Empfindung ausgeprägter Angst in der Herzgegend, besonders schlimm beim Aufwachen. (6) *
16. Präkordialangst, Brustbeengung. (7.1)

Arbeit (Fleiß, Faulheit, Unfähigkeit zur Arbeit usw.)

1. Müde und faul. (7.2)
2. „Wenn ich 4 - 5 St. gearbeitet habe, bin ich erschöpft und muß aufhören; bin unkonzentriert, lustlos, müde; muß ich dennoch weiterarbeiten, bin ich abends total kaputt. Früher habe ich 10 - 14 Stunden pausenlos gearbeitet, ohne müde zu werden" (Wechselwirkung nach*Tub-k.*; 42j. Mann, Alkoholabusus, Depression). (12.9)
3. Furchtbar müde bei wenig Arbeit. (7.2)
4. Liebt Exzesse in allem, außer bei der Arbeit, denn diese erschöpft (*Pulford*). (24)
5. Weniger müde, kann leichter arbeiten, seit einer Dosis *Tub-k.* C7 (ein Infanterieoffizier, nervöse Schwäche). (23.2)
6. Fühlt sich stärker, arbeitet viel, nach anfänglicher Eliminationskrise in Form eines fieberhaften Schnupfens, nach einer Dosis *Tub-k.* C7. Sagt nach weiteren Gaben der Nosode (im Wechsel mit anderen potenzierten Arzneien), daß sie sich jeweils nach *Tub-k.* immer besonders gut fühle (37j. Frau, Depression). (23.2)
7. Schwierigkeiten, seine Arbeit hinter dem Schalter (als Postbeamter) auszuführen, wegen anhaltender heftiger Kopfschmerzen, Schwindel, Ohrenklingen (26j. Mann, Folgen von Meningitis tuberculosa). (21)
8. Nervöse Erregung / Reizung (irritation); Abneigung gegen Arbeit. (6)
9. Verlangen nach Abwechslung mit Ablehnung jeder Anstrengung. (12.5)
10. Wechselt dauernd die Arbeitsstelle, mag nichts gründlich machen (31j. Frau, polymorphe Dermatose). (22)
11. Kinder wollen nicht spielen (*Winterburn*). (16)
12. Kinder mit Abneigung gegen die geringste körperliche und geistige Anstrengung. (21)
13. Abneigung gegen jegliche Arbeit, vor allem gegen geistige. (6)
14. Übergenau, gewissenhaft, in Kleinigkeiten. (18)
15. Übersteigertes Verantwortungsgefühl; nervös, überdreht (surexcitée), hastig; schlimmer morgens, weil sie fürchtet, ihre Arbeit nicht schaffen zu können (Frau, M. Crohn). (16)
16. Sehr ehrgeizig; wollte immer an der Spitze stehen; reagierte auf Verachtung Anderer (er war Waisenkind und wurde von den Verwandten als Schmarotzer betrachtet) mit Ehrgeiz und Fleiß, wollte sich beweisen und schaffte es auch, indem er von allen Lehrlingen seines Berufs in seiner Stadt den besten Abschluß machte. Hat selbst während seiner Tuberkulose noch Französisch studiert und ein Examen darin abgelegt (42j. Mann, Alkoholabusus, Depression). (12.9)
17. Zwanghaftes Verhalten, immer neue Projekte aufzubauen, um sie dann wieder zu zerstören (42j. Mann, Alkoholabusus, Depression). (12.9)

Benommenheit, wie nicht ausgeschlafen, wie berauscht, betäubt etc.

1. Benommenheit. (7.1)
2. Benommenheit mit Schmerz in allen Gliedern. (7.1)
3. Leichte Benommenheit mit Frost, Kopf-, Glieder- und Rückenschmerzen. (7.1)
4. Bei Eintritt des Frostes Kopfschmerzen mit leichter Benommenheit. (7.1)
5. Kopfschmerz mit Schwindel und Benommenheit. (7.1)
6. Kopfschmerzen mit Benommenheit und starkem Unwohlsein. (7.1)
7. Abgeschlagenheit, starkes Unbehagen, Benommenheit und Mattigkeit. (7.1)
8. Stärkere Benommenheit gegen Abend. (7.1)
9. Sensorium stark benommen. (7.1)
10. Benommenheit mit Mattigkeit. (7.1)
11. Schlaflosigkeit und Benommenheit. (7.1)
12. Eingenommener Kopf (viele Quellen). (7.1)
13. Leichter Dusel im Kopf. (7.1)
14. Müde, matt, duselig, so daß sie kaum laufen mag. (7.2)
15. Gefühl von Betrunkensein mit Zittern. (7.1)
16. Zustände von Unwohlsein mit einer Art Trunkenheitsgefühl und Zittern. (5)

Bewegungen: Zwangsbewegungen, Automatismen, Gesten, Lagen

1. Wirft sich auf den Boden (*Winterburn*). (18)
2. Tiefsitzende Kopfschmerzen, manchmal so heftig, daß sich der Kranke die Haare ausreißen oder auf den Kopf trommeln möchte. (5)
3. Kopfrollen (bei Kindern, im Bett). (21)
4. Schließt im Schlaf die Augen nicht ganz (akuter Fieberzustand, 2 Mon. alter weibl. Sgl.). (10.1)
5. Stechende Schmerzen und Brennen der Augen, was zu häufigem Blinzeln zwingt. (5)
6. Schneidet im Schlaf Grimassen, verzieht den Mund wie zum Lachen (akuter Fieberzustand, 2 Mon. alter weibl. Sgl.). (10.1)
7. Er hat die „üble und sonderbare" Gewohnheit, nachts meistens auf dem Bauch zu schlafen; vermutet, sich dabei den Hoden gequetscht und so die derzeitige Orchitis bekommen zu haben. (7.3)
8. Allgemeine übermäßige Ermüdung nach einem kurzen Spaziergang, so daß er sich auf seinen Gefährten stützen muß. (6)
9. Er blieb mit gesenktem Kopf da stehen, wo man ihn hinstellte, denn jede Bewegung schien ihm Schmerzen zu bereiten (überimpfter 6j. Dobermannrüde, akutes Immunschwächesyndrom mit Stomatitis, Ekzem und eitriger Diarrhoe). (25)
10. Sie will aufrecht getragen werden, liegendes Tragen beantwortet sie mit Schreien (akuter Fieberzustand, 2 Mon. alter weibl. Sgl.). (10.1)

Bewußtlosigkeit, Koma, Stupor

1. Der Kranke fällt ohnmächtig zusammen. (7.1)
2. Ohnmachtsanfälle. (7.1)
3. Kollaps nach starkem Schüttelfrost. (7.1)
4. Kollaps mit äußerst kleinem, beschleunigtem Puls. (7.1)
5. Beängstigender Kollaps. (7.1)
6. Sopor mit starker Dyspnoe und Cyanose. (7.1)
7. Sopor, 30 Stunden dauernd. (7.1)
8. Somnolenz, die sich bis zur Bewußtlosigkeit steigert. (7.1)

9. Bewußtlosigkeit. (7.1)
10. Patient wird immer verwirrter, liegt stuporös da. (7.1)
11. Luftmangel nimmt zu, Koma, Lungenödem und starke Zyanose treten auf. (7.1)
12. Koma und Fieberdelirien. (7.1)
13. Dreitägiges Koma mit Temp. von 41,4 Grad. (7.1)

Bosheit, Destruktivität

1. Fühlte sich ausdrücklich häßlich / garstig / schlimm (ugly); persönliche Abneigungen wurden fast zur Manie. (6) *
2. Sehr reizbar, möchte kämpfen; zögert nicht, irgendetwas, egal was, nach irgend jemandem zu werfen (throwing anything at anyone), selbst ohne Grund. (6) *
3. Angriffs- und beißlustige Hunde, die kaum die Untersuchung dulden, meist einen üblen Geruch ausströmen, mit stumpfem Fell, Konjunktivitis, kleinen Hautgeschwüren (*Sulf.*, *Psor.*); *Tub-k.* ist besonders angezeigt, wenn sie viel Kontakt zu Hühnern oder anderem Geflügel (und damit zu *Mycobacterium avium*) haben. (25)
4. Er ist seit einigen Tagen sehr ungezogen und zänkisch, liegt klagsam im Bett, sehr weinerliche Stimmung. (7.1)
5. Fühlt sich genötigt, eine grobe und obszöne Sprache zu gebrauchen, flucht, sagt häßliche Wörter. (22)
6. Das Verhalten des *Tuberkulin*-Patienten ist oft schwer nachzuempfinden. Sanftes und brüderliches Verhalten kann rasch in Heftigkeit und Aggressivität umschlagen. Er ist mal vornehm und edelmütig, mal rachsüchtig und gehässig. Einmal finden wir bei ihm Verständnis für die feinsten Schwingungen des Menschen, dann wieder ist er zynisch und zerstört alles. (11.2)
7. Kritisch, tadelsüchtig, selbstsüchtig (*Priestman*). (24) *

Delirium, Wahnsinn, Raserei

1. Wahnsinn akuter oder chronischer Art, bei tuberkulöser Familienanamnese (family history of tubercular affections). (6)
2. Wahnsinn: periodisch; anfallsweise; abwechselnd mit Traurigkeit (*O. Boericke*). (18)
3. *Wagner-Jaureggs* Fiebertherapie bei Geisteskranken wurde mit *Tuberculinum Koch* durchgeführt (ursprünglich – später mittels einer Infektion mit Malariaerregern, vr). Nach Abklingen des induzierten Fiebers blieb eine deutliche Klärung des verwirrten Geisteszustandes zurück. „Wahnsinn ist sehr häufig eine Manifestation der Schwindsucht, und es ist etwas mehr als nur eine fiebererregende Kraft in *Tub.*". (1)
4. Manisch-depressives Irresein. (5)
5. Einige Male zeigten sich maniakalische Zustände: 2 Stunden nach der Injektion zwei Anfälle von jedesmal 10 Minuten Dauer, in denen er aus dem Bett springen wollte, phantasierte, niemanden erkannte. (7.1)
6. Delirium und schwerwiegende meningeale Symptome, nach einer Injektion von *Tuberkulin*. (6)
7. Delirien. (7.1)
8. Schüttelfröste mit Übelkeit und Delirien. (7.1)
9. Koma und Fieberdelirien. (7.1)
10. Delirien auf dem Höhestadium des Fiebers. (7.1)
11. Auftreten einer Fieberpsychose. (7.1)
12. Melancholisch hypochondrische Delirien. (7.1)
13. Delirium tremens: bei erblicher Alkoholsucht (*O. Boericke*). (18)

Eigensinn

1. Widerspenstig (*Winterburn*). (18)
2. Schwierigkeiten mit der Disziplin auf allen Ebenen. (11.2)
3. Sogenannter Neinsager. (11.2)
4. Er kann schon mal abwehrend und widerspenstig sein und plötzlich „nein" sagen. Hat eine feste Meinung, einen „harten Schädel", möchte seinen Willen durchsetzen, ist schon ein Widerspruchsgeist, lenkt aber auf Zureden ein (4 1/2j. Junge, Infektneigung). (10.4)
5. Sein Wesen schwankte hin und her zwischen einem merkwürdigen spaßvogelhaften und wirklich originellen Benehmen und einem ausdauernd nörgligen und quengeligen Wesen, in dem er unendlich lange bocken konnte (4j. Junge, Enuresis, Bronchitis). (12.3)
6. Nervosität und „Unanständigkeit" überdecken Gehemmtheit und Schwäche, „denn im Letzten sind sie entfremdete und nicht sehr begehrte Menschen". (13) **
7. Bleibt manchmal weg (Affektkrampf), wenn ihm etwas nicht paßt (3j. Mdch., Erythema nodosum). (12.4)

Ekelgefühl

1. Abneigung gegen alle Speisen, speziell gegen Fleisch und Süßes. Appetitlose, abmagernde Patienten. (11.1)
2. Abneigung gegen alle Speisen. So starke Abneigung gegen Fleisch, daß es unmöglich wird, es zu essen. (2)
3. Nicht wenige Vegetarier brauchen *Tuberculinum* (*Koch*). (11.2)
4. Überempfindlich für Speisen- und Küchengerüche. (12.5)
5. Ekel beim Geruch und Anblick von Nahrungsmitteln. (5)
6. Hat immer Kaffee getrunken, aber jetzt kann er nicht einmal dessen Geruch mehr ertragen; dieser verschlimmert den Kopfschmerz. (6)

Empfindlichkeit

1. Hochempfindlich gegen Schmerzen, was durch Alkohol vermehrt werden kann. (11.2)
2. Künstlerische Menschen, begeisterungsfähig, stimmungslabil, leicht verletzlich. (11.2)
3. Fühlt sich bei jeder Disharmonie mit dem Partner verletzt und unverstanden. Der Partner kann dem raschen Wechsel der Gefühle kaum folgen. Daraus kann letztlich eine depressive Verstimmung entstehen. (11.2)

Erregbarkeit

1. Neurasthenie. (5)
2. Große Ruhelosigkeit und Erregbarkeit (Tbc). (8.1)
3. Ist schlaflos und sehr erregt. (7.1)
4. Übermäßig nervös während der Menses. (6) *

Fröhlichkeit, Lachen

1. Fröhlichkeit abwechselnd mit Traurigkeit (*O. Boericke*). (18)
2. Sein Wesen schwankte hin und her zwischen einem merkwürdigen spaßvogelhaften und wirklich originellen Benehmen und einem ausdauernd nörgligen und quengeligen Wesen, in dem er unendlich lange bocken konnte (4j. Junge, Enuresis, Bronchitis). (12.3)

3. Schwindsüchtige sind für gewöhnlich voller Hoffnung, außer bei Gehirn-Tbc. (8.1)
4. „Ähnlich wie bei der äußeren Erscheinung steht das tatsächliche Sich-Fühlen mit einer zur Schau getragenen Heiterkeit und Fröhlichkeit in einem gewissen Widerspruch. Vielfach wird sich die Kräftigkeit und Stärke mehr eingebildet und durch ein euphorisches Gehaben übertrieben zur Schau getragen. Sie trauen sich alles zu und wollen alles können und begleiten dies mit einer unnatürlichen Euphorie. Doch scheint die Lustigkeit und Lebhaftigkeit von kurzer Dauer und großer Wechselhaftigkeit zu sein (sanguinisches Temperament)." (13) **
5. „Ich bekam Gefühle, Gefühle für alles und jedes... ich freue mich über jede Kleinigkeit" (Heilwirkung; 42j. Mann, Alkoholabusus, Depression). (12.9)

Furcht

1. Erwacht weinend vor Furcht. (6) *
2. Alpdrücken, erwacht mit Angstgefühl, einer Vorempfindung nahenden Unglücks. (22)
3. Sobald sie im Bett ist, hat sie das Gefühl, daß ihr etwas passieren werde, und kann nicht einschlafen, obwohl sie keine den Schlaf verhindernden Gelenkschmerzen mehr hat (51j. Frau, Polyarthritis). (20.2)
4. Der Patient war sehr ängstlich und fürchtete sich – geschwächt, fiebrig und deprimiert, wie er war – nicht nur sehr vor der Reise in die Klinik, sondern auch vor der Narkose (Osteomyelitis, operationsbedürftiger Knochenabszeß). (8.3)
5. Besorgnis um Kleinigkeiten (*Priestman*). (24) *
6. Feige; ließ sich vom jüngeren Bruder schlagen (4j. Junge, Enuresis, Bronchitis). (12.3)
7. Furcht vor Fremden (*Winterburn*). (18)
8. Furchtsam, besonders vor schwarzen Hunden. (5)
9. Hundephobie (63j. Frau, Strahlenulzera). (10.2)
10. Schon immer Angst vor Tieren, vor allem vor Hunden, geht allen Tieren weit aus dem Wege (30j. Mann, Gewichtsabnahme unkl. Genese). (12.2)
11. Furcht vor Hunden und etwas vor Katzen, obwohl er letztere auch gern hat (4 1/2j. Junge, Infektneigung). (10.4)
12. Furcht vor der Dunkelheit (*Winterburn*). (18)
13. Angst, in Wahnsinn zu verfallen. (11.1)
14. Furcht, zum Zahnarzt zu gehen (*Winterburn*); vor der ärztlichen Untersuchung (*Winterburn*). (18)
15. Neigung zu Ängstlichkeit, etwa bezüglich der eigenen Krankheit; andererseits fühlt man sich als „starker Mann". (11.2)
16. Übersteigertes Verantwortungsgefühl; nervös, überdreht (surexcitée), hastig; schlimmer morgens, weil sie fürchtet, ihre Arbeit nicht schaffen zu können (Frau, M. Crohn). (16)
17. Bei linksseitiger Coxitis traten nach jeder Injektion die Erscheinungen einer schweren akuten Verschlimmerung der Gelenkentzündung auf. Die Abduktionsstellung wurde hochgradiger und die Schmerzhaftigkeit so gesteigert, daß schon die leiseste Berührung gefürchtet wurde. (7.1)
18. Große Furcht vor Berührung, selbst durch die eigene Mutter. (11.2)
19. Gefühl im Bauch, als sei dieser sehr ausgedehnt; die Kleidung engt sehr ein, besonders um die Taille; sie muß aus Furcht, zu ersticken, sofort ihr Korsett aufmachen. (6) *

Gedächtnis

1. Leichte Verwirrtheit, kann das richtige Wort nicht finden, verwechselt Personen und findet sich in der Umgebung nicht zurecht. (7.1)
2. Gedächtnisschwäche. (7.1)
3. Vergeßlichkeit. (7.2)
4. Gutes Gedächtnis und gute optische Wahrnehmungsfähigkeit (4 1/2j. Junge, Infektneigung). (10.4)

Gedanken, Denkvermögen

1. Unfähigkeit zu denken. (7.1)
2. Schwach und blöd. (7.2)
3. Schlaflosigkeit durch Ideenzudrang, durch übermäßig viele Bilder im Kopf (Frau, M. Crohn; im Fieber, bei Erythema nodosum). (16)
4. Geistig frühreife, reizbare Kinder. (21)
5. Reagiert und kombiniert schnell, stellt kluge Fragen (4 1/2j. Junge, Infektneigung). (10.4)
6. Geistig reges, bewegliches (mental, motive) Temperament, aktiv, drahtig (28j. Mann, Pollutionen). (6) *
7. „Nach einer schwärmerischen und schöpferischen Phase mit allerlei verführerischen Ideen und Vorhaben (kommt es zu) Zerstreutheit und Intellektstörungen, die sich besonders im Sprechen und Lernen auswirken." (13) **

Gesellschaft

1. Er zeigt mal eine gewisse Zurückhaltung, mal eine gewisse Distanzlosigkeit gegenüber Anderen (4 1/2j. Junge, Infektneigung). (10.4)
2. „Das große Liebesbedürfnis und die Anhänglichkeit erscheinen mehr als Ergreifen eines Strohhalmes, Menschen, Glück und Leben in die Arme zu nehmen, denn eigentlich herrscht die Angst, Müdigkeit und Mattigkeit vor." (13) **
3. Sie kommt nachts immer ans Bett ihres Herrn, legt sich davor und fängt an, sich beständig zu kratzen und zu jucken (4j. Retrieverhündin, Ekzem). (25)
4. Mag nicht von den Leuten gestört werden; Zittern der Hände. (6)
5. Etwas ichbezogen, spielt gerne alleine, „in seinem Reich darf nichts verändert werden" (4 1/2j. Junge, Infektneigung). (10.4)
6. Völlig introvertiert seit dem 19. Lebensjahr (in dem er an Tbc erkrankte), meidet jeglichen Besuch, aus Angst, man könne merken, daß er eine Null sei (42j. Mann, Alkoholabusus, Depression). (12.9)
7. Einzelgänger, die gegenüber ihrer Umgebung eine schwer zu überwindende Barriere aufgebaut haben. (12.9)
8. Autismus, seelische Introversion. (11.4)
9. Verlangt nach Gesellschaft, aber in Gesellschaft geht es ihr schlechter (15j. Mdch., Tochter einer M.Crohn-Kranken, deren Arznei ebenfalls *Tub-k.* ist). (16)
10. Nervosität und „Unanständigkeit" überdecken Gehemmtheit und Schwäche, „denn im Letzten sind sie entfremdete und nicht sehr begehrte Menschen". (13) **

Gesichtsausdruck

1. Kopf hochgerötet mit leuchtend feurigen Augen. (7.1)

Gier, Suchtverhalten

1. Hat einen so trefflichen Appetit wie noch nie in seinem Leben, nimmt an Gewicht zu (Heilwirkung; 30j. Mann, Gewichtsabnahme unkl. Genese). (12.2)
2. Ißt besser, seit der Arznei nimmt sie 4 bis 5, vorher nur 2 bis 3 Mahlzeiten täglich zu sich (Heilwirkung; 8 Mon. alter weibl. Sgl., unklare Lungenerkrankung bei TB-Familiengeschichte). (10.5)
3. Ohne viel Appetit, meist jedoch heißhungrig, wobei weder Kraftnahrung noch Vitaminstöße den desolaten Magerkeitszustand bessern. (12.6)
4. Mager bei gutem Appetit, sogar Nachthunger; immer müde. (12.5)
5. Gier nach Speise, nach etwas zu essen, aber (dies wird) durch Essen nicht gebessert. (6) *
6. Zur Zeit des Fieberanstiegs wurde sie gesprächig, ängstlich, unruhig, verlangte zu essen und lehnte das Gewünschte nach wenigen Bissen ab (3j. Mdch., chronischer Streptokokkenrheumatismus). (11.3)
7. Verlangen nach fettem Schinken und Schweinefleisch. (22)
8. Verlangen nach Delikatessen und geräuchertem Fleisch (*Pulford*). (24)
9. Verlangen nach Fett und kalter Milch. (11.2)
10. Gier nach Butter, pur oder dick auf Brot (63j. Frau, Strahlenulzera, stark übergewichtig). (10.2)
11. Anorexia nervosa. (11.2)
12. Zunächst, einen Sommer lang, gesteigerter Appetit; dann ohne ersichtliche psychologische, infektiöse oder parasitäre Ursache Anorexie und Verlust von 11 kg, davon 8 kg in einem Monat; Bild wie bei Anorexia nervosa. Der Appetit ist gleich Null, sie muß sich zum Essen zwingen; kommt der Appetit etwas wieder, magert sie trotzdem weiter ab; Verlangen besteht auf Senf und saure Gurken, gegen Salz erst Abneigung, dann Verlangen danach (15j. Mdch., Tochter einer M.Crohn-Kranken, deren Arznei ebenfalls *Tub-k.* ist; *Nat-m.* besserte, *Tub-k.* heilte). (16)
13. Salzt sehr gern nach (31j. Frau, polymorphe Dermatose). (22)
14. Verlangen auf Eis und gezuckerte Getränke (15j. Mdch., Tochter einer M.Crohn-Kranken, deren Arznei ebenfalls *Tub-k.* ist; Erstreaktion nach *Tub-k.* C15). (16)
15. Durst auf Mineralwasser oder Bier, schlimmer nach den nächtlichen Durchfällen (Frau, M. Crohn). (16)
16. Großer Durst auf heißes Wasser, welches (den Durst) nicht lindert. (6) *
17. Alkoholismus, Dipsomanie (*O. Boericke*); erblicher Alkoholismus (*T.F.Allen*). (18)
18. Es können Süchte nach Alkohol, Nikotin und anderem entstehen. Diese Reizmittel werden aber wegen der körperlichen Schwäche nicht vertragen. (11.1)
19. Wenn ein Patient sich mit einem Ruck dazu entschließen kann, das Rauchen einzustellen und dann nie wieder raucht, oder Entsprechendes mit Alkohol oder Drogen durchsteht, braucht er wohl kaum *Tuberculinum.* Diese Fähigkeit, einen Entschluß trotz aller Schwierigkeiten durchzuhalten, entspricht nicht dem AMB von *Tuberculinum.* (11.2)
20. Trank seit 10 Jahren, wie er selbst zugab, täglich 1/2 Flasche Whisky oder Cognac, dazu zwei Flaschen Wein; sonderbarerweise hatte er das Bedürfnis zu trinken, wenn es ihm gut ging, und nicht, wenn er sich schlecht fühlte (42j. Mann, Alkoholabusus, Depression). (12.9)
21. Geizig aus Furcht vor Armut; er gab sich alle Mühe, daß er die homöopathische Anamnese auf Krankenschein abgerechnet bekam, obwohl er Millionär war (42j. Mann, Alkoholabusus, Depression). (12.9)

22. Egoistisch wie nie zuvor, alles mußte sich um ihn drehen, er nahm auf niemanden Rücksicht, besonders seine Frau mußte Furchtbares aushalten (Erstverschlimmerung in der 1. Woche nach *Tub-k.* C200; 42j. Mann, Alkoholabusus, Depression). (12.9)
23. Lebensüberdruß und gleichzeitige Lebenssehnsucht, die Exzesse in allen Bereichen zur Folge hat. (11.1)

Gleichgültigkeit

1. Gleichgültigkeit. (7.2)
2. Dösigkeit und Futterverweigerung ab dem Tag nach der Impfung (überimpfter 6j. Dobermannrüde). (25)
3. Kinder und Frauen liegen apathisch da und machen den Eindruck Schwerkranker. (7.1)
4. Unterschwellige Ängstlichkeit, ist teils übernervös, teils auch sehr gleichgültig anderen Tieren oder ihrem Besitzer gegenüber (4j. Retrieverhündin, Ekzem). (25)
5. Große Angst um die Zukunft, in anderer Hinsicht ausgeprägte Gleichgültigkeit. (6) *
6. „Ich habe Angst zu sterben, weil ich nur einmal lebe. Ich habe Angst, daß das Leben an mir vorbeigeht, ohne daß ich es wahrnehme. Es geht mir nichts unter die Haut. Jeder Tag, der vorbeigeht, kommt nicht wieder. Es wird der Tag kommen, an dem ich weggehe, und dann weiß ich nicht, ob ich überhaupt etwas erlebt habe. Mein zehnjähriger Sohn hat sich den Daumen gebrochen, und ich nahm das gar nicht richtig auf. Meine fünfzehnjährige Tochter hat Knoten in der Brust, und ich tue so, als ob mich das berühren würde, aber ich schauspielere nur. Ich begrüße meine Frau und verabschiede mich von ihr, aber ich empfinde nichts." (42j. Mann, Alkoholabusus, Depression). (12.9)
7. „Ich bekam Gefühle, Gefühle für alles und jedes... ich freue mich über jede Kleinigkeit" (Heilwirkung; 42j. Mann, Alkoholabusus, Depression). (12.9)

Hast, Eile

1. Wäßriger, profuser, schwallartiger (gushing) Morgendurchfall um halb sieben Uhr früh; eine kleine Bewegung, Umdrehen im Bett, zwingt zu eiligem, hastigem Aufstehen. (6) *
2. Große Kälte von Händen und Füßen mit allgemeiner Frostigkeit; ist gezwungen, sich eilends (in haste) hinzulegen. (6) *
3. Übersteigertes Verantwortungsgefühl; nervös, überdreht (surexcitée), hastig; schlimmer morgens, weil sie fürchtet, ihre Arbeit nicht schaffen zu können (Frau, M. Crohn). (16)

Hellsichtigkeit

1. Diese Menschen können hellsichtig ((11.2): hellfühlig) sein und Wahrträume haben. (11.1)
2. Fähigkeit, beim Partner eine Verstimmung, einen Erfolg oder eine Niederlage sofort zu fühlen. (11.2)

Hysterie

1. Atemnot (lt. (4) Atembeschleunigung ohne wirkliche Dyspnoe) verschwindet, wenn man mit dem Kranken spricht. (11.1)
2. Bleibt manchmal weg (Affektkrampf), wenn ihm etwas nicht paßt (3j. Mdch., Erythema nodosum). (12.4)

3. Affektkrämpfe, etwa nach Tadel oder Ohrfeige. (11.2)
4. Schwere hysterische Krämpfe, dreimal (beobachtet), bei Patientinnen, deren Hysterie bekannt war, einmal bei einer jungen Patientin, bei der nie hysterische Symptome beobachtet (worden) waren. (7.1)
5. Ständig wechselnde Symptome lassen die Kranken als Hypochonder erscheinen. (11.2)
6. Es handelt sich um den unglücklichen jungen Mann, der in seiner leidvollen Jugend von Arzt zu Arzt wechselt, wo er ständig hören muß, er habe nichts Schlimmes, lediglich Schwächezustände... (12.6)

Konzentration

1. Konzentration und Begreifen nahezu unmöglich. (6) *

Launenhaftigkeit, Stimmungswechsel

1. Unbeständigkeit. (5)
2. Wechselnde Gemütslage, sieht entweder alles in rosigem Licht oder ist niedergeschlagen, entmutigt, melancholisch. (22)

Lesen, Lernen, Schreiben, Studieren

1. Abneigung gegen jegliche Arbeit, vor allem gegen geistige. (6)
2. Kopfschmerzen bei Schülern, Studenten, Intellektuellen, schlimmer durch die geringste geistige Anstrengung. (5)
3. Abneigung gegen die Schule, bei Kindern mit Schulkopfweh. (21)
4. Schüler, die an Konzentrationsstörungen und Kopfschmerzen durch geistige Anstrengung leiden, geben ihr Studium zugunsten eines anderen auf. (11.1)
5. Schweiß durch die geringste geistige oder körperliche Anstrengung. (5)
6. Abnehmende Schulleistungen, Ermüdbarkeit, Appetitlosigkeit, Gewichtsverlust (8j. Junge, beginnende Tbc; nach *Tub-k.* C200 sagt die Mutter: „Jetzt ist er wieder mein Sohn: aktiv und erfolgreich"). (21)
7. Ihre Geistesarbeit (sie studiert an der Universität) schafft sie nur mit großer Mühe. (6) *
8. Begreifen erschwert; muß einen Satz zweimal lesen, ehe er ihn versteht. (6) *
9. „*Tuberculinum* (*Koch*) eignet sich besonders gut bei Sprach- und Leseschwierigkeiten, *Syphilinum* bei Rechen-, *Medorrhinum* bei Schreibschwäche." (13)) **

Liebe, Zuneigung

1. Die Veränderung der Gemütslage ist um so auffallender, weil der Kranke in gesunden Tagen milde und ruhig gestimmt war. (23.1)
2. Milde (*Duprat*). (18)
3. Empfindsam für alle Eindrücke und die Bedürfnisse Anderer (*Priestman*). (24) *
4. Sentimentale, schwärmerische Mädchen (*W.A.Allen*). (18)
5. Sehr liebenswürdig, auch liebesbedürftig, aber auch sehr selbständig (4 1/2j. Junge, Infektneigung). (10.4)
6. Sie wurde weniger ängstlich und viel freundlicher anderen Tieren und Menschen gegenüber (Heilwirkung; 4j. Retrieverhündin, Ekzem). (25)

Musik, Singen, Tanzen

1. Singt gerne (4 1/2j. Junge, Infektneigung). (10.4)
2. Abneigung gegen Musik. (7.2)
3. Verschlimmerung durch Musik. (5)

4. Außerordentlich empfindlich für Musik. (12.5)
5. Ein großes Bedürfnis nach Musik wird häufig festgestellt, manchmal auch eine Empfindlichkeit gegenüber Musik. (11.2)
6. Viele große Künstler, Musiker oder Maler gehörern zu dieser Gruppe (den Tuberkulinikern nach *Vannier*). (11.1)

Orientierungsstörungen

1. Leichte Verwirrtheit, kann das richtige Wort nicht finden, verwechselt Personen und findet sich in der Umgebung nicht zurecht. (7.1)
2. Soporöse, dösige Verfassung; unfähig, den richtigen Weg zu finden; verwirrt; Umgebung erscheint fremd. (6)
3. Alles im Zimmer erscheint fremd / seltsam (strange), als befinde er sich an einem fremden Ort. (6)
4. Bizarre Vorstellungen: die Gegenstände im eigenen Zimmer erscheinen fremd oder an einem anderen Platz aufgestellt. (4)

Reizbarkeit

1. Reizbarkeit. (7.2)
2. Reizbarkeit und Appetitverlust (*Priestman*). (24) *
3. Geistig frühreife, reizbare Kinder. (21)
4. Reizbar und mürrisch (peevish). (8.1)
5. Nervös, schwach und reizbar. (6)
6. Neben dem tuberkulösen Prozeß bestanden auch zahlreich subjektive Beschwerden, welche die Kranke reizbar und deprimiert gemacht hatten, obgleich sie nicht kachektisch war und recht gut aussah. (8.3)
7. Kleinigkeiten riefen heftige Reizbarkeit (irritation) hervor, und ich konnte sie (them) nicht abschütteln. (6) *
8. Ärgert sich sehr leicht und fühlt sich beim Aufwachen besonders reizbar (31j. Frau, polymorphe Dermatose). (22)
9. Gereizt beim Aufwachen; nichts kann ihm gefallen, nichts stellt zufrieden. (6)
10. Gereizt beim Aufwachen. (5)
11. Morgens schwierig und ungenießbar, kommt schwer in Gang. (11.2)
12. Nachts reizbar / ärgerlich (fretful); tagsüber scheint es ihm besser zu gehen (skrofulöse Otorrhoe rechts). (6) *
13. Vorher ruhige und sanfte Menschen werden reizbar. (11.1)

Religion, Störungen im Zusammenhang mit der

1. Auf religiösem Gebiet kann ein intensives Bedürfnis nach Gewißheit und Sicherheit entstehen, ähnlich *Pulsatilla*. (11.2)
2. Rücksichtslos, und danach voll übertriebener Reue (*Priestman*). (24) *

Ruhelosigkeit

1. Große Unruhe. (7.1)
2. Ruhelose Kinder (*Jno. C. King*). (18)
3. Große innere Unruhe. (7.1)
4. Große Unruhe des Körpers und besonders des Gemüts (*Priestman*). (24) *
5. Große Ruhelosigkeit und Erregbarkeit (Tbc). (8.1)
6. Nervös (Tuberkulose bzw. Lymphatismus). (8.1), (15)

7. Ist aufgeregt, nervös. (7.2)
8. Immer auf der Suche. (11.1)
9. Trotz Schwäche dauernder Lagewechsel. (4)
10. Immer müde, und doch ruhelos, nervös; Verlangen nach ständigen Veränderungen (Kinder). (21)
11. Verlangen, den Ort zu wechseln und Gegenstände umzustellen (changer des objets de place). (22)
12. Wechselt dauernd die Arbeitsstelle, mag nichts gründlich machen (31j. Frau, polymorphe Dermatose). (22)
13. Will unbedingt hinaus (anxious to get out of doors), aber weint dann, weil er wieder zurück ins Haus will (skrofulöse Otorrhoe rechts). (6) *
14. An sich sehr lebhaft, kann plötzlich umtreiben, dann aber wieder ganz ruhig spielen (4 1/2j. Junge, Infektneigung). (10.4)
15. Am Abend sehr erregt und unruhig. (7.1)
16. Sehr ruhelos abends, wenn er aufgeweckt (aroused) wurde. (6) * (Fehlübersetzung des obigen Symptoms? vr)
17. Kopfschmerz mit Unruhe, Übelkeit, Brustbeklemmung und Appetitlosigkeit. (7.1)
18. Nächtliche Ruhelosigkeit (Rachitis). (8.1)
19. Große Unruhe jede Nacht, mit quälenden schrecklichen Träumen, schlimmer gegen Morgen. (6) *
20. Frostig den ganzen Tag, am schlimmsten den Rücken rauf und runter, am Nachmittag und Abend von Fieber gefolgt...; mit Durst und ausgeprägter Unruhe. (6) *
21. Fieber ohne Schweiß, mit heftigem Durst und Unruhe (Frau, M. Crohn; zu Beginn eines Erythema nodosum). (16)
22. Wenn ein Mensch fähig ist, in geduldiger Stetigkeit ein Ziel zu erstreben und die dabei auftretenden Widerstände mit einer beweglichen Taktik zu überwinden, dann braucht er kein *Tuberculinum*. (11.2)
23. Er ist die Unruhe in Person; auch während des Gesprächs springt er dauernd auf, um sich gleich wieder hinzusetzen (42j. Mann, Alkoholabusus, Depression). (12.9)
24. „Ich bin unrastig und halte es nirgends länger als höchstens 3 Jahre aus." Lebenslange Rastlosigkeit, Verlangen zu reisen, immer wieder alles ganz neu zu machen, Wechsel vorzunehmen; baut immer wieder etwas Neues auf, nur um es wieder zu zerstören (42j. Mann, Alkoholabusus, Depression). (12.9)
25. „Wenn ich etwas aufgebaut habe, verliert es seinen Reiz, und ich muß abbrechen oder bekomme meine Depression. Ich will hier aufhören und nach Kanada gehen... Ich empfinde hier alles als Belastung" (42j. Mann, Alkoholabusus, Depression). (12.9)
26. „Ich fühle mich nicht mehr ständig gejagt und gehetzt, sondern habe meine innerliche Ruhe bekommen" (Heilwirkung; 42j. Mann, Alkoholabusus, Depression). (12.9)

Schreck, Auffahren

1. Fährt ab und zu wie durch Schreck zusammen, bei Geräuschen auf jeden Fall. Sie fällt zuweilen in Schlaf, aus welchem sie durch das kleinste Geräusch hochfährt (akuter Fieberzustand, 2 Mon. alter weibl. Sgl.). (10.1)

Schreien

1. Aufschreien im Schlaf. (8.1)
2. Bei Coxitis tuberculosa schwillt die Gelenkgegend deutlich an und wird außerordentlich empfindlich, so daß die Kleine schreit, wenn man sie berührt. (7.1)

Selbstvertrauen

1. (Vielfach wird sich die Kräftigkeit und Stärke mehr eingebildet und durch ein euphorisches Gehaben übertrieben zur Schau getragen. Sie trauen sich alles zu und wollen alles können und begleiten dies mit einer unnatürlichen Euphorie. (13))
2. Besserung der Enuresis und damit des Selbstgefühls (Heilwirkung; 4j. Junge, Enuresis, Bronchitis). (12.3)
3. Patient wurde kleinlaut und niedergeschlagen. (7.1)
4. Niedergeschlagen, entmutigt, fühle mich, als würde ich lieber sterben als leben. (6) *
5. „Ich kann nicht mehr denken und keine Entscheidungen mehr treffen, da ich immer an ihrer Richtigkeit zweifle" (42j. Mann, Alkoholabusus, Depression). (12.9)
6. „Ich glaube, daß ich alles, was ich tue, in Wirklichkeit nicht kann, sondern es nur vortäusche. Deshalb gehe ich aus jedem Job raus. Ich habe alles, was ich aufgebaut habe, nur improvisiert, es ist alles eine Fassade. Deshalb lasse ich diese Fassade, bevor sie zusammenfällt, von mir aus einstürzen. Ich werde viel von allen möglichen Leuten eingeladen, von Architekten, Anwälten, Notaren, Bankern, aber ich lehne jede Einladung ab, weil ich Angst habe, daß sie erkennen, daß ich eine Fassade aufgebaut habe und nichts dahinter ist, daß ich eine Null bin. Deshalb lebe ich ja auch in Fulda und arbeite in Frankfurt. Ich tue dies, damit niemand mich besuchen kann. ... Ich empfinde hier alles als Belastung. Jeden Tag kommen laufend Leute zu mir, und sie wollen alle etwas von mir, und ich halte das nicht mehr aus. ... Der Druck wird immer schwerer, und ich möchte mich am liebsten auf den Boden legen" (42j. Mann, Alkoholabusus, Depression). (12.9)

Sprechen

1. Schweigsam. (8.1)
2. Mag nicht gestört werden, redet nicht und will nicht angeredet werden (*Priestman*). (24) *
3. Ermüdet leicht durch Sprechen. (7.2)
4. Kann wegen ihrer großen Schmerzen nur schwer auf die Anamnesefragen antworten, obgleich sie sich offensichtlich Mühe gibt und sehr zugewandt und freundlich ist (63j. Frau, Strahlenulzera; benötigte *Phos*. als Komplement). (10.2)
5. Lernt langsam reden (*Flury*). (18) (Evtl. *Tub. bovinum*, deshalb in beiden Kapiteln aufgeführt. vr)
6. In einer Phase der Sprachentwicklung war eine Zeit lang der Redefluß „gehemmt", jetzt spreche er sehr gut (4 1/2j. Junge, Infektneigung). (10.4)
7. „*Tuberculinum* (*Koch*) eignet sich besonders gut bei Sprach- und Leseschwierigkeiten, *Syphilinum* bei Rechen-, *Medorrhinum* bei Schreibschwäche." (13) **
8. Atemnot (lt. (4) Atembeschleunigung ohne wirkliche Dyspnoe) verschwindet, wenn man mit dem Kranken spricht. (11.1)
9. Herzangst und Geschwätzigkeit während eines Fieberanfalls. (5)
10. Zur Zeit des Fieberanstiegs wurde sie gesprächig, ängstlich, unruhig, verlangte zu essen und lehnte das Gewünschte nach wenigen Bissen ab (3j. Mdch., chronischer Streptokokkenrheumatismus). (11.3)

Thema „Tod" (Suizidalität etc.)

1. Niedergeschlagen, entmutigt, fühle mich, als würde ich lieber sterben als leben. (6) *
2. Abscheu vor dem Leben. (5)

3. „Ich habe keine Initiative mehr, nur das Bewußtsein, nichts zu sein, nichts zu wollen, nichts zu werden" (42j. Mann, Alkoholabusus, Depression). (12.9)
4. „Wenn meine Familie nicht wäre, hätte ich mir schon lange eine Kugel in den Kopf gejagt. ... Ich lege mich abends hin und hoffe, nicht mehr wach zu werden, und wache am anderen Morgen doch auf..." (42j. Mann, Alkoholabusus, Depression). (12.9)
5. Hoffnungsloser Zustand wegen alter Ulzera im Gesäßbereich nach Radonbestrahlung und Radiumeinlage, mit entsetzlichen Schmerzen; sie will nicht mehr leben, wenn sie so leiden muß (63j. Frau). (10.2)
6. Lebensüberdruß und gleichzeitige Lebenssehnsucht, die Exzesse in allen Bereichen zur Folge hat. (11.1)

Traurigkeit, trübe Stimmung
(Siehe auch: **Wahnvorstellungen; Gleichgültigkeit**)

1. Sie ist sehr traurig. (6)
2. Wurde immer trauriger und hinfälliger, völlig wesensverändert, seit einer Impfung, ohne abnorme Organbefunde (2j. Yorkshireterrier-Hündin). (25)
3. Patient wurde kleinlaut und niedergeschlagen. (7.1)
4. Die Kranken bieten das Bild tief deprimierter Hypochondrischer. (7.1)
5. Melancholisch hypochondrische Delirien. (7.1)
6. Delirium abwechselnd mit Traurigkeit (*O. Boericke*). (16)
7. Angst, düstere, melancholische Stimmung. (6)
8. Ängstlich-melancholisch (7j. Junge, Lymphatismus, Oxyuriasis). (15)
9. Melancholie (Tbc). (8.1)
10. „Als es 1964 mit meiner Tbc besser wurde, bekam ich Depressionen und wurde in die Psychiatrische Klinik verlegt" (42j. Mann, Alkoholabusus, Depression). (12.9)
11. Bei Gehirn-Tbc sind die Kranken reizbar, mürrisch (peevish), verdrießlich / finster / trotzig (sullen), schweigsam, mutlos und melancholisch. Wenn sie gesunden, wird ihre Stimmung fröhlich und normal. (8.1)
12. Ihre Stimmung ist traurig, verdrießlich / unwirsch (maussade), sie blickt mit Pessimismus in die Zukunft (Frau, chronische Polyarthritis). (20.1)
13. Sie weint, ist sehr unglücklich. (7.1)
14. Bangigkeit, trübe, melancholische Stimmung, muß immer weinen, alles kommt ihr traurig vor, ist aufgeregt, nervös. (7.2)
15. Angegriffen im Gemüt. (7.2)
16. Kopfschmerzen mit Appetitverlust, Abmagerung und Depression. (4)
17. Traurig durch Musik (*E. Schlegel*). (16) (Möglicherweise *Tub. bovinum.,* Rubrik in beiden Kapiteln aufgeführt. vr)

„Tugend"

1. Ein solider, nüchterner und aufrichtiger Mann (Orchitis tuberculosa). (7.3)
2. Sehr liebenswürdig, auch liebesbedürftig, aber auch sehr selbständig (4 1/2j. Junge, Infektneigung). (10.4)
3. Überempfindlich für seelische Belastungen, mit starkem Verlangen nach Sicherheit und Zuverlässigkeit, aber auch sehr besorgt um ihre Unabhängigkeit. (12.7)
4. Bedrohte, aber Enthusiasten; Verletzliche, aber Idealisten. (12.7)

Unbehaglichkeit

1. Großes Unbehagen. (7.1)

2. Atemnot und Unbehagen. (7.1)
3. Allgemeines Übelbefinden. (7.1)
4. Schwere Störung des Allgemeinbefindens. (7.1)
5. Krankheitsgefühl. (7.1)
6. Hochgradiges Gefühl von Elendsein. (7.1)
7. Große Müdigkeit und Unbehagen im ganzen Körper. (7.1)
8. Starkes Unbehagen und Abgeschlagenheit. (7.1)
9. Ein gewisser Grad an Abgeschlagenheit wird nie gänzlich vermißt. (7.1)
10. Patienten fühlen sich matt und angegriffen. (7.1)
11. Fühlt sich höchst unbehaglich durch eine Empfindung auf dem Rücken, als seien seine Kleider feucht (Tbc). (8.1)
12. Müdigkeit mit Unwohlsein am Morgen. (7.2)
13. Zustände von Unwohlsein mit einer Art Trunkenheitsgefühl und Zittern. (5)
14. Malaise, Depression, Kopfweh, Somnolenz, Atembeklemmung, Brustenge, Übelkeit. (6)

Unerträglichkeit von Schmerzen oder Empfindungen

1. Übermäßige Schmerzhaftigkeit der Zähne gegenüber kleinsten Insulten, kleinste Bohrungen selbst an „nervtoten" Zähnen waren unerträglich schmerzhaft, pathologisch-anatomisch kaum erklärbar. (11.4)
2. Unerträgliche Schmerzen, Patient kann weder essen noch schlafen, ist sehr schwach und heruntergekommen (Osteomyelitis). (8.3)
3. Folternder Husten mit akuter Erstickungsgefahr; ich fand den Kranken im Bett sitzend, er versuchte Luft zu bekommen, während ein Hustenanfall dem anderen folgte (offene Tbc mit Kaverne). (8.4)
4. Sehr starker Hustenreiz. Nach 3 Wochen wird der Husten so quälend, daß er einige Tage mit Morphium gelindert werden mußte. (7.1)

Verdruß, Mißmut, schlechte Laune

1. Unlust, Mattigkeit. (7.1)
2. Melancholisch, niedergeschlagen, mürrisch, reizbar, ärgerlich (fretful) und verdrießlich (peevish). (6) *
3. Ihre Stimmung ist traurig, verdrießlich / unwirsch (maussade), sie blickt mit Pessimismus in die Zukunft (Frau, chronische Polyarthritis). (20.1)
4. Außer seinem körperlichen Leiden war seine Stimmung stets verdrießlich (4j. Junge, Skrofulose seit Pockenimpfung). (9)
5. Gereizt beim Aufwachen; nichts kann ihm gefallen, nichts stellt zufrieden (6); „nölt" (ronchonne) vom Augenblick des Augenöffnens an (22).
6. Mit allem unzufrieden. (5)

Verzweiflung

1. Hoffnungslosigkeit. (11.1)
2. Verzweifelt an der Genesung. (5)

Weinen, Wimmern, Klagen, Stöhnen

1. Fast ständige Klagen von großer Mattigkeit. (7.1)
2. Sie ist sehr traurig, niedergeschlagen und beklagt sich ständig. (6)
3. Geneigt zum Wimmern und Sich-Beklagen; niedergeschlagenes Gemüt, Angst. (6)

4. Weint, weiß aber nicht anzugeben, was (schmerzt) und wo sie es schmerzt. (7.1)
5. Liegt wimmernd im Bettchen, das Wimmern wird vereinzelt von kurzem Schreien unterbrochen. (7.1)
6. Der Kranke stöhnt und wirft sich unruhig im Bett umher. (7.1)
7. Stöhnen, Wimmern und Jammern (akuter Fieberzustand, 2 Mon. alter weibl. Sgl.). (10.1)
8. Erwachen, weinend vor Furcht. (6) *
9. Sie erwacht immer mit Weinen (akuter Fieberzustand, 2 Mon. alter weibl. Sgl.). (10.1)
10. Sie weint, ist sehr unglücklich. (7.1)
11. Sehr weinerliche Stimmung. (7.1)
12. Möchte weinen, ohne Grund (15j. Mdch., Tochter einer M.Crohn-Kranken, deren Arznei ebenfalls *Tub-k.* ist; *Nat-m.* besserte, *Tub-k.* heilte). (16)
13. Ausbruch von heftigem Weinen. (7.1)
14. Er ist seit einigen Tagen sehr ungezogen und zänkisch, liegt klagsam im Bett, sehr weinerliche Stimmung. (7.1)
15. Weint schon mal, aber eher aus Wut (4 1/2j. Junge, Infektneigung). (10.4)
16. Will unbedingt hinaus (anxious to get out of doors), aber weint dann, weil er wieder zurück ins Haus will (skrofulöse Otorrhoe rechts). (6) *

Zorn und Folgen desselben

1. Bei Krankheit reizbar und leicht zu erzürnen (*Priestman*). (24)
2. Zorn bei Kindern (*Julian*). (18)
3. Heftigkeit (*Julian*); heftiger Zorn (*Winterburn*). (18)
4. Zorn bei Personen von phthisischem Habitus (*Knerr*). (18)
5. Zorn und plötzliche unbeherrschbare Wut, gefolgt von Schwäche und Erschöpfung, bei sonst gutmütigen Menschen (*Priestman*). (24)
6. Wenn ihm was nicht durchgeht, kann er zornig werden; nicht beherrschbare Wutausbrüche, das Kind ist dann nicht ansprechbar (4 1/2j. Junge, Infektneigung). (10.4)
7. Konnte unerhört zornig werden und sich regelrecht in einen Gegenstand verbeißen (4j. Junge, Enuresis, Bronchitis). (12.3)

ILLUSIONEN

Wahnvorstellungen

1. „Ich fühle mich wie ein Roboter, der keine Seele mehr hat. Meine Seele ist woanders, aber nicht mehr bei mir... Ich habe kein Empfinden mehr, und alles bei mir geht nur noch mechanisch. Ich bin ein gesteuerter Roboter. Ich habe keine Initiative mehr, nur das Bewußtsein, nichts zu sein, nichts zu wollen, nichts zu werden" (42j. Mann, Alkoholabusus, Depression). (12.9)
2. „Ich bin ein ruinierter Geschäftsmann, ein ganz armer Hund, aber meine Frau meint, ich wäre ein Millionär. Ich sehe das nicht klar. Ich sehe nie klar... Ich nehme im Jahr über eine Million nur an Mieten ein und mindestens genausoviel nur durch meine Vermögensverwaltung. Das hat mir meine Frau vorgerechnet, aber ich habe keine Beziehung mehr zum Geld und fühle mich wie ein armer Hund. Ich habe Angst vor dem Ruin und zittere, wenn ich an meine mittellose Zukunft denke" (42j. Mann, Alkoholabusus, Depression). (12.9)

Sinnestäuschungen

1. Klagen über schlechten Geschmack, Geschmack nach ranzigem Fett. (7.1)
2. Die meisten klagen über einen bitteren oder Metallgeschmack im Munde. (7.1)
3. Bitterer Geschmack im Mund, selbst Wasser schmeckt bitter (15j. Mdch., Abmagerung; Tochter einer M.Crohn-Kranken, deren Arznei ebenfalls *Tub-k.* ist; Erstreaktion nach *Tub-k.* C15). (16)

TRÄUME

Angenehm, erfreulich

1. Träume vom Fliegen. (11.1)
2. Schwebezustände über die Landschaft, durch die Luft. (11.2)

Beschämend

1. Träume beschämenden Inhaltes; unruhiger Schlaf. (7.2)
2. Seit Jahren immer derselbe schreckliche Traum: er sucht eine Frau und findet keine; entweder stößt sie ihn zurück, und dann sieht sie immer sehr schön und attraktiv aus, wie seine erste Freundin oder Frl. Sch. (eine junge Frau, in welche er verliebt gewesen, die aber wegen sozialer Unterschiede unerreichbar geblieben war) – oder sie ist grundhäßlich. Erst nach dem Erwachen wird ihm bewußt, daß er verheiratet ist, daß seine Frau schön ist und ihn liebt (42j. Mann, Alkoholabusus, Depression). (12.9)

Bildlich, symbolisch

1. Nicht selten taucht im Traum das Schwein auf, welches tagsüber als Nahrungsmittel abgelehnt (oder in Form von Geräuchertem begehrt) wird. (11.2)

Hellsichtig

1. Wahrträume. (11.1)

Indifferent oder nicht näher bezeichnet

1. Viele Träume, unruhiger Schlaf. (7.2)
2. Schlaflosigkeit mit Träumen. (7.2)
3. Unruhiger, traumvoller Schlaf, unerquicklich. (6) *

Krankheiten und Körperfunktionen, von

1. Bettnässen verbunden mit dem Traum, auf dem WC zu sitzen und in aller Ruhe die Blase zu entleeren. (11.2)

Schrecklich, grausig

1. Träume vom Verschlungenwerden, etwa von einem Fisch oder einem Hund. (11.2)
2. Große Unruhe jede Nacht, mit quälenden schrecklichen Träumen, schlimmer gegen Morgen. (6) *
3. Träume von Räubern (*Clarke*). (18)

Traurig

1. Träume traurigen Inhaltes. (7.2)

Unangenehm, schwer, drückend

1. Beständige unangenehme Träume. (7.2)

2. Viel schwere Träume am Morgen. Schwäche bis zur Ohnmacht. (7.2)
3. Schlaf mit schweren Träumen. (7.2)
4. Mangelhafter Schlaf, schwere Träume, schreckt oft auf. (7.1)

SCHLAF

Schlaflosigkeit, Einschlafstörung

1. Schlaflosigkeit, bei einer Reihe von Injizierten. (7.1)
2. Schlaflose Nächte (Tbc). (8.1)
3. Sie war für etwa einen Monat des Schlafs beraubt gewesen, welchen sie so heiß ersehnte (Tbc). (8.3)
4. Schlaflosigkeit mit Träumen. (7.2)
5. Schlaflosigkeit bei großer Müdigkeit. (7.2)
6. Schlaflosigkeit und Benommenheit. (7.1)
7. Schlaflosigkeit, besonders gegen Morgen. (7.2)
8. Schweres Einschlafen, unruhiger Schlaf (7j. Junge, Lymphatismus, Oxyuriasis). (15)
9. Ist schlaflos und sehr erregt. (7.1)
10. Nach Riechen an der C500, nachts, schlaflos und hellwach, ohne aufgeregt zu sein, bis 3 Uhr früh. (8.7)
11. Schlaflosigkeit mit Fieber. (7.1)
12. Schlaflose Nacht. Nachts schlechter Schlaf und Hitzegefühl. (7.1)
13. Schlaflosigkeit durch Ideenzudrang, durch übermäßig viele Bilder im Kopf (Frau, M. Crohn; im Fieber, bei Erythema nodosum). (16)
14. Sobald sie im Bett ist, hat sie das Gefühl, daß ihr etwas passieren werde, und kann nicht einschlafen, obwohl sie keine den Schlaf verhindernden Gelenkschmerzen mehr hat (51j. Frau, Polyarthritis). (20.2)
15. Schlaflose Nacht mit allgemeinem Unbehagen und Kopfschmerz. (7.1)
16. Konnte vor bohrenden Rückenschmerzen nicht schlafen. (7.1)
17. Reizhusten, besonders abends, hindert den Kranken am Einschlafen. (5)
18. Schlaflosigkeit durch anhaltenden Husten. (6)

Aufwachen, Durchschlafstörung

1. Schlaf schlecht. (7.1)
2. Schlechter Schlaf (Tbc). (8.1)
3. Schlaf unruhig. (7.1)
4. Viel Träume, unruhiger Schlaf. (7.2)
5. Mangelhafter Schlaf, schwere Träume, schreckt oft auf. (7.1)
6. Unruhiger, traumvoller Schlaf, unerquicklich. (6) *
7. Der Kranke stöhnt und wirft sich unruhig im Bett umher. (7.1)
8. Schlechte Nacht infolge von Kopfschmerz. (7.1)
9. Unruhig und hellwach nach 3 Uhr früh. (6) *
10. Schlaf in der zweiten Nachthälfte gestört, speziell zwischen 2 und 4 Uhr früh (21), oder zwischen 1 und 3 Uhr früh (23.1).
11. Schlechter Schlaf und Hitzegefühl in der Nacht. (7.1)
12. Schlaflosigkeit, unruhiger Schlaf mit starkem Schwitzen nachts. (7.2)
13. Schlaf unruhig mit Schweiß am Morgen. (7.2)
14. Schlaflosigkeit, unruhiger Schlaf, mit Schweiß nach dem Erwachen. (7.2)
15. Schlaf durch Hustenreiz gestört. (7.1)

16. Schlaf oft gestört mit vermehrtem Husten und nervöser Aufregung. (7.1)
17. Erwachen durch den eigenen Husten. (5)
18. Erwachte nachts mehrmals wegen Mundtrockenheit. (6) *
19. Erwachte um Mitternacht mit Zuckungen am Winkel der linken Scapula; diese gingen zur rechten Scapula über und den rechten Arm hinunter, wie ein konvulsiver Tremor, welcher den Arm schüttelte. (6) *
20. Erwachen mit einem Gefühl der Angst, mit Vorahnungen eines nahen Unglücks. (5)
21. Erwachen mit Furcht (bei Kindern). (21)

Somnambulismus

1. Somnambulismus (*Julian*). (18)

Schläfrigkeit

1. Somnolenz: mit Verfallenheit; mit Mattigkeit; Schwäche und Nausea. (7.1)
2. Somnolenz mit Verlust der Lebenskraft; große körperliche Schwäche. (6)
3. Somnolenz, die sich bis zur Bewußtlosigkeit steigert. (7.1)
4. Leichte Somnolenz, zwei Tage anhaltend, bei Kindern. (7.1)
5. Vollkommene Somnolenz während 2 Tagen. (7.1)
6. Müdigkeit, Schläfrigkeit. (7.2)
7. Große Schläfrigkeit und Müdigkeit; ...möchte immer nur liegen. (6) *
8. Patient wird schläfrig, schläft viel. (7.1)
9. Neigung zu Schlaf am Morgen. (7.2)
10. Großes Bedürfnis zum Schlafen nach dem Essen. (7.2)
11. Schlafsucht, Mattigkeit und Kopfschmerzen. (7.1)
12. Kopfweh mit großem Bedürfnis nach Schlaf. (7.2)
13. Tagsüber schläfrig; kann den ganzen Tag schlafen, aber dieser Schlaf ist unerfrischend. (6) *
14. Schläfrig, kann aber nicht schlafen (*Priestman*). (24) *

SCHWINDEL

1. Schwindelig bis zur Ohnmacht. (7.2)
2. So starker Schwindel, daß sie sich an den Stühlen halten muß, um nicht zu fallen. (7.2)

KONVULSIONEN

1. Abends 7 Uhr kurzdauernder Krampfanfall (allgemeine Konvulsionen), welchem im Laufe der Nacht noch 8 weitere folgten. (7.1)
2. Bei einer Epileptischen trat (nach Injektion) ein Anfall auf. (7.1)
3. Epilepsie, möglicherweise durch einen solitären Gehirntuberkel, bei einem Kinde, das stark positive Tuberkulinproben aufwies; *Cupr.*, *Hyos.* und *Stry.* hatten versagt; mittlerweile besteht Bewußtlosigkeit. Die Zuckungen treten gekreuzt auf, linker Mundwinkel und rechte Extremitäten. Kurz vor oder zu Beginn des Anfalls wird die linke Kopfhälfte knallrot, die Augen sind nach links oben gerichtet, mit den Händen macht es Greifbewegungen in der Luft; dann folgen Zuckungen der oberen und unteren Extremitäten mit stierem Blick; danach schnarchende Atmung. Am Tag nach *Tub-k.* D200 sc. furchtbare Verschlimmerung, ein Krampfanfall jagt den anderen, dann allmähliches Nachlassen und nach 5 Tagen anfallsfrei; Sensorium hellt sich

auf. (Weitere Behandlung erfolgte mit *Bell.*, später mit *Agaricus*; darunter konnte eine weitgehende Krampffreiheit und Normalisierung von Sprache und Motorik erreicht werden.) (12.1)

4. Schwere hysterische Krämpfe, dreimal (beobachtet), bei Patientinnen, deren Hysterie bekannt war, einmal bei einer jungen Patientin, bei der nie hysterische Symptome beobachtet (worden) waren. (7.1)
5. Affektkrämpfe, etwa nach Tadel oder Ohrfeige. (11.2)
6. Erwachte um Mitternacht mit Zuckungen am Winkel der linken Scapula; diese gingen zur rechten Scapula über und den rechten Arm hinunter, wie ein konvulsiver Tremor, welcher den Arm schüttelte. (6) *

SEXUELLER TRIEB

1. Die erotische Phantasie ist sehr lebhaft. Es besteht eine große Neigung zu erotischen Abenteuern, wobei die Kraft in dieser Richtung manchmal sehr gering ist. (11.2)
2. „Große Triebhaftigkeit mit erotischen Träumen, Onanie, Impotenz bei starkem Wollen." (13) **
3. Inzest-Erotik (von *de Ruyter* als charakteristisch für den Status tuberculinicus geschildert). Sexuelle Perversion. (11.4)
4. Obszönes Reden. (22)
5. Dauernde Erektionen (4j. Junge, Enuresis, Bronchitis). (12.3)
6. Seit neun Jahren unwillentliche Samenergüsse, mit oder ohne Erektionen, mit oder ohne Träume; sechs- bis achtmal im Monat; nach jeder Pollution zwei Tage lang schwach und erschöpft (28j. Mann). (6) *
7. Ejaculatio praecox von Jugend an; bei jeder Frau kam er zu schnell zum Orgasmus, was ihn so zum Verzweifeln brachte, daß er wegen Depressionen stationär behandelt werden mußte (42j. Mann, Alkoholabusus, Depression). (12.9)

MODALITÄTEN, CAUSAE

1. Chaotische Kindheit: Vater suchtkrank, promisk, cholerisch und grausam, Patient hatte keinerlei Beziehung zu ihm; die erst sehr geliebte Mutter lernte er zu verachten, da sie sich nach dem Tode des Vaters wahllos mit Männern einließ und ebenfalls trank; die eigene Schwester versuchte, ihn zu verführen (42j. Mann, Alkoholabusus, Depression). (12.9)
2. Durchfall mit imperativem Drang um 2 Uhr nachts, welcher psychisch sehr schlecht ertragen wird (Frau, M. Crohn). (16)
3. Außerordentliche Veränderlichkeit aller psychischen und körperlichen Symptome. (4)
4. Psychische und pulmonale Symptome alternieren. (5)
5. Wenn sie Furunkel hat, bessern sich die Symptome ihrer chronischen Polyarthritis (eine Frau). (20.1)
6. Ekzem; Jucken schlimmer durch Darandenken. (6) *
7. Wenn das bestgewählte Mittel, bei betonter tuberkulöser Diathese mit tuberkulöser Familienanamnese, nicht hilft oder nicht dauerhaft heilt (6); ist angezeigt bei allen Krankheiten tuberkulöser Genese, z.B. Erythema nodosum, aber auch bei beginnender Lungentuberkulose, evtl. parallel zur tuberkulostatischen Therapie (21).
8. Folgen von Hirnhautentzündung, Tbc, Karzinom, Medikamentenmißbrauch, Suppression. (13)

9. Wahnsinn akuter oder chronischer Art, bei tuberkulöser Familienanamnese. (6)
10. Folgeerscheinungen der (allopathisch behandelten) Meningitis tuberculosa. (4)
11. Skrofulose seit der Pockenimpfung (4j. Junge). (9)
12. Böse Folgen der *BCG*-Impfung. (21)
13. Morbus Crohn, Beginn 3 Monate nach der Geburt des 3. und letzten Kindes; bei einer Frau, welche mit 20 Jahren (!) eine *BCG*-Impfung erhalten und eine *BCG*itis entwickelt hatte. (16)
14. Immunschwächesyndrom bei überimpften Hunden und Katzen. (25)
15. Wurde immer trauriger und hinfälliger, völlig wesensverändert, seit einer Impfung, ohne abnorme Organbefunde (2j. Yorkshireterrier-Hündin). (25)
16. Allergische Ekzeme bei Kleintieren, mit Überempfindlichkeit gegen alle möglichen Stoffe und außerordentlich lästigem Pruritus. Letzterer schwindet oft schon am Tag nach der Arzneigabe, und im weiteren Verlauf heilt die Krankheit völlig aus. Eine Tuberkulingabe zu Therapiebeginn verbessert bei ekzemkranken Tieren auch das Ansprechen auf andere homöopathische Arzneien. (25)
17. Hat immer Kaffee getrunken, aber jetzt kann er nicht einmal dessen Geruch mehr ertragen; dieser verschlimmert den Kopfschmerz. (6)
18. Kopfweh wird durch Essen gebessert. (4)
19. Beim Essen heiß bis zum Schwitzen. (7.2)
20. Sobald er Metall berührt, z.B. Türgriffe, bekommt er einen elektrischen Schlag (seit längerer Zeit; 30j. Mann, Gewichtsabnahme unkl. Genese). (12.2)
21. Kopfschmerzen bei Schülern, Studenten, Intellektuellen, schlimmer durch die geringste geistige Anstrengung. (5) oder nach jeglicher Anstrengung (21).
22. Schweiß durch die geringste geistige oder körperliche Anstrengung. (5)
23. Sehr viel Energie bis zu einem gewissen Punkt; dann geht ihm plötzlich die Kraft aus, und er muß sich hinlegen und ruhen (*Priestman*). (24) *
24. Frost, sobald er anfängt einzuschlafen. (23.1)
25. Husten schlimmer nachts. Jucken der Hauterscheinungen schlimmer nachts. (23.1)
26. Wäßriger, profuser, schwallartiger (gushing) Morgendurchfall um halb sieben Uhr früh; eine kleine Bewegung, Umdrehen im Bett, zwingt zu eiligem, hastigem Aufstehen. (6) *
27. Führende Arznei bei am Nachmittag auftretender Gesichtsröte (*Pulford*). (24) *
28. Große Schläfrigkeit und Müdigkeit; das gesamte muskuläre System ist erschlafft; möchte immer nur liegen. (6) *
29. Schlimmer durch aufrechtes Stehen. (5)
30. Stechen auf der Lunge beim Lachen. (7.2)
31. Ein kleiner Lauf und leichte Arbeit bringen sie übermäßig zum Schwitzen. (7.2)
32. Besserung durch Gehen. (22)
33. Niesen, wenn Patient die Hände aus dem Bett streckt. (5)
34. Gefühl von Taubheit / Absterben (meurtrissure) in den Knochen, schlimmer vor Gewitter. (22)
35. Empfindlich gegen Kälte, Nässe, Wetterwechsel, Wind, Sturm, Gewitter, Zugluft, Föhn, jeder Luftzug schmeißt ihn um. (13)
36. Große Frostigkeit, Verschlimmerung bei Wetterwechsel und vor Gewittern, Besserung, wenn das Gewitter da ist, und im Freien (eine Frau, chron. Polyarthritis). (20.1)
37. Liebt Gewitter (31j. Frau, polymorphe Dermatose). (22)

38. In der kaltfeuchten Jahreszeit, im Herbst und Winter öfters krank; im Sommer Schnupfen vom Baden (4 1/2 j. Junge). (10.4)
39. Verlangt nach frischer Luft, möchte draußen sein (eitrige skrofulöse Otorrhoe rechts). (6) *
40. Verschlimmerung im geschlossenen Raum, will das Fenster immer offen haben. Besserung durch Ruhe und Aufenthalt im Freien. (11.2)
41. Besserung in rauher, frostiger Luft (*Priestman*). (24) * (Anm.: In Lungensanatorien liegen die Kranken zur Mittagsruhe auf Balkonen im Freien, selbst im Winter. vr)
42. Heftige stechende (stinging) Empfindung am ganzen Körper, wo keine Hautreizung zu sehen ist (bei Ekzem); besser durch kalte Bäder oder Eisbeutel. (6)
43. Besser während der Schwangerschaft, nach deren Ende Verschlimmerung (*Priestman*). (24) *
44. Besonders gutes Befinden am Tag vor einer akuten Verschlimmerung (*Sananes*). (24) *
45. Führende Arznei bei Schwäche durch Nachtschweiße (*Pulford*). (24) *
46. Rechtsseitigkeit (vorwiegend). (22)
47. Schmerzen kommen und gehen plötzlich; wechseln „alle 5 Minuten" ihren Platz. (4)
48. Hohes Fieber, das von einer Minute auf die andere eingetreten ist (2 Mon. alter weibl. Sgl.). (10.1)

AS-IF-EMPFINDUNGEN

Kopf, Augen, Ohren

1. Grauenhafter (dreadful) Kopfschmerz mit einer Empfindung, als werde das Gehirn von einem eisernen Ring eng zusammengequetscht (Tbc). (8.1)
2. Kopfschmerzen, als wolle der Kopf platzen (*Priestman*). (24) *
3. Das Gehirn scheint lose zu sein und von einer Seite zur anderen zu rollen. (6) *
4. Gleich beim Hinlegen (on first lying down), eine seltsame Empfindung im Kopf, als rolle eine leichte Substanz von oberhalb der Augen zum Scheitel. (6) *
5. Gefühl eines Fremdkörpers im Ohr. (5)

Gesicht, äußere Nase

1. Gefühl von Hitze und Spannung, oder von Hitze und Geschwollensein, im Gesicht. (7.1)

Mund, Zähne

1. Empfindung, als seien die Zähne zusammengedrängt (jammed together) und seien zu viele für den Mund. (1)
2. Gefühl von Länger- und Losesein in den Zähnen. (7.1)
3. Die Zähne scheinen durch eine leimartige, visköse Masse zusammengeklebt zu sein, was den Kranken sehr belästigt. (23.1)
4. Empfindung, als sei die Zunge durch eine heiße Flüssigkeit verbrannt. (23.1)

Hals, Rachen, Ösophagus

1. Gefühl von Verbranntsein der Zunge oder des Rachens. (4)
2. Schlingbeschwerden, Fremdkörpergefühl im Hals. (7.1)
3. Gefühl einer Geschwulst in der Kehle. (5)
4. Gefühl, als sei der Hals auf der rechten Seite geschwollen; Expektoration von viel Schleim aus den Choanen, schlimmer gleich nach dem Essen. (6) *

5. Gefühl, als wenn im Hals alles aufgequollen wäre, mit Verstopfung des rechten Ohres vom Hals aus (Erstreaktion; 17j. Mdch., Skrofulose). (15)
6. Empfindung von Zusammenschnürung in Hals oder Kehlkopf. (6)

Verdauungsorgane

1. Übeligkeit am Morgen mit Schweregefühl und Drücken auf den Magen bis zum Hals, wie wenn die Kleider zu eng wären; Obstipation. (7.2)
2. Auftreten heftiger lanzinierender (Magen-) Schmerzen und Gürtelgefühl. (7.1)
3. Gefühl im Bauch, als sei dieser sehr ausgedehnt; die Kleidung engt sehr ein, besonders um die Taille; sie muß aus Furcht, zu ersticken, sofort ihr Korsett aufmachen. (6) *
4. Berstungsgefühl (bursting sensation). im Bauch. (6) *
5. Starke Kopfschmerzen und Schwindel nachmittags; eine schwindlige, am Magen üblige Empfindung, wie Seekrankheit. (6) *
6. Gefühl, als werde der Magen von einer Hand gepackt. (6) *
7. Leeregefühl nach Essen, wie nicht gesättigt. (6) *
8. Gefühl, als komme etwas (would start) aus der linken Leiste und krieche aufwärts, mit anhaltendem Rumpeln (im Bauch). (6) *
9. Rumpeln, Gurgeln im Bauch, als befände sich literweise Wasser in Magen und Gedärmen. (6) *
10. Beim Husten ist es, als werde das Rektum herausgerissen. (6) *
11. Profuser, wäßriger übelriechender Stuhl, Geruch wie von altem Käse (um 17 Uhr). (6) *

Urogenitalsystem

1. Urin riecht wie gekochte Bohnen. (6)

Atmungsorgane, Herz, äußerer Thorax

1. Extreme Geschwindigkeit der Atmung ohne Dyspnoe, 60 bis 90 in der Minute. Wenn Patient angesprochen wird, hört das hastige Atmen sofort auf, wie bei einem Hund, der in der Sonne hechelt (*Heron*). (6)
2. Zusammenschnürender Schmerz auf der Brust, Beißen im Rücken und Schmerz wie von Nadelstichen. (7.2)
3. Bei einem Tuberkulösen, auf eine Dosis *Tub.* (*Koch*, vr) C1000, enorme Schmerzen in der Herzgegend und das Gefühl, als werde das Herz an einem dünnen Faden geschwungen und bewege sich vor und zurück. (8.6)

Bewegungsapparat

1. Gefühl von Eingeschlafensein in Händen und Füßen, im Kopf besonders beim Drauffliegen. (7.2)
2. Die Beine, von der Hüfte bis zum Fuß, wurden wie tot, ohne jedes Gefühl (Querschnittslähmung). (8.5)
3. Heftiger Schmerz über dem Kreuzbein, als würde diese Region mit einer Faust massiert. (6) *
4. Die Hande sind kalt bis zu den Handgelenken, wie in Eiswasser getaucht; kalter Schweiß auf den Handflächen. (6) *

Haut

1. Gefühl von Ameisen unter der Haut. (22)

2. Fühlt sich höchst unbehaglich durch eine Empfindung auf dem Rücken, als seien seine Kleider feucht (Tbc). (8.1)
3. Fingerspitzen sehen aus wie mit *Argentum nitricum* gebräunt. (7.2)
4. Kleine bronzeartige Punkte auf der Haut, als sei sie mit dem Höllensteinstift touchiert worden. (4)
5. Ein eigenartiges Gefühl von stellenweiser Hitze auf der Haut, die Stellen erwiesen sich beim Befühlen aber nicht als heißer als die Umgebung. (8.7)
6. Nervöse Schocks über den ganzen Körper (bei Ekzem). (6) *

Typus

1. Hydrogenoide Konstitution. (8.1)
2. Phlegmatisches Temperament (*Flury*). (18)
3. Etwas träges, korpulentes Tier (4j. Retrieverhündin, Ekzem). (25)
4. Anscheinend lebenskräftig und gut genährt und doch mit Zeichen der Anlage zur Schwindsucht behaftet; später im Leben werden sie von Diabetes oder der Schwindsucht selbst befallen. (8.1)
5. Meist handelt es sich um blasse, fahle, heruntergekommene, erschöpfte, asthenische Individuen, die vorübergehend einen unnatürlich rot-warm-feuchten, überaus gesunden Eindruck vortäuschen. (13) **
6. Das Haar wächst weit (downy) ins Gesicht und den Rücken herunter (*Priestman*). (24) *
7. Seidiges Haar, lange Wimpern (*Priestman*). (24) *
8. Asthenisches, schönes „Engelskind", so fein gezeichnet, daß man dahinter einen regen Geist vermutet, der durch die Körperlichkeit verhindert ist, wirksam zu werden (4j. Mdch., V.a. Gehirntumor, epileptische Anfälle; geheilt unter *Tub-k.* in Hochpotenzen *neben* Arzneien wie *Helleborus, Cocculus, Agaricus* in niedrigen Verdünnungen). (13) **
9. Sie sehen jünger aus, als sie sind (*Pulford*). (24) *
10. Meist handelt es sich bei den (heutigen) Tuberkulinikern... um blühend aussehende Menschen, sei es, daß sich ihre Beschwerden auf die psychische Sphäre beschränken, sei es, daß sie unter der klassischen Behandlung (der Psychiatrie, vr) als Sekundäreffekt der Neuroleptika gemästet erscheinen. (12.7)
11. Blässe mit Rötung von Wangen und Nase. (5)
12. Blaue Skleren. (5)
13. Rasche Wachstumsschübe in der Kindheit. (11.2)
14. Wir haben hier den hochaufgeschossenen Schwächling vor uns, der mit 16 Jahren bereits 1,82 Meter mißt, fast stets erkältet, fortwährend müde... zh
15. Schwache, dünne Kinder mit flachem Brustkorb. Meist findet man das Tuberkulinbild nicht im Kleinkind-, sondern im Schulalter vor. (21)
16. Ißt schlecht, abgemagert (3j. Mdch., Hilusdrüsen-Tbc). (4)
17. Unaufhaltsam fortschreitende Kachexie. (14)
18. In der Regel erfolgt Abnahme des Körpergewichtes. ... Die Steigerung der Eiweißzersetzung im Anfang gehört zu den wichtigsten Wirkungen der Injektionen (von Alttuberkulin). (7.1)
19. Abmagerung, elender Zustand, stumpfes zottiges Fell (Hunde und Katzen, Impffolgen). (25)
20. Die Nosode aus dem humanen Typ des Tuberkelbazillus, *Tuberculinum GT* (*Tub-k-n.*, vr), ist bei Hunden und Katzen weitaus wirksamer als *Tuberculinum bovinum.*

Das habe ich immer wieder beobachtet. Vielleicht liegt es am engen Kontakt der Tiere zum Menschen, aber auch zu Geflügel (auf Bauernhöfen). Ich (*Borschel*) setze bei Kleintieren ersteres ein, bei Großtieren dagegen letzteres. (25)

Farbwahl

1. Preußischblau 19 - 20 F8, ein ganz dunkles Blau, fast schwarz. (Alle Patienten, die eine Vorliebe für dunkle Farben haben, sind introvertierte Einzelgänger, die wenig Verlangen nach Geselligkeit haben.) (12.9)
2. Erträgt nichts Weißes, keine Schwesterntracht (*Burgess-Webster*). (19) (Symptom stammt evtl. von *Tub-bov.*, wird in beiden Kapiteln aufgeführt. vr)
3. Kann keine weißen Flächen vertragen (3j. Mdch., chron. Streptokokkenrheumatismus). (11.3)

Synonyma – Alttuberkulin.

Biologie, Chemie und Physiologie – „*Tuberculinum Koch* , eingeführt von *Robert Koch* im Jahre 1890 (17), wird aus Tuberkelbazillenkulturen – lt (5) *humaner und boviner* Stämme – hergestellt, deren Nährboden aus Kalbfleischbouillon mit Pepton und 4 - 5 % Glyzerin besteht. Die Nährflüssigkeit wird durch Tonfilter filtriert; der Extrakt, mit 40 bis 50 % Glyzerin versetzt, enthält die ausgelaugten Bakterienleiber und deren Stoffwechselprodukte" (3) (dieses Filtrat wird vor Verwendung auf 1/10 des ursprünglichen Volumens eingedickt (17)). Die genaue Herstellungsweise ist bei *Julian* nachzulesen (22). Es ist das reinste der handelsüblichen Tuberkuline, doch war es früher offenbar nicht ganz frei von Teilen oder Stoffwechselprodukten anderer Erreger, denn „durch die *Ponndorf* - Impfung (s.u.) wurden auch Erkrankungen günstig beeinflußt, welche in keinem Zusammenhang mit der Tuberkulose zu stehen scheinen, (...) ganz besonders Erysipel. Es ist doch sehr auffallend, daß gerade bei Staphylokokken- und Streptokokkeninfektionen in der Regel viel heftigere Reaktionen auftreten ..."(3).

Tub-k. wurde auf die Indikation „Tuberkulose" hin oder bei der Tbc in ihren Erscheinungen und ihrem Ablauf ähnlichen Krankheitsprozessen, etwa Bronchopneumonie, eingesetzt, und die bei solchen Patienten beobachteten ichnahen Symptome wurden in dieses Kapitel aufgenommen. Auch Angaben über die typische Gemütslage der Tuberkulösen haben, unter der Rationale, daß die von einem bestimmten tuberkulösen Erreger hervorgerufenen Zeichen und Zufälle einer Vergiftung mit diesem Erreger analog sind (10.3), ihren Weg in diese Symptomensammlung gefunden. Toxikologisch unterscheidet sich *Tub-k.* von den meisten anderen Tuberkulinen durch seine Fähigkeit, eine Serumkrankheit mit Vaskulitis, akuter Glomerulonephritis usw. hervorzurufen (10.3), und ist daher das Tuberkulin der Wahl bei Patienten mit Autoaggressionskrankheiten von Niere und Gefäßsystem.

Bei Skrofulose und tuberkulösen Organaffektionen darf *Tub-k.* nur dann verwendet werden, wenn kein Fieber besteht, und selbst in diesen Fällen nur in kleinsten Dosen, zwischen C30 und C1000 oder noch höher. Hohe Potenzen rufen oft stärkere Reaktionen hervor als niedrige (3). Demnach ist dieses Tuberkulin höchst potent und bei Mißbrauch gefährlich. Die zur Zeit *Stauffers* verbreitete, heute noch von manchen Heilpraktikern durchgeführte *Ponndorf*-Impfung mit Alttuberkulin (welche lt. *Stauffer* meist nicht mehr leistet als die orale Gabe potenzierter Tuberkuline (3)) ist wirksam, kann jedoch schlimme Überreaktionen hervorrufen. Von solchen Heilpraktikern vorbehandelte Patienten, denen es danach auffällig schlechter geht und welche tuberkulinische Symptome aufweisen, sollten routinemäßig gefragt werden, ob sie Tuberkulinspritzen erhalten haben. Alttuberkulin ist auch das bis heute für den Tuberkulin-Hauttest benutzte Präparat. Bekanntlich können nicht nur *BCG*-Impfungen (siehe „*Tuberculinum BCG*"), sondern auch Tuberkulintests bei Empfindlichen Schäden setzen. Daher ist es ratsam, den Tuberkulintest nur nach strenger Indikationsstellung und niemals bei bekanntermaßen *BCG*-Geimpften anzuwenden.

Potenzen von *Tub-k.* unter D 60 können lt *Moll* (im Jahre 1904) bei Tuberkulösen gefährlich sein, indem sie zu starke und sogar gefährliche Reaktionen hervorrufen (8.4). Laut *Vannier* entspricht das Alttuberkulin dem Krankheitsverlauf der aktiven, unerbittlich zu Kräfteverlust und Kachexie führenden Tuberkulose, weshalb es wegen zu großer Verschlimmerungsgefahr bei aktiver, fieberhafter Tbc verboten ist (14). *Kunkel* andererseits gab Tbc-Kranken (im Jahre 1882) *Tub-k.* ab C10 aufwärts in wiederholten Gaben und berichtete nicht über Komplikationen.

Léon Vannier prägte 1910 den Begriff des „Tuberkulinikers" für jene Klasse von Patienten, welche neben dem nach den Symptomen indizierten Mittel bzw. als Zwischenmittel ein Tuberkulin benötigen, um geheilt werden zu können. Es sind dies nicht so sehr Tuberkulöse als vielmehr solche Kranke, deren Vorfahren tuberkulös waren, die früher eine Tbc durchgemacht haben oder welche vom Körperbau und Reaktionstyp her im Volksmund als „Leute mit Anlage zur Schwindsucht" bezeichnet werden. Es handelt sich also um eine miasmatische Belastung, deren Hauptmittel nach *Vannier* in der Gruppe der Tuberkuline zu suchen sind, die aber meist nicht durch Tuberkuline allein geheilt werden kann (wie nicht jeder Psoriker *Sulfur* und nicht jeder Sykotiker *Thuja* braucht). Dieses „tuberkulinische Miasma" wird von anderen Autoren als Pseudopsora bezeichnet, da es viele Eigenschaften (Schwäche, Erschöpfung, Abmagerung usw.) mit dem psorischen Miasma gemeinsam hat, jedoch als Sekundärschäden nach anfänglicher Übererregbarkeit, während es sich bei denselben Symptomen im Rahmen echter Psora um Primärwirkungen handelt. Der *Vannier*sche Tuberkuliniker weist viele Konstitutions- und Verhaltensmerkmale von *Phosphorus* auf und zeigt einen leptosomen Habitus. Da es sich bei dieser Typenbeschreibung nicht um eine nur auf Tuberkuline bezogene Symptomatologie handelt, sondern um ein theoretisch-klinisches Konstrukt, seien Interessenten auf die Arbeit von *Kritzler-Kosch* (14) verwiesen.

Mittelbeziehungen – Vgl. die anderen Tuberkuline und die Hauptmittel der hydrogenoiden Konstitution (*Calc., Sep., Thuja, Nat-s.*). Chronisches Mittel zu *Belladonna* bei rezid. Infekten (10.4). Vgl. auch *Staphisagria* (11.4).

Tub-k. und die weniger bekannten Tuberkuline werden, nach den Vorstellungen von *Nebel* und *Vannier*, oft in „Doppelmittel-Manier" neben geprüften Arzneien verordnet, welche dann je nach der Art der wahlanzeigenden Symptome Konstitutions-, Drainage- oder Organmittel heißen. Diese Vorgehensweise steht außerhalb der klassischen Einzelmittel-Homöopathie und ist nicht als wissenschaftlich korrekt anzusehen, weil man dabei meist nicht erkennen kann, welche Arznei letztlich gebessert hat, und somit „blind" behandelt; trotzdem ist sie zuweilen von praktischem Nutzen (vielleicht wirken die Drainagemittel als partielle Antidote und verringern so die Nebenwirkungen des Tuberkulins). Aus dieser Schule stammt die Angabe, daß als Konstitutionsmittel zum Alttuberkulin vor allem *Ferr., Kali-c., Jod., Ars.* (bei Intoleranz gegen Speisengerüche), *Sulf., Sul-i.* passen (12.8).

Mittelverwechslungen und pharmazeutische Probleme – In der Literatur werden die Tuberkuline gern in einen Topf geworfen, und es war sehr schwierig, sie auseinanderzusortieren. Z.B. sind die bei *Clarke* (1) aufgeführten Angaben zu „Tuberculinum" eine Mischung der Symptome von *Tub-k.* und *Bacillinum* (incl. *Tuberculinum Swan*), die in den *Guiding Symptoms* stammen ausschließlich von *Bacillinum Burnett* und *Tuberculinum Swan*, die von *Stauffer* dagegen beziehen sich hauptsächlich auf Erfahrungen mit *Tub-k.* Selbst *Julian* verwendete für die Zusammenstellung seiner „*Tuberculinum Koch"* - Monographie Quellen, welche von *Tuberculinum bovinum* und *Bacillinum* handeln (22). *Mezger* (4) hat mir insofern wertvolle Vorarbeit geleistet, als ihm offensichtlich die Kentsche Beschreibung des *Tuberculinum*-Bildes nicht vorlag, sondern nur die Angaben von *Clarke, H.C. Allen, Nebel* und *Vannier*. Seine Symptomensammlung enthält daher ausschließlich Symptome von *Tub-k.* und *Tub-bac.*, wobei letztere aus früheren Quellen bekannt und somit unterscheidbar waren.

Besonders problematisch war es, die bei *H.C.Allen* (6) aufgeführten Symptome zu sortieren. Hier blieb manches unklar, zumal viele von diesem Autor und von *Clarke* benutzte Originalien nicht auffindbar waren. Ich ging mangels besserer Möglichkeiten wie folgt vor: Die bei *H.C.Allen* (6) und in den *Guiding Symptoms* (7) gemachten Angaben wurden verglichen. Symptome, welche laut (7) von *Burnett, Rose* oder *Swan* stammten, wurden dem *Bacillinum* zugeschlagen, welches diese Autoren nahezu ausschließlich benutzten. Ferner erfolgte ein Vergleich mit allen vorliegenden Originalien für *Bacillinum* , *Tuberculinum aviare* und *Tuberculinum Koch* , die aus der Zeit vor 1910 stammen (*H. C. Allens* Buch über die Nosoden wurde im Jahre 1910 erstmals herausgegeben; der Autor starb 1909) sowie mit *Clarke, Stauffer, Mezger, Vannier* und *Julian*. So konnte doch bei der Mehrzahl der Symptome das zugehörige Original gefunden werden. Angaben aus (6), deren Zuordnung sich durch dieses Verfahren nicht klären ließ (d.h., die *Tuberculinum Koch, oder Bacillinum* zugehören könnten), wurden mit einem Sternchen (*) gekennzeichnet und *vorläufig* unter *Tuberculinum Koch* aufgeführt.

Die Angaben von *Dorcsi* (13) wurden mit zwei Sternchen (**) bezeichnet, weil er stets neben dem Tuberkulin andere potenzierte Arzneien einsetzt (Vorgehensweise nach *Vannier*), so daß nicht klar ist, ob das Tuberkulin oder eine der anderen Arzneien die Fälle heilte, auf die *Dorcsis* Charakterologie der Tuberkulinpatienten sich bezieht.

In Anbetracht der Tatsache, daß das *Tuberculinum bovinum* im Gefolge *Kents* die weiteste Verbreitung erlangt hat, wurden alle klinischen Symptome aus mit einem *nicht näher charakterisierten* Tuberkulin geheilten Fällen, welche im 20. Jahrhundert, der Epoche „nach *Kent"*, aus den USA und Indien, also den Ländern des „Kentianismus", berichtet wurden, sowie diejenigen, welche von bekannten „Kentianern" stammen (z.B. *Pierre Schmidt* und die Angehörigen der „*Vithoulkas*-Schule"), dem *Tub. bovinum* zugeschlagen; solche aus dem Deutschland und Frankreich des späten 19. Jhdts., der „Ära *Koch*", dagegen dem *Tuberculinum Koch*. Angaben von Autoren, bei welchen nicht sicher entschieden werden konnte, welches Tuberkulin sie gebraucht haben, sind mit einem Sternchen * bezeichnet (Ausnahme: Symptome, die an anderer Stelle bereits für *Tub-k.* publiziert wurden). An Repertoriumsrubriken werden neben denjenigen, die sich ausdrücklich auf *Tub-k.* beziehen, auch solche zitiert, die unter „*Tuberculinum*" gelandet sind, aber von Autoren stammen, welche das *Tuberculinum bovinum Kent* nicht kannten, mit Ausnahme solcher Rubriken, welche nach den Originalien zu *Bacillinum* gehören. Z.B. wurden alle entsprechenden Angaben von *Knerr* und die meisten von *O. Boericke* unter *Tub-k.* aufgeführt. Im heutigen Frankreich wird nach wie vor viel *Tub-k.* verordnet; im heutigen Deutschland ist das in C-Potenzen vertriebene „*Tuberculinum*" das *Tub. bovinum*, und andere Tuberkuline sind eindeutig als solche deklariert.

Zur Differenzierung der Leitsymptomatik von Tuberkulinen siehe auch die Ausführungen bei *Tuberculinum bovinum.* Hierfür hat mir neben *Mezger* ein Artikel von *H.V.Müller* (12.5) als Vorlage gedient. Faszinierend und verunsichernd zugleich ist die Beobachtung desselben Autors (12.9), einen Mann mit *Tub-k.* geheilt zu haben, der nach den *Kent*schen Vorstellungen vom „Tuberkulinbild" mit *Tub. bovinum* behandelt worden wäre. Dieser Einzelfall legt den Verdacht nahe, daß *Tub-k.* dem *Tub. bovinum* auf der psychischen Ebene nahezu äquivalent ist, doch nur langjährige Beobachtungen an vielen mit diesen beiden Tuberkulinen geheilten Patienten könnten klären, welche Unterschiede wirklich zwischen Tub. und *Tub-k.* bestehen. Ebenso beweist die Tatsache, daß *Bacillinum* von *Burnett* bei den gleichen klinischen Indikationen verwendet wurde wie *Tuberculinum Koch* von Nebel (1), nicht, daß beide Präparate identische Eigenschaften haben; es gibt verschiedene Ebenen der Ähnlichkeit, und was auf der organpathologischen Ebene identische Resultate zu erzeugen scheint, kann auf der psychosomatischen Ebene verschiedene Charakteristika haben. Schließlich muß man *Bacillinum* und *Tub. bovinum* als Mischnosoden ansprechen, welche auch Eitererreger sowie Gewebe und Zelldetritus des jeweiligen Wirts enthalten, *Tub-k.* dagegen als hauptsächlich aus Mykobakterien und deren Stoffwechselprodukten bestehendes Präparat.

Neben *Tub-k.*, dem Alttuberkulin, gibt es auch ein *Tuberculinum Koch neu* (auch *Tuberculinum GT* genannt; vorgeschlagene Abkürzung: *Tub-k-n.),* welches aus Tuberkelbakterien durch Zermahlen derselben in einer Kugelmühle hergestellt wird (17). Potenzen dieses Tuberkulins sind bei der *DHU* erhältlich. Die Unterschiede zwischen *Tub-k.* und *Tub-k-n.* sind noch nicht bekannt. Ich verwende beide vorläufig unter den gleichen Indikationen.

Dem *Tub-k.* nahe verwandt ist das *Tuberculocidinum Klebs*, ein mit Alkohol und Wismut behandeltes Tuberkulin. Es wirkt milder als *Tub-k.* und darf auch in tieferen Potenzen und häufigeren Dosen (C12 zweimal täglich) gegeben werden (4). Seine Hauptindikation ist das Bettnässen der Tuberkuliniker. (11.2)

Das von *Kunkel* (9) verwendete *Tub-k.* ist von ihm selbst mit 30 Schüttelschlägen pro Verdünnungsschritt, also intensiver als allgemein üblich, potenziert worden.

Quellen – 1) C1 k; 2) K2 k (diejenigen Symptome, welche ursprünglich von Tub-k. stammen, wurden hier integriert, obgleich Kent sie vielleicht auch durch Tub. bovinum geheilt hat); 3) SF1; 4) MG1 k; 5) JL4 k; 6) AL1 t/k (Ursprung der Symptome nicht angegeben); 7) ZBV (7.1: Nebel/ZBV/1902/S. 81 ff. p/t (Neben- und Giftwirkungen von allopathischen Alttuberkulindosen, gesammelt aus zahlreichen Quellen; die Bibliographie wurde leider nicht mitveröffentlicht), 7.2: Nebel/ZBV/1900 p (C30 von „Tuberkulin", was bei Nebel Tub. Koch zu sein pflegte (1), bei Personen mit Phthisis incipiens); 8) HRC (8.1: Mau/HRC/1901/6 und 9 k (C30 oder höher, mehrere Fälle), 8.2: Cartier/HRC/1897/7 p/k, 8.3: Moll/HRC/1903/3 k (D60), 8.4: Moll/HRC/1904/7 k, 8.5: Young/HRC/1893/6 t (Injektionen, bei einer an Wirbelsäulen-Tbc Leidenden), 8.6: Nebel/HRC/1901/4 p (1M, Erstreaktion bei Tuberkulösem), 8.7: ebenda p (Selbstversuch Nebels, Riechen an C500)); 9) Kunkel/ACV/1891/12 k (C50); 10) DJH (10.1: Hör/DJH/1987/1 k (C200), 10.2: Czimmek/DJH/1992/3 k (LMVI von „Tub."), 10.3: Anshutz/HRC, zit. in DJH/1984/2 t, 10.4: Hauptmann/DJH/1984/2 k (C200), 10.5: Pfeiffer/DJH/1984/2 k (D200)); 11) AHZ (11.1: Haas/AHZ/1982/3 k (Leitsymptome, ausdrücklich als solche von Tub-k. bezeichnet), 11.2: Stübler/AHZ/1978/4 k (Leitsymptome, im Titel auf „Tuberculinum" als solches bezogen, die Quellen, welche Stübler zitiert, stammen jedoch vor allem aus Frankreich und damit handelt es sich vor allem um eine Tub-k.- Symptomatologie; die Träume stammen lt. Tabelle ausdrücklich von Tub-k.), 11.3: Paschero/AHZ/1964/10 k (C200), 11.4: Ortloff/AHZ/1956/5 k/t (Symptome des Tuberkulinismus)); 12) ZKH incl. Acta Homoeopathica (12.1: Imhäuser/ZKH/1957/1 k (D200), 12.2: Römer/ZKH/1959/4 k (C30 (Schwabe) - wahrscheinlich Tub-k.), 12.3: Stübler/ZKH (Acta)/1969/5 k (LMVI, LMXII; der Patient erhielt später auch Ignatia), 12.4: Imhäuser/ZKH (Acta)/1971/6 k (D200), 12.5: H.V.Müller/ZKH/1986/6 k (Differenzierung der Leitsymptome der verschiedenen Tuberkuline), 12.6: Baudemprez/ZKH/1986/3 k (allgemeine Angaben zum „Tuberkulinbild", teils von Tub-k., teils von Tub. bovinum stammend), 12.7: Barbancey/ZKH/1977/4 k (allgemeine Angaben wie (12.6)), 12.8: Bloß/ZKH/1973/4 und 5 k (Leitsymptome), 12.9: H.V.Müller/AHZ/1986/6, 1987/1 und 1988/1 k (C200, 1M)); 13) Dorcsi/DHO/Bd. 2/S. 261 ff. k (Gemütsbild, vom Vannierschen Tuberkulinismus geprägt und durch Erfahrungen mit der Verordnungsweise nach Nebel und Vannier ergänzt); 14) Kritzler-Kosch/DHM/1951/9-10 k („Tuberkulinismus" nach Vannier); 15) LSR/DZH/1922/12 k (C1000); 16) Moussier/CGH/1994/S. 323 ff. k (ansteigende Potenzen ab C15); 17) Pschyrembel Klin. Wörterbuch, 123. - 153. Aufl.. Berlin: de Gruyter 1959, S. 901; 18) CMM k; 19) SDE1 k; 20) RBH (20.1: Henry/RBH/1955/3 k (ansteigende Potenzen bis 1M), 20.2: Brunet/RBH/1963/1 k (C200, vollendete die Heilung in einem mit Mercurius solubilis vorbeh. Fall), ; 21) Imhäuser, H.: Homöopathie in der Kinderheilkunde (engl. Ausgabe). Heidelberg: Haug 1988 k; 22) JL2 k (Angaben, welche nicht in jedem Fall sicher Tub-k. zuzuordnen sind; daher wurden nur solche aufgenommen, die sich nicht bei Tuberculinum bovinum oder Bacillinum wiederfinden lassen); 23) VN1 (23.1: t (Nebenwirkungen von Tuberkulin-Injektionen), 23.2: k), 24: CSS 1 k (allgemeine Angaben verschiedener Autoren, teils ohne Angabe, ob von *Tub.* oder *Tub-k*); 25) BO1 k (C 6 und höher).

Tuberculinum Marmoreck

GEIST UND GEMÜT

Angst

1. Angst (*Allen*). (4)

Empfindlichkeit

1. Hypersensibel. (6.3)

Lesen, Lernen, Schreiben, Studieren

1. Verschlimmerung durch geistige Anstrengung. (6.2)

Ruhelosigkeit

1. Nervosität, Unruhe, Agitation. (6.3)
2. Acht Wochen lang konnte der Kranke keinen Augenblick im Bett liegen, er mußte sich umherbewegen und fand nur Ruhe, indem er sein Bein über den Bettrand herabhängen ließ; in dieser Lage verbrachte er fast die ganze Nacht, solange ihn die Schmerzen nicht wieder zum Umherbewegen zwangen (Tuberkulose mit Beteiligung des rechten Sprunggelenks). (2)
3. Ruhelose Kinder. (5)

Unbehaglichkeit

1. Allgemeines Krankheitsgefühl (Tbc, im Fieber). (2)

SCHLAF

1. (Kinder sind) leicht ermüdet und doch schlaflos, vor allem Schwierigkeiten mit dem Einschlafen. (5)

MODALITÄTEN, CAUSAE

1. Verschlimmerung durch längere körperliche Belastung oder nervöse Überlastung;

regelhafte Besserung durch Ruhe. Patienten, die nach körperlicher Übermüdung oder geistiger Überarbeitung subfebrile Temperaturen, anhaltende Obstipation und Abmagerung entwickeln. (6.2)
2. Der Brustkorb ist stets schmerzhaft bei Perkussion. (6.3)
3. Subfebrile Temperaturen mit „inversem Fieberverlauf": Temperatur morgens höher als abends. (6.3)
4. Alle Schmerzen (und Fieberzustände, (6.2)) kommen plötzlich, sind ziehend und oft reißend und wechseln oft den Ort. (3.1)
5. Sehr typisch ist der auffallende Wechsel der Lokalisation der immer chronischen Rezidive aller möglichen Krankheiten und Beschwerden. Mal kommen sie mit einem Furunkel, mal einer Bronchitis, mal haben sie ohne rechten Grund Durchfälle. (3.2)

AS-IF-BEFUNDE

1. Zunge trocken, glatt, rot, wie gefirnißt. (6.3)
2. Granitartige rötliche Körnung der ganzen Haut; allgemeine lebhaft rote Ausschläge mit qualvollem Jucken. (3.1)

Typus

1. Blaß, mager, appetitlos; dabei oft lebhaft rote Lippen, selten livide; rote umgrenzte Wangenflecke. Trockenheit von Haut und Schleimhäuten, schwitzt nicht einmal bei Fieber. (3:1)
2. Man gibt *Marmoreck* gern in der Kinderpraxis. ... Manchmal gibt es ganze *Marmoreck*-Familien. (3.2)

Synonyma – Serum antituberculosum *Marmoreck* (benannt nach dem österreichischen Arzt *A. Marmoreck,* der es um die Jahrhundertwende entwickelte (6.1)). *Marmoreck. Tub-m.*

Biologie, Chemie und Physiologie – *Tuberculinum Marmoreck* ist ein verdünntes Serum von Pferden, welche mit Filtrat von Tuberkelbazillenkulturen geimpft worden sind (2), (3.1). Das für die Kulturen verwendete Kälberserum wird durch Injektionen mit an mononukleären Leukozyten reichem Peritonealexsudat „leukotoxisch" gemacht, d.h., es enthält Antikörper gegen Leukozyten. In einem solchen Milieu entwickeln sich attenuierte Tuberkelbazillen, die mehrheitlich nicht nach *Ziehl-Neelsen* färbbar sind und mit deren Toxin man lt. *Marmoreck* Meerschweinchen gegen virulente Tuberkelbazillen immunisieren kann. In den letzten Jahren seiner Forschungen fügte *Marmoreck* dem Bakterienfiltrat, mit welchem er die Pferde sensibilisierte, auch Kulturen von Streptokokken hinzu, welche er aus tuberkulösem Sputum gezüchtet hatte (6.1). (Vgl. *Bacillinum.* vr)

Das *Marmoreck*sche Serum sollte zunächst der subkutanen Serumtherapie dienen, ähnlich wie bei Diphtherie; *Marmoreck* selbst applizierte es auch rektal (6.1); *Nebel* fand schließlich heraus, daß es auch in Potenzen und per os genommen wirksam ist. Es ist „auch im Fieberzustand anwendbar und bei schwachen, heruntergekommenen Tuberkulösen indiziert, selbst wenn deren Krankheit einen rapiden Verlauf zu nehmen droht; mit zunehmender Allgemeinintoxikation; vor allem bei Lungenphthise" (1). Es führt bei den febrilen Exazerbationen der Schwindsucht zu Schweißausbruch und Besserung des

Allgemeinzustandes (2). In der heutigen Praxis hat es sich lt. *Imhäuser* gegen chronische Tonsillenhypertrophie sowie gegen Albuminurie ohne weitere Symptome bewährt. Dosierung in diesen Fällen: seltene Gaben der D18, z.B. alle 2 Wochen eine Dosis, über längere Zeit. Bei akuten interkurrenten Erkrankungen gibt *Imhäuser* dazwischen andere Arzneien nach den Symptomen (5).

Da es sich um ein Pferdeserum handelt, hat die Symptomatik von *Tub-m.* neben bekannten Merkmalen der Tuberkuline auch Züge der Serumkrankheit an sich, z.B. die oben genannten Hautveränderungen sowie plötzlich beginnende Arthralgien (3.1). Eine Prüfung existiert bisher nicht. Das Symptombild ist trotz der Tatsache, daß dieses Tuberkulin vor allem in Frankreich recht viel verordnet wurde, sehr fragmentarisch.

Mittelbeziehungen – Die Kopfschmerzen von *Tub-m.* ähneln denen von *Nat-m.* (morgens, hämmernd) (3.2).

Bei Vorgehen nach der französischen Schule (*Vannier/Nebel*) sollen *Aur., Bry., Ferr-p.* und *Puls.* die geeignetsten Konstitutionsmittel sein. *Bloß* schreibt, mit diesem Tuberkulin könne man die Behandlung auch erfolgreich beginnen, statt es erst bei laufendem konstitutionellem Mittel zu interpolieren (d.h. m. E., daß *Tub-m.* in Fällen, wo dies gelingt, das eigentliche Konstitutionsmittel sein könnte) (3.2). Andererseits schreibt *Vannier*, daß bei Kranken, deren Nosode zuerst *Tub-m.* war, im weiteren Verlauf regelhaft ein anderes Tuberkulin, wie *Tub-k.* oder *Tub-r.* , notwendig wird (6.3).

Laut *Voisin* ist *Tub-m.* komplementär zu *Calc-p.* und *Sil.* und kann speziell bei akuter Otitis media im Wechsel mit *Ferr-p.* verabreicht werden (5).

Quellen – 1) SF1 k; 2) Nebel/HRC/1906/6 k (C30); 3) ZKH (3.1: H.V.Müller/ZKH/1986/6 k (Differnzierung der Leitsymptome der Tuberkuline), 3.2: Bloß/ZKH/1973/4 und 5 k (Leitsymptome)); 4) CMM k; 5) Imhäuser, H.: Homöopathie in der Kinderheilkunde (engl. Ausgabe). Heidelberg: Haug 1988 k; 6) VN1 (6.1: Herstellungsweise, 6.2: t (Nebenwirkungen), 6.3: k (allgemeine Indikationen).

Tuberculinum residuum

GEIST UND GEMÜT

Bewegungen: Zwangsbewegungen, Automatismen, Gesten, Lagen

1. Schwerer Kopf, muß die Stirn runzeln, um klar sehen zu können. (3)
2. Ist fürchterlich frostig; wenn sie vom Eßtisch aufsteht, „klappert sie mit den Zähnen" (17j. Mdch., Oedema induratum des linken Beins). (7)

Furcht

1. Hält eine ausgezeichnete Lebensordnung ein und befolgt die Anweisungen des jeweiligen Arztes strikt, weil er große Angst vor dem Sterben hat (45j. Mann, chron. Enterokolitis). (7)

Sprechen

1. Die Fragen des Arztes stören ihn und regen ihn auf, die Anamneseerhebung ist sehr schwierig; er antwortet schlecht und unzusammenhängend. Als der Arzt Notiz von seiner lange zurückliegenden Tbc nimmt, wird er sogleich liebenswürdiger und leichter zu befragen (45j. Mann, chron. Enterokolitis). (7)

Thema „Tod" (Suizidalität etc.)

1. Lebensmüde (*Julian*). (2)

Traurigkeit, trübe Stimmung

1. Schwer definierbare Traurigkeit. (3)
2. Depressive Psychose der Tuberkuliniker. (1)

Verdruß, Mißmut, schlechte Laune

1. Sehr schlechtgelaunt; er ist ausgesprochen unangenehm zu seiner Umgebung, welche darüber lebhaft klagt (52j. Mann, Dyspepsie; Behandlung mit diversen anderen Arzneien, u.a. *Anac.,* besserte, aber erst nach *Tub-r.* fühlte er sich „wie ein anderer Mensch"). (7)

Verzweiflung, Resignation

1. Entmutigung. (3)
2. Er sagt zu *Vannier*: „Ich gehe zu Ihnen, weil mein Hausarzt mich darum gebeten hat. Sie sind der sechste Arzt, den ich konsultiere. Wie Ihre Kollegen werden Sie keinen Erfolg haben, aber natürlich werden Sie anderer Meinung über meinen Fall sein als Sie." Er übergibt *Vannier* genaue Notizen über die vorangegangenen Behandlungen (45j. Mann, chron. Enterokolitis). (7)

SCHLAF

1. Schläft schlecht, kann nicht einschlafen (17j. Mdch., Oedema induratum des linken Beins). (7)
2. Große Müdigkeit mit Verlangen zu schlafen. (1)
3. Tagesschläfrigkeit (52j. Mann, Dyspepsie; Behandlung mit diversen anderen Arzneien besserte, aber erst nach *Tub-r.* fühlte er sich „wie ein anderer Mensch"). (7)

KONVULSIONEN

1. Konvulsionen, Epilepsie (bei Tuberkulinikern, siehe *Modalitäten*). (7)
2. Anhaltender Schreibkrampf. (10)

MODALITÄTEN, CAUSAE

1. Deutliche Verschlimmerung war nach dem Tode seiner Frau erfolgt (45j. Mann, chron. Enterokolitis). (7)
2. Vermehrung seiner Symptome bei Gemütserregung (45j. Mann, chron. Enterokolitis). (7)
3. Müdigkeit, morgens schlimmer als abends (45j. Mann, chron. Enterokolitis). (7)
4. Patienten, die lange zuvor eine Tuberkulose durchgemacht haben, sei es, daß diese spontan abgeheilt ist, sei es, daß sie durch Höhenaufenthalt oder Anstaltsbehandlung geheilt wurde (oder durch Tuberkulostatika, vr). Der persistierende Tuberkulinismus äußert sich durch periodisch auftretende Symptome verschiedener Art. (7)
5. Regelhafte Besserung durch Bewegung und Körperübungen (7); „Einlaufbeschwerden" des Bewegungsapparats mit Besserung durch fortgesetzte Bewegung; im Gegensatz zu *Rhus-t.* aber kein Einfluß des Wetters auf die Beschwerden (8.1) – weder Wärme noch Kälte, weder trockenes noch feuchtes Wetter wirken sich auf

den Zustand aus, die Rheumaschübe treten völlig unabhängig von Temperatur und Klima auf (7); Bewegung bessert, weil der Kranke dadurch gegen die progrediente Versteifung ankämpft (9); sobald der Kranke anfängt, sich körperlich anzustrengen, werden seine zuvor blassen Schleimhäute wieder rosig (7).

6. Rückenschmerz wird durch Bewegung verschlimmert. (3)
7. Schlimmer durch lange Ruhephasen. (1)
8. Bei *Tuberculinum Residuum* besteht keine Variabilität wie sonst bei Tuberkulinikern. *Vannier* sagt von ihm: „Alles ist fixiert!" „Ein Psoriker, der aber nach innen ausscheidet und daher zu chronischer Arthrose prädisponiert ist." (9)
9. Fühlt sich an der frischen Luft und im Liegen besser. (1) (Die „Liegekuren" für Tuberkulöse wurden zumeist im Hochgebirge durchgeführt und bestanden in langen Ruhephasen an der freien Luft, bei jedem Wetter, nur durch dicke Decken geschützt; zugleich wurde eine hyperkalorische, fettreiche Kost verabreicht. vr)
10. Abendliche Besserung der Venenbeschwerden (schwere Beine, Krämpfe, Ödem). (3)
11. Ist fürchterlich frostig; wenn sie vom Eßtisch aufsteht, „klappert sie mit den Zähnen"; ständig kalte und bläuliche Akren (17j. Mdch., Oedema induratum des linken Beins). (7)
12. Verlangen, die Kleider (um den Bauch) zu lockern (52j. Mann, Dyspepsie; Behandlung mit diversen anderen Arzneien besserte, aber erst nach *Tub-r.* fühlte er sich „wie ein anderer Mensch"). (7)

AS-IF-EMPFINDUNGEN

1. Unmittelbar nach der Gabe *Tub-r.* C7 Hitzegefühl auf dem Nasenrücken, zum gesamten Gesicht ausstrahlend; die Nase wurde rot, was ihr ausgesprochen unangenehm war (18j. Mdch., Amenorrhoe). (7)
2. Empfindung ausgeprägter Müdigkeit, vor allem in den Beinen, die unter ihm zusammenzubrechen (se dérober) scheinen, so daß er sich beim Gehen nicht mehr sicher fühlt (45j. Mann, chron. Enterokolitis). (7)

Typus

1. Fibrosklerose von Geweben: Dupuytren, progressive Gelenkankylosen. (8.1)
2. Blässe, die einen Stich ins Graue hat. (8.1)
3. Leicht bläuliche Lippen, rissige Unterlippe. (1)
4. Abmagerung bei normal bleibendem Appetit. (1)
5. „Ein fetter *Nat-m.*-Patient könnte *Tub-r.* sein" (*Sananes*). (10)

Synonyma – Tuberculinum Rest. Abkürzung: *Tub-r.*

Biologie, Chemie und Physiologie – Zur Gewinnung dieser Nosode, die erstmals im Jahre 1897 von *Robert Koch* hergestellt wurde (1), werden vakuumgetrocknete Tbc-Bazillen verrieben, emulgiert und zentrifugiert, so daß nach Abschütten der Oberschicht nur noch der endotoxinhaltige Satz übrigbleibt (8.1). Es wird eine Mischung humaner und boviner Tuberkelbazillen verwendet, wie sie auch bei der Fabrikation des Alttuberkulins in Gebrauch ist. Zur genauen Vorgehensweise bei der Präparation siehe (5).

Tub-r. wurde zumeist isopathisch bei Tuberkulose und „Tuberkulinismus" verordnet. Die bisher einzige Prüfung am Gesunden stammt von *Julian*. Klinische Angaben zu finden ist schwierig, weil *Tub-r.* zumeist in Kombination mit anderen potenzierten Arzneien gebraucht wird, so daß die im Rahmen einer solchen Therapie geheilten Symptome nicht zur Erweiterung seines AMB verwendet werden können (Therapiebeispiele dieser Art siehe (4)).

Tuberculinum Residuum fällt aus dem Rahmen der übrigen Tuberkuline, indem es eine deutliche sklerotische, verhärtende Tendenz aufweist (8.1). Es hat bei einer Frau mit cP (oder Gicht? vr), welche zuvor durch verschiedene homöopathische Arzneien gebessert worden war, ein langjährig strecksteifes rechtes Kniegelenk beweglich gemacht (dieses hatte auf keine andere Arznei reagiert). *Askenasi* sagt deshalb, man solle bei chronischem Gelenkrheumatismus niemals *Tub-r.* vergessen (1). Auch eine Steindiathese soll bestehen (8.1).

Spezifische psychische Symptome sind nicht bekannt. Es ist davon auszugehen, daß die Symptome des Tuberkulinismus (die sich in den Pathogenesen von *Tub-k.* und *Tub.* finden, da sie für diese konkret dokumentiert sind), wie Furcht vor Hunden, Eigensinn und Unzufriedenheit, auch hier vorherrschen. Allerdings dürfte sich ein *Tub-r.*-Fall mit deutlich geringerer Tendenz zum Wechseln der Lebensumstände präsentieren (9).

Mittelbeziehungen – Vgl. die Mittel der lithämischen Konstitution, z.B. *Lyc., Calc-f.;* konkrete Angaben zu Folgemitteln oder Antidoten fehlen im Schrifttum weitgehend. Bei Verordnung nach der französischen Schule soll *Nat-s.* das passendste Konstitutionsmittel zu *Tub-r.* sein (dabei ist gerade *Tub-r. nicht* hydrogenoid! vr), und es soll mit *Nat-m.* das Symptom „Riß in der Unterlippenmitte" gemeinsam haben (8.2) (*Julian* dagegen schreibt, bei *Tub-r.* sei die Unterlippe „ihrer ganzen Länge nach gespalten", also horizontal (6)).

Quellen – 1) JL1 k (Therapieempfehlung); 2) CMM k; 3) Julian/RBH/1970/1 p (C5, C7, C9); 4) Julian/RBH/1971/3 p/k; 5) JL2 k; 6) JL4 k; 7) VN1k (allgemeine Indikationen und Symptome „pluralistisch" behandelter Kranker, welche sich explizit nach der Gabe von Tub-r. gebessert haben oder verschwanden); 8) ZKH (8.1: H.V.Müller/ZKH/1986/6 k (Differenzierung der Leitsymptome der Tuberkuline), 8.2: Bloß/ZKH/1973/4 und 5 k (Leitsymptome)); 9) Kritzler-Kosch/DHM/1951/ 9 - 10 (Tuberkulinismus nach Vannier); 10) CSS1 k.

Tussilago fragrans

GEIST UND GEMÜT

Benommenheit, wie nicht ausgeschlafen, wie berauscht, betäubt etc.

1. Vorübergehender Kopfschmerz, wie eine Benommenheit; Berauschungsgefühl wie nach Mißbrauch von alkoholischen Getränken (spirituous liquors) (n. 2 St.). (1)

Bosheit, Destruktivität

1. Neigung, sich zu beschweren / beklagen (complaining mood); er findet an allem etwas auszusetzen, macht gehässige Bemerkungen, deren Natur er selbst nicht erkennt, und ist erstaunt, daß Andere darüber beleidigt sind; aus diesem Grund bleibt er, nachdem er den Charakter seiner Bemerkungen erfaßt hat, stundenlang still, um seine Mitmenschen (associates) nicht zu beleidigen (n. 4 St.). (2)

Fröhlichkeit, Lachen

1. Sehr heitere, zufriedene Stimmung, wohler und voller im Gesicht, was auch nachher anhält (5. - 10. T.). (1)

2. Gemütszustand von der Art, daß ich mit allem zufrieden war; alles um mich herum erschien angenehm; heitere Laune; Güte / Wohlwollen (benevolence) in der Sprache; ich konnte mich mit Gelassenheit an den aufregendsten Diskussionen beteiligen und dabei die geeignetsten Ausdrücke wählen; kurzum, ich schaltete mich ohne Zögern in die Gespräche ein und war erfolgreich in ihnen, wobei ich von vorneherein Vertrauen auf Erfolg hatte (5. - 10. T.). (2)
3. Zufriedenheit, von 10 bis 23 Uhr. (4)

Verdruß, Mißmut, schlechte Laune

1. Mißmutige und ärgerliche Stimmung (2. T.). (1)

SCHLAF

1. Ich schlafe weniger und befinde mich dabei in keiner Weise schlechter, was ich mit Sicherheit noch nie zuvor erlebt habe (n. 2 Wochen). (2)

MODALITÄTEN, CAUSAE

1. Beschwerden nach Rausch. (4)

AS-IF-EMPFINDUNGEN

1. Gefühl, als ob ein Bissen in der Speiseröhre stecke und den Magenmund nicht passieren könne (n. 1/2 St.). (1)
2. Schmerz in den Gelenken der Mittelfußknochen wie von einem Schlage (n. 1/2 St.). (1)

Typus

1. Der vorbestehende dicke Bauch verschwindet (1); noch acht Jahre später hat er seine vorherige Form nicht wieder erreicht (2).
2. 3 Glob. (?) der Tinktur beseitigten einen dicken, fetten Bauch. (1)

Synonyma – italienischer Huflattich, Duftender Huflattich. Vanillenpestwurz. Petasites fragrans (Vill.) K.B. Presl., Tussilago suaveolens Desf., Nardosmia denticulata Cass. (3).

Biologie, Chemie und Physiologie – Ein Korbblütler des Mittelmediterrangebiets und Algeriens (3). Bei *Leeser* wird die Pflanze nicht erwähnt, und es scheint auch keine Kasuistiken über sie zu geben. Die Symptome entstammen einer fragmentarischen Prüfung von *Demeures.*

Mittelbeziehungen – Nicht bekannt.

Quellen – 1) Demeures/JSG Bd. IV, zit. in AHZ/Bd. 47 (1853)/1 p (TM); 2) A1 p (Demeures, aus JSG Bd. IV; TM); 3) briefliche Mitteilung von Gudrun Franz, Göttingen, vom 11.12.96; 4) SYS1 p/k.

Tussilago petasites

GEIST UND GEMÜT

Angst

1. Alsbald nach Einnehmen v. 30 Tr., Schwindel und drohendes dumpfes Stirnkopfweh... . (1.2.5)

Benommenheit, wie nicht ausgeschlafen, wie berauscht, betäubt etc.

1. Nach einer ruhig, ohne Träume hingebrachten Nacht beim Erwachen schwerer besinnlich als sonst (1. T., nach Einnahme v. 10 Tr. am Vorabend). (1.2.1)
2. Schlief außerordentlich fest, war beim Erwachen sehr duselig und empfand im Augenblick des Erwachens Kopfweh links auf dem Scheitel, das sich alsdann zum rechten Auge hinüberzog (4. T., n. vorabendl. Einn. v. 60 Tr.). (1.2.1)
3. Kopf am Abend etwas benommen, doch immer mehr links (4. T.). (1.2.1)
4. Benommenheit und Schwere des Kopfes (ab 3. T., unter 62 bis 200 Tr. der alkoholischen Urtinktur). (1.2.4)
5. Benommenheit des Kopfes, die erst ganz verschwunden war (Besserung des gewöhnlichen Leidens), kehrte nach so starken Dosen (jeden Abend 6 Teel. der Tinktur) in heftigem Grade wieder. (1.2.6)

Delirium, Wahnsinn, Raserei

1. Delirium tremens (*Clarke*). (4)

Gedanken, Denkvermögen

1. Am Tage war mir der Kopf ungewöhnlich frei (Heilwirkung; 1. T.). (1.2.1)

Gier, Suchtverhalten

1. Der Appetit wird sehr stark. (1.2.1, 1.2.4)

Reizbarkeit

1. *Tus-p.* scheint in den Fällen zu passen, wo die Symptome des Trippers sehr vehement auftreten und der Schmerz in der Fossa navicularis fix und stechend ist; es paßt sehr für robuste, reizbare, zu Hämorrhoiden und Ausschweifungen in der Liebe und der Schlemmerei geneigte, wohlleibige Individuen, die keine ordentliche Lebensweise befolgen. (5.1)
2. Sehr reizbarer Charakter (32j. Mann, akute Gonorrhoe). (5.2)
3. Ein junger reizbarer Mann bekam Tripper mit heftigen Harn- und Blasenbeschwerden, welche *Canth.* schnell heilte. Der zurückbleibende Tripperfluß wurde durch *Aqua tussil. petas.* in 3 Wochen beseitigt. (5.2)

Ruhelosigkeit

1. Fieberhafte Aufregung, große Unruhe (32j. Mann, akute Gonorrhoe). (5.2)
2. Abgeschlagenheit, Unruhe (ein Mann, gonorrhoische Epididymitis). (5.2)

Unerträglichkeit von Schmerzen oder Empfindungen

1. Zuckender Zahnschmerz, den ganzen Tag, schlimmer durch kaltes Getränk, mit Wasserzusammenlaufen, besonders stark im Bett, in der Nacht bis zur Unerträglichkeit zunehmend (durch *Merc.* C2 behoben; 3. T., n. 120 Tr.). (1.2.3)

TRÄUME

1. Viele Träume mit den verschiedensten Bildern (4. N., n. 120 Tr.). (1.2.1)
2. Vermehrt Träume. (1.2.5)
3. Träume, die besonders viel mit dem Sexualleben zu tun hatten; so träumte sie z.B. von kleinen Jungen, die sie bekam (gebar? sexuell „besaß"? vr) (nach abendlichen Dosen von jeweils 6 Teel. d. Tinktur). (1.2.6)

SCHLAF

1. Das Einschlafen wurde mir heute schwer, was sonst nie der Fall ist (4. N., nach 120 Tr.). (1.2.1)
2. Am Tage Jucken im Leistenkanal, in der Nacht vermehrte Steifigkeit des Gliedes und unruhiger Schlaf (10. u. 11. N., nach 260 bzw. 280 Tr.). (1.2.2)
3. Nachtschlaf unruhig und mit Schweiß. (1.2.5)
4. Schlaf sehr schwer zu erwecken, unbesinnlich beim Erwachen (4. N., n. 120 Tr.). (1.2.1)
5. Große Schläfrigkeit und Duseligkeit nach Erwachen; große Tagesmüdigkeit und Mattigkeit; unangenehme Kreuzschmerzen. (1.2.4)
6. Seit 3 Nächten ziemlich starker Nachtschweiß (obwohl die Nächte noch ziemlich kühl waren) und dämischer Schlaf (unter abendlichen Dosen von je 6 Teel. der Tinktur). (1.2.6)

SEXUELLER TRIEB

1. Eine Pollution (2. N., nach abendl. Einn. v. 30 Tr.). (1.2.1)
2. Eine nächtliche Pollution (4. N., n. 170 Tr.). (1.2.2)
3. Die früher häufigen Pollutionen jetzt selten und große Ruhe im Geschlechtssysteme (4. T.). (1.2.1)
4. Am Tage Jucken im Leistenkanal, in der Nacht vermehrte Steifigkeit des Gliedes und unruhiger Schlaf (10. u. 11. N., nach 260 bzw. 280 Tr.); vermehrte Steifigkeit, Pollution des Nachts (14. T., n. 400 Tr.); Pollution (n. 500 Tr., 16. N.). (1.2.2)
5. Öfteres Kriebeln in der Harnröhre, das zum Jucken (Kratzen) nötigte, mit Erektionen des Penis ohne Pollution; bei einem an Eicheltripper Leidenden (6. T., n. 80 Tr.). (1.2.4)

MODALITÄTEN, CAUSAE

1. Entzündlicher Ausfluß aus den Augen, nach mit örtlichen Einspritzungen vertriebener Gonorrhoe (zwei Fälle), Epididymitis bei ebenso unterdrückter Gonorrhoe (ein Fall). (5.2)

AS-IF-EMPFINDUNGEN

1. Früh 9 Uhr einseitiges Kopfweh links im oberen Teil der Stirn, das von da an langsam vorschreitend über den Scheitel, gleichsam unter der Dura mater sich hinzog und mehr rupfend, reißend war. Gegen 11 Uhr zog das Kopfweh zum rechten Auge hinüber, wo es zum Supraorbitalknochen herauszufahren schien und zum Blinzeln dieses Auges nötigte (3. T., n. 60 Tr.). (1.2.1)
2. Kreuzschmerz, ganz dem ähnlich, wie ihn die Hämorrhoidarier klagen (eine vorher

bei mir ganz unbekannte Erscheinung); er macht oft die geringste Bewegung lästig; das Bücken war außerordentlich beschwerlich und schmerzhaft, und nach dem geringsten Sitzen entstand beim Aufstehen das Gefühl, als hätte ich mich ganz versessen (ab 6. T.; bis 12. T. anhaltend, durch *Sulfur* gebessert; wieder aufgetreten nach erneutem Einnehmen; persistierte langfristig). (1.2.1)

Synonyma – Petasites hybridus (L.) Fl. Wett, Petasites officinalis Moench, Pestilenzkraut (1.2), Pestwurz, Kraftwurz, Neunkraftwurzel, Giftwurz, Schweißwurz, großer Huflattich. (Der Name Petasites stammt von Dioscorides und hat nichts mit der Pest (lat. pestilentia, pestis) zu tun, sondern geht auf das griechische petasos – breitkrempiger Regenhut – zurück, der ungewöhnlich großen Blätter wegen.) (1.1)

Biologie, Chemie und Physiologie – Ein perennierender Korbblütler Nord- und Mitteleuropas, der an feuchten Stellen wächst und dort oft große Bodenflächen erobert. Aus einem kräftigen, knollig verdickten, im Boden lange Ausläufer treibenden, unangenehm riechenden Wurzelstock treibt die Pflanze im Frühling vor dem Erscheinen der Blätter, darin dem Huflattich gleichend, blattlose, mit rötlichen Schuppen bedeckte, röhrige Blütenschäfte mit traubenförmig angeordneten Blüten von schmutzig-purpurner Farbe. Nach dem Abblühen (das oft ohne Samenbildung erfolgt (1.2.1)) erscheinen die den Huflattichblättern ähnlichen, oft über 30 cm breiten Blätter, die ihres unangenehm bitterlichen Geschmacks wegen vom Vieh verschmäht werden (1.1), weshalb die Bauern die Pflanze mit Herbiziden bekämpfen. Der Geschmack der Urtinktur ähnelt etwas dem von roh gekauten Runkelrüben oder roher Pastinakwurzel, welch letzterer auch der aromatische Geruch der Pflanze am meisten ähnelt (1.2).

Petasites ist eine der ältesten heimischen Heilpflanzen. Man hat gebündelte Blätter derselben im Hallstatter Salzberg gefunden, als Hinweis darauf, daß schon der vorgeschichtliche Mensch Europas irgendeinen Gebrauch von der Pestwurz gemacht hat. *Dioscorides* erwähnt die Pflanze und hat ihren Namen geprägt. Im Mittelalter galt sie ihrer stark schweißtreibenden Wirkung („Schweißwurzel") wegen als ausgezeichnetes Heilmittel gegen die Pest. Die Blätter wurden äußerlich als Wundheilmittel gebraucht. Weitere immer wieder im Schrifttum auftauchende Indikationen sind Gebärmutterkrämpfe, Husten, Atemwegs- und Harnbeschwerden. In der Homöopathie wird eine Tinktur aus dem frisch ausgepreßten Saft der ganzen , zur Blütezeit gesammelten Pflanze gebraucht (1.2), in der Phytotherapie hie und da ein Extrakt der Wurzel (1.1).

Es heißt, daß „man die Pflanze in Wasser mazerieren kann, welches dann nicht fault, selbst wenn man es jahrelang aufhebt" (2). Sie hat also möglicherweise eine antibiotische Wirkung. Die wichtigste Indikation von *Tus-p.*, welche sich auch in der bisher einzigen Prüfung gerechtfertigt findet, ist akute Gonorrhoe bzw. eitrige Urethritis heftigster Art. Man gibt die Tinktur in Wasser oder ein alkoholisches Destillat aus der Wurzel (*Aqua tussilaginis petasitidis*). *Rosenberg* schreibt, er habe 26 Fälle akuter GO damit behandelt, und alle seien geheilt worden (5.1). *Tus-p.* wirkt auch beim Nachtripper zuverlässig (C30) (1.1). Darüber hinaus sind bei mehreren Prüfern Kopfschmerzen von eigentümlicher Lokalisation sowie lästige, lange anhaltende Kreuzschmerzen ausgelöst worden. Hohe Dosen rufen Nachtschweiße hervor und machen müde und benommen (1.2). Der Referent selbst (1.2.1), welcher u.a. früher eine Krätze durchgemacht hatte und zu Brustschmerzen neigte, entwickelte unter Besserung von Allgemeinzustand und Thoraxbeschwerden ein Rezidiv eines alten Handekzems; demnach muß *Tus-p.* bei ihm als Antipsorikum gewirkt haben.

In den 50er Jahren wurde nachgewiesen, daß die Wurzel von *Petasites* ein wirksames krampflösendes Prinzip enthält, welches viel wirksamer als Papaverin ist und eine sehr große therapeutische Breite aufweist. Es handelt sich dabei um Petasin, einen Ester aus dem Alkohol Petasol und Angelicasäure, die schwefelhaltige Verbindung S-Petasin und das weniger wirksame Isopetasin. Durch diese Entdeckung wurde die alte Empfehlung von *Petasites* gegen Gebärmutterkrämpfe wissenschaftlich bestätigt. (1.1) Daneben ist das Rhizom von *Tus-p.* inulinhaltig und enthält verschiedene Sesquiterpene sowie viel Mangan (3).

Mittelbeziehungen – Der Kreuzschmerz von *Tus-p.* wurde durch *Sulfur* gebessert (1.2.1), der Zahnschmerz durch *Mercur* (1.2.3), und ein reaktiviertes Ekzem heilte unter *Graphites* aus (1.2.1).

Tus-p. ergänzte *Canth.* bei Gonorrhoe und hat das reizbare Temperament und den vehementen Verlauf des Trippers mit diesem gemeinsam (5.2).

Mittelverwechslungen und pharmazeutische Probleme – Es gibt zwei *Petasites*-Arten (*P. alba und P. hybrida*), welche in der Volksmedizin therapeutisch gleichgesetzt werden. Ob und inwieweit sie sich unterscheiden, ist nicht bekannt.

Quellen – 1) AHZ (1.1: Haas/AHZ/1960/4 k, 1.2: Küchenmeister/AHZ/1847 p (TM; 1.2.1: Dr. Küchenmeister, 1.2.2: E.A.F., 1.2.3: August Friedrich Unterbeck, 1.2.4: Gottfried Germann, 1.2.5: Rosalie R., 1.2.6: Christiane G.)); 2) N./HRC/1894/10 k (TM); 3) LSR1 k; 4) CMM k; 5) RCT1 k (5.1: Rosenberg (allg. Anm.), 5.2: derselbe (Aqua tussil. petasit.)).

Upas tieuté

GEIST UND GEMÜT

Benommenheit, wie nicht ausgeschlafen, wie berauscht, betäubt etc.

1. Kopf benommen, als wenn er *Cocculus* prüfen würde (6. T). (3.3)

Bewegungen: Zwangsbewegungen, Automatismen, Gesten, Lagen

1. Nägelbeißen (*Dockx / Kokelenberg*). (9)

Bewußtlosigkeit, Koma, Stupor

1. Tiefe Ohnmacht. (1)
2. Zeitweilige Bewußtlosigkeit (Typhus). (4)

Bosheit, Destruktivität

1. Melancholisch; muß die Tränen mit Gewalt zurückhalten; kalt gegenüber seinen Freunden, stößt jeden zurück (6. T.). (3.3)
2. Mürrisch ohne Grund; leicht erbittert; streitet sich gern (3. T.). (3.3)
3. Abweisende Stimmung (*Clarke*). (9)
4. Streitsucht (*Clarke*). (9)

Delirium, Wahnsinn, Raserei

1. Murmelndes Delirium, ständiges Murmeln oder Stöhnen, erkannte niemanden, wenn men ihn nicht völlig aufweckte (Typhus). (4)

Ekelgefühl

1. Völliger Appetitverlust; Abneigung gegen alle Speise, besonders gegen Fleisch und Ei, an die auch nur zu denken Übelkeit erzeugt (7. T.). (5)
2. Abneigung gegen Fleisch; Hunger, aber nach Schlucken des ersten Bissens kein Verlangen (mehr) zu essen (2. T.). (3.3)

Empfindlichkeit (gegen Kritik, schlechte Nachrichten usw.)

1. Große moralische Empfindsamkeit (14. T.). (3.1)
2. Reizbarkeit, Empfindlichkeit (32. T.). (3.1)

Fröhlichkeit, Lachen

1. Größere Heiterkeit (gleich nach Einnahme). (2.1)
2. Lebhaftigkeit (*Allen*). (9)

Gedächtnis

1. Unfähigkeit zu geistiger Arbeit und vorübergehende Verdunkelung des Geistes; immer merklicher werdende Abnahme des Gedächtnisses und der geistigen Fähigkeiten; große Zerstreutheit (30. - 35. T.). (2.2)
2. Sehr ausgeprägte Verminderung der Bereitschaft / Bereitwilligkeit / Schnelligkeit (readiness) des Denkens; Unfähigkeit, die Aufmerksamkeit zu konzentrieren, sich auszudrücken, Fachausdrücke zu gebrauchen, sich zu sammeln / zu erinnern (recollect); Reizbarkeit; sehr deutliche Verminderung der Muskelkraft; diese Symptome halten an und werden mehrere Tage lang immer stärker (41. T.). (3.1)

Gedanken, Denkvermögen

1. Nach Aufrichten aus gebückter Haltung, Schwärze vor Augen, als dränge alles Blut zum Kopf, mit Vergehen der Gedanken (3. T.). (3.3)
2. Unfähigkeit zu geistiger Arbeit und vorübergehende Verdunkelung des Geistes; immer merklicher werdende Abnahme des Gedächtnisses und der geistigen Fähigkeiten; große Zerstreutheit (30. - 35. T.). (2.2)
3. Denken ist mühsam und schwierig; vorübergehende Verdunkelung des Geistes (30. T.). (3.1)
4. Sehr ausgeprägte Verminderung der Bereitschaft / Bereitwilligkeit / Schnelligkeit (readiness) des Denkens; Unfähigkeit, die Aufmerksamkeit zu konzentrieren, sich auszudrücken, Fachausdrücke zu gebrauchen, sich zu sammeln / zu erinnern (recollect); Reizbarkeit; sehr deutliche Verminderung der Muskelkraft; diese Symptome halten an und werden mehrere Tage lang immer stärker (41. T.). (3.1)
5. Das Bewußtsein war ganz frei (nicht von der Giftwirkung betroffen, vr). (2.1)

Gesellschaft

1. Melancholisch; muß die Tränen mit Gewalt zurückhalten; kalt gegenüber seinen Freunden, stößt jeden zurück (6. T.). (3.3)

Konzentration

1. Extreme Schwierigkeiten, die Aufmerksamkeit zu fixieren (35. T.). (3.1)
2. Sehr ausgeprägte Verminderung der Bereitschaft / Bereitwilligkeit / Schnelligkeit (readiness) des Denkens; Unfähigkeit, die Aufmerksamkeit zu konzentrieren, sich auszudrücken, Fachausdrücke zu gebrauchen, sich zu sammeln / zu erinnern

(recollect); Reizbarkeit; sehr deutliche Verminderung der Muskelkraft; diese Symptome halten an und werden mehrere Tage lang immer stärker (41. T.). (3.1)

Lesen, Lernen, Schreiben, Studieren

1. Abneigung gegen geistige Arbeit (*Clarke*). (9)

Reizbarkeit

1. Gereiztheit. (1)
2. Mürrisch, reizbar, nach dem Zubettgehen (2. Nacht). (3.3)
3. Reizbarkeit, Empfindlichkeit (32. T.). (3.1)

Ruhelosigkeit

1. Ruhelosigkeit: während des Beischlafs (*Allen*). (9) (Bezieht sich wahrscheinlich auf das Symptom, in welchem von einer „enervierenden Unbehaglichkeit" beim Koitus die Rede ist. Eine „Ruhelosigkeit" wird in diesem aber *nicht* ausgedrückt. vr)
2. Ruhelosigkeit: morgens; nachmittags (*Allen*). (9)

Schreien

1. Schreien, Kreischen, Brüllen: im Fieber (*v. Bönninghausen*). (9)

Sprechen

1. Niedergeschlagenes Gemüt; Abneigung gegen Sprechen (7. T.). (3.3)
2. Mürrisch, will nicht sprechen (5. T.). (3.3)
3. Murmelndes Delirium, ständiges Murmeln oder Stöhnen, erkannte niemanden, wenn man ihn nicht völlig aufweckte (Typhus). (4)

Traurigkeit, trübe Stimmung

1. Niedergeschlagenes Gemüt; Abneigung gegen Sprechen (7. T.). (3.3)
2. Melancholisch; muß die Tränen mit Gewalt zurückhalten; kalt gegenüber seinen Freunden, stößt jeden zurück (6. T.). (3.3)

Unbehaglichkeit

1. Allgemeines Übelbefinden mit Frösteln, leichter Verkältlichkeit, Blässe (5., 6., 35., 36. T.). (2.2)
2. Allgemeine Unbehaglichkeit; gesteigerte Kälteempfindlichkeit; Pulsbeschleunigung; blasses Gesicht (5. u. 6. T.). (3.1)
3. Allgemeine Unbehaglichkeit, morgens. (3.2)
4. Allgemeine Unbehaglichkeit nachmittags; allgemeine Prostration und ausgeprägte Verminderung der Muskelkraft (50. T.). (1.1)
5. Dumpfe Schmerzen in der rechten Seite des Gehirns, mal vorne, mal hinten, oder innerhalb der Augenhöhle, nahe der Nasenwurzel, mit Gefühl innerer Hitze, Unbehagen im ganzen Kopf und zuweilen scharfen Lanzinationen in Gehirn und Augenhöhlen (44. T.). (3.1)
6. Einmal wurde der Koitus von einem allgemeinen Gefühl schmerzhafter und enervierender Unbehaglichkeit begleitet, und es folgte ihm ausgeprägte Depression (hieß es im Original vielleicht eher „Prostration"? vr), die einige Minuten anhielt (40. T.). (3.1)

Verdruß, Mißmut, schlechte Laune

1. Mürrisch (2. T.). (3.3)

2. Mürrisch ohne Grund; leicht erbittert; streitet sich gern (3. T.). (3.3)
3. Mürrisch, will nicht sprechen (5. T.). (3.3)
4. Mürrisch, reizbar, nach dem Zubettgehen (2. Nacht). (3.3)

Zorn

1. Reizbare, leicht ärgerliche und zornige Gemütsstimmung (14., 29., 32. T.). (2.2)

ILLUSIONEN

1. An freier Luft, Trübsichtigkeit und (Eindruck), als schwebten endlose Stränge / Reihen / Perlenketten (strings) weißer und durchsichtiger Kügelchen in der Luft (3. T.). (3.1)
2. Geruch in der Nase, wie von Mist (5. T.). (3.3)

TRÄUME

1. Traum von einer Krönung (6. N.). (3.3)
2. Nachts, gegen den Morgen zu, träumte ich, ein unerträgliches Jucken in den Augenlidern zu verspüren, vor allem im linken Unterlid nahe dem äußeren Canthus, und daß der letztere von verhärtetem eiterartigem Schleim gesäumt (lined) sei, welchen ich zu entfernen suchte (29. T.). (3.1)
3. Träume von Krankheit. (7)
4. (Vieles Träumen. (2.1))

SCHLAF

Schlaflosigkeit, Einschlafstörung

1. Schwierigkeit, einzuschlafen (6. N.). (3.3)
2. Kann nicht vor 2 Uhr früh einschlafen (7. N.). (3.3)

Aufwachen, Durchschlafstörung

1. Sehr unruhiger Schlaf seit mehreren Tagen (29. T.). (2.2)
2. Nacht ruhelos, unerfrischender Schlaf (58. T.). (3.1)
3. Häufiges Aufwachen nachts, verursacht durch große Trockenheit des Rachens (1. N.). (3.3)
4. (Häufiges Erwachen durch Spannung oder Zucken in Nacken und Rücken. (2.1))

Schläfrigkeit

1. Unwiderstehliche Schlafneigung mit Zufallen der Augen, nachmittags, mit Kopf- und Gesichtshitze (34. u. 36. T.). (2.2)
2. Nahezu unwiderstehliche Schläfrigkeit morgens (35. T.). (3.1)

SCHWINDEL

1. Übelkeit und Gefühl, als werde er in Ohnmacht fallen (3. T.). (3.3)
2. Schwäche, als werde er ohnmächtig (1. T.). (3.3)
3. Schwindel, als wenn er falle; dieser hält nur ein paar Sekunden an und endet in einem drückenden Stirnkopfschmerz (3. T.). (3.3)

KONVULSIONEN

1. Eine Stunde nach dem Genuß des Gifts trat plötzlich eine Zuckung im ganzen Körper ein, der unmittelbar eine sehr kräftige Streckung der Extensoren sämtlicher Extremitäten folgte, wobei der Kopf nach hinten gezogen wurde; zum Sprechen konnte der Mund nicht geöffnet werden. Diesem kurzen Anfalle folgten ähnliche, die bald nur die Muskeln des Nackens, bald nur die der Extremitäten betrafen und bald in Streckung, bald in Beugung bestanden. Die Paroxysmen traten spontan ein oder auf die leichtesten äußeren Reize (z.B. nach Prüfung der Pupillen-Lichtreaktion, Berührung oder Erschütterung des Körpers; sehr intensiv nach Luftanblasen), aber ohne Schmerzempfindungen. Zwischen den Paroxysmen erschlafften die Muskeln vollkommen. (2.1)
2. Frösche „bekamen heftigste Zuckungen und streckten ihre Hinterschenkel zu erstaunlicher Länge aus", wie durch Strychnin. (1)
3. Der Tod tritt innerhalb weniger Minuten unter fürchterlichen tonischen Krämpfen ein (nach parenteraler Beibringung des Gifts, bei einer Katze) (2.2); Hühner und Hunde sterben innerhalb weniger Minuten unter heftigen tetanischen Krämpfen (durch Giftpfeil). (1)
4. Konvulsionen während des Erbrechens (*Oscar E. Boericke*). (8)

SEXUELLER TRIEB

1. Verminderte Geschlechtslust mit Schwäche und Erektionslosigkeit der Geschlechtsteile (ab 5. T.); die ganze Prüfungszeit und auch noch nachher anhaltend, so daß Beischlaf noch lange große Abspannung hinterläßt. ... Die Schwäche der Muskeln und besonders der Geschlechtsorgane hielt lange an, letztere gewannen ihre volle Kraft erst nach 3 Monaten wieder. (2.2)
2. Seit Beginn dieser Prüfung weniger Verlangen nach Geschlechtsverkehr; starke und anhaltende Depression der männlichen Geschlechtsfunktionen (29. T.). (3.1)
3. Depression der männlichen Geschlechtsfunktionen: kein Verlangen nach Koitus und Umständlichkeit / Ungeschicklichkeit (awkwardness) beim Geschlechtsakt halten seit dem Tage an, an welchem ich diese Funktionsstörungen schon notiert hatte. Einmal wurde der Koitus von einem allgemeinen Gefühl schmerzhafter und enervierender Unbehaglichkeit begleitet, und es folgte ihm ausgeprägte Depression (hieß es im Original vielleicht eher „Prostration"? vr), die einige Minuten anhielt (40. T.). (3.1)
4. Erektionen und vermindertes geschlechtliches Verlangen (5. u. 6. T.). (3.1)
5. Verlangen gesteigert, mit Verlust der Potenz. (5)
6. Nach dem Zubettgehen heftige Erektionen (2. N.). (3.3)
7. Sexuelle Erregung des Mannes mit starken Kreuzschmerzen, die den Koitus behindern und sich nach jedem Versuch steigern (geheilt mit C5 bis C15 – *Voisin*). (1)
8. Weibliches Geschlechtsverlangen fehlend (*Allen*). (8) (Quelle konnte nicht bestätigt werden; alle Genitalsymptome bei *Allen* stammten von Männern, vr)

MODALITÄTEN, CAUSAE

1. Allgemeine Unbehaglichkeit; gesteigerte Kälteempfindlichkeit; Pulsbeschleunigung; blasses Gesicht (5. u. 6. T.). (3.1)

2. Früh sind die meisten Erscheinungen stärker; die Schmerzen in den Muskeln und Gelenken werden durch Bewegung verschlimmert; alle Erscheinungen bessern sich des Abends und nach Essen. (2.2)
3. Starke Verschlimmerung am Nachmittag und Abend (2. T.). (3.3)
4. Alle Symptome bessern sich abends nach dem Essen (5. u. 6. T.). (3.1)
5. Linksseitiges Mittel. (6)
6. Die Besserung erfolgte unter starken Schweißen (Typhus). (4)
7. Das Mittel soll sich nützlich bewiesen haben gegen die allgemeine geistige und körperliche Schwäche als Folge von geschlechtlichen Ausschweifungen und Nachtwachen, insbesondere wo dabei Gesichtsschwäche, Augenliderentzündungen usw. (zugegen sind), ferner gegen die Schwächung durch lange bestandene syphilitische Affektionen oder sehr angreifende antisyphilitische Behandlungsweisen, besonders mit Gefühl von Leere im Kopfe und Unfähigkeit zu geistiger Tätigkeit, und gegen Schwächung durch Blutverluste in Folge zu früher, oder auch normaler Entbindungen. (2.3)
8. Nützlich gegen die geistige und körperliche Abspannung und Schwäche nach überstandener Cholera, typhösen Fiebern usw. (2.3)
9. Wenn nach einer Entbindung noch lange Zeit Schmerzen in der Lenden- und Kreuzbeingegend zurückbleiben, die durch Bewegung vermehrt werden und eine solche Schwäche der Glieder bedingen, daß das Gehen unmöglich ist (, gib *Upas*). (2.3)
10. Asphyxia neonatorum (*Boericke, Oscar E.*). (8)

AS-IF-EMPFINDUNGEN

Kopf, Augen, Ohren

1. Nach Aufrichten aus gebückter Haltung, Schwärze vor Augen, als dränge alles Blut zum Kopf, mit Vergehen der Gedanken (3. T.). (3.3)
2. Nachmittags schmerzhafte Schwere im Okziput, mit pulssynchronem Klopfen, wie nach sexuellem Exzeß (in (2.2): wie nach vielem Beischlafe) (25. T.). (3.1)
3. Scharfe Quetschungsschmerzen in einer Linie mit dem linken Stirnhöcker, schlimmer durch Bewegung, Gehen und vor allem Treppaufgehen, so sehr, daß es scheint, als werde das Gehirn grob geschüttelt, von morgens bis mittags (41. T. und in abnehmender Stärke an den folgenden Tagen). (3.1)
4. Die Augen sind schwach, wie nach sexuellen Exzessen (25. T.). (3.1)
5. Matte eingefallene, tränende Augen wie nach zu vielem Beischlaf (25. T.). (2.2)
6. Jeden Morgen Schwäche der Augen mit Tränen, wobei die Lider so schwer sind, daß sie sich unwillkürlich schließen, wie von unwiderstehlicher Schläfrigkeit. (3.1, 3.2)
7. Pulsierender Kopfschmerz in der Stirn und durch das linke Auge, mit Drücken, als werde das Auge einwärtsgedrückt, abends nach Zubettgehen (2. T.). (3.3)
8. Schmerzhafter Druck und Gefühl wie von einem Fremdkörper im linken Auge beim Öffnen und Schließen desselben. (3.2)
9. Beim Öffnen der Augen scharfer und brennender Schmerz, wie ein Schmerz, der durch einen Fremdkörper ausgelöst wird (5. u. 6. T.). (3.1)
10. Scharfer Schmerz, zusammengesetzt aus Brennen und einem Gefühl wie von einem Fremdkörper, vor allem im linken Auge und besonders beim Öffnen und Schließen der Lider (5. u. 6. T.). (3.1)
11. Ständiges Gefühl wie von einem Fremdkörper unter den Lidern (36. T.). (3.1)

12. Druck- und Trockenheitsgefühl in den Augen wie von einem fremden Körper (Sand), früh beim Erwachen (4. - 6. T.). (2.2)
13. Den ganzen Tag Gefühl, als sei Sand in den Augen (36. T.); das Sandgefühl in den Augen kommt wieder (43. T.); alle Augensymptome kamen (nach Umgang mit der C30) plötzlich wieder, das Gefühl von Qual, von Drücken, wie von Sand unter den Lidern (...). (3.1)
14. Hitze des Kopfes mit rotem Gesicht; zugleich wird die Empfindung von Staub in den Augen im höchsten Grade gefühlt (36. T.). (3.1)
15. Intensives brennendes Jucken in den äußeren Augenwinkeln, abends; es scheint, als seien sie geschwürig (3.1, 3.2).

Mund, Zähne, Rachen

1. Schmerz im Mund wie von Splittern. (1)
2. Schmerz, wie von einem Splitter, in der linken Rachenseite, welcher das Schlucken schmerzhaft macht, als werde die Nahrung durch einen in der Speiseröhre stecken-den Fremdkörper an der Passage in den Magen gehindert; Schlucken von Flüssigkeit wird schwierig; Drücken auf die linke Halsseite verursacht Erstickungsgefühl (3. T.). (3.3)
3. Beim Schreiben, Empfindung, als sei die rechte Tonsille geschwollen, was nicht der Fall ist, und heftiges Herzklopfen (7. T.). (3.3)

Verdauungsorgane

1. Eine eigenartige Empfindung von Schwere im Magen. (2.1)

Urogenitalsystem

1. Dumpfe Nierenschmerzen ((3.1): nephritische Schmerzen, nachts und besonders morgens) wie nach zu vielem Beischlafe ((3.1): wie nach sexuellen Exzessen), besonders rechts, mehrere Nächte nacheinander, nach Aufstehen ((3.1): bald nach Aufstehen) verschwindend (25. u. 39. T.). (2.2)
2. Dumpfe Schmerzen in der Nierengegend und Stechen in den Lendenwirbeln mit Schlucksen, früh, wie nach vielem Beischlafe (25. u. 39. T.). (2.2)

Atmungsorgane, Herz, äußerer Thorax

1. Unfähigkeit zu tiefer Atmung, verursacht durch Empfindung eines eisernen Reifens um die Taille (7. T.). (3.3)
2. Lanzinierende Schmerzen, wie Messerstöße durch die rechte Lunge auf die Leber zu, welche das Atmen anhalten (3. T.). (3.3)
3. Mehrere scharfe Lanzinationen, wie Nadelstöße (needle thrusts), durch die Brust, unterhalb der linken Mamille, in einer Linie mit der 6. Rippe (45. - 50. T.). (3.1)

Bewegungsapparat

1. Schwäche, als sei er unfähig zu gehen (3. T.). (3.3)
2. Bei einem Ausgange, nach einem heftigen Windstoß, ein reckendes Gefühl in der Wirbelsaule (n. 1/2 St.). (2.1)
3. Plötzlicher Schmerz, wie ein Schnitt in der linken Achillessehne, bei Bücken und Beugen des Beines sich öfter wiederholend (28. T.). (2.2)
4. Lange und scharfe Nadelstöße (needle thrusts) in der vorderen mittleren Portion des rechten Unterschenkels (10. T.). (3.1)

Synonyma – Ipo von Borneo. Upas Radja. Strychnos tieuté.

Biologie, Chemie und Physiologie – *Upas tieuté* oder kurz *Upas* ist ein Pfeilgift der malaysischen Ureinwohner; es wird durch Abkochung der Wurzelrinde der Loganiacee *Strychnos tieuté* gewonnen, welche auf Java und Borneo wächst (1). Es ist von außerordentlich bitterem Geschmack (2.2) und bildet ein fast reines Strychinpräparat (1). Parenteral zugeführte toxische Dosen, z.B. nach oberflächlicher Verletzung mit einem mit *Upas* vergifteten Pfeil, führen unter tetanischen Krämpfen innerhalb weniger Minuten zum Tode. Oral aufgenommen ist *Upas* deutlich weniger toxisch, was sich daran erweist, daß die Prüfung von *Pitet* mit täglich bis zu 30 Gaben der C1, welche noch deutlich bitter schmeckt, durchgeführt wurde, ohne daß gefährliche Giftwirkungen auftraten (2.2).

Die pathogenetisch gewonnenen Symptome körperlicher Art beziehen sich vor allem auf das neuromuskuläre System (lanzinierende Schmerzen, Muskelschwäche), den Verdauungstrakt und die Schleimhäute der oberen Luftwege. Ein wichtiger objektiver Befund lautet: „Die linke Seite des Gesichts ist rot und heiß, die rechte blaß und kalt" (3.2). Das psychische Bild ist noch nicht ausgearbeitet, da *Upas* sehr selten angewendet wurde (es fehlt in den *Guiding Symptoms*, und bei *Clarke* sind nur pathogenetische Symptome aufgeführt); es dürfte aber viele Gemeinsamkeiten mit *Ignatia* aufweisen („moralische Empfindsamkeit" als *Prüfungssymptom* haben nur *Ign.* und *Upas*).

Mittelbeziehungen – Vgl. *Nux-v., Ignatia, Strychninum* (4), *Ox-ac.* (5), *Anac.* (Mistgeruch in der Nase), *Hep., Arg-n., Nit-ac.* (Splitterschmerz im Hals) (6). Dr. *Baruch* sagt: „Gib *Upas,* wo *Bry.* indiziert scheint, aber versagt" (4). Im zitierten Typhusfall aus (4) hatte auch *Rhus-t.* keine Wirkung gehabt.

Antidot ist *Curare* (allopathisch gedacht – *Cur.* blockiert die motorischen Endplatten, *Strychnin* und strychninhaltige Gifte dagegen führen zu einer Übererregung derselben mit Tetanie, vr). (5)

Mittelverwechslungen und pharmazeutische Probleme – *Upas antiaris*, das ebenfalls in Malaysia gebräuchliche Pfeilgift aus *Antiaris toxicaria* (auch „Ipo von Massachar" genannt (3)), hat einen völlig anderen Wirkungsmechanismus als *Upas tieuté*. Es ruft klonische Krämpfe hervor, ferner heftiges Erbrechen, Durchfall, Schock und tötet durch Lähmung der willkürlichen Muskeln und des Herzmuskels. (5)

Eingeklammerte Symptome entstammen Stadien der *Upas*-Vergiftung, in welchen bereits allopathische Arzneien, etwa *Opium,* gegeben waren, so daß nicht sicher ist, ob sie auf *Upas* oder auf die verabreichten Drogen zurückgehen.

Die Empfindungen „als werde er ohnmächtig" oder „als falle er" sind im Repertorium fälschlich unter „Wahnideen" und nicht unter „Schwindel" verzeichnet (7, 9).

Quellen – 1) LSR1 t; 2) AHZ (2.1: Mannkopff/AHZ/1862 t (3 Gran p.o.), 2.2: Pitet/AHZ/1853/24 p (bis zum 15. Tage C15, dann 5 T. Pause, ab 20. T. C3 u. C2, ab 26. T. C1), 2.3: ebenda k (Empfehlungen von Pitet)); 3) A1 p (3.1 - 3.2: vollstd. Übersetzung der im Original nicht erhältlichen Prüfungen von Pitet; 3.1: Pitet (C15 bis TM absteigend, siehe oben), 3.2: Frl. M. Th. P. (C15, C1, TM), 3.3: Morris Wiener (D3)); 4) White/NAJ, zit. in HRC/1894/5 k (C30); 5) BR1 k; 6) C1 p/k; 7) K k; 8) SYS1 k; 9) CMM k.

Uranium nitricum

GEIST UND GEMÜT

Arbeit (Fleiß, Faulheit, Unfähigkeit zur Arbeit usw.)

1. Faulheit, Abneigung gegen Arbeit (*Stauffer*). (9)

Benommenheit, wie nicht ausgeschlafen, wie berauscht, betäubt etc.

1. Benommenheit, wie berauscht (*Stauffer*). (9)

Bewegungen: Zwangsbewegungen, Automatismen, Gesten, Lagen

1. Alle Abende von 7 bis 9 Uhr in der linken Ferse ein Gefühl, beständig den Fuß zu bewegen (Verlangen, ihn zu bewegen? vr), unleidlich in der Ruhe. (3)
2. Mit *Uran-n.* vergiftete Kaninchen legen sich zum Sterben durchweg auf die linke Seite. (1.5)

Bewußtlosigkeit, Koma, Stupor

1. Torpor, Somnolenz, Koma. (7)
2. Bewußtlosigkeit (*Knerr*). (9)

Ekelgefühl

1. Bei wenig Appetit, Abneigung gegen kalte Speisen, z.B. Würste. (3)
2. Durst vermehrt, aber keine Lust auf das gewohnte Bier. (3)
3. Sein Lieblingsgetränk, der Punsch, schmeckte ihm am Silvesterabend sauer; am 19. März wurde er zum Ekel, und (schon) das erste Glas verursachte Kopfkongestionen und beständige Neigung zum Erbrechen. (3)

Gedanken, Denkvermögen

1. Verwirrung nach Schlaf (*Stauffer*). (9)
2. Stumpfheit (*Stauffer*). (9)
3. Torpor (*Knerr*). (9)

Gier, Suchtverhalten

1. Übermäßiger Durst, Nausea, Erbrechen, übermäßiger Appetit (bei Diabetes). (2)
2. Während des Diabetesanfalls (mellitus oder insipidus? vr) Amenorrhoe; ist blaß, anämisch; Gier nach rohem Schinken und Tee. (5.2)
3. Appetit schlecht und extrem mäklig / heikel / naschsüchtig (dainty); Gier nach Süßigkeiten (Blasenschwäche). (7)
4. Quälender Durst, Wolfshunger, rote Zunge, Schlaflosigkeit (Diabetes mellitus; gebessert). (7)
5. Konstanter / ungeordneter / quälender Durst (mehrere Diabetesfälle). (7)

Reizbarkeit

1. Reizbar und „grantig" (peevish). (2.4)
2. Ungeduld (*Hale*). (9)

Ruhelosigkeit

1. Alle Abende von 7 bis 9 Uhr in der linken Ferse ein Gefühl, beständig den Fuß zu bewegen (Verlangen, ihn zu bewegen? vr), unleidlich in der Ruhe. (3)

2. Jeden Abend ein Gefühl in der Ferse, welches ihn trieb, den Fuß ständig zu bewegen, Ruhe war unerträglich. (5.2) (Dublette zum obigen Symptom, vr)
3. Zittern, abwechselnd mit Hitze, nachts, mit großer Unruhe. (7)
4. Übermäßig ruhelos nachts, mit Fieber (3j. Junge, Diabetes mellitus). (7)

Traurigkeit, trübe Stimmung

1. Große Niedergeschlagenheit. (7)

Verdruß, Mißmut, schlechte Laune

1. Schlechte Laune, er ist mürrisch / unverträglich mit jedem (cross with everybody) (10. T.). (1.1)
2. Schlechte Laune; fühlt sich den ganzen Tag nicht gut. (5.1)
3. Reizbar und verdrießlich. (2.4)
4. Verstimmt (dispirited), mürrisch (40j. Mann, Diabetes (insipidus? mellitus?? vr)). (7)

Zorn

1. Zorn (*Knerr*). (9)

SCHLAF

Schlaflosigkeit, Einschlafstörung

1. Quälender Durst, Wolfshunger, rote Zunge, Schlaflosigkeit (Diabetes mellitus; gebessert). (7)

Aufwachen, Durchschlafstörung

1. Neuralgie am posterioren Ende des linken Schläfenbeins weckte mich um 1 Uhr früh, hielt eine Stunde an und verhinderte den Schlaf. (5.1)
2. Ruhelos nachts, während der Menses. (7)

Schläfrigkeit

1. Schwindeligkeit, ohnmächtiges Gefühl (faintness), große Schwäche (prostration) und Schläfrigkeit; während der (reichlicher als sonst erfolgenden, mit dunklen Klumpen abgehenden) Monatsblutung. (1.3)
2. Müdigkeit. (5.1)

ATAXIE

1. Zittert und stolpert beim Versuch zu laufen (Katze). (1.6)

SEXUELLER TRIEB

1. Das Klysma wurde innerhalb von 20 Minuten mit Gewalt wieder ausgeschieden, verursachte scharfen Kolikschmerz und Tenesmus mit wundem Gefühl im Rektum, worauf während des Schlafes eine unbewußte Samenergießung folgte. (1.2)
2. Völlig impotent, mit nächtlichen Samenergüssen. (7)
3. Fast völliger Verlust der Geschlechtskraft; die Genitalien sind kalt, erschlafft und schweißig (Albuminurie). (7)

MODALITÄTEN, CAUSAE

1. Beschwerden durch Kummer (*Dockx / Kokelenberg*). (9)

2. Sein Lieblingsgetränk, der Punsch, schmeckte ihm am Silvesterabend sauer; am 19. März wurde er zum Ekel, und (schon) das erste Glas verursachte Kopfkongestionen und beständige Neigung zum Erbrechen. (3)
3. Beim Rauchen einer Zigarre Gefühl, als liege ein Haar im Rachen, dabei beständiges Räuspern, wobei auch Schleim ausgespuckt wird; lästige Trockenheit im Halse. (3)
4. Nächtliche Verschlimmerung. (2)
5. Besserung durch tiefes Atmen. (2)
6. Bei der Regel: Schwindel, Ohnmacht, Erröten der oberen Körperhälfte (5.1); Schläfrigkeit (1.3).

AS-IF-EMPFINDUNGEN

1. Beim Rauchen einer Zigarre Gefühl, als liege ein Haar im Rachen, dabei beständiges Räuspern, wobei auch Schleim ausgespuckt wird; lästige Trockenheit im Halse. (3)
2. Gefühl, als habe er sich erkältet. (5.1)

Typus – Von den Diabetesfällen in (7) war ein Mann „gesund und munter für sein Alter von 70 Jahren", verlor aber an Gewicht; ein weiterer alter Mann wird als „korpulent", ein 52 Jahre alter Mann als „fett und vollblütig", eine Frau als „zart und nervös" bezeichnet. Zwei Patienten ohne Geschlechtsangabe waren abgemagert, einer davon „völlig farblos, nicht die kleinste Andeutung von Blut in Lippen, Zunge, Ohren oder auf der gesamten Körperoberfläche" mit eingesunkenen Augen und hervorstehenden Wangenknochen, also hochgradig kachektisch und anämisch; ein Kind zeigte ein blasses Gesicht, dunkle Augenringe und dabei tiefrote Wangen. Ein blasenkranker Patient war „sehr dünn und blaß". Die Bronchitis von *Uran-n.* ist mit „starker Abmagerung" verbunden.

Synonyma – Uranylnitrat. (UO2)(NO3)2 x 6 H2O.

Biologie, Chemie und Physiologie – Das radioaktive Schwermetall Uran wird vor allem in Form von Pechblende U (UO4)2 abgebaut und bildet in Form seiner stärker strahlungsaktiven Isotope („angereichertes" Uran) die Grundlage der Stromerzeugung durch Atomenergie. Das natürliche Uranisotop 238-U, welches 99,5% des in Pechblende gefundenen Urans bildet, zerstrahlt nur äußerst langsam. Seine Salze wirken daher niemals durch ihre Radiaoaktivität, sondern durch ihre physiologisch-chemischen Eigenschaften giftig. Chronische Schädigungen durch subtoxische Dosen können dagegen sehr wohl durch deren ionisierenden Strahlung entstehen.

Kleinste Gaben von Uranylnitrat (ca. D5 - D7) haben eine stimulierende Wirkung auf die Keimung von Samen, auf Photosynthese, Assimilation und Entwicklung von Pflanzen gezeigt, wie man es auch nach geringen Beta- oder Gammastrahlendosen gesehen hat; größere Gaben dagegen hemmten bzw. schädigten diese biologischen Prozesse. Die förderlichen Wirkungen traten nur unter Lichteinwirkung auf; im Dunkeln waren auch diese kleinen Dosen toxisch (4).

Uranylnitrat reichert sich beim Säugetier nach Injektion zu gleichen Teilen in Nieren und Knochen an (4). Sektionsbefunde von damit vergifteten Tieren zeigten Entzündungszeichen und / oder Ulzera des Magens in Pylorusnähe, teils mit Blutungen (1); darauf aufgebaute Behandlungsversuche bei Ulcera ventriculi sive duodeni waren bisher meist erfolglos (3). Ferner verursacht *Uran-n.* in akut toxischen Gaben rasch einsetzende Nierenfunktionsstörungen und schwere pathologische Veränderungen der Lungen (4). Die in den frühesten Vergiftungsberichten betonte Glykosurie trat immer im Sinne einer renalen Glykosurie zusammen mit Albuminurie auf, hat also wenig mit Diabetes mellitus zu tun. Therapieversuche mit *Uran-n.* bei *genuinem Diabetes mellitus* (2) haben demgemäß, trotz gegenteiliger Angaben in den *„Guiding Symptoms"* (7) (die Diagnosesicherheit bezüglich des Diabetes war im 19. Jhdt. gering, vr), selten Erfolg gebracht (4). Doch schreibt *Clarke*, daß eine Patientin mit Diabetes *insipidus* durch *Uran-n.* C30 mehr Erleichterung erfahren habe als von jeder anderen Arznei, und auch bei echtem Diabetes mellitus mit nachgewiesener Glukosurie, der typischen Kachexie und Schwäche und sonst unspezifischen Symptomen sah *Kafka* in zwei Fällen bedeutende Besserungen bzgl. Polyurie und Kräftezustand durch *Uran-n.* D1 trit., d.h. durch recht materielle Dosen des Salzes (11). Neuere Angaben zur Heilwirkung von *Uran-n.* gibt es kaum; selbst *Scholten* hat in seinem sonst sehr umfassenden Buch *„Homöopathie und Elemente"* keinen konkreten Fall zu dieser Substanz zu bieten.

Ein relativ wichtiges *subjektives* Körpersymptom scheint „Clavus-Kopfschmerz (d.h. Kopfschmerz an kleiner Stelle) auf der linken Seite" zu sein (Fußnote in (8)).

Mittelbeziehungen – Chemisches Antidot für toxische Urandosen ist EDTA (4). Vgl. *Ph-ac., Ars., Kali-bi.* (7).

Mittelverwechslungen und pharmazeutische Probleme – In (10) kommt auch *Uranium metallicum* vor; jedoch zeigt sich beim Vergleich der angegebenen Rubriken mit den Symptomen von *Uran-n.*, daß die meisten derselben von *Uranium nitricum* stammen und nicht vom metallischen Uran. Spezifische psychische Symptome des metallischen Urans sind nicht bekannt.

Quellen – 1) HS 1 p (1.1 - 4: Blake; 1.1: D2, gesunder Mann; 1.2: Klysma mit _ fl. oz. der gesättigten Lsg. = TM; 1.3: D2, später TM, Frau mit Albuminurie; 1.4: C3, gesunder Mann. 1.5 - 6: Blake, Tierversuche mit toxischen Dosen; 1.5: Kaninchen, 1.6: Katze); 2) PTK1 k; 3) Köck/NZK/Bd. 18(1871)/H. 22 p (Selbstversuch m. 1/8 - 2 Gran (10 bis 120 mg) Uran-n.); 4) LSR1 t; 5) C1 (5.1: p, 5.2: k); 6) K k; 7) HR1 k; 8) A1 p; 9) CMM k; 10) SYS1 k; 11) Kafka/AHZ/Bd. 105 (1882)/13, 14 k (D1, Besserung zweier Diabetesfälle).

Urtica crenulata

GEIST UND GEMÜT

Furcht

1. Etwa um Mittag (5 St. nach dem Brennesselstich) empfand er eine schmerzhafte Zusammenziehung der Rückseite der Kiefer, welche ihn zu der Befürchtung veranlaßte, er könnte eine Kieferklemme (lockjaw) bekommen. (1)

Unerträglichkeit von Schmerzen oder Empfindungen

1. Der Schmerz steigerte sich immer mehr und eine Stunde nach dem Brennesselstich war er unerträglich; es war, als reibe jemand seinen Finger mit einem heißen Eisen. Trotzdem war dem Finger nichts anzusehen. (1)

Biologie, Chemie und Physiologie – Eine indische Brennesselart. Über ihre Inhaltsstoffe verlautet bei *Leeser* nichts (2). Keine Kasuistiken bekannt.

Quellen – 1) A1 t (Berührung der Nessel); 2) LSR1.

Urtica urens

GEIST UND GEMÜT

Angst

1. Ich fand die Kranke (mit perakuter Urticaria) sehr ruhelos vor, im Bett liegend, voller Angst wegen dieses plötzlichen Ausbruchs / Sturms (storm). (11)

Arbeit (Fleiß, Faulheit, Unfähigkeit zur Arbeit usw.)

1. Mutlos, im Geschäfte langsam (60j. Frau). (7)
2. Sie arbeitet jetzt leicht, redet und denkt leicht, ein großer Kontrast gegen früher (partielle Heilwirkung). (7)
3. Bei der Arbeit vergißt sie das Kratzen und Beißen (Hautjucken) etwas. (7)

Benommenheit, wie nicht ausgeschlafen, wie berauscht, betäubt etc.

1. Völle im Kopf; Gefühl von Blutandrang und Eingenommenheit (20. T.). (1)

Bewegungen: Zwangsbewegungen, Automatismen, Gesten, Lagen

1. Stechender Schmerz im rechten Scheitelbein zwang mich, die Stelle zu reiben und zu drücken. (9.1)

Bewußtlosigkeit, Koma, Stupor

1. Coma uraemicum (*Eizayaga*). (13)

Erregbarkeit

1. Während eines Gewitters aufgeregt (n. 8 Wochen). (7)

Furcht

1. Nach Schlaf, heftiges Brenngefühl in der Haut; er fürchtete sich davor, schlafen zu gehen / einzuschlafen (to go to sleep), dieser Beschwerde wegen (bei Rheumatismus des re. M. deltoideus; *Proctor*). (9.2)

Gedanken, Denkvermögen

1. Sie klagte über Schwerfälligkeit im Denken (60j. Frau). (7)
2. Sie arbeitet jetzt leicht, redet und denkt leicht, ein großer Kontrast gegen früher (partielle Heilwirkung). (7)

Ruhelosigkeit

1. Ich fand die Kranke (mit perakuter Urticaria) sehr ruhelos vor, im Bett liegend, voller Angst wegen dieses plötzlichen Ausbruchs / Sturms (storm). (11)
2. Unruhe nachts (3 1/2 j. Mdch., Wurmleiden). (15)

Selbstvertrauen

1. Mutlos, im Geschäfte langsam... Auch zeigten sich gelinde Spuren einer Art Zweifelsucht; sie konnte zum Beispiel, nachdem sie mit einem Geschäftskunden gesprochen, nachher lange darüber nachdenken, ob sie ihre Sache auch recht gemacht habe; dieser Zustand wurde ihr nachgerade unerträglich (weshalb sie nach *Kneipp*s Rat Brennesseltee trank). (7)

Traurigkeit, trübe Stimmung

1. Sehr niedergeschlagen (Agalaktie; *Nottingham*). (9.2)

Unbehaglichkeit

1. Intensives allgemeines Krankheitsgefühl und Schwächegefühl mit anhaltendem Fieber (bei Rheumatismus des re. M. deltoideus; *Proctor*). (9.2)

Unerträglichkeit von Schmerzen oder Empfindungen

1. Äußerst beschwerliche, brennende Wärme auf der Haut des Gesichtes, der Arme, Schultern, der Brust; Ameisenkriechen, Taubheit und stetes Jücken im Gesichte, den Armen, Schultern, der Brust. (...) Während der ganzen Erkrankung war ein ständiger quälender Juckreiz vorhanden. (2)
2. Die Quaddeln beim Nesselausschlag von *Urt-u.* sind kleiner als die von *Apis*. Jucken und Brennen sind unerträglich. (6)
3. Sie muß die brennenden und beißenden Hautstellen immer kratzen, sonst hält sie's nicht aus. (7)

Weinen, Wimmern

1. Milchabsonderung bei Frauen ungenügend, die Milch ist blau und scharf, der Säugling weint beim Stillen vor Kolikschmerzen. (12.1)

SCHWINDEL

1. „Sie (die Brennessel) bringt alle meine Pulse zum Schlagen, macht mich furchtbar schwindlig, gibt mir das Gefühl, ich würde (nach vorne) auf meinen Kopf fallen, und dann entsteht ein schlimmer Kopfschmerz" (eine Patientin von *Burnett*). (9.1)

SCHLAF

Schlaflosigkeit, Einschlafstörung

1. Jucken des Skrotums, mit Schwellung desselben, hielt ihn die ganze Nacht wach und quälte ihn fast den ganzen Tag; Stechen und Jucken. (9.1)

Schläfrigkeit

1. Beim Lesen fühle ich mich schläfrig (6. T.). (1)
2. Schläfrigkeit während des Erbrechens (*Boger*). (14)
3. Die Samen rufen lethargischen Schlaf hervor. (10)
4. Komatöser Schlaf (*Knerr*). (14)

SEXUELLER TRIEB

1. Aufregung des Geschlechtstriebs mit unwiderstehlichem Reiz zum Reiben der Vulva, bedingt durch juckendes Ekzem der äußeren Genitalien (38j. Frau). (12.1)

MODALITÄTEN, CAUSAE

1. Ausschlag und Juckreiz verschwinden, sobald sie sich hinlegt, und erscheinen sofort nach Aufstehen wieder. (15)
2. Die subjektiven Beschwerden bessern sich zeitweilig durch Auflegen der erkrankten Partien auf kalte Bettstücke oder durch Umbinden des Kopfes mit einem (oft zu

wechselnden) leinenen Handtuch. Erträglich, für längere Zeit, wurde dieser Zustand jedoch erst, wenn Patientin im Bette recht warm geworden, was sie durch warmes Einhüllen zu beschleunigen suchte, Besserungsgefühl in den brennenden Händen trat auch auf beim Eintauchen derselben in warmes Wasser, je wärmer, desto besser. (7)

3. Die Sonnenhitze verschlimmert ihr Befinden, so daß sie sich mittags am schlechtesten findet, dagegen die Wärme der Küche beim Kochen ist ihr „entsprechend". (7)
4. Morgens sieht sie nie so gut als mittags. (7)
5. Rheumatische Schmerzen schlimmer abends. (10)
6. Nach Schlaf, heftiges Brenngefühl in der Haut; er fürchtete sich davor, schlafen zu gehen / einzuschlafen (to go to sleep), dieser Beschwerde wegen (bei Rheumatismus des re. M. deltoideus; *Proctor*). (9.2)
7. Bei Regenwetter muß sie sich beim Nähen geradezu anstrengen. Auch Farbenunterscheiden geht dann schwer, so trüb ist alles. (7)
8. Wenn sich ein Gewitter zusammenzieht, beißt und juckt es überall. (7)
9. War er in naßkaltem Schneewetter draußen, so wurden Hände und Gesicht dunkelrot, gedunsen und frostjuckend; kam er in ein warmes Zimmer, so nahmen Schwellung und Frostjucken zu (21j. Mann). (12.1)
10. Eine recht korpulente Frau, sehr aktiv in ihren Geschäften, so daß sie ihre Mahlzeiten nicht regelmäßig und oft in großer Eile einnahm; zugleich bestand ein fortgesetzter Konflikt mit ihren Dienstboten, welcher sie in Ärger und Sorgen versetzte. Die Urticaria war aufgetreten, nachdem die Patientin wieder einmal keine Zeit zum Essen gehabt und es in großer Hast kalt verschlungen hatte, zusammen mit dem unvermeidlichen Salat. (11)
11. Vor drei Jahren erlitt ein Junge Brennesselstiche (von *U. urens*) an Füßen und Beinen. Seitdem erkrankt er jedes Jahr etwa zur selben Jahreszeit, zu welcher er die Vergiftung erlitt, in gleicher Weise wie anläßlich der Vergiftung selbst. (1)
12. Verschlimmerung durch Schneeluft und kühl-feuchte Luft, sowie durch kaltes Baden. (4)
13. Nesselausschlag, periodisch auftretend, durch harnsaure Diathese. (5)
14. Nesselauschlag befällt den Patienten jedes Jahr zur selben Jahreszeit. (10)
15. Erbrechen durch unterdrückten Nesselausschlag (4), oder Durchfall oder Ohnmacht aus demselben Grund (10).
16. Müdigkeit und Erschöpfung, besonders im Alter. (12.2)
17. Wegbleiben der Muttermilch, wo keine anderen Symptome vorhanden sind und sich keine ersichtliche Böse Ursache für die Agalaktie finden läßt. (6)
18. Verbrennungen, wenn das Integument und die unter ihm liegenden Gewebe nicht zerstört sind, sondern der Schaden sich auf die Haut beschränkt. (15)
19. Verbrühung des rechten Armes, die Epidermis war abgegangen, danach folgte Eiterung mit erheblichen Schmerzen. (15)
20. Folgen: von Verbrennungen (1. Grades), Bienenstichen, Genuß von Schalentieren. (4)
21. Verschlimmerung des Juckreizes durch Wein und Salat. (7)
22. Urticaria nach Genuß von Käse (Camembert) oder Ziegenmilch (eine Frau). (16)
23. Folgen von Madenwurmbefall: Afterjucken; Nesselausschlag. (4)

AS-IF-EMPFINDUNGEN

Kopf, Augen, Ohren

1. Am Hinterkopf tritt „Nässegefühl" auf. (7)

2. Schmerz in den Augäpfeln wie von einem Schlag, mit einem Gefühl, als sei Sand in den Augen (9. T.). (1)

Gesicht, äußere Nase

1. Die Gesichtshaut fühlt sich gespannt an, wie mit Kollodium angestrichen, und läßt keinen Schweiß durchtreten; bei starker ödematöser Gedunsenheit des Gesichtes (n. 3 Wo.); Kältegefühl wechselt mit brennender Hitze ab, sie hat dann ein Gefühl, als wenn Feuer durch die Haut herauskäme. Dieselben subjektiven Erscheinungen treten an den Armen, Händen und Beinen auf. (7)
2. Gefühl im Gesicht, wie wenn von allen Fenstern Wind hergezogen käme (n. 7 Wochen); Gesicht empfindlich, wie von Wind erkältet (3 T. später). (7)

Verdauungsorgane

1. Um 10 Uhr vormittags ein Gefühl von Wundheit in den Därmen während des Liegens, und auf Druck ein Geräusch, als wären diese voll Wasser (5. T.). (1)
2. Kleine, schmerzhafte Stühle, die mit einer weißen Masse gemischt sind, welche gekochtem Eiweiß gleicht. (4)

Urogenitalsystem

1. Intensives Jucken an After, Hodensack oder Scheide, mit Stechen und Brennen, wie wenn man mit einem heißen Eisen gebrannt würde. (12.1)

Atmungsorgane, Herz, äußerer Thorax

1. Ein wundes Gefühl, wie von einem Schlag, in der linken Thoraxseite (8. T.). (1)

Haut

1. Die Gesichtshaut fühlt sich gespannt an, wie mit Kollodium angestrichen, und läßt keinen Schweiß durchtreten; bei starker ödematöser Gedunsenheit des Gesichtes (n. 3 Wo.); Kältegefühl wechselt mit brennender Hitze ab, sie hat dann ein Gefühl, als wenn Feuer durch die Haut herauskäme. Dieselben subjektiven Erscheinungen treten an den Armen, Händen und Beinen auf. (7)
2. Sie sah aus, als wäre sie nackt in ein Brennesselbeet gefallen (eine Frau, Urticaria; geheilt durch *Urt-u.* XM). (16)
3. Nesselsucht; Jucken und Brennen in der Haut wie versengt. (12.1)

Allgemeines

1. Urinartiger Körpergeruch (bei Anurie, Urämie). (4, verif.)

Typus

1. Eine recht korpulente Frau, sehr aktiv in ihren Geschäften, so daß sie ihre Mahlzeiten nicht regelmäßig und oft in großer Eile einnahm... (11)

Synonyma – Kleine Brennessel. Eiternessel.

Biologie, Chemie und Physiologie – *U. urens* ist die kleinere, einjährige einheimische Brennesselart und seltener als *U. dioica*; sie bildet im Unterschied zu letzterer weder Horste noch perennierende Wurzelstöcke aus. Sie wird etwa 40 cm hoch (*U. dioica*: bis über 2 m). Ihre Blätter sind kleiner und stärker gezackt als die der Großen Brennessel und brennen viel schlimmer als letztere. *Urtica urens* ist einhäusig, weibliche und männliche Blüten stehen in ein und derselben Rispe. Ihre Blütenstände sind kurz und dick.

Beide deutschen Brennesselarten, *U. dioica* und *U. urens*, haben einen ausgeprägten Stickstoffhunger gemeinsam, weshalb sie in der Nähe von Jauchegruben, auf Viehweiden, auf überdüngten Böden usw. wachsen.

Die typischen brennend-stechend-juckenden, quaddelförmigen Hautveränderungen nach Brennesselberührung, welche der Urticaria ihren Namen verliehen haben, entstehen durch Injektion von Histamin und Acetylcholin in die Haut. Dies geschieht, indem die sehr dünnen und brüchigen Brennhaare dieser Pflanzen in die Haut eindringen und darin abbrechen, wonach diese Wirkstoffe wie aus einer kleinen Injektionsspritze ins Gewebe einfließen können. Diesen Brennhaaren verdankt die Brennessel (in diesem Falle *U. dioica*) den Ruhm, neben dem Bienengift das älteste Rubefaziens in der Medizin zu sein: man bestrich oder schlug rheumatisch schmerzende Stellen mit frischen Brennesseln und erzielte so Linderung der Muskel -und Gelenkschmerzen durch örtliche Hyperämie.

Neben diesen Wirkstoffen finden sich in Brennesseln (*U. dioica* wie *U. urens*) Ameisensäure und andere organische Säuren, große Mengen Nitrat (daher ist „Brennesselspinat" kein Gemüse für Babies), Alpha-Sitosterin (weshalb man aus dem Rhizom von *U. dioica*, der daran besonders reich ist, Präparate gegen das Prostataadenom herstellt), große Mengen Chlorophyll, Carotinoide, Xanthophylle, Pantothen - und Folsäure, Vitamin B2, C und K sowie viele Spurenelemente. Selbst Nikotin soll darin gefunden worden sein (8).

Materielle Dosen von Brennesselsaft, Tee oder Gemüse aus den jungen Blättern erzeugen vor allem eine Wasserdiurese und vermehrte Stuhlausscheidung (besonders bei Gichtikern (5)). Auch wirkt die Brennessel urikosurisch, ein Effekt, den *Burnett* als Dreh- und Angelpunkt ihrer Wirkung ansah (9.2). Die in allen Kräuterbüchern erwähnte, über diese Effekte hinausgehende „blutreinigende", toxinwidrige Wirkung der Brennessel wird von der universitären Pharmakologie noch nicht verstanden, ist aber empirisch ausreichend belegt. (Es ist m. E. ohne Risiken möglich, chronisch Kranken neben ihrer homöopathischen Arznei Brennesseltee (aus *U. dioica*) zu verordnen, um Diurese und Toxinausscheidung zu fördern.) Neben diesen Hauptwirkungen scheint es kaum ein Organsystem zu geben, auf das die Brennessel keinen Einfluß hat. Um nur einige zu nennen: Nach i.v. Injektion eines Fluidextraktes (am Tier) kam es zunächst zu einer Blutdrucksenkung und atrioventrikulären Arrhythmien, danach zu einer Steigerung von Blutdruck und Kontraktionskraft ähnlich wie nach *Digitalis*. *Urtica* kann den Blutzucker sowohl anheben als auch senken. Am Kaninchen wirkt *Urtica* fast so stark hämatopoetisch wie Eisenpräparate. Die Laktation wird durch materielle Dosen angeregt, durch höhere Potenzen jedoch vermindert. Äußerliche Anwendung von Brennesseltee fördert den Haarwuchs. (8)

Mittelbeziehungen – Erzeugt ähnlichen ödematösen Nesselausschlag wie *Apis* (2). Vergleichbare Mittel sind ferner *Formica rufa, Natrium muriaticum, Ocimum canum* (4), sowie *Rhus, Medusa, Anacardium* (Hauterscheinungen) (5).

Antidotiert Insektenstiche, vor allem von Bienen (äußere Applikation der verdünnten Tinktur (9.2)), nach Aussage alter Kräuterbücher auch Schlangenbisse, Skorpionstiche sowie Vergiftungen durch Schierling, Bilsenkraut, Quecksilber und Giftpilze (9.2).

Mittelverwechslungen und pharmazeutische Probleme – Die in der Phytotherapie der Laien und Ärzte üblicherweise verwendete Brennessel (als „Herba Urticae" im Handel) ist die bisher ungeprüfte *Urtica dioica*, und *Hale* setzt *U. urens* und *U. dioi-*

ca therapeutisch gleich (10). Die bei *Margaret Tyler* (3) und *Burnett* berichteten Heilungen mit Brennesseltee lassen teils nicht erkennen, um welche Art es sich gehandelt hat, doch habe ich Grund zu vermuten, daß es die *U. dioica* war; leitet *M. Tyler* doch ihren Artikel mit einer Anspielung auf das ständige Wiederkommen der abgeschnittenen Nesseln ein, und das tut nicht die einjährige *U. urens*, sondern die ausdauernde *U. dioica.*

„Unkräuter" (sog. Ruderalpflanzen) passen sich verseuchten Böden an und enthalten dann z. T. hohe Konzentrationen an Schadstoffen. *Urtica urens*, oder auch *U. dioica*, zur Potenzierung sollte daher von nicht chemisch gedüngten, jahrelang pestizidfrei gehaltenen und von Autostraßen, Industrieanlagen etc. weit abgelegenen Flächen geerntet werden.

Quellen – 1) A1 p (TM); 2) NK1 t (von p.o. Aufnahme eines Teeaufgusses); 3) TL1 k; 4) PTK1 k; 5) SF1 k; 6) FR1 k; 7) Zengerle/AHZ/1896/7 p (Tee aus U. dioica und U. urens, 3 Wochen lang getrunken von einer 60j. Frau); 8) LSR1; 9) C1 (9.1: p (Tee?), 9.2: k (TM, niedrige Potenzen)); 10) HL1 k; 11) Mossa/HRC/1904/1 k (TM); 12) AHZ (12.1: M./HRC/1900/1, zit. in AHZ/Bd. 142 (1901)/23-24 k (C9?), 12.2: H.V. Müller/AHZ/1978/3 k (TM)); 13) CMM k; 14) SYS1 k; 15) HR1 k; 16) TL1 k.

Ustilago maydis

GEIST UND GEMÜT

Arbeit (Fleiß, Faulheit, Unfähigkeit zur Arbeit usw.)

1. Fühlte mich den ganzen Tag reizbar und unaufgelegt zum Sprechen; konnte nichts mit Energie anpacken; hatte (dabei) über nichts Bestimmtes zu klagen (4. T.). (1.2)
2. Er kann nicht arbeiten, weil er so erschöpft ist (Spermatorrhoe und Depression bei habitueller Onanie). (2)
3. Sehr schwach, unfähig zum Arbeiten (Schwindel und Hypermenorrhoe). (2)

Benommenheit, wie nicht ausgeschlafen, wie berauscht, betäubt etc.

1. Während der letzten drei Tage habe ich mich dumm gefühlt, wie nicht ausgeschlafen (10. T). (1.2)
2. Fühlte mich heute recht wohl, aber nicht so helle im Kopf (not so bright) wie sonst (5. T.). (1.2)
3. Fürchterliche Träume in der Nacht, wenn auch nicht durchwegs, gefolgt von Eingenommenheit des Kopfes am Morgen, mit seltsamem (queer) Gefühl in den Augen, einem beißenden oder entzündeten Gefühl (n. 2 T.). (1.2)
4. Ohnmächtiges Gefühl und verwirrtes Gefühl im Kopf (während der wiedergekehrten Menses, bei einer Frau in den Wechseljahren, die schon ein Jahr lang keine gehabt hatte). (10)
5. Geistige Verwirrung: morgens. (12)

Bewegungen: Zwangsbewegungen, Automatismen, Gesten, Lagen

1. Teilweiser oder völliger Verlust der Kontrolle über die Funktionen des Sehens und Schluckens. (2)
2. Häufige Anfälle von Zuckungen der Augen, und meine Augen schienen sich im Kreise herum zu drehen und in schneller Abfolge von einem Objekt zum anderen zu springen (3. T.). (1.2)
3. Im Schlaf werden die Arme über den Kopf gestreckt; beim Erwachen Steifheit der Schultergelenke, wenn sie die Arme herunternehmen will. (2)

4. Schmerzen im linken Knie beim Gehen, sich bis zum Krampf steigernd, zwingen mich, mich auf den Arm eines Freundes zu stützen. (2)
5. Kann sich nicht im Bett bewegen, muß auf dem Rücken liegen (Puerperalperitonitis). (11)
6. Gebärden: greift nach den Genitalien (*O. Boericke*). (13)

Bewußtlosigkeit, Koma, Stupor

1. Hatte eine Anzahl von Ohnmachtsanfällen, die im Epigastrium begannen, mit geringfügigen Schmerzen (small pains) im Hypochondrium und den Därmen (7. T.). (1.1)
2. Teilweise bewußtlos, steif, Augen geschlossen, Kiefer fest geschlossen (Schockzustand durch uterine Hämorrhagie drei Wochen nach der Niederkunft). (7)

Delirium, Wahnsinn, Raserei

1. Manie, Wahnsinn (*O. Boericke*). (13)

Derealisation, wie im Traum

1. Der Tag kam ihm wie ein Traum vor. (2)

Fröhlichkeit, Freude

1. Nach *Ust.* M hat sie nach eigener Aussage „zum ersten Mal in ihrem Leben Glück (bonheur) empfunden", nach Wiederholung der Gabe „außergewöhnliches Glücksgefühl"; jede Mittelgabe ruft eine Empfindung von Seligkeit hervor (eine Frau, fibröse Mastopathie, Metrorrhagien bei Myom). (16)

Gedanken, Denkvermögen

1. Große Reizbarkeit, Geistesschwäche und Depression. (2)
2. Gedanken an Sexuelles (*Dockx / Kokelenberg*); mit Masturbation (*Stauffer*). (13)

Gesellschaft

1. Will allein sein, um zu masturbieren. (12)
2. Verlassenheitsgefühl, lebenslang; hatte das Gefühl, nicht geliebt zu werden, obwohl sie ihrer Familie sehr lieb und teuer war – weniger ein eigentliches Verlassenheitsgefühl als eine Unfähigkeit, von Anderen Glück zu empfangen (eine Frau, fibröse Mastopathie, Metrorrhagien bei Myom). (16)

Gier, Suchtverhalten

1. Gieriger Appetit (9. T.). (1.1)
2. Gieriger Hunger, ausgeprägtes Müdigkeitsgefühl, seelische Depression (Menorrhagie). (11)
3. Appetitverlust, gefolgt von Wolfshunger. (6.1)
4. Gegen Abend empfand ich ein starkes Verlangen nach sauren Speisen und aß einen Apfel, welcher dieses Verlangen und auch ein zugleich bestehendes Verlangen nach herzhaften Speisen stillte (4. T.). (1.2)
5. Mußte nachts zum Trinken aufstehen, so durstig war ich (8. Nacht). (1.1)
6. Spermatorrhoe nach Onanie; jede Nacht Samenergüsse, Sprechen über Frauen verursacht einen Erguß; sehr traurig, weint häufig; sagt, er könne diese Gewohnheit nicht abstellen, habe keine Kontrolle über sich, wenn die sexuelle Leidenschaft erweckt sei; weiß, daß das Laster im Begriff ist, ihn rasch zu töten; kann nicht arbeiten, weil er so erschöpft ist. (2)

7. Unwiderstehliche Neigung zur Masturbation (bei einem Mann). (2)
8. Sinnlichkeit (amativeness) (*Knerr*); Geilheit (*Stauffer*); Satyriasis (*Stauffer*). (13)

Hysterie

1. Hysterie und Scheitelkopfschmerz bestehen seit der Menarche, dabei starker Blutandrang zum kleinen Becken. (2)

Reizbarkeit

1. Fühlte mich den ganzen Tag reizbar und unaufgelegt zum Sprechen; konnte nichts mit Energie anpacken; hatte (dabei) über nichts Bestimmtes zu klagen (4. T.). (1.2)
2. Fühlte mich drei Tage lang reizbar; fast alles ging mir verkehrt (10. T.). (1.2)
3. Reizbarkeit, wenn er etwas gefragt wurde oder etwas Gesagtes wiederholen sollte. (2)
4. Große Reizbarkeit, Geistesschwäche und Depression. (2)
5. Ein bis vier Pollutionen mit sexuellen Träumen, jede Woche; am nächsten Tag folgt darauf große Schwäche mit dumpfem Schmerz in der Lendenregion, großer Niedergeschlagenheit und Reizbarkeit. (11)
6. Reizbar und mutlos (bei habitueller Onanie, beim Mann). (2)
7. Sehr reizbar und deprimiert (bei seit 14 Mon. bestehender Amenorrhoe). (2)
8. Gehirnsymptome (cerebral disturbance) und große Reizbarkeit (rezidivierendes intermittierendes Fieber). (11)

Ruhelosigkeit

1. Ruhelos die ganze Nacht (2. N.). (1.2) (mehrere Prüfer berichten über ruhelose Nächte, teils mit Träumen)
2. Fieberhitze über den ganzen Körper, nachts (Arznei um 17 Uhr genommen), und ruhelos; ich warf im Schlaf die Decken von mir und fand mich beim Erwachen übermäßig warm wieder. (1.2)
3. Plagende (troubled) Träume mit großer (nicht natürlicher) Ruhelosigkeit und innerlicher Hitze; am Morgen erwachte ich früh und fühlte mich müde, aber konnte nicht ausruhen (2. N. / 3. T.). (1.2)
4. Blaß, dünn, schwach, sehr nervös (Hypermenorrhoe). (2)

Sprechen

1. Fühlte mich den ganzen Tag reizbar und unaufgelegt zum Sprechen; konnte nichts mit Energie anpacken; hatte (dabei) über nichts Bestimmtes zu klagen (4. T.). (1.2)
2. Konnte es nicht ertragen, irgendjemand zu sehen oder mit ihm zu sprechen. (2)
3. Reizbarkeit, wenn er etwas gefragt wurde oder etwas Gesagtes wiederholen sollte. (2)
4. Große Schwäche, kaum in der Lage, laut zu sprechen (Hypermenorrhoe). (2)

Thema "Tod" (Suizidalität etc.)

1. Spermatorrhoe nach Onanie...; sehr traurig, weint häufig... ; weiß, daß das Laster im Begriff ist, ihn rasch zu töten... (2)
2. Selbstmordneigung (*O. Boericke*), durch Ertrinken (*Geukens*). (13)

Traurigkeit, trübe Stimmung

1. Große seelische Depression während der gesamten Prüfung. (6.1)
2. Sehr deprimierte Stimmung heute nachmittag (3. T.). (1.2)
3. Melancholie, seelische Depression, mit Beklemmung und ohnmächtigem Gefühl in

einem warmen Raum; Abneigung gegen, oder Verschlimmerung durch, Wärme im Allgemeinen. (2)
4. Verzweifelte Stimmung. (9)
5. Große Reizbarkeit, Geistesschwäche und Depression. (2)
6. Spermatorrhoe nach Onanie; jede Nacht Samenergüsse, Sprechen über Frauen (lt. *Phatak*: mit Frauen (3)) verursacht einen Erguß; sehr traurig, weint häufig; sagt, er könne diese Gewohnheit nicht abstellen, habe keine Kontrolle über sich, wenn die sexuelle Leidenschaft erweckt sei; weiß, daß das Laster im Begriff ist, ihn rasch zu töten; kann nicht arbeiten, weil er so erschöpft ist. (2)
7. Ein bis vier Pollutionen mit sexuellen Träumen, jede Woche; am nächsten Tag folgt darauf große Schwäche mit dumpfem Schmerz in der Lendenregion, großer Niedergeschlagenheit und Reizbarkeit. (11)
8. Reizbar und mutlos (bei habitueller Onanie, beim Mann). (2)
9. Verstimmung und Niedergeschlagenheit, bei Reizung und Schwäche der männlichen Genitalien. (5)
10. Sehr reizbar und deprimiert (bei seit 14 Mon. bestehender Amenorrhoe). (2)
11. Gieriger Hunger, ausgeprägtes Müdigkeitsgefühl, seelische Depression (Menorrhagie). (11)
12. Traurigkeit, bei drohendem Abort (*Minton*). (13)
13. Traurigkeit nach der Regel. (12)

Unbehaglichkeit

1. Krankheitsgefühl (malaise), als hätte ich mich erkältet, mit kaltem, anhaltendem Ausfluß von Wasser aus Nase und Augen. (10)

Unerträglichkeit von Schmerzen oder Empfindungen

1. Heftige Schmerzen in den Hoden, immer wieder, jeweils etwa 5 Minuten anhaltend; sie rufen ein Ohnmachtsgefühl hervor. (7. T.). (1.1)

Weinen, Wimmern

1. Sehr traurig, weint häufig; extrem erschöpft durch sexuelle Exzesse (sexual abuse) und Samenverlust; Schlaf ruhelos. (2)

ILLUSIONEN

Wahnvorstellungen

1. Einbildung, von Drähten gefesselt zu sein (caught in wires) (*O. Boericke*). (13)

Sinnestäuschungen

1. Häufige Schwindelattacken: alle Gegenstände vor den Augen wirbeln, zuweilen erscheinen sie doppelt dabei, und zuzeiten kommen Myriaden weißer Fleckchen vor die Augen und blenden alles andere aus (2. T.). (1.2)
2. Sieht hin-und-hertanzende Flecken. (2)

TRÄUME

Arbeit oder Studium, von

1. Schlief gut, aber träumte von den Vorlesungen (4. N.). (1.2)

Indifferent oder nicht näher bezeichnet

1. Schlaf ruhelos, träumte erheblich viel (2. N.); Träume, wenn ich mich tagsüber hinlege, und nachts (3. T.); habe jede Nacht geträumt, seit ich die Medizin eingenommen hatte, was für mich etwas Ungewöhnliches ist (14. T.). (1.2)

Problematisch, plagend, lästig, unangenehm

1. Plagende / störende / lästige (troubled) Träume mit großer (nicht natürlicher) Ruhelosigkeit und innerlicher Hitze; am Morgen erwachte ich früh und fühlte mich müde, aber konnte nicht ausruhen (2. N. / 3. T.). (1.2)
2. Die Nacht war ruhelos und ich hatte problematische / störende / lästige (troubled) Träume, was bei mir ungewöhnlich ist (1. N.). (1.2)
3. Schwierigkeiten, in Schlaf zu kommen, und schlief ich ein, so verfolgten mich fortwährend unangenehme Träume (4. N.). (1.2)
4. Belästigende (troublesome) Träume nachts. (1.2)
5. Schlaf problembelastet /gestört (troubled); warf mich viel im Bett umher und hatte düstere und enttäuschende Träume (1. N.); ruheloser Schlaf voller düsterer Träume (3. N.). (1.2)

Schrecklich, grausig

1. Fürchterliche Träume in der Nacht, wenn auch nicht durchwegs, gefolgt von Eingenommenheit des Kopfes am Morgen, mit seltsamem (queer) Gefühl in den Augen, einem beißenden oder entzündeten Gefühl (n. 2 T.). (1.2)

Sexuell

1. Sexueller Traum, aber kein Erguß (1. N.); hatte eine ruhelose Nacht; sexueller Traum ohne Erguß (2. N.); sexueller Traum ohne Erguß (4. N.); sexueller Traum (5. N.). (1.1)
2. Ein bis vier Pollutionen mit sexuellen Träumen, jede Woche; am nächsten Tag folgt darauf große Schwäche (...) . (11)

Unzufriedene, von vergeblichem Mühen usw.

1. Schlaf problembelastet (troubled); warf mich viel im Bett umher und hatte düstere und enttäuschende Träume (1. N.). (1.2)

SCHWINDEL

1. Häufige Schwindelattacken: alle Gegenstände vor den Augen wirbeln, zuweilen erscheinen sie doppelt dabei, und zuzeiten kommen Myriaden weißer Fleckchen vor die Augen und blenden alles andere aus (2. T.). (1.2)

SCHLAF

1. Schwierigkeiten, in Schlaf zu kommen, und schlief ich ein, so verfolgten mich fortwährend unangenehme Träume (4. N.). (1.2)
2. Plagende / störende / lästige (troubled) Träume mit großer (nicht natürlicher) Ruhelosigkeit und innerlicher Hitze; am Morgen erwachte ich früh und fühlte mich müde, aber konnte nicht ausruhen (2. N. / 3. T.). (1.2)

SEXUELLER TRIEB

1. Hatte eine Woche lang einen schleimigen Geschmack im Mund, zugleich bestand ein erschlaffter Zustand der Genitalien (n. 7 T.); während der gesamten Prüfung war der Geschlechtstrieb vermindert (depressed). (1.1)
2. Tiefgehendes Daniederliegen der Geschlechtsfunktionen (profound depression of the sexual system), mit sehr erschlafften Organen (11. T.); Skrotum noch immer sehr schlaff, sexuelles Verlangen völlig daniederliegend (15. T.); dieses Daniederliegen der Geschlechtsfunktionen hielt einen Monat über das Prüfungsende hinaus an. (1.1)
3. Um 4 Uhr, beim Lesen, Stirnkopfschmerz mit Erektionen (nach 3 1/2 St.). (1.2)
4. Ein bis vier Pollutionen mit sexuellen Träumen, jede Woche; am nächsten Tag folgt darauf große Schwäche mit dumpfem Schmerz in der Lendenregion, großer Niedergeschlagenheit und Reizbarkeit. (11)
5. Unwiderstehliche Neigung zur Masturbation (bei einem Mann). (2)
6. Spermatorrhoe nach Onanie; jede Nacht Samenergüsse, Sprechen über Frauen (lt. *Phatak*: mit Frauen (3)) verursacht einen Erguß; sehr traurig, weint häufig; sagt, er könne diese Gewohnheit nicht abstellen, habe keine Kontrolle über sich, wenn die sexuelle Leidenschaft erweckt sei; weiß, daß das Laster im Begriff ist, ihn rasch zu töten; kann nicht arbeiten, weil er so erschöpft ist. (2)
7. Reizbare Schwäche und Erschlaffung der männlichen Genitalien, mit erotischen Phantasien und Samenergüssen. (2)
8. Er treibt seit 20 Jahren Onanie, „kann der Versuchung, zu masturbieren, einfach nicht widerstehen"; obwohl er verheiratet ist; er sagt, er könnte jede Nacht Verkehr mit seiner Frau haben und trotzdem müßte er tagsüber masturbieren; er zeigt keine Anzeichen von Verwahrlosung, ist immer sauber und sorgfältig angezogen, hat einen wichtigen Posten in einem Büro inne und sucht Hilfe, weil er, wie er sagt, nicht den Ehrgeiz besitze, allein aufzuhören. (Durch *Ust.* hat er ein ganzes Jahr lang keine Begierde gehabt, sich selbst zu befriedigen; das Verlangen danach war schon nach der ersten Gabe weg.) (8)
9. Sinnlichkeit (amativeness) (*Knerr*); Geilheit (*Stauffer*); Satyriasis (*Stauffer*). (13)
10. Gedanken an Sexuelles (*Dockx / Kokelenberg*); mit Masturbation (*Stauffer*). (13)
11. Zu schnelle Ejakulation (*Boger*). (14)
12. Pollutionen während Liebkosungen (12); bei Anwesenheit einer Frau (12).
13. Masturbationsneigung von Frauen (*Clarke*). (14)

MODALITÄTEN, CAUSAE

1. Spermatorrhoe nach Onanie; jede Nacht Samenergüsse, Sprechen über Frauen verursacht einen Erguß; sehr traurig, weint häufig...; weiß, daß das Laster im Begriff ist, ihn rasch zu töten; kann nicht arbeiten, weil er so erschöpft ist. (2)
2. Dumpfer neuralgischer Schmerz in Lendengegend und Hoden, schlimmer nach Koitus. (9)
3. Sehr reizbar und deprimiert, bei seit 14 Mon. bestehender Amenorrhoe. (2)
4. Gefühl der Zusammenziehung im Scheitel und Empfindung, als hebe sich der Kopf ab (as if head were lifting off), bei schwächender Menorrhagie. (11)
5. Hysterie und Scheitelkopfschmerz bestehen seit der Menarche, dabei starker Blutandrang zum kleinen Becken. (2)

6. Kopfschmerz und Schwindel scheinen reflektorisch durch den Zustand von Ovarien und Uterus ausgelöst zu werden. (2)
7. Beschwerden der Wöchnerinnen: profuse schwächende Lochien; Milchbildung zu gering oder überschießend; Stillen verstärkt den Lochialfluß. (2)
8. Bearing-down-Schmerzen beim Stillen. (3)
9. *Ustilago* fördert die Ausstoßung von Fremdkörpern aus der Gebärmutter (gemeint sind wohl Molen, Plazentareste usw., vr). (2)
10. Verschlimmerung im Klimakterium. Menorrhagie im Klimakterium oder nach Abortus. (3)
11. Anstelle der Menses (vikariierend) treten Blutungen aus dem Darm oder der Lunge auf. (3)
12. Verschlimmerung durch Berührung und Bewegung. (3)
13. Beim Stilliegen fließt die Regel nicht, aber wenn sie aufsteht, kommen Koagel und Wasser aus dem Uterus; der Uterus fühlt sich so voll an, daß sie aufstehen muß, um die Blutkoagel loszuwerden (Menorrhagie mit Anämie). (11)
14. Starke Rückenschmerzen, unfähig, mit der Kutsche zu fahren (Dysmenorrhoe). (11)
15. Schwäche durch Sprechen (*Knerr*). (14)
16. Uterusblutung nach Überanstrengung, bei einer Frau, welche innerhalb von zwei Tagen von Boston nach New York und zurück gereist war (per Kutsche, vr), um an einem Hochzeitsfest teilzunehmen. (6.2)
17. „Ich (*Hale*) glaube, daß *Ust.* sich als eines unserer besten Mittel gegen Abortneigung erweisen wird. Ich meine damit eine habituelle Tendenz, zu der Zeit zu abortieren, wo sonst eine Menstruation erfolgen sollte, oder durch die leichteste Überanstrengung oder aufgrund eines emotionalen Schocks den Fötus zu verlieren.” (6.2)

AS-IF-EMPFINDUNGEN

Kopf, Augen, Ohren

1. Zuweilen leichte Spasmen der Augen, dabei verschwindet alles vor Augen und der Kopf scheint zu wirbeln (4. T.). (1.2)
2. Berstende kongestive Empfindung im Kopf und verschiedenen Körperteilen. (2)
3. Heftiger Stirnkopfschmerz, als wolle die Stirn aufplatzen. (2)
4. Kopfschmerzen, als ob die Schädeldecke wegfliegen wollte, nach der Regel. (5)
5. Gefühl der Zusammenziehung im Scheitel und Empfindung, als hebe sich der Kopf ab (as if head were lifting off), bei schwächender Menorrhagie. (11)

Mund, Zähne

1. Prickeln in der Zunge mit Empfindung, als sei etwas unter der Zungenwurzel und drücke sie aufwärts. (11)

Hals, Rachen, Ösophagus

1. Gefühl, als sei hinter dem Kehlkopf ein Klumpen, welcher ständiges Verlangen zu schlucken erzeugt. (2)

Verdauungsorgane

1. Gefühl von Schwäche, Leere, Hinfälligkeit („all gone”) im Magen. (2)
2. Schmerz, als seien die Därme zu Knoten gebunden. (2)

Urogenitalsystem

1. Der Uterus fühlt sich an wie zu einem Knoten gebunden (bei Subinvolution mit profusen Lochien). (2)
2. Die Ligamenta uteri sind erschlafft; Prolaps mit Bearing-down-Empfindung, als würden alle Beckenorgane (nach unten) ausgestoßen. (2)
3. Herabdrängen, als würde alles herauskommen (Amenorrhoe). (15)

Bewegungsapparat

1. Empfindung, als fließe kochendheißes Wasser den Rücken entlang. (3)

Haut

1. Die ganze Haut fühlte sich trocken an, als hätte ich mich erkältet (2. N.). (1.2) (Dieser Prüfer hatte keine anderen Erkältungssymptome, ein anderer, ebenfalls Prüfer von D2 trit., wohl. vr)

Allgemeines

1. Um 11 Uhr vormittags fühlte ich mich ganz so, als würde ich ohnmächtig werden; fühlte mich beklemmt aus Mangel an frischer Luft, was rasch wieder verging (war im warmen Vorlesungsraum) (2. T.). (1.2)

Typus

1. Sehr lymphatische Frauen mit klarer weißer Haut. (11)
2. Hochgewachsene, magere Menschen von heller Komplexion, „schwindsüchtig aussehende" Leute. Anämie. Eine der aufgeführten Patientinnen hatte eine tuberkulöse Familiengeschichte von der väterlichen Seite her. (11)
3. Paßt für hochgewachsene, magere Frauen im Klimakterium. (3)
4. „Atonische Frauen" mit Menstruationstörungen; Abortneigung bei „schlaffen Konstitutionen".
5. Eine Patientin war „groß, fleischig, schlaff, gedunsen aussehend", eine weitere „etwa 200 Pfund schwer". (11)
6. Die meisten im Kapitel „*Ustilago*" aufgeführten Patienten sind von „nervösem Temperament". (11)

Theoretische Überlegung zu *Ustilago* – *Masi-Elizalde* zieht aus einem von ihm beobachteten Fall den Schluß, daß *Ust.* kein Glück von außen zu empfangen bereit sei, sondern den Anspruch stelle, daß sein Glück aus ihm selber kommen müsse wie das Glück Gottes. Die exzessive und erschöpfende Masturbation, die „im Begriff ist, den Kranken rasch zu töten" (2), wird von Dr. *Fayeton*, welche diesen Fall referiert, in den Rahmen dieser Hypothese gestellt: der Kranke ist getrieben, Glück in und durch sich selbst zu suchen, findet aber nur Leiden (16).

Synonyma – Ustilago zeae. Maisbrand. Corn smut (smut: Schmutz).

Biologie, Chemie und Physiologie – Ein an der Maispflanze parasitierender Pilz. Er erzeugt zuerst weiße und blumenkohlartig geformte, dann aufplatzende und in eine schwarze, schmierige Masse (die Sporen) zerfallende, krebsartig anmutende Wucherungen an deren Stiel. Diese Sporenmasse ist der medizinisch verwendete Teil. (Die sichtbaren Teile des Pilzes sind ausschließlich dessen Fruchtkörper, also sein

Geschlechtsorgan; dies deckt sich mit der extrem starken Beziehung der *Ustilago*-Symptome zu den Genitalien.)

Ust. enthält zahlreiche Amine, daneben ein „Ustilagin", welches den Blutdruck stark senkt, sowie Purinbasen, Carnitin (welches sonst nur in Muskeln zu finden ist), fettes Öl mit 10 bis 15 % Sitosterin, ein Melanin, gelbe und rote Farbstoffe (darunter das derzeit sehr gerühmte Coenzym Q10), Glykolipide und ein Anthrachinon. *Secale*-ähnliche Alkaloide hat man dagegen nicht nachgewiesen. (9)

Ähnlich *Secale* heilt *Ust.* Subinvolution, puerperale Hämorrhagien, Uterusatonie, Abortneigung (6.2); es verursacht Abort bei Säugetieren (6.1). Zusätzlich besteht eine Beziehung zu Haut und Hautanhangsgebilden: Huftiere, welche *Ust.* fressen, verlieren ihr Haarkleid, brechen sich oft die Hufe, verlieren sogar ihre Zähne, Geflügel legt dann Eier ohne Schalen, und die Arznei hat Alopecia totalis geheilt. (2) Auch bei nässenden Ekzemen auf dem Haarkopf, bis hin zum Weichselzopf, ist sie bewährt (5).

Mittelbeziehungen – Vgl. *Sulfur* (Leeregefühl im Magen), *Cobaltum* (Samenergüsse) (2). Bearing-down, Uterusprolaps: vgl. *Sepia, Murex, Lil-t.* etc.; Traurigkeit, Schwäche und Angst durch Masturbation vgl. *Staphisagria* (5). *Phatak* (3) verweist auf *Asaf., Bov., Secale* als nächstverwandte Arzneien; *Stauffer* (5) nennt im Hinblick auf die Indikation „Metrorrhagien" auch *Phosphorus, Sanguisorba* (Großer Wiesenknopf, ein deutsches Rosengewächs, welches seiner dunkelblutroten, fast schwarzen Blütenköpfe wegen (Signaturlehre) und aufgrund seines Gerbstoffgehalts zum Blutungsmittel wurde) und *Crocus,* bzgl. der Hautsymptome *Vinca minor.*

Mittelverwechslungen und pharmazeutische Probleme – Heute könnte die übliche Kontamination der Maisäcker mit hohen Konzentrationen von Herbiziden und anderen Pestiziden, wie auch mit Schwermetallen (welche in Pilzfruchtkörpern aller Art angereichert zu werden pflegen) zu einer Verfälschung des AMB führen. Es empfiehlt sich, *Ustilago* zur Potenzierung nur von auf langjährig ungespritzten, von Industrieanlagen, Autobahnen usw. weit abgelegenen, nicht chemisch gedüngten Flächen wachsendem Mais zu beziehen.

Der Maisbrandpilz ist genetisch sehr vielfältig, was zu erheblichen Unterschieden in den Inhaltsstoffen verschiedener Chargen von *Ustilago* führen kann.

In (13) findet sich eine Rubrik „Beschwerden durch sexuellen Mißbrauch" (sexual abuse), als deren Quelle *Hering* angegeben ist. Diese Rubrik ist heute mißverständlich, denn unter „sexuellem Mißbrauch" verstehen wir nicht mehr sexuelle Exzesse bzw. habituelle Masturbation (ein Synonym dazu war im 19. Jhdt. „Selbstmißbrauch"), sondern Vergewaltigung oder sexuelle Nötigung gegenüber Abhängigen und Minderjährigen. Weitere mißverständliche Rubriken lauten „Tagträumen" (stammt von „Der Tag kam ihm wie ein Traum vor" (2)) und „Intellektuelle Träume" (stammt von „Träumte von den Vorlesungen" (1.2); der Prüfer war ein Student, es war also ein „Traum von geistiger Arbeit" oder „von Tagesereignissen").

Quellen – 1) A1 p (1.1: TM bzw. rohe Droge; 1.2: D2 trit.); 2) AL2 k; 3) PTK1 k; 4) SF1 k; 5) Konstantopoulos, U./DHO/Bd. 5/S. 197 k (Leitsymptom); 6) HL1 (6.1: p (TM, D2 trit.), 6.2: k); 7) Chakravarti/HWO/1901/12 k (D3); 8) YYZ/HRC/1910/11 k; 9) LSR1 k; 10) C1 p/k; 11) HR1 k; 12) K k; 13) CMM k; 14) SYS1 k; 15) LL1 k; 16) Masi-Elizalde, zitiert durch Fayeton/BAF/20.06.1994 k (1M).

Uva ursi

GEIST UND GEMÜT

Delirium, Wahnsinn, Raserei

1. Hydrochinon, welches aus Arbutin durch die in den Blättern enthaltene Arbutase entsteht, kann evtl. Kollaps oder Delirien hervorrufen. (4)

Empfindlichkeit

1. Empfindlich auf traurige Geschichten oder das Leiden von Menschen. (6)

Erregbarkeit

1. Empfindlich gegen das geringste Geräusch (*Vithoulkas*). (8)
2. Das geringste Geräusch wird höchst intensiv empfunden. Es geht ihr besser, wenn sie in dunkler und stiller Umgebung schlafen kann. (6)
3. Bei Erregung zittern Hände und Unterkiefer. Hitzewellen, wenn sie gereizt oder gestreßt ist. (6)

Furcht

1. Gesteigerter Durst, doch fürchtet er zu trinken (bei schwerer Miktionsstörung). (7)

Gedanken, Denkvermögen

1. Schläfrig und stumpf (am 2. Krankheitstag; Blasenkatarrh). (7)

Reizbarkeit

1. Sie ist reizbar. (6)

Schreien

1. Wenn sie gereizt ist, möchte sie schreien. (6)
2. Vor dem Urinieren häufig Blasenkrampf, so schmerzhaft, daß er winselt und schreit (48j. Mann, chron Zystitis). (9)

Sprechen

1. Heftiges Kopfweh. Eine Art Lähmung der Zunge beim Erwachen aus einem kurzen Nachmittagsschlafe um 4 Uhr; er war bei völliger Besinnung, konnte aber seine Gedanken nicht in Worte ausdrücken, er brachte nur abgebrochene, unverständliche, unpassende Worte hervor (*Vollard*). (5)
2. Wenn sie gereizt oder gestreßt ist, kann sie Worte oder Sätze nicht korrekt herausbringen. (6)

Thema "Tod" (Suizidalität etc.)

1. Niedergeschlagen (downcast), er möchte sterben (bei schwerer entzündlicher Miktionsstörung). (7)

Traurigkeit, trübe Stimmung

1. Sehr schwach, niedergeschlagen (48j. Mann, chron. Zystitis). (9)

Verdruß, Mißmut, schlechte Laune

1. Mürrisch, schlechtgelaunt, „grantig" (peevish) (*Allen*). (8)

Weinen, Wimmern

1. Wenn sie sehr zornig ist, möchte sie weinen; ist das nicht möglich, bekommt sie einen heftigen drückenden Schläfenkopfschmerz, schlimmer durch geringes Geräusch. (6)
2. Weint leicht. (6)

SCHLAF

1. Blasentenesmus raubt ihm den Schlaf. (7)
2. Schläfrig und stumpf (am 2. Krankheitstag; Blasenkatarrh). (7)

KONVULSIONEN

1. Zuckungen des ganzen Körpers beim Einschlafen. (6)

SEXUELLER TRIEB

1. Schlaffheit der Genitalien nach Samenergießung (*Schwarze*). (1)

MODALITÄTEN, CAUSAE

1. Wenn sie schwimmen geht (im Meer): leichtes Ermüden, blaue Lippen, bleiches Gesicht. (Nach *Uva ursi* völlig beseitigt.) (6)
2. Besserung aller Beschwerden in Rückenlage (Blasenkatarrh). (7)

AS-IF-EMPFINDUNGEN

1. Der Harnabfluß hört plötzlich auf, als sei ein Stein vor das innere Orificium urethrae gerollt. Diese Arznei ist unvergleichlich bei Blasen- und Harnröhrensymptome durch Blasenstein; sie scheint die entzündliche Verdickung der Blasenwände zu vermindern und das Leiden zu lindern, bis der Blasenstein operativ entfernt werden kann. (6)
2. Unangenehme Enge mit dem Gefühl eines Gewichts auf der Brust. (2)

Typus

1. Untersetzt, aber abgemagert, mit fahlgelbem aufgedunsenem Gesicht (48j. Mann, chron. Zystitis). (9)

Synonyma – Arctostaphylos uva ursi. Arbutus uva ursi, Arctostaphylos officinalis. Gemeine Bärentraube, Sandbeerentraube. Bearberry.

Biologie, Chemie und Physiologie – Ein Heidekrautgewächs, das in Heiden, Mooren und in den Zwergstrauchheiden der Gebirge als niedriger kriechender Zwergstrauch den Boden bedeckt, mit roten, den Preiselbeeren auf den ersten Blick ähnlichen Beeren; doch während Preiselbeeren durchgefärbt rot oder – wenn unreif – ganz weiß sind, haben Bärentraubenbeeren weiße Stellen und rote Bäckchen. Auch ist die Preiselbeere aufrechter im Wuchs. Die Beeren stehen zu mehreren im Büschel, wie eine kleine Traube, daher der deutsche Name. Die immergrünen Blätter haben die bei den Verwandten der Heidel- und Preiselbeere übliche länglich-ovale Form und sind dick, geädert und ledrig. (3)

Der Hauptwirkstoff der (seit dem Altertum bekannten) Droge heißt Arbutin; er wird beim Mazerieren der Blätter in kaltem Wasser am besten freigegeben und wirkt antiinflammatorisch (in geringerem Maße auch antimikrobiell) in den Harnwegen. In der Phytotherapie ist Mazerat oder Dekokt aus *Folia Uvae ursi* eine der verläßlichsten Arzneien bei Harnwegsinfekten und Harnsteinen. Bis zu einem gewissen Grade ist dies Homöopathie, denn die Bärentraube hat Dysurie, Hämaturie, Incontinentia urinae hervorgerufen (1). Ein weiterer Inhaltsstoff, das Terpen Ursolsäure, das im alkoholischen Auszug in höherem Maße freigegeben wird als im wäßrigen Infus, könnte die Lungenbeziehung der Bärentraube pharmakologisch erklären. Nach *Lewin* verstärkt *Uva ursi* bei eitriger Bronchitis oft Husten, Dyspnoe und Brustschmerz, d.h., es ist auch homöopathisch zu diesen Erscheinungen (4).

Uva ursi ist bisher kaum anders als in phytotherapeutisch-organbezogener Manier als Tinktur, Infus, Mazerat usw. angewandt worden.

Mittelbeziehungen – Vgl. *Sec., Cann-s.* (7).

Quellen – 1) NK1 k (Empfehlung der alten Schulmedizin), 2) A1 k (Symptom eines mit Uva-ursi behandelten gichtischen Patienten, der ähnliches auch nach Einnahme von „peruvian bark" (Chinarinde) zu empfinden geneigt war), 3) eigene Beobachtung in den bayerischen Alpen, 4) LSR1 k (Symptom zitiert aus Haehl, R. Die Erforschung der Arzneikräfte durch Hahnemann, AHZ 170 (1922), S. 30 f.); 5) Bachas/ZKH/1970/1 k (C30; chron. Pyelonephritis); 6) FR1 k; 7) HR1 k; 8) CMM k; 9) RCT1 k (Genzke; C1).

Vaccininum

GEIST UND GEMÜT

Angst

1. Große Angst (83j. Mann, Zoster 2. - 5. ICR rechts). (10.1.2)
2. Beunruhigt (*Vithoulkas*) (11); wegen seiner Geschäfte (13).

Arbeit (Fleiß, Faulheit, Unfähigkeit zur Arbeit usw.)

1. Beunruhigt (*Vithoulkas*) (11); wegen seiner Geschäfte (13).
2. Saß lachend im Bette, wollte sofort wieder zur Arbeit (Heilwirkung, am 1. Tag nach therapeutischer Pockenimpfung; 53j. Frau, Zoster des rechten N. ischiadicus). (10.1.1)

Benommenheit, wie nicht ausgeschlafen, wie berauscht, betäubt etc.

1. Sensorium etwas benommen (83j. Mann, Zoster 2. - 5. ICR rechts). (10.1.2)

Bewegungen: Zwangsbewegungen, Automatismen, Gesten, Lagen

1. Unruhig, schrie und weinte, ließ sich nicht beruhigen, wollte immer getragen sein... (8 Monate alter Säugling; am 8. Tag nach Einzelgabe der C1 Dil.). (5.3)
2. Über und über müde, mit Verlangen zu gähnen und sich zu strecken; unnatürliche Müdigkeit. (1)

Bewußtlosigkeit, Koma, Stupor

1. Viele Leute fallen in Ohnmacht, wenn sie die Pockenimpfung bekommen. (1)
2. Ohnmachtsanfall (syncope) beim Versuch aufzustehen. (8)

3. Entweder Schlaflosigkeit oder stuporöser Schlaf. (9.1)
4. Koma oder Erregungszustand (Enzephalitis nach Pockenimpfung). (15)

Delirium, Wahnsinn, Raserei

1. „Ich behandelte eine große Anzahl von Pocken- und Varioloidfällen in den letzten 18 Jahren, einige von ausgesprochen hoffnungsloser Art, und habe doch nicht einen einzigen Fall verloren, wenn *Vaccin.* als potenzierte Arznei zur Anwendung kam; darüber hinaus trat bei keinem der so behandelten Fälle Hämorrhagie, Delirium oder sekundäres Fieber hinzu, und es kam zu keiner Entstellung durch Narben." (1)
2. Kein Schlaf, Unruhe, Delirien, viel Hitze, Durst (beginnende Pocken). (5.1)

Eigensinn

1. Er lehnt alle Behandlung ab, lediglich Trypanblau lokal und *Vaccininum* C7 innerlich erlaubt er (ein älterer Mann, Zoster, Arteriitis bei langjährigem Alkohol- und Nikotinmißbrauch). (14)

Ekelgefühl

1. Appetit verloren, Ekel vor Geschmack, Geruch und Aussehen von Speisen. (1)
2. Ekel, Magenschmerz (beginnende Pocken). (5.1)

Erregbarkeit

1. Liegt in einem völlig verdunkelten Zimmer, Geräusch und Licht sind unerträglich (36j. Mann, Kopf-Zoster links). (10.1.1)

Fröhlichkeit, Lachen

1. Auffallend ist eine bereits am Vortage (dem 3. Tag der Variolinbehandlung) einsetzende optimistische Stimmungslage (Heilwirkung; 83j. Mann, Zoster 2. - 5. ICR rechts). (10.1.2)
2. Kam erst nach 10 Tagen fröhlich zurück, die Schmerzen waren gleich nach Einnehmen wie weggeblasen (eine 65j. Kranke, die sonst alle drei Tage erschien; chronische Interkostalneuralgie li. 3. u. 4. ICR). (10.1.2)
3. Frisch und munter (Heilwirkung, am 1. Tag nach therapeutischer Pockenimpfung; 36j. Mann, Kopf-Zoster links). (10.1.1)
4. Saß lachend im Bette, wollte sofort wieder zur Arbeit (Heilwirkung, am 1. Tag nach therapeutischer Pockenimpfung; 53j. Frau, Zoster des rechten N. ischiadicus). (10.1.1)

Furcht

1. Die Schwester einer Pockenkranken, G.Fr., welche diese pflegte (geimpft, aber ohne Impfnarben), empfand zu drei verschiedenen Zeiten heftigen Ekel und Übelkeit, besonders aber Furcht vor den Pocken. Eine Gabe *Vaccin.* C2 beseitigte jedesmal, zum dritten Mal auf immer, die Furcht und die begleitenden Beschwerden. (5.1)
2. Furcht vor Pocken, begleitet von den Erscheinungen, welche der Pockeneruption vorherzugehen pflegen (der Bruder der genannten G.Fr.). (5.1)
3. Furcht, aus dem Haus zu gehen (*Vithoulkas*). (11)
4. Voller Sorgen (*Knerr*). (12) (In den *Guiding Symptoms* findet sich keine Bestätigung dieser Rubrik. vr)

Gedächtnis

1. Geistesverwirrung, sie erinnert sich der Dinge nicht zu dem Zeitpunkt, wo sie sie haben will. (1)
2. Depression mit Verwirrtheitszustand und Amnesie (oublis). (14)
3. Nach Pockenimpfung kann es zu rapider Voralterung infolge beschleunigter Progredienz einer vorbestehenden Zerebralsklerose kommen. (15)

Gedanken, Denkvermögen

1. Wandern der Gedanken. (9.1)

Gier, Suchtverhalten

1. Von Mittag an (also ab der 4. St. n. Einn.) auffallend starker Hunger. (10.2)
2. Verlangen nach Saurem, Durst auf Säuerliches (nach Einsetzen der Besserung, bei mit *Vaccin.* behandelten Pockenkranken). (5.1)

Launenhaftigkeit

1. Launenhaftigkeit (*Julian*). (12)

Reizbarkeit

1. Nervös, ungeduldig, gereizt; Neigung, von den Dingen /den Umständen / der Situation (by things) gestört zu werden. (7)
2. Reizbarkeit im ruhelosen Schlaf (*Knerr*). (12) (Diese Rubrik entstammt wahrscheinlich einem Verständnisfehler, denn eine entsprechende Angabe findet sich in den *Guiding Symptoms* nirgends. vr)

Ruhelosigkeit

1. Ruhelosigkeit. (1)
2. Ruheloser Schlaf. (1)
3. Umherwerfen im Fieber. (1)
4. Kein Schlaf, Unruhe, Delirien, viel Hitze, Durst (beginnende Pocken). (5.1)
5. Unruhe und kleine rote Knötchen auf der Haut; eine später erfolgte Vakzination blieb ohne Erfolg (bei einem 10 Monate alten Säugling). (5.2)
6. Unruhig, schrie und weinte, ließ sich nicht beruhigen, wollte immer getragen sein, war schlaflos, hatte Fieberhitze, frequenten Puls, Durst, verlangte immer die Brust, ohne jedoch viel zu trinken; Pockenpusteln im Gesicht (8 Monate alter Säugling; am 8. Tag nach Einzelgabe der C1 Dil.). (5.3)

Schreien

1. Unruhig, schrie und weinte, ließ sich nicht beruhigen, wollte immer getragen sein... (8 Monate alter Säugling; am 8. Tag nach Einzelgabe der C1 Dil.). (5.3)

Traurigkeit, trübe Stimmung

1. Stimmung sehr gedrückt, schon seit einiger Zeit (also schon vor Ausbruch des Zosters, vr; 83j. Mann, Zoster 2. - 5. ICR rechts). (10.1.2)

Unbehaglichkeit

1. Allgemeines Krankheitsgefühl (1), mehr oder weniger ausgeprägt, bei Infektion der Impfstelle (15).

2. Über und über müde, mit Verlangen zu gähnen und sich zu strecken; unnatürliche Müdigkeit. (1)

Unerträglichkeit von Schmerzen oder Empfindungen

1. Sie lag vor Ischiasschmerzen stöhnend mit angezogenem rechtem Bein im Bett (53j. Frau, Zoster des re. N. ischiadicus; nach therapeutischer Pockenimpfung bereits am nächsten Tag Schmerzfreiheit und Eintrocknung der Pusteln). (10.1.1)
2. Die Zosterschmerzen (am linken Thorax) waren so unerträglich, daß in einer Nacht ein starkes Analgetikum genommen werden mußte. (10.2)

Verdruß, Mißmut, schlechte Laune

1. Verdrießlichkeit (2. Nacht). (4)
2. Schlechte Laune mit unruhigem Schlaf. (7)
3. Weinerlich und schlechtgelaunt. (13)

Weinen, Wimmern, Stöhnen

1. Fieber mit Hitze, Durst, Umherwerfen, Weinen, Abneigung gegen die gewohnte Milchnahrung (4. Nacht). (4)
2. Unruhig, schrie und weinte, ließ sich nicht beruhigen, wollte immer getragen sein, war schlaflos, hatte Fieberhitze, frequenten Puls, Durst, verlangte immer die Brust, ohne jedoch viel zu trinken; Pockenpusteln im Gesicht (8 Monate alter Säugling; am 8. Tag nach Einzelgabe der C1 Dil.). (5.3)
3. Nachts bringt der Schmerz den Kranken zum Stöhnen (gémissement) (ein älterer Mann, Zoster im Thoraxbereich links). (14)

ILLUSIONEN

1. Kaffee schmeckt sauer. (8)

SCHLAF

1. Kein Schlaf, Unruhe, Delirien, viel Hitze, Durst (beginnende Pocken). (5.1)
2. Nacht unruhig (83j. Mann, Zoster 2. - 5. ICR rechts). (10.1.2)
3. Unruhiger Schlaf (2. N.). (4)
4. Sehr unruhiger Schlaf, viel Übelkeit, am Tag darauf einige Male erbrochen (beginnende Pocken). (5.1)
5. Erwachte mitten in der Nacht durch Schmerzen in Stirn und Augen, wie zerspalten, und Stechen in den Schläfen. (7)
6. Ausgeprägte Somnolenz (Enzephalitis nach Pockenimpfung). (15)

KONVULSIONEN

1. Epileptiforme Krämpfe (Enzephalitis nach Pockenimpfung). (15)

MODALITÄTEN, CAUSAE

1. Pocken und Folgen derselben. (1, viele andere Quellen)
2. Seit der Inokulation jeden Monat eine schwere Attacke von typhösem Fieber, bei einem zuvor gesunden, starken jungen Manne; er starb zuletzt daran. (9.2)

3. Folgen von Pockenimpfungen, Pockenimpfschäden (*Imhäuser*). (11)
4. 3 St. nach Einnahme entdeckte ich, daß Anheizen des rechten Augapfels mit des Ecke der Wärmflasche nicht nur das inzwischen allgemein gewordene Frieren und den leichten rechtsseitigen Hinterkopfschmerz beseitigte, sondern auch fast schlagartig jeglichen Schmerz am linksseitigen Herpes zoster. Zwei Sekunden nach Auflegen der Wärmflasche auf Bulbus und rechte Orbitakante war der außerordentlich starke linksseitige Gürtelschmerz völlig weg; die Analgesie hielt danach jeweils etwa 18 Sek. an. Dieser Versuch war in jeder Körperhaltung reproduzierbar. (10.2)
5. Alle Symptome sind morgens schlimmer. (14)
6. Nachts bringt der Schmerz den Kranken zum Stöhnen (gémissement) (ein älterer Mann, Zoster im Thoraxbereich links). (14)
7. Verschlechterung durch Feuchtigkeit. (14)
8. Bewegung bessert. (14)
9. Linksseitigkeit. (14)

AS-IF-EMPFINDUNGEN

Kopf, Augen, Ohren

1. Der Kopf fühlt sich an, als würde er sich auf der Medianlinie von der Nasenwurzel bis zum Scheitelpunkt entzweispalten. (1)
2. Schwache Augen; Herausfallen in der Stirn, als sei sie entzweigespalten. (1)
3. Stirnkopfschmerzen, als ob die Stirn bersten wolle. (13)
4. Schmerzen der Orbita und der Augäpfel, als sollten sie bersten (éclater). (14)
5. Stechen wie von Nadeln in beiden Schläfen. (13)
6. Gefühl von Erstarrung und Nadelstichen in der rechten Schläfengegend. (13)
7. 3/4 Stunden nach Einnahme hatte ich das Gefühl, als weiche das rechte Auge leicht nach außen ab, so daß als ein gewisses steifes Gefühl eine geringe Akkommodationsbehinderung entstand, ohne Doppelkonturen beim Sehen. Nach 1 1/2 Stunden waren plötzlich die (Zoster-) Schmerzen lokal links viel geringer, das Gefühl des steifen rechten Auges bestand weiter. Nach 2 St. verschwand dieses Steifigkeitsgefühl, es trat aber ausgesprochenes Kältegefühl im rechten Auge auf, auch das Oberlid fühlte sich rechts kälter an. Nach 2 1/2 St. außerdem ganz lokales Kältegefühl in der rechten Steißbeingegend. Nach 3 St. allgemeines Frieren. (10.2)
8. Schmerzen in Augenhöhlen und Augen, als ob sie zerspringen wollten. (13)
9. Gefühl, als ob das Unterlid platze. (13)

Gesicht, äußere Nase

1. Nasenbluten, welchem ein Gefühl von Zusammenziehung oberhalb und zwischen den Augenbrauen vorausging, kurz nach Fleischessen; zugleich profuse, zu häufige Menses (geheilt durch Wiederimpfung gegen Pocken). (1)
2. Schwellung des Halses unter dem rechten Ohr (Parotis), mit Gefühl wie Geschnittenwerden (like being cut). (1)

Bewegungsapparat

1. Gefühl, als entweiche Hitze, wie Dampf, aus dem Handrücken. (1)
2. Der linke 4. Finger (also der Kleinfinger, denn der Daumen wurde früher nicht mitgezählt – vr) brennt, und eine Wärme strömt durch den linken Arm. (1)
3. Wundheit der unteren Gliedmaßen, wie erhitzt oder überanstrengt. (7)

4. Die Beine schmerzten unmäßig, er war kaum in der Lage, sich fortzubewegen, ein Gefühl wie Knochenbrechen und eine Empfindung, als befänden sich die Knochen in einem Prozeß der Verkleinerung (comminution). (1)
5. Gefühl, als ob der linke Schenkel ausgerissen würde. (13)

Synonyma – Kuhpockenlymphe, Kuhpockennosode. Vaccinotoxinum (12).

Medizinhistorisches – Die Wirkungen der Kuhpockenlymphe spielten eine wichtige Rolle bei der Untermauerung des Simile-Gesetzes. *Hahnemann* schreibt im *Organon* (§ 46) unter anderem: „Die eingeimpfte Kuhpocke, deren Lymphe außer Schutzpockenstoff auch noch den Zunder zu einem allgemeinen Hautausschlage anderer Natur enthält, welche aus selten größeren, eiternden, gewöhnlich kleinen, trockenen, auf roten Fleckchen sitzenden, spitzigen Blütchen (pimples) besteht, oft mit untermischten roten, runden Hautfleckchen, nicht selten von dem heftigsten Jucken begleitet, welcher Ausschlag bei nicht wenigen Kindern auch wirklich mehre Tage vor, öfterer jedoch nach dem roten Hofe der Kuhpocke erscheint und mit Hinterlassung kleiner, roter, harter Hautfleckchen, in ein paar Tagen vergeht; – die geimpfte Kuhpocke, sage ich, heilt durch Ähnlichkeit dieses Nebenmiasmas ähnliche, oft sehr alte und beschwerliche Hautausschläge der Kinder, nachdem die Kuhpockenimpfung bei ihnen gehaftet hat, homöopathisch vollkommen und dauerhaft, wie eine Menge Beobachter bezeugen." (6)

Biologie, Chemie und Physiologie – Es handelt sich um die ab dem späten 19. Jahrhundert als Pockenimpfstoff gebrauchte Kuhpockenlymphe von Tieren. Vor 1858 wurde in den USA nicht mit vom Tier, sondern mit vom Menschen – frisch geimpften Kindern – stammendem und entsprechend unreinem Vaccininum geimpft, die Impfkrusten dieser Kinder waren eine käufliche Ware. 1858 brachte Fa. *Boericke & Tafel* erstmals sauberes, in luftdicht verschlossenen Ampullen zu je einer Impfdosis erhältliches Impfvirus auf den amerikanischen Markt. Dieses *Vaccininum* stammte zunächst ausschließlich vom Kalb, später bediente man sich junger Fohlen als Wirtstiere. (9.3) Doch war zu keinem Zeitpunkt klar, womit man eigentlich impfte, ob es Kuh-, Menschen- oder irgendwelche anderen Pockenerreger waren (siehe die Korrespondenz zwischen Dr. *Hodge* und dem National Vaccine Establishment der USA im Jahre 1906, *HRC* 1907/1, in welcher *Hodge* auf seine wiederholten Fragen nach der Natur des Vakzinevirus ein Jahr lang keine Antwort bekam). Schließlich gab die Impfbehörde zu, daß es sich um durch Tierpassagen am Rind attenuierte Menschenpockenviren handle und es gar keine natürlichen Kuhpocken gebe (9.5) – was auch wieder nicht stimmt, denn heutige Virologen haben entdeckt, daß das Vacciniavirus, welches im Pockenimpfstoff enthalten ist, nirgendwo anders in der Natur vorkommt, und ebensowenig ein Stamm der Menschenpocken, noch der (*doch* existierenden) Kuhpockenviren ist. (2)

Die Potenzierung und der innerliche homöopathische Gebrauch dieser Nosode als Schutzmittel gegen Pocken (wohl während bereits umlaufender Epidemie, in der Inkubationszeit) wurden in den 60er Jahren des 19. Jahrhunderts simultan, ohne Wissen des einen vom anderen, von Dr. *Landeck* (Brasilien), Dr. *v. Kazkowsky* (Polen) und Dr. *Kurszniewicz* (Polen) eingeführt und für effektiv befunden; späterhin zeigte sich auch, daß es „kein verläßlicheres Mittel bei bereits ausgebrochenen Pocken" gebe als *Vaccininum*. Von 66 damit behandelten Pockenpatienten starb nur ein einziger, ein Säugling, der von seiner ebenfalls an Pocken erkrankten Mutter gestillt wurde (9.1).

Weil die Pusteln der Gürtelrose denen nach Pockenimpfung oft sehr ähneln, wurde

„Variola", eine potenzierte Pockenimpflymphe, von *Dingfelder* und anderen erfolgreich gegen Zoster und postzosterische Neuralgien eingesetzt; auch eine therapeutische Impfung mit kleinsten Mengen des unpotenzierten Impfstoffs war wirksam (10.1.1).

Als Nebenwirkungen der Pockenimpfung sind lt. *Julian* bekannt: Infektion der Impfstelle mit Lymphadenopathie, Ulzeration, Keloidbildung, generalisiertes Vaccinia-Exanthem (evtl. mit Narbenbildung wie nach echten Pocken), allergische Erkrankungen (Asthma, Ekzem, Quincke-Ödem, Entwicklung eines Ulcus ventriculi oder duodeni), Verschlimmerung vorbestehender chronischer Leiden, namentlich von Tbc, Diabetes, Leukämie und anderen Blutkrankheiten, chronischer Hepatitis, Nephritis, entzündlicher oder degenerativer rheumatischer Erkrankungen, Krebsleiden und Zerebralsklerose. Die schwerwiegendste Reaktion aber bestand in einer meist 10 - 12 Tage nach der Impfung auftretenden, plötzlich (brutalement) beginnenden Enzephalitis (15). Deutsche Impfärzte der 50er Jahre müssen ferner gewußt haben, daß die Pockenimpfung bei Prädisponierten auch Psychosen auslösen kann. Dies ist mir aus meiner eigenen Familiengeschichte bekannt. Indem nämlich die Schwester meiner Mutter in der Pubertät, im zeitlichen Zusammenhang mit der zweiten Pockenimpfung, schizophren geworden war, wurde meine Mutter von der vorgeschriebenen Wiederimpfung im 13. Lebensjahr dispensiert, und ich selbst (geboren 1964) sowie mein Cousin, Sohn jener geisteskranken Tante (geboren 1968) blieben aus demselben Grunde völlig von der Pockenimpfung verschont.

Die Impfung mit Kuhpockenlymphe bzw. Vacciniavirus wird offiziell als Hauptgrund für die Ausrottung der Pocken angeführt. *Buchwald* (2) argumentiert dagegen, daß es immer wieder auch bei Geimpften Pockenfälle gegeben habe (wie bereits im 19. Jhdt. immer wieder dokumentiert wurde, etwa in (9.1)), ja, sogar schwerere als bei Ungeimpften, und daß letztlich die Quarantänemaßnahmen gegen die Pocken den Sieg über die Seuche ermöglicht hätten, während die Impfungen eher geschadet hätten. Andererseits waren homöopathische Ärzte des *frühen* 19. Jahrhunderts, etwa *H.N. Guernsey* (3), *Hering* und auch *Hahnemann* selbst (!) von der protektiven Wirkung der Kuhpockenlymphe überzeugt. Auch heilte potenzierte Kuhpockenlymphe viele Pockenfälle. *Spätere* homöopathische Autoritäten, von *Nash* über *Kent* bis *Vithoulkas* aber waren bzw. sind einhellig gegen die Pockenimpfung eingestellt, ihrer schädlichen Folgen wegen. Wie bei den meisten polemisch diskutierten Sachverhalten dürfte also auch hier die Wahrheit in der Mitte liegen: die Kuhpockenlymphe war nach dem Simile-Gesetz gerade deshalb ein Schutz gegen Pocken, weil sie ähnliche Schäden hervorrufen konnte wie diese *und es auch oft tat*. Analoges gilt für jeden anderen Impfstoff. Man hüte sich also vor dem vielpropagierten routinemäßigen, blinden Impfen und beachte streng die bekannten Kontraindikationen gegen die Einbringung von Impfstoffen.

Mittelbeziehungen – Nächster Verwandter ist *Variolinum*: der Pockenimpfstoff antidotiert das Virus der Menschenpocken und umgekehrt. Daher die erfolgreiche Anwendung sowohl von *Vaccin.* als von *Vario.* gegen Pockenimpfschäden. Als weitere Antidote können die sykotischen Arzneien und besonders diejenigen unter ihnen gelten, die Pocken, Varioloid oder Pockenimpfschäden geheilt haben, wie etwa *Thuja* und *Malandrinum*. *Clarke* schreibt: „Kuhpocken, Menschenpocken und Pferdemauke sind verwandte Krankheiten, und die Nosode jeder einzelnen davon sind für die Behandlung und Prävention aller drei geeignet" (7). *Jenner* war der Auffassung, daß die Kuhpocken durch Ansteckung der Kuh mit Pferdemauke entstünden, welche durch die Melker vom einen Tier auf das andere übertragen werde (9.4) . So würde sich die Ähnlichkeit der homöopathischen Indikationen von *Malandrinum* und *Vaccininum* erklären lassen. Vielleicht erklärt das aber auch, warum das Vacciniavirus nicht identisch mit dem Kuh- oder Menschenpockenvirus ist. Haben die Virologen, welche das entdeckten, von *Jenners* Theorie gewußt? Warum haben sie dann nicht überprüft, welche Beziehung das Vacciniavirus zum Erreger der Pferdemauke hat?

Mittelverwechslungen und pharmazeutische Probleme – In die Pathogenese von *Vaccininum* wird gerne das Ensemble von Schädigungen einbezogen, welche Pockengeimpfte erlitten haben. Dieses Vorgehen ist insofern problematisch, als 1) Pockenimpfungen mindestens bis zum Ende des 19. Jahrhunderts nicht nur durch das Vacciniavirus oder Kuhpockenvirus, sondern auch durch Übertragung aller möglichen anderen Krankheitskeime krank machen (*und heilen* (6)) konnten, 2) *Vaccininum* vom Kalb sicherlich anders wirkt als solches vom Fohlen, 3) die Mitübertragung anderer Viren, sowie von Bakterien und Pilzen („Nebenmiasma") nicht selten gewesen sein dürfte, 4) man bei keiner alten *Vaccinin*-Charge rückwirkend feststellen kann, ob darin Vaccinia- oder natürliches Kuhpockenvirus enthalten war.

Auch der Impfstoff selbst, was immer er sei, ist höchst inkonstant, jede Charge ist anders. Das war bereits im späten 19. Jhdt. offenkundig, so daß Dr. *Cross* im *Hom. Recorder* 6/1898 schreiben konnte: „Wenn man bezüglich der zu verwendenden Impflymphe Nachforschungen anstellt, wird man wieder einmal eine babylonische Verwirrung auslösen (you will once more let Babel loose). Mehr als ein Dutzend verschiedener Varianten wurden von ebensovielen verschiedenen Autoritäten empfohlen. Auswahl ist also genug da; man denke aber daran, daß man den richtigen Impfstoff haben muß, sonst bringt das Impfen gar nichts." Daher sollte bei einer allfälligen (und längst überfälligen) Prüfung *potenzierten* Vaccinins am Gesunden die Herkunft des Impfstoffs genau angegeben werden.

In die obige Pathogenese wurden aus theoretischen Gründen die in den 50er Jahren durch Verordnung potenzierten handelsüblichen Pockenimpfstoffs (*Dingfelders „Variola"*) oder therapeutische Pockenimpfungen gewonnenen Symptome (10.1.1), (10.1.2), (10.2) einbezogen, obgleich sie denen von *Variolinum* viel ähnlicher sind als denen des „alten" *Vaccininum*.

Bei *Julian* (14) sind einige Symptome unter *Vaccininum* aufgeführt, welche von *Variolinum* stammen, z.B. „Gefühl, daß eiskaltes Wasser den Rücken hinunterlaufe".

Quellen – 1) AL2 p/k; 2) Buchwald, G.: Impfen, das Geschäft mit der Angst. 2. Aufl. Lahnstein: emu, 1994; 3) GSY1 k; 4) Schuklitsch/AHZ/1834/1 p (Impfung mit einer C4); 5) Hencke/AHZ/1853/23 u. 24 (5.1: k (C2), 5.2: p (C12), 5.3: p (C1)); 6) H5 k; 7) C1 k; 8) HR1 k; 9) HRC (9.1: YYZ/HRC/1892/2 k (D6, Schwabe), 9.2: YYZ/Zoophilist, zit. in HRC/1900/12 t (Impffolge), 9.3: YYZ/HRC/1886/4 (Über das Vakzinevirus), 9.4: YYZ/HRC/1908/1 (Ursprung von Vaccininum), 9.5: Hodge/HRC/1907/1 (Briefwechsel mit der US-Impfbehörde));10) DHM (10.1: Dingfelder/DHM/ 1955/10 k (10.1.1: therapeutische Pockenimpfung, 10.1.2: „Variola" D30), 10.2: Ranke/DHM/1955/10 k/p („Variola" D30)); 11) SDE1 k; 12) CMM k; 13) JL4 k; 14) JL2 k; 15) JL3 t (Impfkomplikationen).

Valeriana

GEIST UND GEMÜT

Aberglaube, „magisches" Denken

1. (Seit 3 Jahren kann er nicht ohne ein Schlafzäpfchen schlafen; er erklärt mir, daß es nicht so sehr die Inhaltsstoffe des Zäpfchens seien, die ihm den Schlaf brächten, als vielmehr die Tatsache, daß er überhaupt ein Zäpfchen genommen hat (46j. Mann). (28))

Angst

1. Eine ängstliche, furchtsame (oft auch verzweifelnde, unbändige, sich alles in grausen Bildern malende und nicht zu beruhigende) Gemütsstimmung, verbunden mit ungemeiner Überreiztheit (Schwäche) des Nervensystems (V.). (3)
2. Ängstliches, hypochondrisches Gefühl, als wären die umgebenden Gegenstände ihm entfremdet und er von ihnen abgesondert; das Zimmer erscheint ihm öde und unheimlich, es treibt ihn, dasselbe zu verlassen (vom Dunste) (Wsl.). (3)
3. Angst, besser an der frischen Luft. (29)
4. Angst treibt von Ort zu Ort (*Jahr*). (31)
5. (Angstgefühl (sensation de trac) mit Beklemmung in der Magengrube, hervorgerufen durch Zorn oder Widerspruch (46j. Mann). (28))
6. Wechselhaft: hypochondrische Angst oder zitternde Übererregbarkeit. (11)
7. Puls in der Minute 90 Schläge... bei angenehmer Wärme über den ganzen Körper und mit einem zitterigen ängstlichen Gefühle, wie aus dem Unterleibe (n. 2 St.) (Fz.). (3)
8. Nach dem gewohnten Frühstück Schweratmigkeit und Bangigkeit auf der Brust (morgens 9 Uhr, d. 2. T.) (Fz.). (3)
9. Febris nervosa versatilis s.c. erethismo: bei kleinem, ungleichem, krampfhaftem Puls, Unsicherheit in den Bewegungen, leicht zuckender Zunge, stillen Delirien, Gefühllosigkeit, kalter, blasser, trockener Haut, kleiner, schneller, seufzender Respiration, trüben, matten Augen, Schlaflosigkeit, ängstlichem Gemüt (*Richter*). (19)

Arbeit (Fleiß, Faulheit, Unfähigkeit zur Arbeit usw.)

1. Verminderte Fähigkeit zu arbeiten (n. 35 min.). (7)
2. Sie ist müde, bis hin zur Depression, nach der kleinsten Anstrengung; arbeitet wenig, aber schafft auch das kaum noch; selbst das Einkaufengehen ist ihr zuviel (eine Frau). (35)
3. Faulheit, Abneigung gegen Arbeit (*Allen*). (31)
4. Sie hat Angst, daß sie eigentlich nur faul sei und nicht wolle, weil ihre Mutter immer gesagt hat, daß sie faul sei; sie weiß nicht, ob sie tatsächlich faul ist oder nicht, kann es gar nicht sagen; „ich habe Angst, daß ich als faul hingestellt werde, und eigentlich bin ich auch faul, oder bin ich's nicht?" (eine Frau, Depression mit chronischer Müdigkeitssymptomatik). (35)
5. Fleiß, Arbeitswut (*Boger / Bönninghausen*). (31)
6. Aktivität; auch während des Schweißstadiums (*Boger / Bönninghausen*). (31)
7. Geschäftigkeit (*Boger / Bönninghausen*). (31)
8. Verlangen, eine perfekte Ehe- und Hausfrau zu sein, dem sie nicht entsprechen zu können meint (eine Frau, Depression mit chronischer Müdigkeitssymptomatik). (35)

Benommenheit, wie nicht ausgeschlafen, wie berauscht, betäubt etc.

1. Benebelung (vom Dunste) (*Hill*, On Valerian.). (3)
2. Etwas Schwere des Kopfes wie bei einem beginnenden Rausch (n. 35 Min.). (7)
3. Etwas Müdigkeit und Eingenommenheit des Kopfes blieb zurück (n. 9 St.). (7)
4. Kopf sehr düster, ohne die gewöhnliche Eßlust... (1)
5. Mittags, allgemeines Unwohlsein, Kopf dumpf und schwer, große Schlafneigung (5 St. n. Einn.). (7)
6. Verwirrung, benommener Kopf: im Sitzen. (29)
7. Blutdrang nach dem Kopfe, welcher eine nicht gerade unangenehme Benommenheit des Vorderkopfes veranlaßte (n. 1 St.). (1)
8. Gefühl im Kopfe, wie nach einem Rausche, etwas exaltiert (n. 1/2 St.) (St.). (4)
9. Eingenommenheit des Kopfes, die zu wiederholten Malen in drückenden, ziehenden Schmerz überging, und sich vorzüglich der Stirngegend bemächtigte (abends 10 Uhr). (1)
10. Plötzlich im Kopfe Betäubung, daß er wankt und fast von der Seite fällt, im Stehen (Gr.). (3)
11. Beim Vorbücken dumm im Kopfe (n. 1/4 St.) (St.). (3)
12. Wie betrunken und drehend beim Vorbücken, es ist, als ginge alles mit ihr herum (n. 1/2 St. (St.). (3)
13. Überschneller Ideenwechsel, wie in Trunkenheit; es kamen dunkle, verworrene Rückerinnerungen an frühere Gedanken und Handlungen vor die Seele, welche aber mit solcher Schnelligkeit wechselten, daß er endlich ganz betäubt und gedankenlos wird und sich wie träumend erscheint (vom Dunst) (Wsl.). (3)

Bewegungen: Zwangsbewegungen, Automatismen, Gesten, Lagen

1. Um 23 Uhr, im Halbschlaf, ein Gefühl wie von Hammerschlägen von innen im Hinterkopf her, was ihm so unerträglich war, daß er den Kopf mit Gewalt hin-und-herwerfen mußte, wodurch er völlig erwachte (3. T.). (8)
2. Große Neigung, den Unterleib einzuziehen, so daß er es sogar unwillkürlich tut (Wechselwirkung) (Gr.). (3)
3. Windet und krümmt sich (wriggles or squirms about). (25)
4. Anfallsweiser Schmerz im Rücken, stark entlang der Interkostalnerven ausstrahlend, mit Gefühl krampfiger Spannung in den Brustmuskeln; wird empfunden wie ein durchfahrender Stich oder ein elektrischer Schlag; er zuckt zusammen und fährt auf seinem Stuhl in die Höhe... . (27.1)

Bewußtlosigkeit, Kollaps, Koma, Stupor

1. Es wird ihr übel mit Ohnmacht, weißen Lippen, Eiskälte des Körpers; dann Erbrechen von Galle und Schleim mit starkem Schüttelfrost. (Fz.) (3)
2. Scheintod von übergroßer mit Schwäche verbundener Reizbarkeit des Nervensystems (*Richter*). (19)
3. Rein nervöse Ohnmachten (Sundelin, *Richter*). (19)
4. Der leichteste Schmerz ruft Ohnmachten hervor (5.3); ganz plötzlich (27).

Delirium, Wahnsinn, Raserei

1. (Extrem delirant, versuchte aus dem Fenster zu steigen, mit heftigem/zornigem Schreien (vociferating violently) und Drohungen. Er beklagte sich, daß er nicht sehen könne, erkannte weder mich (den Referenten) noch ihn umgebende Familien-

mitglieder, und glaubte sich fort von zu Hause und von allen Arten von Gefahren umgeben, denen er zu entfliehen suchte, obgleich er unfähig war, zu gehen, ohne von einer Seite zur anderen zu schwanken. (Nach 1 1/2 Gran *Morphin* kontrahierten sich seine Pupillen, er schlief ein, und nach 2 St. wurde er ohne Schwierigkeiten erweckt und befand sich in einem völlig vernünftigen Geisteszustand.) (6))

2. Unzutreffende Ideen; glaubt, sie sei jemand anders, und bewegt sich zum Bettrand, um Platz zu machen; glaubt, daß Tiere neben ihr lägen, und befürchtet, sie könnte ihnen weh tun (wenn sie nicht Platz macht, vr) (bei Typhus). (11)
3. Febris nervosa versatilis s.c. erethismo: bei kleinem, ungleichem, krampfhaftem Puls, Unsicherheit in den Bewegungen, leicht zuckender Zunge, stillen Delirien, Gefühllosigkeit, kalter, blasser, trockener Haut, kleiner, schneller, seufzender Respiration, trüben, matten Augen, Schlaflosigkeit, ängstlichem Gemüt (*Richter*). (19)
4. Besessenheit. (29)

Empfindlichkeit (gegen Kritik, schlechte Nachrichten usw.)

1. Beeindruckbar und stimmungslabil. (5.2)
2. Sehr empfindlich gegen Ungerechtigkeiten, zeigt aber aus religiösen Gründen ihre Betroffenheit nicht (eine Frau, Mitglied einer christlichen Freikirche; Depression). (35)
3. Heftiger Zorn, als ihr Mann sie in einem Restaurant leicht kritisiert hatte; sie rannte weinend hinaus, setzte sich ins Auto, machte alle Türen von innen zu und hatte Gedanken an Selbstmord durch Fahren gegen eine Mauer (eine Frau, Depression). (35)
4. Eine Bekannte hatte sie ignoriert, während sie ihren Mann und die anderen Anwesenden mit Handschlag begrüßt hatte, das fand sie unmöglich; als sie sich bei ihrem Mann darüber beschwerte, fragte dieser sie, warum nicht sie ihrerseits dieser Frau die Hand gegeben habe, und dieses Ansinnen, eine Frau zu grüßen, die sie ignoriert hat, fand sie so gemein, daß sie vor Aufregung kaum Luft bekam (eine Frau, Depression). (35)

Erregbarkeit

1. *Gstirner* und *Kleinbauer* kamen bei ihren Tierversuchen mit Baldrian (an der Maus) nicht zu dem Ergebnis einer sedativen Wirkung, sondern erzielten auch bei fast toxischen Dosen einen erregenden Effekt. (23.2)
2. Aufregung im Körper (1/4 St. n. d. Einnehmen). (1)
3. Zitteriges Wesen, er hat nirgends Ruhe, wie bei bevorstehender großer Freude (n. 1 1/2 St.) (Fz.). (3)
4. Mildes Delir mit großer Erregung und Zittern (bei Typhus). (11)
5. Gesicht zeigte finsteren Ausdruck, Augen stierten eigentümlich unruhig und wild. (12)
6. Wechselhaft: hypochondrische Angst oder zitternde Übererregbarkeit. (11)
7. Hysterie, übererregbar, wechselnde Launen und Ideen. (11)
8. Überempfindlichkeit aller Sinne (11), außerordentliche, mit Gefühl großer Mattigkeit (32).
9. Überempfindlichkeit während des Hitzestadiums im Fieber. (29)
10. Überreizung des Gehirns (Neurasthenie). (21)
11. (Überdreht/ manisch / wunderlich/ ein „komischer Kauz" (maniaque – dieses Wort kann alle vorgenannten Bedeutungen haben, vr; 46j. Mann). (28))

Fröhlichkeit, gute Laune (Gegenpol: Ernst)

1. Ungewöhnliche Heiterkeit (n. 1/2 St.). (1)
2. Ungewöhnliche Munterkeit, in den Abendstunden. (1)
3. Munterer und heiterer als gewöhnlich, abends. (1)
4. Lachen, abends. (29)
5. Gefühl von Behaglichkeit im Körper, mit erhöhter Munterkeit (bald nach der Einnahme). (1)
6. Ausgezeichnete Lustigkeit, welche an Mutwillen grenzte, bei etwas schnellerem Pulse (bald nach der Einnahme). (1)
7. Leuchten der Augen (Fz.). (3)
8. Zitteriges Wesen, er hat nirgends Ruhe, wie bei bevorstehender großer Freude (n. 1 1/2 St.) (Fz.). (3)
9. Gemüt heiterer als vorher; er konnte alles leichter übersehen und begreifen; eine Art Freudigkeit, wie sie nach Kaffee zu entstehen pflegt (d. 1. T.) (Fz.). (3)
10. Den ganzen Tag große Fröhlichkeit und leuchtende Augen (d. 1. T.; Prüfer meinte dies eher dem Alkoholgehalt der Tinktur als der Arznei selbst zuschreiben zu müssen). (8)
11. Erregung, wie von Wein (*Jahr*). (31)
12. Schwäche mit Verlangen nach Anregungsmitteln, abwechselnd mit Fröhlichkeit und Extravaganz (*Clarke*). (30)
13. Ekstase. (19)
14. Erhebung des Gemüts, abwechselnd mit Traurigkeit (*Allen*). (31)
15. Krampfhaftes Lachen (29); hysterisches Gelächter (*Boger / Bönninghausen*) (31).
16. Besonnenheit, Ernst (d. 2. T.) (Fz.). (3)
17. Freude vom Herzen her kennt sie gar nicht mehr (eine Frau, Depression). (35)

Furcht

1. Im Finstern abends Furchtsamkeit (es könne ihm jemand was zu Leide tun) (d. 1. T.) (Fz.). (3)
2. Sie hat (im Traum? vr) Angst im Schlafzimmer, daß jemand kommt und sie und ihren Mann ermordet; schreit dann im Traum oft laut auf (eine Frau, Depression). (35)
3. Furcht, im Dunkeln verletzt zu werden (*Fayazuddin*). (31)
4. Furcht vor der Annäherung Anderer, da er berührt werden könnte (*Fayazuddin*). (31)
5. Ängstliches, hypochondrisches Gefühl, als wären die umgebenden Gegenstände ihm entfremdet und er von ihnen abgesondert; das Zimmer erscheint ihm öde und unheimlich, es treibt ihn, dasselbe zu verlassen (vom Dunste) (Wsl.). (3)
6. Klaustrophobie (*Vithoulkas*) (30); Furcht im engen Raum (29); Furcht im Freien gebessert (29); Furcht im (oder: vor einem?) warmen Zimmer. (29); Furcht beim Betreten des Zimmers (29).
7. Versucht zu fliehen (*Boger / Bönninghausen*) (31); aus dem Fenster zu entkommen (29).
8. Furcht vor Gespenstern (*Boger / Bönninghausen*). (31)
9. Furcht vor Unglück. (29)
10. Erstickungsgefühl im Halsgrübchen; sie glaubte, die Medizin verschlimmere ihren Zustand (die Nacht nach *Valer.*; Erstreaktion bei einer hysterischen Frau). (33)
11. (Alle seine Beschwerden werden durch die fixe Idee aufrechterhalten, daß er sie jeden Moment wieder bekommen könne. Er hat nach einigen Tagen statt der

Valer. C5 - Supp. seine Schlafzäpfchen wieder eingenommen, weil er „wie gelähmt" sei von dem Gedanken, daß er vielleicht nicht würde schlafen können (46j. Mann). (28))

Gedächtnis

1. Gutes Gedächtnis. (29)
2. Gedächtnisschwäche. (29)
3. Vergißt den eigenen Namen. (29)

Gedanken, Denkvermögen

1. Gefühl, als gingen die Geistesverrichtungen leichter und lebhafter vonstatten, abends. (1)
2. Überschneller Ideenwechsel, wie in Trunkenheit; es kamen dunkle, verworrene Rückerinnerungen an frühere Gedanken und Handlungen vor die Seele, welche aber mit solcher Schnelligkeit wechselten, daß er endlich ganz betäubt und gedankenlos wird und sich wie träumend erscheint (vom Dunst) (Wsl.). (3)
3. Neigt dazu, sich über „ungelegte Eier" Gedanken zu machen, die sich wie von selbst immer mehr verkomplizieren; diese Gedanken kann sie nicht abschalten und fragt immer weiter: „Was wäre eigentlich, wenn ich... und wenn ich dann..., was wäre dann weiter, wenn ich...?" (eine Frau, Depression). (35)
4. Gemüt heiterer als vorher; er konnte alles leichter übersehen und begreifen; eine Art Freudigkeit, wie sie nach Kaffee zu entstehen pflegt (d. 1. T.) (Fz.). (3)
5. Gedanken: Irrtümer beim Begreifen (*Phatak*). (31)
6. Leichtes Begreifen; der Intellekt herrscht vor. (11)
7. Hochnervöse, reizbare, hysterische Menschen (*Phatak*: Frauen (25)), bei welchen die intellektuellen Fähigkeiten die Vorherrschaft innehaben, mit hysterischen Neuralgien. (11)
8. Verlangen, die Emotionen unter Kontrolle des Intellekts zu halten (*Lippe*). (31)
9. Hochfliegende Phantasien, Luftschlösser. (29)
10. Unbesonnen, zu sorglos. (29)
11. Geistesabwesenheit (*Boger / Bönninghausen*). (31)
12. Geistesverwirrung; antwortet unzusammenhängend. (11)
13. Blödsinn (*Schwartze*). (19)
14. Geistige Erschöpfung (brain-fag). (29)
15. Im Tierversuch kann *Valer.* Tod durch Lähmung des Großhirns hervorrufen. (21)

Gesellschaft

1. Traurigkeit beim Alleinsein. (29)
2. Verlassenheitsgefühl. (29)
3. Heimweh (*Boger / Bönninghausen*). (31)
4. Selbstsucht, Egoismus. (29)
5. Exzentrizität (*Jahr*). (31) (Als exzentrisch bezeichnet man jemanden, der seinen eigenen, von außen schwer verständlichen Vorstellungen folgt, ohne sich um die Meinung der Umwelt zu kümmern. vr)

Gesichtsausdruck

1. Das Gesicht zeigte einen finsteren Ausdruck, die Augen stierten eigentümlich unruhig und wild (eine Frau). (33)

Gier, Suchtverhalten

1. Schwäche mit Verlangen nach Anregungsmiteln, abwechselnd mit Fröhlichkeit und Extravaganz (*Clarke*). (30)
2. Alkoholismus (*Boger / Bönninghausen*). (31)
3. Heißhunger. (24)
4. (Ißt viel Fleisch und mag sehr gern Salz (46j. Mann, hysterische Beschwerden). (28))

Gleichgültigkeit

1. Gleichgültig gegen das Essen (*Boger / Bönninghausen*). (31)

Hast, Eile

1. Ich habe einige Patienten gesehen, welche *Valeriana* in mentale Agitation und übermäßige Hast versetzte. (2.2)
2. Spricht hastig. (24)
3. (Nervös, immer eilig (pressé) und ungeduldig (46j. Mann). (28))

Hellsichtigkeit

1. Abends im Finstern Leuchten vor den Augen, das ganz verschlossene dunkle Zimmer schien ihm wie im Dämmerschein erleuchtet, so daß er fast die Gegenstände in demselben zu unterscheiden glaubte; zugleich verbunden war eine Art Ferngefühl des Tastsinnes, wodurch er, wenn er auch die Augen nicht hinrichtete, die Nähe der Gegenstände fühlte, wie sie sich ihm bei der Nachsuchung ergaben (ab 22 Uhr, n. 13 St.) (Fz.). (3)

Hysterie

1. Zu langdauernde Anwendung (der *Valeriana*) führt zu einer deutlichen Tendenz zu tiefer Melancholie und hysterischer Depression. (2.3)
2. Hysterische Beschwerden, hysterischer Kopfschmerz (V.). Unheilbare Hysterien und Hypochondrien (M.) (3)
3. Hysterie; springt beim Reden rasch von einem Thema zum anderen. (11)
4. Hysterie, übererregbar, wechselnde Launen und Ideen. (11)
5. Hysterische Frauen, welche zuviel Kamillentee eingenommen haben. (11)
6. Hochnervöse, reizbare, hysterische Menschen, bei welchen die intellektuellen Fähigkeiten die Vorherrschaft innehaben, mit hysterischen Neuralgien. (11)
7. Anfallsweise Atmungsbeschleunigung bei hysterischen Frauen. Die Atmung wird zunehmend flacher und rascher, bis sie kurz aufhört, wonach in kurzen Pausen seufzendes Luftschnappen einsetzt. (18)
8. Globusgefühl (18), selbst wenn *Ign., Lach., Asaf.* versagten (21).
9. Nervöse Folgeübel heftiger hysterischer Anfälle: Hemiplegie, partielle Paralysen, namentlich der Sensibilität, Kopfweh..., Palpitationen, Aphonie etc. (*Trousseau*). (19)
10. Hysterie unter der Form von epileptischen Anfällen. (19)
11. Unruhe und Reizbarkeit hysterischer Individuen. (19)
12. Außersichsein (*Boger / Bönninghausen*). (31)
13. Ich habe *Valer.* oft bewährt gefunden bei nervösem Magenkrampf, nervöser Dyspepsie, Globusgefühl... ; auch die klimakterischen Wallungen werden gebessert. (21)
14. Die allopathische Schule hat *Valer.* hauptsächlich bei Hysterie, Epilepsie, Hypochondrie, Neurasthenie, Chorea, auch bei Hemikranie verwendet. Ich konnte da wenig Heilwirkung beobachten, es handelt sich um palliative Hilfe mit starken

Dosen. Bei Herzneurosen mag man einmal vorübergehend Gebrauch davon machen, sicherer wird man aber gehen, wenn man in solchen Fällen tiefer und kausal wirkende Mittel wählt. (21)

15. Mir erscheint es als das passende Mittel für diejenigen, welche sich an die hysterische Art schon gewöhnt haben. (5.3)
16. Der Kranke gibt eine Überfülle von körperlichen Symptomen an, welche er mehr oder weniger dramatisiert, die aber ausschließlich subjektiver oder funktioneller Natur sind; ihre Verbindung mit einer nervösen Labilität erlaubt es dem Arzt, sie auf eine psychische oder neurovegetative Störung zurückzuführen. (28)
17. (Er bot mir eine beeindruckende Anzahl von Symptomen dar, welche er selbst für außergewöhnlich hielt. Weit davon entfernt, sich davon belästigt zu fühlen, beschrieb er sie mit einem Schwall mehr oder weniger präziser Ausdrücke und überschießendem Nachdruck (46j. Mann). (28))

Launenhaftigkeit

1. Manche Gemütsverstimmungen, in denen plötzliche Übergänge zu den extremsten Empfindungen und Affekten (z.B. von höchster Freude zum tiefsten Schmerz, von Langmut, Güte und Milde zum Murrsinn, zur Ungeduld, Halsstarrigkeit und Zanksucht, vom Sinken der Lebenslust und Lebenskraft mit jenem peinlichen Verlangen nach Stärkung zur größten Lebhaftigkeit und Ausgelassenheit, und umgekehrt) obwalten, (kommen von Baldrianmißbrauch her – vr) (M). (3)
2. Wechselnde Laune, während des Schwitzens (*Boger / Bönninghausen*). (31)
3. Stimmung leicht wechselnd: freudig, heiter, ausgelassen, erregt – unruhig, ängstlich, deprimiert. (21)
4. Mentale Symptome wechseln mit anderen mentalen Symptomen ab (*Boger*). (31)
5. Weinen wechselt mit Lachen ab (*Stauffer*). (30)
6. Unbeständigkeit (*Kent*). (31)

Lesen, Lernen, Schreiben, Studieren

1. Geringe Fähigkeit zu geistiger Arbeit, Schlafneigung (um 10 Uhr, 3 St. n. Einn.). (7)
2. Schwäche des Gehirns nach übermäßigen Geistesanstrengungen (*Voigt*). (19)
3. Abneigung gegen geistige Arbeit. (29)

Liebe, Zuneigung

1. „Baldrian macht holdselig, eyns und fridsam, wo zwey des Wassers aus einem Geschirr trinken" (*Otto Brunfels*, 1532). (23.2)

Orientierungsstörungen

1. Ängstliches, hypochondrisches Gefühl, als wären die umgebenden Gegenstände ihm entfremdet und er von ihnen abgesondert ... (vom Dunste) (Wsl.). (3)
2. Macht Fehler bezüglich des Ortes. (29)
3. Unzutreffende Ideen; glaubt, sie sei jemand anders, und bewegt sich zum Bettrand, um Platz zu machen; glaubt, daß Tiere neben ihr lägen, und befürchtet, sie könnte ihnen weh tun (wenn sie nicht Platz macht, d. Verf.) (bei Typhus). (11)
4. Vergißt den eigenen Namen. (29)
5. „Wie im Traum." (29)
6. Tiefe Identitätsunsicherheit. Sie hat Angst, daß sie eigentlich nur faul sei und nicht wolle, weil ihre Mutter immer gesagt hat, daß sie faul sei; sie weiß nicht, ob

sietatsächlich faul ist oder nicht, kann es gar nicht sagen; „ich habe Angst, daß ich als faul hingestellt werde, und eigentlich bin ich auch faul, oder bin ich's nicht?" (eine Frau, Depression mit chronischer Müdigkeitssymptomatik). (35)

Reizbarkeit

1. Eine ängstliche, furchtsame (oft auch verzweifelnde, unbändige, sich alles in grausen Bildern malende und nicht zu beruhigende) Gemütsstimmung, verbunden mit ungemeiner Überreiztheit (Schwäche) des Nervensystems (V.). (3)
2. Große Melancholie und Reizbarkeit; mürrisch; leicht zu entmutigen. (11)
3. Unruhe und Reizbarkeit hysterischer Individuen. (19)
4. Reizbarkeit im Klimakterium (*O. Boericke*). (31)
5. Reagiert gereizt auf Widerspruch (*Voegeli*). (30)

Ruhelosigkeit

1. Zitteriges Wesen, er hat nirgends Ruhe, wie bei bevorstehender großer Freude (n. 1 1/2 St.) (Fz.). (3)
2. Zuerst Agitation mit gerötetem Gesicht und heißer Haut, dann ausgeprägte Somnolenz (6 St. n. Einn.). (7)
3. Hysterische Unruhe, mit Empfindung großer Kälte im Kopf (*Knerr*). (31)
4. Mittags Ausdehnung des Bauches, welche Ruhelosigkeit verursachte (3. T.). (8)
5. Ruhelos, springt vom Stuhl auf, reibt den Magen und kann nicht ruhig sitzen bleiben; während des Anfalls (bei Therapiebeginn 61j. Frau, welche seit dem 28. Lj. an nervösen Magenkrämpfen durch Zorn litt; seit sie in Intervallen *Valer.* D3 nahm, nur noch selten Rezidive und dann meist nach längerer Einnahmepause; Beobachtungszeit 20 Jahre). (23.1)
6. Beständiges Umherwerfen der Glieder und Zucken der Gesichtsmuskeln. (12)
7. Unruhe und Reizbarkeit hysterischer Individuen. (19)
8. Ruhelosigkeit im Klimakterium (*Lippe, A.D.*). (31)
9. Ruhelose Kinder (*J. C. King*). (31)
10. Unaufhörlicher, willenloser Drang, sich zu bewegen, zu laufen etc. (*Trousseau*). (19)
11. Möchte durchs Haus wandern (*Knerr*); Unruhe treibt ihn im Freien von einem Ort zum anderen (*Jahr*). (31)
12. Kann sich nicht ruhig verhalten, besonders Unruhe in den Beinen nach Überanstrengung. (24)
13. Ruhelosigkeit im Freien gebessert. (29)

Schreck, Auffahren

1. Lähmungen der Untergliedmaßen, die aus einem Sturz, Schreck etc. entstehen (V.). (3)
2. Plötzliche Stiche in der Brust und zur Lebergegend heraus, daß er darüber erschrickt (14 Uhr, d. 3. T.) (Fz.). (3)

Schreien

1. (Extrem delirant, versuchte aus dem Fenster zu steigen, mit heftigem Schimpfen (vociferating violently) und Drohungen. (6))
2. Nervöser Säugling mit Darmspasmen, schreit, wäßriger Durchfall. (20)
3. Schreien bei Kindern (*O. Boericke*). (31)

Selbstvertrauen

1. (Mangel an Selbstvertrauen, außer wenn er Auto fährt (46j. Mann). (28))

2. Mutig. (29)
3. Entmutigung. (29)
4. Empfindet ihr Selbstwertgefühl selbst als miserabel, denn sie ist sehr vom Lob Anderer abhängig. Dies bezieht sich besonders auf die Mutter; sie hofft immer, daß die Mutter ihre Handlungen absegnet, und wenn nicht, dann fühlt sie sich schlecht, besonders wenn sie ihr noch Vorwürfe macht (eine Frau, Depression). (35)
5. Sie denkt nicht mehr so schlecht von sich und läßt auch nicht zu, daß andere schlecht von ihr denken (Heilwirkung; eine Frau, Depression). (35)

Sprechen

1. In der Unterhaltung war sie geneigt, schnell von einem Gegenstand zum anderen überzugehen, und oft mißverstand sie Fragen, wie deutlich man sie auch stellte (eine Frau, Hysterie). (33)
2. (Logorrhoe; beschreibt seine vielen Symptome mit einem Schwall mehr oder weniger präziser Ausdrücke und überschießendem Nachdruck (46j. Mann). (28))
3. Geistesverwirrung; antwortet unzusammenhängend. (11)
4. Stille Gemütsart (quiet disposition); bei Hypochondrie (*Knerr*). (31)

Thema "Tod" (Suizidalität usw.)

1. Abscheu vor dem Leben (29)
2. Lebensmüdigkeit während der Fieberhitze. (29)
3. Selbstmordneigung bei Wechselfieber. (29)
4. Heftiger Zorn, als ihr Mann sie in einem Restaurant leicht kritisiert hatte; sie rannte weinend hinaus, setzte sich ins Auto, machte alle Türen von innen zu und hatte Gedanken an Selbstmord durch Fahren gegen eine Mauer (eine Frau, Depression). (35)

Traurigkeit, trübe Stimmung

1. Zu langdauernde Anwendung (der *Valeriana*) führt zu einer deutlichen Tendenz zu tiefer Melancholie und hysterischer Depression. (2.3)
2. Große Melancholie und Reizbarkeit; mürrisch; leicht zu entmutigen. (11)
3. „Bei Hypochondrie beruhigt er (der Baldrian) die Nervosität..., beseitigt die Überwachheit, fördert den Schlaf und führt Empfindungen von Ruhe und Trost herbei; die Traurigkeit wird beseitigt." (11)
4. Gemütskrankheiten durch Kummer, Sorgen, Heimweh, unglückliche Liebe (*Richter, Voigt*). (19)
5. Hypochondrie; rein nervöse Herzpalpitationen hypochondrischer Individuen (*Trousseau*). (19)
6. Traurigkeit beim Alleinsein. (29)
7. Traurigkeit in einem warmen Zimmer (*Jahr*). (31)
8. Ernsthaftigkeit (*Allen*). (31)

Unbehaglichkeit

1. Mißbehagen (n. 1 St.). (1)
2. Unbehaglichkeit, Mißmut und Mangel an Appetit (bald n. d. Einn.). (1)

Unerträglichkeit von Schmerzen oder Empfindungen

1. Eine Menge unbeständiger und flüchtiger unausstehlicher Schmerzen durch den ganzen Körper (das sogenannte Reißen) (M.). (3)

2. Um 23 Uhr, im Halbschlaf, ein Gefühl wie von Hammerschlägen von innen im Hinterkopf her, was ihm so unerträglich war, daß er den Kopf mit Gewalt hin-und-herwerfen mußte, wodurch er völlig erwachte (3. T.). (8)

Verdruß, Mißmut, schlechte Laune

1. Unbehaglichkeit, Mißmut und Mangel an Appetit (bald n. d. Einn.). (1)
2. Mürrisch. (29)
3. Verbittert (*Kent*). (31)

Verzweiflung

1. Eine ängstliche, furchtsame (oft auch verzweifelnde, unbändige, sich alles in grausen Bildern malende und nicht zu beruhigende) Gemütsstimmung, verbunden mit ungemeiner Überreiztheit (Schwäche) des Nervensystems (V.). (3)
2. Voller Hoffnung (*Jahr*). (31)

Weinen, Wimmern, Jammern

1. Beklagt sich (*Phatak*). (31)
2. Stöhnen, Wehklagen (*Phatak*). (31)
3. Seufzt oft, seit Kindheit (eine Frau, Depression). (35)
4. Häufiges Weinen ohne Grund, seit der Heirat (obwohl sie sich gut mit ihrem Mann versteht). Zuvor, nach einer unglücklichen Liebe, ein Jahr lang unfähig gewesen, zu weinen. Weinen aus Trauer fällt ihr schwer, weil sie dabei das Gefühl bekommt, innerlich tot zu sein (eine Frau, Depression). (35)
5. Schluchzt und weint im Schlaf, bei Träumen, in denen sie von ihren Eltern ungerecht behandelt wird (eine Frau, Depression). (35)

Zorn

1. (Extrem delirant, versuchte aus dem Fenster zu steigen, mit heftigem/ zornigem Schreien (vociferating violently) und Drohungen. (6))
2. Diese Arznei ist wie *Puls.* in vielen ihrer Verschlimmerungen, aber hat ein anderes Temperament; die Patienten werden „tobend, Dinge zerreißend und fluchend" delirant. (13)
3. Wenn sie sich von ihrem Mann ungeliebt fühlt, bekommt sie Wutanfälle, bei welchen sie das ganze Haus zusammenschreit und das Geschirr zerschlägt (eine Frau, Depression). (35)
4. Gewöhnlich fröhlich, doch während der heftigsten Schmerzanfälle geneigt zu Zornesausbrüchen mit deutlicher nervöser Erregung. (15)
5. Gemütsaffekte, die einen zornigen Zustand des Gemüts ohne Kopfplethora hervorgebracht haben (*Richter*, *Voigt*). (19)
6. Reizbar, krankhaft heftig und aufgeregt. (21)
7. Milcherbrechen in großen Klumpen (bei Säuglingen), nach dem Stillen oder nach einem Wutanfall. (20)
8. Sie ärgert sich sehr leicht; nach heftigem Ärger bekommt sie anfallsweise einen starken Magenkrampf mit geschmacklosem, manchmal stänkrigem Aufstoßen, einer subjektiv unangenehmen Blähsucht im Oberbauch mit Ohnmachtsgefühl und dem Gefühl eines Kloßes im Hals (bei Therapiebeginn 61j. Frau, welche seit dem 28. Lj. an diesem Syndrom litt; seit sie in Intervallen *Valer.* D3 nahm, nur noch selten Rezidive und dann meist nach längerer Einnahmepause; Beobachtungszeit 20 Jahre). (23.1)

9. (Angstgefühl (sensation de trac) mit Beklemmung in der Magengrube, hervorgerufen durch einen Zorn oder einen Ärger / eine Widerwärtigkeit (une contrarieté) (46j. Mann). (28))

ILLUSIONEN

Wahnvorstellungen

1. Abends im Finstern Leuchten vor den Augen, das ganz verschlossene dunkle Zimmer schien ihm wie im Dämmerschein erleuchtet, so daß er fast die Gegenstände in demselben zu unterscheiden glaubte; zugleich verbunden war eine Art Ferngefühl des Tastsinnes, wodurch er, wenn er auch die Augen nicht hinrichtete, die Nähe der Gegenstände fühlte, wie sie sich ihm bei der Nachsuchung ergaben (ab 22 Uhr, n. 13 St.) (Fz.). (3)
2. Ängstliches, hypochondrisches Gefühl, als wären die umgebenden Gegenstände ihm entfremdet und er von ihnen abgesondert; das Zimmer erscheint ihm öde und unheimlich, es treibt ihn, dasselbe zu verlassen (vom Dunste) (Wsl.). (3)
3. Gefühl, er sei ein Fremder. (29)
4. Er beklagte sich, daß er nicht sehen könne, erkannte weder mich (den Referenten) noch ihn umgebende Familienmitglieder, und glaubte sich fort von zu Hause und von allen Arten von Gefahren umgeben, denen er zu entfliehen suchte. (6)
5. Hat immer wieder das Gefühl, ihr Mann liebe sie nicht, und zwar in Situationen, die gar nicht dazu passen; in Wirklichkeit empfindet sie sich – wie sie selbst merkt – in diesen Situationen von ihrer Mutter ungeliebt und unterstellt dann ihrem Mann, daß er sie auch nicht liebe, obwohl das nicht zutrifft (eine Frau, Depression). (35)
6. (Hatte mit 16 Jahren eine Zeit lang immer die Vorstellung gehabt, daß etwas Schwarzes über ihr schwebe (eine Frau, Depression). (35))
7. Glaubt, arm zu sein. (29)
8. Glaubt, krank zu sein. (29)
9. Fühlt sich leicht, als schwebe er in der Luft. (11)
10. Schwindel mit einem Gefühl, als fliege er. (11)
11. Halluzinationen, besonders nachts; sieht Gestalten, Tiere, Menschen usw. (11)
12. Nächtliche Gesichts- und Gehörshalluzinationen (*Voegeli*). (30)
13. Sieht Personen (29); hat Visionen (29); sieht Gesichter (*O. Boericke*); Bilder (*Kent*) (30).
14. Irrige Vorstellungen: die Kranke ist nicht sie selbst, sondern eine andere, der sie Platz machen muß, und deshalb immer nach dem Bettrand hindrängt, oder sie befindet sich im Wagen und muß zurücken, um noch jemand aufzunehmen, oder es liegen Tiere neben ihr, die sie mit ihrem Körper zu zerdrücken fürchtet (Typhus). (12.2)
15. Glaubt, zwei Säuglinge seien in ihrem Bett (statt eines einzigen; bei Puerperalpsychose, vr). (29)
16. Illusion des Doppeltseins (*O. Boericke*). (31)
17. In ihren Wutanfällen fühlt sie sich zweigeteilt, eine Hirnhälfte kann sich nicht mehr kontrollieren und die andere sagt: „Warum regst du dich denn so auf?" (eine Frau, Depression). (35)
18. Halluzination von einer Efeupflanze, deren ungeordnetes Wachstum ihn störte und vom Einschlafen abhielt (bei einem 80j. Mann, dessen Gichtanfälle regelmäßig

durch *Calc.* beseitigt werden konnten, die obige Täuschung verschwand aber nicht unter dieser Akuttherapie, sondern benötigte immer, wenn sie auftrat, eine Gabe *Valer.*). (26)

Sinnestäuschungen

19. Halluzinationen bzw. Täuschungen des Sehens, Hörens, Riechens und Schmeckens (*Lippe*). (30)
20. Ein Patient, welcher täglich ein Dekokt von 5 Quentchen der Wurzel einnahm, schreckte eines Nachts beim Einschlafen plötzlich auf und glaubte, ein großes Licht zu sehen, und daß die ihm gegenüberliegende Seite der Krankenstation in Flammen stehe. (2.1)
21. Andere Patienten bildeten sich ein, daß Feuerblitze aus ihren Augen schössen. (2.1)
22. Sieht ein helles Licht wie ein Blitz, zugleich einen dunklen Fleck seitlich der Richtung, in die er blickt. (11)
23. Gegenstände erscheinen dem Auge näher, als sie sind. (25)
24. Gegenstände erscheinen nahe, wenn man nicht auf sie blickt (*Allen*). (31) (Übernahmefehler? vr)
25. Fieber mit Sinnestäuschungen (V.) (3)
26. Täuschungen des Gesichts, Gehörs, Gemeingefühls, ohne besondere Delirien (V.). (3)
27. Abends im Bette Klingen vor den Ohren und Gehörtäuschung, er glaubte den Glockenschlag zu hören (ab 23 Uhr, n. 14 St.) (Fz.). (3)
28. Vor dem Essen kommt ihm ein Geschmack und Geruch an wie stinkender Talg (Mittags, d. 2. T.) (Fz.). (3)

TRÄUME

Alpdrücken

1. Alpdrücken (*Journefort*). (19)

Angenehm, erfreulich

1. Angenehme Träume. (29)

Ängstlich, bang, besorgt

1. Sie schläft (neben dem Säugling) ruhiger als zuvor, ohne ängstliche und verworrene Träume (Gr.). (3)
2. Schlaf die zweite Nacht voll ängstlicher und zum Teil wollüstiger Träume, z.B. er fahre zu Wagen in einem tiefen Wasser (Fz.). (3)
3. Sie hat (im Traum? vr) Angst im Schlafzimmer, daß jemand kommt und sie und ihren Mann ermordet; schreit dann im Traum oft laut auf (eine Frau, Depression). (35)

Bildlich, symbolisch

1. Träumt, daß ihr Zähne ausfallen, was ganz schlimm ist (eine Frau, Depression). (35)

Demütigend, kränkend

1. Träumt, daß sie irgendwas (falsch) gemacht hat, die Eltern sie verachtend anschauen und die Mutter ihr vor allen Leuten gegen das Schienbein tritt; es ist ungerecht, aber sie kann sich nicht wehren (eine Frau, Depression). (35)
2. In einem Traum erlebt sie sich gegenüber den Eltern als sehr klein und strampelt sich immer ab, um gegen sie anzukommen (eine Frau, Depression). (35)

Indifferent oder nicht näher bezeichnet

1. Schlaf die erste Nacht mit vielen verworrenen Träumen und früh noch große Müdigkeit (Fz.). (3)
2. Gegen Morgen traumvoller Schlaf. (24)
3. Lebhafte Träume. (29)
4. Viele Träume, bei Kindern (*Jahr*). (31)

Sexuell

1. Schlaf die zweite Nacht voll ängstlicher und zum Teil wollüstiger Träume, z.B. er fahre zu Wagen in einem tiefen Wasser (Fz.). (3)

Wasser, von

1. Schlaf die zweite Nacht voll ängstlicher und zum Teil wollüstiger Träume, z.B. er fahre zu Wagen in einem tiefen Wasser (Fz.). (3)
2. Träumt vom Segeln / Schiffsreisen (sailing) (*Jahr*). (31)
3. Die Mutter der kleinen Patientin (3j. Mdch., Asthma, Infekte) hatte während der ganzen Schwangerschaft von Wasser geträumt: sie rannte weg und Wasserwellen kamen hinter ihr her. Diese Träume hatte sie auch immer, wenn sie deprimiert war. Als dreijähriges Kind war sie in einen Wassertank gefallen und dadurch sehr erschreckt worden. (22)

SCHLAF

Schlaflosigkeit, Einschlafstörung

1. Unruhige Nacht; er konnte nur erst gegen Morgen einschlafen und träumte auch dann noch sehr lebhaft. (1)
2. Schlaflosigkeit (H.). (3)
3. Völlige Schlaflosigkeit; in der schlaflosen Nacht störte sie vor allem ein Erstickungsgefühl im Halsgrübchen, sie glaubte, die Medizin verschlimmere ihren Zustand (die Nacht nach *Valer.*; Erstreaktion bei einer hysterischen Frau). (33)
4. Schlaflos vor Mitternacht. (15)
5. Krämpfe in Händen und Füßen verhindern das Einschlafen. (18)
6. Febris nervosa versatilis s.c. erethismo: bei kleinem, ungleichem, krampfhaftem Puls, Unsicherheit in den Bewegungen, leicht zuckender Zunge, stillen Delirien, Gefühllosigkeit, kalter, blasser, trockener Haut, kleiner, schneller, seufzender Respiration, trüben, matten Augen, Schlaflosigkeit, ängstlichem Gemüt (*Richter*). (19)

Aufwachen, Durchschlafstörung

1. Sehr unruhiger Nachtschlaf; von Schmerzen, dem Magenkrampfe ähnlich, wurde er geweckt und eine Stunde lang munter erhalten; er träumte und schwitzte viel. (1)
2. Schlaf durch Träume beunruhigt (die folg. Nacht). (1)
3. Sie schläft (neben dem Säugling) ruhiger als zuvor, ohne ängstliche und verworrene Träume (Gr.). (3)
4. Herumwerfen im Schlafe (H.). (3)
5. Erwacht durch Erstickungsgefühl. (29)

Somnambulismus

1. Somnambulismus (*Sundelin*). (19)

Schläfrigkeit

1. Abends große Abgespanntheit und Schläfrigkeit (d. 2. T.) (Fz.). (3)
2. Um 13 Uhr, unwiderstehliche Schläfrigkeit; er schlief tief bis 3 Uhr (5 - 7 St. n. Einn.). (7)
3. Zuerst Agitation mit gerötetem Gesicht und heißer Haut, dann ausgeprägte Somnolenz (6 St. n. Einn.). (7)
4. Um 11 Uhr, leichtes Kopfweh und Schläfrigkeit; von 12 bis 14 Uhr tiefer Schlaf (3 - 6 St. n. Einn.). (7)
5. Mittags, allgemeines Unwohlsein, Kopf dumpf und schwer, große Schlafneigung (5 St. n. Einn.). (7)
6. Am Abend früher schläfrig als gewöhnlich, und die ganze Nacht ununterbrochener Schlaf, was er 3 Monate lang nicht erlebt hatte (Einn. v. *Valer.* um 7 Uhr früh). (7)
7. Geringe Fähigkeit zu geistiger Arbeit, Schlafneigung (um 10 Uhr, 3 St. n. Einn.); von Mittag bis 3 Uhr unwiderstehlicher Schlaf. (7)

SCHWINDEL

Drehschwindel

1. Wie betrunken und drehend beim Vorbücken, es ist, als ginge alles mit ihr herum (n. 1/2 St. (St.). (3)

Ohnmacht, ohnmachtsartiger Schwindel

1. Plötzlich im Kopfe Betäubung, daß er wankt und fast von der Seite fällt, im Stehen (Gr.). (3)
2. Schwindel und Ohnmacht während des Kältestadiums, blaue Lippen, Körper eiskalt. (24)

Schwankschwindel

1. (Extrem delirant, versuchte aus dem Fenster zu steigen, mit heftigem / zornigem Schreien (vociferating violently) und Drohungen. Er beklagte sich, daß er nicht sehen könne, erkannte weder mich (den Referenten) noch ihn umgebende Familienmitglieder, und glaubte sich fort von zu Hause und von allen Arten von Gefahren umgeben, denen er zu entfliehen suchte, obgleich er unfähig war, zu gehen, ohne von einer Seite zur anderen zu schwanken. (6))

KATALEPSIE

1. Katalepsie. (19)

KONVULSIONEN

1. Fallsucht. (V.) (3, 19)
2. Geringe Schmerzen rufen Ohnmacht und Krämpfe hervor. (9)
3. Beständiges Umherwerfen der Glieder und Zucken der Gesichtsmuskeln. (12)
4. Die Arme und Beine bewegen sich normal, doch in Ruhe zucken und stoßen sie (Hysterie). (11)
5. Hysterie unter der Form von epileptischen Anfällen. (19)
6. Opisthotonus. (19)

7. Chorea St. Viti. (19)
8. Rein nervöse Krämpfe. (19)
9. Heftige schießende Schmerzen durch die Arme, auf der Seite des Gesichts, in den Zähnen und dem linken Ohr; fast vollständige Schlaflosigkeit, beständiges Umherwerfen der Glieder und Zucken der Gesichtsmuskeln (eine Frau). (33)
10. Krampfhafte Zufälle bei Entzündungen, Fiebern, nach zu vielem Blutlassen, beim Ausbruch oder Rücktritt akuter Exantheme, besonders Scharlach, oder am Ende typhöser Fieber, wo der Bauch schmerzlos, aber tympanitisch aufgetrieben (ist) (*Trousseau*). (19)
11. Krampfzufälle durch Würmer erzeugt. (19)
12. Epilepsie, von Würmern, Schrecken, Zorn, Onanie und übermäßigem Coitus erzeugt (*Voigtel*). (19)
13. Epilepsie von Abdominalsympathien..., von schwächenden und erschöpfenden Gemütsleiden, von Ausschweifungen, Blut-, Samen- und Säfteverlust, von unterdrückten Hautauschlägen (*Sundelin*). (19)
14. Trismus und Tetanus vermag er nicht zu heilen. (19)
15. Schluckauf der Säuglinge, nach Trinken oder nach (psychischen?) Erschütterungen. (20)

SEXUELLER TRIEB

1. Kriebeln und Ziehen wie Eingeschlafenheit in der Rute, Tags vorher öftere Erektionen (d. 3. T., früh) (Fz.). (3)
2. Neurasthenie der weiblichen Geschlechtsorgane. (11)
3. Geschlechtliche Erregung und Uteruskrämpfe. (24)
4. Nymphomanie (*O. Boericke*). (31)

MODALITÄTEN, CAUSAE

1. Allgemeine Beschwerden durch Gemütserregung (*Flury*); Geistessymptome durch Gemütserregung (*Boger / Bönninghausen*). (31)
2. Epilepsie von Abdominalsympathien..., von schwächenden und erschöpfenden Gemütsleiden, von Ausschweifungen, Blut-, Samen- und Säfteverlust, von unterdrückten Hautauschlägen (*Sundelin*). (19)
3. Gemütskrankheiten von Kummer, Sorgen, Heimweh, unglücklicher Liebe (*Richter, Voigt*). (19)
4. Schwäche des Gehirns nach übermäßigen Geistesanstrengungen (*Voigt*). (19)
5. Beschwerden durch übermäßige Freude (*Flury*). (31)
6. Hysterie nach Schreck (*Knerr*). (31)
7. (Aufregungsdurchfall (46j. Mann). (28))
8. Epilepsie, von Würmern, Schrecken, Zorn, Onanie und übermäßigem Coitus erzeugt (*Voigtel*). (19)
9. (Beim geringsten Ärger / der geringsten Widerwärtigkeit (contrarieté) bekommt er Schwindel (46j. Mann). (28))
10. Das Kind erbricht sofort nach dem Stillen, nach Zorn der Mutter. (11)
11. (Widerwärtigkeiten stimulieren ihn, angenehme Ereignisse aber deprimieren ihn; Beschwerden und Panik vor einem freudvollen Ereignis, welche verschwinden, wenn er Sorgen hat (46j. Mann; bekam auf dieses Symptom hin neben *Valer.*, das bereits deutlich gebessert hatte, auch *Coffea* C7). (28))

12. Häufige Erkältungen, Asthma, Obstipation, bei einem 3j. Mädchen, dessen Mutter – eine Karrierefrau, die „jemand sein wollte" – depressiv wurde und es die ersten 3 Schwangerschaftsmonate lang blieb, nachdem sie erfahren hatte, daß ein Kind komme; sie hatte abtreiben wollen, doch hatte ihr jeder, selbst ihr Arzt, abgeraten. (22.1)
13. Tiefe Identitätsunsicherheit, weil sie sich zwischen ihrem Ehemann und ihrer Mutter stehend empfindet, weiß oft gar nicht mehr, wie und wer sie eigentlich ist; sie hat oft Kontroversen mit ihrer Mutter, gibt aber nach, weil sie ein starkes Verlangen hat, daß die Mutter ihre Handlungen absegnet; in der Gegenwart ihrer Mutter muß sie die Hälfte ihrer Empfindungen verstecken, weil sie sie mit der anderen Hälfte verletzen würde; der Kontakt mit der Schwiegermutter, die sie liebevoll aufgenommen hatte, hatte in ihr Zweifel an den Erziehungsidealen ihrer Mutter geweckt, die aber nicht da sein durften, ihrer inneren Abhängigkeit von der Mutter wegen und wegen des vierten Gebotes „Du sollst Vater und Mutter ehren". Nach *Valer.* wird sie fähig, ihre Mutter schriftlich um mehr Anstand und Respekt zu bitten und frei zu ihrem Mann zu stehen (eine Frau, Depression). (35)
14. Verschlimmerung durch Aufmunterung (*Vithoulkas*). (30)
15. Die geringste Anstrengung verursacht heftigen Kopfschmerz, der geringste Schmerz Ohnmacht. (11)
16. Krämpfe nach leichten Verletzungen. (11)
17. Periodische Wiederkehr von Symptomen alle 2 oder 3 Monate. (13)
18. Verschlimmerung im Dunkeln; Verlangen nach Licht. (29)
19. Mentale Symptome schlimmer im Zwielicht / der Dämmerung (*Stauffer*). (31)
20. Die Mehrzahl der Symptome zeigen sich am Abend und nach dem Essen. (13)
21. Gewöhnlich fröhlich, doch während der heftigsten Schmerzanfälle geneigt zu Zornesausbrüchen mit deutlicher nervöser Erregung. (15)
22. Reaktionsmangel, Nichtansprechen scheinbar gut gewählter hom. Arzneien, bei nervösem Temperament. (16)
23. Gemüt heiterer als vorher; er konnte alles leichter übersehen und begreifen; eine Art Freudigkeit, wie sie nach Kaffee zu entstehen pflegt (d. 1. T.) (Fz.). (3)
24. Häufig bei Kranken angezeigt, welche „unter Drogen" stehen (des malades drogués), vor allem unter Tranquilizern oder Neuroleptika; dann nämlich, wenn das scheinbare Simillimum nicht oder ungenügend anschlägt. (28)
25. Hysterische Frauen, welche zuviel Kamillentee eingenommen haben. (11)
26. Baby erbricht nach Kamillenteegenuß der stillenden Mutter (*Ravi Roy*) (30).
27. Die psychischen Symptome treten besonders bei Ruhe, im Sitzen und Liegen hervor und verschwinden beim Umhergehen. (18)
28. Die Symptome verschlimmern sich beim Erwachen. (18)
29. Schlimmer durch Anstrengung. (29)
30. Fasten verschlechtert. (29)
31. Plötzlich auftretende erleichternde Schweiße. (24)
32. Krampfhafte Zufälle bei Entzündungen, Fiebern, nach zu vielem Blutlassen, beim Ausbruch oder Rücktritt akuter Exantheme, besonders Scharlach, oder am Ende typhöser Fieber, wo der Bauch schmerzlos, aber tympanitisch aufgetrieben (ist) (*Trousseau*). (19)
33. Krampfzufälle durch Würmer erzeugt. (19)
34. Nervöse Störungen in der Menopause (allopathische Indikation). (20)
35. Beschwerden im Klimakterium (*Boger / Bönninghausen*). (31)

AS-IF-EMPFINDUNGEN

Kopf, Augen, Ohren

1. Vorübergehender Schmerz, als hätte er soeben einen starken Schlag auf den Scheitel bekommen, eine schmerzlich betäubende zusammenziehende Empfindung, die, obgleich vom Scheitel als Mittelpunkt ausgehend, den ganzen Kopf einnimmt, hierauf zuerst aus den übrigen Teilen, und ganz zuletzt aus dem Scheitel verschwindet (Gr.). (3)
2. Wenn er den Hut fest auf den Kopf drückt, Empfindung von Eiskälte der oberen Kopfhälfte (ab 17 Uhr, d. 3. T.) (Fz.). (3)
3. Um 23 Uhr, im Halbschlaf, ein Gefühl wie von Hammerschlägen von innen im Hinterkopf her, was ihm so unerträglich war, daß er den Kopf mit Gewalt hin-und-herwerfen mußte, wodurch er völlig erwachte (3. T.). (8)
4. Großes Kältegefühl im Kopf, bei Hysterischen. (11)
5. Heftiges Drücken in der Stirne, worauf nach einigen Minuten Stechen in der Stirn und besonders über den Augenhöhlen folgt, das Stechen verwandelt sich bald nachher wieder in Drücken u. s. f. in beständigem Wechsel. Das Stechen ist wie ruckweise Stiche gestaltet, als wollte es zu den Augen herausstechen (n. 1/2 St.), einige Stunden anhaltend (St.). (3)
6. Kopfschmerz eine Stunde nach dem Mittagessen, Drücken über den Augen, als wollte es die Augäpfel herausdrängen, besonders beim Bewegen derselben (13 Uhr, n. 4 St.) (Fz.). (3)
7. Beißen in den Augen, wie von Rauch (15 Uhr, n. 6 St.) (Fz.). (Diese Augenbeschwerden, einzig vom Baldrian ohne frühere Geneigtheit dazu erzeugt, wurden zur Krankheitsdisposition und kehrten 4 Monate lang... periodisch wieder.) (3)

Nase, Hals, Rachen, Ösophagus

1. Es schien, als wenn der Pharynx krampfhaft zusammengezogen gewesen sei, welches Gefühl erst nach 2 St. endete (d. Morgen d. 2. T.). (1)
2. Völlige Schlaflosigkeit; in der schlaflosen Nacht störte sie vor allem ein Erstickungsgefühl im Halsgrübchen, sie glaubte, die Medizin verschlimmere ihren Zustand (die Nacht nach *Valer.*; Erstreaktion bei einer hysterischen Frau). (33)
3. Druck auf der Brust mit Kloßgefühl im Hals (*Kent*). (30)
4. Brecherliche Übligkeit, als hänge ein Faden herab, entstehend um den Nabel herum und nach und nach bis in den Rachen heraufsteigend, und reichlichen Zufluß von Speichel herbeilockend (H.). (3)
5. Gefühl, ein Faden hänge die Kehle hinunter; will ihn immer (erfolglos) ausspucken (*Voegeli*). (30)
6. Vom Magen steigt irgendetwas Warmes in die Höhe, Gefühl eines warmen aufsteigenden Stromes, wodurch der Atem behindert wird. (5.3)

Verdauungsapparat

1. Mittags wenig Appetit: denn nach dem Heißhunger fühlte er nicht allein den Magen und den ganzen Unterleib wie gefüllt, sondern es stieg auch durch die Speiseröhre, bis gegen Abend dauernd, ein eigentümlicher, kratzender und Ekel erregender Reiz fortwährend, jedoch ohne alles Aufstoßen, in die Höhe, und benahm ihm die Lust zum Essen gänzlich. (1)
2. Im Unterleibe höchstes Ausdehnungsgefühl, als sollte er zerspringen (H.). (3)

3. In der linken Unterbauchseite Schmerz, als hätte er sich verdehnt, im Sitzen (ab 7 Uhr, 2. T.) (Fz.). (3)
4. Ein fast ständig vorhandener drückender Schmerz im unteren Teil des Brustkorbs und in der Magengrube, als wolle sich dort etwas nach außen drängen. (15)

Urogenitalsystem

1. Kriebeln und Ziehen wie Eingeschlafenheit in der Rute, Tags vorher öftere Erektionen (d. 3. T., früh) (Fz.). (3)

Atmungsorgane, Herz, äußerer Thorax

1. Unterhalb der rechten Achselhöhle einige schnelle flüchtige Rucke, wie elektrische Schläge (Gr.). (3)
2. Die Paroxysmen von Schweratmigkeit wiederholten sich alle 15 - 20 Minuten; sie begannen mit einer sehr schnellen oder konvulsivischen Bewegung des Zwerchfells, veranlaßten außerordentliches Keuchen, welches einigermaßen dem Schnaufen eines Hundes glich, der durch das Umherrennen an einem heißen Tage außerordentlich ermüdet ist. Die Inspirationen wurden immer schneller und flacher, bis sie zuletzt für einige Sekunden ganz und gar aufhörten; mit einer Art Seufzer begann dann das Atmen wieder (eine Frau). (33)
3. Empfindung in der Brust, als ob etwas nach außen drängt. (24)

Bewegungsapparat

1. In der linken Lendengegend über der Hüfte ein empfindlicher Schmerz, als hätte er sich schwer verhoben... (Gr.) . (3)
2. Anfallsweiser Schmerz im Rücken, stark entlang der Interkostalnerven ausstrahlend, mit Gefühl krampfiger Spannung in den Brustmuskeln; wird empfunden wie ein durchfahrender Stich oder ein elektrischer Schlag; er zuckt zusammen und fährt auf seinem Stuhl in die Höhe; schlimmer nachts und bei längerem Sitzen sowie bei der ersten Bewegung, besser bei fortgesetzter Bewegung. (27.1)
3. An der Achsel (Schulter), auch an anderen Orten auf einer ganz kleinen Stelle ein schründendes Drücken oder Stumpfstechen, wie mit einem harten stumpfen Instrumente (Gr.). (3)
4. Durch die Oberarmröhre fährt ein wiederholtes klammartiges Zucken herab, wie elektrische Schläge, recht im Innern (Knochen) und höchst empfindlich (Gr.). (3)
5. Wenn er den linken Arm gebeugt auf den Tisch legt (beim Schreiben), ziehender Schmerz vom Deltamuskel herab und in der Ellenbogenbeuge; läßt er ihn herabhängen, so geht das Ziehen durch den ganzen Arm zuletzt in ein Schwerheitsgefühl der Finger über, als strotzten sie von Blut (n. 1/2 St.) (Fz.). (3)
6. Durch den linken Daumen, ein klammartiges, wie elektrisches mehrmaliges Zucken (Gr.). (3)
7. Hartnäckige Coxalgie von 9 Monaten Dauer; Schmerz durch Stehen sehr verschlimmert, mit Gefühl, als wolle der Oberschenkel brechen. (11)
8. Beim Gehen vorn in der Mitte der Schienbeine Zerschlagenheitsschmerz, als wären die Röhren dort zerbrochen gewesen und nicht ganz geheilt (tagelang anhaltend) (Gr). (3)
9. Ein Gefühl von Leichtigkeit im Bein nach Gehen. (11)
10. Schwere in den Waden, beim Gehen ist's, als könnte sie nicht recht fort (St.). (3)
11. Schwere wie Blei in den Gliedern, ein Ziehen, fühlt, daß sie die Glieder bewegen muß, aber kann es nicht. (11)

12. Schwere, zugleich mit einem ziehenden und unterköthigen Schmerz in den Spitzen der mittleren drei Fußzehen, nebst einer kältenden Empfindung, als zöge ein Wind durch die Fußsohlen bis in die Waden (16 Uhr, d. 2. T.) (Fz.). 83)
13. Am ganzen Leibe ist ihr warm, nur an der Hüfte ist's, als würde sie mit kaltem Wasser übergossen (Gr.). (3)

Typus

1. Ständige Müdigkeit, Depression und Gewichtszunahme. (35)

Theoretische Erwägungen zu *Valeriana* – *Ch. Hug* beschreibt anhand eines Falles die Problematik von *Valer.* als eine Verwirrung über die eigene Identität, einen Zweifel: „Bin ich so oder bin ich nicht so?", der entsteht, indem man in einem tiefgehenden Beziehungsgeschehen (z.B. Eltern) nicht mehr weiß, was richtig ist, verbunden mit dem Tabu (z.B. 4. Gebot), diesem Zweifel nachzugehen; daher muß einen Teil von sich abspalten, der dann als tot empfunden wird. Wird dieser Zweifel wieder wachgerufen, kommt es zu völliger Überforderung, so daß die latente „Ver-rücktheit" sich als Hysterie, Depression oder Bewußtseinsspaltung manifestiert. Ähnlich *Ign.* und *Puls.* besteht bei Valer. ein starkes Harmonie- und Perfektionsbedürfnis, ein Verlangen, gut zu sein; durch die Identitätsunsicherheit kann dieses Verlangen aber nie befriedigt werden, denn man weiß nie „bin ich gut oder nicht?". So entsteht eine große Kritikempfindlichkeit und Abhängigkeit von der guten Meinung anderer. (35)

Synonyma – Katzenbaldrian. Valeriana sylvestris (1), Valeriana officinalis (2), Valeriana minor L. (4). Kleiner Baldrian, Bergbaldrian, Katzenwurzel, Augenwurzel (19). Volksnamen: Hexenkraut, Katzenkraut, heal-all.

Der englische Name „heal-all" weist auf den früher wie heute weitverbreiteten Gebrauch (Mißbrauch) von Baldrian als Panazee hin.

Geschichtliches – Der Name „Hysterie" (von hystera (gr.) – Gebärmutter) wurde von den alten Griechen geprägt, weil psychogen erkrankte Frauen fast immer ein Globusgefühl haben; man glaubte, dieses rühre von einem Hochsteigen des Uterus in den Hals her. *Valeriana* wurde von den griechischen Ärzten ihres ekelhaften Geschmacks wegen gegen Hysterie verschrieben, um der Gebärmutter „einen Schrecken einzujagen" und sie zur Rückkehr in ihre natürliche Position zu bewegen (und wohl auch, um diese damals schon mißachteten „eingebildeten Kranken" zu bestrafen, wie *Ross* vermutet). (34)

Biologie, Chemie und Physiologie – Dieses Baldriangewächs gehört zur mitteleuropäischen Flora und ist allgemein bekannt. Auffällig ist sein eigenartiger Geruch, der Katzen anzieht: sie wälzen sich gern „maunzend und schnurrend" auf der Pflanze und verunreinigen sie mit ihrem Urin. Der Geruch desselben, wie auch der Tiere selbst, ähnelt wiederum dem von Baldrian. Die von *Hughes* zitierte Beobachtung von *Foy*, daß Katzen, welche sich auf größeren Mengen Baldrianwurzeln umherwälzen, „am Ende im Zustand völliger wollüstiger Raserei eingehen", ist möglicherweise übertrieben. Ich habe als Jugendliche vielerlei Kräuter, auch Baldrianwurzeln, gesammelt und getrocknet. Unsere Hauskatzen verschafften sich öfters Zugang zu den aufgehängten Wurzeln und fraßen mit Behagen ihre Spitzen ab, zeigten danach aber niemals Vergiftungserscheinungen. (Möglicherweise sammelte ich eine „unkräftige" Abart, siehe unten.)

Die umfangreichsten Prüfungen erfolgten mit der wie folgt bereiteten Tinktur: „Die getrocknete und gepülverte Wurzel der *Valeriana minor L.* wurde zu diesen Versuchen mit zwei Teilen höchst rektifizierten Weingeists zur Tinktur ausgezogen." (3) Auch das ätherische Baldrianöl, welches „die konzentriertesten Kräfte der Wurzel" enthält (14), wurde geprüft (7). Dieselbe Tinktur und Potenzen aus ihr (*Franz* empfiehlt, nicht unter die C 6 herunterzugehen) kommen auch homöotherapeutisch zur Anwendung (im Unterschied zur sonstigen Gepflogenheit, die frische Pflanze zur Grundlage der Potenzierung zu machen). Dies erklärt sich daraus, daß der Baldrianwirkstoff (und der charakteristische Geruch) sich erst beim Trocknen der Wurzel entwickelt. (9)

Sedativ wirksam sind vor allem die Valepotriate, auf welche man heute die allopathischen Baldrianpräparate standardisiert. Doch scheint die Wirkung der Droge auf einem Synergismus verschiedener, einzeln weniger wirksamer narkotischer Stoffe zu beruhen (Valepotriate plus Alkaloid, 10). Der auf Katzen so eigentümlich wirkende Duftstoff ist ein Abbauprodukt eines Alkaloids, welches noch nicht weiter erforscht ist (9).

Häufig verordnen Laien sich selbst gegen Depressionen, Schlafstörungen und alles mögliche Andere baldrianhaltige Präparate in Ermangelung besserer Hilfen. Dies kann zur Verstärkung der Depression oder anderen ernsten Nebenwirkungen führen. *Franz* (3) schreibt: „Dieser Günstling (der Allopathie) aber hat nicht selten den größten Schaden gestiftet. Einen Beweis davon geben die jetzt immer häufiger werdenden Hypochondrien, noch mehr die Hysterien und Nervenleiden unserer Damen, von welchen allerdings einen großen Teil der Schuld Erziehung und Weichlichkeit, einen noch weit größeren aber der Gebrauch der Reizmittel überhaupt, und in Krankheiten der des Baldrians tragen mögen. Mit dem Kaffee gleich häufig genossen, ist nächst ihm sein Gebrauch eine der schädlichsten Gewohnheiten in der Hausmittelpraxis, ja übertrifft ihn (den Kaffee) noch bei weitem an Schädlichkeit" und „Fast kein Arzneistoff heftet dem Organismus nicht nur seine sekundären, sondern auch seine primären Wirkungen dauernder auf als gerade dieser."

Eine eigene Erfahrung – ich habe sie nur hier unten aufgeführt, weil sie so lange zurückliegt, daß ich nicht sicher sagen kann, ob es sich wirklich um einen Medikamenteneffekt gehandelt hat – : Im Alter von etwa 14 Jahren wurde mir von meiner Mutter ein Dragée *„Baldrian Dispert"* aufgenötigt, weil ich mich (wie sie es ausdrückte) „hysterisch" aufgeführt hatte. Nach dessen Einnahme war ich etwa 2 St. lang zwar äußerlich ruhiger, aber fühlte mich, ohne besondere traurige Gedanken zu haben, tief bedrückt, verzweifelt und zu keiner positiven Regung fähig, was ich in dieser Form noch nie erlebt hatte und als viel schlimmer empfand als die vorherige Neigung zu Weinen und Auflehnung wegen Kleinigkeiten. Seither habe ich niemals mehr Baldrian eingenommen.

Als besonders interessant für die alltägliche Praxis sehe ich die *Valer.*-Indikation „Hyperventilieren" an (DD: *Ign., Ox-ac.* (18); *Acon.* (nach Schreck, bei Todesfurcht); siehe auch die *Kent*-Rubrik „Verlangen, tief zu atmen").

Mittelbeziehungen – *Franz* nennt als ähnliche Arzneien „hinsichtlich der Kopfschmerzen *Bell., Cina, Cocc.*, hinsichtlich der Magenbeschwerden *Puls., Asaf., Bell.*, hinsichtlich der Sinne *Coff.*, zum Teil auch *Bell.*, hinsichtlich der Unterleibsbeschwerden *Asaf., Puls.*, noch mehr *Ign.* (...)" (3). *Ignatia* ist überhaupt äußerst leicht mit *Valer.* zu verwechseln (35). *Knerr* ergänzt, daß auch *„Arn., Croc., Dulc., Hyper., Nux v., Spigelia* und *Sulfur*" in ihrer Wirkung dem Baldrian ähneln (4), und *Boericke*: *„Cast., Am-val."* (17). Selbstverständlich muß auch das *Zinc-val.* zu den in der Wirkung der *Valeriana* ähnlichen Mitteln gezählt werden. *Clarke* zitiert *H.N.Guernsey* mit der (seither wiederholt klinisch bestätigten) Aussage, *Valer.* sei der *Pulsatilla* in vielem ähnlich, doch nicht milde, sondern aggressiv im Charakter (13). Lt. *Stauffer* gehören auch *Nux-m.* und

Oleum animale zu den vergleichbaren Arzneien (21).

Als antidotarisch bezeichnet *Franz* u.a. „Kampher, Mohnsaft, Mineralsäuren,... Tinctura aromatica... u.s.w." sowie den Kaffee, der „ein wirkliches Gegenmittel (der *Valeriana*) ist", und *Knerr* ergänzt „*Cina, Bell., Merc., Puls.*" als Antidote.

Feindlich: *Coff., Camph.* (21). Interessanterweise sind keine Komplemente zu *Valer.* bekannt (5.1).

Mittelverwechslungen und pharmazeutische Probleme – Die Spezies „*Valeriana officinalis L. agg.*", wie man die pharmazeutisch gebrauchte Baldrianart heute nennt, umfaßt zahlreiche Unterarten. Selbst diese sind chemisch nicht einheitlich. *Leeser* meint, es sei nicht bekannt, welche Unterart die am besten geeignete für die medizinische Verwendung ist (9). *Hahnemann* andererseits beschreibt die von ihm als einzig heilkräftig angesehene Baldriansorte wie folgt: „ Die kleinere, etwa zwei Schuh hohe Abart, mit schmalern, nicht glänzenden Blättern, welche auf bergichten, trockenen Plätzen zwischen Steinhaufen wächst und im Juni rötlich-weiß blüht." (14) Er ließ also ausschließlich die auf trockenem Grund wachsende Zwergform des Baldrians sammeln, nicht die häufigere, an feuchten Orten wachsende Form; diese hielt er für unkräftig. Es ist fraglich, ob alle homöopathisch-pharmazeutischen Firmen dies beachten. Viele allopathisch- pharmazeutische Firmen gehen noch ungenauer vor und bedienen sich des billigeren mexikanischen Baldrians anstelle des europäischen. Sie rechtfertigen dies mit dem Argument, die sedative Wirkung liege in den Valepotriaten, und diese seien auch im mexikanischen Baldrian enthalten. Wer im Baldrian mehr sieht als ein Schlafmittel, darf sich nicht auf eine solche reduktionistische Sichtweise einlassen.

Valer. wird gern neben anderen Arzneien verordnet. Symptome aus einem solchen Fall (28) wurden in Klammern hier aufgenommen, da er eine typische *Valeriana*-Symptomatik aufwies und die daneben verordneten Phytopharmaka (*Lespedeza capitata* usw.) nach bisherigem Wissensstand keine dem Baldrian ähnliche Psychotropie aufweisen.

Zu dem in (6) zitierten Vergiftungsbericht vermerkt *Hughes,* daß *Stillé*, welcher diesen Fall referiert, der Meinung gewesen sei, der Vergiftete habe nicht *Baldrian-*, sondern aus Versehen *Stramonium-* oder *Belladonna*extrakt erhalten; daher wurden diese Symptome eingeklammert.

Quellen – 1) JOE1 (zit. n. HLB1, Anhang zum Nachdruck v. Verl. Bernd v. d. Lieth, o. Dat.) p (Aufguß d. Wurzel); 2) HS1 t (2.1: Barbier; 22: Heberden; 2.3: Phillips); 3) FZ/ACS/1823/2 p (TM) (einschl. Angaben aus H3; H. = Hahnemann; Fz. = Franz; St. = Stapf; Gr. = Groß; Wsl. = Wislicenus; V = Vorspann, k; M = von Fz. als Folgen des Baldrianmißbrauchs angesehene Symptome, k) ; 4)KR2; 5) DJH (5.1: SNF/DJH/1993/4, 5.2: Klunker/DJH/1983/4 k (Leitsymptome von Pierre Schmidt), 5.3: Dewey/DJH/1991/4 k (Leitsymptome)); 6) A1/HS1 t (E.D. Abell, Bost. Med. and Surg. J. 1856; ein 40j. Mann nahm 1/2 Unze des Extrakts ein) ; 7) Barrallier, Bull. de Thérapeutique, Bd. IX, 243 (p, äther. Öl aus Valer.); 8) Piper/AHZ/1838 p (1. T.: 5 Skrupel (ca. 1/2 Unze) der Tinktur; 3. T.: 1 Messerspitze der pulveris. Wurzel); 9) LSR1 k; 10) MG1 k; 11) HR1 k; 12) RCT1 k; 13) C1 k; 14) H4; 15) B1 k; 16) FR1 k; 17) BR1 k; 18) K2 k; 19) NK1 k (Beob. d. alten Schulmedizin); 20) VS1 k; 21) SF1 k (D3); 22) Daptardar/HLS/1994/3 k (C30; nach der Sehgal-Methode gewählte Arznei für ein Kleinkind, wahlanzeigend waren Symptome der Mutter während der Schwangerschaft!); 23) DHM (23.1: Schwarzhaupt/DHM/1950/3-4 k (D3), 23.2: Kerl/DHM/1959/10 p/k (Ergebnisse der experimentellen Pharmakologie); 24) Rabe/DZH/1929/1 k (Leitsymptome); 25) PTK1 k; 26) Goullon/PHZ/1891k; 27) Zweig/AHZ/1926/4 t/k (chronische Symptomatik nach Überdosierung von Baldriankapseln, durch Valer. D6 behoben)); 28) Zissu/AHF/1969/10 k (C5 bis C30); 29) K k; 30) SDE1 k ; 31) CMM k; 32) LL1 k; 33) Marsden/AHZ/50 (1855)/2 k (TM, D1); 34) Ross/JAI/60 (1967)/1-2 (historische Angaben); 35) Hug/Homöopathische Einblicke/1996/ Heft 27 k (C200).

Vanadium metallicum

GEIST UND GEMÜT

Angst

1. Angst in der Brust: mit Druckgefühl (*O. Boericke*). (4)

Arbeit (Fleiß, Faulheit, Unfähigkeit zur Arbeit usw.)

1. (Sehr perfektionistisch, überhöhte Ziele, oft irreale Ideale, die man nicht erreichen kann. Sie wollen vorbildlich sein, immer gut sein, etwas Großes anstreben, haben für ihr Gefühl nie genug erreicht, können für ihr angestrebtes Niveau keine Grenzen finden. (5.2))
2. Ist der Meinung, jeder Mensch habe hier auf Erden eine Aufgabe zu erfüllen (junge Frau, Bulimie). (3)
3. Haßt es, wenn ihr etwas nicht gelingt (30j. Frau, Bulimie). (3)
4. Sie glauben immer, nicht erfolgreich sein zu können. Sie versuchen es und erreichen etwas, und doch versagen sie wieder. Wenn sie Erfolg haben, sind sie guter Stimmung, wenn sie versagen, weden sie deprimiert. Auch das Umgekehrte kann passieren: wenn sie guter Stimmung sind, können sie bei ihren Aufgaben erfolgreich sein, wenn sie herabgestimmt sind, mißlingt ihnen alles. (3)
5. Ihre Eßattacken fingen an, als sie in der Schule Schwierigkeiten hatte, ihre Zeit zwischen den einzelnen Fächern aufzuteilen. Sie verwandelte sich aus einem willigen, hart arbeitenden kleinen Mädchen in einen Menschen, der nicht studierte und nur dann etwas tat, wenn er dadurch Aufmerksamkeit auf sich lenken konnte; wurde rebellisch, wandte sich gegen ihre Eltern und früheren Freunde und fing an, Drogen zu nehmen (junge Frau, Bulimie). (3)
6. (Im Glauben, das Ziel ja doch nicht erreichen zu können, machen sie einfach nichts mehr. Wenn sie doch keinen Erfolg haben, dann wollen sie (wenigstens) scheitern und alles kaputtmachen. (5.2))
7. Schiebt Angelegenheiten gern auf die lange Bank. Die Eltern sagen zu ihr, sie bringe nie etwas zu Ende und sei nie pünktlich (30j. Frau, Bulimie). (3)

Bewegungen: Zwangsbewegungen, Automatismen, Gesten, Lagen

1. Schläft auf dem Bauch, die Arme unter sich gezogen (junge Frau, Bulimie). (3)

Bewußtlosigkeit, Koma, Stupor

1. Betäubung (Versuchstiere). (2)

Eigensinn

1. (Sanft, nachgiebig, willensschwach, dabei aber eigensinnig in Kleinigkeiten, wodurch sie sich das Gefühl geben, doch stark zu sein. (5.2))
2. Sie wurde rebellisch, wandte sich gegen ihre Eltern und früheren Freunde und fing an, Drogen zu nehmen (junge Frau, Bulimie). (3)

Furcht

1. (Furcht vor Scheitern, Kritik, Widerständen, Beobachtetwerden, Erwartungsangst. – Sie denken, daß sie Fehler machen werden, die Schuld zugewiesen bekommen oder es nicht schaffen; trauen sich nicht, Verantwortung für ihre Entscheidung zu

übernehmen, weil sie meinen, es doch nicht zu schaffen, fühlen sich aber enorm schuldig, wenn es dann mißlingt. (5.2))

2. Sie fürchten zu versagen, nicht erfolgreich zu sein, oder befürchten, nicht stark genug für eine Aufgabe zu sein, nicht durchzuhalten. Sie können sogar Angst davor haben, stark zu sein, denn wie lange werden sie dabei bleiben können, so zu sein? (3)
3. Angst vor Prüfungen; sie hält sich nicht für einen erfolgreichen Menschen (junge Frau, Bulimie). (3)
4. Sie wäre am liebsten gar nicht hier (beim Homöopathen), weil sie sich davor fürchtet (zu erkennen), wer sie wirklich ist (junge Frau, Bulimie). (3)
5. Furcht, ihre inneren Organe könnten platzen oder ihr Herz versagen, weil sie diese exzessiven Eßattacken hat (30j. Frau, Bulimie). (3)
6. Furcht vor Arteriosklerose. (3)
7. Furcht, zu spät zu kommen oder das Boot (den Bus, Zug usw. – vr) zu versäumen. (3)
8. (Furcht vor Kakerlaken. (5.2))

Gedanken, Denkvermögen

1. Vanadiumpatienten wissen nicht genau, was sie wollen; machen Pläne, doch denken sie zugleich, sie würden ja doch keinen Erfolg haben; fühlen sich gezwungen, viele Aufgaben zu erfüllen, doch sind sie verwirrt und unsicher darüber, welche und wieso. (3)

Gesellschaft

1. Mag nicht allein sein, wünscht sich, sich nahe an jemanden zu kuscheln; ihre Eßanfälle sieht sie als Ersatz für ihr unbefriedigtes Wärme- und Schutzbedürfnis an (30j. Frau, Bulimie). (3)
2. Fühlt sich vor der Regel sehr einsam. Furcht, alleingelassen zu werden (junge Frau, Bulimie). (3)

Gier, Suchtverhalten

1. Das erste und hervorragendste (first and foremost) Mittel bei Fällen von Anorexia nervosa und Bulimie. Ein typischer Zustand ist Anorexie, die mit Bulimie abwechselt. (3)
2. Ißt sehr schlecht, muß regelmäßig Nahrung über eine Nasensonde bekommen (3j. Mdch.). (5.3)
3. Wenn sie ihren Eßanfall hat, verschlingt sie alles, was sie erwischen kann. Wenn sie lange Zeit sehr wenig ißt, empfindet sie sich als sehr sauber und nett, aber zugleich ist sie rastlos, muß viel herumlaufen und wacht sehr früh auf. Nach einem Eßanfall wird sie ruhig, aber traurig; weint über „alles" und fühlt sich sehr schuldig (30j. Frau, Bulimie). (3)
4. Eßanfälle seit dem 15. Lj., unterbrochen durch eine Protestphase mit Drogenabusus (Marihuana und Heroin), den sie teils auf Verführung durch ihren Freund hin begonnen hatte und teils zur Unterdrückung ihrer Gefühle, und nach kurzer Zeit spontan aufgab, in der Einsicht, sie ruiniere damit ihr Leben; die Drogen halfen ihr, das zwanghafte Essen zu lassen (Suchtshift – vr); danach begannen die Eßattacken erneut; während der ganzen Zeit depressiv-verzweifelte Stimmung (junge Frau, ohne genaue Altersangabe). (3)
5. Großes Verlangen nach Süßem, Schokolade und Lakritze (30j. Frau, Bulimie). (3)

6. Fast sofortiger Anstieg ihrer Energie nach *Vanad.* 1M; sie konnte ihre Eßgewohnheiten kontrollieren und spürte, daß es ihr erlaubt war, zu sein, wer sie war, und erfolgreich zu sein (Heilwirkung; junge Frau, Bulimie). (3)

Gleichgültigkeit

1. Rasch eintretende Schläfrigkeit oder Gleichgültigkeit gegen äußere Umstände. (1)

Hysterie

1. Hysterie (*O. Boericke*). (4)

Launenhaftigkeit, wechselnde Stimmungen oder Verhaltensweisen

1. Manisch-depressive Zustände. Anorexie wechselt ab mit Bulimie. Die abwechselnden Zustände können sich auch bezüglich ihres allgemeinen Funktionierens in der Gesellschaft zeigen. (3)

Liebe, Zuneigung

1. Leicht gerührt, emotional, besonders vor den Menses, dann fühlt sie sich sehr einsam (junge Frau, Bulimie). (3)
2. Mußte immer alles Mögliche machen, um Anderen zu gefallen (junge Frau, Bulimie). (3)
3. Sehr freundlich, von Anderen leicht zu überzeugen (junge Frau, Bulimie). (3)
4. Ihre Beziehungen waren schwierig, es schien, als hätten die Freunde sie nie ihrer Persönlichkeit wegen erwählt (junge Frau, Bulimie). (3)
5. Als ein Freund von ihr bei einem Unfall umgekommen war – sie war damals 12 Jahre alt –, war sie so tieftraurig, daß sie weinte und schrie (junge Frau, Bulimie). (3)
6. Möchte keine Frau sein, wäre lieber weiter ein Kind. Der letzte Freund hat sie verlassen, weil sie sich zwischen ihm und ihren Eltern entscheiden sollte, und das nicht konnte (30j. Frau, Bulimie). (3)

Ruhelosigkeit

1. Ruhelose und juckende Beine. (3)

Selbstvertrauen

1. Sehr selbstunsicher, fragt sich „wer bin ich wirklich?", vergleicht sich mit Anderen und denkt „bin ich ein guter Mensch?". Meint, sie hat gar nicht ihre eigene Meinung (she thinks she hasn't got her own opinions); fühlt, daß sie die Dinge falsch anpackt. Wenn sie z.B. eine Zeichnung macht, hat sie das Gefühl, mit dieser Aufgabe zu kämpfen. Andererseits macht sie dauernd viele Pläne für ihr Leben, wobei sie sehr weit für die Zukunft vorausplant (junge Frau, Bulimie). (3)
2. Fürchtet sich heute noch vor ihrem autoritären Vater, wagt ihm nicht zu widersprechen oder sich mit ihm zu streiten; wenn sie anderer Meinung ist als er, wagt sie es nicht, dazu zu stehen; fühlt sich klein und dumm; auch ihr Bruder hat Macht über sie (30j. Frau, Bulimie). (3)
3. Entscheidungen zu treffen fällt ihr schwer, und wenn sie sie getroffen hat, bezweifelt sie sie weiter (30j. Frau, Bulimie). (3)
4. Leidet an Schuldgefühlen, vor allem, wenn sie etwas nicht fertigbringt, was Andere von ihr erwarten; fühlt sich auch für ihren früheren Drogenkonsum schuldig (junge Frau, Bulimie). (3)

5. Hat begonnen, für sich einzustehen, fühlt sich ihrem Vater gegenüber nicht mehr schuldig, fühlt sich freier, zu zeigen, wer sie wirklich ist; fühlte auch bei einem Rückfall eine innere Überzeugung, daß sie es schaffen werde, das alles zu überwinden, was ganz neu für sie war (Heilwirkung; 30j. Frau, Bulimie). (3)

Traurigkeit, trübe Stimmung

1. Depressiv und müde, vor allem zur Zeit des Eisprungs (30j. Frau, Bulimie). (3)

Verzweiflung

1. Sie wanderte ziellos umher und fühlte sich verzweifelt (junge Frau, Bulimie). (3)

Weinen, Wimmern

1. Weinte nach der Eßattacke „über alles" und fühlte sich schuldig (30j. Frau, Bulimie). (3)

ILLUSIONEN

1. Idee, erfolgreich sein zu müssen, aber dazu unfähig zu sein oder es nicht zu dürfen. (3)

TRÄUME

Entscheidungen, von

1. Traum, daß sie sich zwischen einem alten und einem jungen Mann entscheiden sollte; sie wählte den jungen. Vor der Behandlung hätte sie sich in ihrem Schutzbedürfnis und Verlangen, ein kleines Mädchen zu bleiben, sicherlich für den alten entschieden (Heilwirkung; 30j. Frau, Bulimie). (3)

Krankheiten und Körperfunktionen, von

1. (Träume von Lähmung. (5.2))

Schrecklich, grausig

1. Traum, in welchem ihr Bruder sie quälte: er benannte sie mit Schimpfnamen und stach sie (30j. Frau, Bulimie). (3)

Unzufriedene, von vergeblichem Mühen usw.

1. Träume von vergeblichen Bemühungen, verschiedene Dinge zu tun (*O. Boericke*). (4)
2. Quälende Träume, daß sie den Bus nicht erwischt, nicht rechtzeitig das Telefon erreicht usw. (30j. Frau, Bulimie). (3)

Schlaf

1. Rasch eintretende Schläfrigkeit. (1)

KONVULSIONEN

1. Lokale oder generalisierte Krämpfe. (1)

MODALITÄTEN, CAUSAE

1. Ihr Vater war sehr streng und autoritär; er fürchtete immer, daß sie schlauer sein könnte als er; er leugnete alle ihre Erfolge und sagte kein Wort der Anerkennung, nachdem sie ihre Fahrprüfung bestanden hatte (30j. Frau, Bulimie). (3)

2. Oft haben *Vanadium*-Patientinnen einen sehr erfolgreichen und dominierenden Vater und wurden sehr streng erzogen, mit dem Ziel, allen zu gefallen, vor allem ihren Eltern. Diese Kinder wagen es nicht, diesem Regime zu widerstehen, und wissen schließlich gar nicht mehr, was sie für sich selber wollen. Sie fühlen sich gezwungen, ihre Pflicht zu tun, aber wissen weder den Grund dafür noch das Ziel. Die Botschaft, welche sie als Kinder empfangen haben, kann doppeldeutig sein: „sei erfolgreich, aber übertrumpfe deinen Vater nicht". (3)
3. Anorexie bei einem 3j. Mädchen. Die Mutter hatte während der Schwangerschaft beschlossen, gesünder zu essen, und sich selbst Essensregeln auferlegt, um der Gesundheit des Kindes willen; sie empfand diese Regeln aber als Belastung. (5.3)
4. Verschlimmerung um 7 Uhr früh. (3)
5. Gefühl von Aufgedunsenheit des Gesichts nach Verzehr von Zucker (30j. Frau, Bulimie). (3)

AS-IF-EMPFINDUNGEN

1. Ihr Gesicht fühlt sich verzerrt an und zuckt nervös (30j. Frau, Bulimie). (3)
2. Geschwürartiger Schmerz in der rechten Schulter, ausstrahlend zum rechten Arm (30j. Frau, Bulimie). (3)
3. Gefühl, als seien die Muskeln auf der Beugeseite ihres Oberschenkels (back of her thigh) zu kurz (30j. Frau, Bulimie). (3)
4. Es ist ihr, als kämpfte ihre rechte Körperhälfte mit der linken (30j. Frau, Bulimie). (3)

Typus

1. Blond, frostig, kalte Hände und Füße, M. Raynaud. (3)

Synonyma – Vanadin. V. Der Name rührt von der norwegischen Göttin Vanadis (entspr. der römischen Liebes- und Schönheitsgöttin Venus) her. Der Entdecker benannte dieses Element so, weil seine Salze sehr schöne Farben aufweisen (5.1).

Theoretische Erwägungen zu *Vanadium* – Lt. *Scholten* gehört *Vanad.* zur „Eisenserie", welcher er insgesamt ein großes Verlangen nach sozialer Akzeptanz und ein Sich-Beweisen-Müssen zuschreibt (Begriffe: Aufgabe, Arbeit, Handwerk, Perfektionismus, Ordnung, Regeln, Prüfungen, Kritik, Scheitern, Verurteilung usw.). Den Kern des Problems von *Vanad.* sieht er in einem Zweifeln und Zögern bei der Ausübung ihrer Arbeit, bedingt durch eine Art Nichtwissen, was man eigentlich will, was zu Aufschieben, Ausweichen und Instabilität der Leistung führt. Stärke und Schwäche, Arbeiten und Nichtstun, Selbstkontrolle und Suchtverhalten (klinisch: Anorexie, Bulimie) wechseln ab. *Vanadium*-Patienten wollen einerseits erfolgreich sein, andererseits allen gefallen, es allen recht machen. Diese innere Unsicherheit wird oft durch eine doppeldeutige Botschaft der Erziehung hervorgerufen, die lautet: „Sei erfolgreich, aber übertrumpfe deinen Vater nicht!" (5.1)

Biologie, Chemie und Physiologie – *Vanadium* ist ein Schwermetall (Atomgewicht 23) aus derjenigen Nebengruppe, zu welchen auch die sehr seltenen Metalle Niob und Tantal gehören. In der Technik werden Vanadiumsalze als Redoxkatalysatoren (2) und zur Härtung von Metallen benutzt; z.B. bestehen gute Schraubenschlüssel aus einer Eisen-Chrom-Vanadium-Legierung, weil sie sehr resistent gegen Verbiegen sein müssen (5.1). *Vanadium* kommt in recht hoher Konzentration im Erdöl und im Körper primitiver

Meerestiere vor; auch in Wein wurde es gefunden (0,06 - 0,26 mg/l). *Scholten* erwähnt, daß es in vor allem Pilzen, Meeresalgen, schwarzem Pfeffer, Petersilie und Dill enthalten ist (5.1). Beim Menschen findet man es im Urin, wobei Hypertoniker deutlich höhere Werte aufweisen als Gesunde (2). *Illing* schrieb: „Es scheint eine biologische Bedeutung für Pflanzen und niedere Tiere zu haben". Heute setzt sich die Meinung durch, daß Vanadium auch beim Menschen zu den notwendigen Spurenelementen gehört. Es soll antianämisch wirken, und für Vanadate ist bekannt, daß sie die Cholesterinbiosynthese in vivo und in vitro hemmen (2). Genauere Angaben zur physiologischen Rolle von *Vanad.* fanden sich jedoch nicht. Toxische Dosen erzeugen im Tierversuch neben den oben erwähnten zentralnervösen Störungen motorische Lähmung, Reizung des Darmkanals, Schwäche der Herzaktion (2), sowie Leberzellveränderungen ähnlich wie bei akuter Hepatitis oder Leberdystrophie (1). Bei Arbeitern, welche mit vanadiumhaltigen Aschen umgehen (hierin ist das hochgiftige Vanadiumpentoxid V2O5 enthalten (6)), wurden Reizungen der Bindehäute und Atemwege, „Metallpneumonien", Nierenfunktionsstörungen, Zittern, Kopfschmerz, Blässe und eine grünschwärzliche Verfärbung von Zähnen und Zunge beschrieben (2). Die Vergiftung kann bereits vor Auftreten subjektiver Symptome an einem erniedrigten Cystingehalt der Nägel erkannt werden (DD: diese biochemische Auffälligkeit findet man auch bei Leberzirrhose, chronisch-rheumatoider Arthritis und gewissen Karzinomen (6)).

Homöopathisch wurde *Vanad.* früher selten und nur nach unspezifischen klinischen Angaben angewendet, wie etwa „als Tonikum zur Anregung des Appetits bei Frühtuberkulose, bei Blutarmut, Abmagerung". Burnett beschreibt ferner fettige Leberdegeneration und Arteriosklerose als Heilanzeigen (beides aufgrund toxikologischer Beobachtungen) (2). Eine Arzneimittelprüfung existiert nicht. Die meisten Symptome dieser Sammlung entstammen den in neuester Zeit von *Scholten* publizierten Fällen, bei welchen er mittels seiner Theorien über das Periodensystem auf *Vanadium* kam (3, 5).

Mittelbeziehungen – *Vanad.* komplementierte einen von *Scholten* mit partiellen Erfolgen mit *Ign., Bar-c., Graph., Med.* und *Puls.* (Reihenfolge nicht angegeben) vorbehandelten Fall von Bulimie. Als Differentialdiagnosen gibt er *Titan., Ign., Anac., Bar-c., Carc., Hypophysis anterior, Lyc., Mang., Puls.* und *Thuja* an. (3)

Schulmedizinische Antidote nach Aufnahme toxischer Mengen sind BAL oder eine Kombination von hohen Vitamin-C-Gaben mit CaNa2-EDTA (6). Als homöopathisches Antidot kann wie bei anderen Metallvergiftungen *Sulfur* gegeben werden.

Mittelverwechslungen und pharmazeutische Probleme – Die toxikologischen Symptome stammen von verschiedenen Vanadiumsalzen, während die klinischen Angaben sich auf metallisches Vanadium beziehen.

Quellen – 1) HS1 t (Tierversuche); 2) LSR1 t (Tierversuche mit NaVO3, gewerbliche Vergiftungen); 3) Scholten/HLS/1994/2 k (1M); 4) CMM k; 5) SCJ2 (5.1: theoretische Erwägungen, 5.2: Symptome ohne Spezifizierung der Quelle (in Klammern zitiert), 5.3: k (Fall, o.A.d.P.)); 6) MOE1 t.

Variolinum

GEIST UND GEMÜT

Angst

1. Solche Beängstigung und der Atem so beklommen, daß sie nur einsilbige Wörter hervorstoßen konnte (Pocken, 19j. Mdch.). (8.2)
2. Beängstigung, mit purpurrotem Gesicht, geschwollenen Lidern und dem Eindruck, taub zu sein. (16)

Arbeit (Fleiß, Faulheit, Unfähigkeit zur Arbeit usw.)

1. Unaufgelegt zu geistiger Arbeit. (1)
2. Abneigung gegen geistige Arbeit, bei Pocken (*Knerr*). (10)
3. Geistige Arbeit verursacht Hitze in der Stirn und Druck im Kopf. (1)
4. Sie will immer ruhen, es ist ihr alles zuviel (24. T.). (7.1)

Benommenheit, wie nicht ausgeschlafen, wie berauscht, betäubt etc.

1. Verwirrung im Kopf, als wenn man verrückt wird, mit Gefühl, als sei das alles im Hinterkopf und laufe die Wirbelsäule hinunter ... (4.1)

Bewegungen: Zwangsbewegungen, Automatismen, Gesten, Lagen

1. Schwerfälligkeit (6j. Kind). (7.8)
2. Stechende Schmerzen im entzündeten Auge, so daß das Kind immer mit dem Gesichte auf einem festen Gegenstande liegen mußte und die geballte Faust scharf gegen das Auge drückte (6j. Mdch., Keratitis nach Pocken). hz

Delirium, Wahnsinn, Raserei

1. Furcht vor dem Tode; wilde Erregung, bettelte darum, zu erfahren, ob er sterben müsse, und bevor er den Satz ganz ausgesprochen hatte, fiel er in einen schweren Schlaf mit lautem Atmen. (1)
2. Wildes Delirium und Krämpfe (im Initialfieber der Pocken). (5)
3. Delirium beim Initialfieber (der Pocken). (4.1)
4. Starkes Fieber mit Delirium. (7.9)
5. Hat die Nacht nicht geschlafen und phantasiert (Erstreaktion nach *Variolin*, bei Pocken im Pustelstadium). (8.3)
6. Mildes Delirium (*Knerr*). (10) (Diese Rubrik ließ sich durch Vergleich mit den *Guiding Symptoms*, aus welchen *Knerr* seine Angaben zu entnehmen pflegte, nicht bestätigen. vr)

Ekelgefühl

1. *Variolinum* C30 verhinderte den Ausbruch der Pocken bei einem Arzt, nachdem der Geruch eines Pockenkranken bei diesem heftige Übelkeit, Blutandrang zum Kopf und Herzklopfen hervorgerufen hatte (es kam nur zu Kopfschmerz, etwas Fieber und einem nicht suppurierenden Ausschlag auf dem linken Handrücken). (1)
2. Jeder Geruch ruft Übelkeit hervor. (2)
3. Morgens gelb belegte Zunge, mit schlechtem, ekligem Geschmack im Mund. (4.2)
4. Als sie an einem Apfel roch, wies sie ihn als zu sauer zurück (2. T.). (7.5)

Erregbarkeit (durch Geräusch usw.)

1. Lärm schmerzt im Magen (24. T.). (7.1)

Fröhlichkeit, Lachen

1. Fühlte sich „so froh" (den 1. Morgen). (7.6)

Furcht

1. Furcht vor dem Tode; wilde Erregung, bettelte darum, zu erfahren, ob er sterben müsse, und bevor er den Satz ganz ausgesprochen hatte, fiel er in einen schweren Schlaf mit lautem Atmen (ein durch *Vario*. geheilter Pockenkranker). (1)
2. Als er die Treppe herunterkam, fürchtete er zu fallen (3. T.). (7.2)

Gedanken, Denkvermögen

1. Ein nach der Pockenimpfung idiotisch gewordener Knabe erkrankte mit 16 Jahren schwer an Pocken, überlebte sie und gewann danach seine Geisteskraft zurück; er wurde sogar Börsenmakler (*Fellger*). (1)

Lesen, Lernen, Schreiben, Studieren

1. Unaufgelegt zu geistiger Arbeit. (1)
2. Beim Lesen Hitze in Kopf und Stirn. (1)
3. Geistige Arbeit verursacht Hitze in der Stirn und Druck im Kopf. (1)

Ruhelosigkeit

1. Ruhelosigkeit, wirft sich im Bett umher (*Vithoulkas*). (9)

Schreck, Auffahren

1. Aufschrecken im Schlafe die letzten beiden Nächte (5. T.). (7.2)

Sprechen

1. Furcht vor dem Tode; wilde Erregung, bettelte darum, zu erfahren, ob er sterben müsse, und bevor er den Satz ganz ausgesprochen hatte, fiel er in einen schweren Schlaf mit lautem Atmen. (1)
2. Eine Anstrengung zu sprechen, nachdem man ihn erweckt hatte, verursachte heftiges Zittern von Unterkiefer und Zunge, letztere wurde nur unter Schwierigkeiten in den Mund zurückgezogen und war steif, sah aber wie eine Masse faulenden Fleisches aus (bei einem durch *Vario*. geheilten Pockenkranken). (1)
3. Solche Beängstigung und der Atem so beklommen, daß sie nur einsilbige Wörter hervorstoßen konnte (Pocken, 19j. Mdch.). (8.2)

Traurigkeit, trübe Stimmung

1. Sie fühlt sich sehr krank und niedergeschlagen (22.T.). (7.1)
2. Bei einigen Kindern bestand Verzagtheit (200 institutionalisierte Waisenkinder hatten zwei Dosen *Vario*. CMM (C 100.000.000) erhalten; von ihnen zeigten 160 nach 3 - 4 Tagen alle typischen Prodromi der Pocken). (13.1)

Unerträglichkeit von Schmerzen oder Empfindungen

1. Unerträglicher Schmerz im Hinterhaupt. (1)
2. Unerträglicher Schmerz (aching) in der Lumbal- und Sakralregion. (4.1)
3. Sie klagt fürchterlich über ihren Rücken (43j. Frau, extrem großes Myom). (17)

4. Großflächiger Herpes zoster im 9. Thoraxsegment links, mit überwältigenden Schmerzen (74j. Mann). (3)

Verdruß, Mißmut, schlechte Laune

1. Verdrießlichkeit (bei Ausbruch von pockenartigen Pusteln, 2 1/2j. Kind). (7.5)

ILLUSIONEN

Wahnvorstellungen

1. Wahnidee / Einbildung, sie werde wahnsinnig werden (*Ward*). (10)

Sinnestäuschungen

1. Grünsehen beim Aufstehen. (2)
2. Beängstigung, mit purpurrotem Gesicht, geschwollenen Lidern und dem Eindruck, taub zu sein. (16)
3. Nahrung, besonders aber Wasser schmeckt widerlich / übelkeitserregend (sickish) süß. (4.1)

TRÄUME

1. Schlaf voller Träume. (1)
2. Fieber Tag und Nacht mit vielen Träumen (2. T.). (7.3)

SCHLAF

Schlaflosigkeit, Einschlafstörung

1. Die ganze Nacht schlaflos (13. T.); die halbe Nacht schlaflos mit einigen Schmerzen im Unterleib (18. T.). (7.1)
2. Konnte lange nicht einschlafen und schläft dann schwer und ohne Erfrischung (27. T.). (7.1)
3. Hat die Nacht nicht geschlafen und phantasiert (Erstreaktion nach *Variolin*, bei Pocken im Pustelstadium). (8.3)
4. Sehr starke brennende Schmerzen in den Unterfüßen, die mehrere Tage den Schlaf verscheuchten (18j. Jugendlicher, Variola vera). (14.1)
5. Fieberte heftig, öfters Phantasieren, Schlaflosigkeit, furchtbares Brennen der ganzen Hautpartie (des stark befallenen Gesichts einer Pockenkranken, vr; auf *Autovariolin* schon nach 6 Stunden Schmerzlinderung und Schlaf). (14.2)

Aufwachen, Durchschlafstörung

1. Schlaf gestört durch Fieberhitze. (1)

Schläfrigkeit

1. Furcht vor dem Tode; wilde Erregung, bettelte darum, zu erfahren, ob er sterben müsse, und bevor er den Satz ganz ausgesprochen hatte, fiel er in einen schweren Schlaf mit lautem Atmen. (1)
2. Nase und Hals voll und trocken, mit Schläfrigkeit, Kopfweh und Wehtun am ganzen Körper (aching all over). (13.2)

KONVULSIONEN

1. Wildes Delirium und Krämpfe (im Initialfieber der Pocken). (5)
2. Konvulsionen nach Impfung (*C. Mohr*). (11)

MODALITÄTEN, CAUSAE

1. Impffolgen (2), besonders nach Pockenimpfung (*Allen*). (9)
2. Konvulsionen nach Impfung (*C. Mohr*). (11)
3. Reizung alter Impfnarben. (13.2)
4. Postzosterische Neuralgien, wenn kein anderes Mittel klar angezeigt ist. (15)
5. Akute Infektionen im Frühling (im subtropischen Bengalen, vr), bei raschem Wechsel zwischen trockenem und feuchtem Wetter, mit ausgeprägtem Halsweh und Schmerzen im ganzen Körper (15); Dysenterie im Frühling (16).
6. Beim Lesen Hitze in Kopf und Stirn. (1)
7. Geistige Arbeit verursacht Hitze in der Stirn und Druck im Kopf. (1)
8. Verschlimmerung durch Bewegung. (2)
9. Er erbricht Milch sogleich nach Trinken derselben. (5)
10. Vorwiegend rechtsseitiges Mittel. (16)

AS-IF-EMPFINDUNGEN

Kopf, Augen, Ohren

1. Kopfschmerz, als umschließe ein Band den Kopf eng. (1; verif. in 13.2)
2. Verrücktes Gefühl durchs Gehirn, schwer zu beschreiben. (1)
3. Verwirrung im Kopf, als wenn man verrückt wird, mit Gefühl, als sei das alles im Hinterkopf und laufe die Wirbelsäule hinunter, gefolgt von starkem, schwerem, heißem Kopfschmerz in Hinterkopf, Nacken und dem Bereich der Medulla (oblongata); Gefühl, als wiege der Kopf einen Zentner (a hundredweight), mit Neigung desselben, nach rückwärts zu fallen. (4.2)

Mund, Zähne, Hals, Rachen, Ösophagus

1. Zunge belegt wie von einem Stück weißen Samtes (bei Pocken). (5)
2. Gefühl, als sei der innere Hals verschlossen. (1)
3. Empfindung eines Klumpens in der rechten Seite des inneren Halses. (1)

Verdauungsorgane

1. Ein wenig Übelkeit wie Seekrankheit (19.T.). (7.1)
2. Schmerz in dem linken Hypochonder, daß sie kaum gehen konnte, mit einer Anschwellung, als wenn sie darauf gefallen wäre (4. T.). (7.7)
3. Gelegentlich Krämpfe, welche, obwohl weniger heftig, sie doch wie ohnmächtig machen, als ginge es durch zwei Orte im Unterleib, manchmal durch den Magen (23. T.). (7.1)

Bewegungsapparat

1. Schwere Rückenschmerzen, wie zerbrochen. (1)
2. Gefühl, als ob eiskaltes Wasser wie ein dünner Faden den Rücken herunterlaufe. (12)
3. Frost wie kaltes Wasser den Rücken herunter (1 Prüfer). (13.2)
4. Gefühl wie gestoßen an den linken unteren Rippen. (7.4)

5. Die Glieder sind wie zerschlagen, zum Umfallen. (7.9)
6. Die Knie fühlen sich schwach an, als wollten sie nachgeben, vor allem beim Treppabgehen. (4.2)

Haut

1. Empfindung wie von unter der Haut krabbelnden Käfern. (2)
2. Flecken wie Flohbisse auf Rücken und linkem Oberschenkel. (13.2)
3. Schweiß riecht wie eingelegter Hering (*Stauffer*). (11)
4. Der sehr rote Ausschlag der Pocken war, als hätte man ihn mit einem Brette niedergedrückt, wie eine Flechte (18j. Jugendlicher). (14.1)

Allgemeines

1. Intensives Fieber, zu Beginn Fröste, als wenn Ströme von Eiswasser von zwischen den Schulterblättern zur Sakralregion herunterlaufen, welche Zittern und Zähneklappern hervorrufen. (1)
2. Sehr matt den ganzen Tag wie nach schwerer Krankheit (6. T.). (7.1)
3. Tympanie des Abdomens, aufwärtsdrängend; sie sieht aus wie schwanger. (2)

Typus – Blond, helle Komplexion (Clarke). (11)

Synonyma – Pockennosode.

Biologie, Chemie und Physiologie – Potenzierte Kruste einer Pockenpustel „von einem gesunden, nicht psorischen Kinde" (8.2). Die Pockenpusteln enthalten das Pockenvirus in hoher Konzentration. Auch Potenzen aus dem Pustelinhalt eines akut Pockenkranken werden als *Variolin* bezeichnet. *Autovariolin* nennt man eine aus dem Pockenpustelinhalt eines Kranken hergestellte und ihm dann selbst verabreichte Nosode.

Zum Akutbild der Pockenkrankheit gehören Fieberdelir, Todesangst, unerträgliche Rückenschmerzen, in schweren Fällen Bewußtlosigkeit und Konvulsionen. Ein psychisches Bild, welches über diese akuten Symptome hinausginge, existiert noch nicht. *Vario.* ist fragmentarisch geprüft, und zwar in Potenzen ab C30.

„*Vario.* heilt diejenigen Pockenfälle, in welchen wenig Schmerzen bestehen und der Patient sogar noch recht gut essen kann; die leichten unkomplizierten Fälle." (...) „Wenn man Pockenkranken *Vario.* C200 gibt, dauert die Krankheit halb so lange, die Leiden der Patienten werden sehr gemildert, das sekundäre Fieber fehlt entweder ganz oder ist viel leichter, die Pusteln gehen nicht auf, sondern schrumpfen und fallen ab, das suppurative Stadium ist unermeßlich (immeasurably) kürzer, und es bleiben keine Narben." (1) „*Vario.* C30, zu Beginn des Bläschenstadiums gegeben, hat bei Pocken den gleichen die Krankheit kupierenden Einfluß, welchen *Baptisia* beim Typhus ausübt. Ich glaube, daß unter *Vario.* selbst bei konfluierenden Pocken die Todesrate fast bei Null läge." (6.1) Die letztere Annahme von *Winterburn* wird durch einen von *Baetzendorff* (1833) berichteten, sehr bedrohlichen Fall von konfluierenden Pocken bestätigt, welche durch eine C3 (!) seiner selbst hergestellten Charge von *Variolinum* rasch abheilten (8.2).

Vario. ist auch als Pockenprophylaktikum mit Erfolg eingesetzt worden. *Eaton* nennt in einer großen Meta-Analyse 2806 Personen, welchen *Vario.* als Pockenschutz gegeben worden war; davon hatten 547 nach der Gabe Kontakt zu Pockenkranken (z.B. als Schwestern im Seuchenhospital), aber nur 14 davon erkrankten. Über Schäden durch die Gabe des potenzierten „Impfstoffs" berichtet er nicht. (6.2)

Bei zwei (Jahre zuvor gg. Pocken geimpften) Prüfern brachte *Vario.* M (*Fincke*) mehrere heftig juckende pockenartige Bläschen an der linken Nackenseite sowie verschiedenen anderen Körperregionen hervor (1). Dabei könnte es sich um eine Provokation des früher eingebrachten „Pockenmiasmas" gehandelt haben.

Guernsey heilte mit *Vario.* einen Aknefall, bei welchem die Narbenbildung im Gesicht den Pockennarben zum Verwechseln ähnlich sah (1). Auch Zoster (4.1) und sogar Hauttuberkulose (*Fortier-Bernoville*, (16)) wurde durch diese Nosode geheilt.

Eine bisher wenig genutzte Indikation lautet „Rückenschmerzen schlimmster Art" (4.1). *Burnett* verschrieb es auf diese Anzeige hin einer Frau mit riesigem Uterus myomatosus, woraufhin sich sowohl der Tumor verkleinerte als auch die Schmerzen besser wurden; wie bei den meisten Tumorfällen waren aber noch mehrere weitere Arzneien zur Heilung nötig (17).

Mittelbeziehungen – Nahe verwandt mit *Vaccininum.* Manche Autoren fassen die Wirkungen beider Nosoden sogar zusammen, obwohl man heute weiß, daß das Vacciniavirus weder mit dem Pocken- noch dem Kuhpockenvirus identisch ist, sondern ein anderswo in der Natur nicht vorkommendes Virus darstellt (*Buchwald*).

Vergleichbar: *Thuja* (*Burnett*), *Ant-t., Cimic., Malandrinum* (2) sowie andere Mittel, welche Pockenausschläge geheilt haben. Antidot in (7.1) war *Bryonia*.

Mittelverwechslungen und pharmazeutische Probleme – *Hencke* erwähnt in seinem eigentlich von *Vaccinin,* der Schutzpockenlymphe, handelnden Artikel (8.3) einen Pockenfall, welchen er mit „*Variolin*" behandelt hat. Ob er mit diesem Namen dasselbe meinte wie mit „*Vaccinin*" oder tatsächlich eine Nosode von den Menschenpocken verwendet hat, steht dahin. Trotzdem wurden die Symptome dieses Falles ohne Klammer oder Kennzeichnung aufgenommen.

Die durch Verordnung von potenziertem Pockenimpfstoff oder therapeutische Pockenimpfung (*Dingfelder*, 1955) gewonnenen Symptome wurden aus theoretischen Gründen unter *Vaccininum* vermerkt, da es sich nicht um Sekrete von Pockenkranken handelt; sie sind aber den Symptomen von *Variolinum* ähnlicher als denen von *Vaccininum*, und es scheint, daß sich das alte *Variolin* – welches zu verordnen nur verläßlich wäre, wenn es sich um eine von einem typischen Pockenfall stammende Präparation handelt (*also um die alten Chargen aus dem 19. und beginnenden 20. Jhdt.*) – sich durch *Dingfelders* „*Variola*" ersetzen ließe.

Das von *Phatak* (2) angegebene Symptom „Krankhafte Furcht vor den Pocken" stammt von *Vaccininum*, nicht von *Variolinum*, und ist darüber hinaus nicht verläßlich, da es von einer (gegen Pocken geimpften) Frau geklagt wurde, welche sich beim Pflegen ihrer pockenkranken Schwester ekelte und fürchtete, die Krankheit trotz der Impfung zu bekommen (8.3). Es ist gut möglich, daß Placebogaben diese Frau ebenso beruhigt hätten wie das verabreichte *Vaccininum* C2.

Quellen – 1) AL2 p/k (vor allem Symptome von mit Vario. geheilten akut Pockenkranken); 2) PTK1 k; 3) BD1 k (D30); 4) C1 k (4.1: niedrige Potenzen, oder o.A.d.P., 4.2: CM, CMM (Swan)); 5) HR1 k (Potenzen oberhalb C30); 6) HRC (6.1: Winterburn/HRC/1894/5, 6.2: Eaton/HRC/1908/3 k (Pockenprophylaxe mit potenziertem Variolin)); 7) Fincke/ZBV/1886/S. 26 ff. p (Hochpotenzen; 7.1: C.S. weibl., 7.2: Ernst F. 9j. Junge, 7.3: Frau St., 7.4: B.F. männl., 7.5: O.T. 2 j. Mdch., 7.6: Katie F. weibl, 7.7: O.F. weibl., 7.8: C.H. 6j. Junge, 7.9: John T. k (1M, 9M)); 8) AHZ (8.1: H./AHZ/1833/ S. 88 k (C30), 8.2: Baetzendorff/AHZ/1833/S. 150 f. k (C3 trit.), 8.3: Hencke/AHZ/ 1853/23 u. 24 k (C16)); 9) SDE1 k; 10) CMM k, 11) SYS1 k; 12) JL4 k; 13) Mitchell/BHJ/Bd. 46 (1957)/2 (13.1: Swan p (CMM Swan), 13.2: G. Ross p (C30)); 14) RCT1 k (14.1: Attomyr (C30), 14.2: Schnappauf (Autovariolin C1)); 15) Hui Bon Hoa/AHF/1963/2 k (Angaben von Ghosh aus „Clinical Experience With some Rare Nosodes"); 16) JL2 k; 17) BN4 k (C 30).

Venus mercenaria

GEIST UND GEMÜT

Benommenheit, wie nicht ausgeschlafen, wie berauscht, betäubt etc.

1. Gefühl von Trunkenheit, morgens. (1.1)

Bewegungen: Zwangsbewegungen, Automatismen, Gesten, Lagen

1. Kann nur auf der linken Seite schlafen (32j. Frau, Kopfschmerz). (3)

Ekelgefühl, Sauberkeits- und Ordnungssinn

1. Abneigung gegen Fett (32j. Frau, Kopfschmerz). (3)
2. Ordentlich, doch nicht übergenau (32j. Frau, Kopfschmerz). (3)

Empfindlichkeit

1. Empfindlich gegen Vorwürfe (32j. Frau, Kopfschmerz). (3)

Erregbarkeit

1. Leicht zu irritieren durch Geräusch oder Leute. (2)
2. Geräuschempfindlich (32j. Frau, Kopfschmerz). (3)

Fröhlichkeit, Lachen

1. Im gesunden Zustand fröhlich, bei Krankheit reizbar (32j. Frau, Kopfschmerz). (3)

Furcht

1. Beim Fahren im Bus wurde sie ärgerlich / genervt (annoyed) und befürchtete, daß sie schreien könnte (2) (lt. (1.1): daß sie ohne Grund weinen könnte).
2. In einem geheizten geschlossenen Raum voller Menschen oder im Kaufhaus „Ersticken". Mußte (deshalb, vr) einmal vorzeitig aus einem Bus aussteigen (32j. Frau, Kopfschmerz). (3)
3. Sie war hungrig, aber wagte nicht zu essen (32j. Frau, Kopfschmerz). (3)
4. Erwartungsängste: sie wird sehr besorgt, wenn die Kinder spät heimkommen, und befürchtet, sie könnten einen Unfall erlitten haben (32j. Frau, Kopfschmerz). (3)

Gedanken, Denkvermögen

1. Kann nicht richtig denken, fühlt sich wie ein Betrunkener. (2)
2. Mangel an Koordination der Gedanken. (1.1)

Gesellschaft

1. Leicht zu irritieren durch Geräusch oder Leute. (2)
2. Reizbar, konnte die eigenen Kinder nicht um sich leiden (32j. Frau, Kopfschmerz). (3)

Gier, Suchtverhalten

1. Verlangen nach kalten Speisen, Durst auf kalte Getränke; abends gebessert. (1.1)

Gleichgültigkeit

1. Gleichgültigkeit, Apathie (*Julian*). (4)

Launenhaftigkeit

1. Lebhaft, impulsiv, sprunghaft (vorbestehender Gemütszustand; 32j. Frau, Kopfschmerz). (3)

Lesen, Lernen, Schreiben, Studieren

1. Schwierigkeiten mit der Koordination von Geist und Hand beim Schreiben. (2)

Reizbarkeit

1. Im gesunden Zustand fröhlich, bei Krankheit reizbar (32j. Frau, Kopfschmerz). (3)
2. Reizbar, konnte die eigenen Kinder nicht um sich leiden (32j. Frau, Kopfschmerz). (3)
3. Heißes Wetter macht sie sehr reizbar (32j. Frau, Kopfschmerz). (3)
4. Reizbarkeit durch Lärm (*Julian*). (4)

Traurigkeit, trübe Stimmung

1. „Schwarze Gedanken, sieht alles schwarz" (32j. Frau, Kopfschmerz). (3)

Verzweiflung

1. Wenn sie krank ist, meint sie, es sei aus mit ihr, doch wenn es besser geht, kommt die Hoffnung wieder (32j. Frau, Kopfschmerz). (3)

Weinen, Wimmern

1. Fühlt sich weinerlich und niedergeschlagen, vor allem am ersten Tag der Regel. (2)
2. Beim Fahren im Bus wurde sie ärgerlich (annoyed) und befürchtete, daß sie schreien könnte (2) (lt. (1.1): daß sie ohne Grund weinen könnte).
3. Weinen über Kleinigkeiten (*Julian*). (4)

ILLUSIONEN

Wahnvorstellungen

1. Fühlt sich „nicht gewollt", während des Kopfschmerzes. (2)
2. Fühlt sich wie abgetrennt / distanziert / entfernt (détaché) von der Welt; die Fahrt im Autobus stört / ärgert (ennuie, annoys) sie. (1.1)
3. Schizoide Zustände, Schizophrenien. (1.2)

Sinnestäuschungen

1. Metallischer Geschmack der Speisen. (2)

TRÄUME

Tieren, von

1. Unruhiger Schlaf mit Träumen von Spinnen. (2)

Tod, Mord und Toten, von

1. Träume von Gewalttätigkeiten, die mit dem Tode endeten. (1.1) (Ob der Prüfer träumte, daß er selbst sterbe, oder, daß ein Anderer sterbe, verlautet nicht. vr)
2. Träume von Mord (*Julian*). (4)
3. Störende Träume von Tod und Krankheit. (2)

SCHLAF

Aufwachen, Durchschlafstörung

1. Unruhiger Schlaf, erwachte um 2 Uhr früh wegen Träumen. (2)

Schläfrigkeit

1. Kopfweh mit Schläfrigkeit, schlimmer vormittags und abends. (2)
2. Schläfrig nach dem Essen (32j. Frau, Kopfschmerz). (3)

MODALITÄTEN, CAUSAE

1. Kopfschmerzattacken seit der Appendektomie (32j. Frau). (3)
2. Dumpfes Kopfweh beim Aufwachen. (2)
3. Fühlt sich während des ganzen Morgens müde und schwindlig (giddy). (2)
4. Fühlt sich ohnmächtig um 10 Uhr vormittags. (2)
5. Sehr frostig von 15 bis 17 Uhr. (2)
6. Hitze und Kälte verschlimmern; heißes Wetter macht sie sehr reizbar und bei kaltem friert sie, doch sie meint, sie verträgt kaltes Wetter besser (32j. Frau, Kopfschmerz). (3)
7. Schwindel nach langdauerndem Stehen oder Sitzen; Schwindel, bei Müdigkeit verschlimmert. (2)
8. Stirnkopfschmerz, schlimmer durch körperliche Bewegung und geistige Anstrengung, besser durch Stillsitzen in dunklem Raum. (2)
9. Magenbeschwerden schlimmer durch Radfahren. (2)
10. Rechtes Knie schmerzhaft, schlimmer beim Treppabgehen. (2)
11. Rechtsseitigkeit. (1.1)

AS-IF-EMPFINDUNGEN

Kopf, Augen, Ohren

1. Erwachte mit einem Kopfschmerz wie von einem engen Band rund um den Kopf. (2)
2. Kopfweh über den ganzen Kopf, den ganzen Tag, als sei der Schädel zu klein, zeitweilig klopfend, vor allem am Hinterkopf. (2)
3. Kopfweh seit 15 Tagen, zuerst subokzipital, dann die Stirn einnehmend, fühlte sich „wie ein Helm" an, mit Übelkeit und Verstopfung (32j. Frau). (3)

Verdauungsorgane

1. Gefühl eines Steines im Magen. (2)
2. Bauchschmerz um 21.30 Uhr, wie ein Regelschmerz (2) (lt. (1.1): wie eine Menstrualkolik).

Allgemeines

1. Allgemeine Schwäche wie bei beginnender Grippe. (2)

Synonyma – *Mercenaria mercenaria* (L.). Engl.: Clam, quahog.

Biologie, Chemie und Physiologie – Eine bis zu handgroße Muschelart, welche an der amerikanischen Ostküste (v.a. für den dort beliebten Eintopf „Clam chowder"), an Teilen der französischen Küsten und neuerdings auch an der englischen Südküste gefangen wird. Sie vergräbt sich in weich-sandigem Meeresboden, meist in der Wattregion, und nur ihr Siphon ragt ins Wasser heraus; durch ihn atmet sie und nimmt ihre aus Plankton bestehende Nahrung auf. Auf der entgegengesetzten Seite der Muschelschale wird der „Fuß" des Tieres in den Boden gebohrt, wodurch das Tier sich verankert und im Gefahrenfall tiefer in den Boden gräbt. Zwischen dieser Muschelart und der Auster gibt es wenig Unterschiede in der Lebensweise, mit der Ausnahme, daß die Auster sessil ist, während *Mercenaria* sich aktiv fortbewegen und verstecken kann. *Mercenaria* besiedelt auch gerne alte Austernkolonien.s

Die Prüfung ergab vor allem Symptome im Bereich von Kopf (dumpfer Stirnschmerz) Intestinaltrakt (Flatulenz, Übelkeit mit weißer Zunge) und Nieren (Polyurie); ein Prüfer erfuhr während des Versuchs eine deutliche Besserung seiner Obstipation. Außerdem wurde Nesselausschlag beobachtet (dieser ist bekanntlich auch eine häufige „Nebenwirkung" des Verzehrs von Muschelfleisch) (2). Die C6 ergab die meisten Prüfungssymptome (1.1). Kasuistiken sind bisher spärlich, so daß über Typus und Miasma keine sicheren Aussagen gemacht werden können. Die Patientin in (3) hatte allerdings einige Jahre vor der Anamnese ein tuberkulöses Infiltrat in der linken Lunge gehabt, und *Julian* (1.2) vermutet, daß die Arznei am besten zu einer Kombination der Psora und des Krebsmiasmas (état psoro-cancérinique) passe.

Mittelbeziehungen – Vgl. *Puls., Calc.* (die Kranke aus (3); *Thuja* (Gefühl von einem Ring um oder Helm auf dem Kopf). Die Patientin in (3) hatte zwei Monate vor der Anamnese eine Lumbago gehabt, die *Rhus-t.* wich; möglicherweise besteht eine ähnliche Beziehung zwischen *Ven-m.* und *Rhus-t.* wie zwischen letzterer Arznei und *Calc.*

Mittelverwechslungen und pharmazeutische Probleme – Die Potenzen für die Prüfung in (2) wurden von der Firma *Nelson* durch Mischung einer *flüssig* bis zur C30 potenzierten Mazeration von rohem Fleisch einer Mercenaria- Muschel und einer bis zur C3 durch *Trituration* potenzierten C30 der Schale derselben Muschel hergestellt.

Unzutreffende Repertoriumsrubriken in (4)

1. *Ven-m.* wurde allein auf die *Therapieempfehlung* von *Julian* hin, daß sie bei Schizophrenien passen *könnte*, in die Rubrik „Schizophrenie" aufgenommen. Ich (vr) halte dies für voreilig, da bisher keine mit *Ven-m.* erfolgreich behandelten Fälle von Schizophrenie bekannt sind.
2. Die Rubrik „Weinen über Kleinigkeiten" enthält *Ven-m.* allein wegen der Angabe einer Prüferin, daß sie (beim Busfahren) *befürchtete*, sie könnte grundlos zu weinen anfangen. Es müßte also heißen: „Furcht, ohne Grund zu weinen".
3. In die Rubrik „Ennui, boredom" gehört *Ven-m.* nicht, weil in der Prüfung nie von Langeweile (boredom, to be bored usw.) die Rede war, sondern nur von Gestörtsein, Genervtsein (to be annoyed), woraus bei *Julian,* im Französischen, „ennuyé" wurde, was *in dieser Sprache* auch „Gelangweiltsein" bedeutet.

Quellen – 1) JL1 (1.1: p (Informationen aus der Prüfung (2), welche in der letzteren Veröffentlichung fehlen), 1.2: k (Therapieempfehlungen)); 2) Raeside/Brit. Hom. J./1968/S. 67 ff. p (C30, C12, C6); 3) Hui Bon Hoa/BHJ/Bd. 52 (1963)/S. 116 - 117 k (C30); 4) CMM k.

Veratrinum

GEIST UND GEMÜT

Angst

1. Eine eigentümliche Empfindung von Beklemmung und Angst im Kopf, ein Erstickungsgefühl. (3)
2. Große Angst, Orthopnoe, Übelkeit und Erbrechen sowie ein dem Kranken unbeschreibbares, unerträgliches Gefühl (nach Einreibung kleiner Dosen auf die Magengrube). (5.2)

Bewegungen: Zwangsbewegungen, Automatismen, Gesten, Lagen

1. Zittern und unsichere Bewegungen; wenn er etwas ergreifen / festhalten (get hold of) will, greift er daneben. (3)

Bewußtlosigkeit, Koma, Stupor

1. Verlust des Bewußtseins. (3)

Erregbarkeit

1. Große Erregung mit heftigem Erbrechen. (3)

Gier, Suchtverhalten

1. Einigemale erweckte die *Veratrine* einen lang unterdrückt gewesenen Appetit, in anderen Fällen vertilgte sie den Heißhunger (nach innerlichen Gaben, bei Kindern). (5.2)
2. Heftiger, unstillbarer Durst. (3)

Hysterie

1. Bei Hypochondrie und Hysterie ohne organische Störung (*Ebers*). (5.3)
2. In ihrer Einbildung leidet sie an fast jeder Krankheit, von der sie je gehört hat; sie glaubt, bald sterben zu müssen, und wünscht sich, doch sterben zu können, und dabei will sie doch „nicht um alles in der Welt sterben"; sie ist eine Patientin, die niemand gern behandelt (Patientin mit chronischer Sinusitis). (2)

Schreien

1. Heftiges Geschrei, gewaltsame Bewegungen, für einige Sekunden beschleunigte Respiration, bald darauf Tetanus, in 10 Minuten Tod (nach intrapleuraler Injektion von 1 bis 2 Gran Veratrinazetat beim Hund). (5.2)

Unerträglichkeit von Schmerzen oder Empfindungen

1. Große Angst, Orthopnoe, Übelkeit und Erbrechen sowie ein dem Kranken unbeschreibbares, unerträgliches Gefühl (nach Einreibung kleiner Dosen auf die Magengrube). (5.2)
2. (Nach peroraler Vergiftung) ein ununterbrochenes Kriebeln auf der Haut, und hie und da plötzliche Anfälle des unerträglichsten Juckens in verschiedenen Körperteilen, welches sie zwingt, heftig und in der unbeherrschtesten Weise zu kratzen und zu reiben. (1)

ILLUSIONEN

1. Delirium mit Illusionen. (3)

2. In ihrer Einbildung leidet sie an fast jeder Krankheit, von der sie je gehört hat; sie glaubt, bald sterben zu müssen, und wünscht sich, doch sterben zu können, und dabei will sie doch „nicht um alles in der Welt sterben"; sie ist eine Patientin, die niemand gern behandelt (Patientin mit chronischer Sinusitis). (2)

SCHLAF

1. Harter Husten, Tag und Nacht, sie konnte pro 24 Std. nur 1 bis 2 Std. schlafen (chron. Retronasalkatarrh). (2)

KONVULSIONEN

1. Für erhebliche Zeit nach der Vergiftung kam es, wenn sie aß, lachte oder sich angeregt unterhielt, zu einem spasmodischen Zuschlagen des Unterkiefers, der sich dann plötzlich mit einem lauten Schnappen verschloß. (1)
2. Heftige Übelkeit und fortwährendes Erbrechen mit Zuckungen in den Gesichtsmuskeln, Sehnenhüpfen und Ohnmachtsgefühl. (4)
3. Klonische Krämpfe, wobei die Tiere in der Luft zu tanzen scheinen, wechseln mit tonischen ab und enden in Lähmung. (4)
4. Zuckungen in durch Apoplexie halb gelähmten Teilen oder in solchen, die bei heftigen Anfällen von Tic douloureux von heftigem Zucken und Zittern befallen zu werden pflegen. (5.2)
5. Heftiges Geschrei, gewaltsame Bewegungen, für einige Sekunden beschleunigte Respiration, bald darauf Tetanus, in 10 Minuten Tod (nach intrapleuraler Injektion von 1 bis 2 Gran *Veratrinazetat* beim Hund). (5.2)
6. In wenigen Sekunden Tetanus und Tod (nach intravenöser Injektion von *Veratrin* beim Tier). (5.2)
7. Bei Epilepsie, Katalepsie und Eklysis (*Forcke*). (5.3)

AS-IF-EMPFINDUNGEN

Mund, Zähne

1. Mund und Schlund sehr wund, als habe sie kochendes Wasser verschluckt. (3)

Verdauungsorgane

1. Eine seltsame Empfindung, welche sie so beschrieb: „als seien alle Gedärme durch ein starkes Seil zusammengebunden, das immer enger gezogen werde". (1)
2. Elektrische Ströme entlang der Nerven von Bauch und Brust (nach äußerlicher Anwendung auf dem Rücken). (1)

Atmungsorgane, Herz, äußerer Thorax

1. Die Absonderung aus Nase und Rachen sieht wie dicke Stärke aus (chronische Sinusitis). (2)

Bewegungsapparat

1. Gefühl, als laufe kochendes Wasser über den Rücken. (3)
2. Schießende Schmerzen wie elektrische Schläge in verschiedenen Muskeln und Gelenken. (1)
3. In den Extremitäten klagten die Patienten über ein Gefühl von Eingeschlafensein,

Pelzigsein, Ameisenlaufen (nach äußerlicher Anwendung, auch an von der Applikationsstelle entfernten Teilen). (5.2)

4. In einigen seltenen Fällen solches Kältegefühl in den Extremitäten, daß Wärmflaschen usw. gebraucht werden mußten. (5.2)

Haut

1. Auf 1/6 bis 1/2 Gran *Veratrine*, 2 - 3 Mal wiederholt, entsteht oft schon 1/2 bis 1 Std. nach der ersten Gabe, an von Magen entfernten Stellen, ein Gefühl von Prickeln, Jucken oder Picken, am häufigsten in den Fuß- und Fingerspitzen, sehr oft in Ellenbogen, Kniebeuge, Schulter, in der Stirne, über den Augenbrauen, selten und erst später an Oberschenkel, Bauch und Rücken. Gleichzeitig mit dieser Empfindung oder aber auch nachher erzeugt sich in verschiedenen Gegenden der Extremitäten oder des Truncus, meistens in den Füßen und Händen, unter den Fußsohlen, in den Knien und in dem Munde ein Gefühl von Wärme und Kälte, und zwar so, daß die einen glauben, es dringe eine warme Luft aus den Teilen, andere, es würden Tropfen heißen Wassers darauf gespritzt, oder es wehe um die Füße, besonders die Knie, eisige Luft hin und her, oder es würden Knie oder Füße mit kaltem Wasser begossen. Viele vergleichen das Kältegefühl im Munde mit der Empfindung beim Genusse von Pfefferminzküglein. Das Wärmegefühl stellte sich meistens bei Intensität der Kräfte, aber Torpor der Unterleibsgeflechte, das Kältegefühl aber bei alten Hypochondristen und hysterischen Weibern mit vorherrschender Asthenie ein. (5.2)
2. An verschiedenen Teilen des Körpers... Gefühl, als ginge ein Strom kalter Luft oder kalten Wassers über die Haut. (4)
3. Die Empfindung nach Applikation von *Veratrin* auf die Haut ist eine juckende, gleich vielen sich entladenden elektrischen Funken (4), wozu sich später Schmerz und zuweilen heftiges, unerträgliches Jucken und Brennen an der Applikationsstelle gesellt (5.2).
4. Für mindestens zwei Monate nach Aufhören des Juckens hielt ein extrem belästigendes Kriebeln auf der ganzen Haut an, als sei sie von Nesseln gestochen worden, doch ohne Ausschlag und ohne jedes äußere Zeichen von Hautreizung.(Nach p.o. Intoxikation.) (1)

Allgemeines

1. Sie fühlte sich fürchterlich müde, schwach und ohnmächtig, als habe sie irgendeine extreme Anstrengung hinter sich, obgleich sie eine ausgezeichnete Nachtruhe genossen hatte. (1)

Biologie, Chemie und Physiologie – *Veratrin* ist „ein Alkaloid (nach heutigem Wissensstand ein Alkaloidgemisch, vr), das sich in den *Sabadillsamen* und in der Wurzel von *Veratrum album* findet. Es wird fast ausschließlich aus *Sabadilla* gewonnen." (1) Das Gift ist geruchlos, schmeckt sehr scharf, reagiert alkalisch, ist in Wasser schwer, in Alkohol und Äther leicht lösbar und bildet unkristallisierbare Salze mit pflanzlichen Säuren. Eingeatmeter Veratrinstaub ruft heftigstes Niesen mit Kopfweh und Übelkeit hervor (5.2). Letzteres hat neben der bei allen Veratrumarten zu findenden, kollapserzeugenden Wirkung auf Herz und Kreislauf eine eigentümliche Wirkung auf die Muskulatur: es bringt eine verlängerte Muskelkontraktion mit verlangsamter und verzögerter Erschlaffung derselben, also eine Art von Tetanus, hervor. Solche Giftwirkungen finden sich auch im Bilde von *Veratrum album* und *viride*, doch stechen sie nicht so hervor wie beim *Veratrin* (5.1). *Veratrum album* enthält Protoveratrin, *Sabadilla* Veratrin.

Veratrumalkaloide, vor allem Protoveratrin, waren in den sechzigern Jahren als Antihypertensiva im Gebrauch, man verließ diese Indikation wegen der Gefahr toxischer Nebeneffekte und der durch sie ausgelösten Orthostase bald wieder. Im 19. Jahrhundert wurde *Veratrin* vor allem als Externum bei Neuralgien, rheumatischen Schmerzen und Nierenaffektionen verordnet (1). Es ist scharf, ätzend, ein extrem starkes Rubefaziens (siehe „*As if*").

Mittelbeziehungen – „Antidot: Kaffee, vermischt mit etwas Zitronensaft." (1) Vgl. *Acon., Sabad., Coniinum* (3).

Mittelverwechslungen und pharmazeutische Probleme – Die ersten Potenzen werden durch Trituration des reinen Alkaloids hergestellt.

Um das „*Veratrin*" in der Zusammensetzung zur Verfügung zu haben, in welcher es geprüft wurde, sollte es nur aus Sabadillsamen gewonnen und genauso zubereitet werden wie zur Zeit der Arzneiprüfungen, in der 1. Hälfte des 19. Jahrhunderts (am besten nach den Angaben von *Müller* in (5.2)). Potenzen aus synthetischen „Veratrumalkaloiden" sind abzulehnen, solange sie nicht selbst geprüft sind.

Protoveratrin und *Veratrin* sind von verschiedener Wirkung. Ersteres bestimmt die Wirkungen des Veratrum album auf den Organismus und wird daher, wo Giftwirkungen desselben dokumentiert sind, dem Kapitel „*Veratrum album*" , nicht dem über *Veratrin* zugeordnet.

Quellen – 1) A1 t (peroral oder lokal); 2)HL1 k (Schnupfen von D2 trit.); 3) C1 t; 4) Reil/ZHK71855/19 u. 20 t; 5) AHZ (5.1: Kerl/AHZ/1958/7 t, 5.2: Müller/AHZ/1847/22 – 24 t, 5.3: ebenda k (Empfehlungen der alten Allopathie)).

Veratrum album

GEIST UND GEMÜT

Angst

1. Angstzustände. (21.2)
2. Früh, große Angst. (1.3)
3. Abends und nach dem Mittagessen, höchste Angst, so daß er nicht weiß, wo er sich hinwenden soll. (1.3)
4. Die ganze Nacht hindurch große Angst. (1.3)
5. Angst verhindert den Schlaf (*Boger / Bönninghausen*). (31)
6. Nachts 1 Uhr Erwachen unter unsäglichem Angstgefühl... (Cholera) (*Hofrichter*). (4.16)
7. Brustbeklemmung bis zum Ersticken, Extremitäten bis zur Taubheit kalt, unbeschreibliche Angst; der Anfall kam während des Stuhlgangs, nach einem mehrstündigen Schlaf mit ängstlichen Träumen (80j. Frau). (21.17)
8. Große Angst / Todesangst / Qual (anguish). (28)
9. Agonie des Todes, kalte Beine (bei Herzklopfen Anämischer). (6)
10. Angst um Kleinigkeiten (*V. Ghegas*). (31)
11. Ängstlichkeit vor oder während Stuhlgang. (6)

12. Blähungskolik, wenn dem Anfall Angst und Außersichsein vorangehen. (4.12)
13. Husten und Beängstigung (30j. Frau). (21.13)
14. Angst mit Zuckungen (*Knerr*). (31)
15. Qualvolle Angst: mit Verlangen, sich aufzusetzen und aus dem Bett zu springen (*Knerr*). (31)
16. In der Apyrexie ängstliche Gemütsstimmung, große Mattigkeit, schwacher Puls (Quotidiana). (4.34)
17. Angst, Ohrgeräusche und schlechter Schlaf, anfangs auch linksseitige Gesichtslähmung: seit einem Tadel (62j. Nonne). (34.2)
18. Angst durch Nachdenken (meditation) (*C. Lippe*). (31)
19. Sie (die *Radix hellebori albi*) tötet unter kaltem Schweiße, einer Art von Stumpfsinnigkeit, unbeschreiblicher Angst und unter einem wahren Ersticken. (3)
20. Ängstliche Delirien, die sich um seine früheren Berufspflichten drehten (im Ruhestand lebender Pfarrer, Alterspsychose). (19)
21. Ängstliches Delirium im Halbschlaf (19j. Frau, Gastroenteritis). (22.6)
22. Ängstlich, unruhig, leicht erschreckt, wimmernd, weinend, apathisch, Delirium, blaues Gesicht (Typhoid). (6)
23. Bei der Ausleerung durch Stuhlgang eine Ängstlichkeit mit Furcht vor einem Schlagflusse. (1.2)
24. Angst, als wenn er ein Unglück ahnte, als wenn ihm etwas Böses bevorstünde. (1.2)
25. Angst, wie von bösem Gewissen, als wenn er etwas Böses begangen hätte. (1.2)
26. Angst, wie nach Begehen einer bösen Tat, schlimmer abends und nach dem Essen (dinner). (6)
27. Der *Veratrum*-Patient leidet an Depressionen, Kummer, Angst und Bangigkeit, als habe er ein großes Verbrechen begangen. (17.3)
28. Gemütsunruhe, Beklommenheit und Beängstigung (n. 1 St.). (1.8)
29. Angst, Unruhe und Extrasystolie nach Herzinfarkt. (21.6)
30. Ängstlichkeit, Schreien und Umherlaufen. (1.3)
31. Großes Angstgefühl (anguish) oder Traurigkeit geht der Ohnmacht voraus. (6)
32. Lektrophilie (Verlangen, immer im Bett zu bleiben, vr); Angst, Hoffnungslosigkeit, Verzweiflung, ständiges Stöhnen und Schreien ohne Grund; ißt und trinkt nicht, ist schlaflos; ausgelöst durch sexuelle Erregung (36j. Frau). (6)
33. Ohnmachtanfälle nach vorgängiger Angst, Mutlosigkeit und Verzweiflung. (2.2)
34. Ängstliche, ärgerliche, hypochondrische Gemütsstimmung (gastrisches Fieber). (4.27)
35. Bei der geringsten Veranlassung ärgerlich; dabei Herzklopfen mit Ängstlichkeit und schnellerem, hörbarem Atem. (1.8)
36. Angst fängt vom Gesicht aus an (*Fayazuddin*). (31)
37. Nach dem Schlafengehen, abends bis fast Mitternacht, Ängstlichkeit und, bei wachender Schlummersucht, ziehende Bewegungen im Unterleibe, welche Sausen im Kopf erregen. (1.2)
38. Heftige brennende Empfindung, die sich (vom Magen) bis in den Ösophagus erstreckte; Erbrechen grünlicher Massen; große Angst. (6)
39. Der Krampf der Därme rollte spiralförmig zum Magen unter schrecklicher Todesangst, kaltem Schweiß, Beben, Zittern, Eiskälte der Glieder (*Hofrichter*). (4.16)
40. Furchtbares Leibschneiden um den Nabel, schreckliche Beklemmung und Beängstigung in der Herzgrube (30j. Frau, Cholera nostras). (4.21)
41. Der Patient preßt zum Stuhl, bis er mit kaltem Schweiß bedeckt ist, und gibt dann erschöpft auf; (ist) lebensmüde und voller Angst zu sterben (Obstipation). (35)

42. Heftiges, sichtbares ängstliches Herzklopfen mit Ohnmächtigwerden. (6)
43. Starke Angst / Todesangst (anguish), welche den Atem benimmt, mit Verlangen, sich aufzusetzen oder aus dem Bett zu springen. (6)
44. Große beklemmende Qual / Angst (anguish) in der Brust, welche im Kranken das Verlangen erzeugt, aus dem Bett zu entfliehen (bei asiatischer Cholera). (6)
45. Häufige Anfälle von kurzem, schnellem Atmen mit vieler Beängstigung und einem schmerzhaften Gefühl in der Brust, welches die Kranke nicht näher angeben konnte oder wollte. Versuche, tief zu atmen, fanden zwar Widerstand, erregten aber keinen Schmerz (18j. Mdch., Pneumonie). (21.13)
46. Anfallsweise Angst am Herzen, welches dann sehr stark schlägt und mit einer Empfindung, als wenn es selbst sehr warm wäre (n. 4 St.). (1.7)
47. Zittern in allen Gliedern, grausame Herzensangst und Neigung zu Ohnmacht. (1.8)
48. Präkordialangst (bei: Schwellung der Sublingual- oder Submaxillardrüsen; Cholera; Masern). (6)
49. Klagt über ein peinliches, doch schmerzloses Gefühl, es sei ihr schlecht am Herzen, bittet um dessen schleunigste Beseitigung; oder über große Präkordialangst (30j. Frau, Husten). (21.13)
50. Er kann durchaus nicht aufstehen, acht Stunden lang, sondern muß sitzen oder liegen; steht er auf, so quält ihn eine schreckliche Angst, wobei die Stirne mit kaltem Schweiße bedeckt ist und es ihm übel zum Erbrechen wird (n. 3 St.). (1.7)
51. *Verat.* ist unersetzlich, wenn der Kranke durchaus genötigt ist, immer zu sitzen oder zu liegen, aufstehen kann er durchaus nicht, weil ihn da sogleich die schrecklichste Angst mit Brechübelkeit und kaltem Schweiß, selbst Ohnmachtsgefühl überfällt. Dabei höchst mutlos, verzweifelndes schwarzes Erbrechen von schwarzer Galle und Blut; heftige blutige Durchfallstühle. (4.12)
52. Unterbrechung des Schlafs durch Angst und Gemütsverstörung, unter Klagen, daß das Blut in allen Adern, besondes des Kopfes, brenne und Krampf von der Brust nach dem Halse zu steige, bei vorzüglicher Hitze des Kopfes und der Hände; Hitze und Angst verschwanden aber in der freien Luft, und es folgte öfteres Gähnen darauf. (1.3)
53. Ängstlichkeit erregendes Kriebeln in den Fingern. (1.2)
54. Angst durch Kriebeln in den Fingern und Händen, bei Myelitis. (6)
55. Frost und Hitze von Zeit zu Zeit abwechselnd, dabei Schwindel, immerwährende Ängstlichkeit und Brecherlichkeit. (1.3)

Arbeit (Fleiß, Faulheit, Unfähigkeit zur Arbeit usw.)

1. Faulheit. (39)
2. Abends (nach Suppeessen) unaufgelegt, matt, alle Arbeit widert ihn an, besonders geistige, bei großer Unruhe darf er nicht lesen, der Kopf wird schwer, schmerzhaft, er schläft betäubt ein (2. T.). (21.16)
3. Aus Hungergefühl raucht er Tabak, gegen sonstige Gewohnheit; am nächsten Vormittag mißmutig, zum Arbeiten gar nicht aufgelegt, blöde (vom Tabak?; 6. T.). (21.14)
4. Den Tag über matt, zu wenig aufgelegt (3. T.). (21.15)
5. Den ganzen Nachmittag matt, schwer, taumlig im Kopf, zu keiner Arbeit tuchtig; nach einem Glas Wein heiterer (7. T.). (21.15)
6. Es will keine Arbeit gelingen; Gedanken wie verwirrt (2. T.). (21.16)
7. Statt des Irrsinns (der sich spontan gelegt hatte) völlige Teilnahmslosigkeit; sie verrichtet ihre Arbeiten wie mechanisch und ohne Nachdenken, muß an das Allerge-

wöhnlichste und Alltäglichste erinnert werden, denkt außerordentlich langsam, ißt sehr langsam und wenig; nachmittags schlechter (17j. Mdch.). (21.19)

8. Verstandesverwirrung und Besinnungslosigkeit, welche ihn zu den sinnlosesten Handlungen veranlaßt (60j. Mann). (4.3)
9. Gemüt gereizt, zum Ärger geneigt über jede Störung bei der Arbeit (6. T.). (21.15)
10. Gemüt ungeduldig, gedrückt, gereizt bei jeder Arbeit, die nicht vonstatten gehen will, mit Ermattung (2. T.). (21.16)
11. Geschäftige Unruhe. (1.2)
12. Geschäftige Unruhe; er nimmt vielerlei vor, wird's aber immer gleich überdrüssig, und es gelingt nichts. (1.4)
13. Drang, sich ständig zu beschäftigen und tätig zu sein. (39)
14. Will immer geschäftig sein, seine täglichen Arbeiten weiterhin verrichten. Ein Tischler, welcher am *Veratrum*-Wahnsinn litt, stapelte immer Stühle aufeinander. Gefragt, was er tue, antwortete er, er staple ... (staves). (7)
15. Es steckt eine unaufhörlich treibende Kraft in dem Patienten, die ihn zu beständigem Tätigsein zwingt, eine ziellose Aktivität um ihrer selbst willen, z.B. laufend Bücher oder Stühle stapeln, endlos reinmachen. Das überaktive Kind zeichnet, malt, singt, spielt ohne Unterlaß, aber im Gegensatz zu *Stramonium* zerstört und zerbricht es nichts. ... Verfügt nicht über erhöhte Körperkraft, aber über erstaunliche Ausdauer. Ihm scheint nie die Puste auszugehen. (12)
16. Fruchtlose Geschäftigkeit (*Vithoulkas*). (31)
17. Keine Ordnung in ihren finanziellen, kommerziellen und industriellen Geschäften. (39)
18. Keine künstlerische Begabung. (39)
19. Ängstliche Delirien, die sich um seine früheren Berufspflichten drehten: z.B. stand er nachts auf, um ein Begräbnis abzuhalten, war aber nicht imstande, sich richtig anzukleiden, derart, daß er die Kleidungsstücke verwechselte und bald auch nicht mehr wußte, was er überhaupt wollte; auch sah er frühere weltanschauliche Gegner vor sich und bemühte sich ständig, diese zu überzeugen, wobei sich seine Gedanken stets völlig verwirrten (im Ruhestand lebender Pfarrer, Alterspsychose). (19)
20. Drang und Lust zur Arbeit. (1.2)
21. Tätigkeit und Beweglichkeit, bei Verminderung der Schmerzen und Leidenschaften. (1.2)
22. Wurde ein nützliches Glied der Familie..., stopfte die Kartoffelsäcke und die Strümpfe, säuberte das Gemüse usw. (Heilwirkung; 64j. Frau, relig. Wahnsinn). (22.3)
23. Frauen, die nichts ausbessern, flicken, stopfen oder reparieren, sondern immer nur Neues haben wollen. (39)
24. Wenn er beschäftigt ist, ist der Kopf heiter, aber wenn er nichts zu tun hat, ist er wie verdutzt, kann nicht recht denken und ist still und in sich gekehrt (n. 2 u. 15 St. (1.9)
25. Sorgfalt (*Boger / Bönninghausen*). (31)
26. Gewissenhaft in Kleinigkeiten. (29)
27. Sehr ehrgeizig in der Schule; nimmt alles sehr genau; es ist ihr peinlich, wenn sie oft „raus muß" wegen ihrer Stuhlentleerungen (12j. Mdch., Morbus Crohn). (22.4)
28. Der Verwalter einer hochgeestellten Persönlichkeit war entlassen worden. Gegen ihn war keinerlei Klage erhoben worden, die Entlassung hatte nichts mit seiner Leistung zu tun. Trotzdem glaubte der Entlassene, daß man mit seiner Arbeit und seinen Diensten unzufrieden gewesen sei, und wurde von diesem Augenblick an von tiefer Melancholie befallen. (37.2)

29. Beschwerden durch enttäuschten Ehrgeiz. (39)
30. Beschwerden durch geschäftlichen / beruflichen Mißerfolg (*Gallavardin*); durch finanziellen Verlust (*Gallavardin*); durch verletzte Ehre (*Knerr*); durch Enttäuschung, Getäuschtwerden (*P. Schmidt*). (31)

Benommenheit, wie nicht ausgeschlafen, wie berauscht, betäubt etc.

1. Benommenheit. (28)
2. Am 2. Tage wie benommen, den ganzen Tag. (21.3)
3. Dumm im Kopfe, mit Übelkeit, zwei Tage lang. (1.28)
4. Düselig, unausgesetzt, drei Tage lang. (1.2)
5. Kopf schwer und verwirrt. (28)
6. Kopf dumpf und schwer. (28)
7. Früh, sehr düselig. (1.2)
8. Kopf eingenommen, schwer (1. T., nachmittags u. abds., bis zum nächsten Tag). (11.1)
9. Rausch und Taumel (n. 24 St.). (1.28)
10. Kopf heiß, wirr und berauscht. (28)
11. Betäubung, sowohl im Fieberanfall als auch in der Apyrexie (55j. Mann, Tertiana). (4.33)
12. Dumm / stumpf (stupid), durch Übermaß im Trinken alkoholischer Getränke. (6)
13. Kurz vor den Anfällen Übelkeit und Erbrechen mit Kopfeingenommenheit (Intermittens). (4.35)
14. Früh matt, unausgeschlafen, betäubt im Kopf, beim Versuche aufzustehen Zurücksinken ins Bett, schlaftrunken, träumerischer Halbschlaf, mit Schweiß und banger Hitze (3. T.). (21.15)
15. Den ganzen Nachmittag matt, schwer, taumlig im Kopf, zu keiner Arbeit tüchtig; nach einem Glas Wein heiterer (7. T.). (21.15)
16. Nachmittags große Mattigkeit, Schwindel, schwerer Kopf, befangen (der Kopf – vr) und schweres Nachdenken, zerstreut (1. T.). (21.16)
17. Fluchen und Lärmen die ganze Nacht, und klagt, daß ihm so dumm sei, bei Kopfweh und Speichelfluß. (1.3)
18. Schwerer, eingenommener Kopf; das Sprechen geht schwer, als mangelten die Worte (7. T.). (21.16)
19. Schwindlige Eingenommenheit im Kopfe, Zwicken in der Stirn (1. T.). (21.16)
20. Schwindel im Gehen, betäubender Kopfschmerz, schwer, gespannt (2. T., morgens). (21.16)
21. Düselig, es ist ihm, als wäre nichts Festes im Kopfe. (1.2)
22. Geistesverwirrung, besser durch Bücken. (29)

Bewegungen: Zwangsbewegungen, Automatismen, Gesten, Lagen

1. Tics verschiedener Art. (39)
2. Affektiert: in Gesten und Handlungen (*Gallavardin*). (31)
3. Der Kranke will vor Angst in der Brust aus dem Bett springen (Cholera). (4.16)
4. Lag auf der rechten Seite (5j. Junge, Typhoid). (6)
5. Während des Schlafes legt er die Arme über den Kopf (die ersten St.). (1.2)
6. Klagt über Schmerz in beiden Augen und bewegt die Hände über den Kopf. (1.3)
7. Kopf heiß und schweißbedeckt; Kinder reiben den Kopf, können es nicht ertragen, alleingelassen zu werden; sie legen die Hände an den Kopf (Typhoid). (6)

8. Fortwährend bewegt sie den Kopf und Körper hin und her, für sich murmelnd und stöhnend (32j. unverh. Frau). (4.1)
9. Dreht oft den Kopf mit Heftigkeit nach den Seiten hin und her, unter lebhaftem Geschrei, bohrt damit nach hinten in das Kopfkissen...; stößt die Decke von sich; läßt den Kopf beim Aufrichten haltlos nach hinten sinken, unter ängstlichen Bewegungen der Glieder (11 Mon.. altes Kind, Meningitis). (4.1)
10. Sopor; Augen halbgeschlossen; Gesicht blaß, abgezehrt; wirft den Kopf umher und schreit (screams); bohrt den Kopf ins Kissen; vorübergehende Röte des Gesichts; stößt die Bettdecken von sich; wenn man ihn aufhebt, fällt der Kopf zur linken Seite... (männl. Sgl., Meningitis). (6)
11. Meningitis: ... rollt den Kopf heftig hin und her, mit kurzen Schreien, bohrt den Kopf ins Kissen; konvulsivische Schocks und Erbrechen, sobald der Kopf angehoben wird; klonische und tonische Krämpfe mit Verlust von Bewußtsein und Bewegungsfähigkeit; Krämpfe in den Gliedern... (6)
12. Kopf rollt hin und her (Cholera infantum). (6)
13. Abwechselnd singt sie abgebrochen und wild, versinkt dann in Stille und läßt den Kopf herabhängen (32j. unverh. Frau). (4.1)
14. Er konnte weder das Tageslicht ertragen noch seinen Kopf aufrecht halten, sondern mußte ihn auf die Brust sinken lassen, weil er sonst heftigen Hinterhauptschmerz empfand (n. 7 St.). (11.2)
15. Nacken zu schwach, um den Kopf aufrechtzuhalten (bei Meningitis oder Keuchhusten). (6)
16. Verdrehung der Augen. (11.11)
17. Die Augäpfel sind in rotierender Bewegung. (28)
18. Die Augen sehen wild aus und sind nach oben gedreht, so daß man nur die Sklera sieht (Cholera infantum). (6)
19. Verzerrt das Gesicht widrig und versucht die sich ihr Nähernden mit den Händen abzuhalten (38j. Frau). (4.1)
20. Über das eingebildete Unglück ist sie untröstlich, läuft heulend und schreiend in der Stube herum, mit dem Blick auf die Erde gerichtet, oder sitzt sinnend in einem Winkel, jammernd und untröstlich weinend; abends am schlimmsten; Schlaf nur bis 2 Uhr. (1.2)
21. Neigung, mit hocherhobenem Kopf zu gehen auf so hochmütige Art, als wolle man die Sonne loshaken – Zeichen eines gewaltigen Stolzes –, oder beim Gehen ekstatisch den Himmel zu betrachten, wie beim Beten. (39)
22. Neigung zum Stirnrunzeln (*Phatak*). (31) (Dieses Stirnrunzeln dürfte bei Exsikkose gesehen worden sein, wo es generell recht häufig vorkommt. vr)
23. Gegen das Ende der Monatsreinigung, Zähneknirschen und bläuliches Gesicht. (1.3)
24. Zähneknirschen (Typhus). (4.31)
25. Zittern, Zähneklappern (20j. Mann, Schockzustand bei Gastroenteritis). (13)
26. Beißen: beim Zahnen (*Hering*); bei Wahnsinn (*Knerr*). (31)
27. Beißt in den Löffel oder in andere Gegenstände (*P. Schmidt*). (31)
28. Kaut Nägel (*Vithoulkas*). (31)
29. Kinder stecken die Finger in den Mund (*Nash*). (31)
30. Tic, auf irgendetwas herumzukauen, bei Melancholie. (39)
31. Nächtliche große Unruhe, beständiges Phantasieren, Schreien, Bohren in der Nase (4j. Junge, Typhoid). (4.30)

32. Weint viel, reibt mit den geballten Händen bald die Nase, bald im Munde, greift öfters an den Kopf, gähnt häufig, windet und dehnt die Glieder (6 Mon. alter Sgl., Typhoid). (4.30)
33. Bohren mit den Händen im Mund, der Nase, Reiben auf dem Kopfe (1 1/2 j. Mdch., Typhoid). (4.30)
34. Den ganzen Tag eine gewisse Gleichgültigkeit, so daß er öfters die Stirne rieb, um sich deutlich zu besinnen und seine Gedanken zu fassen. (1.8)
35. Muß die Stirn reiben, mit einer Art von Unempfindlichkeit / Bewußtlosigkeit (insensibility) (Typhoid). (6)
36. Schreit, greift nach dem Bauch, zieht die Beine an den Leib (1 1/2 J. altes Mädchen, Brechdurchfall). (4.20)
37. Intussuszeption: große Qual, hastet (rushes) zusammengekrümmt umher und drückt auf seinen Bauch. (6)
38. Sie klatscht die Hände über dem Kopf zusammen und singt; dabei Husten ... (1.3) *
39. Schlaflosigkeit; Gesicht verzerrt; weint; betet, sagt, es sei ein Geheimnis und ein Unglück (misfortune); weigert sich zu reden, macht nur Bewegungen mit den Händen; dreht die Hände im Kreis herum, sagt dabei, sie müsse sich Kraft geben (strengthen herself), und danach werden die Bewegungen heftiger; klagt über Staub im Hals; glaubt sich im Himmel und im Gespräch mit Gott zu befinden (Manie). (6)
40. Kindern geht es besser, wenn sie rasch herumgetragen werden. (8)
41. Schmerzen (Ischialgie) wie elektrische Schläge und kitzelnde Schmerzen, insbesondere nachts und gegen 3 Uhr morgens, muß sich setzen und die Beine aus dem Bett hängen lassen, muß umhergehen. (6)
42. Verlangt danach, geschüttelt zu werden (*Hering*). (31) (Übertragungsfehler? In den *Guiding Symptoms* findet sich dieses Symptom nicht. vr)
43. Er stampft mit den Füßen, bei Appetitverlust. (1.3) *
44. Will mit den Füßen stampfen oder trampeln. (39)
45. Stößt die Decken weg (5j. Junge, Typhoid). (6)
46. Extreme Schwäche; gezwungen, sich sehr langsam zu bewegen, so schwach, daß sie kaum die Hand heben kann, und jede Bewegung scheint die Schwäche zu verschlimmern. (6)

Bewußtlosigkeit, Narkose, Koma, Stupor

1. Ohnmacht nach den Durchfallstühlen (30j. Frau, Cholera nostras). (4.21)
2. Halbohnmacht bei profuser Menstruation; Blut fließt in Strömen wie bei Placenta praevia; blaßbläuliches Gesicht mit Schweißperlen, Pfötchenstellung der Finger, einwärts gebogene Fußsohlen, wimmert vor Schmerzen, irrer Starrblick (19j. Mädchen). (22.3)
3. Bewußtseinsverlust. (28)
4. Unbesinnlichkeit, später Bewußtlosigkeit (Typhus). (4.31)
5. Anfälle von Bulimie, heftig, aber kurzdauernd, selbst kurz nach einer vollen Mahlzeit, besonders nach Bewegung im Freien; wenn die Gier nicht sofort befriedigt wird, befällt sie eine große Schwäche, Übelkeit und Erbrechen, Dunkelheit vor Augen und Ohrenklingen; sie wird schwindlig, die Hände zittern, sie rast (raves) und fällt zuletzt in eine tiefe Bewußtlosigkeit. Die Attacke kann zu Beginn durch Aufnahme von ein wenig Nahrung verhindert werden. Ihr geht ein Wärmegefühl und Prickeln in den Fingern und Zehen sowie Zucken der Gesichtsmuskeln voraus. (6)

6. Innerhalb weniger Minuten wurden beide Kinder kalt und fielen hin; die Augen quollen hervor wie bei Erstickung, und Speichel floß aus dem Munde...; beide schienen am Sterben zu sein; Augen verdreht und hervorquellend, Gesichter entstellt und kalt, schlaffe Muskeln, Kieferklemme, Atmung nicht wahrnehmbar. (11.4)
7. Steifheit und Kälte das ganzen Körpers; Puls konnte von Mittag bis Abend nicht gefühlt werden; Atmung einige Minuten lang ganz aufgehoben, dann einige Minuten lang spasmodisch und rasselnd; Gesicht und Lippen blaß, Pupillen sehr erweitert; sie schien des Verstandes und der Sinne beraubt zu sein, war unfähig, Flüssigkeit oder Medizin zu schlucken, und auf die Zunge getropftes Salmiak (um einen Schluckreflex zu erzeugen, vr) bewirkte nichts. (11.8)
8. Unempfindlichkeit, Steifheit der Glieder, zurückgezogene Zunge. (11.8)
9. Nachts um 2 Uhr, akutes Nierenversagen mit Lungenödem; eiskalt, blaue Flecken an den Gliedmaßen, Schnappatmung, Schaum vor dem Mund, Augen nach oben verdreht, extremes Luftaufstoßen, Leib äußerst gespannt, Facies hippocratica, Totenblässe (80j. Mann; *Verat.* D6 erweckte ihn aus der Bewußtlosigkeit, Weiterbeh. m. *Carb-v.* und *Tab.*). (14.2)
10. Kalter Schweiß, Betäubung, gänzliche Ermattung...; lag in Betäubung mit aufgetriebenem Gesicht und hervorgequollenen Augen, ohne Schlaf mehrere Stunden; dann Blähungsabgang nach oben und unten (24j. Mann, Bauchkolik). (4.14)
11. Fast gänzliche Verschwindung der Sinne. (1.8)
12. Schlafbetäubung, Wimmern, Stöhnen (1 1/2 J. altes Mädchen, Brechdurchfall). (4.20)
13. Abwechselnd Phantasieren und Sopor (4 1/2 j. Junge, Scharlachkomplikation). (4.30)
14. Schlagfluß. (1.8)
15. Starke Somnolenz, Kreislaufschock mit Pulslosigkeit, blaß livide Schleimhäute, kaltschweißig (Schlafmittelvergiftung). (22.2)
16. Drei Tage langer Schlaf, selbst während der epileptischen Anfälle (bei einem Epileptiker). (1.3)
17. Schlafbetäubung, wachende Schlummersucht. (1.2)
18. Schwerer komatöser Schlaf (Zerebrospinalmeningitis). (6)
19. Wachende Schlummersucht; das eine Auge steht offen, das andere ist zu oder halb zu, und er fährt öfters zusammen, als wenn er erschreckte (n. 1/2 St.). (1.2)
20. Mittags, Zucken in der Wange, Funkeln vor dem linken Auge, Gesichtsblässe und Ohnmacht, dann Erbrechen einer Menge weißen Schaums; ein drei Tage lang wiederkehrender Unfall. (1.3) (Fokaler epileptischer Anfall? vr)
21. Lag schlummernd auf dem Rücken, Augen halb geschlossen...; schlug die leblos matten Augen mit stark verengter Pupille auf, heftete den Blick in soporösem Zustand auf nichts...; verharrte bei lautem Anrufen in teilnahmslosem Zustand (11 Mon. altes Kind, Meningitis). (4.1)
22. Sopor; Augen halbgeschlossen; Gesicht blaß, abgezehrt; wirft den Kopf umher und schreit (screams); bohrt den Kopf ins Kissen; vorübergehende Röte des Gesichts; stößt die Bettdecken von sich; wenn man ihn aufhebt, fällt der Kopf zur linken Seite; Augen stumpf, Pupillen eng; ... lautes Schreien erweckt ihn nicht aus dem Stupor...; lehnt die Mutterbrust ab (männl. Sgl., Meningitis). (6)
23. Meningitis: heftiger Kopfschmerz mit Delirium oder Bewußtlosigkeit...; klonische und tonische Krämpfe mit Verlust von Bewußtsein und Bewegungsfähigkeit... (6)
24. Im Hitzestadium wird der Schlaf zum Koma, aus welchem der Kranke zuweilen erwacht und um Getränke bittet (Intermittens). (6)

25. Koma im typhoiden Fieber, besonders in der Cholerasaison oder bei plötzlichem Sinken der Kräfte. (6)
26. Koma oder heftiges Delirium (Gelbfieber). (4.28)
27. Melancholie mit Stupor. (35)

Bosheit, Destruktivität

1. Boshaft (29); Mutwillen (29); Wahnsinn mit Übermut / Geilheit (wantonness) (29); spielt Possen, Streiche (*Gallavardin*) (31).
2. Mangel an moralischem Empfinden (*Boger / Bönninghausen*); Perversionen des Moralgefühls (*Boger / Bönninghausen*). (31)
3. Ungastlich. (39)
4. Jagt alle die Seinigen aus dem Hause (60j. Mann). (4.3)
5. Jagt seine Familie aus dem Hause; erklärt, die Sonne drehe sich um die Erde; Furcht vor dem Tode, Unruhe, Verzweiflung; närrische Handlungen. (6)
6. Diktatorisch, despotisch (*Boger / Bönninghausen*). (31)
7. Tyrannisiert manchmal ihre jüngere Schwester, da sie ihr gegenüber zu kurz zu kommen befürchtet (12j. Mdch., Morbus Crohn). (22.4)
8. Sucht, alles lächerlich zu machen (29); Spotten (*Boger / Bönninghausen*). (31)
9. Beschimpfen: der Ehemann beschimpft die Ehefrau vor den Kindern, oder umgekehrt. (39)
10. Beschimpfen: gebraucht Schimpfnamen, wenn gestört (*Knerr*). (31)
11. Neigung zum Klatschen, Tratschen (29); zum Verleumden, Anschwärzen Anderer, übler Nachrede (39).
12. Streitsüchtiger Wahnsinn (*Hering*). (31)
13. Er lärmt sehr, will entfliehen und kann kaum zurückgehalten werden. (1.3) *
14. Fluchen und Lärmen die ganze Nacht, und klagt, daß ihm so dumm sei, bei Kopfweh und Speichelfluß. (1.3)
15. Mania furibunda. (2.2)
16. Manie, Tobsucht, Wut. (2.1)
17. Tägliche Anfälle von Wut (12j. Junge; unter *Verat.* Besserung, Heilung erfolgte unter *Stram.*). (4.9)
18. Nymphomanie mit Heftigkeit und Destruktivität. (6)
19. Neigung zu Gewaltausbrüchen, Verlangen, die Umstehenden (those around him) zu schlagen. (6)
20. Schlägt, beißt und speit um sich (32j. unverh. Frau). (4.1)
21. Geht in rasender Wut auf ihren Sohn los und schlägt ihn mit den Fäusten (85j. Frau). (36.1)
22. Spuckt den Umstehenden ins Gesicht. (29)
23. Schlägt nach eingebildeten Dingen (*Boger / Bönninghausen*). (31)
24. Impuls, alles zu demolieren, zu zerstören. (39)
25. Reißt sich die Kleider vom Leibe. (7)
26. Wut; zerreißt die Kleider und redet nicht. (1.3)
27. Sie lärmt und rast, fünf Männer können sie kaum bändigen; zerreißt ihre Kleider... . (6)
28. Sie sitzt abends im Bett und zerschneidet ihre Kleider (12j. Mdch., hyperkinetisch seit Schädel-Hirn-Trauma). (23.2)
29. Sie zerriß ihre Kleider (64j. Frau, relig. Wahnsinn). (22.3)
30. Er zerbeißt seine Schuhe und verschluckt die Stücke. (1.3) *

31. Puerperalpsychose mit Konvulsionen; heftige zerebrale Kongestion, bläuliches gedunsenes Gesicht, hervorquellende Augen, wilde Schreie, Neigung zum Beißen und Zerreißen. (6)
32. Hunde, die kläffen und beißen. Kaninchen, die ihre Kleinen fressen. (39)
33. Destruktivität während der Trunkenheit. (38)
34. Grobheit, Roheit (29); Grausamkeit, Brutalität (*O. Boericke*). (31)
35. Will Andere schneiden, verstümmeln, aufschlitzen (*Jno. C. King*). (31)
36. Reißt an den eigenen Haaren (*Gallavardin*); zerfetzt sich selber mit den Fingernägeln (*Gallavardin*). (31)
37. Im Wutanfall hat sie einmal im Garten die Pflanzen ausgerissen (sonst schreit und stampft sie nur dabei). Sie biß oder schlug nie, außer einmal, als die Mutter sie zurückhalten wollte (4j. Mdch., Neurodermitis). (24)
38. *Veratrum* ist ständig aktiv, jedoch nicht im gewalttätigen oder aggressiven Sinn... Solche Menschen können zur Plage werden, weil sie durch ihre Überaktivität ständig die Aufmerksamkeit in Anspruch nehmen, aber sie sind nicht wirklich destruktiv. (12)
39. Sie wurde ein nützliches Glied der Familie, zerstörte nichts mehr (Heilwirkung; 64j. Frau, relig. Wahnsinn). (22.3)

Delirium, Wahnsinn, Raserei

1. Wanwitzigkeit (*Adamus Lonicerus*). (21.2)
2. Wahnsinn. (2.1)
3. Wahnsinn mit Angst (*Jahr*). (31)
4. Der Patient vereinigt die seltsamen und wilden Launen eines religiösen Enthusiasten, die geilen Phantasien der Nymphomanie und die verfluchenden Leidenschaften eines rasenden Dämons, wobei jeder dieser Anteile um die Vorherrschaft kämpft; dies läßt den Patienten sich inerhalb seiner physischen und psychischen Qualen drehen und winden. (35)
5. Welche Kraft diese Arznei zur Beförderung der Heilung fast eines Drittels von den Wahnsinnigen in den Irrenhäusern (wenigstens als homöopathisches Zwischenmittel) besitze, ahnten die Ärzte nicht, da ihnen unbekannt blieb, welcher besondern Art von Wahnsinn diese Wurzel entgegenzusetzen, und in welcher Gabe sie wirksam und doch ohne Nachteile anzuwenden sei. (1.1)
6. Solche Paroxysmen von Schmerzen, welche die Weißnießwurzel in Ähnlichkeit selbst erzeugen kann, und die den Kranken jedesmal auf kurze Zeit zu einer Art Delirium und Wahnsinn brachten, wichen oft der kleinsten Gabe ... (1.1)
7. Heftiger klopfender Zahnschmerz, der zum Wahnsinn treibt, bei nervösen erregbaren Patienten. (6)
8. Intermittierende Neuralgie der Gedärme: um etwa 16 Uhr beginnt sie mit Aufstoßen großer Mengen Luft; um etwa 17 Uhr tritt heftige, qualvolle Neuralgie auf, wie wenn Messer in ihre Därme schnitten, besonders linksseitig, in Abständen von einigen Minuten auftretend, so heftig, daß drei oder vier Männer nötig waren, um sie festzuhalten... (6)
9. Metritis mit Anfällen von Erbrechen, Delirium, Angst und Durchfall; heißer Körper, kalte Glieder. (6)
10. Ischias; krampfartige Schmerzen, von welchen der Patient fast wahnsinnig wird. (21.10)
11. Mildes Delirium; kalt am ganzen Körper, bei offenen Augen, mit heiterem, zuweilen lächelndem Gesichte, schwatzt er von religiösen Dingen und von zu erfüllenden Gelübden, betet, und glaubt anderswo als zu Hause zu sein (n. 1 St.). (1.2)

12. Ein verwachsenes (crippled) Mädchen fiel plötzlich in Konvulsionen hin, wurde zu Bett gebracht und hatte einen Schüttelfrost. Sie setzte sich in halbbewußtem Zustande auf und lehnte alle Hilfeleistung, Speise und Trank ab. Angst, mit Stöhnen und Seufzen die ganze Nacht hindurch. Sie schilt (chides) ihren Vater, weil er an der Revolution teilgenommen habe, und glaubt die Trommel zu hören, welche seine Hinrichtung ankündigt. Diesem Zustand folgt stilles Hinbrüten mit gelegentlichem Aufschrecken. Menstruation unterdrückt, Bauch gespannt, Gesicht blaß, Arme kalt, Augen starr mit engen Pupillen, Puls langsam und kaum zu tasten. (6)
13. Spielen beim Rheumatismus die einzelnen Muskeln, z.B. der Unterschenkel, für das Auge sichtbar, als ob sie untereinander abwechselnd hüpften, wobei der eben hüpfende Muskel dem Patienten das Gefühl gibt, als würden die Nerven desselben mit glühenden Haken gezogen, so daß der Patient vor Schmerz dem Wahnsinn nah scheint, auch wirklich verwirrt spricht, so gebe man zwischen den Gaben von *Rhus-t.* zuweilen eine Gabe *Verat.* (4.25)
14. Leichtes Delirium. (1.8)
15. Ängstliches Delirium im Halbschlaf (19j. Frau, Gastroenteritis). (22.6)
16. In der Hitze schläfriges Dahinliegen mit untermischtem Phantasieren (Tertiana). (4.34)
17. Nachtunruhe, Phantasieren (mit katarrhalischen Luftwegssymptomen; 9. N.). (21.16)
18. Nächtliches Delirium (Schwellung der Sublingual- oder Submaxillardrüsen). (6)
19. Viel Phantasieren im Schlaf (18j. Mdch., Pneumonie). (21.13)
20. Starker Fieberanfall mit Delirien, das Kind schwatzt ganz verwirrt, will fort, ist höchst unruhig, wild,aufgebracht (5 1/2 j. Mdch., Typhoid). (4.30)
21. Stärkere Hitze, die anhielt, Durst unlöschbar, sucht die Bedeckungen von sich zu werfen, deliriert, Gesicht sehr rot, Kopf eingenommen (10j. Junge, Quotidiana). (4.32)
22. Koma oder heftiges Delirium (Gelbfieber). (4.28)
23. Mania furibunda. (2.2)
24. Manie, Tobsucht, Wut. (2.1)
25. Tägliche Anfälle von Wut (12j. Junge; unter *Verat.* Besserung, Heilung erfolgte unter *Stram.*). (4.9)
26. Sie lärmt und rast, fünf Männer können sie kaum bändigen; zerreißt ihre Kleider... . (6)
27. Häufig wechselt die akute Tobsucht mit stillbrütendem Verschlossensein. (8)
28. Bei Schizophrenie, auch als Zwischenmittel, wenn ein anderes Mittel konstitutionell angezeigt ist. (22.7)
29. Alterspsychose mit schweren Verwirrungszuständen und völliger Schlaflosigkeit (bei einem im Ruhestand lebenden Pfarrer; *Verat.* D12 heilte auch seine zugleich bestehende schwere Anämie). (19)
30. Mania puerperalis (abw. m. *Bell.*). (2.2)
31. Puerperalmanie; sie mußte an Händen und Füßen gebunden werden (30j. Frau). (21.17)
32. Religiöse Geistesverrückung. (2.2)
33. Größenwahnsinn. (35)
34. Wahnsinn mit unzüchtigen Reden und Geilheit. (2.2)
35. Närrisches Verhalten, während der Regel (*Minton*). (31)
36. Puerperalmanie: sie weinte, raste, fluchte und wollte jeden Mann küssen und mit ihm Geschlechtsverkehr ausüben; sie redete auch von religiösen Dingen und von den Freuden der Masturbation. (17.1)

37. Nymphomanie durch enttäuschte Liebe oder unbefriedigte Leidenschaft. (8)
38. Delirium tremens. (29)
39. Schwerer organischer Verfall, Zyanose, Turgorverlust der Haut, Untertemperatur, spitze Nase etc., „trotz dieser gewaltigen Störungen ist jedoch das Bewußtsein nur wenig getrübt, das Denkvermögen nicht so beeinträchtigt, daß es durch die Macht des Willens oder durch äußere Anregungen nicht in Tätigkeit erhalten werden könnte; Delirien sind entweder gar nicht oder nur in einem mäßigen Grade vorhanden" (Typhus). (4.29)

Eifersucht

1. Eifersucht. (39)
2. Eifersucht eines Mannes auf einen anderen Mann. (39)
3. Psychische Symptome durch Eifersucht, besonders bei charakterschwachen jungen Leuten, die leicht empört, egoistisch, Lügner und Glücksspieler sind. (39)
4. Geschwistereifersucht. Es sind empfindliche Patienten, die sich durch die Geburt eines Geschwisterchens verdrängt fühlen. Sie spüren, daß sie nicht mehr die ganze Liebe des Vaters für sich in Anspruch nehmen können, all die Ehre, die er ihnen zukommen lassen könnte. Wir hatten einen äußerst interessanten *Veratrum-album*-Fall. Der Patient sagte uns, daß der größte Streß in seinem Leben die Geburt seines Schwesterchens gewesen sei, als er sechs Jahre alt war. Das Ereignis hat sein Leben verändert und ihn zerstört. Er hat sich von der Geburt der Schwester nie erholen können. Die Schwester hatte ihm die Eigenschaft des Einzelkindes genommen, des bevorzugten Sohnes des Vaters. (30.2)
5. Depressiv und beängstigt, weil sie Priorin werden soll (eine Priorin muß im Team arbeiten, viel Macht an die Verwaltung delegieren, hat für sich allein nur wenig Macht), wofür sie einen Leitungsposten in der Klosterbibliothek aufgeben soll, wo sie viel reale Macht und Autonomie besitzt, da sie von ihrem Chef stets grünes Licht für ihre Initiativen bekommt; hat das Gefühl, dadurch ihre Freiheit zu verlieren, und fühlt sich diesem Posten nicht gewachsen (62j. Nonne). (34.2)
6. Zu Hause sehr eifersüchtig; in der Schule aber ist sie für ihr Schwesterchen eine perfekte kleine Mama; sie möchte in der Schule die Stelle der Mutter einnehmen (6j. Mdch., Sinusitis, Warzen an den Händen). (33)

Eigensinn

1. Eigensinnig; stur wie ein Esel. (39)
2. Schrullenhafte Menschen, Sonderlinge, in bezug auf Gedanken, Meinungen, Werturteile und Handlungen. (39)
3. Disposition zum Republikaner. (39) (Diese Angabe stammt aus dem späten 19. Jhdt., wo die meisten Staaten noch Monarchien waren. Es handelt sich also um einen Ausdruck des Wunsches, in der Politik mitreden zu wollen, statt nur zu gehorchen. vr)
4. Kann Ungerechtigkeit nicht ertragen (*Boger*). (31)
5. Autoritär. Will immer nur anordnen, niemals gehorchen. (39)
6. Sie weigert sich zu essen, sagt ständig nein, ist sehr widerspenstig (85j. Frau). (36.1)
7. Sie möchte als Priorin die Schwestern hinauswerfen (virer) können, die sich ihrer Autorität widersetzen, weiß aber nicht, wie sie das anstellen soll, da man sie dafür verantwortlich machen werde (62j. Nonne). (34.2)

Ekelgefühl (und Fehlen desselben)

1. Abneigung gegen warme Speisen, und als er sie aß, kein Genuß davon, obwohl er lange nicht gegessen hatte; jedoch Verlangen nach Obst. (1.2)
2. Widerwille gegen Melonen. (39)
3. Dargebotene Speisen weist sie zurück (38j. Frau, Manie). (4.1)
4. Speise nimmt sie nicht zu sich (32j. unverh. Frau, Manie). (4.1)
5. Verachtet (verweigert, vr) die Mutterbrust (11 Mon. altes Kind, Meningitis). (4.1)
6. Sie ißt und trinkt nicht, der Schlaf ist ganz von ihr gewichen (36j. Frau, agitiert-depressive Psychose). (4.28)
7. Geringer Appetit, Ekel beim Essen, Gähnen, Übelkeit (4. T.). (21.15)
8. Entschiedenster Widerwille gegen alles Essen – schon der Versuch erregte Ekel und Erbrechen – , weißbräunliche, dickbelegte Zunge, klagte über schleimigen, faden, vorzüglich aber süßen Geschmack; viele Mittel ohne Erfolg, nur die Zunge wurde reiner; verfiel an Kräften und Mut immer mehr. ... Die Klage, welche der Kranke ständig besonders akzentuierte, war der süße Geschmack (50j. Mann). (21.13)
9. Essen hat keinen Geschmack; Rauchen macht den Hals trocken, und er hat keinen Genuß davon; dabei Gier nach Essen; beim Essen Übelkeit, kann Nahrung nicht ohne Würgen hinunterbekommen. (6)
10. Er verschlingt seinen eigenen Kot. (1.3) *
11. Sie tut eklige Dinge: ißt ihre Nasenpopel und die Schorfe, die sie von ihren Warzen kratzt (6j. Mdch.). (33)

Empfindlichkeit (gegen Kritik, schlechte Nachrichten usw.)

1. Profuse Menstruation mit heftigen Schmerzen und Kollaps, nach freudiger und schmerzlicher Erregung (religiöser Art?) über die Ereignisse der Christnacht (19j. Mädchen). (22.3)
2. Beschwerden bzw. Geistessymptome durch religiöse Erregung (*Gentry*). (31)
3. Böse Folgen von Schreck (8); wenn die Furcht nach dem Schrecken zurückgeblieben ist (*Knerr*) (31).
4. Beeindruckbarkeit (*Gallavardin*). (31)
5. Reizbarkeit: leicht beleidigt, nimmt alles übel (*Phatak*). (31)
6. Leicht beleidigt; mag es nicht, wenn man sich über ihn lustig macht (13j. männl. Cockerspaniel, Ekzem). (37.1)
7. Reagiert unbeherrscht auf Tadel und bekommt am Tag darauf, nach schlafloser Nacht, eine linksseitige Gesichtslähmung (62j. Nonne). (34.2)

Erregbarkeit (durch Geräusche usw.)

1. Im Delirium sagen sie, die Leute sollen aus dem Zimmer gehen, da sie Lärm machen. (39)
2. Sie hatte zwei Tage im Bett bleiben müssen, während dieser Zeit nicht das leiseste Geräusch ertragen können... (Ösophaguskarzinom). (18)
3. Bei jedem Geräusch wird das Kind unruhig, erschrickt (6 Mon. alter Sgl., Typhoid). (4.30)
4. Schwatzhafte, ängstliche Erregtheit, rasch vorübergehend; dann schwerer Kollaps, ähnlich dem, wie er im Gefolge von Herzinfarkten auftritt. (20.2)
5. Sie fühlte sich sofort nach Einnahme besänftigt und ruhig, während sie zuvor höchst nervös gewesen war. (11.27)

6. Heftiger klopfender Zahnschmerz, der zum Wahnsinn treibt, bei nervösen erregbaren Patienten. (6)
7. Reizbarkeit / Erregbarkeit (irritability) der Sinne (Masern). (6)
8. Erregt, geschwätzig (5j. Junge, Typhoid). (6)
9. Allgemeine Symptome durch Erregung (29); Geistes- und Gemütssymptome durch Erregung (*Boger / Bönninghausen*). (31)

Fröhlichkeit, Lachen

1. Er ist übermunter, exzentrisch, ausgelassen. (1.2)
2. Ekstase (*v. Bönninghausen*); Überschwenglichkeit (*Jahr*). (31)
3. Hohe Röte und Hitze des Gesichts mit fortwährendem Lachen. (1.3)
4. Lachen mit Winseln abwechselnd. (1.3) *
5. Er singt ganz fröhlich und trällert, die Nacht. (1.3) *
6. Sie klatscht die Hände über dem Kopf zusammen und singt; dabei Husten ... (1.3) *
7. Macht närrische oder lächerliche Witze. (29)
8. Komödianten, Spaßmacher. (39)
9. Ist ein „Spaßvogel"; seit er begriffen hat, daß die Menschen lachen, wenn er auf einen Stuhl steigt und die Vorderpfoten auf den Tisch stellt, führt er diese „Nummer" regelmäßig vor (13j. männlicher Cockerspaniel, Ekzem). (37.1)
10. Kindisches Benehmen (*Phatak*). (31)
11. Fröhlichkeit, Scharfsinnigkeit. (1.8)
12. Schreien und fortwährendes Lachen während widersinniger, größtenteils unverständlicher Gespräche. (4.1)
13. Spricht lebhaft und anhaltend, mit unstetem, wildem Blick und fortwährend lächelnder Miene, dazwischen mit lautem Lachen...; lacht und schimpft (38j. Frau). (4.1)
14. Lächeln im Schlaf (*Kent*). (31)
15. Lacht oft (in der Puerperalmanie). (6)
16. Eine fröhliche Art von Aktivität oder Ruhelosigkeit; je weiter der Tag fortschreitet, desto lebhafter und fröhlicher (more joyous) wird sie; immer zufrieden und glücklich (4j. Mdch., Neurodermitis). (24)
17. Fröhliche Charaktere. (6)
18. Beschwerden durch unerwartete Freude. (39)
19. Ernsthaftigkeit, Ernst (29); lächelt niemals (*Kent*) (31).
20. Er floh alle Vergnügungen (der ehemalige Verwalter einer wichtigen Persönlichkeit; Melancholie nach Entlassung). (37.2)

Furcht (Gegenpol: Sorglosigkeit)

1. Furcht. (1.2)
2. Furcht und Folgen von Furcht. (7)
3. Furcht vor allem (85j. Frau). (36.1)
4. Furcht nach Ärger (*Boger / Bönninghausen*). (31)
5. Überwältigende Furcht, Panikattacken (*Boger / Bönninghausen*). (31)
6. Schreckhaftigkeit und Furchtsamkeit. (1.3) *
7. Furcht, Verzweiflung, Unruhe (Gelbfieber). (4.28)
8. Schreien und Umherlaufen, mit Gesichtsblässe und Furchtsamkeit. (1.3) *
9. Furchtsam und ängstlich in bezug auf eingebildete Dinge. (35)
10. Möchte sich verstecken, im Delirium (*O. Boericke*). (31)
11. Furcht vor Unglück (*Jahr*). (31)

12. Furcht, vergiftet zu werden (*Knerr*). (31) (Hergeleitet von der *Wahnidee*, vergiftet zu werden – siehe dort. vr)
13. Furcht vor den ihnen fremden Personen. (4.1)
14. Verzerrt das Gesicht widrig und sucht die sich ihr Nähernden mit den Händen abzuhalten. ... flieht hinter den Tisch (38j. Frau). (4.1)
15. Will den Arzt nicht sehen, er scheint ihr Furcht einzujagen (*Fayazuddin*). (31)
16. Furcht vor Geisteskrankheit, den Verstand zu verlieren (*O. Boericke*). (31)
17. Er befürchtet Ohnmacht. (1.8)
18. Bei der Ausleerung durch Stuhlgang eine Ängstlichkeit mit Furcht vor einem Schlagflusse. (1.2)
19. Furchtsamkeit, die sich mit öfterm Aufstoßen endigt. (1.3) *
20. Er ißt, aber ohne Bedürfnis; nach dem Genuß große Angst, will aufstoßen, kann aber nicht; bald erneuter Hunger, den er zu befriedigen fürchtet (35j. Mann, Chinasiechtum). (4.13)
21. Furcht, daß bei Abgang von Flatus oder beim Urinieren Stuhl entweichen könnte (*Fayazuddin*). (31)
22. Furcht vor unwillkürlichem (grünem, im Schwall kommendem, erschöpfendem) Stuhl (*Knerr*). (31) (Fürchtet, sich in die Hose zu machen. vr)
23. Furcht bei Diarrhoe (*Fayazuddin*). (31)
24. Furcht während der Menses (*Vithoulkas*). (31)
25. Furcht zu ersticken (Schwellung der Sublingual- oder Submaxillardrüsen). (6)
26. Lungenödem mit großer Furcht zu ersticken. (6)
27. Furcht während des Frostes (*Fayazuddin*). (31)
28. Furcht vor Krebs (*Fayazuddin*). (31)
29. Furcht, unheilbar zu sein (*O. Boericke*). (31)
30. Todesfurcht (Intermittens). (4.35)
31. Todesfurcht oder Apathie, bei Cholera asiatica. (6)
32. Furcht vor dem Tod, mit kaltem Schweiß auf der Stirn (*Knerr*). (31)
33. Furcht vor dem Tode und der Verdammnis. (7)
34. Furcht vor Bösem (evil). (29)
35. Furcht vor allem Schwarzen oder Dunklen (*Fayazuddin*). (31)
36. Furcht vor Dieben, Räubern. (29) (Bezieht sich auf einen nach Erwachen für wahr gehaltenen Traum von Räubern. vr)
37. Furcht, seine lukrative Stellung zu verlieren (*Gallavardin*). (31)
38. Furcht um seine gesellschaftliche Position. (29)
39. Befürchtet der jüngeren Schwester gegenüber zu kurz zu kommen (12j. Mdch., Morbus Crohn). (22.4)
40. Schwarzer (düsterer, depressiver – vr) Wahnsinn mit Verzweiflung und Lebensmüdigkeit, aus Furcht vor Demütigung oder Verlust der Stellung (*Gallavardin*). (31)
41. Beschwerden durch Antizipation, Erwartungsangst (*Boger / Bönninghausen*). (31)
42. Vorsicht (*Boger*). (31)
43. Feigheit. (29)
44. Mutig (29), Waghalsigkeit, Tollkühnheit (*Boger / Bönninghausen*) (31)
45. Hitze und Röte im Gesichte und Hitze der Hände, mit sorglosem, nur die nächsten Dinge um ihn herum achtendem Gemüte, bei Schreckhaftigkeit (n. 1 St.). (1.2)
46. Empfindung in seinem ganzen Wesen, als müßte es mit ihm nach und nach zu Ende gehen, doch mit Gelassenheit. (1.2)

47. Gemüt ruhig, klar und gesammelt, obgleich sie dachte, sie sei am Sterben (bei Kollapszustand). (11.27)
48. Er setzte, wie von einer inneren Ahnung getrieben, seinen nahen Tod, auf welchen er sich völlig resigniert gefaßt machte, auf einen bestimmten Tag fest. (23.1)

Gedächtnis

1. Vergeßlichkeit. (16)
2. Gedächtnisschwäche mit Schwindel (*Boger / Bönninghausen*). (31)
3. Das Gedächtnis verläßt ihn. (1.2)
4. Fast gänzlich vernichtetes Gedächtnis; er vergißt das Wort im Munde. (1.3)
5. Gedächtnisverlust für kurz zurückliegende Dinge (*Gallavardin*). (31)
6. Ängstliche Delirien, die sich um seine früheren Berufspflichten drehten: z.B. stand er nachts auf, um ein Begräbnis abzuhalten, war aber nicht imstande, sich richtig anzukleiden, derart, daß er die Kleidungsstücke verwechselte und bald auch nicht mehr wußte, was er überhaupt wollte; auch sah er frühere weltanschauliche Gegner vor sich und bemühte sich ständig, diese zu überzeugen, wobei sich seine Gedanken stets völlig verwirrten. Das Gedächtnis war für die Ereignisse der jüngst vergangenen Zeit ganz aufgehoben, auch für die frühere Zeit unsicher (im Ruhestand lebender Pfarrer, Alterspsychose). (19)
7. Gutes Gedächtnis. (29)

Gedanken, Denkvermögen

1. Abneigung zu denken. (29)
2. Kopf schwer, gedrückt, gedankenlos (3. T.). (21.16)
3. Mittags ungewöhnliche Schläfrigkeit, so arg, daß der Kopf beim Gespräch und selbst bei angestrengter Nötigung zu sprechen herabsinkt, die Augenlider zufallen; die Gedanken schwinden (7. T.). (21.15)
4. Nachmittags große Mattigkeit, Schwindel, schwerer Kopf, befangen (– der Kopf, vr) und schweres Nachdenken, zerstreut (1. T.). (21.16)
5. Wenn er beschäftigt ist, ist der Kopf heiter, aber wenn er nichts zu tun hat, ist er wie verdutzt, kann nicht recht denken und ist still und in sich gekehrt (n. 2 u. 15 St. (1.9)
6. Dumpfheit, geistige Trägheit: durch feuchte Luft, feuchtes Klima (29); durch Alkohol (*Knerr*), durch Magenstörungen (*Knerr*), während des Schweißstadiums (*Boger / Bönninghausen*). (31)
7. Im Grimmdarm scheint ihm der Sitz seiner Krankheit; wenn die Speisen dahin gelangen, bekommt er 2 volle Stunden ein Schieben und Scharren in dieser Gegend, wodurch der ganze Körper, Kopf und Denkkraft in solche Untätigkeit versetzt werden, daß er dann glaubte, er höre auf zu sein. Werde er in diesem Zustand durch etwas gereizt, erweckt, so gehe es bald vorüber, dauere sonst aber 24 Stunden mit folgendem ermattendem Schweiß. Durch Sprechen werde das Mißgefühl auch erregt (35j. Mann, Chinasiechtum). (4.13)
8. Redeunlust, muß sich Mühe geben zu antworten; er kann weder das Gehörte recht auffassen, noch beurteilen und findet zur Antwort die Gedanken nicht (2. T.). (21.16)
9. Der Verstand verläßt ihn. (1.2)
10. Schwäche des Verstandes. (16)
11. Statt des Irrsinns (der sich spontan gelegt hatte) völlige Teilnahmslosigkeit; sie verrichtet ihre Arbeiten wie mechanisch und ohne Nachdenken, muß an des Allerge-

wöhnlichste und Alltäglichste erinnert werden, denkt außerordentlich langsam, ißt sehr langsam und wenig; nachmittags schlechter (17j. Mdch.). (21.19)
12. Es will keine Arbeit gelingen; Gedanken wie verwirrt (2. T.). (21.16)
13. Ideenmangel. (1.2)
14. Geistige Arbeiten wollen in der Dauer nicht vorwärts; es tritt bald ein Ideenmangel ein. (1.4)
15. Geistige Erschöpfung, „brain-fag" (*Boger / Bönninghausen*); nach Aufregung (*Mezger*); während des Schwindels (*O. Boericke*); durch Verletzungen, Traumen (*P. Schmidt*). (31)
16. Den ganzen Tag eine gewisse Gleichgültigkeit, so daß er öfters die Stirne rieb, um sich deutlich zu besinnen und seine Gedanken zu fassen. (1.8)
17. Blödsinn. (2.1)
18. Dumm und stolz – je stolzer, um so dümmer. (39)
19. Grübeln wechselt ab mit Schreien und Kreischen. (7)
20. In Gedanken versunken (*Boger / Bönninghausen*). (31)
21. Überempfindlichkeit, erhöhte Geisteskraft. (1.2)
22. Fröhlichkeit, Scharfsinnigkeit. (1.8)
23. Zur Schärfung des Verstandes für intelligente Gesunde, welche viel studieren (mentis segnities et sanis hominibus, studio litterarum deditis, ad acuendum ingenium) (*Plinius*). (2.1)
24. Verlangen nach geistiger Arbeit (*Jahr*). (31)
25. Intellektualität (*Boger*); Theoretiker, Klugschwätzer (39).
26. Intelligent, aber sehr hochmütig. (39)
27. Intelligent, aber sehr naiv. (39)
28. Frühreife (*Morrison*). (31)
29. Nachts anhaltende, lebhafte Ideen, die sich in den verschiedensten Gestalten aufdrängen, aber von einem einzigen fixen Thema beherrscht sind (n. C30; 3. N.). (21.16)
30. Monomanie, fixe Idee (*Jahr*). (31)
31. Schrullenhafte Menschen, Sonderlinge, in bezug auf Gedanken, Meinungen, Werturteile und Handlungen. (39)
32. Gelehrte Spezialisten, die sich in einen begrenzten Teil des Ganzen immer tiefer eingraben, ohne Weitblick und Geistesgröße zu haben. (39)
33. Seltsame Gedanken (*Gallavardin*). (31)
34. Zählt andauernd (*Vithoulkas*). (31)
35. Erotische Phantasien (denkt immer nur daran, vr) (*Vithoulkas*). (31)
36. Traditionelle Vorurteile bezüglich der Familie, der gesellschaftlichen Schicht, Rassenzugehörigkeit oder Nation. (39)
37. Völliges Fehlen progressiven Denkens. (39)
38. Keine schöpferische, erfinderische Begabung. (39)
39. Er konnte wegen allzu großer Lebhaftigkeit des Geistes vor Mitternacht nicht einschlafen, zwei Nächte hintereinander; dabei ein unleidliches Hitzgefühl im Bette (suchte sich zu entblößen), mit unruhigem Hin- und - Herwerfen. (1.4)
40. Allgemeine Kraftlosigkeit des Körpers, als hätte er nicht ausgeschlafen, bei übrigens lebhaftem Geiste (früh). (1.9)
41. Schwerer organischer Verfall, Zyanose, Turgorverlust der Haut, Untertemperatur, spitze Nase etc., „trotz dieser gewaltigen Störungen ist jedoch das Bewußtsein nur wenig getrübt, das Denkvermögen nicht so beeinträchtigt, daß es durch die Macht

des Willens oder durch äußere Anregungen nicht in Tätigkeit erhalten werden könnte;..." (Typhus). (4.29)

42. Leute, die in gesundem Zustand unvernünftig sind und vernünftig werden, wenn sie krank sind. (39)

Gesellschaft

1. Temperament gleichgültig, widerlich (d.h. abweisend – vr) (35j. Mann, Chinasiechtum). (4.13)
2. Auf sich selbst konzentriert und schweigsam. (39)
3. Brütet; in einer Ecke sitzend, schlimmer abends (*Allen*). (31) (Rubrik nicht bestätigt. vr)
4. Stundenlang saß er und betrachtete, starr und still, seine Mutter oder irgendeine andere in der Nähe befindliche Person (30j. Mann, Psychose). (36.1)
5. Abneigung gegen Ehemann und Kinder; möchte das Haus verlassen (Halluzinose nach schwerer körperlicher Erkrankung). (6)
6. Abneigung gegen Gesellschaft (*Knerr*); liebt die Einsamkeit (*Jahr*). (31)
7. Im Delirium sagen sie, die Leute sollen aus dem Zimmer gehen, da sie Lärm machen. (39)
8. Entfremdet, im Klimakterium (*P. Schmidt*). (31)
9. Halluzinationen, das Zimmer schien ihr voller Leute zu sein, die sich zusammendrängten, so daß gar kein Platz mehr war; jede Erscheinung stellte eine bestimmte Person dar und leistete ihr stundenlang Gesellschaft; sie sah Gestalten neben sich sitzen und unterhielt sich mit ihnen; Schein und Wirklichkeit konnten nicht immer unterschieden werden. (6)
10. Nacht sehr unruhig, mit stetem Herumbewegen, Auffahren im Halbschlummer, Phantasieren, Erschrecken, Furcht, will nicht allein sein (5 1/2 j. Mdch., Typhoid). (4.30)
11. Kopf heiß und schweißbedeckt; Kinder reiben den Kopf, können es nicht ertragen, alleingelassen zu werden; sie legen die Hände an den Kopf (Typhoid). (6)
12. Kann es nicht ertragen, alleingelassen zu werden. (6)
13. Beschwerden durch Alleinsein (*Boger / Bönninghausen*). (31)
14. Fühlt sich verlassen. (29)
15. Verlangt nach noch mehr Aufmerksamkeit als sonst (Erstreaktion nach *Veratrum*; 4j. Mdch., Neurodermitis). (24)
16. Verlangt nach menschlicher Gesellschaft, heult, wenn man ihn allein läßt, sogar dann, wenn andere Hunde zugegen sind. Man muß sich mit ihm beschäftigen. Wird andererseits wütend, wenn die Nachbarhunde auf das Grundstück seines Herrn kommen. Auf der Jagd greift er andere Hunde, die sich ihm nähern, an. Das Zuhause ist ihm sehr wichtig; obwohl er gern wegläuft, kommt er stets von sich aus nach höchstens zwei Stunden wieder, und auch wenn die Familie mit ihm unterwegs ist, geht er nie auf weite Entdeckungsreisen. Das Allerschlimmste für ihn wäre es, ihn nachts allein vor der Tür zu lassen (13j. männlicher Cockerspaniel, Ekzem). (37.1)

Gesichtsausdruck

1. Gesicht mager (thin), mit ängstlichem Ausdruck, Augen von schwarzen Ringen umgeben. (11.10)
2. Gesicht bleich, Augen hohl, abgespannt, tiefes Leiden bekundend (junge Frau, Metritis nach Abortus). (21.18)
3. Gesicht erst blaß und fahl, dann grünlich..., Augen trüb und glanzlos (20j. Mann, Schockzustand bei Gastroenteritis). (13)

4. Gesicht eingefallen ohne Spur von Röte, blau um die Augen, Todesangst ausdrückend (*Lobethal*). (4.16)
5. Gesicht spitz, totenähnlich, hippokratisch. (6)
6. Kalt wie Eis; Atem und Zunge kalt; große Schwäche; verzerrtes Gesicht mit Ausdruck des Schreckens (Verletzungsschock). (6)
7. Verzerrtes hippokratisches Gesicht, anhaltender Singultus, ängstliches ruheloses Umherwerfen (Cholera). (6)
8. Raserei; das verzerrte, bleiche Gesicht, der wilde drohende Blick, das aufgelöste, ungekämmt herabhängende Haar, das Grinsen, das Ausstoßen von fast tierischen Tönen machten einen erschütternden Eindruck (32j. unverh. Frau; Heilung der Manie unter *Tct. Veratri*, jedoch später Tod durch Wassersucht – war es eine Manie bei Hypothyreose? vr). (4.1)
9. Gesicht verzerrt (Manie). (6)
10. Risus sardonicus. (6)
11. Irrer Starrblick, blaßbläuliches Gesicht mit Schweißperlen (Dysmenorrhoe, 19j. Mdch.). (22.3)
12. Irrer Blick, eiskalter Körper, Gesicht tiefblau (religiöser Wahnsinn, 64j. Frau). (22.3)
13. Sie redete (nach mehreren Gaben *Verat.*) ganz vernünftig und verrichtete ihre Geschäfte. Nur war noch ein gewisser wilder Blick und eine eigne, unregelmäßige Schnelligkeit im Reden zurückgeblieben,was sich bei fortgesetztem Gebrauch des Mittels in kleinen Gaben (täglich 1 Gran) verlor (30j. Frau, Puerperalmanie). (21.17)
14. Halbgeschlossene Augen, die ihm den Ausdruck ständiger Schläfrigkeit verleihen (13j. männl. Cockerspaniel, Ekzem). (37.1)

Gier, Suchtverhalten (Gegenpol: Bedürfnislosigkeit)

1. Anorexie, fortschreitende Appetitlosigkeit, bei jungen Mädchen oder hysterischen Menschen. Junge Mädchen sterben, weil sie nichts essen wollen. (39)
2. Wahnsinn mit Gefräßigkeit, anhaltend oder abwechselnd mit Nahrungsverweigerung. (39)
3. Gourmand, Vielfraß. (29)
4. Vielfraß; einmal hat er drei Kilo Hackfleisch gefressen und war danach mehrere Tage lang krank, ohne jedoch zu erbrechen. Er erbricht selbst nach den größten Freßexzessen nie. Seine eigene Mahlzeit frißt er hastig, um danach anderen Hunden die ihrige wegfressen zu können. Klaut gern Speisen (13j. männl. Cockerspaniel, Ekzem). (37.1)
5. Starkes Hungergefühl, morgens (mehrere Tage). (21.14)
6. Hunger während der Übelkeit, obwohl er zehn Tage lang alles gleich nach Essen erbrochen hat (5j. Junge). (6)
7. Gefräßiger Appetit (nach Typhoid). (6)
8. Ungeheurer, kaum zu stillender Heißhunger, in der Rekonvaleszenz von einem Gehirnleiden (9j. Kind). (4.10)
9. Klagt über Magenweh, aber ißt, trinkt und schläft dabei viel. (28)
10. Hunger bei Durchfall oder zwischen den Anfällen von Erbrechen. (6)
11. Anfälle von Bulimie, heftig, aber kurzdauernd, selbst kurz nach einer vollen Mahlzeit, besonders nach Bewegung im Freien; wenn die Gier nicht sofort befriedigt wird, befällt sie eine große Schwäche, Übelkeit und Erbrechen, Dunkelheit vor Augen und Ohrenklingen; sie wird schwindlig, die Hände zittern, sie rast (raves) und fällt zuletzt in eine tiefe Bewußtlosigkeit. Die Attacke kann zu Beginn durch Auf-

nahme von ein wenig Nahrung verhindert werden. Ihr geht ein Wärmegefühl und Prickeln in den Fingern und Zehen sowie Zucken der Gesichtsmuskeln voraus. (6)

12. Unauslöschlicher Durst. (11.10)
13. Großer Durst auf Eiswasser oder Begierde nach Eis (Zerebrospinalmeningitis, Hydrozephaloid). (6)
14. Der Durst auf kalte Getränke ist kaum zu stillen (Zahnschmerz). (6)
15. Brennender Durst; giert nach Eiswasser, das sogleich nach dem Trinken wieder erbrochen wird. (8)
16. Verlangen nach Saurem (1 1/2 J. altes Mädchen, Brechdurchfall). (4.20)
17. Anhaltendes und sehr gieriges Verlangen nach sauren Gurken. (1.28)
18. Verlangt nur nach kalten Speisen, Hering, Sardinen, Obst. (1.5)
19. Verlangt ausschließlich nach kalten Speisen, oder nach sauren Getränken, saftigen Früchten und Salz. (8)
20. Puerperalmanie: religiöse Melancholie oder Nymphomanie, mit Verlangen, jeden zu umarmen, selbst unbelebte Gegenstände („embrace" bedeutet „umarmen", aber auch „koitieren", vr); viel Durst auf kaltes Wasser, ständige Begierde nach kühlen und erfrischenden Dingen. (6)
21. Immer Hunger und großes Verlangen auf Obst, das aber nicht verschlimmert (12j. Mdch., Morbus Crohn). (22.4)
22. Aus Hungergefühl raucht er Tabak, gegen sonstige Gewohnheit; am nächsten Vormittag mißmutig, zum Arbeiten gar nicht aufgelegt, blöde (vom Tabak? 28. T.). (21.14)
23. Alkoholismus (*Boger / Bönninghausen*). (31)
24. Umherlaufen, Sucht (Verlangen) zu entfliehen. (4.1)
25. Will im Bett bleiben, wegen sexueller Erregung (*Knerr*). (31) (Um zu masturbieren? vr)
26. Junge Menschen lassen sich leicht zum Glücksspiel verleiten. Sie spielen allerdings nicht um Geld, sondern vergeuden nur ihre Zeit. (39)
27. Gier, Habsucht (*P. Schmidt*). (31)
28. Menschen, die viel verdienen, das Einkommen aber um so mehr verschwenden, je mehr sie einnehmen; sie verstehen es nicht, Kapital zu erarbeiten. (39)
29. Hält sich für auserwählt / erhaben (distinguished); verschwendet sein Geld; Stolz auf seine (gesellschaftliche) Position. (6)
30. Verschwendungssucht: sie hat das Vermögen verschwendet, das sie mit ihrem Ehemann teilte, und dadurch kam es zu Ehescheidung und Konkurs. (22.7)
31. Lügt und verschwendet Geld, bei hoher Intelligenz (Schizophrenie, durch *Verat.* und *Tub.* gebessert). (22.7)
32. „Ich erlebe es als etwas Besonderes, mich einem Großen, dem Herrn (Gott), übergeben zu haben. Das liegt in meinem Temperament begründet, ich kaufe immer nur große und schöne Sachen." (Nonne, die einen leitenden Posten in der Bibliothek ihres Klosters innehatte; ihr Vorgesetzter akzeptierte „alle ihre gerechtfertigten Anschaffungen"; als sie diesen Posten verlassen sollte, wurde sie depressiv.) (34.2)
33. Sie gibt in unüberlegter Weise hohe Spenden an die Kirche und zahlt ihrer Ärztin immer das doppelte Honorar; zugleich hat sie aber Angst, zu wenig Geld zu haben (80j. Frau, chron. Diarrhoe). (36.11)
34. Die Mutter kann sie nicht mehr in die Stadt mitnehmen, weil sie immer alles anschauen will; sie will nichts haben, nur alles ansehen (4j. Mdch., Neurodermitis). (24)
35. War bescheiden und anspruchslos (Heilwirkung; 64j. Frau, relig. Wahnsinn). (22.3)

Gleichgültigkeit

1. Den ganzen Tag eine gewisse Gleichgültigkeit, so daß er öfters die Stirne rieb, um sich deutlich zu besinnen und seine Gedanken zu fassen. (1.8)
2. Temperament gleichgültig, widerlich (d.h. abweisend – vr) (35j. Mann, Chinasiechtum). (4.13)
3. Teilnahmslosigkeit und Gleichgültigkeit (17j. Frau, Cholera; *Reubel*). (4.16)
4. Apathisches Daliegen (23j. Frau, Typhoid). (4.29)
5. Still, apathisch, bis der Schweiß ausbricht (Intermittens). (4.35)
6. Das 6 Monate alte Kind lag ruhig / still (quiet) und stumpf da; blasses Gesicht; nach Erbrechen kaltfeuchte Stirn. (6)
7. Todesfurcht oder Apathie, bei Cholera asiatica. (6)
8. Ängstlich, unruhig, leicht erschreckt, wimmernd, weinend, apathisch, Delirium, blaues Gesicht (Typhoid). (6)
9. Statt des Irrsinns (der sich spontan gelegt hatte) völlige Teilnahmslosigkeit; sie verrichtet ihre Arbeiten wie mechanisch und ohne Nachdenken, muß an des Allergewöhnlichste und Alltäglichste erinnert werden, denkt außerordentlich langsam, ißt sehr langsam und wenig; nachmittags schlechter (17j. Mdch.). (21.19)
10. Gleichgültigkeit: tagsüber; beim Fieberfrost; im Fieber; gegen Entblößung ihres Körpers; gegen Äußerliches (29); gegen alles (*Jahr*) (31).
11. Gleichgültigkeit gegen alles, was sie umgibt, selbst gegen den Verlobten völlig interesselos (28j. Mdch.). (21.19)
12. Erkennt niemanden, nimmt von nichts Notiz..., antwortet nicht, wenn angesprochen; wünscht nichts (Puerperalmanie). (6)
13. Gleichgültigkeit: hat keine Wünsche, Untätigkeit des Willens (*Knerr*). (31)
14. Seit einem Monat gab er alles weg, sein Geld, sein Auto, seine persönlichen Besitztümer; er lebte wie ein Landstreicher (30j. Mann, Psychose). (36.1)

Hysterie

1. Hysterie. (29)
2. Hysterisches Gelächter (*Boger / Bönninghausen*). (31)
3. Hysterische Geistesstörungen, Dysmenorrhoe, Durchfall und Erbrechen, bei pubertierenden Mädchen. (7)
4. Nervöser Kopfschmerz bei jeder Periode, bei Mädchen und hysterischen Frauen. (6)
5. Laut bellender Husten bei Hysterie. (6)
6. Konvulsionen: im Kindbett; durch religiöse Erregung ausgelöst; hysterisch; bei Kindern; ... Synkope nach den Krämpfen. (6)
7. Affektiert: in Worten und Ausdrücken; in Gesten und Handlungen (*Gallavardin*). (31)

Konzentration

1. Den ganzen Tag eine gewisse Gleichgültigkeit, so daß er öfters die Stirne rieb, um sich deutlich zu besinnen und seine Gedanken zu fassen. (1.8)
2. Geistesabwesenheit. (29)
3. Tagträumen (*Boger / Bönninghausen*). (31)
4. Konzentration gut (*Jahr*). (31)
5. Auf sich selbst konzentriert und schweigsam. (39)

Launenhaftigkeit

1. Sprunghafter / launenhafter / heftiger (fitful) Gemütszustand. (6)

2. Geistessymptome alternieren mit anderen Geistessymptomen (*Boger*). (31)
3. Launenhafter Phantast, Mensch mit überspannten Ideen, der seinen Geschmack und seine Neigungen ständig ändert. (39)
4. Flatterhaftes Wesen. (38)
5. Unbeständigkeit. (39)

Lesen, Lernen, Schreiben, Studieren

1. Zur Schärfung des Verstandes für intelligente Gesunde, welche viel studieren (mentis segnities et sanis hominibus, studio literarum deditis, ad acuendum ingenium (*Plinius*)). (2.1)
2. Verlangen nach geistiger Arbeit (*Jahr*). (31)
3. Abends (nach Suppeessen) unaufgelegt, matt, alle Arbeit widert ihn an, besonders geistige, bei großer Unruhe darf er nicht lesen, der Kopf wird schwer, schmerzhaft, er schläft betäubt ein (2. T.). (21.16)
4. Die sonst große Lust zu jeder geistigen Beschäftigung war verloren (50j. Mann, Dyspepsie). (21.13)
5. Geistige Arbeiten wollen in der Dauer nicht vorwärts; es tritt bald ein Ideenmangel ein. (1.4)
6. Unfähigkeit, geistige Arbeit zu vollbringen. (39)

Liebe, Zuneigung

1. Beschwerden durch Kummer, Leid, Sorge (29); Geistes- und Gemütssymptome durch unglückliche Liebe (*Hering*) (31).
2. Unentschlossenheit zu heiraten. (39)
3. Amouröse Neigungen, bis zum Liebeswahnsinn. (39)
4. Sexuell übererregte Mädchen sind vom Gedanken an Heirat besessen. (39)
5. Bei der Regel Anlehnungs- und Zärtlichkeitsbedürfnis ohne sexuelle Betonung, vor der Regel sexuelles Verlangen, bei einer sonst sexuell zurückhaltenden Frau (Cephalgien). (22.1)
6. Zärtlichkeit. (39)
7. Sie umarmt jeden, der ihr begegnet. (39)
8. Ein sonst wildes, aggressives Kind fällt anfallsweise jedem um den Hals, um ihn oder sie zu küssen, und ist im Kindergarten den anderen Kindern mit dieser Küsserei lästig gefallen (hyperkinetisches Syndrom). (23.2)
9. Puerperalmanie: religiöse Melancholie oder Nymphomanie, mit Verlangen, jeden zu umarmen, selbst unbelebte Gegenstände („embrace" bedeutet „umarmen", aber auch „koitieren", vr); viel Durst auf kaltes Wasser, ständige Begierde nach kühlen und erfrischenden Dingen. (6)
10. Herzlich, liebevoll, zärtlich. (29)
11. Sanft wehmütige Stimmung bis zum Weinen (n. 24 St.). (1.2)
12. Milde. (29)

Musik, Singen, Tanzen

1. Er singt ganz fröhlich und trällert, die Nacht. (1.3) *
2. Sie klatscht die Hände über dem Kopf zusammen und singt; dabei Husten ... (1.3) *
3. Abwechselnd singt sie abgebrochen und wild, versinkt dann in Stille und läßt den Kopf herabhängen (32j. unverh. Frau). (4.1)
4. Ein Melancholiker verfiel in Tobsucht, sang und pfiff die schönsten Melodien, von

denen er nach seiner Genesung nichts mehr wußte (*Bell.* und *Stram.* halfen nicht; auf *Verat.* C1 Heilung). (4.7)
5. Wenn sie die Glocken läuten hörte oder andere sinnliche Eindrücke bekam, wurde sie ganz närrisch und tanzte so lange herum, bis sie mit Gewalt zur Ruhe verwiesen wurde (30j. Frau, Puerperalmanie). (4.2)
6. Singt (in der Puerperalmanie). (6)
7. Singt unzüchtige Lieder. (7)
8. Singt, pfeift und lacht. (8)

Orientierungsstörungen

1. Seine Besinnung ist nur wie im Traum. (1.2)
2. Er kennt die Anverwandten nicht. (1.3) *
3. Erkennt niemanden, nimmt von nichts Notiz (Puerperalmanie). (6)
4. Der *Veratrum*-Patient ist sich oft im unklaren über seine Identität. Er hält sich für Christus oder für Johannes den Täufer oder einen Auserwählten, gesandt, um die Welt zu retten. ... Er nimt die Sinnestäuschung nicht wahr, (der er unterliegt), weil er eine ganz falsche Vorstellung von seiner eigenen Identität hat. Er ist überzeugt, der zu sein, für den er sich hält, und niemand kann ihm das ausreden. (12)
5. Mildes Delirium; kalt am ganzen Körper, bei offenen Augen, mit heiterem, zuweilen lächelndem Gesichte, schwatzt er von religiösen Dingen und von zu erfüllenden Gelübden, betet, und glaubt anderswo als zu Hause zu sein (n. 1 St.). (1.2)
6. Verliert seinen Weg in wohlbekannten Straßen (*Flury*) (31); gewohnte Dinge scheinen fremd (29).

Reizbarkeit

1. Er redet nicht, außer wenn er gereizt wird, dann schimpft er. (1.2)
2. Reizbarkeit. (16)
3. Gemüt gereizt, zum Ärger geneigt über jede Störung bei der Arbeit (28. T.). (21.15)
4. Gemüt ungeduldig, gedrückt, gereizt bei jeder Arbeit, die nicht vonstatten gehen will, mit Ermattung (2. T.). (21.16)

Religion, Störungen im Zusammenhang mit der

1. Schrullenhafte Menschen, Sonderlinge, in bezug auf Gedanken, Meinungen, Werturteile und Handlungen. (39)
2. Religiöser Wahnsinn. (39)
3. Seit einem Monat gab er alles weg, sein Geld, sein Auto, seine persönlichen Besitztümer; er lebte wie ein Landstreicher. Stundenlang saß er und betrachtete, starr und still, seine Mutter oder irgendeine andere in der Nähe befindliche Person. Zwei Jahre zuvor hatte man ihn bei einer Festivität körperlich angegriffen, was einen Knochenbruch zur Folge hatte; seitdem waren seine Geschäfte schlecht gegangen; er engagierte sich (darum? vr) in humanitären Anliegen und redete viel von Buddha. Mehrere Gaben *Verat.* XM gaben ihm sein normales Verhalten zurück; er geht wieder arbeiten (30j. Mann). (36.1)
4. Exaltierter Zustand religioser Raserei, glaubt, der auferstandene Christus zu sein; schreit und kreischt (screeches), bis er blau im Gesicht wird; Kopf eiskalt, kaltschweißig; ruft zur Buße auf. (7)
5. Konvulsionen durch religiöse Erregung. (8)
6. Religiöses oder erhabenes Delirium. (6)

7. Mildes Delirium; kalt am ganzen Körper, bei offenen Augen, mit heiterem, zuweilen lächelndem Gesichte, schwatzt er von religiösen Dingen und von zu erfüllenden Gelübden, betet, und glaubt anderswo als zu Hause zu sein (n. 1 St.). (1.2)
8. Der Wutanfall ging in religiöse Stimmung mit Deklamieren geistlicher Lieder über (am 1. Tag n. *Verat.* C12; 12j. Junge, welcher später durch *Stram.* geheilt wurde). (4.9)
9. Er betete stundenlang, auf den Knien liegend, so laut, daß man ihn noch Häuserblocks weiter hören konnte (Wahnsinn). (7)
10. Sie betet viel und glaubt, Gott habe sie erhört und ihre Tochter von einem Krebs geheilt (80j. Frau, chron. Diarrhoe). (36.1)
11. Dämonomanie. (2.1)
12. Glaubt sich (von Dämonen) besessen (*Boger / Bönninghausen*). (31)
13. Sie sieht stets den Teufel in ihrer Nähe (17j. Mdch.). (21.19)
14. Melancholia religiosa mit Delirien. (2.2)
15. Betet, flucht und schreit abwechselnd. (8)
16. Puerperalmanie: religiöse Melancholie oder Nymphomanie, mit Verlangen, jeden zu umarmen, selbst unbelebte Gegenstände („embrace" bedeutet „umarmen", aber auch „koitieren", vr); viel Durst auf kaltes Wasser, ständige Begierde nach kühlen und erfrischenden Dingen. (6)
17. Puerperalmanie: sie weinte, raste, fluchte und wollte jeden Mann küssen und mit ihm Geschlechtsverkehr ausüben; sie redete auch von religiösen Dingen und von den Freuden der Masturbation. (17.1)
18. Angst, wie nach Begehen einer bösen Tat, schlimmer abends und nach dem Essen (dinner). (6)
19. Redet viel von religiösen Dingen; betet; ist skrupulös / übergewissenhaft (overconscientious). (6)
20. Sie spricht viel von religiösen Dingen, verzweifelt am Seelenheil; zuweilen Suizidtendenz aus religiöser Verzweiflung; glaubt, sie habe ihre Gelübde verletzt, und daß ihre Seele aus diesem Grunde auf ewig verdammt sei. (17.3)
21. Furcht vor dem Tode und der Verdammnis. (7)
22. Verzweiflung am Seelenheil, mit unterdrückten Menses. (6)
23. Einige Jahre lang Morgendurchfall, mit Verzweiflung am Seelenheil. (6)
24. Zweifelt an „der Seelen Seligkeit" (soul´s welfare). (29)
25. Schlaflosigkeit; Gesicht verzerrt; weint; betet, sagt, es sei ein Geheimnis und ein Unglück (misfortune); weigert sich zu reden, macht nur Bewegungen mit den Händen; dreht die Hände im Kreis herum, sagt dabei, sie müsse sich Kraft geben (strengthen herself), und danach werden die Bewegungen heftiger; klagt über Staub im Hals; glaubt sich im Himmel und im Gespräch mit Gott zu befinden (Manie). (6)
26. Er phantasierte fortwährend Tag und Nacht von religiösen Dingen, vom Himmel und seinen Bewohnern. (23.1)
27. Ruft zur Buße auf, predigt, heult, singt unzüchtige Lieder, entblößt sich. (7)
28. Sie hielt durchs Fenster ihrer Kammer, in welche sie eingesperrt war, Bußpredigten, bis dieses mit Brettern vernagelt wurde; mußte 20 Jahre lang so eingesperrt bleiben (64j. Frau). (22.3)
29. Diese Menschen stehen an den Hausecken und fordern die Passanten auf: „Bereue, bereue!" (26)
30. Rivalität (Eifersucht, Neid, Haß) zwischen Mitgliedern der gleichen Religionsgemeinschaft, z. B. zwischen ultramontanen und liberalen Katholiken. (39)

31. Ängstliche Delirien, die sich um seine früheren Berufspflichten drehten...; er sah frühere weltanschauliche Gegner vor sich und bemühte sich ständig, diese zu überzeugen, wobei sich seine Gedanken stets völlig verwirrten (im Ruhestand lebender Pfarrer, Alterspsychose). (19)
32. Unfähigkeit zu meditieren. (39)
33. Eine 62j. Nonne konnte (trotz der Tatsache, daß sie ein Leben lang mit diesem religiösen Mysterium umgegangen war) die Vorstellung des Jesuskindes in der Krippe, seiner Kleinheit und „Lächerlichkeit", also die „Narrheit der Selbsterniedrigung des Fleischgewordenen Wortes" (*Fayeton*) nicht ertragen; es gelang ihr in ihrer Betrachtung nie, sich vorzustellen, daß sie die Krippe erreicht, sie stellte sich immer nur vor, hinter dem Stern von Bethlehem herzuwandern. (34.2)
34. Wenig Ehrfurcht (Gottlosigkeit?). (39)

Ruhelosigkeit

1. Geschäftige Unruhe. (1.2)
2. *Veratrum album* hat ebensoviel Aktivität und Unruhe wie *Stramonium* und *Tarantula,* und mehr als *Hyoscyamus.* (12)
3. Ruhelose Kinder (*Vithoulkas*). (31)
4. Sehr unruhig, besser durch Getragenwerden (Cholera infantum). (6)
5. Einige Kinder wollen nicht nur schnell herumgeführt werden, sondern wollen ständig von einem Zimmer zum nächsten und dann wieder zum nächsten geführt werden (getragen werden? Evtl. unklare Übersetzung. vr). Das sind die *Veratrum-album*-Kinder. (26)
6. Sehr ruheloses Kind, immer „in action", keine störende Art von Unruhe, sondern eine fröhliche Aktivität (4j. Kind, Neurodermitis). (24)
7. Vollbild des Hyperkinetischen Syndroms, so auffällig, daß er in der ersten Klasse in die Sonderschule umgeschult werden mußte, wild, aggressiv. (23.2)
8. Unruhe im Sitzen (12j. Mdch., Morbus Crohn). (22.4)
9. Gemütsunruhe, Beklommenheit und Beängstigung (n. 1 St.). (1.8)
10. Übel und blöde, öfters am Tage; unruhig; verstimmt (1. T.). (21.15)
11. Abends (nach Suppeessen) unaufgelegt, matt, alle Arbeit widert ihn an, besonders geistige, bei großer Unruhe darf er nicht lesen, der Kopf wird schwer, schmerzhaft, er schläft betäubt ein (2. T.). (21.16)
12. Er konnte wegen allzu großer Lebhaftigkeit des Geistes vor Mitternacht nicht einschlafen, zwei Nächte hintereinander; dabei ein unleidliches Hitzgefühl im Bette (suchte sich zu entblößen), mit unruhigem Hin- und Herwerfen. (1.4)
13. Nachst sehr unruhig, mit stetem Herumbewegen, Auffahren im Halbschlummer, Phantasieren, Erschrecken, Furcht, will nicht allein sein (5 1/2 j. Mdch., Typhoid). (4.30)
14. Er stöhnt, ist außer sich, weiß sich nicht zu lassen (n. 2, 3 St.). (1.2)
15. Weinen wegen heftiger Unruhe; nachmittags (30j. Frau, Husten). (21.13)
16. Öftere Anfälle: Herumlaufen in der Stube bis zum Niedersinken. (1.3)
17. Umherlaufen, im Zimmer: anfallsweise, schlimmer abends (*Allen*). (31) (Dieses Symptom steht so nicht in *Allen*s *Enzyklopädie*. Es dürfte eine aus zwei Symptomen kombinierte Rubrik sein. vr)
18. Schreien und Umherlaufen, mit dunkelblauem Gesichte. (1.3) *
19. Ängstlichkeit, Schreien und Umherlaufen. (1.3) *
20. Schreien und Umherlaufen, mit Gesichtsblässe und Furchtsamkeit. (1.3) *

21. Der Kutscher, welcher mit der Familie von dem *Veratrum*-Branntwein getrunken hatte, fuhr wie ein Verrückter durch die Stadt. (11.28)
22. Sie fing alsbald in rasendem Wahnsinn durch das Zimmer zu rennen an; dabei heißer Kopf, rotes Gesicht, fiebriger Puls, funkelnde Augen. (11.9)
23. Nervös, als müsse sie davonfliehen (fly away). (6)
24. Umherlaufen, Sucht zu entfliehen. (4.1)
25. Will aus dem Bett, bei Zerebrospinalmeningitis (*Knerr*). (31)
26. Geistige und körperliche Unruhe trieb ihn, Bett und Zimmer immer wieder zu verlassen (im Ruhestand lebender Pfarrer, Alterspsychose). (19)
27. Will im Haus umherwandern (in der Schwangerschaft). (6)
28. Zielloses Fortwandern von zu Hause. (8)
29. Wahnsinn mit Verlangen zu reisen (*Gallavardin*). (31)
30. Tätigkeit und Beweglichkeit, bei Verminderung der Schmerzen und Leidenschaften. (1.2)
31. Unruhe mit Schwindel (*Boger / Bönninghausen*). (31)
32. Allgemeine Unruhe, als ob die Speisen in der Speiseröhre steckenblieben. (21.3)
33. Entstelltes hippokratisches Gesicht, unaufhörliches Stöhnen, ängstliches unruhiges Umherwerfen..., Puls wegen Unruhe nicht zu fühlen; vor dem Erbrechen vermehrte Unruhe (eine Frau, Cholera nostras). (4.19)
34. Ischias: ...Patient läuft hin und her vor Schmerzen. (21.10)
35. Voller rheumatischer und neuralgischer Gliederschmerzen; schlimmer durch Bettwärme, sie treiben ihn nachts aus dem Bett ins kalte Zimmer, und er muß auf-und-ablaufen, um Erleichterung zu finden. (7)
36. Innere Hitze mit Durst und äußerer Kälte; große Unruhe (n. 3 St.). (11.3)
37. Große Unruhe, Gefühl großer innerer Hitze, brennende Hände (18j. Mdch., Pneumonie). (21.13)

Schreck, Auffahren

1. Wachende Schlummersucht; das eine Auge steht offen, das andere ist zu oder halb zu, und er fährt öfters zusammen, als wenn er erschreckte (n. 1/2 St.). (1.2)
2. (Nach Delirium) stilles Hinbrüten mit gelegentlichem Aufschrecken. (6)
3. Schläfrigkeit mit schreckhaftem Zusammenfahren, welches ihn am Schlafe hindert; nachgehends fieberhafte Zufälle. (1.2)
4. Schlaf sehr unruhig, mehrere Nächte wimmert das Kind im Schlafe, fährt erschreckt zusammen, ohne zu erwachen, oder schlummert gleich wieder ein; verzieht im Schlaf des Gesicht (4j. Junge, Typhoid). (4.30)
5. Lebhaft ängstliche Träume von Räubern; er wachte mit Schreck auf und glaubte dann noch, daß sein Traum wahr wäre. (1.2)
6. Schlaf war wenig, sie erwachte oft mit Schrecken (30j. Frau, Puerperalmanie). (21.17)
7. Nachts sehr unruhig, mit stetem Herumbewegen, Auffahren im Halbschlummer, Phantasieren, Erschrecken, Furcht, will nicht allein sein (5 1/2 j. Mdch., Typhoid). (4.30)
8. Einzelnes, sichtbares, hohes Aufheben des Knies im Sitzen (nachmittags), alle viertel und halbe Stunden einmal, ohne Schmerzen, doch erschrak sie jedesmal dabei; abends nach dem Niederlegen hörte es auf. (1.2)
9. Hitze und Röte im Gesichte und Hitze der Hände, mit sorglosem, nur die nächsten Dinge um ihn herum achtendem Gemüte, bei Schreckhaftigkeit (n. 1 St.). (1.2)
10. Schreckhaftigkeit und Furchtsamkeit. (1.3)

11. Bei jedem Geräusch wird das Kind unruhig, erschrickt (6 Mon. alter Sgl., Typhoid). (4.30)
12. Neigung, sich zu erschrecken. (39)
13. Böse Folgen von Schreck (8); wenn die Furcht nach dem Schrecken zurückgeblieben ist (*Knerr*) (31).

Schreien

1. Schreien und Umherlaufen, mit dunkelblauem Gesichte. (1.3) *
2. Exaltierter Zustand religiöser Raserei, glaubt der auferstandene Christus zu sein; schreit und kreischt (screeches), bis er blau im Gesicht wird; Kopf eiskalt, kaltschweißig; ruft zur Buße auf. (7)
3. Grübeln wechselt ab mit Schreien und Kreischen. (7)
4. Ängstlichkeit, Schreien und Umherlaufen. (1.3) *
5. Schreien und Umherlaufen, mit Gesichtsblässe und Furchtsamkeit. (1.3) *
6. Große Angst, Mutlosigkeit und Verzweiflung; jammert und schreit unaufhörlich, weiß aber keinen Grund dazu anzugeben (36j. Frau). (4.28)
7. Puerperalpsychose mit Konvulsionen; heftige zerebrale Kongestion, bläuliches gedunsenes Gesicht, hervorquellende Augen, wilde Schreie, Neigung zum Beißen und Zerreißen. (6)
8. Fuhr zu unbestimmten Zeiten mit einem pfeifenden Schrei aus dem Schlaf auf, drohte zu ersticken, ward blau im Gesicht und kam erst nach etlichen Minuten wieder zu Atem; auch beim Weinen erfolgten manchmal solche Erstickungsanfälle (1/2 J. altes Kind). (4.24)
9. Dreht oft den Kopf mit Heftigkeit nach den Seiten hin und her, unter lebhaftem Geschrei (11 Mon. altes Kind, Meningitis). (4.1)
10. Nächtliche große Unruhe, beständiges Phantasieren, Schreien, Bohren in der Nase (4j. Junge, Typhoid). (4.30)
11. 10 - 11 dünne grünliche Durchfälle in 24 Std.; vorher heftiges zum Schreien zwingendes Leibschneiden in der Nabelgegend, worüber allgemeiner Schweiß ausbrach (ca. 50j. Frau, Brechdurchfall). (4.18)
12. Die leiseste Berührung brachte die Kranke zu lautem Schreien (Metritis). (17.2)
13. Die leiseste Bewegung veranlaßt die Kranke zu lautem Schreien (junge Frau, Metritis nach Abortus). (21.18)

Selbstvertrauen (auch: Hochmut, Eitelkeit usw.)

1. Selbstvertrauen gesteigert oder mangelnd. (39)
2. Ichbezogenheit, Egotismus. (39)
3. Intelligent, aber sehr hochmütig. Geckenhaftigkeit. (39)
4. Dumm und stolz; je stolzer, desto dümmer. (39)
5. Zu große Sicherheit im Auftreten. (39)
6. Anmaßung, Unverschämtheit. (39)
7. Selbstsicherheit bis zur Unverschämtheit. Wenn er auf dem Weg liegt und das Auto kommt, läuft er nicht weg, man muß aus dem Wagen steigen und ihn wegtragen. Im Auto stört er sich nicht daran, seinen Urin unter sich zu lassen, und wenn das Herrchen mit ihm schimpft, schaut er ihn an und wedelt mit dem Schweif, als sei er völlig zufrieden mit sich; jammert dann aber, damit man ihn saubermacht (13j. männl. Cockerspaniel, Ekzem). (37.1)
8. Kein Ehrgefühl. (39)

9. Wahnsinn oder Hysterie, infolge verletzten Stolzes oder verletzter Ehre. (6)
10. Beschwerden durch Verachtetwerden (29); durch Demütigung, Kränkung (29).
11. Eine Nonne von 62 Jahren, die also seit Jahrzehnten Nonne war, konnte die Vorstellung des Jesuskindes in der Krippe, seiner Kleinheit und „Lächerlichkeit", also die „Narrheit der Selbsterniedrigung des Fleischgewordenen Wortes" (*Fayeton*) nicht ertragen; es gelang ihr in ihrer Meditation nie, sich vorzustellen, daß sie die Krippe erreicht, sie stellte sich immer nur vor, hinter dem Stern von Bethlehem herzuwandern. (34.2)
12. Prätentiös (eingebildet, anmaßend) in Denkart, Worten und Ausdrücken. (39)
13. Als ich die Tür meines Sprechzimmers öffnete, stand eine hochaufgerichtete junge Frau vor mir, unendlich abweisend. „Ich komme nur zu Ihnen", sagte sie, „weil meine Mutter mich drängt. Ich glaube nicht an Ihre Methode." Letzteres sagte sie mit nicht zu überbietender Geringschätzung. (22.7)
14. Irrige und hochmütige Vorstellungen. (6)
15. Extravagante, hochmütige Ideen und Handlungen. (8)
16. „Manie de grandeur". (6)
17. Neigung, auf so hochmütige Art mit hocherhobenem Kopf zu gehen, als wolle man die Sonne loshaken – Zeichen eines gewaltigen Stolzes –, oder beim Gehen ekstatisch den Himmel zu betrachten, wie beim Beten. (39)
18. Schweigsam und hochmütig, in der Schwangerschaft. (6)
19. Eitel; liebt es sehr, wenn die Kinder ihm eine Schleife umbinden. Wenn er so geschmückt ist, bellt er nach seinem Herrn oder schmiegt sich an ihn, um gesehen zu werden (13j. männl. Cockerspaniel, Ekzem). (37.1)
20. Erlebt es als etwas Besonderes, sich einem Großen, Christus dem Herrn, übergeben zu haben; empfindet enorme Freude bei der meditativen Vorstellung, hinter dem Stern von Bethlehem herzuwandern, der für sie die Gegenwart Gottes symbolisiert (eine Nonne). (34.2)
21. Stete Selbstvorwürfe (17j. Mdch.); wieder Selbstvorwürfe, hat nicht den Mut zu heiraten, sie „taugt nichts" (Rezidiv 28 J. später, anläßlich Verlobung). (21.19)
22. Entmutigung, mit Stöhnen (*Hering, P. Schmidt*). (31)
23. Bewußtsein eigener Wertlosigkeit. (35)

Sprechen

1. Affektiert: in Worten und Ausdrücken (*Gallavardin*). (31)
2. Neigung zum Klatschen, Tratschen (29); Verleumden (*P.* Schmidt) (31).
3. Indiskretion (*Gallavardin*); sagt (rücksichtslos) die reine Wahrheit (*Gallavardin*). (31)
4. Schwatzhaftigkeit. (1.3) *
5. Geschwätzigkeit, er redet schnell. (6)
6. Theoretiker, Klugschwätzer. (39)
7. Fragt viel (*R. Morrison*). (31)
8. Die Kranke schlief gar nicht, sondern plauderte beständig (30j. Frau, puerperale Manie). (4.2)
9. Erregt, geschwätzig; zuweilen antwortete er klar, dann wieder ohne Zusammenhang mit der Frage (irrelevantly); deliröses Reden oder Stöhnen (5j. Junge, Typhoid). (6)
10. Starker Fieberanfall mit Delirien, das Kind schwatzt ganz verwirrt, will fort, ist höchst unruhig, wild, aufgebracht (5 1/2 j. Mdch., Typhoid). (4.30)
11. Antwortet unrichtig, bei Herzkrankheit (*Knerr*). (31)

12. Schreien und fortwährendes Lachen während widersinniger, größtenteils unverständlicher Gespräche. (4.1)
13. Spricht lebhaft und anhaltend, mit unstetem, wildem Blick und fortwährend lächelnder Miene, dazwischen mit lautem Lachen (38j. Frau). (4.1)
14. Antwortet auf keine Frage, flieht hinter den Tisch, lacht und schimpft (38j. Frau, Manie). (4.1)
15. Fragen versteht und beantwortet sie nicht (32j. unverh. Frau, Manie). (4.1)
16. Erkennt niemanden, nimmt von nichts Notiz..., antwortet nicht, wenn angesprochen; wünscht nichts (Puerperalmanie). (6)
17. Schlaflosigkeit; Gesicht verzerrt; weint; betet, sagt, es sei ein Geheimnis und ein Unglück (misfortune); weigert sich zu reden, macht nur Bewegungen mit den Händen; dreht die Hände im Kreis herum, sagt dabei, sie müsse sich Kraft geben (strengthen herself), und danach werden die Bewegungen heftiger; ... (Manie). (6)
18. Sie ist sehr geschwätzig, klagt ohne Unterlaß über ihre unglückliche Kindheit, ihre Ehe und ihren Ehemann, der zu egoistisch und materialistisch sei und ihr im Bett keine Lust verschaffe (80j. Frau, chron. Diarrhoe). (36.1)
19. Er redete von nichts als von dem Unglück, seinen Arbeitsplatz verloren zu haben (der ehemalige Verwalter einer wichtigen Persönlichkeit; Melancholie nach Entlassung). (37.2)
20. Fortwährend bewegt sie den Kopf und Körper hin und her, für sich murmelnd und stöhnend (32j. unverh. Frau). (4.1)
21. Sie redete (nach mehreren Gaben *Verat.*) ganz vernünftig und verrichtete ihre Geschäfte. Nur war noch ein gewisser wilder Blick und eine eigne, unregelmäßige Schnelligkeit im Reden zurückgeblieben,was sich bei fortgesetztem Gebrauch des Mittels in kleinen Gaben (täglich 1 Gran) verlor (30j. Frau, Puerperalmanie). (21.17)
22. Sie spricht viel von religiösen Dingen... (17.3)
23. Sie hielt durchs Fenster ihrer Kammer, in welche sie eingesperrt war, Bußpredigten... (64j. Frau). (22.3)
24. Er kann nicht reden. (1.2)
25. Sie behauptet, daß sie zeitweilig unfähig zu sprechen, stumm sei (85j. Frau, Psychose). (36.1)
26. Stillschweigen. (1.2)
27. Verschlossenheit. (39)
28. Auf sich selbst konzentriert und schweigsam. (39)
29. Sie sprach den ganzen Tag fast kein Wort (Wechsel- und Heilwirkung; 64j. Frau). (22.3)
30. Sie ist entkräftet und schweigsam (85j. Frau, Psychose). (36.1)
31. Schweigsam; unaufgelegt zu reden, außer im Delirium. (6)
32. Häufig wechselt die akute Tobsucht mit stillbrütendem Verschlossensein. (13)
33. Er redet nicht, außer wenn er gereizt wird, dann schimpft er. (1.2)
34. Sehr ernst und still, so war sie früher nicht (12j. Mdch., Morbus Crohn). (22.4)
35. Stillschweigen; es graut ihn, ein Wort zu reden, das Reden wird ihm sauer, er spricht leise und mit schwacher Stimme. (1.4)
36. Stimmung des Gemüts düster, schwer, mag kaum sprechen (28. T.). (21.14)
37. Sträubt sich gegen eine Unterhaltung, antwortet nur einsilbig, lakonisch. (39)
38. Wenn die Kinder schon länger an Keuchhusten gelitten haben und schon sehr abgemattet sind..., zwischen den Anfällen nicht recht munter werden, sich nicht gern bewegen, den Kopf nicht gut halten können, nicht reden wollen... (Pertussisfälle). (4.23)

39. Schwerer, eingenommener Kopf; das Sprechen geht schwer, als mangelten die Worte (7. T.). (21.16)
40. Redeunlust, muß sich Mühe geben zu antworten; er kann weder das Gehörte recht auffassen, noch beurteilen und findet zur Antwort die Gedanken nicht (2. T.). (21.16)
41. Sprache lispelnd, stammelnd oder erschwert, als sei die Zunge zu schwer. (8)
42. Kann nicht deutlich sprechen (Schwellung der Sublingual- oder Submaxillardrüsen). (6)
43. Große Qual in Herzgegend und Magengrube, todesartiges Aussehen, konnte nur ein paar Worte sprechen (Vergiftung durch Veratrumsalbe). (6)
44. Augen matt, wie gebrochen, kann vor Schwäche kaum sprechen (30j. Frau, Cholera nostras). (4.21)
45. Winselnd über Schmerz in den Gedärmen, sprachlos (eine Frau, Cholera nostras). (4.19)
46. Antwortet: ungern (*Boger / Bönninghausen*); einsilbig (*Gallavardin*); kurz, barsch, abrupt, im Delirium (*O. Boericke*). (31)
47. Stimme klar und stark, wie beim Cholera-Kollaps. (11.27)
48. Sprachlosigkeit (bei Cholera asiatica; bei akuten Blutverlusten durch Erbrechen und Stühle). (6)
49. Vox choleraica. (2.2) (D.i. die tonlose, leise Stimme schwer Exsikkierter, z.B. bei Cholera. vr)
50. Spricht nur flüsternd mit dem Arzt (20j. Mann, Schizophrenie). (22.7)
51. Leidet nicht, daß man ihn anredet. (1.3) *

Tadelsucht (auch Verachtung Anderer usw.; Gegenpol: zuviel Respekt)

1. Er sucht die Fehler an Anderen auf und rückt sie ihnen vor. (1.2)
2. Nachdem sie (*Veratrum*patienten) wahnsinnig geworden sind, glauben sie, jeder sei verrückt, nur sie selber nicht. (7)
3. Übertriebene religiöse Selbstgerechtigkeit (z.B. Bußprediger). (12)
4. Als ich die Tür meines Sprechzimmers öffnete, stand eine hochaufgerichtete junge Frau vor mir, unendlich abweisend. „Ich komme nur zu Ihnen", sagte sie, „weil meine Mutter mich drängt. Ich glaube nicht an Ihre Methode." Letzteres sagte sie mit nicht zu überbietender Geringschätzung. (22.7)
5. Beklagt sich (*Boger / Bönninghausen*); tadelsüchtig (*P. Schmidt*); Entrüstung, Empörung (*Gallavardin*). (31)
6. Sie ist sehr geschwätzig, klagt ohne Unterlaß über ihre unglückliche Kindheit, ihre Ehe und ihren Ehemann, der zu egoistisch und materialistisch sei und ihr im Bett keine Lust verschaffe (80j. Frau, chron. Diarrhoe). (36.1)
7. Verächtlich, Verachtung Anderer: hart gegen Untergebene und nett zu Leuten, die er zu fürchten hat (*Gallavardin*). (31)
8. In ihren Spielen stellt sie immer die Lehrerin dar (und die kleine Schwester die Schülerin); sie ist sehr dominant der kleinen Schwester gegenüber (6j. Mdch., Sinusitis, Warzen an den Händen). (33)
9. Verehrung Anderer (*Jahr*). (31)

Thema „Tod" (Suizidalität etc.)

1. Kaltes, entstelltes Totengesicht. (1.2)
2. Agonie des Todes, kalte Beine (bei Herzklopfen Anämischer). (6)
3. Er sieht aus, als müsse er sterben. Die Glieder sind so kalt wie der Tod. (7)
4. Auf dem Gehirn Druck, den sie nicht abschütteln kann; kommt sich wie tot vor (22j. Mdch., depressive Psychose). (21.19)

5. Empfindung in seinem ganzen Wesen, als müßte es mit ihm nach und nach zu Ende gehen, doch mit Gelassenheit. (1.2)
6. Gemüt ruhig, klar und gesammelt, obgleich sie dachte, sie sei am Sterben (bei Kollapszustand). (11.27)
7. Er setzte, wie von einer inneren Ahnung getrieben, seinen nahen Tod, auf welchen er sich völlig resigniert gefaßt machte, auf einen bestimmten Tag fest. (23.1)
8. Übelkeit, Elendsgefühl, als wenn es mit ihr zu Ende gehe (nach Passivrauchen; 45j. Frau). (21.4)
9. Vernichtendes Schmerzgefühl in der Brust, dann Übelkeit, kalter Schweiß, Aufblähung des Leibes, heftige dünnflüssige Stuhlentleerungen, Ohnmacht; als ich hinzugezogen wurde, glaubte ich, einen Sterbenden vorzufinden (Herzinfarkt). (20.2)
10. Sie hatte zwei Tage im Bett bleiben müssen, während dieser Zeit nicht das leiseste Geräusch ertragen können und sich suizidal gefühlt, mit einem schauderhaften brennenden Schmerz mitten in der Brust, durchgehend zum Rücken zwischen den Schultern und einem Gefühl, als werde sie erstickt (choked up) (Ösophaguskarzinom). (18)
11. Melancholie; fühlt sich unglücklich über den schon vor mehreren Jahren erfolgten Tod einer erwachsenen Tochter und macht sich darüber Vorwürfe, daß sie durch ihre Gemütsverstimmung die Ihrigen auch unglücklich mache; versuchte, sich zu ersäufen, wurde aber daran gehindert. (4.7)
12. Selbstmordneigung: durch Sprung aus dem Fenster. (29)
13. Verzweiflung an der Genesung, er versucht, Selbstmord zu begehen (Wahnsinn). (6)
14. Zuweilen Suizidtendenz aus religiöser Verzweiflung... (17.3)
15. Schwarzer (düsterer, depressiver) Wahnsinn mit Verzweiflung und Lebensmüdigkeit, aus Furcht vor Demütigung oder Verlust der Stellung (*Gallavardin*). (31)
16. Der Patient preßt zum Stuhl, bis er mit kaltem Schweiß bedeckt ist, und gibt dann erschöpft auf; (ist) lebensmüde und voller Angst zu sterben (Obstipation). (35)

Traurigkeit, trübe Stimmung

1. Weiß Nießwurtz benimmt die Melancholey / durch das oben außbrechen (*Adamus Lonicerus*). (21.2)
2. In mehreren hypochondrischen Übeln... ist sie weigstens als Zwischenmittel sehr brauchbar. (1.1)
3. Traurigkeit, die sich sehr laut äußert. (39)
4. Nach einem kurzen Angstanfall gerät der Patient in einen Zustand tiefster Melancholie, einen Zustand elender Verzweiflung um sein Seelenheil, einen Zustand einfältiger Schweigsamkeit und schließlich völliger Entkräftung von Körper und Geist; völliger Kollaps. (35)
5. Stimmung des Gemüts düster, schwer, mag kaum sprechen (28. T.). (21.14)
6. Melancholie, mit Frost, als wenn er mit kaltem Wasser beschüttet würde, und öfterer Brecherlichkeit. (1.2)
7. Betrübnis, Niedergeschlagenheit, Wehmütigkeit, mit unwillkürlichem Weinen und Tränen der Augen und Neigung, den Kopf zu hängen. (1.2)
8. Sanft wehmütige Stimmung bis zum Weinen (n. 24 St.). (1.2)
9. Traurigkeit, Depression: mit Kolik (*P. Schmidt*). (31)
10. Hypochondrie und Unterleibsbeschwerden. (2.2)
11. Untröstlichkeit. (39)
12. Sie lächelt niemals, die Welt ist traurig, alles erscheint dunkel (vor jeder Regel). (7)
13. Melancholia hypochondriaca (bedeutend gebessert). (2.2)

14. Melancholia religiosa mit Delirien. (2.2)
15. Melancholie. (2.2)
16. Melancholie mit Neigung zum Selbstmord (auffallend gebessert). (2.2)
17. Sehr depressive Stimmungslage (paroxysmale Tachykardien, 46j. Frau). (21.7)
18. Gemüt ungeduldig, gedrückt, gereizt bei jeder Arbeit, die nicht vonstatten gehen will, mit Ermattung (2. T.). (21.16)
19. Beschwerden durch Kummer, Leid, Sorge (29); Geistes- und Gemütssymptome durch unglückliche Liebe (*Hering*) (31).

Unerträglichkeit von Schmerzen oder Empfindungen

1. Er konnte wegen allzu großer Lebhaftigkeit des Geistes vor Mitternacht nicht einschlafen, zwei Nächte hintereinander; dabei ein unleidliches Hitzgefühl im Bette (suchte sich zu entblößen), mit unruhigem Hin- und - Herwerfen. (1.4)
2. Sie suchte mich auf mit den Worten, sie ertrage ihren Zustand kaum mehr. Es fehle an den Kopfnerven. Es sei, wie wenn eine Granate in ihrem Kopf geplatzt sei und das Hirn in tausend kleinste Stücke zerrissen habe. (22.7)
3. 2 - 8 St. nach Genuß von Möhren, Kraut oder Obst zeigte sich eine Bewegung über dem Nabel, dann, stets an derselben Stelle, Kneipen, wie von einer Zange, mit den unerträglichsten Schmerzen, 1/2 - 1 Minute lang...; dabei Empfindung von Zuschnürung von oben nach unten, so daß keine Blähungen abgingen (24j. Mann). (4.14)
4. Gallenkolik: sie wird leichenblaß, kalter Schweiß am Körper und besonders an der Stirn, starke drückend-krampfige Schmerzen im Oberbauch, die zum Rücken durchgehen; sehr unruhig; es ist ihr „fürchterlich schlecht". (25.1)
5. Heftige, paroxysmenartig zurückkehrende, schneidende, wie von Blähungen herrührende Unterleibsschmerzen bei gänzlicher Untätigkeit des Mastdarms und Verstopfung oder gelbgrünlichen Durchfällen..., die ein völliges Außersichsein mit Körperkälte erzeugen (gastrisches Fieber). (4.27)
6. Angina pectoris; periodische Anfälle von Schmerzen in der linken Brustseite, oder Schneiden, mit extremer Qual, die sich zu den Schultern erstreckt; allgemeine Prostration; Haut kalt und klamm; Atemnot; erstickende Zusammenziehung des Brustkorbs, so qualvoll, daß er vor Todespein (agony) schwitzt. (6)
7. Ischias: krampfartige Schmerzen, von welchen der Patient fast wahnsinnig wird. Läuft hin und her vor Schmerzen. (21.10)
8. Abends schmerzhafte Kälte in beiden Fußsohlen, die im Bette unerträglich (ist und) zum Aufstehen und Herumgehen nötigt (nach C20; 1. T.). (21.16)

Verdruß, Mißmut, schlechte Laune

1. Übel und blöde, öfters am Tage; unruhig; verstimmt (1. T.). (21.15)
2. Unzufrieden, unbefriedigt (*Boger / Bönninghausen*). (31)
3. Mürrisch, schlechtgelaunt: vormittags (*Allen*); durch Widerspruch (*Allen*); bei Puerperalmanie (*Knerr*); in der Schwangerschaft (*Knerr*). (31)

Verstellung, Täuschungsmanöver, Lügenhaftigkeit

1. Leute, die es geschickt verstehen, andere zum Beichten oder Geständnis zu bringen, sie selbst aber beichten Anderen nichts. (39)
2. „Jedes zweite Wort, das sie sagt, ist eine Lüge." (22.7)
3. Lügt und verschwendet Geld, bei hoher Intelligenz (Schizophrenie, durch *Verat.* und *Tub.* gebessert). (22.7)

4. Eine 1935 geborene Frau hatte alle ihre erwachsenen Kinder gegen ihren Ehemann aufgebracht. Es war offensichtlich, daß ihre Aussagen nicht stimmen konnten. Ihre Handlungen waren zeitweise unsinnig. ... Sie steht heute unter *Verat.* CM. Ihre Ehe ist nun wieder in Ordnung. (22.7)
5. Lügenhaft (deceitful), spricht nie die Wahrheit. (8)
6. Sie erfindet ständig die unverschämtesten (outrageous) Lügen (bei Nymphomanie). (10)
7. Betrügerisch, hinterlistig (*Boger / Bönninghausen*). (31)
8. Freundlich zu Fremden, aber nicht zu Familie und Verwandten; zu Hause sind sie unfreundlich und widerwärtig. (39)
9. Zu Hause sehr eifersüchtig; in der Schule aber ist sie für ihr Schwesterchen eine perfekte kleine Mama; sie möchte in der Schule die Stelle der Mutter einnehmen (6j. Mdch., Sinusitis, Warzen an den Händen). (33).
10. Hart und verächtlich gegen Untergebene und nett zu Vorgesetzten oder Leuten, die er zu fürchten hat. (39)
11. Intriganter Charakter. Will seinen Ehrgeiz befriedigen und dabei mit allen möglichen, auch arglistigen Mitteln sein Ziel erreichen. (39)
12. Angeber, Prahler: will für reich angesehen werden. (39)
13. Dandyhaft, übermäßig elegant (*Gallavardin*); Eitelkeit (*Phatak*). (31)
14. Täuscht Schwangerschaft oder Krankheit vor (29); täuscht Geschlechtskrankheit vor (39).
15. *Dorcsi* zeigt auf, warum der verängstigte *Veratrum*-Mensch zu lügen beginnt: „Wenn man aus allen Ecken bedroht ist, wenn das Leben bedroht ist, die Seele und das Gewissen, da versteht man, daß man lügt und flüchtet." (14.4)
16. Macht auf den ersten Blick den Eindruck großer Demut, da sie die Berufung zur Priorin ablehnen will und sagt, sie fühle sich dem nicht gewachsen; in Wirklichkeit aber fürchtet sie um die Macht und Autonomie ihres jetzigen Postens (62j. Nonne). (34.2)
17. Beschwerden durch Enttäuschung, Getäuschtwerden (*P. Schmidt*). (31)
18. Intelligent, aber naiv und zu offenherzig. (39)
19. Sagt geradeheraus die Wahrheit, selbst auf die Gefahr hin, andere zu verletzen. (39)

Verzweiflung

1. Mutlosigkeit, Verzweiflung. (1.2)
2. Ohnmachtanfälle nach vorgängiger Angst, Mutlosigkeit und Verzweiflung. (2.2)
3. Furcht, Verzweiflung, Unruhe (Gelbfieber). (4.28)
4. Todesängste, Stöhnen, Unruhe, Verzweiflung (60j. Mann). (4.3)
5. Große Angst, Mutlosigkeit und Verzweiflung; jammert und schreit unaufhörlich, weiß aber keinen Grund dazu anzugeben (36j. Frau). (4.6)
6. Lektrophilie (Verlangen, immer im Bett zu bleiben, vr); Angst, Hoffnungslosigkeit, Verzweiflung, ständiges Stöhnen und Schreien ohne Grund; ißt und trinkt nicht, ist schlaflos; ausgelöst durch sexuelle Erregung (36j. Frau). (6)
7. Jagt seine Familie aus dem Hause; erklärt, die Sonne drehe sich um die Erde; Furcht vor dem Tode, Unruhe, Verzweiflung; närrische Handlungen. (6)
8. Sie spricht viel von religiösen Dingen, verzweifelt am Seelenheil; zuweilen Suizidtendenz aus religiöser Verzweiflung; glaubt, sie habe ihre Gelübde verletzt, und daß ihre Seele aus diesem Grunde auf ewig verdammt sei. (17.3)
9. Voller Verzweiflung und Hoffnungslosigkeit, bei drohender Geistesstörung. Wahnsinnige sind nicht verzweifelt, doch diejenigen, welche sich dem Wahnsinn nähern, sind es. ... Diejenigen, welche durch tiefen Kummer und Verzweiflung gebeugt sind,

stehen in Gefahr, in eine akute Manie zu verfallen. *Veratrum* trägt sie durch die Verzweiflungsphase hindurch. (7)

10. Einige Jahre lang Morgendurchfall, mit Verzweiflung am Seelenheil. (6)
11. Verzweiflung am Seelenheil, mit unterdrückten Menses. (6)
12. Junge Mädchen haben jahrelang Menstruationsbeschwerden, und vor jeder Regel besteht ein Zustand von Verzweiflung. Sie lächelt niemals, die Welt ist traurig, alles erscheint dunkel. Diese jungen Frauen gehen einer ausgeprägten Geisteskrankheit entgegen. *Verat.* ist eine Arznei, welche viele Frauen vor der Irrenanstalt bewahren könnte, besonders solche mit Uterusbeschwerden. (7)
13. Verzweiflung um seine gesellschaftliche Position; empfindet sich als vom Unglück verfolgt (feels very unlucky). (8)
14. Der Verwalter einer hochgestellten Persönlichkeit war entlassen worden. Gegen ihn war keinerlei Klage erhoben worden, die Entlassung hatte nichts mit seiner Leistung zu tun. Trotzdem glaubte der Entlassene, daß man mit seiner Arbeit und seinen Diensten unzufrieden gewesen sei, und wurde von diesem Augenblick an von tiefer Melancholie befallen... Er ... betrübte sich ständig um eine völlig eingebildete Sache, mit tiefer Entmutigung und Verzweiflung. (37.2)
15. Heftiger Kopfschmerz, der zur Verzweiflung treibt. (6)
16. Der quälendste, anhaltende Husten, der die Kranke, aber auch den Arzt, fast zur Verzweiflung brachte; um 22.31 Uhr (30j. Frau). (21.13)
17. Hoffnungsvoll (*Boger / Bönninghausen*). (31)

Weinen, Wimmern

1. Wimmern im Schlafe. (1.2)
2. Schlaf sehr unruhig, mehrere Nächte wimmert das Kind im Schlafe, fährt erschreckt zusammen, ohne zu erwachen, oder schlummert gleich wieder ein; verzieht im Schlaf des Gesicht (4j. Junge, Typhoid). (4.30)
3. Weint oft im Schlaf (Kind mit Anfällen von Glottiskrampf). (6)
4. Weinen im Halbschlummer (1 1/2 j. Mdch., Typhoid). (4.30)
5. Über das eingebildete Unglück ist sie untröstlich, läuft heulend und schreiend in der Stube herum, mit dem Blick auf die Erde gerichtet, oder sitzt sinnend in einem Winkel, jammernd und untröstlich weinend; abends am schlimmsten; Schlaf nur bis 2 Uhr. (1.2)
6. Betrübnis, Niedergeschlagenheit, Wehmütigkeit, mit unwillkürlichem Weinen und Tränen der Augen und Neigung, den Kopf zu hängen. (1.2)
7. Weint bei den geringsten Kleinigkeiten (Chorea). (6)
8. Sanft wehmütige Stimmung bis zum Weinen (n. 24 St.). (1.2)
9. Gemüt sehr empfindlich, gereizt, zürnt leicht, weint oft (junge Frau, Durchfall bei Eintritt der Regel). (4.22)
10. Lachen mit Winseln abwechselnd. (1.3) *
11. „Der Patient lacht und weint für den Außenstehenden grundlos; für ihn selber sind Lachen und Weinen, wie alle seine Äußerungen, keine Kommunikationsmittel mehr, sondern nur noch Ausbrüche, die vielleicht kurzfristig von der Angst, Not und Pein etwas befreien oder wenigstens entlasten." (11.6)
12. Ängstlich, unruhig, leicht erschreckt, wimmernd, weinend, apathisch, Delirium, blaues Gesicht (Typhoid). (6)
13. Weinen wegen heftiger Unruhe; nachmittags (30j. Frau, Husten). (21.13)
14. Klagen und Jammern. (39)
15. Sie jammert und weint unaufhörlich (während heftiger Trigeminusneuralgie). (25.2)

16. Bauchschmerzen, oft „zum Heulen", vor den Stühlen (12j. Mdch., Morbus Crohn). (22.4)
17. Halbohnmacht bei profuser Menstruation; Blut fließt in Strömen wie bei Placenta praevia; blaßbläuliches Gesicht mit Schweißperlen, Pfötchenstellung der Finger, einwärts gebogene Fußsohlen, wimmert vor Schmerzen, irrer Starrblick (19j. Mädchen). (22.3)
18. Stetes Klagen und Seufzen über schmerzhaft reißende Krämpfe (17j. Frau, Cholera). (4.16)
19. Er stöhnt, ist außer sich, weiß sich nicht zu lassen (n. 2, 3 St.). (1.2)
20. Angst, mit Stöhnen und Seufzen die ganze Nacht hindurch (im Delirium nach Konvulsionen). (6)
21. Schlafbetäubung, Wimmern, Stöhnen (1 1/2 J. altes Mädchen, Brechdurchfall). (4.20)
22. Entstelltes hippokratisches Gesicht, unaufhörliches Stöhnen, ängstliches unruhiges Umherwerfen..., winselnd über Schmerz in den Gedärmen, sprachlos (eine Frau, Cholera nostras). (4.19)

Zorn

1. Gereiztheit, Ärgerlichkeit (Tertiana). (4.34)
2. Ärgerlich, den ganzen Vormittag zu nichts aufgelegt (mit eingenommenem Kopf und Mattigkeit; 4. T.). (21.16)
3. Ärgerlichkeit bei Veranlassungen (n. 4 St.). (1.2)
4. Er wird sehr ärgerlich; jede Kleinigkeit bringt ihn auf (n. 1 St.). (1.4)
5. Bei der geringsten Veranlassung ärgerlich; dabei Herzklopfen mit Ängstlichkeit und schnellerem, hörbarem Atem. (1.8)
6. Gemüt sehr empfindlich, gereizt, zürnt leicht, weint oft (junge Frau, Durchfall bei Eintritt der Regel). (4.22)
7. Mißtrauen mit Empörung. Eifersucht mit Entrüstung. (39)
8. Wird der (Geistes-)Kranke gereizt, so wird er wütend, schimpft, tobt, flucht, droht und wirft seinen Pflegern alle möglichen Fehler vor. (13)
9. Gelegentlich ist sie wütend und wirft mit Sachen (12j. Mdch., Morbus Crohn). (22.4)
10. Sie hat Zornanfälle, während welchen sie mit den Füßen aufstampft, schreit und klatschnaß vor Schweiß wird (4j. Mdch., Neurodermitis). (24)
11. Ängstliche, ärgerliche, hypochondrische Gemütsstimmung (gastrisches Fieber). (4.27)
12. Starker Fieberanfall mit Delirien, das Kind schwatzt ganz verwirrt, will fort, ist höchst unruhig, wild,aufgebracht (5 1/2 j. Mdch., Typhoid). (4.30)
13. Beschwerden durch Zorn: mit Angst (29); mit stillem Gram (29); mit Heftigkeit / Gewalttätigkeit (violence) (*Boger / Bönninghausen*) (31).
14. Zorn: bei Widerspruch (*Gallavardin*); mit Unaufgelegtheit zu reden (*Mezger*); über Kleinigkeiten (*Mezger*); durch Husten (*Knerr*). (31)

ILLUSIONEN

Wahnvorstellungen

1. Mildes Delirium; kalt am ganzen Körper, bei offenen Augen, mit heiterem, zuweilen lächelndem Gesichte, schwatzt er von religiösen Dingen und von zu erfüllenden Gelübden, betet, und glaubt anderswo als zu Hause zu sein (n. 1 St.). (1.2)

2. Einbildung, im Ausland (abroad) zu sein (*Gallavardin*). (31)
3. Lebhaft ängstliche Träume von Räubern; er wachte mit Schreck auf und glaubte dann noch, daß sein Traum wahr wäre. (1.2)
4. Glaubt, daß man sie vergiften wolle (17j. Mdch.). (21.19)
5. Glaubt, er werde ermordet werden. (29)
6. Glaubt sich verfolgt; im Delirium (*Gallavardin*). (31)
7. Paranoide Schizophrenie (*Boger*). (31)
8. Über das eingebildete Unglück ist sie untröstlich, läuft heulend und schreiend in der Stube herum, mit dem Blick auf die Erde gerichtet, oder sitzt sinnend in einem Winkel, jammernd und untröstlich weinend; abends am schlimmsten; Schlaf nur bis 2 Uhr. (1.2)
9. Glaubt, ruiniert (verarmt) zu sein. (39)
10. Als sie den Arzt sieht, sagt sie, sie habe nicht das Geld, ihn zu bezahlen (85j. Frau, Psychose). (36.1)
11. Wahnideen von Reichtum, glaubt sich reich. (29)
12. Wahnidee, er habe Unrecht getan (*Roberts*). (31)
13. Melancholie; fühlt sich unglücklich über den schon vor mehreren Jahren erfolgten Tod einer erwachsenen Tochter und macht sich darüber Vorwürfe, daß sie durch ihre Gemütsverstimmung die Ihrigen auch unglücklich mache; versuchte, sich zu ersäufen, wurde aber daran gehindert. (4.7)
14. Der Verwalter einer hochgestellten Persönlichkeit war entlassen worden. Gegen ihn war keinerlei Klage erhoben worden, die Entlassung hatte nichts mit seiner Leistung zu tun. Trotzdem glaubte der Entlassene, daß man mit seiner Arbeit und seinen Diensten unzufrieden gewesen sei, und wurde von diesem Augenblick an von tiefer Melancholie befallen. Allein seine sehr geliebe kleine Tochter konnte ihn dazu bewegen, ein wenig zu essen. Er floh alle Vergnügungen, sprach von nichts als dem Unglück, seinen Arbeitsplatz verloren zu haben, machte sich tausenderlei Kummer, kurz, er betrübte sich ständig um eine völlig eingebildete Sache, mit tiefer Entmutigung und Verzweiflung. (37.2)
15. Ängstliche Delirien, die sich um seine früheren Berufspflichten drehten: z.B. stand er nachts auf, um ein Begräbnis abzuhalten, war aber nicht imstande, sich richtig anzukleiden, derart, daß er die Kleidungsstücke verwechselte und bald auch nicht mehr wußte, was er überhaupt wollte; auch sah er frühere weltanschauliche Gegner vor sich und bemühte sich ständig, diese zu überzeugen, wobei sich seine Gedanken stets völlig verwirrten (im Ruhestand lebender Pfarrer, Alterspsychose). (19)
16. Einbildung, er verrichte seine Arbeit; Wahnidee, er sei mit einer beruflichen Tätigkeit beschäftigt. (29)
17. Einbildung, jemand rufe ihn (*V. Ghegas*). (31)
18. Sechs Tage lang kein Schlaf; sieht ständig Leute um sich, redet mit ihnen... (Puerperalmanie). (6)
19. Halluzinationen, das Zimmer schien ihr voller Leute zu sein, die sich zusammendrängten, so daß gar kein Platz mehr war; jede Erscheinung stellte eine bestimmte Person dar und leistete ihr stundenlang Gesellschaft; sie sah Gestalten neben sich sitzen und unterhielt sich mit ihnen; Schein und Wirklichkeit konnten nicht immer unterschieden werden. (6)
20. Dämonomanie. (2.1)
21. Sie sieht stets den Teufel in ihrer Nähe (17j. Mdch.). (21.19)

22. Glaubt sich (von Dämonen) besessen (*Boger / Bönninghausen*). (31)
23. Sieht Gespenster, Geister, Dämonen (*Boger / Bönninghausen*). (31)
24. Bildet sich ein, die Welt stehe in Flammen. (7)
25. Sie glaubt, sie habe ihre Gelübde verletzt, und daß ihre Seele aus diesem Grunde auf ewig verdammt sei. (17.3)
26. Wahnsinn; er gibt sich für einen Jäger aus. (1.3) *
27. Er gibt sich für einen Fürsten aus und tut stolz darauf. (1.3) *
28. Hält sich für auserwählt (distinguished); verschwendet sein Geld; Stolz auf seine (gesellschaftliche) Position. (6)
29. Exaltierter Zustand religiöser Raserei, glaubt, der auferstandene Christus zu sein. (7)
30. Der *Veratrum*-Patient ist sich oft im unklaren über seine Identität. Er hält sich für Christus oder für Johannes den Täufer oder einen Auserwählten, gesandt, um die Welt zu retten. Er ist der Straßenprediger, der tagaus, tagein die Menschen zu Reue und Buße ermahnt und dabei immer wieder lauthals zu tugendhaftem Leben aufruft. (12)
31. Sie glaubt sich im Himmel und im Gespräch mit Gott zu befinden (Manie). (6)
32. Glaubt, unter einem mächtigen Einfluß zu stehen (*Vithoulkas*). (31)
33. Sie rühmt sich, schwanger zu sein. (1.3) *
34. Sie gibt eine baldige Niederkunft vor. (1.3) *
35. Sie gibt vor, Geburtswehen zu haben. (1.3) *
36. Sie glaubt, schwanger zu sein, und daß sie ein Baby mit blauen Augen gebären werde (*Allen*). (31) (In der *Enzyklopädie* von *Allen* findet sich dieses Symptom nicht. vr)
37. Er gibt vor, taub und blind zu sein und den Krebs zu haben. (1.3) *
38. Sie behauptet, daß sie zeitweilig unfähig zu sprechen, stumm sei (85j. Frau, Psychose). (36.1)
39. Bildet sich ein, krank zu sein (*Boger / Bönninghausen*). (31)
40. Chronisch Kranke mit erotischen Wahnideen. Kranke mit erotomanischem Verhalten, die sich ihrer Schamlosigkeit nicht bewußt sind. (11.3)
41. Jagt seine Familie aus dem Hause; erklärt, die Sonne drehe sich um die Erde; Furcht vor dem Tode, Unruhe, Verzweiflung; närrische Handlungen. (6)
42. Sie schilt (chides) ihren Vater, weil er an der Revolution teilgenommen habe, und glaubt die Trommel zu hören, welche seine Hinrichtung ankündigt (Delirium nach Konvulsionen, bei einem verwachsenen (crippled) Mädchen). (6)
43. Einbildung, die Nase sei verlängert (*Knerr*). (31) (In den *Guiding Symptoms* nicht auffindbar. vr)

Sinnestäuschungen

1. Wenn er vom Sitze aufsteht, kommen schwarze Flecken und Funkeln vor die Augen; er konnte deshalb acht Stunden lang davor nicht aufstehen, sondern mußte entweder sitzen oder liegen (n. 3 St.). (1.7)
2. Wenn er vom Sitze aufsteht, so bekommt er gleich Sausen und Brausen vor den Ohren, und es ist ihm, als sähe er lauter Feuer vor den Augen, acht Stunden lang (n. 4 St.). (1.7)
3. Häufig fliegen helle Flecken vor den Augen. (11.1)
4. 1 Std. nach Einnahme der Dosis erschien sein Zimmer ganz dunkel. (11.2)
5. Pfeifen im rechten Ohr, vorher dumpfes Gehör, auf einmal wird es nach dem Pfeifen heller, nach 2 Min. wieder trübe (1. T.). (21.16)
6. Brausen in den Ohren wie von Sturmwind. (1.1)
7. Einbildung, Regen zu hören (*Gallavardin*). (31)

8. Es riecht ihm vor der Nase wie Mist (n. 16 St.). (1.2)
9. Fauler Geschmack, wie Mist, im Munde. (1.2)
10. Geschmack und Kühle im Munde und Halse, wie von Pfefferminzkügelchen. (1.2)
11. Fauler, kräuterartiger Geschmack im Munde, fast wie Pestwurzel (*tussilago petasites*) (n. 3 St.). (1.2) (Pestwurzel hat einen, dem rohen Pastinak oder der rohen Runkelrübe ähnlichen, süßlich-schärflich-aromatischen Geruch und Geschmack. Siehe das Kapitel über *Tus-p.*)
12. Entschiedenster Widerwille gegen alles Essen – schon der Versuch erregte Ekel und Erbrechen – , weißbräunliche, dickbelegte Zunge, klagte über schleimigen, faden, vorzüglich aber süßen Geschmack; viele Mittel ohne Erfolg, nur die Zunge wurde reiner; verfiel an Kräften und Mut immer mehr. ... Die Klage, welche der Kranke ständig besonders akzentuierte, war der süße Geschmack (50j. Mann). (21.13)
13. Wasser schmeckt ihm bitter. (8)

TRÄUME

Alpdrücken

1. Alp. (2.1)
2. Nachts Schlaf mit schweren Träumen (mühsames Durchdrängen durch eine enge, niedere, dunkle Felsenspalte, mit Angst, Beklemmung und Schweiß) (3. N.). (21.16)

Angenehm, erfreulich

1. Angenehme Träume. (29)

Ängstlich, bang, besorgt

1. Lebhaft ängstliche Träume von Räubern; er wachte mit Schreck auf und glaubte dann noch, daß sein Traum wahr wäre. (1.2)
2. Traum, als wenn er heftig gejagt würde. (1.2)
3. Nachts ermüdende Träume (von) Klettern, Springen, Furcht, (wird) von Bewaffneten verfolgt (2. N.). (21.16)
4. Träume von Unglück (misfortune). (29)
5. Der Schlaf wurde weniger durch ängstliche Phantasien gestört, die Träume nach und nach gleichgültiger, zuletzt angenehm (Heilwirkung; 80j. Frau, Angstanfälle mit Atemnot). (21.17)

Ärgerlich, zornig

1. Nachts, zänkische Träume. (1.7)

Bildlich, symbolisch

1. Träumt nachts von der Jagd (4. N.). (21.14)
2. Träume, von Katzen verfolgt zu werden. (29)

Indifferent oder nicht näher bezeichnet

1. Undeutliche Träume; früh wacht er ungewöhnlich zeitig auf. (1.9)
2. Traumschlaf (2. N.). (21.14)
3. Ermüdender Traumschlaf (1. N.). (21.16)
4. Traumschlaf ohne Schweiß; am Morgen früh Schlafbetäubung, schwerer schwindliger Kopf beim Aufstehen (28. T.). (21.15)

5. Nachts träumerischer Schlaf (Ideenjagd) (28. N.). (21.16)
6. Träume unerinnerlich. (29)

Krankheiten und Körperfunktionen, von

1. Nachts Träume von verwirrten Personen (2. N. n. Riechen an C300). (21.16)

Schrecklich, grausig

1. Schreckhafte Träume, und dann Erbrechen sehr zähen, grünen Schleims. (1.3)
2. Nachts, fürchterlich ängstliche Träume, z. B. ein Hund biß ihn, und er konnte nicht entrinnen. (1.8)
3. Fallträume (*O. Boericke*). (31)
4. Träume von Unfällen (*O. Boericke*). (31)

Sexuell

1. Erotische Träume (*Boger / Bönninghausen*). (31)

SCHLAF

Schlaflosigkeit, Einschlafstörung

1. Schlaflosigkeit; Schlaflosigkeit für mehrere Nächte. (28)
2. Er konnte wegen allzu großer Lebhaftigkeit des Geistes vor Mitternacht nicht einschlafen, zwei Nächte hintereinander; dabei ein unleidliches Hitzgefühl im Bette (suchte sich zu entblößen), mit unruhigem Hin- und - Herwerfen. (1.4)
3. Spätes Einschlafen wegen ungewohnt kalter Füße; beim Zubettgehen waren sie noch warm und wurden nur allmählich kälter (1. T., nach vor Schlafengehen eingenommener Prüfarznei). (21.14)
4. Sechs Tage lang kein Schlaf (Puerperalmanie). (6)
5. Schlaf mangelt gänzlich (bei zwei Frauen, in der Manie). (4.1)
6. Völlige Schlaflosigkeit durch körperliche und geistige Unruhe mit ängstlichen Delirien (im Ruhestand lebender Pfarrer, Alterspsychose). (19)
7. Die Kranke schlief gar nicht, sondern plauderte beständig (30j. Frau, puerperale Manie). (21.17)
8. Er schläft spät ein. (1.4)
9. Nachts unruhige Schlaflosigkeit. (21.3)
10. Behinderung aller Ruhe und allen Schlafs (durch Husten, Präkordialangst, Brechwürgen usw.; 30j. Frau). (21.13)
11. Schlaf sehr unruhig, meist nur ein soporöses Schlummern mit häufigem Wimmern oder Aufschrecken, oft auch unruhiges Hin - und - Herbewegen ohne Schlaf und mit Greifen nach dem Kopfe (6 Mon. alter Sgl., Typhoid). (4.30)

Aufwachen, Durchschlafstörung

1. Unterbrechung des Schlafs durch Angst und Gemütsverstörung, unter Klagen, daß das Blut in allen Adern, besondes des Kopfes, brenne und Krampf von der Brust nach dem Halse zu steige, bei vorzüglicher Hitze des Kopfes und der Hände; Hitze und Angst verschwanden aber in der freien Luft, und es folgte öfteres Gähnen darauf. (1.3)
2. Nach 4 St. ruhigen Schlafs Erwachen mit kalten Füßen, Schaudern und Ziehen die Schenkel hinauf... (1. N.). (21.14)

3. Nach Mitternacht weckt ihn ein schmerzhaftes Sausen wie von kaltem Wind, von den Füßen bis zu den Knien; nach langem Reiben mit den Händen wieder erträglich (2. N.). (21.14)
4. Nachts wegen sehr schmerzhaft kalter Füße gestörter Schlaf mit öfterem Erwachen und Wechseln der Lage (4. N.). (21.14)
5. Erwacht nachts zitternd. (8)
6. Undeutliche Träume; früh wacht er ungewöhnlich zeitig auf. (1.9)
7. Unruhiger Schlaf (sensorielle Aufregung, Phantasieren; 3. N.). (21.15)
8. Öfteres Erwachen aus kurzem Schlafe, mit Druckschmerz in der Stirn und Schläfen, schwerem Kopf (2. N.). (21.16)
9. Schlaf nur bis 2 Uhr. (1.2)
10. Um 10 Uhr (= 22 Uhr) fängt es an zu ziehen in den Schenkeln, dann kaltes Rieseln wie von Schneewasser durch die Beine hinab bis in die Füße mit großer Unruhe, bis 3 Uhr (früh); morgens nur noch 2 St. unruhigen Schlafs (28. N.). (21.14)
11. Morgens gegen 4 - 5 Uhr erwacht er aus dem Schlaf mit Schmerzen beider Arme, ein unbeschreiblich schmerzhaftes Gefühl wie zerschlagen, zerbrochen... (32j. Mann). (4.24)

Schläfrigkeit

1. Früh matt, unausgeschlafen, betäubt im Kopf, beim Versuche aufzustehen Zurücksinken ins Bett, schlaftrunken, träumerischer Halbschlaf, mit Schweiß und banger Hitze (3. T.). (21.15)
2. Traumschlaf ohne Schweiß; am Morgen früh Schlafbetäubung, schwerer schwindliger Kopf beim Aufstehen (28. T.). (21.15)
3. Schlafbetäubung, wachende Schlummersucht. (1.2)
4. Wachende Schlummersucht; das eine Auge steht offen, das andere ist zu oder halb zu, und er fährt öfters zusammen, als wenn er erschreckte (n. 1/2 St.). (1.2)
5. Schläfrigkeit mit schreckhaftem Zusammenfahren, welches ihn am Schlafe hindert; nachgehends fieberhafte Zufälle. (1.2)
6. Der Kranke ist zeitweise geistesabwesend, verfällt dann in Schlummer mit Zuckungen; aus dem Schlummer aufgeschreckt, verfällt er in einen neuen Brechanfall. (4.11)
7. Er schlief mit halbem Bewußtsein auf dem Stuhle sitzend ein. (1.4)
8. Nachmittags beim Lesen eingeschlafen (9. T.). (21.15)
9. Mittags ungewöhnliche Schläfrigkeit, so arg, daß der Kopf beim Gespräch und selbst bei angestrengter Nötigung zu sprechen herabsinkt, die Augenlider zufallen; die Gedanken schwinden (7. T.). (21.15)
10. Abends sehr schlafmüde (n. C20; 2. T.). (21.16)
11. Klagt über Magenweh, aber ißt, trinkt und schläft dabei viel. (28)
12. In der Hitze schläfriges Dahinliegen mit untermischtem Phantasieren (Tertiana). (4.34)
13. Kurz nach Beginn des Froststadiums schläft der Kranke ein; im Hitzestadium wird der Schlaf zum Koma (Intermittens). (6)

SCHWINDEL

Drehschwindel

1. Schwindel; es geht alles mit ihm um den Ring (n. 3 1/2 St.). (1.2)
2. Schwindel; es geht alles mit ihm um den Ring im Kopfe. (1.3)

3. Der Kopf ist ihm so schwer, und es drehet sich darin alles in einem Kreise herum. (1.8)
4. Kopfschwere; die Gegenstände scheinen im Kreis zu wirbeln (Typhoid). (6)

Ohnmacht, ohnmachtsartiger Schwindel

1. Schwindel bei der geringsten Bewegung, der sich der Herzgrube mitteilte und Erbrechen zur Folge hatte, unter schrecklichem Winden (Würgen, vr) stürzte der Mageninhalt heraus mit Schwindel bis zur Besinnungslosigkeit; nachts 1 Uhr (*Hofrichter*). (14.7)
2. Ohnmacht. (1.2, 1.8)
3. Beständige Ohnmachtsanwandlung (Intermittens). (4.35)
4. Sie wurde zwei-, dreimal täglich ohnmächtig (Ösophaguskarzinom). (18)
5. Ohnmachten von geringer Anstrengung, z. B. dem Stuhlgang. (2.2)
6. Zittern in allen Gliedern, grausame Herzensangst und Neigung zu Ohnmacht. (1.8)
7. Chinasiechtum: große, langwierige Schwäche, besonders nach Chininmißbrauch und erschöpfenden Krankheiten, bis zur lähmungsartigen Kraftlosigkeit sich steigernd und leicht Ohnmachten herbeiführend. (2.2)
8. Sie fielen wie ohnmächtig auf der Straße zusammen und waren über und über kalt, mit krampfhaftem Zusammenziehen der Waden (*Schréter*). (4.16)
9. Ohnmacht durch Schmerzen (Dysmenorrhoe). (16)
10. Zahnschmerzen... mit Zerschlagenheit, Sinken der Kräfte bis zur Ohnmacht, Körperkälte etc. (2.2)
11. Ohnmachtanfälle nach vorgängiger Angst, Mutlosigkeit und Verzweiflung. (2.2)
12. Sie fallen schon vor der Tür der Zahnarztpraxis in Ohnmacht oder kollabieren, wenn sie den Arzt, Blut oder die Instrumente sehen. (14.1)
13. Ohnmacht durch die geringste Anstrengung, durch Umdrehen im Bett, Stuhlpressen, Würgen zum Erbrechen usw., durch kleine Wunden, heftige Schmerzen (und) nach Flüssigkeitsverlust. (6)

Schwankschwindel

1. Taumel. (21.15)
2. Besonders im Gehen, Schwindel zum Anhalten (1. u. 3. T.). (21.16)

Ataxie

1. Ataxie. (21.2)
2. Zittrigkeit, stolpernder (tottering) Gang (Versuchstiere). (11.12)

KONVULSIONEN

1. Wird für den fallenden Siechtag (Epilepsie) gebraucht (*Adamus Lonicerus*). (21.2)
2. Verschlossene Kinnbacken. (1.2)
3. Brecherlichkeit und Speichelfluß bei Kinnbackenverschließung. (1.3)
4. Ohnmacht begleitet von Krämpfen, Kinnbackenkrampf, konvulsivischen Augen- oder Lidbewegungen usw. (6)
5. Einzelnes,sichtbares, hohes Aufheben des Knies im Sitzen (nachmittags), alle viertel und halbe Stunden einmal, ohne Schmerzen, doch erschrak sie jedesmal dabei; abends nach dem Niederlegen hörte es auf. (1.2)
6. Mittags, Zucken in der Wange, Funkeln vor dem linken Auge, Gesichtsblässe und Ohnmacht, dann Erbrechen einer Menge weißen Schaums; ein drei Tage lang wiederkehrender Unfall. (1.3) (Fokaler epileptischer Anfall? vr)

7. Sichtbar pulsierendes Zucken des großen äußeren Oberschenkelmuskels im Sitzen und Stehen; unschmerzhaft hob sich pulsmäßig der äußere große Schenkelmuskel und senkte sich in gleichem Takte, welches nach dem Gehen sogleich wiederkehrte (n. 27 St.). (1.9)
8. Ausstreckung (tensio) der Glieder. (1.8) (Streckkrampf? vr)
9. Unempfindlichkeit und Steifheit der Glieder. (28)
10. Tetanische Muskelkrämpfe. (21.2)
11. Krampfhaftes Verziehen der Hände und Füße (eine Frau, Cholera nostras). (4.19)
12. Reiswasserstühle mit tonischen Krämpfen, die in Händen und Füßen anfangen und sich über den ganzen Körper verbreiten. (6)
13. Meningitis: heftiger Kopfschmerz mit Delirium oder Bewußtlosigkeit; reichliches Erbrechen, blasses, kaltes und leichenartiges Gesicht; Nackensteifigkeit, Erstickungsgefühl im Hals, Gefühl, als wolle der Kopf bersten; rollt den Kopf heftig hin und her, mit kurzen Schreien, bohrt den Kopf ins Kissen; konvulsivische Schocks und Erbrechen, sobald der Kopf angehoben wird; klonische und tonische Krämpfe mit Verlust von Bewußtsein und Bewegungsfähigkeit; Krämpfe in den Gliedern; Kriebeln und Kälte in den Gliedmaßen; choleraartiger Kollaps zusammen mit starker Kongestion. (6)
14. Eklampsie der Gebärenden. (6)
15. Puerperalpsychose mit Konvulsionen; heftige zerebrale Kongestion, bläuliches gedunsenes Gesicht, hervorquellende Augen, wilde Schreie, Neigung zum Beißen und Zerreißen. (6)
16. Ein verwachsenes (crippled) Mädchen fiel plötzlich in Konvulsionen hin, wurde zu Bett gebracht und hatte einen Schüttelfrost (danach Delirium). (6)
17. Halbohnmacht bei profuser Menstruation; Blut fließt in Strömen wie bei Placenta praevia; blaßbläuliches Gesicht mit Schweißperlen, Pfötchenstellung der Finger, einwärts gebogene Fußsohlen, wimmert vor Schmerzen, irrer Starrblick (19j. Mädchen). (22.3)
18. *Veratrum album* paßt für Konvulsionen nach plötzlichen, heftigen Gemütsbewegungen, mit kaltem blauem Gesicht und kaltem Stirnschweiß. (10)
19. *Verat.* D2 in häufigen Gaben ist das Mittel bei der Tetanie der Milchkühe, wenn sie durch rein nervöse Reize ausgelöst wurde, etwa durch Angst und Schrecken, oder durch das Kalben (Gebärtetanie). Bei der Gras- oder Intoxikationstetanie der Kühe ist *Verat.* unwirksam. (20.1)
20. Zuckungen in den Gliedern und starker Schweiß; dann Kopfweh, Schwindel und viel Trinken. (1.3)
21. Unwillkürliche Zuckungen (twitchings) der Extremitäten (n. 1/2 St.). (11.3)
22. Im Froststadium ist der ganze Körper in fippernder Bewegung (Intermittens). (4.35)
23. Krampf, Konvulsionen. (1.8)
24. Konvulsionen: im Kindbett; durch religiöse Erregung ausgelöst; hysterisch; bei Kindern; ... Synkope nach den Krämpfen. (6)
25. Generalisierte tonische oder klonische Konvulsionen (beim Versuchstier). (11.12)
26. Epileptische Krämpfe. (1.8)
27. Epilepsie. (2.1)
28. Hundskrampf, Hydrophobie. (2.1)
29. Glottiskrampf: erwacht aus dem Schlaf mit einem pfeifenden Schrei, Erstickung scheint zu drohen, das Gesicht wird zyanotisch, erst nach mehreren Minuten erlangt er den Atem wieder; die Anfälle werden auch durch Weinen ausgelöst. (6)

30. Glottiskrampf: erwacht plötzlich mit einem lauten, harten, krähenden Einatmen aus dem Schlaf, das vier bis sechs Sekunden anhält; darauf folgt keine Ausatmung, die Atmung setzt vierzig bis sechzig Sekunden aus, das Gesicht wird blau und bedeckt sich mit kaltem Schweiß, die Augen starren und quellen hervor, der Mund ist weit offen, der Thorax ausgedehnt, Pulse und Herzaktion normal; schließlich beginnt das Kind, die Arme und Beine umherzuwerfen, welche in kaltem Schweiß gebadet sind, und es kommt zu einer langen, lauten Exspiration wie ein Seufzer, woraufhin die Atmung wieder einsetzt. (6)
31. Kann sich nicht selbst anziehen; ständige Zuckungen und törichte Bewegungen; die Beine zucken sogar im Schlaf; kann nicht gehen; erbricht das Essen; weint bei den geringsten Kleinigkeiten (Chorea). (6)
32. Allgemeine Krämpfe scheinen bei der Weißnießwurzel fast nie, als kurz vor dem Tode, sich zu ereignen und ein ihre Unmacht andeutender Antagonism der Natur zu sein. (1.1; Fußnote)

SEXUELLER TRIEB

1. Steifigkeiten des männlichen Gliedes. (1.2)
2. Größere Empfindung und Empfindlichkeit der Geschlechtsteile (n. 11.2 u. 15 St.). (1.2)
3. Wollüstig und liederlich in Worten und Taten. (6)
4. Geilheit; geile Sprache und geile Handlungen, wenn zugleich die Körperoberfläche kalt ist, mit kaltem Schweiß auf der Stirn. (35)
5. Chronisch Kranke mit erotischen Wahnideen. Kranke mit erotomanischem Verhalten, die sich ihrer Schamlosigkeit nicht bewußt sind. (14.3)
6. Verhütet oder heilt Neigung zu sexueller Ausschweifung bei Mann und Weib. (38)
7. Bewirkt, daß ehebrecherische Männer ihre Maitressen verlassen und zu ihren Ehefrauen zurückkehren, oder daß Junggesellen sich zum Heiraten bereit finden, statt Maitressen zu haben. (38)
8. Rein sinnlich (physisch) gesteigerter Sexualtrieb. (38)
9. Geile Männer, die kleinen Mädchen nachstellen. (38)
10. Lindert zu lebhaften Geschlechtstrieb junger Menschen, der zur Ehe drängt; hindert so die jungen Männer daran, sich vor der Ehe eine Geliebte zu nehmen, und junge Menschen beiderlei Geschlechts, gegen den Wunsch der Eltern eine törichte Ehe einzugehen. (38)
11. Sexuelle Erregung bei Kindern (*Julian*). (31)
12. Sexuell hyperaktiv, war schon als ganz kleiner Welpe an Hündinnen interessiert (13j. männlicher Cockerspaniel, Ekzem). (37.1)
13. Möchte nackt sein (*P. Schmidt*). (31)
14. Nymphomanie bei unterdrückten oder sehr verminderten Lochien. (2.2)
15. Nymphomanie mit Heftigkeit und Destruktivität. Sie war in Liebesdingen enttäuscht worden. Melancholie; zeitweise geschwätzig; großes Verlangen nach Koitus; ganz ohne (void of) Schamgefühl; Obszönität; sie ist eine große Belastung (very troublesome) und muß streng verwahrt gehalten werden, war ein Jahr lang in einer Irrenanstalt. (6)
16. Nymphomanie durch enttäuschte Liebe oder unbefriedigte Leidenschaft. (8)
17. Wahnsinn mit unzüchtigen Reden und Geilheit, bei einer Witwe, die eben im Begriffe stand, zu heiraten; die Verrücktheit war nach einem einzigen Tropfen der Arznei wie weggezaubert. (21.12)
18. Sie küßt jeden, der ihr vorkommt, ehe die Monatsreinigung ausbricht. (1.3, verif.)

19. Sie läuft durch das Zimmer und versucht, jeden zu küssen; diese Anfälle treten besonders vor der Regel auf. (10)
20. Nymphomanie vor der Regel. (8)
21. Während der Menstruation krankhafte Neigung (mania), jeden zu küssen. (7)
22. Schamloses Verhalten im Kindbett. (6)
23. Puerperalmanie: religiöse Melancholie oder Nymphomanie, mit Verlangen, jeden zu umarmen, selbst unbelebte Gegenstände („embrace" bedeutet „umarmen", aber auch „koitieren", vr); viel Durst auf kaltes Wasser, ständige Begierde nach kühlen und erfrischenden Dingen. (6)
24. Puerperalmanie: sie weinte, raste, fluchte und wollte jeden Mann küssen und mit ihm Geschlechtsverkehr ausüben; sie redete auch von religiösen Dingen und von den Freuden der Masturbation. (17.1)
25. Will im Bett bleiben, wegen sexueller Erregung (*Knerr*). (31) (Um zu masturbieren? vr)
26. Bei der Regel Anlehnungs- und Zärtlichkeitsbedürfnis ohne sexuelle Betonung, vor der Regel sexuelles Verlangen, bei einer sonst sexuell zurückhaltenden Frau (Cephalgien). (22.1)

MODALITÄTEN, CAUSAE

1. Ohnmachtanfälle nach vorgängiger Angst, Mutlosigkeit und Verzweiflung. (2.2)
2. Nymphomanie mit Heftigkeit und Destruktivität. Die Kranke war in Liebesdingen enttäuscht worden. (6)
3. Beschwerden durch Geschwistereifersucht. Einem *Veratrum-album-* Patienten ging es nie mehr gut seit der Geburt seines Schwesterchens (im 6. Lebensjahr). (30.2)
4. Gemüt gereizt, zum Ärger geneigt über jede Störung bei der Arbeit (28. T.). (21.15)
5. Nach Schreck: Furcht, Angst, Kälte, Ohnmacht, unwillkürlich abgehender Durchfall. (6)
6. Durchfälle nach Schreck. (10)
7. Ihre Geistesstörung hatte nach und nach seit dem zweiten Herzinfarkt ihres Ehemanns (5 Jahre vor der Behandlung) begonnen, über welchen sie sich sehr erschreckt hatte (85j. Frau, Psychose). (36.1)
8. Beschwerden (psychischer Art) nach Verletzungen, Traumata (*Boger / Bönninghausen*); nach Schock (psychischer Art? s.o.) (*Boger / Bönninghausen*). (31)
9. Ihr Zustand hatte sich bereits bedeutend gebessert, als ein Gastroenterologe unter stationären Bedingungen eine diagnostische Leberpunktion bei ihr durchführte, worüber sie sich sehr erschreckte; sie weinte und flehte ihren Sohn an, sie aus der Klinik zu holen und nach Hause zu bringen. In der Nacht nach diesem Schockerlebnis starb sie durch Herzstillstand (85j. Frau, Psychose). (36.1)
10. Der Schmerz (Gesichtsneuralgie) kommt zu unbestimmter Zeit wieder, oft im Tertiantypus, mit Übelkeit, und durch Ärger erregt (48j. Frau). (4.27)
11. Akute Affektionen, begünstigt durch das Gemüt bedrückende Lebensumstände, etwa langwierige Pflege eines schwerkranken Kindes oder starkes Heimweh. (21.13)
12. Wahnsinn oder Hysterie, infolge verletzten Stolzes oder verletzter Ehre. (6)
13. Schwarzer (düsterer, depressiver) Wahnsinn mit Verzweiflung und Lebensmüdigkeit, aus Furcht vor Demütigung oder Verlust der Stellung (*Gallavardin*). (31)
14. Als sie 40 Jahre alt war, kam es nach einem dummen Scherz auf ihre Kosten zu einer Phase von Anorexie und Erschöpfung: man hatte ihr weisgemacht, daß ihrer Firma eine Steuerprüfung (redressement fiscal) bevorstehe. Die Erkrankung war so

schwerwiegend, daß eine Elektroschocktherapie erforderlich war (85j. Frau, Psychose). (36.1)

15. Wahnsinn nach Gewinn eines großen Vermögens, oder nach Verlust desselben. (39)
16. Beschwerden nach unerwarteter Freude. (39)
17. Geistige Erschöpfung, „brain-fag" (*Boger / Bönninghausen*); durch Verletzungen, Traumen (*P. Schmidt*). (31)
18. Das Pleuritische trat mehr zurück, wenn er am ärgsten phantasierte, und machte ihm wieder viel Unruhe und Beängstigungen, wenn der Kopf freier war. (23.1)
19. Verletzungsschock. (6)
20. Schockzustand, z.B. postoperativ (8). (Wichtigstes Charakteristikum von *Verat.* ist der Vasomotorenkollaps (*Stiegele*). vr)
21. Sie fallen schon vor der Tür der Zahnarztpraxis in Ohnmacht oder kollabieren, wenn sie den Arzt, Blut oder die Instrumente sehen. (11.1)
22. Verbrennungen. (8)
23. Geistessymptome schlimmer nach Unterdrückung von Ausschlägen oder Hämorrhoiden (*Boger / Bönninghausen*). (31)
24. Sie küßt jeden, der ihr vorkommt, ehe die Monatsreinigung ausbricht. (1.3)
25. Geistessymptome schlimmer: während der Regel (*Boger / Bönninghausen*); bei unregelmäßigen Menses (*Boger / Bönninghausen*). (31)
26. Verzweiflung am Seelenheil, mit unterdrückten Menses. (6)
27. Nervöser Kopfschmerz bei jeder Periode, bei Mädchen und hysterischen Frauen. (6)
28. Nymphomanie bei unterdrückten oder sehr verminderten Lochien. (2.2)
29. Geistessymptome nach der Entbindung, im Kindbett. (29)
30. Geistessymptome in der Schwangerschaft (*Boger / Bönninghausen*). (31)
31. Geistessymptome im Klimakterium (*Boger / Bönninghausen*). (31)
32. Übelkeitskopfschmerz (sick-headache), bei welchem eine Harnflut die Krise bildet. (6)
33. Furchtsamkeit, die sich mit öfterm Aufstoßen endigt. (1.3)
34. Große Prostration nach Stuhlgang (Hydrozephaloid). (6)
35. Kolik und Diarrhoe durch Wassertrinken in Sumpfgebieten oder fremden, ungewohnten Ländern. (35)
36. Chinasiechtum: große, langwierige Schwäche, besonders nach Chininmißbrauch und erschöpfenden Krankheiten, bis zur lähmungsartigen Kraftlosigkeit sich steigernd und leicht Ohnmachten herbeiführend. (2.2)
37. Kolik durch Chininmißbrauch oder durch Obst und Gemüse. (6)
38. Schwindel: durch Opiumessen, durch Mißbrauch von Tabak oder Alkohol. (6)
39. Folgen von Opiumessen und Tabakkauen. (8)
40. Anfälle von Bewußtlosigkeit (Hypoglykämien? Siehe „*Gier...*") können verhindert werden, wenn zu Beginn etwas gegessen wird. (6)
41. Im Grimmdarm scheint ihm der Sitz seiner Krankheit; wenn die Speisen dahin gelangen, bekommt er 2 volle Stunden ein Schieben und Scharren in dieser Gegend, wodurch der ganze Körper, Kopf und Denkkraft in solche Untätigkeit versetzt werden, daß er dann glaubte, er höre auf zu sein. Werde er in diesem Zustand durch etwas gereizt, erweckt, so gehe es bald vorüber, dauere sonst aber 24 Stunden mit folgendem ermattendem Schweiß. Durch Sprechen werde das Mißgefühl auch erregt (35j. Mann, Chinasiechtum). (4.13)
42. Essen hat keinen Geschmack; Rauchen macht den Hals trocken, und er hat keinen Genuß davon; dabei Gier nach Essen; beim Essen Übelkeit, kann Nahrung nicht ohne Würgen hinunterbekommen. (6)

43. Darmkoliken, immer 4 - 6 St. nach Genuß von Möhren, Kraut oder Obst; mit kaltem Schweiß und Betäubung (24j. Mann). (4.14)
44. Verträgt keine Kartoffeln und kein grünes Gemüse. Alles Obst verursacht schmerzhafte Auftreibung des Bauches. (8)
45. Unverträglichkeit von Pfirsichen und Weintrauben. (39)
46. Milch- und Fleischverzehr bessern. (8)
47. Den ganzen Nachmittag matt, schwer, taumlig im Kopf, zu keiner Arbeit tüchtig; nach einem Glas Wein heiterer (7. T.). (21.15)
48. Ohnmachten von geringer Anstrengung, z. B. dem Stuhlgang. (2.2)
49. Sehr angegriffen und matt, nach einem kurzen Gange auf den Berg (n. C30; 2. T.). (21.16)
50. Beim Aufrichten sogleich Erbrechen (30j. Frau, Cholera nostras). (4.21)
51. *Verat.* ist unersetzlich, wenn der Kranke durchaus genötigt ist, immer zu sitzen oder zu liegen, aufstehen kann er durchaus nicht, weil ihn da sogleich die schrecklichste Angst mit Brechübelkeit und kaltem Schweiß, selbst Ohnmachtsgefühl überfällt. Dabei höchst mutlos, verzweifelndes schwarzes Erbrechen von schwarzer Galle und Blut; heftige blutige Durchfallstühle. (4.12)
52. Er kann durchaus nicht aufstehen, acht Stunden lang, sondern muß sitzen oder liegen; steht er auf, so quält ihn eine schreckliche Angst, wobei die Stirne mit kaltem Schweiße bedeckt ist und es ihm übel zum Erbrechen wird (n. 3 St.). (1.7)
53. Im Liegen schwieg die Mattigkeit nicht, sonst aber alle Beschwerden, und erneuerten sich nur beim Aufstehen; im Sitzen schwiegen sie auch, nur das Kopfweh blieb zugegen. (1.7)
54. Meningitis: ... konvulsivische Schocks und Erbrechen, sobald der Kopf angehoben wird... (6)
55. Hydrozephaloid: ... Erbrechen und alle Symptome verschlimmern sich, wenn man sich aufsetzt, und in horizontaler Lage besteht ein verhältnismäßiges Wohlbefinden; die geringste Bewegung ruft Übelkeit und Erbrechen hervor. (6)
56. Abends schmerzhafte Kälte in beiden Fußsohlen, die im Bette unerträglich (ist und) zum Aufstehen und Herumgehen nötigt (nach C20; 1. T.). (21.16)
57. Elektrische Zuckungen in den Gliedern; schlimmer im Bett, muß sich aufsetzen und die Beine aus dem Bett hängen lassen oder umhergehen (Myelitis). (6)
58. Nasenbluten, rechtsseitig, nur nachts im Schlaf. (6)
59. Lebenswärme gesunken; sein einziges Behagen fand der Kranke im Schlaf und im Sitzen an der Sonne, oder im erwärmten Zimmer mit an den Rumpf gedrückten Gliedern, welches das Frösteln palliierte (milderte) (50j. Mann, Dyspepsie). (21.13)
60. Unterbrechung des Schlafs durch Angst und Gemütsverstörung, unter Klagen, daß das Blut in allen Adern, besondes des Kopfes, brenne und Krampf von der Brust nach dem Halse zu steige, bei vorzüglicher Hitze des Kopfes und der Hände; Hitze und Angst verschwanden aber in der freien Luft, und es folgte öfteres Gähnen darauf. (1.3)
61. Heute ungemein empfindlich, jedes Lüftchen verursacht nicht bloß Schauer, sondern schmerzhaftes Ziehen durch Rücken, Schultern und Arme wie kalter Wind (am Tag nach Riechen an C30). (21.16)
62. Obwohl es Hochsommer war, war die Frau immer frostig, besonders an den Extremitäten, so daß sie ständig Wärmflaschen an die Füße brauchte (Metritis). (17.2)

63. Sie werden über die außerordentliche Kälte erstaunt sein, welche sich durch das Bild dieser Arznei zieht. Kaum eine Symptomengruppe wird sich ohne diese begleitende Kälte einstellen. (7)
64. Sie friert stets, Wärmflasche im Nacken bessert die Kopfschmerzen, Sommerhitze und schwüles Wetter aber werden schlecht vertragen, verursachen Schwäche und Hinfälligkeit (Cephalgien). (22.1)
65. Darmkatarrh; der Anfall tritt plötzlich während der Nacht auf, im Sommer, mit Erbrechen und (gleichzeitigem) Purgieren. (6)
66. Voller rheumatischer und neuralgischer Gliederschmerzen; schlimmer durch Bettwärme, sie treiben ihn nachts aus dem Bett ins kalte Zimmer, und er muß auf-und-ablaufen, um Erleichterung zu finden. Man sollte erwarten, daß Wärme bessert, und das tut sie zuweilen, wo Kälteempfindungen vorhanden sind, etwa am Bauch; doch (wie bei *Mercurius*) verschlimmert Wärme die Schmerzen. (7)
67. Morgens gegen 4 - 5 Uhr erwacht er aus dem Schlaf mit Schmerzen beider Arme...; solange er im Bett liegt, dauert der Schmerz fort, kann das Zudecken nicht vertragen; beim Aufstehen und Umhergehen Linderung (32j. Mann). (4.24)
68. Zwerchfellkrämpfe bei vorherrschendem Südwind, bei Menschen mit kalten Händen, großer Beklemmung und Angst in der Brust. (6)
69. Husten schlimmer bei Wetterwechsel. (6)
70. Durchfall durch Naßwerden der Füße. (6)
71. Chronische Magenschwäche durch Chininmißbrauch oder durch feuchtes Klima und Mangel an frischer Luft. (6)
72. Keuchhustenepidemien im Frühling und Herbst. Neuralgie in den Armen schlimmer im Frühling und Herbst. (6)
73. Die meisten Beschwerden sind nachts schlimmer. (6)
74. Charakteristisch für *Veratrum* ist das Erscheinen von Symptomen morgens ganz früh, bald nach Mitternacht und beim Wachwerden, sowie nach einer Mahlzeit (Cholera, Diarrhoe). (4.17)
75. Um 4 Uhr früh: Coxalgie; Aufstoßen. Um 16 Uhr bzw. von 15 bis 21 Uhr: Neuralgie der Gedärme. Durchfall schlimmer vom Aufstehen bis zehn Uhr früh. (6)
76. Schmerzen (Ischialgie) wie elektrische Schläge und kitzelnde Schmerzen, insbesondere nachts und gegen 3 Uhr morgens, muß sich setzen und die Beine aus dem Bett hängen lassen, muß umhergehen. (6)

AS-IF-EMPFINDUNGEN

Kopf, Augen, Ohren

1. Kopfweh, als ob das Gehirn zerbrochen wäre. (1.2)
2. Bei drückendem, klopfendem, nervösem Kopfschmerz, der die eine Seite des Kopfes einnimmt, den Nacken steif macht, wo der Kranke glaubt, daß ihm der Kopf auseinanderberste; mit Erbrechen. (4.8)
3. Gefühl, als wolle der Kopf bersten (Meningitis). (6)
4. Sie suchte mich auf mit den Worten, sie ertrage ihren Zustand kaum mehr. Es fehle an den Kopfnerven. Es sei, wie wenn eine Granate in ihrem Kopf geplatzt sei und das Hirn in tausend kleinste Stücke zerrissen habe. (22.7)
5. Plattdrückender Kopfschmerz im Scheitel, der bei Bewegung klopfend ward. (1.8)
6. Brummen und Summen vorn in der Stirne, mit dumpfem, innerm Kopfschmerze (n. 4 St.). (1.9)

7. Gefühl in den Haaren der rechten Kopfseite, als würde ein Büschel derselben elektrisiert, ein Kriebeln darin und wie Emporstreben derselben, mit einem leisen Schauder der Haut unter diesen Haaren (n. 28 St. u. ferner). (1.4)
8. Empfindung an der Schläfe herab, als ob ihm ein Tropfen Wasser dran herabliefe, doch nicht wie eine Kühlung. (1.2)
9. Manchmal auf dem Scheitel Empfindung wie von aufgelegtem Eis (junge Frau, Durchfall bei Eintritt der Regel). (4.22)
10. Gefühl eines Eisklumpens auf dem Scheitel, meist von Magenschmerzen begleitet und erleichtert durch Druck mit den Händen auf den Scheitel (35).
11. Empfindung von Wärme und Kälte auf dem Kopf zugleich, mit sehr empfindlichem Haar. (6)
12. Empfindung, als blase ein kalter Wind durch den Kopf, mit Schwindel (um 14 Uhr; 1. T.); Gefühl eines kühlen Luftzugs durch den Kopf (12 Uhr mittags, bei weiterer Prüfung m. um 8 Uhr früh genommenen 4 Gran). (11.1)
13. Spannen in der Stirnhaut, Gefühl von Schwerbeweglichkeit und Druck in derselben, Spannen im Vorderkopf (1. T.). (21.16)
14. Zusammenschnürendes Kopfweh, mit zuschnürendem Schmerze im Schlunde. (1.2)
15. Eine Art Lähmung der Augenlider, sie deuchteten zu schwer, er konnte sie mit aller Anstrengung kaum aufheben. (1.2)
16. Empfindliches Trockenheitsgefühl im obern Augenlide, als wäre Salz zwischen ihm und dem Augapfel, ohne bedeutende Röte im Auge, mittags nach Tische. (1.4)
17. Neuralgia palpebralis im rechten Oberlid: bei geringster Berührung oder leichtestem Druck heftiger Schmerz, als würden plötzlich Hunderte von feinen Nadelspitzen in das Lid gestoßen; morgens beim ersten Erwachen konnter er die Augen nicht öffnen, es schien, als sei die innere Oberfläche der Lider zu trocken und daß diese am Augapfel festgeklebt seien. (6)
18. Gefühl, als wäre ein Fell über das Ohr gespannt. (1.2)
19. Taubheit, als seien die Ohren verstopft. (6)
20. Im rechten Ohre erst Gefühl wie von einem kalten Hauche, hierauf großes Hitzgefühl darin, dann wieder Kältegefühl, und so einige Male abwechselnd (n. 26 St.). (1.4)

Gesicht, äußere Nase

1. Hitze in den Augen und dem Gesichte mit Backenröte, wie vom Anwehen eines heißen Dampfes. (1.2)
2. Linke Wange rot, wie verbrannt. (8)
3. Gefühl wie von Zusammendrückung und Eindrückung des Nasenbeins. (1.2)
4. Stumpfes Drücken in den linken Kinnbackenmuskeln, wie ein starker Druck mit einem stumpfspitzigen Holze. (1.2)

Mund, Zähne

1. Eine taube Empfindung am Gaumen, als wenn eine verbrannte Stelle geheilt und mit dicker Oberhaut bedeckt, oder als wenn der Gaumen mit einem Pflaumenhäutchen überzogen wäre. (1.2)
2. Im Munde brennt es, als wäre er mit Pfeffer ausgerieben, doch ist er nicht trocken (n. 1 St.). (1.4)
3. Sprache lispelnd, stammelnd oder erschwert, als sei die Zunge zu schwer. (8)
4. In den obern linken Backzähnen Zahnschmerz, aus Drücken und Schwere zusammengesetzt, als wären sie mit Blei ausgegossen. (1.9)

Hals, Rachen, Ösophagus

1. Krampfhaftes Zusammenschnüren und Würgen im Schlunde, als wenn man eine unreife oder wilde Birne gegessen hätte. (1.2)
2. Allgemeine Unruhe, als ob die Speisen in der Speiseröhre steckenblieben. (21.3)
3. Schmerz der Unterkieferdrüsen, als wenn sie gekniffen würden. (1.2)
4. Pfefferartiges Beißen im Halse. (1.8)
5. Beißender Pfefferminzgeschmack im Halse, mit Gefühl, wie von aufsteigender Hitze aus dem Schlunde in den Mund, welche anhält und mit brecherlicher Übelkeit sich vergesellschaftet. (1.2)
6. Gefühl von Hitze und Brennen im Magen, Rachen und auf der Zunge, zusammen mit einem Gefühl von Kühle wie von Pfefferminzplätzchen; von 8.30 Uhr (1/2 St. nach Einnahme v. 4 Gran) bis Mittag. (11.1)
7. Es kommt ihm im Schlunde so kalt herauf (auch eine Stelle tief im Gaumen ist so kalt), worauf bald eine Menge sehr warmer, süßlich-salzigschmeckender, schleimiger Feuchtigkeit heraufschwulkt (Würmerbeseigen), worauf die Kälte in Schlund und Gaumen einige Augenblicke nachläßt, aber wiederkommt (n. 24 St.). (1.4)
8. Seltsame Empfindung, wenn er Wasser trank, als laufe es nicht die Speiseröhre hinunter, sondern die Außenseite des Halses hinab; so ausgeprägt, daß er seine Freunde bat, nachzusehen, ob es nicht doch außen herablaufe. (7)
9. Auftreibung des Schlundes mit Gefühl, als wenn er ersticken sollte. (1.8)

Verdauungsorgane

1. Magenschmerz, wie von Heißhunger. (1.2)
2. Das Erbrochene ist grünspanartig und ätzend scharf. (4.11)
3. Leeregefühl im Bauch nach Stuhl, als brauche sie Speise. (6)
4. Zuweilen Gefühl, als stiege etwas Lebendes vom Magen zum Schlund herauf (36j. Mann, Diarrhoe). (4.15)
5. Hitzegefühl, vom Oberbauch über den Brustkorb zum Hals hochsteigend. (28)
6. Feuersbrunst (incendium) in der Herzgrubengegend. (1.8)
7. Bald hie, bald da Schmerz im Unterleibe, als wenn es mit Messern darin schnitte (sogleich). (1.2)
8. Intermittierende Neuralgie der Gedärme: um etwa 16 Uhr beginnt sie mit Aufstoßen großer Mengen Luft; um etwa 17 Uhr tritt heftige, qualvolle Neuralgie auf, wie wenn Messer in ihre Därme schnitten, besonders linksseitig, in Abständen von einigen Minuten auftretend, so heftig, daß drei oder vier Männer nötig waren, um sie festzuhalten; die Anfälle hielten von 15 bis 21 Uhr an und endeten mit zwei tiefen Seufzern oder zweimaligem Gähnen. (6)
9. 4 bis 6 St. nach Genuß von Möhren, Kraut oder Obst zeigte sich eine Bewegung über dem Nabel, dann, stets an derselben Stelle, Kneipen, wie von einer Zange, mit den unerträglichsten Schmerzen, 1/2 - 1 Minute lang...; dabei Empfindung von Zuschnürung von oben nach unten, so daß keine Blähungen abgingen (24j. Mann). (4.14)
10. Fürchterlicher Leibschmerz, wie zerrissen (lt. (6): als würde der Bauch aufgerissen), besonders um den Nabel, bei Cholera (*Lobethal*). (4.16)
11. Schmerzlicher Druck in der Blinddarmgegend, wie von einer krampfhaft eingesperrten Blähung (n. 1 St.). (1.2)
12. Vor dem Stuhlgange, eine Empfindung tief im Unterbauche wie von einer bevorstehenden Ohnmacht. (1.2)

13. Bewegung, als wenn ein Bruch sich einklemmen wollte. (1.2)
14. Den ganzen Morgen hindurch in den Eingeweiden der Schambeingegend, ein drückender, stumpfer Schmerz, wie von Zerschlagenheit, dabei im linken Schoße ein Gefühl, als sollte da ein Leistenbruch entstehen, am meisten beim Sitzen. (1.4)
15. (Nach weichem Stuhl): zurück blieb ein Gefühl in den Därmen über dem Schambein, als wären sie zerschlagen, und eine wabbliche Empfindung in der Herzgrube (n. 20 St.). (1.4)
16. Der Krampf der Därme rollte spiralförmig zum Magen unter schrecklicher Todesangst, kaltem Schweiß, Beben, Zittern, Eiskälte der Glieder (*Hofrichter*). (4.16)
17. Leibschmerzen, mit Gefühl, als seien die Gedärme zu Knoten gebunden (bei acht Vergifteten). (11.7)
18. Gefühl von Ziehen in den Därmen, wie von einem Laxans (kurz n. Einn.). (21.16)
19. Ein Nottun und Nötigen zum Stuhlgange im Oberbauche, und dennoch erfolgt der Stuhl nur schwierig oder gar nicht, gleichsam wegen einer Untätigkeit des Mastdarms und als ob er an der wurmförmigen Bewegung der übrigen Därme keinen Teil nähme (n. 4 und 15 St.). (1.2)
20. Im Grimmdarm scheint ihm der Sitz seiner Krankheit; wenn die Speisen dahin gelangen, bekommt er 2 volle Stunden ein Schieben und Scharren in dieser Gegend, wodurch der ganze Körper, Kopf und Denkkraft in solche Untätigkeit versetzt werden, daß er dann glaubte, er höre auf zu sein. Werde er in diesem Zustand durch etwas gereizt, erweckt, so gehe es bald vorüber, dauere sonst aber 24 Stunden mit folgendem ermattendem Schweiß. Durch Sprechen werde das Mißgefühl auch erregt (35j. Mann, Chinasiechtum). (4.13)
21. Eindruck, als ob Magen und Darm nicht arbeiteten; keine sonst gewohnten Darmgeräusche mehr. (21.3)
22. Abends Gefühl, als fielen die Eingeweide auf die Seite, auf die er sich legte; deshalb öftere Lageveränderung; Rückenlage erleichterte (Hofrichter). (4.16)
23. Empfindung, als ob kalte Luft die Bauchdecken anwehte (*Hofrichter*). (4.16)
24. Der Stuhl ist abgeflacht und dünn, wie ein Band. (6)

Urogenitalsystem

1. Schmerz in der Harnröhre, als wäre sie hinter der Eichel zugeschnürt, mit vergeblichem Harndrange verbunden, da die Blase leer war (n. 24 St.). (1.2)

Atmungsorgane, Herz, äußerer Thorax

1. Empfindung, als wenn die Nase inwendig allzutrocken wäre, wie der Staub trockener Wege in der Nase hervorzubringen pflegt (n. 3 St.). (1.2)
2. Pulsartiges Drücken, wie mit einer stumpfen Spitze, auf der linken Brustseite, in der Gegend der vierten Rippe; und bei Berührung schmerzte die Stelle wundartig und wie unterköthig. (1.9)
3. Anfallsweise Angst am Herzen, welches dann sehr stark schlägt und mit einer Empfindung, als wenn es selbst sehr warm wäre (n. 4 St.). (1.7)

Bewegungsapparat

1. Empfindung in den Knochen, als wenn sie zerschlagen wären (n. 2 St.). (1.2)
2. Schmerz in den Gliedern, auf denen man liegt, als wenn das Lager steinhart wäre. (1.2)
3. Spielen beim Rheumatismus die einzelnen Muskeln, z.B. der Unterschenkel, für das Auge sichtbar, als ob sie untereinander abwechselnd hüpften, wobei der eben hüp-

fende Muskel dem Patienten das Gefühl gibt, als würden die Nerven desselben mit glühenden Haken gezogen, so daß der Patient vor Schmerz dem Wahnsinn nah scheint, auch wirklich verwirrt spricht, so gebe man zwischen den Gaben von *Rhus-t.* zuweilen eine Gabe *Verat.* (4.25)

4. Den ganzen Tag über Schaudern, Kälteempfindung in den Gliedern, besonders in den Achseln und Armen, gleich als wenn eiskalte Luft durch die Knochen strömte, im warmen Zimmer (nach C30; 2. T.). (21.16)
5. Schmerz aller Glieder, als wenn sie durch zu große Ermüdung erschöpft wären. (1.2)
6. Heftiger Druck auf den Schulterblättern, als wären sie zerschlagen und zerquetscht. (1.2)
7. Auf der Achsel, ein schneidender Schmerz, wie ein einziger Schnitt. (1.2)
8. Empfindung wie ein Blitz von der Schulter zur Hand, bei Lähmung, Steifheit und Empfindungslosigkeit aller Finger, mit Ausnahme des linken Daumens und Zeigefingers. (11.8)
9. Morgens gegen 4 - 5 Uhr erwacht er aus dem Schlaf mit Schmerzen beider Arme, ein unbeschreiblich schmerzhaftes Gefühl wie zerschlagen, zerbrochen, bei großer Heftigkeit vom Schultergelenk bis in die Handwurzel sich erstreckend, wobei er die Arme kaum rühren kann (32j. Mann). (4.24)
10. Empfindung im Arme, als wenn er zu voll und geschwollen wäre. (1.2)
11. Beim Heranbringen des Ellbogens ziehender Schmerz in der Beuge; es deuchtet ihm, darin geschwollen zu sein und als könne er sie deshalb nicht vollkommen heranbiegen; dabei zugleich ein Lähmungsgefühl im Arme (n. 15 St.). (1.4)
12. Schmerz in der Mitte des linken Vorderarmes, als würde der Knochen gedrückt. (1.2)
13. Kriebeln in der Hand, als wäre sie eingeschlafen gewesen. (1.2)
14. Jucken und Beißen in dem linken Mittelfinger, der Volarfläche und im Daumenballen, mit Stechen wie mit Nesseln (1. T.). (21.16)
15. Brennend jückender Schmerz im ersten Gliede des kleinen Fingers, als wenn es erfroren wäre. (1.2)
16. Schmerzhafte Lähmung, wie von allzugroßer Strapaze, in den Ober- und Untergliedmaßen, bloß bei Bewegung; er kann sich kaum fortschleppen. (1.2)
17. Die Oberschenkel und Hüften wollen zusammenbrechen und tun weh, wie gelähmt. (1.2)
18. Schon beim Anfange des Erbrechens muß er sich niederlegen, und nach Beendigung desselben ist er so entkräftet, daß die Oberschenkelknochen aus dem Hüftgelenke entweichen zu wollen scheinen. (1.2)
19. Die Oberschenkel schmerzen beim Sitzen wie zerbrochen (n. 8 St.). (1.9)
20. Ein schneidender Schmerz, wie mit einem Messer, am Knie, überhingehend, wie ein einziger Schnitt. (1.2)
21. Spannung in den Kniekehlen beim Stehen und Gehen, als wenn sie zu kurz wären. (1.2)
22. Gleichsam elektrische Erschütterungen mit darauf folgendem Zerschlagenheitsschmerz im Knie und Ellbogen. (1.2)
23. Schmerzen in den Füßen, besonders in den Knien, wie von großer Ermüdung, als wenn große Steine daran gebunden wären; er muß sie der Erleichterung wegen bald dahin, bald dorthin legen (n. 43 St.). (1.2)
24. Schmerz beim Auftreten gleich unter dem Knie im Knochen, als wäre er zerbrochen gewesen und noch nicht recht haltbar. (1.2)

25. Die Schienbeine brennen ihm abends, als wenn sie aus einer großen Kälte kämen (n. 14 St.). (1.9)
26. Schmerz in den Waden und dem Schienbein, als wollten sie zusammenbrechen. (1.2)
27. Ein Kriebeln in den Unterschenkeln bis zum Knie; es wimmelt darin schmerzhaft. (1.2)
28. Schwerheitsschmerz der Unterschenkel, als wenn ihnen eine Lähmung bevorstünde, früh. (1.2)
29. Kälte in den Füßen, als wenn kaltes Wasser in ihnen herumliefe, mit Zittern. (1.2)
30. Nach Mitternacht weckt ihn ein schmerzhaftes Sausen wie von kaltem Wind, von den Füßen bis zu den Knien; nach langem Reiben mit den Händen wieder erträglich (2. N.). (21.14)
31. Um 10 Uhr (= 22 Uhr) fängt es an zu ziehen in den Schenkeln, dann kaltes Rieseln wie von Schneewasser durch die Beine hinab bis in die Füße mit großer Unruhe, bis 3 Uhr (früh); morgens nur noch 2 St. unruhigen Schlafs (28. N.). (21.14)
32. Drücken am Fußknöchel, als wenn der Knochen unmittelbar berührt und gedrückt würde, augenblicklich (n. 8 T.). (1.2)
33. Im rechten Fuß drückender, heftiger Schmerz, als ob ein Keil die Fußwurzel- und Mittelfußknochen der kleinen Zehen nach aufwärts drängte; in Ruhe und Bewegung; mehrere Minuten lang (13. T.). (21.16)
34. Empfindung einer Leere unter den Füßen beim Gehen. (39)

Haut

1. Die Haut fühlt sich wie geröstet (scorched) an. (8)
2. Rings um den Hals und an der Brust, ein Feinstechen, wie von Brennesseln, welches beim Streichen mit der Hand sich lindert (mit Röte und frieselartigen Erhebungen der Haut, die bloß beim Befühlen mit der Hand merkbar waren). (1.2)
3. Schmerz äußerlich am Halse, als wäre da die Haut wund. (1.2)

Allgemeines

1. Ermattung wie von allzu großer Hitze der Luft. (1.2)
2. Die freie Luft greift ihn an, wie dem von einer akuten Krankheit Genesenden die freie Luft auffällt und beschwerlich ist. (1.2)
3. Mattigkeit über den ganzen Körper, als wenn er sehr weit gegangen wäre (n. 2 St.). (1.7)
4. Allgemeine Kraftlosigkeit des Körpers, als hätte er nicht ausgeschlafen, bei übrigens lebhaftem Geiste (früh). (1.9)
5. Wiederholtes Gähnen und Dehnen, bei Schwäche und Zerschlagenheit in den Gelenken, als hätte er nicht recht ausgeschlafen (früh). (1.9)
6. Unterbrechung des Schlafs durch Angst und Gemütsverstörung, unter Klagen, daß das Blut in allen Adern, besondes des Kopfes, brenne und Krampf von der Brust nach dem Halse zu steige, bei vorzüglicher Hitze des Kopfes und der Hände; Hitze und Angst verschwanden aber in der freien Luft, und es folgte öfteres Gähnen darauf. (1.3)
7. Bei Cholera oder Gastroenteritis (cholera morbus) ist es, als liefen die Körpersäfte aus dem Körper heraus (profuse wäßrige Stuhlentleerungen). (7)
8. Melancholie, mit Frost, als wenn er mit kaltem Wasser beschüttet würde, und öfterer Brecherlichkeit. (1.2)
9. Marmorkälte der Wangen oder der ganzen Hautoberfläche. (4.16)

10. Starkes Kältegefühl, als bestehe das Blut aus Eiswasser. (7)
11. Auf dem Gehirn Druck, den sie nicht abschütteln kann; kommt sich wie tot vor (22j. Mdch., depressive Psychose). (21.19)

Typus

1. Vegetativ labile Prüfer reagierten besonders deutlich auf *Verat.* D1 - D4. Der Prüfer, von welchem subjektive Symptome gewonnen wurden, war ein nervöser, gehetzter Geschäftsmann und starker Raucher. Ein sportlich aktiver, vasostabiler Prüfer dagegen zeigte keine subjektiven Erscheinungen und nur geringe meßbare Kreislaufreaktionen. (21.3)
2. Die zu *Veratrum-album*-Zuständen neigenden Lebewesen erscheinen seelisch und körperlich durchweg grazil und sensibel. (27)
3. Junge Menschen und Frauen sanguinischen oder nervös-sanguinischen Temperaments, auch Menschen von kalter Natur und mangelnder Reaktionskraft. (6)
4. Magere, cholerische oder melancholische Menschen. (6)
5. Abmagerung am Hals, vor allem bei Fällen von Keuchhusten. (10)
6. Abgemagertes Gesicht. (39)
7. Dunkle Augenringe. Totenblasses oder bläuliches Gesicht (8); kann sogar tiefblau oder blaurot sein (27).
8. Kinder und alte Menschen. (6)
9. Ausgesprochen altes, greisenhaftes Aussehen, völliger Verlust aller Haare außer an Teilen des Kopfes (13j. männlicher Cockerspaniel, Ekzem). (37.1)

Farbwahl – Blasses Orange (Rubrik 4 A 4 im „Taschenlexikon der Farben" von *Kornerup* und *Wanscher*). (32)

Theoretische Überlegungen zu *Veratrum album* – *Souk-Aloun* (36.1) sieht die Trias „Ausfluß – Kälte – Erschöpfung", die Causa „Furcht" sowie die Symptome „Prostration abwechselnd mit Agitation", „Versucht zu entfliehen", „Zerreißen der Kleider" und „Wechselzustände" als Kern von *Verat.* an. Eine durch *Verat.* von einer Puerperalpsychose geheilte Frau, die einen vorzeitigen Blasensprung erlitten hatte, beschrieb die Situation ihres Babys kurz vor der Geburt wie folgt: „Stellen Sie sich seine Furcht vor, als die Fruchtblase platzte! Ich habe die Vorstellung, daß er verzweifelt versucht hat, die Löcher zuzumachen, es nicht schaffte, einen Augenblick lang „verblüfft davorstand" und dann versuchte, dem Uterus zu entkommen, der sich über ihm wieder zu verschließen drohte!" Um dieses Bild herum, welches alle oben genannten Elemente enthält, baut er seine Idee vom *Veratrum*-Menschen auf.

Masi-Elizalde (30.1) stellt die „Sorge um die gesellschaftliche Stellung" in den Mittelpunkt seiner Hypothese über *Verat.* Er sieht den *Veratrum*-Patienten als jemanden, welcher „der bevorzugte Sohn" oder „der Günstling des Königs" sein und dadurch besondere Ehren erfahren will. Darum wähne *Verat.*, Christus (christos (gr.) = der zum König Gesalbte), die zweite Person der göttlichen Dreifaltigkeit, der Sohn des Höchsten, oder ein Fürst (also nicht der höchste König, sondern dessen unmittelbarer Vasall) zu sein. „Er braucht die Existenz eines ihm übergeordneten Wesens, das ihn durch Übertragung etwas werden läßt." Das Kotverzehren, welches bei Wahnsinnigen unter der Wirkung von *Verat.* aufgetreten ist, erklärt er folgendermaßen: „Im Ritual (einer nicht näher benannten nichtchristlichen Kultur, vr) ist der Kotesser derjenige, der Gott ersetzen will, der von sich aus seine eigenen Kräfte sowie seine Nahrung regenerieren kann."

Jemand aber, der fähig sei, die vom Menschen verlorenen Kräfte zu regenerieren, sei ein Erlöser; auch hierin wolle *Verat.* also Christus gleichen.

Mascret (32) relativiert anhand eines Falles, daß es nicht um die zweite Person der Dreifaltigkeit gehe, sondern um den Wunsch nach der absoluten Macht, welche der *Veratrum*- Mensch von Gott delegiert bekommen wolle. Ein solcher Mensch habe extreme Schwierigkeiten mit dem Mysterium der Selbsterniedrigung Christi zum *„lächerlich" hilf- und machtlosen Säugling* in der Krippe, und es genüge ihm nicht die Liebe Gottes zu seinen Kindern, sondern er wolle Macht und Kräfte von Gott erhalten. Er könne, obwohl gläubig, nichts mit dem Jesuswort anfangen: „Freuet euch nicht, daß euch die Dämonen gehorchen, sondern daß eure Namen im Himmelreich eingeschrieben sind." In weltlicher Hinsicht habe er Probleme damit, Chef zu werden, weil man als Chef eben keine absolute Macht hat (z.B. alle Untergebenen hinauszuwerfen, die sich auflehnen), wohl aber für alles verantwortlich gemacht wird. Sehr gut könne er eine „Abteilungsleiter"-Stellung ausüben, in welcher er relativ autonom handeln kann, aber nur, wenn sein Vorgesetzter mit ihm zufrieden sei und hinter ihm stehe. Der geheilte *Veratrum*-Mensch lerne den demütigen Dienst und damit die wichtigste aller Führungsqualitäten.

Synonyma – Weißnießwurzel (1.1), weißer Germer. Helleboros leukos, Polyrhizon (gr.), Cherbachen (arab.) (21.2).

Biologie, Chemie und Physiologie – *Veratrum album*, ein Liliengewächs aus der Unterfamilie der Zeitlosen (also nahe verwandt mit *Colchicum*), ist „ein bis vier Fuß hohes Kraut mit mehrjähriger Wurzel auf trockenen Bergwiesen (Menge schreibt: auf fetten Wiesen und in der Nähe von Dungstellen (21.8) in Schlesien, Ungarn, Österreich..., welches im Juli innerlich weiße, äußerlich grüne Blumen trägt" (3). Die Blätter sind, wie bei Liliengewächsen üblich, parallelnervig, von eigenartig blaßgrüner Farbe, an den Unterseiten weich behaart (21.8) und in der Form denen des Breitwegerichs ähnlich, doch ungestielt und größer. (Die nicht blühende Pflanze wird daher gern mit dem Gelben Enzian verwechselt, der fast gleichartige Blätter hat (21.8).) Der Wurzelstock, der pharmazeutisch verwendete Teil der Pflanze, ist „länglich, etwa daumendick, frisch äußerlich gelblich, trocken aschgrau, innerlich graulichweiß, mit den Resten der abgeschnittenen Fasern (Wurzeln) rundum besetzt" (3). Frisch riecht er widerlich, trocken ist er geruchlos. Der Geschmack ist fade; er erzeugt Trockenheit auf der Zunge. Der Weiße Germer bildet durch seine Giftigkeit eine Gefahr für das unerfahrene Jungvieh, weshalb die Bauern ihn auszurotten versuchen (jedes Rind aber, welches einmal davon gefressen hat, meidet die Pflanze lebenslang).

Das Kraut und vor allem die Wurzel enthalten Alkaloide, vor allem Germerin und Protoveratrin (21.2), welche in giftigen Dosen zu einem bedrohlichen Vasomotorenkollaps und choleraartigen Symptomen führen (in kleinen Gaben dagegen sollen sie eine strophanthinähnliche, positiv inotrope Herzwirkung entfalten (21.11)). Die Kardiotoxizität von *Verat.* wurde im 19. Jahrhundert von Simulanten ausgenützt, um organische Herzleiden zu imitieren; die so verursachten Störungen ähnelten „denen, welche man bei Herzhypertrophie mit Dilatation oder gar bei Klappenfehlern vorfindet" (*Muller*, in (15)). Als letale Dosis werden 1 bis 2 Gramm pulverisiertes *Rhizoma Veratri* angegeben (21.2). Entsprechend hat *Verat.* sich bei verschiedensten Krankheiten, die zu einem Schockzustand führen, buchstäblich millionenfach bewährt. Während der „Spanischen Grippe" von 1918 etwa, in welcher viele Kranke in wenigen Stunden „im schweißtriefenden, kalten Kollaps" starben, rettete *Veratrum album* in häufigen Gaben mittlerer oder hoher Potenzen zahlreiche Menschenleben (22.3) – von den Choleraepidemien des 19. Jahrhunderts ganz zu schweigen.

Örtlich erzeugen diese Alkaloide ähnlich denen des *Veratrum viride* eine Nervenreizung, gefolgt von Lokalanästhesie (21.13). Der Name „weiße Nieswurz" rührt von dem heftigen Niesreiz her, welchen *Verat.* als Schnupfpulver, aber auch bei systemischer Vergiftung erzeugt; im Schneeberger Schnupfpulver war 1% *Veratrum* enthalten (21.2). Die homöopathische Heilwirkung des Weißen Germers bei neuralgischen und generell bei als unerträglich empfundenen Schmerzen, vor allem Dysmenorrhoe, ist erwiesen (*Verat.* hat sie mit *Verat-v.* und *Verat-n.* gemeinsam). Eine wichtige Notfallindikation ist ferner die paroxysmale Tachykardie (man gibt einmalig 6 Tr. der D2, also eine pharmakologische Dosis) (21.9).

Die Toxizität des Weißen Germers (der im Altertum als Pfeilgift und zum Morden benutzt wurde (21.2)) hat ihn trotz seiner hohen Reputation bei den griechischen Ärzten (1, 2) schon zu *Hahnemanns* Zeit außer Gebrauch kommen lassen, weil, wie er spottet, „unsre heutigen Ärzte... von ihr keine justam dosin, d i. sie nicht quentchen- oder lothweise geben können, ohne ums Leben zu bringen" (1). Ähnlich erging es in den 50er und 60er Jahren den *Veratrum*- Alkaloiden in der Hochdrucktherapie. Eine so gefährliche Arznei kann man eben nur potenziert und nach dem Ähnlichkeitsgesetz rationell verordnen!

Mittelbeziehungen – Komplement ist *Carb-v.;* die nächst verwandten Arzneien sind *Ars., Camph., Cupr.,* die Zyanidverbindungen und vor allem die Tuberkuline (8) sowie *Verat-v., Verat-n.* Botanisch und im Hinblick auf die gastroenteritischen Symptome ist *Colch.* nahe verwandt. In bezug auf das Thema „Autorität, Vorgesetzte" ist *Lycopodium* vergleichbar; *Verat.* C100 heilte die reaktive Depression einer Nonne, welche ihre Stellung als Leiterin einer Bibliothek verlassen sollte, um stattdessen Priorin zu werden (sie wollte die Zweite unter einem Vorgesetzten sein, der ihr viel Freiheit läßt, nicht aber die Erste, der man eine größere Macht zuschreibt, als sie in Wahrheit hat) und deren Leber-Galle-Beschwerden zuvor durch *Lyc.* dauerhaft beseitigt worden waren (34.2).

Über die Antidote bei *Veratrum*vergiftung schreibt *Hahnemann*: „Jählinge, schlimme Zufälle von Weißnießwurzel nehmen einige Tassen starken Kaffees am sichersten weg. Sind aber drückendes Kopfweh mit Körperkälte und unbesinnlichem Schlummer die Hauptzustände, so ist Kampfer das Gegenmittel." (1) Er nennt auch *Kamille* als mögliches Antidot. *Opium* verschlimmert (3).

Verat. D200 antidotierte innerhalb von Minuten den Kreislaufschock bei Barbituratvergiftung, nachdem eine Injektion von *Coramin* i.v. (einem Analeptikum) versagt hatte (22.2), und nachdem *Rost* als Selbstversuch zunächst durch Rauchen einer halben – ungewohnten – Zigarette eine Kreislaufinsuffizienz mit Herzschmerzen, feuchten Händen und Übelkeit an sich erzeugt hatte, konnte er diese prompt durch *Verat.* D30 beseitigen (21.1). Der Germer antidotiert also *Tabacum* und dürfte ein universelles Gegenmittel für Drogen sein, welche einen Kreislaufschock verursachen (wie *Nux-v.* ein allgemeines Antidot gegen diejenigen Drogen ist, welche eine zentrale Übererregung hervorrufen).

Mittelverwechslungen und pharmazeutische Probleme – *Veratrum album* enthält Protoveratrin, nicht aber Veratrin (welches aus *Sabadilla* gewonnen wird), weshalb die Symptome dieses Giftes in einem eigenen Kapitel zusammengefaßt wurden.

In (28) findet sich eine Fußnote von *Hughes,* welche besagt, daß bestimmte von

Greding als *Veratrum*-Wirkungen dokumentierte Wahnideen und Verhaltensweisen an „Melancholikern, Manikern und Epileptikern" beobachtet worden sind, und zwar unter Dosen, die angeblich zu gering gewesen seien, um solche Erscheinungen zu induzieren. Das bedeutet, daß diese Symptome möglicherweise nicht mit der Arznei zusammenhingen, sondern nur zur vorbestehenden Krankheit gehörten. Teilweise sind sie aber klinisch gut verifiziert, was gegen diesen Einwand spricht. In (28) stehen die von *Hughes* angezweifelten Angaben eingeklammert. *Hahnemann* dagegen hat sie in der *Reinen Arzneimittellehre* (1.3) ohne Klammer übernommen. In der vorliegenden Symptomensammlung sind sie mit einem Sternchen * bezeichnet.

Unzutreffende Rubriken im *Complete Repertory Mind* (31)

1. Die Rubriken „Schmutzig, dreckig", „Wahnidee, ißt Schmutz", und „Wahnidee, schluckt Kot" stammen alle von „Er verschlingt seinen eigenen Kot" (1.3); der Patient bildete sich dies nicht ein, sondern tat es wirklich, und war auch nicht allgemein verschmutzt, wie z.B. ein *Sulfur*patient, sondern handelte im Wahnsinn.
2. „Wahnideen, sieht Hunde" stammt von einem *Traum* eines Prüfers, daß ihn ein Hund beiße.
3. „Wahnideen, hört Glocken" könnte eine Mißinterpretation des Symptoms sein, welches besagt, daß die Kranke anfängt zu tanzen, sowie sie Glocken hört – welche *wirklich* zu hören sind.
4. „Wahnidee, ein Verbrecher zu sein" entstammt den Symptomen der Gewissensangst, als *Wahn* ist dies nirgends formuliert.
5. „Wahnideen über Verbrecher" und „Wahnideen, sieht Diebe oder Räuber": Diese Rubriken stehen bereits im *Kent,* aber entstammen sicherlich dem Symptom *„träumt* von Räubern, wacht auf und glaubt, der Traum sei wahr".
6. „Träume von Wasser" und „Träume von ertrinkenden Menschen": Ersteres steht bereits im Original- *Kent*, das zweite soll von *Allen* stammen, doch sind beides Mittelverwechslungen, denn diese Träume hat *Verat-v.* in hervorstechender Weise, aber für *Verat.* sind sie nirgends beschrieben, auch nicht in *Allens* Enzyklopädie.
7. „Verwirrte Träume": Diese Formulierung kommt in den Originalien nicht vor, wohl aber „Träume von verwirrten Personen", und diese finden sich wiederum im Repertorium nicht wieder.
8. „Furcht vor Wasser": Entstammt dem Symptom „Hundskrampf, Hydrophobie", es ist also die Rabies gemeint, nicht eine echte Furcht vor Wasser.

Quellen – 1) H1 (1.1: k (Vorspann, S. Hahnemann); 1.2: p/k (S. Hahnemann); 1.3: p/t (Greding); 1.4: p (Stapf); 1.5: p (Becher), 1.6: p (Fr. Hahnemann); 1.7: p (Teuthorn); 1.9: p (Franz); 1.8: t (div. Autoren)); 2) NK1 k (2.1: alte Schulmedizin; 2.2: homöopath. Beobachtungen); 3) H4; 4) RCT1 k (4.1: Knorre (TM), 4.2: Rademacher (mat. Dos.), 4.3: YYZ (o A. d. P.), 4.4: Kretzschmar (C12), 4.6: Schüler (C1), 4.7: Engelhardt (C1, C6), 4.9: Fielitz (C12), 4.8: Black (o.A.d.P.), 4.27: Genzke (C4), 4.10: Groß (C12), 4.11: Schmid (C1), 4.12: Hartmann (o.A.d.P.), 4.13: Mühlenbein (C9), 4.14: Hahnemann (zit. nach Hufel. J. 3, 3. 1797; mat. Dos.), 4.15: Hartlaub (C12), 4.16: versch. Autoren z. Thema „Cholera", 4.17: Maly (C12), 4.18: Schnieber (C3), 4.19: Rummel (C12), 4.20: Schréter (C6), 4.21: Tietze (C12), 4.22: J. C. M. (C9), 4.23: Hering (allg, Anm.), 4.24: Ohlhauth (C3), 4.25: Schrön (o.A.d.P.), 4.26: C.M. (C6), 4.27: Hartmann (o.A.d.P.), 4.28: Taft (allg. Anm.), 4.29: Studien (o.A.d.P.), 4.30: Schelling (C12), 4.31: RCT (Zusammenfassung über Typhusfälle), 4.32: Gaspary (o.A.d.P.), 4,33: Theuerkauf (C3), 4.34: Baertl (C12), 4.35: RCT (Zusammenfassung über Wechselfieberfälle)); 6) HR1 k; 7) K2 k; 8) PTK1 k; 9) C1 k; 10) FR1 k; 11) HS1 (11.1: Lembke p (materielle Dosen der Wurzel), 11.2: Waltl (Dekokt der Wurzel), 11.3: B.C.E. (einmalige Gabe von 2 Tr. TM), 11.4: Hahnemann t (zwei Kinder), 11.5: Barkhausen t (Branntwein, irrtümlich aus Veratrumwurzeln destilliert), 11.6: Wagner t (Brot, das Veratrumwurzel enthielt), 11.7: Köchling t (Veratrumpuder gegen Läuse auf nässenden Kopfausschlag aufgebracht), 11.8: Horn's Archiv XXVIII, Pt. 3, 1002,

1815 t (Aufguß der Wurzel mit Branntwein), 11.9: Peugnet t (akzidentelle Aufnahme einer großen Dosis einer Tinktur aus der frischen Wurzel, bei einer jungen Dame), 11.10: Gazette Hebdomadaire VIII, 699 t (Kriminalfall), 11.11: Pereira t (Aufguß), 11.12: Stillé t (perorale oder perkutane Vergiftung), 11.13: Wibmer t (Tierversuche mit toxischen Dosen)); 12) VH1 k; 13) CR1 k; 14) DHO (14.1: Dorcsi/DHO/Bd. 28/S. 246 k (Leitsymptom), 14.2: Vogel, H.-H./DHO/Bd. 7/S. 274 k (D6 i.v.), 14.3: Loibner/DHO/Bd. 4/S. 112 k, 14.4: Dirr/DHO/Bd. 4/S. 139 k, 14.6: Dirr/DHO/Bd.4/S. 149 k); 15) HL1 t; 16) Kennedy/ACV/1882 k (CM); 17) HRC (17.1: Adlerman/HRC/1913/4 k, 17.2: S./RBH, zit. in HRC/1887/3 k (C6), 17.3: Talcott/HRC/1900/6 k (Leitsymptome)); 18) Cooper/HWO/1901/1 k (Einzeldosis von 1 Trpf. TM, die Symptome entstammen der Heilungskrise 1 Monat nach der Gabe); 19) Mezger/DZH/1939/7 k (D12); 20) DHM (20.1: Wolter/DHM/1956/3 k (D2), 20.2: Schwarzhaupt/DHM/1953/10 k (D4)); 21) AHZ (21.1: Rost/AHZ/1978/6 k (D30), 21.2: Menge/AHZ/1974/4 – 6 (Angaben aus alten Kräuterbüchern), 21.3: Schoeler/ AHZ/1965/27 t, 21.4: ebd. p (D1 – D4), 21.6: Unseld/AHZ/1964/1 k (D4), 21.7: Winckler/AHZ/1963/3 k (D3), 21.9: Schoeler/AHZ/1959/28 k (D4), 21.8: Menge/AHZ/1958/1, 21.9: Bartels/AHZ/1967/8 k (D2), 21.10: Pasini/AHZ /1954/9 k (Leitsymptome), 21.11: Kerl/AHZ/1958/9 k (allopathische Anwendung), 21.12: Kretzschmar/AHZ /1833/15 (2. Band) k (C4?), 21.13: Wolf/AHZ/1847/18 u. 19 k (C3), 21.14: Schelling/AHZ/1871/3 p (C1), 21.15: ebd. p (C12), 21.16: ebd. p (C300, C30, C20), 21.17: Lietzau/AHZ/1843/11.2 k (materielle Dosen), 21.18: Seutin/AHZ/Bd. 94 (1877)/1 k (C6), 21.19: Kunkel/AHZ/Bd. 104 (1882)/17 k (C3, C30)); 22) ZKH (22.1: Zinke/ZKH/1959/2 k, 22.2: Sighartner/ZKH/1962/28 k (D200), 22.3: D. Berndt/ZKH/1966/1 k (D12, D30, C30), 22.4: Leers/ZKH/1983/3 k (D12, D200), 22.6: Klunker/ZKH/1987/28 k (C200), 22.7: Bauer/ZKH/1994/4 k (Hochpotenzen)); 23) DJH (23.1: Groß/DJH/1987/4 k (epidemisches „Gehirnfieber"), 23.2: Radke/DJH/1989/4 k); 24) Spring, Beat/HLS/Sammelband 1987 – 90, S. 27 k (Hochpotenz)); 25) ECH 1 und 2 k (25.1: D30; 25.2: o. Potenzang.); 26) Shore, J., in: Homöopathie mit der Hahnemann Medical Clinic; Rendsburg: Kai Kröger, 1991 k (Hochpotenz); 27) BD1 k; 28) A1 (t, viele Quellen, zumeist Zubereitungen der Wurzel oder diese selbst); 29) K k; 30) MS1 (30.1: Hypothese, 30.2: k (o.A.d.P.)); 31) CMM k; 32) MLH2 k; 33) BAF 1989 (Diskussion zur Hypothese); 34) Fayeton/BAF/1989 k (34.1: XM (Sinusitis und Warzen waren noch am gleichen Tag (!) beseitigt); 34.2: C100); 35) LL1 k; 36) RBH (36.1: Souk-Aloun/RBH/1995/1 k (C5, C30, Hochpotenzen)); 37) CGH (37.1: Sarrat/CGH/1989/7 k (C 15), 37.2: Dulac/ L'Hahnemannisme, Bd. 2 (1869), zit. in CGH/1987/2 k (C 200)); 38) GL1k; 39) GL2 k.

Veratrum nigrum

GEIST UND GEMÜT

Delirium, Wahnsinn, Raserei

1. Wer die Wurtzel stets und mit Bescheidenheit braucht / der bekommt ein rein Blut: ferner reiniget sie also gebraucht / das Haupt und alle Glieder des Haupts... (*Adamus Lonicerus*). (2)
2. Während der Anfälle scheint er „ganz den Kopf zu verlieren"(quite off his head), wie er es selber nennt, allein durch die unerträglichen Schmerzen (periodischer Kopfschmerz; 35j. Mann). (1)

Furcht

1. Sehr abgeneigt, einen Arzt zu konsultieren oder irgendjemanden von dem Leiden wissen zu lassen (periodischer Kopfschmerz; 35j. Mann). (1)

Gedanken, Denkvermögen

1. Ist den Menschen so böse Gedancken haben / innerlich gebraucht / sehr bequem (*Adamus Lonicerus*). (2)
2. Ständiges Summen (buzzing) im linken Ohr, zwei Wochen lang, mit Berührungsempfindlichkeit des Gehörgangs, bedeutender Empfindlichkeit des Kopfes gegenüber den Bewegungen eines (Pferde-) Omnibusses, bei Umwölkung des Gehirns; er konnte bei seiner Arbeit als Zahnarzt kaum angeben, welches Instrument angereicht werden sollte; dabei Schmerz im Nacken. (3)

Sprechen

1. Irrereden (*Knerr*). (4)

Traurigkeit, trübe Stimmung

1. Schwartz Nießwurtz reiniget und treibt die schwartze Melancholey unten auß mit dem Schleim (*Adamus Lonicerus*). (2)

Unerträglichkeit von Schmerzen oder Empfindungen

1. Fürchterliche Kopfschmerzen im Scheitel, alle zwei oder drei Wochen; erscheint fast außer sich, und die Augen sind wild und blutunterlaufen, was seine Familie in Schrecken versetzt; ... am Tag danach fühlt er sich sehr müde und erschöpft; er sagt, keiner weiß, was für ein entsetzliches Leiden es ist (35j. Mann). (1)

MODALITÄTEN, CAUSAE

1. Anhaltender Kopfschmerz, wenn er versucht, sich zu bewegen oder sein Gehirn anzustrengen. (3)
2. Ständiges Summen (buzzing) im linken Ohr, zwei Wochen lang, mit Berührungsempfindlichkeit des Gehörgangs, bedeutender Empfindlichkeit des Kopfes gegenüber den Bewegungen eines (Pferde-) Omnibusses, bei Umwölkung des Gehirns... (3)

Typus

1. Schwartz Nießwurtz mögen die starcke Menschen brauchen / und nicht die von Natur blöd sind (*Adamus Lonicerus*). (2)

Synonyma – Schwarze Nieswurz. Schwarzer Germer. Melanthium nigrum (Thumb.), Helonias nigra (Ker-Gawl). (5).

Biologie, Chemie und Physiologie – Dieses Liliengewächs der südlichen und östlichen Alpen (5) ist dem Weißen Germer (*Veratrum album*) nahe verwandt, unterscheidet sich von letzterem aber durch seine dunkelroten Blütenhülle, die um so mehr auffällt, als sie dauerhaft ist und auch die Fruchtkapsel noch umschließt (2). Daher schreibt *Cooper*: „*Veratrum nigrum* ist in seinem Aussehen nahezu ein Gegenpol (counterpart) zu *V. viride* und *V. album*"(1). Bei *Leeser* ist es nicht erwähnt, und auch die Arzneiverzeichnisse der deutschen homöopathischen Pharmazien führen es nicht auf.

Die wenigen Heilungsberichte, alle von *Cooper*, beziehen sich auf periodischen Kopfschmerz (1), Menorrhagie (3), Tinnitus (3). Über die toxikologischen oder pharmakologischen Eigenschaften von *Verat-n.* ist ansonsten wenig bekannt. Die Pflanze wurde auch noch nicht geprüft. Allenfalls kann man die Angaben, welche *Dioscorides* über seine „schwarze Nieswurz" (lt. dem „*Hortus sanitatis*" des *Johann Wonnecke* von *Cube* auch *Elleborus niger, Melampolion, Melampodium, Veratrum* genannt) macht, auf *Veratrum nigrum* beziehen, denn er setzte sie mit „weißer Nieswurz" (also *Veratrum album*) therapeutisch nahezu gleich. Die späteren Kräuterbuch- Autoren dagegen, die keine Vorstellung davon hatten, welche Pflanze wirklich mit der Schwarzen Nieswurz des *Dioscorides* gemeint war, glaubten zu Unrecht, er habe die Wirkungen der Christrose beschrieben (*Paracelsus*) oder auch die des *Adonis vernalis* (*Bock*) (2).

Mittelbeziehungen – *Cooper* meint anhand eines von ihm geheilten Falles, daß „*Verat-n.* dem *Verat-v.* therapeutisch näher verwandt (ist) als dem *Veratrum album*". (1)

Mittelverwechslungen und pharmazeutische Probleme – Siehe oben. Die Angaben des *Adamus Lonicerus* über „*Elleborus niger*", welche lt. *Menge* aus *Wonneckes Hortus sanitatis* stammen, die dieser wiederum aus den antiken und arabischen Schriften entnommen hat (2), dürften sich auf *Veratrum nigrum* beziehen und wurden daher hier aufgenommen, um wenigstens ein paar Hinweise auf diese noch unerforschte Arzneipflanze zu bieten.

Quellen – 1) Cooper/HWO/1899/4 k (TM); 2) Menge/AHZ/1974/4 (alte Kräuterbücher); 3) C1 k; 4) CMM k; 5) briefliche Mitteilung von Gudrun Franz, Göttingen, vom 11.12.96.

Veratrum viride

GEIST UND GEMÜT

Angst

1. Das *Verat-v.*-Bild hat viel Ähnlichkeit mit der akuten *Aconit*-Wirkung, es fehlt jedoch die *Aconit*-Angst, dafür steht die Brechübelkeit mehr im Vordergrund. (8)
2. Keinerlei Anzeichen von Angst oder Furcht, trotz extremem Fieber, rasenden Kopfschmerzen, blutigem Auswurf und Anzeichen beginnenden Lungenödems; die Angehörigen dagegen standen angstvoll und ratlos umher (48j. Mann, Pneumonie). (9)
3. Angst / Qual (anguish) mit Magenschmerz (*Allen*). (19) (Siehe „Unerträglichkeit...", diese Rubrik bezieht sich auf eines der dort verzeichneten Symptome. vr)
4. Zorn und Angst, während der Regel (*Gallavardin*). (19)

Arbeit (Fleiß, Faulheit, Unfähigkeit zur Arbeit usw.)

1. Möchte im Bett bleiben (17); weigert sich, aufzustehen und sich anzuziehen, ohne einen Grund dafür anzugeben, bei Wahnsinn (*Knerr*) (19). (Bezieht sich auf eines der unter „*Delirium...*" aufgeführten Symptome. vr)
2. Gewissenhaft in Kleinigkeiten (*Flury*). (19)
3. Ein großer, breiter, schwergewichtiger Bauer, erzfleißig, naiv, gutmütig, großzügig, lebensklug, den einfachen Freuden des ebenso einfachen Daseins niemals abgeneigt, einschließlich Schützengilde, Feuerwehr, Gemeinderat und Genossenschaftswesen nebst Anderem (48j. Mann, durch *Verat-v.* D12 sowohl von einer Pneumonie als auch einer lange bestehenden schweren Hypertonie geheilt). (9)

Argwohn, Mißtrauen

1. Wochenbettpsychose; schweigsam, argwöhnisch, Mißtrauen gegen ihre Umgebung. Der Arzt konnte sich ihr unmöglich nähern, seine Anwesenheit schien ihr Angst zu machen, und der Ehemann teilte dem Arzt mit, daß sie seit der letzten Konsultation ausgeprägte Befürchtungen ausgedrückt habe, daß letzterer sie vergiftet und ihre Ermordung geplant (meditated her destruction) habe. Sie hatte wenig oder gar nicht geschlafen, und es war schwierig, sie im Bett und im Zimmer zu halten (ab 10. Tag nach einer Totgeburt). (11.2)
2. Der Vorschlag zu sofortiger Krankenhausbehandlung wird vom Patienten fast wütend und ganz strikt abgelehnt (48j. Mann, Pneumonie). (9)
3. Sie will keine Arznei, denn diese würde sie in den vorherigen Geisteszustand zurückversetzen; (...) beantwortet keine Fragen; weiß alles, was sich im Haus

abspielt, und will nicht, daß irgendetwas gesagt wird, was sie nicht mithören kann (bei Wahnsinn). (4)

Benommenheit

1. Fühlte sich benommen, mit großem Schmerz und Völle im Kopf (1. u. 2. T.). (1.3)
2. Intensiver Kopfschmerz mit Völle und Klopfen der Arterien, zuweilen mit Benommenheit. (11.2)
3. Verwirrung, benommener Kopf (stupefaction), nachmittags. (17)
4. Verwirrtes Gefühl im Kopf (n. 2 St.). (1.2)
5. Geistige Verwirrung, Gedächtnisverlust, Schwindel (bei Hyperämie des Gehirns). (4)
6. Geistige Verwirrung (bei extremem Kopfschmerz einer im 7. Monat Schwangeren). (13.1)

Bewegungen: Zwangsbewegungen, Automatismen, Gesten, Lagen

1. Liegt in Kopftieflage. (6)
2. Kann den Kopf nicht aufrecht halten. (6)
3. Chorea: anhaltendes Nicken des Kopfes. (11.2)
4. Muskeln des Rückens und Nackens kontrahiert, den Kopf nach hinten zu den Schultern ziehend (Zerebrospinalmeningitis). (11.2)
5. Zieht den Kopf nach hinten, rollt die Augen aufwärts, legt die Hände hinter seine Ohren, rollt den Kopf hin und her (Zerebrospinalmeningitis bei einem Kinde; geheilt in 5 Tagen (! vr)). (11.2)
6. Stark abgemagertes drei Monate altes Kind, Kopf sehr vergrößert und mißgestaltet, nach rückwärts gezogen, Kontraktur der Rückenmuskeln so stark, daß es auf der Seite liegen muß; Augen nach oben verdreht, Rollen des Kopfes, Stöhnen und Schreien (Hydrozephalus; geheilt in 1 Woche (! vr)). (11.2)
7. Kaubewegungen des Kiefers. (6)
8. Chorea: Lippen aufgearbeitet durch ständiges Daraufbeißen der Zähne. (11.2)
9. Chorea: das Gesicht wurde zu den schrecklichsten und lächerlichsten Grimassen verzogen. (11.2)
10. Drang, zu spucken (*Knerr*). (18)
11. Beißen im Delir (*O. Boericke*). (19)
12. Ruhelose Hände im Delirium. (6)
13. Neigung, sich die Kleider zu zerreißen oder aus dem Bette zu springen (Fieberdelir). (14.1)
14. Somnolent, unwillkürlicher Stuhl- und Urinabgang, murmelndes Delirium..., Flockenlesen... (Leberzirrhose m. portaler Hypertension). (2.2)
15. Streitsüchtig und delirant, schlägt und tritt mit der rechten Hand und dem rechten Fuß; zeitweise erscheinen diese Bewegungen unwillkürlich; dieser Geisteszustand verwandelte sich in ein glückliches, komisches Delirium, welches 15 Stunden lang anhielt. (1.2)
16. Schlägt sich an die Brust; schlägt sich selbst. (17)
17. Um 13 Uhr, beim Fahren, überfiel mich ein plötzlicher, fürchterlicher Tenesmus, welcher mich zum Zusammenkrümmen zwang, ich konnte nichts dagegen tun (which doubled me up in spite of all I could do). (1.2)
18. Tiere äußern Magenschmerzen vielfach durch einen aufgebogenen Rücken, sie krümmen sich zusammen. Bei diesem Zustand hatte ich mit *Coloc.* weniger Erfolg als mit *Verat-v.* Besonders wenn man auf die Nähe der Magenschaufelknorpelge-

gend (entspr. unserem Proc. xiphoideus, doch weiter nach caudal reichend, vr) drückt, wehren die Tiere sich ganz erheblich. (23)

19. Macht beim Aufstehen eine Reihe von Sprüngen; offenbar kann sie nicht einen Fuß vom Boden lösen, ohne den anderen gleichzeitig mit zu heben (Chorea). (22)

Bewußtlosigkeit, Koma, Stupor

1. Anscheinend bewußtlos (n. 7 St.). (1.1)
2. Extreme Prostration, gefolgt von Empfindungslosigkeit und vollkommenem Verlust der Kraft; das Tier wird völlig unempfindlich gegen elektrische Schläge oder andere Arten der Reizung. Trotzdem sterben die Tiere selten. (12.6)
3. Coma uraemicum (*O. Boericke*). (19)
4. Nach mehreren Tagen kontinuierlichen Fiebers, an einem Abend ein sehr heftiger Krampfanfall, der etwa 15 Minuten anhielt, und danach eine Stunde lang ausgeprägte Unempfindlichkeit / Bewußtlosigkeit (insensibility). (11.2)
5. Aufgrund plötzlicher Hirnkongestion: streitsüchtiges Delirium; ausgeprägte Depression und Todesfurcht; Semi-Stupor, zuweilen komplettes Koma; puerperale Konvulsionen; Wahnsinn. (4)
6. Meistens war er zwischen den Anfällen von Erbrechen lethargisch, mit langsamer, schwieriger Atmung. (1.11)
7. Wenn er nicht erbrach, lag er im Stupor. (1.2)
8. Wird stupide (während kongestiver Kopfschmerzattacken). (11.2)
9. Somnolent, unwillkürlicher Stuhl- und Urinabgang, murmelndes Delirium, keine Reaktion auf die einfachsten Anordnungen, kalter Schweiß, Schluckauf, Flockenlesen, Mydriasis, weit aufgerissene Augen, geschwollenes aufgedunsenes Gesicht, Durst wenig aber häufig, RR 200/100 mmHg (Leberzirrhose m. portaler Hypertension). (2.2)
10. Wenn ich auch nur für eine Minute eine aufrechte Haltung einnahm, waren undeutliches Sehen und partielle Synkope die Folge, was mich zwang, mich wieder hinzulegen (n. 4 St., 1 1/2 St. anhaltend). (1.1)
11. Hitzschlag mit Schockzustand, Fieber, Pulsbeschleunigung. (4)
12. „*Verat-v.* sollte homöopathisch zu jenen Fällen von kardialer Synkope oder Herzversagen passen, welche sich plötzlich aus scheinbar völliger Gesundheit heraus einstellen (C30 versuchen)". (11.2)

Bosheit, Destruktivität

1. Streitsüchtig und delirant, schlägt und tritt mit der rechten Hand und dem rechten Fuß; zeitweise erscheinen diese Bewegungen unwillkürlich; dieser Geisteszustand verwandelte sich in ein glückliches, komisches Delirium, welches 15 Stunden lang anhielt. (1.2)
2. Destruktivität (*O. Boericke*). (19)

Delirium, Wahnsinn, Raserei

1. Zeitweiliges Delirium. (1.1)
2. Gehirnkongestion, welche Wahnsinn hervorruft. (11.2)
3. Die Kopfschmerzattacken waren fast apoplektischer Art; sie führten zu Delirium oder Bewußtlosigkeit, mit dunkler Purpurröte des Gesichts, Karotidenklopfen, Nasenbluten, teilweisen motorischen Lähmungen und zuweilen Krämpfen (cramps) (bei einer jungen, sehr plethorischen, kräftigen Frau, während jeder ihrer spärlichen

und schmerzhaften Regelblutungen; unter *Verat-v.* Normalisierung der Menses und Kopfschmerz bis auf geringen Rest beseitigt). (11.2)

4. Rheumatische Schmerzen in der linken Pectoralisregion und dem linken Ellenbogen, so heftig, daß er delirierte (37j. Mann). (11.2)
5. Delirium: springt plötzlich aus dem Bett und entflieht (*O. Boericke*). (19)
6. Rasendes puerperales Delirium, Patientin mußte auf dem Bett festgehalten werden, nach Unterdrückung von Eklampsie durch Aderlässe. Zwei Gaben von je 10 Tr. der Tinktur beruhigten sie so vollständig, daß sie vier Stunden schlief; das Delirium kam nicht wieder. (11.2)
7. Somnolent, unwillkürlicher Stuhl- und Urinabgang, murmelndes Delirium, keine Reaktion auf die einfachsten Anordnungen, kalter Schweiß, Schluckauf, Flockenlesen, Mydriasis, weit aufgerissene Augen, geschwollenes aufgedunsenes Gesicht, Durst wenig aber häufig, RR 200/100 mmHg (Leberzirrhose m. portaler Hypertension). (2.2)
8. Geschwätzigkeit, mit exaltierten Vorstellungen oder einer übersteigert hohen Meinung von ihren eigenen Ideen und Fähigkeiten; alles erscheint ihr klar, sie versteht nun ganz klar Dinge, welche ihr früher unverständlich (mysterious) waren; sie will keine Arznei, denn diese würde sie in den vorherigen Geisteszustand zurückversetzen; zeitweise redet und lacht sie; an einigen Tagen lacht sie ununterbrochen; sie redet lange über ein und dieselbe Sache, redet hartnäckig weiter und schenkt dem, was man zu ihr sagt, keine Aufmerksamkeit; sie beantwortet keine Fragen; weiß alles, was sich im Haus abspielt, und will nicht, daß irgendetwas gesagt wird, was sie nicht mithören kann. Dabei liegt sie im Bett und will nicht einmal lange genug aufstehen, um ihre Kleider wechseln zu lassen; sagt, sie fühle sich schlecht im Kopf; die Augen sind rot, ohne Sehstörung; der Appetit ist schlecht oder launisch, es besteht Darmträgheit, die Glieder sind kalt und feucht, der Puls ist klein und beschleunigt (bei Wahnsinn). (4)

Eigensinn

1. Sie redet lange über ein und dieselbe Sache, redet hartnäckig weiter und schenkt dem, was man zu ihr sagt, keine Aufmerksamkeit; sie beantwortet keine Fragen (Wahnsinn). (4)
2. Ein widerspenstiger, ausgelassener Bursche; wenn man ihm nicht seinen Willen läßt oder etwas ihn aufregt, wird es viel ärger (13j. Junge, Chorea). (14.3)
3. Eigensinnige Kinder (*Hering*). (19)
4. Exzentrizität (als exzentrisch bezeichnet man jemanden, der seinen eigenen, von außen schwer verständlichen Vorstellungen folgt, ohne sich um die Meinung der Umgebung zu kümmern, vr) (*Knerr*). (19)
5. Sie war ruhig, fröhlich und gehorsam und sprach vernünftig und frei, ohne Anspielungen auf ihren vorher bestehenden unglücklichen Zustand zu machen (Heilwirkung, bei einer Frau, welche an Wochenbettpsychose mit Vergiftungsideen gelitten hatte). (1.2)

Ekelgefühl

1. „Doktor, das ist doch seltsam", rief die Kranke plötzlich aus, „bis jetzt habe ich jeden Tag zehn, fünfzehn Bonbons gegessen, aber seit ein paar Tagen keine mehr, ich tue nicht mal mehr Zucker in meinen Kaffee; (denn) ich habe einen süßlichen Geschmack im Mund" (85j. Frau, Pneumonie rechts basal). (15)

2. „Ich habe kein Verlangen mehr auf Zucker, ja ich ekle mich sogar davor" (Greisin, Pneumonie rechts). (15)
3. *Duprat* beschreibt als charakteristische Reaktion auf *Verat-v.* eine Aversion gegen Süßigkeiten und als Leitsymptom desselben einen süßlichen Mundgeschmack. (15)

Erregbarkeit

1. Gesteigerte Empfindlichkeit gegen Geräusche, mit Summen und Dröhnen (in den Ohren) etc.. (11.2)
2. Erregung *(Stauffer)*. (19)

Fröhlichkeit, Lachen, Singen

1. Ein widerspenstiger, ausgelassener Bursche... (13j. Junge, Chorea). (14.3)
2. Streitsüchtig und delirant, schlägt und tritt mit der rechten Hand und dem rechten Fuß; zeitweise erscheinen diese Bewegungen unwillkürlich; dieser Geisteszustand verwandelte sich in ein glückliches, komisches Delirium, welches 15 Stunden lang anhielt. (1.2)
3. Geschwätzigkeit, mit exaltierten Vorstellungen oder einer übersteigert hohen Meinung von ihren eigenen Ideen und Fähigkeiten; alles erscheint ihr klar, sie versteht nun ganz klar Dinge, welche ihr früher unverständlich (mysterious) waren; sie will keine Arznei, denn diese würde sie in den vorherigen Geisteszustand zurückversetzen; zeitweise redet und lacht sie; an einigen Tagen lacht sie ununterbrochen. (4)
4. Sie lächelte über unser völliges Versagen (gemeint ist: über das völlige Versagen der zuvor gegebenen homöopathischen Arznei bei ihrer Krankheit; 85j. Frau, Pneumonie, rechtsbasal). (15)

Furcht

1. Erbrechen von Galle, dann von Schleim und dunklem Blut; dann heftiges Würgen und Stöhnen, mit großer Furcht vor dem Tode (antidotiert durch *Ars.* C3). (1.2)
2. Wochenbettpsychose; schweigsam, argwöhnisch, Mißtrauen gegen ihre Umgebung. Der Arzt konnte sich ihr unmöglich nähern, seine Anwesenheit schien ihr Angst zu machen, und der Ehemann teilte dem Arzt mit, daß sie seit der letzten Konsultation ausgeprägte Befürchtungen ausgedrückt habe, daß letzterer sie vergiftet und ihre Ermordung geplant (meditated her destruction) habe... (ab 10. Tag nach einer Totgeburt). (11.2)

Gedächtnis

1. Geistige Verwirrung, Gedächtnisverlust, Schwindel (bei Hyperämie des Gehirns). (4)
2. Gedächtnisschwäche. (17)

Gedanken, Denkvermögen

1. Geschwätzigkeit, mit exaltierten Vorstellungen oder einer übersteigert hohen Meinung von ihren eigenen Ideen und Fähigkeiten; alles erscheint ihr klar, sie versteht nun ganz klar Dinge, welche ihr früher unverständlich (mysterious) waren; sie will keine Arznei, denn diese würde sie in den vorherigen Geisteszustand zurückversetzen. (4)
2. Gedankenschwund, Vergehen der Gedanken (*Allen*). (19)
3. Geistige Erschöpfung (brain fag) (*Allen*). (19)
4. Demenz bei Epileptikern (*O. Boericke*). (19)
5. Dementia paralytica (progressive Paralyse bei Lues – vr) (*O. Boericke*). (19)

Gesellschaft

1. Ein großer, breiter, schwergewichtiger Bauer, erzfleißig, naiv, gutmütig, großzügig, lebensklug, den einfachen Freuden des ebenso einfachen Daseins niemals abgeneigt, einschließlich Schützengilde, Feuerwehr, Gemeinderat und Genossenschaftswesen nebst Anderem (48j. Mann, durch *Verat-v.* D12 sowohl von einer Pneumonie als auch einer lange bestehenden schweren Hypertonie geheilt). (9)

Gesichtsausdruck

1. Wilder, starrender Blick im Delirium. (6)
2. Das Gesicht, welches zu den schrecklichsten und lächerlichsten / albernsten (ludicrous) Grimassen verzogen gewesen war, wurde ruhig und verständig (Heilwirkung bei Chorea). (11.2)
3. Gesicht abgehärmt, abgezehrt (17); hippokratisch (*Voegeli*) (18).

Gier, Suchtverhalten

1. Bevor er von dieser Krankheit befallen wurde, war sein Appetit sehr schlecht, aber seitdem sich der Veitstanz bei ihm einstellte, ißt er in einem fort (11j. Junge). (14.3)

Gleichgültigkeit

1. Geistige Gleichgültigkeit, bei körperlicher Ruhelosigkeit. (20)
2. Gleichgültig gegenüber zukünftigen Dingen. (20)

Hellsichtigkeit

1. Hellsichtigkeit (*Knerr*). (19) (Diese Angabe bezieht sich auf eines der unter *„Delirium..."* aufgeführten Symptome. vr)

Hysterie

1. Hysterische Konvulsionen. (11)
2. Hysterisches Weinen (*Knerr*). (19)

Launenhaftigkeit

1. Launenhaftigkeit (*Vithoulkas*). (18)

Reizbarkeit

1. Ruhelos, streitsüchtig und gereizt. (20)

Ruhelosigkeit

1. Meine Kleider paßten nicht gut, sie reizten die Haut, wo immer sie sie berührten; ich zuckte immer und es war fast unmöglich, mich stillzuhalten, besonders beim Sitzen (3. T.). (1.2)
2. Nervöse Agitation (im Schockzustand). (1.1)
3. Der Versuchshund wird sehr unruhig (n. 8 Min.). (12.6)
4. Sofort nach der (i.v.) Injektion begann der Hund, sich zu bewegen, und versuchte zu erbrechen, doch konnte er es nicht. (12.6)
5. Die Katze bewegt sich in großer Qual mühsam umher (flounders about) (nach sc. Injektion). (12.6)
6. Sehr ruhelos und schlaflos (bei extremem Kopfschmerz einer im 7. Monat Schwangeren). (13.1)
7. Sehr ruhelos, schläft oder trinkt nur wenig (Säugling, Zerebrospinalmeningitis). (11.2)

8. Ausgeprägte Nervosität (26j. Frau, akute Arthritis des linken Knies). (11.2)
9. Heftiger Schmerz, ruhelose Glieder (42j. Frau, Rheumatismus der linken unteren Extremität; beschwerdefrei in 48 Stunden). (11.2)
10. Wochenbettpsychose; ... sie hatte wenig oder gar nicht geschlafen, und es war schwierig, sie im Bett und im Zimmer zu halten (ab 10. Tag nach einer Totgeburt). (11.2)
11. Will umherwandern (*Boger / Bönninghausen*). (19)
12. Ein allgemeines Gefühl von Mattigkeit und Ruhe. (1.12)

Schreck, Auffahren

1. Kinder zittern, als seien sie erschreckt worden und stünden am Rande eines Krampfanfalls. (6)

Schreien

1. Schreien vor Konvulsionen. (17)
2. Sie geriet in einen Krampfanfall, mit heftigen schrillen Schreien (shrieks) .... (1.2)
3. Delirium, schreit, heult und schlägt. (6)
4. Schreit bei jedem Versuch, ihn umzulagern, auf (Säugling, Zerebrospinalmeningitis). (11.2)
5. Stöhnen und Schreien (3 Mon. altes Kind, Hydrozephalus). (11.2)

Sprechen

1. Stillheit (bei extremem Kopfschmerz einer im 7. Monat Schwangeren). (13.1)
2. Schweigsam und mißtrauisch (Wochenbettpsychose). (11.2)
3. Weigert sich zu antworten (*Knerr*). (19)
4. Nahezu sprachlos. (1.1)
5. Völliger Verlust der Sprache für einige Zeit. (1.1)
6. Er versuchte einen nebenan schlafenden Jungen durch Rufen zu wecken, aber konnte nicht rufen. (1.1)
7. Geschwätzigkeit abends. (17)
8. Geschwätzigkeit, mit exaltierten Vorstellungen oder einer übersteigert hohen Meinung von ihren eigenen Ideen und Fähigkeiten; alles erscheint ihr klar, sie versteht nun ganz klar Dinge, welche ihr früher unverständlich (mysterious) waren; sie will keine Arznei, denn diese würde sie in den vorherigen Geisteszustand zurückversetzen; zeitweise redet und lacht sie; an einigen Tagen lacht sie ununterbrochen; sie redet lange über ein und dieselbe Sache, redet hartnäckig weiter und schenkt dem, was man zu ihr sagt, keine Aufmerksamkeit; sie beantwortet keine Fragen; weiß alles, was sich im Haus abspielt, und will nicht, daß irgendetwas gesagt wird, was sie nicht mithören kann (bei Wahnsinn). (4)
9. Sehr hohes Fieber, Gesicht stark gerötet...; redet durcheinander (at random) (18j. Junge, Typhus). (11.2)
10. Geschwätzigkeit, geile Reden (Fieberdelir). (14.1)
11. Unablässiges Gemurmel (im Delirium). (6)
12. Dicke (kloßige? vr) Sprache, bei Gehirnkongestion. (11.2)
13. Sprache unverständlich, zu mancher Zeit mehr als zu einer anderen, er verschluckt die Worte (11j. Junge, Chorea). (14.3)
14. Ständige Bewegungen des Kopfes, Unterkiefers, Kehlkopfs und der Zunge, Zucken und Jaktationen der Halsmuskeln und der Gesichts- und Sprachmuskulatur, so aus-

geprägt, daß es oft erhebliche Anstrengung kostete, sich zu verständigen (to converse) (30j. Frau). (11.2)

15. Sie war ruhig, fröhlich und gehorsam und unterhielt sich (conversed) vernünftig und frei, ohne Anspielungen auf ihren vorher bestehenden unglücklichen Zustand zu machen (Heilwirkung, bei einer Frau, welche an Wochenbettpsychose mit Vergiftungsideen gelitten hatte). (1.2)

Thema „Tod" (Suizidalität etc.)

1. Obwohl ich dachte, daß ich vielleicht sterben muß, hatte ich keine Angst (I did not feel alarmed). (1.1)
2. Große Furcht vor dem Tode. (1.2)
3. Er fühlte sich so komisch im Kopf und so ohnmächtig, daß er meinte, er werde sterben. (1.1)
4. Tödliche Übelkeit, Erbrechen bei der geringsten Bewegung, kalter Schweiß, Blutdruckabfall auf 85 mmHg systolisch, bei höchstem Fieber (bei foudroyant verlaufener Pneumonie mit beidseitiger Beinvenenthrombose, man rechnete mit dem Ableben der Patientin; *Verat-v.* D4 heilte). (3)
5. Wünscht sich den Tod. (17)

Traurigkeit, trübe Stimmung

1. Etwas niedergeschlagene Stimmung (4. T.); große Depression (5. T.). (1.2)
2. Depression und Prostration. (1.2)
3. Aktive Melancholie. (20)
4. Aufgrund plötzlicher Hirnkongestion: streitsüchtiges Delirium; ausgeprägte Depression und Todesfurcht; Semi-Stupor, zuweilen komplettes Koma; puerperale Konvulsionen; Wahnsinn. (4)
5. Niedergeschlagenheit (bei extremem Kopfschmerz einer im 7. Monat Schwangeren). (13.1)
6. Traurigkeit nach der Entbindung (*O. Boericke*). (19)

Unbehaglichkeit

1. Bei starken Dosen Gefühl von Schwäche, Schwindel, Nausea, allgemeine Abgeschlagenheit. (14.2)
2. Betontes Gefühl von Unbehagen im ganzen Körper. (6)

Unerträglichkeit von Schmerzen oder Empfindungen

1. Würgen, von intensivem, sich zeitweise fast bis zur Agonie steigerndem Schmerz begleitet (n. 4 1/2 St.). (1.2)
2. Häufige und schwerwiegende Spasmen des Magens und der Atmungsorgane, mit ständigem und wirkungslosem Würgen, zeitweisem Delirium und kolliquativen Schweißen; ihre Qualen waren entsetzlich. (12.5)
3. Qualvoller Schmerz im unteren Teil des Magens, auf einer etwa handgroßen Fläche; das Gefühl am Sitz des Schmerzes war so, als ob all der warme Tee, das Wasser usw., was ich einnahm, um Erbrechen hervorzurufen, den Schmerz verstärkte (went under the pain) und den Krampf noch heftiger machte. (1.2)
4. Extremer Kopfschmerz, mit qualvollem (agonizing) Erbrechen und Ohnmachtsgefühl. Die kleinste Menge Nahrung oder Flüssigkeit wurde sofort erbrochen. Scharfer Schmerz im unteren Teil des Magens (Schwangere im 7. Monat.) (13.1)

5. Traumatischer Tetanus mit qualvollen Schmerzen in der Wunde. (10)
6. Es war unmöglich, das akut rheumatisch entzündete linke Knie zu bewegen, der Qualen wegen, welche dadurch ausgelöst wurden (11j. Junge; Heilung innerhalb von 24 Std.; 26j. Frau, Beschwerdefreiheit innerhalb weniger Stunden). (11.2)
7. (Schwere, qualvolle Schmerzen in der rechten Schulter, die Scapula entlang und in den Nacken strahlend; Arm gelähmt und unbeweglich...; seit mehreren Tagen, mit Nachtverschlimmerung, welche Schlaf unmöglich machte (40j. Frau; Besserung der Schmerzen durch *Verat-v.* alleine, Heilung durch *Rhus-t.* im Wechsel mit ersterer Arznei). (11.2))

Verdruß, Mißmut, schlechte Laune

1. Mürrisch, verdrießlich (*O. Boericke*). (19)

Verzweiflung

1. Religiöse Verzweiflung (im Fieberdelir). (14.1)

Weinen, Wimmern

1. Klagt (worries) die meiste Zeit, mit eigentümlichem Stöhnen (Säugling, Zerebrospinalmeningitis). (11.2)
2. Abwechselnd Stöhnen und Schreien (3 Monate alter Säugling, Zerebrospinalmeningitis). (11.2)
3. Jammern, Lamentieren (17); beklagt sich (*Phatak*) (19).
4. Hysterisches Weinen (*Knerr*). (19)

Zorn

1. Zorn und Angst, während der Regel (*Gallavardin*). (19)
2. Heftig, hitzig (*Boger / Bönninghausen*). (19)
3. Streitsüchtig und delirant, schlägt und tritt mit der rechten Hand und dem rechten Fuß; zeitweise erscheinen diese Bewegungen unwillkürlich; dieser Geisteszustand verwandelte sich in ein glückliches, komisches Delirium, welches 15 Stunden lang anhielt. (1.2)
4. Der Vorschlag zu sofortiger Krankenhausbehandlung wird vom Patienten fast wütend und ganz strikt abgelehnt (48j. Mann, Pneumonie). (9)
5. Wurde durch einen Spielgenossen, welcher über seine grotesken Bewegungen lachte, heftig erzürnt; dies bewirkte, daß Arme und Beine nach allen Richtungen flogen, und seitdem ist es viel schlechter (Rückfall unter der Behandlung; 11j. Junge, Chorea). (14.3)

ILLUSIONEN

1. Vor 8 Wochen plötzlich vollständiger Verlust der Sehkraft des rechten Auges...; dann heftiger Kopfschmerz, eine Woche lang, mit Gedächtnisschwäche, Ohnmachten, Erbrechen, wobei ihr feurige Kugeln vor den Augen schwebten; drei Wochen später ein ähnlicher Anfall; seitdem beständig im einen oder anderen Auge schmerzhafte Empfindungen, die sich abends zu heftigen Schmerzen steigerten mit Erscheinungen von Sternen, Blitzen usw. (32j. Frau, Chorioiditis). (14.4)
2. Plötzliche Blindheit in der oberen Hälfte des Gesichtsfeldes (33j. Frau). (14.4)

TRÄUME

Ärgerlich, zornig

1. Träumte von Wasser, und hatte viele lebhafte Träume, in welchen er ständig provoziert und verspottet (baffled) wurde (12. N.). (1.3)

Indifferent oder nicht näher bezeichnet

1. Viele Träume, aber nicht von Wasser (25. N.). (1.3)

Schrecklich, grausig

1. Schlief gut, aber hatte schreckliche Träume, daß er sich auf dem Wasser befinde (1. N.); hatte eine ruhelose Nacht; fürchterliche Träume von ertrinkenden Menschen (2. N.); schlief gut, (aber) fürchterliche Träume vom Wasser, wie üblich (3. N.). (1.4)

Sexuell

1. Amouröse Träume, geile Träume (*O. Boericke*). (19)

Wasser, von

1. Schlief gut, aber hatte schreckliche Träume, daß er sich auf dem Wasser befinde (1. N.); hatte eine ruhelose Nacht; fürchterliche Träume von ertrinkenden Menschen (2. N.); schlief gut, (aber) fürchterliche Träume vom Wasser, wie üblich (3. N.). (1.4)
2. Träumte von Wasser, und hatte viele lebhafte Träume, in welchen er ständig provoziert und verspottet (baffled) wurde (12. N.). (1.3)
3. Ein seltsamer Traum, in dem der Atlantische Ozean eine große Rolle spielte (19. T.). (1.3)
4. Träumte in mehreren Nächten von Wasser. (1.3)
5. Um Mitternacht viele Träume von Wasser, Fischfang usw. (26. N.). (1.3)
6. „Bei Anfangsstadien von Meningitis oder Hydrozephalus sind Träume, sich auf dem Wasser zu befinden, nicht ungewöhnlich.” (11.2)

SCHLAF

Schlaflosigkeit, Einschlafstörung

1. Schlaflosigkeit bei akuten Fiebererkrankungen, bei Wochenbettfieber oder Wochenbettmanie oder durch die Erregung, die epileptischen Anfällen folgt oder vorangeht. (20)
2. Wochenbettpsychose; ...sie hatte (nächtelang) wenig oder gar nicht geschlafen, und es war schwierig, sie im Bett und im Zimmer zu halten (ab 10. Tag nach einer Totgeburt). (11.2)
3. (Schwere, qualvolle Schmerzen in der rechten Schulter, die Scapula entlang und in den Nacken strahlend; Arm gelähmt und unbeweglich...; seit mehreren Tagen, mit Nachtverschlimmerung, welche Schlaf unmöglich machte (40j. Frau; Besserung der Schmerzen durch *Verat-v.* alleine, Heilung durch *Rhus-t.* im Wechsel mit ersterer Arznei). (11.2))

Aufwachen, Durchschlafstörung

1. Schlief sehr schlecht während der Nacht (1. N.). (1.9)
2. Schlief nicht gut während der Nacht (3. N.). (1.11)

3. Schlief während der Nacht nur wenig; ruhelos (1. N.). (1.2)
4. Hatte eine ruhelose Nacht; fürchterliche Träume von ertrinkenden Menschen (2. N.). (1.4)

Schläfrigkeit

1. Sehr schläfrig (3. T.). (1.2)
2. Somnolenz. (1.2)
3. *Verat-v.* ist ein „Schlafmittel" (soporific), es hat narkotische Wirkungen. (11.1)
4. Schlafneigung, die meiste Zeit des Tages; kontinuierliches Fieber seit 10 Tagen (13j. Mdch., Typhus; geheilt innerhalb von 2 Tagen). (11.2)
5. Somnolent, unwillkürlicher Stuhl- und Urinabgang, murmelndes Delirium, keine Reaktion auf die einfachsten Anordnungen, kalter Schweiß, Schluckauf, Flockenlesen, Mydriasis, weit aufgerissene Augen, geschwollenes aufgedunsenes Gesicht, Durst wenig aber häufig, RR 200/100 mmHg (Leberzirrhose m. portaler Hypertension). (2.2)

SCHWINDEL

1. Schwanken (staggering). (6)

KONVULSIONEN

1. *Verat-v.* D 12, wiederholt gegeben, bessert akute Formen der Epilepsie bei Hunden. (23)
2. Sie geriet in einen Krampfanfall, mit heftigen schrillen Schreien (shrieks); der Körper war rückwärts gebogen, die Arme steif und über den Kopf hochgeworfen, Gesicht dunkelblau, Atem einige Sekunden lang angehalten; das hielt etwa 2 Min. an, war ein paar Minuten lang besser, und dann setzte ein weiterer Krampfanfall ein, ähnlich dem ersten. (1.2)
3. Er wurde plötzlich und ohne Vorwarnung von einem fürchterlichen Krampfanfall befallen, welcher Schaum vor dem Mund und die heftigsten Jaktationen aller willkürlichen Muskeln mit sich brachte. Danach Erwachen, völlig klares Bewußtsein, doch ohne zu wissen, daß er einen Anfall gehabt hatte, und nach einiger Zeit ein erneuter Anfall gleicher Schwere. (11.2)
4. Verzerrungen der Muskeln von Gesicht, Hals, Fingern und Zehen; Kopf nach einer Seite gezogen; Mund an einer Seite nach unten verzogen; Gesichtsmuskeln von konvulsivischem Zucken befallen; zeitweise nahmen diese Verrenkungen die Form tonischer Krämpfe an, während die Wirkung zu anderen Zeiten eine Serie galvanischer Schocks simulierte, häufig von solcher Gewalt, daß sie den Patienten aus dem Bett warfen. (11.1)
5. Chorea bei einem 12j. Mdch, Muskelbewegungen heftig, generalisiert und vom Schlaf nicht verändert; die Lippen waren von Schaum bedeckt und aufgearbeitet durch ständiges Daraufbeißen (champing) der Zähne; sie hatte tagelang keine Nahrung zu sich genommen (Heilung in 4 Tagen). (11.2)
6. Chorea seit 2 Monaten; das gesamte Muskelsystem befand sich in einer anhaltenden, tumultuösen Bewegung, das Gesicht wurde zu den schrecklichsten und lächerlichsten / albernsten (ludicrous) Grimassen verzogen, der Kopf zuckte andauernd; Umherwinden (writhing) des ganzen Körpers; kein Schlaf. (2.3)
7. Chorea; die Anfälle dauern auch im Schlafe fort, er streckt die Arme und Beine

während des Schlafs von sich; er ist nicht imstande, einen Löffel mit der Hand zu halten, so daß er gefüttert werden muß; Sprache unverständlich, zu mancher Zeit mehr als zu einer anderen, er verschluckt die Worte; klagt über Schmerzen in den Händen, wenn er dieselben für einen Augenblick ruhig zusammenhält; muß fortwährend Arme und Beine bewegen. ... (Nach Beginn der Behandlung Erstreaktion:) Liegt im Bette, seine Arme herumwerfend und - stoßend, und dies hindert ihn am Schlafen (11j. Junge). (14.3)

8. Ständige Bewegungen des Kopfes, Unterkiefers, Kehlkopfs und der Zunge, Zucken und Jaktationen der Halsmuskeln und der Gesichts- und Sprachmuskulatur, so ausgeprägt, daß es oft erhebliche Anstrengung kostete, sich zu verständigen / zu unterhalten (to converse). Ständige Bewegungen und zuweilen leichtgradige Zuckungen der Muskeln von Brustkorb, Armen, Fingern und unteren Gliedmaßen, zuweilen kam es auch zu einer einzelnen Zuckung eines einzelnen Muskels an verschiedenen Körperstellen (30j. Frau). (11.2)
9. Chorea bei einer kinderlosen, an Menorrhagien leidenden Frau, mit anhaltendem Nicken des Kopfes, heftiger konvulsivischer Tätigkeit eines Armes und Umherwerfen (jactitation) eines Beines. (11.2)
10. Hemichorea der rechten Seite, möglicherweise ausgelöst durch Tadel: eines Nachts warf er ganz unerwartet mit seinen Armen und Beinen herum, nachdem er von seiner Mutter zu Bette gebracht worden war, die ihm ziemlich barsch zugesetzt hatte, weil er an diesem Abend so lange aufgeblieben war. Vielleicht war auch die Tatsache beteiligt, daß er tags vorher von einem Kaminfeger in Schrecken versetzt worden war (13j. Junge). (14.3)
11. Schläfrigkeit, Klopfen der Schläfenarterien, voller, rascher und harter Puls, Erbrechen von Schleim und Galle sowie Neigung zu Krämpfen bei remittierenden Fiebern der Kinder, vor allem solchen, die durch Zahnung, Würmer oder andere über das Nervensystem wirksame Auslöser entstanden sind. (11.2)
12. Nach mehreren Tagen kontinuierlichen Fiebers, an einem Abend ein sehr heftiger Krampfanfall, der etwa 15 Minuten anhielt, und danach eine Stunde lang ausgeprägte Unempfindlichkeit / Bewußtlosigkeit (insensibility). (11.2)
13. Akute Konvulsionen, wie (von) galvanischen Elektroschocks (bei extremem Kopfschmerz einer im 7. Monat Schwangeren). (13.1)
14. Konvulsionen vor, während und nach der Entbindung (*Hale, Ludlam,* viele andere Autoritäten aller medizinischen Schulen). (11.2)
15. Puerperale Konvulsionen, während der Wehen, nach Blutverlust (*Knerr*). (18)
16. Puerperale Konvulsionen: starke zerebrale Kongestion, die Patientin liegt in einem apoplexie-ähnlichen Zustand da; zwischen den Krampfanfällen ist sie nicht bei Bewußtsein, sondern liegt in tiefem Schlaf; rotes Gesicht, injizierte Augen, heftige konvulsivische Zuckungen. (10)
17. Kieferstarre, man konnte nichts in ihren Mund eingeben. (1.2)
18. Traumatischer Tetanus mit qualvollen Schmerzen in der Wunde. (10)
19. Trismus, Opisthotonus, ständige heftige Schmerzen in Nacken und Schultern, so daß er den Kopf nicht aufrechthalten kann. (20)
20. „Kataleptische Krämpfe der opisthotonischen Form, bei einer 85j. Frau von nervösem Temperament. *Verat-v.* (Tinktur) befreite sie innerhalb weniger Stunden von schweren Krämpfen, worauf mehrere Wochen lang kein Rezidiv folgte. Sie nahm einoder zweimal in der Woche *Verat-v.* und sieht sich als geheilt an" (*Tinker*). (11.2)

21. „Ich habe beobachtet, daß *Verat-v.* in Fällen von Konvulsionen, in welchen Opisthotonustendenz vorhanden ist, beinahe spezifisch wirkt und daß diese Arznei um so sicherer indiziert und ihre Wirkung um so deutlicher ist, je stärker dieses Symptom ausgeprägt ist, gleich ob (auch) Konvulsionen vorhanden sind oder nicht" (*Tinker*). (11.2)
22. Tetanische Konvulsionen, alle 5 bis 10 Minuten, 5 Tage lang; der Kopf wurde fast bis zu den Fersen rückwärts gezogen, so daß der Körper einen Ring bildete (4j. Mdch., Zerebrospinalmeningitis). (11.2)
23. So ausgeprägte Zusammenziehung der Rückenmuskulatur, daß das Kind auf der Seite liegen mußte (3 Mon. alter Sgl., Zerebrospinalmeningitis). (11.2)
24. Nahezu ununterbrochener Schluckauf. (1.2)
25. Heftiger Schluckauf vor dem Erbrechen, bis zu zwanzigmal pro Minute. (1.2)
26. Zusammen mit dem Schluckauf heftige und anhaltende Spasmen des oberen Teils der Speiseröhre; kann nicht schlucken (3. T., um 14 Uhr; 4. T., von 13 bis 15 Uhr). (1.4)
27. Das Pferd stand mit gesteiften Beinen und zitterte konvulsivisch wie von Kälteschauern gepeitscht. (2.1)

SEXUELLER TRIEB

1. Geschwätzigkeit, geile Reden (Fieberdelir). (14.1)
2. Ständiges Zucken (jerking) des Kopfes; sexueller Erregungszustand. (6)
3. Chorea seit der Kindheit, verschlimmert in der Pubertät (soweit der Referent informiert war, aufgrund ständiger, ausgeprägter sexueller Erregung (Masturbation? vr)) und auch nach der Heirat; bei einer 30j. Frau. (11.2)

MODALITÄTEN, CAUSAE

1. Hemichorea der rechten Seite, möglicherweise ausgelöst durch Tadel: eines Nachts warf er ganz unerwartet mit seinen Armen und Beinen herum, nachdem er von seiner Mutter zu Bette gebracht worden war, die ihm ziemlich barsch zugesetzt hatte, weil er an diesem Abend so lange aufgeblieben war. Vielleicht war auch die Tatsache beteiligt, daß er tags vorher von einem Kaminfeger in Schrecken versetzt worden war (13j. Junge). (14.3)
2. Ein widerspenstiger, ausgelassener Bursche; wenn man ihm nicht seinen Willen läßt oder etwas ihn aufregt, wird es viel ärger (13j. Junge, Chorea). (14.3)
3. Schläfrigkeit, Klopfen der Schläfenarterien, voller, rascher und harter Puls, Erbrechen von Schleim und Galle sowie Neigung zu Krämpfen bei remittierenden Fiebern der Kinder, vor allem solchen, die durch Zahnung, Würmer oder andere über das Nervensystem wirksame Auslöser entstanden sind. (11.2)
4. Kolik bei einem Ackerpferd, durch Feldbestellung im Regen und eisigen Wind. (2.1)
5. Konvulsionen vor, während und nach der Entbindung (*Hale, Ludlam,* viele andere Autoritäten aller medizinischen Schulen). (11.2)
6. Aufgrund plötzlicher Hirnkongestion: streitsüchtiges Delirium; ausgeprägte Depression und Todesfurcht; Semi-Stupor, zuweilen komplettes Koma; puerperale Konvulsionen; Wahnsinn. (4)
7. Gehirnkongestion infolge von Hitzschlag (6); von Plethora (Hypertonie, vr), Alkoholgenuß oder hervorgerufen durch die Zahnung, und besonders nach Unterdrückung von Ausscheidungen (11.2).
8. Taubheit durch rasche Bewegungen, mit Ohnmacht. (6)

9. Tödliche Übelkeit, Erbrechen bei der geringsten Bewegung, kalter Schweiß, Blutdruckabfall auf 85 mmHg systolisch, bei höchstem Fieber (bei foudroyant verlaufener Pneumonie mit beidseitiger Beinvenenthrombose, man rechnete mit dem Ableben der Patientin; *Verat-v.* D4 heilte). (3)
10. Verschlimmerung: durch Aufstehen; Kälte; Rückenlage; nach Entbindung. (6)
11. Besserung: durch Reiben; Kopftieflage; Essen. (6)
12. Verschlimmerung durch nicht oder vermindert erfolgende physiologische Blutverluste. „Gegen heftige Menstrualkolik vor Erscheinen der Regel gebe ich *Verat-v.* in Tropfendosen der Tinktur...; dieser Medikation folgt stets eine bedeutende Linderung der Leiden und das Erscheinen des Regelflusses; ich könnte Hunderte von Fällen aus meinem Krankenjournal dazu zitieren" (*Barton*); Dysmenorrhoe kongestiver Art bei plethorischen Frauen (*Miller*); Kopfschmerzanfälle von fast apoplektischer Natur bei einer plethorischen jungen Frau, immer bei der Regel, die spärlich und schmerzhaft ist (*Hale*); Kongestion zu Kopf oder Lungen bei unterdrückten Menses oder unterdrücktem Lochialfluß (*Hale*). „Bei anämischen Menschen ist *Verat-v.* (in materiellen Dosen, vr) eindeutig schädlich" (*Miller*). (11.2)

AS-IF-EMPFINDUNGEN

Kopf, Augen, Ohren

1. Beim Erwachen nach einem kurzen Schlaf empfand er ein unbeschreibbares Gefühl, das von der Stirne zum Scheitel hochstieg und eine Art Greifen nach Scheitel und Hinterkopf zu sein schien (grasping, as it were, the vertex and occiput) (1. N.). (1.3)
2. Gefühl von Völle im Bereich der Augenlider, als hätte er viel geweint, mit gesteigerter Tränensekretion (10 Min. n. 3. Dos., 1. T.). (1.11)
3. Tauber zusammenziehender Schmerz in der Stirn, der nach hinten zu den Ohren drückt, Gefühl, als würde das Trommelfell bersten (break) (2.T.). (1.9)

Mund, Zähne

1. Zunge weiß, nicht belegt; sah wie gebleicht aus (2. T.). (1.2)
2. Zungenmitte und Spitze weiß, Ränder rot; sieht nicht aus wie eine belegte Zunge, sondern so, als sei das Blut herausgedrückt worden; morgens (3. T.). (1.4)
3. Zunge fühlt sich wie verbrüht an oder wie nach Trinken heißen Tees (1.2, 1.3, 1.4)
4. Geschmack bitterlich, unangenehm, eigentümlich, erinnert an den Geruch von Sperma. (1.12)
5. Geruch aus dem Mund wie von Chloroform oder Äther. (6)

Hals, Rachen, Ösophagus

1. Nach 1/2 St., Empfindung, als kontrahiere der Magen sich langsam um seinen Inhalt herum und zwänge ihn in die Speiseröhre, wodurch die Empfindung einer Kugel am obersten Punkt des Sternums hervorgerufen wurde. (12.1)
2. Gefühl, daß etwas wie eine Kugel im Ösophagus aufsteige, welches sich bis zum obersten Punkt des Sternums hoch erstreckte, als werde die Kugel durch eine schrittweise tonische Kontraktion der Speiseröhre in die Höhe geschoben (propelled) (n. 1 St.). (1.2)
3. Der Inhalt des Magens wurde ohne Übelkeit ausgeworfen, jedoch mit einem Gefühl von Hochsteigen im Ösophagus, welches man vielleicht mit dem Wiederkäuen der Tiere vergleichen könnte. (1.2)

4. Nach dem Essen kommt „ein Schwall" herauf zum Mund (70j. Frau, Herzrhythmusstörung). (21)
5. Ösophagitis, auch traumatischer Natur, mit „feurig brennenden" Schmerzen und Schluckschwierigkeiten. (10)

Verdauungsorgane

1. Ein Gefühl von Enge, Elendsgefühl im Magen. (1.1)
2. Der Magen scheint fest gegen die Wirbelsäule gepreßt zu werden. (7, verif.)
3. Gefühl von Magenkrampf, als kontrahierten sich dessen Muskeln, gebessert durch Vorwärtsbeugen, 10 Min. anhaltend; fast unmittelbar danach Schmerz im Bauch, als werde er eingezogen, für 1/2 Minute (5 St. n. 2. Dos., 2. T.). (1.11)
4. Nach 1/2 St., Empfindung, als kontrahiere der Magen sich langsam um seinen Inhalt herum und zwänge ihn in die Speiseröhre, wodurch die Empfindung einer Kugel am obersten Punkt des Sternums hervorgerufen wurde. (12.1)
5. Empfindung, als kontrahierten sich die Muskelfasern des Magens langsam und stetig um dessen Inhalt, bis dieser ausgestoßen wurde, wobei die Muskeln von Zwerchfell und Bauchwand völlig inaktiv blieben. (12.3)
6. Als er zum zweiten Male erwachte, Gefühl, als stiegen Wellen vom Magen in den Brustkorb auf (1. N.). (1.4)
7. Gefühl am After, als krieche etwas heraus oder darauf herum, wie in Wurm (3. T.). (1.8)

Atmungsorgane, Herz, Gefäße, äußerer Thorax

1. Wenn ein Würgeanfall eintrat, fühlte er sich, als würde er eine Asphyxie erleiden. (1.2)
2. Die Brust fühlt sich beklemmt an wie von einer schweren Last (1. u. 2. T.). (1.3)
3. Langsames, schweres Atmen wie von einer Last auf der Brust. (6)
4. Sinkendes Gefühl am Herzen (4 St. n. 8 Tr. der Tinktur). (12.2)
5. Puls langsam, voll und „so hart wie Eisen" (im Kopfschmerzanfall, bei einem plethorischen Mann). (11.2)

Bewegungsapparat

1. Heftige Schmerzen im Kreuz und durch das Becken gehend; dabei brennendes Gefühl, als ob kochendes Wasser über die Teile gegossen würde (21j. Frau). (14.4)
2. Gefühl der Ungeschicklichkeit in den Gliedmaßen. (1.2)
3. Heftige Schocks in den Gliedern, wie von elektrischen Schlägen. (16)
4. Gefühl von Schwäche in den Muskeln und Unfähigkeit, ihre Bewegungen zu kontrollieren. (5)
5. Empfindung von Krampf in den Mm. gastrocnemii, mit Unfähigkeit, diese anzustrengen; es war keine Kontraktion derselben vorhanden, sondern eher Lähmung. Die Muskeln des Unterarms wurden in ähnlicher Weise befallen... Die Empfindung schien alle Muskeln zu erfassen, welche durch zuvor erfolgte Anstrengung ermüdet waren. (12.1)
6. Ein Gefühl der Verrenkung (dislocation) im rechten Sprunggelenk, so heftig, daß es das Gehen fast unmöglich machte (den ganzen 12. T. u. am Nachm. d. 14. Tages). (1.10)
7. Ein verrenktes (sprained) Gefühl am linken Knie, am inneren Femurkondylus, beim Gehen (45. T.). (1.10)

8. Intensives, schmerzhaftes Jucken auf der Dorsalseite des ersten Gelenks des linken Zeigefingers; es war exakt auf die Linie des Gelenkspalts beschränkt wie die Schneide eines Seziermessers (24. N.). (1.3)

Haut

1. Hände und Füße sind schrumpflig, als hätten sie sich lange im Wasser befunden. (1.2)
2. Die Kleider paßten mir nicht, es schien, als kratzten sie mich irgendwo, und ich konnte mir keine Erleichterung verschaffen; ständiges Zucken verschiedener Körperteile bei dem Versuch, das reibende Gefühl zu lindern (7. T.). (1.2)
3. Meine Kleider paßten nicht gut, sie reizten die Haut, wo immer sie sie berührten; ich zuckte immer und es war fast unmöglich, mich stillzuhalten, besonders beim Sitzen (3. T.). (1.2)
4. Meine Hände und Füße wurden kalt und taub, obwohl im Kamin ein großes Feuer brannte. Das kalte taube Gefühl kroch meine Beine und Arme hoch, und zuletzt fühlte sich mein ganzer Körper an, als sei er in kalte feuchte Kleider gehüllt, und ich wurde ganz entkräftet (quite prostrate). (1.2)

Allgemeines

1. Kinder zittern, als seien sie erschreckt worden und stünden am Rande eines Krampfanfalls. (6)
2. Profuser Schweiß und Empfindung völliger Prostration. (12.2)

Typus

1. Indianerstämme in Nordamerika sollen lt. *Joslin Verat-v.* benutzt haben, um ihre Häuptlinge zu wählen. Derjenige, dessen Magen für den zerstörerischen Einfluß des Giftes am wenigsten empfänglich war, wurde als der Stärkste der Gruppe angesehen und erhielt das Recht, die anderen zu befehligen. (11.1)
2. Epilepsie, bei einem kräftigen, gesund aussehenden, nicht an Alkohol gewöhnten (of sober habits) Mann; periodische Kopfschmerzen bei mehreren sehr kräftigen, plethorischen jungen Frauen. (11.2)
3. Geeignet für vollblütige, plethorische Menschen (6); von der *Verat-v.*-Pathologie werden mehr die athletischen, plethorischen, seelisch unproblematischen, ellenbogenstarken Naturelle tangiert (9).
4. Akute kongestive Gehirnleiden, bei Kindern mit „sehr großem, aktivem Gehirn" (*Tinker*). (11.2)
5. „Klinisch ist bekannt, daß solche Erkrankungen wie *Tiegel*sche Kontraktur, *Thompson*sche Krankheit, Athetose und pseudohypertrophische Muskellähmung eine Symptomatologie aufweisen, die der Wirkung von *Verat-v.* auf das Muskelgewebe sehr ähneln" (*Hinsdale*). (16)
6. Abgezehrt, daß er nur aus Haut und Knochen bestand, mit sehr vergrößertem und deformiertem, maximal nach hinten gezogenem Kopf und auseinandergedrängten Schädelnähten; beidseitige Leistenhernie; skrofulöse Eltern; nach mehreren Schwangerschaften das erste lebend geborene Kind (3 Mon. alter Sgl.). (11.2)

Synonyma – Indian poke, American white hellebore (1). Fälschlich (13.2) auch als Helleborus viridis, grüne Nieswurz (5), bezeichnet.

Biologie, Chemie und Physiologie – Ein Liliengewächs Nordamerikas, nahe verwandt mit dem europäischen *Veratrum album*, von Kanada bis Georgia vorkommend, mit perennierender Wurzel; wächst 2 bis 4 Fuß hoch; meist in Sümpfen oder an den Ufern der Gebirgsbäche; blüht im Juni mit grünen Blüten. Im August trocknen Stengel und Blätter ein und nehmen eine schwarze Färbung an. Die frische Wurzel gibt einen eigentümlichen Eiweißgeruch ab, der Staub der trockenen Wurzel ist herb, bitter, Niesen erregend. (5) Die Wurzel ist von allen Pflanzenteilen am reichsten an Alkaloiden (14.2).

Das Alkaloidgemisch aus *Verat-v.* erregt im Tierversuch, im Unterschied zu *Veratrum album*, fast nie Purgieren (die Pflanze selbst vermag dies am Menschen aber sehr wohl (11.2)). *Verat-v.* hat mit *Verat.* eine die Muskeln lähmende bzw. relaxierende (11.2) Wirkung gemeinsam. Charakteristisch für *Verat-v.* ist, daß diese sich bei kleinen Gaben besonders auf die Gastrocnemii und Unterarme zu konzentrieren scheint (12.1, 12.4), während sie nach größeren Dosen universal wird (11.2). Starke Gaben führen zum Tod durch Herzlähmung, wie bei *Verat.* (11.2). Die Kreislaufwirkung des *Verat-v.* geht somit ebenfalls auf eine Art von Muskelrelaxation, nämlich am Herzen und der glatten Gefäßmuskulatur, zurück. Sie ist „in allen Punkten analog zu der eines Aderlasses, mit Ausnahme der Nausea, die nach Aderlässen fehlt" (5). *Verat-v.* senkt die Pulsfrequenz und vor allem den Blutdruck. Entsprechend galt ein „voller, harter, durch Fingerdruck nicht unterdrückbarer Puls" als wichtigste Indikation für *Verat-v.* in niedrigen Potenzen, besonders bei Fiebern (11.2). In den 50er und 60er Jahren unseres Jahrhunderts wurden Alkaloide aus *Verat-v.* schulmedizinisch als Antihypertensiva verwendet; man verließ diese Therapie zugunsten nebenwirkungsärmerer Pharmaka, da *Verat-v.* durchwegs eine ganz ausgeprägte Orthostase hervorruft.

Mittelbeziehungen – *Verat-v.* ergänzt *Cina* (7), andere Angaben zu Komplementen fanden sich nicht.

Nächster botanischer Verwandter ist *Verat.;* weitere Vergleichsmittel sind *Aconit, Gelsemium* (6), *Strychnin* (11.2) sowie *Arsenicum album*. Die tödliche Übelkeit läßt an *Tabacum* denken, welches aber nicht die hohen Fiebertemperaturen wie *Verat-v.* hat (3).

Antidote bei Vergiftung durch *Verat-v.*: Todesangst bei heftigen Magensymptomen wurde durch *Ars.* C3 antidotiert (1.2); Ösophagus- und Muskelkrämpfe durch Laudanum, ein Opiumpräparat (12.1); Dyspepsie besserte sich durch ein Glas Whisky; ein Schockzustand bei akuter Vergiftung wurde nach damals üblicher allopathischer Vorgehensweise durch kombinierte Anwendung von Morphin (sc.), Whisky (rektal) und Senfpflastern behoben; in einem anderen Vergiftungsfall „tat eine Tasse starken Kaffees mehr Gutes als irgendetwas Anderes" (1.1).

Verat-v. selbst antidotierte eine schwere *Strychnin*vergiftung (11.2). Hier, wie auch bei Meningitis und Krampfleiden, wurde mittels materieller Dosen eine Muskelrelaxation angestrebt. In jenen Fällen, wo unter einem solchen Regime eine Dauerheilung echten Krankseins erfolgte, handelte es sich nicht um gegensinnige Wirkungen (wie man sie auch von heute üblichen Muskelrelaxantien, wie *Diazepam*, erwarten könnte), sondern um homöopathische Kuren. Eine Strychninvergiftung als selbstlimitierende Störung durch ein kurz wirksames Gift allerdings erfordert nichts als Muskelrelaxation, um ohne Schaden überlebt zu werden, weshalb ich die Wirkung von *Verat-v.* in jenem Fall als enantiopathisch eingestuft und seine Erscheinungen nicht in die Symptomenliste aufgenommen habe.

Mittelverwechslungen und pharmazeutische Probleme – Als *„Helleborus viridis"* bezeichnet man richtigerweise die Grüne Nieswurz Europas, ein Hahnenfußgewächs; die Benennung von *Verat-v.* mit diesem Namen hat zu einiger Verwirrung und Verwechslungen von Vergiftungsfällen beider Pflanzen geführt (13.2).

Hering war der Meinung, daß man bei allen Arbeiten und Berichten über *Verat-v.,* deren es im 19. Jhdt. in den USA viele gab, nichts bekommen habe, was des Aufschreibens wert gewesen sei, ja es habe sich nicht einmal ein Unterschied zu *Veratrum album* herausgestellt (5). Diese Aussage dürfte dadurch zu begründen sein, daß *Verat-v.* damals fast nur in toxischen Dosen und mit organphysiologischer Zielsetzung, als Ersatz für den Aderlaß oder für *Digitalis* (in Fiebern) geprüft und angewendet wurde. Bei genauerer Betrachtung der pathogenetischen und klinischen Symptome der grünen Nieswurz zeigen sich aber doch erhebliche Unterschiede gegenüber *Veratrum album.*

Die Tinktur aus der Wurzel (die nicht nur im Herbst, sondern selbst während der Blüte der Pflanze ein wirksames Präparat ergibt (5)) ist gewöhnlich Ausgangsstoff für die Potenzierung. Viele toxikologische und arzneiprüferische Symptome stammen von anderen Pflanzenteilen bzw. von der Ingestion der Pflanze selbst her; es könnten also auch Inhaltsstoffe beteiligt sein, welche sich in der Urtinktur nicht finden. Will man Symptome aus diesen Quellen bei der Mittelwahl verwenden, so wäre es ratsam, eine aus der ganzen, frischen Pflanze unter Hinzufügung von etwas reifem Samen durch Trituration hergestellte Zubereitung zu verordnen.

Quellen – 1) A1 (1.1 t; 1.2 p (TM, Extr., Pulv.); 1.3 p (C1- C3); 1.4 p (nur C3); 1.5 p (o. Ang. d. Dos.); 1.6 p (TM Samen); 1.7 p (TM Kraut); 1.8 p (D6); 1.9 p (C10); 1.10 p (C30); 1.11 p (C200); 1.12 p („Viridia sulph.", wohl Alkaloidpräparat)); 2) ZKH (2.1: BD/ZKH/1966/1 k (D6, bei einem Ackerpferd), 2.2: Master/ZKH/1995/3 k (C200, 1M, 10M in häufigen Gaben)); 3) Schwarzhaupt/AHZ/1963/1 k (D4); 4) HR1 k; 5) PSR1 k; 6) PTK1 k; 7) CR1 k; 8) SF1 k; 9) BD1 k (C12; ein Patient, der danach noch 1 Dosis *Verat.* D30 wegen eines Schockzustands benötigte (Überdosierung von *Verat-v.*D12, Antidotierung?); nicht nur eine akute Pneumonie, sondern auch seine schwere Hypertonie wurden dauerhaft geheilt, also konstitutionelle Heilung, daher wurden auch die vorbestehenden Charaktereigenschaften des Kranken aufgenommen); 10) FR1 k; 11) HL1 (11.1: t, 11.2: k (TM und niedrigste Potenzen)); 12) HS1 (12.1: W. p (2 Gran eines Extrakts aus dem Saft der Wurzel), 12.2: Woodward p (Tropfendosen der Tinktur), 12.3: Osgood p (Grandosen des pulverisierten Extrakts), 12.4: ein Mediziner p (Grandosen des pulverisierten Extrakts), 12.5: Hubbard t (irrtümlich als Gemüse genossene grüne Nieswurz), 12.6: div. Autoren t (Tierversuche)); 13) HWO (13.1: Ghose/HWO/1900/5 k (D3), 13.2: Cooper/HWO/1901/4); 14) AHZ (14..1: Kerl/AHZ/1958/7 k, 14.2: Cutter/AHZ/1862 p/t, 14.3: Cooper/AHZ/1877/ 21 – 22 k (TM), 14.4: McGuire/HMO, zit. in AHZ/Bd. 104 (1882)/1 k (TM)); 15) Durnerin/AHF/1975/Sept.-Okt. k (C7); 16) BR1 k; 17) K k; 18) SDE1 k; 19) CMM k; 20) LL1 k; 21) Leers, H.: Einfache Homöopathie in Fallbeispielen. Bd. 2. Heidelberg: Haug 1993 (Fall 336, S. 159 k (C200)); 22) TL1 k; 23) BO1 k.

Verbascum

GEIST UND GEMÜT

Angst

1. Den ganzen Tag ängstliche Stimmung; gegen Abend lebhafter. (11)

Arbeit (Fleiß, Faulheit, Unfähigkeit zur Arbeit usw.)

1. Unlust zur Arbeit (n. 8 St.). (1.4)
2. Faulheit: morgens; morgens beim Aufstehen. (15)
3. Faulheit mit Schläfrigkeit (*Jahr*). (17)
4. Neigung zum Sitzen. (15)

5. Sehr große Verdrießlichkeit und mürrisches Wesen, ohne vorangegangene Veranlassung dazu; dabei dennoch Lust und Trieb zur Arbeit; auch findet er Vergnügen daran, Menschen um sich zu haben und mit ihnen zu sprechen (n. 2 1/2 St.). (1.4)
6. Fleißig: in der Fieberhitze. (15)

Benommenheit, wie nicht ausgeschlafen, wie berauscht, betäubt etc.

1. Es ist ihm dumm und wüste vor dem Kopfe, als wenn alles zur Stirn heraus wollte. (1.1)
2. Eingenommenheit des Kopfes (n. 5 St.). (1.3)
3. Benommenheit, wie berauscht. (15)
4. Leichtes Schweregefühl im Kopf mit Schwindel, der oft sehr ausgeprägt war, zugleich aber als etwas angenehm (pleasurable) empfunden wurde; Empfindung von Sinken und Schwindligkeit (dizziness; hieß es im Original: dimness? vr) des Sehens, Schläfrigkeit. (10) *

Delirium, Wahnsinn, Raserei

1. Gesichtsneuralgie: erscheint wahnsinnig vor Qual (anguish), Heulen, (gibt) unartikulierte Laute (von sich). (11)
2. Wahnsinn mit Angst, bei Gesichtsneuralgie (*Knerr*). (17) (Repertoriale „Übersetzung" des obigen Symptoms. vr)
3. Närrisches Betragen (*Boger / Bönninghausen*). (17)
4. Chaotisch (*Boger / Bönninghausen*). (17)

Eigensinn

1. Exzentrizität (*Jahr*). (17) (Als exzentrisch bezeichnet man jemanden, der seinen eigenen, vielleicht schwer verständlichen Vorstellungen folgt, ohne sich um die Meinung Anderer zu kümmern. vr)

Empfindlichkeit (gegen Kritik, schlechte Nachrichten usw.)

1. Todesangst und Herzklopfen,wenn sie Trauriges erzählen hört (12j. Mdch., Husten). (7)

Erregbarkeit (allgemein, oder durch Geräusch usw.)

1. Außersichsein (*Boger / Bönninghausen*). (17)

Fröhlichkeit, Lachen

1. Übertriebene Lustigkeit mit Lachen (n. 2 1/2 St.). (1.4)
2. Unmäßiges Lachen (*Knerr*). (17)
3. Anfälle von Fröhlichkeit mit Lachausbrüchen (*Knerr*). (17)
4. Fröhlich, ausgelassen, lebhaft: nachmittags. (15)
5. Frohsinn, guten Mutes, glücklich: abends. (15)

Furcht

1. Beschwerden durch Furcht, Angst, Schrecken (*Boger / Bönninghausen*). (17)
2. Todesangst und Herzklopfen,wenn sie Trauriges erzählen hört (12j. Mdch., Husten). (7)
3. Furcht vor Abgründen (ein Mann, chron. WS-Syndrom). (20)
4. Feigheit. (15)

Gedächtnis

1. Vermindertes Gedächtnis; es kostet ihn Mühe, kurz vorher gehabte Ideen zu erneuern (n. 4 St.). (1.2)

2. Vergeßlichkeit (15); Gedächtnisschwäche mit Schwindel (*Boger/Bönninghausen*) (17).
3. Gutes Gedächtnis. (15)

Gedanken, Denkvermögen

1. Aufgeregtheit der Phantasie, vorzüglich zu üppigen Bildern, mehrere Tage lang. (1.1)
2. Zerstreutheit; es drängen sich verschiedenartige Gedankenreihen und Phantasien zu (n. 8 T.). (1.1)
3. Außerordentlich viele Gedanken sammeln sich in seinem Kopf. (19)
4. Hartnäckige Gedanken. (15)
5. Nasen- und Nebenhöhlenkatarrhe mit Schwindel und Zerstreutheit. (8)
6. Geistesträgheit, Stumpfsinn (15); mit Erregung (*Boger / Bönninghausen*) (17).
7. Imbezillität. (15)

Gesellschaft

1. Kann nicht allein sein (12j. Mdch., Husten). (7)
2. „Ohne Mitleid", weil niemand so viel leidet wie er (ein Mann, chron. WS-Syndrom). (20)
3. Lästig, geht auf die Nerven. (15)

Gier, Suchtverhalten

1. Unersättlicher Durst (n. 2 1/2 St.). (1.4)
2. Hunger ohne Appetit, den ganzen Tag; er wünscht zu essen, obwohl nichts Genuß bereitet (nothing is relished). (11)

Gleichgültigkeit

1. Gleichgültigkeit gegen ihm sonst merkwürdige (bemerkenswerte, vr) Dinge (n. 4 St.). (1.3)
2. Gleichgültigkeit mit Schläfrigkeit (*Jahr*). (17)

Konzentration

1. Geistesabwesenheit. (15)
2. Konzentration fällt schwer. (15)

Launenhaftigkeit

1. Stimmung veränderlich, beeinflußbar, unbeständig. (15)
2. Stimmung wechselnd. (15)

Lesen, Lernen, Schreiben, Studieren

1. Abneigung gegen (*Allen*) oder Lust zu (*Knerr*) geistiger Arbeit. (17)

Reizbarkeit

1. Reizbar und niedergeschlagen. (14.1)
2. Reizbarkeit: tagsüber; abends besser. (15)

Religion, Störungen im Zusammenhang mit der

1. Bezeichnet sich als sehr gläubigen, sehr praktizierenden Christ, der die Beleidigungen vergibt. In Wirklichkeit vergibt er es niemandem, gesund zu sein (ein Mann, chron. WS-Syndrom). (20)

Ruhelosigkeit

1. Nächtliche Unruhe. (15)

Schreck, Auffahren

1. In der linken Seite, wo die Rippen aufhören, ein so heftiger, tiefer, scharfer Stich, daß er zusammenbebt. (1.2)
2. Die Knie zittern ihm, wie wenn man einen großen Schreck gehabt hat (n. 2 1/2 St.). (1.4)

Schreien

1. Schlaf unruhig, wirft sich hin und her, Alpträume, schreit (ein Mann, chron. WS-Syndrom). (20)
2. Gesichtsneuralgie: erscheint wahnsinnig vor Qual, Heulen, (gibt) unartikulierte Laute (von sich). (11)

Selbstvertrauen

1. Den ganzen Tag, zaghaftes Gemüt; alles Bemühen und Hoffen hielt er für fruchtlos. (1.5)
2. Mangel an Selbstvertrauen. (15)
3. Widerstreit mit sich selbst (*Knerr*). (17)

Sprechen

1. Sehr große Verdrießlichkeit und mürrisches Wesen, ohne vorangegangene Veranlassung dazu; dabei dennoch Lust und Trieb zur Arbeit; auch findet er Vergnügen daran, Menschen um sich zu haben und mit ihnen zu sprechen (n. 2 1/2 St.). (1.4)
2. Kopfschmerz oder Schlaflosigkeit, wenn er sich nicht erklären / aussprechen (s'expliquer) konnte (ein Mann, chron. WS-Syndrom). (20)
3. Sehr reserviert, zurückhaltend bezüglich seiner Vorgeschichte. Grund (über Dritte erfahren): hat 15 Jahre im Gefängnis gesessen, weil man ihn als Kinderschänder denunziert hatte (ein Mann, chron. WS-Syndrom). (20)

Thema „Tod" (Suizidalität etc.)

1. Todesangst und Herzklopfen,wenn sie Trauriges erzählen hört (12j. Mdch., Husten). (7)

Traurigkeit, trübe Stimmung

1. Reizbar und niedergeschlagen (36j. Witwe, Kopfneuralgie). (12.1)
2. Traurigkeit. (15)

Unerträglichkeit von Schmerzen oder Empfindungen

1. Die ölige Tinktur von *Verbascum*... gibt Erleichterung von der heftigsten Kolik, setzt sich durch (prevails) gegen innere Konvulsionen der Gedärme... (*Salmon*, English Herbal, 1710) (14.2)
2. Beim Reden, Niesen, Hartbeißen, Berühren der Vorderzähne mit der Zunge fährt es in die rechte Gesichtshälfte wie ein Blitz, der sich in mehrere Zacken spaltet...; Schmerz in der Haut, von der rechten Schläfe bis zum Mundwinkel, reißend, zuckend, stechend, oft unerträglich brennend (32j. Frau, seit 2 J. best. Prosopalgie). (9.1)
3. Auf dem Höhepunkt jedes Migräneanfalls beginnt ein unerträgliches Ziehen im Ohr der befallenen Seite, mit Gefühl, als verstopfe etwas das Ohr, verschlimmert durch Bewegen des Kiefers und Kauen. (11)

4. Ihr Leben war durch eine Gesichtsneuralgie „zur Hölle gemacht" (made miserable) worden (36j. Frau). (12.1)

Verdruß, Mißmut, schlechte Laune

1. Sehr große Verdrießlichkeit und mürrisches Wesen, ohne vorangegangene Veranlassung dazu; dabei dennoch Lust und Trieb zur Arbeit; auch findet er Vergnügen daran, Menschen um sich zu haben und mit ihnen zu sprechen (n. 2 1/2 St.). (1.4)

Verzweiflung

1. Den ganzen Tag, zaghaftes Gemüt; alles Bemühen und Hoffen hielt er für fruchtlos. (1.5)

Zorn und Folgen desselben

1. Den ganzen Tag, ärgerliches Gemüt, welches sich jedoch gegen Abend etwas erheiterte. (1.5)

ILLUSIONEN

Wahnvorstellungen

1. Phantasiegebilde, Illusionen der Phantasie. (15)
2. Wahnvorstellungen, Einbildungen: sieht Tote. (15) (Diese Angabe stammt wohl von den „Träumen von Krieg und Leichen" her, welche *Verb.* laut Prüfung aufweist. vr)
3. Einbildungen: sieht Geister, Gespenster; sie drängen sich auf (*Knerr*). (17)

Sinnestäuschungen

1. Ein Kurzsichtiger ward noch weit kurzsichtiger (trübsichtiger?); er konnte eine Elle weit entfernte Gegenstände vor floriger und wässeriger Trübsichtigkeit kaum erkennen; die Gegenstände schienen beim Undeutlich-Werden sich zu vergrößern, und überhaupt schien die Tageshelle abgenommen zu haben, was doch nicht der Fall war (n. 8 1/2 St.). (1.5)
2. Sehen wie durch Nebel (im Anfall von Trigeminusneuralgie). (11)
3. Geschmack im Mund wie Brei (*Stauffer*). (18)

TRÄUME

Ängstlich, bang, besorgt

1. Ängstliche Träume. (15)

Schrecklich, grausig

1. Schreckliche Träume. (15)
2. Schlaf unruhig, wirft sich hin und her, Alpträume, schreit (ein Mann, chron. WS-Syndrom). (20)

Sexuell

1. Träumt von „Schweinereien", mit Samenergießungen (Erstreaktion auf *Verb.* XM; ein Mann, chron. WS-Syndrom). (20)

Tod, Mord und Toten, von

1. Schlaf nur bis 4 Uhr früh, voll Träume von Krieg und Leichen, mehrere Nächte. (1.1)

Unzufriedene, von vergeblichem Mühen usw.

1. Träume von Mißgeschick. (15)
2. Träume von Wettkämpfen (*Jahr*). (17)

SCHLAF

Aufwachen, Durchschlafstörung

1. Unruhiger Nachtschlaf, er warf sich von einer Seite zu der andern. (1.5)
2. Schlaf unruhig, wirft sich hin und her, Alpträume, schreit (ein Mann, chron. WS-Syndrom). (20)
3. Schlaf nur bis 4 Uhr früh... . (1.1)
4. Erwachen durch Träume (*Jahr*). (17)
5. Erwachen durch nächtlichen Husten, bei Kindern. (19)

Schläfrigkeit

1. Trägheit und Schläfrigkeit, früh, nach dem Aufstehen. (1.2)
2. Gleich nach Tische kann er sich des Schlafs nicht erwehren, die Augenlider fallen ihm zu (n. 7 St.). (1.3)

SCHWINDEL

1. Gang schwankend, stolpernd, wacklig, taumelnd (*Jahr*). (18)

KONVULSIONEN

1. Tapismel (Honig mit *Verbascum*) wird oft gegen Epilepsie gebraucht, morgens nüchtern genommen und am Abend, etwa um 16 Uhr (*Lovell*, Pambotanologia, 1665). (14.2)
2. Der einfache Tapismel, dreimal täglich genommen, jedesmal eine Unze oder anderthalb, stoppt mit Macht die Katarrhe und ist gut gegen die Fallsucht. (*Salmon*, English Herbal, 1710) (14.2)
3. Die spirituöse Tinktur... ist nützlich (profitable) gegen Konvulsionen, Ohnmachts- und Bewußtlosigkeitsanfälle... (*Salmon*, English Herbal, 1710) (14.2)
4. Epileptiforme Absencen, Petit mal (*Boger*). (18)

SEXUELLER TRIEB

1. Aufgeregtheit der Phantasie, vorzüglich zu üppigen Bildern, mehrere Tage lang. (1.1)
2. Nächtliche Samenergießungen. (1.1)
3. Nächtliche Samenergießung ohne geile Träume. (1.5)
4. Träumt von „Schweinereien", mit Samenergießungen (Erstreaktion auf *Verb.* XM; ein Mann, chron. WS-Syndrom). (20)
5. Sehr reserviert, zurückhaltend bezüglich seiner Vorgeschichte. Grund (über Dritte erfahren): hat 15 Jahre im Gefängnis gesessen, weil man ihn als Kinderschänder denunziert hatte (ein Mann, chron. WS-Syndrom). (20)

MODALITÄTEN, CAUSAE

1. Lokalisation kreuzweise links oben und rechts unten. (15)

2. Plötzlich beginnende Schmerzen. (15)
3. Periodizität, der Schmerz kommt zweimal am Tag wieder. (5.1)
4. Schmerz kommt immer zur gleichen Stunde wieder (*Voegeli*). (16)
5. Verschlimmerung durch Zugluft, Temperaturwechsel, jede Erkältung; von 9 bis 16 Uhr; zweimal des Tages zur gleichen Stunde; durch Reden, Niesen und Berührung. (6)
6. Schwindelanfälle, wenn die linke Backe gedrückt und so der Kopf unterstützt wird. (1.2)
7. Habitueller Kopfschmerz, der bei jeder gesteigerten geistigen Tätigkeit eintritt und sich über dem linken Auge festsetzt (7j. Junge). (7)
8. Immer Schmerz und Beklemmung der Brust, mit Abneigung gegen häufiges Atmen. (10) *
9. Hustenanfälle im Schlafe, ohne zu erwachen. (8)
10. Beim Auftreten im Gehen plötzliches Hineinstechen in das linke Knie, so daß sie zusammenknickt, dann kann sie wieder gehen. (4)
11. Überarbeitung durch Nähen (36j. Witwe, Kopfneuralgie). (12.1)

AS-IF-EMPFINDUNGEN

Kopf, Augen, Ohren

1. Plötzlicher Schwindel, wie von einem Drucke mitten auf den ganzen Kopf. (1.2)
2. Heftiges Hineindrücken in die linke Seite des Stirnbeins, wie eine Betäubung. (1.2)
3. Drückend betäubendes, mehr äußerliches Kopfweh, vorzüglich in der Stirne, in allen Lagen (n. 1/2 St.). (1.5)
4. Heftiges, betäubende, tiefes Drücken im rechten Stirnhügel, beim Übergange von der Kälte in die Wärme. (1.2)
5. Betäubender Druck auf die ganze linke Seite des Kopfes und Gesichts (der Backe). (1.2)
6. Schwerer Druck auf dem Scheitel. (14.1)
7. Betäubendes, tief eindringendes Stechen in der rechten Schläfe, während des Essens, durch äußerlichen Druck vermehrt; es zieht sich nach einigen Stunden bis in die oberen Zähne dieser Seite, als ein Reißen. (1.2)
8. Betäubendes Ziehen im linken Stirnhügel, in der Zugluft (n. 72 St.). (1.2)
9. Empfindung, als würden die beiden Schläfen mit einer Zange zusammengekniffen. (1.2)
10. Empfindung, als würden beide Gelenkhöcker der Schläfenbeine mit einer Zange gewaltsam gepackt und zusammengekniffen. (1.2)
11. Beim Gehen dröhnt es im Kopfe (n. 4 1/2 St.). (1.3)
12. Ein langsames Hämmern im linken Stirnhügel (sogleich). (1.2)
13. Spannen auf der linken Seite des Scheitels, welches allmählich zum scharfen Drucke wird, wobei zugleich der linke Ast des Unterkiefers gegen den Oberkiefer angedrückt gefühlt wird. (1.2)
14. Schmerz in den Augen wie durch Zusammenziehung (contraction) der Augenhöhlen. (6)
15. Empfindung, als wenn das linke Ohr hineingezogen würde. (1.2)
16. Empfindung, als wenn es ihm vor die Ohren gefallen wäre, erst vor das linke, dann vor das rechte. (1.2)
17. Er ist wie taub auf dem linken Ohre. (1.2)
18. Beim Lautlesen, Gefühl von Verstopftsein der Nase, des Kehlkopfs und der Ohren, was aber das Gehör nicht erschwerte (n. 8 St.). (1.5)

19. Taubheit durch Eindringen von Wasser ins Ohr, wie etwa beim Schwimmen, oder mit der Empfindung, als sei das Gehör durch eine Klappe verstopft. (6)
20. Auf dem Höhepunkt jedes Migräneanfalls beginnt ein unerträgliches Ziehen im Ohr der befallenen Seite, mit Gefühl, als verstopfe etwas das Ohr, verschlimmert durch Bewegen des Kiefers und Kauen. (11)

Gesicht, äußere Nase

1. Empfindung, als wenn man auf das linke Jochbein bis zum Ohre hin heftig drückte, durch Druck mit der Hand verschlimmert, öfters am Tage, abends vor dem Einschlafen und früh beim Erwachen. (1.2)
2. An dem stumpfen Drucke im linken Kiefergelenke nimmt der ganze Backen teil und der Druck wird zu einem betäubenden Spannen. (1.2)
3. Beim Reden, Niesen, Hartbeißen, Berühren der Vorderzähne mit der Zunge fährt es in die rechte Gesichtshälfte wie ein Blitz, der sich in mehrere Zacken spaltet...; Schmerz in der Haut, von der rechten Schläfe bis zum Mundwinkel, reißend, zuckend, stechend, oft unerträglich brennend (32j. Frau, seit 2 J. best. Prosopalgie). (9.1)
4. Gesichtsneuralgie, wie Zermalmen mit Zangen, tritt oft zweimal täglich auf. (11)

Verdauungsorgane

1. Links neben dem Schwertknorpel, unter den letzten Rippen, ein absetzendes, betäubendes, fürchterliches Schneiden. (1.2)
2. In der Herzgrube Empfindung einer großen Leere, die sich durch ein Knurren in der Gegend unter den linken Rippen verlor. (1.4)
3. Klumpengefühl in der Milzgegend (*Jahr*). (18)
4. Beim tiefen Einatmen und Vorbücken, Stiche wie von vielen Nadeln in der ganzen Nabelgegend bis hinten herum und auch in den Rückenwirbeln. (1.2)
5. Schmerzhafter, harter Druck, wie von einem Steine auf dem Nabel, durch Vorbiegen des Körpers verschlimmert. (1.2)
6. Schmerz mitten auf der Bauchdecke, als habe er einen Schlag dorthin erhalten, betäubend, gebessert an freier Luft (nach einer Leistenbruchoperation; ein Mann, chron. WS-Syndrom). (20)
7. Gefühl, als wären die Gedärme, beim Nabel, am Bauchfelle angewachsen und würden gewaltsam herausgezogen, was durch äußeren Druck vermehrt ward. (1.2)
8. Krampf in der Nabelgegend, als würde der Darm verdreht (*C. Lippe*). (16)

Atmungsorgane, Herz, äußerer Thorax

1. In der Gegend des ersten und zweiten Rippenknorpels ein betäubender, beklemmender, Atem versetzender Stich (n. 5 Min.). (1.2)
2. Hustete Tag und Nacht, konnte fast nicht liegen; Husten durch steten Kitzel im Hals, recht wie aus der Tiefe, mit höchst widrig klingendem, scharfem und zugleich hohlem Ton, einem tiefen Trompetenton ähnlich (20j. Frau). (9.2) (Manche Behandler sagen auch, er klinge „wie eine unreine Posaune" – *Stefanovic*).
3. „Die Schwaben sagen zum *Verbascum*-Husten, er klinge wie aus einem hohlen Hafen (Topf, vr)". (7)
4. Heiserkeit; die Stimme klingt wie eine Trompete. (6)

Bewegungsapparat

1. Im dicken Fleische, zwischen dem Mittelhandknochen des rechten Daumens und dem des Zeigefingers, ein heftiges Stechen wie mit einem stumpfen Messer. (1.2)

2. Beim Auf- und Niedersteigen der Treppe eine sehr große Schwere in den Untergliedmaßen, als wenn ein Gewicht daran hinge (n. 2 St.). (1.4)
3. Beim Gehen ins Freie, schwankender Gang, als wenn die Untergliedmaßen den übrigen Körper vor Schwäche nicht tragen könnten (n. 1/2 St.). (1.5)
4. Die Knie zittern, als habe man einen großen Schrecken erlitten. (11)
5. Fürchterlicher Durchfall, am 3. Tage, 18 bis 20 Stühle am Tag; Bauchgrimmen; starker Schmerz, wie von einer Lanze durchstochen, durch die Innenseite des linken Sprunggelenks. (11)

Allgemeines

1. Schauder, vorzüglich auf der einen Seite des Körpers, von den Achseln bis auf die Oberschenkel, als wenn kaltes Wasser dran herunter gegossen würde. (1.1)
2. Nahezu alle Schmerzen sind mit einer betäubenden (benumbing) Empfindung verbunden. (12.2)

Typus

1. Zarte, blutarme, verzärtelte Knaben (3 Fälle); kräftiges, aber nervöses Mädchen (1 Fall). (7)

Synonyma – Verbascum thapsus, Königskerze, Wollkraut. Lat. Candela Regia, Candelaria (weil die getrockneten Blätter, in Streifen geschnitten, und die Stengel als Dochte bzw. Fackelstiele dienten (14.2)). Engl. Mullein; Bullock's Lung-wort (Lungenkraut der Rinder), Flanell des Adam (der wolligen Blätter wegen) (12).

Mythologie – *Verbascum* soll lt. *Apuleius* (100 n. Chr.) das Kraut gewesen sein, welches der Gott Merkur dem Odysseus gab, bevor er zu Circe ging, seine in Schweine verwandelten Kameraden zu befreien. (14.2)

Biologie, Chemie und Physiologie – Ein zweijähriger Rachenblütler (zur Zeit *Hahnemanns* unter die Solanazeen gerechnet), der auf trockenen sonnigen Flächen Europas und Nordafrikas wächst. Die Blätter und Stengel sind stark wollig-filzig (Name), die leuchtendgelben Blüten erscheinen im Hochsommer und stehen in einer hohen, mehr oder minder verästelten Traube, die an eine Kerze oder Fackel erinnert. Sie riechen „frisch etwas unangenehm betäubend, trocken aber lieblich nach Veilchen". Auch die frischen Blätter sind von „etwas betäubend widrigem" Geruch, den sie nach Trocknen verlieren. Der Same soll die Fische betäuben. (2)

Die Blätter enthalten Aucubin, Flavone, Ascorbinsäure und Saponine, die Blüten ein stark hämolytisch wirksames Saponin sowie Zuckerstoffe, einen Carotinoidfarbstoff, Schleim, Fett, Wachs, freie Fettsäuren, geringe Mengen ätherischen Öls. Die Asche der Pflanze enthält Mangan. (13)

Die Königskerzenblüte oder das ganze blühende Kraut ist in der Schulmedizin, als eine von vielen Schleimdrogen, seit langem als Bestandteil von Hustenteerezepturen in Gebrauch. *Hahnemann* erwähnt, daß ihr Schleimgehalt die alten Ärzte als einziger therapeutischer Wegweiser zu ihrem Einsatz veranlaßte, was er als irrational tadelt, kenne doch niemand ihre tatsächlichen Wirkungen (1). Die AMP (mit der Tinktur des ganzen Krautes durchgeführt) widerlegt die noch heute verbreitete Auffassung, *Verbascum* sei inert und harmlos (2).

Homöopathisch hat *Verbascum* bisher vor allem Husten, Gesichtsneuralgien und Enuresis (bei Reizblase) geheilt, phytotherapeutisch (Abkochung der Blätter in Milch) hat sie sich bei Lungentuberkulose bewährt (12). Das aus den Blüten bereitete Öl („Mullein oil") wurde mit großen Erfolgen gegen Ohrenschmerz und Schwerhörigkeit verordnet, innerlich oder als Ohrentropfen. (Mit dem „*Verbascum-Öl*" der *Weleda AG* ist es nicht identisch, denn *Cushing*, welcher diese Indikation entdeckte, stellte sein „Mullein oil" durch Sonnenexposition von in einer Flasche eingeschlossenen Königskerzenblüten ohne jeglichen Zusatz her, also durch eine Art von Destillation, während das erstere durch Mazerieren der Blüten in pflanzlichem Öl gewonnen wird.)

Mittelbeziehungen – *Phatak* (6) gibt als nächst verwandte Mittel *Acon.*, *Plat.* und *Sep.* an, *Stauffer* (8) außerdem *Chin.*, *Ars.*, *Thuja*, *Cedron* und *Spigelia* (alle diese Angaben werden wohl im Hinblick auf Neuralgien gemacht). Bei Husten im Schlaf vgl. *Cham.* (8) und *Tub.*

Mittelverwechslungen und pharmazeutische Probleme – In der Phytotherapie wird die getrocknete Blüte allein verwendet, in der Homöopathie dagegen „der frisch ausgepreßte Saft des Krautes, zu Anfang des Blühens" (1). Damit mag der vergleichsweise größere Wirkungsradius dieser Pflanze in der Homöopathie zusammenhängen.

Es gibt viele, sich im Habitus nur gering unterscheidende Königskerzenarten in Europa. *Hahnemann* hat die arzneiliche Königskerzenart im *Apothekerlexikon* beschrieben (2): „Mit herablaufenden, beiderseits filzigen Blättern, einfachem Stengel und kugelförmiger Narbe." (Die häufigeren Königskerzenarten haben einen verzweigten Stengel.) In (10) werden Wirkungen der Tinktur aus den verwandten Arten *Verbascum nigrum* und *V. blattaria* beschrieben; diese wurden, mit einem Sternchen* bezeichnet, aufgenommen.

Es wäre interessant, die Wirkungen des angeblich narkotischen Samens am Gesunden zu prüfen.

Unzutreffende Repertoriumsrubriken – In (17) findet sich für *Verb.* die Angabe „Gedanken: zwei Gedankenrichtungen." Das Originalsymptom spricht nicht von zwei Gedankenrichtungen, sondern vom Zudrang „verschiedenartiger Gedankenreihen und Phantasien", also von einer unspezifischen Ideenflucht. *Verb.* gehört daher nicht in obige Rubrik.

Quellen – 1) H1 (1.1: S. Hahnemann, p; 1.2: Groß, p; 1.3: Moßdorf, p; 1.4: Hartmann, p/k; 1.5: Langhammer, p); 2) H4; 3) NK1 k; 4) KLG/KH/1987/2 k (Q6); 5) AHZ (5.1: Sanders/AHZ/1967/7 k, 5.2: Storch/AHZ/1962/2 k (D3); (6) PTK1 k; 7) Stiegele/DHM/1953/5 k (TM); 8) SF1 k; 9) RCT1 k (9.1: Y. (TM), 9.2: Groß (C28)); 10) HS1 p (TM aus *Verbascum* nigrum und V. blattaria, in hohen Dosen); 11) HR1 k; 12) C1 k (12.1: 1M; 12.2: o.A.d.P.); 13) LSR1 k; 14) HWO (14.1: Case/CMA, zit. in HWO/1901/12 k (1M), 14.2: Jones/HRC/1890/2 k (alte Kräuterbücher); 15) K k; 16) SDE1 k; 17) CMM k; 18) SYS1 k; 19) LL1 k; 20) Fayeton/BAF/29.06.1994 k (XM).

Verbena

GEIST UND GEMÜT

Arbeit (Fleiß, Faulheit, Unfähigkeit zur Arbeit usw.)

1. „Sind sie krank, halten sie sich noch lange auf den Beinen und bleiben an ihrer Arbeit, wenn andere ihre Pflichten schon längst aufgegeben hätten" (*Bach*). (9.1)
2. Eine an CP leidende Frau hatte trotz großer Schmerzen alle Hausarbeit immer selbst erledigt. Nach *Verbena* bat sie ihren Mann, die Fenster zu putzen. (10)
3. Ein Perfektionist, der sich mit nichts zufriedengibt, was nicht perfekt ist (ein Mann, Amaurose). (9.2)
4. „Sie halten sich ständig in Bewegung, arbeiten ohne Rücksicht auf ihre körperlichen Grenzen und sind oft gestreßt" (*Petersen*). (9.1)
5. Meint, es wird ihr alles zuviel; weil sie doch alles schaffen muß, wird sie physisch und mental überaktiv und ist dann erschöpft. Möchte unbedingt irgendwas einnehmen, um sich aufzuputschen, damit sie all ihre überbürdenden Sachen schaffen kann. Meint, unbedingt alles, was sie sich aufgeladen hat, schaffen zu müssen. Schafft sie es nicht, möchte sie durch einen (nicht ernstgemeinten) Suizidversuch flüchten (eine Frau). (10)
6. Strengte sich oft bei ihren Vorhaben übermäßig an; erlitt eine ernste Zerrung im Handgelenk, als sie sich abmühte, in ihrem Garten einen großen Busch auszugraben, davon starke Schmerzen (unter *Vervain* innerlich und äußerlich Schmerzfreiheit innerhalb von 24 Std.; 40j. Frau). (9.2)
7. Sieht ein, daß es nicht notwendig ist, bis zum Umfallen zu arbeiten (Heilwirkung; 40j. Frau, Zerrung des Handgelenks, Schlafstörung). (9.2)

Argwohn, Mißtrauen

1. Hat viele Geheimnisse vor Therapeuten und überhaupt vor den Menschen; keine echten Freundschaften. Hat mehrere Psychotherapien abgebrochen (eine Frau, Anämie, Suizidalität). (10)
2. Sehr mißtrauisch gegenüber dem Finanzamt oder anderen Ämtern (ein Mann, Alkoholismus). (10)
3. Wahnhafte Idee, von der Polizei verfolgt zu werden (ein Mann). (10)
4. War mit 16 Jahren sehr phobisch, traute sich nicht aus dem Haus (eine Frau, Neurose durch Demütigungen). (10)

Benommenheit, wie nicht ausgeschlafen, wie berauscht, betäubt etc.

1. Reaktionsverlangsamung, leichter Stupor (mittlere Dosen; Frösche). (3.1)
2. Nervöse Schwäche und Benommenheit bei Epileptikern, welche viel *Luminal* bekommen haben (*Voisin*). (3.3)

Eigensinn

1. „Solche Menschen sind von ihren eigenen Meinungen felsenfest überzeugt und versuchen auch stets, andere davon zu überzeugen, daß sie recht haben" (*Petersen*). (9.1)
2. „Die positiven (geheilten, vr) Aspekte von *Vervain* zeigen sich bei den Menschen, die sich selbst kennen und auch einsehen, daß Andere ein Recht auf eine eigene Meinung haben. Sie halten sich offen für neue Ideen und Gedanken und haben keine

Schwierigkeiten, ihre Überzeugungen zu ändern, wenn sie eines Besseren belehrt werden" (*Petersen*). (9.1)

Fröhlichkeit, Freude

1. Sucht nur Hilfe, um weiter sein „Helfersyndrom" leben zu können, denn er kann sich nur freuen, wenn er Anderen hilft; fühlt sich für jeden verantwortlich. (10)

Gedanken, Denkvermögen

1. Nach altem Glauben sollen Kinder, welche Eisenkraut zu essen bekommen, gescheit und lernbegierig werden. (8)
2. Stets so erfüllt von Ideen für den nächsten Tag, daß sie bis in die frühen Morgenstunden nicht einschlafen konnte (40j. Frau, Zerrung des Handgelenks, Schlafstörung). (9.2)

Gier, Suchtverhalten

1. Vor allem Neigung zum Mißbrauch von Nikotin, aber auch von Alkohol, Haschisch oder anderen Drogen; ein Patient kam erstmals zur Behandlung wegen einer durch LSD hervorgebrachten paranoiden Psychose (welche aber andere Mittel benötigte, nicht *Verbena*). (10)
2. Möchte unbedingt irgendwas einnehmen, um sich aufzuputschen, damit sie all ihre überbürdenden Sachen schaffen kann. ... Putscht sich mit Kaffee und Valium auf. Nimmt seit 10 Jahren (!) Eisen gegen Anämie ein (eine Frau). (10)
3. Heiratete eine dominierende, ewig jammernde und fordernde Frau und floh vor seinem Kummer in den Alkohol. ... Undiszipliniert, was das eigene Wohl angeht, kann das Rauchen nicht aufgeben; sehr diszipliniert für Andere. *Verbena* brachte ihm mehr Selbstsicherheit und Unabhängigkeit, weniger Zwang zum Helfen: die „Emanzipation" (ein Mann). (10)
4. Lernt nach *Verbena*, ihren spielsüchtigen Mann mit den drängenden Geldproblemen zu konfrontieren, und wird auch beim eigenen Einkauf bewußter. Vorher kaufte sie fast alles, weil sie dachte: „Man muß das und das im Haus haben", ohne mitzurechnen (eine Frau). (10)

Hast, Eile

1. Sehr aktiv und redselig, stets eilig (40j. Frau, Zerrung des Handgelenks, Schlafstörung). (9.2)

Hellsichtigkeit

1. War als Kind hellsichtig, konnte das der Mutter nicht erzählen, weil die sagte: „Du lügst ja" (eine Frau, Neurose durch Demütigungen). (10)

Liebe, Zuneigung

1. Sehr freundlich, höflich, bringt der Psychiaterin ständig Blumen mit (ein Mann). (10)
2. *Verbena*-Patienten sind Opfer ihres eigenen übersteigerten Mitfühlens und Verständnisses; dieses Verhalten haben sie seit der Kindheit gelernt. (10)
3. Sucht nur Hilfe, um weiter sein „Helfersyndrom" leben zu können, denn er kann sich nur freuen, wenn er Anderen hilft; fühlt sich für jeden verantwortlich. (10)
4. Heiratete eine dominierende, ewig jammernde und fordernde Frau und floh vor seinem Kummer in den Alkohol. Die Scheidung von dieser Frau fiel ihm sehr schwer, er fühlte sich für sie so verantwortlich und wolte auch nicht allein sein. Hat Mitleid

für Andere und verzettelt sich im Helfen. Kann nicht für Geld arbeiten, arbeitet aber sehr viel ohne Bezahlung für Andere, die ihm leid tun. Seine Freunde sind alle „Loosers", abhängige Leute, die ihn ausnutzen und um die er sich kümmert. Hat immer auch abhängige, fordernde Frauen „erwischt". Undiszipliniert, was das eigene Wohl angeht, kann das Rauchen nicht aufgeben; sehr diszipliniert für Andere. *Verbena* brachte ihm mehr Selbstsicherheit und Unabhängigkeit, weniger Zwang zum Helfen: die „Emanzipation" (ein Mann). (10)

5. Ihr Ehemann mißhandelte sie und ging fremd; sie ließ sich von ihm zwar scheiden, hing aber noch immer an ihm. Sie mühte sich immer um Liebe durch Helfen, als „Dank" wurde sie gedemütigt; entwickelte keinen Haß auf ihre Demütiger, wollte wirklich helfen, selbstlos. Nach *Verbena* lernte sie ihren Zorn auszudrücken und sich um sich selbst zu kümmern, statt nur um Andere, mit denen sie sich identifizierte (eine Frau). (10)
6. Hat schon mehrere Suizidversuche hinter sich, immer im Zusammenhang mit Beziehungsproblemen; sie „erwischt" immer nur diktatorische, besserwisserische Männer, läßt sich ausnutzen und unterdrücken (eine Frau). (10)
7. Ein Mann in echter Opfersituation, mit seiner unerträglichen, diktatorischen Mutter zusammenlebend, der keinerlei Ärger oder Zorn empfinden konnte, denn er verstand und verzieh alles, schaffte es nach *Verbena,* auszuziehen. Eine Frau, die von ihrer Mutter immer als Freundin oder Beschützerin mißbraucht worden war und zur Therapie kam mit den Worten „Ich mag nicht durch meine Familie krank werden", brach nach *Verbena* mit ihrer Familie. (10)

Religion, Störungen im Zusammenhang mit der

1. „Für jene mit festen Prinzipien und fixen Vorstellungen, die sie für richtig halten und nur sehr selten ändern. Sie haben das starke Verlangen, alle zu ihren eigenen Ansichten über das Leben zu bekehren. Sie sind willensstark und zeigen viel Mut, wenn sie überzeugt sind von den Dingen, die sie andere lehren möchten" (*Bach*). (9.1)
2. Innen drin große Angst vor Strafe und grundloses Schuldgefühl, verbunden mit dem Zwang, Anderen helfen zu müssen; nimmt alles auf die eigene Kappe (mehrere Fälle). (10)

Ruhelosigkeit

1. Motorische Erregung (nach kleinen Gaben; Frösche). (3.1)
2. „Sie halten sich ständig in Bewegung, arbeiten ohne Rücksicht auf ihre körperlichen Grenzen und sind oft gestreßt; Muskelspannungen, Unfähigkeit, sich zu entspannen... . Sie haben das Gefühl, stets aktiv sein zu müssen, und ihre fortwährende geistige und körperliche Unruhe kann auf ihre Umgebung erschöpfend wirken, besonders auf Menschen, die sich leicht von starken Persönlichkeiten beeinflussen lassen" (*Petersen*). (9.1)

Selbstvertrauen

1. ... Undiszipliniert, was das eigene Wohl angeht, kann das Rauchen nicht aufgeben; sehr diszipliniert für Andere. ... Innen drin große Angst vor Strafe und grundloses Schuldgefühl. *Verbena* brachte ihm mehr Selbstsicherheit und Unabhängigkeit, weniger Zwang zum Helfen: die „Emanzipation" (ein Mann). (10)
2. Lernt nach *Verbena*, ihren spielsüchtigen Mann mit den drängenden Geldproblemen

zu konfrontieren, und wird auch beim eigenen Einkauf bewußter (eine Frau). (10)

3. Ihr Ehemann mißhandelte sie und ging fremd; sie ließ sich von ihm zwar scheiden, hing aber noch immer an ihm. Sie mühte sich immer um Liebe durch Helfen, als „Dank" wurde sie gedemütigt; entwickelte keinen Haß auf ihre Demütiger, wollte wirklich helfen, selbstlos. Nach *Verbena* lernte sie ihren Zorn auszudrücken und sich um sich selbst zu kümmern, statt nur um Andere, mit denen sie sich identifizierte. Sie erkannte, daß nicht sie „die Verrückte" war (das hatte man ihr wohl seit ihrer Kindheit suggeriert, vr), sondern daß die Leute sie schlecht behandelten (eine Frau). (10)

Sprechen

1. „Sie reden viel, allerdings nicht bloß von sich selbst, sondern über ihre Ideen, Visionen und Ambitionen" (*Petersen*). (9.1)
2. Sehr aktiv und redselig, stets eilig (40j. Frau, Zerrung des Handgelenks, Schlafstörung). (9.2)

Thema „Tod" (Suizidalität etc.)

1. Meint, unbedingt alles, was sie sich aufgeladen hat, schaffen zu müssen. Schafft sie es nicht, möchte sie durch einen (nicht ernstgemeinten) Suizidversuch flüchten. Hat schon mehrere Suizidversuche hinter sich, immer im Zusammenhang mit Beziehungsproblemen; „erwischt" immer nur diktatorische, besserwisserische Männer, läßt sich ausnutzen und unterdrücken (eine Frau). (10)

Traurigkeit, trübe Stimmung

1. Depressive Episoden nach Entbindung (eine Frau, Anämie, Neurose). (10)
2. Aggressionslos; vermag seine Peiniger nicht zu hassen, versteht und verzeiht alles. Thema des Erduldens, „Lamm Gottes". Oft Sündenbocksituation seit der Kindheit. Kein so großer unterdrückter Zorn wie bei *Staph.*, eher Trauer über die eigene miserable Situation. (10)

Zorn und Folgen desselben

1. Aggressionslos; vermag seine Peiniger nicht zu hassen. Thema des Erduldens, „Lamm Gottes". Oft Sündenbocksituation seit der Kindheit. Kein so großer unterdrückter Zorn wie bei *Staph.*, eher Trauer über die eigene miserable Situation. Unfähig, sein Revier zu verteidigen, nimmt jeden Übergriff hin. Unter *Verbena* wird die normale Aggression entwickelt, die zuvor völlig unterdrückt war; es ermöglicht „die Emanzipation", die Fähigkeit, Dinge zu ändern, die unzumutbar sind. (10)
2. Ein Mann in echter Opfersituation, mit seiner unerträglichen, diktatorischen Mutter zusammenlebend, der keinerlei Ärger oder Zorn empfinden konnte, denn er verstand und verzieh alles, schaffte es nach *Verbena,* auszuziehen. (10)
3. Ihr Ehemann mißhandelte sie und ging fremd; sie ließ sich von ihm zwar scheiden, hing aber noch immer an ihm. Sie mühte sich immer um Liebe durch Helfen, als „Dank" wurde sie gedemütigt; entwickelte keinen Haß auf ihre Demütiger, wollte wirklich helfen, selbstlos. Nach *Verbena* lernte sie ihren Zorn auszudrücken und sich um sich selbst zu kümmern, statt nur um Andere, mit denen sie sich identifizierte (eine Frau). (10)

ILLUSIONEN

1. Wahnhafte Idee, von der Polizei verfolgt zu werden (ein Mann). (10)
2. Glaubt keine Wahl zu haben, oder daß sein / ihr Protest ohnehin nicht gehört werde und Unterwerfung vernünftiger sei (Neurose durch Demütigungen, mehrere Fälle). (10)

SCHLAF

1. Stets so erfüllt von Ideen für den nächsten Tag, daß sie bis in die frühen Morgenstunden nicht einschlafen konnte (40j. Frau, Zerrung des Handgelenks, Schlafstörung). (9.2)

KONVULSIONEN

1. Klonische oder tetanische Krämpfe (hohe Dosen; Frösche). (3.1)
2. Eines der besten Arzneimittel gegen Epilepsie, wie es heißt. (5.2) *
3. Epilepsie, seit überstandenem Keuchhusten (lt. (4): während eines Keuchhustens aufgetreten), bei familiärer Belastung; sehr schwere Attacken, ein Anfall dauerte eine halbe Stunde oder länger. (5.1) *
4. In der ersten Woche hatte er Kontraktionen der Muskeln der Arme und Beine und sah wild drein, was eine Minute oder länger anhielt (lt. (4) Petit-mal-Anfälle). (5.1) *

MODALITÄTEN, CAUSAE

1. Psychische Spätfolgen von Demütigung und seelischer oder körperlicher Mißhandlung in der Kindheit, besonders mit den Themen „Lüge" / „Versprechung" und „Überforderung durch Helfenmüssen" verbunden. Einer von *Bruch*s Patienten war vom Stiefvater mißhandelt und gedemütigt worden, z.B. bekam er keine guten Schuhe, er mußte mit löchrigen Schuhen in die Schule gehen. Ein anderer lebte als erwachsener Mann immer noch mit seiner unerträglichen, dominanten Mutter zusammen; nach *Verbena* zog er aus. Die Mutter einer Patientin war nicht verläßlich, pflegte Versprechen zu brechen; die einer anderen Patientin war neurotisch-kindisch und demütigte sie dauernd, glaubte ihr nicht, wenn sie von ihrer Hellsichtigkeit erzählte, sagte: „Du lügst ja." Eine weitere Frau hatte sexuellen Mißbrauch hinter sich, wieder eine andere war von ihrer Mutter als Freundin und Beschützerin mißbraucht worden. Die Patienten und Patientinnen reproduzieren auch in ihren Partnerschaften ihre Demütigungssituation immer wieder, wählen dominierende oder jammernd-fordernde Partner, haben abhängige, parasitäre Leute zu Freunden, werden mißhandelt, betrogen, untergebuttert. (10) Aggressionslos; vermag seine Peiniger nicht zu hassen, versteht und verzeiht alles. Thema des Erduldens, „Lamm Gottes". Oft Sündenbocksituation seit Kindheit. Kein so großer unterdrückter Zorn wie bei *Staph.*, eher Trauer über die eigene miserable Situation. (10)
2. Die anfänglich diuresefördernde Wirkung schlug nach körperlicher Anstrengung und ungewohntem Kaffeegenuß um (in schlechte Heilhaut, trockenen Husten, Wadenschmerzen wie von Zerrung). (3.2)
3. Eine kleine Hautverletzung blieb lange infiltriert und schmerzhaft. (3.2)
4. Schmerzlindernd und resorptionsfördernd bei Blutergüssen bzw. Kontusionen (*Voisin*). (3.3)
5. Nervöse Schwäche und Benommenheit bei Epileptikern, welche viel *Luminal* bekommen haben (*Voisin*). (3.3)

6. Alles schlimmer nach Geburten (depressive Episoden) und prämenstruell (eine Frau, Anämie, Neurose). (10)
7. Anämie durch Hypermenorrhoe (mehrere Fälle). (10)

AS-IF-EMPFINDUNGEN

1. Schmerz in der linken Wade wie von einer Muskel- oder Sehnenzerrung. (3.2)
2. Schwach, erschöpft, wie grippekrank (bei Neurose durch Demütigungen). (10)

Typus – Hauptsächlich Frauenmittel. (10)

Synonyma – Eisenkraut. Vervain.
Verbena hastata (1): Blue Vervain (6).
Verbena officinalis (2): Herba sacra, holy wort, herbe sacrée, herbe à tous maux (Kraut gegen alle Übel, Allheilmittel) (3.1); Druidenkraut, Eisenhart, Hahnenkopfkraut, Katzenblutkraut, Merkurblutkraut, Heiligkraut, Richardskraut, Sagenkraut, Stahlkraut, Taubenkraut (7); Szepter des Zeus, rettendes Zepter, Sprengwedel, Altarblume, Segenkraut (8).
Der Name „*Verbena*" soll sich von lat. verbum – Wort herleiten, weil man bei diesem Kraut geschworen habe, oder auch von den keltischen Worten fer – führen und faen – Stein, also „Stein abführend" (das englische Wort „vervain" klingt der letzteren Version so ähnlich, daß ich diese für richtiger halte, vr). „Eisenkraut" heißt die Pflanze, weil sie durch Eisenwaffen geschlagene Wunden heilen kann; andere Erklärungen besagen, daß man sie zur Eisenhärtung benutzt habe, oder daß man ihre Reißfestigkeit mit der Härte des Eisens verglichen habe (3.1).

Mythologie – Das Eisenkraut galt bei den Römern als Symbol der heiligen, unantastbaren Heimat- und Muttererde (8) und später auch des Friedens und der Versöhnung. Friedensunterhändler trugen zum Zeichen ihrer diplomatischen Immunität einen Verbenenkranz auf dem Haupte. Es war dem höchsten römischen Gott Jupiter heilig; auf seinem Altar lag immer ein Bündel Eisenkraut (3.1), der zum Versprengen des segnenden Blutes der Opfertiere und zum Abfegen des Altars diente (8). Im alten Ägypten hieß die Pflanze „Träne der Isis" und wurde zu Zaubereien benutzt und als Fetisch getragen. Auch in der Medizin und Magie des Mittelalters hatte *Verbena* einen hohen Stellenwert. Sie galt als wunscherfüllendes Kraut, als Reichtum und Beliebtheit verleihender Talisman und als Schutz gegen Gift und Schlangenbiß. Man schmückte damit heilige Orte, und in Griechenland nagelte man noch um die Jahrhundertwende einen Strauß Eisenkraut an die Tür von Stall und Scheune, um Glück und Gedeihen anzuziehen. „Man wird selten ein unscheinbareres Gewächs finden, und es ist geradezu unmöglich, zu erklären, welche Ursache es gewesen sein könnte, die das Eisenkraut zu seinem wunderbaren Ansehen und Ruhm gebracht hat" (8). Allerdings ist bei all diesen Bräuchen nicht sicher, ob es sich immer um die von uns als Eisenkraut bezeichnete Pflanze gehandelt hat, denn im Altertum wurde eine größere Anzahl kultisch verwendeter Pflanzen als „*Verbena*" bezeichnet (3).

Biologie, Chemie und Physiologie – Die europäische Eisenkrautart, *Verbena officinalis*, stammt ursprünglich aus dem Mittelmeerraum und wurde von dort auf die ganze Erde verschleppt. Sie ist wärmeliebend, kommt in den Alpen nur bis 1500 m Höhe vor und kann je nach Habitat ein - oder mehrjährig sein. Sie wird 30 bis 40 cm, selten bis zu 1 m hoch. Der Stengel ist auffällig schwer zerreißbar und trägt lange, dünne, schräg aufwärts gerichtete, mit gegenständigen Blättern besetzte Seitenzweige, welche der Pflanze ein eigentümlich sperriges Aussehen verleihen. Die unteren Blätter sind tief gekerbt, die oberen dreispaltig mit langem Endzipfel. Die Pflanze blüht im Juli bis September mit kleinen, fünfzähligen, ährenförmig stehenden, blaßlila Blüten, von denen immer nur einige wenige zugleich aufgehen. Sie ist variantenreich und kreuzt sich gern mit verwandten Arten. Hybridformen werden als Zierpflanzen angebaut. (3.1) *Verbena officinalis* enthält das bittere Glukosid Cornin, auch als Verbenalin oder Verbenin bezeichnet, ferner Ascorbinsäure, Kaffeesäure, Gerbstoff, Beta-Carotin und freies Adenosin. In der Asche ist viel lösliche Kieselsäure enthalten. Die Ganzdroge wirkt stark diuretisch, sowohl im Tierversuch (3.1) als auch am Menschen (3.2). Das isolierte Verbenalin wirkt am Frosch als Krampfgift, am trächtigen Meerschweinchen induziert es Uteruskontraktionen, am Kaninchen fördert es die Milchsekretion. (3.1)

Verbena hastata wächst auf nassen Wiesen und Prärien, in offenen feuchten Waldgebieten, an Ufern von Gewässern, an Straßenrändern und auf Ödland in den USA (mit Ausnahme der meisten Staaten des Südostens). Der Artname „hastata" bedeutet „lanzenförmig" und bezeichnet die langen, schmalen, fein gezähnten Blätter dieser Art. Der Wuchs von *V. hastata* ist sperriger als bei der europäischen Art; die Blütenstände sind sehr lang und schmal (die ganze Pflanze erinnert mich in ihrem Habitus an einen hochgewachsenen mageren Jüngling, bei dem alle Extremitäten zu lang wirken). Die Blüten erscheinen im Juni bis Oktober und sind violett oder blau, teils auch rosa (*Verbena hastata var. rosea*) oder weiß (*V. h. var. albiflora*) (6). Offenbar unterscheidet sich diese Art, welche vor allem Feuchtigkeit liebt, in ihrer Ökologie deutlich von der europäischen, welche vor allem Wärme liebt.

Beide medizinisch gebrauchten *Verbena*-Arten sind ungeprüft, und auch Vergiftungen am Menschen sind nicht bekannt. Die Heilanzeigen von *Verbena hastata* entstammen der eklektischen Ärzteschule Nordamerikas und der Volksmedizin. Die wichtigste Heilanzeige waren chronische intermittierende Fieber; aber auch Traumen verschiedenster Art sprechen gut auf es an (1), was laut den alten Kräuterbüchern ebenso für *Verbena officinalis* gilt (3). In der Volksmedizin wurde *Verbena officinalis* bei verschiedensten Krankheiten (frz. Name!), unter anderem zur Förderung der Menstruation sowie gegen Gelbsucht, Steinleiden und Magenleiden gebraucht. Durch den Saft einer dort einheimischen Eisenkrautart sollen um 1850 in Caracas (Venezuela) selbst schwere Fälle von Gelbfieber geheilt und die Letalität dieser Krankheit bedeutend vermindert worden sein (2). Zu diesen Indikationen kommen die Angaben von *Edward Bach* über seine Blüten-Essenz von „*Vervain*" (9.1, 9.2) und in den letzten Jahren Beobachtungen der Psychiaterin *E.H. Bruch*, Amsterdam, über die Therapie von Neurotikern mit dieser *Bach*-Blüte.*Bruch* sprach in dem Vortrag über deren Wirkung (10), aus welchem die hier integrierten Symptome stammen, irrtümlich von „*Verbena hastata*", obwohl das von ihr verordnete *Vervain* aus *Verbena officinalis* hergestellt wird (9.1).

Mittelbeziehungen – Lt. *E.H. Bruch* ist die Psyche des *Vervain*- Kranken mit der von *Staph.* vergleichbar, auch im Hinblick auf die bei ihnen häufige Nikotinsucht, und *Verbena* hilft nicht selten dort, wo *Staph.* versagt hat. Sie nennt als Mittel für Menschen, die immer die „falschen" Partner wählen, *Ign., Nat-m., Hyos., Staph., Verbena* (10).

Lt. *Hale* könnten *Arn.* und *Bry.* Analoga von *Verbena hastata* bei traumatischen Indikationen sein (1).

Verbena hastata dient lt. *Griffin*, in Form äußerlicher Anwendung eines schwachen Infus und gleichzeitiger kleiner peroraler Gaben, als Antidot für *Rhus*-Vergiftungen (1).

Botanisch verwandt ist *Agnus castus*, das ebenfalls laktagog und emmenagog wirkt (3.2).

Mittelverwechslungen und pharmazeutische Probleme – Diese Symptomensammlung enthält sowohl die klinischen Symptome von *Verbena hastata* und anderen, nicht näher bezeichneten Verbena-Arten (diese sind mit einem Sternchen * bezeichnet) als auch die Indikationen von *Verbena officinalis*. Unterschiede zwischen beiden Arten können nur durch Arzneimittelprüfungen herausgearbeitet werden. Auch die allfälligen Unterschiede zwischen der Wirkung der *Bach*-Blüte *Vervain* und einer durch *Hahnemann*sche Potenzierung hergestellten Präparation von *Verbena officinalis* sind nicht bekannt, so daß unklar bleibt, ob die klinischen Beobachtungen mit ersterer auf letztere übertragbar sind.

Angaben alter Kräuterbuchautoren über das Eisenkraut beziehen sich möglicherweise nicht auf *Verbena officinalis*, sondern auf andere Pflanzen (siehe „*Mythologie*").

Quellen – 1) HL1 k; 2) Hirsch, aus Hom. Times, in RCT1 k (Saft der Blätter einer Verbena-Art); 3) LSR1 (3.1: t (Verbenin, am Tier) sowie allgemeine Angaben, 3.2: p (TM), 3.3: k (C4 - 5)); 4) C1 k (Verbena hastata TM); 5) HRC (5.1: White/HRC/1898/5 k (TM), 5.2: YYZ/Clinique, zit. in HRC/1900/7 k); 6) Julian A. Steyermark: Flora of Missouri, The Iowa State University Press, Ames, Iowa, U.S.A. (1963?); 7) Wiesenauer, M.; Widmaier, W.: Arzneipflanzen. Im Verlag der Bionorica GmbH, 1991; 8) Zimmerer, E.M. : Kräutersegen. Donauwörth: L. Auer, 1896; 9) Bach., E. / Petersen, J. E. R.: Heile Dich selbst mit den Bach-Blüten. München: Droemer Knaur, 1988 k (9.1: Angaben von Bach und Petersen über den Charakter von Menschen, welche die Bach-Blüte „Vervain" benötigen, 9.2: Fallbeispiele); 10) Bruch, E.H. (eine Amsterdamer Psychiaterin): Seminar in Lörrach, 1992, über Homöotherapie der Geistes- und Gemütskrankheiten k (Bach-Blüte „Vervain", ohne Angabe der Einnahmefrequenz; Übersetzung aus dem Englischen und Mitschrift: vr).

Vermiculit

Unerträglichkeit von Schmerzen oder Empfindungen

1. Quälende Schmerzen in den Beinen (Arthritis). (1)
2. Hinterhand äußerst berührungsempfindlich und schmerzhaft, die Hand auf der Kruppe löste schon einen Beißreflex aus (7j. Chow-Chow-Rüde, schwere Hüftgelenksdysplasie). (1)

Synonyma – „Mineral".

Biologie, Chemie und Physiologie – Ein natürlich vorkommendes Mineralgemisch vulkanischen Ursprungs, das in Australien gewonnen wird. Es enthält SiO2, Al2O3, Fe2O3, MnO, MgO, CaO, Na2O, K2O, P2O5, SO3, CO2 sowie Chrom, Nickel, Kupfer, Arsen, Zink, Blei, Molybdän und Quecksilber, ist also ein höchst komplexes Gemenge, in welchem verschiedene Metalloxide die Hauptrolle spielen. Fluor ist nicht enthalten. Seit einem Bericht auf dem Liga-Kongreß 1982 ist „Mineral" in organotrophomöopathischem Gebrauch, vor allem beim Hund, aber in Einzelfällen auch beim Menschen. Es bessert die Beschwerden bei Bronchiektasen und übertrifft bei Osteoporose das Natriumfluorid bei weitem an Wirksamkeit (Beschwerdefreiheit innerhalb von Wochen!). Die bewährte Indikation lautet „Knochenkrankheiten jedweder Art, die Lahmheiten auslösen". Auf Knochentumoren wirkte es beim Hund bisher nicht (1). Spezifische psychische Symptome sind nicht bekannt.

Quellen – 1) Wolff/AHZ/1985/6 k (D6 - D30, bei Hunden und bei einem durch Arthritis invaliden Mann).

Vesicaria communis

GEIST UND GEMÜT

Bewegungen: Zwangsbewegungen, Automatismen, Gesten, Lagen

1. Ich krümmte mich auf der Couch zusammen (was doubled over). (1.1)

Gedanken, Denkvermögen

1. Fieber mit so überaktiver Phantasie, daß ich in wenigen Stunden einen historischen Roman hätte schreiben können, in welchem die Heldin sich nacheinander mit sieben verschiedenen respektablen Persönlichkeiten verlobt. (1.1)

Schreien

1. Mir war vor Blasenentzündung so elend, daß ich hätte laut schreien und fluchen können, und das tat ich wohl auch. (1.1)

SCHLAF

1. Reizblase; muß jede Nacht zwanzig-, dreißigmal aufstehen (65j. Mann, geheilt innerhalb von 6 Wochen). (2)

KONVULSIONEN

1. Urämische Konvulsionen (bei Anurie; *Vesic.* brachte rasch eine starke Diurese hervor). (2)

MODALITÄTEN, CAUSAE

1. Der Harndrang kam regelmäßig alle vier Minuten. (1.1)
2. Zystitis nach Unterkühlung auf einer langen Kutschfahrt bei kaltem, windigem, nassem Wetter. (1.1)
3. Fieberhafte Prostatitis nach mechanischer Dehnung des Sphincter ani, die (aufgrund einer therapeutischen Mode des ausgehenden 19. Jhdts., vr) wegen Lumbago erfolgte, welche sich der Patient durch Erkältung bei anstrengender Arbeit im Freien zugezogen hatte. Schmerzen und nervöse Erschöpfung waren so groß, daß stationäre Aufnahme erfolgte; nur Morphininjektionen halfen; Harnverhalt, Urinentleerung nur per Katheter möglich (rasche Heilung unter *Vesic.* D1). (2)

Synonyma – Vesicaria vulgaris. Lesquerella lescuri (1.2). German bladder pod. Gemeines Blasenkraut. Lt. (3) heißt die Art wahrscheinlich Lesquerella oder Discovium leseurii.

Botanik – „*Vesicaria communis* oder *Lesquerella lescuri* ist eine kleine Pflanze aus der Familie der Kreuzblütler, zu welcher der Senf gehört. Man findet es in diesem Lande (den USA) nur an wenigen Orten. Der Name ist deutscher Herkunft. Im Deutschen heißt das Kraut „Gemeines Blasenkraut", weil die Samenkapsel in ihrer Gestalt der Harnblase ähnlich ist." (1.2) Es gibt lt. *Cowperthwaite* mehrere Blasenkraut-Arten in Nordamerika, welchen nicht die Heilkraft der europäischen *Vesicaria* zu eigen ist. Er empfahl den amerikanischen Homöopathen, ausschließlich aus Europa importierte *Vesi-*

caria-Tinktur zu verordnen (2). Eine sichere Artzuordnung ließ sich selbst nach genauer botanischer Literaturrecherche (3) nicht treffen, denn „*Vesicaria*" soll aus Europa stammen, doch eine *europäische* Art der Gattung *Lesquerella* oder *Discovium* gibt es anscheinend nicht, und ob die oben genannte *Lesquerella leseurii* wirklich mit der „*Lesquerella lescuri*" aus (1.2) identisch ist, steht trotz der Namensähnlichkeit dahin.

Vesicaria ist nicht geprüft; seine Indikationen entstammen der Empirie und geheilten Fällen. In den Repertorien fehlen Angaben zu dieser Pflanze vollständig.

Mittelbeziehungen – Vgl. *Bell.* (Geisteszustand), *Coloc.* (Abdominalsymptome).

Quellen – 1) HWO (1.1: Kraft/HWO/1902/6 k (TM), 1.2: YYZ/HWO/1902/2); 2) C1 k (TM, D1); 3) briefliche Mitteilung von Gudrun Franz, Göttingen, vom 11.12.96;

Vespa crabro

GEIST UND GEMÜT:

Erregbarkeit

1. Bedeutende neuromuskuläre Erregung. (1.1) *

Traurigkeit, trübe Stimmung

1. Niedergeschlagen (1. u. 2. T.). (1.2)

Unerträglichkeit von Schmerzen oder Empfindungen

1. Unbeschreibliche Schmerzen im Kreuz, erstrecken sich manchmal bis zum Rücken (nach oben, vr); bei (meist linksseitigen) Ovarialerkrankungen. (4)

MODALITÄTEN, CAUSAE

1. Die Patientin möchte in ein kaltes Zimmer (Ovarialerkrankung links). (4)

AS-IF-EMPFINDUNGEN

1. Gefühl, als habe er nichts zu essen gehabt (n. 6 1/2 St.). (1.2)

Synonyma – Hornisse (engl. hornet).

Biologie, Chemie und Physiologie – Die Hornisse ist die größte unter den staatenbildenden Wespen Mitteleuropas. Sie ist an ihrer Größe und daran zu erkennen, daß sie nicht nur schwarzgelb gezeichnet ist, sondern auch rote Teile hat. Vögel fürchten und meiden sie, weshalb ein Schmetterling, der Hornissenschwärmer, sie in Größe, Farbe und Form, ja sogar im Brummen seiner Flügel, nahezu völlig nachahmt. Wie andere Wespen lebt sie von Insekten, Aas und Früchten und liebt gärendes Obst. Es heißt, daß Hornissen Bienennester überfallen, die wachhabenden Bienen töten und die Larven fressen.

Der Volksglaube hat dieses Tier zu einer Gefahr für Mensch und Vieh hochstilisiert; man sagte, sieben Hornissen könnten ein Pferd töten, und in einer Geschichte für Kinder aus den 50er Jahren, welche in der katholischen Kinderzeitung „*Schutzengel*" stand und an die ich mich noch gut auswendig erinnere – eine korrekte Zitatangabe ist mir aber nicht möglich –, wurden die Wirkungen eines einzigen Hornissenstichs auf einen Jungen folgendermaßen beschrieben (authentische Beobachtung oder dichterische Übertreibung??): „Der Stich war furchtbar. Mir war kalt und heiß zugleich; ich hatte ein mehliges Gefühl auf der Zunge und den Eindruck, als kratze jemand mit einer Glasscherbe auf meiner Wirbelsäule." Diese Angst vor der Hornisse geht wohl auf diejenigen Fälle zurück, in welchen ein gegen ihr Toxin überempfindliches Individuum gestochen wurde; bei nicht allergisch Reagierenden wirkt der Hornissenstich nur lokal, nicht anders als der einer großen gelben Wespe. Die örtlichen Symptome entsprechen denen von Bienen- und anderen Wespenstichen. *Leeser* meint, daß der Hornissenstich wohl deshalb als gefährlicher gelte als der Stich der deutschen (gelben) Wespe, weil die injizierte Giftmenge bei der Hornisse größer sei (was noch zu beweisen wäre, vr) (2).

Zur saisonabhängigen Aggressivität und Giftigkeit von Wespen und Hornissen siehe *Vespa vulgaris*.

Mittelverwechslungen und pharmazeutische Probleme – *Allen* (1) faßte unter „*Vespa*" die wenigen Symptome von *Vespa crabro* und Stichfolgen verschiedener Wespen zusammen, was gegen das Gebot verstößt, daß ein Prüfstoff genau definiert und konstant sein sollte. In der obigen Symptomensammlung wurden ausschließlich solche Vergiftungen berücksichtigt, die sich mit Sicherheit auf einen Hornissenstich zurückführen lassen. Stiche anderer Wespen siehe Kapitel „*Vespa vulgaris*". Um ein brauchbares Bild des „Wespen-Patienten" zu gewinnen, wird man bei der Unvollständigkeit beider Pathogenesen weiterhin beide zusammen studieren müssen. Die wenigen klinischen Empfehlungen zum Wespengift, welche von *Phatak* (3) und *Lilienthal* (4) stammen, gehen teils auf Symptome von *Vespa vulgaris* zurück. Wo konkrete Fälle mit *Vespa* geheilt wurden, handelt es sich um *Vespa crabro,* denn seit *Berridge* ist das gebräuchliche Wespengiftpräparat eines aus der Hornisse. Leider habe ich bisher, außer unspezifischen Berichten über Antidotierung von Wespen- oder Bienenstichen, keine solchen Kasuistiken gefunden.

Die einzige (fragmentarische) Hochpotenzprüfung von *Vesp-c.,* die von *Berridge* im Jahre 1875 (1.2), soll lt. *Leeser* mit einem zweifelhaften Präparat durchgeführt worden sein (2). Eine Nachprüfung mit Potenzen aus der Trituration oder Tinktur des ganzen Tieres, wie bei *Apis,* wäre angebracht.

Symptome, welche ausdrücklich vom Stich der amerikanischen Hornisse (*Vespa maculata, yellow-jacket*) stammen, wurden, mit einem Sternchen * versehen, unter *Vespa crabro* verzeichnet. Die meisten Stichfolgen dieser Wespenart dürften sich allerdings aufgrund mangelnder Angabe der Spezies bei *Vespa vulgaris* wiederfinden.

Quellen – 1) A1 (1.1: t (Stich von Vespa maculata), 1.2: p (C30 aus dem Gift von Vespa crabro)); 2) LSR1 t; 3) PTK1 k; 4) LL1 k.

Vespa vulgaris (Paravespula)

GEIST UND GEMÜT

Angst

1. Ängstliche Gesichtszüge (n. 2 St.). (1.1)
2. Er trat ins Sprechzimmer des Arztes mit dem Ausdruck von Ängstlichkeit in dem rotblauen, geschwollenen Gesicht und starren Augen und rief: „Schnell, schnell, ich sterbe an der Bräune (Diphtherie)!" (9.2)
3. Zunächst nur mäßige örtliche Beschwerden; am 3. Tag nach Stich begann eine Reihe von zunächst nur lästigen, dann verwunderlichen, schließlich peinvollen und sogar beunruhigenden Symptomen zu erscheinen. (10)
4. Es zeigen sich deutliche Zeichen einer Geistesverwirrung, deren ich mir in etwa bewußt war, doch ohne jedes Angstgefühl (3. T., im weiteren Verlauf). (10)
5. Große Angst und Unruhe, mit Atemnot, muß „Luft in sich einsaugen"; Gespräche und Malen bessern (5. T. n. Einn. v. *Vespa* C 200; 37j. Frau, Neurose n. sex. Mißbrauch). (11.3)

Arbeit (Fleiß, Faulheit, Unfähigkeit zur Arbeit usw.)

1. Möchte „am liebsten im Bett herumhängen" (faulenzen, nichts tun, vr) (Pr. 31). (11.2)
2. Verlangen nach Ruhe, Urlaub, Insel, Einsamkeit (Pr. 11). (11.2)
3. Angst, die Arbeit nicht mehr zu schaffen (Pr. 12); Gefühl, es alles nicht mehr zu schaffen, es werde ihr zuviel, wachse ihr über den Kopf (Pr. 42); füht sich ständig überfordert (Pr. 14); „bin überlastet" (Pr. 13). (11.2)
4. Gefühl, völlig inkompetent zu sein (Pr. 16). (11.2)
5. „Gefühl der Zerrissenheit, alle Gefühle sind gleichzeitig da, in aller Gegensätzlichkeit. Selbstmitleidig und anklägerisch, froh bei der Arbeit und müde zugleich, verständnisvoll mit den Kindern (eine Erzieherin? vr) und überfordert, fühle mich gleichzeitig ganz klein und ganz alt und abgeklärt, gleichzeitig sehr planerisch und verwirrt" (Pr. 13). (11.2)
6. Lustvoll arbeitsam, Arbeit macht wieder richtig Spaß. Zuvor allgemeine Lustlosigkeit, v.a. bei der Arbeit (Heilung) (Pr. 13). (11.2)
7. Dynamisch bei der Arbeit (Pr. 31). (11.2)
8. Ausgesprochenes Pflichtgefühl, pflichtbewußt (Pr. 13). (11.2)
9. Erlebt sich als ordnend, konzentriert (Pr. 12, unter C 6). (11.2)
10. Unordnung wird als störend empfunden, räumt auf, ist pünktlich (Pr. 13); sie räumt gründlicher auf (Pr. 36). (11.2)
11. Sie stellt (während ihrer Angst und Unruhe) die Wohnung um, verursacht dabei völliges Chaos. Extremes Verlangen nach Ordnung (erste Wochen nach Einn. v. *Vespa* C 200; 37j. Frau, Neurose nach sex. Mißbrauch). (11.3)

Argwohn, Mißtrauen

1. Immer mißtrauisch (37j. Frau, Neurose nach sex. Mißbrauch). (11.3)

Benommenheit, wie nicht ausgeschlafen, wie berauscht, betäubt etc.

1. Empfindung von Betäubung des Geistes (engourdissement de l'ésprit), Somnolenz (3. T.). (10)

2. Ich bin mir der Reaktionen der Umgebung (welche über meinen Zustand ziemlich beunruhigt ist) nur dämmrig bewußt (3. T.). (10)

Bewegungen: Zwangsbewegungen, Automatismen, Gesten, Lagen

1. Große Angst und Unruhe, mit Atemnot, muß „Luft in sich einsaugen" (5. T. n. Einn. v. *Vespa* C 200; 37j. Frau, Neurose n. sex. Mißbrauch). (11.3)
2. Zittern, Beben, Zähneklappern, als hätte ich einen Anfall von Wechselfieber. (1.2)
3. Als er (während des Anfalls) auf der Plattform eines Pferdebusses (street car) stand, bemerkte man, daß er das eiserne Geländer derselben umfaßte und wild dreinsah. Zwei nahe bei ihm stehende Männer versuchten, seine Hände vom Geländer zu lösen und ihn zu einem Sitzplatz zu führen, doch sie konnten ihn nicht zwingen, loszulassen, bis er zu sich kam, und danach brauchte er keine Hilfe mehr. (5)
4. Verlangen, den Kopf nach seitwärts zu drehen und auf die Kopfstütze des Autos aufzulegen (beim Fahren); es überraschte mich, diese Bewegung spontan auszuführen und das Gefühl zu haben, dies sei nötig, da es die Kopfschmerzen vorübergehend linderte (3. T.). (10)

Bewußtlosigkeit, Koma, Stupor

1. Bewußtlosigkeit. (1.2)
2. Nach zehn Minuten (nach Stich) völlige Bewußtlosigkeit; Erbrechen; langsamer Puls, Herzaktion kaum wahrnehmbar. (1.2)
3. Alsbald Bewußtseinsverlust mit Unfähigkeit, sich zu bewegen. (1.2)
4. In der Nacht Fieber mit vielen Frösten und Übelkeiten sowie Perioden von Stupor, die von beunruhigtem Erwachen unterbrochen wurden; Ruhe besserte etwas (3. N.). (10)
5. Heftiges Fieber, Bewußtlosigkeit, Delirium... (2 St. n. Stich in den Gaumen; 48j. Frau). (9.1)

Bosheit, Destruktivität

1. In den Arzneimittelprüfungen berichteten etliche Teilnehmer, meist Frauen, davon, wie verbissen sie unter dem Einfluß der Arznei gestritten hatten; sie konnten gar nicht aufhören zu streiten. (11.2)
2. Weiß, daß sie „unmöglich ist" (sich unmöglich benimmt, vr), aber kann nicht aufhören zu streiten, ist darüber unglücklich (Pr. 48). (11.2)
3. Streitet sich mit ihrem Freund wegen unsinniger Dinge (Pr. 23). (11.2)
4. Heftiges Streiten; lustvoll; früher war sie beim Streit immer verbissen (Heilwirkung?) (Pr. 55). (11.2)
5. Streiten, sie „argumentierte den Anderen in Grund und Boden" (Pr. 13). (11.2)
6. Streiten, „fetzte" sich, über das Thema, wie man sein Kind zu ernähren habe (Pr. 48). (11.2)
7. Provozierende Bemerkungen, andere fühlen sich vor den Kopf gestoßen (Pr. 14); provokant (Pr. 50). (11.2)
8. Spitze Zunge, witzig, aber auch „anderen etwas an den Kopf knallen", „ordentlich austeilen" (Pr. 14). (11.2)
9. Abends „stachelig" geworden (spitzzüngig, unfreundlich, vr). (Pr. 40). (11.2)
10. Wenn ihr jemand unterkommt, „kriegt der die Kälte wirklich voll ab" (Pr. 19). (11.2)
11. Einschlafen gestört durch Eifersucht (Prüferin 17). (11.2)

Dämmerzustand, Absence

1. Anfälle von Bewußtlosigkeit beim Umhergehen. Oft macht er sich auf den Weg irgendwohin und findet sich erst mehrere Häuserblocks weiter wieder. Die Abwesenheit (unconsciousness) hält mehrere Minuten lang an. Er fällt nicht hin und läßt auch nicht fallen, was er zufällig gerade in Händen hält. Wenn man ihn anredet, antwortet er nicht und scheint nichts zu hören oder wahrzunehmen; er schaut ins Leere. Wenn er zu sich kommt, erinnert er sich nicht an die Zeit der Absence und ist so klar im Kopf wie sonst auch. Er nimmt keine Vorankündigung (warning) des kommenden Anfalls wahr. (5)
2. Kurze Augenblicke von Stupor (torpeur) mitten in einem Gespräch; nach Erwachen aus diesem Zustand Gefühl, den Satz unvollendet gelassen zu haben (3. T.). (10)

Delirium, Wahnsinn, Raserei

1. Heftiges Fieber, Bewußtlosigkeit, Delirium; Gesicht, Hals, Arme und Brust geschwollen und glänzend gerötet; Atem beengt, Schlingen sehr beschwerlich; Puls 126, Herzschlag unregelmäßig und stürmisch (2 St. n. Stich in den Gaumen; 48j. Frau). (9.1)

Eigensinn

1. Kompromißloses Argumentieren (Pr. 48). (11.2)
2. Rechthaberisch, hat zu allem etwas zu sagen, läßt andere Meinungen nicht gelten; fühlt sich ständig angegriffen (Pr. 14). (11.2)
3. Streiten, „fetzte" sich, über das Thema, wie man sein Kind zu ernähren habe (Pr. 48). (11.2)
4. Heftiges Streiten; lustvoll; früher war sie beim Streit immer verbissen (Heilwirkung?) (Pr. 55). (11.2)
5. Eine Prüferin fühlte sich durch die bloße Anwesenheit der Globuli auf ihrem Tisch wie bedrängt und mußte das Mittel wegstellen, denn „es ist so, als ob jemand etwas von mir will, was ich nicht will". (11.2)

Ekelgefühl

1. Nach der Entleerung des Magens (durch Erbrechen) wurde er hungrig und versuchte zu essen, der Anblick der Speisen rief jedoch Widerwillen hervor und er konnte nicht essen. (9.3)

Empfindlichkeit (gegen Streit, Kritik usw.)

1. Sehr empfindlich (Pr. 11, 13, 42, 48). (11.2)
2. Gefühl, sie könnte einen Konflikt im Moment nicht verkraften (Pr. 13). (11.2)
3. Sie fühlt sich ständig angegriffen (Pr. 14); Gefühl, angegriffen und verletzt zu sein (Pr. 48). (11.2)
4. Fühlt sich in ihren Interessen nicht anerkannt, fühlt sich wie wertlos (Pr. 13). (11.2)
5. Fühlt sich schutzlos (Pr. 51); schutzbedürftig (Pr. 11); verletzbar (Pr. 42). (11.2)
6. Es ist ganz schlimm, unkontrolliert berührt zu werden; fühlt sich an wie elektrische Schläge (37j. Frau, Neurose nach sex. Mißbrauch). (11.3)

Erregbarkeit, Anspannung

1. „Kann mich nicht entspannen, wie aufgedreht, kann nicht abschalten" (Pr. 11). (11.2)
2. „Gefühl von unheimlicher („unheimlich" steht umgangssprachlich für „extrem", vr) Verspannung" (Pr. 18). (11.2)

3. Hat immer noch das Gefühl, sie sitze falsch (weil ihre Mutter ihr das immer vorgehalten hatte); wünscht sich, „nur einmal locker und entspannt dasitzen zu können", fühlt sich „immer in Hab-acht-Stellung". Schon als Kind immer „alles im Visier gehabt, wie alle sich bewegen", weil sie sehr aufpassen mußte, keinen Anlaß zum Geschlagenwerden zu geben (37j. Frau, Neurose nach sex. Mißbrauch). (11.3)
4. „Ich kann mich endlich entspannen; Gefühl, als sei das jahrelang nicht möglich gewesen" (Pr. 55). (11.2)

Fröhlichkeit, Freude, Lachen

1. Glücklich (Heilwirkung; Prüfer 19). (11.2)
2. Beschwingt, als ob sie beschwipst wäre (Pr. 40). (11.2)

Furcht

1. Furcht, daß alles zusammenbricht (Pr. 12). (11.2)
2. Angst, die Arbeit nicht mehr zu schaffen (Pr. 12). (11.2)

Gedächtnis

1. Unfähigkeit, die Seite im Reiseführer zu finden (ich weiß die Seitenzahl, aber erinnere mich der Reihenfolge der Zahlen nicht mehr; frage mich, ob die Zahl 32 vor der Zahl 24 oder nach der Zahl 120 komme, und weiß es nicht mehr) (3. T.). (10)
2. Ich erinnere mich, daß mein Zustand (Fieber ohne jeden Durst) einem homöopathischen Mittel entspricht, doch kann ich absolut keinen logischen Gedankengang formulieren und auch keinen Arzneinamen angeben. Ich hole die Homöopathietasche hervor, schaue eines der Fläschchen an und erinnere mich beim Lesen seines Etiketts mit großer Erleichterung, woher diese ganze meningeale Symptomatik rührt und daß ich genau diese Arznei – *Apis* – benötige, deren Namen ich völlig vergessen hatte (4. T.). (10)
3. Konzentrationsstörungen, weiß nicht, was sie eben gesagt hat, was sie gerade sagen wollte, fast abwesend (Pr. 40). (11.2)

Gedanken, Denkvermögen

1. Es zeigen sich deutliche Zeichen einer Geistesverwirrung, deren ich mir in etwa bewußt war, doch ohne jedes Angstgefühl (3. T., im weiteren Verlauf); der Kopfschmerz steigert sich etwa um 18 Uhr (die Beschwerden hatten um 15 Uhr begonnen), zugleich geht die Verwirrung etwas zurück. (10)
2. Peinvolle Anstrengung, zu verstehen, was man um mich herum spricht, und einem Gedanken zu folgen... (3. T.). (10)
3. Anhaltende Verlangsamung der Denkvorgänge (4. T.). (10)
4. Intellektuell ist er nicht sehr leistungsfähig (mentally he is not strong), und der Geist wird nach und nach schwächer. (5)
5. Verwirrtheit (Pr. 13). (11.2)
6. Redet unzusammenhängendes Zeug, wie betrunken (Pr. 12). (11.2)
7. Schlaflos von Gedankenzudrang; die Gedanken drehten sich um sexuelles Benutztwerden und selber Benutzen (Prüferin 17). (11.2)

Gesellschaft

1. Versucht, allem aus dem Weg zu gehen und die Sache mit sich selbst abzumachen (wohl einen Konflikt, vr) (Pr. 22). (11.2)
2. Verlangen, sich zurückzuziehen (Pr. 51). (11.2)

3. Sehr menschenscheu, besonders in Menschenmengen, vollen Straßenbahnen usw., aus Furcht, unkontrolliert berührt zu werden, was „totale" Aggression auslöst; geht Festen aus dem Weg (37j. Frau, Neurose nach sex. Mißbrauch). (11.3)
4. Fühlt sich allein (Pr. 42). (11.2)
5. Fühlt sich klein und mutterseelenallein.Ihr Mann findet, sie habe gerade „so ein kleines Herz" (Pr. 13). (11.2)
6. Gefühl, zu stören (Pr. 51). (11.2)
7. Sie nennt, ein typischer *Freud*scher Versprecher, ihre Nacken-Verspannungsschmerzen „Verbannungsschmerzen". – Als Kind in jeder Hinsicht isoliert und abgelehnt worden, weil sie unehelich und ungewollt geboren war (37j. Frau, Neurose nach sex. Mißbrauch). (11.3)

Gesichtsausdruck

1. Ein Freund bemerkte, daß seine Augen glasig und blutunterlaufen waren und er aussah, als besitze er keinen Verstand (während der Absencen). (5)

Gier, Suchtverhalten

1. Verlangen nach Alkohol (Prüfer 78). (11.2)
2. Anfälle von Freßsucht, ohne Hunger, muß nur schnell und unkontrolliert Nahrung in sich stopfen; nach diesem Essen ist sie „aufgebläht wie ein Ballon" (10 T. lang, in den ersten Wochen n. Einn. von *Vespa* C 200; 37j. Frau, Neurose n. sex. Mißbrauch). (11.3)

Gleichgültigkeit

1. Plötzliche extreme Unruhe, mit Angst, daß sie sich in Gefahr bringe, um 17 Uhr. Zugleich völlig gleichgültig. Todessehnsucht (5. T. n. Einn. von *Vespa* C 200; 37j. Frau, Neurose n. sex. Mißbrauch). (11.3)

Hast, Eile, Schnelligkeit, Zeiteinteilung

1. Fühlt sich gehetzt (Pr. 42). (11.2)
2. Ungeduldig (Pr. 50). (11.2)
3. Spricht schnell (Pr. 12). (11.2)
4. Gefühl, immer ein wenig unter Zeitdruck zu sein, selbst wenn noch genügend Zeit ist (Pr. 13). (11.2)
5. Unruhe und Getriebenheit bis zur Erschöpfung, Gefühl des Getriebenseins, nervöskribbelig (Pr. 11). (11.2)
6. Ruhiger und ausgeglichener, nicht mehr so getrieben (Heilwirkung; Pr. 37). (11.2)
7. Gesetztes Gemüt. (3)
8. Überlegt morgens, wie der Abend zeitlich in Ordnung gebracht werden kann, und am Abend tut sie das für den nächsten Morgen; planend (Pr. 13). (11.2)

Hysterie

1. Gefühl, mit den Nerven am Ende zu sein (Pr. 12). (11.2)
2. Hat keine Kontrolle über ihre emotionalen Reaktionen (Pr. 51). (11.2)
3. Emotionaler Zusammenbruch, ohne den Grund zu kennen (Pr. 52). (11.2)

Konzentration

1. Erlebt sich als ordnend, konzentriert (Pr. 12, unter C 6). (11.2)

Launenhaftigkeit, wechselnde Stimmung

1. Starke Gefühlsschwankungen (Pr. 40). (11.2)
2. Launisch (Pr. 48). (11.2)

Lesen, Lernen, Schreiben, Studieren

1. Peinvolle Anstrengung, zu verstehen, was man um mich herum spricht, und einem Gedanken zu folgen; Unfähigkeit zu lesen (wobei es ebenso schwierig ist, die Wörter wiederzuerkennen, wie ihre Bedeutung zu verstehen); große Schwierigkeiten, mich auszudrücken, das richtige Wort zu finden: ich verwende ein Wort anstelle eines anderen, bemerke es, versuche mich zu korrigieren und falle wieder in den Torpor zurück (3. T.). (10)

Liebe, Freundlichkeit

1. Liebenswürdigkeit, trotz Schlafmangels (Pr. 13). (11.2)
2. Reagiert sehr empfindlich, vor allem wenn jemand ein Kind oder einen jungen Menschen angreift (Pr. 13). (11.2)
3. Großes Bedürfnis, Kinder zu beschützen; findet es unfaßbar, wieso man diese Kinder nicht versteht (Pr. 13). (11.2)
4. Fühlt sich klein und mutterseelenallein.Ihr Mann findet, sie habe gerade „so ein kleines Herz" (Pr. 13). (11.2)
5. Gefühlskälte (Pr. 22). (11.2)

Reizbarkeit

1. Leicht gereizt durch die Tochter (Pr. 31). (11.2)

Ruhelosigkeit

1. Das Kind war während der Nacht sehr unruhig; es klagte viel über Hitzegefühl und Hautreizung (bei Urticaria und Gesichtsödem). (1.2)
2. Während der ganzen Nacht sehr unruhig. (1.2)
3. Unruhe und Getriebenheit bis zur Erschöpfung, Gefühl des Getriebenseins, nervöskribbelig (Pr. 11). (11.2)
4. Bei all ihrer Unruhe müde, könnte nur schlafen; schwach, erschöpft (37j. Frau, Neurose nach sexuellem Mißbrauch). (11.3)
5. „Wahnsinnige Unruhe" („wahnsinnig" steht hier umgangssprachlich für „extrem", vr) (Pr. 14). (11.2)
6. Extreme Unruhe, abends; mußte hin und her laufen, wußte nicht, wohin es sie treibt; konnte sich nur durch Gehmeditation – bewußtes Gehen und Abrollen – beruhigen (am Abend nach Einnahme v. *Vespa* C 200); plötzliche Anfälle von Unruhe, muß aufstehen, hüpfen, die Beine sind in Bewegung, „die Unruhe steuert mich, ich verliere die Kontrolle", wobei die Enge im Hals und der Druck auf der Brust immer mehr werden; plötzlich hören alle Symptome auf, „wie von einem Magnetfeld befreit", ist dann „unendlich erschöpft in Leichtigkeit", bis zum nächsten Schub (in den ersten Woche n. Einnahme) (37j. Frau, Neurose n. sex. Mißbrauch). (11.3)
7. Plötzliche extreme Unruhe, mit Angst, daß sie sich in Gefahr bringe, um 17 Uhr. Zugleich völlig gleichgültig. Todessehnsucht (5. T. n. Einn. v. *Vespa* C 200; 37j. Frau, Neurose n. sex. Mißbrauch). (11.3)
8. Immer wieder aufgeregtes Gefühl im Bauch, wie innerlich zittrig (Pr. 55); Unruhegefühl im Bauch (Pr. 11). (11.2)

Schreien

1. Spitzer Schmerz im Schädel, welcher mir einen unwillkürlichen Schrei abpreßte, sooft die Straße eine Kurve aufwies (beim Fahren im Auto; am Abend des 3. Tages). (10)

Selbstvertrauen

1. Eine Prüferin ging nachts einen dunklen Weg mit solchem Selbstbewußtsein, daß ein entgegenkommender Mann auf die andere Straßenseite wechselte. Sonst pflegte immer sie selbst die Straßenseite zu wechseln, wenn sie nachts einem Mann begegnete. (11.2)
2. Weiß genauer, was ich zu tun habe und was nicht (Heilwirkung; Pr. 19). (11.2)
3. Gefühl, der eigenen Wahrnehmung nicht mehr trauen zu können (Pr. 12). (11.2)
4. Gefühl, völlig inkompetent zu sein (Pr. 16). (11.2)
5. Gefühl, zu stören (Pr. 51). (11.2)
6. Fühlt sich in ihren Interessen nicht anerkannt, fühlt sich wie wertlos (Pr. 13). (11.2)

Sprechen

1. Streiten, sie „argumentierte den Anderen in Grund und Boden" (Pr. 13); kompromißloses Argumentieren (Pr. 48). (11.2)
2. Spitze Zunge, witzig, aber auch „anderen etwas an den Kopf knallen", „ordentlich austeilen" (Pr. 14). (11.2)
3. Redet unzusammenhängendes Zeug, wie betrunken (Pr. 12). (11.2)
4. Kurze Augenblicke von Geistesabwesenheit (torpeur) mitten in einem Gespräch; nach Erwachen aus diesem Zustand Gefühl, den Satz unvollendet gelassen zu haben (3. T.). (10)
5. Peinvolle Anstrengung, zu verstehen, was man um mich herum spricht, und einem Gedanken zu folgen; Unfähigkeit zu lesen (wobei es ebenso schwierig ist, die Wörter wiederzuerkennen, wie ihre Bedeutung zu verstehen); große Schwierigkeiten, mich auszudrücken, das richtige Wort zu finden: ich verwende ein Wort anstelle eines anderen, bemerke es, versuche mich zu korrigieren und falle wieder in die Geistesabwesenheit (torpeur) zurück (3. T.). (10)
6. Zunge stark angeschwollen, behindert die Sprache (zwei Fälle). (1.1)
7. Schmerzen im rechten Kiefergelenk, kann kaum sprechen (Pr. 32); Kiefergelenk schmerzhaft, kann kaum den Mund öffnen (Pr. 11). (11.2)

Thema „Tod" (Suizidalität etc.)

1. Ich fühlte mich ein- oder zweimal, als sei ich tatsächlich am Sterben (1. Nacht). (1.2)
2. Todessehnsucht (5. T. n. Einn. von *Vespa* C 200; 37j. Frau, Neurose n. sex. Mißbrauch). (11.3)

Traurigkeit, trübe Stimmung

1. Den Menses ging stets seelische Depression voraus. (1.4)
2. Depressiv vor den Menses (Pr. 28). (11.2)
3. Vor der Periode völlig depressiv, leer, ausgepowert, „innerlich weinend"; so ging es ihr nach einer Vergewaltigung ein ganzes Jahr lang (37j. Frau, Neurose nach sex Mißbrauch). (11.3)
4. Die Idee beschäftigte sie, sexuell nur benutzt worden zu sein, worüber sie traurig und verletzt war. Erinnerungen an all ihre enttäuschenden Liebesverhältnisse. Eifersucht (Prüferin 17). (11.2)

Unbehaglichkeit

1. Allgemeine Qual / Not / Erschöpfung (distress). (1.2)

Unerträglichkeit von Schmerzen oder Empfindungen

1. Das Jucken und Schwitzen wurden ihm so unerträglich, daß er sich aller Kleidungsstücke entledigte, wodurch er etwas Linderung verspürte. (9.3)
2. Allgemeines Jucken von grauenhafter Intensität. (1.2)
3. Empfindung von Blutandrang zum Kopf, unerträglicher Hitze und leichten Fiebers (3. T.). (10)
4. Unerträglicher Schwindel beim Abwärtsfahren des Autos / beim Aussteigen aus dem Auto (à la descente de voiture) und im Stehen. (10)

Verzweiflung

1. Verzweiflung, ohne zu wissen warum. Gefühl, nicht mehr weiter zu können, ganz plötzlich (Pr. 52). (11.2)

Weinen, Wimmern, Jammern

1. Weinerlich abends (Pr. 34). (11.2)
2. Weinen, ohne zu wissen warum (Pr. 52). (11.2)

Zorn

1. In Surinam gibt man nach Anleitung der Indianer den Hunden immer Wespen, um sie zur Jagd hitzig zu machen. (8)
2. Die Prüferinnen neigten mehr als gewohnt dazu, auf Themen, die sie reizten, mit (verbalem, vr) Angriff zu antworten. Eine Prüferin griff z. B. ihre Mutter an, statt ihren Zorn zu schlucken, wie sie das sonst zu tun pflegte (Pr. 14). (11.2)
3. Eine sonst eher ängstliche Frau brüllte einen Polizisten, der an ihr wohl sein Mütchen kühlen wollte, dermaßen an, daß er sich davonmachte. (11.2)
4. Riesenwut, ohne zu wissen, warum. Zerschlägt Gegenstände im Zorn (Pr. 55). (11.2)
5. Spannung und innere Aggression, „wie eine Bombe, die tickt". Als Jugendliche gewalttätig gewesen, hat sich viel geprügelt (37j. Frau, Neurose n. sex. Mißbrauch). (11.3)
6. Sonst unterdrückte Aggression wird unter dem Mittel offen ausgelebt, oft auch genossen (eine Frau). (11.3)

ILLUSIONEN

1. Beim Aufstehen verschwammen die Gegenstände, wurden dunkel, und er verlor das Gesicht während dieser Zeit ganz. (9.3)
2. Farbwahrnehmung verändert, Farben wirken wie herausgestochen (leuchtender als sonst, vr) (Pr. 38). (11.2)

TRÄUME

Arbeit, von

1. Traum, im Altenheim Nachtdienst zu machen; es klingelt auf allen Stationen gleichzeitig, sie ist überfordert; weiterer Traum vom Altenheim, mit Angst, daß alles zusammenbreche, daß sie es nicht mehr schaffe, ihre Arbeit zu erledigen (Prüferin nicht angegeben). (11.2)

Bildlich, symbolisch

1. Traum, daß eine Raupe sich öffnet und ein zartes, schönes Frauengesicht herauskommt (Prüferin 40). (11.2)

Kindern, von

1. „Ich hielt mich zusammen mit einem sehr kleinen Baby in einem Raum auf, der sehr zugig war, in dem dauernd irgendwelche Menschen drin waren und Türen zuflogen. Bei jedem Geräusch flog das Baby durch die Luft, wenn die Tür aufging, wurde es jedesmal unheimlich (extrem, vr) erschreckt. Ich hatte das Bedürfnis, das Baby zu beschützen, habe es immer in den Arm genommen" (Pr. 18). (11.2)
2. „M., ein Freund, hatte ein blondes Kind. Er wollte es loswerden, aber alle brachten es wieder zurück. Es lag im Bett und hatte ganz kalte kleine Füße. Es versuchte, aus dem Gitterbett herauszusteigen; keiner kümmerte sich darum. Der Vater meinte, da könne nichts passieren" (Pr. 14). (11.2)
3. Sie träumt wiederholt, hochschwanger zu sein und sich sehr dagegen zu wehren, das Kind zu bekommen. Nonnen schnallen sie auf den Tisch. Bei der Geburt des Kindes hat sie wahnsinnige Schmerzen. Dann sieht sie das Kind; es ist ein Monster mit schwarzgegerbter Haut, „potthäßlich", sie ekelt sich. Dann sieht sie es an und bemerkt, daß es liebe, traurige Augen hat, die sagen: „Liebe mich doch!" In diesem Kind sah sie sich selber, als „Monster, das Gift sprühen und alles zusammenschlagen kann, wie ein innerer Sturm von Gewalttätigkeit", vor dem sie große Angst hat (nach Berührung eines Globulus *Vespa* C 30; 37j. Frau, Neurose nach sex. Mißbrauch). (11.3)

Krankheiten und Körperfunktionen, von

1. Traum, eine tödliche Krankheit mit Blasen zu haben. Die Blasen am ganzen Körper brechen auf, Geschwülste wachsen nach außen wie Blumenkohl. Sie weiß, daß es tödlich ist, daß sie sterben wird; sieht es gelassen und gleichgültig (n. Einn. v. *Vespa* C 200; 37j. Frau, Neurose n. sex. Mißbrauch). (11.3)

Schrecklich, grausig

1. „Traum, daß in der Nähe eine Party stattfinde. Ich ging hin und sah, wie sie jemanden schlachteten. Das Blut spritzte, sie schnitten mit Messern in den Darm hinein. Ich fand es seltsam, aber unternahm nichts, empfand es nicht als schlimm" (Pr. 44). (11.2)
2. Ein als wichtig empfundener Alptraum, der aber unerinnerlich ist (n. Einn. v. *Vespa* C 200; 37j. Frau, Neurose n. sex. Mißbrauch). (11.3)

Solidarität und Konkurrenz, von

1. „Unsere homöopathische Arbeitsgruppe stellt neue Mittel her, und wir sind dabei, sie zu sortieren. Ich sehe „SPD C 1000" und „Gewerkschaft C 10.000". Ich lache laut und amüsiere mich und sage, daß diejenigen, die Gewerkschaft C 10.000 brauchten, ja wirklich „Oberschluffis" sein müßten" (Prüferin 12). (11.2)
2. Sie traumte mehrfach, verfolgt zu werden, und daß ihr immer von anderen Frauen geholfen wurde (Pr. 80). (11.2)
3. Sie träumte den Satz: „Meine Schwestern helfen mir" (Prüferin 55). (11.2)
4. Träume, anderen vorgezogen zu werden, sie „auszustechen", vor allem von Konkurrenz unter Frauen (ohne Angabe der Prüferinnen). (11.2)

SCHLAF

Schlaflosigkeit, Einschlafstörung

1. Die ganze Nacht kein Schlaf. (1.2)
2. Schlaflos (Pr. 16); kann fast die ganze Nacht nicht schlafen (Pr. 48). (11.2)
3. Kann nicht einschlafen (Pr. 13). (11.2)
4. Schlaf und Einschlafen durch sexuelle Gefühle gestört (Prüferin 17). (11.2)
5. Schlaflos von Gedankenzudrang; die Gedanken drehten sich um sexuelles Benutztwerden und selber Benutzen (Prüferin 17). (11.2)
6. Einschlafen gestört durch Eifersucht (Prüferin 17). (11.2)

Aufwachen, Durchschlafstörung

1. Gestörter Schlaf. (1.4), (11.2; zwei Prüferinnen)
2. Schlechter Schlaf (Pr. 11, Pr. 55); unruhiger Schlaf (Pr. 34). (11.2)
3. Schläft nur kurz, wacht dann wieder auf (Pr. 13). (11.2)
4. Erwachen mit Herzbeklemmungen, Gefühl, als ob etwas drücken würde (Pr. 35). (11.2)
5. Erwachen um 3 Uhr früh (Pr. 11). (11.2)
6. Erwachen zwischen 3 und 4 Uhr, mit viel Durst; trinkt dann viel Wasser in kleinen Schlucken. Schläft erst gegen 7 Uhr früh wieder ein (Pr. 11). (11.2)
7. Schläft, einmal geweckt, nicht mehr ein, sondern fällt nur in Dämmerschlaf (Pr. 31). (11.2)

Schläfrigkeit

1. Müdigkeit, Aufstehen fällt schwer (Pr. 30). (11.2)
2. Kommt morgens schwer aus dem Bett (37j. Frau, Neurose nach sex. Mißbrauch). (11.3)
3. Schläfrig am Nachmittag, verschlief den halben Nachmittag (Pr. 36). (11.2)
4. Bei all ihrer Unruhe müde, könnte nur schlafen; schwach, erschöpft (37j. Frau, Neurose n. sex. Mißbrauch). (11.3)

KONVULSIONEN

1. (Auf Stiche von vielen Wespen folgten zunächst) häufige Konvulsionen, welche alle Muskeln des Körpers betrafen, mit Bewußtseinsverlust. Die Konvulsionen verschwanden nach 3 Jahren. Es verblieb eine Neigung zu Anfällen von Bewußtlosigkeit beim Umhergehen (Absencen, vr). (5)

SCHWINDEL

1. Eine heftige Hitze kam über mich, und es war mir übel; dann wurde mir schwindlig, und ich drehte mich um und um wie ein Kreisel, bis ich kopfüber in einen Brombeerbusch fiel; ich schaffte es, aufzustehen, und taumelte wie ein Trunkener zum Haus, setzte mich auf einen Stuhl, fiel jedoch augenblicklich von ihm herunter auf die Knie, beinahe ohnmächtig. (1.2)
2. Beim Gange zum Arzt schwindelte es ihm im Kopfe; er taumelte, mit Neigung, rückwärts zu fallen, schlimmer beim Gehen und Stehen, besser beim Niederliegen. (9.2)
3. Nach Ausbruch des Ausschlags wurde er schwindlig und taumelig und fiel nach links. (9.3)

SEXUELLER TRIEB

1. Verstärkter Geschlechtstrieb (bei einem Manne). (3)
2. Vermehrte Libido (ohne Prüfer-Angabe; mehrere Frauen?? vr). (11.2)
3. Schlaf und Einschlafen durch sexuelle Gefühle gestört (Prüferin 17). (11.2)
4. Schlaflos von Gedankenzudrang; die Gedanken drehten sich um sexuelles Benutztwerden und selber Benutzen. Die Idee beschäftigte sie, sexuell nur benutzt worden zu sein, worüber sie traurig und verletzt war. Erinnerungen an all ihre enttäuschenden Liebesverhältnisse. Eifersucht (Prüferin 17). (11.2)
5. Schon vor einer Vergewaltigung, die ihre Symptome sehr verschlimmerte, keine Freude an Sex, der Koitus tat ihr weh; ihr einziges Bedürfnis dabei war, den Mann zu befriedigen, weshalb die beiden Männer, die sie (jeweils nur für kurze Zeit) hatte, sie „toll im Bett" fanden; nach dem Verkehr weinte sie; den ersten freiwilligen Verkehr erst mit 28 gehabt (37j. Frau, Neurose nach sex. Mißbrauch). (11.3)

MODALITÄTEN, CAUSAE

1. Zorn oder Erregung bringt einen Anfall (Absence) hervor. (5)
2. Fühlt sich innerlich wie gelähmt; seit der Kindheit. Frechheiten und Übergriffe Anderer verschlimmern das (37j. Frau, Neurose n. sex. Mißbrauch). (11.3)
3. Seit einer Vergewaltigung, verstärkt Schmerzen bei der Regel, krampfartig, im rechten Ovar. Ausgeprägte Beschwerden vor der Regel (schmerzende Mammae, aufgeschwemmter Bauch). Sie war auch als Kind schon mißbraucht worden, und zwar vom eigenen Vater und zwei Cousins, und von beiden Eltern geschlagen worden. War ungewollt. Infolgedessen neurotische Verhaltensmerkmale: Aggressivität, Menschenscheu, kein Genuß an Sex (37j. Frau). (11.3)
4. Es zeigen sich deutliche Zeichen einer Geistesverwirrung, deren ich mir in etwa bewußt war, doch ohne jedes Angstgefühl (3. T., im weiteren Verlauf); der Kopfschmerz steigert sich etwa um 18 Uhr (die Beschwerden hatten um 15 Uhr begonnen), zugleich geht die Verwirrung etwas zurück. (10)
5. Er erbrach den ganzen Mageninhalt, worauf leeres Würgen folgte, das so lange anhielt, bis er etwas Branntwein zu sich nahm. (9.3)
6. Unverträglichkeit von Alkohol (Prüferin 12). (11.2)
7. Starkes Zittern der Hände, wenn man sie gebrauchen will. (4)
8. In der Nacht Fieber mit vielen Frösten und Übelkeiten sowie Perioden von Stupor, die von beunruhigtem Erwachen unterbrochen wurden; Ruhe besserte etwas (3. N.). (10)
9. Unerträglicher Schwindel beim Abwärtsfahren des Autos / beim Aussteigen aus dem Auto (à la descente de voiture) und im Stehen. (10)
10. Spitzer Schmerz im Schädel, welcher mir einen unwillkürlichen Schrei abpreßte, sooft die Straße eine Kurve aufwies (beim Fahren im Auto; am Abend des 3. Tages). (10)
11. Der Schwindel wurde durch Rückenlage gebessert und durch Liegen auf einer der Seiten verschlimmert. (9.3)
12. Sitzende Arbeit fällt ihr schwer (wg. Unruhe); Laufen ist besser (37j. Frau, Neurose n. sex. Mißbrauch). (11.3)
13. Besserung der Unruhe durch Jonglieren, oder durch Gehmeditation (bewußtes Gehen und Abrollen der Füße) (37j. Frau, Neurose n. sex. Mißbrauch). (11.3)
14. Um den Leib herum war der Ausschlag dort, wo ihn der Gürtel gedrückt hatte, fortlaufend wie ein Gürtel (3 T. n. Stich). (9.3)

15. An Stellen, welche auflagen, brach Schweiß aus, und das Jucken wurde an den schwitzenden Teilen schlimmer. Lag er auf dem Rücken, stellte sich dort Schweiß und Jucken ein, ebenso beim Liegen auf der Seite, wobei das Jucken noch empfindlicher war. Das Jucken und Schwitzen wurden ihm so unerträglich, daß er sich aller Kleidungsstücke entledigte, wodurch er etwas Linderung verspürte. (9.3)
16. Enges am Hals unerträglich, muß lockere Pullover tragen, sonst Panik; nach Mitteleinnahme noch verstärkt – etwas Enges am Hals könnte sie „wahnsinnig" machen, hat ein T-Shirt am Kragen aufgerissen, um sich zu erleichtern (37j. Frau, Neurose nach sex. Mißbrauch). (11.3)
17. Es ist ganz schlimm, unkontrolliert berührt zu werden; fühlt sich an wie elektrische Schläge (37j. Frau, Neurose nach sex. Mißbrauch). (11.3)
18. Der Kopfschmerz bessert sich vorübergehend durch kalte Umschläge. (10)
19. Ihm wird es in einem engen Raum oder nahe einem warmen Ofen übel und ohnmächtig; er steht oft auf und verläßt das enge warme Zimmer, um zu vermeiden, daß er erbricht. (5)
20. Er verlangt heftig (craves) danach, sein Gesicht und die Hände kalt abzuwaschen, wodurch er sich besser fühlt. (5)
21. Rückenschmerz zugleich mit der Dysurie; sie hatte die Gewohnheit, diesen Schmerz durch Eintauchen (Baden, vr) in eiskaltem Wasser zu betäuben. (1.4)
22. Die seit Jahren üblichen Kopfschmerzen bei den Menses bleiben aus (Heilwirkung; Pr. 80). (11.2)
23. Kopfschmerz, drückend, über den Augen, nach Schlaf (Pr. 55). (11.2)
24. Kopfschmerzen in der Stirn beim Erwachen, nach dem Aufstehen (Pr. 31). (11.2)
25. Kopfschmerzen, dumpf, im ganzen Kopf, ab dem Nachmittag (Pr. 31). (11.2)
26. Abends, bzw. um 17 Uhr, plötzliche extreme Unruhe (1. u. 5. T. n. Einn. v. *Vespa* C 200; 37j. Frau, Neurose n. sex. Mißbrauch). (11.3)

AS-IF-EMPFINDUNGEN

Kopf, Augen, Ohren

1. Der Kopf scheint sich bei Bewegung auszudehnen. Die Ausdehnung beginnt im Genick. (4)
2. Diffuser Hinterkopfschmerz, wie nach durchzechter Nacht (Pr. 12). (11.2)
3. Gefühl im Kopf, als wäre das Gehirn zu groß für die Hirnschale. (4)

Gesicht, Kiefer, äußere Nase

1. Schmerz, wie starkes Mückenstechen, in der linken Augenbraue, zweimal kurz anhaltend, beim Gehen in freier Luft. (3)
2. Gefühl, als ob sie einen Nesselausschlag im Gesicht habe. (11.2)
3. Im Gesicht Gefühl wie gestochen. Stiche in Schläfe, Stirn und Hals, außen, wie elektrische Impulse, heiß (1. Abend n. Einn. v. *Vespa* C 200; 37j. Frau, Neurose nach sex. Mißbrauch). (11.3)
4. Gefühl von Anschwellung des Halses und Aufblasen der Lippen. (9.2)
5. Schmerzen im rechten Kiefergelenk, kann kaum sprechen; Gefühl, als ob sie tagelang die Zähne zusammengebissen habe (Pr. 32). (11.2)

Mund, Zähne

1. Gefühl, als ob Speichelfluß im Munde und Rachen kommen wollte. (3)

2. Ein oder zwei Minuten lang war der Schmerz heftig; ihm folgte sogleich ein eigener Geschmack, den man nur als eine einzigartige Kombination von Gaumen- und Nasenempfindung bezeichnen kann, wie man sie bemerkt, wenn ein Nest dieser Wespen aufgestört wird und die Tiere in der Luft herumschwirren. Eine Woche lang war dieser Geschmack anhaltend vorhanden und sehr lästig. Danach trat er phasenweise, doch sehr scharf in Erscheinung, wenn ich durch Körperübungen erhitzt war oder mich der Hitze eines Feuers näherte (nach Stich einer „roten Wespe" in die Submaxillardrüse). (1.3)

Hals, Rachen, Ösophagus

1. Um den Hals Spannung wie ein Eisenring; seit Kindheit (37j. Frau, Neurose n. sex. Mißbrauch). (11.3)

Verdauungsorgane

1. Immer wieder aufgeregtes Gefühl im Bauch, wie innerlich zittrig (Pr. 55); Unruhegefühl im Bauch (Pr. 11). (11.2)

Urogenitalsystem

1. Gefühl, als schmerzte die Harnröhre beim Urinieren. (3)
2. Gefühl, als sei der Unterleib (innere Genitalien, vr) eine große Wunde (Prüferin 11). (11.2)

Atmungsorgane, Herz, äußerer Thorax

1. Weitbrüstigkeit. (3)
2. Erwachen mit Herzbeklemmungen, Gefühl, als ob etwas drücken würde (Pr. 35). (11.2)
3. Atemnot mit Angst, wie eine Bleiplatte auf der Brust (5. T. n. Einn. v. *Vespa* C 200; 37j. Frau, Neurose n. sex. Mißbrauch). (11.3)

Bewegungsapparat

1. Es schien, als durchsteche ein schneidendes Instrument alle Gelenke, er verglich die Empfindung mit elektrischen Schlägen; Arm, Gesicht und Kopf schwollen auf, die Augen wurden rot und zuckten, rote Streifen erschienen entlang der Lymphgefäße, Jucken am ganzen Körper, nach zehn Minuten völlige Bewußtlosigkeit; Erbrechen; langsamer Puls, Herzaktion kaum wahrnehmbar. (1.2)
2. Eine eigene Behaglichkeit im ganzen Körper, mehr in den Gelenken, beim Gehen in freier Luft. (3)
3. Niesanfälle, dabei Druckwellen-Empfindung in der Lendenwirbelsäule (Pr. 38). (11.2)
4. Schmerz, wie Mückenstiche, in den Spitzen der einzelnen Finger, beim Gehen in freier Luft. (3)

Haut, Stichstelle

1. Die gesamte Hautdecke war scharlachrot und bienenkorbartig erhoben. (9.2) (Das englische Wort „hive" bezeichnet sowohl den Bienenkorb (bee-hive) als auch Quaddeln bzw. „Nesselsucht" (hives). vr)
2. Dem Stich folgte eine brennende Empfindung, als stecke da etwas und ziehe nach außen (as if something were sticking and drawing out). (1.2)
3. Empfindung, als stecke eine Harpune tief in der Stichstelle und als werde daran gezogen. (7)
4. Tiefsitzendes Stechen und Durchbohren (piercing), als werde ein Haken herausgezogen. (7)

Allgemeines

1. Der Wespenstich erzeugt stechende, brennende Schmerzen, wie von glühendheißen Nadeln gestochen. (6)
2. Ein Beißen und Stechen in der Achselhöhle, dann in den Kniebeugen; von den Achselhöhlen breitete es sich nach aufwärts und zu den oberen Extremitäten, von den Kniekehlen zu den Oberschenkeln, Geschlechtsteilen, Gesäß und Rücken aus. In Lippen und Zunge empfand er ein Kribbeln und Stechen, ein Gefühl von Geschwollensein, und dieses dehnte sich auf Hals, Schlund, Lungen und Magen aus; es war ihm, als ob er in- und auswendig in Brand wäre (kurze Zeit nach der Aufnahme des Gifts). (9.2)
3. Empfindungen wie bei früher erlebtem anaphylaktischem Schock und der folgenden Desensibilisierung (Pr. 45). (11.2)
4. Fühlt sich innerlich wie gelähmt; seit der Kindheit. Frechheiten und Übergriffe Anderer verschlimmern das (37j. Frau, Neurose n. sex. Mißbrauch). (11.3)

Synonyma – Die Deutsche Wespe (*Vespa* sive *Paravespula germanica*), die Mittlere Wespe (*Vespa media*), *Paravespula vulgaris,* sowie verschiedene andere, europäische und nordamerikanische, staatenbildende Wespenarten, mit Ausnahme der Hornissen. Vorgeschlagene repertoriale Abkürzung: *Vespa.* Die potenzierte Hornisse, *Vespa crabro,* welche man bisher als *Vespa* bezeichnete, sollte besser *Vesp-c.* genannt werden.

Der Name „Wespe" kommt von „weben". Interessanterweise wurde im Volksmund in bestimmten Gegenden auch die Pflanze Mistel (Viscum album) „Wespe" genannt, und noch seltsamer ist, daß die Mistel ebenso wie das Gift der Wespe als Hauptwirkstoffe Acetylcholin und Histamin enthält (11.1).

Theoretische Erwägungen – *Jürgen Becker* schreibt, daß ein extremer Spannungszustand zum Bild von *Vespa* gehört. Während der Gruppenprüfungen kam es zu vielen cholerischen Ausbrüchen und streitsüchtigem Verhalten, ja sogar zu auffällig gehäuftem „Durchbrennen" und Versagen elektrischer Geräte, Zerspringen von Glühbirnen usw., als nehme sogar die unbelebte Umgebung an dieser Aggressivität teil. Die Aggression wird als eine weibliche, gegen (männliche) Übergriffe gerichtete beschrieben – ein Verhalten „wie das einer Prostituierten, die auf die falsche Weise angemacht wurde" (Kommentar eines Seminarteilnehmers, der dadurch die Aggressionen sämtlicher anwesenden Frauen auf sich zog), oder einfach wie das einer Frau, die Sexualität schon in der Kindheit als bedrängend und ekelhaft kennengelernt hat. Ein normales Nein-Sagen oder „zu den eigenen Gefühlen stehen" konnte nie erlernt werden. Der inneren Spannung wird, wo sie überhaupt noch gespürt wird, entweder durch „verbissenes", hartnäckiges Arbeiten ausgewichen, oder sie entlädt sich in „hysterischer" Streitsucht und Heftigkeit („Abwehrbereitschaft als Überlebensfrage"). Das Gespür für die eigenen Empfindungen kann aber auch so weit zurückgedrängt worden sein, daß diese Entladungen gar nicht auftreten und eine psychosomatische Krankheit (lt. der AMP Urtikaria, Erkrankungen der inneren weiblichen Geschlechtsorgane, Migräne, Rückenbeschwerden) einziger Ausdruck der inneren Not sein kann. So ist der Typ Frau, bei dem *Vespa* angezeigt scheint, die *als Kind sexuell Mißbrauchte. Becker* beobachtete außerhalb der Arzneimittelprüfung in drei Fällen, daß PatientInnen, die sich gerade mit sexuellem Mißbrauch auseinandersetzten, von Wespen zu träumen begannen (ohne *Vespa* erhalten zu haben! vr). (11.1)

Die Wespe ist ein durchaus unbeliebtes Tier, dem Lästigkeit, Aggressivität, Grausamkeit zugeschrieben werden und für das der Mensch sich bis in neueste Zeit fast nur wegen der Frage interessierte, wie man es am bequemsten töten kann (eines der genauesten Bücher über Wespen wurde von einer Insektenvernichtungs-Firma herausgegeben). Diese Unbeliebtheit ist unverdient, da Wespen als Aas- und Insektenfresser eine sehr nützliche Rolle im Ökosystem spielen und – außer im Spätsommer – nur stechen, wenn sie angegriffen werden. (11.1) Unverdientes Unbeliebtsein und Verfolgtwerden in der Kindheit bildete eine der auslösenden Ursachen für eine durch *Vespa* geheilte Neurose (11.3).

Redensarten, in denen die Wespe vorkommt, bezeichnen das In-Berührung-Kommen mit heiklen Themen („in ein Wespennest treten"), nervöse Aggressivität („wepsig"), Verlust der Jungfräulichkeit (ein Spruch sagt in bezug auf Frauen, die nicht mehr „unberührt" sind: „Die schlechtesten Früchte sind es nicht, woran die Wespen nagen"). Auch mit Satire und Spott wird die Wespe in Verbindung gebracht. Die sehr schmale Verbindung zwischen Brustteil und Hinterleib des Tieres gab der „Wespentaille", der enggeschnürten Bauchgegend korsetttragender Frauen, den Namen. Die schwarz-gelben Farben der Wespe sind als Warnfarbe bekannt (Verbotsschilder tragen dieselben Farben), sie besagen: „Rühr mich nicht an, ich steche!" In China sind sogar die Farben des Teufels schwarz-gelb. Bei *Shakespeare* („Der Widerspenstigen Zähmung") steht die Wespe für eine böse, keifende, wilde, eigensinnige Frau, die unterworfen werden muß, bei feministischen Gruppen dagegen für weibliche Wehrhaftigkeit (11.1).

Biologie, Chemie und Physiologie – Staatenbildende Wespen und Hornissen leben von Insekten, die sie erjagen, sowie Aas und Früchten; sie lieben vor allem gärendes Obst und süße alkoholische Getränke. Auch lebende Großtiere, z. B. verletzte Jungvögel, werden von ihnen angefressen, soweit diese sich nicht wehren können. Der zunehmenden Verschwendung von Nahrungsmitteln wegen hat ihr Vorkommen in menschlichen Siedlungen seit dem 2. Weltkrieg stark zugenommen (11.1). Sie sind sehr ausdauernde und schnelle Flieger, orientieren sich an polarisiertem Licht und Landmarken und verständigen sich über Töne, die sie mit den Flügeln erzeugen – gibt eine im Anflug auf einen Feind den „Angriffston" von sich, so kommen andere ihr zu Hilfe – sowie über Gerüche. Sie scheinen bei Verletzung nur wenig Schmerz zu empfinden (11.1). Wie bei der Biene stechen nur der Drohn und das unfruchtbare Arbeitstier. Ihren Stachel – evolutionsbiologisch ein umgewandelter Legebohrer, also ein Fruchtbarkeitsorgan, das zur Waffe geworden ist (11.1) – benutzen sie nicht nur zur Selbstverteidigung wie Bienen, sondern auch zum Töten der Beute, weshalb die Wespe mehrfach kurz nacheinander stechen kann und nach dem Stich nicht stirbt wie die Honigbiene.

Sie sind im September, sei es ihrer Paarungszeit wegen (dann fliegen viele geschlechtsreife Tiere, zu anderer Zeit nur Arbeitstiere (11.2)), durch Aufnahme von Alkohol aus gärenden Früchten, durch das schwüle Spätsommerwetter (Hitze bedeutet Streß für Wespen, weil sie dann ihr Nest kühlen müssen (11.1)) oder weil ihr Lebensende kurz bevorsteht, besonders angriffslustig und giftig. Im Spätsommer häufen sich die Fälle von Wespenstichallergie in den Arztpraxen. Zu anderen Zeiten greifen sie nicht von sich aus an. Der bayrische Ausdruck „wepsig", welcher sich von dieser Erregung der Wespen herleitet, bezeichnet ein aufgeregtes, aggressives, nervöses Verhalten.

Viele Menschen zeigen eine irrationale, panische Erregung, wenn sie Wespen oder gar Hornissen (siehe *Vespa crabro*) begegnen. Sie unternehmen alles Mögliche, um sie zu töten, oder schlagen schreiend um sich: „Iiih, eine Wespe!" Im Altertum wurden Wespennester denn auch als „biologische Waffen" mißbraucht, indem man sie per Katapult ins feindliche Lager warf; die erschreckten Tiere stachen auf alles ein, was sich bewegte, und verwirrten so den Feind (11.1).

Die wie aus Pappmaché aussehenden Wespennester werden aus zerkautem Holz gefertigt, welches mit dem Speichel der Arbeitstiere vermengt einen leichten und festen Baustoff ergibt. Ihre Form charakterisiert die Spezies. Die gelben Wespenarten sind für den Nicht-Fachmann äußerlich schwer voneinander zu unterscheiden, selbst ihre Größe hängt mehr von der Ernährungslage im Stock ab als von der Art; findet man aber das jeweilige Nest, so ist die Zuordnung zu einer Spezies einfach. Somit kann man allein aufgrund der Tatsache, daß eine gelbe Wespe gestochen hat, noch nichts über die Artzugehörigkeit derselben sagen.

Eigentümlich ist die Brutpflege der Wespen. Die Larven, welche von den Arbeiterinnen mit zerkauten Insekten gefüttert werden, haben keinen After, sondern geben überschüssige Flüssigkeit in Form süß schmeckender Speicheltröpfchen durch den Mund ab. Dieser Speichel wiederum schmeckt den Arbeiterinnen so gut, daß ihre ganze Sorge um die Brut nur auf der Begierde danach zu entspringen scheint und sie jede Gelegenheit ergreifen, um die Larven zu dessen Abgabe anzuregen (Trophallaxis); gibt es nicht genug Süßes in der Natur, etwa im Frühling, so holen sie diese sogar gegen ihren Willen aus der Wabe, damit sie den begehrten Trunk absondern – ein als „Mißbrauch" interpretierbarer Umgang mit der Brut. Dieses Verhalten schwächt die Larven, aber scheint notwendig zu sein, damit diese sich nicht zu geschlechtsreifen Weibchen und Männchen, sondern zu Arbeitstieren entwickeln. (11.1)

Die Wirkungen des Wespengifts sind noch nicht genügend erforscht; man scheint sich bisher damit zufriedengegeben zu haben, die Ähnlichkeit der Symptome des Wespenstichs mit denen des Bienenstichs als Beleg für eine chemisch-physiologische Ähnlichkeit beider Toxine zu nehmen. Auch ist nichts über die Unterschiede in den Wirkungen der verschiedenen Wespengifte bekannt (die subjektiven Symptome des Wespenstichs hängen mehr von der Jahreszeit und der Empfindlichkeit des Gestochenen ab als von der Art). Man weiß lediglich, daß das Wespengift Serotonin enthält, das Bienengift aber nicht. Ansonsten besteht es aus biogenen Aminen (u.a. Histamin) und Protein-Toxinen.

Die Folgen des Wespenstichs bei Empfindlichen ähneln weitgehend denen des Bienenstichs: ödematöse lokale oder allgemeine Schwellung, Urtikaria, brennende und stechende Schmerzen, Erbrechen, Meningismen, Schocksymptomatik, Glottisödem. Die AMP von *J. Becker* bekräftigt dies: es kam zu Symptomen ähnlich der Urtikaria, und bei atopisch veranlagten Prüfern wurden Heuschnupfensymptome reaktiviert. Über diese allergische Komponente hinaus waren „Verspannungen", Spannungskopfschmerzen, sogar Kiefergelenksschmerzen „wie von Zähnezusammenbeißen" ein Hauptmerkmal der Arzneimittelprüfung. Auffällig war ferner, daß sich bei einer Prüferin die Haut der Fußsohlen vollständig abschälte. (11.2)

Kasuistiken sind rar. Homöopathen der Schule von *Jürgen Becker* dokumentierten die Heilung einer schmerzhaften rechtsseitigen Ovarialzyste, periodisch bei der Regel auftretender Kopfschmerzen, HWS-Verspannungsschmerzen sowie eines prämenstruellen Syndroms mit Dysmenorrhoe (11.3).

Mittelbeziehungen – Bei allergischem Schock durch Wespenstich wurde Kampferspiritus als Antidot verwendet (9.1), bei örtlichen Reaktionen Essig- oder Salzumschläge (wie bei *Apis*). Schleimhautschwellungen nach Wespenstich in den Mund oder ödematöse Hautreaktionen auf Wespenstiche werden durch potenziertes *Apis* antidotiert (2) und, wie es heißt, Bienenstiche durch *Vespa*. Auch isopathische Antidotierung mit dem potenzierten Gift der Art, die gestochen hat, oder ein Versuch mit *Lachesis* (welches ebenfalls Proteintoxine enthält) ist möglich, letzteres vor allem bei livider Stichstelle. Sonst ist wenig über die Verwandtschaft der Wespengifte zu anderen Arzneien bekannt, da sie bisher selten verwendet wurden.

Eine engere Verwandtschaft zu *Formica rufa* besteht nicht (*Form.* sticht nicht und hat kein Protein-Toxin), wohl aber ähneln die Wespenstichfolgen sehr denen des Stichs der mit einem Giftstachel bewehrten Ameisen der Gattung *Myrmica* (das sind die kleinen, besonders räuberischen und aggressiven hellroten Ameisen der deutschen Wiesen und Gärten). Diese Ameisenart, deren schmerzhafte Stiche ich als Jugendliche oft erlitten habe, wäre einer Arzneimittelprüfung wert.

Mittelverwechslungen und pharmazeutische Probleme – Dieses Kapitel faßt neben Symptomen aus einer Prüfung der Bad Boller Schule mit einer potenzierten *Paravespula* - Art (11.2), welche trotz meiner methodologischen Zweifel an diesen „Gruppenprüfungen" hier aufnahme fand (besser eine fragwürdige AMP als gar keine!), und einem chronischen *Paravespula*- Fall (11.3) alle Symptome von dokumentierten Wespenstichen zusammen, bei welchen die Art nicht genau zu bestimmen war.

Die Quelle (10), in welcher nicht sicher angegeben wurde, was für ein Hautflügler den giftigen Stich hinterlassen hat, wurde trotzdem ohne Klammern aufgenommen, da sich so deutliche Parallelen zwischen der Symptomatik dieser Patientin, der bei dem jungen Mann in (5) und den Prüfungssymptomen in (11.2) zeigen, daß die Herkunft der Vergiftung von einer Wespe unbestreitbar erscheint.

Soll ein Wespengift verordnet werden, so berücksichtige man bei der Differenzierung die Kapitel *Vespa crabro* und „*Vespa vulgaris*" gemeinsam (zur Unsicherheit der Artbestimmung am Einzeltier siehe oben).

Quellen – 1) A1 t (1.1: Stiche in Lippe, Mund und Schlund, 1.2: Stiche an anderen Stellen, 1.3: Stiche einer „roten Wespe", 1.4: Spätfolgen eines Wespenstichs, bei einer Frau); 2) LSR1 t/ k; 3) Peterson/ACS/1833/1 p (C3 aus Gift einer „großen, lebendigen Wespe", geprüft an einem 45j. Mann); 4) Smith/HMO, zit. in ZBV/1886 p (nach 3 Stichen in Gesicht und Nacken), 5) K2 t (Epilepsie als Folge von vielen Wespenstichen, bei einem zuvor gesunden jungen Manne); 6) PTK1 k; 7) C1 t; 8) Hering, C.: Das Schlangengift als Heilmittel, in HR6; 9) AHZ (9.1: A.R./AHZ/Bd. 79/S. 147 t (Stich einer nicht näher bezeichneten Wespe), 9.2: Menninger/AHZ/1895/9-10 t (Verzehr eines von einer Vespa media gestochenen Apfels), 9.3: Cameron/NAJ, zit. in AHZ/1915/8 t (Stich einer nicht näher bezeichneten Wespe),); 10) YYZ/AHF/1960/3 t (Stich in die Hand durch einen Hautflügler, vermutlich eine Wespe, während Urlaubs in Korsika); 11) Becker, J.; Kottirsch, M./HEB/ Heft 32 (1997)/S. 31 - 50 (11.1: t, Biologie, Mythologie; 11.2: p (o.A.d.P. - entweder C 4 trit. oder C 30, teils Angaben aus sog. Gruppenprüfungen, teils aus Selbstversuchen Einzelner); 11.3: k (Paravespula C 30 und C 200, mit paralleler Psychotherapie; Dauerheilung; nur aktuelle Symptome aufgenommen, keine aus der Vorgeschichte)).

Viburnum

GEIST UND GEMÜT

Angst

1. Schweres, mattes Gehabe, klagsam und ängstlich (Dysmenorrhoe). (5)
2. Beschwerden durch Furcht, Schrecken oder Angst (*Phatak*). (14)

Arbeit (Fleiß, Faulheit, Unfähigkeit zur Arbeit usw.)

1. Außergewöhliche Exaltation des Gemüts; die Arbeit eines langen Tages und harte Arbeit, die ich vor mir hatte, erschien wie nichts (*Hawkes*). (1.13)

2. Heftiger Kopfschmerz mit feuerrotem Gesicht und so ausgeprägter Geistesverwirrung, daß er zahllose und dumme Fehler beim Adressieren von Briefumschlägen machte, obwohl er, von Beruf Buchhaltungsgehilfe (entry clerk), von Natur sehr genau im Arbeiten war. (1.14)
3. Unfähig zu arbeiten. (12)

Benommenheit, wie nicht ausgeschlafen, wie berauscht, betäubt etc.

1. Betäubung beim Bücken (49j. Frau). (3.2)

Bewegungen: Zwangsbewegungen, Automatismen, Gesten, Lagen

1. In der ersten und mehreren folgenden Nächten Erwachen mit großen Schmerzen in den Ohren, tief im Knochen, wobei das äußere Ohr wund war wie gequetscht; sie mußte es reiben und hatte das Gefühl, als müsse sie es geradeziehen (straighten it); Empfindung, als sei es an den Kopf genagelt (pinned); sie konnte nicht auf der befallenen Seite liegen, doch wenn sie auf der anderen lag, wurde sie von ähnlichen Empfindungen im anderen Ohr geweckt und mußte daher viele Male ihre Lage ändern. (1.5)
2. Heftiger Schmerz in der Nierengegend, besser durch Drücken über den Rücken mit gekreuzten Armen. (1.7)
3. Magenschmerz (aching pain in stomach) nachmittags, gebessert durch Strecken des Körpers und Vorwärtswerfen des Bauches (Rückwärtsbeugen, vr). (5)
4. Wenn die Schmerzen kamen, warf sie sich umher, wobei sie ihre Fäuste unter die Hüften legte und diese von der Couch abhob (Abortus imminens). (2.3)
5. Sprach-, Bewegungs- und Bewußtseinsstörungen (als Nebenwirkung von *Viburnum*-Tinktur beobachtet). (4)

Erregbarkeit

1. Allgemeiner Reizzustand des Nervensystems, wenn er sich nicht aus einem besonderen mentalen oder traumatischen Schock herleitet. (2.2)
2. Extremer nervöser Erethismus (bei pseudomembranöser Dysmenorrhoe). (2.3)

Fröhlichkeit, Lachen, Ekstase

1. Ungewöhnliche Exaltation des Gemüts, bei allen Prüfern. (1.13)

Furcht

1. Furcht, der Fötus werde sterben (bei Abortus imminens, vr) (*A. Zaren*). (13)

Hysterie

1. Der besondere Nutzen der Pflanze scheint in der Behandlung der Hysterie und aller Spasmen und Krämpfe zu liegen, deren auslösende Ursache im Uterus liegt. (2.2)
2. Hysterie vor den Menses (*O. Boericke*). (14)
3. Hysterische Ruhelosigkeit, bei krampfigem, schmerzhaftem Urinieren (*Knerr*). (14)

Konzentration

1. Verwirrt und unfähig, sich auf die übliche Geistesarbeit zu konzentrieren. (1.1)

Lesen, Lernen, Schreiben, Studieren

1. Unfähigkeit, geistige Arbeit zu verrichten. (2.1)

2. Schwerer (severe) Stirnkopfschmerz mit gelegentlichem Schwindel, der beinahe unfähig zum Studieren machte; 6 bis 7 Tage lang. (1.6)
3. Unfähigkeit zu studieren, so ausgeprägt, daß ich die Prüfung abbrach. (1.12)

Orientierungsstörungen

1. Benommenes Gefühl morgens beim Erwachen, als wenn sie nicht sagen könne, wo sie sei oder was zu tun sei (what to do). (1.2)
2. Späte und schwache Menses, begleitet von einem Gefühl von Verwirrtheit (light-headedness); mußte sich hinlegen, Ohnmachtsgefühl beim Versuch, sich aufzusetzen. (11)

Reizbarkeit

1. Reizbare Laune, wünscht, allein zu sein. (2.1)
2. Sie war reizbar und beantwortete kaum meine Fragen (nach *Vib.* kehrte ihre übliche fröhliche und gesprächige Laune wieder; Abortus imminens). (2.3)
3. Sehr nervös und übermäßig reizbar, den ganzen Tag. (6.1)
4. Vor der Regel allgemein schlechter und reizbar (40j. Frau, Dysmenorrhoe). (7)

Ruhelosigkeit

1. Drei Tage nach Absetzen von *Vib.* kamen die heftigen herabdrängenden Unterleibsschmerzen morgens wieder, zusammen mit großer Nervosität; ich konnte wegen der Schmerzen nicht länger als ein paar Minuten still liegen oder sitzen (während zu früh wiedergekommener Menses). (1.3)
2. Zehn Tage nach Prüfungsbeginn trat eine in jeder Hinsicht normal wirkende Regel auf, doch genau in der Zyklusmitte, indem die normale Regel zwei Wochen zuvor eingetreten war; verbunden mit viel krampfigem Schmerz und großer nervöser Unruhe. (11)
3. Unruhe vor der Regel (*Knerr*). (14)
4. Hysterische Ruhelosigkeit, bei krampfigem, schmerzhaftem Urinieren (*Knerr*). (14)

Schreck, Auffahren

1. Im Schlaf Gefühl, zu fallen; erwachte oft mit Aufschrecken. (6.1)

Sprechen

1. Sprach-, Bewegungs- und Bewußtseinsstörungen (als Nebenwirkung von *Viburnum*-Tinktur beobachtet). (4)
2. Sie war reizbar und beantwortete kaum meine Fragen (nach *Vib.* kehrte ihre übliche fröhliche und gesprächige Laune wieder; Abortus imminens). (2.3)

Thema „Tod" (Suizidalität etc.)

1. Tödliche Übelkeitsempfindung im Magen, als könne sie nicht leben, mehrere Nächte; keine Lage konnte dies bessern. (1.2)

Traurigkeit, trübe Stimmung

1. Nach Beendigung der Einnahme niedergeschlagene Stimmung, bei mehreren Prüfern (Nachwirkung). (1.13)
2. Große Niedergeschlagenheit des Gemüts. (6.2)
3. Sehr herabgestimmtes Gemüt (Hysteralgie; 25j. Frau). (3.1.2)
4. Schmerz im Ovar mit Depression (*Cooper*). (6.2) **
5. Erwacht um 4 Uhr früh mit schrecklicher Niedergeschlagenheit des Gemüts, welche bis zum Mittag anhält, mit Lastgefühl auf Brust und Rücken; sie mußte sich aufstützen / aufrechthalten (hold herself up), um atmen zu können (*Cooper*). (6.2) **

6. Hypochondrie (*Cooper*). (6.2)**

Unbehaglichkeit

1. Sie fühlen sich durch und durch krank (vier Prüferinnen). (6.1)
2. Unbehagliche Empfindung in der Beckenregion. (1.4)
3. Sie war bei der auf die Prüfung folgenden Regel völlig frei von Schmerzen und dem Unbehagen (uneasiness), welches sie sonst üblicherweise dabei empfand (Heilwirkung). (1.4)
4. Ein unbeschreibliches Krankheitsgefühl im ganzen Körper (all over), mit heftigem Schmerz im Rektum. (6.2)
5. Dumpfer klopfender Kopfschmerz, den ganzen Tag, beim Zubettgehen so schlimm, daß sie sich ganz krank (ill all over) fühlte. (1.2)
6. Schwere der Augen; fühlt sich fast krank genug, um ins Bett zu gehen. (6.2)
7. Legte sich früh zur Ruhe, sehr unruhiger Schlaf, fühlte sich durch und durch krank. (6.1)

Unerträglichkeit von Schmerzen oder Empfindungen

1. *Viburnum prunifolium* macht die Schmerzen bei der Entbindung geringer und erträglicher. (11) *
2. Qualvolle Kolikschmerzen in Gebärmutter und Unterbauch, 10 bis 12 Stunden lang anhaltend. (2.1)
3. Krampfige Kolikschmerzen im Unterbauch, fast unerträglich, die Schmerzen treten plötzlich und mit schrecklicher Intensität auf, als wolle sie „unwohl" werden, meist oder immer nachts. (11)
4. Krampf- und Kolikschmerzen treten unmittelbar vor dem Einsetzen der Regel und mit schrecklicher Intensität auf. (2.1)
5. Er wurde von heftigen Krampfschmerzen in Magen und Därmen gefoltert und zusammengezogen (doubled up). (1.14)

Zorn

1. Er war (der heftigen Beschwerden bei der Prüfung wegen) extrem böse auf Dr. *Hawkes* und beschuldigte diesen, er habe ihn absichtlich vergiften wollen. (1.14)

SINNESTÄUSCHUNGEN

1. Schwere über den Augen und in den Augäpfeln, so schlimm, daß sie zuweilen zweimal hinsehen mußte, um sicher zu sein, daß sie einen Gegenstand wirklich sah. (1.2)

TRÄUME

1. Legte sich früh zur Ruhe, sehr unruhiger Schlaf, fühlte sich durch und durch krank; im Schlaf Gefühl zu fallen und häufiges Aufwachen mit Auffahren / Zusammenfahren (start). (6.1)

SCHLAF

Schlaflosigkeit, Einschlafstörung

1. Zwischen den heftigen Schmerzen Schlafbedürfnis vor Erschöpfung, aber sie konnte nicht schlafen. (6.1)

Aufwachen, Durchschlafstörung

1. Schlaf durch geringes Geräusch gestört. (2.1)
2. Legte sich früh zur Ruhe, sehr unruhiger Schlaf, fühlte sich durch und durch krank; im Schlaf Gefühl zu fallen und häufiges Aufwachen mit Auffahren / Zusammenfahren (start). (6.1)
3. Unruhiger und unerfrischender Schlaf. (1.1)

Schläfrigkeit

1. Schläfrig nach dem Mittagessen. (1.5)
2. Morgens beim Aufstehen müde. (5)

SCHWINDEL

Ohnmacht, ohnmachtsartiger Schwindel

1. Bücken macht Schwindel; Aufstehen verursacht Ohnmachtsgefühl, Schwindel und Übelkeit. (3.1.1)
2. Wenn sie völlig ruhig lag, hatte sie keine unangenehmen Empfindungen, aber beim Bewegen trat eine tödliche Übelkeit in der Magengrube auf; beim Versuch, aufzustehen, fiel sie in Ohnmacht. (11)
3. Gefühl von Enge im Kopf und Übelkeit, muß sich hinlegen; Ohnmacht beim Versuch, sich aufzusetzen (während Menses und zehn Tage lang danach). (1.5)

Schwankschwindel

1. Schwindel beim Aufstehen aus dem Sitzen, fühlt sich, als solle sie vorwärts fallen. (2.1)
2. Schwindel mit Neigung, sich nach links zu drehen. (1.6)

KONVULSIONEN

1. *Vib.* wurde sogar die Fähigkeit zugeschrieben, puerperale Konvulsionen bei den dazu Prädisponierten zu verhindern, wenn sie es in den letzten zwei Schwangerschaftsmonaten fortgesetzt einnehmen. (2.2)
2. Hysterische Konvulsionen durch Gebärmutterreizung. (2.2)
3. Lähmungsartige Zustände treten nach Krämpfen oder Konvulsionen auf. (11)
4. *Viburnum prunifolium* ist lt. *Phares* „vielleicht das beste Mittel gegen Tetanus" (in materiellen Dosen als Muskelrelaxans? vr). (6.2)*

SEXUELLER TRIEB

1. Unwillkürliche Samenergießung ohne Träume. (11)

MODALITÄTEN, CAUSAE

1. Dumpfer Stirnkopfschmerz, sich zu den Augäpfeln erstreckend, durch geistige Anstrengung verschlimmert und durch Bewegung gebessert. (1.1)
2. Dumpfer, verwirrender Stirnkopfschmerz, zu beiden Schläfen ausstrahlend, wie nach Nachtwachen oder Schlafmangel, so schlimm, daß er die Beendigung der geistigen Anstrengung erzwingt. (11)
3. Kopfschmerz beginnt um 15 Uhr und ist nachts schlimmer. (11)

4. Die linke Seite ist vorwiegend affiziert. (3.1.1)
5. Liegen auf der linken Seite ist unmöglich, während der ganzen Prüfung, wegen heftigen Klopfens im linken Hypochondrium, wenn er dies versucht. (1.1)
6. Muß sich dauernd umherbewegen, im Zimmer umhergehen, weil dies die Schmerzen im linken Hypochondrium und Lumbalbereich bessert; auch Druck vermindert die Heftigkeit des Schmerzes. (1.1)
7. Heftiger Schmerz in der Nierengegend, besser durch Drücken über den Rücken mit gekreuzten Armen. (1.7)
8. Druck im Rücken bessert die Schmerzen, z.B. Gehen mit einem quer über den Rücken gepreßten Stock. (12)
9. Schmerz in Rücken, Leisten und Unterbauch, „durch sie durch" (across her), als käme die Regel; schlimmer am frühen Abend und in geschlossenem Raum, besser an der frischen Luft und durch Bewegung. (1.4)
10. Wandernder müder Schmerz in den Rückenmuskeln, zu Hüften und Knien sich erstreckend, mit Abneigung, sich umherzubewegen. (1.1)
11. Dumpfer schwerer Kopfschmerz, vor allem über den Augen, mehr links..., schlimmer durch plötzliche Erschütterung oder falschen Tritt und durch Vorbücken (vor der verspäteten Regel). (1.5)
12. Besserung durch Ruhe, Druck und im Freien (8); Verlangen nach Ruhe, nach Hinlegen (6.2).
13. Wenn sie völlig ruhig lag, hatte sie keine unangenehmen Empfindungen, aber beim Bewegen trat eine tödliche Übelkeit in der Magengrube auf; beim Versuch, aufzustehen, fiel sie in Ohnmacht. (11)
14. Fußkrämpfe nach langem Gehen. (6.2)
15. Schwindel durch Treppabgehen. (8)
16. Morgendliche Übelkeit und Herzklopfen der Schwangeren. (4) *
17. Drohender Abort bei einer Schwangeren, nach Überanstrengung durch Lenken ihres scheuenden Pferdes. (2.3)
18. Alles bessert sich im Liegen (Hysteralgie; 25j. Frau). (3.1.2)
19. Schmerz in der linken Lumbalregion und dem linken Hypochondrium, so heftig, daß er Ohnmachtsgefühl hervorrief; trotz kühler Nacht brach am ganzen Körper warmer Schweiß aus, was Erleichterung brachte. (1.16)
20. Verschlimmerung: durch Schreck; vor der Regel; durch kalte oder Schneeluft; beim Liegen auf der linken Seite; durch plötzliche Erschütterung; in einem engen Raum (8); bei Nacht in geschlossenem Zimmer, durch plötzliches Geräusch (3.1.1).
21. Häufige und sehr frühe Fehlgeburten; bei jeder Menstruation wird das (eben eingenistete) Ei wieder ausgestoßen, dadurch Sterilität. (5)
22. Funktionsschwäche der Fortpflanzungsorgane steriler Frauen (*Haehl*). (9)
23. Falsche Wehen in den letzten Schwangerschaftsmonaten (4); Bauch- und Beinkrämpfe der Schwangeren, überhaupt Krämpfe und Kontraktionen der Extremitäten bei Schwangeren (5).
24. *Viburnum prunifolium* ist vorzüglich wirksam in der Verhütung von Abortus und Frühgeburt, seien sie habituell oder nicht, zufällig oder durch Abortivmittel hervorgerufen (*Phares*). (3.1.1) *
25. Verhindert den Abort, wenn es vor dem Blasensprung gegeben wird. (8)

AS-IF-EMPFINDUNGEN

Kopf, Augen, Ohren

1. Schrecklicher zermalmender (crushing) Schmerz, vor allem in der linken Scheitelregion (lt. (3.1.1): „in der linken Seitenwandgegend"), mit einer Empfindung, als wenn sich der Kopf an dieser Stelle öffne und schließe; schlimmer durch Bewegung und Geistesanstrengung. (6.1)
2. Dumpfer, verwirrender Stirnkopfschmerz, zu beiden Schläfen ausstrahlend, wie nach Nachtwachen oder Schlafmangel, so schlimm, daß er die Beendigung der geistigen Anstrengung erzwingt. (11)
3. Gefühl von Enge im Kopf und Übelkeit, muß sich hinlegen; Ohnmacht beim Versuch, sich aufzusetzen (während Menses und zehn Tage lang danach). (1.5)
4. Gefühl, als werde am Haar gezogen. (6.2)
5. Wundes Gefühl in den Augäpfeln; scharfe schießende Schmerzen wie von einem Messer. (5)
6. Scharfer zuckender Schmerz in den Ohren, als wenn ein scharfes Messer hineinstäche, eine Stunde anhaltend (1. T.). (1.2)
7. In der ersten und mehreren folgenden Nächten Erwachen mit großen Schmerzen in den Ohren, tief im Knochen, wobei das äußere Ohr wund war wie gequetscht; sie mußte es reiben und hatte das Gefühl, als müsse sie es geradeziehen (straighten it); Empfindung, als sei es an den Kopf genagelt (pinned); sie konnte nicht auf der befallenen Seite liegen, doch wenn sie auf der anderen lag, wurde sie von ähnlichen Empfindungen im anderen Ohr geweckt und mußte daher viele Male ihre Lage ändern. (1.5)

Verdauungsorgane

1. Leeregefühl, als sei der Magen seit Tagen leer gewesen. (5)
2. Wehgefühl im Magen wie zum Sterben. (3.1.1)
3. Empfindung, als wenn eine heiße Flüssigkeit durch die Milzgefäße laufe, mit heftigen stechenden, schießenden Schmerzen im linken Hypochondrium, tiefsitzend, wie in der Milz; besser durch Umhergehen im Zimmer (am Abend d. 3. T.). (1.1)
4. Stuhl lang, hart und schwer auszustoßen; er hat Verlangen zu defäzieren, aber wenn er es versucht, hat er das Gefühl, es sei gar nichts im Rektum. (1.8)
5. Drängen zum Stuhl, als sei es gefährlich, die Entleerung aufzuschieben; doch der Stuhl war groß und schwierig zu entleeren. (1.10)

Urogenitalsystem

1. Empfindung, als wenn der Urin nach jeder Entleerung noch weiterfließe (4. T.). (1.7)
2. Gefühl, als gingen einige Tropfen Urin ab (*Boger*). (13)
3. Krampfiger Schmerz im Hypogastrium, als wenn die Regel käme. (1.2, 1.16)
4. Krampfige Schmerzen im Unterbauch, als wenn die Regel käme, vor allem nachts (4 Prüferinnen; alle brachen dieser Beschwerden wegen die Prüfung ab). (1.13)
5. Herabdrängende Empfindung im Bauch, als wolle die Regel kommen. (1.3)
6. Schmerz in Rücken, Leisten und Unterbauch, „durch sie durch" (across her), als käme die Regel; schlimmer am frühen Abend und in geschlossenem Raum, besser an der frischen Luft und durch Bewegung. (1.4)
7. Kongestioniertes Gefühl (im Becken? vr), als wolle die Regel kommen. (2.1)
8. Herabdrängende Schmerzen im Becken wie während der Regel. (2.1)

9. Qualvolle Schmerzen im Unterbauch, mit Herabdrängen und einem Gefühl, als würde der Körper von der Taille bis zum unteren Teil des Beckens in sich zusammenfallen (collapse). (6.2)
10. Anhaltendes Herabdrängen von hinten nach vorn in die Ovarial- und Uterusgegend. (6.1)
11. Schwere herabdrängende Schmerzen, die vom Rücken um den Leib herum zum Uterus verlaufen, welcher krampfhaft schmerzt, um 4 Uhr früh. (6.1)
12. *Vib.* hat wie *Sepia* Leeregefühl im Magen und Herabdrängen des Uterus hervorgerufen, doch das Herabdrängen ist viel heftiger als bei *Sepia* und kulminiert in heftigen Gebärmutterkrämpfen. (10)
13. Intervallweise quälende, mahlende Schmerzen in Eierstöcken und Gebärmutter, mit Gefühl, als drehten sich die Organe herum (turning upside down), und als würden die Teile durch die Vulva herausgedrängt / herausgezwungen (forced through); Verlangen, die Teile zu stützen. (6.1)
14. Empfindung, als ob die inneren Geburtsteile durch die Vulva hervorgedrängt würden, so daß sie die Körperteile mit der Hand stützen mußte. (3.1.1)

Atmungsorgane, Herz, äußerer Thorax

1. Es scheint, als hörten die Muskeln des Brustkorbes auf zu funktionieren, was große Atemnot erzeugt. (2.1)
2. Herzklopfen mit Gefühl von Luftmangel, nach jedem heftigen Schmerzanfall (in der Brust? im Unterleib?). (6.1)
3. Empfindung, als wolle der Atem den Körper verlassen und das Herz aufhören zu schlagen (während plötzlicher heftiger Menstrualkolik (2.1), (1.2); bei Wiederkehr einer alten Herzarrhythmie (11)).

Bewegungsapparat

1. Bei der Regel, Schmerzen im Rücken, als wolle er brechen. (6.1)
2. Schmerzen in der Kreuzbeinregion, ein „ausgerenktes / disloziertes (unjointed) Gefühl". (6.1)
3. Die Rückenmuskeln fühlen sich lahm und zerschlagen an, wie nach schwerer körperlicher Anstrengung. (11)
4. Die Muskeln der gesamten linken Körperseite fühlen sich wund an, wie zerschlagen oder überanstrengt. (1.1)
5. Seltsames surrendes (buzzing) Gefühl in den Händen, als wollten sie bersten ((2.1) schreibt „brechen"). (1.2), (3.1.1), (11)

Allgemeines

1. Fühlt sich überall gebläht (bloated all over). (6.1)
2. Während der Schmerzen Gefühl, sich nicht bewegen zu können. (6.1)
3. (Wahnideen: wie nach langen Nachtwachen (*Roberts*). (13) (Diese Angabe habe ich eingeklammert hier integriert, weil es sich mit großer Wahrscheinlichkeit um eine Fehleinordnung handelt. Der Patient fühlte sich wohl erschöpft „wie nach langen Nachtwachen". vr))

Typus

1. Heftige spasmodische, nervöse Affektionen, besonders bei Frauen, abhängig von Störungen des Uterus oder der Ovarien. (8)

2. Geeignet für hochgewachsene, schlanke, blond- oder dunkelhaarige, hysterische Personen. (5)

Synonyma – Wolliger Schneeball, Krampfrinde, Geldern-Rose. High cranberry, Cranberry tree. Cramp bark tree. (2.1) Die übliche homöopathische Abkürzung für *Viburnum opulus* ist *Vib.*

Biologie, Chemie und Physiologie – *Viburnum opulus* ist ein strauchförmiges Geißblattgewächs, das an sumpfigen und feuchten Stellen Kanadas und der nördlichen USA wächst und mittlerweile auch in Europa eingebürgert ist. Er blüht weiß, wobei die großen auffälligen Blüten am Rande der Dolden allein der Werbung um bestäubende Insekten dienen; die unscheinbaren Blüten in der Mitte sind fruchtbar. Die Blätter sind dreilappig und ähneln entfernt Ahornblättern. Die Beeren reifen im September, sind rot und sauer und wurden als Ersatz für Preiselbeeren verwendet. Vögel dagegen verschmähen sie, selbst im Hochwinter, wie ich in meinem Garten beobachten konnte (ihres Valeriansäuregehalts wegen (4)).

Verwendet wird die frische Wurzelrinde und/ oder die innere Rinde der oberen verholzten Teile; die Tinktur entsteht durch Mazeration der im Mörser zerstoßenen Rinde in Alkohol. Dieser Teil der Pflanze enthält reichlich Iso-Valeriansäure, womit die krampflösende Wirkung von *Vib.* pharmakologisch erklärt wurde (lt. (4) stellt aber der Bitterstoff Viburnin das antispastische Prinzip dar) . Nach materiellen Dosen riecht der Urin wie Katzenharn (1.15). Außerdem enthält die *Vib.*-Rinde Triterpene, Gerbstoffe (u.a. Katechin, welches sich in *Viburnum prunifolium* nicht findet), ein ätherisches Öl (nur in der frischen Droge), Wachs, Säuren, fraglich Alkaloide (4).

Vib. wirkt vor allem auf den Uterus und die Harnorgane. Die hervorstechendste Empfindung aller weiblichen Prüfer war ein Herabdrängen und heftiger Unterleibsschmerz, „als erscheine die Regel", teils mit vorzeitiger Menstrualblutung. „Die Menstruation erscheint in Form großer Klumpen von der Farbe rohen Rindfleisches, die fest wie Leber sind" (1.2); keine andere Arznei bietet diesen Befund (*Sabina*: dunkle Klumpen, leberfarben). Demgemäß werden alle *Viburnum*-Arten bei Metrorrhagien, Abortus imminens und Dysmenorrhoe gebraucht (diese Indikation stammt ursprünglich von den Indianern Nordamerikas). Eine weitere objektive Beobachtung lautet „Tropfnaß geschwitzt bei den Schmerzen" (6.1). Viele Prüfer bekamen heftige Kopfschmerzen und dabei, oder sogar schon vorher, sehr verstärkte Ausscheidung wässerigen Harns (1.6 - 1.12), mehrfach traten Schmerzen der Nierengegend auf (z.B. 1.1) und eine Patientin von *Burnett*, deren klimakterische Beschwerden sich unter *Viburnum*-Tinktur sehr besserten, entwickelte als „Nebenwirkung" Inkontinenz beim Husten und Gehen sowie eine Enuresis nocturna (1.15). Bei einem männlichen Prüfer kehrte eine alte Epididymitis wieder (1.7).

Bisher wurde *Vib.* meist in der Tinktur oder niedrigsten Potenzen verordnet. Tinktur und D30 bewirkten jedoch in den Prüfungen dieselben Beschwerden (1.1, 1.2, 1.4); eine Prüferin bekam sogar nur auf D30 die typischen Symptome und nach der Tinktur nicht.

Mittelbeziehungen – Vgl. *Caul., Puls., Sep.* (8); *Xanthox., Cham., Cimic., Sabin., Valer., Cupr.* (9), *Galvanismus* (ein Dr. *Neftel* hat viele Fälle von Dysmenorrhoe mit galvanischen Strömen behandelt, und alle seine Kasuistiken ähnelten in einzigartiger Weise den von *Hale* mit *Viburnum* geheilten Fällen) (11).

Verat. besserte den durch *Vib.* bedingten Kollapszustand bei Diarrhoe während der Menses, *Aconit* die Epididymitis (5).

Viburnum prunifolium antidotiert die fruchtabtreibende Wirkung von *Gossypium herbaceum* (11). *

Mittelverwechslungen und pharmazeutische Probleme – Bei ähnlichen Indikationen wie *Viburnum opulus* wurden zuweilen auch die botanisch und pharmakologisch nahe verwandten, ungeprüften Arten *Viburnum prunifolium* (mit rundovalen Blättern und schwarzen Beeren) und *Viburnum tinus* (mit immergrünen lorbeerartigen Blättern) verordnet. Für sie sind bisher keine spezifischen psychischen Symptome bekannt. Ichnahe klinische Symptome, welche mit diesen *Viburnum*-Arten geheilt wurden, finden sich besonders gekennzeichnet im obigen Kapitel: ein Sternchen * bezeichnet *Vib. prunifolium*, zwei Sternchen ** *Vib. tinus.*

Quellen – 1) HS1 p (1.1: H.C. Allen (TM), 1.2: Frl. L.F.W. (TM), 1.3: Frl. E.A.C. (D1), 1.4: Frl. E.M.S. (D30), 1.5: Frl. E.E.B. (D30), 1.6: Burchfield (D1), 1.7: Brasted (D1), 1.8: Kasselmann (D1), 1.9: Flint (TM), 1.10: Collin (D1), 1.11: Beal (D30) 1.12: Botorf (D1), 1.13: vier Frauen (o.A.d.P.), 1.14: Hawkes berichtet über Symptome von 4 Männern und 3 Frauen (TM), 1.15: Nebenwirkungen bei 49j. Frau, berichtet von Burnett (TM), 1.16: H.C.Allen und Frl. L.F.W. (D30)); 2) HRC (2.1: C.F.M./HRC/1889 p (o. A. d. P., am ehesten TM), 2.2: a.a.O. k (phytotherapeutische Anzeigen), 2.3: a.a.O. k (D3)); 3) AHZ (3.1: M./AHZ/1903/11 - 12 (3.1.1: Angaben von Fanton, p (TM), 3.1.2: Fanton, k (TM)), 3.2: Burnett, J./AHZ/Bd. 98 (1879)/3 (S. 23) k (TM)); 4) LSR1 t; 5) HR1 k; 6) C1 (6.1: p, 6.2: k); 7) Leers, H.: Einfache Homöopathie in Fallbeispielen. Bd. 1. Heidelberg: Haug 1990 (Fall 90, S. 137 k (D6)); 8) PTK1 k; 9) SF1 k; 10) FR1 k; 11) HL1 p (TM); 12) K k; 13) SYS1 k; 14) CMM k.

Vichy aqua (Grande Grille, Source Hópital)

GEIST UND GEMÜT

Angst

1. Sehr niedergeschlagen, grundlos ängstlich um die Zukunft, am Morgen (99. Tag). (1)

Benommenheit, wie nicht ausgeschlafen, wie berauscht, betäubt etc.

1. Anfälle leichter, aber lange anhaltender Benommenheit (obnubilation) (eine Frau, Migräne). (4.2)

Furcht

1. Sehr niedergeschlagen, fühlte sich, als solle ein Unglück geschehen; dieses Unbehagen vergeht nach dem Essen (83. Tag). (1)
2. Trotz negativer Röntgenbefunde fragt er sich, ob er eine organische Schädigung des Magens aufweise, seiner heftigen abdominellen Schmerzkrisen wegen (47j. Arzt, Heilung durch Trinkkur und *Homéo-Vichy H* allein, innerhalb weniger Tage). (4.2) *
3. Wagt nicht zu essen, der Verschlimmerung ihrer brennenden Magenschmerzen wegen (50j. Frau). (4.2) *
4. Nachts häufig Empfindung, als ziehe sich sein Magen zusammen; er schreckt aus dem Schlaf hoch und setzt sich im Bett auf, mit Angst, daß er sterbe (34j. Mann; Besserung erfolgte unter *Homéo-Vichy H* zusammen mit anderen Arzneien, später konnte das gute Resultat mit *Homéo-Vichy H* allein aufrechterhalten werden). (4.2) *
5. Er kann sich eines leichten Unbehagens (émoi) nicht erwehren, jedesmal, wenn er ans Telefon gerufen wird; dies geht bis zu einer gewissen Schwierigkeit, sich auszudrücken, und einem Stottern (bégaiement) zu Beginn des Telefonats, das nur er selbst wahrnimmt (34j. Mann, Chef eines Industrieunternehmens, Dyspepsie; Besse-

rung erfolgte unter *Homéo-Vichy H* zusammen mit anderen Arzneien, später konnte das gute Resultat mit *Homéo-Vichy H* allein aufrechterhalten werden). (4.2) *

Gedanken, Denkvermögen

1. Körperliche und intellektuelle Depression. (4.1)
2. Zeichen vorzeitiger Senilität. (4.1)
3. Dauerhaft vermehrtes körperliches und intellektuelles Wohlbefinden (Heilwirkung von *Homéo-Vichy G*; eine Frau, Migräne). (4.2)

Gier, Suchtverhalten

1. Gieriger Hunger vor dem Abendessen, und doch aß er bei der Mahlzeit sehr wenig und ohne Genuß (26. T.). (1)
2. Begier nach Speise, wie von Magenschwäche, mit Übelkeitsgefühl, ohne Hunger (n. 1 1/2 St., am 89. T.). (1)
3. Abends Gefühl, als wolle Durchfall auftreten; dann Hungergefühl zu ungewöhnlicher Stunde (82. T.). (1)

Hast, Eile

1. Immer eilig (34j. Mann, Chef eines Industrieunternehmens, Dyspepsie; Besserung erfolgte unter *Homéo-Vichy H* zusammen mit anderen Arzneien, später konnte das gute Resultat mit *Homéo-Vichy H* allein aufrechterhalten werden). (4.2) *

Thema „Tod" (Suizidalität etc.)

1. Denkt oft an den Tod. Kann nicht ins Kino gehen, ohne zu denken: „Wenn alle Zuschauer, die heute in diesem Kinosaal sind, ein Jahr später im gleichen Saal zusammengerufen würden, wieviele würden bei diesem Appell fehlen?" (34j. Mann, Dyspepsie; Besserung erfolgte unter *Homéo-Vichy H* zusammen mit anderen Arzneien, später konnte das gute Resultat mit *Homéo-Vichy H* allein aufrechterhalten werden). (4.2) *

Traurigkeit, trübe Stimmung

1. Depression. (4.1) *
2. Immer traurig oder gereizt (Normalisierung unter *Homéo-Vichy H* zusammen mit anderen Homöopathika, Pat. verhinderte Rezidive später aber immer mittels des ersteren Medikaments; 57j. Frau, Leberinsuffizienz). (4.2) *
3. Sehr niedergeschlagen, grundlos ängstlich um die Zukunft, am Morgen (99. Tag). (1)
4. Sehr niedergeschlagen, fühlte sich, als solle ein Unglück geschehen; dieses Unbehagen vergeht nach dem Essen (83. Tag). (1)

Unbehaglichkeit

1. Druck im Hinterkopf, mit allgemeinem Unbehagen, als wolle Fieber auftreten, nach dem Abendessen; auf wermes Einhüllen des Kopfes verging der Schmerz (26. T.). (1)
2. Schmerzhafte Unbehaglichkeit in der Brust, gefolgt von Auswurf eitriger Materie; dieses Unbehagen geht nach und nach zurück (92. T.). (1)

SINNESTÄUSCHUNGEN

1. Verschiedenfarbige Funken vor Augen, morgens (99. T.). (1)
2. Morgens beim Erwachen stinkender, leichenartiger Geruch in der Nase (66. T.). (1)
3. Ein sehr starker Gurkengeruch in der Nase, morgens (75. Tag). (1)

TRÄUME

1. Ermüdende Träume nachts, doch ist der Schlaf länger als üblich (90. T.). (1)

SCHLAF

1. Insomnie (*Grande Grille* und *Hópital*). (4.1)
2. Konnte weder essen noch schlafen, wegen heftiger abdomineller Schmerzkrisen, die zuweilen sogar Morphingaben erforderten; kam in einem Zustand extremer Erschöpfung und Malnutrition in Vichy an (47j. Arzt, Heilung durch Trinkkur und *Homéo-Vichy H* allein, innerhalb weniger Tage). (4.2) *
3. Somnolenz nach dem Essen (68. T.); übermäßige Schläfrigkeit abends (84. T.). (1)

SEXUELLER TRIEB

1. Verminderung des sexuellen Verlangens (22. T.). (1)
2. Starke und lang anhaltende Erektionen, ohne Erregung oder geschlechtliches Verlangen, nachmittags (50. T.). (1)

MODALITÄTEN, CAUSAE

1. Müdigkeit, besonders morgens ausgeprägt. (4.1) *
2. Heftige Gastralgien infolge von Überarbeitung in der Praxis (47j. Arzt, Heilung durch Trinkkur und *Homéo-Vichy H* allein, innerhalb weniger Tage). (4.2) *
3. Sehr niedergeschlagen, fühlte sich, als solle ein Unglück geschehen; dieses Unbehagen vergeht nach dem Essen (83. Tag). (1)
4. Übermäßige Schwäche nach dem Beischlaf, als leide er Hunger (22. T.). (1)
5. Sehr empfindlich auf Kälte und Zugluft (28. T.). (1)
6. Verträgt keinerlei Speise, mehr außer ein wenig Milch oder Gemüsebrühe, ist abgemagert und schwach; keinerlei homöopathische Arznei hilft dauerhaft, erst *Homéo-Vichy G* bessert nachhaltig, so daß eine ausreichende laktovegetabile Diät vertragen wird (62j. Frau, Dyspepsie). (4.2)

AS-IF-EMPFINDUNGEN

Kopf, Augen, Ohren

1. Kopfweh, wie von Zusammendrücken der Schläfen (um 16 Uhr, bei stürmischem Wetter; 31. T.). (1)

Verdauungsorgane

1. Vorübergehendes Gefühl, als solle ihm übel im Magen werden, wie wenn man die ersten Wirkungen eines Emetikums spürt, ohne Würgen oder Anstrengungen zum Brechen (n. 1/2 St., 18. T.). (1)
2. Nachts häufig Empfindung, als ziehe sich sein Magen zusammen; er schreckt aus dem Schlaf hoch und setzt sich im Bett auf, mit Angst, daß er sterbe (34j. Mann; Besserung erfolgte unter *Homéo-Vichy H* zusammen mit anderen Arzneien, später konnte das gute Resultat mit *Homéo-Vichy H* allein aufrechterhalten werden). (4.2)*
3. Greifen in den Därmen, wie wenn man Stuhldrang hat, ohne wirkliches Bedürfnis (89. T.). (1)

4. Gefühl in den Därmen wie Drang zum Stuhl; ein paar Minuten später kam nichts als Wind (3. T.). (1)
5. Abends Gefühl, als wolle Durchfall auftreten; dann Hungergefühl zu ungewöhnlicher Stunde (82. T.). (1)

Atmungsorgane, Herz, äußerer Thorax

1. Empfindung auf der Brust, als drücke ein Stab / eine Stange (bar) quer darauf (across it) und hindere am Atmen (1/4 St. n. Einn.), danach Husten mit Auswurf dicken Schleims (93. T.). (1)

Bewegungsapparat

1. Schmerzhafte Steifheit der Nackenmuskeln und Mm. scaleni der linken Seite, wie nach einem falschen Tritt; Bewegen dieser Teile ist sehr schmerzhaft (am Nachmittag des 27. Tages). (1)

Haut

1. Stechendes Jucken hinten im Nacken, wie von Nadeln, nötigt ihn zum Kratzen (2. T.). (1)

Allgemeines

1. Übermäßige Schwäche nach dem Beischlaf, als leide er Hunger (22. T.). (1)

Typus – Abmagerung, Asthenie, teils Ikterus. (4.2)

Synonyma – Vichywasser. Der Name „Vichy" leitet sich von dem alten Namen des Badeortes, „vicus calidus" (warmes Dorf) her, der dem Ort seiner warmen Quellen wegen gegeben worden war (3).

Biologie, Chemie und Physiologie – Es handelt sich um das Wasser der „*Grande Grille*" - Quelle und der „*Source Hópital"* von *Vichy* in Frankreich. Eine in (1) abgedruckte Analyse besagt, daß 100 g des Wassers ersterer Quelle zur Zeit der Prüfung 4,418 g Carbonat, 164 mg Sulfat, 70 mg Phosphat, 1 mg arsenige Säure, 334 mg Chlorid, 70 mg Silikat, 2 mg Eisenoxid, 169 mg Calcium, 2 mg Strontium, 97 mg Magnesium, 182 mg Kalium und 2,488 g Natrium enthielten. Von besonderem Interesse für die homöopathische Anwendung ist der Arsengehalt des Wassers. Trink- und Badekuren in Vichy wurden bei vielen Krankheiten verordnet, besonders bei solchen des Verdauungstrakts, der Leber und Galle, bei Steinleiden, Blasenkatarrh, Gicht und Rheumatismus, Diabetes mellitus, Hautkrankheiten sowie chronischer Blutanschoppung des Uterus (2). Trinken von *Vichywasser* verbessert die Wirksamkeit und gastrointestinale Verträglichkeit antiinflammatorischer Medikamente bei entzündlichem Rheumatismus (3). Die berühmteste Geheilte von Vichy war die *Marquise de Sevigny* (spätes 17. Jhdt.), welche durch eine Kur in diesem Ort Befreiung von einer schweren rheumatischen Symptomatik erfuhr (Torticollis, mit Unfähigkeit, die Arme zur Körperpflege oder zum Schreiben zu gebrauchen; zugleich Arthritis der Knie) (3). Vichy ist seit der Römerzeit ein beliebter Kurort; es gab dort ein Bade- und Bewegungstherapiezentrum für römische Legionäre. Nachdem er im Mittelalter weitgehend in Vergessenheit geraten war, entdeckte ab der Zeit von Louis II. ein Mönchsorden die Heilkräfte des *Vichywassers* neu (3).

Die einzige Prüfung war leider im französischen Original nicht mehr zugänglich; es handelt sich um einen Selbstversuch von *Croserio* mit kleinen Gaben des reinen *Vichy-*

wassers und niedrigen Triturationen und Dilutionen desselben. Andere Symptome entstammen Berichten über Wirkungen und Nebeneffekten des kurmäßigen Gebrauchs von *Vichywasser,* teils unter gleichzeitigem Gebrauch von Potenzen aus demselben (4). *Castueil* schreibt, daß die Quelle *Grande Grille* mehr auf die Leberfunktionen, die *Source Hópital* mehr auf den Magen wirke, indem sie saure Dyspepsie hervorbringe und heile (4.1); die im selben Artikel berichteten Fälle (4.2) weisen jedoch keine so scharfe organotrope Trennung auf. Ein körperliches Symptom, das fast regelhaft durch Gebrauch von *Vichywasser* beider Hauptquellen auftritt, ist Schmerzhaftigkeit der Fußsohlen; durch Gaben des potenzierten *Vichywassers* bessert sich dieses Symptom (4.1).

Mittelbeziehungen – Vgl. *Ars., Kali-ar., Nat-ar.* (vr), sowie *Nat-m.* und *Kali-c.* (2).

Mittelverwechslungen und pharmazeutische Probleme – Durch das Wasser der *Source Hópital de Vichy* erzeugte oder geheilte Symptome, gleich ob durch Potenzen desselben oder bei der Trinkkur, wurden integriert und zur Unterscheidung mit einem Sternchen * bezeichnet.

Castueil, der mit der C6 aus beiden Quellwässern experimentierte, war der Meinung, daß die von ihm *„Homéo-Vichy G"* und *„Homéo-Vichy H"* genannten Präparate anders wirkten als das Wasser selbst und die Wirkung des letzteren nur ergänzten, aber nicht ersetzten. Ob er recht hat, läßt sich nur durch Therapieversuche feststellen, bei welchen potenziertes *Vichy aqua* als Monotherapie nach den Symptomen verordnet wird. Gleiches gilt für andere potenzierte Mineralwässer (siehe *Teplitz aqua, Wildbad aqua*).

Quellen – 1) A1 p (s.o.); 2) C1 k; 3) Arnaud, J.L., Fremont, J./AHF/1978/6 k (Angaben zu Geschichte und Indikationen der Badekur in Vichy, sowie Beschreibung des Falles der Marquise de Sevigne, die im Jahre 1676 durch eine Kur in Vichy geheilt wurde); 4) Castueil/La Documentation Homoeopathique L. H. F./ Bd. VII (4.1: p (Folgen der Trinkkur), 4.2: k (C6), beides entweder durch Wasser der Grande Grille oder der Source Hópital (letzteres mit Sternchen *), zusätzlich zur Trinkkur mit kleinen Mengen des Wassers selbst).

Vinca minor

GEIST UND GEMÜT

Arbeit (Fleiß, Faulheit, Unfähigkeit zur Arbeit usw.)

1. Um 10 Uhr vormittags, Glieder wie zerschlagen, große Müdigkeit, die Augen werden nur mit Mühe offengehalten, Unlust zur Arbeit (1. T., 3 St. n. Einn. v. 5 Tr. d. TM). (7.3)
2. In der letzten Zeit habe ich gar keine Initiative mehr, bin beherrscht von dem Gefühle des Ruhebedürftigseins, und (es) ist mir daher das dolce far niente (süße Nichtstun) am allerliebsten (1 Monat nach der nur 2 Tage dauernden Einnahme der Tinktur). (7.3)
3. Melancholie, Arbeitsunlust, Heftigkeit und leichte Erregbarkeit zeigen sich noch (weiterhin) öfter (2 Monate nach der nur 2 Tage dauernden Einnahme der Tinktur). (7.3)

Benommenheit, wie nicht ausgeschlafen, wie berauscht, betäubt etc.

1. Eingenommenheit des Vorderkopfes, mit langsamem Drücken zu den Augen hin und Trübung des Sehvermögens, schlimmer durch Vorbücken beim Schreiben. (1)
2. Etwas duselig, wie nach Genuß schwachen Alkohols (10 Min. n. Einn. v. 7 Tr. der Essenz in Wasser, der 1. Dosis). (7.3)

3. Zunehmende Eingenommenheit in der Stirn (1. T., 20 Min. n. Einn. weiterer 7 Tr. der Essenz). (7.3)
4. Linksseitige Kopfeingenommenheit (nach 2 x 75 Tr.). (7.3)
5. Eingenommenheit des Kopfes und Sensoriums (2. T.; 1/2 St. n. 7 Tropfen). (7.3)

Bewegungen: Zwangsbewegungen, Automatismen, Gesten, Lagen

1. Verlangen, die Glieder zu strecken. (1)
2. Auffallendes, abnorm starkes, „mächtiges" Strecken, Dehnen und Gähnen (mehrere Prüfer). (7.3)
3. In den letzten Tagen morgens beim Erwachen auffallender Trieb zum Dehnen und Strecken der Extremitäten (ab 5. Tag etwa). (7.3)

Ekelgefühl

1. Verspürt beim Einnehmen der C6 und sogar der C10 noch deutlich den unangenehmen, widerlichen Geschmack der (vorher in hohen Dosen geprüften) Essenz. (7.4)
2. Die gewohnte Zigarre schmeckt nicht (1. T.). (7.3)

Furcht

1. Traurigkeit mit Todesfurcht. (1)
2. Angst, zuviel Medizin genommen zu haben (11. T.; bei rheumatischen Gliederschmerzen). (7.3)
3. Furcht vor Unglück. (12)

Konzentration

1. *Vincamin* wird angewendet bei Aufmerksamkeits-, Konzentrations- und Gedächtnisschwäche. (7.1)

Lesen, Lernen, Schreiben, Studieren

1. Zittergefühl, vor allem der oberen Extremitäten, mit Schreckhaftigkeit, vorzüglich bei Geistesanstrengung. (1)
2. Augenverdunklung beim Lesen. (1)

Reue, Gewissensnot

1. Jähzorn und bald darauf Reue. (1)
2. Mürrisch, danach Reue (*Knerr*). (13)
3. Streitsüchtig, abwechselnd mit Reue (*Hering*). (13) (Beide Repertoriumsrubriken stammen von ein und demselben Symptom her, der Bedeutungsunterschied dürfte durch Ungenauigkeiten beim Übersetzen und Rückübersetzen entstanden sein. vr)

Ruhelosigkeit

1. Nacht unruhig, fieberhaft (11. N.). (7.3)
2. Ruhelosigkeit. (12)

Schreck, Auffahren

1. Zittergefühl, vor allem der oberen Extremitäten, mit Schreckhaftigkeit, vorzüglich bei Geistesanstrengung. (1)

Sprechen

1. Einsilbig, bei Übelkeit (1. T., abends). (7.3)

2. Singultus mit Pausen von 1/2 bis 1 Stunde, den ganzen Tag, das Sprechen und Essen erschwerend, wie er es noch nie an sich erlebt hatte (am Tag nach Einn.. v. 5 Tr. d. D3). (7.4)

Thema „Tod" (Suizidalität etc.)

1. Traurigkeit mit Todesfurcht. (1)
2. Mattigkeit, als sollte das Leben verlöschen. (1)
3. Große Schwäche und Hinfälligkeit zum Sterben (Tonikum). (10)
4. Gedanken an den Tod (*Jahr*) (13); mit Traurigkeit (*Knerr*) (14).

Traurigkeit, trübe Stimmung

1. Traurigkeit mit Todesfurcht. (1)
2. Während der ganzen Prüfungszeit besteht eine außerordentlich melancholische Gemütsstimmung (bei einem jungen Mann von sanguinischem Temperament). (7.3)
3. Eigentümlich melancholische Gemütsstimmung, gänzlich ohne äußeren Anlaß (ab dem 3. Tag, bei einem schwächlichen jungen Mann sanguinischen Temperaments). (7.3)
4. Die während der ganzen Prüfung andauernde melancholische Gemütsstimmung machte erst gegen Ende November (8 Wochen nach Prüfungsbeginn, 4 Wochen nach Ende der Einnahme) einer normalen Gemütsstimmung Platz. (7.3)
5. Melancholie, Arbeitsunlust, Heftigkeit und leichte Erregbarkeit zeigen sich noch (weiterhin) öfter (2 Monate nach der nur 2 Tage dauernden Einnahme der Tinktur). (7.3)

Unbehaglichkeit

1. Allgemeines undefinierbares Übelbefinden, mit rheumatischen Schmerzen (7. T.). (7.3)
2. Öde- und Katergefühl am Morgen des 12. Tages (nach fiebriger, fast schlaflos verbrachter Nacht). (7.3)

Unerträglichkeit von Schmerzen oder Empfindungen

1. Fressendes Jücken am Haarkopfe mit dem unwiderstehlichen Gefühle zum Kratzen. (1)
2. Beißen und Jucken am ganzen Körper, ab 14 Uhr, gegen 19 Uhr fast unerträglich werdend; seit dem 7. Tag d. Pr. steigert sich dieses Gefühl von Tag zu Tag und weckt ihn zuweilen sogar nachts aus dem Schlafe. (7.3)

Verdruß, Mißmut, schlechte Laune

1. Stimmung verdrießlich, „verkehrt" (1. T., 19.30 Uhr). (7.3)

Weinen, Wimmern

1. Weinerlichkeit. (1)
2. Unwillkürliches Weinen vor Schwäche (*P. Schmidt*). (13)

Zorn und Folgen desselben

1. Jähzorn und bald darauf Reue. (1)
2. Ärgerlichkeit. (1)
3. Die Nasenspitze wird bei der kleinsten Ereiferung rot. (1)
4. Melancholie, Arbeitsunlust, Heftigkeit und leichte Erregbarkeit zeigen sich noch (weiterhin) öfter (2 Monate nach der nur 2 Tage dauernden Einnahme der Tinktur). (7.3)

ILLUSIONEN

1. Drehender Schwindel mit Schwarzwerden und Flammen vor den Augen. (1)

TRÄUME

Alpdrücken

1. Nachts unruhige, schwere Träume (mehrere Nächte; mehrere Prüfer). (7.3)

Ängstlich, bang, besorgt

1. Unruhiger Schlaf, ängstliche Träume (1. N.). (7.3)

Schrecklich, grausig

1. Unangenehme Träume; zur Charakteristik dieser unangenehmen Traumbilder will ich erwähnen, daß z.B. im Traum ein Patient, den ich längere Zeit wegen Karies des linken Knie- und Sprunggelenks behandelt hatte (und zwar, wie leicht begreiflich, ohne durchgreifende Besserung), unter gräßlichen Drohungen und Verwünschungen auf den beiden oberhalb der Kniegelenke amputierten Oberschenkelstummeln gegen mich loshumpelte (16. N.). (7.3)

Sexuell

1. Geile Träume. (1)

SCHLAF

Schlaflosigkeit, Einschlafstörung

1. Schlaflosigkeit mit Nachtunruhe. (1)
2. Nacht unruhig, fieberhaft; Einschlafen erst gegen 4 Uhr morgens (11. N.). (7.3)

Aufwachen, Durchschlafstörung

1. Wird jede Nacht durch erfolgreichen Drang zum Urinlassen geweckt, seit Einnahme der ersten Dosis, die ganze Prüfung hindurch (eine 26j. Frau). (7.3)
2. Schüttelfrost, unruhiger Schlaf, besonders gegen Morgen Schweiß (21. u. 22. N.; Anfangsstadium eines diphtherie-ähnlichen Racheninfekts). (7.3)

SCHWINDEL

Drehschwindel

1. Drehender Schwindel mit Schwarzwerden und Flammen vor den Augen. (1)
2. Wirbelnder Schwindel mit Flackern vor den Augen. (11)
3. Schwindel vor den Augen, als ob die Gegenstände, das Zimmer etc. sich drehten; um 13 Uhr. (7.3)

Ohnmacht, ohnmachtsartiger Schwindel

1. Am 4. Tag der Regel sehr starker Blutverlust, so daß sie sich äußerst schwach fühlt und einer Ohnmacht nahe ist. (7.3)

KONVULSIONEN

1. Singultus mit Pausen von 1/2 bis 1 Stunde, den ganzen Tag, das Sprechen und Essen erschwerend, wie er es noch nie an sich erlebt hatte (am Tag nach Einn.. v. 5 Tr. d. D3). (7.4)

MODALITÄTEN, CAUSAE

1. Leeres Aufstoße nach Biertrinken, und allgemeine Verschlechterung nach Flüssigkeitsaufnahme. (1)
2. Abnorme Empfindlichkeit gegen saure Speisen, welche Durchfall und Bauchgrimmen hervorrufen (bei der Regel). (7.3)
3. Die meisten Symptome werden durch Bewegung in freier Luft gebessert. (1)
4. Die Kopfeingenommenheit bessert sich im Freien; die Rachensymptome dagegen verschlimmern sich bedeutend bei Bewegung an freier Luft. (7.3)
5. Am 4. Tag der Regel sehr starker Blutverlust, so daß sie sich äußerst schwach fühlt und einer Ohnmacht nahe ist. (7.3)
6. Schwäche und Prostration begleiten viele Leiden; Schwäche und Ohnmachtsgefühl, als würde er sterben. (9)
7. Verschlechterung: durch Zorn; Bücken; Gehen; nach dem Schlucken. (9)
8. Übelkeit durch Kaffee. (11)

AS-IF-EMPFINDUNGEN

Kopf, Augen, Ohren

1. Reißender Schmerz im Scheitel, als wolle der Scheitel bersten, mit dem Gefühle, als schlüge jemand von innen nach außen mit einem Hammer. (1)
2. Gefühl von Sträuben der Haare (*Boger*). (13)
3. Beim Lesen am Fenster Blendungsgefühl, trotzdem (obwohl) keine Sonne am Himmel (stand) (2. T., 14 Uhr). (7.3)
4. Sehen wie durch Schleier (22. T., 11 Uhr, 2 1/2 St. n. 50 Tr. TM). (7.3)
5. Klingen und Pfeifen in den Ohren, mit dem Gefühle, als ströme ein Wind (lt. (11): kalter Wind) heraus; besonders aber sind diese Gefühle dem linken Ohre eigen. (1)

Gesicht, äußere Nase

1. Kriebeln in der Haut des Gesichts wie von Insekten oder Spinnweben, um 16 Uhr (22. T., nach 2x 50 Tr. TM); um 9 Uhr vormittags Gefühl wie von Spinnweben am Unterkiefer, Hals und hinter den Ohrmuscheln mit Jucken der Kopfhaut (23. T., n. 100 Tr. TM). (7.3)

Mund, Zähne

1. Geschmack aller Speisen wie unkräftig. (1)
2. Gleich nach dem Einnehmen Gefühl von Trockenheit auf der Zunge, wie wenn dieselbe mit einem Tuche abgewischt würde. (7.3)

Hals, Rachen, Ösophagus

1. Vormittags 8 Uhr beim Frühstück Schmerzen im Gaumen von vorne bis hinten, als ob er schwürig wäre; Trockenheitsgefühl im hinteren Nasenraum; Leerheitsgefühl im Rachen, als ob alles herausgerissen wäre; rote Bläschen auf der Zunge; Ungeschicklichkeit beim Schlingen, Gefühl, als ob die Rachenwand unendlich lang wäre und der Bissen gar nicht in die Speiseröhre gelangen könne; der Schmerz im Gaumen verschwindet nach 1 1/2 Std., das Trockenheits- und Leeregefühl im Rachen dauert an bis zum Einschlafen (2. T.); am nächsten Tag wieder Ungeschicklichkeit beim Schlucken und Leeregefühl im Rachen. (7.4)

2. Gefühl, als stecke etwas tief unten in der Speiseröhre, welches zum Schlucken nötigt. (1)

Verdauungsorgane

1. Leere- und Hungergefühl im Magen; Hunger geht in Appetitlosigkeit über, bevor er gestillt werden konnte. (11)
2. Einmal, vor durchfälligem Stuhl, quer durch den Nabel – wie ein zweizölliges Band breit – schmerzhaftes Gefühl (1. T., abends). (7.3)
3. Nach kleinem Durchfallstuhl, stets fühlbarer Bauch, als wenn das ganze Bauchfell affiziert wäre (um 21 Uhr). (7.3)
4. Gefühl wie Flatus im After, es war aber ein Irrtum – flüssiger Stuhl (war entleert worden); um 23.30 Uhr (1. T.). (7.3)

Urogenitalsystem

1. Übermäßige Menstruation, fast wie ein Stilicidium (das heißt lt. *Jahr*: wie eine Dachrinne fließend), mit bedeutendem Schwächegefühl. (1)

Atmungsorgane, Herz, äußerer Thorax

1. Erwachen mit dem Gefühl, als sei eine feine Staubschicht über Rachen und Kehlkopf ausgespannt; einige Minuten lang Husten (18. T., morgens). (7.3)

Bewegungsapparat

1. Schmerzhafte Spannung und Steifheit in den Nackenmuskeln, mit dem täuschenden Gefühle, als läge eine Last darauf. (1)
2. Zittriges Gefühl, vor allem in den oberen Gliedern, mit Tendenz zum Aufschrecken, besonders bei geistiger Anstrengung. (1)
3. Abends 17.30 Uhr Lähmungsgefühl im rechten Vorderarm bis in die Fingerspitzen, schmerzhaft wie nach Übermüdung, kann kaum den Mantel ausziehen; dabei Kriebeln in den Fingerspitzen wie von Ameisen oder als ob der Arm einschlafen wolle; die rechte Hand ist kalt, die linke warm wie gewöhnlich (3. T.). (7.4)
4. Druckempfindlichkeit der Fingernägel, als wenn das Nagelbett entzündet wäre. (7.3)

Allgemeines

1. Zittergefühl in allen Gefäßen des Körpers. (1)
2. Mattigkeit, als sollte das Leben verlöschen. (1)

Synonyma – Immergrün, Singrün (3), Jungfernkranz, Mägdepalme, Totenkranz, Jungfernkraut (6); engl. Common periwinkle (2). Der lat. Name „vinca" wird von lat. vincire – umwinden – abgeleitet, wegen der Ausläufer der Pflanze (3).

Biologie, Chemie und Physiologie – Das Immergrün, eine Apocynacee, gehört zur deutschen Flora; es wächst an halbschattigen und schattigen feuchten Stellen, bedeckt dort rasch den Boden mit seinen immergrünen Ausläufern und pflanzt sich auch mittels derselben fort, indem es immer neue Wurzeln schlägt. Seine Blüten sind blau (selten rosa oder weiß), fünfblättrig und erscheinen bereits zeitig im Frühjahr; die Blätter sind eiförmig- lanzettlich, glänzend und lederartig, sie bleiben winters zum größten Teil erhalten (daher der deutsche Name). Die Pflanze ist anspruchslos und robust und wird deshalb gern als Bodendecker unter Bäumen oder auch auf Gräbern angepflanzt. Verwendet wird eine Tinktur aus der frischen, zu Blütebeginn gesammelten Pflanze (3).

Die Pflanze enthält als Hauptwirkstoff das Alkaloid *Vincamin*, welches im Tierversuch eine rasche und anhaltende Senkung des Noradrenalinspiegels mit eigentümlichem biphasischem Blutdruckabfall hervorruft, ferner eine Sedierung ohne Ermüdungserscheinungen und – nur bei intravenöser Gabe – eine Blutzuckersenkung (3). *Vincamin* ist mit dem Reserpin chemisch und pharmakologisch verwandt (4). Beim Menschen haben die Gesamtalkaloide von *Vinca minor* „eine Steigerung der Hirndurchblutung, besonders in geschädigten Hirnbezirken", bewirkt (3), weshalb man das Kraut bis vor kurzem noch gelegentlich als Bestandteil von Geriatrika fand. *Vincamin* verbessert die Fließfähigkeit des Blutes (7.1). Im Jahre 1990 wurden unpotenzierte *Vinca minor*-Zubereitungen wegen nicht auszuschließender Blutbildveränderungen von der deutschen Arzneimittelkommission verboten (7.2).

Die älteste homöopathische Indikation des Immergrüns lautet „feuchte Ausschläge auf dem Kopf, mit Gestank, mit Läusen; Favus, Weichselzopf" (1), und einer der Prüfer von *Schier* (7.3) wurde (nach Erstreaktion mit Furunkelbildung) durch die *Vinca*-Tinktur von einer jahrelangen, ausgeprägten Akne geheilt. Man gebrauchte *Vinca* volksmedizinisch gegen Erkältungen, Hypermenorrhoe, Blutungen, Ruhr und Tumoren (3, 4). Die Homöopathizität zu Racheninfekten bestätigt sich aus der letztgenannten Prüfung, denn wichtige Kennzeichen von *Vinca minor* sind laut derselben anginaartige Rachensymptome (der von Akne geheilte Prüfer hatte sogar eine regelrechte „Prüfungsdiphtherie") sowie das sehr konstante Auftreten herpesähnlicher Ausschläge an den Mundwinkeln, wie man sie häufig bei Rachen- und Luftwegsinfekten sieht. *Schier* empfiehlt ein Gurgelwasser aus einem Teil der Essenz (Urtinktur) von *Vinca minor* und 100 Teilen Wasser bei Anginen und Diphtherie.

Die neurologischen Symptome von *Vinca minor* (Spinnwebgefühl im Gesicht, Singultus, Parästhesien der Fingerspitzen usw.), welche sich vor allem nach hohen materiellen Dosen zeigten (7.3), verdienen mehr Beachtung; wie es scheint, wurden sie noch nie zur Mittelwahl genutzt.

Mittelbeziehungen – Vgl. *Rauw.* (Blutdruck) (4), *Mez., Olnd., Petr., Graph., Juglans regia, Sulf., Merc.* (Weichselzopf) (4, 10), *Hep.* (6), *Ust.* (9), *Merc-cy.* (bei der Diphtherie von *Merc-cy.* besteht mehr Angst, bei der von *Vinca* mehr Melancholie (7.3)) sowie die zahlreichen Metrorrhagie-Mittel, z.B. *Chin., Helon.* (11).

Vinc. wird antidotiert durch vegetabilische Säuren und alle Gewürze (6).

Mittelverwechslungen und pharmazeutische Probleme – In diesem Kapitel wurden auch Symptome und klinische Indikationen von *Vincamin* integriert. Die als Zytostatika bekannten Alkaloide Vincristin und Vinblastin dagegen werden nicht aus *Vinca minor*, sondern aus der australischen Spezies *Vinca rosea* gewonnen (3, 4).

Unzutreffende Repertoriumsrubriken – Die Angabe „Wahnidee: glaubt, er würde vor Schwäche gleich sterben" (*Roberts*) (13) rührt nicht von einem echten Wahn her, sondern es handelt sich um eine As-if-Allgemeinempfindung (1).

Quellen – 1) Rosenberg/ACS/1838/2 p (TM, lt. (8) in Dosen von 20 bis 60 Tr.); 2) HR1 k; 3) LSR1; 4) MG1; 5) Schier/ZBV/1894, S. 162 p (TM; Artikel bezieht sich auf 7.3); 6) NK1 k; 7) AHZ (7.1: Selecta 37/1981, zit. inAHZ/1984/3 k (allop. Anwendg.), 7.2: AHZ/1990/2, 7.3: Schier/AHZ/Bd. 128 (1894)/7-8 u. 9-10 p (TM), 7.4: ebenda, p (D2 bis C 10)); 8) HS1 p (zusätzliche Informationen zu (1)) ; 9) PTK1 k; 10) SF1 k; 11) C1 k; 12) K k; 13) SYS1 k; 14) CMM k.

Vincetoxicum

GEIST UND GEMÜT

Arbeit (Fleiß, Faulheit, Unfähigkeit zur Arbeit usw.)

1. Träumt wöchentlich ca. 3mal von Tagesereignissen; erwacht, um aufzustehen und seiner Beschäftigung nachzugehen (in den ersten 3 Wochen). (1.5)
2. Antriebslos, schwach, im Kopf komisch, schwer, morgens schlechter; Nase verstopft (14. T.). (1.2)
3. Erwachen mit bleierner Müdigkeit, Antriebslosigkeit, wie benommen (14. T.). (1.3)

Benommenheit, wie nicht ausgeschlafen, wie berauscht, betäubt etc.

1. Im Kopf komisch, wie verkühlt, kein Schmerz, wie benommen (15. T.). (1.1)
2. Erwachen mit bleierner Müdigkeit, Antriebslosigkeit, wie benommen (14. T.). (1.3)
3. Schwindel bei Kopfschmerz, wie benommen (17. T.). (1.3)

Bewußtlosigkeit, Koma, Stupor

1. Ohnmacht. (1.7)

Ekelgefühl

1. Ekel vor Schlucken des Auswurfs (weißes, zähes, klumpiges Sputum; 19. T.). (1.6)

Ruhelosigkeit

1. Nachts unruhiger Schlaf, starke Schmerzen im LWS-Bereich; findet keine Schlaflage, in der er länger als „10 Sekunden" ruhen kann (26. T.). (1.5)

TRÄUME

Alpdrücken

1. Alpträume, schlechter Schlaf (n. 1 Woche). (1.2)

Tagesereignissen, von

1. Träumt wöchentlich ca. 3mal von Tagesereignissen; erwacht, um aufzustehen und seiner Beschäftigung nachzugehen (in den ersten 3 Wochen). (1.5)

SCHLAF

1. Nachts Erwachen durch Husten (19. T.). (1.6)

SCHWINDEL

1. Betäubender Schwindel, spannender Gang der mehr voneinander entfernten Hinterfüße (bei Lämmern, welche Saft der Pflanze erhalten hatten). (7)

SEXUELLER TRIEB:

1. Bei Diabetes mellitus: Arthritis, Zahnfleischbluten, unstillbarer Hunger, Impotenz, Abmagerung. (6)

MODALITÄTEN, CAUSAE

1. Morgenverschlimmerung (Benommenheit). (1.1)

AS-IF-EMPFINDUNGEN

Kopf, Augen, Ohren

1. Starker Kopfschmerz nachmittags, Liegen bessert, pochend, im Scheitel, „zum Explodieren", hält 3 Tage an (15. - 17. T.). (1.6)

Hals, Rachen, Ösophagus

1. Empfindung von vergrößerten Tonsillen (bei obj. leichter Schwellung derselben), Knödelgefühl (14. T.). (1.2)
2. Empfindung im Hals, als hinge etwas rechts aus der Nase herunter; er versucht es durch Schlucken wegzubekommen, was nicht gelingt (n 24 T.). (1.5)

Bewegungsapparat

1. Schmerz im Genick wie von einem festen Griff oder wie in einem Schraubstock eingespannt, erstreckt sich zum Kopf, mit Steifigkeit im Hinterkopf und Knochenschmerz in den Extremitäten (14. T.). (1.3)

Synonyma – Vincetoxicum officinale Moench (der Name kommt von lat. vincere – besiegen, toxicum – das Giftige; also: Giftbesiegerin); Cynandricum vincetoxicum; Hirundinaria; Schwalbenwurz (1). Laurenzschwalbenwurzel (5). Vincetoxicum hirundinaria (3). Asclepias vincetoxicum.

Biologie, Chemie und Physiologie – Eine Asclepiadacee, welche in Europa, Westasien und Nordafrika in Wäldern und Gebüschen wächst. Die Blätter sind oval bis lanzettlich, gegenständig, die Blüten erscheinen im Juni bis September, sind weiß oder gelblichgrün, fünfblättrig und stehen in doldig-rispigen Blütenständen. (3) Botanisch verwandt mit der Schwalbenwurz ist u.a. *Asclepias tuberosa*, die „Pleuritiswurzel" der amerikanischen Eklektiker (4).

Die Pflanze ist als „Giftbesiegerin" in der alten Volks- und Schulmedizin bekannt gewesen, z.B gegen Bisse giftiger Tiere, Pest und „die Gifte hitziger Krankheiten" (*Haller*). In *Hahnemanns* Apothekerlexikon wird sie unter obigen Indikationen sowie als Diuretikum kurz erwähnt (5). Zu ihren Giftwirkungen zählen Erbrechen, Durchfall (daher früher als Purganz eingesetzt (1)), im Tierversuch am Lamm Polyurie und Polydipsie (7), ferner „zentrale Erscheinungen" sowie Herz- und Skelettmuskellähmungen (*Roth*) (1). Homöopathisch-empirisch wurde die Pflanze gegen Diabetes mellitus empfohlen (*Kafka*, 1886, zit. in (1), sowie *Lilienthal* (6)), vor allem aber – für sich allein oder in Form eines Komplexmittels, welches auch *Sulfur* enthält – als Immunstimulans bei Grippe, Mononukleose und Poliomyelitis verordnet (2), doch gibt es keine Falldokumentationen darüber. Erst 1986 erfolgte eine AMP, welche vor allem Erscheinungen ähnlich wie bei grippalen Infekten erbrachte. Auffällig ist bei allen Prüfern das *späte Auftreten* von Symptomen; erst mehrere Tage, in einem Falle sogar erst 24 Tage nach Gabe einer Dosis C30 wurden solche beobachtet (1).

Mittelbeziehungen – Der Kreuzschmerz in (1.5) wurde mit *Rhus-t.* C200, später *Eupatorium (perfoliatum?)* D4 behandelt. Die Benommenheit mit „Grippesymptomen" erinnert an *Gelsemium*. Vgl. auch *Asclepias tuberosa*.

Quellen – 1) Glück, W./DHO/Bd. 9/S. 289 ff. (1.1 - 1-6: Prüfer 1 - 6 p (C30); 1.7: Haller, k); 2) LSR1 k; 3) Polunin, O.: Pflanzen Europas (übs.: Th. Schauer), München: BLV, 1974; 4) SGA1; 5) H4 k; 6) LL1 k; 7) Genzke/AHZ/Bd. 7 (1835)/14 t (Tierversuch an Lämmern).

Viola odorata

GEIST UND GEMÜT

Angst

1. Sie erwachte nachts und meinte, Geräusche zu hören, war etwas beängstigt (scared). (18)
2. Kaum merkbar ist der Atem, er geht schwer aus und ein; beim Ausatmen ist er am schmerzhaftesten, unter großer Bangigkeit, mit starken Herzschlägen untermischt (n. 8 1/2 St.). (1)
3. Schwieriges Atmen, mit Angst und Herzklopfen, bei Hysterie. (13)

Arbeit (Fleiß, Faulheit, Unfähigkeit zur Arbeit usw.)

1. Den ganzen Tag faul. (18)
2. Fühlt sich um die Abendessenszeit faul. (18)
3. Kein Ehrgeiz. (18)
4. Mangel an Ernsthaftigkeit, in der Pubertät steckengeblieben. Hat während ihres Studiums drei- oder viermal ihr Fach gewechselt und eine Menge verschiedener Jobs ausgeübt; später abgeschlossen als alle anderen Studenten ihres Jahrgangs, obgleich sie ein erfolgreiches Tutorensystem für die jüngeren Studenten eingeführt hatte (30j. Frau, Akne). (12)
5. Fleißig, Arbeitswut (*Boger*). (15)

Benommenheit, wie nicht ausgeschlafen, wie berauscht, betäubt etc.

1. Dumpfer, wüster Kopfschmerz. (1)
2. Den ganzen Tag schläfrig und benommen (droopy) mit Fieber. (18)

Bewegungen: Zwangsbewegungen, Automatismen, Gesten, Lagen

1. Gähnen und Dehnen ohne Schläfrigkeit. (8)
2. Zieht immer den Finger über seine Stirn (weil er dort Kopfweh hat, vr). (10.1)
3. Neigung, die Augenbrauen zusammenzuziehen (knitting his brows) (*Phatak*). (16)
4. Er liegt, gegen Gewohnheit, die Nacht im Schlafe auf dem Rücken, die linke Hand unter dem Kopfe, und mit weit seitwärts liegenden, gebogenen Knien. (1)

Bewußtlosigkeit, Koma, Stupor

1. Bewußtlosigkeit. (14)

Delirium, Wahnsinn, Raserei

1. Wahnhafte (insane) Verwirrung, kindisches Verhalten, Ungehorsam, verweigert die Nahrung, spricht mit leiser und sanfter Stimme. (6)
2. Chaotisch (*Boger*). (15)

Eigensinn

1. Wahnhafte (insane) Verwirrung, kindisches Verhalten, Ungehorsam, verweigert die Nahrung, spricht mit leiser und sanfter Stimme. (6)
2. Weinen, wenn ihr etwas verweigert wird, wenn sie ihren Willen nicht bekommt (*P. Schmidt*). (15)
3. Obgleich sie zuweilen recht eigensinnig, chaotisch oder gar hysterisch sein können, sind sie niemals gemein oder gewalttätig. (12)

Ekelgefühl

1. Verweigert die Nahrung. (6)

Empfindlichkeit (gegen Kritik, schlechte Nachrichten usw.)

1. Beeindruckbarkeit, sehr empfänglich für Eindrücke (*Clarke*) (15); bei Mädchen oder Frauen (*Clarke*) (16).
2. Magnetisieren (Mesmerisieren) bessert (*Boger*). (15)
3. Leicht beleidigt (*P. Schmidt*). (15)

Erregbarkeit

1. Erregung (*Kent*). (15)
2. Nervöse Aktivität, dann plötzliche Erschöpfung. Große nervöse Schwäche. (8)
3. Keuchhusten, seit Monaten bestehend und allopathischer Behandlung trotzend, bei mehreren dünnen, nervösen kleinen Mädchen. (5)
4. Enuresis nervöser Kinder. (13)

Fröhlichkeit, Lachen

1. Erhöhete Munterkeit, eine halbe Stunde lang (n. 1 St.); dann schweres Nachdenkensvermögen, eine ganze Stunde lang (n. 1 1/2 St.). (1)
2. Froh, guten Mutes, glücklich. (14)
3. Als die Prüferin ihren toten Freund besuchte (auf dem Friedhof? vr), wollte sie lachen, statt zu weinen. (18)
4. Lachen über Ernstes (*Macfarlan*). (16)
5. Lachen im Schlaf. (18)

Furcht

1. Das Asthma trat im 4. Schwangerschaftsmonat auf, als sie sich erstmals im Leben Gedanken über ihre Situation machte (30j. Frau). (12)

Gedächtnis

1. Abneigung zu reden (Maulfaulheit), Düsterheit und hypochondrische Stimmung mit Gedächtnisschwäche (n. 1 1/2 St.). (1)
2. Große Gedächtnisschwäche, 24 St. fortdauernd. (1)
3. Gedächtnischwäche; wenn er beim Lesen zu Ende einer Periode war, hatte er das erste schon wieder vergessen (Gr.). (1)
4. Besonders starke Gehirnkräftigkeit und Seelentätigkeit, bei fortwährend schwachem Gedächtnisse mit nachfolgendem Kopfweh (n. 9 St.). (1)
5. Gutes Gedächtnis. (14)

Gedanken, Denkvermögen

1. Imbezillität. (14)
2. Stumpfheit. (14)
3. Verschwinden der Gedanken auf Augenblicke (Gr.). (1)
4. Während kurzer Unterbrechungen des Gesprächs wanderten, wie man beobachten konnte, die Gedanken der Patientin ab; wenn sie angesprochen wurde, konzentrierte sie sich sofort wieder (30j. Frau, Asthma). (12)
5. Unzusammenhängende Ideen, von denen die eine die andere verdrängt, und deren keine er jedoch zu fassen vermag; doch bleibt seine Urteilskraft, daß er weiß, wie wenig man ihn verstanden haben würde, wenn er seine Gedanken ausgesprochen

hätte; er ist daher still und meistens unfähig, auch nur ein Wort von seinen Phantasien auszusprechen. (1)

6. Sie haben eine rasche Gedankentätigkeit, ihr Kopf ist immer voller Phantasien, wodurch es ihnen schwerfällt, ihre Energie auf das Wesentliche zu konzentrieren. (12)
7. Übertriebene und launische Phantasien (*Boger*). (15)
8. Gesteigerte Phantasietätigkeit: abends im Bett (*Jahr*). (16)
9. Gedankenverwechslung; wenn er einen Gedanken durch Worte ausdrücken wollte, so war dieser gleich weg und ein anderer, fremdartiger fiel ihm dafür ein, und auf den erstern kann er sich dann nicht mehr besinnen (Gr.). (1)
10. Krankheit der Phantasie; es kommen Bilder vor die Phantasie, er strengt sich an, sie zu betrachten, und ehe er es kann, sind sie verschwunden (n. 8 St.). (1)
11. Es entstehen immer nur halbe Ideen, welche bekannt zu sein scheinen; er will sie an die gehörige Stelle ordnen und kann sie nicht festhalten; er beeifert sich, die andere Hälfte davon zu ergänzen, aber im selben Augenblicke wird die halbe Idee schon wieder von einer anderen unvollkommenen Idee verdrängt, und so fort; ein Gedanke jagt den anderen, doch sind es nur immer halbe Gedanken, die er nicht festhalten, nicht ausdrücken kann; die Urteilskraft aber bleibt, er merkt die fehlerhafte Phantasie, kann sich aber nicht helfen; dabei hat er die Miene des Sinnens und der Niedergeschlagenheit. (1)
12. Erhöhte Munterkeit, eine halbe Stunde lang (n. 1 St.); dann schweres Nachdenkensvermögen, eine ganze Stunde lang (n. 1 1/2 St.). (1)
13. Vorzüglicher Scharfsinn, welcher lange anhält. (1)
14. Besonders starke Gehirnkräftigkeit und Seelentätigkeit, bei fortwährend schwachem Gedächtnisse mit nachfolgendem Kopfweh (n. 9 St.). (1)
15. Zurückgetretene Masern, bei einem 4j. Mädchen, schwächlich, schlank und hochgewachsen, extrem intelligent, die Mutter war an Schwindsucht verstorben. (5)
16. Ideenreichtum im Schweißstadium des Fiebers. (14)
17. Nachdenken, Überlegen. (14)
18. Selbstbetrachtung (*Allen*). (15)
19. In Gedanken versunken (*Boger / Bönninghausen*). (16)
20. Brüten, Grübeln (*Boger / Bönninghausen*). (16)
21. Geistige Erschöpfung, „brain fag" (*Boger*). (15)

Gesellschaft

1. Reserviert, zurückhaltend (*Stapf*). (16)

Gier, Suchtverhalten

1. Verlangen nach Fleisch. (8)
2. Verlangen nach Milch; diese verursacht aber Durchfall und Krämpfe (im Abdomen? vr). (18)
3. Ausgeprägter Hunger auf das Mittagessen (luncheon). (18)
4. Eßgier (bulimia) nachmittags (3 Prüfer). (18)

Gleichgültigkeit

1. Sie war zuvor schläfrig und apathisch (listless) und wurde nun wach und intelligent (Mdch., 17 Mon.). (4)
2. Apathie und melancholische Stimmung. (5)

Hysterie

1. Übertriebene und launische Phantasien (*Boger*). (15)
2. Hysterie, mit steter Neigung zu weinen ohne Ursache. (2)
3. Hypochondrische und hysterische Beschwerden (*Hartmann*). (2)
4. Dyspnoe ohne Husten, tagelang, bei einer hysterischen Frau. (5)
5. Brustbeklemmung wie von einem Gewicht weckt sie nachts auf; bei Hysterie. (6)
6. Hysterische Anfälle bei tuberkulösen Patienten. (13)

Konzentration

1. Konzentrationsschwierigkeiten und Energiemangel seit 10 Jahren (30j. Frau, Asthma). (12)
2. Sie haben eine rasche Gedankentätigkeit, ihr Kopf ist immer voller Phantasien, wodurch es ihnen schwerfällt, ihre Energie auf das Wesentliche zu konzentrieren. (12)
3. Zerstreutheit. (14)
4. Geistesabwesenheit. (14)
5. In Gedanken versunken (*Boger / Bönninghausen*). (16)

Launenhaftigkeit

1. Stimmung, Laune: veränderlich (*Boger*). (15)
2. Übertriebene und launische Phantasien (*Boger*). (15)

Lesen, Lernen, Schreiben, Studieren

1. Verlangen nach (*Allen*) (15) oder Abneigung gegen (14) geistige Anstrengung.

Liebe, Zuneigung

1. Der Intellekt herrscht über die Emotionen. (6, verif.)
2. Jahre nach ihrer Heirat (mit einem milden, nachgiebigen Mann) erwählte sie sich einen dynamischen, erfolgreichen Arbeitskollegen absichtlich, ohne jedes Verlangen nach einer Beziehung zu ihm, zum Vater ihres Kindes, nur weil sie wollte, daß das Kind dessen biologische Vitalität erben solle. Nach Geburt des Kindes zog sie zu ihrer Schwester und lebte von der finanziellen Unterstützung ihres Ehemanns und des Kindesvaters (30j. Frau, Asthma). (12)
3. Er schien keinerlei Gefühle zu haben; wurde nie ärgerlich, war nie traurig oder glücklich; er sagte, daß er keine Notwendigkeit sehe, Gefühle zu haben, da alles sowieso nach der Bestimmung geschehen würde, z.B. „Warum sollte ich ärgerlich über einen Mann werden, der sich mir gegenüber schlecht verhält? So ist eben sein Wesen" (Lampenfieber bei einem Geigenspieler). (7)
4. Aktivität, intensive Tätigkeit der Gefühle (*Allen*). (15)

Musik

1. Verabscheuung aller Musik, vorzüglich der Geige. (1)
2. Anhaltendes Lampenfieber bei einem Geigenspieler; die üblichen Mittel gegen diese Affektion, etwa *Gelsemium*, waren wirkungslos geblieben. (7)
3. Reizbarkeit: bei Musik; bei Geigenspiel (*Stauffer*). (15)
4. Kopfweh durch Musik (*Kent*). (15)

Reizbarkeit

1. Reizbarkeit: bei Musik; bei Geigenspiel (*Stauffer*). (15)
2. Streitsüchtig (*Boger*). (15)

Ruhelosigkeit

1. Unruhige Kinder (*Clarke*). (16)
2. Unruhe im Klimakterium (*Knerr*). (16)
3. Geschäftige Unruhe (*Phatak*). (15)
4. Hysterische Unruhe (*Knerr*). (16)
5. Nervös und zappelig. (18)
6. Die kleine Patientin war sehr ruhelos und redete viel; ihre Hände zitterten (bei zurückgetretenen Masern). (5)
7. Zappelig, schlimmer tagsüber. (18)
8. Etwa 13 bis 14 Uhr nach dem Mittagessen (luncheon) sehr nervös. (18)
9. Sehr unruhig, will sich ständig umherbewegen; die Unruhe ist um etwa 19.30 Uhr schlimmer. (18)
10. Sie kann sich nachts nicht beruhigen; will umhergehen und haßt es, wenn die Nacht kommt. (18)
11. Kann nachts nicht schlafen, will unablässig herumgehen. (18)
12. Unruhe um etwa 3.30 Uhr morgens. (18)
13. Ruhelosigkeit und Schlaflosigkeit durch den Druck eines großen Uterusfibroms. (10.3)
14. Unruhe während des Schwitzens (*Boger / Bönninghausen*). (16)

Sanftmut

1. Dyspnoe, schlimmer tagsüber..., bei einer Schwangeren von sanftem Charakter..., anscheinend tuberkulös. (5)
2. Bleiche, hochgewachsene, schlanke Frau, sensibel gegenüber Eindrücken und von mildem Temperament; mit spasmodischem Husten. (5)
3. Heftige Dyspnoe, Tag und Nacht, bei einem tuberkulosekranken blonden Mädchen von sanfter Gemütsart. (5)
4. Wahnhafte (insane) Verwirrung, kindisches Verhalten, Ungehorsam, verweigert die Nahrung, spricht mit leiser und sanfter Stimme. (6)

Schreck, Auffahren

1. Geräusche bringen sie zum Aufspringen. (18)

Sprechen

1. Redseligkeit. (14)
2. Die kleine Patientin war sehr ruhelos und redete viel; ihre Hände zitterten (bei zurückgetretenen Masern). (5)
3. Schweigsamkeit. (14)

Thema „Tod"

1. Als die Prüferin ihren toten Freund besuchte (auf dem Friedhof? vr), wollte sie lachen, statt zu weinen. (18)

Traurigkeit, trübe Stimmung

1. Es entstehen immer nur halbe Ideen, welche bekannt zu sein scheinen; er will sie an die gehörige Stelle ordnen und kann sie nicht festhalten; er beeifert sich, die andere Hälfte davon zu ergänzen, aber im selben Augenblicke wird die halbe Idee schon wieder von einer anderen unvollkommenen Idee verdrängt, und so fort; ein Gedanke jagt den anderen, doch sind es nur immer halbe Gedanken, die er nicht festhalten,

nicht ausdrücken kann; die Urteilskraft aber bleibt, er merkt die fehlerhafte Phantasie, kann sich aber nicht helfen; dabei hat er die Miene des Sinnens und der Niedergeschlagenheit. (1)
2. Abneigung zu reden (Maulfaulheit), Düsterheit und hypochondrische Stimmung mit Gedächtnisschwäche (n. 1 1/2 St.). (1)
3. Traurigkeit, in düstere Schwermut übergehend. (1)
4. Apathie und melancholische Stimmung. (5)
5. Hypochondrie (6); mit Weinen (*Jahr*) (16).
6. Sehr niedergeschlagen und kann keine Ermüdung ertragen. (10.2)

Unerträglichkeit von Schmerzen oder Empfindungen

1. Macht ein Martyrium durch, wegen ihrer Kopfschmerzen (was a martyr to headaches). (10.2)
2. Der Brustkrebs wurde kleiner, doch fing bald ein Jucken in der Brust an, welches rasch unerträglich wurde und nachts keine Ruhe ließ. (11)

Unreife, Kindlichkeit

1. Wahnhafte (insane) Verwirrung, kindisches Verhalten, Ungehorsam, verweigert die Nahrung, spricht mit leiser und sanfter Stimme. (6)
2. Etwas kapriziös und ichbezogen; wirkt wie jemand, der in der Pubertät steckengeblieben ist, wenn auch auf sehr nette, charmante Weise (30j. Frau, Asthma). (12)

Verdruß, Mißmut, schlechte Laune

1. Mürrisch (*Allen*). (15)

Weinen, Wimmern

1. Hysterie, mit steter Neigung zu weinen ohne Ursache. (2)
2. Zitterte am ganzen Körper mit Ausnahme der Füße und fing zu weinen an. (18)
3. Es ist ihr nach Weinen zumute, um Mittag herum. (18)
4. Weint leicht (30j. Frau, Asthma). (12)
5. Unwillkürliches Weinen. (14)
6. Weinen nach dem Essen (*Macfarlan*). (16)
7. Weinen im Fieberfrost. (14)
8. Weinen, wenn ihr etwas verweigert wird, wenn sie ihren Willen nicht bekommt (*P. Schmidt*). (15)

Zorn und Folgen desselben

1. Asthma verschlimmert durch Anstrengungen und Ärger (30j. Frau). (12)

ILLUSIONEN

Wahnvorstellungen

1. Wahnideen: Phantasiegebilde, Illusionen der Phantasie. (14)
2. Wahnideen: von Schlangen in ihr und um sie herum (*Boger*). (15)
3. Sie erwachte nachts und meinte, Geräusche zu hören, war etwas beängstigt (scared). (18)

Sinnestäuschungen

1. Dumpfes Kopfweh mit einem Augenkrampfe, wobei er einen feurigen, zitternden Halbkreis vor dem Gesicht sah. (1)

2. Gesichtstäuschung; er sieht, wohin er auch sehe, einen halben Punkt, der dann zu einem zitternden Lichte und immer feuriger wird, am Ende als eine in einem Halbkreise, als ein Zickzack sich schlängelnde Feuererscheinung aussieht, zuletzt aber schwach wird und so allmählich verschwindet; dabei sieht das Weiße im Auge rötlich aus (n. 8 1/4 St.). (1)
3. Die Konturen der Buchstaben sind beim Lesen nicht scharf abgegrenzt, sie scheinen zusammenzulaufen. (6)
4. Singen und Summen im Kopf und Unfähigkeit, mit dem linken Ohr zu hören, seit 2 Jahren; das Singen kommt plötzlich und ist scharf und pfeifend (39j. Mann). (17)

TRÄUME

Ängstlich, bang, besorgt

1. Beunruhigende Träume. (18)

Bildlich, symbolisch

1. Träume von Wasser und vom Schwimmen (*Macfarlan*). (16)

Krankheiten und Körperfunktionen, von

1. Träumt, durstig zu sein (*Macfarlan*). (16)

Schrecklich, grausig

1. Schreckliche Träume. (18)
2. Träumt, sich in einem Kampf zu befinden. (18)
3. Schlimme Träume von Autounfällen. (18)

Tod, Mord und Toten, von

1. Schlimme Träume von toten Menschen. (18)

Wirr

1. Wirre Träume; verwirrende Träume. (18)

SCHLAF

1. Schlaflosigkeit (bei rheumatischem Fieber mit großen Schmerzen). (6)
2. Anhaltend schlechter Schlaf. (18)
3. Schlaflos nach Mitternacht. (18)
4. Wirft sich nachts viel umher und kann nicht schlafen. (18)
5. Kann nachts nicht schlafen, will unablässig herumgehen. (18)
6. Phantasien verhindern den Schlaf (*Knerr*). (16)
7. Husten verhindert Schlaf. (18)
8. Den ganzen Tag schläfrig und benommen (droopy) mit Fieber. (18)

SCHWINDEL

1. Schwindel; es scheint sich alles im Kopf zu drehen, auch im Sitzen (Gr.). (1)
2. Schwindel, als drehe er sich im Kreis. (14)
3. Er kann den Kopf kaum aufrecht halten und fühlt ihn schwindlig (39j. Mann, Erstreaktion nach *Viol-o.*). (17)

KONVULSIONEN

1. *Dioscorides* und *Bagliv* rühmen es (das Veilchen) in epileptischen und anderen Konvulsionen. (2)

SEXUELLER TRIEB

1. Höchst ungewohnte nächtliche Pollutionen, die ihm nicht wohl bekommen; es erfolgte Kopfweh drauf. (1)

MODALITÄTEN, CAUSAE

1. Dyspnoe ohne Husten, tagelang, bei einer hysterischen Frau. (5)
2. Wurmbefall. (7)
3. Heftiges Kopfweh nach Genuß von Gebäck oder Hammelfleisch. (10.1)
4. Verschlechterung: durch wolkiges Wetter; kalte Luft; Musik; in der Pubertät; durch unterdrückte Absonderungen. (8)
5. Zurückgetretene Masern. (5)
6. Asthma begann in der Schwangerschaft (30j. Frau). (12)
7. Alle Symptome waren mild und doch weit deutlicher fühlbar als bei anderen Arzneien; sie waren sich auch gleich in jeder Lage (Gr.). (1)
8. Nachmittags verschlimmert (Durst, Husten, Heiserkeit, Eßgier, Ohrenschmerz links; insgesamt 19 Angaben zu Nachmittagsverschlimmerungen). (18)
9. Nachts nach Hinlegen schlimmer, nächtliche Symptome (insgesamt 34 Angaben). (18)
10. Höchst ungewohnte nächtliche Pollutionen, die ihm nicht wohl bekommen; es erfolgte Kopfweh drauf. (1)
11. Sehr niedergeschlagen und kann keine Ermüdung ertragen. (10.2)
12. Verschlimmerung durch Gehen. (18)
13. Verschlimmerung durch Atmen. (18)
14. Schwindel schlimmer durch Schlucken. (18)
15. Drücken auf die Lebergegend löst die Kopfschmerzen aus. (10.2)
16. Zieht schummriges Licht hellem Licht vor (30j. Frau, Asthma). (12)
17. Rechtsseitigkeit: die ganze rechte Seite ist empfindlich. (10.2)
18. Rechtsseitigkeit (bei Rheumatismus). (6)
19. Linksseitigkeit. (18)

AS-IF-EMPFINDUNGEN

Kopf, Augen, Ohren

1. Es ist ihm, als würde jeder der beiden Augäpfel von beiden Seiten zusammengedrückt (n. 1 1/2 St.) (Gr.). (1)
2. Schwere der Augenlider, bei gehöriger Munterkeit der Augen selbst, wie zuweilen, wenn man sehr früh aufgestanden ist (n. 1 1/2 St.). (1)
3. Peinliches, gewaltsames Zusammenziehen der Augenlider, wie von unwiderstehlicher Schläfrigkeit; abends (26j. Frau). (9)

Gesicht, äußere Nase

1. Taubes Gefühl in der Nasenspitze, wie wenn man darauf geschlagen worden wäre und das Blut herausdränge. (1)

Mund, Zähne

1. An der Gaumendecke Empfindung wie von einer schwindenden Wunde, welche allzutrocken ist. (1)

Atmungsorgane, Herz, äußerer Thorax

1. Fürchterliche Brustbeklemmung und Engbrüstigkeit mit Brustschmerz, wie von einem aufliegenden Steine. (1)
2. Brustbeklemmung wie von einem Gewicht weckt sie nachts auf; bei Hysterie. (6)

Bewegungsapparat

1. Schwere des ganzen Kopfes, während welcher die Nackenmuskeln zu schwach zu sein scheinen (Gr.). (1)

Haut

1. Ein flüchtiges Brennen bald hie bald da am Körper; es ist, als zöge sich's zusammen auf einer kleinen Stelle und brennte auf, wie in einer kleinen, flüchtigen Flamme, sowohl im Sitzen am Tage, als die Nacht im Liegen. (1)

Typus

1. Robuster Körperbau, evtl. etwas lymphatisch (bei Rheumatismus). (6)
2. Dyspnoe, schlimmer tagsüber..., bei einer blonden Schwangeren von schlanker Gestalt, weißer trockener Haut, sanftem Charakter, die anscheinend tuberkulös war. (5)
3. Großgewachsene, dünne, nervöse Mädchen; beeindruckbar; blondhaarig; tuberkulös. (6) (Stammt aus (5), vr)
4. Tuberkulose (in der Familie oder beim Patienten selbst). (5)

Synonyma – Märzveilchen, gemeines Veilchen, wohlriechendes Veilchen.

Mythologie – Nach dem Mythos von *Attis* und *Kybele* soll das Veilchen (altgr. ion) aus dem Blute des sich in Raserei selbst entmannenden *Attis* entstanden sein (7). Die Kybelepriester entmannten sich selbst in Nachahmung ihres Gottes und lebten in klosterähnlichen Gemeinschaften.

Biologie, Chemie und Physiologie – Das Märzveilchen ist mehrjährig. Es wächst an warmen, feuchten Stellen auf fruchtbaren Böden und tritt meist in Gruppen auf, weil es sich teilweise durch Ausläufer vermehrt. Es blüht im März (in warmen Gegenden) bis Anfang Mai (im Mittelgebirge); das tiefe Blau der Blüten und ihr starker Duft sind allgemein beliebt, und man stellt aus ihnen ein sehr teures Parfüm sowie einen ungiftigen violetten Farbstoff her, mit dem man früher Süßigkeiten färbte. Das Rhizom duftet ähnlich den Blüten. Die Veilchensamen tragen einen süßlich schmeckenden Auswuchs, der Ameisen anlockt; sie tragen sie in ihre Nester ein, um den Auswuchs zu verzehren, und verbreiten die Samen auf diese Weise.

Leeser listet eine Fülle von, je nach Pflanzenteil sehr verschiedenen, Inhaltsstoffen auf (7), unter denen er die Saponine der Wurzel für besonders wichtig hält; sie bewirken die, schon bei *Clarke* erwähnte, Ahnlichkeit der Wirkung zu *Ipecacuanha* (4, 7), eine expektorierende, hustenlösende Wirkung. Die Duftstoffe machen *Viol-o.* zum Nervinum (7). Vielleicht hat die Neurotropie von *Viol-o.* auch etwas mit dem alten Volksbrauch zu tun, zahnende Kinder Veilchenwurzeln kauen zu lassen (sedativer Effekt?). Bei Empfindlichen ruft schon der Geruch Symptome hervor; einige der mit „Gr." bezeichneten

Symptome entstanden vom Veilchengeruch bei einem kräftigen Mann (2). Die Beziehung des Märzveilchens zum Gehör wird von *Cooper* betont (10.1); es hat Tinnitus und einseitige Schwerhörigkeit geheilt, welche schon seit 2 Jahren bestanden (17).

Mittelbeziehungen – „*Kampher* hebt antidotarisch die entstandenen Beschwerden auf." (1)

Bei dem Krebsfall in (11) linderte eine aus den Veilchenblättern hergestellte Salbe den durch innerlichen Gebrauch derselben Arznei ausgelösten Pruritus in der befallenen Brust.

Cooper betont eine enge Beziehung zwischen den Violazeen und den Rubiazeen, speziell zwischen *Viola odorata* und *Ipecacuanha* (4), *Teste* findet auffällige Analogien zwischen *Viola odorata* und *Chelidonium* (5). Auch mit *Spig.* ist *Viol-o.* nahe verwandt (8). Wiederum *Cooper* sieht viele Parallelen zwischen den Wirkungen und Indikationen von *Viol-o.* und *Aurum* und eine Beziehung der ersteren zur Syphilis (10.2). *Viol-o.* sollte nach meinem eigenen Eindruck auch mit *Zincum* verglichen werden (vr).

Pulsatilla folgt gut auf *Viol-o.* (12).

Mittelverwechslungen und pharmazeutische Probleme – Potenziert wird „der frischausgepreßte und mit gleichen Teilen Weingeist vermischte Saft der ganzen, im Blühen stehenden Pflanze" (1), lt. *Leeser* ohne Wurzel (7). Dabei wäre es von Nutzen, gerade auch die Wurzel mitzuverwenden, den Pflanzenteil, welchen die Phytotherapie wegen ihres hohen Saponingehalts bevorzugt.

Unzutreffende Repertoriumsrubriken

1. In (15) findet sich die Angabe „Hypochondrie mit Weinen" für *Viol-o.,* als Quelle ist *Julian* angegeben. Diese Repertoriumseintragung beruht wohl auf einem Übernahmefehler *Julian*s, denn im Original heißt es „Hysterie mit steter Neigung, zu weinen ohne Ursache." (2) *Viol-o.* fehlt hingegen unter „Hysterie mit Weinen" und „Weinen, hysterisch", wo es eigentlich hingehören würde.
2. Die Rubrik „Schwindel, als drehe er sich im Kreis" (14) dürfte, obwohl aus dem ursprünglichen *Kent*-Repertorium stammend, einem Übertragungsfehler entstammen, denn im Original (1) dreht sich alles im Kopf, aber es besteht nicht das Gefühl, der Prüfer selbst drehe sich im Kreis. Hierfür spricht auch, daß *Viol-o.* nicht unter „Schwindel; Drehen; Kopf, im" angegeben steht. (Diese Rubrik gibt es seltsamerweise gar nicht. Es dürfte noch einige weitere Mittel geben, welche in eine solche Rubrik gehören würden, nicht aber unter „als drehe er sich im Kreis".)
3. Die Rubrik „Geistige Erschöpfung nach Pollutionen", als deren Quelle *Lilienthal* angegeben wird (16), findet sich in (15) unter *Viola tricolor*, nicht aber bei *Viola odorata,* für das nur „geistige Erschöpfung" ohne Modalitäten angegeben wird. Die Modalität „nach Pollutionen" wurde daher weggelassen.

Quellen – 1) GS/ACS/1829/2 p (TM, lt. 3) (ohne Kürzel: Samuel Hahnemann; Gr.: Groß, G.W.; Groß, W.); 2) NK1k; 3) HS1; 4) C1 k (TM); 5) TT1 k; 6) HR1 k; 7) LSR1 k; 8) PTK1 k; 9) Stapf, in RCT1 k (C200); 10) HWO (10.1: Cooper/HWO/1902/7 k (TM), 10.2: Cooper/HWO/1903/4 k (TM), 10.3: Bailey/HWO/1903/5 k (Umschläge mit einem Dekokt der Blätter)); 11) Woods/HRC/1914/5 k (Dekokt der Blätter innerlich); 12) Springer/HLS/1996/2 k (LM-Potenzen, C200); 13) BR1 k; 14) K k; 15) SYS1 k; 16) CMM p/k; 17) Cooper/AHZ/Bd. 145 (1902)/11-12 k (TM); 18) Macfarlan/JAI/1956/Juni p (D3).

Viola tricolor

GEIST UND GEMÜT

Angst

1. Angst um die Zukunft (*Allen*). (14)
2. Hastigkeit in allem seinem Tun, wie von einer innern Angst getrieben, und doch dabei großes Gefühl von Schwäche und Hinfälligkeit (Fz.). (1)
3. Gleich nach dem Essen, große Hitze über den ganzen Körper, noch größere im Gesicht mit Schweiß desselben, Beklemmung auf der Brust mit großer Angst, welche ihn forttreibt (Fz.). (1)
4. Im Liegen, Beängstigung des Herzens, in wellenförmig anschlagendem Pochen (Fz.). (1)
5. Trockene, ängstliche Hitze nachts im Bett, mit rotem Gesicht. (11)

Arbeit (Fleiß, Faulheit, Unfähigkeit zur Arbeit usw.)

1. Faulheit: nachmittags; abends. (13)
2. Unlust zu jeder geistigen Arbeit (n. 52 St.) (Gtn.). (1)
3. Nicht aufgelegt zur Arbeit, am wenigsten zu ernsthafter (Gtn.). (1)
4. In sich gekehrt, mutlos, unzufrieden mit seiner eigenen Arbeit (n. 25 St.) (Gtn.). (1)

Argwohn, Mißtrauen

1. Argwöhnisch. (13)
2. In sich gekehrt, unzufrieden mit sich selbst; Mißtrauen zu sich selbst, besonders auf die Zukunft (n. 10 St.) (Gtn.). (1)

Benommenheit, wie nicht ausgeschlafen, wie berauscht, betäubt etc.

1. Wüstheit im ganzen Kopfe und Eingenommenheit (n. 31 St.) (Gtn.). (1)
2. Öfteres (Einschlafen? Gähnen? Das zweite Wort des Satzes fehlt im Original, vr) als ob er nicht ausgeschlafen hätte, im Sitzen, vormittags (n. 3 1/2 St.) (Lgh.). (1)
3. Stumpfheit und Schlaflosigkeit (bei Spermatorrhoe; *H.N. Guernsey*). (11)

Bewegungen: Zwangsbewegungen, Automatismen, Gesten, Lagen

1. Neigung zum Sitzen. (13)
2. Kopf wird nach hinten gezogen (Opisthotonus, vr). (13)
3. Schläft mit nach hinten gebeugtem Kopf. (13)

Bosheit, Destruktivität

1. Den ganzen Tag üble Laune und sehr aufgelegt zu streiten und sich zu zanken (Lgh.). (1)
2. Beschimpfen, beleidigen. (13)

Eigensinn

1. Ungehorsam (H.). (1)
2. Eigensinnig (*Boger*) (14), eigensinnige Kinder (*Bönninghausen*) (15).

Empfindlichkeit

1. Empfindlich. (13)
2. Leicht beleidigt (*P. Schmidt*). (15)
3. Verträgt keinen Spaß (*C. Lippe*). (15)

Fröhlichkeit, Lachen

1. Den Tag hindurch üble Laune, abends aber Heiterkeit und Sprechlust (Lgh.). (1)
2. Froh: abends, abwechselnd mit Hypochondrie tagsüber. (13)

Furcht

1. Feigheit. (13)
2. Furcht nach dem Essen (*Boger*). (14)

Gedächtnis

1. Gedächtnisschwäche. (13)
2. Zerstreutheit. (13)

Gedanken, Denkvermögen

1. Spätes Einschlafen wegen einer Menge Gedanken; früh erwacht er sehr bald, liegt auf einer ganz ungewöhnlichen Seite und kann sich gar nicht völlig ermuntern vor Müdigkeit (Fz.). (1)
2. Verwirrung des Geistes; Verwirrung im Fieberfrost; Verwirrung beim Gehen (13); Verwirrung beim Aufwachen (*Boger / Bönninghausen*) (15).
3. Chaotisch (*Boger*). (14)
4. Vergehen der Gedanken, Gedankenschwund (*Boger*). (14)
5. Geistesabwesenheit. (13)
6. Große Stumpfheit des Geistes. (11)
7. Imbezillität (*Boger / Bönninghausen*). (15)
8. Die Hauptanzeige dieser Arznei besteht in nächtlichen Samenergüssen, welche von sehr lebhaften Träumen begleitet werden; sie sind nicht sehr erschöpfend, aber verursachen einen unbehaglichen, „erledigten" (played-out) Gemütszustand (*H. N. Guernsey*). (11)

Gesellschaft

1. Lästig, geht auf die Nerven. (13)
2. In sich gekehrt, mutlos... (1)
3. Selbstbetrachtung (*Boger*). (14)
4. Mißgestimmt, still, unteilnehmend... (1)

Gleichgültigkeit

1. Mißgestimmt, still, unteilnehmend (n. 50 St.) (Gtn.). (1)
2. Große Indifferenz. (10)
3. Gleichgültigkeit, Apathie: im Fieber. (13)

Hast, Eile, Schnelligkeit

1. Hastigkeit in allem seinem Tun, wie von einer innern Angst getrieben, und doch dabei großes Gefühl von Schwäche und Hinfälligkeit (Fz.). (1)
2. Ungeduld (13); Fieberhitze, in der (*Kent*) (14).

Launenhaftigkeit

1. Launenhaftigkeit. (13)

Lesen, Lernen, Schreiben, Studieren

1. Unlust zu jeder geistigen Arbeit (n. 52 St.) (Gtn.). (1)

Reizbarkeit

1. Das Kind (mit Neurodermitis) war vor allem tagsüber sehr gereizt. (5)
2. Reizbarkeit tagsüber, abwechselnd mit Fröhlichkeit bzw. Lustigkeit abends. (13)

Ruhelosigkeit

1. Ruhelosigkeit (*Boger*); innere Unruhe (*Jahr, Repertorium*) (14); Unruhe mit Schwäche (*Jahr*) (15).
2. Unruhige Träume (*Boger*). (14)

Schreien

1. Schneiden im Unterleibe, mit Heulen und Schreien, worüber sie mittags einschlief; beim Erwachen gleicher Leibschmerz; hierauf Abgang vieler Blähungen und Stuhl mit Schleim in großen Stücken (H.). (1)

Selbstvertrauen

1. In sich gekehrt, mutlos, unzufrieden mit seiner eigenen Arbeit (n. 25 St.) (Gtn.). (1)
2. In sich gekehrt, unzufrieden mit sich selbst; Mißtrauen zu sich selbst, besonders auf die Zukunft (n. 10 St.) (Gtn.). (1)
3. Stimmung traurig, kleinlaut, arbeitsunlustig. (8)
4. Feigheit. (13)

Sprechen

1. Stumpfheit des Geistes und so unaufgelegt zu sprechen, daß es ihm fast unmöglich ward; nachmittags und abends (Gtn.). (1)
2. Mißgestimmt, still, unteilnehmend (n. 50 St.) (Gtn.). (1)
3. Mürrische Laune den ganzen Tag; er konnte leicht empfindlich werden und hat wenig Lust zu sprechen (Lgh.). (1)
4. Den Tag hindurch üble Laune, abends aber Heiterkeit und Sprechlust (Lgh.). (1)

Traurigkeit, trübe Stimmung

1. Traurigkeit über seine häuslichen Verhältnisse (Gtn.). (1)
2. Traurigkeit / Erschöpfung (dejection), zuweilen wie von Schlafmangel. (11)
3. Traurigkeit, abends gebessert. (13)

Unerträglichkeit von Schmerzen oder Empfindungen

1. Zusammen mit dem Ausschlag war ein unerträgliches Jucken vorhanden, welches den Jugendlichen (15 J. alt) zwang, die Krusten abzukratzen und abzureißen, selbst im Schlaf, und gegen Morgen sah man es für nötig an, seine Hände ans Bett zu binden, um ihn am Kratzen zu hindern. (4)

Verdruß, Mißmut, schlechte Laune

1. Mißgestimmt, still, unteilnehmend (n. 50 St.) (Gtn.). (1)
2. Mürrische Laune den ganzen Tag; er konnte leicht empfindlich werden und hat wenig Lust zu sprechen (Lgh.). (1)
3. Den ganzen Tag üble Laune und sehr aufgelegt zu streiten und sich zu zanken (Lgh.). (1)
4. Laune verdrießlich und weinerlich (H.). (1)
5. Den Tag hindurch üble Laune, abends aber Heiterkeit und Sprechlust (Lgh.). (1)
6. Vorzüglich gelassenes Gemüt; er war weniger übelnehmig und konnte nicht leicht aus der Fassung gebracht werden (Heilwirkung) (Lgh.). (1)

Weinen, Wimmern

1. Laune verdrießlich und weinerlich (H.). (1)
2. Das Kind weinte viel und war vor allem tagsüber sehr gereizt. (5)
3. Jammern. (13)
4. Weinen bei Kolik (*Knerr*). (15)

Zorn

1. Den ganzen Tag üble Laune und sehr aufgelegt zu streiten und sich zu zanken (Lgh.). (1)
2. Vorzüglich gelassenes Gemüt; er war weniger übelnehmig und konnte nicht leicht aus der Fassung gebracht werden (Heilwirkung) (Lgh.). (1)

TRÄUME

Angenehm, erfreulich

1. Träume angenehm oder amourös. (10)

Denken, Geistesanstrengung, mit

1. Träume von / mit geistiger Anstrengung. (13)

Indifferent oder nicht näher bezeichnet

1. Lebhafte Träume (Gtn., Lgh.). (1)
2. Viele Träume (*Boger*). (14)
3. Nächtliche Pollutionen werden von sehr lebhaften Träumen begleitet. (12)
4. Träume beeinflussen das Gemüt. (13)

Sexuell

1. Samenerguß mit geilen Träumen (Gtn.). (1)
2. Verliebte Träume (Gtn., Lgh.). (1)

Unwichtig

1. Unwichtige Träume (*Boger*). (14)

SCHWINDEL

Ohnmacht, ohnmachtsartiger Schwindel

1. Ohnmachten: in der Menopause (*Knerr*). (14)

Schwankschwindel

1. Schwindlicht und taumelnd beim Gehen (Gtn.). (1)

SCHLAF

Schlaflosigkeit, Einschlafstörung

1. Spätes Einschlafen wegen einer Menge Gedanken; früh erwacht er sehr bald, liegt auf einer ganz ungewöhnlichen Seite und kann sich gar nicht völlig ermuntern vor Müdigkeit (Fz.). (1)
2. Stumpfheit und Schlaflosigkeit (bei Spermatorrhoe; *H.N. Guernsey*). (11)

3. Manchmal schläft er sehr schwer ein und reibt sich das Gesicht, wirft den Kopf hin und her (4 1/2 Mon. alter Sgl. m. Neurodermitis). (6)

Aufwachen, Durchschlafstörung

1. Öfteres Erwachen aus dem Schlafe, wie von Munterkeit (Lgh.). (1)
2. Öfteres Aufwachen ohne Ursache (Lgh.). (1)
3. Unruhiger Schlaf (Gtn.). (1)
4. Schlafmangel durch nächtlichen Juckreiz (16 Mon. altes Kleinkind). (5)
5. Am Spätnachmittag leidet er (4 1/2 Mon. alter Sgl.) unter starkem Juckreiz, ist müde und kann vor lauter Juckreiz nicht schlafen. Vor Ausbruch d. Krht. war er ruhig und schlief viel; seit er Neurodermitis hat, schläft er wenig, muß viel getragen werden und wacht nachts oft auf. (6)

Schläfrigkeit

1. Schläfrigkeit, zwei Stunden lang, nachmittags (Gtn.). (1)
2. Nachmittags unaufhaltbare Schläfrigkeit (n. 11 1/2 St.) (Lgh.). (1)
3. Öfteres (Einschlafen? Gähnen? Das zweite Wort des Satzes fehlt im Original, vr) als ob er nicht ausgeschlafen hätte, im Sitzen, vormittags (n. 3 1/2 St.) (Lgh.). (1)

KONVULSIONEN

1. Epilepsie (Empfehlung der älteren Ärzte), Zuckungen der Kinder (dto.). (2)
2. Im Schlaf zuckte das Kind mit den Händen, schlug die Daumen ein, bei großer trockener Hitze über den ganzen Körper mit Gesichtsröte (H.). (1)
3. Rucken (Zucken) der Muskeln im Schlaf. (13)

SEXUELLER TRIEB:

1. Früh beim Erwachen, ein Ruck in dem männlichen Gliede, der es steif zu machen drohte (H.). (1)
2. Beim Stehen, ein mit Steifigkeit der Rute begleitetes wollüstiges Jücken an der Vorhaut, das zum Kratzen nötigte (n. 3 1/2 St.) (Lgh.). (1)
3. Früh Steifigkeit der Rute (Gtn.). (1)
4. Samenerguß mit geilen Träumen (Gtn.). (1)
5. Die Hauptanzeige dieser Arznei besteht in nächtlichen Samenergüssen, welche von sehr lebhaften Träumen begleitet werden; sie sind nicht sehr erschöpfend, aber verursachen einen unbehaglichen, „erledigten" (played-out) Gemütszustand (*H. N. Guernsey*). (11)
6. Pollutionen ohne Schwäche. (16)
7. Nächtliche Pollutionen werden von sehr lebhaften Träumen begleitet. (12)
8. Verlust von Samenflüssigkeit: beim Stuhlgang (7), mit dem Urin (11).

MODALITÄTEN, CAUSAE

1. Syphilis (*Clarke*). (14)
2. Milchschorf bei vor kurzem abgestillten oder auch bei syphilitischen Kindern. (10)
3. Syphilitische Ulzera im Rachen und an verschiedenen Hautstellen. (10)
4. Unterdrückte Gonorrhoe (*Clarke*). (14)
5. Quecksilbermißbrauch. (13)

6. Schwäche morgens. (13)
7. Verschlimmerung morgens; vormittags; nachmittags; abends; nachts vor Mitternacht. (13)
8. Traurigkeit / Erschöpfung (dejection), zuweilen wie von Schlafmangel. (11)
9. Die Beziehung zwischen dem (Neurodermitis-) Kind und seiner Mutter war erheblich gestört (evtl. im Zusammenhang mit Schlafmangel beider durch das nächtliche Jucken, vr). – Nach *Viol-t.* normalisierte sich zugleich mit dem Hautbefund die Mutter-Kind-Beziehung zusehends. (5)
10. Allergie nur gegen Roggen, nichts sonst. (12) (*Viol-t.* wächst am liebsten an Stellen, wo Roggen angebaut wird. vr)
11. Verschlimmerung des Ekzems durch übermäßigen Genuß von Schweinefleisch und Schweinefett (*H. Schulz*). (9)
12. Gleich nach dem Essen, große Hitze über den ganzen Körper, noch größere im Gesicht mit Schweiß desselben, Beklemmung auf der Brust mit großer Angst, welche ihn forttreibt (Fz.). (1)
13. Tiefes Atmen bessert (13); Einatmen bessert, Ausatmen verschlechtert (*Boger*) (14).
14. Verschlechterung: durch Druck auf die schmerzlose Seite; im Winter; durch kalte Luft. (7)
15. Kälteempfindlicher Säugling (Neurodermitis). (6)
16. Beschwerden erscheinen diagonal links oben und rechts unten. (13)

AS-IF-EMPFINDUNGEN

Kopf, Augen, Ohren

1. Vormittags eine Viertelstunde lang Frost, ein kaltes Wehen durch den ganzen Körper, als bliese ihn eine kalte Luft an, bei Düseligkeit des Kopfs, Schwindel und einem leisen Gefühl von Auseinanderspannen in der Mitte des Gehirns (n. 1 St.) (Fz.). (1)
2. Drücken in der Stirn und Eingenommenheit des ganzen Kopfs; im Gehen schwappert das ganze Gehirn mit einer Schwere, als wenn ein Stein drauf läge, der den Kopf nach vorne zöge (n. 11 St.) (Gtn.). (1)
3. Schwere des Kopfes, als wenn ein Gewicht darauf läge und nach vorne zöge; beim Bücken war der Kopf leichter, beim Aufrichten am schwersten (n. 12 St.) (Gtn.). (1)
4. Schweregefühl des Kopfes, als wolle der Kopf nach vorne fallen. (13)
5. Auf der Seite des Scheitelbeins, bloß beim Berühren, Schmerz, als hätte er sich gestoßen (n. 24 St.) (Wsl.). (1)
6. Beißende Empfindung im linken Auge, als wenn Schweiß drin wäre (n. 10 St.) (Gtn.). (1)
7. Gefühl unter den oberen Augenlidern, als wenn ein harter Körper zwischen ihnen und dem Augapfel läge, 3 Stunden lang (Gtn.). (1)
8. Die Augenlider sinken herab wie von Schläfrigkeit. (10)

Urogenitalsystem

1. Harnzwang; es drängt, als wenn immer noch mehr Urin kommen sollte (H.). (1)
2. Die Urinmenge stieg ungewöhnlich an, und der Harn stank entsetzlich, durchtränkte den ganzen Raum mit einem Gestank wie von Katzenurin. (4)

Allgemeines

1. Vormittags eine Viertelstunde lang Frost, ein kaltes Wehen durch den ganzen Körper,

als bliese ihn eine kalte Luft an, bei Düseligkeit des Kopfs, Schwindel und einem leisen Gefühl von Auseinanderspannen in der Mitte des Gehirns (n. 1 St.) (Fz.). (1)

2. Gefühl, nur kurz geschlafen zu haben; vormittags (*Allen*). (14)
3. Gefühl von etwas Lebendigem im Inneren (*Boger*). (14)
4. Trockenheitsgefühl in inneren Organen (*Boger*). (14)

Theoretische Erwägungen zum Arzneimittelbild – *Springer* schreibt: „Gleich der Blüte des Stiefmütterchens, die dreifarbig ist, ist das *Viol-t.*-Bild trimiasmatisch. Der vorherrschende Auslöser für eine *Viola- tricolor-* Krankheit liegt in einer „Stiefmuttersituation". Der Kranke leidet unter Vernachlässigung oder ungerechter Behandlung durch jemanden, von welchem er so stark abhängig ist, daß er der Situation weder entgehen noch für seine Rechte kämpfen kann. Die Situation ähnelt der der Magnesiumsalze sehr, doch der entstehende Geisteszustand ist eine viel tiefere emotionale Imbalance als bei den Magnesiumsalzen, welchen das syphilitische Element fehlt. Die Krusten auf der Haut bedecken ungelöste, drängende Probleme." „Große Furunkel am ganzen Körper" – könnte *Viol-t.* bei HIV-Infektionen von Nutzen sein? (12)

Typus

1. Erkrankungen bei Kindern. (13)

Synonyma – Dreifarbiges Veilchen, Freisam-Veilchen, Freisamkraut, Stiefmütterchen; „heart's ease" (3); Jacea (4). Der Name „Stiefmütterchen" rührt von folgendem volkstümlichen Vergleich her: Das große obere Blütenblatt, welches auf zwei Kelchblättern aufsitzt, gleicht einer Stiefmutter, die zwei Stühle für sich allein beansprucht. Die zwei seitlichen Blütenblätter repräsentieren ihre eigenen Töchter; jedes hat ein Kelchblatt für sich. Die zwei unten stehenden, kleinen Blütenblätter aber stellen die Stieftöchter dar: sie müssen sich zu zweit ein „Stühlchen", ein Kelchblatt, teilen. (12) Die Bezeichnung „Freisam-Veilchen" kommt von „Fraisen", den Zuckungen der Säuglinge, gegen welche *Viol-t.* in der Volksmedizin zur Anwendung kam (9).

Biologie, Chemie und Physiologie – Das wilde Stiefmütterchen, ein Veilchengewächs, ist ein verbreitetes ein- bis zweijähriges Ackerkraut. Man findet es im ganzen gemäßigten Europa und Asien, eingeschleppt auch in Nordamerika. Es wächst gleich den anderen Veilchen in Gruppen, doch ist mit trockenen, mageren Böden zufrieden, wie etwa steinigen Stellen. Oft wächst es dort, wo Roggen angebaut wird (12). Die Blüten besitzen die allgemein bekannte Veilchenform und sind gelbweiß bis violett; meist tragen die größeren Blütenblätter nach peripher zu einen unscharf abgegrenzten dunklen Fleck, der den Eindruck von Dreifarbigkeit erzeugt (Name). Die Pflanze ist auch zur Selbstbestäubung innerhalb geschlossen bleibender Blütenknospen fähig. Die Samen tragen fleischige Anhängsel als Futter für Ameisen, welche sie sammeln und so verbreiten (9).

Die Pflanze enthält Flavone, zu welchen Rutin, Violanthin und Vicenine zählen, sowie einen Salicylsäuremethylester, ein Cumarin, Saponine (zu welchen auch das sog. „Viola-Emetin" zählen soll), Schleim, Ascorbinsäure, Carotinoide und andere Farbstoffe. In der Asche sind viel Calcium, Magnesium und Mangan enthalten. Die „blutreinigende" Wirkung von *Viol-t.* wird vor allem seinen Saponinen zugeschrieben (9).

In der alten Volks- und Schulmedizin fand es vor allem bei Hauterkrankungen von Kindern, z.B. beim Milchschorf, Verwendung. Die bisherigen homöopathischen Erfahrungen beziehen sich auf ähnliche Krankheitszustände.

Mittelbeziehungen – Antidote sind *Camph., Merc.* und *Puls.* (2) sowie *Rhus-t.* (10). Eine Ähnlichkeit des Arzneimittelbildes zu *Viol-o.* besteht nicht (12), vielmehr ist *Viol-t.* mit *Rhus-t.* (7) sowie *Clem., Graph., Hep., Mez., Olnd, Petr., Staph.* und *Vinca* (10) verwandt. Vgl. auch die *Magnesium*-Verbindungen (12).

Mittelverwechslungen und pharmazeutische Probleme – Potenziert wird „der frisch ausgepreßte Saft des jungen Krautes, mit gleichen Teilen Alkohol gemischt" (1). Die Art „*Viola tricolor*" ist in sich sehr heterogen, was zu Unterschieden im Wirkstoffspektrum einzelner Arzneichargen führen kann.

Zur Verwechslung von *Viol-o.* und *Viol-t.* bezüglich „geistiger Erschöpfung nach Pollutionen" (15) siehe *Viola odorata*. Das klinisch beobachtete Symptom, aus welchem diese Rubrik stammt, wurde ursprünglich von *H.N. Guernsey* angegeben und in (11) zitiert.

Unzutreffende Repertoriumsrubriken – Die Repertoriumseintragung „Froh abends, abwechselnd mit Hypochondrie tagsüber" (13) ist nicht ganz zutreffend, denn im zugrundeliegenden Symptom ist nicht von Hypochondrie (also einer ängstlich-traurigen Verstimmung) die Rede, sondern von übler Laune (1). Richtig müßte es heißen „Froh abends, abwechselnd mit *Verdrießlichkeit* tagsüber".

Quellen – 1) FZ/ACS/1828/2 p (TM, lt. 4) (Fz.: Franz, Gtn.: Gutmann, H.: Samuel Hahnemann, Lgh.: Langhammer, Wsl.: Wislicenus); 2) NK1k; 3) A1; 4) HS1 t (Überdos. v. *Viol-t.*-Tee, bei Ekzem); 5) Pfeiffer/AHZ/1989/3 k (D3); 6) Eichler/DJH/1988/1 k (1M, XM); 7) PTK1 k; 8) SF1 k; 9) LSR1 k; 10) HR1k; 11) C1 k; 12) Springer/HLS/1996/2 k; 13) K k; 14) SYS1 k; 15) CMM k; 16) LL1 k.

Vipera aspis

GEIST UND GEMÜT

Angst

1. Todesangst (anguish). (6.7)
2. Große Erregung (agitation) und Angst. (6.7)
3. Angst und Erregung, welche sich bis zum Delirium steigern können. (7)
4. Angst, Magenweh, Erbrechen, nach 15 Min. (nach Biß in den Fuß). (5)
5. Fast immer ist Schmerz in der Magengrube oder Nabelgegend vorhanden, begleitet von Angst und Erbrechen, in vielen Fällen auch von heftigem Durst, obgleich der Kranke nicht viel Flüssigkeit vertragen kann. (6.7)
6. Große Präkordialangst. (6.7)
7. Ängstliche, beklemmte Atmung (n. 2 St.). (6.3)
8. Ängstliche Atmung wie bei Krupp (Kehlkopfdiphtherie), mit drohender Erstickung. (6.7)

Benommenheit, wie nicht ausgeschlafen, wie berauscht, betäubt etc.

1. Verwirrung im Kopf. (6.6)
2. Allgemeiner Torpor. (6.7)
3. Verlust der Schärfe der speziellen Sinne (special senses; bedeutet wohl: Gesicht und Gehör – vr). (6.7)

Bewegungen: Zwangsbewegungen, Automatismen, Gesten, Lagen

1. Er kleidete sich aus und zerriß das Hemd, weil es ihn zu ersticken drohte. (5)
2. Ein in den Kamm gebissener Hahn wankte, senkte den Kopf, öffnete den Schnabel und atmete heftig; nach 27 Min. Tod (*Fontana*). (5)
3. Die Bewegung der Hinterläufe scheint gestört; die Mäuse hinken und drehen sich im Kreis (nach 20 Mikrogramm). (13)
4. Die Mäuse laufen auf drei Beinen, werden von Zuckungen im Bereich des Kopfes befallen und scheinen sich in Sprüngen vorwärtszubewegen; dann kommt es zu Gleichgewichtsverlust; sie rollen sich zusammen und entwickeln einen Singultus (n. 40 Mikrogramm). (13)

Bewußtlosigkeit, Koma, Stupor

1. Fiel in Ohnmacht, sobald sie (nachdem sie nach Biß in den Fuß nach Hause gelaufen war) die Türschwelle ihres Hauses erreichte. Später waren Gesicht und Gehör verschwunden, der Puls fast unmerklich, der Körper aufgetrieben und kalt. (5)
2. Anschwellung der Extremität mit schwarzen Flecken; die Schwellung erstreckte sich zum Abdomen; ihr folgten Bewußtlosigkeit (syncope) und der Tod. (6.7)
3. Stupor. (6.8)
4. Der Tod durch Viperngift ist dem durch *Opium* bewirkten ähnlich (*Fontana*). (5)
5. Die Augen der Mäuse sind halbgeschlossen, sie verhalten sich ruhig (nach 20 Mikrogramm). (13)
6. Apathie, Blaufärbung des Schweifs, zunehmende Betäubung (Mäuse, nach 40 Mikrogramm). (13)
7. Prostration oder Halb-Koma (semi-coma) wurden beobachtet. (7)
8. Exsikkose und tiefer Schockzustand mit RR von nur 40 mm Hg, bei erhaltenem Bewußtsein (2. T.; bei einem in den Arm gebissenen Landwirt). (7)

Delirium, Wahnsinn, Raserei

1. Delirium und Raserei. (6.7)
2. Angst und Erregung, welche sich bis zum Delirium steigern können. (7)
3. Ausgeprägte Melancholie (extremely melancholy), Delirium abwechselnd mit Sopor. (6.3)

Eigensinn

1. Widerspruchsgeist. (8)

Ekelgefühl

1. Ekel, verursacht beim Aussaugen durch den faden Geschmack des gelben Saftes, den die Viper auf der Wunde zurückgelassen hatte (*Charas*). (5)

Empfindlichkeit

1. Mangel an Geduld, als lägen die Nerven bloß (nerfs à fleur de peau). (8)

Gedanken, Denkvermögen

1. Zustand großer geistiger Verlangsamung (intellectual torpor). (6.7)
2. Stammelt kaum ein paar unverständliche Worte, wie von Mattigkeit erschöpft und vom Schlafe überwältigt; keine Gedanken mehr fassend, keine Frage beantwortend. (5)
3. Frostig, mit großer körperlicher und geistiger Müdigkeit. (6.7)

Gesichtsausdruck

1. Gesichtszüge entstellt, Augen hervorgetreten, Blick starr. (5)
2. Das Gesicht drückte Schrecken aus. (6.7)
3. Augen glänzend (*Orfila*). (5)

Gier, Suchtverhalten

1. Fast immer ist Schmerz in der Magengrube oder Nabelgegend vorhanden, begleitet von Angst und Erbrechen, in vielen Fällen auch von heftigem Durst, obgleich der Kranke nicht viel Flüssigkeit vertragen kann. (6.7)
2. Mehrere gebissene Tiere tranken oft und viel, obgleich sie vorher keinen Mangel an Wasser gehabt hatten (*Geoffroy*). (5)
3. Brennender Durst, bei der heftigen angreifenden Hitze. (5)
4. Verlangt Wasser, im Sopor. (5)
5. (Genuß des Vipernfleisches verursacht brennenden, unauslöschlichen Durst (*Galenos*). (5))

Gleichgültigkeit

1. Gleichgültig gegen alles um sie her Vorgehende; sehr ruhig. (5)
2. Die Augen der Mäuse sind halbgeschlossen, sie verhalten sich ruhig (nach 20 Mikrogramm). (13)
3. Apathie, Blaufärbung des Schweifs, zunehmende Betäubung (Mäuse, nach 40 Mikrogramm). (13)

Reizbarkeit

1. Nervosität, Reizbarkeit. (8)

Ruhelosigkeit

1. Unruhe und Ohnmachten. (5)
2. Ruhelosigkeit bis zur Verzweiflung (*Orfila*). (5)
3. Dem Hitzegefühl folgte bald Ruhelosigkeit, Fieberschauder, Zittern des ganzen Körpers und völliger Verlust der Kraft. (5)
4. Unruhe. (6.7)
5. Die Mäuse sind zunächst ruhig, dann agitiert; sie kratzen sich im Bereich der Injektionsstelle (nach 5 Mikrogramm). (13)

Schreien

1. Sogleich fürchterliches Schreien. (5)
2. Konvulsionen mit heftigem Schreien. (5)
3. Gebissene Hunde heulen auf und flüchten. (7)

Sprechen

1. Antwortete mit Schwierigkeiten, mit tiefer Stimme (ein 10j. Kind). (6.8)
2. Stammelt kaum ein paar unverständliche Worte, wie von Mattigkeit erschöpft und vom Schlafe überwältigt; keine Gedanken mehr fassend, keine Frage beantwortend. (5)
3. Schwierige Sprache, bei so geschwollener Zunge, daß sie aus dem Munde trat. (5)
4. Sprache dick und unartikuliert (6.6)
5. Kinnlade krampfhaft geschlossen; Sprechen und Schlucken sehr schwierig. (5)

Thema „Tod" (Suizidalität etc.)

1. Mit fast erloschener Stimme bat er, ihn schlafen zu lassen, und wenn es sein Tod wäre (*Peina*, bei *Orfila*). (5)
2. Sie wurde aufgedunsen und starr, Stimme und Puls verschwanden, sie geriet in einen leichenähnlichen Zustand (*Paletta* in *Frorieps* Notizen; ob *Vip-a.* oder *Vip-b.*, ist nicht klar). (5)

Traurigkeit, trübe Stimmung

1. Ausgeprägte Melancholie (extremely melancholy), Delirium abwechselnd mit Sopor. (6.3)
2. Pessimismus, Depression. (8)

Unerträglichkeit von Schmerzen oder Empfindungen

1. Qualvoller (excruciating) Schmerz in Magengrube und Gedärmen (6.6); schreckliche Schmerzen im Epigastrium (6.7).

Weinen, Wimmern, Seufzen

1. Sie seufzte im Schlafe und verlangte Wasser. (5)
2. Heftiger Kopfschmerz, mit Verlangen zu seufzen, was der Schmerz verhinderte (*Orfila*). (5)

TRÄUME

1. Alpträume. (8)
2. Träume vom Tode. (8)

SCHLAF

Schlaflosigkeit, Einschlafstörung

1. Schlaflosigkeit, drei oder vier Nächte lang. (6.6)
2. Schlaflosigkeit. (5)
3. Die Schmerzen verhindern den Schlaf. (5)
4. Schläfrig, ohne schlafen zu können. (5)

Aufwachen, Durchschlafstörung

1. Sehr leichter, durch geringste Ursachen störbarer Schlaf. (8)

Schläfrigkeit

1. Schläfrigkeit. (6.8)
2. Schläfrig, ohne schlafen zu können. (5)
3. Stammelt kaum ein paar unverständliche Worte, wie von Mattigkeit erschöpft und vom Schlafe überwältigt... (5)
4. Somnolenz während des Tages. (8)
5. Eine Art Schlaftrunkenheit, aus der sie nicht zu wecken ist. (5)
6. Schlaftrunkenheit, Ermattung, Verlust des Gesichts...; mit fast erloschener Stimme bat er, ihn schlafen zu lassen, und wenn es sein Tod wäre (*Peina*, bei *Orfila*). (5)
7. Verlangen zu schlafen, länger als sonst zu schlafen, schläft zwei Stunden länger als sonst. (8)
8. Tendenz zur Schlafsucht. (6.7)

9. Er wurde von Schlafsucht gepeinigt (tormented) (6.7)
10. Allgemeiner Frost, Nausea, Erbrechen, Somnolenz, ausgeprägte Atemnot, schwarze Flecken auf der Extremität und sogar auf dem Bauch; Untertemperatur wie bei Cholera. (6.7)

SCHWINDEL

1. Oft erneuerter Schwindel, so daß sie oft in Ohnmacht fiel. (5)

KONVULSIONEN

1. Subsultus tendinum. (6.7)
2. Konvulsionen mit heftigem Schreien. (5)
3. Eine Taube, der 30 Tr. des (verdünnten?) Giftes in den leeren Magen gegeben wurden, begann nach 2 Minuten zu wanken, dann erfolgten heftige Zuckungen und nach weniger als 6 Minuten der Tod (*Fontana*). (5)
4. Die Mäuse laufen auf drei Beinen, werden von Zuckungen im Bereich des Kopfes befallen und scheinen sich in Sprüngen vorwärtszubewegen; dann kommt es zu Gleichgewichtsverlust; sie rollen sich zusammen und entwickeln einen Singultus (n. 40 Mikrogramm). (13)

MODALITÄTEN, CAUSAE

1. Die psychischen Beschwerden verschlimmern sich vor der Regel. (8)
2. Elektrizität schadete gebissenen Tieren (*Fontana*). (5)
3. Erleichternde Schweiße. (5)
4. Temperatur vermindert; widersteht Kälte schlecht. (6.7)
5. Kopfschmerzen verschlimmert durch Wärme, Widerwärtigkeiten / Schwierigkeiten / Konflikte (contrarietés), abends und vor der Regel. (8)
6. Verschlimmerung der Schmerzen in den Beinen bei heißem Wetter, vor der Regel, durch Druck, im Sitzen mit gekreuzten Beinen, durch Immobilisation sowie durch Anstrengung der Muskeln, wie Berg- und Treppensteigen. Besserung derselben nach der Regel, durch Hochlagern des Beins, durch Einnahme der aufrechten Haltung, leichte Bewegung, gemächliches Gehen (la marche non intensive); all dies erklärt sich durch eine Aktivierung der venösen Zirkulation. (8)
7. Das reaktive Fieber nach der Vergiftung nahm die Form eines Intermittens an. (6.7)
8. Die Symptome des Bisses sind periodischer Natur, mit Rezidivneigung der kachektischen Erscheinungen. Bei einer großen Anzahl von Fällen kommt es viele Jahre lang zu einer jährlichen Rückkehr der Beschwerden an einem bestimmten Tag. (6.7)
9. Jedes Jahr litt er am Jahrestag des Bisses an Verdauungsbeschwerden und Schwäche; nach vier Jahren starb er am Schlaganfall (ein vor dem Biß völlig Gesunder, der niemals eine Tendenz zu Gehirnleiden gezeigt hatte). (6.7)
10. Jedes Jahr nach dem Biß, immer dann, wenn das erste heiße Wetter kam, befielen ihn ein schmerzhaftes Ödem der Extremität, Kolik und Anstrengungen zum Erbrechen (efforts to vomit); die Verdauung wurde gestört; er wurde von Schlafsucht gepeinigt, das Zahnfleisch wurde schwammig (fungoid), und die Haut wies einen ikterischen Farbton auf; er war frostig, mit großer körperlicher und geistiger Müdigkeit. (6.7)
11. Eine Seitenpräferenz besteht nicht. (8)

AS-IF-EMPFINDUNGEN

Kopf, Augen, Ohren

1. Schwerer Kopf oder schmerzhaftes Schweregefühl an verschiedenen Stellen des Kopfes. (8)
2. Leichte Sehstörungen: diejenigen Gegenstände, die nicht von Interesse sind (qui ne ressortent pas), werden schlecht gesehen, als sei die visuelle Aufmerksamkeit vermindert. (8)
3. Gefühl, als seien die Augen schwer. (8)
4. Schweregefühl auf den Trommelfellen. (8)

Mund, Zähne

1. Viperngift ist geschmacklos...; zuweilen hinterläßt das Gift ein Gefühl auf der Zunge, als ob etwas Zusammenziehendes genossen worden wäre, für 5 bis 7 St. (*Fontana*). (5)
2. Saure / beißende (acid) brennende Empfindung in Lippen, Mund und Rachen. (6.6)
3. Das Gift brennt wie Feuer auf der Zunge, die zugleich aufschwillt (*Mead*). (5)
4. Eine Hitze aus der gebissenen Ferse steigt bis in die Zunge. (5)

Atmungsorgane, Herz, äußerer Thorax

1. In einer halben Stunde fühlte er, wie das Gift unter stechenden Schmerzen das Herz einnahm. (5)

Haut, Bißstelle

1. Schmerz im gebissenen Bein wie von einem Wespenstich oder wie von einem Tropfen Schwefelsäure auf einer wunden Stelle. (5)
2. Die Haut der Hand ist abgestorben und schält sich ab wie ein Handschuh, in großen Flecken abgelöst; die darunterliegenden Gewebe sind livide (3. T.). (6.8)
3. Außerordentlich heftige Schmerzen in den Beinen, wie zum Bersten, nur gelindert durch Hochlagern. (9)

Allgemeines

1. Sogleich nach Biß... fühlte er, wie ein Gefühl von Hitze mit Blitzesschnelle den Körper durchzuckte und Schauder erregte; erst nach 1/2 St. war er imstande, um Hilfe zu rufen. (5)
2. Schweregefühle in verschiedenen Körperregionen: in der Stirn, dem Nacken, den Schläfen, hinter den Augen, in den Augen selbst, auf den Trommelfellen, in den Armen und Beinen. Die Gliederschmerzen sind regelmäßig mit Schweregefühlen verbunden. (8)

Typus

1. Schnelles Abmagern. (5)
2. Erscheinungen chronischer Kachexie treten nach dem Biß ein. (6.7)
3. Erwachsene altern vorzeitig, und Kinder stehen in der Entwicklung still. (6.7)

Synonyma – Aspis-Viper, Juraviper (1). Vipera *Redi* (2), Coluber *Redi* (3), Vipera Chersea, Vipera *Delalande*, Vipera blaniensis, V. praester, V. ocellata. „Es ist dies die Vipera berus *Delalandei* non aliorum und die Vipera communis *Millet*." Frz. Vipère commune bzw. V. aspique, Vipère italienne; engl. Common Viper of the South or Italy. (6)

Biologie, Chemie und Physiologie – Eine Viper von rotbrauner bis grauer Farbe, mit schwarzen, mehr oder minder zickzackförmigen (7) Querstreifen (die Kreuzotter hat eine deutlichere Zickzackzeichnung, (2)) und aufgeworfener Schnauze mit scharfer Kante; bis 75 cm lang; wärmeliebend, trockene Gebiete bevorzugend (7), in warmen Gebieten Europas (z.B Italien), in Deutschland nur im südlichen Schwarzwald, lebend (1). In Frankreich herrscht sie südlich einer gedachten Linie zwischen Nantes und Luxemburg vor. Sie kann bis zu 40 Jahre alt werden. (7)

Der Biß dieser Otter hinterläßt bei den meisten Opfern keine systemischen Schäden. Es kommt zu einem örtlichen Ödem mit einer kleinen Ekchymose an der Bißstelle (wo das Gift am konzentriertesten vorliegt und somit die hämolytische Wirkung desselben vorwaltet), bei mäßigen Schmerzen. In 8 % der dem Ärztlichen Notdienst der Region um Bordeaux, wo *Vipera aspis* vorherrscht, gemeldeten Bißfälle dagegen kam es zu einer schwereren Vergiftung mit ausgedehnterer Schwellung, größeren Ekchymosen, lokalen Nekrosen, allgemeinem Krankheitsgefühl, Symptomen des Verdauungstrakts und Fieber. Schock als Bißfolge ist eine seltene Ausnahme (7). Die in der älteren homöopathischen Literatur vermeldeten Giftwirkungen stammen von solchen besonders schweren Fällen; leichte Vergiftungen wurden damals gar nicht registriert.

Lähmende Neurotoxine, welche in anderen Schlangengiften von entscheidender Bedeutung für die Symptomatik sind, treten bei den Vipern in den Hintergrund, wenn es auch zuweilen Lähmungen nach Biß von *Vip-a.* und *Vip-b.* gegeben hat. Die Symptome werden vielmehr durch die Wirkung auf das Blut bestimmt (4): „Von den Schlangengiften erwiesen sich die der Gattung Vipera als die stärksten Koagulantien.". (2) Für alle Vipern kennzeichnend ist der scheinbare Widerspruch, daß sie sowohl Thrombosen als auch eine hämorrhagische Diathese induzieren können; beides fügt sich jedoch durch die Analyse der Gifte, welche sowohl Aktivatoren der Blutgerinnungskaskade als auch thrombozytenaggregationshemmende Stoffe enthalten, sowie unter dem Begriff der Verbrauchskoagulopathie zu einem harmonischen Bild zusammen (7). Neben der Beziehung zum Blut existiert eine Hepatotoxizität. Von der Aspis-Viper gebissene Tiere weisen, wenn sie erst nach mehr als 24 Stunden sterben, eine fettige Leberdegeneration (akute gelbe Leberatrophie) auf (7). Daraus wurde in der klinischen Literatur (9) die Indikation „Hepatitis, Ikterus, Leberkongestion". Ferner wird die Vergiftung durchwegs von einer Tachypnoe begleitet, die sich nicht so sehr aus der Angst der Opfer als vielmehr aus einer metabolischen Azidose erklärt; nur in Endstadien mit Bewußtseinstrübung tritt respiratorische Insuffizienz hinzu (7).

Vip-a. scheint giftiger zu sein als die Kreuzotter (5); dieser Eindruck kommt jedoch nur durch eine relativ große Giftmenge pro Biß zustande, denn die LD-50 des Gifts von *Vip-a.* liegt (im Versuch mit Mäusen) bei 1 mg/kg, die von *Vipera berus* bei 0,6 mg/kg und die der indischen Spezies *Vipera russellii* bei 0,1 mg/kg (7).

Mittelbeziehungen – Lt. *C. Courcelle* (7) unterscheidet sich das Gift von *Vipera aspis* in verschiedener Hinsicht von dem der Kreuzotter. Seine koagulierende Wirkung übersteigt deutlich die des Kreuzotterngifts; im Gegensatz dazu ist seine fibrinolytische Aktivität geringer als die des letzteren, und es fehlt ihm die bei der Kreuzotter gefundene antikoagulatorisch wirksame Phospholipase. Auch soll der Schmerz nach Kreuzotternbiß erheblich stärker sein als nach dem Biß der Aspis-Viper, und eine zunächst *Vip-a.* und *Vip-b.* zugeschriebene thrombinartige Protease (2) findet sich in Wahrheit nur bei *Vip-b.* Insgesamt ist *Vipera aspis* also die Otternart mit der stärksten Thrombosenbildung nach Biß; Injektion des Giftes direkt in ein Blutgefäß tötet ein kleines Säugetier innerhalb von Minuten durch disseminierte intravaskuläre Gerinnung. Für *Vipera aspis* wurde festgestellt, daß Verdünnungen des Giftes von 1: 10.000 bis 1: 50.000 die Gerinnung am stärksten beschleunigten (2). Antikoagulatorisch wirken nur starke Giftdosen in vitro oder an der Bißstelle (7). Ferner werden für die Kreuzotter nicht die hepatotoxischen Wirkungen angegeben, welche der Aspis-Viper zu eigen sind (7). Zu den noch deutlicheren Unterschieden zwischen *Vip-a.* und *Vipera russelli* siehe das Kapitel über die letztere Art.

Mittelverwechslungen und pharmazeutische Probleme – Es existiert lediglich eine fragmentarische Prüfung von *Vipera aspis* (8); die meisten Symptome entstammen der Beobachtung Gebissener. Zur Sortierung der in (6) aufgeführten Bißfälle nach Vipernarten siehe *Vipera berus.* Wie dort wurden die Literaturangaben *Allens* vollständig übernommen.

Die unter „*Vipera* aspis" in der Arzneimittellehre von *Julian* verzeichneten toxikologischen Symptome entstammen mit Sicherheit nicht nur Aspisvipernbissen. In der Einführung über die Bißfolgen schreibt er, ein „von einer Viper *wie Vipera aspis*" Gebissener entwickle die folgenden Symptome, und in seiner Quellenliste zitiert er außer der Prüfung von *Boffa* und *Dupin* (8) ausschließlich Werke, in welchen *Vip-a.* und *Vip-b.* nicht, oder unvollkommen, unterschieden werden, wie *Boericke, Clarke, Allens Enzyklopädie.* Somit hätte er jenes Kapitel eigentlich „*Vipera aspis et berus"* überschreiben müssen. (10)

Es existiert eine toxikologisch von der eigentlichen Aspis-Viper verschiedene, ihr aber äußerlich sehr ähnliche Otternrasse, „Vipère de venin blanc" oder neuerdings *Vipera aspis zinnikeri (Kramer)* genannt, welche im frz. Departement Gers vorkommt. Ihr Gift ist farblos, während das der „Aspis-Viper im engeren Sinne" gelbbraun ist. Falls jemals Bißfolgen dieser Art dokumentiert wurden, so nur als Aspisvipernbiß, weshalb es unmöglich war, sie gesondert zu untersuchen. Allerdings wurde nachgewiesen, daß es der neurotoxische Faktor ist, welcher dem Aspisviperngift die gelbbraune Farbe verleiht, d.h., daß der *Vipera aspis zinnikeri* die Neurotoxizität fehlt (7). Wahrscheinlich ist die „Vipère de Gers" eine Defektmutante.

Klinisch wichtig ist, daß das für „*Vipera*" bei *Charette* verzeichnete klinische Leitsymptom „Leber enorm vergrößert, nimmt die ganze rechte Hälfte des Abdomens ein (9)" zu *Vipera aspis* gehört, nicht zu *Vipera berus.* Das zweite Leitsymptom von „*Vipera",* nämlich „Schmerz zum Bersten" in den ödematösen Gliedmaßen, welcher durch Hochlagern gebessert wird, ist beiden Ottern zu eigen.

Quellen – 1) Garms, H. Pflanzen und Tiere Europas. Braunschweig: Westermann 1969; 2) LSR1; 3) CR1; 4) MG1; 5) Hering, C., Wirkungen des Schlangengiftes t (Bisse); 6) A1 t (6.1: M. Piorry, Lancet, 1826, S. 560; 6.2: Marianii, Repert.. di Med. Torino, 1828 (Lancet, 1828 - 9, S. 580; 6.3: Franchi, Antologia Med., Agosto, 1837 (S.J. 9, 57); 6.4: Butazzi, Feliatre di Napoli (Med. Chir. Rev. Bd. XXVI, 1836, S. 509; 6.5: Jarjavay, Gaz. des Hopitaux (Journ. de Chim. Med. 1857, S.. 604), ein Mensch wurde von einer Aspisviper in die Hand gebissen; 6.6: Weston, Lancet, 1859 (1), S. 522, der Autor wurde von einer Viper (nicht Otter (adder), daher hier aufgenommen) in den rechten Zeigefinger (forefinger) gebissen; 6.7: Bißfolgen von Vipera aspis, aus Dr. Viaud de Grand-Marais, Gaz. des Hop., 1868 (Nr. 62) und 1869, sowie aus Études médicales sur les serpents de la Vendée et de la Loire Inférieure, 1. u. 2. Aufl.; 6.8: Feuvrier, Deux cas de morsure de serpent venimeux, Paris 1874); 7) Courcelle, Christian: Vipera aspis, berus, russelli. Recherche d'und spécificité dans l'action de ces trois espèces utilisées en homéopathie. Thèse pour l'obtention du diplome d'état de docteur en pharmacie. Univ. de Lille II, Année universitaire 1984 - 1985, Faculté de Pharmacie t (Pharmakologie, Tierversuche, Bißfolgen bei Mensch und Tier); 8) Boffa, M.C., Dupin, P., et Bayol, C.: Vipera aspis. Effets cliniques et biologiques du venin chez l'homme. AHF/1970/5 p(C5, C9, C15, C30); 9) CR1 k (Leitsymptome von „Vipera", wozu der Autor später bemerkt: „In Frankreich gebraucht man das Gift unserer einheimischen Viper", womit er die Vipera aspis sive Redi meint); 10) JL1 t; 11) Demerbe/RBH/1975/4 t (sc. Injektion kleiner Giftmengen bei Mäusen).

Vipera berus

GEIST UND GEMÜT

Angst

1. Sehr bald unbeschreibliche Angst (bei einem letalen Fall). (5)
2. Sehr bald nach dem Biß Mattigkeit, Niedergeschlagenheit, Ängstlichkeit (*Rengger*). (5)
3. Die Gemütsverfassung war ängstlich und reizbar. (7.3)
4. Zunehmende Angst, mit Durst, Verlangen nach frischem Wasser und freier Luft (später; *Rengger*). (5)
5. Ohnmachten, abwechselnd mit großer Angst und Unruhe. (7.4)
6. Angst, gefolgt von Erbrechen (bei einem Überlebenden). (5)
7. Präkordialangst. (7.18)
8. Besonders stark ausgeprägte Ängstlichkeit; verstärkter Durst, vielfach erbrechen sie das Wasser wieder; unwillkürliche Stuhl- und Harnabgänge; eiskalte Glieder; Schleimhautzyanose (Hunde, Herzarrhythmien). (23)
9. Große Prostration, Angst, Druck in der Herzgegend und Brechreiz; heftiges Angstgefühl in der Präkordialgegend (2. T.). (8.4)
10. Am nächsten Morgen fand man ihn aufrecht im Bette sitzend, angstvoll, nach Luft schnappend, mit blassem Gesicht, welches den Ausdruck größter Angst trug; schreckliche Schwellung der Submaxillar- und Ohrspeicheldrüsen; die Zunge war unbeweglich, blau, enorm geschwollen, sie trat zwischen den Zähnen hervor und füllte die ganze Mundhöhle aus; ständiges Tropfen von Speichel. (7.12)
11. Herzschmerzen mit Angst und kaltem Schweiß. (15)
12. Sehr ängstliche Atmung. (7.4)
13. Jedes Jahr, zur selben Zeit, als sie gebissen wurde, gewaltige Herzensangst, Wehtun des verwundeten Fußes und Lähmung im rechten Arm; noch nach vier Jahren (*Treiße*, bei *Lenz*). (5)
14. Blutung aus der Nase mit Schwindel und Angst. (5)
15. Bittet mit erloschener, schwindender Stimme um Hilfe. (5)
16. Nächtliche Angst mit dem Eindruck, daß ihr etwas passieren werde (eine Frau, Venenleiden). (22.3)
17. Um 1 Uhr erwacht sie von einem schrecklichen Traum, wird den ganzen Tag das Grauen nicht mehr los, sieht etwas wie „Beine ganz voll Blut, alles voller Blut, das kann doch nicht sein!" (20.1)
18. Ihren Zwangshandlungen geht eine schreckliche Angst voraus, mit der Empfindung, wie in einem Briefumschlag / einer Hülle (enveloppe) zu sein, umgeben von etwas, das sie hindert, Dinge zu berühren oder ihre Handlungen zu beenden (41j. Frau). (22.6)

Arbeit (Fleiß, Faulheit, Unfähigkeit zur Arbeit usw.)

1. Ein mutiger tätiger Hund genas langsam, erhielt aber nie sein früheres Feuer wieder, blieb in sich gekehrt, war nicht wie früher bissig, tat seine Geschäfte, aber nur langsam und träge (*Gräve* bei *Lenz*). (5)
2. Inaktiv, tut nichts, hat kein Verlangen, was zu tun; weiß, daß sie eine Menge zu tun hätte, aber hat kein Verlangen, irgendwas zu tun; bleibt stundenlang auf ihrem Bett liegen, die Augen geschlossen, um ihre „fixen Ideen" (in Gedanken, vr) bis zum Überdruß zu wiederholen (41j. Frau). (22.6)

3. „Ich verstehe wohl, daß Arbeit sein muß, aber viel Lust habe ich nicht dazu. Das hat sich alles geändert, früher hat der Mensch jagen müssen, um zu leben, jetzt muß er arbeiten. Mich stört nicht die Anstrengung, sondern die Abhängigkeit von einem Chef. Da ist immer jemand Höherer als man selber. Wenn beide das gleiche Ziel haben, geht es ja, aber ich mag nicht für das Ziel eines Anderen arbeiten. Wenn man arbeitet, ist man wie eine Maschine, acht Uhr, Mittag, zwei Uhr, sechs Uhr... Zur Zeit der Schöpfung war das nicht so. Die Evolution wurde durch die Menschen, welche sich für etwas Besseres (supérieurs) hielten, verändert. Das ist Sklaverei. Man muß strengen Stundenplänen folgen. Freiheit gibt es immer weniger" (18j. Junge, schwerer M. Crohn mit sklerosierender Cholangitis). (22.1)
4. Faulheit, für welche sie sich schuldig fühlt. „Als ich klein war, hab ich mir deshalb ganz verrückt Sorgen gemacht, aber selbst unter diesen Umständen habe ich meine Pflichten nicht getan. Ich mache meine Arbeit in letzter Minute, verschiebe sie auf morgen, mache Pfuscharbeit (je le bacle)" (eine Frau, Venenleiden). (22.3)
5. Fühlt sich allgemein sehr müde, starr, muß sich sehr aufraffen, etwas zu tun (33j. Frau, Pap IV der Cervix). (12.2)
6. Fleißig (ein Mann, Schwindel). (22.3)
7. „Ich bin ein Schaffertyp, arbeite viel und werde noch runtergemacht dafür", sagt sie von sich selber (33j. Frau, Pap IV der Cervix). (12.2)
8. Alles ist bei ihr perfekt aufgeräumt. Sobald es ihr etwas besser geht, wird sie von einer Aufräumwut befallen, welche sie enorm erschöpft, woraufhin sie wieder in ihren ursprünglichen Zustand von Depression und Tatenlosigkeit verfällt (41j. Frau, Zwangsneurose). (22.6)
9. Hält sich für unnütz (eine 64j. Frau aus großbürgerlichen Verhältnissen, die immer Hausfrau war; Symptom gebessert nach *Arn.*, geheilt durch *Vip-b.*). (22.4)

Argwohn, Mißtrauen

1. „Ich höre nicht auf zu meckern; meine Freunde behandle ich, als seien sie bloß Heuchler, obwohl sie alles für mich getan haben, was sie konnten" (18j. Junge, schwerer M. Crohn mit sklerosierender Cholangitis). (22.1)
2. Kann nicht bei offener Türe schlafen, die Türe muß unbedingt zugemacht werden, warum, kann er nicht sagen (18j. Junge, schwerer M. Crohn mit sklerosierender Cholangitis). (22.1)

Benommenheit, wie nicht ausgeschlafen, wie berauscht, betäubt etc.

1. Er erschien benommen (n. 6 St., 4 1/2 j. Junge). (13.2)
2. Der Kopf fühlte sich schwer an (n. 10 St.). (7.1)
3. Betäubung im Kopfe, als die Beschwerden arg wurden, nach 1/4 St. (5)
4. Heißer Kopf, wie betäubt (Reaktion nach *Vip-b.* C30 / C200; 30j. Frau, Pap IV der Cervix). (12.2)
5. Betäubung der Sinne und Schneiden im Leibe. (5)
6. Immer wenn er auf ist, hat er ein Gefühl von Benommenheit im Gehirn, er hört dann nicht auf zu gähnen (18j. Junge, schwerer M. Crohn mit sklerosierender Cholangitis). (22.1)
7. Leib- und Kopfschmerzen, im Augenblick des Bisses; er wurde ganz betäubt (*Wolff*, bei *Lenz*). (5)
8. Erschien verwirrt (wandering), wie betrunken, und beantwortete Fragen auf eine nuschelnde (mumbling), unzusammenhängende Weise (n. 2 St.). (7.14)

9. War oft völlig starr, wie betäubt, mit inneren Empfindungen beschäftigt; immer wieder Starre, wie betäubt, wie nach Drogen (Reaktion auf *Vip-b.* C30; 30j. Frau, Pap IV der Cervix). (20.2)

Bewegungen: Zwangsbewegungen, Automatismen, Gesten, Lagen

1. Bei Tieren: weites Aufsperren des Rachens oder Schnappen nach Luft; eine Taube blies die Kehle auf (vor dem Tode; *Lenz*). (5)
2. Gewaltiges Übel im Leibe und Drängen nach dem Herzen, reißt alle Kleider auf, wird wie ohnmächtig (*Treiße* bei *Lenz*). (5)
3. Gesichtsverzerrungen bei jedem Druck auf den gespannten Unterleib. (5)
4. Zähneknirschen, Zittern, Zuckungen vor dem nach 36 St. erfolgenden Tode. (5)
5. Fühlte, daß er sich hinknien mußte (20 Min. nach Biß). (13.1)
6. Er zog die Mütze über die Augen; er schien furchtbare Angst davor zu haben, etwas zu sehen (n. 6 St., 4 1/2 j. Junge). (13.2)
7. Ich fand den Buben auf zwei zusammengeschobenen Stühlen zusammengerollt, das Gesicht unter seinem Arm versteckt und vom Licht abgewandt (n. 6 St., 4 1/2 j. Junge). (13.2)
8. Er lag auf der rechten Seite, Knie und Hüften etwas gebeugt. Kopf leicht rückwärtsgebogen, Mund geöffnet, Augen halbgeschlossen (3. T., im Präfinalstadium; 4 1/2 j. Junge). (13.2)
9. Manie, wie festgebannt vor einer Tür oder einem Schrank stehenzubleiben, wenn es darum geht, diese(n) zu schließen; von einigen Minuten bis zu einer halben Stunde steht sie da und öffnet und schließt ununterbrochen die Türe, bis sich der Ehemann oder sonstwer einmischt und die Tür zumacht; diese Zwangshandlung existiert seit ihrer Entbindung vor 19 Jahren. Solange sie mit dem Schrank zu tun hat, ist es kein Problem, ihn auf- und zuzumachen, aber sobald es Zeit ist, ihn definitiv zu schließen, weil die Arbeit getan ist, geht nichts mehr. Dasselbe gilt für eine Menge anderer Handlungen, wie Lichtausmachen, Schließen von Türen und Flaschen, Beenden eines Briefes (das letzte Wort wird mehrmals wiederholt), und aus Furcht, daß sie die Hand der Ärztin vielleicht nicht mehr loslassen kann, wagt sie nicht, sich am Schluß der Behandlung mit Handschlag zu verabschieden (41j. Frau). (22.6)

Bewußtlosigkeit, Koma, Stupor

1. Das klare Bewußtsein schien bald zu schwinden. (5)
2. Er hatte begonnen, komatös zu werden (2. T.). (8.4)
3. War halb komatös, doch konnte er durch Schreien erweckt werden; hatte Stuhl und Urin unbewußt ins Bett gelassen (1. Nacht, 4 1/2 j. Junge). (13.2)
4. Weißer Speichel fließt aus dem Munde, bei todesähnlicher Ohnmacht. (5)
5. Fiel ohnmächtig zu Boden, erbrach sich mehrere Male, lag dann in einem ganz gelähmten und bewußtlosen Zustande, in welchem Stuhl und Harn abgegangen war; Tod nach 75 min. (*Schottin* bei *Lenz*). (5)
6. Kollaps, dem der Tod folgte. (7.18)
7. Nach Biß am Arm lag er in widernatürlichem Schlafe; in 29 St. Tod (*Curdts* bei *Lenz*). (5)
8. Hinterkopfschmerz, einige Tage lang; Schwindel und Erbrechen, verliert fast die Besinnung. (11)
9. Erregung wechselt mit Koma ab. (15)

Bosheit, Destruktivität

1. Wenn sie nicht bekommt, was sie will, sagt sie: „Ich will, daß du stirbst" (10j. Mädchen). (22.3)
2. Ein mutiger tätiger Hund genas langsam, erhielt aber nie sein früheres Feuer wieder, blieb in sich gekehrt, war nicht wie früher bissig ... (*Gräve* bei *Lenz*). (5)
3. Verlangen, den Vater zu schlagen (der etwas autoritär ist, aber den Sohn sehr liebt – *Fayeton*); verträgt keine Anordnungen. Bezeichnet sich selbst als böse (méchant). „Ich höre nicht auf zu meckern; meine Freunde behandle ich, als seien sie bloß Heuchler, obwohl sie alles für mich getan haben, was sie konnten" (18j. Junge, schwerer M. Crohn mit sklerosierender Cholangitis). (22.1)
4. Ihr Vater führte seit ihrem 12. Lebensjahr ein Doppelleben: er gab seiner Frau Schlaftabletten, und wenn sie schlief, ging er zu anderen Frauen. Sie haßte ihn dafür so sehr, daß sie in der Öffentlichkeit schockierende Dinge tat, um seinen guten Ruf zu zerstören: sie nahm Drogen, flog von der Schule, verließ das Haus sehr früh und führte ein wildes Leben (30j. Frau, Pap IV der Cervix). (18)
5. Stellte ihrem Vater als Jugendliche Fallen, um ihn an seinem ehebrecherischen Doppelleben zu hindern, z.B. legte sie Gegenstände vor die Kellertüre, damit es lauten Krach gab, wenn er sie nachts öffnete (30j. Frau, Pap IV der Cervix). (18)
6. Wochenlang beschimpfte sie jeden, der ihr nahe kam (Heilungskrise; 30j. Frau, Pap IV der Cervix). (18)
7. Zornausbrüche, schneidende zerstörerische Reden, verzeiht nichts (64j. Frau, Kopf- und Gelenkschmerzen). (22.4)
8. Wenn ihre eigene Tochter etwas zu ihr sagte, spürte sie Lust, sie zum Schweigen zu bringen, totzuschlagen (Reaktion nach *Vip-b.* C30 / C200; 30j. Frau, Pap IV der Cervix). (12.2)

Delirium, Wahnsinn, Raserei

1. Erregung wechselt mit Koma ab. (15)
2. Heftiges Fieber mit viel Delirium. (5)
3. Zeitweiliges Delirium (1. u. 2. T.). (7.13)
4. Patient delirierte zuweilen (am Abend d. 1. Tages). (14)
5. Der Hund wurde im folgenden und dritten Jahre zur selben Zeit wie toll und wies dieselbe Halsgeschwulst auf wie nach dem Biß. (5)
6. Fiel in eine Starre, die wochenlang anhielt; in diesem Zustand beschimpfte sie jeden, der sich ihr näherte (Heilungskrise; 30j. Frau, Ca. in situ (Pap IV) der Cervix). (18)

Eigensinn

1. Unfähig, sich einer von außen kommenden Disziplin zu beugen (56j. Frau, Hypertonie). (22.3)
2. Ungehorsam; wenn man ihr etwas verbietet, findet sie mit Sicherheit einen Weg, sich darüber hinwegzusetzen (10j. Mdch., Verhaltensstörung). (22.3)
3. Als kleines Kind faßte er genau die Sachen an, die ihm verboten waren, z.B. das heiße Wasser; er mußte seine eigenen Erfahrungen machen. Später weigerte er sich, zur Sonntagsmesse zu gehen, weil das Vorschrift ist (Kirchengebot, jeden Sonntag die Messe zu besuchen, vr) (18j. Junge, schwerer M. Crohn mit sklerosierender Cholangitis). (22.1)
4. Verträgt Widerwärtigkeiten / Widerspruch (contrarietés) nicht (64j. Frau, Kopf- und Gelenkschmerzen). (22.4)

5. Gibt sich nett und sympathisch, kinderlieb, als jemand, der gern Anderen einen Gefallen tut, aber die Arzthelferin teilt der Ärztin mit, daß sie wegen der geringsten Kleinigkeiten herummeckert (rouspète), sich mit ihren Terminen niemals an die praxisinternen Regeln (conditions de cabinet) hält; sie zwingt der Arzthelferin immer wieder einen Kranken aus ihrer Bekanntschaft zur Neuaufnahme auf, zu Zeiten, wo man ihr sagt: „jetzt können wir keine Neuen mehr aufnehmen" (68j. Frau, Wadenkrämpfe). (22.4)
6. Hat einen Mann geheiretet, von dem sie bereits wußte: der ist eine schlechte Wahl. An ihm zog sie an, daß er eine Art Unabhängigkeit bezüglich Regeln zeigte, die man ihr in einer konformistischen Erziehung beigebracht hatte. Aber er fing ein Verhältnis an und verließ sie. Über diese Scheidung ist sie bis heute unglücklich (eine Frau, Venenleiden). (22.3)
7. Reagiert sehr empfindlich, wenn man ihre Freiheit antastet, aber nicht gegenüber den Kirchengesetzen, denn sie kann sich besser an Traditionen anpassen als an Veränderungen; zu letzteren fühlt sie sich mit Gewalt gezwungen (eine Frau, Augenverletzung nach Unfall). (22.3)
8. Empfindet ihr Leben als Hausfrau als danebengegangenes Leben, sie sei „aller Welt untertan", „ich bin ausführendes Organ, alle sagen, mach dies, mach das" (64j. Frau, Kopf- und Gelenkschmerzen). (22.4)
9. „Ich liebe Traditionen, Konventionen, daß Sachen auf eine bestimmte Weise getan werden müssen" (eine Frau, Venenleiden). (22.3)
10. *Vip-b.* war *unwirksam* bei einem überordentlichen und konservativen Geizigen, der dauernd herumlaufen mußte, aber ein großes Gefühl für Disziplin aufwies, ein guter Sohn, guter Arbeiter und guter Christ war. Ebenso kam es bei einer geizigen, konservativen, an ihre „kleinen Gewohnheiten" gebundenen Frau, die jedoch von ihrem Mann als „nachgiebig" (docile) beschrieben wurde, nur zu einer Teilbesserung mit Verschlimmerung einer Hypertonie, und dasselbe wurde bei einer Frau beobachtet, die eine „routinierte Kranke" war, überordentlich, Feindin der geringsten Verschwendung, sich aber in allem, was sie tat, ihrem Mann unterordnete. Diese drei Fälle bestätigen, daß das Thema des Verbots (der Auflehnung gegen das Verbot und die Vorschrift, vr) für *Vip-b.* notwendig ist. (22.3)

Ekelgefühl

1. Ekel, Erbrechen und Zuckungen. (5)

Empfindlichkeit

1. „Kritik erscheint mir eitel / nichtig (vaine), ich bin viel weniger aggressiv und dünnhäutig (épidermique), ich habe viel mehr Abstand, obwohl ich den Leuten sehr nahe bin; ich habe einen zutreffenderen Standpunkt entwickelt" (Heilwirkung; eine Frau, die *Vip-b.* organotrop gegen Venenleiden erhalten hatte). (22.3)

Furcht

1. Aus Furcht, daß sie die Hand der Ärztin vielleicht nicht mehr loslassen kann, wagt sie nicht, sich am Schluß der Behandlung mit Handschlag zu verabschieden (41j. Frau, Zwangsneurose). (22.6)
2. Er zog die Mütze über die Augen; er schien furchtbare Angst davor zu haben, etwas zu sehen (n. 6 St., 4 1/2 j. Junge). (13.2)
3. Mag es nicht, wenn man das Licht anmacht (18j. Junge, schwerer M. Crohn mit sklerosierender Cholangitis). (22.1)

4. Ängstlichkeit in der Dämmerung (18j. Junge, schwerer M. Crohn mit sklerosierender Cholangitis) (22.1); (eine Frau, Augenverletzung nach Unfall). (22.3)
5. Große Empfindlichkeit bezüglich ihrer verbliebenen Sehkraft; als sie einmal 24 Stunden lang einer Hagelkornentfernung wegen eine Augenbinde tragen mußte, bedeutete das ein echtes Trauma für sie; nach *Vip-b.* kann sie ihre Behinderung, ihre verminderte Sehkraft erstmals akzeptieren, nachdem sie 16 Jahre lang Schwierigkeiten damit hatte (eine Frau, Augenverletzung nach Unfall). (22.3)
6. Furcht vor schlechten Nachrichten und vor Versagen (eine Frau, Venenleiden). (22.3)
7. „Ich fürchte mich vor dem, was man von mir denken könnte. Ich wollte immer, daß man mich als perfektes Wesen ansieht, und das ist mir beinahe auch gelungen. Ich verlange wenig, weil ich gerne ganz / vollständig (complète) sein möchte, andere nicht brauchen möchte. Dahin, so passiv zu sein, kann ich nun (als sie nach *Vip-b.* erstmals im Leben verliebt war) nicht mehr zurückkehren" (56j. Frau, Hypertonie). (22.3)
8. „Ich habe immer Angst vor dem Ende der Welt gehabt, denn ich sage mir: alles, was ich verberge, wird dann der ganzen Welt bekannt werden" (64j. Frau, Kopf- und Gelenkschmerzen). (22.4)
9. Angst vor totaler Bedrohung; Gefühl, klein, zitternd, wehrlos zu sein, besonders in Unterleib und Beinen; fühlt das Herzchakra (Mitte der Brust, vr) wie nach einem Durchschuß (27j. Frau, Anorgasmie nach Mißbrauchserlebnis). (20.2)
10. Furcht vor der Zukunft, sieht für sich keine Zukunft, sieht sich als arbeitslos, als obdachlos auf der Straße, meint, er werde als Clochard enden; „ich habe immer das Schlimmste erwartet" (18j. Junge, schwerer M. Crohn mit sklerosierender Cholangitis). (22.1)
11. „Ich bin mit den finanziellen Schwierigkeiten, die sich mir gestellt haben, gut fertiggeworden" (Heilwirkung; eine Frau, die *Vip-b.* organotrop gegen Venenleiden erhalten hatte und zuvor immer Angstzustände wegen der hohen Ausgaben ihrer Töchter bekam). (22.3)
12. Furcht vor Krebs und vor Gefäßruptur (Schlaganfall? vr) (eine Frau, Venenleiden). (22.3)
13. Große Furcht, ihre Mutter (durch den Tod, vr) zu verlieren, wenn jene krank ist (10j. Mädchen). (22.3)

Gedächtnis

1. Wurde heimgefahren, erinnert sich aber nicht an die Fahrt. (13.1)
2. Gedächtnisschwäche (eine Frau, Augenverletzung nach Unfall). (22.3)

Gedanken, Denkvermögen

1. War als Kind geneigt, sehr viel zu fragen, so daß sie der Umgebung mit ihrer „Ursachenforschung" auf die Nerven ging (33j. Frau, Pap IV der Cervix). (12.2)
2. Fiel in eine völlige Starre, saß drei Wochen lang nur zu Hause auf ihrem Bett und antwortete auf Fragen ihres Mannes erst nach zwei Stunden; dabei lief innerlich ständig ein „Film" von Erinnerungen an den Vater ab (Reaktion nach *Vip-b.* C30 / C200; 30j. Frau, Pap IV der Cervix). (12.2)
3. Sie bleibt stundenlang auf ihrem Bett liegen, die Augen geschlossen, um ihre „fixen Ideen" (in Gedanken, vr) bis zum Überdruß zu wiederholen (41j. Frau). (22.6)
4. Immer wieder äußert sie, daß ihr Leben sie langweile (ma vie me barbe), daß sie „idiotische Ferien" hinter sich habe, und meint: „Wenn alles gegeben worden ist, wird man zum Idioten" (64j. Frau, Kopf- und Gelenkschmerzen). (22.4)

Gesellschaft

1. Ein mutiger tätiger Hund genas langsam, erhielt aber nie sein früheres Feuer wieder, blieb in sich gekehrt... (*Gräve* bei *Lenz*). (5)
2. Die Reize ihrer Umgebungen berühren sie nicht und ärgern / langweilen (ennuient) sie nur; sie ist gleichgültig gegen Alles, gegen den Ehemann, die Tochter, die Mutter, den Haushalt; will niemanden sehen; nach *Vip-b.* nimmt sie wieder Kontakt zu ihren Freundinnen auf, den sie seit Jahren vermieden hatte (41j. Frau). (22.6)
3. Menschenscheu, wie in der Zeit, als es mit dem Vater sehr schlimm war (Reaktion nach *Vip-b.* C30 / C200; 30j. Frau, Pap IV der Cervix). (12.2)
4. Sehr verschlossen, schweigsam, drückt sich nicht aus, wagt es nicht einmal, einen Freund zu besuchen (18j. Junge, schwerer M. Crohn mit sklerosierender Cholangitis). (22.1)
5. Schüchtern, reserviert, redet wenig über sich (ein Mann, Schwindel). (22.3)
6. Geht nicht gern aus, lehnt Einladungen ab (56j. Frau, Hypertonie). (22.3)
7. Fühlt sich von der menschlichen Gesellschaft ausgestoßen, bricht alle Kontakte ab, geht auf eine einsame Insel; auch früher hat sie sich in den Wald zurückgezogen (Reaktion auf *Vip-b.* C30; 30j. Frau, Pap IV der Cervix). (20.2)
8. „Ich verlange wenig, weil ich gerne ganz / vollständig (complète) sein möchte, andere nicht brauchen möchte" (56j. Frau, Hypertonie). (22.3)
9. Als Baby pflegte er beim gemeinsamen Essen so lange zu schreien, bis man ihn auf einen hohen Stuhl setzte, auf gleiche Höhe mit den Eltern (18j. Junge, schwerer M. Crohn mit sklerosierender Cholangitis). (22.1)
10. Hat natürlichen Kontakt zu Menschen, was er zuvor nie hatte, ist ungezwungen (à l'aise) in allen Situationen, geht gelassen mit Menschen aller Gesellschaftsschichten um, spielt weder seine Macht über Andere aus, noch hat er Komplexe gegenüber Höherstehenden (Heilwirkung; 18j. Junge, schwerer M. Crohn mit sklerosierender Cholangitis). (22.1)

Gesichtsausdruck

1. Sein Gesicht drückte Grauen aus (gleich nach Biß, 4 1/2 j. Junge). (13.2)
2. Das von Natur aus blasse Gesicht macht jetzt einen Eindruck von Angst. (7.5)
3. Das Gesicht ist bleich, extrem ängstlich, mit Schweißtropfen bedeckt (n. 1/2 St.). (7.8)
4. Gesicht geschwollen und ängstlich. (7.5)
5. Augen eingefallen. (5)
6. Das Gesicht wird fahl, der Blick matt, gebrochen (*Rengger*). (5)
7. Bleiches Angesicht, Augen gebrochen, Lippen blau (2. T.). (5)
8. Der Blick wurde starr. (5)
9. Wilder und kummervoller (woe-begone) Gesichtsausdruck. (8.5)
10. Gerötetes Gesicht und Augen wie die eines Rasenden (nach Biß in die Zunge, sogleich). (5)
11. Alle Gesichtszüge veränderten sich. (5)
12. Gesichtszüge widernatürlich verstellt. (5)
13. Augen undeutlich, wie verschleiert wirkend, bei sonst freundlichem und aufgeschlossenem Wesen (33j. Frau, Pap IV der Cervix). (12.2)

Gier, Suchtverhalten (auch: Habsucht)

1. Klagt unmittelbar vor dem Tode über Hunger und Durst. (5)

2. Großer Durst, das getrunkene Wasser wird vielfach wieder erbrochen (Hunde mit Herzarrhythmie). (23)
3. Verlangt nach Milch (kurz vor dem Tode). (5)
4. Sie wollte nur noch Milch trinken und schlafen (Reaktion nach *Vip-b.* C30 / C200; 30j. Frau, Pap IV der Cervix). (12.2)
5. Große Vorliebe für Käse (18j. Junge, schwerer M. Crohn mit sklerosierender Cholangitis). (22.1)
6. Großes Verlangen, Fleisch in sich hineinzuschlingen, bei einem Prüfer, der Vegetarier war. (20.1)
7. Normalerweise Abneigung gegen Melonen; unmittelbar vor Ausbruch der Krankheit Verlangen nach Melonen (18j. Junge, schwerer M. Crohn mit sklerosierender Cholangitis). (22.1)
8. Ein Füllen, das bei der gebissenen Mutter gesaugt hatte, zeigte unlöschbaren Durst, verschlang Wassser in großen Massen ohne Sättigung. (5)
9. Drogensucht aus Haß und Protest gegen das Doppelleben des Vaters (30j. Frau, Pap IV der Cervix). (18)
10. Kokainmißbrauch aus Protest gegen die Eltern und um eine schönere Welt zu erleben (33j. Frau, Pap IV der Cervix). (12.2)
11. Sie ist ein Pfennigfuchser (sou), wirklich pingelig (56j. Frau, Hypertonie). (22.3)
12. Gibt ungern sein Geld aus, läßt lieber andere für sich bezahlen, bringt sein Geld auf die Sparkasse, will nicht, daß der Kontostand abnimmt; sammelt Gegenstände, weil er meint, sie würden mit der Zeit von sich aus an Wert gewinnen, ohne daß man dafür arbeiten muß; sammelt alles, hebt es auf, es könnte ja mal von Nutzen sein. Diese Sammelobjekte räumt er perfekt auf, weil er wissen will, wo alles zu finden ist; mit einem Blick will er alles erfassen. Als kleiner Junge weinte er um seine zu klein gewordenen Kleider, weil man sie nicht weggeben, sondern aufheben sollte, denn sie könnten ja noch von Nutzen sein. Nach *Vip-b.* deutlich weniger besorgt um sein Geld (18j. Junge, schwerer M. Crohn mit sklerosierender Cholangitis). (22.1)
13. Eine Verwandte vertraut der Ärztin an, daß die Kranke „voller Zaster sitzt und für nichts anderes lebt als fürs Geldscheffeln"; sie habe eine „teuflische Intelligenz", wenn es darum gehe, alle Erbschaften zu ergattern, die zu kriegen seien; daß sie ihre alte Mutter pflege, sei keine Tat der Nächstenliebe, sondern sie wolle bloß die Pension einsacken; es sei ihr gelungen, ihren Bruder und ihre alten unverheirateten Onkel auseinanderzubringen, damit sie noch mehr erbt... . „Ich mußte für sie die gesamte Einrichtung des Ladens ihrer Tochter machen, durfte dabei weder Heizung noch Licht einschalten, und sie hat mir nicht mal danke gesagt" (64j. Frau, Kopf- und Gelenkschmerzen). (22.4)
14. Manie, Dinge zu zählen, zu inventarisieren (56j. Frau, Hypertonie). (22.3)
15. Ordnungsbesessenheit, dieses Ding muß genau an jenem Platz stehen, nirgends sonst (Mädchen, Salmonellose). (22.3)
16. Ordnungsbesessen, empfindet physisches Unbehagen, wenn etwas nicht an seinem Platz ist; die Kinder finden sie überordentlich (eine Frau, Venenleiden). (22.3)
17. Extreme Ordnungsliebe, im Wartezimmer ordnet er die Zeitschriften (10j. Mdch., Verhaltensstörung). (22.3)
18. Alles ist bei ihr perfekt aufgeräumt. Sobald es ihr etwas besser geht, wird sie von einer Aufräumwut befallen, welche sie enorm erschöpft, woraufhin sie wieder in ihren ursprünglichen Zustand von Depression und Tatenlosigkeit verfällt (41j. Frau, Zwangsneurose). (22.6)

19. „Bei einem Geizigen, der in jedem Sinne des Wortes konservativ, aber unordentlich war – bei ihm daheim herrschte ein echtes Chaos – besserte *Vip-b.* nur die Gallensteinbeschwerden partiell und verschlimmerte seinen Bluthochdruck, was zeigt, daß die Ordnungsliebe essentiell für *Vip-b.* ist. Bei einem anderen Patienten, der die Themen der Immobilität und der Ablehnung der von außen kommenden Vorschriften aufwies, den Geiz aber nicht, heilte *Vip-b.* eine Angina, aber ohne Veränderung seiner Verhaltenssymptome. Somit bildet das Thema des Besitzens von Gütern ein weiteres essentielles Element bei dieser Arznei. Bei einem überordentlichen Geizigen, der Sachen ansammelte, dessen Depression aber außerhalb seines Zuhause bei Freunden (durch Ablenkung) besser wurde, versagte *Vip-b.* " (22.3)

Gleichgültigkeit

1. „*Vipera berus* stellt sich in ausweglosen Situationen „tot", regungslos, „eiskalt", als ob es die Situation gar nicht geben würde, vor allem bei emotionalen Auseinandersetzungen in einer Beziehung". (12.2)
2. Die Reize ihrer Umgebungen berühren sie nicht und ärgern / langweilen (ennuient) sie nur; sie ist gleichgültig gegen Alles, gegen den Ehemann, die Tochter, die Mutter, den Haushalt; will niemanden sehen (41j. Frau). (22.6)
3. Starre oder Lähmung auf der emotionalen Ebene. (12.2)
4. Fiel in eine völlige Starre, saß drei Wochen lang nur zu Hause auf ihrem Bett und antwortete auf Fragen ihres Mannes erst nach zwei Stunden; dabei lief innerlich ständig ein „Film" von Erinnerungen an den Vater ab (Reaktion nach *Vip-b.* C30 / C200; 30j. Frau, Pap IV der Cervix). (12.2)
5. „Ich verlange wenig, weil ich gerne ganz / vollständig (complète) sein möchte, andere nicht brauchen möchte" (56j. Frau, Hypertonie). (22.3)

Hast, Eile

1. Meint immer, daß er alles schon im voraus weiß, daß er von niemand etwas lernen muß; er will etwas können, schon bevor er es lernt, und alles muß schnell erledigt werden. Nichts, das Zeitaufwand erfordert, unternimmt er; oft sagt er: prima, das ist schnell gegangen (18j. Junge, schwerer M. Crohn mit sklerosierender Cholangitis). (22.1)

Konservativismus, Abneigung gegen Veränderung

1. Sehnsucht (nostalgie) nach der Kindheit. Abneigung gegen jede Veränderung seiner Gewohnheiten, dagegen, daß jemand etwas in seinem Zimmer verändert oder seine Sachen anfaßt. Es stört ihn sehr, daß die Welt sich verändert hat; er würde lieber in der Zeit der Gallier leben, sein Idol ist Asterix. Er hat sich ein Zelt gebaut und ein Schild drangeheftet: Gallierlager. Er will Gergovia (ein altes Gallierfort) besichtigen. Es stört ihn, daß man heute nicht mehr durch Jagen, sondern durch Arbeiten seinen Unterhalt verdient, „zur Zeit der Schöpfung war das anders". Orte oder Personen verlassen zu müssen verträgt er gar nicht, es gab Tränen beim Wegfahren in die Ferien, beim Verlassen der Schule, beim Wiederbeginn der Schule, und wenn er einen Monat bei den Großeltern war, weinte er beim Abschied. Traditionen darf man niemals ändern; mit 17 wollte er immer noch einen Weihnachtsmann aus Schokolade zu Weihnachten und Ostereier zu Ostern, und Kerzen zum Geburtstag. Es erscheint ihm ganz unmöglich, Geburtstage vor- oder nachzufeiern, Geschenke im voraus zu geben. Als er einmal am Geburtstag im Krankenhaus gewesen war, wollte er nicht, daß man die Feier nachholt – keine Veränderungen! Sammelt alte Dinge, sie

könnten ja irgendwann von Nutzen sein. Ändert man seine Pläne, ist er mürrisch (ronchon), müde und hat keinen Hunger mehr. Nach *Vip-b.* nimmt seine Bindung an alte Dinge deutlich ab; er gibt seine Sammlerstücke weg, akzeptiert neue Kleidung, sammelt nichts mehr an, weil es „irgendwann mal nützlich sein könnte" (18j. Junge, schwerer M. Crohn mit sklerosierender Cholangitis). (22.1)

2. Obsession bezüglich der Vorgeschichte Frankreichs, der Gallier, im Urlaub mußte er alle Menhire und Dolmen der Bretagne sehen, verschlingt Bücher über dieses Thema; er ist fasziniert von der Vorstellung, daß es „vor unserer Menschheit eine Vollkommenheit gegeben haben muß, die so stark war, daß sie die Ähnlichkeiten der Symbole bei allen Völkern erklärt, die so auffällig sind, daß sie nicht ohne so etwas erklärlich sind" (im Heilverlauf; 18j. Junge, schwerer M. Crohn mit sklerosierender Cholangitis). (22.2)
3. Bekommt Durchfall, als sie die Lehrerin wechseln muß; sagt immer: ich will meine alte Lehrerin wiederhaben. Mag keinerlei Veränderung, das Haus der Oma ist der einzige Ort, wo sie außerhalb von Zuhause schlafen mag, hat Furcht vor allem Unbekannten, braucht in allen ihren Aktivitäten ein unveränderliches Ritual, z.B. muß es die Mutter sein, niemand sonst, die am Abend das Licht ausmacht und die Tür schließt; tut es der Vater, schläft sie nicht ein. Sie hebt ihre alten kaputten Puppen auf und gibt ihre zu klein gewordenen Kleider nicht her (ein Mädchen, Salmonellose). (22.3)
4. Hebt „altes Zeugs, Mistzeugs / Gerümpel (des cochonneries)" auf, kann sich nicht von ihnen losmachen, wirft sie in die Mülltonne und holt sie dann doch wieder heraus (eine Frau, Venenleiden). (22.3)
5. Hat Schwierigkeiten, Dinge wegzuwerfen, die Andere wegschmeißen würden, etwa alte Kleider (ein Mann, Schwindel). (22.3)
6. Ihr Schuppen ist voll von altem Zeug, das zu nichts nütze ist; sie hebt es auf, weil sie sich sagt, es könnte ja doch mal zu etwas nütze sein, selbst wenn es sich bloß um alte Kartons handelt, in welchen die Wespen nisten (56j. Frau, Hypertonie). (22.3)
7. Hebt alles auf, wirklich alles; alte Kleider, Zeitschriften, Batterien usw.; der Speicher ist voll davon, es könnte ja immer noch zu was gut sein (41j. Frau, Zwangsneurose). (22.6)
8. Reagiert sehr empfindlich, wenn man ihre Freiheit antastet, aber nicht gegenüber den Kirchengesetzen, denn sie kann sich besser an Traditionen anpassen als an Veränderungen; zu letzteren fühlt sie sich mit Gewalt gezwungen. Ist konservativ in jedem Sinne; die von der Verwandtschaft weggeworfenen Sachen sucht sie aus der Mülltonne wieder heraus, weil sie noch zu etwas gut sein könnten; sie hält sich Kaninchen, die ihre Brotreste fressen sollen, weil sie sie nicht wegwerfen will (eine Frau, Augenverletzung nach Unfall). (22.3)
9. Hat seit 30 Jahren niemals versäumt, zweimal in der Woche einen Fußmarsch oder eine Radtour zu machen, um in Form zu bleiben; seine Frau findet ihn langweilig, er habe keine Phantasie (ein Mann, Schwindel). (22.3)
10. Nichts darf sich verändern; montags gibt es Beefsteak, dienstags Schweinebraten, jede Woche dasselbe; saugt genau an jenem Tag zu jener Stunde Staub, macht die Wäsche zu genau festgesetzten Terminen, nichts darf geändert werden. ...Sagt: „Wenn ich an Leute denke, die sich geradezu ummodeln müssen (recycler)..., das würde mich sehr stören; ich verändere nur schwer was" (56j. Frau, Hypertonie). (22.3)
11. Mag Veränderungen nicht, mag nicht gern in Ferien fahren, „das langweilt / nervt (barbe) mich, ich bin gern da, wo ich bin, mag nicht wegfahren"; hätte es gern, daß die Familie immer so bleibt, wie sie ist, unverändert; Abneigung gegen Bewegung,

sitzt nur vorm TV und spielt Bridge, im Urlaub bleibt sie im Schatten sitzen, statt zu schwimmen, wird deshalb dick; wirft ungern alte Sachen weg (64j. Frau, Kopf- und Gelenkschmerzen). (22.4)

12. Wohnt mit 68 Jahren noch immer im Elternhaus, obwohl der Vater ihr angeboten hatte, sie könne sich doch ein eigenes Häuschen bauen; sie sagte „hier fühl ich mich wohl, wozu?" (68j. Frau, Wadenkrämpfe). (22.4)
13. „Ich habe mit viel Freude meinen Speicher ausgeräumt und nur behalten, was ein bißchen was wert ist" (Heilwirkung, bei einer Frau, die *Vip-b.* wegen Venenleidens erhalten hatte). (22.3)
14. Hatte immer Schwierigkeiten, Sachen wegzuwerfen, „das könnte doch immer noch was nützen". Nach *Vip-b.* XM lernte sie es, sagte sich: „Allez hopp, ausmisten! Ich bin alt, allein, habe keine Neffen oder Nichten, da muß man alles flüssig machen, bevor man stirbt. Mit manchen Dingen kann ich Anderen Freude machen, und andere Dinge würden die Leute wegwerfen, wenn ich tot bin. Denken Sie nur, wenn jemand nie umgezogen ist, der auch noch die Gewohnheit hat, nichts wegzuwerfen, was gibt das für eine Arbeit! Was habe ich für Zeugs aufgehoben! O Gott!" (Heilwirkung; 68j. Frau, Wadenkrämpfe). (22.4)
15. „Ohne Zweifel wechselt *Vip-b.* seinen Arzt nicht, selbst wenn es ihm nicht gut geht; deshalb habe ich (*Fayeton*) wohl so viele Fälle von dieser Arznei beobachtet". (22.3)

Lesen, Lernen, Schreiben, Studieren

1. Meint immer, daß er alles schon im voraus weiß, daß er von niemand etwas lernen muß; er will etwas können, schon bevor er es lernt... . Wenn ein Lehrer ihm erlaubte, sich frei auszudrücken, ging alles gut, aber sobald er hören / gehorchen (écouter) mußte, war es vorbei; Rat oder Anordnungen will er nicht. Reflexartig reagiert er mit „ich weiß", obwohl er es nicht weiß (18j. Junge, schwerer M. Crohn mit sklerosierender Cholangitis). (22.1)
2. Liest nie, nicht einmal eine Gebrauchsanleitung; nach *Vip-b.* ändert sich das, er beginnt Bücher über sein Lieblingsthema, die Vorgeschichte Frankreichs, geradezu zu verschlingen (18j. Junge, schwerer M. Crohn mit sklerosierender Cholangitis). (22.1)
3. Hebt Papierkram, Prospekte auf, sammelt sie, in seinem Zimmer befinden sich ganze Papierstapel (10j. Mdch., Verhaltensstörung). (22.3)
4. Macht andauernd Rechtschreibfehler, schreibt ein Wort selbst dann falsch, wenn er es eben richtig gelesen hat (18j. Junge, schwerer M. Crohn mit sklerosierender Cholangitis). (22.1)
5. Wiederholt das letzte Wort eines Briefes mehrmals, weil sie (mit einer Tätigkeit, die sie begonnen hat, vr) nicht aufhören kann (41j. Frau, Zwangsneurose). (22.6)

Liebe, Zuneigung

1. „*Vipera berus* stellt sich in ausweglosen Situationen „tot", regungslos, „eiskalt", als ob es die Situation gar nicht geben würde, vor allem bei emotionalen Auseinandersetzungen in einer Beziehung". (12.2)
2. Hat keinen Partner, lebt noch immer mit ihrer 80j. Mutter zusammen, hängt übertrieben an ihr ; kann nicht viel darüber sagen, warum sie das tut, ihr Lebensziel ist „der Mutter nützlich zu sein", „materielle Dinge sind unwichtig, das einzig Wichtige ist die Liebe, die man Anderen schenkt, daß man ihnen hilft" (56j. Frau, Hypertonie). (22.3)

3. Eine Verwandte vertraut der Ärztin an, daß die Kranke „voller Zaster sitzt und für nichts anderes lebt als fürs Geldscheffeln"; sie habe eine „teuflische Intelligenz", wenn es darum gehe, alle Erbschaften zu ergattern, die zu kriegen seien; daß sie ihre alte Mutter pflege, sei keine Tat der Nächstenliebe, sondern sie wolle bloß die Pension einsacken; es sei ihr gelungen, ihren Bruder und ihre alten unverheirateten Onkel auseinanderzubringen, damit sie noch mehr erbt; dabei weiß sie gut, wie sie uns einschläfern, uns „Betäubungsmittel einimpfen" kann (nous faire des piqures d'anesthésiques), so daß man sich dann fragt: „Wie konnte ich nur schlecht von ihr denken?". „Ich mußte für sie die gesamte Einrichtung des Ladens ihrer Tochter machen, durfte dabei weder Heizung noch Licht einschalten, und sie hat mir nicht mal danke gesagt" (64j. Frau, Kopf- und Gelenkschmerzen). (22.4)

Reizbarkeit

1. Die Gemütsverfassung war ängstlich und reizbar. (7.3)

Religion, Störungen im Zusammenhang mit der

1. Ein Prüfer erlangte die Erkenntnis, daß der Teufel der verbannte Teil seiner selbst sei und daß Gott beides sei: Tag und Nacht, Krieg und Frieden, Gut und Böse. (20.1) (Hat diese Angabe Symptomwert, oder hat der Prüfer aufgrund psychologischer Einflüsse von außen diese „Bekehrung" zu einer derzeit populären, monistisch-amoralischen Denkungsart durchgemacht? Ich tendiere zu letzterem. vr)
2. Begreift, daß sie immer nur die Rituale ihrer (katholischen) Religion vollzogen hatte, ohne zu merken, daß sie leer waren, daß sie keine tiefe Religiosität empfand; spürt nun, daß sie tieferer Beschäftigung mit ihrer Religion bedarf (Heilwirkung; eine Frau, Venenleiden). (22.3)
3. Stellt existentielle Fragen: warum lebt und stirbt man? (Heilwirkung; 10j. Mädchen, Verhaltensstörung). (22.3)

Ruhelosigkeit

1. Ohnmachten, abwechselnd mit großer Angst und Unruhe. (7.4)
2. Ruhelose Nacht (1. u. 2. N., 4 1/2 j. Junge). (13.2)
3. Sehr ruhelos während der Nacht (1. N.). (7.6)
4. Große Schlafneigung, doch die Kranke war unfähig zu schlafen und mußte ständig die Lage wechseln. (7.7)
5. Varikosis (Thrombose? vr) in der Kniekehle mit Empfindung, als wolle das Bein platzen, und nervösem, zappeligem Zustand der Füße, welcher sie in ständiger Bewegung hielt. (6)
6. Impuls zu rennen. Gefühl von Langeweile, wenn er nicht rennt (18j. Junge, schwerer M. Crohn mit sklerosierender Cholangitis). (22.1)

Schreien

1. Aufschreien wegen schwerer Magenkrämpfe und großer Schmerzen in Hand und Arm (gebissene Extremität). (13.1)
2. Er rannte heim und schrie dabei ununterbrochen (gleich nach Biß; 4 1/2 J. alter Junge). (13.2)
3. Mit heftigem Schrei zieht sie den gebissenen Fuß in die Höhe... (5)

Selbstvertrauen

1. Früher war sie voll sprühender Energie, das Leben selbst; jetzt ist sie hoffnungslos und hat kein Selbstwertgefühl mehr (33j. Frau, Pap IV der Cervix). (12.2)

Sprechen

1. Ärgerlich, genervt, schweigsam, alles langweilt / stört (ennuie) ihn (18j. Junge, schwerer M. Crohn mit sklerosierender Cholangitis). (22.1)
2. Wenig kommunikativ; seine Frau sagt: „Was, er soll von sich erzählen? Es wäre ein Wunder, wenn Sie das fertigbrächten!" (ein Mann, Schwindel). (22.3)
3. Abgehackte, langsame Sprache. (12.2)
4. Unartikulierte Sprache (3. T.). 8.10)
5. Erschien verwirrt (wandering), wie betrunken, und beantwortete Fragen auf eine murmelnde (mumbling), unzusammenhängende Weise (n. 2 St.). (7.14)
6. Erloschene, verfallene, schwindende Stimme, vor Mattigkeit, bei Bewußtsein. (5)
7. Sie war bei Bewußtsein, konnte aber vor Mattigkeit kein Wort sprechen, lag starr und steif auf ihrem Lager und war nicht imstande, die mindeste Bewegung zu machen. (5)
8. Seine Zunge schwoll sofort so stark an, daß er, als er das nächste Dorf erreicht hatte, unfähig zu sprechen war. (7.2)
9. Unfähig zu sprechen und große Schwierigkeiten beim Schlucken, durch extreme Schwellung der (gebissenen) Zunge und des Kieferbereichs. (8.1)
10. Viel offener, erzählt zu Hause alles (Heilwirkung; 18j. Junge, schwerer M. Crohn mit sklerosierender Cholangitis). (22.1)

Thema „Tod" (Suizidalität etc.)

1. Er muß sich setzen; versichert, daß es ihm nicht möglich sei, weiter zu gehen, und er wohl würde sterben müssen. ... Verlangt mit merklich verfallener Stimme Hilfe; sagt wiederholt, er müsse sterben. (5)
2. Totenähnlicher Zustand, unbewegliches Liegen. (5)
3. „*Vipera berus* stellt sich in ausweglosen Situationen „tot", regungslos, „eiskalt", als ob es die Situation gar nicht geben würde, vor allem bei emotionalen Auseinandersetzungen in einer Beziehung." (12.2)
4. Sie weint, langweilt / ärgert sich (s'ennuie), sieht alles schwarz (broie du noir), und zuweilen wünscht sie sich den Tod, um diesen Zustand nicht mehr ertragen zu müssen (41j. Frau). (22.6)

Traurigkeit, trübe Stimmung

1. Sehr bald nach dem Biß Mattigkeit, Niedergeschlagenheit, Ängstlichkeit. (5)
2. Große Depression. (7.11)
3. „Katerstimmung" (cafard), fürchterliche Traurigkeit vor dem Essen (18j. Junge, schwerer M. Crohn mit sklerosierender Cholangitis). (22.1)
4. Sehr schlapp, niedergeschlagen, appetit- und teilnahmslos, stark ikterisch (Katze, Hepatitis). (23)

Unbehaglichkeit

1. Ein Gefühl von Unbehagen in der Magengrube. (7.7)

Unerträglichkeit von Schmerzen oder Empfindungen

1. Allgemeine Krämpfe und wütende Schmerzen in Kopf, Kinnlade und Leib, deren Heftigkeit alle Beschreibung übertrifft. (5)
2. Völle und unerträglicher Schmerz, als wolle die Extremität bersten; muß die befallenen Teile hochlagern, sitzt mit hochgelegten Füßen. (9)

Verdruß, Mißmut, schlechte Laune

1. Ärgerlich, genervt, schweigsam, alles langweilt / stört (ennuie) ihn (18j. Junge, schwerer M. Crohn mit sklerosierender Cholangitis). (22.1)
2. Immer wieder äußert sie, daß ihr Leben sie langweile (ma vie me barbe), daß sie „idiotische Ferien" hinter sich habe, und meint: „Wenn alles gegeben ist, wird man zum Idioten" (64j. Frau, Kopf- und Gelenkschmerzen). (22.4)

Verstellung, Täuschungsmanöver

1. Leute behandeln sie schlecht, und sie glaubt trotzdem immer an das Gute; sie glaubt es, wenn ihr jemand etwas Falsches erzählt, glaubt, daß wahr ist, was ihr erzählt wird; schutzlos, manipulierbar; empfindet sich als jemand, der „zum Deppen gemacht" wird, als Opfer (3j. Frau, Pap IV der Cervix). (12.2)
2. Fühlt sich von ihrem Freund betrogen („verarscht"): hat sich von ihm zu einer Abtreibung überreden lassen, wofür sie sich sehr schämte; ist blind für das Fremdgehen ihres Freundes gewesen; sie reproduziert damit die Situation ihrer Mutter, die von ihrem Vater mit Schlafmitteln betäubt wurde, damit er ungestört fremdgehen konnte (30j. Frau, Pap IV der Cervix). (12.2)
3. Gibt sich nett und sympathisch, kinderlieb, als jemand, der gern Anderen einen Gefallen tut, aber die Arzthelferin teilt der Ärztin mit, daß sie wegen der geringsten Kleinigkeiten herummeckert (rouspète), sich mit ihren Terminen niemals an die praxisinternen Regeln (conditions de cabinet) hält; sie zwingt der Arzthelferin immer wieder einen Kranken aus ihrer Bekanntschaft zur Neuaufnahme auf, zu Zeiten, wo man ihr sagt: „jetzt können wir keine Neuen mehr aufnehmen" (68j. Frau, Wadenkrämpfe). (22.4)
4. Eine Verwandte vertraut der Ärztin an, daß die Kranke „voller Zaster sitzt und für nichts anderes lebt als fürs Geldscheffeln"; sie habe eine „teuflische Intelligenz", wenn es darum gehe, alle Erbschaften zu ergattern, die zu kriegen seien; daß sie ihre alte Mutter pflege, sei keine Tat der Nächstenliebe, sondern sie wolle bloß die Pension einsacken; es sei ihr gelungen, ihren Bruder und ihre alten unverheirateten Onkel auseinanderzubringen, damit sie noch mehr erbt; dabei weiß sie gut, wie sie uns einschläfern, uns „Betäubungsmittel einimpfen" kann (nous faire des piqures d'anesthésiques), so daß man sich dann fragt: „Wie konnte ich nur schlecht von ihr denken?". „Ich mußte für sie die gesamte Einrichtung des Ladens ihrer Tochter machen, durfte dabei weder Heizung noch Licht einschalten, und sie hat mir nicht mal danke gesagt" (64j. Frau, Kopf- und Gelenkschmerzen). (22.4)
5. Sie antwortet auf die Fragen des Arztes so, daß er glauben soll, sie gehöre zu den unauffälligen, durchschnittlichen Menschen, habe nichts zu verbergen; entgleitet den Fragen immer wieder durch logisch klingende, aber oberflächliche und nicht zur Klärung beitragende Antworten (eine Frau, Feuermal). (12.2)
6. „*Vipera berus* lügt selten direkt, sie verheimlicht nur, indem sie nie bis zu Ende erzählt." (12.2)
7. Er hätte sonst seine Gefühle von sexueller Leidenschaft vor sich und seiner Frau verborgen gehalten, jetzt lebt er sie; es wird ihm klar, daß Lüge bedeutet, einen Teil des eigenen Wesens zu verleugnen. Er geht dem jetzt nach, gerät erst einmal ins Chaos, aber der Versuch, zu allem zu stehen, was in ihm ist, führt weiter zur Wahrheit. Erkennt, daß die Sexualkraft zum Gift wird, wenn sie nicht gelebt werden darf. (20.1)

8. „Ich habe immer Angst vor dem Ende der Welt gehabt, denn ich sage mir: alles, was ich verberge, wird dann der ganzen Welt bekannt werden" (64j. Frau, Kopf- und Gelenkschmerzen). (22.4)
9. „Wenn ich (*Jürgen Becker*) meine Erfahrungen mit *Vipera berus* in einem Satz zusammenfassen soll, dann lautet er: „Leugnen ist zwecklos!" – Das Leugnen bezieht sich auf Sinnenlust, aber auch auf eine Art Blut- oder Erbschuld durch Beteiligung an Unmenschlichkeit, durch Betäuben oder Leugnen der eigenen menschlichen Empfindung in unmenschlicher Situation. Die Reaktion auf diese geleugnete Schuld ist Projizieren, anderen die Schuld geben. (20.2)
10. „Ich höre nicht auf zu meckern; meine Freunde behandle ich, als seien sie bloß Heuchler, obwohl sie alles für mich getan haben, was sie konnten" (18j. Junge, schwerer M. Crohn mit sklerosierender Cholangitis). (22.1)
11. Empfindet fanatischen Wahrheitsdrang, nach dem sie sich richtet (Reaktion auf *Vip-b.* C30; 30j. Frau, Pap IV der Cervix). (20.2)

Verzweiflung

1. Verzweiflung, fühlt sich „wie nicht gemacht für diese Erde" (Reaktion auf *Vip-b.* C30; 30j. Frau, Pap IV der Cervix). (20.2)

Weinen, Wimmern

1. Möchte immer weinen; Müdigkeit „zum Zur-Erde-Fallen" (64j. Frau, Kopf- und Gelenkschmerzen). (22.4)
2. Sie weint, langweilt / ärgert sich (s'ennuie), sieht alles schwarz (broie du noir), und zuweilen wünscht sie sich den Tod, um diesen Zustand nicht mehr ertragen zu müssen (41j. Frau). (22.6)

Zorn

1. Unbändiger Haß und tierische Wut auf seinen Stiefvater, der ihn früher mit einem Knüppel niedergeschlagen hatte, stiegen im Prüfer auf; in einer Psychotherapiesitzung „sah er rot" und begann, „du Arsch!" schreiend, auf ein Kissen einzustechen, das ihn symbolisierte; er empfand das als sehr befreiend. (20.1)
2. Immenser Haß auf den Vater (30j. Frau, Ca. in situ (Pap IV) der Cervix). (18)
3. Wahnsinnige Aggressionen auf ihren Mann (Reaktion auf *Vip-b.* C30; 30j. Frau, Pap IV der Cervix). (20.2)
4. Eine Phase mit viel Wut; hätte vor Wut platzen können wegen Kleinigkeiten, z.B. weil ihr Mann vergessen hatte, den Mülleimer hinauszustellen (Reaktion nach *Vip-b.* C30 / C200; 30j. Frau, Pap IV der Cervix). (12.2)
5. Bissig und scharf zu Männern, geht nie zu männlichen Ärzten (27j. Frau, Anorgasmie nach Mißbrauchserlebnis). (20.2)
6. Mit ihrer Tochter enormes Gekeife und Gezetere, würde sie „am liebsten zum Schweigen bringen" (Reaktion auf *Vip-b.* C30; 30j. Frau, Pap IV der Cervix). (20.2)

ILLUSIONEN

Wahnvorstellungen

1. Gleich nach dem Biß, Halluzinationen; es war ihm, als sähe er einen Dolch und fühle ihn langsam bis in das Herz dringen. (16)

2. Er spricht von Nachhausegehen. (Delirium; er befindet sich in Wirklichkeit zu Hause. – In vielen Vergiftungsberichten von *Vip-b.,* meines Wissens nicht von *Vip-a.,* kommt vor, daß die Gebissenen so rasch als möglich nach Hause laufen und erst zusammenbrechen, wenn sie ihr Haus erreicht haben. vr) (5)
3. Vision vom heißen Mittelpunkt der Erde, in welcher er spürte, daß die Erde ein Lebewesen mit heißen Gefühlen sei. (20.1)
4. Liebt Hunde sehr, ahmt das „Wau-Wau" der Hunde nach, und er will, daß man ihn streichelt und dazu sagt: mein Hündchen (18j. Junge, schwerer M. Crohn mit sklerosierender Cholangitis). (22.1)
5. Eine Art Bild vor Augen: von einer ausgestreckt liegenden Katze und einem danebenliegenden Fisch, auf etwas Rotem (18j. Junge, schwerer M. Crohn mit sklerosierender Cholangitis). (22.1)

Sinnestäuschungen

1. Es begegneten ihm sofort nach Beginn der Prüfung im Alltag ständig Schlangen, im Theater, auf Schildern, als Namen, Bilder (Veränderung der selektiven Wahrnehmung, vr). (20.1)

TRÄUME

Ängstlich, bang, besorgt

1. Traum, daß die Mutter und die Schwester schlimme Blicke austauschen, die ein Aschenputtel aus ihr machen und denen sie sich nicht entziehen kann; Gefühl, die beiden wollten sie bis aufs letzte kleinmachen (33j. Frau, Pap IV der Cervix). (12.2)
2. Traum, daß ihre Schwester ganz viele Sachen in die Mülltonne wirft, darunter auch Dinge, die sie (die Patientin) sehr liebt (eine Frau, Venenleiden). (22.3)
3. Sie geht über eine Riesenbrücke mit Löchern, durch eines ist sie gefallen, ganz tief, ganz lange, bis ins Wasser, ganz tief runter (33j. Frau, Pap IV der Cervix). (12.2)

Bildlich, symbolisch

1. Erlebte sich als Tempeltänzerin in einer Berghöhle, die mit den Erdkräften in Verbindung steht und in Versuchung gerät, ins Sexuelle abzugleiten. Nebendran war ein alter Mann. Es führte eine Treppe auf den Berg zu einem Planetarium. Auf der anderen Seite war sie eine esoterische Frau mit einem jungen Mann wie die Sonne. Sie hat totale Verbindung zu sämtlichen Energien aufgenommen. Sie konnte bestimmte Energien irgendwohin lenken, Kräfte für Leute aus dem Dorf. Diese beiden (Erd- und Sonnenfrau) mußten alle halbe Jahre die Rolle und die Kleider tauschen (Reaktion auf *Vip-b.,* Wachtraum in einer Therapiesitzung; zugleich Abheilung einer Anorgasmie und Dysmenorrhoe, bei 27j. Frau, die von Vater und Onkel mißbraucht worden war). (20.2)
2. Sie bekommt von einer Indianerin die letzte Feder ihrer Ahnen überbracht und bindet sie sich in ihren Zopf; alles ist sehr schön, der Traum bewegt sie tief (Heilungstraum; 33j. Frau, Pap IV der Cervix). (12.2)
3. Ein stark beeindruckender Traum: Sie kam die Straße, in der die Großeltern mütterlicherseits wohnten, von unten hoch. Die Großeltern waren nicht da, evtl. schon tot. Der Nachbar fuhr mit einem Mercedes raus, es stank wahnsinnig nach Gift, nach zu viel Gift. Rechts standen zwei völlig schwarze Leute, wie die Geier aus dem Dschungelbuch, mit langen Haaren. Sie rührten sich nicht, waren für sie unheimlich. Sie ist schnell

weiter gegangen auf die gegenüberliegende Seite, wo sie früher viel gespielt hat. Dort wohnte eine Frau, die ihre Tochter bei jeder Vier oder Fünf (Schulnoten, vr) verprügelt hat. Sie wollte so tun, als würde sie klingeln, wußte aber gleich, daß sie gefangen war. In der offenen Tür war alles dunkel bis auf einen kleinen Lichtpunkt. Sie mußte noch 3 Stufen hoch. Aber schon bei der ersten wußte sie, jetzt geht was ab, das nicht mehr aufzuhalten ist. Es geht nicht mehr zurück. Beim Berühren der Klingel zuckte es ihr wie ein Stromschlag durch den Körper, sie vernahm ein ganz übles Geräusch, und plötzlich war sie von oben bis unten wie mit Draht fest eingewickelt und konnte sich nicht mehr rühren. Wie gefesselt hat sie sich nach vorne auf den Boden in die Tür geworfen und war sehr gespannt, was die Frau wohl machen würde. Sie dachte, der Mann von dieser Frau hat sich wohl vor seinem Tod ein Sicherheitssystem ausgeklügelt, um Einbrecher zu fesseln. Dann ist sie mit enormer Angst aufgewacht und hat sich lange nicht aus dem Bett getraut. Ihr fiel dazu spontan ihre Geburt ein; sie war im Krankenhaus mit Äthernarkose (der Gestank nach Gift) entbunden worden und hatte eine dreifache Nabelschnurumschlingung (das Gefesseltsein) um den Hals gehabt (Reaktion nach *Vip-b.* C30 / C200; 30j. Frau, Pap IV der Cervix). (12.2)

4. Traum, Schneewittchen zu sein, im Zwergenhaus, die Zwerge wuseln um sie herum (Reaktion auf *Vip-b.* C30; 30j. Frau, Pap IV der Cervix). (20.2)

Kindern, von

1. Wiederholte Träume, daß Kinder bedroht werden und sie sie beschützt. Traum mit 24 Jahren, daß ein Kind traurig ist, weil es nicht normal behandelt wird, nicht geliebt wird; sie hat es lieb und spricht mit ihm, da wird es normal (33j. Frau, Pap IV der Cervix). (12.2)

Krankheiten und Körperfunktionen, von

1. Dramatischer Traum von der eigenen Geburt, in welchem sie durch ein grausiges technisches Gerät überwältigt wurde (nach *Vipera berus*, als Heilungszeichen; 30j. Frau, Pap IV der Cervix). (18)
2. (Die moderne Geburtshilfe war eines der Themen, die sich in Freiburg bei der Arzneimittelprüfung von *Vipera berus* deutlich zeigten. Kontrollierte Geburt, Durchtrittsnarkose, Periduralanästhesie. Das natürliche Risiko und die Schmerzen bei der Geburt sollen am besten ganz ausgeschaltet werden. (12.1))
3. Träumt, daß sie unscharf sehe oder die Augenlider nicht heben könne (56j. Frau, Hypertonie). (22.3)

Schlangen, von

1. Wiederholte Träume von Schlangen, seit der Kindheit. Als Kind sieht sie sich in einem Dschungel mit vielen Schlangen, sie hat große Angst. Einmal wird ihr eine grüne Mamba ins Zimmer geworfen; sie fühlt: die Schlange oder ich, und packt blitzschnell zu. Ein anderes Mal zeigt sich nur ihr allein eine Schlange, die Geschwister sehen das Tier nicht. Ein weiteres Mal erscheint eine Schlange beim gemeinsamen Kaffeetrinken; das Tier richtet sich auf, und alle geraten in Panik; ein Mann sagt, man müsse die Schlange nur höflich bitten, daß sie jeden hinausläßt, und das geschieht dann auch und alle verlassen den Raum in einer Reihe oder „Schlange". Während der Behandlung erscheint ein weiterer Schlangentraum: jemand wirft ihr zwei Schlangen vor die Füße; sie hat Angst, obwohl diese Schlangen nicht giftig sind, und ist gebannt und erschreckt (33j. Frau, Pap IV der Cervix). (12.2)

2. Sie ist eine Vase, deren Henkel ist eine Schlange. Die Hopi-Indianer sagen ihr, sie solle sich umdrehen, dann gehe die Schlange weg. – Diese Patientin bringt Schlangen immer mit dem Bild des Penis ihres Vaters in Verbindung, der sie mißbraucht hat. (12.2)
3. Traum, daß der betrunkene Vater mit einer riesigen giftgrünen Schlange hinter ihr herrennt; sie bittet ihn wegzugehen. So etwas träumte sie früher 2 - 3x pro Nacht (27j. Frau, Anorgasmie nach sexuellem Mißbrauch durch Vater und Onkel). (20.2)
4. Traum, daß eine helle goldene und eine dunkle Schlange neben ihrem Bett hochkommen, sie sind oben ineinander verschlungen, kämpfen, dann ringelt sich die Schwarze um sie herum, aber nicht bedrohlich, beide gleiten dann weg, zuletzt sind beide schwarz; keine Angst (Reaktion auf *Vip-b.* während der Heilung.; 27j. Frau, Anorgasmie nach Mißbrauch durch Vater und Onkel). (20.2)

Sexuell

1. Eine Prüferin erwachte morgens mit dem Gefühl, die ganze Nacht mit einem Mann geschlafen zu haben. (12.1)
2. Traum von einer Frau in einem schwülen, bordellartigen Saunaclub mit sexuell eregender Atmosphäre. Ein Mann bekommt eine Erektion; es ist ihm peinlich, er kühlt sich im Schwimmbecken ab. Eine aufreizend geschminkte Farbige erregt ihn wieder. (12.1)
3. Sie ist eine Vase, deren Henkel ist eine Schlange. Die Hopi-Indianer sagen ihr, sie solle sich umdrehen, dann gehe die Schlange weg. – Diese Patientin bringt Schlangen immer mit dem Bild des Penis ihres Vaters in Verbindung, der sie mißbraucht hat. (12.2)
4. Traum, daß sie bei den Eltern im Bett liegt, der Vater sie betatscht, sie will nicht, wird aggressiv, flieht, hat panische Angst, daß er sie umbringt (27j. Frau, Anorgasmie nach sexuellem Mißbrauch durch Vater und Onkel). (20.2)
5. Traum, daß er sich den Penis fast blutig onaniere und die Zeit dabei vergesse. Kurz vor dem Orgasmus kam sein Stiefvater; er verkroch sich ins Bett. – Dies träumte ein Prüfer, der als kleiner Junge eifersüchtig auf den Stiefvater gewesen war, der ihn aus dem Bett der Mutter verdrängte. (12.1)

Tieren, von (siehe „Schlangen")

1. Traum von Katzen (eine Frau, Venenleiden). (22.3)
2. Träumt von ihrer Katze, seit sie sie versehentlich überfahren hat (56j. Frau, Hypertonie). (22.3)

Tod, Mord und Toten, von

1. Traum, daß er zärtlich zu einer Leiche sein soll. Er sieht sie, eine tote Indianerin mit langen Haaren, von der er sich gebeten fühlt, sie zu streicheln. Einerseits ist es grausig, andererseits klar, daß er es machen würde. Sie kommt daraufhin wieder zum Leben und sieht ihn ungeheuer dankbar an; es ist erschütternd. (12.1)
2. Um 1 Uhr erwacht sie von einem schrecklichen Traum, wird den ganzen Tag das Grauen nicht mehr los, sieht etwas wie Beine ganz voll Blut, alles voller Blut, das kann doch nicht sein! In dem Traum selbst sieht sie, daß zu Hause zwei Leichen in ihr Bett gelegt worden sind; sie hat irgendwie die Verantwortung dafür, man will ihr einen Mord anhängen. Jemand nimmt dann eine Leiche weg, die andere bleibt liegen. Sie denkt immer: „Wie kriege ich die Leiche weg, ohne daß es jemand merkt?

Eigentlich habe ich keine Schuld, aber wenn ich das offiziell angebe, denken alle Leute, ich habe was mit der Leiche zu tun", ist verzweifelt. Sie bittet eine Kollegin um Hilfe; sie nehmen die Leiche in die Mitte, jede nimmt einen Arm, und wollen sie in den Wald legen, das gelingt aber nicht, weil die Leiche lebendig wird, ein ganz ekliges Gefühl, die Leiche kann sich nicht bewegen, redet aber, sie ist wie eine richtige Leiche, ziemlich tot, noch nicht verwest. „Ich lege ein warmes Tuch auf ihr Gesicht, sehe, daß die warmen Lippen sich immer noch bewegen; schrecke hoch mit unheimlichem Gefühl von Schuld, frage mich: Habe ich jetzt ein Verbrechen begangen? Eigentlich habe ich nichts mit diesen Leichen zu tun, trage aber auch irgendwie die Verantwortung, daß ich die wegtue. Dann war das mit dem Blut und ich hab Angst gehabt." Fühlt sich durch den Traum an ihre Situation als Krankenschwester erinnert, wo sie Sterbende oder Säuglinge „unmenschlich, aber medizinisch richtig" behandeln muß („Vergewaltigung beim Sterben ist Alltag im Krankenhaus") und sich schuldig macht, indem sie sich selbst betäubt, um nicht zu fühlen, damit sie es überhaupt erträgt. (20.1)
3. Traum, daß sie bei den Eltern im Bett liegt, der Vater sie betatscht, sie will nicht, wird aggressiv, flieht, hat panische Angst, daß er sie umbringt (27j. Frau, Anorgasmie nach sexuellem Mißbrauch durch Vater und Onkel). (20.2)

Unzufriedene, von vergeblichem Mühen usw.

1. Traum, ein Gewölbe aus Steinen zu bauen und dabei nie zum Ende zu kommen; „ich füge immer mehr Steine hinzu und komme nie zum Ziel, ich bin ganz erschöpft" (56j. Frau, Hypertonie). (22.3)

SCHLAF

Schlaflosigkeit, Einschlafstörung

1. Bis Mittag des folgenden Tages gar keine Neigung zu Schlaf (*London Society*). (5)
2. Schlaflos durch Schmerzen. (6)

Aufwachen, Durchschlafstörung

1. Große Schlafneigung, doch die Kranke war unfähig zu schlafen und mußte ständig die Lage wechseln. (7.7)

Somnambulismus

1. Mondsüchtigen wurde Schlangenpulver gegeben. (5)

Schläfrigkeit

1. Schlafsucht, Brand, Tod. (5)
2. Schwer und schläfrig. (7.9)
3. Schläft im Stehen ein (in der Kindheit vorhandenes Symptom, das durch *Plb.* behoben wurde, aber während der jetzigen Krankheit in gemilderter Form wiederkam; 18j. Junge, schwerer M. Crohn mit sklerosierender Cholangitis). (22.1)
4. Nach jeder Einnahme der Arznei gähnt und gähnt er und schläft ein, „genau so, wie es war, als er klein war" (Erstreaktion; 18j. Junge, schwerer M. Crohn mit sklerosierender Cholangitis). (22.1)
5. Gähnt viel und hat immer schon viel Schlaf gebraucht (eine Frau, Augenverletzung nach Unfall). (22.3)

6. „Fällt in Schlaf", muß sich sofort hinlegen, unwiderstehliche Schläfrigkeit (64j. Frau, Kopf- und Gelenkschmerzen). (22.4)
7. Narkolepsieähnliche Müdigkeitsanfälle bei einem jungen Mann, der seiner Mitgliedschaft in einer Friedensgruppe wegen in einem Stasi-Gefängnis gesessen hatte ... (12.2)
8. Kommt morgens besser aus dem Bett seit *Vip-b.*, sonst brauchte sie dafür eine Stunde (33j. Frau, Pap IV der Cervix). (12.2)

SCHWINDEL

Ohnmacht, ohnmachtsartiger Schwindel

1. Sogleich Schwindel und Ohnmacht. (5)
2. Sie war so schwach, daß jedem Aufrichten des Kopfes Ohnmacht folgte. (5)
3. Rasch aufeinander folgende Ohnmachtsanfälle. (7.15)
4. Ohnmachten, abwechselnd mit großer Angst und Unruhe. (7.4)
5. Übelkeit, Erbrechen mit Schwindel und Atemnot, Ohnmacht, Ikterus, verzehrende Diarrhoe, Herzklopfen. (11)
6. Fällt leicht in Ohnmacht, vor allem an ihrem Hochzeitstag (jährliche Periodizität? vr) (eine Frau, Augenverletzung nach Unfall). (22.3)

Schwankschwindel

1. Nach 3 Minuten Wanken und Fallen nach vorne. Spricht von Nachhausegehen, stürzt gegen einen Schrank. Aufstehen und Wieder-Fallen, oder Stillestehen, Taumeln und Niederfallen. (5)
2. Schwindel, Taumeln und Fallen (bei gebissenen Vögeln). (5)

Ataxie

1. Nach dem Abklingen der Entzündung kann der Betroffene eine lähmige Schwäche im gebissenen Glied zurückbehalten. Dieses ist schwer, der Kranke zieht die Beine beim Gehen nach oder schwankt wie bei manchen Affektionen der Medulla (– des Rückenmarks, vr). (15)

KATALEPSIE

1. Todblasses Gesicht, gebrochene Augen; kalte Glieder ohne Empfindung, schlaff, in jeder gegebenen Lage verharrend...; zuletzt einige Zuckungen im Gesicht; Tod 15 min. nach Biß (*Rengger* in *Meckels* Archiv, 1829, 3). (5)

KONVULSIONEN

1. Mit heftigem Schrei zieht sie den gebissenen Fuß in die Höhe, fällt augenblicklich in Ohnmacht nieder..., sie bekommt heftige Zuckungen... (5)
2. In die Höhe Ziehen des gebissenen Schenkels ist sehr oft Zeichen der Wirkung. (5)
3. Heftige Bewegungen (bei einer gebissenen Eidechse), gewaltige Sprünge (bei einem Frosch); ein durch die Muttermilch vergiftetes Füllen sprang am 8. Tage schnell auf, unter kräftigem Wiehern, und fiel dann tot hin. (5)
4. Heftige Zuckungen (*Treiße* bei *Lenz*). (5)
5. Allgemeine Krämpfe und wütende Schmerzen in Kopf, Kinnlade und Leib, deren Heftigkeit alle Beschreibung übertrifft. (5)

6. Ein tollwütiger Hund, der von Wasser Konvulsionen bekam, wurde am Maule gebissen. Er schwoll am Kopf, fiel in neue heftige Konvulsionen, worauf die Wut schwand; nach einigen Stunden soff er Wasser (*Matthiis*). (5)
7. Verfiel nach dem Biß in wahre (genuine) Epilepsie, von der zuvor niemals eine Spur an ihm bemerkt worden war. Die epileptischen Anfälle wiederholten sich zur selben Zeit wie der Biß nach einem, zwei und fünf Jahren. (5)

SEXUELLER TRIEB

1. Im Traum und auch real überstimulierter Geschlechtstrieb, träumt, daß er sich den Penis fast blutig onaniere. (20.1)
2. Bilder vom Inzest mit der Mutter, daß sie an seinem Penis manipuliere. (20.1)
3. Führte (aus Protest und Haß) ein „wildes Leben" (30j. Frau, Ca. in situ (Pap IV) der Cervix). (18)
4. Sie schlich nachts durch die Stadt, mit verändertem Blick; sie fühlte sich magisch von den Penissen von Männern angezogen und schaute ständig da hin. Auch im Fernsehen war sie von erotischen Bildern gebannt und erregt, es kam mit einem Schwall hoch und ließ sich nicht unterdrücken (12.1); für einige Wochen gab es nur Sexualität und Verführungsphantasien, es stiegen Erinnerungen aus der Kindheit aus der Siedlung hoch, in der sie aufgewachsen war, welche sich um Gosse, Schlägerei, Alkohol und Sex drehten; die Männer da waren alle Alkoholiker und die Frauen gingen alle auf den Strich, und ihre Mutter haßte Männer: „die Schweine wollen immer nur das Eine" (20.1).
5. Er fühlte sich „wie hautverhungert", großes Bedürfnis, berührt zu werden. (20.1)
6. Ihn ergreift Leidenschaft, wie Feuer, so daß er, obwohl verheiratet und als ehemaliger Jesuit zur Keuschheit erzogen, mit einer Spanierin in eine Disco geht. Er hätte sonst seine Gefühle von sexueller Leidenschaft vor sich und seiner Frau verborgen gehalten, jetzt lebt er sie; es wird ihm klar, daß Lüge bedeutet, einen Teil des eigenen Wesens zu verleugnen. Er geht dem jetzt nach, gerät erst einmal ins Chaos, aber der Versuch, zu allem zu stehen, was in ihm ist, führt weiter zur Wahrheit. Erkennt, daß die Sexualkraft zum Gift wird, wenn sie nicht gelebt werden darf. (20.1)
7. Anorgasmie nach sexuellem Mißbrauch durch Vater und Onkel, fühlt sich bedroht durch Männer und von der sexuellen Energie des Orgasmus (27j. Frau). (20.2)
8. Sie klagt darüber, immer mit Männern Probleme zu haben, an stürmische Liebhaber zu geraten, die sie in die Schranken weisen müsse, wodurch ihre Partnerschaften scheiterten. Dahinter steckte, daß sie als Jugendliche von einem Gleichaltrigen sexuell bedrängt worden war, nachdem sie ein ausgiebiges Verführungsspiel mit ihm getrieben hatte; das Verletzende an der Situation war aber nicht das sexuelle Bedrängen gewesen, sondern die Tatsache, daß der junge Mann sich am nächsten Tag bei ihr entschuldigt und so gezeigt hatte, daß er ihr Spiel völlig mißverstanden hatte. In Wahrheit wünschte sie sich also einen Mann mit aktiver, fordernder Sexualität. Vor sich und anderen stellte sie die Situation aber als traumatisierenden Vergewaltigungsversuch dar. Sie hielt die Männer von da an auf Distanz, um enttäuschende Mißverständnisse dieser Art zu vermeiden (eine Frau, Feuermal). (12.2)
9. Hat keinen Partner, lebt noch immer mit ihrer 80j. Mutter zusammen, hängt übertrieben an ihr, ihr Lebensziel ist es, der Mutter von Nutzen zu sein; war niemals verliebt und hatte niemals vor, zu heiraten; nach *Vip-b.* zum ersten Mal im Leben verliebt und sexueller Erfahrungen fähig, „ich fühle mich wie ein Teenager, dagegen hatte ich mich immer verbarrikadiert" (56j. Frau, Hypertonie). (22.3)

MODALITÄTEN, CAUSAE

1. Anorgasmie nach sexuellem Mißbrauch durch Vater und Onkel (27j. Frau). (20.2)
2. Das Hauptproblem in ihrem Leben war das ehebrecherische Doppelleben, das ihr Vater führte (und welches sie unbedingt aufdecken wollte – wofür er sie so haßte, daß sie daheim nur mehr sprechen durfte, wenn sie gefragt wurde): er ging nachts heimlich zu anderen Frauen, nachdem er seiner Ehefrau Schlaftabletten gegeben hatte... Später erlebte sie eine Beziehung derselben Art: auch ihr Freund ging nachts zu anderen Frauen, wenn sie erschöpft vom vielen Arbeiten schlief, da sie für die ganze Familie das Geld verdienen, die Tochter aufziehen und den Haushalt versorgen mußte (30j. Frau, Ca. in situ (Pap IV) der Cervix). (18)
3. Hintergrund ihrer Probleme ist, daß ihre Mutter versuchte, alle Schuld an ihrer mißlungenen Ehe auf den fremdgehenden Vater zu schieben, obwohl auch sie selbst durch ihre Ablehnung der „ehelichen Pflichten" daran beteiligt war; beide Eltern versuchten, die Kinder auf ihre Seite zu ziehen (33j. Frau, Pap IV der Cervix). (12.2)
4. Sie war in einer Klinik unter High-tech-Bedingungen geboren worden, und einer Komplikation wegen hatte ihre Mutter betäubt werden müssen; sie kam „blau" zur Welt. Nach *Vipera berus* erlebte sie ihre Geburt in einem dramatischen Traum wieder (30j. Frau, Ca. in situ (Pap IV) der Cervix). (18)
5. Narkolepsieähnliche Müdigkeitsanfälle bei einem jungen Mann, der seiner Mitgliedschaft in einer Friedensgruppe wegen in einem Stasi-Gefängnis gesessen hatte und den man nicht hatte ausreisen lassen, was ihn in die Verzweiflung trieb. Von den zwölf Mitgliedern seiner Gruppe waren, wie er später erfuhr, acht Stasi-Spitzel gewesen, die sich gegenseitig bespitzelten. (12.2)
6. Heftige Unterleibsbeschwerden bei einer Frau, die jahrelang von ihrem Mann für die Stasi bespitzelt worden war – und dasselbe auch mit ihm gemacht hatte. Die Beschwerden traten auf, als die Ehepartner sich einander als Stasi-IM's offenbart hatten. *Vipera berus* ersparte der Patientin eine Totaloperation. (12.2)
7. Carcinoma in situ der Cervix, bei einer Frau, die von ihrem Mann nach dem Fall der Berliner Mauer verlassen worden war; er war verschwunden, weil er Stasi-IM gewesen war und sie anscheinend nur auf Geheiß des Staatssicherheitsdienstes geheiratet hatte, um sie zu bespitzeln, weil ihr Vater zu einer regimekritischen Kirchengruppe gehörte. Sie aber hatte ihn wirklich geliebt und alles mit ihm geteilt. Das Einsehen ihrer Stasi-Akte bedeutete einen furchtbaren Schreck für sie. (12.2)
8. Ikterus nach Abtreibung von Darmparasiten mit chemischen Mitteln (ein Hund). (23)
9. Nasenbluten durch Stillen des Kindes. (9)
10. Kopfweh besser nach Nasenbluten (64j. Frau, Kopf- und Gelenkschmerzen). (22.4)
11. Als chronische Folge von Otternbiß, bei jeder Wetterveränderung Reißen und Stechen im Kopfe. (5)
12. Der verletzte Fuß wird noch nach 2 Jahren im Gehen etwas geschleppt und kündigt durch besondere Empfindungen jede Wetteränderung an. (5)
13. Periodische Anfälle von Dyspepsie. (11)
14. Nach 6 Jahren versicherte er, immer noch Anfälle von sehr heftigen Schmerzen im gebissenen Arm zu bekommen, mit Erschöpfung und Krankheitsgefühl (malaise); diese Symptome kamen jedes Jahr im April wieder und hielten einen Monat an. (7.17)
15. Zwölf Jahre lang kamen in der Jahreszeit, zu welcher sie die Bißverletzung bekommen hatte, schmerzhafte Symptome in der gebissenen Extremität wieder. (7.10)

16. Jedes Jahr kam der Schmerz im gebissenen Fuß wieder. (5)
17. Jährliche Periodizität. Jedes Jahr entzündet sich das kranke Glied und wird schmerzhaft, entweder im Frühjahr, zum Zeitpunkt des Bisses oder dem der Venenentzündung. Das wird zuweilen bei Patienten beobachtet, die eine schwere Phlebitis oder Lymphangitis hatten. *Vipera* wird sie heilen. (15)
18. „Ich bin vor einigen Jahren von einem „Tierchen" (Insekt, vr) an der Außenseite des linken Knies gestochen worden, und jeden Sommer zur selben Zeit entsteht eine rote Stelle an der Bißstelle und symmetrisch an derselben Stelle rechts, das stört mich, denn es sieht nicht hübsch aus" (64j. Frau, Kopf- und Gelenkschmerzen). (22.4)
19. Verschlimmerung beim Mondwechsel (10j. Mädchen, Verhaltensstörung). (22.3)
20. Anhaltender intensiver Schmerz im linken Arm wird durch Herunterhängenlassen gemildert; läßt nachts den Arm aus dem Bett hängen, um den Schmerz zu erleichtern. (17)
21. Völle und unerträglicher Schmerz, als wolle die Extremität bersten; muß die befallenen Teile hochlagern, sitzt mit hochgelegten Füßen. (9)
22. Berührung verschlechtert. (9)
23. Nach Kamillen- und Fliedertee, reichliche Ausdünstung mit Ausnahme des ganzen verletzten Beins, vom Leib bis zu den Zehen; dies bis zur völligen Herstellung (*Hoffman* bei *Lenz*). (5)
24. Erleichternde Schweiße; Schweiß als Heilungszeichen. (5)
25. Brennen auf Brust und Bauch mit Verlangen nach kalten Anwendungen, obgleich die Haut bei Berührung sehr kalt war. (7.16)
26. Der Kranke friert. Alles wird durch Kälte verschlimmert. (15)
27. Immer schlimmer im Herbst, bei Wind (eine Frau, Augenverletzung nach Unfall). (22.3)
28. Fürchtete immer schon die Hitze, zieht den Winter dem Sommer vor, mag es nicht, wenn man die Heizung anmacht (18j. Junge, schwerer M. Crohn mit sklerosierender Cholangitis). (22.1)
29. Frösteln beim Trinken. (15)
30. Würgen nach Milchtrinken, sie brach einen großen Klumpen Spulwürmer aus; seitdem vollkommen befreit von der Wurmkrankheit, an der sie vorher viel auszustehen gehabt hatte (akzidentelle Heilung durch Biß). (5)
31. Erbrechen; den folgenden Tag sehr matt; legt sich ins Grüne im Sonnenschein; nach wiederholtem Erbrechen etwas besser. (5)
32. Während des Fiebers verschwinden alle seine Schmerzen (18j. Junge, schwerer M. Crohn mit sklerosierender Cholangitis). (22.1)
33. Aufsteigende motorische Lähmungen, von distal nach proximal, können als Folge des Bisses auftreten. (15)
34. Abneigung gegen Bewegung, sitzt nur vorm TV und spielt Bridge, im Urlaub bleibt sie im Schatten sitzen, statt zu schwimmen, wird deshalb dick (64j. Frau, Kopf- und Gelenkschmerzen). (22.4)

AS-IF-EMPFINDUNGEN

Kopf, Augen, Ohren

1. Heftiges, eisig erstarrendes Kältegefühl, besonders in Stirn und Schläfen (gleich nach dem Biß). (16)

Mund, Zähne

1. Schmerzen auf der Zungenspitze und der Unterfläche der Zunge, als sei sie verbrannt und als befänden sich Blasen darauf; die Zunge war tatsächlich von ihrer Oberhaut entblößt, besonders an der Spitze, und Blasen hatten sich zu bilden begonnen (n. 3 T.). (8.4)
2. Schwellungsgefühl in / an den Zähnen (in teeth). (6)

Hals, Rachen, Ösophagus

1. Als chronische Bißfolge bleibt eine kropfähnliche Schwellung am Hals zurück. (5)
2. Gefühl eines sehr trockenen Flecks im Rachen (18j. Junge, schwerer M. Crohn mit sklerosierender Cholangitis). (22.1)

Verdauungsorgane

1. Beim Einatmen geht die Kälte in den Magen runter (18j. Junge, schwerer M. Crohn mit sklerosierender Cholangitis). (22.1)
2. Gefühl, der Magen sei voller Wasser, es bildet eine Last (18j. Junge, schwerer M. Crohn mit sklerosierender Cholangitis). (22.1)
3. Der Leib wurde so aufgetrieben, daß man jeden Augenblick erwartete, das Kind würde platzen (nach Biß ins Bein; *Lenz*). (5)
4. Der Leib schwoll so entsetzlich an, daß der Mieder abplatzte und die Rockheftel absprangen (innerhalb einer Viertelstunde, nach Lösen der in der ersten halben Stunde vorhandenen Abbindung). (5)

Urogenitalsystem

1. Die Geburt (vor 19 Jahren, nach welcher die Pathologie begann) dauerte sehr lang; nachdem zu Beginn alles sehr schnell gegangen war, wurden die Wehen ineffektiv und heftig; zugleich hatte sie die Empfindung, daß etwas fortgehe, als entleere man sie von etwas; sie wollte nicht mehr entbinden, wollte nicht, daß die Schwangerschaft zu Ende gehe, „ich wollte nicht, daß sich das ändert, so hätte ich das Baby für mich behalten können" (41j. Frau, Zwangsneurose). (22.6) (Erinnert das nicht an die extrem lange Tragzeit der Viper, die ihre im Sommer empfangenen Jungen eventuell erst im nächsten Frühling zur Welt bringt? vr)

Atmungsorgane, Herz, äußerer Thorax

1. Angst vor totaler Bedrohung; Gefühl, klein, zitternd, wehrlos zu sein, besonders in Unterleib und Beinen; fühlt das Herzchakra (Mitte der Brust, vr) wie nach einem Durchschuß (27j. Frau, Anorgasmie nach Mißbrauchserlebnis). (20.2)
2. Nachdem das Röcheln verstummt war, war (präfinal) 6 Miuten lang ein ganz eigener Ton zu hören, genau dem Geräusch regelmäßig herabfallender Tropfen gleichend. (5)
3. Adern auf Brust und Bauch standen wie Schreibfedern stark aus der Haut hervor (nach Biß ins Gesicht; *Hoffman* bei *Lenz*). (5)

Bewegungsapparat

1. Gefühl von Eis in der Wirbelsäule nach dem Stuhlgang (18j. Junge, schwerer M. Crohn mit sklerosierender Cholangitis). (22.1)
2. Kein Schmerz in der stark geschwollenen gebissenen Extremität, doch ein unangenehmes Spannungsgefühl. (7.3)

3. Geschwulst (im gebissenen Arm) stieg bis zur Abbindung am Oberarm, unter zunehmenden Schmerzen, in 10 St. bis zum Zerbersten. (5)
4. Dasgebissene Bein war sehr stark geschwollen, dunkelblau, gelb und grünlich, kalt wie Eis, ohne alles Gefühl wie ein Stück Holz; erst den 3. Tag wieder einiges Gefühl. (5)
5. Sofort hatte er ein Gefühl, als bewege sich etwas an seinem Oberschenkel hoch. (7.9)
6. Der Fuß schwoll innerhalb einer halben Stunde auf, unter vielen Schmerzen, als sei er mit Luft aufgeblasen worden, und zwei blaurote Streifen, so breit und groß wie der Daumen, zogen sich nach und nach das Bein hoch zum Schenkel und Bauch. (5)
7. Varikosis (Thrombose? vr) in der Kniekehle mit Empfindung, als wolle das Bein platzen, und nervösem, zappeligem Zustand der Füße, welcher sie in ständiger Bewegung hielt. (6)
8. Schmerzen in den Beinen, die geschwollen sind mit schmerzhaften Venen; muß sie hochlegen oder (selbst) von unten nach oben massieren, Andere aber dürfen sie nicht anfassen; hat den Eindruck, daß die Venen sich verdrehen / winden (se tordent) (Symptom gebessert unter *Arn.,* geheilt durch *Vip-b.*; 64j. Frau, Kopf- und Gelenkschmerzen). (22.4)

Haut, Bißstelle

1. Bißstelle grün wie Grünspan (an der Brust eines Huhnes; *Lenz*). (5)
2. Der Fuß wird so blau, als sei er mit Indigo gewaschen worden, ohne Schwellung. (5)
3. Am nächsten Morgen waren die Vorder- und Rückseite des Armes und die zugehörige Seite des Brustkorbs voll von blauen Flecken, als seien sie mit einem Stock geschlagen worden. (8.3)
4. Die Schwellung fühlte sich knisternd-emphysematisch an, als befinde sich Luft im Zellgewebe (n. 1 St.). (8.1)
5. An der Bißstelle Gefühl wie von Brennesselbrand (gleich nach dem Biß). (13.1)
6. Schmerz in der Bißstelle wie von einem Bienenstich. (7.18)
7. Heftige Schmerzen wie Feuer im Schenkel des gebissenen Beins (nach Biß in den Unterschenkel). (5)
8. Das Opfer empfindet einen scharfen und brennenden Schmerz wie von einer Stichflamme, der sich von der gebissenen Stelle in das ganze Glied erstreckt. (15)
9. Karbunkel mit berstender Empfindung. (9)
10. Die Bißstelle nahm sofort das Aussehen eines Brennesselstichs an, worauf ein Gefühl von Kriechen (creeping) den Arm hoch folgte, wobei zugleich die Venen sehr blutüberfüllt wurden und sich anfühlten, als müßten sie gleich bersten; mit heftigem Schmerz und rasch zunehmender Schwellung des ganzen Gliedes. (8.2)
11. Gefühl, daß etwas über das kranke Glied läuft. (15)

Allgemeines

1. Das Gefühl des Stiches fährt wie ein Blitzstrahl durch den ganzen Körper, und sie sinkt zu Boden (*Lenz*). (5)
2. Fühlt, wie das Gift vom gebissenen Daumen bis zur Schulter vordringt und sich dann in den Leib verbreitet. (5)
3. Empfindung, als ob das Innere der Extremität gespannt wäre und platzen müßte. Dieses Gefühl des Platzens ist typisch für *Vipera*. (15)

4. Ihren Zwangshandlungen geht eine schreckliche Angst voraus, mit der Empfindung, wie in einem Briefumschlag / einer Hülle (enveloppe) zu sein, umgeben von etwas, das sie hindert, Dinge zu berühren oder ihre Handlungen zu beenden (41j. Frau). (22.6)

Typus

1. Schnelles Abmagern. (5)
2. Dyspepsie bei alten Leuten oder Patienten mit verfrühter Senilität, die (früher) unter spasmodischen Beschwerden von Brust und Hals litten. (11)
3. Oberlippenbärtchen, Chloasma auf der Stirn, sehr buschige Brauen (33j. Frau, Pap IV der Cervix). (12.2)

Theoretische Erwägungen zu *Vipera berus* – Die Schule von *Masi-Elizalde* beschreibt aufgrund mehrerer geheilter Fälle den *Vip-b.*- Patienten als jemanden, der sich weigert, sich zu verändern oder Veränderungen seiner Umgebung zu akzeptieren, weil er eine falsche Vorstellung von der Vollkommenheit seiner Natur hat. Das Gehorchen wird abgelehnt, weil es ihm bewußt macht, daß er noch nicht vollkommen ist, desgleichen das Lernen und Lesen; alte Dinge werden aufgehoben, obwohl Andere sie wegwerfen würden, weil *Vip-b.* glaubt, eine Vollkommenheit im Sinne des „omnia mea mecum porto" haben zu müssen, eine Art Autarkie, die keiner Veränderung oder Ergänzung von außen bedarf. Die Wahnidee eines geheilten *Vip-b.* - Patienten war, in der Zukunft zum Clochard herabsinken zu müssen, also in einen Zustand zu geraten, der völlig bedürftig und aller Vollkommenheit beraubt ist. Die Bewunderung der megalithischen Kultur, welche derselbe Patient im Heilungsverlauf entwickelte, kam daher, daß er sie als Symbol einer ursprünglich, in grauer Vorzeit, vorhandenen Vollkommenheit verstand, die ihn faszinierte. *Masi-Elizalde* zieht den Schluß, daß *Vip-b.* die Veränderung mit dem Verfall verwechselt und in der Vorstellung lebt, in seinem ursprünglichen Zustand (in selbstgenügsamer Weise) vollkommen zu sein und durch Veränderung nur an Vollkommenheit verlieren zu können; er *lehnt die Naturgegebenheit ab, daß der Mensch sich durch Veränderung vervollkommnen muß* . Deshalb kann er sich an neuen Dingen oder Erfahrungen, vor allem aber an der Schülerrolle (apprentissage) nicht freuen, fühlt sich durch letztere nicht erhöht, sondern erniedrigt (22.5).

Die *Bad Boller Schule* sieht in den Vipern „etwas, das totgeschlagen und ausgerottet werden muß, was nur blinden Haß oder entsetzliche Angst, aber niemals Verständnis erwarten kann", wodurch eine „Starre oder Lähmung auf der emotionalen Ebene" eintritt; es sind ruhig wirkende Personen, die sich betäuben; verdrängte Sinnenlust spielt eine entscheidende Rolle, aber das „schlangentypische" Eifersuchtsproblem tritt bei *Vip-b.* in den Hintergrund gegenüber einem innerlichen Verlassenheitsgefühl; wie bei allen Schlangen findet sich das Thema der Verstellung, „es läuft etwas Verwickeltes ab, man weiß nicht, inwieweit man den Aussagen der Kranken trauen kann", was oft mit einem Drogenproblem zu tun hat; die Wahrheit kann oft nur indirekt erfahren werden. Letztlich geht es um einen durch die Moral so stark tabuisierten Wunsch, daß es niemals erlaubt erscheint, ihn je gehabt zu haben. Durch eine solche abgespaltene Seite des eigenen Wesens entsteht eine Art von Bewußtseinsbetäubung, mit naiver Unfähigkeit, Lügen Anderer in einem auf die verdrängten Dinge bezogenen Kontext zu erkennen, oder einer Neigung, sich als Opfer darzustellen, obwohl man selbst zumindest teilweise Täter ist. Wichtige Begriffe: Spitzel / Stasi / Rufmord / Denunziation / Inzest / kindliche Sexualität / Abtreibung / Vergewaltigung / High-Tech-Geburt / Betäubung / Rauschgift. (13.1, 21.1)

Synonyma – Vipera torva (5). Coluber berus (*Linné*), Pelias berus (*Merrem*), Vipera trilamina (*Millet*). Kreuzotter. (Der deutsche Name kommt von dem X-Zeichen auf dem Kopf der Schlange.) Frz. petite vipère, vipère peliade, vipère noire du Nord; engl. adder, common viper of the North or Germany (7). „Deutsche Viper".

Biologie, Chemie und Physiologie, Anmerkungen zu den Quellen – Eine Viper von höchstens 80 cm Länge, relativ kurz und dick gebaut, in der Farbe, je nach Lebensraum, von fast schwarz (Höllenotter, Moorotter) bis hellbraun oder - grau, mit der bekannten schwarzen Zickzackzeichnung (dem sog. „Blitz" (20.1)), variierend, unverwechselbar durch ein schwarzes X oder Kreuz auf dem Kopf (1). Der Blick des Tieres wird als „trotzig" empfunden (20.1). Die Kreuzotter ist die einzige Giftschlange, die in ganz Deutschland vorkommt. Ihr Lebensraum sind Moore und Heideland; sie liebt feuchte Orte und kann gut schwimmen, was die Aspisviper nicht vermag (10). In Frankreich besiedelt sie die feuchten Gebiete des Nordens, desgleichen in Nordspanien und Portugal (10). Sie meidet die Nähe des Menschen, beißt diesen nur, wenn sie angegriffen oder in die Enge getrieben wird, und flieht bereits, wenn sie Erschütterungen durch schwere Schritte oder ähnliches wahrnimmt; darum vertreibt man sie durch Klopfen mit einem Stock auf den Boden vor sich. Ich (vr) bin einmal in einer Wiese am Bodensee einer begegnet, wäre fast mit nacktem Fuß auf sie getreten, sah sie noch rechtzeitig, blieb still stehen, bückte mich nach etwas Erde und warf sie in ihre Richtung, worauf sie ohne Anzeichen von Aggression ruhig fortkroch. Ihre Nahrung sind kleine Säugetiere und Amphibien, in der Jugend Insekten, die sie mit Hilfe ihres hochentwickelten Geruchssinns aufspürt und verfolgt.

Die Kreuzotter ist die kältetoleranteste Schlange überhaupt. Sie vermag ihren Körper plattzudrücken, um seine Oberfläche zu vergrößern und so mehr Sonnenwärme aufnehmen zu können (12.1), und kann bis 0 Grad abkühlen, ohne zu sterben; es wird sogar behauptet, man könne eine gefrorene Kreuzotter auftauen und sie sei dann wieder lebendig (20.1). Selbst in Sibirien gibt es Kreuzotterkolonien an Stellen, wo der Dauerfrost erst recht tief im Boden anfängt, und auch im Gebirge findet sie sich noch in relativ großen Höhen. In solchen Grenzgebieten ist sie nur vier oder fünf Monate im Jahr aktiv. Die kalte Jahreszeit verbringt sie in selbstgegrabenen Löchern in frostfreiem Erdboden; dabei kommen die sonst einzeln lebenden Tiere in Gruppen zusammen und bilden regelrechte Knäuel, wodurch sie optimal mit ihrer geringen Eigenwärme haushalten. Auch in der Brutpflege hat die „deutsche Viper" sich an das kühle Klima ihres Lebensraums angepaßt, indem sie ovovivipar ist, d.h., die Jungen entwickeln sich in den im Mutterleib befindlichen Eiern, welche auf ein fruchtblasenartiges, durchsichtiges Häutchen reduziert sind, bis zur Schlupfreife und werden dann „geboren". Sie können sogar einen Winter lang im Mutterleib verbleiben, wenn der Sommer zu kalt war, um sie zur vollen Entwicklung zu bringen. Außer dem Geburtsakt tut die Schlangenmutter gar nichts für ihre Kinder; weder existiert eine Nabelschnur (sie leben nur vom Dottersack), noch hilft sie beim Schlüpfen aus der Eihaut oder beschützt die wehrlosen Jungtiere. (19)

Der Kreuzotternbiß ist für Kleinsäuger (mit Ausnahme des Igels, der gegen das Gift völlig immun ist (5)) nahezu immer, für Menschen jedoch selten tödlich. Vor 1930, als es noch kein Schlangenserum gab, lag die Letalität von Kreuzotternbissen in Deutschland unter 1% (20.1). Der in (13.2) beschriebene Fall dürfte aufgrund der Jugend des Opfers und der irrationalen Behandlung mit Strychnin sc. und Branntwein fatal ausgegangen sein. Die Furcht und der Haß unserer Vorfahren gegen die Kreuzotter, die doch so scheu ist und nie von sich aus angreift, und anderen ungiftigen Schlangen waren abergläubisch übertrieben und standen in Verbindung mit dem Symbolgehalt der Schlange als Höllentier.

Das Gift der Kreuzotter ist ein Protein-Toxin, das angeblich sehr zinkhaltig ist (21); es wirkt vor allem auf das Blut als Hämolysin und Koagulans (siehe *Vipera aspis*). (2). Nach Kreuzotterbiß fängt die Bißstelle sofort heftig an zu schmerzen; auch Anästhesie des gebissenen Gliedes ist möglich. In den nächsten Stunden schwillt das Glied mächtig an, bis auf den doppelten bis dreifachen Umfang (3), die Schwellung ist auffallend hart und kaum eindrückbar (2) und von dunkelbläulicher Farbe (3). Ekchymosen, zuweilen ein gangränöses Geschwür an der Bißstelle sowie als Allgemeinsymptome heftiger Durst, Erbrechen, Durchfall, unwillkürlicher Abgang von Stuhl und Harn, Kreislaufkollaps, bei tödlichen Fällen Koma, vervollständigen das Vergiftungsbild (3). Klinisch wurde *Vipera* denn auch bei septischen Zuständen (4) und Phlegmasia coerulea dolens (3) mit Erfolg gebraucht. Spätfolge des Bisses ist in vielen Fällen eine Tendenz zu Embolien (3), zuweilen auch eine aufsteigende motorische Paralyse (15).

Die einzige mir bekannte AMP von *Vipera berus* (12.1) stammt aus der Bad Boller Homöopathenschule, deren Prüfungsmethodik gewöhnlich fragwürdig ist. Ausgedehntes Untereinander-Diskutieren der Symptome scheint bei den Teilnehmern ihrer „Gruppenprüfungen" die Regel zu sein, was zu einer Verwirrung des Bildes durch Suggestiveffekte führt. Ferner machen die Symptomangaben des dort vorkommenden männlichen Prüfers den Eindruck, stark von einer modischen populär-monistischen Denkweise gefärbt zu sein. Gerüchten zufolge war dieser Mann zeitgleich mit der Prüfung in Psychoanalyse. Trotzdem habe ich die AMP hier aufgenommen, soweit dies möglich war (sie ist bisher nicht in ihrer Gesamtheit veröffentlicht, sondern nur teilweise in einem Artikel (12) und einem Vortrag (21) dokumentiert worden). Der Usus in morbis wird zeigen, welche der von den Bad Boller Kollegen gewonnenen Symptome verläßlich sind.

Für gesicherter als die Bad Boller Angaben halte ich (vr) die von *Fayeton* an vielen konkreten Fällen gewonnenen klinischen Symptome, vor allem weil sie reproduzierbar waren und sich unter der Arznei auch definitiv besserten (23.1, 23.3). Ob die in (22.4) dazu erstellte Hypothese bezüglich des *Vollkommenheitsthemas* zutrifft, bezweifle ich, solange sich die *Kritikempfindlichkeit* des *Vip-b.*-Patienten, auf die es bis jetzt trotz vieler geheilter Fälle nur wenig Hinweise gibt, nicht durch Angaben aus weiteren Fällen akzentuiert; denn wer einen überhöhten Anspruch an seine eigene Perfektion aufweist, *muß* übertrieben kritikempfindlich sein (*Lach., Toxicoph.* und *Cench.,* drei Schlangengifte mit verifizierter Vollkommenheitsthematik, weisen alle dieses Symptom auf).

Es gibt zuweilen das eigenartige Phänomen, daß intensive Beschäftigung mit einer Arznei Symptome derselben – selbst handfeste körperliche Erscheinungen – hervorbringt, ohne daß sie eingenommen wurde. Ich (vr) habe das auch an mir selbst erlebt und nenne es nach dem führenden Kopf der Bad Boller (Freiburger) Schule, „*Jürgen-Becker*-Effekt". Solche Beobachtungen sind didaktisch wertvoll für den jeweiligen Beobachter, aber sind m.E. nicht als echte Arzneisymptome zu werten und müssen unbedingt von letzteren durch klare Bezeichnung ihrer Herkunft unterschieden werden, was die Bad Boller Schule früher nicht immer tat. Die Symptome allerdings, welche ich hier aufgenommen habe, sind lt. (21) nach Einnahme der Arznei aufgetreten. Möglicherweise waren meine Schwierigkeiten, an die Bad Boller *Vip-b.*- Symptome, v.a. die Träume, in ihrer vollständigen Form heranzukommen, und die Tatsache, daß sie in den zwei verfügbaren Quellen teils verschieden, fast widersprüchlich formuliert waren, auch ein *Jürgen-Becker*-Effekt. *Vip-b.* scheint sich in Dunkel hüllen zu wollen. Die stark differierenden theoretischen Erwägungen zu dieser Arznei verstärken diesen Eindruck.

Mittelbeziehungen – Kamillen- und Holunderblütentee führte zu Besserung durch Schweißausbruch. (5) Verwandt: *Elaps* (9) und die anderen Vipernarten (10).

Mittelverwechslungen und pharmazeutische Probleme – In der Enzyklopädie von *Allen* (8, 9) wurden die Bißsymptome von *Vipera berus, Vipera aspis sive Redi* und anderen Vipern zusammengeworfen. Bei der Sortierung dieser Quellen, soweit keine Art angegeben worden war, ging ich folgendermaßen vor: Angaben aus englischen (z.B. *Lancet*) und deutschen Zeitschriften wurden *Vip-b.* zugeordnet, da es in Großbritannien und Deutschland ausschließlich die Kreuzotter gibt; französische Veröffentlichungen wurden auf die Originalquelle zurückverfolgt, da in Frankreich je nach Gegend sowohl *Vipera aspis* als auch *Vipera berus* leben; italienische Quellen schließlich wurden von vornherein der *Vipera aspis* zugeordnet, weil diese Art dort vorherrscht. Zur Sicherheit wurden die Literaturangaben aus *Allen* (in der von ihm gewählten Form) übernommen.

Bei *Hering* (5) und *Clarke* (6) taucht eine „*Vipera torva*" auf; *Hering* schreibt, es handle sich dabei um die deutsche Kreuzotter. Daher wurden Symptome, die als von „*Vipera torva*" stammend dokumentiert sind, ausnahmslos und ohne Klammer in diese Sammlung aufgenommen. (6)

Die Wiesenotter (*Vipera ursinii),* eine nur bis 50 cm lange Viper aus Südeuropa und Niederösterreich, ist der Kreuzotter so ähnlich, daß nur der Fachmann die Arten unterscheiden kann, weshalb Bisse dieser Art in der Literatur mit Sicherheit als Kreuzotterbisse dokumentiert wurden. Es ist angesichts der großen Ähnlichkeit der Wirkungen der Viperngifte unwahrscheinlich, daß diese Ungenauigkeit eine klinische Bedeutung haben könnte.

Quellen – 1) Garms, H. Pflanzen und Tiere Europas. Braunschweig: Westermann, 1969; 2) LSR1; 3) MG1; 4) CR1; 5) Hering, C., Wirkungen des Schlangengiftes t (Bisse); 6) C1 k; 7) A1 Bd. 10 t (7.1: Merschner, Lond. Med. Phys. J. 1826, S. 198, 7.2: Arch. Gen., aus Rust's Mag. (Bost. Med. Intell. Bd. V, 1827, S. 262, 7.3: Kaiser, Heidelberger klin. Annalen, 1832 (Frank's Mag. 3, 145); 7.4: Geis, Med. Zeit. Preuß. 1836 (S.J. 15), 7.5: Casper's Woch. und Arch. de Med. Dec. 1839 (Lancet, 1839 - 40 (2), S. 111, 7.6: J. Moodie, Med. Phys. J. Bd. XI, S. 481; 7.7: Glückselig, Österr. Med. Jahrbuch, Bd. XXIII (AHZ 19, 335), 7.8: Harvey K. Owen, Lond. Med. Gaz., Bd. XXVI, 1840, S. 337, 7.9: H. Mayo, Magendie's J. of Exper. Phys. (Lond. Med. Gaz Bd. XXIX, 1841 - 2 (1), 1847, 7.10: Wm. Stockbridge, Bost. Med. Surg. J. Bd. XXIX, 1843, S. 442, Biß einer Otter bei 22j. Frau, 7.11: Pemberton, Lancet, 1849 (2), S. 638, Otternbiß bei 51j. Mann, 7.12: Weger, S.J. 23, 218, 7.13: Nick, Württ. Corr.-Blatt 1851 (S.J. 71, 307), 7.14: Pemberton, Lancet, 1851 (2), S. 157, Biß einer Otter in die Wange bei 31j. Mann, 7.15: Ipawitz, Öst. Med. Jahrb. 1857 (S.J. 17, 29), 7.16: Husa, Allg. Wien. Med. Zeit. 1861 (AHZ, M.B., 4, 50), 7.17: M. Soubeiran, Sydenham Yearbook, 1863, S. 437, 7.18: Heinzel, Wien. Med. Wschr. 1866 (S. J. 133, 192), Symptome des Bisses am Autor selbst und aus anderen Beobachtungen); 8) A1 Bd. 10 (Supplement) t (8.1: Tipple, Lancet, Bd. XI, 1827, S. 732, 8.2: ibid., S. 507, 8.3: G.R.Halford, ibid., S. 181, 8.4: Kadierske, All. Med. Cent. Zeit. 1860, S. 90, 8.5: W.H.Wirt, Med. and Surg. Rep. Bd. XXV, 1871, S. 112); 9) PTK1 k; 10) Courcelle, Christian: Vipera aspis, berus, russelli. Recherche d'une spécificité dans l'action de ces trois espèces utilisées en homéopathie. Thèse pour l'obtention du diplome d'état de docteur en pharmacie. Univ. de Lille II, Année universitaire 1984 - 1985, Faculté de Pharmacie t (Pharmakologie, Tierversuche, Bißfolgen bei Mensch und Tier); 11) LL1 k; 1) Hug, Krüger, Achtzehn/ Homöopathische Einblicke/1996/Heft 27 (12.1: p (Traumprüfung in Freiburg, o.A.d.P., siehe oben), 12.2: k (Potenzen oberhalb der C30, Essenzentwurf)); 13) HWO (13.1: Russell/HWO/1901/9 t (Biß), 13.2: Cass/HWO/1903/2 t (Biß)); 14)YYZ/Schmidt's Jahrbuch, zit. in ZHK/1852/Beilage zu Nr 10 t (Biß); 15) Hodiamont/DHM/1958/8 t; 16) Demeure/AHZ/1855/22 (S. 175) t; 17) Woods/HRC/1914, zit. in KLG/ZKH/1991/5 (Anmerkung 4 zu „Natrium carbonicum und die Arzneimittelbilder" k (C30));18) J. Becker/HLS/1991/2 k (C200); 19) Fernsehsendung „Die Kreuzotter" in N3, am 16.06.96; 20) Becker, J., in: Appell, R. (Hrsg.) Homöopathie, Psychotherapie und Psychiatrie, Heidelberg : Haug 1993 (20.1: Bemerkungen über die Biologie der Kreuzotter und p (Selbstversuche mehrerer Homöopathen der „Boller Schule" mit Potenzen von C30 aufwärts), 20.2: k (Potenzen von C30 aufwärts)); 21) ich habe das einmal gelesen, weiß nicht mehr wo - vr; 22) BAF (22.1: Fayeton/BAF/01.03.94 k (M, CM), 22.2: Fayeton/BAF/18.08.1994 k (weiterer Verlauf des Falles aus (22.1)), 22.3: Fayeton/BAF/11.10.1994 k (XM), 22.4: Fayeton/BAF/04.03.94 k (XM), 22.5: Masi-Elizalde/BAF/14.02.1995 (theoretische Erwägungen), 22.6: Deroche/BAF/04.03.94 k (XM)); 23) BO1 k (C 30).

Vipera russelli

GEIST UND GEMÜT

Bewußtlosigkeit, Koma, Stupor

1. Rhesusaffen, welchen das Gift subkutan injiziert wurde, werden zunächst lethargisch, worauf ein allmählicher Blutdruckabfall bis hin zum tiefen Schock folgt, welcher nach 8 bis 10 Std. eintritt. (3)

KONVULSIONEN

1. Nach Injektion von 0,25 Mikrogramm Vipoxin in den Hirnventrikel der Maus treten nach 1 bis 2 Std. Konvulsionen auf, der Tod tritt in weniger als 24 Std. ein. (3)

Synonyma – Vipera russelli Shaw, Russelviper, Kettenviper, Daboia. (1) Vorgeschlagene Abkürzung: *Vip-r.*

Biologie, Chemie und Physiologie – Eine nachtaktive asiatische Vipernart. Sie wird bis 1,60 m lang, ist von klarer brauner Grundfarbe und trägt darauf drei Reihen rotbrauner Flecken mit schwarzem Rand, welche an Kettenglieder erinnern. Diese Otter ist in Südostasien sehr verbreitet, sowohl in Indien als auch in den Ländern des früheren „Hinterindien" und im Süden Chinas; selbst auf den Inseln Komodo und Flores kommt sie vor. Je nach ihrem Herkunftsland unterscheidet man 5 Unterarten; die indische Subspezies ist die eigentliche Kettenviper, *V. russelli russelli*. Ihr Lebensraum sind sonnige, reich bewachsene Stellen; in den Urwald wagt sie sich nicht. Man findet sie bis zu 2300 m über Meereshöhe und selbst in Dörfern, wo sie nachts in die Häuser eindringt, um dort zu jagen. Wird sie gestört, gibt sie ein höchst durchdringendes und erschreckendes Zischen von sich. Ihrer großen Giftigkeit wegen ist sie sehr gefürchtet, obgleich es andererseits heißt, sie sei träge und beiße ungern (3).

Sie ist die zweitgiftigste aller Vipern – allein die ägyptische „Echide carénée" ist giftiger – ; die LD-50 ihres Giftes bei der Maus beträgt 0,1 mg/kg, ein Zehntel der entsprechenden Dosis für *Vipera aspis*, und von den gebissenen Menschen stirbt ein größerer Prozentsatz als nach Kobrabiß (3). Dieses Gift ist vor allem koagulierend wirksam; keine Schlange hat stärkere Koagulantien aufzuweisen als *Vip-r.* (2). Eine hämolytische Wirkung ließ sich weder im Tierversuch noch in vitro an Schafsblut nachweisen, aber an Pferdeblut. In vivo führt es trotz dieser Laborbefunde nicht selten zu Blutungen, z.B. zu Zahnfleischbluten und Ekchymosen bei vergifteten Affen, zu Hämatemesis bei Menschen. Es ist auch neurotoxisch und kann durch Störung der Vasomotorik einen letalen Schockzustand herbeiführen, denn neben mehreren koagulierenden Proteinen, welche die Gerinnungsfaktoren V und X aktivieren, und einer Gruppe von thrombozytenaggregationshemmenden Enzymen enthält es ein thermostabiles Protein, welches den Namen „Vipoxin" erhalten hat. Dieser Giftstoff wirkt selektiv auf die alpha-adrenergen Rezeptoren sowie die Rezeptoren für Dopamin und Serotonin. Endlich besitzt das Gift von *Vipera russelli* auch eine bei anderen Vipern unbekannte Kraft, Niereninsuffizienz (durch Tubulusnekrosen) zu erzeugen (5 von 7 Gebissenen entwickelten eine solche, davon wurden 4 dialysepflichtig) (3).

Vip-r. ist ungeprüft; die wenigen Symptome entstammen der Toxikologie. Spezifische psychische Indikationen sind nicht bekannt. *Vip-r.* könnte trotzdem Verwendung finden, und zwar in Fällen, welche die allgemeinen Charakteristika einer Viper aufweisen (siehe „*Modalitäten*" bei *Vip-a.* und *Vip-b.*) und wo zusätzlich eine parenchymatöse Nierenerkrankung besteht.

Mittelbeziehungen – Vgl. *Naja* und die anderen Vipernarten (3).

Mittelverwechslungen und pharmazeutische Probleme – Siehe bei *Vipera berus*.

Quellen – 1) MG1; 2) LSR1; 3) Courcelle, Christian: Vipera aspis, berus, russelli. Recherche d'und spécificité dans l'action de ces trois espèces utilisées en homéopathie. Thèse pour l'obtention du diplome d'état de docteur en pharmacie. Univ. de Lille II, Année universitaire 1984 - 1985, Faculté de Pharmacie t (Pharmakologie, Tierversuche, Bißfolgen bei Mensch und Tier).

Viscum album

GEIST UND GEMÜT

Angst

1. Nach 15 Tropfen der Tinktur Angstgefühl. (12.6.2)
2. Ängstliche Erregtheit oder Gereiztheit. (16.3.2)
3. Um 9 Uhr abends unangenehmes Gefühl im Kopfe, eine Empfindung, als ob man nicht wisse, was gleich geschehen werde (48. T.). (3.4.1)
4. Urplötzlich Hitzgefühl gegen den Kopf mit Wallung und Angst. (12.4.2)
5. Ängstliches Gefühl von Kongestion, wie von einem Schlagflusse oder wie bei Aura epileptica (40.T., 2 St. n. Einn.). (12.1)
6. Puls bis auf 30 Schläge verlangsamt, mit Todesangstgefühl. (16.3.2)
7. Todesangst mit Pulsieren in Brust, Hals und Bauch, kaltem Schweiß, Schlafstörung (nachts); bei Stenokardien. (3.1)
8. Stenokardische Todesangst während tachykarder oder bradykarder Herzaktionen. (10)

Arbeit (Fleiß, Faulheit, Unfähigkeit zur Arbeit usw.)

1. Antriebsarm. (16.3.2)
2. Deprimiert, konnte nur mühsam arbeiten (28j. Mann). (16.1)
3. Bei der Regel, am letzten Tage einer intermittierenden Mens, fühlt sie sich matt, zu nichts zu gebrauchen. (12.7.4)
4. Das Gesicht hat „eine überarbeitete bläuliche Farbe" (unter D1). (16.3.2)
5. Leistungssteigerung. (16.3.3)
6. Kraftgefühl. (16.3.2)
7. Voll von Plänen. (16.3.2)
8. Nahm wieder eine Arbeitsstelle an, nachdem sie schon längere Zeit ihrer Symptome (Migräne, asthmatische Beschwerden) wegen jede Tätigkeit außer Haus aufgegeben hatte (Heilwirkung nach i.v. Misteltherapie; 54j. Frau). (3.3)
9. Im gesunden Zustande war er ein schneller Arbeiter von rascher Auffassungsgabe, der in seinem Beruf alles Nötige sofort überblickte; er kam zur Behandlung, weil er im Begriff war, seine Gaben zu verlieren; durch die üblichen homöopathischen Arzneien besserte sich sein Zustand nicht so wie erwartet; auf *Iscador* Restitutio ad integrum (46j. Mann). (16.1)

Benommenheit, wie nicht ausgeschlafen, wie berauscht, betäubt etc.

1. Unbesinnlichkeit. (16.3.2)
2. Dumpfer drückender Kopfschmerz mit Benommenheit. (16.3.2)
3. Benommenheit, wie betrunken (*Stephenson*). (18)

Bewegungen: Zwangsbewegungen, Automatismen, Gesten, Lagen

1. Saß der Knabe, so schnellte er mit großer Geschwindigkeit aus seinem Stuhle und schlug den Kopf wider die Mauer und wider alles, was vor ihm war, so daß beständig jemand bei ihm sein mußte, damit er sich nicht verletze (8j. Junge, Epilepsie nach Pocken). (12.2)
2. Schlief auf dem Rücken mit nach hinten gezogenem Kopfe, den Mund offen, so laut schnarchend, daß seine Frau ihn weckte (23. N.). (3.4.1)

Bewußtlosigkeit, Koma, Stupor

1. Empfindungslosigkeit. (1)
2. Stupor, gefolgt von nahezu völliger Empfindungslosigkeit (wie durch ein zu starkes Opiat (2.3)), sie lag bewegungslos mit geschlossenen Augen da wie in gesundem Schlaf, doch durch lautes Geräusch leicht zu erwecken; sie beantwortete dann jede Frage, doch wenn sie in ihren vorherigen Zustand zurückfiel, bestand eine leichte Tendenz zu stertorösem Atmen (2. T). (1)
3. Bewußtlosigkeit durch Traurigkeit (*Geukens*). (18)

Bosheit, Destruktivität

1. Bei und nach dem Zittern hat sie immer das Gefühl, als ob sie etwas Schreckliches tun werde (altes, unter *Visc.* wieder erschienenes Symptom). (3.4.2)
2. Eine unselige Empfindung, als ob sie eine schreckliche Tat verrichten würde, wenn sie sich nicht energisch beherrschte (Symptom, das noch Monate nach der Prüfung auftrat). (3.4.2)
3. Empfindung, als sollte sie jemanden beißen, wenn sie die Zähne nicht fest zusammenhielt (Symptom, das noch Monate nach der Prüfung auftrat). (3.4.2)
4. Schlagen (*Stephenson*). (18)

Delirium, Wahnsinn, Raserei

1. Er redete unzusammenhängend (nach Erwecktwerden aus der rauschartigen Bewußtlosigkeit, mittels kalten Wassers), hatte spektrale Illusionen und war zur Heftigkeit geneigt (inclined to be violent); 2 St. lang; dann schlief er ein; am nächsten Morgen ging es ihm gut, und er erzählte, daß er sich kurz nach dem Schlucken der Mistelbeeren schwindlig gefühlt habe und sich an nichts weiter erinnere. (2.3)

Ekelgefühl

1. Ekelgefühl beim Anblick der Arzneiflasche. (16.3.2)
2. Schluckt seinen eigenen Kot (*Boger / Bönninghausen*). (18)

Erregbarkeit, Nervosität (Gegenpol: Gelassenheit)

1. Neurasthenie (16.3.3), das vollendete Bild der reizbaren Schwäche (16.3.2).
2. Nervöses Asthma: magerer, nervöser 5j. Junge mit schwerer Dyspnoe ohne organischen Befund. (3.6)
3. Sehr nervös, empfindsam, labil (Besserung pektanginöser Symptome und der Arbeitsfähigkeit durch i.v. Misteltherapie; 52j. Frau). (3.3)

4. Geräuschempfindlichkeit (mehrere Prüfer). (16.3.2)
5. (Die Augen sind) sehr empfindlich gegen Licht. (16.3.2)
6. Ausgeglichen; Gemütslage ruhig; fast zu ruhig. (16.3.2)
7. „Stabiler geworden" (Heilwirkung durch i.v. Misteltherapie, bei 54j. Frau m. nervös bedingten Migräne- und Asthmasymptomen). (3.3)

Fröhlichkeit, Lachen (auch: Lächerlichkeit)

1. Optimismus. (16.3.2)
2. Abnorm munter; hellwach; auffallend frisch. (16.3.2)
3. Erhebung des Gemüts, abwechselnd mit Traurigkeit (*Stephenson*). (18)
4. Das Gesicht des Knaben hatte von Natur etwas Komisches in der Grimasse, die ihm der konvulsivische Charakter der Krankheit aufnötigte, der Art, daß, wer ihn ansah, sich kaum des Lachens erwehren konnte. Selbst die Eltern, welche die Sache anfangs mehr als einen mutwilligen Scherz des Knaben angesehen, hatten darüber gelacht, bis sie den Ernst darin erkannten (14j. Junge, Chorea; *Hyos., Cupr.* und *Ign.* hatten versagt). (3.5)

Furcht

1. Menschenscheu und Telefonangst treten auf. (16.3.2)
2. Kann nicht im Gedränge und unter vielen Menschen sein (25j. Frau). (16.2)
3. Agoraphobie (v. *Bönnninghausen*). (18)
4. Furcht vor Plätzen und Gebäuden (*C. M. Boger*). (18)
5. Fühlt sich überaus elend, fürchtet, ihren Verstand zu verlieren und einen epileptischen Anfall zu bekommen, daß sie am liebsten in einem Asyl untergebracht wäre. Der Gedanke, daß sie eine schreckliche Tat tun werde, will nicht von ihr weichen und drängt sie wohl nach Schutz und Überwachung (Zustand 1 Jahr nach der Prüfung). (3.4.2)
6. Um 9 Uhr abends unangenehmes Gefühl im Kopfe, eine Empfindung, als ob man nicht wisse, was gleich geschehen werde (48. T.). (3.4.1)
7. Gefühl von Ahnung, als ob etwas geschehen möchte; wie wenn die Herztätigkeit erschlaffen und aussetzen möchte; beim Aufstehen und Umhergehen verging es (46. T., vormittags). (3.4.1)
8. Starke Krebsfurcht (28j. Mann). (16.1)

Gedächtnis

1. Vergeßlichkeit. (16.3.2)
2. Zerstreutheit. (9)

Gedanken, Denkvermögen

1. Herzklopfen, mit einer Empfindung, als ob sie sinnlos (verstandlos? bewußtlos? vr) sei (Symptom, das noch Monate nach der Prüfung auftrat). (3.4.2)
2. Klopfender Schmerz oben am Wirbel des Kopfes, der sich über den ganzen Kopf ausbreitete, so daß sie fast verwirrt war (Symptom, das noch Monate nach der Prüfung auftrat). (3.4.2)
3. Ihr Verstand war verwirrt (12j. Mdch., Chorea). (12.2)
4. Schon ganz dumm geworden (8j. Junge, Epilepsie nach Pocken). (12.2)
5. Das Gesicht hatte einen leidenden, leeren Ausdruck, das Gepräge eines Idioten (7j. skrofulöser Junge, Chorea). (3.5)

6. Sie liegt in der Nacht wach, und es kommen die schrecklichsten Bilder vor die Phantasie, aber bald kann sie einschlafen, wenn sie sich bemüht, an etwas Angenehmes zu denken (Symptom, das noch Monate nach der Prüfung auftrat). (3.4.2)
7. Die Gedanken kreisen stundenlang um frühere unangenehme Ereignisse. (16.3.2)
8. Beim Niederlegen etwas schlaf- und ruhelos, das Gehirn tätig und die Phantasie geschäftig (nach langem geistigem Arbeiten am Abend; 3. T.). (3.4.1)
9. Unangenehme Empfindung im Kopf beim Sprechen, wie wenn er das, was vor sich ging, nicht faßte; beim Herumgehen verschwand das (1/2 St. n. 11 Tr. TM; 42. T.). (3.4.1)
10. Geisteskraft erhöht (*Stephenson*). (18)
11. Im gesunden Zustande war er ein schneller Arbeiter von rascher Auffassungsgabe, der in seinem Beruf alles Nötige sofort überblickte; er kam zur Behandlung, weil er im Begriff war, seine Gaben zu verlieren; durch die üblichen homöopathischen Arzneien besserte sich sein Zustand nicht so wie erwartet; auf *Iscador* Restitutio ad integrum (46j. Mann). (16.1)

Gier, Suchtverhalten

1. Ein Gefühl von Schwäche, Inanition (Hungerzustand), so stark, daß ich schnell einen Bäckerladen aufsuchte, wo aber das Weißbrot mir nicht half. Nun ging ich rasch in ein Restaurant und ließ mir gegen alle meine Gewohnheit ein Glas Wein geben, worauf jenes ängstliche Gefühl von Kongestion (wie von einem Schlagflusse) und Schwäche augenblicklich schwand. Noch einmal kehrte es denselben Tag zurück, um nach Genuß einer sehr kleinen Menge Wein sofort wieder zu verschwinden (40. T., 2 St. n. Einn.). (12.1)
2. Verlangen, einen Schnaps zu trinken, während Zigaretten verschieden (anders als sonst? vr) schmecken (bei einer Frau). (16.3.2)
3. Großer Appetit bis zum Heißhunger (in der Nachwirkung). (16.3.2)

Gleichgültigkeit

1. Apathisch. (16.3.2)

Hast, Eile, Zeitsinn

1. Hast, Unruhe. (16.3.2)
2. Zeit vergeht rasch. (16.3.2)

Hellsichtigkeit, Ahnungen

1. Gefühl von Ahnung, als ob etwas geschehen möchte; wie wenn die Herztätigkeit erschlaffen und aussetzen möchte; beim Aufstehen und Umhergehen verging es (46. T., vormittags). (3.4.1)
2. Unmotiviertes Angstgefühl mit Ahnungen, als stände ein Unglück bevor. (12.6.1)

Hysterie

1. Hystero-Epilepsie. (10)
2. Hysterie (*Stephenson*). (18)

Lesen, Lernen, Schreiben, Studieren

1. Untauglichkeit zu geistiger Arbeit. (12.6.1)
2. Geschickt zu geistiger Arbeit (44. T. und die folgenden). (3.4.1)
3. Versprechen und Verschreiben. (16.3.2)

Reizbarkeit

1. Ängstliche Erregtheit oder Gereiztheit. (16.3.2)

Ruhelosigkeit

1. Ein öfter vorkommendes Leeregefühl im Magen gegen 11 Uhr morgens mit gleichzeitiger gesteigerter motorischer Unruhe. (16.3.2)
2. Reißende, schießende Schmerzen von oben nach unten in beiden Schenkeln mit Ruhelosigkeit und Abgeschlagenheit. (15)
3. Sie muß die Beine beständig bewegen und kann sie beim Sitzen nicht stille halten (47. T., von 15.30 bis 17 Uhr). (3.4.3)
4. Konnte nicht still im Bett liegen, legte das Bein immer an eine andere Stelle. (12.7.4)
5. Im Bett ruhelos, und fand am Morgen fast alles Bettzeug auf dem Boden; hatte (wohl wegen Hitze) alle Nachtkleider aufgeknöpft; fühlte sich recht elend (50. T.); sie fand sich morgens auf dem Fußboden wieder statt im Bette (51. T.). (3.4.3)
6. Motorische Unruhe. (16.3.2)
7. Zappeligkeit im Inneren. (16.3.2)

Schreck, Auffahren

1. Nach Einschlafen schreckte sie plötzlich wieder auf (in der Nacht nach Einnahme von *Visc.* 30; 30j. Frau, Cholesteatom). (3.4.4)

Schreien

1. Drei oder vier Nächte brachte sie wöchentlich ohne Schlaf zu, an dessen Statt sie erschrecklich schrie oder aufs erbärmlichste klagte und wimmerte (12j. Mdch., Chorea). (12.2)
2. Konnte sich wieder ohne Aufschreien morgens anziehen (Heilwirkung, bei Schmerz zwischen den Schultern; 57j. unverheiratete Frau). (3.4.4)

Selbstbeherrschung, Willensstärke

1. Erotische Träume, doch Willensenergie und Aufsitzen im Bett drängt die Emissio seminis zurück; morgens zwischen 6 u. 7 Uhr (35. T.). (12.7.1) (Anm.: Der Prüfer war ein asketischer, religiöser Mann von hagerer Statur, Antialkoholiker, ferner Vegetarier, was damals noch schwierig und ungewöhnlich war. Die Bemühung, den Samenerguß zu vermeiden, resultiert aus seinem vorbestehenden Charakter. vr)
2. Sie liegt in der Nacht wach, und es kommen die schrecklichsten Bilder vor die Phantasie, aber bald kann sie einschlafen, wenn sie sich bemüht, an etwas Angenehmes zu denken (Symptom, das noch Monate nach der Prüfung auftrat). (3.4.2)
3. Sie machte (in gesunden Tagen, vr) den Eindruck einer physisch und psychisch starken Persönlichkeit mit einer über das gewöhnliche Maß hinausgehenden Willenstärke; sie war früher mit Dr. *Black* und Anderen bei Kranken unter Umständen, welche die stärksten Nerven angreifen, ohne je durch die geringste Gemütserregung in ihrer Pflichterfüllung gestört zu sein. Jetzt aber fühlt sie sich überaus elend, fürchtet, ihren Verstand zu verlieren und einen epileptischen Anfall zu bekommen, daß sie am liebsten in einem Asyl untergebracht wäre. Der Gedanke, daß sie eine schreckliche Tat tun werde, will nicht von ihr weichen und drängt sie wohl nach Schutz und Überwachung, um ihre Selbstbeherrschung durch Andere unterstützt zu sehen (Zustand 1 Jahr nach Prüfung). (3.4.2)

Selbstvertrauen

1. Tagsüber Unzufriedenheit mit sich selbst. (12.6.1)
2. Mutlos. (16.3.2)
3. Hat mehr Lebensmut (46j. Mann, Asthma; unter *Viscum* D15 bis D4 i.v. anfallsfrei geworden). (16.2)

Sprechen

1. Mitteilungsbedürfnis. (16.3.2)
2. Mochte mit niemandem reden (21. - 23. T.). (3.4.3)
3. Versprechen und Verschreiben. (16.3.2)
4. Eine Art Glottiskrampf...; Sprechen war einige Zeit ganz unmöglich (47. T.). (3.4.1)
5. Um 22 Uhr wieder ein Anfall von Glottiskrampf; er konnte mehrere Augenblicke lang nicht sprechen (48. T.). (3.4.1)
6. Die Rede (war) so undeutlich, daß man kaum verstehen konnte, was sie sagen wollte (12j. Mdch., Chorea). (12.2)
7. Er konnte kaum die Zunge vorstrecken, und die Sprache war ganz unartikuliert, jede Silbe wurde herausgestammelt ... (7j. skrofulöser Junge, Chorea). (3.5)
8. Das Sprechen war fast unmöglich, wegen störender Zuckungen der Zunge und der Kiefermuskulatur, auch die Nahrungsaufnahme war aufs äußerste eingeschränkt (14j. Mdch., Chorea). (3.7)

Thema „Tod" (Suizidalität etc.)

1. Trüb gestimmt, sprach immer vom Sterben (65j. Frau, Hypertonie). (3.6)

Traurigkeit, trübe Stimmung

1. Trüb gestimmt, sprach immer vom Sterben (65j. Frau, Hypertonie). (3.6)
2. Melancholische Gemütsstimmung, als stünde ein Unglück bevor. (12.6.2), (12.6.4)
3. Abends starke Depression und melancholische Gemütsstimmung. (12.6.2)
4. Tief herabgestimmt (25. T.). (3.4.1)
5. Tagsüber recht herabgestimmt (50. T.). (3.4.1)
6. Melancholisch. (12.6.1)
7. Depressive Verstimmung. (16.3.1)
8. Müde, traurig, dabei ist Trost lästig. (16.3.2)
9. Deprimiert, konnte nur mühsam arbeiten (28j. Mann). (16.1)
10. Kann morgens schlecht in Gang kommen, traurig verstimmt (25j. Frau). (16.2)
11. Bei echten endogenen Depressionen empfehlen sich i.v. Injektionen (von potenziertem *Viscum*). (16.2)
12. Gedrückte Stimmung, Niedergeschlagenheit, manchmal abwechselnd mit vorübergehender Aktivität (adipöse Haustiere, Herzleiden). (21)

Unerträglichkeit von Schmerzen oder Empfindungen

1. Konnte es vor Ischiasschmerzen nicht aushalten (38j. Mann). (16.2)
2. Unerträglicher Ischiasschmerz rechts, der Patient liegt mit angezogenem Bein im Bett, die kleinste Bewegung ist unmöglich; nach ic. Injektion von 1 ccm *Viscum album* D4 als Quaddeln längs des N. ischiadicus brachten die Schmerzen innerhalb von 20 Minuten zum Verschwinden (19j. Mann). (16.3.3)
3. Erwacht nachts gegen 2 Uhr und hat unerträgliche krampfhafte Schmerzen in den Beinen, die sich beim Umhergehen bessern; mit dem Schlaf ist es dann meist bis

zum Morgen vorbei. Auf *Viscum* p.o. kein Erfolg; Injektionen von *Viscum* D15 und später D6 i.v. brachten monatelange Anfallsfreiheit. (16.3.3)

4. Fast unerträglicher Schmerz im befallenen Nerven verschwand schlagartig durch intrakutane Injektion von *Viscum* D2 paravertebral längs der erkrankten Nervenwurzeln (51j. Frau, postzosterische Neuralgie). (16.3.3)
5. Qualvolle Wehenschmerzen, dabei ineffektiv, sie erschöpfen die Mutter nur, das Kind kommt trotz richtiger Position nicht voran. In Urtinktur gegeben (30 Tropfen in 1 Tasse Wasser, 1 Teel. alle 20 min.), macht *Visc.* die Wehen wirksam und das Kind wird rasch geboren. Das beste bisher bekannte wehentreibende Mittel. (13)
6. Die 8 Tage dauernde, äußerst reichliche Periodenblutung war immer mit unerträglichen Schmerzen verbunden, so daß sie ganz verzweifelt war (40j. Frau). (3.6)

Verdruß, Mißmut, schlechte Laune

1. Verdrießliche Stimmung ohne ersichtliche Ursache. (12.6.4)
2. Unmutig. (16.3.2)

Verzweiflung

1. Die 8 Tage dauernde, äußerst reichliche Periodenblutung war immer mit unerträglichen Schmerzen verbunden, so daß sie ganz verzweifelt war (40j. Frau). (3.6)

Weinen, Wimmern

1. Eine Prüferin weint über Kleinigkeiten und quält sich und andere. (16.3.2)
2. Dem Weinen nahe, ihrer plötzlichen und sehr heftigen Hitzewellen wegen (47j. Frau). (3.6)

Zorn

1. Neigung zur Heftigkeit. (1)
2. Gedrückte Gemütsstimmung, geneigt zu Zornausbrüchen. (12.6.1)

ILLUSIONEN

Wahnvorstellungen

1. Glaubt, den Verstand zu verlieren (*Anshutz*). (18)
2. Wie im Traum. (9)
3. Besteht darauf, er schlafe, obgleich er wach ist (*Roberts*). (18)
4. Sie liegt in der Nacht wach, und es kommen die schrecklichsten Bilder vor die Phantasie, aber bald kann sie einschlafen, wenn sie sich bemüht, an etwas Angenehmes zu denken (Symptom, das noch Monate nach der Prüfung auftrat). (3.4.2)
5. Sieht Gestalten, im Halbschlaf (*Stephenson*). (18)
6. Sieht Geister (*Allen, T.F.*). (18)
7. Alles schien ungeheuer groß (um sie) herum, mit heftigem klopfendem Kopfschmerz und schrecklichem Hitzegefühl; 3 Uhr früh (13. T.). (3.4.2)
8. Manchmal, wenn sie draußen war, kam es ihr vor, als ob sie jemand von der Taille her herunterziehen wollte, und alsbald danach ist es ihr, als ob der obere Teil des Körpers in der Luft schwebte (Symptom, das noch Monate nach der Prüfung auftrat). (3.4.2)
9. Schwebegefühle. (3.3)

Sinnestäuschungen

1. Spektrale Illusionen. (1)
2. Doppelsehen, wobei er die Bilder der Gegenstände oberhalb oder zur Seite der letzteren sah (*Stram.* versagte; 7j. skrofulöser Junge, Chorea). (3.5)
3. Gestaltensehen beim Einschlafen. (16.3.2)
4. (Beim Schreiben, zwischen 23 und 24 Uhr, ein Geräusch, als wenn der Wind in den Bäumen oder durch Türritzen weht, obgleich es windstill war; der Prüfer konnte sich nicht darüber klar werden, ob es äußerlich oder in seinem eigenen Kopfe war (47. T.). (3.4.1)) (Sy. eingeklammert, weil der Prüfer später selbst meinte, es sei nur der Wind gewesen. vr)
5. Eine Art krachendes Geräusch im linken Ohr bei Anstrengung während des schweren Stuhles (53. T.). (3.4.1)

TRÄUME

Ängstlich, bang, besorgt

1. In der Nacht träumte ihr, sie müßte über einen hohen Berg wandern mit steilen, tiefen Abgründen beiderseits, wobei sie starker Schwindel erfaßte. (12.6.2)
2. Lebhafte unruhige Träume von Krieg, Fliegerangriffen und mühsamem Radfahren. (16.3.2)

Arbeit, Anstrengung, von

1. Träumte die ganze Nacht von ihren Tagesgeschäften; es standen eine Menge Flaschen am Fenster, je mehr sie reinigte, desto mehr waren da (1. N.). (3.4.3)
2. Träume von mühsamem Radfahren. (16.3.2)

Bildlich, symbolisch

1. Träumte von einer Feuersbrunst (23. N.). (3.4.1)

Indifferent oder nicht näher bezeichnet

1. Lebhafte Träume, deren Inhalt er wieder vergaß (33. T., unter Urtinktur). (3.4.1)
2. Träumte viel, behielt aber nichts in der Erinnerung, nur soviel wußte er, daß die Träume nicht angenehm waren. (12.7.1)

Schrecklich, grausig

1. In der Nacht die schrecklichsten Bilder. (12.7.2)
2. Wüste Träume (76j. Mann). (16.2)

Sexuell

1. Erwachen durch eine Samenergießung infolge eines erotischen Traumes (3. N.). (3.4.1)
2. Erotische Träume, doch Willensenergie und Aufsitzen im Bett drängt die Emissio seminis zurück; morgens zwischen 6 u. 7 Uhr (35. T.). (12.7.1) (Anm.: Der Prüfer war ein asketischer, religiöser Mann von hagerer Statur, langjähriger Antialkoholiker, ferner Vegetarier, welch letzteres damals noch schwierig und ungewöhnlich war. Die Bemühung, den Samenerguß zu vermeiden, resultiert aus seinem vorbestehenden Charakter. vr)

SCHLAF

Schlaflosigkeit, Einschlafstörung

1. Schlaflosigkeit. (12.6.2)
2. Am Abend schrecklich müde, als ob sie schwer gearbeitet und nicht geruht hätte, und doch konnte sie nicht schlafen; bei 14 Tage nach der letzten Mens wieder erschienener Regel (20. T.). (3.4.3)
3. Sie liegt in der Nacht wach, und es kommen die schrecklichsten Bilder vor die Phantasie, aber bald kann sie einschlafen, wenn sie sich bemüht, an etwas Angenehmes zu denken (Symptom, das noch Monate nach der Prüfung auftrat). (3.4.2)
4. Beim Niederlegen etwas schlaf- und ruhelos, das Gehirn tätig und die Phantasie geschäftig (nach langem geistigem Arbeiten am Abend; 3. T.). (3.4.1)
5. Die Bewegungen hielten selbst bei Nacht an, und der Mangel an Schlaf brachte ihn sehr herunter (7j. skrofulöser Junge, Chorea). (3.5)
6. Periodisch auftretende Schmerzen vom Steißbein bis in das Becken und die unteren Extremitäten ziehend, welche die Kranke schlaflos machen und sie sehr schwächen. (12.8)
7. Konnte wegen Schmerz im Bein bis 4 Uhr morgens nicht schlafen. (12.7.4)
8. Schlaflosigkeit durch neuralgische Schmerzen im Samenstrang, mehrere Stunden lang (24. N.). (3.4.1)
9. Kann vor 4 Uhr morgens nach Einnahme von 25 Tr. nicht einschlafen, dabei am ganzen Körper Beißen wie von Flöhen. (12.6.2)
10. Schlief wenig und wachte bald wieder auf (13. N.). (3.4.2)
11. Spätes Einschlafen, frühes Erwachen. (16.3.2)
12. Trotz Schlaflosigkeit relativ frisch. (16.3.2)

Aufwachen, Durchschlafstörung

1. Unruhiger Schlaf (12.6.1) (12.6.4), öfteres Erwachen (12.6.1), Schlaf schlecht, aber schmerzlos (12.7.1).
2. Schlaf von geringer Tiefe. (16.3.2)
3. Schreckliches Weh in der Eierstocksgegend und abwärts... weckte sie 3 Uhr morgens... (12.7.4)
4. Häufiges Erwachen durch Schmerz im linken Ovar (viele Nächte). (3.4.3)
5. Vorzeitiges Aufwachen zwischen 2 und 6 Uhr morgens. (16.3.2)
6. Schläft schlecht ein, wacht nachts oft auf, hat wüste Träume und ist am anderen Tag zerschlagen (76j. Mann). (16.2)
7. Schlaf schlecht, trotz Erschöpfung. (16.3.2)
8. Trotz guten Schlafes wie gerädert. (16.3.2)

Schläfrigkeit

1. Somnolenz (2. T.). (1)
2. Sie schlafen tagsüber viel (adipöse Haustiere, Herzleiden). (21)
3. Tiefer Schlaf, trotz mehrerer Tassen Bohnenkaffee, was früher nicht vorkam. (16.3.2)
4. Ging vor Müdigkeit in ihren Kleidern ins Bett und schlief sofort ein. (16.3.2)
5. Morgens früh wach, nach Wiedereinschlafen aber kaum wach zu bekommen. (16.3.2)
6. Morgens schweres Aufstehen. (16.3.2)

7. Etwas Schläfrigkeit (nach schlecht geschlafener Nacht; 4. T.). (3.4.1)
8. Sehr schläfrig, konnte sich gar nicht ermuntern (bei starkem Schmerz in der linken Ovarialregion; 34. T.). (3.4.3)
9. Nach dem Essen drückender Schmerz im Hinterkopf über dem Genick beginnend und nach vorn in beide Schläfen ziehend, mit Schläfrigkeit und Brennen der Augen. (12.6.2)

SCHWINDEL

Drehschwindel

1. Beim Ausschauen aus dem Fenster Schwindel, als ob der freie Platz vor der Wohnung sich beständig im Kreise nach rechts herumdrehe, 1/2 St. lang. (12.6.2)
2. Schwindel so stark, daß er nicht mehr frei im Zimmer herumgehen kann, sondern sich an Tischen und Stühlen halten muß; es dreht sich alles im Kreise. (12.6.1)

Ohnmacht, ohnmachtsartiger Schwindel

1. Gefühl des Kreislaufversagens, drohende Ohnmacht mit kaltem Stirnschweiß. (16.3.2)
2. Schwindel und „Unterdruck" (Kollapsneigung, vr) mit Herzstechen und kaltem Schweiß; besser auf Bier oder Wein. (4)

Schwankschwindel

1. Fühlte sich plötzlich sehr seltsam, als müsse er hinfallen (54. T., 2 Wo. n. Beend. d. Einn.). (2.1)
2. Kopfschmerz mit Brechreiz, Schweiß und Gefühl, nach hinten zu fallen. (16.3.2)
3. Plötzliche Anfälle von Schwindel, nie im Liegen, sondern nach Aufstehen, beim Gehen, bei schnellen Kopfbewegungen, forschem Gehen um die Ecke; Taumeln mit Notwendigkeit, sich festzuhalten. (10)
4. Das Tier lief, wie betrunken, einige Schritte weit, und fiel dann in einen höchst heftigen epileptischen Anfall. (2.2)
5. Am Tag nach dem Anfall erwachte es, lief umher wie betrunken und trank etwas Wasser, fraß aber erst am nächsten Tag wieder. (2.2)
6. Taumelnder Gang (adipöse Haustiere, Herzleiden). (21)

Ataxie

1. Auffallende Unsicherheit beim Treppensteigen, Gefühl, als ob der Boden unter ihm wanke. (12.6.1)
2. Gang unsicher, Gefühl, als verliere man den Boden unter den Füßen. (6)
3. Unsicherheit beim Gehen, Hin-und-Herschwanken, 11 Minuten lang. (12.6.2)
4. Beim Aufsetzen von Gegenständen stößt man sie härter auf, als beabsichtigt. (16.3.2)
5. Wenn man ein Trinkglas ergreifen will, stößt man es mit dem Handrücken um. (16.3.2)

KATALEPSIE

1. Es geschah bisweilen, wenn er stand, daß er als eine Bildsäule ohne Bewegung und Empfindung in dieser Stellung blieb (ein Epileptiker). (12.2)

KONVULSIONEN

1. Wir gaben einem großen männlichen Kaninchen 2 Gramm Visco-Resin; er fraß es bereitwillig und mit Genuß... . Nach etwa 1/4 St. streckte es seine vier Beine von sich, sie wurden sehr steif; es kam zu Kontraktionen der Bauch- und Rückenmuskeln. Diese Phänomene wurden ganz plötzlich so heftig, daß das Tier, obwohl es auf der linken Seite lag, fast 2 Meter hoch sprang, dann auf fast denselben Ort zurückfiel und dort einige Minuten lang weiter schüttelte; dann stand es auf, lief wie betrunken etwa 20 Schritte weit und verfiel schließlich in einen höchst heftigen epileptischen Anfall, welcher über eine halbe Stunde anhielt, wobei der Kopf nach hinten und links gedreht war. Während dieser Attacke kam es zu einem Samenerguß, nach welchem der Anfall nahezu augenblicklich vorbei war. Das Kaninchen lief ein paar Schritte und schlief dann fast 20 Stunden lang. Am Tag darauf erwachte es, lief wie betrunken und trank etwas Wasser, doch fraß es erst am nächsten Tag. (2.2)
2. Konvulsionen (durch Genuß von Mistelbeeren; Kinder). (10)
3. „Es hat Kinder geheilt, welche durch die fallende Sucht dem Tode ganz nahegekommen und fast schon in den letzten Zügen gelegen haben. ... Ich bin nunmehr völlig überzeugt, daß die Mistel ein Spezifikum ist gegen die epileptischen Krankheiten, wie die Chinarinde gegen die abwechselnden Fieber." (12.2)
4. Jahrelang bestehende Epilepsie mit 20 bis 24 Anfällen täglich, geheilt durch 1 Tr. der TM von *Viscum,* nachdem potenziertes *Viscum* versagt hatte. Follow-up 11 Monate. (14.1)
5. Krampfanfälle, bis zu 11 am Tag, vereinzelt mit Verletzungen im Anfall, seit einer Angina; durch *Visc.* D15 nahezu anfallsfrei, nach Versagen mehrerer bei Epilepsie bewährter homöopathischer Arzneien (6j. Junge). (16.3.3)
6. *Paracelsus* lobte die Mistel (nur die vom Eichbaum) als wirksamstes Heilmittel bei Epilepsie. Er gab dem Epileptiker statt Kochsalz Mistelpulver an die Speisen. (3.6)
7. Die Eichenmistel hat eine bemerkenswerte antiepileptische Kraft beim Pferd. Bei einer besonders hochgezüchteten Pferderasse wurden die Tiere immer mit 4 oder 5 Jahren epileptisch. Der Züchter heilte sie mittels einer Tinktur aus frischen zerstoßenen Mistelblättern. (7)
8. Epileptische Äquivalente bei Nervösen und Hypertonikern (*Voisin*). (10)
9. Alle 14 Tage bis 4 Wochen epileptischer Anfall: wird erst starr, verdreht die Augen, wirft dann die Arme und Beine hin und her, verliert das Bewußtsein (16j. Mdch.; unter *Visc.* kontinuierliche Besserung, Anfallsfreiheit nach 1/4 J., auch nach ausschleichendem Absetzen kein Anfall mehr). (3.6)
10. Starkes schmerzloses Rucken in Händen und Füßen „wie bei einer Person mit Veitstanz", lange Zeit; hätte sie etwas in der Hand gehabt, so wäre es ihr zweifellos entfallen; es kam gegen 1 Uhr nachts, nachdem sie eine Zeitlang im Bette gewesen war; zuerst sprang die linke Hand, dann beide Beine; wenn sie mit der rechten Hand die linke festhielt, oder beim Liegen auf dem linken Arm, ließ es etwas nach. Am linken Arm und Bein war es am schlimmsten. Sie spürte auch etwas Hüpfen oder Springen der Muskeln des Epigastriums und Unterleibes (40. T.). (3.4.3)
11. Zuckungen in den Beinen beginnend, doch war es im allgemeinen überall verbreitetes Springen und Zucken, so daß das ganze Bett zu beben schien; die Zähne klapperten erst, wenn sie aus dem Bette stieg (13. N.). (3.4.2)
12. Sie konnte keinen Teil des Körpers ruhig halten; bald ruckte ein Bein, bald ein Arm; die Rucke wurden immer schwächer, bis sie aufhörten; wenn sie sich schnell drehte,

gab es ihr einen Ruck, und wenn sie etwas aufheben oder einen Fuß vorwärtssetzen wollte, war es ihr, als ob es zuckte. (12.7.2)

13. Chorea: es schien, als wenn alle ihre Muskeln mit Zuckungen angegriffen wären. Wenn sie stand, tanzte sie beständig und warf die Arme von einer Seite zur anderen. Alle ihre Gesichtsmuskeln waren verzogen und verstellt und ihren Kopf bewegte sie auf allen Seiten also, daß nichts Mitleidenswürdigeres zu sehen war. Lag sie, so war es ebenso. Man mußte beständig bei ihr bleiben, um sie zuzudecken, und sie schlief nie (7j. Mdch.). (12.2)
14. Alle Muskeln an ihrem ganzen Leib waren in beständiger Bewegung, sie mochte außer oder in dem Bette sein, so konnte sie sich nie aufrecht halten oder ihre Hände brauchen, damit zu essen (12j. Mdch., Chorea). (12.2)
15. Außer dem Anfalle seiner Krankheit waren alle seine Muskeln in Bewegung (8j. Junge, Epilepsie nach Pocken). (12.2)
16. Eine Art Veitstanz; er machte ungewöhnliche Grimassen und Verdrehungen der Glieder, was in Gegenwart Fremder besonders arg war. Als Dr. W. ihm die Hand reichte, fühlte er einen plötzlichen zuckenden Ruck in seiner Hand, und als er ihn anredete, warf der Knabe den Kopf herum. Dieser war in ständiger Bewegung; bald zuckten seine Hände, bald seine Knie, bald Mund, Augen und Hals. Die Hände waren so unstet, daß er nicht leserlich schreiben konnte. ... (14j. Junge; *Hyos.*, *Cupr.* und *Ign.* hatten versagt). (3.5)
17. Chorea, nach Schreckerlebnis und gleichzeitiger Gesichtsverletzung; Der Knabe konnte sich keine 3 Sekunden ruhig verhalten; die Muskeln von Gesicht, Armen und Beinen waren in beständiger Unruhe; das Gesicht hatte einen leidenden, leeren Ausdruck, das Gepräge eines Idioten. Er konnte kaum die Zunge vorstrecken, und die Sprache war ganz unartikuliert, jede Silbe wurde herausgestammelt. Er konnte ohne Hilfe nicht um den Tisch gehen. Die Bewegungen hielten selbst bei Nacht an, und der Mangel an Schlaf brachte ihn sehr herunter; *Ign.*, *Bell.* und *Stram.* hatten versagt (7j. skrofulöser Junge). (3.5)
18. Sie war in steter Bewegung begriffen; der Kopf wurde beständig hin - und - hergedreht, die Gesichtsmuskeln waren in anhaltender Tätigkeit, die seltsamsten Grimassen erzeugend. Die Zunge wurde bald herausgeschleudert, bald blitzschnell wieder eingezogen; die pflegende Mutter hatte ihre liebe Not, zu verhüten, daß die Zunge, wenn sie gerade zum Mund heraushing, nicht bei einer krampfhaften Zusammenziehung der Masseteren Zahnbißwunden erhielt. Trotz aller Vorsicht blutete das Mädchen aus dem Munde... In gleicher krampfhafter Tätigkeit waren die Muskeln des Körpers, so zwar, daß nicht nur der Körper in allen möglichen Richtungen umhergeworfen, sondern auch die Atmung wegen Inkoordination der respiratorischen Muskulatur erschwert wurde, und daß Arme und Beine samt Händen, Fingern, Füßen und Zehen in lebhaftesten choreatischen, bald schlangenartig drehenden, bald ruckweisen plötzlichen Bewegungen begriffen waren. Das Sprechen war fast unmöglich, wegen störender Zuckungen der Zunge und der Kiefermuskulatur, auch die Nahrungsaufnahme war aufs äußerste eingeschränkt. Nach Mitternacht 3 - 4 St. Schlaf mit absolut ruhigem Liegen, vom ersten Erwachen an wieder allgemeine Chorea (14j. Mdch.). (3.7)

SEXUELLER TRIEB

1. Erwachen durch eine Samenergießung infolge eines erotischen Traumes (3. N.). (3.4.1)

2. Atonische Pollutionen (d.h., ohne Erektion? vr). (16.3.2)
3. Priapismus. (16.3.2)
4. Libido vermehrt oder aber nachlassend (bei Männern). (16.3.2)
5. Die Akazienmistel erregt das sexuelle Verlangen (sexual appetite). (7)
6. Vermehrte Libido bei Frauen. (10)

MODALITÄTEN, CAUSAE

1. Sehr nervös infolge unbewußter Konflikte, die aber nicht behoben werden können; seit Jahren schwerste Verkrampfungszustände in allen möglichen Organen, deshalb bereits Nierendekapsulation, Appendektomie und Cholecystektomie durchgemacht. Rückenschmerz durch Narbenstörfelder, die auf Impletolbehdlg. nur vorübergehend ansprechen. Nach Segmenttherapie mit *Plenosol 0* (= etwa *Visc.* D6) rasche und fast vollständige Beschwerdefreiheit, nur 3 Sitzungen nötig, danach nur noch gelegentlich leichte Rezidive, die immer auf Plenosolbehandlung ansprechen; auch die Verkrampfungszustände eindeutig besser, ohne jede Psychotherapie (52j. Frau). (3.3)
2. Schwere Migräneanfälle im Zusammenhang mit psychischen Konflikten; auf *Viscum* i.v. (Potenz? vr) schlagartige Besserung, auch von zugleich bestehenden asthmatischen Beschwerden (54j. Frau). (3.3)
3. Anhaltender schmerzhafter Reizzustand des rechten oberen Sprunggelenks seit Luxationsfraktur, seit 2 J. bestehend (Dauerhafte Heilung nach insges. 18 Plenosolbehandlungen, bei jeder Sitzung Sekundenphänomen; mehrjähriges Follow-up (!); 28j. Frau). (3.3)
4. Kann morgens schlecht in Gang kommen, traurig verstimmt (25j. Frau). (16.2)
5. Das Allgemeinbefinden ist meist morgens am schlechtesten und abends am besten, von 2 Prüfern (D3, D14) wird aber auch morgens ausgesprochene Frische und abendliche Müdigkeit angegeben. (16.3.2)
6. Die nervösen Beschwerden verschlimmern sich in der Nacht. (16.3.2)
7. Nach Mitternacht 3 - 4 St. Schlaf mit absolut ruhigem Liegen, vom ersten Erwachen an wieder allgemeine Chorea (14j. Mdch.). (3.7)
8. Beim Liegen im Bett spürt er ein sonderbares Zittern durch den Körper, welches anhielt, bis er in Schlaf verfiel. (12.7.1)
9. Chorea, nach Schreckerlebnis und gleichzeitiger Gesichtsverletzung (7j. skrofulöser Junge). (3.5)
10. Eine Art Veitstanz; er machte ungewöhnliche Grimassen und Verdrehungen der Glieder, was in Gegenwart Fremder besonders arg war. Als Dr. W. ihm die Hand reichte, fühlte er einen plötzlichen zuckenden Ruck in seiner Hand und als er ihn anredete, warf der Knabe den Kopf herum. ... (14j. Junge; *Hyos., Cupr.* und *Ign.* hatten versagt). (3.5)
11. Anhaltender Schwindel nach epileptischem Anfall (*Boger*; geheilt mit der CM). (7)
12. Beständiger Schwindel, gerade beim Zubettgehen. (12.8)
13. Schwindel wird besser durch Bier oder Wein. (4)
14. Nach kurzem Schlaf fit, aber nach einer Stunde wieder müde (*Phos.* schien indiziert, aber half nicht). (4)
15. Leichter Stirnkopfschmerz, links, drückend und ziehend, durch geistige Anstrengung verschlimmert. (12.6.4)

16. Kopfschmerz (bei 15 der 17 Prüfer): mehr im Vorderkopf lokalisiert; schlimmer durch Bücken, Wärme oder geistige Arbeit, besser durch Gegendruck, ruhiges Liegen und Bewegung im Freien. (16.3.2)
17. Kopfweh schlimmer durch Tabakrauchen. (10)
18. Mißbildung beim Kind einer Frau, welche kurz vor der Empfängnis eine Injektionsserie mit 29 Gaben *Iscador* erhalten hatte, der Säugling hatte conterganartig verkürzte Oberarm- und Oberschenkelknochen; unter Hochpotenzen von *Viscum* innerhalb eines Jahres Normalisierung der Proportionen. (3.2)
19. Dumpfer schwerer Schmerz in der linken Ovarialgegend unmittelbar nach Beischlaf, bei einer im 5. Monat Schwangeren. (15)
20. Bei der Kohabitation ein ziemlich arger Anfall von Herzklopfen (46. N.). (3.4.1)
21. Schmerzen periodisch, schlimmer im Bett und bei kaltem Wind (*Boericke*). (15)
22. Verlangen nach Bewegung. (16.3.2)
23. Besserung der meisten Beschwerden in der frischen Luft (16.3.2); Besserung durch Schweiß (6).
24. Schlimmer durch Gewitter (*Voegeli*). (11)
25. Verschlechterung: durch kaltes stürmisches Wetter; im Winter; durch Abkühlung, wenn man erhitzt ist; durch Bewegung; beim Liegen auf der linken Seite; durch unterdrückte Menses. (5)
26. Beim Liegen auf der linken Seite eine Empfindung am Herzen, eine Art Zittern, die nicht schmerzhaft, aber so lästig war, daß er sich auf die rechte Seite legen mußte, worauf er bald einschlief (42. N.). (3.4.1)

AS-IF-EMPFINDUNGEN

Kopf, Augen, Ohren

1. Empfindung, als ob etwas Lebendes blitzartig vom Nacken gegen den Kopf fahre mit Sausen in den Ohren 5 Minuten lang; nachher Gefühl, als sei ein Kobold im Kopfe. (12.6.2)
2. Eine so heftige Kongestion nach dem Kopfe, daß ich glaubte, derselbe müsse in Feuer stehen. Als ich mich aber in einem Handspiegel sah, bemerkte ich im Gegenteil eine Totenblässe (40. T., 2 St. n. Einnahme). (12.1)
3. Zweimal Empfindung, als ob das Gehirn geschwellt und gespannt würde (36. T.). (3.4.1)
4. Empfindung, als ob die Schädeldecke abgehoben wäre. (8)
5. Ein Gefühl, als würde der ganze Schädel angehoben; beständiger Schwindel, sogar im Bett. (20)
6. Liegt sie auf der linken Seite des Kopfes und hebt ihn auf, so ist ihr, als ob ein schweres Gewicht von dieser Seite herabhänge (30j. Frau, Cholesteatom). (3.4.4)
7. Einige haben das Gefühl, als ob der Kopf platzen wolle. (16.3.2)
8. Kopf wie vollgestopft bei kalten Extremitäten. (16.3.2)
9. Hohl- und Leeregefühle im Kopf. (16.3.2)
10. Gefühl, als ob das Gehirn locker im Schädel säße. (16.3.2)
11. Gefühl im Scheitel, wie wenn die Haare zu Berge stünden. (12.8)
12. Es war ihr, als ob eine Haut über den Augen wäre. (12.7.2)
13. Die Augen sind ihr schläfrig, sie kann sie nicht offen halten; es ist ihr, als ob die Lider zu schwer wären (20. N.). (3.4.3)

14. Sonderbares Gefühl im linken Ohr; das Gehör daselbst schien gedämpft und bei jeder Einatmung durch die Nase kam es ihm so vor, als ob Luft in das Ohr zöge und ein schniebendes Geräusch machte. Als er den Finger ins Ohr brachte, um sich zu vergewissern, ob es nicht von der Nase herrühre, hörte er nichts (49. T.). (3.4.1)
15. Abends eine Empfindung im linken Ohr, welche das Gehör etwas verhüllte, doch hörte er gut. (12.7.1)
16. Starkes Sausen und Gefühl von Verstopfung in den Ohren. (12.8)
17. Ohrenfluß links mit Hörminderung, seit dem 9. Lebensjahr, wohl nach Masern; immer wenn er aufhört, treten Schmerzen auf, das wiederholt sich alle 1 oder 2 Monate; der Schmerz ist eine Art Brummen und Rollen; jetzt schreckliche Zunahme, es kommt ruckweise, der Schmerz ist so, als ob jemand das Ohr losschrauben wollte; dabei Kopf schwer wie ein großer Klumpen, und das äußere Ohr und die linke Nasenseite eiskalt (30j. Frau, Cholesteatom). (3.4.4)

Mund, Zähne

1. Nach 15 Tr. der Essenz im Gaumen zusammenziehendes Gefühl wie nach Gerbsäure, noch abends teilweise auftretend. (12.6.1)
2. Mundschleimhaut wie nach viel Tee gegerbt (unter D1). (16.3.2)
3. Gebiß wie locker sitzend. (10)

Hals, Rachen, Ösophagus

1. Eine Art Glottiskrampf, morgens: zuerst Trockenheit in der Kehle mit Drang zum Schlucken, dann wie ein völliger Verschluß, wobei er häufige Anstrengungen zum Niederschlingen machen mußte; die Augen füllten sich mit Wasser; im Halse eine höchst unangenehme Empfindung; Sprechen war einige Zeit ganz unmöglich (47. T.). (3.4.1)
2. Zusammenschnürungsgefühl im Hals. (16.3.2)
3. Bei einer Prüferin verschwand ein sonst nach Aufregungen vorkommendes Globusgefühl vollständig. (16.3.2)

Verdauungsorgane

1. Ein öfter vorkommendes Leeregefühl im Magen gegen 11 Uhr morgens mit gleichzeitiger gesteigerter motorischer Unruhe. (16.3.2)
2. Beim Hinabgleiten der Speisen in den Magen fühlte er eine erschütternde Bewegung. (12.7.1)
3. Ein Beben (quivering) im Magen; er sagte darüber zu seiner Frau, es sei, als wenn er ein Baby bekommen solle (Mann, fortgeschr. Magen-Ca.). (17.2)
4. Erwachte mitten in der Nacht mit einer Empfindung, die gerade so war, als bewege sich ein Baby in ihrem Uterus (Frau mit fortgeschr. Magen-CA). (17.2)
5. Druckgefühl, 1/2 St. n. Einn., als ob ein Stein im Magen liege. (16.3.2)
6. Bei einer Patientin verschwand nach *Visc.* D6 außer Kopfschmerz und Schwindel ein vorher bestehendes Steingefühl im Magen. (16.2)
7. Seit 15 Jahren bestehendes Gefühl eines Eisklumpens im Bauch (Magen?), im Bauch ist es immer eisigkalt (freezing cold); nach *Iscador* sagt die Kranke: „Es hat sich alles wieder erwärmt" (Colon-CA). (17.1)
8. Gefühl eines Trommelbauches. (16.3.2)
9. In der Operationsnarbe, ein seltsames Gewächs, wie ein roter Daumen, das zuletzt mehrere Inch lang war (metastasierendes Colon-CA; mehrere mit *Iscador* behandelte Krebskranke entwickelten Auswüchse auf der OP-Narbe). (17.1)

10. Neun Prüfer haben Zusammenschnürungsgefühl, vergeblichen Stuhldrang und Gefühl des Niefertigseins nach Stuhlgang. (16.3.2)
11. Am After tritt (bei einem Prüfer) Splitterschmerz auf. (16.3.2)

Urogenitalsystem

1. Gefühl der Blasenlähmung beim Wasserlassen. (16.3.2)
2. Schmerzen in der linken Ovarialgegend bei Schwangeren, als wenn diese Region durch den vergrößerten Uterus gedrückt werde. (15)

Atmungsorgane, Herz, äußerer Thorax

1. Beim Ausgehen, besonders beim Ersteigen eines Hügels, bei jedem Atemzug eine Empfindung, als seien die Muskeln der linken Brustseite festgespannt und wund; je tiefer er atmete, um so stärker war dieses Spannungs- und Zusammenschnürungsgefühl, auch beim gewaltsamen Ausatmen (47. T.). (3.4.1)
2. Im Bett auf der rechten Seite liegend, fühlte er bald eine Schwere und einen Druck auf dem Herzen, wie er es nie vorher gehabt hatte, begleitet von einer Empfindung, als ob das Herz von einer Hand gedrückt und gepreßt würde. Nach 11 bis 15 Minuten wurde die Zuschnürung leichter, wie auch die auf ihm ruhende Last wie weggehoben war; währenddem breitete sich eine Art Wärmegefühl über die Herzgegend aus, dann kehrte die Schwere und der Druck wieder bis zum Einschlafen (23. T.). (3.4.1)
3. Beim Liegen auf der linken Seite eine Empfindung am Herzen, eine Art Zittern, die nicht schmerzhaft, aber so lästig war, daß er sich auf die rechte Seite legen mußte, worauf er bald einschlief (42. N.). (3.4.1)
4. Vibrieren in der Herzgegend. (16.3.2)
5. Zusammenschnürungsgefühl, Druck in der Herzgegend. (16.3.2)

Bewegungsapparat

1. Abends im Bett nach der Entspannung ein Gefühl, als ob die Muskulatur langgezogen würde, was sehr schmerzhaft ist. (16.3.2)
2. Der Rücken (Lendengegend und die Wirbelsäule aufwärts) tat ihr sehr weh, als ob er in Stücke gerissen würde; sie hatte das Verlangen, etwas dagegen zu drücken; man muß ihr beim Aufstehen helfen; selbst das Aufschnaufen tut ihr weh (30j. Frau, Bronchitis). (3.4.4)
3. Schrecklich zusammenkrallender Schmerz in der Kreuzgegend, als ob es ihr ans Leben ginge (*Acon.* und *Cimic.* waren ohne Wirkung geblieben; 45j. Frau). (3.4.4)
4. Gefühl einer schweren Last zwischen den Schultern und zuweilen Schmerz (Symptom, das noch Monate nach der Prüfung auftrat). (3.4.2)
5. Gefühl einer heißen Kohle unter dem rechten Schulterblatt. (16.3.2)
6. Ein Steifheitsgefühl in den Beinen, das ihn (einen Arzt) an eine durchgemachte Strychninvergiftung erinnerte; er bekam Schwierigkeiten beim Autofahren und mußte daher die Prüfung abbrechen. (16.3.2)
7. Gefühl, als ob die Oberschenkelbeuger zu kurz wären. (16.3.2)
8. Ischialgie; Gefühl, als ob die Sehnen hinter dem Knie angespannt wären und als ob das Bein heraufgezogen würde (gebessert; völlige Heilung durch *Carboneum sulfuratum*). (3.4.4)
9. Empfindung, als werde eine rotglühende Kohle an die Ferse gehalten. (5)
10. Ich war eben mit einem Kranken im Gespräch, als ich plötzlich auf dem Rücken der linken Hand das Herabkriechen einer Spinne zu empfinden glaubte. Die Empfin-

dung war so lebhaft, daß ich sie rasch mit der rechten Hand wegschleudern wollte, aber als ich hinblickte, sah ich ein, daß es keine Spinne, sondern nur eine Sinnestäuschung war. Bald darauf hatte ich dasselbe Gefühl auf dem rechten Fußrücken, wo ich mit dem linken Fuße die vermeintliche Spinne zu entfernen suchte. ... Es war das Gefühl, als ob eine breitbeinige Spinne, die man Weberknecht nennt, auf der Haut sich langsam fortbewegt (8. Woche). (12.1)

11. Plötzlich, abends im Wagen, ein heftiger Schmerz im linken Fuße, als wenn mir der Schuh viel zu eng geworden wäre, ein zusammenschnürender drückender Schmerz; ich mußte rasch den Schuh ausziehen, weil ich es sonst nicht ausgehalten hätte; eine Viertelstunde anhaltend; dieselbe beengende Empfindung hatte ich noch einige Tage (wiederkehrend), dann verschwand sie (mehrere Wochen nach Beendigung der Einnahme, im 4. Monat nach Prüfungsbeginn). (12.1)

Haut

1. Nachts beständiges Beißen und Krabbeln an verschiedenen Körperstellen wie von Flöhen. (12.6.1)
2. Flohjucken in der Haut. (16.3.2)
3. Krabbeln und Beißen überall wie von Insekten. (12.6.1)
4. Jucken auf der Haut beider Knie wie von Insekten, 5 Tage hintereinander. (12.6.2)
5. Gefühl, als ob eine Fliege am linken Unterschenkel hinliefe bis zum Knie; ebenso am linken Vorderarm. (12.6.1)

Allgemeines

1. Fühlt sich zitterig, als ob er von einer schweren Krankheit genesen wäre, schlechter beim Aufstehen als beim Schlafengehen (14. T.). (3.4.2)
2. Am Abend schrecklich müde, als ob sie schwer gearbeitet und nicht geruht hätte, und doch konnte sie nicht schlafen; bei 14 Tage nach der letzten Mens wieder erschienener Regel (20. T.). (3.4.3)
3. Zwischen 12 und 1 Uhr nachts zu Bett gegangen, spürte er beim Liegen ein sonderbares, allgemeines Zittern durch den Körper, als ob alle Muskeln in fibrillärer Kontraktion befindlich wären; es war kein einfacher Ruck, auch kein anhaltendes Zucken des Muskels oder eines Teils desselben, sondern ein allgemeiner, den ganzen Körper betreffender Zustand; er hielt an, bis der Prüfer in Schlaf verfiel (55. T.). (3.4.1)
4. Epilepsie; er fühlte ein Glühen, das von den Füßen zum Kopfe aufstieg. (5)
5. Plötzliche und sehr heftige Hitzewellen, als wenn ihr ein Kübel heißen Wassers über den Leib gegossen werde (47j. Frau). (3.6)
6. Leichtigkeitsgefühl wie schwebend. (16.3.2)
7. Gefühl, als ob man unter Alkohol stehe. (16.3.2)

Typus

1. Die von *Dinkelaker* berichteten Erfolge bei nervösen Beschwerden traten alle bei Hausfrauen ein. (3.3)
2. Herzleiden bei sehr korpulenten und dadurch in ihrer Beweglichkeit eingeschränkten Haustieren, besonders auch bei älteren Tieren; häufig mit Bronchialerkrankungen verbunden. (21)

Synonyma – Mistel. Drudenfuß. Engl.: mistletoe.

Biologie, Chemie und Physiologie – *Viscum album* ist eine ausdauernde, immergrüne, zweihäusige Loranthacee, die auf verschiedenen Laub- und Nadelbäumen Europas schmarotzt (nach *Wangerin* auf über 200 Pflanzenarten (10)). Ihr Aussehen ist allgemein bekannt, da sie (vor allem um Weihnachten herum) viel zu Dekorationszwecken verwendet wird. Ihre weißen Beeren enthalten eine klebrige leimartige Masse, die früher zur Herstellung von Leimruten zum Vogelfang verwendet wurde; der Gattungsname „viscum" leitet sich von diesem Leim her. Die Beeren sind der giftigste Teil der Pflanze und wurden bisher nicht offizinell verwendet; gebräuchlich sind Präparate aus den Blättern und Stengeln.

Inhaltsstoffe der Mistel, mit welcher sich in den letzten 150 Jahren zahllose Pharmakologen und Chemiker befaßt haben, sind unter anderem: das Viscotoxin, ein nekrotisierendes Polypeptid-Zellgift, welches in materiellen Dosen kardiotoxisch, in homöopathischen herzstützend wirkt; ein Gemisch von Aminen, wie Histamin (10), Cholin und Acetylcholin (3.3); ein Glykoproteid mit tumorhemmenden Eigenschaften, welches Viscumsäure genannt wurde (10); ein nativer Proteinkomplex mit einem Molekulargewicht,von 60.000, welcher eine ausgeprägte zytostatische Wirkung aufweist (10); freie Aminosäuren (10); Triterpenoide (10).

In den Prüfungen hat *Viscum* so gut wie jedes Organsystem affiziert, mit Betonung des Nervensystems (Konvulsionen, motorische Unruhe...), der Genitalien (Metrorrhagie), des Herzens und der Atmungsorgane. Es hat typische Asthmaanfälle hervorgerufen (12.4.3). *Kass* betont die Beziehung der Mistel zum Gemüt mit vor allem traurig-depressiver Verstimmung, zum Kopfschmerz, dem gestörten Schlaf, den peripheren Nerven mit Ischialgie, Zosterneuritis etc. sowie der Angina pectoris. Die vielfach (z.B. in (3.6)) gepriesene blutdrucksenkende Wirkung der Mistel bezeichnet er als gering, doch bessere sie die subjektiven Beschwerden der Hypertoniker (16.2). *Viscum* hat eine eigentümliche Beziehung zur Gravidität (siehe „As if") und zu „conterganartigen" kongenitalen Verkürzungen der Gliedmaßen (3.2). Interessant ist in diesem Zusammenhang auch, daß *Iscador* Mißbildungen (strange growths) bei damit begossenen Pflanzen auslösen soll (17.1). In der Geburtshilfe wird die Mistel (auch das *Iscador*) gebraucht, um langwierige Geburten zu erleichtern oder die zurückgehaltene Plazenta auszutreiben; *Viscum* „bringt das Baby zur Welt" (17.2). Die Anwendung von *Viscum* gegen Tumoren, welche sich ursprünglich aus der Signaturlehre begründet (der Tumor als Parasit am Organismus soll von der Schmarotzerpflanze Mistel beseitigt werden – zu Einzelheiten siehe (17.1), (17.2) und Werke über anthroposophische Misteltherapie), wurde von *Rudolf Steiner* eingeführt und hat sich vielfach bewährt. Es dürfte sich um eine echte Homöopathizität handeln, da *Visc.* auch Karzinophobie geheilt hat. Ferner werden Mistelpräparate, meist in Form intrakutaner Quaddeln, mit Erfolg gegen Neuralgien, Arthritiden (zumeist Monarthritis!) und Arthrosebeschwerden gebraucht; die Wirkung dieser Segmenttherapie bezeichnet *Dinkelaker*, der in den 60er Jahren umfangreiche Erfahrungen damit sammeln konnte, als „sanfter, verzögerter und anhaltender" als die der Neural- und Segmenttherapie mit anderen damals üblichen Stoffen, etwa *Impletol*, Natriumbicarbonatlösung oder Luftquaddeln (3.3). *Visc.* scheint ein Polychrest zu sein, welches von den klassischen Homöopathen vernachlässigt wurde, weil es in den Repertorien unterrepräsentiert ist und seine Prüfungen ihrer relativen Neuheit wegen nicht in den gebräuchlichen Symptomensamlungen stehen.

Bei Chorea und Epilepsie haben sich die in der Volksmedizin üblichen materiellen Dosen besonders bewährt (3.5, 3.6).

Mythologie – Die Mistel war sowohl den Kelten als auch den Germanen heilig. Es rankten sich viele Legenden um sie, besonders im Zusammenhang mit der Eiche. *Plinius* beschreibt die kultischen Gebräuche der Druiden rund um die Mistel wie folgt: „Sie halten nichts für heiliger auf der Welt als die Mistel, und den Baum, auf welchem sie wächst, sofern es eine Eiche ist. ... Was immer sie außer dessen eigener Frucht auf diesem Baume wachsend finden, ... halten sie für ein Geschenk des Himmels und ein sicheres Zeichen, wodurch der Gott, welchem sie dienen, ihnen zu verstehen gibt, daß er sich genau diesen Baum auserwählt hat. ... Mistel findet sich sehr selten auf Eichen; doch wenn sie sie dort antreffen, sammeln sie sie mit großer Verehrung und vielen Zeremonien. Erstens beachten sie immer, daß der Mond genau sechs Tage alt sein soll... denn dann soll sie von großer Kraft sein. Sie nennen sie in ihrer Sprache „Allheil", denn sie glauben, daß sie ausnahmslos jede Krankheit heile, und wenn sie sie ernten wollen, ... bringen sie zu dem Baum zwei junge schneeweiße Bullen, welche niemals zuvor einen Pflug gezogen oder ein Joch getragen haben, und deren Köpfe erst an diesem Tage und nie zuvor am Horn festgebunden gewesen waren; ist dies getan, ersteigt ein Priester... in weißem Gewand den Baum, schneidet die Mistel mit einem goldenen Haken ab, und die Priester unten fangen sie in einem weißen Soldatenmantel auf; dann fallen sie nieder, töten die oben genannten Tiere zum Opfer, murmeln viele Gebete und bitten demütig, daß es dem Gotte gefallen möge, dieses sein Geschenk zum Guten und zum Nutzen aller zu segnen, welchen er es zu geben beschlossen hat."

Die Mistelverehrung soll bei den Germanen folgendermaßen entstanden sein: Lange vor Christi Geburt herrschte eine schreckliche Seuche, von der selbst der Königssohn befallen war. Ein Priester betete inständig zu Wotan um Hilfe und träumte daraufhin, unter einem Eichbaum zu liegen, wo sich ihm eine lichte Gestalt nahte und auf die Misteln auf diesem Baum zeigte. Sie wies ihn an, Zweige von ihnen abzuschneiden, eine Abkochung davon zu machen und die Kranken davon trinken zu lassen. Der Priester tat wie ihm geheißen, gab als erstes dem Königssohn von dem Trank, und er genas, ebenso alle anderen Kranken, welche er damit behandelt hatte. (3.6)

Ein alter englischer Arzt, Nachkomme eines Druidengeschlechts, erklärte die keltische Mistelverehrung folgendermaßen: „Die Mistel war für den Druiden das Symbol höchster Bedeutung für den Menschen, denn sie kann nicht ohne den Baum leben, und doch ist sie ein Individuum für sich; in dieser Weise ist der Mensch abhängig von Gott und doch von ihm verschieden." (14.2) Zum germanischen Mistelkult sagt *Zimmerer* (19), daß die Mistel als Zwischending zwischen Himmel und Erde galt, da sie auf Bäumen, nicht auf dem Boden wurzelte. Es bestand der Glaube, sie dürfe nach dem Schneiden den Boden nicht berühren, da sie sonst ihre Heilkraft gegen die Fallsucht verlöre.

Selbstverständlich galt ein so heiliges Kraut auch als Schutz gegen böse Mächte, namentlich Gift, Hexerei und Zauberei, und man glaubte damit Diebe bannen zu können. Ja sogar Schlösser sollte die Mistel öffnen und Schätze finden, wie eine Wünschelrute. Sie spielte auch eine Rolle in der Fruchtbarkeitsmagie, sie sollte die Felder fruchtbar machen (19). Vielleicht hat der letztere Mythos mit dem angloamerikanischen Brauch zu tun, daß Liebende sich zu Weihnachten unter dem über der Türe hängenden Mistelzweig küssen sollen, um ihrer Liebe Glück zu verleihen.

Die katholische Autorin *Zimmerer* sieht die Mistel allerdings auch in einem düsteren Licht als „selbstsüchtigstes aller Gewächse" und „Symbol des greulichsten Undankes, denn sie mordet (durch ihren Parasitismus) ihre Wohltäter, durch die sie lebt" (19).

Mittelbeziehungen – Vgl. *Cic., Zinc., Valer., Secale, Digitalis, Cuprum* (12.9); *Bufo* (5); Solanazeen.

Die Stenokardien von *Viscum* erinnern vor allem an *Cact.;* das Gefühl einer „das Herz zusammenpressenden Hand", welches *Cactus grandiflorus* zugeschrieben wird, ist für diese Pflanze in Wirklichkeit nicht pathogenetisch beobachtet worden, sondern resultiert aus einem Abschreibefehler (es war im Original von einem Band ums Herz die Rede); *Viscum* dagegen weist diese Empfindung wirklich auf.

Die *Viscum*-Narkose in (1) heilte unter der bei damals bei Narkotikavergiftung üblichen Behandlung aus. Man versuche also bei zentralnervösen Symptomen einer Viscumvergiftung die Antidote von *Opium.*

Mittelverwechslungen und pharmazeutische Probleme – Mit „Eichenmistel" war im Altertum nicht nur *Viscum album* gemeint, sondern auch die Riemenblume (*Loranthus europaeus*), welche der gleichen Pflanzenfamilie entstammt und in den südlichen Ländern, wo sie vorkommt, ähnlich der Mistel verwendet wurde. Die Mistel der Druiden und Germanen kann aber nur das *Viscum album* gewesen sein, welches da und dort auf Eichen wuchs (12.3).

Die Anthroposophen unterscheiden nach alter Tradition die Misteln von verschiedenen Bäumen und halten sie für verschieden wirksam; bei Krebs wird die zu verwendende Mistelvariante je nach befallenem Organ und Geschlecht des Kranken gewählt. *Leeser* beschreibt, daß man in Misteln spezifische Inhaltsstoffe ihrer jeweiligen Wirtsbäume nachweisen konnte, etwa Herzglykoside in Misteln vom Oleanderbaum (10). *Stäger* (12.3) hielt andererseits den Unterschied zwischen den Misteln von verschiedenen Wirtsbaumarten für „allenfalls graduell und nicht spezifisch". Die Prüfungsfragmente von *Visc.* stammen von Misteln verschiedener Wirtsbäume; wo diese angegeben waren, stehen sie im Quellenteil.

Anthroposophische Fallberichte konnten keine Aufnahme in die Symptomensammlung finden, da hier neben *Viscum* regelmäßig eine oder mehrere weitere Arzneien – potenziert oder als Tinktur – zur Verwendung kommen, so daß die berichteten Effekte nicht mit Sicherheit der Misteltherapie zuzuordnen sind.

Quellen – 1) A1 t (Beeren, überdosierte Tinktur); 2) HS1 (2.2: Tierversuch (Kaninchen); 2.3)Ergänzg. zu Ang. in (1)); 3) AHZ (3.1: Winckler/AHZ/1963/3 k, 3.2: Folkert/AHZ/1972/3 k (LM 60), 3.3: Dinkelaker/AHZ/1972/2 k (Plenosol und andere parenterale Viscumpräparate von D4 bis D14), 3.4: Black/AHZ/1899/17-18, 19-20 (3.4.1 - 3: p; 3.4.1: D3 bis TM - Black, 3.4.2: C30 - 20j. Mdch., 3.4.3: D3 bis TM - 27j. unverh. Frau; 3.4.4: k (teils ohne Potenzangabe, teils C30), 3.5: Wilde/Med. Hom. Rev./Bd. 12, zit. in AHZ/Bd. 144 (1902)/7-8 k (TM), 3.6: Hartung, H./AHZ/1928/2 k (materielle Dosen in Form des Präparats „Viscysat Bürger"), 3.7: Boeck/AHZ/Bd. 158 (1910)/11 k (TM)); 4) Leers/KH/1979/6 k (D6); 5) PTK1 k; 6) SF1 k; 7) C1 k; 8) BR1 k; 9) K k; 10) LSR1 k; 11) SDE1 k; 12) ZBV (12.1: Pröll/ZBV/1890/S. 221 f. p (TM der Mistel vom Apfelbaum), 12.2: Colbatch/ZBV/1899/S. 458 ff. k (Heilungsberichte aus dem Jahre 1748), 12.3 Stäger, ebenda (botanische Angaben), 12.4: Stäger/ZBV/1900/ S. 1 ff. p (TM aus Weißtannenmistel; 12.4.1: Stäger, 12.4.2: Frl. R., 12.4.3: Frau L.), 12.5: Belcher/MHR, zit. in ZBV/1900/S. 1 ff. p (TM), 12.6: Schier/AHZ/1895, zit. in ZBV/1900/S. 1 ff. p (Essenz aus Viscum quercinum; 12.6.1: Schier, 12.6.2: Frau Schier, 12.6.3: Atzerodt, 12.6.4: Roth), 12.7: Black/ZBV/1900/S. 1 ff. p (TM, niedrige Potenzen; 12.7.1: Black, 12.7.2: 20j. Frau, 12.7.3: 37j. Frau, 12.7.4: eine Frau), 12.8: Hale/ZBV/1900/ S. 1 ff. k (Heilungsberichte aus „New Remedies"), 12.9: Stäger ebenda (Vergleichsmittel)); 13) Holland/Med. Summary, zit. in HRC/1898/2 k (TM); 14) HWO (14.1: Cooper/HWO/1900/7 k (TM), 14.2: YYZ/HRC/1898/2 (Mythologie)); 15) Crippen/Hom. J. Obstet., zit. in ZBV/1890 k (TM); 16) DHM (16.1: Twentyman/DHM/1958/1 k (*Iscador*), 16.2: Kass/DHM/1958/11 k (D4 bis D15 als Injektions- oder Quaddeltherapie), 16.3: Stockebrand, F.; Kass, K.A. jun./DHM/1957/11 (16.3.1: t, 16.3.2: p (D1 - D15; die Symptome wurden leider nur in zusammengefaßter Form vermerkt, eine Veröffentlichung der Prüfungsprotokolle unterblieb, und die Symptome von D30 wurden weggelassen!), 16.3.3: k (D4, D15)); 17) BJH (17.1: Twentyman/BJH/1953/2 k (*Iscador*), 17.2: Twentyman/BJH/1954/2 p (*Iscador*; neue Symptome bei mit dieser Arznei behandelten Krebskranken)); 18) CMM k; 19) Zimmerer, E.M.: Kräutersegen; Donauwörth: L. Auer, 1896; 20) LL1 k; 21) BO1 k.

Wiesbaden aqua

GEIST UND GEMÜT

Angst

1. Ängstliche Hitze den ganzen Tag, sie weiß vor Hitze sich nicht zu lassen. (1.1)
2. Ängstliche Unruhe, Schlaflosigkeit, Jucken und Ameisenlaufen über den ganzen Körper. (1.1)
3. Sowie sie ins Bett kommt, bekommt sie ängstliche Unruhe, weshalb sie nicht schlafen kann. (1.1)
4. Ängstlichkeit und Unruhe hindern den Schlaf. (1.1)
5. Große Ängstlichkeit mit banger Besorgnis. (1.1)

Benommenheit, wie nicht ausgeschlafen, wie berauscht, betäubt etc.

1. Eingenommenheit des Kopfes. (1.1)
2. Dünnbreiiger Stuhl mit Brechübelkeit, nachdem er den Abend zuvor 1 Glas Wein getrunken, wonach er eine Art Berauschung bemerkt hatte (A.). (1.2)
3. Bedeutende Kraftlosigkeit und Eingenommenheit des Kopfes, nach mäßig vielem Sprechen. (1.1)

Ekelgefühl

1. Der Widerwille gegen das Wasser ist bei manchen Personen so groß, daß sie krampfähnliche Gefühle bekommen, sobald sie sich dem Bade nähern, was später sich wieder verliert. (1.1)

Fröhlichkeit, Lachen

1. Die Gesichtsfarbe wird munter, der Blick freundlich, nach 3 Wochen. (1.1)
2. Er fühlt sich jetzt so kräftig und heiter, daß er die höchsten Berge besteigen und bei großer Sonnenhitze mehrere Stunden langsam spazieren gehen kann (n. 15 T.) (A.). (1.2)
3. Leichtigkeit in den Gliedern mit Lust zu Bewegungen (15. T.). (1.1)
4. Nach gutem und ruhigem Schlafe, früh sehr heiter. (1.1)
5. Die Gemütsstimmung wird heiter, vom 7. Tage an (A.). (1.2)
6. Einige sind neu belebt, erfrischt am Körper und mit großen Hoffnungen versehen (P.). (1.2)
7. Vergnügt und lebenslustig, vom 8. T. an. (1.1)

Gedanken, Denkvermögen

1. Unaufgelegtheit zum Denken. (2)

Hysterie

1. Es entsteht Röte der Haut an einzelnen Stellen, unter offenbarer Verminderung sehr lästiger hypochondrischer, hysterischer oder rheumatischer Leiden. (1.1)
2. Hysterische, hypochondrische und ähnliche Aufregungen des Nervensystems. (Dabei nützt das Bad bei niedrigen Temperaturen.) (1.3)

Lesen, Lernen, Schreiben, Studieren

1. Hat weder zum Spazierengehen noch zum Lesen Lust (4. T.) (A.). (1.2)

Ruhelosigkeit

1. Unruhe und Schlaflosigkeit. (1.1)
2. Ängstliche Unruhe, Schlaflosigkeit, Jucken und Ameisenlaufen über den ganzen Körper. (1.1)
3. Sowie sie ins Bett kommt, bekommt sie ängstliche Unruhe, weshalb sie nicht schlafen kann. (1.1)
4. Ängstlichkeit und Unruhe hindern den Schlaf. (1.1)

Sprechen

1. Ärgerlich, spricht mit niemand. (1.1)

Traurigkeit, trübe Stimmung

1. Beginnende Melancholie, Schwermut, Gemütsverstimmung. (1.3)
2. Ungeduldig, verzagt, ohne alle Hoffnung. (1.1)
3. Allgemeine, anhaltende niedergeschlagene Stimmung. (2)

Unbehaglichkeit

1. Sie fühlt sich außerordentlich marode. (1.1)

Unerträglichkeit von Schmerzen oder Empfindungen

1. Heftiger, unnatürlicher Durst, ein peinigendes Lechzen nach Getränken, das von gewöhnlichem Wasser nicht behoben wird, nur von Selterwasser (oder Apfelwein) (durch Trinken von Kochbrunnen). (1.1)
2. Das Jucken auf dem Haarkopfe ist unausstehlich und vermehrt sich alltäglich. (1.1)
3. Unerträgliches Jücken auf dem Haarkopfe mit reichlichem staubähnlichen Abgange der Haut. (1.1)
4. Unerträgliches Jücken, zum Kratzen nötigend, an den Genitalien. (1.1)
5. Unerträgliches Jucken am Rücken, zum Kratzen nötigend. (1.1)

Verdruß, Mißmut, schlechte Laune

1. Kaum zu unterdrückende Schlafsucht nach dem Bade; der Schlaf stärkt ungemein und darf nicht umgangen werden, sonst ist er den ganzen Tag verstimmt (P.). (1.2)
2. Verdrießliche Laune, den 2. u. folgende Tage (A.). (1.2)
3. Ärgerlich, spricht mit niemand. (1.1)

Verzweiflung

1. Ungeduldig, verzagt, ohne alle Hoffnung. (1.1)

Weinen, Wimmern

1. Arme und Beine so müde und abgespannt, daß er dieselben nur selten bewegt, mit weinerlicher Stimmung (3. T.) (A.). (1.2)

Träume

1. Schlaf von Träumen unterbrochen (A.). (1.2)
2. Oftes Erwachen aus traumvollem Schlafe (1.1)
3. Gleich nach dem Einschlafen stören Träume den Schlaf. (1.1)
4. Schlaf voller Träume. (1.1)
5. Unter vielem Träumen sehr gut geschlafen (14. T.) (A.). (1.2)

SCHLAF

Schlaflosigkeit, Einschlafstörung

1. Unruhe und Schlaflosigkeit. (1.1)
2. Ängstliche Unruhe, Schlaflosigkeit, Jucken und Ameisenlaufen über den ganzen Körper. (1.1)
3. Sowie sie ins Bett kommt, bekommt sie ängstliche Unruhe, weshalb sie nicht schlafen kann. (1.1)
4. Ängstlichkeit und Unruhe hindern den Schlaf. (1.1)
5. Am Tage Hang zum Liegen und große Schläfrigkeit; nachts schlaflos, obwohl er am Tage wenig gelegen hatte (A.). (1.2)
6. Munterkeit beim Schlafengehen (11. T.) (A.). (1.2)

Aufwachen, Durchschlafstörung

1. Trockene Hitze in der Nacht stört den Schlaf. (1.1)
2. Blutwallungen stören den Schlaf. (1.1)
3. Schlaf von Träumen unterbrochen (A.). (1.2)
4. Oftes Erwachen aus traumvollem Schlafe (1.1)
5. Gleich nach dem Einschlafen stören Träume den Schlaf. (1.1)
6. Nach einer großen Promenade die Nacht wenig geschlafen (ohne Unruhe oder Ängstlichkeit) (17. T.) (A.). (1.2)

Schläfrigkeit

1. Große Hinfälligkeit und Neigung zum Schlaf. (1.1)
2. Macht schläfrig. Schläfrigkeit nach Baden. (1.1, mehrere Probanden)
3. Schon von früh an schlafmüde (5. T.) (A.). (1.2)
4. Vormittags Schläfrigkeit und Müdigkeit (1. T.) (A.). (1.2)
5. Sie liegt am Tage viel mit abwechselndem Schlafe. (1.1)
6. Schon von früh 7 Uhr an große Schlafsucht. (1.1)
7. Früh hat er wegen Schlafsucht keine Lust aufzustehen (A.). (1.2)
8. Kaum zu unterdrückende Schlafsucht nach dem Bade; der Schlaf stärkt ungemein und darf nicht umgangen werden, sonst ist er den ganzen Tag verstimmt (P.). (1.2)

SCHWINDEL

Drehschwindel

1. Alle Gegenstände bewegen sich vor den Augen, beim Gehen auf der Straße, nach Trinken (7. T.) (A.). (1.2)
2. Schwindel und Drehen im Kopfe, mit einer Art Besinnungslosigkeit, Zittern, Ohnmacht, krampfigem Schlucken, abwechselnd Frost und Hitze, Durst, Mutterblutfluß, beim Fahren (Wiedereintritt der lange ausgebliebenen Regel, am 16. T. des Trinkens). (1.1)

Ohnmacht, ohnmachtsartiger Schwindel

1. Ohnmachten. (1.2, 1.3)
2. Schwindel und Drehen im Kopfe, mit einer Art Besinnungslosigkeit, Zittern, Ohnmacht, krampfigem Schlucken, abwechselnd Frost und Hitze, Durst, Mutterblutfluß, beim Fahren. (1.1)

Schwankschwindel

1. Schwindel zum Hinfallen beim Gehen auf der Straße, nach Trinken (5. T.) (A.) (1.2)
2. Taumel, er schwankt beim Gehen auf der Straße hin und her, 2 St. n. Trinken (9. T.). (1.1)
3. Taumel und Schwanken des ganzen Körpers, wobei sich zugleich die Gegenstände vor den Augen bewegten, was sich erst nach 1 St. und dann erst nach 1 Glas Wein sehr wenig verminderte und erst am Nachmittage sich ganz verlor (2 St. n. Tr., 8. T.). (1.1)
4. Taumel mit Bewegen der Gegenstände vor den Augen und schwankender Gang, wie der eines Betrunkenen (n. Tr., d. 15. T.) (A.). (1.2)
5. Taumel und Schwere im Kopfe beim Liegen im Bette, mit der Empfindung, als sollte sie fallen (7. T., n. Aufhören mit Trinken und Baden). (1.1)
6. Schwanken. (2)
7. Stolpern beim Gehen. (2)

KONVULSIONEN

1. Veitstanz. (1.3)
2. Sie hatte angefangen, einen von der großen Zehe am linken Fuß aufsteigenden Dampf zu fühlen, welcher, sobald er in die Gegend des Herzens kam, die... hinfallende Sucht verursachte, daß sie niedergesunken sei, die Daumen eingeschlagen, die Augen verdreht und den Kopf zerschüttelt habe usw. (1.4)

MODALITÄTEN, CAUSAE

1. Bei sehr heftigem, alles durchnässendem Schweiße ein Wohlbehagen, ohne Jucken (A.). (1.2)
2. Kaum zu unterdrückende Schlafsucht nach dem Bade; der Schlaf stärkt ungemein und darf nicht umgangen werden, sonst ist er den ganzen Tag verstimmt (P.). (1.2)
3. Gliederzittern vom Blitz (infolge von Blitzschlag, vr) oder von Gemütsbewegungen. (1.3)

AS-IF-EMPFINDUNGEN

Kopf, Augen, Ohren

1. Beißendes Jücken, wie von Salz auf dem Kopfe (n. Tr., 12. T.). (1.1)
2. Fressen auf dem Kopfe, wie von Ungeziefer, und Haarausfallen vermehrt sich (n. Tr., d. 18. T.). (1.1)
3. Die Augen sind trübe, wie mit einer trüben Feuchtigkeit überzogen (n. Tr., 9. T.) (A.). (1.2)

Gesicht, äußere Nase

1. In der Haut der linken Wange ein Gefühl, als ob eine Spinne liefe, was mehrere Tage hindurch oft kam (n. Tr., d. 19. T.) (A.). (1.2)

Verdauungsorgane

1. Schnell vorübergehende, oft repetierende Empfindungen, als ob durchfällige Stühle erfolgen sollten, die aber erst 2 Stunden später und nach Kaffeetrinken erfolgten (1. T.) (A). (1.2)

2. Ein Herabdrängen aus dem Unterleibe bis in die Hälfte des rechten Schenkels, da, wo Schenkelbrüche herauszutreten pflegen, mit derselben Empfindung, als ob ein Schenkelbruch entstehe. Hielt einige Tage an und war sehr beschwerlich (n. Tr., 2. T.) (A.). (1.2)
3. In der rechten Schenkelbuge anhaltende, schmerzähnliche Empfindung, als ob ein Bruch entstehen sollte (5. T.) (A.). (1.2)

Atmungsorgane, Herz, äußerer Thorax

1. Die Brust ist wie eingezwängt von Kleidern, die nicht enge sind, er atmet aber viel freier, wenn die Kleider geöffnet sind (A.). (1.2)

Bewegungsapparat

1. Schon früh sind die Füße so empfindlich wie nach langen Fußreisen. (1.1)
2. Gefühl innerer Wärme im Fleisch der Gliedmaßen, speziell in den Gelenken. (2)

Haut

1. Bei mäßigem Schweiße beißt es wie Salz und juckt am ganzen Körper (A.). (1.2)

Biologie, Chemie und Physiologie – Es handelt sich um das Wasser mehrerer heißer Quellen in Wiesbaden, welche schon *Plinius* in seiner *Historia naturalis* erwähnt hat. Z.Zt. der Aufzeichnung der Pathogenese dieses Heilwassers wurde zwischen den Wirkungen der (insges. 12) verschiedenen Quellen nicht unterschieden. Die chemische Zusammensetzung der gelösten Bestandteile in diesem Heilwasser ist variabel, doch kann man sagen, daß es viel Kochsalz, Calciumchlorid und - carbonat, ferner Natriumsulfat, Aluminiumsalze, Magnesium und Eisenoxyd enthält. *Apelt* schreibt, daß das Heilwasser von Wiesbaden ein organisches Ganzes bilde, dessen chemische Analyse seine Wirkung nur unvollkommen erkläre; der Quelle wohne „eine eigentümliche Lebenskraft inne".

Die physikalischen Eigenschaften des Quellwassers beschreibt er wie folgt: „Die Wiesbadener Therme soll verschiedenen Versuchen zufolge viel langsamer erkalten... und erkaltetes Mineralwasser durch Beimischung von heißem reinem Wasser nie die zu erwartende Temperatur bekommen, welche reines heißes Wasser kaltem reinem Wasser oder künstlichen Salzlösungen mitteilt. – Abgeschnittene vegetabilische und animalische Teile bringt dieses Mineralwasser... zur schnellen Auflösung und (diese Lösungen) bleiben in wohlverstopften Flaschen lange vor dem Verderben bewahrt." Er erwähnt, in dem Wasser lebten manche welken Blumen wieder auf. – Unter Zutritt der Luft bildet sich auf der Wasseroberfläche das Badehäutchen, ein Film aus Kalkerde; die Teile, über welche das Wasser fließt, überzieht es mit einem Sinter aus Eisenoxyd, Kalk- und Aluminiumverbindungen, welcher gelblich bis ockerfarbig ist und etwas salzig schmeckt. Die Farbe des Wassers selbst ist hell und durchsichtig, teils ins Gelblich-Graue spielend; sein Geruch „ähnelt sehr dem von gekochten, bald geöffneten Eiern, oder dem Kalk, wenn man ihn während des Aufbrausens in der Ferne riecht." Sein Geschmack ähnelt „entfernt dem der reinen, schwachen, stark gesalzenen Kalbfleischbrühe". (1)

Getrunken wird das Wasser des sog. Kochbrunnens, gebadet in dem der anderen, sog. Badequellen. Man trinkt das Wasser in der Regel „so warm,wie es vom Brunnen kommt", und „es ist merkwürdig, von welchen hohen Wärmegraden das Wasser mit Wohlbehagen getrunken wird, während viel niedrigere Grade bei gewöhnlichem Wasser die äußere Haut verletzen". (1) Trank und Bad sollen am besten nüchtern erfolgen.

Die Badekur in Wiesbaden wurde vor allem bei Gicht und Rheumatismus gebraucht, ist aber nicht bei akuten Entzündungen indiziert, sondern bei „passiver oder atonischer

Gicht, torpidem und knotigem Rheumatismus" (3), also bei langsam verlaufenden Gelenkerkrankungen mit Ablagerungstendenz; auch bei alten Schußwunden, Kontrakturen, Lähmungen, Ankylosen (3). Eine auffällige Wirkung des Wiesbadener Wassers besteht in beschleunigtem Wachstum von Haar und Nägeln sowie dem Abfallen von Verhornungen; letzteres konnte mit der C200 verifiziert werden (*Berridge*) (3).

Mittelbeziehungen – Ähnlichkeiten bestehen zu den Pathogenesen der einzelnen enthaltenen Mineralien, am offensichtlichsten zu *Calcarea* und *Sulfur* (Haut, Schweiße), den *Magnesium*verbindungen (psychisch) und *Alumina* (Gefühl, eine Spinne laufe über das Gesicht; eiweißartige Sekrete). Über Komplemente ist bei dem bisher kaum in potenzierter Form verwendeten Arzneimittel nichts bekannt. *Apelt* bezeichnet als partiell antidotarisch: Kaffee, Wein, Apfelwein, Selterswasser (1). Chemisch verwandt ist *Nat-m.*, des starken Salzgehalts wegen (3). Bei Kontrakturen und Ankylosen vgl. auch *Thiosinaminum.*

Mittelverwechslungen und pharmazeutische Probleme – Heute werden Mineralwässer teils vor Gebrauch enteisent, „gereinigt", vorbehandelt, zumindest aber durch Metallröhren geleitet. Dadurch verlieren sie mehr oder minder die organische Ganzheit, welche ihre Wirksamkeit wesentlich bedingt. (Dies dürfte erklären, weshalb heute soviel sogenanntes Mineralwasser getrunken werden kann, ohne daß Symptome davon entstehen. Es ist eben nicht mehr das ursprüngliche Wasser, sondern eine vorbehandelte, unkräftige Form desselben, welche nur noch durch die chemisch-physiologischen Wirkungen seiner Salze, in Form einer Mineralsubstitution, Effekte erzielen kann.) Daher darf keinesfalls ein vorbehandeltes Mineralwasser potenziert werden, sondern man verwende direkt aus der Quelle entnommene Wasserproben, welche auch nicht durch Metallröhren geflossen sein dürfen, und potenziere sie sogleich, noch bevor sie abkühlen oder Salze abscheiden können. Weil das Wasser auch unlösliche bzw. sich beim Abkühlen ausfällende Stoffe enthält, ist es ratsam, die ersten Potenzen durch Verreibung herzustellen wie bei festen Mineralien. Diese Empfehlungen sollten auch bei der Potenzierung anderer Heil- und Mineralwässer beachtet werden.

Ein „prüfungstechnisches" Problem der vorliegenden Pathogenese besteht darin, daß auf den Kranken oder Gesunden, der in dem Quellwasser badet, nicht nur dessen Inhaltsstoffe, sondern auch dessen Temperatur und aufsteigende Gase einwirken; Faktoren, welche sich mittels einer potenzierten Arznei nicht reproduzieren lassen, und deren Effekte nicht retrospektiv von denen des Wassers selbst getrennt werden können. Somit wäre eine gründliche Prüfung nach obigen Kautelen potenzierter Mineralwässer dringend erforderlich, um diese Arznei praktisch anwendbar zu machen..

Nachbemerkung – Jedem Badearzt sei die Lektüre des Originaltextes von (1) empfohlen. Dr. *Apelt* beschreibt darin genau, wie der Gebrauch von Heilwässern nach dem homöopathischen Prinzip zu gestalten sei, damit sie echt heilend wirken, statt zu verschlimmern oder vorübergehend zu unterdrücken.

Quellen – 1) Apelt/ACS/1838/1 (1.1: p (Symptome durch Trinken und Baden, bei Kranken); 1.2: p (gesunde Prüfer, Symptome durch Trinken und Baden; A.: Apelt, P.: Peez, v.H.: von Hörnigk); 1.3 k (Heilanzeigen des Wassers); 1.4: k (Frau, dauerhaft von der Epilepsie geheilt durch 2 oder 3 Bäder; aus: v. Hörnigk, Wisbad sammt seiner wunderlichen Eigenschaft..., Frankfurt am Main, 1637)); 2) A1 p (nach: Magdeburg, Die Thermen zu Wiesbaden, 1873; Wirkungen des Badens auf 8 Gesunde); 3) C1 k.

Wildbad aqua

GEIST UND GEMÜT

Angst

1. Gedrücktes Gemüt, mit großer Angst, die nur schwer zu bewältigen war; bei Leibschmerz mit weichen Stühlen; nachmittags etwas besser (6. T.). (1)

Arbeit (Fleiß, Faulheit, Unfähigkeit zur Arbeit usw.)

1. Ich wollte lesen, doch Ruhen und Nichtstun nach dem Bade und nach Tische fühlte ich stets als dringendes Bedürfnis, nach Tische auch Schlafen, in der letzteren Zeit der Kur (12. T.). (1)

Benommenheit, wie nicht ausgeschlafen, wie berauscht, betäubt etc.

1. Zwei Std. nach Verlassen des Bettes sehr ermüdet, blasses Gesicht, dabei wüst im Kopfe (n. d. 1. Bad). (2.6)
2. Nachts 11 Uhr beim Erwachen heftiger Schmerz und Steifigkeit im rechten Knie, wie ganz kontrakt; im nachhinein blieb mir bei aller Erinnerung hinsichtlich der Zeit, der Art des Schmerzes etc. ungewiß, ob ich geträumt oder dabei gewacht habe; es ist dies der für Wildbad (und Kochsalz) so charakteristische ganz betäubte Schlaf und unbesinnliche Zustand nachts, der eine klare und sichere Erinnerung oft unmöglich macht (8. N.). (1)
3. Nacht etwas unruhig mit Träumen, und Schmerz in der rechten Hüfte oder Gesäß (Nervus ischiadicus?), mit dem befürchtenden traurigen Gedanken, daß mein Leiden nach etwaiger Besserung im Arme wahrscheinlich an einer anderen Stelle des Körpers auftreten werde. Doch ... mußte ich in einem sehr betäubten Zustande gewesen sein und wußte am Morgen nicht gewiß, ob ich von den Schmerzen in der Hüfte mit dem deprimierten Gemüt geträumt habe oder ob alles im Wachen gewesen sei (11. N.). (1)
4. Diese Nacht wieder wirre und ängstliche Träume, was doch eine besondere Wirkung der Therme (ist), und eine Weile Schmerz des vorderen Gliedes des Daumens, wie geschwürig und wie geschwollen; es war aber wieder mit ganz betäubtem Zustande und Schlafe, so daß ich es nicht als gewiß behaupten könnte, daß ich dabei gewacht (habe) (21. N.). (1)

Bewegungen: Zwangsbewegungen, Automatismen, Gesten, Lagen

1. Nach dem Mittagessen große Neigung zur Ruhe, ohne eigentlich zu schlafen, und große Neigung, sich ganz auszustrecken, mit sehr beweglichem und gewissermaßen warmem Gefühle durch den Körper (6.T.). (1)
2. Ich kann nur seitlich halb sitzend den Kopf auflegen (zum Schlafen), im gewöhnlichen Zustande liege ich immer sehr flach (nach dem 2., 3., 5., 6., 7. Bad, sehr konstantes Symptom). (2.4)

Ekelgefühl

1. Widerwille gegen das Trinken der Therme, der Gedanke daran war mir etwas ganz Widriges (am Vortag weder getrunken noch gebadet; von diesem Tag an nicht mehr getrunken bis zum Ende des Versuchs) (7. T.). (1)

Freude, Genuß, Fröhlichkeit, Lachen

1. Während des Bades sehr angenehmes Gefühl, leichtes Prickeln auf der Haut (1. Bad). (2.3)
2. Der erste Eindruck beim Bad ist köstlich (delicious); diesem folgen klarere, abgrenzbarere Eindrücke, eine leichte Erregung, zuweilen leuchtende Funken vor Augen, ein feineres (plus subtil) Blut scheint dem Gehirn zuzufließen (*Constantin James*). (3)
3. „Während der ersten Bäder bereits" – so erzählt sie mit leuchtenden Augen – „fühlte ich ein unendliches Wohlbehagen und faßte gleich die Hoffnung, daß es besser werden würde" (schlaffe Paraparese als Residuum eines „Gehirnfiebers"; völlig geheilt). (2.8)
4. Fühlt sich ungemein kräftig, wie neugeboren; Gemütsstimmung überaus heiter; Aussehen viel besser, Schritt fester (Heilwirkung, ab dem 11. Bad). (2.5)

Furcht

1. Einigemale flüchtige, sehr feine ziehend-stechende Schmerzen beider Augen, besonders des linken, mehr um die Augen, am oberen Augenbogen und unter dem Auge, doch auch in Lid und Apfel, ohne Störung des Sehens, doch Besorgnis erregend durch das Ungewohnte und durch das Feine und Intensive des Schmerzes (1. - 3. T.). (1)

Gedächtnis

1. Selbst am Tage ist jetzt mein Gedächtnis ungewöhnlich schwach, und nicht nur das Gedächtnis, sondern auch die Erinnerung (21. T.). (1)

Gier, Suchtverhalten

1. 1/2 St. nach Trinken eine Art Heißhunger, er mußte etwas essen. (2.2)

Hellsichtigkeit

1. Der erste Eindruck beim Bad ist köstlich (delicious); diesem folgen klarere, abgrenzbarere Eindrücke, eine leichte Erregung, zuweilen leuchtende Funken vor Augen, ein feineres (plus subtil) Blut scheint dem Gehirn zuzufließen (*Constantin James*). (3)
2. „Man würde gern im Bad verbleiben, aber etwas Ungewöhnliches, Seltsames warnt einen, daß es Zeit ist, es zu verlassen" (*Constantin James*). (3)

Reizbarkeit

1. Große Reizbarkeit und Schwäche durch öftere Koitusversuche bei partieller Impotenz (gebessert). (2.7)

Traurigkeit, trübe Stimmung

1. Sehr gedrücktes trauriges Gemüt (24. T.). (1)
2. Nach dem Beischlaf Depression des Körpers und Gemüts (geheilt). (2.6)

Unerträglichkeit von Schmerzen oder Empfindungen

1. Große unangenehme Hitze im Hinterkopf, beim Liegen darauf unerträglich werdend, indem sich dann heftiges Pulsieren einstellt (1 St. n. 1. Bad). (2.4)
2. Gefühl, als ob das ganze Gehirn überfüllt wäre, beim Auflegen des Kopfes auf das Kissen unerträglich werdend, völlig schlaflos bis morgens 4 Uhr (die Nacht nach dem 2. Bad). (2.4)

3. Unangenehmes Brennen in den Lendenwirbeln, so daß er bereits nach einer Stunde das Bett verläßt, um dieses lästige Brennen loszuwerden (n. d. 5. u. 6. Bad). (2.6)

Verzweiflung

1. Große Gemütsverstimmung und Hoffnungslosigkeit, Nachtschweiße, beträchtliche Abmagerung (chronische Gonarthritis). (2.11)

Weinen, Wimmern

1. Erwachte um 23 Uhr über einen Traum mit heftigem Weinen, ohne mich entsinnen zu können worüber (7. N.). (1)

TRÄUME

Alpdrücken

1. Betäubter Schlaf mit schweren Träumen, aber ohne Schweiß (16. N.). (1)

Ängstlich, bang, besorgt

1. Diese Nacht sehr unruhig, mit ängstigenden Träumen (12. N.); diese Nacht manchmal erwacht, auch mit ängstlichen Träumen (14. N.); diese Nacht wieder wirre und ängstliche Träume, was doch eine besondere Wirkung der Therme (ist) (21. N.). (1)

Indifferent oder nicht näher bezeichnet

1. Unruhiger, traumvoller Schlaf. (2.1)
2. Auffallende Müdigkeit, traumvoller Schlaf mit öfterem Erwachen (nach dem 4. u. 5. Bad). (2.2)
3. Nachdem ich in halb sitzender Stellung den Kopf seitlich auf ein kühles Sofakissen gelegt hatte, fand sich gegen 4 Uhr unruhiger, von Träumen unterbrochener Schlaf ein, bis gegen 7 Uhr morgens (die Nacht nach dem 2. Bad). (2.4)
4. Von Mitternacht an ein unruhiger, träumevoller Schlaf, der aber erquickt (die Nacht nach dem 3. Bad). (2.4)
5. Viele Träume (die Nacht n. d. 5. Bad). (2.4)

Krankheiten und Körperfunktionen, von

1. In den letztvergangenen Tagen, jedoch heute nicht, ein paarmal gegen Morgen unangenehme schreckliche Träume, eine Verwandte wurde wahnsinnig etc. (7. T.). (1)
2. Nacht etwas unruhig mit Träumen, und Schmerz in der rechten Hüfte oder Gesäß (Nervus ischiadicus?), mit dem befürchtenden traurigen Gedanken, daß mein Leiden nach etwaiger Besserung im Arme wahrscheinlich an einer anderen Stelle des Körpers auftreten werde. Doch ... mußte ich in einem sehr betäubten Zustande gewesen sein und wußte am Morgen nicht gewiß, ob ich von den Schmerzen in der Hüfte mit dem deprimierten Gemüt geträumt habe oder ob alles im Wachen gewesen sei (11. N.). (1)

Phantastisch, absurd, „dumm"

1. „Ich kann sagen, daß ich keine einzige Nacht in W. gut geschlafen habe, immer dumme Träume und häufiges Erwachen". (2.6)

Schrecklich, grausig

1. Träume mit Angst, Schreck, Weinen usw.. (1)

Sexuell

1. Die Nacht sehr unruhig, wollüstige Träume, nach dem 6. Bad Erwachen durch eine unwillkürliche Samenentleerung mit schlaffem Penis (n. 5. u. 6. Bad). (2.6)

Unerinnerlich

1. Erwachte um 23 Uhr über einen Traum mit heftigem Weinen, ohne mich entsinnen zu können worüber (7. N.). (1)
2. Viele wirre Träume, deren Inhalt beim Erwachen nicht mehr gegenwärtig (war) (nach dem 4. Bad). (2.4)
3. Die Nacht unruhig, voller Träume, deren er sich beim Erwachen nicht entsinnen kann (n. d. 1. Bad). (2.6)

Wirr

1. Die Nacht sehr unruhig, voll wirrer Träume, alle 15 bis 20 Minuten Erwachen mit dem Gefühl, als habe ich viele Stunden hintereinander geschlafen (nach dem 1. Bad). (2.4)
2. Viele wirre Träume, deren Inhalt beim Erwachen nicht mehr gegenwärtig (war) (nach dem 4. Bad). (2.4)

SCHLAF

Schlaflosigkeit, Einschlafstörung

1. Gegen Abend und am Abend ziemlich munter, schrieb noch bis 10 Uhr (6. T.). (1)
2. Bis 24 Uhr schlaflos unter deutlichem Gefühl von Schwere im Kopfe, besonders im Okziput (n. d. 3. Bad). (2.4)
3. Gefühl, als ob das ganze Gehirn überfüllt wäre, beim Auflegen des Kopfes auf das Kissen unerträglich werdend, völlig schlaflos bis morgens 4 Uhr, fortwährende Unruhe und Aufregung, brennendes heftiges Hitzegefühl ohne Schweiß, ich muß mich oft aufrichten und die Bettdecke zurückschlagen, um das lästige Hitzegefühl loszuwerden; nachdem ich endlich in halb sitzender Stellung den Kopf seitlich auf ein kühles Sofakissen gelegt hatte, fand sich gegen 4 Uhr unruhiger, von Träumen unterbrochener Schlaf ein bis gegen 7 Uhr morgens (die Nacht nach dem 2. Bad). (2.4)

Aufwachen, Durchschlafstörung

1. Unruhiger Schlaf, Klopfen im Hinterkopf (n. d. 8. Bad). (2.2)
2. Auffallende Müdigkeit, traumvoller Schlaf mit öfterem Erwachen (nach dem 4. u. 5. Bad). (2.2)
3. Nacht sehr unruhig, dreimaliges Erwachen mit klopfendem Kopfschmerz (n. d. 4. Bad). (2.3)
4. Erwachte um 23 Uhr (n. 1 Std. Schlaf) über einen Traum mit heftigem Weinen, ohne mich entsinnen zu können worüber (7. N.). (1)
5. Diese Nacht sehr unruhig, mit ängstigenden Träumen (12. N.); diese Nacht manchmal erwacht, auch mit ängstlichen Träumen (14. N.). (1)
6. Die Nacht sehr unruhig, voll wirrer Träume, alle 15 bis 20 Minuten Erwachen mit dem Gefühl, als habe ich viele Stunden hintereinander geschlafen (nach dem 1. Bad). (2.4)
7. Schlaf unruhig mit öfterem Erwachen unter dem Gefühl, als ob ich viele Stunden lang geschlafen (hätte) (nach dem 4. Bad). (2.4)

8. Die Nächte unruhig, Schlaf voller Träume, ungewöhnlich frühes Erwachen (nach dem 3. u. 4. Bad). (2.6)
9. Während der gesamten Badezeit unruhige, träumevolle Nächte. (2.7)

Schläfrigkeit

1. Abends sehr schläfrig, wie nach Erkältung oder übermäßiger Anstrengung (7. T.). (1)
2. Ich wollte lesen, doch Ruhen und Nichtstun nach dem Bade und nach Tische fühlte ich stets als dringendes Bedürfnis, nach Tische auch Schlafen, in der letzteren Zeit der Kur (12. T.). (1)
3. Heute war nach Tische die gewöhnliche Neigung zur Ruhe ganz überwältigend, eine Müdigkeit und Schläfrigkeit mit Vollsein und Schwere im ganzen Körper, nicht unangenehm außer dem bleiernen (betäubten) Schlafe, aus dem ich erst nachmittags vor 4 Uhr munter wurde (12. T.). (1)
4. Nachmittags sehr betäubter Schlaf, auch abends schläfrig und duselig, und Heißwerden bei der (geistigen, vr) Arbeit (14.T.). (1)
5. Abends sehr schläfrig, die Augen sehr weh beim Schreiben (23. T.). (1)

KONVULSIONEN

1. (Konvulsionen mit Bewußtlosigkeit und folgender Apathie, ähnlich einer Epilepsie oder einem Schlagfluß, nach großen körperlichen oder sexuellen Anstrengungen zusammen mit allopathischer Medikamentation (in der näheren Vorgeschichte; nach der Kur in 1 Fall nicht wieder aufgetreten, im anderen keine Angaben zum diesbez. Verlauf). (2.6, 2.7; Klammern und Zusammenfassung wegen Unsicherheit des Symptoms – vr))

SEXUELLER TRIEB

1. In der Nacht leichte Erektionen, schon seit mehreren Nächten, was jetzt (in seinem Alter – vr) ungewöhnlich war (7. T.); die Nacht ziemlich unruhig, mit etwas Erektionen (15. N.). (1)
2. Während der Nächte stellen sich kräftige Erektionen ein, die seit Monaten gänzlich verschwunden waren (Heilwirkung). (2.7)
3. Frühes Erwachen mit einer schmerzhaften Erektion (nach dem 4. Bad). (2.4)
4. Erwachen infolge einer Pollution, (bei mir) ein sehr seltenes Ereignis, und schmerzhaftes Ziehen in den Samensträngen, beim Erwachen vermindert (n. d. 5. Bad). (2.4)
5. Die Nacht sehr unruhig, wollüstige Träume, nach dem 6. Bad Erwachen durch eine unwillkürliche Samenentleerung mit schlaffem Penis (n. 5. u. 6. Bad). (2.6)
6. Ich erwähne hier die Beobachtung, die man in Wildbad gewöhnlich macht, daß das Bad bei Frauen den Geschlechtsreiz sehr vermehrt, bei Männern aber das Gegenteil davon verursacht. (1)
7. Der geschlechtliche Appetit ist fast gleich Null, die Erektionen des Penis selten, schwach, beim Beischlaf kurz, die Samenergießung erfolgt übermäßig schnell und vorzeitig, nach dem Beischlafe Depression des Körpers und Gemüts (geheilt). (2.6)
8. Er ist beinahe impotent; die Erektionen sind sehr schwach und von kurzer Dauer, so daß der Penis schon beim Eingehen in die Vagina schnell erschlafft und die Emissio seminis nur unvollständig erfolgt; öftere Versuche des Koitus hatten den Zustand noch verschlimmert und den Kranken in eine große Reizbarkeit und Schwäche versetzt (gebessert). (2.7)

MODALITÄTEN, CAUSAE

1. Aufgekratzte Stellen bluten ungewöhnlich lange (7. T.). (1)
2. Chronische Folgen einer Knieverletzung rechts (Verdrehtrauma), alle geeigneten homöopathischen Mittel hatten versagt. (2.10)
3. Nachmittags ... Heißwerden bei der (geistigen, vr) Arbeit (14.T.). (1)
4. Nach dem Beischlaf Depression des Körpers und Gemüts (geheilt). (2.6)
5. Große Reizbarkeit und Schwäche durch öftere Koitusversuche bei partieller Impotenz (gebessert). (2.7)
6. Die Empfindlichkeit gegen freie Luft und das schnelle Transpirieren bei Bewegung und nachts wurden durch das Bad sehr erhöht (gesteigert) und blieben es noch lange, mit vermehrter Neigung zu Rheumatismus. (1)
7. *Wildbad* bedarf (wahrscheinlich – vr) zu vollständiger Wirkung warmen Wetters; bei kühlem Wetter hatte der Prüfer viel weniger Symptome als bei warmem. (1)
8. Verschlimmerung bei rauher stürmischer Witterung (Kniebeschwerden nach Verdrehtrauma). (2.10)
9. Die Beschwerden nach dem Bad sind geringer, wenn der Prüfer sich nach demselben Bewegung macht und etwas ißt und trinkt, statt sich sogleich zu Bett zu legen. (2.4)
10. Die Schmerzen im Nacken werden heftiger, bei Bewegung des Kopfes unleidlich (Reaktion bei vorbestehendem Schiefhals, n. 5. - 7. Bad). (2.5)
11. Jede längere Bewegung... erregte ziehenden Schmerz und eine solche Ermüdung des Knies, daß es den Dienst zu versagen schien; mehr noch als das Gehen verschlimmerte das Stehen; Reiten wurde sehr gut vertragen (Kniebeschwerden nach Verdrehtrauma). (2.10)
12. Äußerer Druck wirkt unangenehm (auf die Kopfbeschwerden). (2.4)
13. Schweiß erleichtert alle Beschwerden (beim Ruhen nach dem 2. Bad). (2.6)
14. Um 5 Uhr nachmittags plötzlich Klopfen im Scheitel und Hinterhaupt, 1 St. anhaltend (nach dem 1. Bad). (2.3)
15. Fühlte mich in diesen Tagen gegen Abend viel wohler als am früheren Teile des Tages (7. T.). (1)
16. Rechtsseitige Beschwerden (Knie, Hüfte). (2.9, 2.10,2.11)

AS-IF-EMPFINDUNGEN

Kopf, Augen, Ohren

1. Beim Erwachen schwerer Kopf, als ob etwas von innen nach außen drücke (nach dem 8. Bad). (2.2)
2. Gefühl, als ob das ganze Gehirn überfüllt wäre, beim Auflegen des Kopfes auf das Kissen unerträglich werdend (die Nacht nach dem 2. Bad). (2.4)
3. Nachts erwacht er mit Schwere auf dem Scheitel, als ob ein Gewicht darauf liege (n. d. 2. Bad). (2.3)
4. Große Schwere im Scheitel, als ob eine Last darauf liege (beim Ruhen kurz nach dem 1. Bad). (2.6)
5. Die Bewegung der Galea aponeurotica ist erschwert, es ist, als ob sie, z.B. bei Stirnrunzeln, zu kurz wäre, an ihren Insertionspunkten, besonders der Stirn, spannend (nach dem 1. Bad). (2.4)

Verdauungsorgane

1. Heute morgen ungewöhnlicherweise großer Hunger, wie von ganz leerem Magen, und ebenso am Abend kurz nach dem Essen (7. T.); heute früh wieder der unangenehme Hunger (12. T.); früh im Bett wieder ungewöhnliches Gefühl von Hunger (13. T.)... (usw.; an vielen Tagen wird dieses meist morgendliche Hungergefühl vermerkt – vr). (1)
2. Nach dem schweren Mittagsschlaf, Gefühl von Unverdaulichkeit im Magen (21. T.). (1)
3. Großes Leerheits- oder Hungergefühl den ganzen Tag (Heißhunger bei mir ungewöhnlich), ohne viel Appetit, mehr wie verdorbener Magen, auch Aufstoßen (24. T.). (1)
4. Schon in der Nacht wieder das Gefühl von Hunger oder Nagen und Leere im Magen und wie im ganzen Unterleib (Abdomen) (25. T.). (1)

Urogenitalsystem

1. Während eines kleinen Spaziergangs befällt ihn plötzlich eine ungeheure Müdigkeit, daß er sich setzen muß. Dabei ein Gefühl von ungeheurer Schwäche in den Geschlechtsteilen, es ist ihm, als ob das Skrotum zu lang wäre und als ob alle Teile vom Leib abfallen würden; er legt deshalb ein Suspensorium an, was erleichtert (nach dem 7. Bad). (2.6)

Bewegungsapparat

1. Heftiges Jucken am rechten Daumen hinter dem Nagel, auf einer kleinen Stelle, wie tief innen auf der Knochenhaut; Druck und scharfes Reiben waren angenehm, nahmen es aber nicht weg (8. T.). (1)
2. In den Knien lästiges Gefühl von Lockerheit des Kniegelenks. Es kommt ihm vor, als ob er wanke, als ob die Knochen des Gelenks nicht aufeinanderpaßten. Das Gehen wird ihm mühsam, er muß sich auf seinen Stock stützen (nach dem 6. Bad). (2.2)
3. Die Gelenke von Knie und Fuß dünken ihm wie aufgelockert, so daß es ihm vorkommt, als ob er zuweilen wanke (n. d. 8. u. 9. Bad). (2.6)
4. Der Kranke fühlte beim Gehen eine allgemeine Schwäche im rechten Knie, als ob alles los im Gelenk sei und dieses auseinanderweichen wolle (Folge von Verdrehtrauma). (2.10)
5. Beim Auftreten auf dem rechten Fuß stellt sich sogleich drückender Schmerz im (Knie-) Gelenk und zugleich große Schwäche ein. Es ist, als ob die Gelenkknochen nicht aufeinander paßten, als ob eine weiche Masse, wie Filz, zwischen den Gelenken wäre (chronische Gonarthritis). (2.11)
6. Abends vor 9 Uhr ein eigenes Gefühl im rechten Unterbein vorn herauf, äußerlich, ungefähr als liefe Gänsehaut auf (9. T.). (1)
7. Die Fußgelenke fühlen sich wie gelockert und nicht mehr recht fest, beim Bergsteigen ist es, als ob Knie- und Fußgelenke auseinanderweichen wollten; ich muß mich stark auf einen Bergstock stützen, um die Anhöhen zu erklimmen (am Tag nach dem 5. Bad). (2.4)
8. Gefühl von Taubheit der Fußsohlen, es ist ihm, als ob er auf einem Stück Filz gehe (n. d. 10. Bad). (2.6)

Haut

1. Morgens beim Erwachen Ziehen im Rücken, als ob ein heißer Schwamm die Haut entlang gezogen werde (am Morgen nach dem 2. Bad). (2.3)

Allgemeines

1. Während des Bades ein überaus angenehmes Gefühl, als ob ich einen kräftigen Umlauf des Blutes im ganzen Körper fühlen könnte, ohne alle Aufregung (1. Bad). (2.4)
2. Fühlt sich etwas matt, aber angenehm, als ob der ganze Blutumlauf kräftiger wäre (nach dem 3. u.4. Bad). (2.6)
3. Nach Tische sehr müde und zur Ruhe geneigt, wieder mit dem Bedürfnis, still und ganz ausgestreckt zu liegen, wohl besonders auf dem Rücken, mit einem Gefühl von Fülle und Schwere in den Gliedern, das jedoch wohltuend und mit der Empfindung verbunden war, als ginge in dieser Ruhe und Abgespanntheit ein wohltätiger Ordnungsprozeß im ganzen Körper vor sich, in einer Art Halbschlummer: ein hyperämischer oder somnambuler Zustand (10. T.). (1)

Synonyma – Die Therme zu Wildbad.

Biologie, Chemie und Physiologie – Bei dem Heilwasser, dessen Wirkungen hier aufgeführt sind, handelt es sich um eine schwache Sole, weshalb *H. Hartlaub* dessen Symptome als Anhang seiner Prüfung von *Natrium muriaticum* drucken ließ. Es enthält lt. einer Analyse aus dem 19. Jhdt. in 16 Unzen Wasser: 972 mg Kohlensäure, 1,808 Gramm Kochsalz, 837 mg Natriumcarbonat, 291 mg Natriumsulfat, 108 mg Kaliumsulfat, 738 mg Calciumcarbonat, 480 mg Silikat, 79 mg Magnesiumcarbonat, 2 mg Eisencarbonat, 4 mg Aluminiumoxyd sowie Spuren von Mangan (3). Eine Analyse „des Thermalwassers" nach heutigen Maßstäben ergab dagegen, jeweils in mg/kg Wasser angegeben: Na++ 134,86; K+ 7,41; Lithium+ 0,51; Ca++ 31,10; Mg++ 6,7; Strontium++ 0,6; Barium++ 0,1; Fe++ 0,022; Mn++ 0,056; Al+++ 0,23; Rubidium+ 0,105; Kieselsäure 38,13; Borsäure 0,391; Cl- 139,07; Br- 0,53; J- 0,02; F- 1,35; NO3- 1,70; HCO3- 213,82; SO4- 33,48; HPO4- 0,36; Hydrogenarsenat HAsO4- 0,113; Thiosulfat unter 0,29; Sulfit 0,48; Schwefelwasserstoff 0,011; freie Kohlensäure 20,9 (4). Wie die erheblichen Unterschiede zwischen beiden Analysen zustandekommen, ist unklar.

Die körperlichen Symptome von *Wildbad aqua* zeigten sich bei der ersten Prüfung, dem Selbstversuch eines zu Rheumatismus geneigten älteren Mannes, vor allem am Verdauungs- und Bewegungsapparat sowie den Harnorganen; eine zeitweilige Ausscheidung von Uratkristallen im Urin verdient Beachtung. Offenbar hat *Wildbad* eine besondere Beziehung zur Hyperurikämie bzw. der sogenannten harnsauren Diathese (1). Ähnlich dem *Wiesbadener* Wasser hat auch das von *Wildbad* bei einem Prüfer den grauen Bart dunkler nachwachsen lassen (3). Andere Prüfer entwickelten vor allem Symptome des Kopfes, der männlichen Genitalien und der unteren Extremitäten mit erheblicher lähmungsartiger Muskelschwäche („Gelenke wie gelockert", muß am Stock gehen) sowie ein unangenehmes Hitze- oder Brenngefühl im Lendenwirbelbereich (2). Darüber hinaus scheint aus manchen Symptomen eine eigenartig „hellsichtige" oder „sensitive" Disposition auf, wie ein leichter Rauschzustand von einem Halluzinogen. Empirisch wird *Wildbad* vor allem von neurologisch Erkrankten aufgesucht; im 19. Jahrhundert war „mehr als die Hälfte der Kurgäste querschnittsgelähmt" (*Constantin James*) (3), und auch heute bilden Multiple Sklerose, Lähmungen nach Schlaganfall, Unfall, Infektion usw. sowie Myopathien eine der wichtigsten Indikationen für eine Rehabilitation in Bad *Wildbad* (4). Die Wirkung auf diese Erkrankungsformen dürfte, nach den neurologischen Prüfungssymptomen zu urteilen, eine homöopathische sein.

Mittelbeziehungen – Vgl. *Nat-m., Sil., Mang., Alum., Bar-c.* (Chemie). Bedeutende Ähnlichkeit mit *Con.* (2).

Mittelverwechslungen und pharmazeutische Probleme – Das alleinige Trinken des *Wildbader* Wassers gilt für wenig wirksam, die Bäder dagegen haben bedeutende pathogenetische und Heilwirkungen hervorgebracht, die sich bis heute chemisch nicht erklären lassen. *Kallenbach* vermutete, daß dieser Wirkungsunterschied mit der Bauweise der Badebecken im Zusammenhang stehe. Das Quellwasser strömte nämlich direkt aus der Erde in diese ein, ohne zuvor mit Luft in Berührung zu kommen oder auszukühlen, während die Trinkquelle zunächst in einem Bassin gesammelt und dann weitergeleitet wurde, so daß das getrunkene Wasser nicht mehr frisch war. *Kallenbach* nahm in Anbetracht dieser Tatsache elektrische Vorgänge als Ursache der Heilwirkung von *Wildbad aqua* an; heute würde man eher an gasförmige Bestandteile denken, da letztere beim Stehen des Wassers an der Luft verlorengehen. Da solche noch unerforschten Kräfte des *ganz frischen* Wassers auch bei anderen Heilquellen eine bedeutende Rolle spielen, sollten Potenzierungen von Heilwässern immer mit frisch aus der Quelle entnommenem Wasser und sofort nach Entnahme erfolgen.

Bei der Lektüre der Pathogenesen von Heilwässern muß berücksichtigt werden, daß Kurgäste dazu neigen, lebhaft miteinander über ihre Symptome zu sprechen; dies könnte zum Teil erklären, weshalb in (2) mehrere Prüfer fast die gleichen Worte für ihre Schwächegefühle in den Untergliedmaßen gebraucht haben.

Quellen – 1) Hartlaub, H./AHZ/Bd. 84 (1872)/21 - 24 p (Trinken und Baden; Selbstversuch des Verfassers); 2) Kallenbach/Hom. Vierteljahresschrift/Bd. XII (1861)/2, S. 190 (Trinken und Baden; Verf. sammelte eigene pathogenetische Beobachtungen an Gesunden (p: 2.1 - 2.4) und Kranken (p/k: 2.5, 2.6, 2.7), sowie mündliche Berichte des Badearztes Dr. Fallati und von Badegästen über Heilungen (k: 2.8 - 2.11); 2.1: Fallati, 2.2: Wetter, 2.3: Rietz, 2.4: Kallenbach, 2.5: Kufferath (alter Rheumatiker), 2.6: M. aus B. (32j. Mann), 2.7: v. K. (48j. Mann), 2.8: 20j. Frau, 2.9: 44j. Mann, 2.10: 19j. Mann, 2.11: 36j. Mann); 3) C1 k; 4) „Vorwärts durch Bewegungstherapie" - Informationsbroschüre der Kurverwaltung von Bad Wildbad, Ausgabe 1997 (chem. Analyse und allg. Angaben).

Withania somnifera

GEIST UND GEMÜT

Benommenheit, wie nicht ausgeschlafen, wie berauscht, betäubt etc.

1. Verwirrter, dumpfer Kopfschmerz mit Surren (buzzing) im Kopf. (1.1)

Erregbarkeit

1. Schwäche und Nervosität. (1.2)

Gedächtnis

1. Gedächtnisverlust. (1.2)

Gedanken, Denkvermögen

1. Kann seine Gedanken nicht sammeln. (1.1)
2. Gehirnmüdigkeit (brain fag). (1.2)

Gleichgültigkeit

1. Gleichgültig. (1.1)

Traurigkeit, trübe Stimmung

1. Traurigkeit, niedergeschlagen. (1.1)

SCHLAF

1. Magendruck wie von einer Last, mit Schläfrigkeit, Übelkeit, Erbrechen. (1.1)

SEXUELLER TRIEB

1. Spermatorrhoe. (1.1)
2. Pollutionen nachts und beim Stuhlgang. (1.1)
3. Geile Träume mit Pollutionen. (1.1)
4. Zu rasche Ejakulation. (1.2)

MODALITÄTEN, CAUSAE

1. Beschwerden durch Masturbation. (1.2)
2. Schwindel beim Gehen oder Stehen. (1.1)

Synonyma – Aswagandha, Asgandh.

Biologie, Chemie und Physiologie – Eine Solanazee, welche in Indien gegen neurasthenische Beschwerden verordnet wird (Dosierung: Urtinktur oder C1). Genauere botanische oder pharmakologische Angaben fehlen.

Mittelbeziehungen – Nicht bekannt. Die wenigen Symptome erinnern an *Calad., Staph., Ph-ac.*

Quellen – 1) Gangooly/HRC/1922/10 (1.1: p (TM?), 1.2: k).

Wolfram (Tungstenium metallicum)

GEIST UND GEMÜT

Angst

1. (Fragt sich:) „Wie können wir hier gut leben/gut sein/wie können wir hier gut leben, ohne bei diesem Vorgang (der AMP? dem Leben auf Erden überhaupt? vr) Schaden zu nehmen?"(How can we be good here, but not get harmed in the process?) (n. 22 St.). (3.2.4)
2. Fühle mich wie ein kleines Kind – nicht rational – alles ist in Ordnung und dann Panikgefühl – sich verloren fühlen – ein hilfloses Kind (24. T.). (3.2.4)
3. Blitz von Realität, „ping", Panik (28. T.). (3.2.4)
4. Ängstlich beim Alleinsein im Bett/Angst, allein zu sein, im Bett (anxious being alone when in bed). (3.2.1)
5. Gefühl von Angst im Magen (am 2. T. um ca. 14 Uhr); der Magen fühlt sich nervös an (3. T., nachmittags). (3.2.2, Prüferin 87)
6. Angstgefühl in Verbindung mit Herzsymptomen (n. 4 St.). (3.2.2)

7. Normalerweise erlebe ich eine Menge Angst, Kampf, Schmerz, Dunkelheit, und das ist entweder im Vordergrund, wenn eine Depression besteht, oder befindet sich im Hintergrund; jetzt ist das überhaupt nicht in Sicht. Ich fühle mich leichter, wohler/behaglicher (easier), weniger nach unten und innen gezogen, viel weniger introspektiv, auch weniger im Kampf mit mir selbst. Gefühl, an der Oberfläche zu sein und dort glücklich zu sein. Es ist ein wirklich tiefgehendes Gefühl (n. 8 St.). (3.2.4)
8. Fühlte mich ruhig, entspannt, nicht ängstlich. Komme viel schneller über Dinge weg, die mich erzürnen (7. T.). (3.2.4)
9. Ruhiger als sonst, weniger angespannt/aufgeregt (wound up), besonders in schwieriger Situation (3. T., abends). (3.2.4)

Arbeit (Fleiß, Faulheit, Unfähigkeit zur Arbeit usw.)

1. Große Abneigung gegen Arbeit. Sollte einen Fall ausarbeiten und hatte so sehr den Wunsch, es nicht zu machen (9. T.). (3.2.4)
2. Den ganzen Morgen kein Verlangen zu arbeiten, was 2 - 3 Wochen anhielt. Wunsch zu schlafen und zu ruhen. Verlangen, die Arbeit aufzugeben. Verlangen, hinauszugehen und im Garten herumzuwursteln (mess about). Legt Sachen beiseite. Sucht Vergnügen (ein Mann; ab 2. T.). (3.2.3)
3. Hat den ganzen Tag langsam gearbeitet, fühlt sich sehr sinnlich, verlangt nach einem freien Tag mit Sonne, Liebe, gutem Essen und Trinken; machte aber mit der Arbeit weiter (ein Mann; 13. T.). (3.2.3)
4. Bin mir einer sexuellen Empfindung in den Händen bewußt, dabei Abneigung, die Hände zu gebrauchen; beim Schreiben verschwand die Empfindung (n. 20 min.; bei einer Frau). (3.2.4, Pr. 89)
5. Froh, keine Verantwortlichkeiten managen zu müssen, keinem Patienten Fußmassage geben zu müssen (2. T. morgens). (3.2.4)
6. Reizbar mit der Tochter; grollt darüber, die Tochter unterhalten zu müssen; besser, nachdem die Tochter schlafengegangen ist (12. T.). (3.2.1)
7. Kann nicht dazu gebracht werden/sich nicht darum kümmern (be bothered to), irgendwas zu tun; will in Ruhe gelassen werden (3. T.). (3.2.1)
8. Fühlte mich etwas „down", passiv gegenüber den Dingen, keine Motivation, irgendwas zu tun (4. T.). (3.2.1)
9. Ich sollte den Supervisor anrufen - habe die Energie nicht dazu. Gefühl, daß dies (die Symptomatik) mich zu einem bestimmten Zweck aufgehalten hat. Ich nehme zuviel auf mich. Fühle mich zu verantwortlich für andere Leute. Will nicht um Hilfe bitten. Ist es die (Wirkung der) Arznei? Oder ist es die Sonne? Ein Bazillus (a bug)? Heuschnupfen? (12. T.). (3.2.2)
10. Keine Energie, die ich in den Tag stecken kann. Kann nicht planen, mich motivieren; spüre, daß ich genau in der Gegenwart sein muß und daß ich LANGSAM sein muß. (7. T.). (3.2.4)
11. Erschöpfung – mußte alles sehr langsam machen, und der Geist ist sehr ruhig. Nichts geht nach draußen. Sitzt und starrt viel vor sich hin. Keine Energie zum Sich-Bewegen. Angenehmes Gefühl. Besser, wenn sie sich bewegt und aktiv ist – dann gesteigerte Energie (24. T.). (3.2.4)
12. Weiß nicht, wie ich den Tag managen werde (morgens). MÜDE. Deswegen völlig in der Gegenwart. Weiß nicht, wie ich das alles bewältigen werde. Beim Autofahren oder Flötespielen o.k. (6. T.). (3.2.4, Prüferin 89)

13. ... Empfinde tiefe Erschöpfung und Unglücklichsein. Sitze und kann mich nicht bewegen. Kann überhaupt nicht nach außen gehen/nichts nach außen ausdrücken (go outwards). Will mich nicht bewegen. Kann mir nicht vorstellen, wie ich den Tag, die Zukunft oder die nächste Angelegenheit bewältigen soll. Wenn ich mich aber bewege, scheint es mir gutzugehen (n. 6 Monaten). (3.2.4)
14. Schleppe mich umher und könnte in keiner Geschwindigkeit arbeiten (could not work at any speed) (28. T.). (3.2.2, Prüferin 87)
15. Habe die Post sich aufhäufen lassen, was ungewöhnlich für mich ist (11. T.). (3.2.4)
16. Gefühl, daß ich mich nicht auf den (zu behandelnden, vr) Fall konzentrieren (focus) kann und daß ich es auch gar nicht will (n. 1 1/2 St.). (3.2.4)
17. Schlechte Konzentration, hatte nicht das Gefühl, mich dem, was ich tat, hingeben/verpflichten (commit myself) zu können (n. 2 St.). (3.2.4)
18. Wollte nicht tief gehen und explorieren oder wirklich versuchen, den Fall zu verstehen (n. 2 St.). (3.2.4)
19. Verzettelt (scatty), fängt eine Sache an und findet dann etwas anderes zu tun, ohne die erste Sache zu beenden (n. 7 1/2 Std., d.h. 1. T. am frühen Abend). (3.2.1)
20. Gehe von einer Aufgabe zur anderen über, ohne die vorherige zu beenden (9. T.). (3.2.4)
21. Eckig/kantig/gereizt (edgy) und unruhig. Ich räumte Sachen auf, die in Wirklichkeit gar kein Aufräumen benötigten. Machte Sachen halb fertig. Beschäftigtsein war nicht befriedigend, weil ich müde war... (8. Tag). (3.2.2)
22. Verlangen zu schlafen, aber kann sich nicht hinlegen, er muß in einer irgendwie betrunkenen, weit entfernten Weise geschäftig sein (4. T. abends). (3.2.3, Prüfer 86)
23. Simple Aufgaben erscheinen kompliziert, ein Kampf, ich mache Sachen verkehrt. Bin ärgerlich und reizbar. Kleine Aufgaben brauchen lange Zeit. Hatte das Gefühl, daß den ganzen Tag alles verkehrt lief (n. 5 St.). (3.2.4)
24. Voll Energie. (1.3)
25. Fühlte sich energievoll morgens (8. T.). (3.2.2, Prüferin 87)
26. Den ganzen Tag energievoller gefühlt (1. T.); Gefühl von mehr Energie (2. T.). (3.2.2, Prüfer 84)
27. Energie im Überfluß (5. T.). (3.2.2, Prüferin 93)
28. Fühle mich, als hätte ich ein Stimulans eingenommen. Fühlt sich wie nervöse Energie an, ich halte mich beschäftigt (2. T., nachmittags). (3.2.2)
29. Gehetztes Gefühl den ganzen Morgen, wollte beschäftigt sein und konnte nicht herumsitzen. Wollte mit etwas weiterkommen (get on with), aber wußte nicht, was ich tun solle. Zu unruhig, um aktiv zu sein (2. T.). (3.2.1)
30. Fühlte mich beim Herumsitzen und Schwatzen mit Freunden unbehaglich, wollte etwas machen, obwohl ich wußte, ich sollte mich ausruhen (7. T.). (3.2.2)
31. Wollte mich im Freien beschäftigt halten (5. T.). (3.2.2)
32. Fühlte mich wirklich wohl in meiner Haut (well in self). Energie gut. Positiv, erreiche eine Menge (ein Prüfer; 6. T.). (3.2.3)
33. Mehr Energie als gewöhnlich, abends (4. T.); sehr viel mehr Energie (6. T.). (3.2.3)
34. Gesteigerte Energie. Ich räumte das Zimmer auf, aktualisierte (sorted out) das Tagebuch, räumte Kleider weg. Es war eine ungewöhnliche Tageszeit dafür, Energie zu haben (2. T., 21 Uhr). (3.2.2)
35. Erwachte um 5 Uhr 30, putzte und räumte auf bis 8 Uhr 30, und jetzt fühlt er sich ein bißchen flach/schal (flat) wie wenn man aus einer Hochstimmung herunterkommt (14. T.). (3.2.3)

36. Die extreme Müdigkeit (der ersten Prüfungstage) war weg, er stand um 5 Uhr früh auf und arbeitete hart; entwickelte dann Kopfweh (4. T.). (3.2.3)
37. Bin beschäftigt, alle nötige Arbeit zu tun. Arbeite 12 Stunden am Tag, klar, effektiv, effizient und mit Energie (ein Prüfer; 10. T.). (3.2.3)
38. Kümmerte mich um meine Telefonate, ohne sie zu sortieren/durchzusehen (screening them). Bin in der Lage, in der Gegenwart zu sein, ohne mich unter Druck zu fühlen (2. T.). (3.2.4)
39. Fühlt sich mehr einbezogen bei der Arbeit und tut mehr als gewöhnlich. Fühlt sich nach wie vor selbstbewußter zu Hause und am Arbeitsplatz (ein Mann; 6. T.). (3.2.3)
40. Viele Überlegungen, was ich mit meinem Leben anfangen sollte und in welche Kanäle ich meine Fähigkeiten lenken könnte (29. T.). (3.2.4)
41. Sie will sich (während der Anfälle) am liebsten immer weiter bewegen, weitermachen mit ihrer Arbeit, dann hat sie die geringsten Probleme, denn wenn sie sich ausruht, z.B. abends, werden die Kopfschmerzen stärker. Weitermachen mit der Arbeit kann die Kopfschmerzen auch aufschieben, dann setzen sie aber später um so heftiger ein (30j. Frau, Migräne). (1.4)
42. (Sie packen Dinge schnell und meist erfolgreich an; dadurch werden sie rasch befördert, es sind die schnellen Aufsteiger. (1.2))
43. Sehr vielbeschäftigter Mensch, nimmt viel auf sich; denkt immer: „Das muß ich auch können"; schon mit 21 J. eine Führungsposition bekommen; mußte sich ihrer Jugend und ihres Geschlechts wegen sehr beweisen. Am Anfang fragte sie noch ältere Kollegen etwas, aber nachdem sie zweimal abgewiesen worden ist, tut sie das nicht mehr. Sie hat jetzt eine Vollzeitstelle, eigentlich eine Stelle für zwei Personen; nimmt die Arbeit auf sich, läßt sich nichts anmerken; dabei sehr perfektionistisch, denn sie will nicht, daß Andere gegen ihre Arbeit etwas sagen können, speziell der sehr dominante Direktor, der zu allem seinen Kommentar abgeben will. Sie befürchtet, er könnte sagen, sie habe nicht gut über das nachgedacht, was sie zu Papier gebracht hat. Daneben hat sie noch ihren Haushalt, ein Kind, und erwartet ein zweites Kind und will ihre Kinder nicht die Opfer ihrer Arbeit werden lassen. ... Ist mit dem Motto erzogen worden, daß man Dinge gut tun muß, nicht aufgeben und nicht viel meckern soll (30j. Frau, Migräne). (1.4)
44. Weniger Pflichtgefühl und weniger Abneigung gegen Hausarbeit. (1.3)
45. Betrachtet ihre Arbeit anders, steht ihr relativierender gegenüber; arbeitet nur noch 4 Tage in der Woche, hat ihr Aufgabengebiet auf zwei Stellen verteilt und den angenehmeren Teil für sich behalten; will ruhiger weitermachen, denkt sogar darüber nach, Hausfrau zu werden, doch das geht ihr zu weit, denn eine gewisse Herausforderung will sie noch haben (Heilwirkung; 30j. Frau, Migräne). (1.4)

Argwohn, Mißtrauen, Zweifel*

1. Nahm eine 2. Dosis; bin nicht sicher, ob die Arznei wirkt (n. 10 1/2 St.). (3.2.2)
2. Fühle mich unsicher, zweifle, ob die Arznei wirkt oder nicht, die Symptome sind so leichtgradig (2. T. vormittags). (3.2.4)
3. Ich sollte den Supervisor anrufen – habe die Energie nicht dazu. Gefühl, daß dies (die Symptomatik) mich zu einem bestimmten Zweck aufgehalten hat. ... Ist es die

*Anmerkung zu dieser Rubrik: Alle PrüferInnen, die Zweifel an der Wirkung der Prüfarznei äußerten, hatten eigentlich keinen Grund dazu, weil sie während der Prüfung viele und deutliche Symptome beobachteten. Es scheint, daß sie zweifelten, ob das alles nicht bloß Eigensymptome seien – ein bei vielen modernen Arzneiversuchen beobachtetes Phänomen, in der vorliegenden Prüfung aber besonders auffällig. vr

(Wirkung der) Arznei? Oder ist es die Sonne? Ein Bazillus? Heuschnupfen? (12. T.). (3.2.2)

4. Bezweifle, daß das alles wirklich passiert, habe den ganzen Tag mit dem Zweifel gekämpft (n. 8 St.). (3.2.4)
5. Viele Selbstzweifel, frage mich sogar, ob ich die Prüfungssymptome erfinde (making the proving symptoms up) (8. T.). (3.2.4)
6. Die Unsicherheit geht so weit, mein eigenes Urteilsvermögen anzuzweifeln. Somit denke ich von Zeit zu Zeit, daß ich unter Plazebo laufe und daß all das nur meiner eigenen Einbildung entspringt (4. T.). (3.2.4)
7. Bin überzeugt, daß die Prüfung vorbei ist (eine Frau; 8. T.). (3.2.4)
8. Bin überzeugt, daß es sich um Milchzucker gehandelt hat und daß die Prüfung vorbei ist (ein Mann; 8. T.). (3.2.3)
9. Zwei Prüfer (Männer) waren überzeugt, ein Plazebo bekommen zu haben (während der ganzen Prüfung). (3.2.2, 3.2.4)

Beeinflussen von Menschen (Stichwort „Theater")

1. Ich wurde mir bewußt, daß jeder am Arbeitsplatz sich die eigene Realität „malt", und wie man die Menschen um sich herum beeinflussen und sie in sein eigenes „Theaterstück" hineinbringen kann – wie man Menschen momentweise unter einen Zauber setzen kann (ein Prüfer; 6. T.). (3.2.3)
2. Aussehen und Verhalten verfeinert/raffiniert (sophisticated), als spielte ich ein kleines Theaterstück (acting out a little drama). Schenkte meinem Aussehen und meiner Kleidung mehr Aufmerksamkeit, als ich es normalerweise täte (eine Frau; n. 4 1/2 Std.). (3.2.4)
3. Plötzliches Begreifen, daß meine Willenskraft nicht unbedingt stark sein muß, sondern auch subtil sein kann (11. T.). (3.2.4)

Benommenheit, wie nicht ausgeschlafen, wie berauscht, betäubt etc.

1. Benommen. (1.3)
2. Duselig. (1.3)
3. Duselig und müde. (1.3)
4. Ein wenig verwirrt/benommen (light-headed) (n. 7 St. 40 min.). (3.2.1)
5. Verwirrt /benommen (light-headed), etwas schwindlig, Gefühl, als sei ich gar nicht vorhanden (not there) (n. 1 St. 20 min.). (3.2.1)
6. Schwindlig und desorientiert, es wird in Magen und Kopf gefühlt (6. T.). (3.2.3)
7. Schwierigkeiten beim Denken. Vagheit. „Besoffenheit" (fluffiness) im Kopf. Hatte das noch nie zuvor. Hielt den ganzen Morgen an (2. T.). (3.2.3)
8. Erwachte mit Gefühl wie betrunken. Fühlte mich außer Kontrolle, wacklig (wobbly), beschwipst (tipsy). Gefühl wie wenn man auf einem Boot seekrank wird (9 1/2 St. anhaltend; 34. T.). (3.2.4)
9. Fühle mich seltsam. Energie fühlt sich wie abgesaugt (sapped) an. Keine Koordination, wie betrunken (5. T.). 3.2.4)
10. Verlangen zu schlafen, aber kann sich nicht hinlegen, er muß in einer irgendwie betrunkenen/benommenen (drunken), weit entfernten Weise geschäftig sein (4. T. abends). (3.2.3, Prüfer 86)
11. Grippegefühl im Hinterkopf, viel Schnupfen und Husten, mit verschwommenem (fuzzy) Gefühl im Kopf (3. T.). (3.2.3)
12. Kopf verschwommen (fuzzy) mit müden Augen (4. T. abends). (3.2.3)

13. Vage Schwere in der Stirn, kein Schmerz, beim Erwachen um 6 Uhr 30 gespürt (4. T.). (3.2.2)

Bewegungen: Zwangsbewegungen, Automatismen, Gesten, Lagen

1. Die Körperbewegungen sind schneller als die Gedanken. Beim Schreiben waren meine Hände schneller als meine Gedanken. Öffnete die Kühlschranktür, bevor ich überhaupt daran gedacht hatte (n. 30 Min.). (3.2.2)
2. Muß immer wieder tiefe Atemzüge nehmen, um Luft auszustoßen, weil ich mich ein bißchen aufgedreht (racy) fühle, wie Adrenalin im Körper; Puls beschleunigt (1. T.). (3.2.2, Prüferin 87)
3. Gesteigerte Empfindung in der linken Hand, verschlimmert durch Denken negativer Gedanken, wie eine Völle, Vorstufe von Schmerz (pre-pain), bewegliche (mobile) Empfindung, Energie-Wehtun (energy ache). Muß die Hand frei haben, mag es nicht, irgendetwas zu berühren, hält die Finger gespreizt hoch, nichts soll sie behindern, will sie schütteln (9. T.). (3.2.4, Prüferin 89)
4. Hitze in den Füßen um 3 Uhr früh, mußte sie aus dem Bett strecken... (20. T.). (3.2.4)

Bewußtlosigkeit, Koma, Stupor

1. Bewußtseinsverlust (ein Soldat, der Wein aus dem wolframhaltigen Lauf seines Gewehrs getrunken hatte). (3.1)

Bosheit, Destruktivität (auch: beleidigend)

1. Den ganzen Tag reizbar und schnippisch... (3. T.). (3.2.1)
2. Mein Freund sagte, ich sei in meinem Verhalten anmaßender/frecher (bolder) geworden, nannte mich diktatorisch (bossy boots) (2. T. morgens). (3.2.2)
3. Sagte meinem Freund, daß sein Kollege „voller Scheiße" (full of shit) sei. Fühlte mich genervt durch seine oberflächliche und kriecherische Art (creepiness) (13. T.). (3.2.2)
4. Sagte jemandem, der gegenüber meinem Freund sarkastisch war, er solle aufhören, ein „elender Ficker" (miserable fucker) zu sein (18. T.). (3.2.2)
5. Knallte am Arbeitsplatz die Türen, wenn ich ärgerlich war; es besserte (eine Frau; 12. T.). (3.2.2)
6. Warf Sachen, wenn ich aggressiv war, aber erholte mich rasch von dem Zornausbruch. Empfand nach dem Herauslassen des Zorns Glücksgefühle (eine Frau; 18. T.). (3.2.2)
7. Brüllte während rasend zorniger Stimmung aus voller Kehle und knallte Türen. Bald danach fühlte ich mich bedeutend besser (eine Frau; 26. T.). (3.2.2)
8. (Ihr Zorn kann bösartig und vernichtend sein; schlimmer durch Kränkung. (1.2))

Eigensinn

1. Sie vertragen es nicht, durch Krankheit, Behinderungen, finanzielle Schwierigkeiten usw. eingeschränkt zu werden, denn die Aufgabe muß beendet werden, und dabei können sie keine Einschränkungen gebrauchen. (1.2, verif.)
2. Will nicht durch Krankheiten oder andere Umstände eingeschränkt werden (30j. Frau, Migräne). (1.4)
3. Was ihre Auffassungen angeht, ist sie sehr direkt und offen, teilt sehr direkt ihre Meinung über verschiedene Dinge betreffs ihrer Arbeit mit. Es ist für sie vollkommen irrelevant, wer dann dabeisteht, auch wenn es der höchste Chef ist, denn „es geht um die Arbeit" (30j. Frau, Migräne). (1.4)

Ekelgefühl, Sinn für Sauberkeit, Schönheit, Ordnung

1. Abneigung gegen auffallende Kleidung. (1.3)
2. Der Prüfer hat sich neue Kleider gekauft, hat sich seit Einnahme der Arznei vorteilhafter angezogen; normalerweise ist er schmuddelig/ein „Schluffie" (a scruff) (20. T.). (3.2.3)
3. Sie genießt Gesellschaft, fühlt sich glücklich und selbstbewußt, will ausgehen, nett aussehen, hat sich die Nägel lackiert und sich modisch angezogen (dressing up) (16. T.). (3.2.2)
4. Aussehen und Verhalten verfeinert/raffiniert (sophisticated), als spielte ich ein kleines Theaterstück (acting out a little drama). Schenkte meinem Aussehen und meiner Kleidung mehr Aufmerksamkeit, als ich es normalerweise täte (eine Frau; n. 4 1/2 Std.). (3.2.4)
5. Zuweilen fühle ich mich so liebeerfüllt (love-filled) – Verwirklichung von so vielen wunderschönen „state of art" und leiden zu müssen, um schöne Dinge zu bekommen (Symptom kaum übersetzbar! Original: „realisation of so many beautiful „state of art" and having to suffer to get beautiful things") (28. T.). (3.2.4)
6. Kann nicht so viel Bier (lager) trinken wie gewöhnlich; fühlte mich nach einer „Halben" schon voll; der Gedanke an Cider (ein britisches Bier, das Äpfel enthält; nicht zu verwechseln mit Cidre – vr) drehte mir den Magen um. Wollte in keinem Getränk Eis oder Zitrone haben (eine Frau; 3. T. abends; Cider trinken konnte sie erst ab dem 40. Tag wieder). (3.2.2)
7. Kein Verlangen nach Alkohol; gewöhnlich trinke ich ein Glas Wein (eine Frau; 2. T. nachmittags). (3.2.2)
8. Kein Verlangen nach Alkohol, will keinen, ungewöhnlich (5. T.); Abneigung gegen Alkohol (8. T.). (3.2.2)
9. Kein Verlangen, Kaffee zu trinken, wonach sie sonst verlangt (5. T.; die Begierde nach Kaffee kam erst am 28. T. wieder). (3.2.2)
10. Der Geruch bratender Kartoffelscheiben (chips) drehte den Magen um; normalerweise ißt sie diese Chips (3. T. mittags). (3.2.2)
11. Wollte kein schweres, gewürztes Essen (7. T.); konnte kein indisches Essen zu sich nehmen, es war zu schwer und gewürzt (19. T.). (3.2.2)
12. Mochte den Geschmack von Schinken und Salami nicht, wonach ich normalerweise verlange (crave) (2. T.). (3.2.2)
13. Verlor das Verlangen nach Fleisch (6. T.). (3.2.2)
14. Abneigung gegen alles, was Eier enthält (14. T.; konnte erst ab 40. T. wieder Ei essen). (3.2.2)
15. Appetit wiedergekehrt, noch immer wählerisch im Essen (15. T.). (3.2.2)
16. Abneigung gegen ihr normales Teegetränk (gegen die Milch darin; Milch im Müsli war o.k.) (5. T.). (3.2.1)
17. Abneigung gegen Kartoffeln (+++) und Milch (30j. Frau, Migräne). (1.4)
18. (Abneigung gegen Fleisch, Fett, Speisen im allgemeinen, Pfefferminz, Menthol (1.2))
19. Kein Verlangen nach Speise oder Trank (bei Durchfall; 5. T. abends). (3.2.1)

Empfindlichkeit

1. Fühlt sich nicht so empfindlich gegenüber seiner Umgebung (surroundings) wie gewöhnlich (5. T.). (3.2.3)

2. Ich verinnerliche Situationen nicht so sehr wie früher; werde nicht so angegriffen von traurigen Geschichten, auch wenn sie mich noch bewegen. Ich weinte sonst viel; habe das in letzter Zeit nicht getan (25. T.). (3.2.2)
3. Ich las die Zeitung; Gewaltstories regen mich für gewöhnlich auf, aber nun taten sie das nicht. Nach wie vor ruhig, nicht reizbar (8. T.). (3.2.4)
4. Zweifelnd, empfindlich und schuldig – lustlos (lustless) und wunschlos (desireless), tue mir selber leid (16. T.; Gegenwirkung nach in den ersten 2 Wochen vorherrschender Euphorie, vr). (3.2.4)
5. (Fühlen sich schnell verletzt, vor allem durch versteckte Kritik, Klatsch, grobe Ausdrücke. (1.2))
6. (Bedürfnis nach Raum; Wunsch, weit sehen zu können. (1.2))

Erregbarkeit (durch Geräusch, Geruch usw., oder allgemeine Empfindlichkeit der Sinne)

1. Empfand eine unklare Brücke zwischen Körper und Geist. Größere Bewußtheit der Wirklichkeit, in spiritueller Weise, wie Euphorie oder wie nach einer ganz besonderen Art von Orgasmus (eine Frau; n. 3 1/2 St.). (3.2.4)
2. Bemerkte, daß meine Augen im Zimmer umherwanderten und Farbeindrücke einfingen – rot, blau, gelb –, besonders leuchtend (n. 1/2 Std.). (3.2.2)
3. Im Laden sprangen mich die Farben aus den Regalen an, besonders Rot, Blau und Gelb (n. 3 1/2 St.). (3.2.2)
4. Augen fühlen sich empfindlich an. Fokussieren auf nahe Gegenstände wird als überwältigend empfunden. Ich ziehe es vor, in die Ferne oder „durch die Gegenstände hindurch" zu blicken (ins Nichts) (3. T.). (3.2.4)
5. Die Augen fühlten sich anders an, anders im Fokussieren, konnte visuell mehr aufnehmen (8. T.). (3.2.4)
6. Vorbestehende Geräuschempfindlichkeit ist betonter (2. T.). (3.2.4)
7. Lärmempfindlich: das Summen des Kühlschranks geht mir auf die Nerven und verursacht ein Gefühl von Anspannung der Kinnladen (3. T.). (3.2.4)
8. Konnte sich nicht konzentrieren – abgelenkt durch Geräusche, Schwierigkeiten, sich auf das zu konzentrieren (focus), was der Patient sagt (2. T., mittags). (3.2.4)
9. Ausgesprochene Empfindung, daß mein Geruchssinn viel schärfer geworden ist – bemerkte (roch) die Frettchen des Nachbarn morgens und abends, andere Leute nicht (8. T.). (3.2.2)
10. Roch ein Grillfest, das drei Blocks (three fields) weit weg war; niemand sonst roch es (11. T.). (3.2.2)
11. Angenehm empfindlich gegen den Geruch von Holunderblüten. Bemerkte besondere Empfindlichkeit gegenüber Gerüchen während der letzten paar Tage, auch gegenüber dem von Gartenwicken (6. T.). (3.2.2)
12. Störung durch Parfümgeruch (3. T.). (3.2.2)
13. Tabakrauch stört mich nicht mehr so sehr wie vor der Prüfung (28. T.). (3.2.2)

Fröhlichkeit, Lachen, Heiterkeit, Euphorie usw.

1. Warf Sachen, wenn ich aggressiv war, aber erholte mich rasch von dem Zornausbruch. Empfand nach dem Herauslassen des Zorns Glücksgefühle (eine Frau; 18. T.). (3.2.2)
2. Fühle mich sehr glücklich. EUPHORISCH (n. 3 1/2 St.). (3.2.4)
3. Fühle mich euphorisch, ganz glückliche Gemütsstimmung (7. T.). (3.2.3)

4. Euphorisches, seliges (blissful) Gefühl (5. T.). (3.2.3)
5. Fühlt sich immer noch spirituell - high, glücklich, zufrieden, im Fluß (in flow) (11. T.). (3.2.4) („*Flow*" wird nach *Vincentmihalyi* ein ruhiges Glücksgefühl genannt, das sich z.B. bei Arbeit, Sport, Meditation einstellen kann. vr)
6. Hochgefühl. Finde Gefallen an Farben, die Schönheit der Umgebung, wie ich es seit der Kindheit nicht mehr getan habe (ein Mann; 30. T.). (3.2.4)
7. Größere Bewußtheit des gesamten Körpers. Sehr entspanntes (easy going) Gefühl, kein Druck, entspannt, recht glücklich, ein bißchen abgehoben (spacy) (n. 5 min.). (3.2.4)
8. Sang auf dem Fahrrad auf dem Weg zur Arbeit, fühlte mich „on top of the world" (5. T.). (3.2.3)
9. Spielte mit mehr Kenntnis und weniger Fehlern Klavier, die Töne waren klarer. Daher fühle ich mich erregt, freudvoll, euphorisch (exhilarated), habe Vorstellungen von mir als einem Virtuosen (ein Mann; 10. T., spät abends). (3.2.4)
10. Starker Drang, Musik zu hören, spirituelle (östliche) Musik, fühlt sich sehr erhoben (elevated) (wohl am 2. T. frühmorgens – „21 St. 50 Min. nach Prüfungsbeginn"). (3.2.4)
11. Sie fühlte sich beim Tanzen leicht und energievoll (energetic) (5. T.). (3.2.2)
12. Angenehme Stimmung, heiter (serene), selig (blissful), nicht völlig wach (20. T.). (3.2.4)
13. Immer noch entspannt und heiter, wie in einem Traum (21. T.). (3.2.4)
14. Immer noch entspannt und heiter, wie wenn man eine Halbe Bier (a pint lager) getrunken hat (22. T.). (3.2.4)
15. Glücklich, zufrieden, das Leben ist gut (23. T.). (3.2.4)
16. Ich scheine allgemein sorgenfreier zu sein (22. T.). (3.2.2)
17. Sehr gut gelaunt, ruhig und fröhlich. Dies wurde von Ehefrau und Supervisor beobachtet (1. T.). (3.2.4)
18. Fühle mich recht zufrieden, im Vergleich mit der letzten Woche fühle ich mich sehr glücklich, friedlich und zufrieden (3. T.). (3.2.4)
19. Fühlte mich wirklich wohl in meiner Haut (well in self). Energie gut. Positiv, erreiche eine Menge (ein Prüfer; 6. T.). (3.2.3)
20. Fühlte sich glücklich und integriert /vollständig (integrated) (19. T.). (3.2.2)
21. Noch immer glücklich und genieße es, Leute um mich zu haben (3. T.). (3.2.2)
22. Sie genießt Gesellschaft, fühlt sich glücklich und selbstvertrauend, will ausgehen, nett aussehen, hat sich die Nägel lackiert und sich modisch angezogen (dressing up) (16. T.). (3.2.2)
23. Mein Freund hat bemerkt, daß ich seit der Mittelgabe mehr das Vergnügen suche (ich war jeden Tag in der Kneipe) (eine Frau; 14. T.). (3.2.2)
24. Gefühl von Wärme und Freundlichkeit gegenüber Leuten. Positive und glückliche Stimmung (5. T.). (3.2.2)
25. Fühle mich, als wollte ich auf der Oberfläche entlangschweben (floating along), fühle mich irgendwie leichter, weniger ernsthaft (n. 2 St.). (3.2.4)
26. Normalerweise erlebe ich eine Menge Angst...; nun ist das überhaupt nicht in Sicht. Ich fühle mich leichter, entspannter, weniger nach unten und innen gezogen, viel weniger introspektiv, auch weniger im Kampf mit mir selbst. Gefühl, an der Oberfläche zu sein und dort glücklich zu sein. Es ist ein wirklich tiefgehendes Gefühl (n. 8 St.). (3.2.4)
27. Habe Schwierigkeiten, ernsthaft zu sein, möchte immer sorglos/leichten Sinnes (light-hearted) sein (20. T.). (3.2.2)
28. Glücklich und jovial, sorglos/leichten Sinnes (light-hearted), Gesellschaft genießend (23. T.). (3.2.2)

29. Fühlte mich „sprudelnd" (bubbly) und aufgedreht, zum Kichern geneigt (giggly), ließ den Teekessel fallen, Mangel an Koordination. Glücklich. Gesprächig und offen, bereit, der ganzen Welt von mir zu erzählen (n. 1 St. 20 Min.). (3.2.4)
30. Sehr fröhlich und optimistisch, lacht viel während der Sprechstunde (30j. Frau, Migräne). (1.4)
31. Er ist sehr guter Laune, geiler als gewöhnlich, zärtlicher als gewöhnlich. Dies berichtet seine Ehefrau (2. T.). (3.2.4)
32. Hat den ganzen Tag langsam gearbeitet, fühlt sich sehr sinnlich, verlangt nach einem freien Tag mit Sonne, Liebe, gutem Essen und Trinken; machte aber mit der Arbeit weiter (ein Mann; 13. T.). (3.2.3)
33. (Sie verstecken ihre Macht, aber auch ihre Unsicherheit gern unter Arglosigkeit und Fröhlichkeit. (1.2))

Furcht (auch: Vorsicht)

1. War bei schnellem Fahren besorgt (anxious), daß sie vielleicht jemand überfahren könnten oder daß ein Schaf ausbrechen könne. Empfand Respekt für die Landschaft und mochte nicht über die Straßen rasen (teararsing around the lanes) (6. T.). (3.2.2)
2. (Furcht vor Scheitern und Blamage, daher vorsichtiges Vorgehen. ... Sie tarnen ihre Macht und Strategie, denn wenn die Anderen sehen, wie sie vorgehen und was sie alles können, könnte das unnötigen Neid und Widerstand auslösen. (1.2))
3. Sehr perfektionistisch, denn sie will nicht, daß Andere gegen ihre Arbeit etwas sagen können, speziell der sehr dominante Direktor, der zu allem seinen Kommentar abgeben will. Daher ist sie immer unsicher, ob das, was sie zu Papier gebracht hat, akzeptiert wird. Sie befürchtet, er könnte sagen, sie habe nicht gut darüber nachgedacht (30j. Frau, Migräne). (1.4)
4. Geistesabwesend, wurde an der Tür der Bücherei angehalten, weil ich mit einem Buch hinausgehen wollte. (Empfand) Furcht vor dem, was sie wohl mit mir machen würden (4. T. vormittags). (3.2.4)
5. Mag Herausforderungen und braucht sie, hat daneben aber auch Angst, daß es nicht gelinge (30j. Frau, Migräne). (1.4)
6. Enorme Höhenangst; als Kind traute sie sich nicht über eine Brücke, die 50 cm über dem Wasser war (30j. Frau, Migräne). (1.4)
7. (Furcht vor Ratten und Mäusen. (1.2))
8. Furcht vor Ratten und Katzen, denn die kommen nicht zu einem (30j. Frau, Migräne). (1.4)
9. Furcht vor Feuer, vor Feuersbrünsten. (1.2, verif.)
10. (Furcht vor Tod, Mord, Selbstmord, Herzkrankheit, Herzanfall, Geisteskrankheit; vor Krieg, Männern, Menschen und Menschenmengen; religiöse Ängste vor Teufel und Gott. (1.2))
11. Gedanken, weit weg, daß ich an dieser Halssache sterben könnte, weil auf der psychischen Ebene so viel passiert ist (5. T.). (3.2.4)
12. Gleichgültigkeit während eines Gewitters, das sie sonst gewöhnlich aufregt oder ängstigt (4. T.). (3.2.2)
13. Nach einem Nickerchen am Abend erwachte ich mit der Empfindung, daß eine Art riesiger Spinne mit langen Beinen rechts von mir sei. Zur gleichen Zeit schien die Spinne auch oben in meinem Bett zu sein. Das machte mir keine Angst (eine Frau; 3. T.). (3.2.2)

14. Beim Heimgehen nachts erwischte ich mich jedesmal, wenn ich in mein übliches Tagträumen abglitt, dabei, daß mein Kopf sich senkte und meine Gedanken wanderten; etwas in mir drin drängte mich aus dem Tagträumen heraus. Ich war aufmerksamer und mir meiner Umgebung bewußter. Wollte nicht riskieren, Abkürzungen zu gehen, nahm nur einen vernünftigen Weg nach Hause. Fühlte keine Furcht, aber war mir der Gefahr bewußter (eine Frau; 10. T.). (3.2.2)
15. Ich pflegte „ins offene Messer zu laufen", aber jetzt begreife ich die Situation (Bewußtheit) (13. T.). (3.2.4)
16. Sehr starkes Verlangen, NICHT zu Hause zu sein. Gefühl, KEINEN SCHUTZ zu haben; fühlte mich stark, nicht wie ein Opfer, wobei nichts mich beschützte (eine Frau; 17. T.). (3.2.4)
17. Nachts Trieb (compulsion), in einen dunklen Bereich hineinzugehen. Verlor die Furcht vor dem Dunkeln (eine Frau; 6. T.). (3.2.2)
18. (Sie suchen Herausforderungen, am liebsten in Situationen, wo der Tod lauert, als Feuerwehrmann, Bergsteiger usw.; sie mögen Situationen, in welchen sie Menschen retten müssen, z.B. vor einem Feuer. (1.2))

Gedächtnis

1. (Vergeßlichkeit, Geistesabwesenheit. (1.2))
2. Gedächtnis schwächer, kann nicht an Wörter denken, an Buchstabieren, vergesse, Sachen zu erledigen (31. T.). (3.2.1)
3. Schränke offengelassen, Sachen nicht weggeräumt, vergeßlich, geistesabwesend, ... (gormless), vermehrt Fehler beim Rechnen seit der Prüfung (9. T.). (3.2.4)
4. Geistesabwesend, vergesse Nachrichten weiterzugeben, die Sicherheitseinrichtungen zu überprüfen, ließ beim Kochen die Backofentüre offen (4. T.). (3.2.2)
5. Vergaß, den Wecker zu stellen; vergaß die Haustür zuzusperren. Sowas war bei dieser Prüferin nie zuvor vorgekommen (1. T.). – Vergaß nach Tanken, den Tankdeckel wieder einzusetzen (3. T.). (3.2.4)
6. Geistesabwesend, mußte Sachen nachprüfen (10. T.). (3.2.2)
7. Vergaß, was ich einkaufen wollte (n. 3 1/2 St.). (3.2.4)

Gedanken, Denkvermögen, auch „Bewußtheit"
(Siehe auch: **„Hellsichtigkeit, Hellfühligkeit"**)

1. (Fähigkeit, sehr schnell abzuwägen. (1.2))
2. Fühlte mich sehr klar im Kopf und entschlossen (22. T.). (3.2.2)
3. Fühle mich recht aufmerksam (alert), wach, sogar schnell/aufgedreht (speedy) (6. T.). (3.2.4)
4. Fühlte mich aufmerksamer (more alert) und mein Verstand war klarer. Ich war entspannter (2. T.). (3.2.2)
5. Viele Überlegungen, was ich mit meinem Leben anfangen sollte und in welche Kanäle ich meine Fähigkeiten lenken könnte (29. T.). (3.2.4)
6. Brauchte eine halbe Stunde zum Einschlafen, Gedanken hielten wach; gewöhnlich schläft er sofort ein (6. T.); zwanzig Minuten lang zu wach im Kopf zum Einschlafen (12. T.); mude, aber konnte nicht einschlafen, aufgeregt, schlief schließlich um 4 Uhr früh ein (13. T.). (3.2.4)
7. Die Körperbewegungen sind schneller als die Gedanken. Beim Schreiben waren meine Hände schneller als meine Gedanken. Öffnete die Kühlschranktür, bevor ich überhaupt daran gedacht hatte (n. 30 Min.). (3.2.2)

8. Der Richtungssinn beim Autofahren ist besser (8. T.). (3.2.2)
9. Der Verstand arbeitet besser, macht Gedankenverbindungen, ich vollendete meine Lektüre und verstand Dinge, um deren Verständnis ich zuvor kämpfte (20. T.). (3.2.1)
10. Fand mich dabei wieder, im Dunkeln zu sitzen; will im Dunkeln sein, wo ich meine Gefühle beobachten kann, ... Ich möchte den Raum ruhig und dunkel haben, um mir meinen Weg durch den Schmerz hindurchzufühlen (to feel my way through the pain), anstelle ihn zu analysieren, was ich sonst für gewöhnlich tue. (Dabei) Traurigkeit (1. T.). (3.2.4)
    Normalerweise würde ich zumachen (cut off) oder verzweifeln wollen, statt zu spüren, daß ich ein Bedürfnis habe, da durchzugehen. Für gewöhnlich behindert mein Kopf (mein Denken, vr) meine Gefühle, jetzt passiert das nicht (1. T.). (3.2.4)
11. Erkenntnis, daß ich mir nicht erlaube, zu fühlen – der Schmerz ist zu schlimm – daher vermeide ich, ihn zu empfinden. Die Hauptstrategie besteht im Analysieren der Situation. „Einen Moment lang, im Bad, konnte ich mir vorstellen, abgelehnt zu werden und das zu überleben." (eine Frau; 4. T.). (3.2.4)
12. Zorn, unverhältnismäßig bezüglich des auslösenden Geschehens. War in der Lage, zu beobachten, wie der Zorn aufkam, und die Gefühle dahinter wahrzunehmen, während ich den Zorn immer noch fühlte. Normalerweise würde ich versuchen, mich daran zu hindern, es zu fühlen (4. T.). (3.2.4)
13. Bin mir mehr bewußt, was ich fühle, handle noch aus Schuld- und Verantwortungsgefühl heraus, aber bin mir bewußt, daß ich das nicht wollte (2. T.). (3.2.4)
14. ... Wäre gern woanders, sicher, recht dunkel (an einem sicheren und recht dunklen Ort – vr), wo ich über gar nichts nachzudenken brauche... (6. T.). (3.2.4)
15. (Verwirrung. (1.2))
16. Geistig schwer (heavy) (12. T.). (3.2.1)
17. Fühlte mich müde und neblig in meinem Geist (7. T.). (3.2.2)
18. Stumpfheit des Geistes, zurückzuführen auf einen erkältungsartigen Zustand (2. T.). (3.2.3)
19. Schwierigkeiten beim Denken. Vagheit. „Besoffenheit" (fluffiness) im Kopf. Hatte das noch nie zuvor. Hielt den ganzen Morgen an (2. T.). (3.2.3)
20. Konzentration ein bißchen schwierig, ich fühle, daß mein geistiges Stehvermögen (stamina) nicht so gut ist. Entferntes/distanziertes (distant) Gefühl im Kopf. Keine Schärfe (4. T.). (3.2.3)
21. Den ganzen Morgen lang Mangel an Fähigkeit, sich zu sammeln (to focus) und tief zu denken (n. 4 St.). (3.2.4)
22. Bei der Meditation konnte ich meinen Verstand nicht zur Ruhe kommen lassen. Mangel an Sammlung (focus) und Konzentration (n. 8 St.). (3.2.4)
23. Sehr müde und unzufrieden. Ausgesprochener Mangel an Interesse an der Prüfung. Fühlte mich, als verstünde ich nicht richtig, was ich machte, oder als hätte ich etwas übersehen (missed something). Frage mich, ob ich in Kontakt mit meinen Gefühlen bin oder nicht. Mangel an Interesse an allem (8. T.). (3.2.1)
24. Beim Versuch, die Potenz der Arznei zu wählen (für einen Fall), stand ich in der Praxisapotheke und konnte keine Erdung dazu kriegen (couldn't get earthed about it). Ich verblieb schließlich bei einer Entscheidung, mit der ich nicht besonders glücklich war. Das ist ungewöhnlich für mich. Ungewöhnlich für mich, nicht in der Lage zu sein, etwas zu durchdenken. Konnte nicht das richtige Gefühl kriegen, um die richtige Handlung zu beschließen (am 2. T., vormittags). (3.2.4)

Gesellschaft

1. Abneigung gegen Gesellschaft und Feste. (1.3)
2. Den ganzen Tag reizbar und schnippisch. Reizbar durch Geräusch. Bei der Abendmahlzeit mußte ich das Zimmer verlassen, um dem Lärm des Geklappers/Geschwätzes (chatter) zu entgehen (3. T.). (3.2.1)
3. Selbstbemitleidend und reizbar mit jedem; düster, niedergeschlagen und ärgerlich über Kleinigkeiten. Konnte nicht gestört werden (be bothered), wollte in Ruhe gelassen sein. Trost und Gesellschaft verschlimmerten (19. T.). (3.2.1)
4. Verlangen, mich aus allem auszuklinken (switch off) und ins Bett zu gehen. Wäre gern woanders, sicher, recht dunkel (an einem sicheren und recht dunklen Ort – vr), wo ich über gar nichts nachzudenken brauche. Abneigung gegen Leute, kein Bedürfnis nach Gesellschaft (6. T.). (3.2.4)
5. Ein Kind (Mädchen) hatte sich auf einem Campingurlaub zurückgezogen; brauchte liebevolle Zuwendung (TLC – amerikanische Abkz. für „tender loving care", vr). Ich (eine Prüferin) hatte nicht das Gefühl, Liebe in mir zu haben, um sie dem Kind zu geben (11.T.). (3.2.2)
6. Fühlte mich beim Herumsitzen und Schwatzen mit Freunden unbehaglich, wollte etwas machen, obwohl ich wußte, ich sollte mich ausruhen (7. T.). (3.2.2)
7. Nach einem langen Marsch (hatte mich bis an die Grenzen getrieben) fühlte ich mich stolz – ließ Andere nicht wissen, wie stolz ich mich fühlte (eine Frau; 3. T.). (3.2.2)
8. In mich selbst gekehrt, das Gesprochene ging an mir vorbei. (1.3)
9. Verwundbares Gefühl. Seltsames Gefühl, fremd/fremdartig (alien) zu sein (2. T.). (3.2.4)
10. Wiederkehr des Zustandes aus der Prüfungszeit. Fühlte mich zurückgeführt zu den Gefühlen, nicht gemocht zu werden und keine Freunde zu haben... (n. 6 Monaten). (3.2.4)
11. Fühlte sich glücklich und integriert /vollständig (integrated) (19. T.). (3.2.2)
12. Beim Gärtnern abends fühlte ich mich glücklich, allein zu sein. Das starke Gefühl von Unabhängigkeit und Freiheit hat abgenommen, aber ist noch da (13. T.). (3.2.3)
13. Hatte Gesellschaft bei der Arbeit und fühlte mich (dadurch? vr) etwas ruhiger (n. 5 St.). (3.2.2)
14. Noch immer glücklich und genieße es, Leute um mich zu haben (3. T.). (3.2.2)
15. Genoß die Gesellschaft in der Kneipe (4. T.). (3.2.2)
16. Glücklich und jovial, leichten Sinnes (light-hearted), Gesellschaft genießend (23. T.). (3.2.2)
17. Sie genießt Gesellschaft, fühlt sich glücklich und selbstvertrauend, will ausgehen, nett aussehen, hat sich die Nägel lackiert und sich modisch angezogen (dressing up) (16. T.). (3.2.2)
18. Fühlte mich entspannt (at ease) in Gesellschaft von Leuten, die ich für lange Zeit nicht gesehen hatte (24. T.). (3.2.2)
19. Genoß es, bei meiner Familie zu sein (8. T.). (3.2.2)
20. Seine Frau meint, er ist "häuslicher" (more "homey") als gewöhnlich (3. T.). (3.2.3)

Gier, Suchtverhalten

1. Hungriges und leeres Gefühl (5. T.). (3.2.1)
2. Den ganzen Tag Hungergefühl; um dreiviertel neun gefrühstückt, um halb eins mittags Gefühl wie Verhungern; heute abend sogar nach dem Abendessen sehr hungrig (2. T.); sehr hungrig eine halbe Stunde nach Essen (4. T.). (3.2.1)

3. Hunger um 11 Uhr vormittags; MUSSTE zwei Stunden nach der letzten Mahlzeit wieder essen (n. 2 1/2 St.); plötzlicher Hunger zwei Stunden nach Essen (2. T. vormittags); plötzlicher Hunger um 11 Uhr vormittags (20. T.). (3.2.4)
4. Sehr hungrig bis zum Essen um 13 Uhr; wollte etwas Magenfüllendes und Appetitliches (savoury); war den ganzen Abend lang sehr hungrig (2. T.). (3.2.1)
5. Wenn ich erst mal angefangen habe zu essen, will ich weitermachen (3. T.). (3.2.1)
6. Vor dem Anfall oft Verlangen nach Süßigkeiten (30j. Frau, Migräne). (1.4)
7. Weniger Hunger als sonst; sie will nur Banane und Brot essen. Verlangen nach Bananen (1. - 14. T.). (3.2.2)
8. Verlangen nach Brot, Nudeln, Hülsenfrüchten (pulses), Käse, milder Speise (1. - 15. T.). (3.2.2)
9. Will mehr Salz (3. T.); verlangt nach salzigem Essen (5. T.). (3.2.1)
10. Zwei Tage lang Verlangen nach Alkohol und Schokolade (23. T.). (3.2.4, Prüferin 91)
11. Begierde (craving) nach Mars-Schokoriegeln (39. T.). (3.2.4, Prüferin 89)
12. (Verlangen nach Alkohol, Narkotika, Brot, Kaffee, kaltem Wasser, Lakritze. (1.2))
13. Extrem durstig, wollte Tee; es ist ungewöhnlich für mich, zwei große Becher davon um diese Zeit zu trinken; der Tee verursachte heißes, schwitziges, unbehagliches Gefühl (2. T., ca. 22 Uhr). (3.2.2)
14. Sehr durstig; braucht 4 bis 5 Tassen Wasser und noch eine Tasse Tee (10. T.). (3.2.3)
15. Durstig auf Wasser, schüttete es runter. Verlangen nach kalten, brausenden Getränken (6. T.). (3.2.3)
16. Verlangen nach Rosé- Schaumwein (5. T.). (3.2.2)
17. Ich esse sonst nicht viel Obst; heute aß ich Obst zu Mittag (n. 6 St.). (3.2.2)
18. Ich liebte früher Orangensaft, jetzt interessiert er mich nicht mehr (ab 7. T., *persistierend*). (3.2.2, Prüferin 87)
19. Weniger Essen und Trinken als sonst (1. bis 3. T.). (3.2.2)

Gleichgültigkeit

1. Abkühlend (cool? distanziert? vr). (1.3)
2. Fühle mich weit weg (aloof), schwebend (n. 3 1/2 St.). (3.2.4)
3. Eine Art Losgelöstheit (detachment), findet es schwer, sich zu konzentrieren (to focus) (3. T. abends). (3.2.3)
4. Bekam heute ein Stellenangebot; fühlte bzw. dachte, daß er nicht aufgeregt (bothered) werden könne. Vorher (previously) war er wegen dieses Jobs sehr aufgeregt gewesen (3. T.). (3.2.3)
5. Bei einem Treffen, wo es um die Zukunft von Hilfskräften ging, die in der Probezeit waren, hatte ich das Gefühl, nicht Teil davon sein zu wollen – kümmert mich nicht (can't be bothered), hat mit mir nichts zu tun (7. T.). (3.2.2)
6. Fühlte mich völlig abgelöst von dem, worüber die Leute redeten; früher hätte ich mich ärgerlich gefühlt. Ganz-egal-Gefühl (don't care feeling). Zog mich von der emotionalen Verbindung zu den Leuten zurück, für die ich arbeite (21. T.). (3.2.2)
7. Fühle mich weniger gereizt und weniger einbezogen bei Gesprächen mit meinem Freund über Dinge, die mich nicht interessieren (3. T.). (3.2.2)
8. Konnte keine Beziehung mehr zu alten Kümmernissen herstellen; diese Probleme betreffen mich nicht mehr (28. T.). (3.2.2)
9. Gedanken, weit weg, daß ich an dieser Halssache sterben könnte, weil auf der psychischen Ebene so viel passiert ist (5. T.). (3.2.4)

10. Es schien, als ob ein Ereignis (dem Vater einer Freundin ging es gesundheitlich schlechter) mich emotional nicht berühre, die bekannten Gefühle fehlten. (1.3)
11. Es ist eine Art losgelösten Zustandes, distanziert, Kälte gegenüber meiner Partnerin, die sagt, ich scheine meilenweit weg zu sein. Es ist wie eine Unabhängigkeit des Geistes, weit weg sein. Ich fühle mich meilenweit weg (10. T.). (3.2.3)
12. Die kalte Losgelöstheit hat sich etwas verändert und ist zu einem guten Gefühl mit sich selbst (a good feeling of self) geworden. Fühle keine Belastungen (encumbrances) von Seiten Anderer, fühle mich frei, zu sprechen und zu tun, wie ich es mir wünsche; war sehr direkt zu den Leuten und sagte genau das, was ich empfand. Völlige Indifferenz, sagte einfach, was ich fühlte und dachte, ohne Bewußtheit (11. T.). (3.2.3)
13. Müde, aber klar; gleiches Gefühl von Freiheit, nicht abhängig zu sein; Empfindung, als seien die Dinge von mir abgeschnitten worden und ich sei (somit) frei (12. T.). (3.2.3)
14. Während ich draußen war, Gefühl, in meiner eigenen Welt zu sein (5. T.). (3.2.4)
15. Distanzierter meinen eigenen Emotionen gegenüber, sensibler gegenüber sexuellen Gefühlen. (1.3)

Hellsichtigkeit, Hellfühligkeit, „Inspiration"

1. Fand mich dabei wieder, im Dunkeln zu sitzen; will im Dunkeln sein, wo ich meine Gefühle beobachten kann, Gefühle von innerer Ruhe und Stille, es ist wieder, als wenn die Angst (Prüferin gebrauchte den ins Englische übergegangenen, deutschen Ausdruck „angst" – vr) und Depression nicht da sind. Sanftes (smooth) klares wäßriges (watery) Schweben (wie in Wasser? vr). Meine Bewußtheit ist auf sehr undramatische Weise erhöht. Ich möchte den Raum ruhig und dunkel haben, um mir meinen Weg durch den Schmerz hindurchzufühlen (to feel my way through the pain), anstelle ihn zu analysieren, was ich sonst für gewöhnlich tue. (Dabei) Traurigkeit (1. T.). (3.2.4)
2. Ich fühle, daß meine Bewußtheit/mein Bewußtsein (consciousness) erhöht ist, die Klarheit meiner Sicht (vision) ist erhöht. Ich habe heute sehr klar gesehen oder gefühlt, was in meinen Patienten vorging. Ich gebrauche meinen Intellekt jetzt nicht so viel, weil ich etwas anderes benutze (1. T.). (3.2.4)
3. Erkenntnis – über die Vergangenheit – ES WAR WIRKLICH KLAR. Die Prüfung erzeugt die Fähigkeit, diese Informationen sehr einfach zu bekommen (access), ohne in die verstandesmäßige Analyse hineinzugehen. Die Analyse, die ich eben vornahm, ist da, weil ich WEISS, nicht weil ich DENKE (4. T. (.3.2.4) (In allen Symptomen wurden Großschreibungen, Unterstreichungen und/oder „gebrochene" Syntax aus dem Original beibehalten. vr)
4. KLARE Erkenntnis (über meine Beziehung). Habe das zum ersten Mal so klar gesehen. Gefühl, keine Illusionen darüber zu haben. Die Klarheit war SCHOCKIEREND – so klar und einfach (2. T. morgens). (3.2.4)
5. Erfahrung. Ich sah es wirklich klar. Ich sah, was wirklich los war, statt was los zu sein schien. Empfand, daß ich den größten Teil meines Lebens damit verbracht habe, das zu verbergen – entblößte vor mir, was meine wirkliche Erfahrung ist, und ich stecke da drin, und es ist GRAUENHAFT. Ich fühle und erinnere mich an Gefühle bezüglich meiner selbst vom 3. - 4. Lebensjahr an. Das ist meine früheste unglückliche Erinnerung. (Diese Erkenntnis verursachte gestörte Nächte und unglückliche Gefühle.) (16. T.). (3.2.4)

6. Erkenntnisse (über die Zusammenhänge zwischen Liebe und Vertrauen, die Vergangenheit, Beziehungen). Gefühl, diesen Dingen zum ersten Mal bis ganz auf den Grund zu gehen – zur ursprünglichen Struktur des Problems. Das wurde von Erwärmung der Füße begleitet (sehr, sehr ungewöhnlich für mich) (2. T.). (3.2.4)
7. Gefühl, daß „neues Licht auf all meine Sachen geworfen wird" (2. T.). (3.2.4)
8. Ich sah /erkannte (saw) etwas in einem Freund, was ich nie zuvor sehen/erkennen konnte (3. T.). (3.2.4)
9. Drei Tage lang depressiv (es ist sehr ungewöhnlich, daß das so lang anhält) – keine Energie oder Inspiration (16. T.; Gegenwirkung nach in den ersten 2 Wochen vorherrschender Euphorie, vr). (3.2.4)

Konzentration

1. Fühle mich recht aufmerksam (alert), wach, sogar schnell/flink/aufgedreht (speedy) (6. T.). (3.2.4)
2. Fühlte mich aufmerksamer (more alert) und mein Verstand war klarer. Ich war entspannter (2. T.). (3.2.2)
3. Eine Art Losgelöstheit, findet es schwer, sich zu konzentrieren (to focus) (3. T. abends). (3.2.3)
4. Konzentration ein bißchen schwierig, ich fühle, daß mein geistiges Stehvermögen nicht so gut ist. Entferntes/distanziertes (distant) Gefühl im Kopf. Keine Schärfe (4. T.). (3.2.3)
5. Verzettelt (scatty), fängt eine Sache an und findet dann etwas anderes zu tun, ohne die erste Sache zu beenden (n. 7 1/2 Std., d.h. 1. T. am frühen Abend). (3.2.1)
6. Gefühl, daß ich mich nicht auf den (zu behandelnden, vr) Fall konzentrieren (focus) kann und daß ich es auch gar nicht will (n. 1 1/2 St.). (3.2.4)
7. Den ganzen Morgen lang Mangel an Fähigkeit, sich zu sammeln (to focus) und tief zu denken (n. 4 St.). (3.2.4)
8. Bei der Meditation konnte ich meinen Verstand nicht zur Ruhe kommen lassen (let my mind settle). Mangel an Sammlung (focus) und Konzentration (n. 8 St.). (3.2.4)
9. Schlechte Konzentration, hatte nicht das Gefühl, mich dem, was ich tat, hingeben/verpflichten (commit myself) zu können (n. 2 St.). (3.2.4)
10. Konnte sich nicht konzentrieren – abgelenkt durch Geräusche, Schwierigkeiten, sich auf das zu konzentrieren (focus), was der Patient sagt (2. T., mittags). (3.2.4)
11. Die Konzentration entgleitet bei der Arbeit, ich finde mich beim Ins-Leere-Starren wieder; versuche, meine Gedanken zu sammeln (3. T.). (3.2.2)
12. Konzentrationsschwierigkeiten, schaue auf Wörter, aber nehme sie nicht auf (10. T.). (3.2.2)
13. Konzentrationsschwierigkeiten im College (19. T.). (3.2.2)
14. Konzentrationsschwierigkeiten (13. T.). (3.2.2)
15. Geistesabwesend, wurde an der Tür der Bücherei angehalten, weil ich mit einem Buch hinausgehen wollte. (Empfand) Furcht vor dem, was sie wohl mit mir machen würden (4. T. vormittags). (3.2.4)
16. Nach dem Versuch, mich 5 Minuten lang auf einen Fall zu konzentrieren, bekam ich eine Hitzewallung über und über, mit etwas Schweiß, und alle guten Empfindungen des Gemüts sind weg (n. 1 1/2 Std.). (3.2.4)

Lesen, Lernen, Schreiben, Studieren

1. Konzentrationsschwierigkeiten, schaue auf Wörter, aber nehme sie nicht auf (10. T.). (3.2.2)

2. Konzentration nicht sehr gut. Er versucht, Bücher zu lesen, aber legt sie wieder weg (2. T.). (3.2.3)
3. Konzentrationsschwierigkeiten im College (19. T.). (3.2.2)
4. Merkte, daß ich viele Rechtschreibfehler (spelling mistakes) am Schluß der Wörter gemacht habe (17. T.). (3.2.1)
5. Gedächtnis schwächer, kann nicht an Wörter denken, an Buchstabieren, vergesse, Sachen zu erledigen (31. T.). (3.2.1)
6. ... Vermehrt Fehler beim Rechnen seit der Prüfung (9. T.). (3.2.4)
7. Verrechnete mich mit meinem Geld, so daß ich mit zu wenig Bargeld in den Laden ging. Normalerweise bin ich sehr schnell im Rechnen, schneller als der Verkäufer (9. T.). (3.2.4)

Liebe, Zuneigung

1. Beziehung. Wurde emotional tiefer berührt (more intensely affected) als sonst. Da war keine Behinderung (obstruction) zwischen mir und meinen Gefühlen. Weinte laut (was ungewöhnlich ist). Wenn ich darüber nachdachte, was ich benötigte, um dem Schmerz abzuhelfen, den ich fühlte – ein sehr machtvolles Gefühl –, so war es LIEBE. So machtvoll kam die Empfindung (Schmerz) meinen Arm in meine linke Hand herunter (1. T.). (3.2.4)
2. Fühle mich voller Liebe. Ich fühle mich so reich – zufrieden. So unbeschreiblich zufrieden und eins (at one). Keine Grenzen zwischen Körper, Geist und Seele (n. 3 1/2 St.). (3.2.4)
3. Zuweilen fühle ich mich so liebeerfüllt (love-filled) – Verwirklichung von so vielen wunderschönen „state of art" und leiden zu müssen, um schöne Dinge zu bekommen (Symptom kaum übersetzbar! Original: „realisation of so many beautiful „state of art" and having to suffer to get beautiful things") (28. T.). (3.2.4)
4. Fühlte mich, als sei mein Herzchakra geöffnet worden (6. T.). (3.2.2)
5. Brüllte den Sohn an und brach in Tränen aus, das erste Mal in Monaten. Fühlte mich erleichtert über die Reaktion des Sohnes, weil auch er weinte. Es war eine spontane Reaktion, emotional, führte zu richtig schönem Schmusen (eine Prüferin; 12. T.). (3.2.2)
6. Ich scheine liebevoller und netter mit meiner Frau und meinem Sohn umzugehen, war glücklich, ihnen beiden mehr Aufmerksamkeit, „Streicheleinheiten" (cuddles) usw. zu geben (6. T.). (3.2.3)
7. Fühlt sich seinem Sohn nahe, verbrachte mehr Zeit mit ihm als er es sonst täte (3. T.). (3.2.3)
8. Fühle mich beschützender gegenüber meinem Freund (2. T.). (3.2.2)
9. Fühlte mich mehr verbunden (integrated) mit meinem Freund beim Sex (3. T.). (3.2.2)
10. Sehr guter Laune, geiler als gewöhnlich, zärtlicher als gewöhnlich. Dies berichtet seine Ehefrau (2. T.). (3.2.4)
11. War bei schnellem Fahren besorgt (anxious), daß sie vielleicht jemand überfahren könnten oder daß ein Schaf ausbrechen könne. Empfand Respekt für die Landschaft und mochte nicht über die Landstraßen rasen (teararsing around the lanes) (6. T.). (3.2.2)
12. Sah eine Schnake und empfand ein Gefühl von Liebe ihr gegenüber. Ich wollte sie berühren, als sie vorbeischwirrte (4. T.). (3.2.2)
13. Gefühl von Wärme und Freundlichkeit gegenüber Leuten. Positive und glückliche Stimmung (5. T.). (3.2.2)

14. Berührt/gerührt (touched) durch die Freundlichkeit der Leute mir gegenüber (20. T.). (3.2.2)
15. Seine Frau bemerkte, daß er entspannter und netter ihr gegenüber war, auch weniger reizbar (2. T.). (3.2.2)
16. Fühle mich nicht so verlassen von meiner Familie (wie sonst) (3. T.). (3.2.2)
17. Besuchte die Familie; war mehr in der Lage, die Leute (Verwandte? vr) spontan zu berühren. Fühlte mich wohler (more comfortable), offen, expressiv. Fühlte mich weniger verantwortlich für die Leute. Gefühl, meine Bindungen gelockert zu haben (10. T.). (3.2.4)
18. Es schien, als ob ein Ereignis (dem Vater einer Freundin ging es gesundheitlich schlechter) mich emotional nicht berühre, die bekannten Gefühle fehlten. (1.3)
19. Es ist eine Art losgelösten Zustandes, distanziert, Kälte gegenüber meiner Partnerin, die sagt, ich scheine meilenweit weg zu sein. Es ist wie eine Unabhängigkeit des Geistes, weit weg sein. Ich fühle mich meilenweit weg (10. T.). (3.2.3)
20. Ein Kind (Mädchen) hatte sich auf einem Campingurlaub zurückgezogen; brauchte liebevolle Zuwendung (TLC – amerikanische Abkz. für „tender loving care", vr). Ich (eine Prüferin) hatte nicht das Gefühl, Liebe in mir zu haben, um sie dem Kind zu geben (11.T.). (3.2.2)
21. Kann nicht gestört (bothered) werden, habe keinerlei herzliche Gefühle zu meinem Freund, nicht in der Gegenwart, keine Wärme, sehr oberflächlich. Gefühl, ich kann nicht in Beziehung mit jemand treten (can't get involved with anybody). Wenn ich das täte, käme es zu einem Gefühlsausbruch (rush) und zu viel Gefühl, überwältigend, und das will ich nicht machen (21. T.). (3.2.4)

Musik, Singen, Tanzen, Kunst

1. Sang auf dem Fahrrad auf dem Weg zur Arbeit, fühlte mich „on top of the world" (5. T.). (3.2.3)
2. Spielte mit mehr Kenntnis und weniger Fehlern Klavier, die Töne waren klarer. Daher fühle ich mich erregt, freudvoll, euphorisch (exhilarated), habe Vorstellungen von mir als einem Virtuosen (ein Mann; 10. T., spät abends). (3.2.4)
3. Starker Drang, Musik zu hören, spirituelle (östliche) Musik, fühlt sich sehr erhoben (elevated) (wohl am 2. T. frühmorgens – „21 St. 50 Min. nach Prüfungsbeginn"). (3.2.4)
4. Sie fühlte sich beim Tanzen leicht und energievoll (energetic) (5. T.). (3.2.2)
5. Weiß nicht, wie ich den Tag managen werde (morgens). MÜDE. Deswegen völlig in der Gegenwart. Weiß nicht, wie ich das alles bewältigen werde. Beim Autofahren oder Flötespielen o.k. (6. T.). (3.2.4, Prüferin 89)

Reizbarkeit (Gegenpol: Duldsamkeit)

1. Unnötigerweise schnell erzürnt (quick tempered), das hielt etwa 2 Std. an (am 3. T. morgens). (3.2.1)
2. Simple Aufgaben erscheinen kompliziert, ein Kampf, ich mache Sachen verkehrt. Bin ärgerlich und reizbar. Kleine Aufgaben brauchen lange Zeit. Hatte das Gefühl, daß den ganzen Tag alles verkehrt ging (n. 5 St.). (3.2.4)
3. Lärmempfindlich: das Summen des Kühlschranks geht mir auf die Nerven und verursacht ein Gefühl von Anspannung der Kinnladen (3. T.). (3.2.4)
4. Nach einer einzigen Flasche Bier am Vorabend, am nächsten Morgen reizbar durch Lärm (eine Frau; 3. T.). (3.2.1)

5. Beim Aufwachen fühlte sie sich müde, reizbar und schlechtgelaunt (22. T.). (3.2.2)
6. Den ganzen Tag reizbar und schnippisch. Reizbar durch Geräusch. Bei der Abendmahlzeit mußte ich das Zimmer verlassen, um dem Lärm des Geklappers/Geschwätzes (chatter) zu entgehen (3. T.). (3.2.1)
7. Reizbar mit der Tochter; grollt darüber, die Tochter unterhalten zu müssen; besser, nachdem die Tochter schlafengegangen ist (12. T.). (3.2.1)
8. Sehr reizbar den Kindern gegenüber: „Mecker mich nicht so an, mach doch mal vorwärts." (1.3)
9. Selbstbemitleidend und reizbar mit jedem; düster, niedergeschlagen und ärgerlich über Kleinigkeiten. Konnte nicht gestört werden (be bothered), wollte in Ruhe gelassen sein. Trost und Gesellschaft verschlimmerten (19. T.). (3.2.1)
10. An diesem Wochenende, im College, scheine ich sehr wenig Duldsamkeit (tolerance) gegenüber Leuten zu besitzen, die mich normalerweise zwar reizen, mit denen ich aber sonst umgehen kann; fühle, daß ich heute recht reizbar gewesen bin (9. T.). (3.2.1)
11. Jemand gab den Kommentar, daß ich entspannter aussehe, und ich fühle mich sicherlich auch entspannter als die drei Wochen zuvor. Bin sehr reizbar, kann Idioten (fools) nicht klaglos ertragen (eine Frau; 31. T.). (3.2.1)
12. Seine Frau bemerkte, daß er entspannter und netter ihr gegenüber war, auch weniger reizbar (2. T.). (3.2.2)
13. Weniger launisch. Viel gelassener und gleichmütiger (steady and placid) als er sonst war (25. T.). (3.2.3)
14. Wenn ich mich in Nordirland aufhalte, bin ich gewöhnlich recht reaktionär, besonders bezüglich der politischen Situation. Diesmal war ich nicht so, ich war sehr viel lässiger (complacent) (20. T.). (3.2.3)

Religion bzw. Spiritualität, Störungen im Zusammenhang mit der

1. Empfand eine unklare Brücke zwischen Körper und Geist. Größere Bewußtheit der Wirklichkeit, in spiritueller Weise, wie Euphorie oder wie nach einer ganz besonderen Art von Orgasmus (eine Frau; n. 3 1/2 St.). (3.2.4)
2. Starker Drang, Musik zu hören, spirituelle (östliche) Musik, fühlt sich sehr erhoben (elevated) (wohl am 2. T. frühmorgens – „21 St. 50 Min. nach Prüfungsbeginn"). (3.2.4)
3. Fühlt sich immer noch spirituell - high, glücklich, zufrieden, im Fluß (in flow) (11. T.). (3.2.4) („Flow" wird nach *Vincentmihalyi* ein ruhiges Glücksgefühl genannt, das sich z.B. bei Arbeit, Sport, Meditation einstellen kann. vr)
4. (Fragt sich:) „Wie können wir hier gut leben/gut sein /wie können wir hier gut leben, ohne bei diesem Vorgang (der AMP? dem Leben auf Erden überhaupt? vr) Schaden zu nehmen?"(How can we be good here, but not get harmed in the process?) (n. 22 St.). (3.2.4)
5. Begreifen (realisation), materiell zu sein – etwas Besonderes. Ich finde wirklich sehr viel Gefallen an meinem Leben. Staunen/Verwunderung (wonderment) darüber, daß die Lebenskräfte sich materialisieren. Staunen darüber, in die materielle Welt geboren zu sein (2. T. frühmorgens). (3.2.4)
6. Erkenntnis, daß ich schmutziger und involvierter (ins Leben einbezogener) werden muß, um auf einer hohen Ebene und spirituell zu sein. Früher habe ich meine Häßlichkeit/Schmutzigkeit (nastiness) verborgen, indem ich versuchte, spirituell zu sein (12. T.). (3.2.4)

7. TOD – Gedanken an den Tod. Erinnerung an Leute, die gestorben sind... . Gefühl, daß ich eine Beziehung dazu hergestellt habe (I've connected to), was der Tod ist. Es fühlte sich unspirituell an, körperlich, grob; ihr Körper ist schrecklich, ist alles, was von ihnen (den Verstorbenen) übrig bleibt (26. T.). (3.2.4)
8. Ging im Dunkeln im Garten spazieren - die Dunkelheit erschien magisch (19. T.). (3.2.2)
9. (Sie finden die Essenz des Lebens in ihren Herausforderungen; wenn sie sich beweisen, sind sie eins mit Gott und der Welt. (1.2))

Ruhe, Zufriedenheit (siehe auch **„Fröhlichkeit"**), **Gegenpol: unzufriedene Stimmung**

1. Fühle mich voller Liebe. Ich fühle mich so reich – zufrieden. So unbeschreiblich zufrieden und eins (at one). Keine Grenzen zwischen Körper, Geist und Seele (n. 3 1/2 St.). (3.2.4)
2. Erwachte mit entspanntem zufriedenem Gefühl, was ungewöhnlich ist (2. T. morgens); bin jeden Morgen mit guter Stimmung erwacht (5. T.). (3.2.4)
3. Vom Aufstehen an (from rising), Gefühl von Heiterkeit, Ruhe (2. T. morgens). (3.2.4)
4. Erwachte mit einer Art träumerischer Heiterkeit, welche sich im Laufe des Morgens verlor (3. T.). (3.2.4)
5. Eine müde Art von Heiterkeit (serenity), wie wenn ich hart gearbeitet habe (2. T. ; vormittags – vr). (3.2.4)
6. Ruhig den ganzen Tag, müde und zufrieden am Ende des Tages (12. T.). (3.2.4)
7. Fühle mich recht zufrieden, im Vergleich mit der letzten Woche fühle ich mich sehr glücklich, friedlich und zufrieden (3. T.). (3.2.4)
8. Fühle mich ruhig, entspannt, nicht ängstlich. Komme viel schneller über Dinge weg, die mich erzürnen (7. T.). (3.2.4)
9. Ruhig, entspannt, die letzten zwei Tage über nichts ärgerlich gewesen (18. T.). (3.2.4)
10. Kann keinen Groll mehr mit mir herumtragen (can't bear grudges anymore), habe nicht das Gefühl, irgendwas beweisen zu müssen (6. T.). (3.2.2)
11. Fühlte mich aufmerksamer, und mein Verstand war klarer. Ich war entspannter (2. T.). (3.2.2)
12. Sehr müde und unzufrieden... . Mangel an Interesse an allem (8. T.). (3.2.1)

Ruhelosigkeit

1. Eckig/kantig/gereizt (edgy) und unruhig. Ich räumte Sachen auf, die in Wirklichkeit gar kein Aufräumen benötigten. Machte Sachen halb fertig. Beschäftigtsein war nicht befriedigend, weil ich müde war. Konnte mich nicht entspannen und meinen Geist auf irgendetwas konzentriert halten. Mehr mental als körperlich unruhig. Am Ende gab ich auf und ging zu Bett (8. Tag). (3.2.2)
2. Gehetztes Gefühl den ganzen Morgen, wollte beschäftigt sein und konnte nicht herumsitzen. Wollte mit etwas weiterkommen (get on with), aber wußte nicht, was ich tun solle. Zu unruhig, um aktiv zu sein (2. T.). (3.2.1)
3. Der Puls wurde sofort nach der Arznei schneller. Ich wurde hyperaktiv (2. T., abends); Fühle mich noch immer hyperaktiv mit sehr viel Energie (2. T.); der Puls ist immer noch beschleunigt (94 im Sitzen), fühle mich wie unter Stimulanzien; ein Freund meinte, ich sehe aufgeregt (agitated) aus und als wenn ich Drogen genom-

men hätte (3. T. abends); immer noch gesteigerte Energie und halte mich beschäftigt, aber nicht mehr ganz so hyperaktiv (4. T.). (3.2.2)

4. Fühlte mich beim Herumsitzen und Schwatzen mit Freunden unbehaglich, wollte etwas machen, obwohl ich wußte, ich sollte mich ausruhen (7. T.). (3.2.2)

Schreck, Auffahren

1. Weniger furchtsam, aber laute Geräusche lassen mich mehr aufspringen (3. T.). (3.2.2)
2. Ich ließ einige Papiere, mit denen ich arbeitete, beinahe fallen und bekam einen richtigen Schock, der unverhältnismäßig erschien, so als wenn jemand hinter mich getreten sei und „buh" gemacht habe (n 5 St.). (3.2.1)

Schreien

1. Brüllte während rasend zorniger Stimmung aus voller Kehle und knallte Türen. Bald danach fühlte ich mich bedeutend besser (eine Frau; 26. T.). (3.2.2)
2. Ich schrie während eines Streits meinen Freund zurück an, aber konnte nicht zornig werden oder am Zorn festhalten (4. T.). (3.2.2)
3. Brüllte den Sohn an und brach in Tränen aus, das erste Mal in Monaten. Fühlte mich erleichtert über die Reaktion des Sohnes, weil auch er weinte. Es war eine spontane Reaktion, emotional, führte zu richtig schönem Schmusen (eine Prüferin; 12. T.). (3.2.2)

Selbstvertrauen (auch: Stolz usw.)

1. Verminderte Selbstbeobachtung/Selbst-Bewußtheit (self-consciousness), weniger negative Beurteilungen über mich selbst (3. T.). (3.2.4)
2. Fühle mich selbstbewußter (5. T.). (3.2.3)
3. Fühlte mich selbstbewußter und weniger eingeschüchtert (n. 12 St.). (3.2.2)
4. Der Freund störte meinen Schlaf, und ich konnte ihm sagen: „Du hast meinen Schlaf gestört" – ich schlucke (sonst) oft diese Dinge (13. T.). (3.2.4)
5. War in der Lage, dem Freund zu sagen, er solle mit einem Raufspiel aufhören – ich wollte romantischer sein (5. T.). (3.2.2)
6. Meine Cousine hat mich letztes Jahr verletzt. Sie hatte in Erwägung gezogen, sich bei der Familie über mich zu beklagen, die ohnehin schon über mich klagte (contemplating to have a moan at family who moaned at me). Gestern rief ich meine Schwester an und stand für mich ein, und beschloß, meiner Cousine zu schreiben und ihr mitzuteilen, wie sehr sie mich verletzt habe. Ich hatte ein Jahr lang auf dieser Sache herumgesessen wie auf einem Fußabstreifer (31. T.). (3.2.4)
7. Fühlt sich mehr einbezogen bei der Arbeit und tut mehr als gewöhnlich. Fühlt sich nach wie vor selbstbewußter zu Hause und am Arbeitsplatz (ein Mann; 6. T.). (3.2.3)
8. Fühlte mich sehr klar im Kopf und entschlossen (22. T.). (3.2.2)
9. In den letzten 10 T. fühlte ich mich selbstsicherer. Ich traf schnellere Entscheidungen und hielt an ihnen fest. Ich jammerte nicht über Sachen, sondern war viel entschiedener (much more to the point) und positiver zu mir selbst eingestellt. Viele Überlegungen, was ich mit meinem Leben anfangen sollte und in welche Kanäle ich meine Fähigkeiten lenken könnte (29. T.). (3.2.4)
10. Übernahm die Führung beim Bestellen von Essen im Restaurant und schickte, ohne nochmal daran zu zweifeln (without a second thought) das Essen zurück, als es nicht in Ordnung war. Gefühl von Selbstvertrauen und Glück, wie wenn man die Kontrolle innehat (like being in control). Mein Freund sagte, ich sei eine neue Frau (2. T., abends). (3.2.2)

11. Beklagte sich, daß das Getränk abgestanden sei, und gab es zurück (in der Kneipe; 3. T. abends). (3.2.2)
12. Mehr Power, mehr Energie, mehr Antrieb (drive), selbstsicherer. Habe endlich meiner Cousine darüber geschrieben, wie sie mich letztes Jahr verletzt hat – bin stolz, daß ich es geschrieben habe (42. T.). (3.2.4)
13. Wurde ärgerlich (bad tempered) mit den Leuten im Campingladen. Sie waren nicht hilfreich, aber am Schluß kriegte ich, was ich wollte (9. T.). (3.2.2)
14. Ich stellte einen Fremden, der einen Gegenstand aus der Musikausrüstung meines Freundes gestohlen hatte; ich holte den Gegenstand zurück und fühlte mich stolz auf mich selbst (13. T.). (3.2.2)
15. Nach einem langen Marsch (hatte mich bis an die Grenzen getrieben) fühlte ich mich stolz – ließ Andere nicht wissen, wie stolz ich mich fühlte (eine Frau; 3. T.). (3.2.2)
16. Mein Freund sagte, ich sei in meinem Verhalten anmaßender/frecher (bolder) geworden, nannte mich diktatorisch (bossy boots) (2. T. morgens). (3.2.2)
17. Viele Selbstzweifel, frage mich sogar, ob ich die Prüfungssymptome erfinde (making the proving symptoms up) (8. T.). (3.2.4)
18. Die Unsicherheit geht so weit, mein eigenes Urteilsvermögen anzuzweifeln. Somit denke ich von Zeit zu Zeit, daß ich unter Plazebo laufe und daß all das nur meiner eigenen Einbildung entspringt (4. T.). (3.2.4)

Sprechen

1. Während der Migräneanfälle ist die rechte Gesichtshälfte geschwollen, steif, gelähmt und kribbelt; sie kann nicht mehr gut Worte formen, spricht sie verkehrt aus (30j. Frau). (1.4)
2. In mich selbst gekehrt, das Gesprochene ging an mir vorbei. (1.3)
3. Konnte sich nicht konzentrieren – abgelenkt durch Geräusche, Schwierigkeiten, sich auf das zu konzentrieren (focus), was der Patient sagt (2. T., mittags). (3.2.4)
4. Erst geht's gut, dann kann ich nicht zwei Worte zusammenbringen bzw. ein Gespräch führen. Das kann eine halbe Stunde anhalten; besser durch Wechsel der Tätigkeit oder durch Essen (16. T.). (3.2.2)
5. Den ganzen Tag reizbar und schnippisch. Reizbar durch Geräusch. Bei der Abendmahlzeit mußte ich das Zimmer verlassen, um dem Lärm des Geklappers/Geschwätzes (chatter) zu entgehen (3. T.). (3.2.1)
6. Weniger Verlangen zu reden. (1.3)
7. Läßt niemanden etwas über ihre Kopfschmerzen wissen, Außenstehenden gegenüber sehr verschlossen über sich selbst. Was ihre Auffassungen angeht, ist sie sehr direkt und offen, teilt sehr direkt ihre Meinung über verschiedene Dinge betreffs ihrer Arbeit mit. Es ist für sie vollkommen irrelevant, wer dann dabeisteht, auch wenn es der höchste Chef ist, denn „es geht um die Arbeit" (30j. Frau, Migräne). (1.4)
8. Die kalte Losgelöstheit hat sich etwas verändert und ist zu einem guten Gefühl mit sich selbst (a good feeling of self) geworden. Fühle keine Belastungen/Hindernisse (encumbrances) von Seiten Anderer, fühle mich frei, zu sprechen und zu tun, wie ich es mir wünsche; war sehr direkt zu den Leuten und sagte genau das, was ich empfand. Völlige Indifferenz, sagte einfach, was ich fühlte und dachte, ohne Bewußtheit (11. T.). (3.2.3)
9. Fähig, im Gespräch sehr offen und direkt zu sein (3. T.). (3.2.4)
10. Gefühl, ich kann ohne Hemmungen alles sagen (11. T.). (3.2.4)

11. Fühlte mich „sprudelnd” (bubbly) und aufgedreht, zum Kichern geneigt (giggly), ließ den Teekessel fallen, Mangel an Koordination. Glücklich. Gesprächig und offen, bereit, der ganzen Welt von mir zu erzählen (n. 1 St. 20 min.). (3.2.4)
12. Deutlich besser (>>) durch Reden über die neuerdings gemachte Erfahrung (die Symptome, vr). Offener, direkter (2. T.). (3.2.4)
13. Fühlte mich besser durch Sprechen und Verstandenwerden (beim Gespräch mit dem Supervisor; 22. T.). (3.2.4)
14. Bemerkte, daß (in der Mutter-Kind-Gruppe) mehr Leute als sonst zu mir kamen, um mit mir zu reden (n. 1 1/2 Std.). (3.2.1)

Thema "Tod"

1. Hätte beinahe einen Autounfall gebaut - knapp dran vorbeigekommen; dachte, daß ich beinahe umgekommen wäre. Reaktion: heftiges und lautes Weinen. Deutliche (>>) Besserung durch Darüber-Reden (2. T.). (3.2.4)
2. Thema TOD: während einer vierstündigen Autofahrt bemerkte ich jedes einzelne tote Tier auf der Straße (24. T.). (3.2.4)
3. TOD – Gedanken an den Tod. Erinnerung an Leute, die gestorben sind. Geschocktes Gefühl, etwas sehr Aufstörendes ist daran, es fühlt sich heavy an und ein bißchen ekelhaft. In Bezug auf jemanden, dessen Tod zu dieser Zeit keine Bedeutung für mich hatte, spürte ich plötzlich den Tod, wie wenn jemand weggegangen wäre. Gefühl, daß ich eine Beziehung dazu hergestellt habe (I've connected to), was der Tod ist. Es fühlte sich unspirituell an, körperlich, grob; ihr Körper ist schrecklich, ist alles, was von ihnen (den Verstorbenen) übrig bleibt (26. T.). (3.2.4)

Trance, traumartiger Zustand, „Trip”
(Siehe auch **„Wahnvorstellungen”, „Religion...”**)

1. Fand mich beim Abdriften in einen tranceähnlichen Zustand wieder, während ich im Bad saß (n. 2 1/2 St.). (3.2.2)
2. Die Konzentration entgleitet bei der Arbeit, ich finde mich beim Ins-Leere-Starren wieder; versuche, meine Gedanken zu sammeln (3. T.). (3.2.2)
3. Immer noch entspannt und heiter, wie in einem Traum (21. T.). (3.2.4)
4. Fühle mich ein bißchen wie auf einem „Trip”, einem LSD-Trip. (Empfinde) die Sinnlosigkeit des modernen Lebens... (n. 21 St.). (3.2.4)
5. Verwirrt (light-headed), etwas schwindlig, Gefühl, als sei ich gar nicht vorhanden (not there) (n. 1 St. 20 min.). (3.2.1)

Traurigkeit, trübe Stimmung

1. (Ernsthaftigkeit. (1.2))
2. (Niedergeschlagenheit. (1.2))
3. Fand mich dabei wieder, im Dunkeln zu sitzen; will im Dunkeln sein, wo ich meine Gefühle beobachten kann, Gefühle von innerer Ruhe und Stille, es ist wieder, als wenn die Angst (angst) und Depression nicht da sind. Sanftes (smooth) klares wäßriges Schweben. Meine Bewußtheit ist auf sehr undramatische Weise erhöht. Ich mochte den Raum ruhig und dunkel haben, um mir meinen Weg durch den Schmerz hindurchzufühlen (to feel my way through the pain), anstelle ihn zu analysieren, was ich sonst für gewöhnlich tue. (Dabei) Traurigkeit (1. T.). (3.2.4)
4. Keine Energie, die ich in den Tag stecken kann. Kann nicht planen, mich motivieren (get motivated), spüre, daß ich genau in der Gegenwart sein muß und daß ich

LANGSAM sein muß. Das ist nicht Depression, aber viele ihrer Charakteristika sind vorhanden. Tiefe seelische Aktivität, Schmerz, besonders über die Vergangenheit, Gefühl, ich kann ihn nicht bewältigen/überwinden /auflösen (resolve it). Eher ein Gefühl, damit weiterzuleben (getting on with it), mit dem, was passiert, als sich dem Schmerz hinzugeben. Mein Geist geht NICHT an andere Orte weg. Ich KANN NICHT verzweifeln, ich fühle mich nicht verzweifelt. Ich fühle, daß ich etwas sehr Massives durchgemacht habe, aber ich muß einfach SEIN, es sind nicht einmal massenhaft Gefühle dabei (7. T.). (3.2.4)

5. Wiederkehr des Zustandes aus der Prüfungszeit. Fühlte mich zurückgeführt zu den Gefühlen, nicht gemocht zu werden und keine Freunde zu haben. Wie zuvor erlebe ich das Gefühl direkt, anstelle es zu intellektualisieren. Empfinde tiefe Erschöpfung und Unglücklichsein. Sitze und kann mich nicht bewegen. Kann überhaupt nicht nach außen gehen/nichts nach außen ausdrücken (go outwards). Will mich nicht bewegen. Kann mir nicht vorstellen, wie ich den Tag, die Zukunft oder die nächste Angelegenheit bewältigen soll. Wenn ich mich aber bewege, scheint es mir gutzugehen (n. 6 Monaten). (3.2.4)
6. Zweifelnd, empfindlich und schuldig – lustlos (lustless) und wunschlos (desireless), tue mir selber leid. Grauheit, „was soll ich auf der Welt?". Drei Tage lang depressiv (es ist sehr ungewöhnlich, daß das so lang anhält) – keine Energie oder Inspiration (16. T.; Gegenwirkung nach in den ersten 2 Wochen vorherrschender Euphorie, vr). (3.2.4)
7. Selbstbemitleidend und reizbar mit jedem; düster, niedergeschlagen und ärgerlich über Kleinigkeiten. Konnte nicht gestört werden (be bothered), wollte in Ruhe gelassen sein. Trost und Gesellschaft verschlimmerten (19. T.). (3.2.1)
8. Elend, niedergeschlagen, deprimiert, müde, wenn die Augen jucken. Vor Erleichterung erhoben (elated), wenn die Augen besser sind (ein Mann; 16. T.). (3.2.4)
9. Konnte keine Beziehung mehr zu alten Kümmernissen herstellen; diese Probleme betreffen mich nicht mehr (28. T.). (3.2.2)

Unerträglichkeit von Schmerzen oder Empfindungen (Gegenpol: schmerzunempfindlich)

1. Unglaublich scharfer Magenschmerz, Blähung, Wind (hielt 10 - 15 min. an; am 13. T.). (3.2.4)
2. Habe mir das Knie angestoßen – tat qualvoll (excruciating) weh, konnte das Knie nicht beugen, meinte, ich hätte mir die Kniescheibe gebrochen. Nach Reiben vollständiger Rückgang der Beschwerden. War sehr überrascht. War nur eine kleine Beule, 6 Std. später war sie weg, der blaue Fleck war sehr klein und tat nicht weh (eine Frau; 2. T., vormittags). (3.2.2)
3. Habe mir den Kopf heftig an der Tür gestoßen, aber es tat überhaupt nicht weh (ein Mann; 4. T.). (3.2.3)
4. Habe mir das Bein recht heftig angestoßen, aber es tat nicht sehr weh (ein Mann; 5. T.). (3.2.3)
5. Fiel auf den Hintern. Der Schmerz ging sehr schnell weg (eine Frau; 4. T.). (3.2.2)

Verzweiflung

1. Bekam ein verzweifeltes und mutloses Gefühl, genierte mich meinen Patienten gegenüber meines Hustens wegen, nahm deshalb *Drosera* C30 (2. Woche nach *Wolfr.* C30). (1.3)

2. Normalerweise würde ich zumachen (cut off) oder verzweifeln wollen, statt zu spüren, daß ich ein Bedürfnis habe, da durchzugehen... (1. T.). (3.2.4)
3. ...Tiefe seelische Aktivität, Schmerz, besonders über die Vergangenheit, Gefühl, ich kann ihn nicht bewältigen/überwinden /auflösen (resolve it). Eher ein Gefühl, damit weiterzuleben (getting on with it), mit dem, was passiert, als sich dem Schmerz hinzugeben. Mein Geist geht NICHT an andere Orte weg. Ich KANN NICHT verzweifeln, ich fühle mich nicht verzweifelt. Ich fühle, daß ich etwas sehr Massives durchgemacht habe, aber ich muß einfach SEIN, es sind nicht einmal massenhaft Gefühle dabei (7. T.). (3.2.4)

Weinen, Wimmern, Jammern, Seufzen

1. Ich verinnerliche Situationen nicht so sehr wie früher; werde nicht so angegriffen von traurigen Geschichten, auch wenn sie mich noch bewegen. Ich weinte sonst viel; habe das in letzter Zeit nicht getan (25. T.). (3.2.2)
2. Brüllte den Sohn an und brach in Tränen aus, das erste Mal in Monaten. Fühlte mich erleichtert über die Reaktion des Sohnes, weil auch er weinte. Es war eine spontane Reaktion, emotional, führte zu richtig schönem Schmusen (eine Prüferin; 12. T.). (3.2.2)
3. Hätte beinahe einen Autounfall gebaut...; dachte, daß ich beinahe umgekommen wäre. Reaktion: heftiges und lautes Weinen. Deutliche (>>) Besserung durch Darüber-Reden (2. T.). (3.2.4)
4. Seufzen (ein Mann; 2. T.). (3.2.3)

Zeitsinn

1. Datierte Patienten- und Fallnotizen falsch (auf den 18. statt 20. oder 21.); das ist sehr ungewöhnlich (5. T.). (3.2.4)
2. ... Ich kann mich überhaupt nicht nach außen wenden (go outward), in die Zukunft, oder einfach das Gefühl (haben), aktiv/dynamisch/extrovertiert zu sein – ich will einfach sein. Ich könnte nicht angespannt sein, selbst wenn ich es wollte (7. T.). (3.2.4)
3. Kümmerte mich um meine Telefonate, ohne sie zu sortieren/durchzusehen (screening them). Bin in der Lage, in der Gegenwart zu sein, ohne mich unter Druck zu fühlen (2. T.). (3.2.4)
4. Keine Energie, die ich in den Tag stecken kann. Kann nicht planen, mich motivieren; spüre, daß ich genau in der Gegenwart sein muß und daß ich LANGSAM sein muß. (7. T.). (3.2.4)
5. Erschöpfung – mußte alles sehr langsam machen, und der Geist ist sehr ruhig... (24. T.). (3.2.4)
6. Simple Aufgaben erscheinen kompliziert, ein Kampf, ich mache Sachen verkehrt... Kleine Aufgaben brauchen lange Zeit... (n. 5 St.). (3.2.4)
7. Der Zeit bewußt, er ist sonst sehr eilig, ist langsamer geworden (3. T.). (3.2.3)
8. Die Zeit schien in der Nacht langsamer zu vergehen (1. T.). (3.2.2)

Zorn

1. Zorn, unverhältnismäßig bezüglich des auslösenden Geschehens. War in der Lage, zu beobachten, wie der Zorn aufkam, und die Gefühle dahinter wahrzunehmen, während ich den Zorn immer noch fühlte. Normalerweise würde ich versuchen, mich daran zu hindern, es zu fühlen (4. T.). (3.2.4)
2. Zornige Gefühle (alt). Nicht daran gehindert, sie zu erkennen (das ist neu). Anders als sonst fühlt es sich so einfach an – ich komme bis zum Grund (2. T.). (3.2.4)

3. Fühlte mich sehr reizbar. Ich fluchte über einen anderen Autofahrer, und dabei war noch jemand mit mir im Auto. Das ist ungewöhnlich (eine Prüferin; 17. T.). (3.2.1)
4. Knallte am Arbeitsplatz die Türen, wenn ich ärgerlich war; es besserte (eine Frau; 12. T.). (3.2.2)
5. Warf Sachen, wenn ich aggressiv war, aber erholte mich rasch von dem Zornausbruch. Empfand nach dem Herauslassen des Zorns Glücksgefühle (eine Frau; 18. T.). (3.2.2)
6. Brüllte während rasend zorniger Stimmung aus voller Kehle und knallte Türen. Bald danach fühlte ich mich bedeutend besser (eine Frau; 26. T.). (3.2.2)
7. Wurde ärgerlich (bad tempered) mit den Leuten im Campingladen. Sie waren nicht hilfreich, aber am Schluß kriegte ich, was ich wollte (9. T.). (3.2.2)
8. Nicht ärgerlich in einer Situation, die mich normalerweise erzürnt (22. T.). (3.2.2)
9. Hat nicht die Beherrschung verloren, obgleich die Arbeit sehr viel Zeit gebraucht hat. (Normalerweise verliert er leicht die Fassung, wenn Sachen nicht klappen. Er schreit dann, flucht, haut herum und zerbricht oft Sachen. Er arbeitet allein, ist Holzschnitzer (5. T.)) (3.2.4)
10. Ich schrie während eines Streits meinen Freund zurück an (shouted back), aber konnte nicht zornig werden oder am Zorn festhalten (4. T.). (3.2.2)
11. Fühle mich ruhig, entspannt, nicht ängstlich. Komme viel schneller über Dinge weg, die mich erzürnen (7. T.). (3.2.4)
12. Ruhig, entspannt, die letzten zwei Tage über nichts ärgerlich gewesen (18. T.). (3.2.4)

ILLUSIONEN

Wahnvorstellungen (auch: Gefühl von Irrealität/gesteigertes Realitätsbewußtsein)

1. Fühle mich wie sehr nah bei mir selber – nicht wirklich wie ich selber (5. T.). (3.2.4)
2. Verwirrt (light-headed), etwas schwindlig, Gefühl, als sei ich gar nicht vorhanden (not there) (n. 1 St. 20 min.). (3.2.1)
3. Gefühl von Unwirklichkeit (3. T. mittags). (3.2.3)
4. Bin mir einer Art unwirklichen Gefühls/Unwirklichkeitsgefühls (unreal feeling) und einer seltsamen Empfindung in meinem Kopf und Gesicht bewußt (n. 4 1/2 St.). (3.2.3)
5. Gefühl wie (Sai – Abkürzung für „sensation as if", vr) in einem Traum und alles ist unwirklich und (ich sehe wie ?? vr) durch eine Art unsichtbaren Schleiers (3. T., abends). (3.2.3)
6. Starke Gedanken über die Wirklichkeit (ich las zwei Bücher (darüber? vr)), die mich faszinierten und mich chemisch aufregten (chemically excited) (9. T.). (3.2.4)
7. Bewußtheit der Wirklichkeit des Zimmers, des Raumes, der Zeit (n. 8 St.). (3.2.4)
8. Empfand eine unklare Brücke zwischen Körper und Geist. Größere Bewußtheit der Wirklichkeit, in spiritueller Weise, wie Euphorie oder wie nach einer ganz besonderen Art von Orgasmus (eine Frau; n. 3 1/2 St.). (3.2.4)
9. Fühle mich ein bißchen wie auf einem „Trip", einem LSD-Trip. (Empfinde) die Sinnlosigkeit des modernen Lebens. Dachte daran, wie ich mich gestern im Supermarkt verloren fühlte: „Was tue ich eigentlich in einem Supermarkt?" Überwältigt, desorientiert. All die Dinge, die wir haben, materielle Dinge, sind so nutzlos (n. 21 St.). (3.2.4)

10. Fühlte mich sehr groß/hochgewachsen (tall), wie durch die Wirbelsäule hindurch hochgezogen; fühlte mich groß/hochgewachsen (tall) und leicht (2. T.). (3.2.4)
11. Leichte, feine (slight faint) Ideen von Wirklichkeitsverzerrungen. Fühlte mich, als hätte ich eine breitere Seite (had a broader side to me). Konnte visuell mehr aufnehmen. Fühlte mich größer/hochgewachsener (taller), als ich eigentlich bin. Als hätten die Atome und Moleküle sich in meinem Körper verbreitert (8. T.). (3.2.4)
12. Nach einem Nickerchen am Abend erwachte ich mit der Empfindung, daß eine Art riesiger Spinne mit langen Beinen rechts von mir sei. Zur gleichen Zeit schien die Spinne auch oben in meinem Bett zu sein. Das machte mir keine Angst (eine Frau; 3. T.). (3.2.2)
13. (Wahnvorstellungen über Vorgesetzte, Versager zu sein, allein zu sein; Manie, die Welt retten, das Böse bekämpfen oder gegen Korruption kämpfen zu müssen, alles allein machen zu müssen. (1.2))

Sinnestäuschungen

1. Migräne; der Anfall beginnt mit Polyurie und manchmal Durchfall, dann sieht sie schwarze Fäden, Flimmern und Lichtblitze in verschiedenen Farben, wie blau, rosa und lila, ein enormes buntes Spektakel (30j. Frau). (1.4)
2. Metallischer Geschmack im Mund (2. und 13. T.). (3.2.2)
3. Der Tee schmeckt grausig (horrid), die Bohnen auf dem Toast sind geschmacklos (13. T.). (3.2.2)

TRÄUME

Absurd, wirr

1. Café. Gehe hinunter, um zu bestellen. Es wird spät. Esse einen Kuchen, der FIELD heißt. Lehrer überprüfen, ob die Lichter ausgemacht werden. Ich sagte, ich habe schon gebadet (17. Nacht). (3.2.4, Prüferin 89)
2. Verirrte mich in den Korridoren eines Krankenhauses. Beim Heimfahren mit dem Bus am Krankenhaus vorbei sah ich, daß es von Blitzlichtern in leuchtenden Farben bedeckt war, die Gratulationsbotschaften darstellten (6. Nacht). (3.2.1, Prüferin 92)

Ängstlich, bang, besorgt

1. College, ich studierte draußen und sah jemandem zu, der in einem alten kaputten (ruined) Haus war und es in Ordnung brachte. Das Fensterglas wurde schwarz angestrichen. Ein ängstlicher gehetzter (hurried) Traum (30. Nacht). (3.2.1, Prüferin 92)
2. War mit anderen Collegemitgliedern auf einer Party. Einer brachte ein Haustier mit, das wie eine 6 Fuß (ca. 2 Meter) lange Wurst aussah. Es machte mir Angst. Ich mochte es nicht, konnte es nicht anfassen, es war hart. Es kam immer wieder zu mir, ich versuchte es wegzuschieben, aber konnte nicht. Es war wie eine sexuelle Attacke ... (32. Nacht). (3.2.2, Prüferin 87)
3. Universitätscampus. Geheimhaltung. Höre von einer Frau, die vergewaltigt, und zwei Frauen, die ermordet worden sind. Gefühl von Bedrohung. Ich gehe, um etwas zu essen zu machen – auf dem Rückweg der Gefahr bewußt. Sehr intensives Gefühl von Bedrohung. Beim Erwachen fühlte die Prüferin sich geängstigt, anders als bei anderen Träumen (16. Nacht). (3.2.4, Prüferin 89)
4. Ich gehe um einen Tennisplatz herum, der an die Rückseite des Hauses anschließt und von einem Zaun umgeben ist. Eine Frau ging durch das Seitentor. Ich bekam

Angst/einen Schreck (was frightened), weil ich geglaubt hatte, der Ort sei gesichert. Ich dankte ihr dafür, mich an das Tor erinnert zu haben (20. Nacht). (3.2.1, Prüferin 85)

5. Hatte Verbände ums Handgelenk. Würden die Leute denken, ich hätte versucht, mich umzubringen? Das ist nicht wahr. Was könnte ich ihnen sagen, um sie wissen/verstehen zu lassen (let them know), daß es ein Unfall war? Die Verbände fielen schließlich ab (16. Nacht). (3.2.1, Prüferin 85)
6. Tr., mit der Schwester in Norfolk zu sein. Versuchte, mich zu entscheiden, wo wir hingehen sollten. War sehr besorgt wegen des verschmutzten Stromes. Fühlte mich für die Schwester verantwortlich (11. Nacht). (3.2.2, Prüferin 93)
7. Ging mit vielen Freunden aus und vergaß, meinem Freund zu sagen, wo ich sei. Ich wußte, er würde sich Sorgen machen, versuchte, ihn anzurufen, aber keine Antwort. Ich geriet beim Warten auf den Bus in Panik. Gleich danach war ich dabei, heim ins Innere des Jupiter zu reisen/im Inneren des Jupiter heimzureisen (travelling home inside Jupiter) (36. Nacht). (3.2.2, Prüferin 87)
8. Traum, einen anderen Mann zu küssen, während mein Partner mit einer anderen Frau redete. Dann verließ er sie. Panik, will meinen Partner wiederhaben. Er ging ins Schlafzimmer, aber ich konnte ihn nicht finden. Ich ging durch ein labyrinthartiges Gebäude. (18. Nacht). (3.2.4, Prüferin 91)
9. Bin im oberen Stock eines Busses, vorne. Als der Bus anfuhr, verschwanden Vorder- und Seitenwände. Ich hatte große Angst, herauszufallen (13. Nacht). (3.2.2, Prüferin 87)
10. „Dreimal derselbe Traum: ein Unfall, ein Auto ohne Dach lag umgekehrt auf der Straße, noch mit dem Fahrer drin, auf seinem Kopf. Zum ersten Mal sah ich danach von meinem Fenster aus und sah Polizei und Krankenwagen dabeistehen. Beim zweiten Mal war nur Polizei dabei. Beim dritten Mal gab es nur das Auto, und ich wurde mit einem Schrecken wach, mir der Arzneimittelprüfung bewußt werdend." (1.3)
11. „Es war Feuer im Haus. Es war nicht mein eigenes Haus. Zuerst brannte ein Käfig mit zwei Kanarienvögeln, ich konnte sie nicht mehr retten. Ich wurde um 5 Uhr wach. Danach träumte ich weiter. Dann war auch meine 23j. Tochter im Zimmer. Wieder konnte ich nicht zu ihr, um sie zu retten. Es war nicht deutlich, warum. Es war, als ob ich einen Film sähe. Ratlos, Panik, ich sah auf die Dauer nur noch Feuer und Gitter. Unangenehm, ängstlich, beklemmt." Prüferin wollte die Arznei kein 2. Mal nehmen. (1.3)
12. Alpträume von Feuer, seit sie ein Warenhaus abbrennen sah (5j. Mdch.). (1.4)
13. Wiederkehrender Traum, daß sie in ein sehr hohes Gebäude kommen muß; das muß aber auf eine sehr komplizierte Weise geschehen, über den Rand eines Abgrundes muß sie auf einen Balkon kommen, und das gelingt ihr nach vielen Ängsten. Sie träumt oft, daß sie schwierige Dinge tun muß, was ihr immer gelingt (30j. Frau, Migräne). (1.4)
14. Traum, einen Vortrag über Tee zu halten. War zu spät dran, hatte mich nicht vorbereitet, großes altes Zimmer, die Leute saßen erwartungsvoll da. Angst (6. Nacht). (3.2.2, Prüferin 93)
15. Traum von Orten, durch die ich meinen Weg hindurch zu finden versuchte. Ich war an meiner alten Arbeitsstelle, Furcht, zu spät zu kommen (3. Nacht). (3.2.4, Prüfer 94)
16. Träume von einem Cricketspiel (cricket match), einem Laden, zurück in der Schule zu sein, sich zu verirren mit Furcht, zu spät zu kommen (8. Nacht). (3.2.4, Prüfer 94)

17. Traum von einem Vortrag über Hexerei. Der Vortrag wurde (vom Prüfer? vom Publikum? vr) als nicht anerkennenswert (respectable) eingeschätzt. Ich rannte durch die Straßen, um den Bus zu erwischen (2. Nacht). (3.2.4, Prüfer 94)

Ärgerlich, zornig, Streit, von

1. „In einer großen Scheune sitzen eine ganze Menge Affen eingeschlossen, weiße und schwarze, große und kleine. Sie beschließen, auszubrechen. Der Wärter ist eine langsame Figur mit Brille und Heimweh, sie machen die Tür hinter ihm auf, als er hineinkommt, und flüchten in den Wald. Der Chef ist wütend und sucht die Tiere. Inzwischen haben sich die Affen in Kinder verwandelt, die immer wieder von Sträuchern aus Tiergeräusche nachmachen und den Chef in Verwirrung bringen und dann schnell wieder wegrennen. Da sie klein und schnell sind, bekommt der Chef sie nicht zu packen. Im Traum denke ich, daß der Aufpasser *Capsicum* nötig hat." (1.3)
2. Ich eile umher, um mich fürs Ausgehen fertigzumachen. Frustration. Andere taten nicht, was ich wollte, daß sie tun sollten. (Empfindung), eine verlorene Schlacht gegen viele andere Gewalten aus(zu)fechten (21. Nacht). (3.2.2, Prüferin 93)
3. Ich bin eine sehr wichtige Homöopathin mit einem sehr teuren Wagen und einer teuren Flasche Wein. Ich bin dabei, weit weg zu fahren, um einen Patienten zu behandeln. Ich kann den Wagen nicht richtig fahren. Ich gehe zum Haus zurück, ein Mann ist sehr eklig/häßlich (nasty) zu mir in bezug darauf, daß ich eine wichtige Homöopathin bin. Ich bin sehr ärgerlich, gehe hinauf (upstairs) und reiße und kratze mir selber den Arm herab (tear and scratch self down arm) (24. Nacht). (3.2.4, Prüferin 89)
4. Traum von groben (rough) Gebäuden. Zurück in der Schule zu sein, daß mit mir unfair, gedankenlos umgegangen werde. Viele Träume in rascher Abfolge, deren Thema war, daß ich selber oder jemand anders ignoriert werde (9. Nacht). (3.2.4, Prüfer 94)
5. Trauriger und ärgerlicher Traum. Mein Mann nahm meine Tochter zum Schwimmen mit, ohne es mir zu sagen, und wir stritten. Ich war zornig darüber, daß ich zweimal im Badeanzug über die Straße zum Schwimmbecken gehen mußte (2. Nacht). (3.2.1, Prüferin 92)
6. Tr., kritisiert zu werden – weine und bin zornig, weil ich keinerlei Verteidigung ausdrücken oder artikulieren konnte. Gefühl von Machtlosigkeit. Gehe zum Mittagessen, kann nicht sprechen, weinend, komme nicht dort an. (5. Nacht). (3.2.4, Prüferin 89)
7. Nachbarn streiten. Die Tochter sagt ihrem Vater, sie werde mit ihrem Freund in Urlaub fahren, er sagt ihr, sie werde das nicht tun. Sie sagt, es habe eine Menge Geld gekostet, sie würden Tausende verlieren. Das Mädchen vom benachbarten Grundstück strich gemeinsam mit mir die Außenseite des oberen Fensters (des Rahmens? vr) an und hörte den Streit mit (14. Nacht). (3.2.1, Prüferin 85)
8. Schwimmen im Meer. Über Nacht blieb ich in einem Hausboot. Es war richtig kalt, naß und eng. Ein paar Männer kamen auf das Boot und fingen untereinander zu streiten an (7. Nacht). (3.2.1, Prüferin 92)
9. Meine Schwester und ihr Partner kamen mit ihren Kindern an und hatten kein Zelt, sie mußten sich mit uns zusammen in ein kleines Zelt quetschen, die anderen mißbilligten das. Gefühl, sie sollte nicht da sein, hatte nicht gebucht, der Platz war voll (11. Nacht). (3.2.2, Prüferin 93)
10. In einem piekfeinen (posh) Hotel zu sein und nicht sicher zu sein, ob ich willkommen sei, ein Durcheinander mit den Zimmern, worüber ich herumbrüllte (20. Nacht). (3.2.4, Prüfer 94)

Alter/Jugend, Träume von

1. Traum von einem Mann, der mit seinem Familiengeschlecht (his gender) unzufrieden war und dem gesagt wurde, er sei als 42 - Jähriger alt für sein Geschlecht (gender) (16. Nacht). (3.2.4, Prüfer 94)
2. Annette (die Prüfungsleiterin) hatte (im Traum, vr) eine achtjährige Tochter, die nicht laufen konnte. Sie sagte mir, daß die Prüfarznei aus der Substanz hergestellt sei, welche im Körper ihrer Tochter fehle und deren Beine zum Gehen fähig machen würde. Meine Tutorin, die auch an der Prüfung teilnimmt, war in dem Traum. Sie sagte, sie sei 45 Jahre alt, aber sieht jünger aus. Sie hatte hübsche Bernsteinschmuckstücke, die kostbar zu sein schienen (25. Nacht). (3.2.2, Prüferin 87)
3. Cafébar. Ich nahm dort den Fall einer Frau auf, die mißbraucht worden war. Sie war dabei, Priesterin zu werden. Sie war sehr jung, ich war überrascht, daß sie verheiratet war – sie schien nicht reif genug dafür zu sein. Ich nahm den ganzen Fall auf, aber erwachte, bevor ich zu dem Mißbrauch kam (14. Nacht). (3.2.4, Prüferin 89)
4. Bin in einem Kaufhaus, habe die Eltern aus den Augen verloren. Ich bin im Traum ein junger Erwachsener (4. Nacht). (3.2.4, Prüfer 94)

Angenehm, erfreulich

1. Der Plan/die Lage (site) des Colleges war geändert worden. Ich ging mit einem Freund hin und verirrte mich im Gebäude, wir landeten schließlich in den Toiletten im Keller. Als wir den Rest der Studenten fanden, waren wir alle zusammen auf dem Boden in einem großen Raum. Wir wurden in vier Gruppen aufgeteilt und sollten ein Theaterspiel aufführen. Ich fand es ganz einfach und war erfreut und aufgeregt (38. Nacht). (3.2.1, Prüferin 92)
2. Meine Mutter war in einem indischen Restaurant, besucht uns im Hotel. Kam um 5 Uhr früh heim, glücklich und beschwipst (tipsy), mit einem Fremden. Sie fragt, ob wir den Fremden oben in einem Bett schlafen lassen können (6. Nacht). (3.2.4, Prüferin 91)
3. Traum von einem Festival, vom Halten eines Babys (5. Nacht). (3.2.4, Prüferin 89)
4. Erklettern eines sehr hohen Bücherregals, und oben drauf war noch ein anderes, kleines, ganz nah an der Decke, so daß ich eingequetscht wurde bei dem Versuch, zu ihm hinaufzuklettern. Ich freute mich sehr (was really pleased), als ich oben hinaufgelangte. Es fühlte sich wie ein echter Kampf an, sehr hoch hinauf (26. Nacht). (3.2.1, Prüferin 92)

Arbeit, Aktivität, Beruf, Karriere, Prüfungen, Werkzeug, von

1. Sehr viel Aktivität in den Träumen (3. Nacht). (3.2.4, Prüferin 89)
2. Traum von Arbeit (7. und 24. Nacht). (3.2.4, Prüfer 94)
3. Traum von einem Rasenmäher (2. Nacht). (3.2.4, Prüfer 88)
4. Traum vom Malen von Bildern, dann von einem Fabrikgelände (6. Nacht). (3.2.4, Prüfer 94)
5. Träume von Soldaten, die Leute machen alltägliche Arbeiten, wie ein Armeelager, nicht Krieg (1. Nacht). (3.2.4, Prüfer 94)
6. Studieren im Klassenzimmer, ich verließ das Zimmer, als ich zurückkam, fehlten die Notizen. Frustrierende Suche nach ihnen (32. Nacht). (3.2.1, Prüferin 92)
7. Traum, Listen anzusehen. Ich glaube, es hatte etwas mit Examina zu tun (16. Nacht). (3.2.1, Prüferin 85)
8. Traum, daß einer Frau Arbeit angeboten wurde (19. Nacht). (3.2.4, Prüfer 94)

9. Arbeitete zusammen mit einer älteren Frau und einem Mädchen, das ich mal kannte, in einem Büro. Das Mädchen kam nach langer unbegründeter Abwesenheit einfach wieder. Dann mußte ich entweder den Bart jener Frau oder meinen eigenen mit einem Elektrorasierer abrasieren (5. Nacht). (3.2.1, Prüferin 92)
10. Traum von Orten, durch die ich meinen Weg hindurch zu finden versuchte. Ich war an meiner alten Arbeitsstelle, Furcht, zu spät zu kommen (3. Nacht). (3.2.4, Prüfer 94)
11. Traum von einer alten Schulfreundin, ich rede mit ihr über ihre Unzufriedenheit mit ihrer Karriere (16. Nacht). (3.2.4, Prüferin 89)
12. Traum, einen Vortrag über Tee zu halten. War zu spät dran, hatte mich nicht vorbereitet, großes altes Zimmer, die Leute saßen erwartungsvoll da. Angst (6. Nacht). (3.2.2, Prüferin 93)
13. Traum von einem Vortrag über Hexerei. Der Vortrag wurde (vom Prüfer? vom Publikum? vr) als nicht anerkennenswert (respectable) eingeschätzt. Ich rannte durch die Straßen, um den Bus zu erwischen (2. Nacht). (3.2.4, Prüfer 94)
14. Traum, ... daß ich beim Gehen eine große Packung Waschpulver auf dem Kopf balanciere, wie eine Afrikanerin (19. Nacht). (3.2.2, Prüferin 87)
15. In einem College. Leute, die innerhalb und außerhalb verfallener alter Gebäude arbeiteten, obwohl Sommerferien waren. Keiner wußte, was sie tun sollten, gespannte Atmosphäre, ich glaubte nicht, daß ich es recht gut machte. Dann war ich mit anderen Leuten in der Ecke einer Kirche. Viele Fahnen. Ich war mit anderen Leuten in einer Reihe aufgestellt, mit dem Rücken an der Wand. Der Leiter blickte auf die Fahnen und brüllte plötzlich „FISONS" in einem angstvollen erschreckten Ton. Dann schien eine Bombe in der Ecke zu explodieren, und wir alle rannten aus der Kirche hinaus. Ich schien übermenschliche Kräfte zu haben und trug beim Rennen einen verletzten Mann. Er sagte: „Danke, Mädchen sind doch nicht so übel". Es war ein wirklich lebhafter, beängstigender Traum (26. Nacht). (32.1, Prüferin 92) (Das Wort „fisons" ist vielleicht eine Verballhornung von „fission" – Spaltung (z. B. von Atomkernen); der Zusammenhang mit einer Bombenexplosion legt diese Deutung nahe. vr)

Arzneien, Medizin, Drogen, Behandlungsmethoden, Krankheiten, Verletzungen, von

1. Menschenmenge. Evangelikales Heilen durch einen Mann. Diejenigen, die nicht glaubten, brauchten Heilung (19. Nacht). (3.2.4, Prüferin 89)
2. Verirrte mich in den Korridoren eines Krankenhauses. Beim Heimfahren mit dem Bus am Krankenhaus vorbei sah ich, daß es von Blitzlichtern in leuchtenden Farben bedeckt war, die Gratulationsbotschaften darstellten (6. Nacht). (3.2.1, Prüferin 92)
3. Traum, eine Arznei (*Lac caninum*) zu benötigen, die Arznei ist nicht in der Apotheke (9. Nacht). (3.2.4, Prüferin 89)
4. Kleine Fallbesprechung, jemand berichtet über einen Fall. Das Mittel war POOINUM, eine Arznei, die aus dem Licht eines Gespenstes gemacht ist (11. Nacht). (3.2.4, Prüferin 89)
5. Traum von acht oder zehn Reihen von Impfstoffen, Arzneien, ausgebreitet (2. Nacht). (3.2.1, Prüferin 85)
6. Erwachte um 3 Uhr früh aus einem Traum, der sehr lebhaft war. Er hatte etwas mit Cannabis zu tun (nie zuvor sowas geträumt). Pfeile, geformt wie in Klubs (Kartenspielen), assoziiert mit Cannabis, abstraktes Gefühl, hatte nichts mit Sitzen und Rauchen zu tun. Alle Pfeile zeigten in eine gerade Linie, schwarz, nicht in Bewegung. Losgelöst, Gefühl, als beobachtete ich nur. Nicht gut oder böse (2. Nacht). (3.2.2, Prüferin 93)

7. Bekam ätherische Öle mit zwei starken Minzölen geschenkt. War der Arzneimittelprüfung wegen in einer Zwickmühle (quandary), was ich damit machen sollte (8. Nacht). (3.2.1, Prüferin 92)
8. Arbeitete zusammen mit einer älteren Frau und einem Mädchen, das ich mal kannte, in einem Büro. Das Mädchen kam nach langer unbegründeter Abwesenheit einfach wieder. Dann mußte ich entweder den Bart jener Frau oder meinen eigenen mit einem Elektrorasierer abrasieren (5. Nacht). (3.2.1, Prüferin 92)
9. Traum: ich kaufte Bananen für meinen Supervisor; war dann auf einer Waage, welche die Gesundheit innerer Organe anzeigte. Die Waage teilte mir mit, daß meine Nieren krank seien, aber besser werden würden (13. Nacht). (3.2.2, Prüferin 87)
10. Annette (die Prüfungsleiterin) hatte (im Traum, vr) eine achtjährige Tochter, die nicht laufen konnte. Sie sagte mir, daß die Prüfarznei aus der Substanz hergestellt sei, welche im Körper ihrer Tochter fehle und deren Beine zum Gehen fähig machen würde. Meine Tutorin, die auch an der Prüfung teilnimmt, war in dem Traum. Sie sagte, sie sei 45 Jahre alt, aber sieht jünger aus. Sie hatte hübsche Bernsteinschmuckstücke, die kostbar zu sein schienen (25. Nacht). (3.2.2, Prüferin 87)
11. ... Ein Mann wird angegriffen, er versucht die Hand seines Angreifers abzuschneiden oder zu brechen. Der zweite Mann versucht die Hand seines Angreifers abzuhacken, er tut es, die Hand kommt über den Boden geschossen und trifft meinen nackten Fuß, auf den Blut gerät. Ich muß es im Ausguß abwaschen (6. Nacht). (3.2.4, Prüferin 89)
12. Mutter verletzte sich den Arm und mußte genäht werden (7. Nacht). (3.2.2, Prüferin 87)
13. Hatte Verbände ums Handgelenk. Würden die Leute denken, ich hätte versucht, mich umzubringen? Das ist nicht wahr. Was könnte ich ihnen sagen, um sie wissen/verstehen zu lassen (let them know), daß es ein Unfall war? Die Verbände fielen schließlich ab (16. Nacht). (3.2.1, Prüferin 85)
14. Eine Gruppe von Freunden und ich brauchten eine Operation, um einen Fettklumpen von unseren Handrücken zu entfernen (14. Nacht). (3.2.1, Prüferin 92)
15. Träumte, einen eiternden Fleck auf dem Gesicht zu haben und zu denken: „Kann ich dafür eine Medaille bekommen?" (8. Nacht). (3.2.4, Prüfer 88)
16. Traum, in einer Telefonzelle zu sein, und eine Verkäuferin gab mir die Verkaufszahlen (the hard sell) übers Telefon. – Träumte, daß meine Frau den Wecker in ihr Auge getreten hatte und ihr ganzer Augapfel aufgeschwollen war, sie war ganz blasiert (blasé) darüber – ich erwachte mit Aufschrecken (5. Nacht). (3.2.4, Prüfer 88)

Essen, Speisen, Mahlzeiten, von

1. Traum, an einem langen Tisch gemeinsam mit einer wichtigen Persönlichkeit zu essen, die mir eine geheime Botschaft übergibt. Ein Priester kommt, der zu spät dran ist, hungrig und ungeduldig. Traum, daß die wichtige Persönlichkeit Essen kocht, schön und sachkundig (24. Nacht). (3.2.4, Prüferin 89)
2. Traum vom Kochen (34. Nacht). (3.2.4, Prüferin 89)
3. Traum, an einem langen Tisch zu essen (33. Nacht). (3.2.4, Prüferin 89)
4. Traum, Schokoladenpfannkuchen aufzuschneiden und die Ränder wegzutun, ich gebe mehr weg, als übrig bleibt (7. Nacht). (3.2.4, Prüferin 89)
5. Nahrungsträume, und zum Klo zu gehen, was die Mahlzeit unterbricht (9. Nacht). (3.2.4, Prüferin 89)
6. Traum, in einem großen Speisesaal zu sein, zwei lange Tische (trestles), eine Warteschlange (9. Nacht). (3.2.4, Prüferin 89)

7. Klapptische (trestle tables) mit Essen. Warte auf den Pudding (16. Nacht). (3.2.4, Prüferin 89)
8. Café. Gehe hinunter, um zu bestellen. Es wird spät. Esse einen Kuchen, der FIELD heißt. Lehrer überprüfen, ob die Lichter ausgemacht werden. Ich sagte, ich habe schon gebadet (17. Nacht). (3.2.4, Prüferin 89)
9. War mit einem alten Freund zusammen, den ich jahrelang nicht gesehen hatte. Ich hatte große Mengen (loads of) Nudeln in großen Schüsseln mitgebracht, und wir aßen (1. Nacht einer Wiederholungsprüfung). (3.2.3, Prüfer 86)
10. Träume von Nahrung, alten Freunden, Schule. Nahrung – ein Treffen (reunion). Von Bädern. Von einer Menschenmenge, einer Party/Gruppe (party), alten Schulfreunden. Die Prüferin hatte noch monatelang Träume von Nahrung und Versammlungen (ab 34. Nacht). (3.2.4, Prüferin 89)
11. Ging mit neun Freunden zum Abendessen aus, wir mußten uns um einen runden Tisch herumdrängen (squeeze). Die Hälfte von uns waren gekommen, alte Freunde, die ich jahrelang nicht gesehen hatte. Volles Restaurant, und ich mußte an einer Frau mit einem Baby vorbei, die ihre Mahlzeit schon hatte. Andere kamen nicht, also gingen wir woandershin, dann fuhren alle zum ersten Restaurant zurück, das fast schon zu war. Die Lichter waren aus im Restaurant, das sich im unteren Stockwerk befand, die Küche zugeschlossen und dunkel, und der Besitzer sagte seiner Frau, daß er die Hilfskraft (the live in help) heimgeschickt habe und was er nun machen solle. Ich sagte den anderen, ich glaubte nicht, daß wir hier zu essen bekommen könnten (8. Nacht). (3.2.1, Prüferin 85)
12. Meine Mutter ist unglücklich. Ich und meine zwei Schwestern im Restaurant, runder Tisch. Sie essen, ich habe Wasser (24. Nacht). (3.2.4, Prüferin 89)
13. Bin in einem Zimmer und frage eine Freundin, ob es (eine Affäre) der Mühe wert sei. Sie sagte „nein". Dann füllte sie einen Schuldschein aus, um Geld zu leihen, das sie für Fleisch zu bezahlen hatte, damit sie den Metzger auszahlen könne; sie war sehr aufgeregt darüber (4. Nacht). (3.2.1, Prüferin 85)

Gebäuden, Häusern, Zelten, von

1. Traum, in einem Zelt zu sein (5. Nacht). (3.2.4, Prüferin 89)
2. Träumte, daß ich mit vier Familienmitgliedern in einem Einmannzelt kampierte. Ich fühlte mich unbehaglich, mochte nicht in der Mitte eingequetscht sein (30. Nacht). (3.2.2, Prüferin 87)
3. Meine Schwester und ihr Partner kamen mit ihren Kindern an und hatten kein Zelt, sie mußten sich mit uns zusammen in ein kleines Zelt quetschen, die anderen mißbilligten das. Gefühl, sie sollte nicht da sein, hatte nicht gebucht, der Platz war voll (11. Nacht). (3.2.2, Prüferin 93)
4. Ein Mann baute ein Tipi. Es war aus Stein oder Holz mit einem modernen Ofenrohr in der Mitte. Er machte es überlebenswert (11. Nacht). (3.2.4, Prüferin 91)
5. Traum von Orten, durch die ich meinen Weg hindurch zu finden versuchte. Ich war an meiner alten Arbeitsstelle, Furcht, zu spät zu kommen (3. Nacht). (3.2.4, Prüfer 94)
6. Traum, einen anderen Mann zu küssen, während mein Partner mit einer anderen Frau redete. Dann verließ er sie. Panik, will meinen Partner wiederhaben. Er ging ins Schlafzimmer, aber ich konnte ihn nicht finden. Ich ging durch ein labyrinthartiges Gebäude (18. Nacht). (3.2.4, Prüferin 91)
7. Der Plan/die Lage (site) des Colleges war geändert worden. Ich ging mit einem Freund hin und verirrte mich im Gebäude, wir landeten schließlich in den Toiletten im Keller... (38. Nacht). (3.2.1, Prüferin 92)

8. Wiederkehrender Traum, daß sie in ein sehr hohes Gebäude kommen muß; das muß aber auf eine sehr komplizierte Weise geschehen, über den Rand eines Abgrundes muß sie auf einen Balkon kommen, und das gelingt ihr nach vielen Ängsten... (30j. Frau, Migräne). (1.4)
9. Eine Freundin und ich gingen die Uferstraße entlang und betrachteten ein neues Gebäude – ein sehr langes Einkaufszentrum. Sehr viele Kinder spielten um die Baustelle herum und ich hatte das Gefühl, wir sollten etwas tun, damit sie aufhörten, das Gebäude zu verwüsten (vandalising), aber wir taten es nicht. ... (11. Nacht). (3.2.1, Prüferin 85)
10. Wurde an dem Ort, wo ich von meinem Vater aufgezogen (brought up) worden bin, umhergefahren. Wir kamen an einem Tempel vorbei, einem großen Gebäude mit sehr großen Fenstern, die vom Boden bis zum ersten Stock reichten. Es waren Zimmer da, wo Leute bleiben konnten. Ich fragte, wer da wohne. Sehr viel Licht kam aus den Fenstern (14. Nacht). (3.2.1, Prüferin 85)
11. In einem Turm, dessen Bodenbereich wie ein Karussell/Kreisverkehr (roundabout) eingerichtet war, d.h., es gab eine korrekte Wegrichtung und einen Mann, der mir eine Tür aufmachte, damit ich meine Reise fortsetzen könne. Ich dachte, es sei freundlich von ihm, mir die Türe aufzuhalten. Es war eine steile Rampe hinauf zur Turmspitze vorhanden, und nach Erreichen der Spitze gab es zwei Wege hinunter – eine vertikale Leiter in der Mitte des Turms oder eine steil abfallende Rampe mit Gefahr, herunterzufallen oder -zurutschen (19. Nacht). (3.2.1, Prüferin 85)
12. Wurde von einer Gruppe von Männern verfolgt und mußte mich in alten leeren Häusern mit Strohdächern verstecken (33. Nacht). (3.2.2, Prüferin 87)
13. Kam an ihrer alten Highschool vorbei. Alle Fenster waren eingeworfen (36. Nacht). (3.2.2, Prüferin 87)
14. Traum von alten verfallenden Fenstern. Der Vater erschien im Hintergrund (3. Nacht). (3.2.3, Prüfer 86)
15. College, ich studierte draußen und sah jemandem zu, der in einem alten kaputten Haus war und es in Ordnung brachte. Das Fensterglas wurde schwarz angestrichen. Ein ängstlicher gehetzter Traum (30. Nacht). (3.2.1, Prüferin 92)
16. Traum, in der Schule zu sein, die Gebäude waren sonderbar/unheimlich (weird). Befreundete wilde Hunde. Wanderte umher und suchte meine Bücher (43. Nacht). (3.2.4, Prüfer 94)

Gefahr, gefährlichen Situationen, Kämpfen, Krieg, Waffen, Soldaten, von

1. Träume von Soldaten, die Leute machen alltägliche Arbeiten, wie ein Armeelager, nicht Krieg (1. Nacht). (3.2.4, Prüfer 94)
2. In einem College. Leute, die innerhalb und außerhalb verfallener alter Gebäude arbeiteten, obwohl Sommerferien waren. Keiner wußte, was sie tun sollten, gespannte Atmosphäre, ich glaubte nicht, daß ich es recht gut machte. Dann war ich mit anderen Leuten in der Ecke einer Kirche. Viele Fahnen. Ich war mit anderen Leuten in einer Reihe aufgestellt, mit dem Rücken an der Wand. Der Leiter blickte auf die Fahnen und brüllte plötzlich „FISONS" in einem angstvollen erschreckten Ton. Dann schien eine Bombe in der Ecke zu explodieren, und wir alle rannten aus der Kirche hinaus. Ich schien übermenschliche Kräfte zu haben und trug beim Rennen einen verletzten Mann. Er sagte: „Danke, Mädchen sind doch nicht so übel". Es war ein wirklich lebhafter, beängstigender Traum (26. Nacht). (32.1, Prüferin 92)

(Das Wort „fisons" ist vielleicht eine Verballhornung von „fission" – Spaltung (z. B. von Atomkernen); der Zusammenhang mit einer Bombenexplosion legt diese Deutung nahe. vr)

3. Kriegssituation. Vergraben gewöhnlicher Dinge in einem Schützengraben, mit dem Zweck, daß der Feind denken solle, es seien Bomben. Wir könnten (in dem Traum) Kriegsgefangene gewesen sein (33. Nacht). (3.2.4, Prüferin 89)
4. Ich war in einer mittelalterlichen Burg, Leute in Rüstungen in einem Raum der Burg, und ein Zauberer war da, der ein Messer erscheinen ließ. Er warf es auf den Boden und ein anderes Messer erschien, sie erschienen in zwei Kreisen und breiteten sich rundherum aus (5. Nacht). (3.2.2, Prüfer 84)
5. Unter der Erde (underground), große quadratische Höhle, niedrige Decke, eine Familie war da. Vier Gläser roten und vier Gläser weißen Weines. Ein Tropfen des weißen Weines wurde in jedes Glas Rotwein getan. Leute erschienen in einem verbotenen Eingang. Sehr viele durchgedrehte/verrückte (manic) Leute eilten um die Seiten der Höhle herum. Ein guter Chinese (good Chinese man) – statt Hände hatte er Dinger, die sehr schnell GEFAHR feuern, silbrig, bißchen wie ein Gewehr. Er wurde entwaffnet, aber endete dabei, das immer noch mit einer Hand zu tun (schießen? vr) (15. Nacht). (3.2.4, Prüferin 89)
6. Bin in einer Toilette, warte darauf, einen Film anzuschauen. Es (der Film, vr) passiert live vor meinen Augen. Ein Mann wird angegriffen, er versucht die Hand seines Angreifers abzuschneiden oder zu brechen. Der zweite Mann versucht die Hand seines Angreifers abzuhacken, er tut es, die Hand kommt über den Boden geschossen und trifft meinen nackten Fuß, auf den Blut gerät. Ich muß es im Ausguß abwaschen (6. Nacht). (3.2.4, Prüferin 89)
7. Einer aus der Schule, ein guter Mensch, klein für sein Alter, wurde von einem schlechten Mann geärgert, der ihm Schwierigkeiten macht. Er rollte den schlechten Mann den Tisch entlang und zum Fenster im oberen Stock hinaus (16. Nacht). (3.2.4, Prüferin 89)
8. Im Supermarkt, beim Warten, höre ich mit, wie eine Frau erzählt, wie sie angegriffen worden ist. Eine andere Frau sagt, das sei ihr zweimal passiert (6. Nacht). (3.2.4, Prüferin 89)
9. Habe Freunde bei mir zu Hause zur Dinnerparty. Eine Frau ist auf dem Weg mit einem Messer bedroht worden (16. Nacht). (3.2.4, Prüferin 89)
10. Universitätscampus. Geheimhaltung. Höre von einer Frau, die vergewaltigt, und zwei Frauen, die ermordet worden sind. Gefühl von Bedrohung. Ich gehe, um etwas zu essen zu machen – auf dem Rückweg der Gefahr bewußt. Sehr intensives Gefühl von Bedrohung. Beim Erwachen fühlte die Prüferin sich geängstigt, anders als bei anderen Träumen (16. Nacht). (3.2.4, Prüferin 89)
11. Ich wohne bei meinen Eltern und meiner Familie, wir fahren mit Rädern auf dem Strand herum. Ich ging in mein Zimmer, dachte über die Verteidigung des Hauses nach und daß diese nicht gut genug sei. Es war eine Party im Haus und ich ging hinaus, fand einen, der spionierte (einen Mann, kahlköpfig und starkmuskelig). Dann hatte ich ein Treffen, danach träumte ich vom Zum-Klo-Gehen und der Erleichterung nach der Benutzung der Toilette. Diese Traumsequenz wiederholte sich mehrmals (6. Nacht). (3.2.1, Prüferin 85)
12. Tr. von einem Wettschwimmen in eisigen feindlichen Wassern. Handelt vom Überleben (6. Nacht). (3.2.4, Prüferin 89)

13. Überlebenstreck im Schnee, wir sind neun Leute (8. Nacht). (3.2.4, Prüferin 91)
14. Bin im oberen Stock eines Busses, vorne. Als der Bus anfuhr, verschwanden Vorder- und Seitenwände. Ich hatte große Angst, herauszufallen (13. Nacht). (3.2.2, Prüferin 87)
15. Rückkehr zur alten Schule. Ich mußte über eine große Fläche gefrorenen Wassers fahren, um dorthin zu gelangen. Es fühlte sich nicht gefroren genug an, um das Auto zu tragen (13. Nacht). (3.2.4, Prüferin 89)
16. Motorradfahren auf verschneiten Straßen (5. N.). (3.2.4, Prüferin 91)
17. Ich fuhr eine windige Landstraße hinunter und fuhr an einer gefährlichen Stelle an einem Lastwagen vorbei (2. Nacht). (3.2.1, Prüferin 85)
18. Fuhr auf einer vollen (crowded) Straße, parkte bei einem Kino, mußte das Auto durch eine Öffnung durchquetschen, die kaum breit genug war, weil die andere Einfahrt von einem Kleinlaster blockiert war. Der Zaun bestand aus einer Kette an Pfosten (5. Nacht). (3.2.1, Prüferin 85)
19. Vier von uns kommen herunter und heraus durch ein Loch in der Wand in ein großes Warenhaus. Leben-und-Tod-Situation. Wir müssen auf eine erhöhte hängende Plattform springen, die mit Säcken voll Essen beladen ist, eine rechteckige Plattform. Situation von Bedrohung, Gewalt. Wir werden getötet werden, wenn wir es falsch machen. Ein schlechter Mensch steckt hinter alledem (20. Nacht). (3.2.4, Prüferin 89)
20. (Traum, verfolgt zu werden und dabei in lockerem Sand laufen zu müssen. (1.2))
21. Wiederkehrender Traum, daß sie in ein sehr hohes Gebäude kommen muß; das muß aber auf eine sehr komplizierte Weise geschehen, über den Rand eines Abgrundes muß sie auf einen Balkon kommen, und das gelingt ihr nach vielen Ängsten. Sie träumt oft, daß sie schwierige Dinge tun muß, was ihr immer gelingt (30j. Frau, Migräne). (1.4)
22. Besuchte jemand, blieb in deren (their) Haus. Tanzte auf der Terrasse mit einem Mann, der mich hochhob und mich während des Tanzens über den Rand der Terrasse hielt, um zu sehen, wie ich reagieren würde. Beim ersten Mal sagte ich nichts. Beim zweiten Mal beschloß ich, daß ich das nicht wolle (ohne Furcht, und das nicht deshalb, weil ich keine Furcht empfinden wollte), und als ich wieder losgelassen wurde, stolperte bzw. strauchelte ich (2. Nacht). (3.2.1, Prüferin 85)
23. „Es war Feuer im Haus. Es war nicht mein eigenes Haus. Zuerst brannte ein Käfig mit zwei Kanarienvögeln, ich konnte sie nicht mehr retten. Ich wurde um 5 Uhr wach. Danach träumte ich weiter Dann war auch meine 23j. Tochter im Zimmer. Wieder konnte ich nicht zu ihr, um sie zu retten. Es war nicht deutlich, warum. Es war, als ob ich einen Film sähe. Ratlos, Panik, ich sah auf die Dauer nur noch Feuer und Gitter. Unangenehm, ängstlich, beklemmt." Prüferin wollte die Arznei kein 2. Mal nehmen. (1.3)
24. Alpträume von Feuer, seit sie ein Warenhaus abbrennen sah (5j. Mdch.). (1.4)
25. Eine Freundin und ich gingen die Uferbefestigung (embankment) entlang und betrachteten ein neues Gebäude – ein sehr langes Einkaufszentrum. Sehr viele (lots of) Kinder spielten um die Baustelle herum und ich hatte das Gefühl, wir sollten etwas tun, damit sie aufhörten, das Gebäude zu verwüsten (vandalising), aber wir taten es nicht. Wir kamen zu einem Gebäudeteil, wo Kinder ein Feuer angemacht hatten, ich ging zu einem Sicherheitsmann, sagte ihm, was sich abspiele, und daß er die Feuerwehr rufen solle. Dann waren wir in einem der Geschäfte, mit ganz vielen anderen Erwachsenen, die plünderten. Ich fragte die Freundin, ob sie eine neue Armbanduhr haben wolle. Sie sagte, nein, das sei nicht recht. Ich spürte, daß es leicht

gewesen wäre, an dem Plündern teilzunehmen, wenn sie nicht anwesend und so moralisch eingestellt gewesen wäre (11. Nacht). (3.2.1, Prüferin 85)

26. Ich bin am Strand. Drei Männer drohen die Situation durcheinanderzubringen/„aufzumischen" (upset), sie kamen schwimmend aus dem Meer. Ich gehe ein Gewehr holen (es ist im Strandkorb). Ein anderer ist schon losgegangen, um ein Gewehr zu holen, also warte ich (2. Nacht einer Wiederholungsprüfung). (3.2.3, Prüfer 86)
27. Traum von einem Hotel, Diebstahl, Polizei und einem kleinen Aufruhr (29. Nacht). (3.2.4, Prüfer 94)
28. Zerbrach Gläser. Verirrte mich mit einer Wandergruppe, tat wilde Sachen, sprang herum (7. Nacht). (3.2.3, Prüfer 86)

Geistern, Gespenstern, Zauberei, von

1. Traum von einem Geist (spirit), der über Dinge wacht. Eine dunkelhaarige Frau erzählte mir ,was der Geist ihr über ein Ereignis mitgeteilt hatte (26. Nacht). (3.2.1, Prüferin 92)
2. Kleine Fallbesprechung, jemand berichtet über einen Fall. Das Mittel war POOINUM, eine Arznei, die aus dem Licht eines Gespenstes gemacht ist (11. Nacht). (3.2.4, Prüferin 89)
3. Traum, von seltsamen weißen Wesen verfolgt zu werden, lebendig, aber nicht menschlich. Später, daß ich beim Gehen eine große Packung Waschpulver auf dem Kopf balanciere, wie eine Afrikanerin (19. Nacht). (3.2.2, Prüferin 87)
4. Traum von einem Vortrag über Hexerei. Der Vortrag wurde (vom Prüfer? vom Publikum? vr) als nicht anerkennenswert (respectable) eingeschätzt. Ich rannte durch die Straßen, um den Bus zu erwischen (2. Nacht). (3.2.4, Prüfer 94)
5. Ich besuchte einen alten Mann, der in der Kirche bedeutend bzw. das Oberhaupt der Kirche war. Ich fragte ihn, ob er alle Geheimnisse kenne. Er sagte, Bibliothekare und die Person, die über ihm stehe (sein Vorgesetzter, vr) wüßten mehr. Er bat mich, zu gehen, weil er sich waschen wolle. ... Ich ging weg, und ein anderer Mann besuchte ihn, verhexte ihn und sagte ihm, er solle mit ihm kommen... (2. Nacht). (3.2.1, Prüferin 85)
6. Schwarze Krähe, wie Gott. Luftschutzbunker, die gesamte zivilisierte Gesellschaft ist darin, und „ich bin die Stimme Gottes" (sagt das die Krähe oder der Prüfer? vr). Zwei Menschen sollen hineingenommen werden, einer davon ein Mann. Der Prüfer ist mit einer Frau an den Türen des Bunkers. Der Prüfer hat das Gefühl, er sei derjenige, den man hineinnehmen solle (1. Nacht). (3.2.3, Prüfer 86)

Hellsichtig (auch: zukünftigen Dingen, von)

1. Prophetischer Traum, der einen Kurs beschrieb, in den ich später ging (5. Nacht). (3.2.4, Prüfer 94)
2. Traum von Zigaretten, ich rolle sie und werfe sie außerhalb des Vorderzimmers des Hauses ins Feuer. Ich gehe zu der Universität, die ich in der Zukunft besuchen werde, an einem Altkleiderladen vorbei (19. Nacht). (3.2.4, Prüferin 89)

Hochgestellten Persönlichkeiten, hoher Stellung, Wichtigkeit, Stolz, von (Gegenpol: Ignoriertwerden)

1. Träumte von Königtum, war verlegen darüber, mich selbst erhoben/überhoben (exalted) zu haben (49. Nacht). (3.2.4, Prüfer 94)
2. Traum von einer Popgruppe, war entschlossen, besser zu sein als sie (11. Nacht). (3.2.4, Prüfer 94)

3. Träumte, einen eiternden Fleck auf dem Gesicht zu haben und zu denken: „Kann ich dafür eine Medaille bekommen?" (8. Nacht). (3.2.4, Prüfer 88)
4. Traum, daß ich fliegen konnte (18. Nacht). (3.2.4, Prüfer 94)
5. Traum, an einem langen Tisch gemeinsam mit einer wichtigen Persönlichkeit zu essen, die mir eine geheime Botschaft übergibt. Ein Priester kommt, der zu spät dran ist, hungrig und ungeduldig. Traum, daß die wichtige Persönlichkeit Essen kocht, schön und sachkundig (24. Nacht). (3.2.4, Prüferin 89)
6. Schwarze Krähe, wie Gott. Luftschutzbunker, die gesamte zivilisierte Gesellschaft ist darin, und „ich bin die Stimme Gottes" (sagt das die Krähe oder der Prüfer? vr). Zwei Menschen sollen hineingenommen werden, einer davon ein Mann. Der Prüfer ist mit einer Frau an den Türen des Bunkers. Der Prüfer hat das Gefühl, er sei derjenige, den man hineinnehmen solle (1. Nacht). (3.2.3, Prüfer 86)
7. ... War mit anderen Leuten in der Ecke einer Kirche. Viele Fahnen. Ich war mit anderen Leuten in einer Reihe aufgestellt, mit dem Rücken an der Wand. .... Dann schien eine Bombe in der Ecke zu explodieren, und wir alle rannten aus der Kirche hinaus. Ich schien übermenschliche Kräfte zu haben und trug beim Rennen einen verletzten Mann. Er sagte: „Danke, Mädchen sind doch nicht so übel". ... (26. Nacht). (32.1, Prüferin 92)
8. Ich besuchte einen alten Mann, der in der Kirche bedeutend bzw. das Oberhaupt der Kirche war. Ich fragte ihn, ob er alle Geheimnisse kenne. Er sagte, Bibliothekare und die Person, die über ihm stehe (sein Vorgesetzter, vr) wüßten mehr. Er bat mich, zu gehen, weil er sich waschen wolle. Hinter einem Wandschirm war das Waschbecken, und ich bekam den Eindruck, daß er seinen ganzen Körper waschen wolle. Ich ging weg, und ein anderer Mann besuchte ihn, verhexte ihn und sagte ihm, er solle mit ihm kommen. Ich begriff, daß er gerade entführt werde, und deshalb ließ ich meine Armbanduhr fallen (eine feine goldene Damenarmbanduhr) und schob sie unter die Tür, um ein Indiz zu hinterlassen. Es lag auch eine andere Armbanduhr in der Lücke zwischen Wand und Teppich. Ich war sicher, daß der Entführer sie sehen könne (2. Nacht). (3.2.1, Prüferin 85)
9. Traum von Bädern. Er stahl ein Bad und wurde von der Polizei als „Kronzeuge" („expert witness") abgeführt (4. Nacht). (3.2.3, Prüfer 86)
10. Eine Frau nahm uns mit zur Gestaltarbeit (Gestalt work). Ich mußte gehen und mich waschen. Als ich wiederkam, sagte sie, daß ich, weil ich schon Vorerfahrung mit Gestaltarbeit gehabt habe, nicht mitmachen müsse und helfen könne, ein Auge darauf zu haben, was die anderen taten (24. Nacht). (3.2.1, Prüferin 85)
11. Ich bin eine sehr wichtige Homöopathin mit einem sehr teuren Wagen und einer teuren Flasche Wein. Ich bin dabei, weit weg zu fahren, um einen Patienten zu behandeln. Ich kann den Wagen nicht richtig fahren. Ich gehe zum Haus zurück, ein Mann ist sehr eklig/häßlich (nasty) zu mir in bezug darauf, daß ich eine wichtige Homöopathin bin. Ich bin sehr ärgerlich, gehe hinauf (upstairs) und reiße und kratze mir selber den Arm herab (tear and scratch self down arm) (24. Nacht). (3.2.4, Prüferin 89)
12. Traum von groben (rough) Gebäuden. Zurück in der Schule zu sein, daß mit mir unfair, gedankenlos umgegangen werde. Viele Träume in rascher Abfolge, deren Thema war, daß ich selber oder jemand anders ignoriert werde (9. Nacht). (3.2.4, Prüfer 94)

Menschen, Leuten, Freunden, Gruppen, von

1. War auf einem Kurs. Traf eine Frau, die annahm, daß ich sie erkenne, aber ich erkannte sie nicht. Sie erzählte mir, daß ihre Freundin schwanger sei und nahm an,

daß ich diese kenne, was nicht der Fall war. Die Freundin kam, um mit mir zu reden, aber ich erkannte auch sie nicht (18. Nacht). (3.2.1, Prüferin 92)

2. Träume von Nahrung, alten Freunden, Schule. Nahrung – ein Treffen (reunion). Von Bädern. Von einer Menschenmenge, einer Party/Gruppe (party), alten Schulfreunden. Die Prüferin hatte noch monatelang Träume von Nahrung und Versammlungen (ab 34. Nacht). (3.2.4, Prüferin 89)
3. Ging mit vielen Freunden aus und vergaß, meinem Freund zu sagen, wo ich sei. Ich wußte, er würde sich Sorgen machen, versuchte, ihn anzurufen, aber keine Antwort. Ich geriet beim Warten auf den Bus in Panik. Gleich danach war ich dabei, heim ins Innere des Jupiter zu reisen/im Inneren des Jupiter heimzureisen (travelling home inside Jupiter) (36. Nacht). (3.2.2, Prüferin 87)
4. Bin in einem Kaufhaus, habe die Eltern aus den Augen verloren. Ich bin im Traum ein junger Erwachsener (4. Nacht). (3.2.4, Prüfer 94)
5. Ich wohne bei meinen Eltern und meiner Familie, wir fahren mit Rädern auf dem Strand herum. Ich ging in mein Zimmer, dachte über die Verteidigung des Hauses nach und daß diese nicht gut genug sei. Es war eine Party im Haus und ich ging hinaus, fand einen, der spionierte (einen Mann, kahlköpfig und starkmuskelig). Dann hatte ich ein Treffen, danach träumte ich vom Zum-Klo-Gehen und der Erleichterung nach der Benutzung der Toilette. Diese Traumsequenz wiederholte sich mehrmals (6. Nacht). (3.2.1, Prüferin 85)
6. „Eine Freundin erzählt, daß sie einen Freund hat, und zeigt ein Foto her. Es ist ein Foto von ihm und seinem Sohn. Sie sehen aus wie ihr Ebenbild, ein Zwilling." (1.3)
7. Tr., allein nachts in einen Nachtclub zu gehen. Der Club ist sehr voll. Sie überprüfen an der Türe die Ausweise der Männer. Ich beschließe, zu einem Frauenklub zu gehen, den ich kenne. Ich treffe eine alte Freundin (1. Nacht). (3.2.4, Prüferin 89)
8. Traum von der alten Schule, die alten Lehrer zu treffen... (12. Nacht). (3.2.4, Prüferin 89)
9. Traum, einen Freund zu treffen, der ein Lehrer an der Schule war (4. Nacht). (3.2.3, Prüfer 86)
10. Traum von einer alten Schulfreundin, ich rede mit ihr über ihre Unzufriedenheit mit ihrer Karriere (16. Nacht). (3.2.4, Prüferin 89)
11. Man sagte mir, ich solle ein Mädchen besuchen, das ich in der Schule gekannt hatte, sie war im Zimmer 73. Ihr Bruder war da (12. Nacht). (3.2.1, Prüferin 85)
12. Tr. von alten Freunden, von einer (gemeinsamen? vr) Mahlzeit (3. Nacht). (3.2.4, Prüferin 89)
13. War mit einem alten Freund zusammen, den ich jahrelang nicht gesehen hatte. Ich hatte große Mengen (loads of) Nudeln in großen Schüsseln mitgebracht, und wir aßen (1. Nacht einer Wiederholungsprüfung). (3.2.3, Prüfer 86)
14. Traum von einem alten Freund (4. Nacht). (3.2.4, Prüferin 89)
15. Seltsamer (weird) Traum über alte Freunde (5. Nacht). (3.2.3, Prüfer 86)
16. Ging mit neun Freunden zum Abendessen aus, wir mußten uns um einen runden Tisch herumdrängen (squeeze). Die Hälfte von uns waren gekommen, alte Freunde, die ich jahrelang nicht gesehen hatte... (8. Nacht). (3.2.1, Prüferin 85)
17. Traum vom Begräbnis eines Freundes (der in der Wirklichkeit vor 1 Jahr verstorben war). Traum von einer alten Freundin, die ich seit 18 Monaten, und einem alten Freund, den ich seit 4 Jahren nicht gesehen hatte (4. Nacht). (3.2.2, Prüferin 87)

18. Bewillkommnete einen Freund in meinem Haus – Umarmen und Küssen. Wir gingen Straßen und Kanäle entlang und über einen Kanal. Auf die Wand eines Abbruchhauses war das Wort BELIZE gemalt, der Name des Ortes, wohin wir bald in Ferien fahren werden (are going on holiday) (8. Nacht). (3.2.1, Prüferin 85)
19. Tr., im Bad zu sein, mit zwei männlichen Freunden, offen und freundlich, nicht selbstbezogen (self-conscious), nicht sexuell (3. Nacht). (3.2.4, Prüferin 89)
20. Träumte, daß ich mit vier Familienmitgliedern in einem Einmannzelt kampierte. Ich fühlte mich unbehaglich, mochte nicht in der Mitte eingequetscht sein (30. Nacht). (3.2.2, Prüferin 87)
21. Meine Schwester und ihr Partner kamen mit ihren Kindern an und hatten kein Zelt, sie mußten sich mit uns zusammen in ein kleines Zelt quetschen, die anderen mißbilligten das. Gefühl, sie sollte nicht da sein, hatte nicht gebucht, der Platz war voll (11. Nacht). (3.2.2, Prüferin 93)
22. Traum von einer Menschenmenge (11. Nacht). (3.2.4, Prüferin 89)
23. Menschenmenge. Evangelikales Heilen durch einen Mann. Diejenigen, die nicht glaubten, brauchten Heilung (19. Nacht). (3.2.4, Prüferin 89)
24. Eine Freundin und ich gingen die Uferstraße (embankment) entlang und betrachteten ein neues Gebäude – ein sehr langes Einkaufszentrum. Sehr viele (lots of) Kinder spielten um die Baustelle herum und ich hatte das Gefühl, wir sollten etwas tun, damit sie aufhörten, das Gebäude zu verwüsten (vandalising)... Dann waren wir in einem der Geschäfte, mit ganz vielen (lots of) anderen Erwachsenen, die plünderten... (11. Nacht). (3.2.1, Prüferin 85)

Musik, Kunst, ästhetischen Dingen, von

1. Träume von Musik, die gleich aufgeführt werden soll (3. Nacht). (3.2.4, Prüferin 89)
2. Traum vom Klavierspielen (13. Nacht). (3.2.4, Prüfer 94)
3. Klavierrettungsaktion, ein Klavier war an Fluß und Strand, mein Freund und ich wollten es retten, aber das Klavier war nicht gut genug erhalten, um es aus den Felsen herauszuziehen. Wir bekamen ein anderes Piano gratis/geschenkt (free), das einfach auf der Straße stand (8. N.). (3.2.4, Prüferin 91)
4. Traum von einer Popgruppe, war entschlossen, besser zu sein als sie (11. Nacht). (3.2.4, Prüfer 94)
5. Zusammen mit einem Popstar ein schnelles Auto zu fahren, wild zu werden/sich wild aufzuführen (going wild), unter einer Brücke zu singen (7. Nacht). (3.2.4, Prüferin 91)
6. Traum von der alten Schule, die alten Lehrer zu treffen, ein großer schwarzer Mann war für die Musikabteilung (music dept.) zuständig, rauhe (raucous) Popmusik, ich suchte nach der Toilette (12. Nacht). (3.2.4, Prüferin 89)
7. Traum vom Malen von Bildern, dann von einem Fabrikgelände (6. Nacht). (3.2.4, Prüfer 94)
8. Nahm das von einem Freund gezeichnete Bild einer Katze in eine Verkaufshalle mit... (8. Nacht). (3.2.4, Prüferin 91)
9. Bücher auf einer Straße, eine Galerie. Ein Mann versuchte mit Hilfe der Bücher Leute anzulocken, damit sie die Galerie besuchten. Ich sah einige Ohrringe, seepferdchenförmig, in einer rosa Schale, nette Schmucksachen und Kunstgegenstände. Beim Verlassen der Galerie sah ich eine Stein- oder Tonmaske, zerbrochen, aus dem alten Rom oder Ägypten (8. Nacht). (3.2.4, Prüferin 91)
10. Traum, daß ich in einer französischen Cafébar in New York bin und meine Bilder herzeige. Rot und schwarz, sehr tief, Leben und Tod (11. Nacht). (3.2.4, Prüferin 91)

11. Im College beim Kunst- und Werkunterricht. Man sagte mir, ich solle mehr töpfern, konnte keinen Platz finden, wo ich Töpferwaren bemalen (paint pots) konnte, also nähte ich stattdessen (34. Nacht). (3.2.1, Prüferin 92)
12. Traum von roten Pflanzen, Blumen, groß, erstaunlich (startling), in einer Vase (1. Nacht). (3.2.4, Prüferin 89)
13. Traum von einem Blumenarrangement (21. Nacht). (3.2.4, Prüfer 94)

Reisen, Fahren, Fahrzeugen, fremden Ländern und Orten, von

1. Berlin – es fühlte sich so aufregend an, dort zu sein (9. Nacht). (3.2.4, Prüferin 91)
2. In Rußland. Treffen einer Frau, die in Hotels lebt, Teilen von Nahrungsmitteln. Motorradfahren auf verschneiten Straßen (5. N.). (3.2.4, Prüferin 91)
3. Wie Indien. Fahre in einer Kutsche zum Bahnhof durch einen Park, wo zuweilen Feste abgehalten werden. Atmosphäre arm, ungeliebt, fremd/seltsam (strange), ein „Nicht - Ort" (no place). Frauentoilette, ein Mann ist bei uns, er geht auch hinein (18. Nacht). (3.2.4, Prüferin 89)
4. Bewillkommnete einen Freund in meinem Haus – Umarmen und Küssen. Wir gingen Straßen und Kanäle entlang und über einen Kanal. Auf die Wand eines Abbruchhauses war das Wort BELIZE gemalt, der Name des Ortes, wohin wir bald in Ferien fahren werden (are going on holiday) (8. Nacht). (3.2.1, Prüferin 85)
5. Ging mit vielen Freunden aus und vergaß, meinem Freund zu sagen, wo ich sei. Ich wußte, er würde sich Sorgen machen, versuchte, ihn anzurufen, aber keine Antwort. Ich geriet beim Warten auf den Bus in Panik. Gleich danach war ich dabei, heim ins Innere des Jupiter zu reisen/im Inneren des Jupiter heimzureisen (travelling home inside Jupiter) (36. Nacht). (3.2.2, Prüferin 87)
6. Ich hatte mein Auto verloren. Ich fand es wieder und war deshalb sehr erleichtert (2. Nacht). (3.2.2, Prüfer 84)
7. An einer roten Ampel auf dem Motorrad zu sitzen; sah mich selbst aus der Vogelperspektive (7. Nacht). (3.2.4, Prüferin 91)
8. Sehr schnell zu reisen/fahren (travelling), wie auf einem Bob-Schlitten durch einen unterirdischen Tunnel/U-Bahn-Tunnel (underground tunnel) (8. Nacht). (3.2.1, Prüferin 92)
9. Zusammen mit einem Popstar ein schnelles Auto zu fahren, wild zu werden/sich wild aufzuführen (going wild), unter einer Brücke zu singen (7. Nacht). (3.2.4, Prüferin 91)
10. Wir waren 8 Leute, die versuchten, in ein Auto zu gelangen, so daß zwei von uns zurückgelassen wurden. Ich mußte ins Auto steigen, um es zu fahren, und hatte Schwierigkeiten, es zu starten, aber schließlich fuhr ich ab, durch die Stadt, die voller Menschen war wie ein Marktplatz. Ich fuhr eine windige Landstraße hinunter und fuhr an einer gefährlichen Stelle an einem Lastwagen vorbei (2. Nacht). (3.2.1, Prüferin 85)
11. Fuhr auf einer vollen (crowded) Straße, parkte in /bei (in) einem Kino, mußte das Auto durch eine Öffnung durchquetschen, die kaum breit genug war, weil die andere Einfahrt von einem Kleinlaster blockiert war. Der Zaun bestand aus einer Kette an Pfosten (5. Nacht). (3.2.1, Prüferin 85)
12. Fuhr ein Auto, Seitenstraße, mit einer Kusine, um Milch zu holen. Mußte auf einer geteilten Fahrbahn fahren, fuhr 10 Yards in die falsche Richtung und drehte dann ab, Wahl zwischen zwei Seitenstraßen, nahm die weniger benutzte, kam auf die richtige Spur zurück, da war es okay (18. Nacht). (3.2.1, Prüferin 85)

13. Traum vom In-Urlaub-Fahren, ich versuchte mir eine Kamera zu leihen, ging mit einem Koffer Straßen entlang, der Ehemann bei mir, ich dachte, es sei nett, mit zwei anderen Mädchen in Urlaub zu fahren, und daß ich dieses Jahr ein Foto von mir selbst beim Reiten kriegen könnte. Ich hatte ein Bild von mir im Kopf, wie ich gerade auf einem dunklen Pferd sitze, dunkle Kleider an, schwarzes Denim-Hemd und Jeans (16. Nacht). (3.2.1, Prüferin 85)

Religiösen Dingen, von

1. Wurde an dem Ort, wo ich von meinem Vater aufgezogen (brought up) worden bin, umhergefahren. Wir kamen an einem Tempel vorbei, einem großen Gebäude mit sehr großen Fenstern, die vom Boden bis zum ersten Stock reichten. Es waren Zimmer da, wo Leute bleiben konnten. Ich fragte, wer da wohne. Sehr viel Licht kam aus den Fenstern (14. Nacht). (3.2.1, Prüferin 85)
2. Schwarze Krähe, wie Gott. Luftschutzbunker, die gesamte zivilisierte Gesellschaft ist darin, und „ich bin die Stimme Gottes" (sagt das die Krähe oder der Prüfer? vr). Zwei Menschen sollen hineingenommen werden, einer davon ein Mann. Der Prüfer ist mit einer Frau an den Türen des Bunkers. Der Prüfer hat das Gefühl, er sei derjenige, den man hineinnehmen solle (1. Nacht). (3.2.3, Prüfer 86)
3. Traum von einem Schatz, der in einer Müllkippe zu finden ist, einem Brachland in einer Stadt, große Tore. Traf vier Reisende, die sagten: „Komm mit" – spirituell, in Grauweiß (off-white grey) gekleidet. Frei, verführerisch, nirgends hingehörig, sie sagen, sie gehen am Morgen. Dann traf ich vier Männer, solid/fest/kräftig (solid), dunkler, aggressiver (als die Vorgenannten – vr), Leute, mit denen man nicht gerne aneinandergerät. Sie sagen: "Hier ist der Ort, wo der Schatz zu finden ist, aber wenn du ihn haben willst, mußt du durch die Müllkippe gehen und Scheiße an die Füße kriegen" (9. Nacht). (3.2.4, Prüferin 89)
4. Unter der Erde (underground), große quadratische Höhle, niedrige Decke, eine Familie war da. Vier Gläser roten und vier Gläser weißen Weines. Ein Tropfen des weißen Weines wurde in jedes Glas Rotwein getan. ... (15. Nacht). (3.2.4, Prüferin 89)
5. Ich treffe einige ältere Leute und den Vikar, sie gehen in die Kirche, nach rechts. Ich sage, daß mein Äquivalent dazu ist, durch den großen Garten zu gehen, der links ist. Gefühl: ihres ist/zu ihnen gehört (theirs is) der alte etablierte Weg, welcher ist, was sie sind, sie verstehen vielleicht meine Entscheidung nicht (3. Nacht). (3.2.4, Prüferin 89)
6. Menschenmenge. Evangelikales Heilen durch einen Mann. Diejenigen, die nicht glaubten, brauchten Heilung (19. Nacht). (3.2.4, Prüferin 89)
7. Traum, zusammen mit meiner Schwester als Erwachsene getauft zu werden (19. Nacht). (3.2.4, Prüferin 89)

Schrecklich, grausig

1. Kontaktlinsen, es waren Insekten darauf, ich konnte sie nicht in meine Augen kriegen – schrecklich und furchterregend (24. Nacht). (3.2.2, Prüferin 93)
2. Traum von einem Gesicht, ein Mann, Kombination von Unschuld und Bösem (evil), furchterregend, macht mir ein aufgestörtes Gefühl (6. Nacht). (3.2.4, Prüferin 89)
3. Traum von gewissenloser Gewalt gegen schwarze Eingeborene. Greuel und Terror. Von Feuer. Extreme Grausamkeit. Überleben. Machtlosigkeit. Etwas Schreckliches ist begraben – Entdeckung von etwas in der Vergangenheit noch nie Gesehenem. Etwas Schreckliches aufzudecken (uncovering), das begraben worden ist (8. Nacht). (3.2.4, Prüferin 89)

4. Bin in einer Toilette, warte darauf, einen Film anzuschauen. Es (der Film, vr) passiert live vor meinen Augen. Ein Mann wird angegriffen, er versucht die Hand seines Angreifers abzuschneiden oder zu brechen. Der zweite Mann versucht die Hand seines Angreifers abzuhacken, er tut es, die Hand kommt über den Boden geschossen und trifft meinen nackten Fuß, auf den Blut gerät. Ich muß es im Ausguß abwaschen (6. Nacht). (3.2.4, Prüferin 89)

Sexuell

1. „Ich muß mit zwei anderen zu einem Betrieb, es hat etwas mit Tee zu tun. Wir sollen da eine Probe machen. Wir sind Edelmetall und zwei Parametalle, unter anderem soll beobachtet werden, wie wir Liebe machen." (1.3)
2. Mutter kümmerte sich um einen Mann, der eine Geschlechtsumwandlungsoperation gemacht bekam. Sie kümmerte sich auch um eine Frau, die ihren Uterus spendete. Wie machten ihnen Milchpudding und sammelten auch Spenden (35. Nacht). (3.2.1, Prüferin 92)
3. Traum, die Avancen eines Mannes abzuweisen (7. Nacht). (3.2.4, Prüferin 89)
4. Traum, dem Freund zu sage, daß ich fortgehe, um ein Kind zu empfangen (36. Nacht). (3.2.2, Prüferin 87)
5. Traum, bei einem Mann zu liegen, der etwas braucht (7. Nacht). (3.2.4, Prüferin 89)
6. Ich wünschte intensiv (really wanted) Sex mit meinem Freund. Er war verschwunden. Ich ging nach oben und schaute im Spiegel meine Scheide an. Sie war groß und geschwollen wie das Innere einer Blume. Ich hatte dabei eine orangefarbene Iris oder Lilie in meiner linken Hand (1. Nacht). (3.2.2, Prüferin 87)
7. Liebemachen mit einem anderen Mann, ich ziehe seine und meine Hosen herunter. Sein Penis war sehr lang, bis unterhalb des Knies. Gefühl, als hätte ich einen Orgasmus gehabt. Wir wurden eben gerade fertig, zogen uns an, da kam jemand herein. Dieser warf mir einen vorwurfsvollen Blick zu (4. Nacht). (3.2.1, Prüferin 85)
8. Da war ein Rudel Hunde, die eine Orgie feierten (2. Nacht). (3.2.2, Prüferin 87)
9. War mit anderen Collegemitgliedern auf einer Party. Einer brachte ein Haustier mit, das wie eine 6 Fuß (ca. 2 Meter) lange Wurst aussah. Es machte mir Angst. Ich mochte es nicht, konnte es nicht anfassen, es war hart. Es kam immer wieder zu mir, ich versuchte, es wegzuschieben, aber konnte nicht. Es war wie eine sexuelle Attacke, aber es penetrierte mich nicht. Das Tier nahm dann seinen eigenen Samen und versuchte sich selbst zu befruchten (32. Nacht). (3.2.2, Prüferin 87)
10. War krank im Elternhaus. Im Schlafzimmer des Bruders fand ich eine große Schachtel schwarzer Kondome aus Seide. Ich bemächtigte mich (helped myself to) einer riesigen Handvoll davon und legte sie in einen Schrank in meinem Zimmer. Dachte dabei: „Sollte ich ihn vorher fragen?" Ein paar davon lagen offen in der Schachtel, farbig, vielköpfig, hydraartig, ich fragte mich, wie leicht sie zu benutzen seien (17. Nacht). (3.2.1, Prüferin 85)
11. Cafébar. Ich nahm dort den Fall einer Frau auf, die mißbraucht worden war. Sie war dabei, Priesterin zu werden. Sie war sehr jung, ich war überrascht, daß sie verheiratet war – sie schien nicht reif genug dafur zu sein. Ich nahm den ganzen Fall auf, aber erwachte, bevor ich zu dem Mißbrauch kam (14. Nacht). (3.2.4, Prüferin 89)
12. Tr., im Bad zu sein, mit zwei männlichen Freunden, offen und freundlich, nicht selbstbezogen (self-conscious), nicht sexuell (3. Nacht). (3.2.4, Prüferin 89)

Tieren, von

1. Traum von unserem alten Hund (31. Nacht); Traum von einem langen toten Hund (42. Nacht); Traum von befreundeten wilden Hunden (43. Nacht). (3.2.4, Prüfer 94)
2. War mit anderen Collegemitgliedern auf einer Party. Einer brachte ein Haustier mit, das wie eine 6 Fuß (ca. 2 Meter) lange Wurst aussah. Es machte mir Angst. Ich mochte es nicht, konnte es nicht anfassen, es war hart. Es kam immer wieder zu mir, ich versuchte, es wegzuschieben, aber konnte nicht. Es war wie eine sexuelle Attacke, aber es penetrierte mich nicht. Das Tier nahm dann seinen eigenen Samen und versuchte sich selbst zu befruchten (32. Nacht). (3.2.2, Prüferin 87)
3. Auf einer Farm liefen Hühner herum, aber sie hatten Menschenköpfe mit Mützen auf, sie waren sehr schick (30. Nacht). (3.2.2, Prüferin 87)
4. Ein grünes Chamäleon kam aus einer Galerie; war ärgerlich, daß es aus einer Galerie kam, ich nahm es mit nach Hause und kümmerte mich darum. Es änderte seine Farbe von Braun zu Grün und wieder zurück und mochte Wasser. Ich rettete es später wieder an der Tür derselben Galerie. Es war grün und glücklich, voller Freude. Ich badete es in einem Eimer Wasser. Mußte im Haus eines Freundes leben. Der Freund war kühl zu uns. Fuhr zu der Galerie durch ein Brachland, kam mit dem Fahrrad fast nicht durch. Es wurde mir gesagt, ich solle höher hinaufgehen zu einem Ort, wo ich durchschlüpfen könne (9. Nacht). (3.2.4, Prüferin 91)
5. Traum von einem alten freundlichen Elefanten, der Besucher hatte. Ich machte den Abfluß sauber, aus dem er (it) aß und trank, ABSOLUT EKLIG. Ekliger Dreck (gunge), den ich nicht anfassen wollte. Nahm Zeitungspapier, um meine Finger zu schützen. Wie eine Nacktschnecke (slug). Ich sagte dem Elefanten das, und es war ihm egal (she didn't mind). Er (she) mußte einen Liter Tee und drei Liter anderer Flüssigkeit am Tag haben (20. Nacht). (3.2.4, Prüferin 89)
6. Ich saß rittlings auf einer Mauer, die ein Becken voller Fische umgab, alle Arten von Fischen, auch schwarze Nacktschnecken und rechteckige Blöcke dunkler Schwämme. Die Fische fraßen etwas, einer wandte sich zu mir und warf mir einen bösartigen, üblen Blick zu. Ich zog meinen rechten Fuß heraus (aus dem Becken), für den Fall, daß mich der Fisch angreift (18. Nacht). (3.2.1, Prüferin 85)
7. Schwarze Krähe, wie Gott... (1. Nacht). (3.2.3, Prüfer 86)

Tod, Mord und Toten, von

1. Traum, daß ich in einer französischen Cafébar in New York bin und meine Bilder herzeige. Rot und schwarz, sehr tief, Leben und Tod (11. Nacht). (3.2.4, Prüferin 91)
2. Wasser, ein Boot, Marschland. Ich gehörte zu einer Suchmannschaft, erst unter und dann über Wasser; die Regierungen wollten, daß wir etwas finden. Wir fanden dieses versteckte Boot und fanden eine Gruppe von Menschen, verfaulend und madig. Wir mußten herausfinden, warum sie versteckt worden waren. Ich mußte die Leichen sezieren. Kleider und Fleisch waren zusammengebacken. Ich fühlte mich gut in dem Traum. Der Körper, den ich sezierte, fühlte sich schwammig an (7. Nacht). (3.2.4, Prüferin 91)
3. Universitätscampus. Geheimhaltung. Höre von einer Frau, die vergewaltigt, und zwei Frauen, die ermordet worden sind. Gefühl von Bedrohung. Ich gehe, um etwas zu essen zu machen – auf dem Rückweg der Gefahr bewußt. Sehr intensives Gefühl von Bedrohung. Beim Erwachen fühlte die Prüferin sich geängstigt, anders als bei anderen Träumen (16. Nacht). (3.2.4, Prüferin 89)

4. Vier von uns kommen herunter und heraus durch ein Loch in der Wand in ein großes Warenhaus. Leben-und-Tod-Situation. Wir müssen auf eine erhöhte hängende Plattform springen, die mit Säcken voll Essen beladen ist, eine rechteckige Plattform. Situation von Bedrohung, Gewalt. Wir werden getötet werden, wenn wir es falsch machen. Ein schlechter Mensch steckt hinter alledem (20. Nacht). (3.2.4, Prüferin 89)
5. Traum von Mutter und Großmutter. Hatte ein Problem mit meinem Freund, er wollte, daß ich mit meiner Mutter gehe, um meine Großmutter zu besuchen, damit er mich los sei (die Großmutter ist verstorben) (3. Nacht). (3.2.2, Prüferin 87)
6. Traum vom Begräbnis eines Freundes (der in der Wirklichkeit vor 1 Jahr verstorben war). Traum von einer alten Freundin, die ich seit 18 Monaten, und einem alten Freund, den ich seit 4 Jahren nicht gesehen hatte (4. Nacht). (3.2.2, Prüferin 87)
7. Ein kleiner Junge versucht, sich im Bad zu ertränken. Ich sehe zu und warte darauf, daß er begreift, daß er leben will (20. Nacht). (3.2.4, Prüferin 89)
8. Hatte Verbände ums Handgelenk. Würden die Leute denken, ich hätte versucht, mich umzubringen? Das ist nicht wahr. Was könnte ich ihnen sagen, um sie wissen/verstehen zu lassen (let them know), daß es ein Unfall war? Die Verbände fielen schließlich ab (16. Nacht). (3.2.1, Prüferin 85)

Toilette, Schmutz, Exkrementen, ekligen Dingen usw., von

1. Ich wohne bei meinen Eltern und meiner Familie, wir fahren mit Rädern auf dem Strand herum. Ich ging in mein Zimmer, dachte über die Verteidigung des Hauses nach und daß diese nicht gut genug sei. Es war eine Party im Haus und ich ging hinaus, fand einen, der spionierte (einen Mann, kahlköpfig und starkmuskelig). Dann hatte ich ein Treffen, danach träumte ich vom Zum-Klo-Gehen und der Erleichterung nach der Benutzung der Toilette. Diese Traumsequenz wiederholte sich mehrmals (6. Nacht). (3.2.1, Prüferin 85)
2. Nahrungsträume, und zum Klo zu gehen, was die Mahlzeit unterbricht (9. Nacht). (3.2.4, Prüferin 89)
3. Traum von der alten Schule..., ich suchte nach der Toilette (12. Nacht). (3.2.4, Prüferin 89)
4. Der Plan/die Lage (site) des Colleges war geändert worden. Ich ging mit einem Freund hin und verirrte mich im Gebäude, wir landeten schließlich in den Toiletten im Keller... (38. Nacht). (3.2.1, Prüferin 92)
5. Traum, zur Toilette zu gehen – mußte aufwischen, bevor ich sie benutzen konnte (5. Nacht). (3.2.4, Prüferin 89)
6. Wie Indien. Fahre in einer Kutsche zum Bahnhof durch einen Park, wo zuweilen Feste abgehalten werden. Atmosphäre arm, ungeliebt, fremd/seltsam (strange), ein „Nicht - Ort" (no place). Frauentoilette, ein Mann ist bei uns, er geht auch hinein (18. Nacht). (3.2.4, Prüferin 89)
7. Traum von der Toilette der Eltern, die Tür schloß nicht, weil der Teppich sich wellte; es waren wenige gelbe Gegenstände dort (11. Nacht). (3.2.4, Prüferin 91)
8. Ich bin an einem unterirdischen spirituellen Ort wie ein Schrein (shrine room), bin auf der Toilette in der Ecke, um Stuhl abzusetzen, mache mir Sorgen, daß jemand hereinkommen könnte, bevor ich fertig bin (3. Nacht). (3.2.4, Prüferin 89)
9. Bin in einer Toilette, warte darauf, einen Film anzuschauen. Es (der Film, vr) passiert live vor meinen Augen. Ein Mann wird angegriffen, er versucht die Hand seines Angreifers abzuschneiden oder zu brechen. Der zweite Mann versucht die Hand seines Angreifers abzuhacken, er tut es, die Hand kommt über den Boden geschossen

und trifft meinen nackten Fuß, auf den Blut gerät. Ich muß es im Ausguß abwaschen (6. Nacht). (3.2.4, Prüferin 89)

10. Traum von schmuddligen (scruffy) Straßen und Brachland/Müllkippe (waste ground) (42. Nacht). (3.2.4, Prüfer 94)
11. Die meisten meiner Träume (während der Prüfung) spielten sich in rauhem (rough) Gelände mit Müllhaufen ab. (3.2.4, Prüfer 94)
12. Traum von einem Schatz, der in einer Müllkippe zu finden ist. ... „Hier ist der Ort, wo der Schatz zu finden ist, aber wenn du ihn haben willst, mußt du durch die Müllkippe gehen und Scheiße an die Füße kriegen" (9. Nacht). (3.2.4, Prüferin 89)
13. Traum von einem alten freundlichen Elefanten, der Besucher hatte. Ich machte den Abfluß sauber, aus dem er (it) aß und trank, ABSOLUT EKLIG. Ekliger Dreck (gunge), den ich nicht anfassen wollte. Nahm Zeitungspapier, um meine Finger zu schützen. Wie eine Nacktschnecke (slug). Ich sagte dem Elefanten das, und es war ihm egal (she didn't mind). Er (she) mußte einen Liter Tee und drei Liter anderer Flüssigkeit am Tag haben (20. Nacht). (3.2.4, Prüferin 89)
14. Eine, die ich kannte und seit 20 Jahren nicht gesehen hatte, kam, um meine Mutter und mich in meinem Haus zu besuchen. Am nächsten Morgen entdeckte ich, daß sie über Nacht geblieben war. Ich entdeckte auch, daß eine Freundin und ihr Baby geblieben waren, und daß sie gerade die Windel ihres Babys wechselte und einen Löffel benutzte, um den Po des Babys zu säubern, der sehr dreckig war (14. Nacht). (3.2.1, Prüferin 85)
15. Tr., mit der Schwester in Norfolk zu sein. Versuchte, mich zu entscheiden, wo wir hingehen sollten. War sehr besorgt wegen des verschmutzten Stromes. Fühlte mich für die Schwester verantwortlich (11. Nacht). (3.2.2, Prüferin 93)

Traurig

1. Tr., kritisiert zu werden – weine und bin zornig, weil ich keinerlei Verteidigung ausdrücken oder artikulieren konnte. Gefühl von Machtlosigkeit. Gehe zum Mittagessen, kann nicht sprechen, weinend, komme nicht dort an. (5. Nacht). (3.2.4, Prüferin 89)
2. Meine Mutter ist unglücklich. Ich und meine zwei Schwestern im Restaurant, runder Tisch. Sie essen, ich habe Wasser (24. Nacht). (3.2.4, Prüferin 89)
3. Trauriger und ärgerlicher Traum. Mein Mann nahm meine Tochter zum Schwimmen mit, ohne es mir zu sagen, und wir stritten. Ich war zornig darüber, daß ich zweimal im Badeanzug über die Straße zum Schwimmbecken gehen mußte (2. Nacht). (3.2.1, Prüferin 92)

Unzufriedene, von vergeblichen Mühen, Mißlingen usw.

1. Nahm das von einem Freund gezeichnete Bild einer Katze in eine Verkaufshalle mit. Wollte eine Zeitung kaufen, aber hatte gar kein Geld. Hätte Geld haben sollen, verdient bei Arbeit auf einer Farm, aber nahm in der Scheune einen Schlauch und spritzte (Wasser) in ein vierstöckiges Haus. Eine Person wurde naß und schrie (8. Nacht). (3.2.4, Prüferin 91)
2. Traum, einen anderen Mann zu küssen, während mein Partner mit einer anderen Frau redete. Dann verließ er sie. Panik, will meinen Partner wiederhaben. Er ging ins Schlafzimmer, aber ich konnte ihn nicht finden. Ich ging durch ein labyrinthartiges Gebäude. (18. Nacht). (3.2.4, Prüferin 91)
3. Versuchte, in einer großen Pension/Herberge (hostel) mein Zimmer zu kriegen. War draußen gewesen, um das Telefon zu benutzen, dann nach drinnen und oben gegan-

gen, um das Zimmer zu finden, und entdeckte dann, daß jeder Block getrennt war und die Korridore nicht durchgingen, so daß ich wieder hinunter und durch die richtige Tür gehen mußte (17. Nacht). (3.2.1, Prüferin 85)

4. Cafébar. Ich nahm dort den Fall einer Frau auf, die mißbraucht worden war. Sie war dabei, Priesterin zu werden. Sie war sehr jung, ich war überrascht, daß sie verheiratet war – sie schien nicht reif genug dafür zu sein. Ich nahm den ganzen Fall auf, aber erwachte, bevor ich zu dem Mißbrauch kam (14. Nacht). (3.2.4, Prüferin 89)
5. Traum, einer alten Dame in einen Stuhl zu helfen, auf dem sie in ein Heim gefahren werden sollte, sie wollte nicht gern da hin. Ich hielt ein Laken und Kissen an der richtigen Stelle fest, und ein Mann trug sie zum Stuhl. Sie wand sich aus seinem Griff heraus und fiel (was dropped) auf den Boden (10. Nacht). (3.2.1, Prüferin 85)
6. Traum vom verstorbenen Vater. Er wollte im Schwimmbad einigen Kindern das Segeln beibringen. Sie kamen erwartungsvoll. Dann wollte er es doch nicht machen – er war schrecklich (horrible). Ich mußte mich mit dem Nachspiel/den Folgen (aftermath) auseinandersetzen (4. Nacht). (3.2.2, Prüferin 93)
7. Studieren im Klassenzimmer, ich verließ das Zimmer, als ich zurückkam, fehlten die Notizen. Frustrierende Suche nach ihnen (32. Nacht). (3.2.1, Prüferin 92)
8. Ich war bei einem College-Wochenende und es waren ein paar von uns da, wir warteten darauf, daß die Vorlesungen beginnen sollten. Ich beschloß schließlich, daß ich heimgehen werde, wenn bis zur Mittagszeit nichts los wäre (nothing going to happen). Dann erinnerte ich mich plötzlich, daß ich vergessen hatte, am Freitagabend an einem Tutorial teilzunehmen. Ich dachte, es sei doch seltsam, daß mein Freund, der auch Tutorial hatte, sich nicht gemeldet hatte (hadn't been in touch), weil wir zusammen ins College fuhren. Plötzlich begriff ich, daß das Thema des Wochenendes „Rettung" war. Ich fragte, ob ich im Hubschrauber mitfliegen könne, aber einer der Rettungsdienstler sagte nein (25. Nacht). (3.2.1, Prüferin 85)
9. Ich wartete außerhalb des Hauses der Lehrerin darauf, daß sie einen Vortrag halten sollte. Reihen von Stühlen waren zur Rückseite ihres neugebauten Hauses hin ausgerichtet (faced the back of...). Ich wanderte für eine lange Zeit wartend umher, und als der Vortrag anfing, war es nicht sie. Es regnete, und wir mußten die Stühle nach innen bringen, indem wir durch eine Katzenklappe im oberen Teil der Tür klettern mußten. Es war ein Kampf (struggle), und ich fühlte mich dumm/kam mir blöd vor (felt stupid), weil ich es nicht konnte (22. Nacht). (3.2.1, Prüferin 92)
10. Erklettern eines sehr hohen Bücherregals, und oben drauf war noch ein anderes, kleines, ganz nah an der Decke, so daß ich eingequetscht wurde bei dem Versuch, zu ihm hinaufzuklettern. Ich freute mich sehr (was really pleased), als ich oben hinaufgelangte. Es fühlte sich wie ein echter Kampf an, sehr hoch hinauf (26. Nacht). (3.2.1, Prüferin 92)
11. Ich eile umher, um mich fürs Ausgehen fertigzumachen. Frustration. Andere taten nicht, was ich wollte, daß sie tun sollten. (Empfindung), eine verlorene Schlacht gegen viele andere Gewalten aus(zu)fechten (21. Nacht). (3.2.2, Prüferin 93)

Verheimlichen, Verstecken, Geheimnissen und deren Entdeckung, von

1. Traum, an einem langen Tisch gemeinsam mit einer wichtigen Persönlichkeit zu essen, die mir eine geheime Botschaft übergibt... (24. Nacht). (3.2.4, Prüferin 89)
2. Ich besuchte einen alten Mann, der in der Kirche bedeutend bzw. das Oberhaupt der Kirche war. Ich fragte ihn, ob er alle Geheimnisse kenne. Er sagte, Bibliothekare und

die Person, die über ihm stehe (sein Vorgesetzter, vr) wüßten mehr ... (2. Nacht). (3.2.1, Prüferin 85)

3. Eine Frau war während des Krieges als Mann verkleidet gewesen. Obwohl der Krieg vorbei ist, muß es noch immer geheimgehalten werden (16. Nacht). (3.2.4, Prüferin 89)
4. Universitätscampus. Geheimhaltung. Höre von einer Frau, die vergewaltigt, und zwei Frauen, die ermordet worden sind. Gefühl von Bedrohung... . Beim Erwachen fühlte die Prüferin sich geängstigt, anders als bei anderen Träumen (16. Nacht). (3.2.4, Prüferin 89)
5. Traum von gewissenloser Gewalt gegen schwarze Eingeborene... Etwas Schreckliches ist begraben – Entdeckung von etwas in der Vergangenheit noch nie Gesehenem. Etwas Schreckliches aufzudecken (uncovering), das begraben worden ist (8. Nacht). (3.2.4, Prüferin 89)
6. Kriegssituation. Vergraben gewöhnlicher Dinge in einem Schützengraben, mit dem Zweck, daß der Feind denken solle, es seien Bomben. Wir könnten (in dem Traum) Kriegsgefangene gewesen sein (33. Nacht). (3.2.4, Prüferin 89)
7. Wurde von einer Gruppe von Männern verfolgt und mußte mich in alten leeren Häusern mit Strohdächern (thatched roofs) verstecken (33. Nacht). (3.2.2, Prüferin 87)

Wasser, Waschen, Baden, von

1. Eine Frau nahm uns mit zur Gestaltarbeit (Gestalt work). Ich mußte gehen und mich waschen... (24. Nacht). (3.2.1, Prüferin 85)
2. Traum vom Baden (zwei Frauen) (5. Nacht). (3.2.4, Prüferin 89)
3. Tr., im Bad zu sein, mit zwei männlichen Freunden, offen und freundlich, nicht selbstbezogen (self-conscious), nicht sexuell (3. Nacht). (3.2.4, Prüferin 89)
4. Träume von Bädern (33. Nacht). (3.2.4, Prüferin 89)
5. Traum von Bädern. Er stahl ein Bad und wurde von der Polizei als „Kronzeuge" („expert witness") abgeführt (4. Nacht). (3.2.3, Prüfer 86)
6. Traum vom verstorbenen Vater. Er wollte im Schwimmbad einigen Kindern das Segeln beibringen. Sie kamen erwartungsvoll. Dann wollte er es doch nicht machen – er war schrecklich. Ich mußte mich mit dem Nachspiel (aftermath) auseinandersetzen (4. Nacht). (3.2.2, Prüferin 93)
7. Trauriger und ärgerlicher Traum. Mein Mann nahm meine Tochter zum Schwimmen mit, ohne es mir zu sagen, und wir stritten. Ich war zornig darüber, daß ich zweimal im Badeanzug über die Straße zum Schwimmbecken gehen mußte (2. Nacht). (3.2.1, Prüferin 92)
8. Ein kleiner Junge versucht, sich im Bad zu ertränken. Ich sehe zu und warte darauf, daß er begreift, daß er leben will (20. Nacht). (3.2.4, Prüferin 89)
9. Traum vom Meer, aus dem Boot auf die Landungsbrücke zu springen (31. Nacht); Traum von der Meeresküste (seaside) (35. Nacht). (3.2.4, Prüfer 94)
10. Ich bin am Strand. Drei Männer drohen die Situation durcheinanderzubringen / „aufzumischen" (upset), sie kamen schwimmend aus dem Meer. Ich gehe ein Gewehr holen (es ist im Strandkorb). Ein anderer ist schon losgegangen, um ein Gewehr zu holen, also warte ich (2. Nacht einer Wiederholungsprüfung). (3.2.3, Prüfer 86)
11. Schwimmen im Meer. Über Nacht blieb ich in einem Hausboot. Es war richtig kalt, naß und eng. Ein paar Männer kamen auf das Boot und fingen untereinander zu streiten an (7. Nacht). (3.2.1, Prüferin 92)

12. Ein Freund kam gefahren und parkte in der Einfahrt. Er gab mir einen weißen Plastikkrug mit viel Emulsionsfarbe darin. Ich mußte ihn am Wasserhahn im Freien saubermachen (8. Nacht). (3.2.1, Prüferin 85)
13. Traum, ... daß ich beim Gehen eine große Packung Waschpulver auf dem Kopf balanciere, wie eine Afrikanerin (19. Nacht). (3.2.2, Prüferin 87)

SCHLAF

Schlaflosigkeit, Einschlafstörung

1. Konnte um Mitternacht nicht schlafen, hellwach (11. T.). (3.2.2)
2. Schlaflos bis 2 Uhr früh (59. T.). (3.2.4)
3. Brauchte eine halbe Stunde zum Einschlafen, Gedanken hielten wach; gewöhnlich schläft er sofort ein (6. T.); zwanzig Minuten lang zu wach im Kopf zum Einschlafen (12. T.); müde, aber konnte nicht einschlafen, aufgeregt, schlief schließlich um 4 Uhr früh ein (13. T.). (3.2.4)
4. Erst um 5 Uhr früh eingeschlafen. (1.3)

Aufwachen, Durchschlafstörung

1. Schlafstörung in mehreren Nächten (disturbed nights) durch Erkenntnisse über sich selbst bzw. die eigenen wirklichen Empfindungen, welche als „grauenhaft" empfunden wurden (16. T.). (3.2.4)
2. Unruhiger Schlaf, wachte nachts immer wieder auf (1. T.). (3.2.2)
3. Nachtharnen, fünfmal (ein Mann; 73. T.). (3.2.4)
4. Fühlte, wie Schlaf über mich kam, empfand, daß ich ins Bett gehen und sofort einschlafen konnte. Der Schlaf dauerte 1/2 Std., dann war ich wieder wach und aufmerksam/wachsam (alert) (27. T.). (3.2.4)
5. Wachte um 2 Uhr früh auf und konnte nicht wieder einschlafen (20. T.). (3.2.4)
6. Erwachte um 2 Uhr früh durch einen Traum (4. T.). (3.2.2)
7. Liegt in einer Nacht von 2 bis 4 Uhr wach mit trockenem Husten (2. Woche nach *Wolfr.* C30). (1.3)
8. Erwachen mit heftigem Kopfschmerz über dem rechten Auge, um 3 Uhr früh (14. T.). (3.2.2)
9. Erwachen um 3 Uhr früh durch einen Traum, was ungewöhnlich ist (2. T.). (3.2.2)
10. Erwachte um 4 Uhr früh mit trockenem Husten und Gefühl von Roheit und Trockenheit hinten im Hals (im Kehlkopf); zugleich Jucken des linken Auges, besser durch Kratzen (3. T.). (3.2.2) (Zwei zusammengehörige, ursprünglich aber getrennt notierte Symptome wurden hier von mir zusammengefaßt. vr)
11. Erwachen um 5 Uhr früh (33. T.). (3.2.2)
12. Erwachen um 5 Uhr früh aus einem Angsttraum von Feuer. (1.3)
13. Die extreme Müdigkeit (der ersten Prüfungstage) war weg, er stand um 5 Uhr früh auf und arbeitete hart; entwickelte dann Kopfweh (4. T.). (3.2.3)
14. Erwachen um 5 Uhr 30. (1.3)
15. Erwachte um 5 Uhr 30, putzte und räumte auf bis 8 Uhr 30, und jetzt fühlt er sich ein bißchen flach/schal (flat) wie wenn man aus einer Hochstimmung herunterkommt (14. T.). (3.2.3)
16. Sie erwachte, was ungewöhnlich war, um halb sieben Uhr früh, fühlte sich bereit, aufzustehen, sah auf die Uhr und schlief sofort wieder ein (3. T. morgens); erwachte danach um halb acht Uhr früh, war sehr wach, das war ungewöhnlich (3. T. morgens). (3.2.2)

17. Früh erwacht, um halb sieben Uhr, konnte nicht wieder einschlafen (3. Tag). (3.2.1)
18. Früh erwacht, rasch ermüdet (8. T.). (3.2.3)

Schläfrigkeit

1. Sehr tiefer Schlaf. (1.3)
2. Schwerer Schlaf, hat verschlafen, was sonst nie passiert. (1.3)
3. Gefühl, sehr schwer/tief (heavily) geschlafen zu haben. Schwieriges Aufwachen (9. T.). (3.2.1)
4. Zu spätes Erwachen. (1.3)
5. Erwachte sehr müde, unerfrischt (2. Tag). (3.2.3)
6. Ein schweres und müdes Gefühl, morgens dauert es lange, in Gang zu kommen (1. Woche nach *Wolfr.* C30). (1.3)
7. Heute sehr müde, er stand sehr spät auf, ruhte sich am Spätnachmittag eine Stunde lang aus, stand auf und fühlte sich groggy (9. T.). (3.2.3)
8. Sehr, sehr müde. Schläfrigkeit mit schweren Gliedern. Sehr müde und ungeschickt (n. 6 St., d.h., am frühen Nachmittag). (3.2.3)
9. Schläfrig von 14 bis 16 Uhr, besser ab 16 Uhr (5. T.). (3.2.4)
10. Müde abends (9. T.). (3.2.1)
11. Müde, um 22.30 Uhr – was für sie früh ist – leicht eingeschlafen (5. T.). (3.2.1)
12. Verlangen zu schlafen, aber kann sich nicht hinlegen, er muß in einer irgendwie betrunkenen/benommenen (drunken), weit entfernten Weise geschäftig sein (4. T. abends). (3.2.3, Prüfer 86)

KONVULSIONEN

1. Krampfanfälle (ein Soldat, der Wein aus dem wolframhaltigen Lauf seines Gewehrs getrunken hatte). (3.1)
2. Kiefersperre, unfähig, den Mund zu öffnen (altes, unter der Arznei verstärkt wiedergekehrtes Symptom; 6. bis 28. T., allmählich zunehmend). (3.2.2)
3. Kiefer fühlten sich während der Prüfung häufig eng an (3. T.). (3.2.4)

SEXUELLER TRIEB

1. Distanzierter meinen eigenen Emotionen gegenüber, sensibler gegenüber sexuellen Gefühlen. (1.3)
2. Fühlte mich mehr verbunden (integrated) mit meinem Freund beim Sex (3. T.). (3.2.2)
3. Sehr guter Laune, geiler als gewöhnlich, zärtlicher als gewöhnlich. Dies berichtet seine Ehefrau (2. T.). (3.2.4)
4. Körpersprache ist erotischer (Beobachtung Anderer an der Prüferin). (3.2.2)
5. Ein sexuelles Gefühl, diffus im ganzen Körper, besonders in den Händen. Das sexuelle Gefühl ist stärker, wenn ich still sitze, geringer, wenn ich etwas tue. Wenn ich stillsaß, wurde ich mir dessen bewußter. Ein angenehmes, wirklich schönes Gefühl, wie angemacht sein, aber keinen Sex machen wollen. Fühlt sich warm an, nicht roh /grob (crude), empfindsam, eindeutig sexuell. Kein Drang, irgendetwas damit zu tun (5 Min. nach Einnahme); bin mir einer sexuellen Empfindung in den Händen bewußt, dabei Abneigung, die Hände zu gebrauchen; beim Schreiben verschwand die Empfindung (n. 20 Min.); in jedem Körperteil, auf den ich meine Aufmerksamkeit richte, wird die sexuelle Empfindung stärker (n. 1 St.). (3.2.4, Prüferin 89)

6. (Sexualität wird als Herausforderung empfunden, sie wollen sich auch darin beweisen. (1.2))
7. Fühlte mich nicht fähig/bereit (up to), heute nacht mit meiner Frau zu schlafen (4. T.). (3.2.3)
8. Weniger an Sex interessiert; hat immer schon wenig Interesse daran, aber jetzt ist es ausgeprägter (eine Frau; 36. T.). (3.2.4)

MODALITÄTEN, CAUSAE

1. Gesteigerte Empfindung in der linken Hand, verschlimmert durch Denken negativer Gedanken, wie eine Völle, Vorstufe von Schmerz (pre-pain), bewegliche (mobile) Empfindung, Energie-Wehtun (energy ache)... (9. T.). (3.2.4, Prüferin 89)
2. Nach dem Versuch, mich 5 Minuten lang auf einen Fall zu konzentrieren, bekam ich eine Hitzewallung über und über, mit etwas Schweiß, und alle guten Empfindungen des Gemüts sind weg (n. 1 1/2 Std.). (3.2.4)
3. Kopfschmerz über dem oberen Teil der Stirn, schwer, durch Studieren hervorgerufen (4. T. vormittags). (3.2.3)
4. Elend, niedergeschlagen, deprimiert, müde, wenn die Augen jucken. Vor Erleichterung erhoben (elated), wenn die Augen besser sind (16. T.). (3.2.4) (Der Prüfer leidet an Heuschnupfen, der während des Experiments gerade manifest war und dessen Symptome als vorbestehend ausgeschlossen wurden; das Augenjucken trat unter der Prüfung aber so heftig auf wie seit dem 9. - 11. Lebensjahr nicht mehr.)
5. Zornanfälle; Herauslassen des Zorns, Brüllen, Türknallen bessert bedeutend, danach kommt es sogar zu Glücksgefühlen (eine Frau). (3.2.2) (Zusammenfassung mehrerer Symptome derselben Prüferin. vr)
6. (Beschwerden durch Kränkung und Erniedrigung. (1.2))
7. Den ganzen Tag reizbar und schnippisch. Reizbar durch Geräusch. Bei der Abendmahlzeit mußte ich das Zimmer verlassen, um dem Lärm des Geklappers/Geschwätzes (chatter) zu entgehen (3. T.). (3.2.1)
8. Nach einer einzigen Flasche Bier am Vorabend, am nächsten Morgen reizbar durch Lärm (eine Frau; 3. T.). (3.2.1)
9. Hätte beinahe einen Autounfall gebaut...; dachte, daß ich beinahe umgekommen wäre. Reaktion: heftiges und lautes Weinen. Deutliche (>>) Besserung durch Darüber-Reden (2. T.). (3.2.4)
10. Erschöpfung – mußte alles sehr langsam machen, und der Geist ist sehr ruhig. Nichts geht nach außen. Sitzt und starrt viel vor sich hin. Keine Energie zum Sich-Bewegen. Angenehmes Gefühl. Besser, wenn sie sich bewegt und aktiv ist – dann gesteigerte Energie (24. T.). (3.2.4)
11. ... Empfinde tiefe Erschöpfung und Unglücklichsein. Sitze und kann mich nicht bewegen. Kann überhaupt nicht nach außen gehen/nichts nach außen ausdrücken (go outwards). Will mich nicht bewegen. Kann mir nicht vorstellen, wie ich den Tag, die Zukunft oder die nächste Angelegenheit bewältigen soll. Wenn ich mich aber bewege, scheint es mir gutzugehen (n. 6 Monaten). (3.2.4)
12. Wenn sie nicht arbeitet, fühlt sie sich erschöpft, Besserung durch Aktivität (5. T.). (3.2.4)
13. Sie will sich (während der Anfälle) am liebsten immer weiter bewegen, weitermachen mit ihrer Arbeit, dann hat sie die geringsten Probleme, denn wenn sie sich ausruht, z.B. abends, werden die Kopfschmerzen stärker. Weitermachen mit der Arbeit

kann die Kopfschmerzen auch aufschieben, dann setzen sie aber später um so heftiger ein (30j. Frau, Migräne). (1.4)
14. Müde, aber hatte Verlangen, Rad zu fahren. Er tat es, es war sehr angenehm, die Müdigkeit besserte sich. Es war schwer, die Arbeit wieder aufzunehmen, aber er tat es und arbeitete gut (4. T. abends). (3.2.3)
15. Trockener, unkontrollierbarer Reizhusten, schlimmer durch körperliche Anstrengung, Liegen im Bett, Reden und Lachen. (1.3)
16. Mir war danach, zu sitzen und „Wimbledon" (im TV) anzuschauen, nicht danach, viel zu machen. Aber ich stand auf und machte den Tee und die Wäsche, was nicht verschlimmerte (2. T., abends). (3.2.2)
17. Habe mir das Knie angestoßen – tat qualvoll (excruciating) weh, konnte das Knie nicht beugen, meinte, ich hätte mir die Kniescheibe gebrochen. Nach Reiben vollständiger Rückgang der Beschwerden. War sehr überrascht. War nur eine kleine Beule, 6 Std. später war sie weg, der blaue Fleck war sehr klein und tat nicht weh (eine Frau; 2. T., vormittags). (3.2.2)
18. Sonst sehr schmerzhafte stumpfe Traumen schmerzen auffällig wenig (3 Prf.; Zusammenf.: vr). (3.2.2, 3.2.3)
19. Schmerz in der Herzgegend, wie ein Klumpen, besser durch Trinken von Wasser, als ströme das Wasser an dem Klumpen entlang (siehe *as if*). (1.3)
20. Störung durch Parfümgeruch (3. T.). (3.2.2)
21. Kopfschmerz vom Gebrauch eines Parfümsprays (3. T.). (3.2.2)
22. (Gerüche an der) Parfümtheke verschlimmern Heuschnupfensymptome (6. T.). (3.2.2)
23. Übelkeit schlimmer durch Zigaretten. Husten verschlimmert durch Tabakrauch. (1.3)
24. Tabakrauch stört mich nicht mehr so sehr wie vor der Prüfung (28. T.). (3.2.2)
25. Nach Rotweintrinken fühlt sie sich schwer (19. T.). (3.2.2)
26. (Schwarzer) Tee verursachte heißes, schwitziges, unbehagliches Gefühl (2. T., ca. 22 Uhr). (3.2.2)
27. Überreaktion auf eine Salatsoße, die viel Zitronensaft enthielt; ich schmeckte nicht das ganze Aroma und sie kitzelte fast auf der Zunge; eine halbe Stunde später nochmals davon probiert, gleiche Reaktion (30. T.). (3.2.4)
28. Halsweh schlimmer durch Orangensaft, ich mußte davon husten; Wasser war o.k. (7. T.). (3.2.4)
29. Übelkeit durch: Essen von Keksen (3.2.3); durch Denken an Kuchen, Torten (pasties) und Süßigkeiten (3.2.2); nach Mayonnaise, nach Essen von Brie-Käse (3.2.2).
30. Magenschmerzen durch: kaltes Getränk; Essen einer Birne; Verschlimmerung durch Teetrinken; nach indischem Essen (curry), bedingt durch versetzte Blähungen (3.2.3); brennender Magenschmerz von fetter Speise, durch kalte Magermilch gebessert (2. T. nachts) (3.2.2).
31. Verschlimmerung durch viele Nahrungsmittel: warme Speisen (+); Fleischgeruch (+++); Orangen, Äpfel, Mandarinen, Gurken (+++); Zwiebeln (++), Kaffee (++), sowie Alkohol und Paprika; aber auch schlimmer durch Fasten (30j. Frau, Migräne). (1.4)
32. Sie kann während ihrer Migräneanfälle essen, was sie vor der Prüfung nicht vermochte (26. u. 41. T.). (3.2.4)
33. Erst geht's gut, dann kann ich nicht zwei Worte zusammenbringen bzw. ein Gespräch führen. Das kann eine halbe Stunde anhalten; besser durch Wechsel der Tätigkeit oder durch Essen (16. T.). (3.2.2)

34. Leichter, dumpf drückender Kopfschmerz in der linken Stirnhälfte (n. 15 Min.); nach Stuhlgang verschwand der Kopfschmerz (n. 2 St. 10 min.). (Bei einem Mann.) (3.2.4)
35. Übelkeit nach Stuhlgang (4. T.). (3.2.2)
36. Vor dem Stuhlgang fühlte ich mich gebläht, übel, mit Gas im Unterbauch und spontanem Blähungsabgang; Besserung durch Entleerung des Darmes und Gasabgang (3. T.). (3.2.2)
37. Temperatur: sehr kalt. (1.3)
38. Mulmig (queasy) unter der Dusche, auch der warmen, aber schlimmer wenn er kalt duscht (4. u. 5. T.). (3.2.3) (Zusammenfassung zweier Symptomangaben desselben Prüfers. vr)
39. Ist verfroren, bekommt von Kälte steife Hände und Füße (30j. Frau, Migräne). (1.4)
40. Husten schlimmer durch Einatmen kalter Luft. Schmerzen im linken Sinus frontalis, sehr verschlimmert durch kalten Wind. (1.3)
41. Kopfschmerz..., gebessert durch Druck und frische Luft (ein Mann; am 1. u. 2. T. zur selben Zeit, nachmittags). (3.2.4)
42. Kopfschmerz schlimmer durch Licht (benutzt eine Sonnenbrille, um Erleichterung zu finden), durch Sturm und vor der (verspäteten) Regel. Erstmaliges Auftreten der Kopfschmerzen im 12. Lebensjahr, kurz vor der Menarche (30j. Frau, Migräne). (1.4)
43. Beklemmungsgefühl im Kaufhaus, Gefühl, als sei nirgends Luft (an einem sehr heißen Tag; 6. T.). (3.2.2)
44. Normalerweise fühle ich mich an einem feuchtheißen Tag lethargisch, aber heute habe ich das Gefühl, eine Menge Energie zu haben (2. T.). (3.2.1)
45. Fühlt die Hitze, will hinaus, besser draußen, besser durch kalt Trinken und kalte Luft (3. T.). (3.2.3)
46. Fühlte sich heiß, verwirrt (light-headed) und ohnmächtig, besser durch kalt Trinken und draußen (5. T.); Ohnmachtsgefühl nach Sitzen in der Sonne und im heißen Auto (6. T.). (3.2.1)
47. Genoß es, an der heißen Sonne zu sein (5 T.). (3.2.2)
48. Verlangte nach einem heißen Bad am Morgen, was ungewöhnlich war (5. T.). (3.2.1)
49. Ich finde das dumpfe feuchte Wetter sehr entspannend (2. T. morgens). (3.2.4)
50. Genoß es, im Regen spazierenzugehen (14. T.). (3.2.2)
51. Nasses Wetter ist deprimierender als gewöhnlich (14. T.). (3.2.1)
52. Fühle mich am heutigen 1. Tag der Regel besser als gewöhnlich, gar nicht so müde und lethargisch (n. 8 St.). (3.2.1)
53. (Verschlimmerung in der Schwangerschaft und während und nach der Entbindung. (1.2))
54. Den ganzen Tag starkes Gefühl, am Meer sein zu wollen, an einem Ort wie Cornwall mit hohen Wellen, frischer Luft und hohen Klippen (22. T.). (3.2.1)
55. Besserung am Meer (ausgeprägt) und im Freien; verschlimmert im Gebirge und durch Erdstrahlen (30j. Frau, Migräne). (1.4)
56. Verträgt die Kontaktlinsen nicht mehr (2. Woche nach *Wolfr.* C30). (1.3)
57. Kann es im Anfall, während der Lähmungserscheinungen, absolut nicht ertragen, berührt zu werden (30j. Frau, Migräne). (1.4)
58. Lymphknoten am re. Kieferwinkel geschwollen und schmerzhaft, schlimmer durch Drehen des Kopfes zur Seite (1. Woche nach *Wolfr.* C30). (1.3)
59. Erwachen mit heftigem Kopfschmerz über dem rechten Auge, um 3 Uhr früh (14. T.). (3.2.2)

60. Hitze in den Füßen um 3 Uhr früh, mußte sie aus dem Bett strecken, Brennen in der rechten Fußsohle; bei Berührung sind die Füße objektiv nicht heiß (20. T.). (3.2.4)
61. Beim Aufwachen fühlte sie sich müde, reizbar und schlechtgelaunt (22. T.). (3.2.2)
62. Kopfschmerz überm linken Auge, um 8 Uhr früh (3. T.). (3.2.2)
63. Seit Beginn der Prüfung jeden Tag genau zur gleichen Zeit, um 9.30 Uhr, Stuhlgang (3. T.). (3.2.2)
64. Verschlimmerung morgens und um 16 Uhr (30j. Frau, Migräne). (1.4)
65. Stuhlgang nachmittags um 15.30 Uhr (sonst nie um diese Zeit). (1.3)
66. Kopfschmerz an zwei aufeinanderfolgenden Tagen zur selben Zeit, nachmittags (ein Mann; 1. u. 2. T.). (3.2.4)
67. Besserung am Spätnachmittag. Plötzliche Besserung um 16 Uhr (5. T.). (3.2.1)
68. Die Symptome der Extremitäten sind deutlich linksseitig (Prüfer 88, 91, 93, 95), Migräne-, Gesichts- und Augenbeschwerden treten links-, aber auch rechtsseitig auf (Prüfer 91 und 94). (3.2)

AS-IF-EMPFINDUNGEN

Kopf, Augen, Ohren

1. Kopfschmerz zentral, elend, wie von einer Grippe. (1.3)
2. Leichter Kopfschmerz, vorn in der Stirn, zentral, Gefühl, als werde auf die Stirn gedrückt; besser durch Druck (1. T. nachmittags); gleicher Kopfschmerz wie am Vortag, besser durch frische Luft (2. T. nachmittags). (Bei einem Mann.) (3.2.4)
3. Meine Augen fühlen sich weit offen an (2. T. nachmittags). (3.2.2; Pr. 87)
4. Die Augen fühlen sich an, als könnte ich sie nicht öffnen; sehr schwere Lider (16. T.). (3.2.2; Pr. 87)
5. Im äußeren Winkel des rechten Auges leichte Wundheit beim Zubettgehen, Gefühl wie von einer Wimper darin (1. T. abends). (3.2.4)
6. Wenn die Lähmungserscheinungen verschwinden, treten arge Kopfschmerzen auf, ein stechendes, drückendes und taubes Gefühl über ihrem rechten Auge, als ob es eingeklemmt wäre; Gefühl, daß die Kopfschmerzen von ihrem Nacken kommen; die Schmerzen sind auch in den Backenzähnen, der Augenhöhle, der Schläfe und dem Hinterkopf zu fühlen (30j. Frau, Migräne). (1.4)
7. Die Augen fühlen sich an, als träten sie hervor. Augen überanstrengt (3. T.). (3.2.4; Pr. 91)
8. Augen empfindlich gegenüber der Zimmerbeleuchtung. Gefühl, als träten die Augen hervor. Augen wie schwimmend, hervortretend (34. T.). (3.2.4; Pr. 91)
9. Gefühl, mehr morgens, als seien die Ohren blockiert und voller Watte. Alles war gedämpft (16. T.). (3.2.4)
10. Beide Ohren schmerzhaft, Gefühl von Druck innen (3. T. morgens). (3.2.3)

Gesicht, äußere Nase

1. Gefühl, das Gesicht werde zusammengedrückt. Druck, wie wenn man mit einem Flugzeug startet. Die Gewalt/Kraft/Macht (power) dieser Empfindung ist überwältigend (overpowering). (5. T.). (3.2.4)
2. Kitzeln in der Mitte der Oberlippe, als wolle Lippenherpes auftreten (n. 4 1/2 St. – sie hatte zuletzt vor zwei Jahren Herpes). (3.2.1)
3. Nach Schmerz in der linken Achselhöhle, Steifheit unter dem Kinn. Fing links an und ging nach rechts. Schlucken nicht beeinträchtigt. Gefühl, als hätte ich ein Doppelkinn. Fühlte sich hart an, sah nicht geschwollen aus (2. T. um ca. 17 Uhr). (3.2.2)

4. Völlige Kiefersperre. Seit 6. Tag nach und nach schlimmer geworden. Gefühl, als könnte ich den Kiefer öffnen, aber könnte mir dabei vielleicht Schaden tun, wie wenn man eine Tür mit Gewalt aufdrückt, die dabei splittern könnte (28. T.). (3.2.2)

Mund, Zähne

1. Die Zunge fühlt sich ständig belegt und rauh an. Verminderter Geschmackssinn auf der Zunge. Die Zunge fühlt sich an, als gehöre sie nicht zu mir (30. T.). (3.2.4)
2. Trockener Hals, während der Mund sich wie voll Speichel anfühlt (3. T.). (3.2.4, Pr. 91)
3. Der Mund fühlt sich gespannt an, als bestehe keine Kontrolle darüber ; schwimmend, babbelnd/lallend, sprudelnd (swimming, babbling, blubbering) (3. T.). (3.2.4)

Hals, Rachen, Ösophagus

1. Zusammenschnürung des Halses unterhalb des Adamsapfels (Symptom stammt von einer Frau! vr) (11. T.). (3.2.2)
2. Hals eng und doch offen, elektrochemische oder vielleicht sogar elektromagnetische Empfindung, wie unter Drogen (2. T.). (3.2.4, Pr. 91)
3. Hals fühlt sich trocken und seltsam an, wie wenn man sich von einem LSD-Trip erholt. Weit hinten (way back) im Hals Gefühl wie eine Verbindung zum Gehirn, mit Gefühl wie eine chemische Reaktion (n. 3 St. 45 min.) (3.2.4, Pr. 91)
4. Im Hals Geschmack wie chemisch; chemisches Gefühl, verbunden mit dem Gehirn, Gefühl wie unter Drogen, Trockenheit, Adrenalingefühl (4. T; ebenso am 6., 8., 20., 25. Tag in abnehmender Intensität). (3.2.4, Pr. 91)
5. Im Hals, inneres Zittern, Flattern (n. 21 St.); während des Esens zitterndes Gefühl im Hals (3. T.). (3.2.4, Pr. 91)

Verdauungsorgane

1. Plötzlicher Hunger mit kugelartigem Gefühl in der Magengrube (n. 7 St.). (3.2.2)
2. Gefühl, als sei die Verdauung beschleunigt (6. T. vormittags). (3.2.1)
3. Ich nahm die Arznei (6. Dosis – vr); sofort danach fühlte ich, wie sich Winde im Bauch bewegten, besser durch Umherbewegen. Wie ein vibrierendes Gefühl auf das Rektum zu (2. T., ca. 18 Uhr). (3.2.4)
4. Häufiger loser Stuhl. Gefühl, daß ich Wind abgehen lassen müsse, aber zugleich Stuhl verlieren würde, wenn ich es täte; einmal passierte das auch – wäßriger brauner Durchfall beim Windabgang (ohne Zeitangabe, wohl während der ganzen Prüfung). (3.2.4)

Urogenitalsystem

1. Gefühl in der Vagina wie keine Kontrolle. Schwimmend, sprudelnd, babbelnd/lallend (swimming, blubbering, babbling) (3. T.). (3.2.4)

Atmungsorgane, Herz, äußerer Thorax

1. Nasenlöcher trocken, aber innen in der Nase, auf halbem Wege oben, fühlt sich wund an, als hätte ich eine Erkältung GEHABT (19. T.). (3.2.4)
2. Wäßriges Nasensekret, spontan laufend, wie ein Wasserhahn, manchmal bleibt kaum die Zeit, ein Taschentuch zu packen (1. Woche nach *Wolfr.* C30). (1.3)
3. Gefühl, die Atmung sei nicht tief genug (5. T.). (3.2.2, Prüferin 87)
4. Beim Gehen habe ich ein schweres enges Gefühl in der Brust, stärker bemerklich beim Ein-, erleichtert beim Ausatmen (8. T., ähnlich am 22. T.). (3.2.2, Prüferin 87)

5. Herzrasen mit Gefühl eines auf meine Brust drückenden schweren Gewichtes, das die Atmung erschwerte (sofort nach erster Einnahme). (3.2.2, Prüferin 87)
6. Um ca. 17.30 Uhr entstand allmählich ein Schmerz, der um ca. 18.30 Uhr auf seinem Höhepunkt war, links vorn auf dem Brustkasten im Gebiet des vierten und dritten Interkostalraums (Herzgegend), mit dem stärksten Punkt direkt neben dem Sternum im vierten ICR. Dieser Schmerz war drückend wie ein schwerer Klumpen, gebessert durch steifen breiten Druck und während des Schluckens von Wasser. Das Gefühl war, als ob das Wasser kühlend entlang des Klumpens (ich dachte, mein Herz ähnelt einem Klumpen) lief und sehr angenehm war, weshalb ich gern große Schlucke kaltes Wasser trank. Nach der Mahlzeit waren die Schmerzen zu 95% vorüber, eine Modalität, die gut zu mir paßt (vorbestehendes Symptom: Kopfschmerzen besser durch Essen). ... In den darauffolgenden 2 - 3 Wochen fühlte ich noch regelmäßig ein Klumpengefühl im Brustkasten und ab und zu einen stechenden Schmerz. Sowohl das Trinken von kaltem als auch von warmem Wasser war angenehm und brachte wieder die Vorstellung von dem Strömen eines Klumpens in der Brust. Ich hatte den Eindruck, daß es eine Art Verkrampfung in der Kehle war. (1.3)

Bewegungsapparat

1. Fühlte mich freier, der Rücken fühlte sich freier und länger (taller) an (6. T.). (3.2.4, Prüferin 91)
2. Während der Prüfungszeit beobachtet, daß meine Haltung sich bessert, mein Rücken fühlt sich gerader an (29. T.). (3.2.4, Prüferin 91)
3. Erwachte mit scharfem Schmerz im Zentrum des Rückens zwischen den Schulterblättern, wie ein Knoten, der enggezogen wird; besser durch Zurückziehen der Schultern und Gehen, schlimmer durch Bücken, Sitzen, Heben (22. T.). (3.2.1)
4. Bewußtsein einer Schwereempfindung im oberen Rücken, schlimmer rechtsseitig. Gefühl, als hätte ich etwas Schweres getragen (n. 25 min.). (3.2.4, Prüferin 89)
5. Während der Migräneanfälle Steifheit und Schwellung des linken Arms, linken Beins und vor allem der linken Hand; sie fühlen sich gelähmt an, als ob sie nicht von ihr wären. Dieselben Erscheinungen bestehen auch auf der rechten Gesichtshälfte; ...sie sind schrecklich für sie (30j. Frau). (1.4)
6. Schmerz im rechten Handgelenk, überanstrengtes Gefühl. Dumpfes Wehtun im Handgelenk, als habe er darauf geschlafen. Hielt den ganzen Tag an (7. T.). (3.2.3)
7. Während der Nacht Unruhe der Hand- und Fußgelenke, als zirkuliere das Blut nicht richtig (15. T.). (3.2.3)
8. Die Beine fühlten sich im Bett sehr müde an, schmerzende Oberschenkel, als sei ich 10 Meilen weit gegangen, obwohl das nicht der Fall war. Meine untere Hälfte fühlte sich wohl im Bett, aber die obere Hälfte war schlaflos (12. T.). (3.2.4)
9. Schmerz im linken Knöchel, Gefühl umzuknicken. (1.3)

Allgemeines

1. Erwachte mit Gefühl wie betrunken. Fühlte mich außer Kontrolle, wacklig (wobbly), beschwipst (tipsy). Gefühl wie wenn man auf einem Boot seekrank wird (9 1/2 St. anhaltend; 34. T.). (3.2.4)
2. Ich fühle mich wie jemand, der gerade ein schwerwiegendes Trauma durchgemacht hat (Schock, Krankheit, Krieg) und das akute Drama der Situation ist vorbei, aber es bleibt noch ein langer Weg zu gehen (wie eine Rekonvaleszenz). Ich kann mich überhaupt nicht nach außen wenden (go outward), in die Zukunft, oder einfach das

Gefühl (haben), aktiv/dynamisch/extrovertiert zu sein – ich will einfach sein. Ich könnte nicht angespannt sein, selbst wenn ich es wollte (7. T.). (3.2.4)

3. Eine müde Art von ruhiger Heiterkeit (serenity), wie wenn ich hart gearbeitet habe (2. T. ; vormittags – vr). (3.2.4)
4. Ein paarmal während der Prüfung das Gefühl gehabt, als sei ich in Höhe der Taille entzweigeschnitten, halbiert zwischen oberem und unterem Teil. Hatte das früher nur vor ein paar Jahren während Yogaübungen (39. T.). (3.2.4)
5. Die Beine fühlten sich im Bett sehr müde an, schmerzende Oberschenkel, als sei ich 10 Meilen weit gegangen, obwohl das nicht der Fall war. Meine untere Hälfte fühlte sich wohl im Bett, aber die obere Hälfte war schlaflos (12. T.). (3.2.4)

Typus

1. Gesicht blaß. Die Leute sagen, sie sehe furchtbar aus. Ein Freund fragte, ob sie blutarm sei (1. - 16. T.). (3.2.2)
2. (Dunkelhaarige Männer, übergewichtig, kahlköpfig. (1.2))

Synonyma – Tungsten(ium). Chemische Abkürzung: W. Vorgeschlagene homöop. Abkürzung: *Wolfr.*

Der Name „Tungsten" stammt aus dem Schwedischen und bedeutet „schwerer Stein" (1.1), während der ältere, in Deutschland geläufige Name „Wolfram" entweder von schwed. „wolfrig" (fressend) herkommt oder von den Alchimisten stammt, die Wolfram als „spuma lupi", Geifer des Wolfes, bezeichneten, weil Verunreinigungen von Zinnerz mit Wolframit die Extraktion des Zinns sehr erschwerten; man glaubte, Wolfram fresse Zinn auf wie ein Wolf die Schafe (3.1).

Theoretische Erwägungen zu *Wolfram* – *Scholten* zählt *Wolfram* zur Goldserie (Begriffe: Führung, Organisation, Verantwortung, Ernst, Schwere, König, Macht, Hochmut, Kränkung, Religion, Isolation, Alter usw.). Sein Kernproblem sieht er in der Idee, sich als Anführer beweisen zu müssen, weshalb diese Menschen zu „Himmelsstürmern" werden, die enorme Aufgaben und Gefahren auf sich nehmen (Feuerwehr, Bergsteiger, Stuntman) oder aber Angst vor solchen Herausforderungen bekommen, weil sie eine Blamage befürchten. Oft meinen sie, eine Aufgabe aufgedrängt zu bekommen, und fühlen sich in der Klemme dadurch. Ihrer inneren Unsicherheit wegen versuchen sie ihre Macht oder Kritik indirekt, verborgen auszuüben; ebenso verborgen halten sie ihre religiösen und sexuellen Strebungen. (1.1).

Biologie, Chemie und Physiologie – *Wolfram* ist ein hartes, brüchiges, platingraues Metall, das beim Erhitzen an der Luft irisiert. Es oxidiert erst bei Rotglut und ist sehr beständig gegenüber Säuren; von Schwefel und Phosphor wird es überhaupt nicht angegriffen. Es verbindet sich bei hoher Temperatur bereitwillig mit Silizium, Kohlenstoff und Bor und bildet dabei sehr harte Verbindungen, die im Werkzeugbau gebraucht werden (3.1). *Wolfram* erhöht die Schneidbarkeit und Elastizität von Stahl (1.1). Es ist das hitzebeständigste aller Metalle (Schmelzpunkt 3120 Grad Celsius) und wird daher zur Herstellung von Glühdrähten für Glühbirnen und im Kernreaktorbau verwendet. Eingeatmeter Wolframstaub (vor allem in Verbindung mit Kobaltstaub (3.1)) führt zu schweren, malignen Lungenfibrosen („Hartmetallunge"), welche schon nach wenigen Jahren zum Erstickungstod führen können (2); perorale Aufnahme von Wolfram erzeugt bei Mensch und Säuger Nierenversagen durch Tubulusnekrose (3.1, lt. *Lancet* Okt. 1996). Das Metall scheint rasch aus dem Darm absorbiert und vor allem im Knochen gespeichert zu werden; es wird durch glomeruläre Filtration ausgeschieden (3.1). Sonst ist wenig über die Giftwirkungen oder die physiologische Rolle von *Wolfram* bekannt.

Wolfram wurde bisher nicht in der Medizin verwendet; *Scholten* hat es in die Homöotherapie eingeführt. Die von ihm zitierten Symptome entstammen teils einer sog. Traumprüfung (1.3), teils einem geheilten Fall (1.4), teils scheint *Scholten* aber auch durch seine Gruppenanalyse-Methodik Symptome anderer Elemente auf *Wolfram* übertragen zu haben (1.2). Letztere Angaben wurden in Klammern zitiert, weil sie einer Bestätigung durch konkrete Fälle bedürfen, um als *Wolfram*-Symptome anerkannt werden zu können. (So gehe ich bei allen durch *Scholten* bearbeiteten Arzneimittelbildern vor.)

Eine ausführlichere AMP wurde in neuester Zeit durch ein britisches Team unter dem Einfluß von *Jeremy Sherr* durchgeführt. Sie ergab neben den oben daraus zitierten Symptomen folgende wichtige *organbezogene Erscheinungen*, die ich ausnahmsweise hier zitiere, da diese Prüfung bisher in keinem Repertorium auftaucht. Es sind:

Besserung vorbestehender Migräne (3.2.4, Prüferin 91; bestätigt durch den Fall von *Scholten*, Migräne dürfte also eine sehr wichtige Indikation sein); dick weiß oder gelbbraun belegte Zunge, 50 Tage lang (3.2.4); viele Halssymptome; Erscheinungen wie bei Sinusitis, z.B.: „Sofort nach der Einnahme der Arznei, Ansammlung von Schleim hinten im Hals, der zum Schlucken reizt" (3.2.1); viele Veränderungen von Appetit, Verdauung und Stuhlgang, z.B.: blasser Stuhl (3.2.4), Stuhldrang beim Aufstehen (3.2.1), Besserung vorbestehender Verstopfung (3.2.1); bald nach jeder Einnahme Harndrang, Urin reichlich und hellfarbig (ein Mann, 3.2.4); fettige Gesichtshaut; gelbe Flecke an der Nasenwurzel; stark sauer riechender Fluor vaginalis; Husten mit Zusammenschnürung auf der Brust; Knacken oder Reiben in der HWS beim Kopfdrehen; viele Gelenksteifigkeiten, z.B.: Sperre im linken Zeigefinger, er ist 24 Std. lang unbeweglich und dann plötzlich wieder frei (3.2.4); Besserung vorbestehender eingewachsener Zehennägel (3.2.4); Kleinerwerden einer Warze an der Ferse (3.2.4); Schmerz der linken Achillessehne (1. u. 2. T.; 3.2.4); nach Zwiebeln riechender Schweiß (3.2.3).

Alle PrüferInnen träumten viel, am meisten Nr. 85 (eine Frau, 3.2.1), 87 (eine Frau, 3.2.2) und 89 (eine Frau, 3.2.4); letztere hatte bei weitem die meisten und anhaltendsten Gemütssymptome.

Mittelbeziehungen – Im konkreten Fall noch nicht dokumentiert. Vgl. die anderen Arzneien der Goldserie, z.B. *Aur., Plat.* (1.1). Verborgene Machtausübung und Gefühl der Derealisation vgl. *Thuja,* Suche nach Herausforderungen vgl. *Med., Tub.* Vgl. ferner die Rauschmittel (am nächsten verwandt scheinen *Cocain* und die *Amphetamine* zu sein, die wie *Wolfram* auffallend effektives Arbeiten, rasches Denken, erhöhte Empfindlichkeit der Sinne, Klarsichtigkeit, Euphorie, Extraversion, jedoch kaum Phantasietäuschungen hervorrufen) und *Nat-m.* (will sich nicht helfen lassen, traurige Gedanken an Vergangenes, Herpes labialis, fettige Haut, Blässe, warmblütig; DD: *Nat-m.* wird < von Sonne, aber *Wolfram* sucht die Sonnenhitze; *Nat-m.* weist ferner nur in seltenen Fällen ein so ausgeprägt extrovertiertes Verhalten auf wie *Wolfram*). vr

Probleme – Die in (1.3) zitierten Prüfsymptome ermangeln der Angabe des jeweiligen Prüfers. Offenbar wurde bei den Prüfern vor dem Experiment auch keine Anamnese durchgeführt (Gefahr der Vermischung mit vorbestehenden Eigensymptomen der Teilnehmer). Es ist nicht ausgeschlossen, daß darüber hinaus Symptome aufgenommen wurden, welche von Teilnehmern stammen, die die Arznei gar nicht genommen hatten, wie es z.B. in der „Bad Boller Schule" und bei Traumprüfungen von *Sankaran* vorkommt.

Verläßlicher erscheinen die Angaben aus der britischen Prüfung (3.2.1 - 3.2.4), in welcher die Prüfer nicht wußten, was sie prüften und ob sie Verum erhalten hatten; jedoch gab es bei dieser keine Kontrollprüfer unter Plazebo (der dafür vorgesehene Proband fiel aus), und es wird auch nicht angegeben, ob bei den Probanden vorher eine Anamnese durchgeführt wurde, um Eigensymptome aussondern zu können.

Anmerkung – Unterstreichungen, Großschreibungen und eigentümliche Satzstrukturen des Originals der britischen *Wolfram*-Prüfung wurden in den meisten Fällen unverändert übernommen (bei körperlichen Symptomen nicht).

Quellen – 1) SCJ2 (1.1: theoretische Erwägungen und technische Angaben, 1.2: Symptomangaben ohne Spezifikation der Herkunft (in Klammern zitiert), 1.3: p (sog. Traumprüfung mit 15 Prüfern, am 27./28. 11. 1993 in Wageningen (Niederlande), mit 2 Gaben der C30), 1.4: k (1M)); 2) MOE1 t; 3) Bond, Annette: Tungsten, a proving. North West College of Homoeopathy, 1997. (3.1: historische, technische und toxikologische Daten, 3.2: p (3.2.1: C 6, 3.2.2: C 12, 3.2.3: C 15, 3.2.4: C 30); jeweils mehrere Prüfer; welcher konkrete Prüfer, und ob Mann oder Frau, wird nur erwähnt, wenn für das Verständnis des Symptoms wichtig, u.a. bei allen Träumen; die Zeitangaben, ursprünglich in Tagen und Stunden nach Prüfungsbeginn angegeben, wurden, wo nötig, in die ungefähre Tageszeit übersetzt; Ausgangspunkt für diese Übersetzung ist die Annahme, daß die erste Dosis morgens um ca. 8 Uhr eingenommen wurde).

Wyethia helenoides

GEIST UND GEMÜT

Benommenheit, wie nicht ausgeschlafen, wie berauscht, betäubt etc.

1. Dumpfes Gefühl im Kopf, so komische Kopfschmerzen, „ich könnte mir vorstellen, daß man nach einem Rausch so einen Kopf hat" (43j. Frau, Pollinosis). (8)

Bewegungen: Zwangsbewegungen, Automatismen, Gesten, Lagen

1. Trockenheit der Fauces; ständiges Verlangen,den Rachen durch Räuspern freizubekommen. (3)
2. Muß dauernd schlucken (Heuschnupfen). (2)
3. Ständiges Verlangen, Speichel zu schlucken, um die Trockenheit des Rachens bzw. der Epiglottis zu lindern, doch bringt dies keine Erleichterung. (4.4)
4. Jucken des weichen Gaumens, muß ihn mit der Zunge kratzen (Heuschnupfen). (2)

Furcht

1. Fühlt sich schwach und nervös, unbehaglich; befürchtet, daß bald irgendein Unglück geschehen werde. (1)

Gesellschaft

1. Der Gesellschaft abgeneigt. (4.2)
2. Fühlt sich verlassen (*Anshutz*). (11)

Lesen, Lernen, Schreiben, Studieren

1. Unfähigkeit zu geistiger Arbeit. (4.2)

Reizbarkeit

1. Reizbarkeit nach Anstrengung. (4.4) (In (11) wird daraus: „Reizbarkeit nach der geringsten Anstrengung". vr)

Ruhelosigkeit

1. Unstet und nervös. (5)

Traurigkeit, trübe Stimmung

1. Niedergeschlagen. (4.2)
2. Große Niedergeschlagenheit, während der Heuschnupfensymptome, im Herbst. (2)

Unbehaglichkeit

1. Fühlt sich schwach und nervös, unbehaglich; befürchtet, daß bald irgendein Unglück geschehen werde. (1)

Unerträglichkeit von Schmerzen oder Empfindungen

1. Schrecklicher Kopfschmerz während des Schweißstadiums, intensiv, kongestiv, die Augen und Gesichtsknochen sind empfindlich, die geringste Bewegung ist unerträglich. (1)

Zorn

1. Ärger über Kleinigkeiten (*Anshutz*). (11)
2. Ungeduldig und streitsüchtig. (4.2)

SCHLAF

Schlaflosigkeit, Einschlafstörung

1. Wurde viele Nächte lang durch einen anhaltenden trockenen, hackenden, nervösen Husten wachgehalten (ein Junge; geheilt durch 1 Dosis *Wyeth.* C30). (4.4)

Aufwachen, Durchschlafstörung

1. Erwachte nach ruheloser Nacht mit scharfem Schmerz in der rechten Tonsille, Hals und Lymphknoten geschwollen und wund. (4.3)
2. Erwacht zu früh und häufig. (4.1)

MODALITÄTEN, CAUSAE

1. Alle Symptome sind nachmittags schlimmer. (1)
2. Schweiß bei der geringsten Anstrengung. (4.4)
3. Symptome schlimmer im Schweißstadium (*Kent*). (9)
4. Im Frost Durst auf Eiswasser, kein Durst im Hitzestadium. (4.3)
5. Pharyngitis follicularis bei Rednern, Rauchern, Rheumatikern, Dyspeptikern, verstopften Hämorrhoidariern. (5)
6. Schnupfen durch Geruch von Rosen (*Künzli*) (10); durch Kamillenblüten (*Vithoulkas*) (9).

AS-IF-EMPFINDUNGEN

Kopf, Augen, Ohren

1. Um 10 Uhr vormittags Kopfschmerz im linken vorderen Teil des Gehirns, wie ausstrahlend vom linken inneren Canthus; um 12.30 Uhr Schmerz in der linken Protuberantia occipitalis. (4.1)

Mund, Zähne

1. Der Mund fühlt sich wie verbrüht an. (1)

Hals, Rachen, Ösophagus

1. Das Zäpfchen fühlt sich verlängert an. (1)

Verdauungsorgane

1. Empfindung von Hitze, die Speiseröhre hinunter in den Magen, schlimmer durch Essen. (3)
2. Gefühl eines Gewichts im Magen, als habe man etwas Unverdauliches gegessen. (1)

Urogenitalsystem

1. Die Menses begannen mit intensiv brennendem Schmerz, anhaltend, doch in Anfällen verschlimmert, verbunden mit einem Gefühl, als dehne der Uterus sich aus, um all die Schmerzen innerhalb seiner Wände zu halten. (4.3)

Atmungsorgane, Herz, äußerer Thorax

1. Prickelndes trockenes Gefühl in den Choanen, Gefühl, als wäre etwas in den Nasengängen, ein Versuch, sie über den Rachen freizubekommen (Nasehochziehen, vr), bringt keine Erleichterung. (1)
2. Chronische Niesattacken; sie wollte ihre Nase untersucht haben, weil sie glaubte, es sei etwas Lebendiges darin, doch war nichts zu finden (60j. Frau). (7)

Allgemeines

1. Fühlt sich sehr schwach, so, wie sich jemand nach einer schweren Krankheit fühlt. (1)

Synonyma – Wyethia helenioides (DC.) Nutt. (6). Alarconia helenoides. Melarhiza inuloides (1).

Biologie, Chemie und Physiologie – Ein mehrjähriger Korbblütler, der in der Trockenrasenflora Kaliforniens heimisch ist. Die eiförmigen Blätter werden bis zu 45 cm lang, bei einer Höhe der ganzen Pflanze von nur 60 cm; die Blüten sind groß und gelb. (5) Medizinisch verwendet wird der dicke Wurzelstock. Der Geschmack desselben ist kräuterartig, aromatisch und etwas bitter, einen süßlichen Nachgeschmack hinterlassend. In den ersten Minuten nach Kauen der Wurzel oder nach Einnahme der Tinktur wurden keine Symptome beobachtet (1). Die Wirkung dieser Arznei richtet sich, soweit die nicht sehr umfangreiche Prüfung ein solches Urteil überhaupt zuläßt, vor allem auf die rechte Tonsille, die Rachen- und Nasenschleimhaut; viele Symptome entsprechen denen des Heuschnupfens, welcher zur häufigsten Indikation von *Wyeth.* geworden ist (5). Das Mittel hat Tonsillitis, Influenza mit den *Wyethia*-typischen Rachensymptomen (4.4) und Pharyngitis follicularis verschiedener Genese (5) geheilt. Man darf über diesem Hauptangriffspunkt die Ähnlichkeitsbeziehung von *Wyeth.* zu brennenden Uterusschmerzen bei der Regel, migräniformen Kopfschmerzen und vor allem Hämorrhoiden nicht vergessen.

Mittelbeziehungen – Bei Rachenerkrankungen vgl. *Arum dracontium, Caust., Hep., Stict., Rumx., Penth., Phos., Sulf.;* bei Kopfschmerz mit zäh-fädigem Speichel *Epipheg.*; beim Gefühl des verbrühten Mundes *Ran-s.*; die Empfindung, etwas Unverdauliches gegessen zu haben, hat *Wyeth.* mit *Abies-n.* gemeinsam. (4.4)

Quellen – 1) A1 p (TM); 2) K2 k; 3) HL1 p (TM); 4) C1 (4.1: Dr. A. McNeil (D1), 4.2: Dr. M. F. Underwood (D15), 4.3: Eleanor F. Martin (D30), 4.4: k); 5) LSR1 p/k; 6) briefliche Mitteilung von Gudrun Franz, Göttingen, vom 11.12.96; 7) Schott/HRC, zit. in HWO/1903/10 k; 8) Witzig/DJH/1985/3 k (XM); 9) SYS1 k; 10) SDE1 k; 11) CMM k.

X-Ray

GEIST UND GEMÜT

Angst

1. Nach jeder Röntgenuntersuchung des Thorax trat eine mindestens 1 Monat dauernde Verschlimmerung mit Engegefühl auf der Brust, Brennen, vermehrtem trockenem Husten, Obstipation sowie einer erheblichen Ängstlichkeit auf, bis der Patient sich weigerte, sich wieder röntgen zu lassen (bei einem an Bronchiektasen Leidenden; in den 40er Jahren). (3.1)

Bewegungen: Zwangsbewegungen, Automatismen, Gesten, Lagen

1. Kann nichts in der linken Hand halten, weil sie kraftlos oder ungeschickt ist (2. T.). (1.2)
2. Schläft auf der rechten Seite ein, erwacht auf der linken Seite liegend. (2)

Ekelgefühl

1. Ausgeprägte Aversion gegen Fleisch. (8.1)

Fröhlichkeit, Lachen

1. Herabgestimmt; zeitweise Hochstimmung, voller Lebensfreude (full of life and fun), doch kann sie auch sehr deprimiert sein (junge Frau von kräftiger, lebensvoller Konstitution; schwere Akne). (3.2)

Gedanken, Denkvermögen

1. Scharf stechende Schmerzen in der linken Schläfe, welche ihn erschreckten, worauf sich die geistigen Funktionen klärten, unter augenblicklicher Wahrnehmung dieses Impulses im Herzen. (2)
2. Nicht klar im Kopf, Gedanken wie im Nebel (*Ravi Roy*). (6)
3. Der Geist ist belastet durch alte Dinge, durch die Vergangenheit (*Ravi Roy*). (6)

Gesellschaft

1. Abneigung gegen Gesellschaft (38j. Frau, Gesichtsekzem). (3.2)

Gier, Suchtverhalten

1. Symptome durch *Bell.* oder *Acon.* für kurze Zeit besser, doch erst nach Biertrinken kann er schlafen. (2)

2. Kein Appetit, Abneigung gegen Fleisch, süßer Pudding oder Kuchen wird noch am ehesten ertragen (eine Frau). (1.2)
3. Hatte zu Beginn der Prüfung Verlangen nach Süßem (ein Mann). (1.2)
4. Verlangen nach Süßem (38j. Frau, Gesichtsekzem). (3.2)
5. Kein Hunger, er geht ohne Nahrung, bis er fast ohnmächtig wird; er kann essen, so viel er mag, aber empfindet keinen Genuß dabei (3. T.). (1.2, korr. n. 2)
6. Sie aß drei Tage lang nichts. (1.2)

Hysterie

1. Fast hysterisch durch den Juckreiz (50j. Frau, Pruritus vulvae, Heilung durch potenziertes *X-Ray* nach zweimaliger erfolgloser Röntgenbestrahlung der Region). (3.2)

Lesen, Lernen, Schreiben, Studieren

1. Denkprozesse unklar; schreibt falsche Wörter in Briefen (2. T.). (1.2)

Reizbarkeit

1. Reizbarkeit (2. T.). (1.2)
2. Reizbarkeit und Nervosität, die sich später zur Misanthropie und Depression hin entwickelt. (8.2)

Ruhelosigkeit

1. Vier Stunden lang ununterbrochen ein quetschender (clutching) Schmerz von der Niere zur Blase, welcher die wildesten Äußerungen von Qual hervorrief, mit geisterhafter Gesichtsfarbe, blauen Ringen um die eingesunkenen Augen, heftigem Zittern, fürchterlicher Ruhelosigkeit (Nierenkolik links, durch *Tab.* behoben). (1.2)
2. Nervös (2. T.). (1.2)

Schreien

1. Pulsationen (Herzklopfen, vr) sehr diffus und heftig, einen Aufschrei hervorrufend, der unterdrückt wurde, begleitet von einem Verlangen, im Freien umherzugehen, und durch Hinlegen völlig behoben (1. T.). (1.2)

Sprechen

1. Während dieser zwölf Tage konnte sie nur dann und wann etwas Schlaf erhaschen, stets gefolgt von schrecklicher Niedergeschlagenheit; sie wollte keine Fragen beantworten, niemanden sehen oder sprechen, nicht einmal die Ihrigen; völlige Misanthropie. (1.2, korr. n. 2)

Thema „Tod" (Suizidalität etc.)

1. Ärgerliche Gemütsstimmung, ganz außer sich, fühlte sich, als würde sie am liebsten jemanden umbringen (während profuser Regel). (1.2)
2. Empfindung von Ohnmacht zuweilen, tags und nachts, als müßte er sterben (3. T.). (1.2, korr. n. 2)
3. Trockenes, schuppendes, schrecklich juckendes und brennendes Gesichtsekzem; so schlimm, daß sie sich umbringen möchte, doch hat sie sich noch nicht für eine bestimmte Todesart entscheiden können (38j. Frau). (3.2)
4. Selbstmordneigung: Suizid durch Sturz aus großer Höhe (*Lodispoto*). (7)

Traurigkeit, trübe Stimmung

1. Herabgestimmt; zeitweise Hochstimmung, voller Lebensfreude (full of life and fun), doch kann sie auch sehr deprimiert sein (junge Frau von kräftiger, lebensvoller Konstitution; schwere Akne). (3.2)
2. Während dieser zwölf Tage konnte sie nur dann und wann etwas Schlaf erhaschen, stets gefolgt von schrecklicher Niedergeschlagenheit; sie wollte keine Fragen beantworten, niemanden sehen oder sprechen, nicht einmal die Ihrigen; völlige Misanthropie. (1.2, korr. n. 2)
3. Traurigkeit beim Erwachen (*O. Boericke*). (5)

Unerträglichkeit von Schmerzen oder Empfindungen

1. Schlimmste Nackenschmerzen; Kopfdrehen führt fast zu Krämpfen, Bewegung des Kopfes auf dem Kopfkissen in der Nacht bedeutet furchtbare Qual (agony); mit Übelkeit erregendem Kratzen zwischen den Knochen der HWS, welches beim Drehen des Kopfes zu hören ist. Das Kratzen wird in allen Gelenken, speziell den Schulter, gehört und gefühlt. Die Schmerzen sind dauernd da, aber erscheinen zeitweise in Form scharfer „Knackser" (cricks), dann erstrecken sie sich entlang der Nervenverläufe hinunter. Die Haut an Kopf und Nacken ist so empfindlich, daß ich nicht die leiseste Berührung ertragen kann, obwohl fester Druck für einen Moment bessert. Ich bin vor Schmerzen fast rasend. (Nach monatelanger Röntgenbestrahlung eines Mammatumors, in Dosen unterhalb der Erythemschwelle.) (1.1)
2. Die Schmerzen (Cervicobrachialgien) verstärkten sich nach Röntgenbestrahlung so sehr, daß sie ihr Leben Tag und Nacht unerträglich machten; sie erklärte mir, daß ihr Leben nichts mehr sei als eine Qual; bei der geringsten Bewegung hatte sie grauenhafte Schmerzen, die zum Hinterkopf, der rechten Kopfseite und dem rechten Arm austrahlten; sie mußte völlig unbeweglich bleiben und eine abgestützte Haltung einnehmen, die ihr die vollkommenste Immobilität bot; in die Stadt zu gehen oder mit der Straßenbahn zu fahren war eine schreckliche Folter für sie (78j. Frau). (8.1)
3. Am 7. Tag Nierenkolik (wiedergekehrtes altes Symptom, es war damals aber viel weniger schlimm) mit Erbrechen, ständiger Übelkeit, kaltem Schweiß und Harnretention auf der linken Seite. Vier Stunden lang ununterbrochen ein quetschender (clutching) Schmerz von der Niere zur Blase, unter wildesten Äußerungen von Agonie. Geisterhaftes Gesicht, blaue Ringe um die eingesunkenen Augen, heftiges Zittern, erschreckende Ruhelosigkeit, kalter Schweiß, Gefühl, als werde der Harn im Harnleiter zurückgehalten; ein vollkommenes *Tabacum*-Bild, und *Tab.* beseitigte denn auch die akuten Symptome. (1.2, korr. n. 2)
4. Die durch Röntgenschäden hervogerufenen Ulzera sind so empfindlich und schmerzhaft, daß Worte keine Vorstellung von den Qualen des Kranken hervorbringen können. (1.1)
5. Für eine Beschreibung der Schmerzen und Leiden, Hyperästhesien und Parästhesien (bei chronischen Röntgenschäden) ist keine Sprache ausreichend, ob heilig oder profan. Der Stich einer Honigbiene oder der Abgang eines Nierensteins sind schon schmerzhaft genug, aber diese Vorgänge sind eine Lust im Vergleich zu diesen Schmerzen, und sie sind außerdem zeitlich begrenzt. (1.1)

Weinen, Wimmern

1. Weint beim Erzählen ihrer Krankheitsgeschichte; weint überhaupt leicht, vor allem wenn sie versucht, öffentlich zu sprechen, bei Versammlungen und ähnlichem (55j.

Frau, Psoriasis; letztere geheilt durch *X-Ray*, zum Verlauf bzgl. der Weinerlichkeit keine Angaben). (3.2)

Zorn

1. Ärgerliche Gemütsstimmung, ganz außer sich, fühlte sich, als würde sie am liebsten jemanden umbringen (während profuser Regel). (1.2)

ILLUSIONEN

1. Beim Augenschließen im Dunkeln sieht er häßliche Gesichter alter Frauen und Männer. (1.2)
2. Intermittierendes Geräusch wie von einer tiefklingenden Dampfpfeife im linken Ohr und Singen im Kopf (2. T.). (1.2, korr. n. 2)
3. Empfindung von Schwefelgeruch. (4)
4. Verlangen nach kalten Getränken, die aber einen schlechten Geschmack zu haben scheinen. (8.1)

TRÄUME

Ängstlich, bang, besorgt

1. Träume peinlicher Natur. Ein Traum, der sie vor vielen Jahren geplagt hatte, kam wieder. Damals wiederholte er sich in weiten Abständen, und es war 20 Jahre her. Jetzt kam er jede Nacht fünfmal. (1.2, korr. n. 2)

Ärgerlich, zornig

1. Träume von Zank (strife), geschäftige Träume. (1.2)

Ekelhaft

1. Unnatürliche wollüstige oder eklige Träume, welche in mehreren Nächten oder mehrmals in ein und derselben Nacht auftreten. (1.2)

Indifferent oder nicht näher bezeichnet

1. Der Schlaf war nicht unerquicklich, obgleich er scheinbar die ganze Nacht träumte. (1.2)

Unruhig, geschäftig

1. Träume von Zank (strife), geschäftige Träume. (1.2)

Sexuell

1. Sehr lebhafte sexuelle Träume, die sich Nacht um Nacht wiederholen. (1.2)
2. Unnatürliche wollüstige oder eklige Träume, welche in mehreren Nächten oder mehrmals in ein und derselben Nacht auftreten. (1.2)

Tod, Mord und Toten, von

1. Träumt von einem toten Bruder und daß ihr Sohn umgebracht worden sei, der doch am Leben ist (38j. Frau, Gesichtsekzem). (3.2)
2. Schlechter, durch Träume vom Tod unterbrochener Schlaf. (8.1)

SCHLAF

Schlaflosigkeit, Einschlafstörung

1. Während dieser zwölf Tage konnte sie nur dann und wann etwas Schlaf erhaschen, stets gefolgt von schrecklicher Niedergeschlagenheit; sie wollte keine Fragen beantworten, niemanden sehen oder sprechen, nicht einmal die Ihrigen; völlige Misanthropie. (1.2, korr. n. 2)
2. Herzklopfen hält den Kranken nachts wach und hindert ihn am Schlafen. (8.1)
3. Sobald sie einschläft, Frostschauder den Rücken hinauf, am Schlafen hindernd. (1.2)
4. Ständige, lästige Schlaflosigkeit (durch Malzextrakt dauernd behoben). (1.2)
5. Schläfrig nachts beim Aufsetzen; sobald er sich hinlegt, verläßt ihn die Schläfrigkeit, so daß er nicht schlafen kann. (1.2)

Aufwachen, Durchschlafstörung

1. Erwacht nachts oft ohne ersichtlichen Grund (2. T.). (1.2)
2. Beim Liegen auf der linken Seite wecken ihn die eigenen Herztöne und halten ihn wach (2. T.). (1.2, korr. n. 2)

Schläfrigkeit

1. Schläfrig nachts beim Aufsetzen. (1.2)
2. Sobald er sich hinlegt, verläßt ihn die Schläfrigkeit, so daß er nicht schlafen kann. (1.2)
3. Während des Kopfschmerzes kann unwiderstehliche Schläfrigkeit auftreten, und der Kranke legt sich hin, in der Hoffnung, schlafen zu können, doch sobald er sich hinlegt, kann er nicht schlafen. (8.2)
4. Schläfrig tagsüber. (1.2)
5. Schlaf unerquicklich (*Stephenson*). (5)
6. Während die Nächte schlaflos sind, ist der Kranke tagsüber ständig schläfrig; diese Somnolenz kann jegliche Aktivität verhindern. (8.2)

SEXUELLER TRIEB

1. Geschlechtstrieb erloschen (ein Mann). (1.2, korr. n. 2)
2. Hoden schlaff mit Impotenzgefühl. (1.2, korr. n. 2)
3. Der männliche *X-Ray*-Patient weist Impotenz auf, der weibliche empfindet Abneigung gegen den Geschlechtsakt; sein Gemütszustand leidet an den Folgen dieser Erscheinungen, denn sexuell impotente Menschen sind stets auch depressiv. (8.2)
4. Sexuell geht es viel besser (Heilwirkung; 34j. Mann, der gegen ein schweres BWS-Syndrom *X-Ray* erhalten hatte). (3.2)

MODALITÄTEN, CAUSAE

1. Patienten, welche eine Strahlen-, Immunsuppressiva- oder Tumorchemotherapie durchgemacht haben: mit Kachexie, Adynamie, Abmagerung, Panzytopenie (die Insuffizienzerscheinungen im Bereich der Blutkörperchen sind sehr wichtig bei dieser Arznei), Hämorrhagien, Strahlendermatitis. (4)
2. Unterdrückte Gonorrhoe (*O. Boericke*). (5)
3. Reaktionsmangel (*Boericke*). (6)
4. Schlimmer durch Kälte, Bewegung, nachmittags im Bett (au lit l'après-midi), abends und nachts, sowie an der frischen Luft. (4)

5. Die rheumatischen Symptome erfahren eine Besserung durch Wärme, die Hauterscheinungen durch Kälte. (8.2)
6. Heftigster monatelanger Nackenschmerz: gebessert durch heiße Sonne, heiße Anwendungen; verschlimmert durch die geringste Bewegung oder Berührung; paroxysmal, setzt von einem Moment zum anderen ein. (1.1)
7. Kopfschmerz mit Übelkeit: besser durch Heißwasseranwendung. (1.2)
8. Feuchtwarme Anwendungen bessern (*Julian*). (5)
9. Geistige und körperliche Verschlimmerung, deutlich erkennbar gegen Abend. (2)
10. Die Kopfschmerzen können schon morgens beim Aufstehen erscheinen, haben aber eine allgemeine Tendenz zur Verschlimmerung am Nachmittag und erreichen gegen 20 Uhr eine hohe Intensität. Auch fast alle anderen Symptome von *X-Ray* werden am Spätnachmittag schlimmer, mit einem Maximum um 20 Uhr. (8.2)
11. Alle Symptome schlimmer im Bett. (2)
12. Während dieser zwölf Tage konnte sie nur dann und wann etwas Schlaf erhaschen, stets gefolgt von schrecklicher Niedergeschlagenheit... (1.2, korr. n. 2)
13. Schlaflosigkeit und geistige Anstrengung verschlimmern die Gemütssymptome und die Schmerzen. (8.2)
14. Migräne am zweiten Tag der Regel. (8.2)
15. Fast alle Symptome (z.B. Nackenschmerzen, rheumatische Beschwerden, Hauterscheinungen) werden schlimmer während der Regel. (8.2)
16. Hautsymptome schlimmer vor Gewitter. (8.2)
17. Extrasystolen beim Weinen und beim Husten. (4)
18. Bewegung verschlimmerte die Schmerzen, speziell auf der rechten Bauchseite, welche wie an den Wänden angewachsen schien, und es deuchte ihr, als wenn sie losgerissen würden. Sie mußte eine dicke Rolle zwischen Bauch und Unterschenkel (? vr) legen, um den Bauch zu stützen und die qualvollen Schmerzen zu verhindern. (1.2, korr. n. 2)
19. Die Schmerzen (Cervicobrachialgien) verstärkten sich nach Röntgenbestrahlung so sehr, daß sie ihr Leben Tag und Nacht unerträglich machten...; bei der geringsten Bewegung hatte sie grauenhafte Schmerzen, die zum Hinterkopf, der rechten Kopfseite und dem rechten Arm ausstrahlten; sie mußte völlig unbeweglich bleiben und eine abgestützte Haltung einnehmen, die ihr die vollkommenste Immobilität bot; in die Stadt zu gehen oder mit der Straßenbahn zu fahren war eine schreckliche Folter für sie (78j. Frau). (8.1)
20. Symptome durch *Bell.* oder *Acon.* für kurze Zeit besser, doch erst nach Biertrinken kann er schlafen. (2)

AS-IF-EMPFINDUNGEN

Kopf, Augen, Ohren

1. Ein Gefühl am äußeren rechten Orbitarand, als wenn es wehtun wollte, sogleich. (1.2, korr. lt. 2)
2. Empfindung drückender Völle vom hinteren Vorsprung des Scheitelbeins in einer geraden Linie zur Nasenwurzel hin, gefolgt von Völlegefühl im ganzen Oberkopf, welches sich zur Nasenwurzel erstreckte; schlimmer beim Bücken (1. T.). (1.2)
3. Am 2. Tag der Menses, heftiger Übelkeitskopfschmerz, pulsierender Druck nach außen in der Stirn, wie zum Bersten, mit Erbrechen, besser durch Heißwasseranwendung. (1.2)

4. Schwerer Druck auf dem Scheitel wie von einer Hand (altes, ein Jahr lang nicht aufgetretenes Symptom). (1.2)
5. Der Kopf fühlt sich leer an, wie ausgekratzt, schlimmer nachts im Bett. (1.2)

Gesicht, äußere Nase

1. Ein Gefühl von Überempfindlichkeit oder nervöser Konzentration in der Nasenwurzel (2. T.). (1.2)
2. Leichtes Elektrizitätsgefühl in der linken Seite von Zunge und Gesicht, vorübergehend, um 20 Uhr 25 auf die rechte Seite übergehend und verschwindend (2. T.). (1.2)

Mund, Zähne

1. Zunge trocken, rauh, wund, wie geschabt. (2)

Hals, Rachen, Ösophagus

1. Nach dem Mittagessen Gefühl eines langen, schmalen Fremdkörpers im Rachen, durch Schlucken nicht bewegt, sondern verschlimmert. Nachdem dies vergangen war, fühlte sich der Rachen hohl und beim Schlucken wund an (5. T.). (1.2)
2. Hohles Gefühl, als sei der Rachen verschwunden (*Roberts*). (5)
3. Gefühl eines schmerzhaften Klumpens nahe der linken Mandel, schlimmer beim Schlucken. (2)

Verdauungsorgane

1. Ein unsicheres Gefühl im Unterbauch, in Zwischenräumen wie Blähungen, als ob sie Durchfall bekäme (2).
2. Ein Gefühl im rechten Unterbauch, als bildeten sich dort Blasen, die platzen wollten (durch *Tarax.* für 24 Std. gelindert). (1.2)
3. Bewegung verschlimmerte die Schmerzen, speziell auf der rechten Bauchseite, welche wie an den Wänden angewachsen schien, und es deuchte ihr, als wenn sie losgerissen würden. Sie mußte eine dicke Rolle zwischen Bauch und Unterschenkel (? vr) legen, um den Bauch zu stützen und die qualvollen Schmerzen zu verhindern. (1.2, korr. n. 2)
4. Drei oder vier Tage vor der Regel, Gefühl wie zum Platzen von der Taille abwärts, mit Verlangen, den Bauch zu halten, Ausdehnung und Gewicht im Bauch; behoben durch die Blutung, welche heftig, profus, fast zur Prostration führend und schmerzlos war und 7 Tage anhielt; hatte die letzten 6 Monate zuvor nicht menstruiert. (1.2)

Urogenitalsystem

1. Gefühl, als werde der Harn im Harnleiter zurückgehalten (linksseitige Nierenkolik). (2)

Atmungsorgane, Herz, äußerer Thorax

1. Gefühl von Schwefeldampf in der Nase mit viel Niesen. (2)
2. Schwefeldampfgefühl in Nase und Hals. (2)
3. Zusammenziehungsgefühl über den mittleren Teil der Brust. (1.2)
4. Gefühl in der linken Seite, als drückten Finger die Rippenknorpel nach innen, gefolgt von einer Empfindung, als wenn etwas im Inneren zerbräche, mit vorübergehender Erleichterung. (1.2)
5. Gefühl, als wenn Wassertropfen an der inneren Seite der Brust herabtröpfelten. (1.2, korr. n. 2)
6. Die linke Brustseite ist vorgebuckelt, wie bei der Herzvergrößerung während des Rheumatismus vor 25 Jahren (3. T.). (1.2)

7. Gefühl von Schwellung oder Ausdehnung des Brustkorbs in der Herzgegend. (8.1) (Evtl. stammt diese Angabe aus (1.2), vr.)

Bewegungsapparat

1. Nach dem Aufwachen bei Tagesanbruch ein Gefühl in der Brustwirbelsäule, als sei deren Konvexität vorne und werde weit vorwärtsgezogen, nur eine Minute lang, mit einem höchst unangenehmen Gefühl in dieser Region, welches viel länger anhielt (2. T.) (1.2, korr. n. 2)
2. Gefühl wie von einem kühlen Schweißtropfen, der die linke Seite des Rückgrats herunterrinnt (2. T.). (1.2, korr. n. 2)
3. Wundgefühl über die Lendengegend, wie nach schwerer Erkältung. (2)
4. Gefühl, als gehöre der Rücken nicht zu ihr; er fühlt sich steif und wie ein Brett an (40j. Frau). (3.2)
5. Ein magnetischer Strom in der rechten Hand, den Vorderarm hinaufgehend, sogleich. (1.2, korr. lt. 2)
6. Prickeln in beiden Armen wie von elektrischem Strom oder wie eingeschlafen. (1.2)
7. Prickeln wie von Nadeln in der linken Hand. (2)
8. Ein Schmerz von fast unbeschreibbarer Art, welcher von den Knochen zu kommen scheint und durch Herabhängen der Hände verschlimmert wird (bei chronischen Röntgenschäden der Hände). (1.1)
9. Der untere Teil beider Beine ist eingeschlafen, kriebelndes Gefühl wie von einer elektrischen Batterie, schlimmer rechts, sofort nach Einnahme. (1.2)
10. Ein Gefühl, als fahre ihr jemand mit eiskalten Händen über den Schenkel abwärts, unerträglich langsam. (Wiedergekehrtes altes Symptom, welches vor 12 Jahren nach einem Nervenanfall aufgetreten war; in den letzten 5 Jahren nie aufgetaucht.) (1.2, korr. n. 2)
11. Auf der Innenseite des linken Knies an verschiedenen kleinen Stellen Gefühl, als würden Haare herausgerupft, schlimmer durch Gehen, besser durch Reiben und Kratzen. (1.2, korr. n. 2)
12. Die Muskeln fühlen sich subjektiv weich an (2. T.). (1.2)

Haut

1. Stechen und Brennen wie wund, an einer Stelle hinter dem linken Hüftgelenk, kam und ging auch rechts an der exakt gleichen Lokalisation; gegen Abend brannte es wie Feuer, und bei der Inspektion zeigte sich eine silberdollargroße Stelle auf der rechten Gesäßhälfte rot und hart, als sei dort die Haut abgerieben (abraded). Beim Zubettgehen war dort eine Blase entstanden, so groß wie eine Hickorynuß, einer Fischblase ähnlich, entstanden. (Von ihr aus erstreckten sich kleinere Blasen in einer Kurve nach unten. Bei der geringsten Bewegung oder Reibung brannte die Stelle wie Feuer oder wie eine schwere Verbrennung. In der Nacht öffnete die Blase sich, und genau auf der anderen Seite war eine zweite entstanden, so groß wie eine Kastanie. (...) Die Haut war rot, rauh und entzündet wie rohes Fleisch. (15. Tag; Abheilung innerhalb von 2 Wochen unter Krustenbildung; der Befund erinnerte den Prüfer an die Blasenbildung nach Röntgenverbrennungen). (1.4)
2. Bei chronischen Röntgenschäden treten auf: Empfindlichkeit gegen die leichteste Berührung, Hitze- und Kältewellen und - Blitze, Wärmegefühl, Kriebeln, Prickeln, Klopfen, Stechen wie Insektenstiche (stinging), Krabbeln, Bohren, als wenn die Stellen im Feuer brennen und Käfer oder andere lebende Wesen enthalten würden;

Empfindungen, als würden die anatomischen Strukturen von einer Stelle zur anderen verlagert; all diese Empfindungen stehen im Verhältnis zur tiefgreifenden Natur des Entzündungsprozesses. (1.1)

Allgemeines

1. Ein Druck in der Stirne mit einem allgemeinen Elendsgefühl, als solle sie krank werden. (1.2)
2. Kopfschmerzen mit Gefühl, es entstehe ein Schnupfen, aber es kommt keiner. (8.2)
3. Wellenartige Bewegung, als würde sie in Schweiß ausbrechen (1. T.). (1.2, korr. n. 2)
4. Gefühl, als würde Schweiß ausbrechen, aber es tritt keine Feuchtigkeit auf (*Roberts*). (5)
5. Empfindung von Ohnmächtigwerden (swooning) zeitweise, am Tag und nachts, Gefühl wie Sterben (3. T.). (1.2)

Typus – Kachexie, Abmagerung, schwere Adynamie, generalisierte Muskelatrophie. (8.1)

Synonyma – Röntgenstrahlung.

Biologie, Chemie und Physiologie – Röntgenstrahlen entstehen, wenn elektrischer Strom durch einen massiven Block aus Material von hohem Widerstand geleitet wird, der sich im Inneren eines Glasballons befindet, in welchem ein Vakuum herrscht (Röntgenröhre). Es sind elektromagnetische Strahlung einer Wellenlänge von 2 bis 0,1 Angström, somit kurzwelliger als UV-Strahlung, aber etwas langwelliger als die von Uran emittierte Strahlung; die kurzwelligste bekannte Strahlung ist die von Radium emittierte Gammastrahlung. Als „weiche" Röntgenstrahlung bezeichnet man langwelligere, als „harte" kurzwelligere Röntgenstrahlen (8.1). Die verschiedenen Arten ionisierender Strahlen (Röntgen- und Gammastrahlung als reine Energiestrahlungen, Alpha-, Neutronen- und Betastrahlung als Teilchenstrahlungen) unterscheiden sich weniger in ihrer allgemeinen Wirkung auf lebendes Gewebe als in ihrer Eindringtiefe, weshalb in der Folge nicht nur von Röntgen-, sondern auch von ionisierender Strahlung im allgemeinen die Rede sein soll. Teilchenstrahlungen dringen im allgemeinen weniger tief als Wellenstrahlungen, und letztere dringen um so tiefer, je kurzwelliger sie sind. Röntgenstrahlung, deren toxische Wirkungen als erste bekannt wurden und von der daher die meisten Symptome stammen, dringt durch dickste Gewebsschichten. Daher ihr großer Nutzen für die medizinische Diagnostik, aber auch ihre Gefährlichkeit. „Es gibt kein homöopathisches Agens, sei es in Substanz oder in Potenzen, welches in seiner Primärwirkung so tiefgreifende und lange anhaltende Resultate erzeugt, und es gibt auch kein Agens, welches mit größerer Sicherheit viele chronische Krankheiten unterdrückt und unheilbar macht als die Röntgenstrahlung" (1.1). Von der Entdeckung der Röntgenstrahlung bis etwa in die 60er Jahre wurde diese oft unkritisch und in gefährlich hohen Dosen angewandt, ob in der Diagnostik (selbst in Schuhgeschäften befanden sich in den 50er Jahren Röntgengeräte, mit denen Kinderschuhe angemessen wurden!) oder in der Therapie. Häufige und schwerwiegenden Schädigungen durch solches Vorgehen haben zu den strengen Vorschriften geführt, die heute für die technischen Standards von Röntgengeräten und für die Indikation von Röntgendiagnostik und - therapie gelten.

Eine Strahlenschädigung verläuft je nach Dosis schleichend bis akut. In kleinen Dosen bleibt die Exposition zu ionisierenden Strahlen ohne akute Folgen, vermag aber

Fertilitätsstörungen hervorzurufen (im Repertorium findet *X-Ray* sich daher unter „Amenorrhoe" und „Sterilität" (5)) sowie langfristig die Entstehung eines malignen Tumors oder einer Leukämie zu induzieren. Es ist wegen der Schwierigkeit der Feststellung einer ursächlichen Beziehung im einzelnen Fall nicht bekannt, wie viele Menschen an durch übertriebene Röntgendiagnostik bedingten Malignomen erkranken, doch rechnen kritische Autoren allein in Deutschland mit Tausenden solcher Fälle. Stärkere Dosen erzeugen lokal Hautreizungen und systemisch zentralnervös bedingte Übelkeit („Röntgenkater"); bei konzentriertem Auftreffen auf der Haut entstehen äußerst hartnäckige Verbrennungen derselben und der unterliegenden Gewebe, welche im Extremfall jedem Behandlungsversuch trotzen. Am Auge erzeugen Röntgenstrahlen eine Katarakt, Gelenke – vor allem an der Wirbelsäule – ankylosieren nach vorheriger heftiger Entzündung mit Nervenreizerscheinungen (8.1). Ionisierende Strahlen schädigen aber vor allem rasch wachsende Gewebe und führen daher in toxischen Dosen zur Zerstörung der Schleimhäute und der Gonaden (Röntgenkastration), Haarausfall sowie einer Knochenmarksaplasie mit schwerster Störung des Blutbildes und der Immunabwehr, welch letztere häufig zum Tode führt. Wird diese Strahlenkrankheit überlebt, so folgt darauf nach Jahren oder Jahrzehnten in vielen Fällen die Entwicklung eines örtlichen Malignoms oder einer Leukämie mit tödlichem Ausgang. Insgesamt gehört ionisierende Strahlung zu den aggressivsten lebensfeindlichen Einflüssen überhaupt. Entsprechend wurde und wird sie in der Schulmedizin (Strahlentherapie von Tumoren) zur Behandlung von höchst angreifenden und therapieresistenten, meist lebensgefährlichen, chronischen Krankheiten eingesetzt – eine zweischneidige Vorgehensweise, die große Erfolge aufweist und doch gefährlich ist und bleibt. *Hodiamont* (8.1) erwähnt, daß Brustkrebspatientinnen, welche in den 40er und 50er Jahren nach Operation bestrahlt wurden, eine kürzere Überlebenszeit aufwiesen und häufiger an generalisierter Metastasierung starben als unbestrahlte; und auch aus den letzten Jahren sind viele Fälle von „therapeutischer" Strahlenschädigung, teils mit Todesfolge, bekannt.

Homöopathische Indikationen von *X-Ray* sind vor allem Cervicocephalgien, therapieresistente Neuralgien aufgrund degenerativer Veränderungen von Wirbelsäule oder Hüftgelenken, Psoriasis, Ekzeme an unbedeckten Hautstellen mit heftig brennenden Schmerzen, Folgen unterdrückter Ausschläge oder Infekte. Chronische Obstipation, anhaltende Übelkeit und Anorexie sind häufige Begleiterscheinungen eines *X-Ray*-Zustands (8.2).

Die potenzierte Röntgenstrahlung (eine Einzeldosis der C6) wirkte bei den Prüfern bis zu 2 Monate lang, bei sofortigem Einsetzen der Symptome nach Einnahme. Einige der Prüfer sind von dieser Zeit an ernstlich krank gewesen und hätten unter keinen Umständen nochmals *X-Ray* eingenommen. In Anbetracht der extremen Stärke und Wirkungsdauer dieser Arznei ist es nicht ratsam, sie vor Strahlentherapien oder bei Kernkraftunfällen prophylaktisch in Hochpotenz einzunehmen. Dasselbe gilt von potenzierten Radionukliden. Eine unfreiwillige Arzneimittelprüfung mit solchen Agentien wäre vielleicht schlimmer als die zu verhindernden Schäden, denn „diese Arznei erweckt alte, lange latent gewesene Symptome wieder, und Arzneien, welche zuvor geholfen haben, bewirken jetzt wenig oder keinen Effekt gegen die erneut aufgetretene Beschwerde. Bei 5 Prüfern wurden alte Symptome reaktiviert, die teils ein, teils sechs, zwölf oder gar dreißig Jahre zurücklagen." (1.2)

Mittelbeziehungen – „Wenn das sykotische oder syphilitische Miasma auf eine psorische oder tuberkulöse Diathese aufgepfropft wurde, und wenn es durch die Symptomenarmut des Falles fast unmöglich ist, sich der vorherrschenden Diathese sicher zu sein, weshalb die bestgewählten Antipsorica, *Calcarea, Medorrhinum, Psorinum, Sepia, Sulfur, Syphilinum* oder *Tuberculinum*, nicht zu helfen vermögen oder die geschwächte Lebenskraft nicht in genügendem Maße stärken können, um das vorherrschende Krankheitsgift zu beseitigen oder an die Oberfläche zu bringen, dann bestehen gute Chancen, daß *X-Ray* unser heilendes Medikament ist." Es kann ähnlich wie *Sulfur* als Antidot gegen Unterdrückung, als Provokationsmittel eingesetzt werden, aber auch als Antipsorikum. In den 50er Jahren wurden Hochpotenzen von *X-Ray* erfolgreich bei solchen therapieresistenten Haut- und Tumorleiden gebraucht, welche damalige Schulmediziner mit hohen Strahlendosen behandelt hätten, etwa bei Psoriasis und schwerer Akne (3.2).

Antidote: Eine durch *X-Ray* ausgelöste Nierenkolik erforderte *Tabacum*, eine Insomnie wurde durch *Malzextrakt*, aber auch durch *Ale* (eine Biersorte) behoben. *Belladonna, Aconit, Atropin* linderten jeweils kurzfristig. *Causticum* beseitigte Warzen, die auf der Narbe einer Röntgenverbrennung gewachsen waren. (1.3) Röntgenschäden werden antidotiert durch *X-Ray, Radium bromatum, Arsenicum album, Bryonia,* je nach dem Symptomenbild (3.2, 9.2).

Mittelverwechslungen und pharmazeutische Probleme – Die ursprünglichen, geprüften *X-Ray*-Potenzen (Fa. *Fincke*) wurden im Jahre 1897 aus absolutem Alkohol hergestellt, welcher eine halbe Stunde lang mit Röntgenstrahlen aus einer Röntgenröhre der Firma *Crook* bestrahlt worden war. Eine Angabe der Strahlendosis oder der Zusammensetzung der Strahlung war damals noch nicht möglich, was theoretisch eine Inkonstanz des Arzneistoffes bedingen könnte; praktisch dürfte das bei der großen Wirkungsähnlichkeit verschiedener ionisierender Energiestrahlungen aber kaum eine Rolle spielen.

Das Prüfungssetting in (2) bzw. (1) war offenbar nicht einwandfrei. Der Text läßt annehmen, daß die Prüfer nach Einnahme der Arznei zusammensaßen und etwa erscheinende Symptome mündlich, für die Mitprüfer hörbar, den anwesenden Schreibern ankündigten, was sicherlich einige Suggestionseffekte in die Pathogenese hat einfließen lassen.

Quellen – 1) AL2 (1.1: t, 1.2: p (C6, C7), 1.3: k, 1.4: p (C45M)); 2) Fincke/AHZ/1897/13 - 14 und 15 - 16 p (C6, C7; es handelt sich um die vollständige Übersetzung der in AL2 gekürzt wiedergegebenen Prüfung, sie wurde als Ergänzung zu und zur Korrektur von (1) benutzt; so behandelte Symptome wurden in folgender Weise bezeichnet (Beispiel): „1.2, korr. lt. 2"); 3) Enstam/JAI/1952/12 (3.1: t (Röntgenschäden), 3.2: k (Hochpotenzen)); 4) JL1 t (Angaben, die sich bei Griggs und Fincke nicht wiederfinden ließen und offenbar aus Werken über Strahlenschäden stammen); 5) SYS1 k; 6) SDE1 k; 7) CMM k; 8) Hodiamont/RBH/1959/2 (8.1: t (Strahlenschäden) und physikalische Daten, 8.2: k).

Xanthoxylum fraxineum

GEIST UND GEMÜT

Angst

1. Angst um die Zukunft. (12)
2. Angst beim Erwachen (*Boger*). (14)
3. Qualvolle Angst während der Menses. (12)
4. Düstere Stimmung und Angst waren vorhanden. (11)
5. Schreckliches, nervöses, geängstigtes (frightened) Gefühl (5 min. n. 4. Dos.). (1)

6. Ich bekenne, daß die Wirkung der Droge auf das Herz mir etwas Angst machte, weshalb ich beschloß, die Prüfung 1 Woche lang zu unterbrechen (4. T., n. insges. 200 Tr. TM). (2.3)

Arbeit (Fleiß, Faulheit, Unfähigkeit zur Arbeit usw.)

1. Kein Leben und kein Ehrgeiz, irgendwas zu tun (9. T., n. 50 Tr. TM am Vortag). (2.1)
2. Abneigung und Unaufgelegtheit zur Arbeit. Konnte nicht lange in ein und derselben Position verbleiben. (11)
3. Faul und sogar tagsüber schläfrig (56j. Frau, Ovarialtumor). (8.2)

Bewegungen: Zwangsbewegungen, Automatismen, Gesten, Lagen

1. Gegen Abend... ein eigenartiges steifes Gefühl im Nacken, so daß ich unwillkürlich ständig mit der Hand dorthin faßte, um zu versuchen, dies durch Druck zu lindern (15. T., n. 50 Tr. TM). (2.3)
2. Es setzt Mund und Magen „in Flammen"; man will den Mund aufmachen, um die kühle Luft hineinzulassen (nach Kauen der Rinde). (8.1)
3. Ständiges Verlangen, einen langen Atemzug zu tun (n. 3. Dos.). (1)
4. Ständiges Verlangen, lange und tiefe Atemzüge zu tun (n. 4. Dos.). (1)
5. Wurde durch heftigen Schmerz in der Herzgegend aus gesundem Schlaf aufgeschreckt, wonach heftiges Herzklopfen einsetzte, der Herzspitzenstoß konnte auf einer großen Fläche der Brust gesehen und gefühlt werden; zugleich Erstickungsgefühl und fast vollkommene Unfähigkeit zu atmen; ich mußte mich im Bett aufsetzen und mal da-, mal dorthin wenden, fast wie bei einem schweren Asthmaanfall, selbst Hustenanfälle ohne Auswurf waren dabei; dies wiederholte sich während der Nacht dreimal, und einmal war ich durch den eigentümlichen, gehetzten, zitternden Herzschlag fast bewußtlos (in der Nacht zum 4. T., n. 90 Tr. TM am Vorabend). (2.3)
6. Heftiger plötzlicher Schmerz in der Herzgegend, welcher sie die Luft anhalten und erbleichen ließ, selbst die Lippen wurden blaß (3. T., n. 60 Tr. TM am Vortag). (2.3)

Benommenheit, wie nicht ausgeschlafen, wie berauscht, betäubt etc.

1. Schmerz im Hinterkopf, auch ein verwirrtes Gefühl (n. 15 min.). (1)
2. Masern, mit Stumpfheit, Verwirrung, Schläfrigkeit, bei ungenügender Entwicklung des Ausschlags. (6)

Bewußtlosigkeit, Koma, Stupor

1. Wurde durch heftigen Schmerz in der Herzgegend aus gesundem Schlaf aufgeschreckt, wonach heftiges Herzklopfen einsetzte, der Herzspitzenstoß konnte auf einer großen Fläche der Brust gesehen und gefühlt werden...; dies wiederholte sich während der Nacht dreimal, und einmal war ich durch den eigentümlichen, gehetzten, zitternden Herzschlag fast bewußtlos (in der Nacht zum 4. T., n. 90 Tr. TM am Vorabend). (2.3)

Delirium, Wahnsinn, Raserei

1. Delirium (*Knerr*). (14)
2. Dysmenorrhoe mit qualvollen Schmerzen, welche die Patientinnen fast zum Wahnsinn treiben (driving patients almost distracted). (5.2)

Ekelgefühl

1. Ekel vor Nahrung (56j. Frau, Ovarialtumor). (8.2)

2. Selbst vom Geruch von Nahrung wurde mir übel (3. T., morgens, n. 60 Tr. TM am Vorabend). (2.3)

Erregbarkeit

1. Sehr nervös, empfindlich gegen das geringste Geräusch, hysterische Stimmung, zitternde Stimme, fürchtet, daß sie bald sterben werde (going to die); allgemein chlorotisches Aussehen (sekundäre Amenorrhoe). (5.2)

Furcht

1. Sehr nervös, empfindlich gegen das geringste Geräusch, hysterische Stimmung, zitternde Stimme, fürchtet, daß sie bald sterben werde (going to die); allgemein chlorotisches Aussehen (sekundäre Amenorrhoe). (5.2)
2. Gefühl, sie werde schwindsüchtig werden/dahinsiechen (going into a decline) (magere 58j. Frau, Ovarialtumor). (8.2)
3. Furcht, daß sich etwas ereignen werde, vor den Menses; Furcht vor dem Tod, vor den Menses; Furcht im allgemeinen, vor den Menses (12).
4. Die Übelkeit war groß, doch war es leicht für mich, umherzugehen, bis auf die Tatsache, daß ich einfach den Gedanken nicht loswurde, ich sei am Ersticken (7. N.). (2.1)
5. Große Atemschwierigkeiten; fürchtete, ich würde meinen Atem ganz verlieren; hatte kaum den Mut, noch mehr Arznei zu nehmen (2. T., n. 100 Tr. TM). (2.1)
6. Ich glaubte, ich würde nicht genug Luft in die Lungen bekommen; dachte, ich solle ersticken (5. T. d. 3. Prüfung, n. 50 Tr. TM). (2.1)
7. Sehr müde, alles tat mir weh; Gefühl, etwas werde passieren (6. T. d. 3. Prf., am Vortag 50 Tr. TM). (2.1)
8. Wenn ich mich aufsetzte, fühlte ich mich, als schwebte ich (durch die Luft (15)); legte ich mich hin, Gefühl, als sei ich tief ins Bett eingesunken; dabei große Furcht, daß etwas passieren könnte (2. T. d. 4. Prf., nach 60 Tr. TM). (2.1)
9. Den ganzen Tag ein Gefühl, etwas Schlimmes könnte passieren (5. T.). (15)
10. Furcht vor dem Bett, wenn allein (*Boger*). (14)
11. Furcht vor der Dunkelheit (*Boger*). (14)
12. Furcht vor Schatten (shadows) (*Boger*). (14)
13. Furcht vor Wasser (*O. Boericke*). (14)

Gedanken, Denkvermögen

1. Der Kopf fühlte sich durcheinander (mixed) an; er schien völlig ideenleer (entirely void of ideas) zu sein (2. T.). (2.1)
2. Der Versuch zu denken war eine Anstrengung (2. T.). (15)
3. Masern, mit Stumpfheit, Verwirrung, Schläfrigkeit, bei ungenügender Entwicklung des Ausschlags. (6)

Gier, Suchtverhalten

1. Ich konnte nicht essen, aber verlangte/gierte (craved) nach Eiswasser, welches das Übelsein zu bessern schien (8. T., n. 50 Tr. TM). (2.1)
2. Sehr durstig, aber kein Appetit; verlangte/gierte (craved) nach Kaffee und Limonade (4. T., morgens, n. 90 Tr. TM am Vorabend). (2.3)
3. Sie konnte ihre Menstruation nur überstehen, indem sie bis zur Trunkenheit Whisky oder Gin trank (26j. Frau, schwere Dysmenorrhoe). (5.2)

4. Dysmenorrhoe; Schmerzen im Abdomen, den Ovarien, die Innenseiten der Schenkel hinunter, so heftig, daß die Kranke nicht anders kann als schreien, und um etwas, irgendwas, bettelt, um nur den grauenhaften Schmerz zu stillen. (10.1)

Gleichgültigkeit

1. Gleichgültigkeit, tagsüber (*Knerr*). (14)
2. Greifender Schmerz (im Abdomen), beim Erwachen morgens, intervallweise den ganzen Tag über vorhanden, mit allgemeinem Gefühl von Gleichgültigkeit und Unwohlsein (2. T.). (1)
3. Kein Interesse an irgendwas (6. T. d. 5. Prf., 2 T. n. 145 Tr. TM). (2.1)
4. Sehr schwach, kein Verlangen nach irgendwas (9. T. d. 3. Prf., am Vortag 150 Tr. TM). (2.1)
5. Beim Aufstehen empfand ich nicht so viel Schwindel, aber allgemeines Krankheitsgefühl, Kopf berührungsschmerzhaft; mir war es egal, ob ich lebte oder stürbe, und ich beschloß, keinen Tropfen der Tinktur mehr zu nehmen, wenn es mir jemals wieder besser ginge (6. N.; sie hat die Prüfung aber fortgesetzt). (2.1)
6. Ohnmächtiges Gefühl im Magen, als hätte ich gefastet, aber wenn man mir Essen brachte, hatte ich kein Verlangen (I didn't care), mehr als ein paar Mundvoll zu essen. Von der Nahrung wurde mir übel (2. T., abends, n. 60 Tr. TM). (2.3)

Hysterie

1. Ich habe nicht alle meine mentalen Symptome beschrieben, weil ich befürchte, ich habe mir einige davon eingebildet (erste 10 Tage, unter bis zu 50 Tr. TM). (2.1)
2. Sehr nervös, leicht aufgeschreckt, hysterisch (während Menses, ab 5. T., n. insges. 200 Tr. TM in den ersten 3 Tagen). (2.3)
3. Sehr nervös, empfindlich gegen das geringste Geräusch, hysterische Stimmung, zitternde Stimme, fürchtet, daß sie bald sterben werde (going to die); allgemein chlorotisches Aussehen (sekundäre Amenorrhoe). (5.2)

Reizbarkeit

1. Sehr reizbar und hungrig, doch Nahrung verstärkte die Übelkeit, während Wasser sie erleichterte (2. T., während der Menses). (15)

Ruhelosigkeit

1. Abneigung und Unaufgelegtheit zur Arbeit. Konnte nicht lange in ein und derselben Position verbleiben. (11)
2. Sehr unruhig, konnte keine bequeme Position finden. Etwas besser fühlte ich mich nach Hinlegen (bei Kopfschmerz, n. 2. Dos. v. 25 Tr. TM). (2.1)
3. Die ganze Nacht unruhig (bei eben begonnener schmerzhafter Menstruation, nach 2. Dos. v. 100 Tr. TM). (2.1)
4. Hatte eine ruhelose Nacht und wand und drehte mich ständig, obwohl ich sehr schläfrig war (2. N., n. 60 Tr. TM). (2.3)
5. Ruhelosigkeit (*Clarke*): ängstlich (*Fayazuddin*); vor Menses (*H. Minton*); während Menses (*O. Boericke*); bei Frauen überhaupt (*Clarke*). (14)

Schreck, Auffahren

1. Wurde von heftigem (severe) Schmerz in der Herzgegend aus dem Schlaf aufgeschreckt, gefolgt von heftigem Herzklopfen und Erstickungsgefühl (Nacht zum 4. T., n. 90 Tr. TM am Vorabend). (2.3)

2. Sehr nervös, leicht aufgeschreckt, hysterisch (während Menses, ab 5. T., n. insges. 200 Tr. TM in den ersten 3 Tagen). (2.3)
3. Leicht erschreckt, schreckhaft (*Allen*); durch Lärm (*Boger*); durch Schmerz (*Boger*). (14)

Schreien

1. Dysmenorrhoe; Schmerzen im Abdomen, den Ovarien, die Innenseiten der Schenkel hinunter, so heftig, daß die Kranke nicht anders kann als schreien, und um etwas, irgendwas, bettelt, um nur den „grauenhaften" Schmerz zu stillen. (10.1)

Sprechen

1. Während der Menses: niedergeschlagen (low-spirited) und schweigsam. (11)
2. Rachen trocken, Sprechen sehr schwierig. (8.1)
3. Konnte weder gerade/gradlinig/direkt reden noch gerade gehen (walk straight nor talk straight) (7. T., n. 30 Tr. TM). (2.1)
4. Der Hals tat weh, Sprechen ermüdete mich (8. T. d. 3. Prf., n. 150 Tr. TM). (2.1)

Thema „Tod" (Suizidalität etc.)

1. Tödliche Übelkeit, Frieren, alsbald Erbrechen (7. T. d. 3. Prf., n. 60 Tr. TM). (2.1)
2. Kein Leben und kein Ehrgeiz, irgendwas zu tun (9. T., n. 50 Tr. TM am Vortag). (2.1)
3. Um etwa 16 Uhr, im Freien, kam ein unbeschreibbares Gefühl über mich. Ich dachte wirklich, ich sei am Sterben. Der ganze Körper schien in Stücke zu zerfallen (8. T., n. 50 Tr. TM). (2.1)
4. Beim Aufstehen empfand ich nicht so viel Schwindel, aber allgemeines Krankheitsgefühl, Kopf berührungsschmerzhaft; mir war es egal, ob ich lebte oder stürbe, und ich beschloß, keinen Tropfen der Tinktur mehr zu nehmen, wenn es mir jemals wieder besser ginge (6. N. der 1. Phase; sie hat die Prüfung aber fortgesetzt und drei weitere Versuche mit noch höheren Arzneidosen durchgemacht). (15)
5. Die Übelkeit war groß, doch war es leicht für mich, umherzugehen, bis auf die Tatsache, daß ich einfach den Gedanken nicht loswurde, ich sei am Ersticken (7. N., n. 30 Tr. TM am Nachmittag des Vortags). (2.1)
6. Der Kopfschmerz kam wieder, und ich hatte das Gefühl, ich würde gerne genug (der Arznei) einnehmen, um mich umzubringen (6. T., n. zweiter Dosis v. 25 Tr. TM; nachmittags). (2.1)
7. Fühlte mich, als würde ich besser sterben als leben (5 Uhr früh, bei Übelkeit und Heiserkeit, n. 2. Dos. v. 25 Tr. TM am Nachm. d. Vortags). (2.1)
8. Dysmenorrhoe seit 10 oder 12 Jahren; nichts half; die Schmerzen waren so schlimm, daß die Kranke zweimal versucht hatte, sich das Leben zu nehmen. (11)
9. Selbstmordneigung bei Kopfschmerz. (14)

Traurigkeit, trübe Stimmung

1. Große Depression (2. T.). (1)
2. Ein Gefühl von Niedergeschlagenheit (depression) und Schwäche (bald n. Einn.). (1)
3. Düstere Stimmung und Angst waren vorhanden. (11)
4. Nervös und deprimiert (56j. Frau, Ovarialtumor). (8.2)
5. Erwachte am Morgen müde und deprimiert (5. T.). (1)
6. Schwermut vor Menses. (12)

7. Während der Menses: niedergeschlagen (low-spirited) und schweigsam. (11)
8. Nach den Menses: düstere Stimmung. (11)
9. Fieber mit gerötetem und heißem Gesicht, von ausgeprägter Depression gefolgt. (5.2)

Unbehaglichkeit

1. Malaise (am Tag nach 40 Tr. TM). (2.2)
2. Greifender Schmerz (im Abdomen), beim Erwachen morgens, intervallweise den ganzen Tag über vorhanden, mit allgemeinem Gefühl von Gleichgültigkeit und Unwohlsein (2. T.). (1)
3. Beim Aufstehen empfand ich nicht so viel Schwindel, aber allgemeines Krankheitsgefühl, Kopf berührungsschmerzhaft; mir war es egal, ob ich lebte oder stürbe, und ich beschloß, keinen Tropfen der Tinktur mehr zu nehmen, wenn es mir jemals wieder besser ginge (6. N.; sie hat die Prüfung aber fortgesetzt). (15)

Unerträglichkeit von Schmerzen oder Empfindungen

1. Schreckliches, nervöses, geängstigtes (frightened) Gefühl (5 min. n. 4. Dos.). (1)
2. (Zuerst) ruhiger Menstrualfluß, mit Steigerung der Kopfsymptome, zwei Tage zu früh (2. T.); ging wie üblich zu Bett und erwachte mit fürchterlichen Qualen und Schmerzen, die jeder Beschreibung spotten, bei profuser Blutung; der Schmerz, oder die Agonie, hielt bis zum Mittag des nächsten Tages an und verging dann nach und nach. (1)
3. Bauchschmerz, intervallweise bzw. krampfartig, so qualvoll, daß ich ihn kaum ertragen konnte (2. T., 15 Uhr, n. 2. Dos. v. 100 Tr. TM, kurz nach Beginn der Menses). (2.1)
4. Ovarialgie links, nach Abortus; so heftige Schmerzen, daß es schien, daß die Kranke den Verstande verlieren oder in Konvulsionen verfallen könnte; zeitweise mußte sie im Bett festgehalten werden; allein Äther brachte Linderung (geheilt mit C1). (2.4)
5. Dysmenorrhoe; Schmerzen im Abdomen, den Ovarien, die Innenseiten der Schenkel hinunter, so heftig, daß die Kranke nicht anders kann als schreien, und um etwas, irgendwas, bettelt, um nur den grauenhaften Schmerz zu stillen. (10.1)
6. Dysmenorrhoe seit 10 oder 12 Jahren; nichts half; die Schmerzen waren so schlimm, daß die Kranke zweimal versucht hatte, sich das Leben zu nehmen. (11)
7. Dysmenorrhoe mit qualvollen Schmerzen, welche die Patientinnen fast zum Wahnsinn treiben (driving patients almost distracted). (5.2)

Verdruß, Mißmut, schlechte Laune

1. Mürrisch (*Boger*). (14)

Weinen, Wimmern, Seufzen

1. Die Schmerzen waren so heftig, daß sie sie zum Weinen brachten. (11)
2. Seufzen, im Klimakterium (einziges Mittel; *Vithoulkas*). (13)

ILLUSIONEN

1. Um etwa 16 Uhr, im Freien, kam ein unbeschreibbares Gefühl über mich. Ich dachte wirklich, ich sei am Sterben. Mein ganzer Körper schien in Stücke zu zerfallen. Die Atmosphäre erschien blau, und vor den Augen waren (ständig (15)) Lichtblitze. Ich konnte nicht gerade gehen. (Zuweilen bemerkte ich ein (15)) heftiges Geräusch im linken Ohr, diesmal aber erschien es wie eine (laute (15)), weit entfernt läutende Glocke. Mein Körper fühlte sich an, als sei er elastisch und strecke sich lang aus (as

if elastic and on the stretch). Die Zunge schien sich abwechselnd zu strecken und zusammenzuziehen. (8. T., n. 50 Tr. TM). (2.1)

2. Wenn ich mich aufsetzte, fühlte ich mich, als schwebte ich durch die Luft; legte ich mich hin, Gefühl, als sänke ich tief ins Bett ein (2. T.). (2.1)
3. Die Gegenstände ((15): nahe Gegenstände) schienen weit entfernt zu sein (8. T. d. 3. Prf., n. 150 Tr. TM; 3. T. d. 5. Prf., n. 145 Tr. TM, nachts, und auch noch am nächsten Tage). (2.1)
4. Leuchtende (bright) Flecken vor Augen, mit Schweregefühl der Augenlider (bei Kopfschmerz; 2. T.). (2.3)
5. Fühlte mich sehr schläfrig und ging sofort ins Bett (nach Einn. v. 90 Tr.), aber der Kopfschmerz hielt mich eine Stunde lang wach, und beim Augenschließen erschienen helle Flecken, sternförmig, welche auf und ab tanzten. (3. T., um 22 Uhr). (2.3)
6. Leuchtende (bright) Bilder vor Augen, welche lichtempfindlich waren (16. N., n. 200 Tr. TM). (2.3)
7. Sicht getrübt, als sähe man durch einen blauen Tuchschleier hindurch (n. 25 Tr. TM). (2.1)
8. Blaues Licht vor den Augen, lautes Klingen in den Ohren (4. T., n. 2. Dos. v. 100 Tr. TM). (2.1)
9. Blitze blauen Lichts vor den Augen (6. T., 2 T. nach 2. Dos. v. 100 Tr. TM; während profuser Regel). (2.1)
10. Alles sah blau aus (kommt in den Prüfungen mehrfach vor). (15)
11. Anhaltender Schwindel mit Tanzen schwarzer Flecke vor Augen (n. 120 Tr. TM; 16. T.). (2.3)
12. Ein lautes Geräusch im linken Ohr (wie von einer Windmühle?) (n. 25 Tr. TM). (2.1)
13. Dumpfes Kopfweh, Lärm im rechten Ohr wie von einer sich öffnenden und schließenden Klappe (n. 50 Tr. TM, erster Tag der 3. Prüfung). (2.1)
14. Verwirrung bezüglich der eigenen Identität: Gefühl der Verdoppelung (duality) (*Phatak*). (14)

TRÄUME

Fliegen, vom

1. Schlief schwer und mühsam (hard and heavy) und träumte, über den Dächern der Häuser umherzufliegen (1. N.). (1)

Indifferent oder nicht näher bezeichnet

1. Schlief sehr schwer bis 4 Uhr früh, obwohl ich ständig träumte (15. N., n. 50 Tr. TM). (2.3)

Krankheiten und Körperfunktionen, von

1. Ich schlief bis 23.30 Uhr, wo mich ein Traum vom Ersticken erweckte (6. N., n. 2. Dos. v. 25 Tr. TM am Nachmittag). (2.1)
2. Träumte, daß mein Hals wachse (throat grew up), und erwachte mit Schrecken; ich zitterte, mein linker Arm fühlte sich wie Blei an und war taub (7. N., n. 30 Tr. TM). (2.1)

Schrecklich, grausig

1. Wenn ich überhaupt schlief, träumte ich, ich würde gejagt; wenn ich erwischt würde, würde ich skalpiert werden (2. N.). (2.3, lt. (15))

2. Wenn ich überhaupt schlief, träumte ich, ich würde gejagt, und daß ich keinen Laut hervorbrachte, um „Hilfe" zu rufen, als ich erreicht worden und im Begriff war, getötet zu werden (2. N., n. 60 Tr. TM). (2.3)
3. Sehr ruhelose Nacht mit fürchterlichen Träumen, daß ich getötet oder verbrannt werde (16. N., n. 200 Tr. TM). (2.3)

SCHWINDEL

1. Beim Versuch aufzustehen befiel mich Schwindel, ich fühlte mich, als würde ich vorwärtsfallen, alles wurde schwarz, und ich griff nach einem Halt; dies war von Übelkeit begleitet, welche mich am Frühstücken hinderte; Kaffee und Toast, welche ich hatte zu mir nehmen können, erbrach ich 20 Minuten später (16. T.). (2.3)
2. Ich versuchte aufzustehen, aber war so schwindlig, daß ich vorwärtsfiel (pitched forward) (4 Uhr früh, nach 25 Tr. TM am Nachmittag des Vortags). (2.1)
3. Konnte weder gerade reden noch gerade gehen (walk straight nor talk straight) (7. T., n. 30 Tr. TM). (2.1)
4. Wenn ich mich aufsetzte, fühlte ich mich, als schwebte ich (durch die Luft (15)); legte ich mich hin, Gefühl, als sei ich tief ins Bett eingesunken; dabei große Furcht, daß etwas passieren könnte (2. T. d. 4. Prf., nach 60 Tr. TM). (2.1)

SCHLAF

Schlaflosigkeit, Einschlafstörung

1. Dünne, neurasthenische Patienten; abgezehrt, schlechte Assimilation; mit Schlaflosigkeit. (3)
2. Der Kopfschmerz war so schlimm, daß ich bis 0.30 Uhr nicht schlafen konnte (n. 25 Tr. TM am Nachmittag). (2.1)

Aufwachen, Durchschlafstörung

1. Schlief schwierig (hard) die ganze Nacht (1. u. 4. N.). (1)
2. Schlaf schwierig und schwer (hard and heavy) (1. N.). (1)
3. Die Übelkeit schien mich geweckt zu haben (n. 25 Tr. TM am Nachmittag des Vortags; um 4 Uhr früh). (2.1)
4. Wurde um 4 Uhr früh durch einen schlimmen Hustenanfall geweckt (15. N., n. 50 Tr. TM am Vortag). (2.3)
5. Wachte nachts mehrmals auf und fand es immer schwierig, zu atmen (1. T. d. 3. Prüfung, n. 50 Tr. TM). (2.1)
6. Wurde von heftigem (severe) Schmerz in der Herzgegend aus dem Schlaf aufgeschreckt, gefolgt von heftigem Herzklopfen und Erstickungsgefühl (Nacht zum 4. T., n. 90 Tr. TM am Vorabend). (2.3)

Schläfrigkeit

1. Anzeichen der Schläfrigkeit scheinen vorherrschend (15 Min. n. 2. Dos., 3. T.). (1)
2. Verlangen nach Schlaf und tiefen Atemzügen (sofort n. Einn.). (1)
3. Schlaf folgte dem Einnehmen (v. 30 Tr.). fast unmittelbar (7. T.). (2.1)
4. Den ganzen Morgen lang schläfrig (n. Einn., 2. u. 3. T.). (1)
5. Faul und sogar tagsüber schläfrig (56j. Frau, Ovarialtumor). (8.2)
6. Um etwa 16 Uhr kam eine unwiderstehliche Schläfrigkeit über mich, und ich schlief bis 19 Uhr, wurde gerade lange genug wach, um ein reichliches Abendessen zu mir

zu nehmen; dann schlief ich mit geringer Unterbrechung bis 7 Uhr früh (9. T., ohne am gleichen Tag Arznei genommen zu haben). (2.1)
7. Schläfrigkeit, den ganzen Abend lang (n. 4. Dos.). (1)
8. Hatte eine ruhelose Nacht und wand und drehte mich ständig, obwohl ich sehr schläfrig war (2. N., n. 60 Tr. TM). (2.3)
9. Kopfweh mit schläfrigem Gefühl, morgens. (8.1)
10. Masern, mit Stumpfheit, Verwirrung, Schläfrigkeit, bei ungenügender Entwicklung des Ausschlags. (6)

SEXUELLER TRIEB

1. Starkes geschlechtliches Verlangen vor den Menses. (11)

MODALITÄTEN, CAUSAE

1. Nervenverletzungen. Chronische Folgen einer Verletzung des N. ulnaris durch Stoß, bei einer Frau mit Dysmenorrhoe; *Xan.* heilte beides. (8.2)
2. Sekundäre Amenorrhoe, die Menses bleiben durch Erschöpfung plötzlich aus. Ersatzweise (vikariierend) kann Leukorrhoe auftreten. (9)
3. Nachwehen. (7)
4. Geräusche verschlimmern die Symptome (Dysmenorrhoe mit Kopfschmerz). (6)
5. Dumpfer Kopfschmerz und Schwere im Kopf, der ganze Kopf tat weh; Unverträglichkeit von Bewegung oder Erschütterung, jeder Schritt schickte einen Schock/Stoß (shock) zum Kopf (nachts, n. 40 Tr. TM). (2.2)
6. Wenn ich stillsaß, gleich für wie lange, schlief mir die ganze linke Seite ein (8. T. d. 3. Prf., n. 150 Tr. TM). (2.1)
7. Tiefer, dumpfer, bohrender Schmerz im rechten Hypochondrium; Sitzen oder Hinlegen verschlimmerten; ständiger Druck, ein heißer Umschlag und konstante Bewegung waren die einzigen Hilfsmittel (3. T., n. 60 Tr. TM am Vortag; nach Mittagessen). (2.3)
8. Um 11 Uhr heftiger Schmerz der rechten Eierstockregion, welcher mich alle anderen Schmerzen vergessen machte und dazu brachte, umherzugehen (walk the floor). (...) Zuweilen schießender Schmerz wie ein Pfeil (darting), welcher mich dazu brachte, die Luft anzuhalten... Das hielt bis 16 Uhr an, dann hörte es plötzlich auf, und von da an fingen Rücken und Kopf an, auch besser zu werden (17. T., n. 200 Tr. TM). (2.3)
9. Verschlimmerung: durch Schlaf; Feuchtigkeit, nasse Füße; unterdrückte Menses. (3)
10. Verdauungsstörungen durch Überessen oder zu reichliche Flüssigkeitsaufnahme. (7)
11. Besserung durch: Erbrechen; Hinlegen; Trinken von Eiswasser. (3)

AS-IF-EMPFINDUNGEN

Kopf, Augen, Ohren

1. Kopfschütteln ruft ein Gefühl von Losesein oder Schüttern (quivering) des Gehirns hervor, gefolgt von Schwindel (1. T.). (1)
2. Ein Eng-Werden (tightening) der Kopfhaut, und schwere Schmerzen in den Schläfen (nach den ersten 3 Dosen). (1)

3. Empfindung , als sei ein enges Band um den Kopf gebunden (Dysmenorrhoe). (6)
4. Kopf fühlte sich groß an; schweres Gewicht auf dem Scheitel (9. T., n. 50 Tr. TM am Vortag). (2.1)
5. Kopf schien leicht (5. T., während profuser Regel; am Vortag 2. Dosis v. 100 Tr. TM). (2.1)
6. Am oberen Teil des Schädels ein schmerzhaftes (achy) Gefühl, begleitet von blitzartigen Anfällen klopfenden Schmerzes, als sollte die Schädeldecke abgenommen werden (15 min. n. d. 2. Dos., 3. T.). (1)
7. Die Schädeldecke (top of head) fühlte sich an, als werde sie angehoben (uplifted) (2. T., n. 100 Tr. TM). (2.1)
8. Der Kopf fühlte sich an, als falle er in Stücke (2. T. d. 4. Prf., nach 60 Tr. TM). (2.1)
9. Plötzlicher und heftiger Kopfschmerz, der in der Schläfe beginnend sich über den ganzen Kopf verbreitete; es schien, als gehe eine Schraube durch die Schläfen (n. 25 Tr. TM). (2.1)
10. Die ganze linke Körperseite wurde taub, wobei die linke Kopfhälfte der Empfindung nach scharf von der rechten getrennt und auch die Nase genau zur Hälfte betroffen war. (8.1) (Symptom offenbar nicht originalgetreu im *Clarke* wiedergegeben; es wurde von mir aus zwei Textstellen rekonstruiert. vr)
11. Empfindung, als sei der Kopf in zwei Teile geteilt. (3)
12. Gefühl, als werde der Kopf heruntergenommen (Dysmenorrhoe). (10.1)
13. Augen blutunterlaufen, mit roten Rändern, fühlen sich an wie voller Sand (4. T., morgens). (2.3)

Gesicht, äußere Nase

1. Absonderung von Schleim aus der Nase, mit kongestioniertem Gefühl, als wolle sie bluten. (6)

Mund, Zähne

1. Die Zunge schien sich abwechselnd auszudehnen und zusammenzuziehen. (8.1)
2. Es setzt Mund und Magen „in Flammen"; man will den Mund aufmachen, um die kühle Luft hineinzulassen (nach Kauen der Rinde). (8.1)

Hals, Rachen, Ösophagus

1. Ein Gefühl der Vergrößerung des inneren Halses (n. 1. St.). (1)
2. Nach dem Essen fühlte er einen Knollen (bunch) in der linken Seite des Halses beim Schlucken; als er zu Bett ging, verlagerte sich der Knollen zur rechten Seite (2. T.). (1)
3. Der Hals fühlte sich wie zusammengedrückt (clutched) an (4. T. d. 5. Prf., n. 145 Tr. TM am Vortag). (2.1)
4. Der Hals fühlte sich an wie in einem Schraubstock (morgens beim Aufstehen, am 2. T. d. 3. Prüfung, am Vortag 50 Tr. TM). (2.1)
5. Rachen fühlt sich hohl an. (3)

Verdauungsorgane

1. Beim Erbrechen schien es, als steige und falle der Magen (4. T., n. 2. Dos. v. 100 Tr. TM). (2.1)
2. Ohnmächtiges Gefühl im Magen, als hätte ich gefastet, aber wenn man mir Essen brachte, hatte ich kein Verlangen (I didn't care), mehr als ein paar Mundvoll zu essen. Von der Nahrung wurde mir übel (2. T., abends, n. 60 Tr. TM). (2.3)

Urogenitalsystem

1. Beständiges qualvolles Herabdrängen (bearing-down) im Bauch, als werde alles hinausgepreßt (Dysmenorrhoe). (6)
2. Nach den Menses Herabdrängen, als würden die Menses wiederkommen (Dysmenorrhoe). (11)

Atmungsorgane, Herz, äußerer Thorax

1. Ständige und sich steigernde Empfindung von Zusammenschnüren über die Brust, als sei ich lange und schnell gerannt, oder wie von einem schweren Gewicht auf der Brust (16. Nacht, n. 200 Tr. TM). (2.3)
2. Hals fühlte sich trocken an, ausgeprägt heiser, fühlte sich an, als sei ich auf einer Fete (spree) gewesen (5 Uhr früh, n. 2. Dos. v. 25 Tr. TM am Nachm. d. Vortags). (2.1)

Bewegungsapparat

1. Die Muskeln des Rückens schienen ermüdet zu sein, und alles tat mir weh (8. T.). (2.1)
2. Der Rücken tut weh wie zerbrochen (Dysmenorrhoe). (6)
3. Die Muskeln sind erschlafft und schwach und hängen von den Knochen wie ein schlecht passender Anzug. (10.2)
4. Das Steißbein schien verlängert und war extrem berührungsempfindlich, es schmerzte ständig; ich konnte nur auf einem Fuß- oder Luftkissen sitzen, um es oberhalb des Stuhles zu halten (17. T., n. 200 Tr. TM am Vortag). (2.1)
5. Die Gelenke schienen gelockert zu sein (6. T. d. 3. Prf., am Vortag 50 Tr. TM). (2.1)
6. Neuralgischer schießender Schmerz, wie von Elektrizität, durch alle Glieder. (7)
7. Die Arme fühlten sich an, als hätten sie schwere Gewichte getragen; die Beine waren sehr schwach, Gehen war eine Anstrengung (7. T. d. 3. Prf., n. 60 Tr. TM). (2.1)
8. Träumte, daß mein Hals wachse (throat grew up), und erwachte mit Schrecken; ich zitterte, mein linker Arm fühlte sich wie Blei an und war taub, letzteres vielleicht bedingt durch die Schlaflage (7. N., n. 30 Tr. TM). (2.1)
9. Ein Blitz von Schmerz (flash of pain) im rechten Daumen, zur Hand hin. (8.1)
10. Ein Blitz von Schmerz (flash of pain) in der Wade oder dem rechten Bein. (8.1)
11. Beim Gehen schien es, als bestehe der Boden aus Watte (morgens beim Aufstehen, am 2. T. d. 3. Prüfung, am Vortag 50 Tr. TM). (2.1)

Allgemeines

1. Ein Taubheitsgefühl auf der ganzen linken Körperseite, von Kopf bis Fuß, die Halbierung war am Kopf wahrnehmbar, indem die Taubheit die Hälfte der Nase betraf; dieses Gefühl hielt zwei oder drei Minuten an (n. 1 St.). (1)
2. Mein Körper fühlte sich an, als sei er elastisch und strecke sich lang aus (on the stretch). (2.1)
3. Ein Hitzegefühl in allen Venen, mit Verlangen, zur Ader gelassen zu werden; Hitzewelle von Kopf bis Fuß (n. 1/2 St.). (1)
4. Ein warmes Glühen im ganzen Organismus (through the whole system). (8.1)
5. Ein vollkommen erschöpftes Gefühl, als hätte ich lange Zeit keinen Schlaf gehabt (lt. (15): nicht ruhen können), machte das Ankleiden zu einer Anstrengung, doch danach fühlte ich mich besser (3. T., n. 60 Tr. TM am Vorabend). (2.3)

6. Stechende (pricking) Empfindung; Schocks wie durch Elektrizität. (3)
7. Eine leichte kitzelnde (Kriebeln? *Hale*) Empfindung in den Nerven, als gingen leichte elektrische Schläge durch den Körper (*Paine*). (5.1)
8. Schleimhäute brennen (smart) wie von Pfeffer. (3)

Typus

1. Dünne, neurasthenische Patienten; abgezehrt, schlechte Assimilation; mit Schlaflosigkeit. (3)
2. Eine abgemagerte, schwache, runzelige (wrinkled) Witwe (56 J.; Ovarialtumor). (8.2)
3. Schwächliche, nervöse, zarte Frauen mit Gebärmutterstörungen (*Haehl*). (4)

Synonyma – Xanthoxylum americanum. „Prickly ash" (1), Gelbholzbaum (9). Abkürzung: *Xan.*

Biologie, Chemie und Physiologie – Ein strauchförmiges, dorniges Rautengewächs, das in Bergwäldern und an Flußufern im nördlichen und östlichen Teil der USA wächst; eine von vielen Arten der Gattung Xanthoxylum, welche in allen Teilen Amerikas vorkommen (9). *Xanthoxylum fraxineum* wirkt lokalanästhetisch, allgemein neurotoxisch und verstärkt die Speichelsekretion (7); die Wirkung kumuliert und hält tagelang an, wie die Protokolle in (2) zeigen. Sie ist eine alte Heilpflanze der nordamerikanischen Indianer, welche die Wurzelrinde der Pflanze kauten, um Zahnschmerzen zu betäuben (4). *Xan.* galt darüber hinaus bei den weißen Siedlern als vielseitiges Hausmittel, u.a. gegen Syphilis und Gonorrhoe. Auch verwandte Arten sind bei den jeweiligen indigenen Völkern als Gewürze, Stimulanzien oder Heilmittel in Gebrauch (9). Nach dem Ähnlichkeitsgesetz ist *Xan.* u.a. bei Hemiplegie, Hemihypästhesie (links) und Lähmungen einzelner Teile sowie neuralgischen Beschwerden, vor allem extremen Fällen von Dysmenorrhoe, angezeigt (3); sie heilt auch sekundäre Amenorrhoe mit Anämie (5.2). Bisher wurden fast ausschließlich die Tinktur (lt. (1) aus der Wurzelrinde, lt. (9) aus der Rinde überhaupt, lt. (5) aus den Beeren) oder die niedrigsten Potenzen verordnet.

Mittelbeziehungen – Verwandte Mittel sind *Cimic.* (2.4), *Ars.* und *Lach.* (3), sowie *Mez.* und *Guaj.* (5.2). Vgl. auch *Gels.* und *Curare,* welche die Atmung in *Xan.* ähnlicher Weise affizieren, sowie *Opium, Yagé* und *Cann-i.*, welche vergleichbare Gesichtsillusionen verursachen können.

Antidot ist *Camph.* (2.1), *Acon.* ist unwirksam (2.1).

Mittelverwechslungen und pharmazeutische Probleme – Die von *Southwick* berichteten Prüfungen ((2), (15)) sind in den mir zugänglichen Quellen in sehr verschiedenem Wortlaut verzeichnet und wirken in beiden Fällen gekürzt. Das unveränderte Prüfungsprotokoll derselben scheint nirgends veröffentlicht worden zu sein. Durch vergleichende Aufnahme beider Versionen hoffe ich, die Symptome trotzdem einigermaßen genau wiedergegeben zu haben.

In (13) steht unter *Xanthium spinosum* das Symptom „Verlangen, an den Haaren zu ziehen" verzeichnet; als Quelle ist *C.M. Boger* angegeben. Dieselbe Rubrik, modalisiert als „im Klimakterium" und synonym unter „Ziehen, Verlangen zu; jemandes Haar" oder „... das Haar eines Anderen" findet sich in (14) auf *Xanthoxylum* bezogen; hier soll sie von *Pierre Schmidt* stammen. Aber auch *Boger* taucht in diesem Repertorium unter

„Reißt sich an den Haaren” bei *Xan.* auf. Welchem Mittel dieses Verhalten wirklich zugehörig ist, ließ sich nicht feststellen. Daher wurde das „Haareziehen” nicht in die Symptomliste aufgenommen.

Quellen – 1) A1 p (TM); 2) Southwick/HMO/1885/12 p (TM aus gleichen Teilen von frischen Beeren und Rinde; 2.1: eine Frau, lt. (15)namens Myra de Normandie; 2.2: ein Mann; 2.3: eine weitere Frau, lt. (15) namens Lucy J. Pike; 2.4: k (C1)); 3) PTK1 k; 4) SF1 k; 5) HL1 (5.1: p (TM), 5.2: k (C1, D3)); 6) HR1 k; 7) BR1 k; 8) C1 (8.1: p (Kauen, TM), 8.2: k (TM, niedrige D-Potenzen); 9) LSR1 k; 10) HWO (10.1: YYZ/HJO, zit. in HWO/1900/10 k (C200), 10.2: Lambert/HWO/1899/8 k (TM)); 11) Ghose/HRC/1900/1 k (D1); 12) K k; 13) SDE1 k; 14) CMM k; 15) HS1 p (TM; die Prüfungen von Southwick werden hier teils in anderem Wortlaut berichtet, bzw. finden sich Angaben, welche in (2) fehlen).

Yagé

GEIST UND GEMÜT

Angst

1. Stimmung traurig, ängstlich; bessert sich gegen Abend (3. T.). (8.7)
2. Traurig, Existenzangst, (fragt sich:) „Bin ich gut genug, körperlich und beruflich?” (4. T.). (8.3)
3. „Selbstzweifel, Unzulänglichkeitsgefühl, Ängste, Destruktivität” (5. T.). (8.9)
4. Angstfrei! Nicht mehr so depressiv (Heilwirkung; 1. T.). (8.2)

Arbeit (Fleiß, Faulheit, Unfähigkeit zur Arbeit usw.)

1. Zieht die Hausschuhe verkehrt an (4. T.). (8.11)
2. „Ohne Grund sehr grantig (reizbar, zornig), stoße mir den Kopf an und verbrenne mich am Backblech; wütend, in Tränen ausbrechend” (6. T.). (8.7)
3. „Totale Passivität und tieftraurig, langsam und faul” (2. T.); „müde und faul” (3. T.). (8.8)
4. „Gefühl, mich zurückzunehmen, nach hinten zusammenzuschrumpfen und breiter zu werden, wie ein Regenwurm, aber nicht vorwärts, sondern rückwärts; ein sattes, rundes, starkes Sichzurücknehmen, weil man gerade viel geleistet hat und es im Moment nur zu bewahren gilt, was ist” (2. T.). (8.9)
5. „Druck im Brustbereich, der in Wärme übergeht, Stimmung hebt sich, aus Traurigkeit wird innere Ruhe und Aktivität im Außen” (2. T.). (8.17)

Bewegungen: Zwangsbewegungen, Automatismen, Gesten, Lagen

1. In der Primärwirkung ... körperliche und psychische Übererregung, unaufhörliche Unruhe, welch letztere ein Verlangen nach Bewegung, Sich-Ausstrecken (expansion) und heftigen Anstrengungen mit sich bringt. ... Zittern mit Steigerung der Körperkraft. (1)
2. Drehbewegungen (beim Kaninchen, 6 Min. nach 0,05 g *Banisterin* sc.). (2.2)
3. Dauernde Bewegungen der Vorderbeine (beim Hund, nach 0,1 g *Banisterin* sc.). (2.2)
4. Kann nur kurze Schritte machen (n. 85 Min.). (2.3)
5. „Beim Lachen kommt einem die eigene Mimik etwas erstarrt und unnatürlich vor” (n. 165 Min.). (2.3)
6. „Schmerzhafte Hals- und Nackenmuskulatur, der Kopf sinkt ohne Muskelhalt nach hinten, das Kinn fällt in den Hals hinein” (4. T.). (8.9)

7. Bei Enzephalitis-Opfern (gemeint ist wohl die Encephalitis lethargica der 20er Jahre, vr) mit deutlichen Parkinson-Symptomen zeigte sich eine deutliche Wirkung auf Rigor und Hypokinese ohne wesentliche Veränderung des Tremors. Durch 0,04 g *Banisterin* wurde der Rigor innerhalb einer Stunde vollständig gelöst. Ein bettlägeriger, ganz zusammengezogener Parkinson-Kranker bewegte nach *Banisterin* beide vorher fast unbeweglichen Arme mit voller Exkursionsbreite. Gehen, Kauen, Schlucken und Gesichtsausdruck wurden bei fast allen Fällen nennenswert beeinflußt. Zwei der Enzephalitiker (von 18 Kranken) konnten sich in der Folge dauernd besser bewegen. (2.4)

Bewußtlosigkeit, Koma, Stupor

1. In einer dritten Phase beruhigt sich der Berauschte allmählich und wird stumpf oder verwirrt, entweder mit traumhaftem (onirique) Delirium oder aber, wenn die Dosis zu stark war, einem subkomatösen Zustand verbunden. (1)
2. „Der Schamane fällt in einen Zustand von Prostration, erscheint der Empfindung beraubt, doch plötzlich erhebt er sich wie von einer Feder hochgeschnellt..." (*Florentino Claer*). (5.2)
3. Betäubungszustand mit Herabfallen des Kopfes (beim Kaninchen, 15 Min. nach 0,05 g *Banisterin* sc.). (2.2)
4. Seekrankheit mit Bewußtseinsverlust, der Kranke fällt zu Boden. (5.3)
5. Schwindel, mit einer kleinen Absence; sie findet sich sitzend wieder (10. T., um 16 Uhr). (8.6)

Bosheit, Destruktivität

1. „Selbstzweifel, Unzulänglichkeitsgefühl, Ängste, Destruktivität" (5. T.). (8.9)
2. „Komisches Gefühl" am Zahnfleisch, Verlangen, mit etwas Spitzem oder Scharfem hineinzubohren (1. T.). (8.18)
3. In einer zweiten Phase ... Verlangen, alles kaputtzumachen, zu zertrümmern (briser) oder zu ermorden (massacrer), da keine Kontrolle über die Gedanken und Handlungen mehr besteht. (1)
4. Starke motorische und psychische Erregung mit Beißen und Schaum vor dem Maul (beim Hund, 4 Minuten nach 0,1 g *Banisterin* sc.). (2.2)

Delirium, Wahnsinn, Raserei

1. Ein schrecklicher Rauschzustand, heftiger als ein Haschisch-Rausch (*M.H. Mesa*, nach Einnahme eines alkoholischen *Yagé*-Extrakts). (5.2)
2. In einer zweiten Phase wird das Delirium wild, mit Illusionen von wilden Tieren und Verlangen, alles kaputtzumachen, zu zertrümmern (briser) oder zu ermorden (massacrer), da keine Kontrolle über die Gedanken und Handlungen mehr besteht. (1)
3. Starke motorische und psychische Erregung mit Beißen und Schaum vor dem Maul (beim Hund, 4 Minuten nach 0,1 g *Banisterin* sc.). (2.2)
4. Ein weiterer Hund glich bei sonst ähnlichen Erscheinungen nach tierärztlichem Urteil auffallend einem tollwütigen. (2.2)

Derealisation, wie im Traum

1. Fühlt sich wie im Traum. (1)
2. Traumwandlerisch, Augenlider schwer (1. T.). (8.8)

Empfindlichkeit (gegen Kritik, schlechte Nachrichten usw.)

1. Dünnhäutig (3. T.). (8.5) (Bedeutet „leicht kränkbar". vr)

Erregbarkeit

1. Überempfindlichkeit der Sinne. (1)
2. „Stark gespannt, wie leichtes Zittern bis in Finger- und Zehenspitzen (Erwartung?)" (1. T.). (8.10)

Freude, Ekstase, Fröhlichkeit, Lachen

1. (Dem Erregungsstadium nach schwachen Dosen folgt) eine Schwächephase mit mehr oder minder tiefer Prostration, welche einen Zustand von Glückseligkeit und Transformation der Persönlichkeit des Berauschten mit sich bringt. (1)
2. Am 1. Tag nach Arznei plötzlich wie euphorisch, frisches, leichtes Körpergefühl; gegen Abend sinkt die Stimmung. (8.7)
3. „Psychisch sehr gut" (4., 5. T.). (8.13)
4. „Wärme im Brustbereich, Zentriertheit" (3. T.). (8.17)

Gedächtnis

1. Hat eine Verabredung einfach vergessen (7. T.). (8.1)
2. Verlust des Gedächtnisses, in einem solchen Ausmaß, daß der Kranke sich nicht einmal mehr an Handlungen erinnern kann, die er wenige Minuten zuvor durchgeführt hat. (5.3)
3. Wahnsinn; der Kranke spricht hitzig, ohne (später) zu wissen, was er gesagt hat oder daß er überhaupt gesprochen hat. (5.3)

Gedanken, Denkvermögen

1. Denken stark erschwert, erneut Brechreiz (n. 55 min.). (2.3)
2. „So trübe Gedanken und dunkle Gestalten" (n. 85 min.). (2.3)
3. Neigung, sich zu „verwischen" (Verwirrung? vr) (10. T.). (8.6)
4. Wie im Nebel (2. T.). (8.8)
5. Gedanken sind langsam, muß mich sehr konzentrieren, müde, unausgeschlafen (5. T.). (8.10)
6. In der Primärwirkung gesteigerte geistige Fähigkeiten, körperliche und psychische Übererregung, unaufhörliche Unruhe, welch letztere ein Verlangen nach Bewegung, Sich-Ausstrecken (expansion) und heftigen Anstrengungen mit sich bringt. ... Nach relativ geringen Dosen fehlt das wilde Delirium, und die Halluzinationen, die Steigerung der intellektuellen Fähigkeiten, die mit Schlaflosigkeit und traumhaften (onirique) Wachträumen verbundene Unruhe herrschen vor. (1)
7. Im Unterschied zum Haschisch verursacht *Yagé* bei regelmäßigem Gebrauch keine hartnäckigen geistigen Störungen; ansonsten sind die Wirkungen sehr ähnlich. (1)
8. Geistig ruhig (nicht so wie sonst) (3. T.). (8.11)

Gesellschaft

1. Verlorenheitsgefühl (2. T.). (8.5) (Bedeutet „fühlt sich verlassen, allein". vr)
2. Selbstwertkrise, Angst verlassen zu werden (4. T.). (8.6)
3. Angst vor Alleinsein und davor, nicht kommunizieren zu können (6. T.). (8.7)
4. Elendes trauriges Gefühl, ohne Weinen; sie zieht sich zurück, was ungewöhnlich für sie ist (5. T.). (8.6)

5. „Sehr verschlossen, froh, allein zu sein, (es ist) lästig, mit jemandem zu reden" (4. T.). (8.10)
6. „Leichte Bedrückung im Brustbereich, traurig und melancholisch, möchte allein bleiben, gereizt" (1. T.). (8.17)

Gesichtsausdruck

1. Blutandrang zu den Augen, welche rot, injiziert und glänzend sind. (1)

Gier, Suchtverhalten

1. „Manche (weißen) Gummisammler wurden zum Trinken von *Yagé* verführt; es wurde ihnen unmöglich, es sein zu lassen, und sie entsagten der Zivilisation für immer, um sich weiterhin zu Füßen der behexenden Liane werfen zu können" (*Braulio Cuellar*). (5.2)
2. „Wer einmal süchtig nach dieser Pflanze geworden ist, wird niemals mehr in der Lage sein, ihr zu entsagen" (*Dr. Zerda Bayona*). (5.2)

Hellsichtigkeit

1. *Yagé* erzeugt großartige Visionen der Natur; Visionen in blauer Farbe; paradiesische Bilder, welche es den Schamanen erlauben, die Zukunft vorherzusagen. (1)
2. Telepathischer Zustand. Die delirierende Person sieht und hört weit entfernte Dinge; lebhafte Visionen, die aus exakten Beobachtungen von Sachverhalten bestehen, von denen der Betreffende weder das Geringste weiß noch wissen kann. (5.2)
3. Ein Indio sah unter dem Einfluß von *Yagé*, daß ein Mann, welchen man tot gefunden hatte und der angeblich durch einen Unfall umgekommen war, in Wahrheit durch einen Messerstich in den Nacken getötet worden war. Man untersuchte die Leiche, und es fand sich tatsächlich ein durch einen solchen Stich zerteilter erster Halswirbel (*Tomas Munoz*). (5.2)
4. Der Indio, welcher vom *Yagé*-Trank getrunken hat, wird von seinen Kameraden zu Orten getragen, wo verborgene Schätze vermutet werden; er sieht dann, ob diese Schätze existieren oder nicht, wobei er durch Wände oder gar in die Tiefen der Erde sehen kann. Zeigt er an, daß er einen Schatz sieht, so graben die Indios danach, stets mit guten Ergebnissen (*Roubrier*). (5.2)
5. Der Rauschtrank verschafft dem Heiler seine Sehergabe, befähigt ihn nach seiner Meinung, durch den Kranken hindurchzusehen, seine Krankheit zu „erfassen", hinwegzunehmen. (7)
6. Vision vom Selbstmord eines wertgeschätzten Freundes; dieser fand sechs Monate später tatsächlich statt (*M.H. Mesa,* nach Einnahme eines alkoholischen *Yagé*-Extrakts). (5.2)

Konzentration

1. Außerstande, sich zu konzentrieren; heftiges Erbrechen (n. 25 min.; die Erschwerung des Denkens hielt 2 1/2 St. an). (2.3)
2. Schwierigkeit, mich auf mich selbst zu konzentrieren (5. T.). (8.3)
3. Gefühl wie blockiert, von der Stelle zwischen den Augenbrauen ausgehend, wie eine chronische Sinusitis, mit Unkonzentriertheit und dem Gefühl „neben mir zu stehen", verschwindet nach der ersten Arznei-Einnahme; kann sich seither (6 Wochen) gut konzentrieren, steht nicht mehr „neben sich", verstopftes Gefühl weg. (8.19)

Lesen, Lernen, Schreiben, Studieren

1. (Sehr aktiv, Freude am Lernen (6. T.). (8.4)) (Eingeklammert, weil daneben stand: „auffällig?" vr)

Liebe, Zuneigung

1. Der Kranke mag die Personen nicht mehr, die ihm lieb und teuer waren, doch zeigt sich herzlich und liebevoll gegenüber denen, die ihm zuvor unsympathisch waren. (5.3)
2. „Fühle mich steif, schwer, Gefühle zu zeigen" (4. T.). (8.10)
3. „Wärme im Brustbereich, Zentriertheit" (3. T.); Wärmegefühl in der Brust bei Arznei-Einnahme (4., 5. T.). (8.17)
4. „Ich spüre mein Herz und all die gelebte und ungelebte Liebe" (7. T.). (8.8)
5. „Emotionaler Herzschmerz; mütterlich, sanft, tröstend, auflösend" (2. T.). (8.1)
6. „Sehnsucht nach Geborgenheit, wärmender Fürsorge" (2. T.). (8.8)
7. „Körperliches Wohlgefühl, durch (meine) Passivität kommen mir Menschen entgegen" (4. T.). (8.8)

Musik, Singen

1. Der Schamane singt und spricht mit außerordentlicher Lebhaftigkeit (nach Einnahme des Tranks). (5.2)

Orientierungsstörungen

1. Verlust des Raum- und Zeitgefühls. (1)

Ruhelosigkeit

1. In der Primärwirkung gesteigerte geistige Fähigkeiten, körperliche und psychische Übererregung, unaufhörliche Unruhe, welch letztere ein Verlangen nach Bewegung, Sich-Ausstrecken (expansion) und heftigen Anstrengungen mit sich bringt. (1)
2. „Der Schamane fällt in einen Zustand von Prostration, erscheint der Empfindung beraubt, doch plötzlich erhebt er sich wie von einer Feder hochgeschnellt, verläßt die Hütte, geht hin und her, beschleunigt seinen Schritt (immer von Gesängen und Anfeuerungen der Indios begleitet), nach etwa einer Viertelstunde zieht er sich in den Wald zurück, von wo man dann Töne wie das Grunzen von Schweinen hört...; später kommt er in einem Zustand außerordentlicher Erregung in die Hütte zurück..." (*Florentino Claer*). (5.2)
3. Im Tierversuch zeigt sich immer eine gesteigerte motorische Erregbarkeit. (2.2)

Schreien

1. Bei Menschen erzeugt der Rauschtrank *Yagé* Erregungszustände mit Bewegungsdrang, Tanzen, Schreien usw., danach eine von Sinnestäuschungen erfüllte Narkose. (9)
2. Hunde, denen *Banisterin* sc. verabreicht wurde, bellen dauernd, vielleicht weil sie Sinnestäuschungen haben. (9)

Selbstvertrauen

1. „Psychische Labilität und Depressivität während der AMP deutlich besser. Den Problemen besser gewachsen." (8.2)
2. (Entscheidungsfreudig (4. T.). (8.4)) (Eingeklammert, weil daneben stand: „neu?" vr)
3. „Selbstzweifel, Unzulänglichkeitsgefühl, Ängste, Destruktivität" (5. T.). (8.9)

4. Traurig, Existenzangst, (fragt sich:) „Bin ich gut genug, körperlich und beruflich?" (4. T.). (8.3)
5. Selbstwertkrise, Angst verlassen zu werden (4. T.). (8.6)

Sprechen

1. Der Schamane singt und spricht mit außerordentlicher Lebhaftigkeit (nach Einnahme des Tranks). (5.2)
2. Die berauschten Indios führen verschiedene Körperübungen (exercises) aus, sprechen, stöhnen und gestikulieren, ohne aber irgendwelche ungeordneten Äußerungen zu zeigen. (5.2)
3. Wahnsinn; der Kranke spricht hitzig, ohne (später) zu wissen, was er gesagt hat oder daß er überhaupt gesprochen hat. (5.3)
4. Stammeln; es sind große Anstrengungen nötig, um Worte auszusprechen, mit überschießender Sekation der sublingualen Speicheldrüsen; der Speichel verursacht Übelkeit und Erbrechen. (5.3)
5. Zungenlähmung; ausgesprochene Worte klingen guttural. (5.3)
6. „Sehr verschlossen, froh, allein zu sein, (es ist) lästig, mit jemandem zu reden" (4. T.). (8.10)

Traurigkeit, trübe Stimmung

1. Traurig, Existenzangst, (fragt sich:) „Bin ich gut genug, körperlich und beruflich?" (4. T.). (8.3)
2. Elendes trauriges Gefühl, ohne Weinen; sie zieht sich zurück, was ungewöhnlich für sie ist (5. T.). (8.6)
3. Depressiv, weinerlich (was sie schon lange nicht mehr war), weiß nicht was sie will, alles erscheint schwarz (2. T.). (8.7) (Mit „Alles erscheint schwarz" ist Pessimismus gemeint, es handelt sich also nicht um eine Sinnestäuschung. vr)
4. „Anfälle von Traurigkeit, wie im Nebel, Körper ist schwer und träge, als hätten die Zellen doppeltes Gewicht; totale Passivität und tieftraurig, langsam und faul" (2. T.). (8.8)
5. Anfall von Tieftraurigkeit, überwälltigender Schmerz" (3. T.). (8.8)
6. „Leichte Bedrückung im Brustbereich, traurig und melancholisch, möchte allein bleiben, gereizt" (1. T.); „Druck im Brustbereich, der in Wärme übergeht, Stimmung hebt sich, aus Traurigkeit wird innere Ruhe und Aktivität im Außen" (2. T.). (8.17)

Trance

1. „Lt. *Reinburg* (J. de la Société des Americanistes de Paris, T. XIII, p. 25, 1921 – Original leider nicht zugänglich, vr) sollen sich gezeigt haben: Ausgesprochener Kinnbackenkrampf und andererseits Zähneklappern, ferner „völliges" Verschwinden des Pulses und der Atmung bei (gleichzeitigem) bewußtem Denken und Handeln, um die „Vergiftung", von der sich der Betreffende erfaßt glaubte, zu beseitigen." (10)

Weinen, Wimmern, Jammern, Seufzen

1. „Ohne Grund sehr grantig...; wütend, im Tränen ausbrechend" (6. T.). (8.7)
2. Depressiv, weinerlich (was sie schon lange nicht mehr war... (2. T.). (8.7)

Wille

1. Depressiv, weinerlich (was sie schon lange nicht mehr war), weiß nicht was sie will, alles erscheint schwarz (2. T.). (8.7)

2. Gefühl von Abhängigkeit, wie ein Hund, der sich anpaßt und keine Wünsche äußert (8.T.). (8.6)

Zeitsinn

1. Verlust des Raum- und Zeitgefühls. (1)
2. „Totale Passivität und tieftraurig, langsam und faul" (2. T.); „müde und faul" (3. T.). (8.8)
3. „Emotionslose Verlangsamung des Seins, Motor um eine Stufe heruntergeschaltet, Warteposition" (1. T.). (8.9)

Zorn

1. „Ohne Grund sehr grantig (reizbar, zornig), stoße mir den Kopf an und verbrenne mich am Backblech; wütend, im Tränen ausbrechend" (6. T.). (8.7)
2. Eine Zornesaufwallung, ganz in Rage (schon lange nicht gehabt) (1. T.). (8.8)

ILLUSIONEN

Wahnvorstellungen

1. Größenideen. (1)
2. Sieht Städte, Seen, herrliche Landschaften. (2.1)
3. Sieht die schönsten landschaftlichen Bilder, Städte, Türme, Parks (ein Europäer, der *Yagé* getrunken hatte). (10)
4. *Yagé* erzeugt großartige Visionen der Natur; Visionen in blauer Farbe; paradiesische Bilder, welche es den Schamanen erlauben, die Zukunft vorherzusagen. (1)
5. Sieht wilde Tiere, gegen die er sich verteidigt (ein Europäer, der *Yagé* getrunken hatte). (10)
6. In einer zweiten Phase wird das Delirium wild, mit Illusionen von wilden Tieren, und Verlangen, alles kaputtzumachen, zu zertrümmern (briser) oder zu ermorden (massacrer), da keine Kontrolle über die Gedanken und Handlungen mehr besteht. (1)
7. Sieht glänzende Lichtkreise oder bunte Schmetterlinge (ein Europäer, der *Yagé* getrunken hatte). (10)
8. „Gefühl, ein echsenartiges Tier zu sein (ein Feuerpanther), mit Feueraugen oder phosphoreszierend" (4. T.). (8.9) (Mit „Feuerpanther" könnte der „echsenartig" gebaute Feuersalamander gemeint sein, es liegt aber auch eine Anspielung auf den Jaguar darin, die lohgelbe Großkatze der südamerikanischen Urwälder. vr)
9. „So trübe Gedanken und dunkle Gestalten" (n. 85 min.). (2.3)
10. Er fühlt sich verfolgt und von Geistern bedroht, welche ihn nötigen, zu einer oder der anderen Seite zu gehen, als werde er dazu von einer Kraft gezwungen, welche ihn von der Erde hochreißen (uproot) und durch die Luft transportieren will. (5.3)
11. Empfindung gespaltener Persönlichkeit. (10)
12. Gefühl wie blockiert, von der Stelle zwischen den Augenbrauen ausgehend, wie eine chronische Sinusitis, mit Unkonzentriertheit und dem Gefühl „neben mir zu stehen", verschwindet nach der ersten Arznei-Einnahme; kann sich seither (6 Wochen) gut konzentrieren, steht nicht mehr „neben sich", verstopftes Gefühl weg. (8.19)
13. Gefühl, nicht existent zu sein (4. T.). (8.9)

Sinnestäuschungen

1. Gegenstände und Personen erscheinen blau. (1)

2. Das Gelb der Tapete wirkt fahl, das Violett stärker (als normal) (n. 2 St. 55 min.). (2.3)
3. Sekundenlang völlig verzerrte Optik, wie heiße flimmernde Luft, zittrig und als wäre ein Raster davor (4. T.). (8.7)
4. Nach einiger Zeit, besonders wenn er in die Dunkelheit hinaustrat, empfand er ein merkwürdiges, grellfarbiges Flimmern vor den Augen und beim Schreiben ein Huschen über das Papier wie rote Flammen (*Koch-Grünberg,* nach Trinken einer kleinen Menge des Trankes). (10)
5. Gesichts- und Gehörshalluzinationen. (1)
6. Glaubt, einen Flieger (Flugzeug) zu hören (n. 15 min., über 2 St. anhaltend). (2.3)
7. Die Zigarette schmeckt wie Myrrhentinktur (n. 3 St. 15 min.). (2.3)
8. Schwebegefühle. (1)
9. Manchmal ein pfefferminzartiges (kühles, frisches) Körpergefühl (3. T.). (8.7)
10. „Gefühl, mich zurückzunehmen, nach hinten zusammenzuschrumpfen und breiter zu werden, wie ein Regenwurm, aber nicht vorwärts, sondern rückwärts; ein sattes, rundes, starkes Sichzurücknehmen, weil man gerade viel geleistet hat und es im Moment nur zu bewahren gilt, was ist" (2. T.). (8.9)

TRÄUME

Ängstlich, bang, besorgt

1. „Ich träume von der AMP und davon, daß das Mittel *Antimonium* heißt. Am Tag der Einnahme passiert nichts, am Abend vorm Schlafengehen verkrampft sich alles (besonders mein Gesicht). Ich bin die ganze Zeit gezwungen, so eine Art „Fischmund" zu machen. Das alles ist verbunden mit der Angst, wahnsinnig zu werden. Ich entschließe mich, den Leiter der AMP anzurufen und um Hilfe zu bitten. Ich kann mich dann gar nicht erinnern, wirklich wo angerufen zu haben; aber ich befinde mich an einem Platz, wo die anderen Teilnehmer der AMP versammelt sind. Alle erzählen, daß sie die Arznei nicht mehr einnehmen konnten, weil sie solche Angst und Krämpfe bekommen haben." – „Hatte Angst, wirklich verrückt zu werden, im Traum. Daß ich die Realität aufgebe, mich nicht mehr verständigen kann und dann in großer Angst für mich allein leben muß." Anti-Monium: die Probandin heißt Monika (2. Nacht). (8.7)

Bildlich, symbolisch

1. „Ich bekam einen seltsamen Brief von meiner Tochter. Sie hat sich sehr bemüht, mir etwas mitzuteilen, weil ich gerade nicht viel Zeit für sie hatte. Nur konnte ich den Brief nicht lesen, weil er seltsam geschrieben war: LHH HLH LHL HLL HLL HHH LHH LLH." – „Die Tochter, acht Jahre alt, ärgert sich, daß ich nicht verstehe, daß ich nicht Zeit für sie habe, sie braucht viel Zuwendung, fühlt sich vernachlässigt" (1. Nacht). (8.12) (Der Code, der in diesem Traum vorkommt, ist ein digitaler (binär). Das Kind bleibt also durch Gebrauch einer Sprache unverstanden, die für einen Computer geeignet ist, nicht aber für Menschen. vr)
2. „Ich suche auf der Landkarte von Kanada das Wort „word" (engl.: Wort) und kann es nicht finden." – „Kanada: Urlaub, total schön, der Freund will dorthin ziehen, aber dann würde er flüchten" (2. Nacht). (8.9)
3. „In einem Berg ist ein kostbarer Schatz, etwas Wertvolles, gefunden worden. Niemand weiß aber, wie er zu heben ist. Es sieht aus wie in zerklüfteten Bergen und Canyons mit üppigem Pflanzenwuchs wie in den Tropen. Männer stehen herum und

beratschlagen. Eine junge Frau mit kurzen blonden Haaren steht schon zappelig dabei, weil sie ein Patent weiß zur Befreiung des Verborgenen, aber von den Männern nicht bachtet wird" (6. Nacht). (8.9)

Gefahr und Sicherheit, von

1. Traum von einem Autorennen im normalen Straßenverkehr, mit unfall ohne erheblichen Schaden, jemand Anderer als ich ist Fahrer." – „Am Steuer ist ein Mann, der mir bekannt ist, aber ich weiß nicht wer, wir fahren auf der Südosttangente Richtung Kagran (Stadt in ...sterreich), aber ziellos; ich fahre dort (sonst? vr) nicht gern; fühle mich im Auto sehr sicher, mich ergeben können ohne Angst; der Unfall, bei dem nichts passiert, wird geklärt und abgeschlossen, keine Probleme. Autorennen: Manchmal fahre ich gern sehr schnell" (3. Nacht). (8.18)
2. „Bin mit meinem Freund in Prag, im Urlaub. Wir fahren mit dem Auto eine abschüssige Straße hinunter. Tiefe breite Gräben seitlich der Straße, es regnet sehr stark. Wir fahren mit dem Auto die Straße hinunter, aber am Rand, so daß der tiefe Graben zwischen den Rädern ist. Es geht sich nur knapp aus. Ich halte eine lange Holzstange und einen Regenschirm, trotzdem werden wir total naß und schmutzig. Wir fahren wieder zur Vermieterin zurück, das Wetter ist inzwischen schön. Die Vermieterin fragt, ob sie uns einen kleinen Tisch und etwas zum Trinken auf den Rasen vor das Haus stellen soll. Wirgehen uns duschen, und ich gehe noch in eine Boutique, um mir neue, frische Kleider zu besorgen. Aber ich finde nichts, das mir gefällt, und gehe wieder." – „Das Auto ist ein Cabrio. Offen, Freiheit, die Dinge hautnah spüren, verletzbar sein, mitten drin sein. Prag: ich bin einmal hingefahren, um das Buch „Die gerettete Zunge" von *E. Canetti* zu kaufen. Diese Stadt ist schmutzig grau; im Traumwar sie schmutzig braun. Die Gräben: waren tief, rechts und links, wir sind nur mit einem ganz schmalen Rand der Räder gefahren, normalerweise hätte ich Angst. Der Freund: er ist leicht flüchtig; als ich zu ihm gezogen bin, hat er sich einen Job in einer anderen Stadt gesucht. Holzstange in linker Hand: dünn und lang, biegsam, Unterstützung, um wohin zu kommen, wie Paragleiter, wie zum Hochsprung" (2. Nacht). (8.9)
3. „Mit gutem Freund auf den Schneeberg gegangen, im Winter mit Schiern, zwar eine bekannte Route, die jedoch viel steiler ist als real. Trotzdem gutes Gefühl bei leichter Angst bei der ganzen Unternehmung. Der Traum bricht während des Aufstiegs ab." – „Ein Freund, mit dem ich viel gemeinsam habe, auch an persönlichen Schwierigkeiten; klares Gefühl der Sicherheit, wenig Angst; wir werden es schaffen; fühle mich verantwortlich und verantwortungsbewußt" (7. Nacht). (8.18)
4. „War Schifahren. Erinnere mich nur mehr an eine Abfahrt, wo ich alleine gefahren bin und, was ich eigentlich kaum mache, abseits der Pisten in einem unverspurten Tiefschneehang war. Das Fahren war irrsinnig leicht, locker, schwungvoll und ohne jegliche Anstrengung, es war einfach herrlich; dabei kann ich eigentlich gar nicht Tiefschneefahren. Plötzlich war dann der Schnee fast weg, und ich bin über die Wiese und Matsch zur Talstation der Seilbahn gefahren, wo ich meinen Vater und Bruder getroffen habe." – Leichtigkeit, die Erfahrung „es geht", etwas, das sonst ein Krampf ist; loslassen, gewähren lassen,sich spielerisch bewegen (5. Nacht). (8.10)
5. „Soll auf einen Buben aufpassen. Ich gehe mit ihm zu einer Treppe, wo er hinaufklettern will. Er klettert, und ich bleibe immer dicht hinter ihm und passe auf. Doch fast ganz oben hält er sich nicht mehr fest und fällt hinunter. Er schlägt voll mit der Bauchseite auf. Ich stehe oben und bin irgendwie total fertig. Nach 20 Tagen kommt

er wieder aus dem Krankenhaus. Ich treffe ihn, wie er gerade mit Inline-Skates fährt, und er fragt mich, ob ich mitfahre. Ich habe noch irgendwie ein schlechtes Gewissen, daß ich den Sturz nicht verhindert habe, und lehne ab" (2. T.). (8.4)

Hellsichtig, visionär

1. Im Traum, in der Nacht nach Einnahme von 10 Gramm *Yagé*-Trank, sagte seine Schwester zu ihm: „Wir hatten große Probleme mit Papa, und wir haben ihn in einer Sänfte (hand-borne chair) aus der Farm in Siberia nach Ibagué getragen." Einen Monat später erfuhr der Prüfer, daß sein Vater wirklich erkrankt war (*Col. Custodio Morales*). (5.2)

Krankheiten und Körperfunktionen, von

1. „Habe plötzlich meine Zähne verloren. Sie sind einfach aus meinem Mund herausgefallen." Ist über diesen Traum schockiert und erstaunt, es waren ganz gesunde Zähne (4. Nacht). (8.10)
2. „Ich bin mit einer Person (ich weiß nicht mehr, wer, ob Mann oder Frau) in einem aufgelassenen Teppichgeschäft. Es ist riesengroß und überall liegen bunte Teppiche herum. Dann merke ich, daß wir verfolgt werden. Es ist nicht klar, wer der Verfolger ist. Ich weiß aber, daß er der Person, mit der ich unterwegs bin, irgendein Medikament einflößen will. Ich versuche, meinen Begleiter zu retten. Der Verfolger nimmt alle möglichen Gestalten an, auch die einer Ratte. Irgendwann bekomme ich Durst und trinke aus einer kleinen Flasche, ihc nehme an, daß Wasser drinnen ist, es ist aber das Medikament, das scharf schmeckt. Ich bemerke es zu spät und versuche zu erbrechen. Das funktioniert aber nicht. Ich bin entsetzt, dies Gift jetzt in mir zu haben. Irgendwie stellt sich dann heraus (ich glaube, durch eine Untersuchung im Labor), daß meine Lebenskraft für acht Monate minimiert ist. Man zeigt mir auch ein Diagramm dazu. Ich finde mich schließlich damit ab." – „Die Person ist eine, mit der ich ein freundschaftliches Verhältnis habe. Das Geschäft ist eine riesige Halle, zweistöckig, mit Auffahrt, ich kann mir dort alles nehmen, was ich will, das ist angenehm. Perserteppiche: hab ich sehr gern, Gefühl von Zuhausesein, Geborgenheit, Gemütlichkeit. Mich abfinden heißt nicht mehr kämpfen (ich gebe auch sonst eher schnell nach), es ist relativ egal, sonnig, bin halt gedämpft, d.h., Kontakt zur Außenwelt ist etwas reduziert, fühle mich aber leicht in mir" (8. Nacht). (8.7)

Sexuell

1. Erotische Träume (ab 6. T.). (8.3)

Tod, Sterben, Mord und Toten, von

1. „Ich fahre mit meinem Vater, er sitzt am Steuer, über Straßen in meinem Heimatort. Es ist seine letzte Möglichkeit, so etwas zu tun, weil er nachher stirbt oder irgendwie ist es einfach seine letzte Freude, die er erleben kann. Wir gleiten in dem großen bequemen Wagen über die Straßen. Vater fragt mich, was ich dann nach dem Studium machen will, worauf ich mich spezialisieren möchte. Ich erzähle, was für mich sicher nicht in Frage kommt, nämlich Chirurgie, Radiologie usw., daß mich z. B. Innere, Neurologie oder Psychiatrie sehr interessieren würden" (Prüferin ist Medizinstudentin) (6. Nacht). (8.9)
2. „Bin mit dem Sohn meiner Tante in der Ramsau (Gegend in Österreich) bei meiner Oma. Als ich gerade heimfahren will, kommen meine Eltern. Ich bleibe noch; es kommt auch noch mein großer Bruder hinzu und meine Verwandten aus England. Als

wir ins Auto einsteigen wollen, passiertein †berfall. 4 oder 5 bewaffnete Männer stehen herum. Den einen habe ich leicht provoziert; er schubst mich zu Boden; ich liege als Ganzes unter dem Auto, Kopf unter der Stoßstange. Einer der Räuber dreht durch, wilde Schreierei, Situation eskaliert, ich presse mich mit aller Kraft als Schutz unter das Auto, bete. Endet in einer wilden Schießerei. Habe die Augen zugemacht, gebetet, Gefühl, die Zeit vergeht nicht. Plötzlich rinnt von dem einen mit der Pistole, der neben meinem Auto gestanden hat, Blut über meinen Bauch. Es wird dann still, alles vorbei. Ich komme unter dem Auto hervor und setze mich vor dem Gartenzaun meiner Oma auf die Straße. Bin froh, daß mir nichts passiert ist. Als ich so dort sitze, sehe ich die ganzen Toten auf dem Boden liegen. Ich beginne zu suchen und sehe meinen Vater und meinen Bruder dort liegen. Ich stürze auf meinen Bruder zu, nehme seinen Kopf in meine Arme und weine. (Als ich ihn so halte, fällt sein Kopf leblos zurück.) Bei meinem Vater habe ich das nicht verstanden. Als ich mich zu ihm rüberbeugen will, kommt er gleichzeitig als Lebender noch einmal. Er hilft beim Aufräumen, trägt die Verletzten und Toten, sogar sich selber, mit weg. Ich frage ihn im Traum: „Das gibt es ja nicht - da liegst du, und gleichzeitig lebst du und räumst weg?" Worauf er mir antwortet: „Auch wenn du es jetzt nicht verstehst, es ist so." Wie tragen dann meinen Bruder weg - zuerst glaube ich, ins Haus, ich suche ihn und finde ihn aber nicht. Meine Mutter kommt mir entgegen und fragt mich, ob ich mich von meinem Bruder gescheit (richtig) verabschiedet habe, weiler nach den zwei Jahren wegen des Studiums nach Chicago geht. Dabei geht sie an mir vorbei. Ich drehe mich um und schreie ihr noch nach – total fertig und zornig – : „Gehen wollte!" (5. T.). (8.4)

Unzufriedene, von vergeblichen Mühen usw.

1. „Ich möchte zu P... (ein Kaufhaus) einkaufen gehen. Ich soll zu einer Verkäuferin namens Erika gehen - ich habe einen Gutschein. Als ich hinkomme, ist sie gerade mit einer Kundin beschäftigt, einer sehr „zusammengeschwanzten" Frau (Wiener Ausdruck für „aufgetakelt" – *U. Santos-König*). Sie reden über alles Mögliche, es geht nichts weiter, sie beachten mich nicht. Ich mache mich mit Unmut bemerkbar (vorsichtiger Unmut mit schlechtem Gewissen) und werde abgewiesen. Ich sage, daß ich in eine andere Filiale gehen werde. Die Verkäuferin Erika macht einen Vermerk auf meinem Gutschein, daß ich eine sehr unangenehme Kundin bin. Dann, es scheint derselbe Traum zu sein, bin ich mit einigen Bekannten, die ich jetzt nicht mehr identifizieren kann, und einem befreundeten Arzt (zusammen). Dieser redet über Gewichtszunahme und Diät und äußert sich sehr abwertend (er ist sonst ein sehr liebenswerter Mensch), daß ich die einzige sei, die ihre Figur nicht halten könne. Eine dritte Sequenz, ich glaube im selben Traum: ein Mann hustet viel, undandere Leute äußern sich abwertend, wie lästig das doch sei, ihm immer beim Husten zuhören zu müssen. Ich habe ein schlechtes Gewissen, weil ich auch viel huste." – „In diesem Traum fühlte ich mich sehr minderwertig. Das Gefühl kommt mir bekannt vor (hatte es als Jugendliche)" (ohne Angabe des Prüfungstags). (8.19)

SCHLAF

Schlaflosigkeit, Einschlafstörung

1. Beim Einschlafen um Mitternacht Zittern der Beine. Dies hindert sie zweimal am Einschlafen (4. Nacht). (8.6)
2. Trotz wenig Schlaf sehr wach (3. T.). (8.17)

Aufwachen, Durchschlafstörung

1. Aufwachen vor 5 Uhr (2. T.); um 3 Uhr (3. T.). (8.2)
2. Erwachen zwischen 4 u. 5 Uhr (3. T.). (8.3)
3. Erwachen um 4.30 Uhr (4., 9. T.), Erwachen um 4 Uhr (8. T.). (8.16)
4. Erwachen gegen 5 Uhr (4. T.). (8.5)
5. Erwachen um 6 Uhr (2. T.). (8.4)

Schläfrigkeit

1. Schläfrigkeit (n. 5 min.). (2.3)
2. Zittern des ganzen Körpers, 1 - 2 St. lang; bei Affen folgt darauf Müdigkeit und Schlafbedürfnis (Tierversuche mit *Banisterin*). (9)

SCHWINDEL

Drehschwindel

1. Drehbewegungen (beim Kaninchen, 6 min nach 0,05 g *Banisterin* sc.). (2.2)

Ohnmacht, ohnmachtsartiger Schwindel

1. Käsebleich, Übelkeit, Ohnmachtsgefühl, innerliches Zittern, Schläfrigkeit (n. 5 min.). (2.3)

Schwankschwindel

1. Gefühl, das Gehirn liege frei in einer offenen zu großen Schale mit Flüssigkeit. Alles ist sehr wackelig und schwindlig (4. T.). (8.3)
2. Dem Erbrechen folgt Schwindel mit Schwanken; der *Yagé*-Trinker stützt sich auf einen Stock, solange er sich noch halten kann, und fällt dann in eine von Sinnestäuschungen erfüllte Narkose. (10)
3. Hunde, denen *Banisterin* sc. verabreicht wurde, halten sich an der Wand, weil ihnen schwindlig ist. (9)

Ataxie

1. Deutlicher Nystagmus horizontalis und Gleichgewichtstörungen; nach 13 min. Zittern; er fällt (sodann) um (beim Hund, nach 0,1 g *Banisterin* sc.). (2.2)
2. Feinschlägiger Einstellnystagmus (n. 15 min.); geht breitbeinig, deutlich ataktisch, Tremor der Arme und des Kopfes (n. 22 min.). (2.3)

KONVULSIONEN

1. Am Warmblüter entwickelten sich vor allem Zitterbewegungen unter Beteiligung der Rumpf-, Extremitäten- und Augenmuskeln, oft auch gleichzeitig klonische Krämpfe, Schüttelkrämpfe und Bewegungsdrang. (2.2)
2. Bei einem Kaninchen von 1,5 kg Körpergewicht, welches 0,05 g *Banisterin* sc. erhielt, zittert nach 2 Minuten der ganze Körper, nach 6 Min. zeigen sich Schüttelkrämpfe, nach einer weiteren Minute treten Drehbewegungen auf; nach 15 Min. Verschwinden der Krämpfe, doch folgt ein Betäubungszustand mit Herabfallen des Kopfes. (2.2)
3. Epilepsie. (5.3)
4. Chorea. (5.3)

5. Beim Frosch, n. 0,05 g *Banisterin*, strychninartiger Reflextetanus. Der vordere Körperteil wird bei unbeweglicher, an einen Daueropisthotonus erinnernder Körperstellung starr hochgehalten; auch nach dem Tode bleibt diese Haltung unverändert. (2.2)

SEXUELLER TRIEB

1. Heftige sexuelle Erregung, mit heftigem Verlangen, heftigen und schmerzhaften Erektionen. Dieser aphrodisischen Wirkung wegen wurde die Droge überhaupt erst von den Weißen erforscht. (1)
2. Steigerung des geschlechtlichen Verlangens bei Männern wie Frauen. (5.3)
3. Erotische Träume (ab 6. T.). (8.3)

MODALITÄTEN, CAUSAE

1. Viel Kraft und Energie, Verlangen nach Sonne (ab 6. T.). (8.3)
2. Magenschmerz gebessert durch heißes Bad, stechender Schmerz unter linkem Rippenbogen gebessert durch Wärme. (8.6)
3. Seekrankheit mit Bewußtseinsverlust, der Kranke fällt zu Boden. (5.3)
4. Schwindlig v. Vormittag bis zum Schlafengehen (2. T.). (8.3)
5. Jucken der Außenseite der Unterarme und der Schultern, nachmittags bis abends (2. T.). (8.16)
6. Am 1. Tag nach Arznei plötzlich wie euphorisch, frisches, leichtes Körpergefühl; gegen Abend sinkt die Stimmung. (8.7)
7. Stimmung traurig, ängstlich; bessert sich gegen Abend (3. T.). (8.7)
8. Scharfe Schmerzen in der Lebergegend, schlimmer nachts. (5.3)
9. Morgens 5 Uhr b. Erwachen eingeschlafene Fußsohlen, hatte so etwas noch nie (4. T.). (8.5)
10. Erwacht morgens mit Nackenkopfschmerzen, gebessert nach Aufstehen (4. T.). (8.7)
11. „Leichte Schmerzen unter re. Kniekehle (V. poplitea?), zum Abend hin stärker, wenn Bein ruhig, schläft es ein, es schmerzt beim Gehen, wird aber besser, je länger ich gehe" (ab 3. T., mehrere Tage). (8.12)
12. Beschleunigung der Herztätigkeit, schlimmer mit dem Mondwechsel. (5.3)

AS-IF-EMPFINDUNGEN

Kopf, Augen, Ohren

1. Gefühl wie blockiert, von der Stelle zwischen den Augenbrauen ausgehend, wie eine chronische Sinusitis, mit Unkonzentriertheit... (8.19)
2. Gefühl, das Gehirn liege frei in einer offenen zu großen Schale mit Flüssigkeit. Alles ist sehr wackelig und schwindlig (4. T.). (8.3)
3. Die Augenlider reiben, wie zu wenig Flüssigkeit (4. T.). (8.9)

Mund, Zähne

1. Gefühl, als sei der Mundboden geschwollen, der Unterkiefer groß, die Zunge dick und schwer, die Augenlider dick und schwer (1., 2. T.). (8.9)

Hals, Rachen, Ösophagus

1. (Gefühl im) Hals, als ob mich jemand leicht würgen würde (3. , 4. T.). (8.11)
2. Halsweh, Knödel (Kloß) auf der linken Seite, mit Frösteln (2. T.). (8.8)

Verdauungsorgane

1. Magenschmerz; Gefühl eines Steins im Magen (3. - 10. T.). (8.6)
2. Weicher klebriger Stuhl, ... muß stark pressen, dennoch Gefühl, der Enddarm sei voll (5. T.). (8.2)

Urogenitalsystem

1. „Höllisch heiße Glut im Becken, als ob es (zer)sprengen würde" (4. T.). (8.9)

Atmungsorgane, Herz, äußerer Thorax

1. Gefühl, als ob das Herz lauter schlagen würde als sonst, im Liegen (1. T.). (8.7)

Bewegungsapparat

1. Rechtsseitige Lähmung, Nachziehen des Beins, Frostgefühl in der Wirbelsäule, Gefühl von Langsamkeit in der Lumbalregion. (5.3)

Allgemeines

1. Der Körper ist schwer und träge, als hätten die Zellen doppeltes Gewicht (2. T.). (8.8)

Typus – Starke Schuppenbildung und fettiges Haar (5. T.). (8.2)

Synonyma – *Banisteria* (caapi). *Caapi* (8). „*Santo Daime*" (abgeleitet von der Anrufung „senhor dai me la luz (portug.) - Herr, schenke mir das Licht") (6). Der Name *Yagé* oder *Yahé* bedeutet „blauer Traum" (5.1); man nennt so vornehmlich die Blätter der Liane, während der Rauschtrank, oder auch die ganze Liane, vornehmlich *Ayahuasca* (von aya – Leiche, huasca – kriechende wilde Pflanze) genannt wird (11). Weitere Eingeborenen-Namen der Pflanze und des daraus bereiteten Rauschtrankes: Natema, Nepe, Pinde, Kahi (10). Derzeit gültiger Gattungsname: *Banisteriopsis*.

Biologie, Chemie und Physiologie – Eine holzige Liane des tropischen Amerika (Ecuador, Kolumbien, Peru, Brasilien (9)), aus der Familie der Malpighiaceen. Die Spezies *Banisteriopsis caapi* trägt gegenständige, oval-lanzettliche Blätter und kleine, fünfzählige, in Trugdolden stehende weiße Blüten; verwandte Arten blühen gelb oder rosa (5.1). Die zerschnittenen Stämme von *Banisteriopsis*-Arten werden (zusammen mit den Blättern, wobei diese von anderen *Banisteriopsis*-Arten genommen werden als die Stämme (11)) von den indigenen Völkern des Verbreitungsgebiets stundenlang ausgekocht und dieser Sud, der äußerst bitter ist (10), bei Trommelmusik in zeremonieller Weise getrunken. In neuerer Zeit hat diese Droge auch in europäischen esoterischen Kreisen Einzug gehalten; ein aus ihr hergestellter Trank, als „*Santo Daime*" bezeichnet, wird unter rituellen Bedingungen eingenommen (6). Die homöopathische Urtinktur wird aus den Schößlingen und Blättern bereitet (5.3, 8).

Das wirksame Prinzip der Pflanze ist das *Banisterin* oder „Telepathin", ein Gemisch aus den Alkaloiden Yagein und Yagenin. Yagein besitzt auffällige, dem Novocain ähnliche lokalanästhetische Eigenschaften. In toxischen Dosen tötete es Fische nach einem anfänglichen Exzitationsstadium durch Lähmung, ohne daß es zu einer Narkose kam. Beim Säugetier erfolgt der Tod durch Atemlähmung (*Kreitmair, Lewin;* (5.2)). Im Vordergrund steht beim Menschen die berauschende und halluzinogene Wirkung auf das Gehirn. Es sind viele akute Vergiftungs- bzw. Rauschsymptome bekannt, jedoch keine somatischen Spätfolgen. Sowohl Eingeborene als auch Weiße werden bei regelmäßigem

Konsum seelisch von der Droge abhängig. Sowohl Berichte über traditionelle „*Ayahuasca*-Mesas" (7) als auch solche der Teilnehmer von modernen „*Santo Daime*"-Sitzungen (6) belegen außerdem eine stark emetische und Durchfall erzeugende Wirkung der Droge. Das durch den Trank Erbrechen ist erwünscht, denn die narkotischen Inhaltsstoffe gehen bei leerem Magen und oberem Darm sehr viel schneller in die Blutbahn über als bei gefülltem Magen (10). Bei modernen „*Santo Daime*"- Zeremonien wird, wohl aus demselben Grunde, am Tag der Einnahme des Trankes gefastet (6).

Yagé war in den frühen 60er Jahren in Frankreich ein bekanntes Laienmedikament, das gegen Schnupfen, Grippe, Migräne, Schlaflosigkeit und Streß eingenommen wurde. *Lebarbier* wurde über seine Patienten darauf aufmerksam. Der erste Fall, in welchem er Hinweise auf eine Heilwirkung dieser Droge bekam, war ein übererregtes, ständig schreiendes, schlaf- und appetitloses Kleinkind, das sich unter einer Kombinationstherapie von *Cina* und *Yagé* binnen weniger Tage beruhigte. (1)

Eine Prüfung an 19 Gesunden mit C 12 (aus Tinktur der Blätter) ergab stechende wandernde Kopfschmerzen (8.7), Symptome des Verdauungstrakts (vergebliches Stuhlpressen, Magendruck usw. - (8.6)), stechende Schmerzen unter Zehennägeln oder an deren Nagelbett (8.6) und verschiedene Mißempfindungen in Mund und Rachen. Ein Prüfer wurde durch die Prüfarznei von einem „sinusitisartigen" Druck- und Benommenheitsgefühl „zwischen den Augenbrauen" geheilt (8.19).

Historisches – Die rituelle Einnahme von *Yagé* war ein alter präkolumbianischer Brauch, dessen Einzelheiten durch die gewaltsame Christianisierung Mittelamerikas weitgehend verlorengegangen sind (die spanischen Eroberer verboten, neben anderen Halluzinogenen und Zaubermitteln, auch den Gebrauch dieser Droge). Der Zweck des Rituals war, Hellsichtigkeit zu erzeugen, um die Zukunft des Stammes vorhersagen, verlorene Dinge wiederfinden, Ehebruch aufdecken oder Heilpflanzen als solche erkennen zu können. Es heißt, daß ein Inkapriester im Jahre 1475 unter dem Einfluß der Droge den Fall des Inkareiches und den durch *Pizarro* verursachten Tod des Königs *Atahualpa* vorhergesagt habe. (*Yagé* scheint tatsächlich Hellsichtigkeit zu bewirken, da auch bei einem Wissenschaftler, welcher einen alkoholischen Extrakt der Liane einnahm, sich später bewahrheitende Visionen auftraten, ja selbst ein Mordfall mit Hilfe des Tranks gelöst wurde (5.2)). Die Pflanze wurde daher als göttliches Wesen verehrt, das die Fähigkeit verleiht, Vergangenes, Gegenwärtiges und Zukünftiges zu wissen (5.1) und in Kranke hineinzusehen, um ihre Krankheit erkennen und magisch hinwegnehmen zu können (7). Sie wird mit dem Tod in Verbindung gebracht; der Schamane nimmt mittels des Trankes Kontakt zu Tod, Ahnen und Jenseits auf (11). Bei einem von *Florentino Claer* miterlebten Yagé-Ritual trat neben dem Anrufungen singenden und geschmückten Schamanen eine bloßbrüstige Frau auf, welche die Yagé-Göttin darstellen sollte (5.1). Diese Vergottung von *Yagé* findet sich auch bei der modernen „*Santo Daime"* - Zeremonie wieder, doch gilt der Geist der Droge hier als männlich (6).

Mittelbeziehungen – Ähnlich in der Rauschwirkung sind *Cann-i., Anhal., Stram.*, bezüglich des Priapismus *Canth.* (1); wegen der emetischen Wirkung vgl. *Ipecacuanha.*

Mittelverwechslungen und pharmazeutische Probleme – *Yagé* - Sitzungen werden, wie die in Mexiko und Peru durchgeführten Rituale mit *Peyotl* oder dem *San-Pedro-Kaktus,* als *Mesa* (span. für Heilige Messe) bezeichnet, und die Wirkungen, welche dem *Yagé* bei *Mesas* zugeschrieben werden, sind weitgehend identisch mit denen, welche man auch letzteren Halluzinogenen zuschreibt (7). Möglicherweise sind die Vorstellungen der Teilnehmer über die Wirkung einer *Mesa* ursprünglich von Peyote-Sitzungen geprägt, was das entstehende Wirkungsbild bedeutend modifizieren kann (bei allen Halluzinogenen sind die entstehenden Symptome stark vom Einnahmesetting abhängig).

Es gibt mehrere Spezies der Gattung *Banisteriopsis*, die sich morphologisch unterscheiden, aber anscheinend in gleicher Weise verwendet werden (5.1). Die Firmen *DHU* und *Arcana* führen sie in ihren Arzneimittellisten ohne Angabe einer Spezies unter „*Banisteria*" mit der Synonymangabe „*Yagé*" auf (3, 4).

Lewin berichtet, daß die Indianerstämme, welche *Yagé* gebrauchen, u.U. bei der Herstellung des Rauschtranks Tabak und/oder die giftige Liane *Haemadictyon amazonicum* mitverwenden, was die entstehenden Symptome deutlich verändern dürfte. Dies geschehe v.a., wenn der Trank von Schamanen eingenommen werden solle. Letzterer Liane, und nicht der *Banisteria,* ordnet er den Namen *Yagé* zu. Doch scheint es ihm gesichert zu sein, daß *Banisteria* alleine einen „dem Stechapfel ähnlichen" Rauschzustand erzeuge. (10)

Symptome von *Banisterin* wurden, als solche gekennzeichnet, mit in die Pathogenese aufgenommen.

Die Träume, welche die Prüfer in (8) berichtet haben, wurden vom Prüfungsleiter jeweils mittels Nachbefragung der Prüfer komplettiert und kommentiert. Diese Teile der Symptomangaben stehen durch einen Gedankenstrich (–) von der ursprünglichen Notiz getrennt.

Quellen – 1) Lebarbier/L'Homéopathie Francaise/1965/4; 2) Dermitzel/DZH/1930/5 (2.1: p (Angaben Reisender über den Yagé-Rausch), 2.2: t (Tierversuche mit toxischen Dosen), 2.3: p (akzidentelle Injektion von 0,2 g Banisterin i.m., bei einem gesunden Mann) 2.4: k (parenterale Gaben zu 0,04 g Banisterin)); 3) Homöopathisches Arzneimittelverzeichnis, Gütersloh: Fa. Arcana Dr. Sewerin, 6. Ausgabe (1992); 4) Remedia homoeopathica. Homöopathisches Arzneimittelverzeichnis. Karlsruhe: Deutsche Homöopathie-Union, 1996; 5) Mesa, M.H./BJH/Bd. 59 (1970)S. /144 -154 (5.1: Mythologie, Ritualkunde und Geschichte, 5.2: p (Wirkungen des Yagé-Tranks bei Indios und Weißen), 5.3: k (D12, D30); 6) Esotera (Notiz erfolgte aus der Erinnerung, daher kann Jahrgang und Nummer nicht mehr angegeben werden); 7) Braun/AHZ/1979/6 (Reisebericht aus den Anden); 8) P. König und U. Santos-König, unveröffentlichtes Prüfungsmanuskript p (C 12; 8.1 - 8.19: Prüfer); 9) LE1 t; 10) LE2 t (und botan. Angaben); 11) Angaben aus einer Fernsehsendung über Rauschmittel, WDR 3, 1997 (Datum nicht erinnerlich).

Yohimbinum

GEIST UND GEMÜT

Angst

1. Experimentell lassen sich mit *Yohimbin* Angstzustände und Panikattacken auslösen (*Med. Letter* 36 (1994), 115). (3)
2. Erregungszustand „wie nach zuviel Kaffee", panikartige Reaktion, Kribbeln der Finger (62j. Mann). (3)

Erregbarkeit

1. Erregungszustand „wie nach zuviel Kaffee", panikartige Reaktion, Kribbeln der Finger (62j. Mann). (3)
2. Agitation mit fliegenden Hitzeempfindungen im Gesicht. (4)
3. *Yohimbin* kann peroral zentrale Erregung, Reizbarkeit, Tremor und Herzfrequenzsteigerung auslösen... . (3)

4. Erhöhte Lebhaftigkeit und Munterkeit der Tiere (bei Kaninchen, Katzen und Hunden; nach 5 bis 15 mg). (2.1)

Gedanken, Denkvermögen

1. Gedanken an die Ereignisse des ganzen vergangenen Lebens halten ihn wach. (4)
2. Gedankenzudrang mit Schlaflosigkeit (*O. Boericke*). (5)

Reizbarkeit

1. *Yohimbin* kann peroral zentrale Erregung, Reizbarkeit, Tremor und Herzfrequenzsteigerung auslösen... . (3)

Ruhelosigkeit

1. Heftige Atembeklemmung, allgemeine Unruhe, beständiges Hin-und-Herwerfen die ganze Nacht; von Schlaf keine Ahnung. Gemütsstimmung trotz allem nicht beeinträchtigt (n. 2 Tbl. *Yohimbin*; über 70j. Mann). (1)

Zorn

1. Zorn mit Zittern (*Dudgeon*). (5)

ILLUSIONEN

Wahnvorstellungen

1. Die Rinde des Yohimbe-Baums wird in Westafrika als Halluzinogen geraucht. (3)

Sinnestäuschungen

1. Unangenehm metallischer Geschmack im Mund. (4)

SCHLAF

1. Heftige Atembeklemmung, allgemeine Unruhe, beständiges Hin-und-Herwerfen die ganze Nacht; von Schlaf keine Ahnung. Gemütsstimmung trotz allem nicht beeinträchtigt (n. 2 Tbl. *Yohimbin*; über 70j. Mann). (1)
2. Frösteln durch den ganzen Körper, bis Mitternacht, dann Hitze; dabei Schlaflosigkeit; die ganze Nacht vermehrte Speichelabsonderung (nach 1 Tbl.). (2.1)
3. Gedanken an die Ereignisse des ganzen vergangenen Lebens halten ihn wach. (4)

SEXUELLER TRIEB

1. Starke und anhaltende Erektionen. (4)
2. Gegen Morgen heftige geschlechtliche Erregung und Drang zum Coitus, welcher mit gutem Erfolg stattgehabt haben soll (bei einem über 70j. Manne, der die Arznei wegen Potenzschwierigkeiten genommen hatte). (1)
3. Starke Anschwellung der Hoden und Nebenhoden (bei Kaninchen); starke Erektionen (bei Hunden und in geringerem Maße bei Katern); diese Schwellung der Geschlechtsorgane beruht auf einer starken Hyperämie derselben. *Yohimbin* bringt seine Wirkung auch an kastrierten Hunden hervor. (2.1)
4. Neurasthenische Impotenz. (4)
5. Besserte in 4 kontrollierten klinischen Studien Impotenz verschiedener Ursachen bei 33 bis 62 Prozent der Anwender (unter Plazebo Besserung in 13 bis 28 Prozent der Fälle). (3)

6. Ein Fall von chronischer Bromvergiftung, bei dem neben der Potentia virilis auch die Patellarreflexe erloschen waren und wo nach Entziehung des Broms und Gebrauch von *Yohimbin* die Potenz schon nach einer Woche, der Patellarreflex dagegen erst nach 4 Wochen zurückkehrte, spricht deutlich für die spezifische Wirkung des Mittels auf die Sexualcentra des Rückenmarks. (2.2)
7. Der Einfluß des Mittels hat sich auch bei Frauen in der sexuellen Sphäre einigermaßen geltend gemacht..., (etwa) in einem Falle, in dem der Geschlechtstrieb zwar vorhanden war, das Wollustgefühl jedoch erst durch mehrmaligen Coitus ausgelöst werden konnte. ... Bei einer Frau mit völliger Anaphrodisie (ohne jedes Zustandekommen sexueller Erregung) konnten 4 *Yohimbin*tabletten indes keine Vermehrung der Libido sexualis herbeiführen. (2.2)

AS-IF-EMPFINDUNGEN

1. Kaum eine halbe Stunde nach dem Einnehmen von 2 Tbl. *Yohimbin* bekam er in hohem Grade lästiges Herzklopfen, ein Gefühl, als ob der Inhalt des Herzens über alle möglichen Hindernisse hinübergepreßt werden müsse; Puls über 120, voll und hart. ... Das lästige Gefühl seitens des Herzens ist bis heute, d.h. nach 14 Tagen, noch nicht völlig verschwunden; objektiv unregelmäßige Herztätigkeit (über 70j. Mann). (1)

Synonyma (für den Baum) – Corynanthe Yohimba (*K. Schum.*), Pausinystalia Yohimba (*K. Schum.*) (6). Es existieren zahlreiche Namen in den afrikanischen Sprachen; die gebräuchlichsten lauten *Yohimbé* und *Njombé*.

Biologie, Chemie und Physiologie – Man gewinnt dieses Alkaloid aus der Rinde des bis zu 35 m hohen Yohimbe-Baums, einer Rubiacee (6), welche man in Kamerun, Gabun und Kongo findet (zur Morphe desselben siehe (6)). In seinem Verbreitungsgebiet wird letztere als Halluzinogen geraucht (3); das isolierte *Yohimbin* jedoch ist nicht als Rauschmittel, sondern als Aphrodisiakum weltweit bekannt geworden. Bis heute ist es als Monopräparat (z.B. *Yohimbin „Spiegel")* oder in Kombination mit Androgenen im Handel, und auch ein Extrakt der Rinde wird mit gleicher Zielsetzung gebraucht. Es wirkt daneben lokalanästhetisch, beeinflußt Atmung und Herzaktion (6), ist ein Alpha-2-Blocker und kann den Blutdruck sowohl steigern als auch – vorherrschend – senken. Vor dem 1. Weltkrieg gehörte es zu den Standard-Antihypertensiva, und bis 1991 wurde es in der *Roten Liste* unter der Rubrik „Antihypertonika" geführt. Ferner wurde es gegen Menorrhagie und zur Milchbildung verordnet (4).

Yohimbin hat viele Nebenwirkungen, vor allem im Bereich des zentralen und vegetativen Nervensystems. Die Pathogenese entstammt Beobachtungen beim Ge - oder Mißbrauch dieses Alkaloids zur Potenzsteigerung und ist in Kurzform auf den letzten Seiten des *„Arzneimittelkursbuchs* 1996/97" (3) nachzulesen. Sie ähnelt in vieler Hinsicht den Erscheinungen, die nach Überdosierung von Koffein auftreten. Die letale Dosis liegt bei 20 mg/kg Körpergewicht (6).

In der homöopathischen Literatur findet sich *Yohimbin* so gut wie nirgends. Weder bei *Leeser* noch im *Homöopathischen Arzneibuch* von 1978 wird die Ursprungspflanze beschrieben. Kasuistiken liegen nicht vor.

Mittelbeziehungen – Vgl. *Coff.* (3), *Canth.*

Mittelverwechslungen und pharmazeutische Probleme – Mit Sicherheit bestehen Unterschiede in der Wirkung zwischen dem reinen *Yohimbin* und dem Extrakt der Yohimbe-Rinde, doch finden sich hierzu keine Angaben im Schrifttum. Ferner wird die Yohimbe-Rinde oft mit Rinden verwandter, viel giftigerer Arten verfälscht (6).

Quellen – 1) Fischer/AHZ/1911/2 t; 2) M./AHZ/1903/3-4 (2.1: p (Tierversuche), 2.2: k); 3) AKB1 t (unerwünschte Wirkungen); 4) BR1 p/k; 5) CMM k; 6) Hallé, Nicolas: Famille des Rubiacées, 1ère partie, in: A. Aubréville: Flore du Gabun. Muséum National d'Histoire Naturelle, Paris 1966.

Yttrium

GEIST UND GEMÜT

Arbeit (Fleiß, Faulheit, Unfähigkeit zur Arbeit usw.)

1. (Sie nehmen alles auf, schnuppern an allem, beginnen aber nichts. Sie können verschiedene Ausbildungen anfangen und vielleicht sogar erfolgreich beenden, aber wenn es darauf ankommt, wirklich ein Projekt zu beginnen, springen sie ab. ... So können sie andauernd mit allerlei Dingen zugleich beschäftigt sein, vollbringen aber nie etwas. Sie versuchen Inspiration zu bekommen, haben aber das Gefühl, daß es nicht wirklich gut ist, was ihnen einfällt. ... Wirklich für das einzutreten, was sie zeigen wollen, ist für sie eine schwere Prüfung. Es bleibt bei einem Anlauf, einer Abhandlung. ... Die verschiedenen Dinge, mit denen sie beschäftigt sind, bilden sowohl ein Hindernis als auch eine Entschuldigung dafür, daß sie nichts fertigbekommen. (1.2))
2. Morgendliche Depressivität; sieht seiner Arbeit mit Schrecken entgegen, fragt sich, ob er immer so weitermachen muß. Jeder ist spezialisiert in der Notariatskanzlei, wo er arbeitet, nur er nicht. Darüber hinaus fühlt er sich klein und abhängig von seinem Chef. Dieser weiß nicht gut, was er an ihm hat. Er fragt sich, ob er die Norm wohl erfüllt, hat Angst, ausgestoßen zu werden (50j. Mann). (1.3)

Furcht

1. (Furcht vor hochgelegenen Orten, Leitern; vor Enge; Erwartungsangst, vor Ansprachen, Auftreten, Aufführungen. (1.2))

Musik, Singen, Kunst

1. Singt sehr gern; hat neulich zwei Konzerte zu Hause gegeben, ist aber sehr unsicher über solch einen Auftritt. Hat zwar einen Gesangslehrer, aber keinen guten; will zwar Konzerte geben, aber nur für Bekannte. Er betrachtet das Singen als eine Parallele zu seiner Suche nach sich selbst (50j. Mann, Depression). (1.3)

Selbstvertrauen

1. (Schnell entmutigt; Unterschätzen der eigenen Talente, halten sich für mittelmäßig, glauben, ihre Ideen seien nicht wirklich gut; schon bei kleinen Rückschlägen denken sie, daß sie es doch nicht können; wenn ihre Arbeit einen Tag lang nicht gutgeht, denken sie schon ans Aufhören und meinen, es gebe viele Menschen, die es besser könnten. Sie sind der Kritik sehr unterworfen, trauen sich nicht aufzufallen, haben Angst, aus der Gruppe zu fallen oder das fünfte Rad am Wagen zu sein. Sie kommen oft aus einer gewöhnlichen Umgebung, in der das Besondere nicht geschätzt wird,

und glauben, Kunst und Wissenschaft sei nicht für ihr Milieu, sondern nur für bessere Kreise bestimmt. Wenn sie dann selbst solche Talente in sich entdecken, zweifeln sie sehr, ob das möglich ist. (1.2))

2. Morgendliche Depressivität; sieht seiner Arbeit mit Schrecken entgegen, fragt sich, ob er immer so weitermachen muß. Jeder ist spezialisiert in der Notariatskanzlei, wo er arbeitet, nur er nicht. Darüber hinaus fühlt er sich klein und abhängig von seinem Chef... Er fragt sich, ob er die Norm wohl erfüllt, hat Angst, ausgestoßen zu werden (50j. Mann). (1.3)

Sprechen

1. (Mühevolles Reden durch langes Überlegen und Abwägen. Sie sind es nicht gewohnt zu reden, vor allem nicht in oder vor einer Gruppe. Sie denken, daß das von ihnen Gesagte nicht so wichtig sei, denn darauf kämen Andere von selbst. (1.2))
2. Wunsch, flott reden und sich leicht bewegen zu können, sowohl in höheren als auch in niedrigeren Kreisen (50j. Mann, Depression). (1.3)
3. Ist resoluter geworden, sagt freier, was er sagen will (Heilwirkung; 50j. Mann, Depression). (1.3)

Traurigkeit, trübe Stimmung

1. Morgendliche Depressivität; sieht seiner Arbeit mit Schrecken entgegen, fragt sich, ob er immer so weitermachen muß... (50j. Mann). (1.3)
2. Singt Friedhofslieder (nach *Yttr.* singt er stattdessen Liebeslieder; 50j. Mann). (1.3)

Weinen, Wimmern, Jammern, Seufzen

1. (Unsichere, weinerliche Stimmung. (1.2))

TRÄUME

Ängstlich, bang, besorgt

1. (Träume von hochgelegenen Orten, vom Fallen, von Leitern, Bergen, Vulkanen. (1.2))
2. Traum, daß er auf einer Leiter stand und durch ein offenes Schiebefenster hineinklettern mußte; dahinter stand seine Mutter. Früher – vor *Yttr.* 1M – träumte er solche Dinge regelmäßig und fürchtete sich auf der Leiter, jetzt hat er keine Angst mehr in diesem Traum (50j. Mann, Depression). (1.3)

Bildlich, symbolisch

1. (Träume von Wasser, vom Meer, Träume in blauer Farbe. (1.2))
2. (Träume von Vögeln oder Schwänen. (1.2))
3. (Träume von Bergwerken (Minen). (1.2))

SCHLAF

1. (Schläfrigkeit. (1.2))

MODALITÄTEN, CAUSAE

1. (Beschwerden durch Kränkung und Erniedrigung. (1.2))
2. Selbstunsicherheit durch kleinbürgerliche Erziehung. Er mußte immer die Norm erfüllen, durfte nicht streiten, nicht für sich eintreten, keinen Konflikt riskieren, son-

dern diesem aus dem Weg gehen; er mußte zu Doktor und Pfarrer aufsehen und auf die Minderbemittelten herunterschauen. Im Internat mußte er einmal vorsingen; auf dem Rückweg sagte der Vater zu ihm, es gebe viele Jungen, die schöner sängen als er. Auf der Grundschule war er ein Außenseiter mit Klavierstunden (50j. Mann, Depression). (1.3)

3. Depression schlimmer morgens von 7 bis 9 Uhr (d.i. von Aufstehen bis Arbeitsbeginn – vr) (50j. Mann). (1.3)
4. Verfroren, aber auch Verschlimmerung durch Hitze (50j. Mann, Depression). (1.3)
5. (Linksseitigkeit. (1.2))

Synonyma – Metallisches Yttrium (1.1, 1.2), Yttriumoxid (1.3). Abkürzung: Y. Empfohlene homöopathische Abkürzung: *Yttr.* Der Name kommt von dem schwedischen Dorf Ytterbiu bei Stockholm (ytter – draußen, biu – Dorf), wo dieses Element erstmals gefunden wurde. (1.1)

Theoretische Erwägungen zu *Yttrium* – *Scholten* zählt *Yttr.* zur Silberserie (Begriffe: Kreation, Inspiration, Kultur, Einzigartigkeit, Bewunderung, Ästhetik, Kunst, Auftreten, Ehrgeiz usw.) und zum 3, Stadium, dem er Erkundung, Probieren und Unverbindlichkeit zuordnet. Er sieht das Problem des *Yttrium*-Patienten in einer Unfähigkeit, sich für eine von mehreren Optionen kreativen Arbeitens zu entscheiden. Dieser „schnuppert" an allem, fängt mehrere Ausbildungen an, beendet sie vielleicht auch, aber übt den erlernten Beruf nicht aus, will sich nicht festlegen, denn er ist selbstunsicher, unterschätzt sein Talent und läßt sich durch kleine Kritiken oder Rückschläge entmutigen. So bleibt er immer unschlüssig, ob er (z.B.) Psychiater oder Musiker werden soll. (1.1)

Biologie, Chemie und Physiologie – *Yttrium* ist ein eisengrau glänzendes, sich schuppendes Metall. Es wird in der Herstellung von Glühdrähten, Farbfernsehgeräten und in der Mikrotechnik eingesetzt. Außer der Angabe aus *Dreisbachs* Lehrbuch der Toxikologie, daß es die Lunge irritiere (1.1), fanden sich keine Daten über seine Giftwirkung. Auch in der Medizin wurde es bisher nicht verwendet. Die Symptome entstammen einem noch laufenden Fall (1.3), Analogieschlüssen *Scholtens* mit Hilfe seiner Analyse des Periodensystems (1.1) und möglicherweise auch einem Selbstversuch desselben Autors (1.2), wofür die eigentümlichen Traummotive sprechen, welche sich weder durch Analogie erklären lassen noch in der Kasuistik wiederfinden. Die gesamte Pathogenese hat als *vorläufig* zu gelten. Sie ist so „unverbindlich", wie *Scholten* es dem *Yttrium* als solchem zuschreibt (1.1).

Mittelverwechslungen und pharmazeutische Probleme – Die Angaben aus (1.1) und (1.2) beziehen sich auf das metallische *Yttrium*; der Fall (1.3) läuft jedoch unter *Yttrium oxidatum*.

Quellen – 1) SCJ2 (1.1: theoretische Erwägungen und technische Daten, 1.2: Symptome ohne Spezifikation ihrer Herkunft (in Klammern zitiert), 1.3: k (1M, Follow-up lt. Text 5 Monate)).

Yucca filamentosa

GEIST UND GEMÜT

Fröhlichkeit, Lachen

1. Fühle mich heute abend ungewöhnlich gut (17. T.). (1)

Gedächtnis

1. Unfähigkeit, irgendetwas vom Gelesenen zu behalten, mit starken Schmerzen, welche zuerst auf der rechten Seite, dann in der Spitze des Herzens auftraten (2. T.). (1)
2. Uhr nachmittags, dumpfes Gefühl im Kopf, wenn Andere mit mir reden; obwohl ich höre, was sie sagen, scheine ich sie nicht zu verstehen; zwei Minuten später weiß ich nicht mehr, was sie gesagt haben (15. T.). (1)

Gedanken, Denkvermögen

1. Unfähigkeit zu denken; gebrauche beim Sprechen die falschen Worte (3. T.). (1)
2. Gedanken schweifen von den Vorlesungen ab (18. - 20. T.). (1)
3. Meine Gedanken drehen sich ständig um sexuelle Themen; hatte den ganzen Vormittag ein steifes Glied; kann nicht studieren; sobald ich anfange, schweifen meine Gedanken ab, und ich fange an, an Frauen zu denken (17. T.). (1)

Konzentration

1. Es ist schwere Arbeit, die Gedanken auf die Vorlesungen zu konzentrieren (18. T.). (1)
2. Gedanken schweifen von den Vorlesungen ab (18. - 20. T.). (1)

Lesen, Lernen, Schreiben, Studieren

1. Unfähigkeit, irgendetwas vom Gelesenen zu behalten, mit starken Schmerzen, welche zuerst auf der rechten Seite, dann in der Spitze des Herzens auftraten (2. T.). (1)
2. Gebrauche falsche Worte beim Schreiben (21. T.). (1)
3. Unaufgelegt zum Studieren (2. T.). (1)

Reizbarkeit

1. Fühle mich sehr mutlos (despondent) und reizbar (21. T.). (1)
2. Sehr reizbar (5. T.). (1)
3. Reizbar, galliges Temperament. ()

Ruhelosigkeit

1. (Das Kind ist) um 12 Uhr mittags sehr ruhelos und scheint zu fiebern; um 15 Uhr will es ständig gehalten werden (1. T.); in der Nacht etwas unruhig (1. N.); ruhelos; spielt nur kurze Zeit mit seinem Spielzeug, dann will es gehalten werden; heute abend war es zwei Stunden nach seiner gewöhnlichen Schlafenszeit wieder wach (2. T.). (1)

Sprechen

1. Nachmittags um 13.30 Uhr dumpfes Gefühl im Kopf, wenn Andere mit mir reden; obwohl ich höre, was sie sagen, scheine ich sie nicht zu verstehen; zwei Minuten später weiß ich nicht mehr, was sie gesagt haben (15. T.). (1)

Traurigkeit, trübe Stimmung

1. Fühle mich sehr niedergeschlagen (despondent) und reizbar (21. T.). (1)

2. Um 2 Uhr nachmittags, fühle mich sehr niedergeschlagen (despondent); habe „den Blues" (14. T.). (1)

Unentschlossenheit

1. Um 16 Uhr, unentschlossen, ändeere meine Entschlüsse alle Viertelstunden; weiß nicht, was ich machen soll; kann nicht gelassen bleiben (can't keep easy) (14. T.). (1)

Unzufriedenheit

1. Ich habe „den Blues"; unbefriedigtes Gefühl (8. T.). (1)
2. Wünschte, ich hätte nicht angefangen, diese Arznei zu prüfen (16. T.). (1)

TRÄUME

1. Laszive Träume (18. T.). (1)

SCHLAF

1. Erwachte nachts mehrmals mit einer Erektion, aber ohne sexuelles Verlangen (15. N.). (1)
2. Ruhelos letzte Nacht (9. T.). (1)
3. Am Abend sehr schläfrig, ging zwei Stunden früher als sonst ins Bett (1. T.). (1)
4. In einer abendlichen Vorlesung war ich so schläfrig, daß ich kaum die Augen offenhalten konnte (16. T.). (1)

SEXUELLER TRIEB

1. Mehrmalige Erektion nachts (4. T.). (1)
2. Erektionen die ganze Nacht, aber kein Erguß (18. T.). (1)
3. Meine Gedanken drehen sich ständig um sexuelle Themen; hatte den ganzen Vormittag ein steifes Glied; kann nicht studieren; sobald ich anfange, schweifen meine Gedanken ab, und ich fange an, an Frauen zu denken (17. T.). (1)
4. Erwachte nachts mehrmals mit einer Erektion, aber ohne sexuelles Verlangen (15. N.). (1)
5. Laszive Träume (18. T.). (1)

MODALITÄTEN, CAUSAE

1. Berührung verschlimmert (*Stauffer*). (7)

AS-IF-EMPFINDUNGEN

1. Um 10 Uhr 30 eine Kälte auf der Kopfhaut, auf der linken Kopfseite, als ströme kalte Luft darauf ein (1. T.). (1)
2. Der weiche Gaumen scheint trocken zu sein; mußte Wasser trinken, um ihn zu befeuchten (6. T.). (1)
3. Die Zunge sieht wie verbrüht (parboiled) aus, mit unregelmäßig sich erhebenden, verstreuten Papillen auf ihrer Oberfläche; um 21 Uhr (15. T.). (1)
4. Gefühl, als hänge etwas im Nasenrachenraum. (1)
5. Ein Gefühl der Zusammenschnürung im ganzen Brustkorb, auch im Herzen (3. T.). (1)

6. Zusammenziehung der Nackenmuskeln; es schien, als würden sie den Kopf rückwärts ziehen (3. T.). (1)

Synonyma – Bear grass (1). Fadenpalmlilie, Adam's needle, Silk grass (5).

Biologie, Chemie und Physiologie – Ein immergrünes, perennierendes Liliengewächs der Sandwüsten Nordamerikas und Mexikos, das man wegen seines stattlichen Standes lilienartiger hängender Blüten inmitten eines dichten Kranzes von schwertförmigen Blättern oft in Gärten und Anlagen findet (2). Der Name „filamentosa" kommt von den langen Fasern, die am Rande von den Blättern herabhängen (5). Die Samen und Schößlinge werden in Amerika gegessen (4). Der Name „bear grass" mag sich von dem nährstoffspeichernden Rhizom der Pflanze herleiten; Bären graben,vor allem in nahrungsarmen Gebieten, gern nach solchen Wurzeln.

Eigentümlich ist, daß die Yuccablüte nur mit Hilfe einer mit ihr in Symbiose lebenden Motte befruchtet werden kann. Diese Motte stopft einen Klumpen Pollen, den sie dafür in einer Blüte sammelt, in die trichterförmige Narbe einer anderen, nachdem sie ihre Eier in den Fruchtknoten abgelegt hat. Die Raupen fressen einen Teil der Samenanlagen; der Rest reicht zur Vermehrung aus. (5)

Yucca ist eine Saponindroge (2, 5); sie soll Sterole (verwandt mit den Sexualhormonen) enthalten (3). Das Saponin wirkt schweiß-, harntreibend und stoffwechselfördernd, weshalb man die Arznei auch beim Myxödem gebraucht hat. Ferner besteht eine Leberbeziehung (wichtiges objektives *Yucca*-Zeichen: die Zunge weist Zahnmarken auf). (5)

Mittelbeziehungen – Antidot gegen die geistigen Symptome war *Cocculus* (1).

Mittelverwechslungen und pharmazeutische Probleme – In (1) ist angegeben, man verwende entweder eine Tinktur der ganzen, nicht blühenden Pflanze, oder eine aus den Blüten alleine; welche der zwei Präparationen geprüft wurde, geht aus dem Text nicht hervor. Das *HAB* gibt an: Zubereitung der frischen Pflanze (2).

Die Art der von *Yucca* gebildeten Saponine ist je nach Standort bzw. Klima unterschiedlich (5). Bei allfälligen Neuprüfungen sollte neben dem für die Tinktur verwendeten Pflanzenteil auch die geographische Herkunft der verwendeten *Yucca*, einschl. des Klimas am Fundort, angegeben werden.

Quellen – 1) A1 p (C30); 2) Menge/AHZ/1958/1; 3) Heits/AHZ/1966/5; 4) MG1; 5) LSR1; 6) SF2 k.

Zincum aceticum

GEIST UND GEMÜT

Angst

1. Er sieht sehr ängstlich aus. (1.2)
2. Ängstliche Stillheit, sie spricht kein Wort, und auf die Frage, wie es ihr sei, antwortet sie: laßt mich nur gehen, es wird mir schon besser werden. (1.2)
3. Ängstlicher, unruhiger Schlaf und Irrereden, letzteres abends und vor Mitternacht (4j. Mdch., fieberhaftes Gehirnleiden). (7)

Arbeit (Fleiß, Faulheit, Unfähigkeit zur Arbeit usw.)

1. Sehr nützlich für Krankenschwestern und andere Leute, die unter Schlafmangelbedingungen arbeiten müssen. Man gibt ihnen 3 x 5 Tropfen von *Rademachers* Lösung täglich. (Empf. v. *Burnett*.) (6)

Benommenheit, wie nicht ausgeschlafen, wie berauscht usw.

1. Eine eigenartige Dösigkeit, besonders vormittags (34j. Mann, Dumpingsyndrom). (10)
2. Nach dem Kopfschmerzanfall wie betäubt, schläft gleich ein (50j. Mann). (7)

Bewegungen: Zwangsbewegungen, Automatismen, Gesten, Lagen

1. Chorea; unfreiwillige Bewegungen der Füße, dadurch (war) das Gehen so mangelhaft, daß sie das Haus nicht verlassen konnte. (Gebessert *Artemisia vulgaris*, völlig geheilt durch *Zincum aceticum*.) (5)
2. Beim Hydrocephalus infantum finden wir häufig die Erscheinung, daß die kleinen Patienten immer wieder versuchen, mit ihrem Händchen ihre Nase gleichsam wegzuschieben; das kommt viel häufiger vor als das oft erwähnte Greifen nach dem Kopfe. (9)

Bewußtlosigkeit, Koma, Stupor

1. Ruhiges Liegen, ein scheinbar natürlicher Schlaf, welcher sich zu einem Sopor ausweitet, aus welchem der Kranke nur unter Schwierigkeiten und häufig nur unvollkommen erweckbar ist; langsamer, zuweilen stark undulierender Puls; keine Anzeichen von Kongestion, kein Temperaturanstieg (Zerebrospinalmeningitis). (9)

Delirium, Wahnsinn, Raserei

1. Fieberdelir, mit unaufhörlicher Neigung, das Bett zu verlassen; wobei der Kranke aber nicht bösartig war, den Arzt erkannte und versprach, die Arznei vorschriftsmäßig einzunehmen, was er auch tat. (5)
2. Kopfrose (Erysipelas bullosum der Kopfhaut)... mit heftigem Fieber und Irrereden verbunden. (5)
3. Bei „akuten Gehirnfiebern", wenn das Organ des Denkvermögens Hauptsitz der Krankheit geworden ist. (5)
4. Ängstlicher, unruhiger Schlaf und Irrereden, letzteres abends und vor Mitternacht (4j. Mdch., fieberhaftes Gehirnleiden). (7)
5. Religiöse Manie mit aufrührerischem Betragen, man mußte sie einsperren. Verursacht durch den Einfluß einer überfrommen Dienstherrschaft (bei einem Dienstmädchen). (5)
6. Maniakalisches Delirium. (8)
7. Delirium tremens. (4)

Eigensinn und Gehorsam

1. Er (der Wahnsinnige) war nicht bösartig, sondern vielmehr leidend, und tat, was man ihm hieß. (5)
2. Fieberdelir, mit unaufhörlicher Neigung, das Bett zu verlassen; wobei der Kranke aber nicht bösartig war, den Arzt erkannte und versprach, die Arznei vorschriftsmäßig einzunehmen, was er auch tat. (5)
3. Religiöse Manie mit aufrührerischem Betragen, man mußte sie einsperren. Verursacht durch den Einfluß einer überfrommen Dienstherrschaft (bei einem Dienstmädchen). (5)

Ekelgefühl

1. Ausgesprochener Widerwille gegen Süßes (Prüfsymptom durch sc. Injektion von *Zinc-ac.* D6 bei 34j. Mann m. Dumpingsyndrom; klin. Symptom bei 41j. Mann m. chron. Glomerulonephritis u. ren. Hochdruck). (10)

Erregbarkeit

1. Unausgeglichenheit (34j. Mann, Dumpingsyndrom). (10)

Gedanken, Denkvermögen

1. Heftiger Kopfschmerz im Oberkopf, der so stark geworden war, daß er das Gedächtnis und Denkvermögen gestört hatte; beginnt morgens beim Erwachen und dauert bis abends, bis mittags steigend und dann abnehmend (2 Fälle, jeweils 50j. Männer). (7)

Ruhelosigkeit

1. Sie will lieber umhergehen, wider Gewohnheit. (1.2)
2. Öfteres Abwechseln von Sitzen und Umhergehen. (1.2)
3. Ausgesprochene Bewegungsunruhe beim Schlafen. (3.2)
4. Motorische Unruhe nachts (34j. Mann, Dumpingsyndrom). (10)
5. Nachts eigentümliche Unruhe der Beine, die er durch Umhergehen im Zimmer linderte (41j. Mann, chron. Glomerulonephritis m. ren. Hochdruck). (10)

Sprechen

1. Ängstliche Stillheit, sie spricht kein Wort, und auf die Frage, wie es ihr sei, antwortet sie: laßt mich nur gehen, es wird mir schon besser werden. (1.2)
2. Wütende Kopfschmerzen, die vom Morgen bis Abend dauern; auf dem Höhepunkt des Anfalls ist die Sprache lallend, die Augen sind glanzlos, die Augenlider hängen herab, und er kann nicht sprechen, sondern lallt bloß unverständliche Worte und wimmert leise vor sich hin (50j. Mann; Heilung innerhalb von 14 Tagen). (7)

Unerträglichkeit von Schmerzen oder Empfindungen

1. Der Schmerz (der WS) setzt sich zuletzt im unteren Brustwirbel und im 4. Lendenwirbel bis zur Unerträglichkeit fest. (3.2)

ILLUSIONEN

1. Wahnsinn mit der Furcht, die Gendarmen möchten kommen und ihn gefangennehmen. Er bestimmte auch die Zeit, wann sie kommen würden. Da aber sein wirres Gedächtnis diese Zeitbestimmung nicht festzuhalten vermochte, so lebte er in einer immerwährenden Furcht vor der Gefangenschaft. (Bei einem jungen Mann, Branntweintrinker, der das Ehrenamt der Schätzung der Habe Unmündiger versah; ausgelöst durch den Einfluß eines überfrommen Mitmenschen, der ihm Angst einjagte, er könnte sich durch falsches Schätzen versündigt haben.) (5)

SCHLAF

Schlaflosigkeit, Einschlafstörung

1. Schlaflosigkeit durch Krankenpflege. (6, 7)
2. Guter Tiefschlaf (Heilwirkung). (3.1)

3. Der *Zink* macht... bei Beschwichtigung des Irrsinnes (in Gehirnfiebern) mehrenteils einen ruhigen Schlaf. ... Man muß den *Zink*... stündlich reichen und den Kranken zum Einnehmen aufwecken; nur dann, wenn man siehet, daß er, von selbst aufwachend, verständig ist,... darf man denken, daß der *Zink* seine Heilwirkung vollbracht. (5)

Aufwachen, Durchschlafstörung

1. Ängstlicher, unruhiger Schlaf und Irrereden, letzteres abends und vor Mitternacht (4j. Mdch., fieberhaftes Gehirnleiden). (7)

Schläfrigkeit

1. Schläfrigkeit am Tage, er gähnt oft. (1.1)
2. Bei seinem (des *Zinks*) Gebrauche erwacht der schlafsüchtige Kranke, wenn der Zink seine Heilwirkung vollbracht, von selbst. (5)
3. Schlafbedürfnis (im akuten Anfall; 34j. Mann, Dumpingsyndrom). (10)
4. Nach dem Kopfschmerzanfall wie betäubt, schläft gleich ein (50j. Mann). (7)
5. Schlafsucht seit 3 Jahren; dabei oft wochen- oder monatelang Kopfschmerz mit abendlichen oder morgendlichen, einige Stunden anhaltenden, intermittierenden oder remittierenden Anfällen; die Schlafsucht besteht nur im Herbst und Winter, am schlimmsten im November (40j. Frau). (7)

KONVULSIONEN

1. Muskelzuckungen (des linken Beins). (3.4)
2. Muskuläre Überspannungszustände im linken Oberschenkel und in der Lendenmuskulatur mit krampfhaften Zuckungen des linken Beines nachts. (3.3)
3. Konvulsionen heftigster Art, bei Zerebrospinalmeningitis, oder nach Zorn bei einem vollblütigen Mädchen, welches zuvor nicht an Krämpfen gelitten hatte. (9)

MODALITÄTEN, CAUSAE

1. Wahnsinn: bei Branntweinmißbrauch. (5)
2. Unverträglichkeit von Wein. (10)
3. Wahnsinn, Angstpsychose, Manie: durch den Einfluß einer überfrommen, Gewissensangst machenden Umgebung. (5)
4. Nachmittag schlechteres Befinden. (1.2)
5. Sehr nützlich für Krankenschwestern und andere Leute, die unter Schlafmangelbedingungen arbeiten müssen. Man gibt ihnen 3 x 5 Tropfen von *Rademachers* Lösung täglich. (Empf. v. *Burnett*.) (6)
6. Folgen von Gemütserregungen, Kummer und Leid, Schreck oder Schlafmangel nach langen Nachtwachen. (9)
7. Konvulsionen heftigster Art, bei Zerebrospinalmeningitis, oder nach Zorn bei einem vollblütigen Mädchen, welches zuvor nicht an Krämpfen gelitten hatte. (9)
8. Gehirnaffektionen während der Zahnung. (9)
9. Ein Erysipel des Kopfes und Gesichts kehrte jede Woche periodisch wieder; es war durch einen Schreck während der Menses ausgelöst worden. (9)
10. Der Kopfschmerz beginnt morgens beim Erwachen, steigert sich bis Mittag, nimmt nachmittags ab und dauert bis abends, wo er völlig aufhört. (7)

11. Schlafsucht seit 3 Jahren; dabei oft wochen- oder monatelang Kopfschmerz mit abendlichen oder morgendlichen, einige Stunden anhaltenden, intermittierenden oder remittierenden Anfällen; die Schlafsucht besteht nur im Herbst und Winter, am schlimmsten im November (40j. Frau). (7)

AS-IF-EMPFINDUNGEN

Kopf

1. Pochendes Kopfweh, als wollte alles zur Stirn heraus. (1.2)
2. Kopfweh in der Stirne, als wenns Gehirn da wund wäre und Salz eingestreut würde. (1.2)
3. Die einzige Klage, die auf Befragen von den Patienten geäußert wurde, war: ein Schmerz oder eher eine seltsam drückende, kneifende Empfindung in der Nasenwurzel, mit einem gelegentlichen Ziehen entlang der Nase hinunter. (Zerebrospinalmeningitis.) (9)

Mund

1. Empfindung im Munde, als wenn sie etwas sehr Heißes genossen und sich verbrannt hätte, nicht mehr brennend. (Von Anw. d. *essigsauren Zinks* in der Vagina.) (1.2)

Hals

1. Der Hals ist ihr wie zu enge und die Zunge deuchtet ihr wie zu kurz. (1.2)
2. Stauungsgefühl in der linken Halsseite (Prüfsymptom nach sc. Injektion von *Zinc-ac.* D6; 34j. Mann, Dumpingsyndrom). (10)

Magen, Abdomen

1. Zwei Stunden nach dem Mittagsessen, unangenehmes Gefühl im Magen und Unterleibe, wie von Leerheit und Hunger. (1.1)
2. Früh Übelkeit, es ging ihm im Leibe herum wie Kneipen, als wenn er sich mit unrechten Speisen verdorben hätte. (1.1)

Bewegungsapparat

1. Es liegt ihm sehr im Rücken; wenn er sich bückt, fährts ihm jählings hinein, als wenn ihm alle Kraft verginge. (1.1)
2. Schmerz im linken Arme, daß er ihm schwer ist wie eine Last. (Vom äußerl. Gebr. d. *essigs. Zinkauflösung* in der Harnröhre.) (1.2)

Chemie und Physiologie — Zinkazetat, Zn (CH3COO)2 (2) ist die von *Rademacher* zu äußerlichem und innerlichem Gebrauch verwendete Zinkverbindung. Seine Rezeptur zur Herstellung des essigsauren Zinks lautet wie folgt: „Man nimmt reines kristallisiertes schwefelsaures Zinkoxyd (Zinksulfat) (und) reines kristallisierte essigsaures Bleioxyd (Bleiazetat), von beiden gleiche Teile, löset jedes Salz besonders (gesondert) in der zehnfachen Menge heißen destillierten Wassers auf, und vermischt unter fortwährendem Umrühren beide Flüssigkeiten miteinander. Durch die, vom Niederschlage abfiltrierte Flüssigkeit, läßt man so lange Schwefelwasserstoffgas streichen, als sich noch eine Spur von Bleigehalt, kenntlich durch den schwarzen Niederschlag, zeigt." (5)

Bei dieser Herstellungsweise sind (nicht mehr makroskopisch nachweisbare) Spuren von Blei im Endprodukt nicht zu vermeiden, so daß auch heute noch nur so hergestelltes Zinkazetat potenziert und verordnet werden sollte, um die Gleichheit von Prüf- und Arzneistoff zu sichern.

Rademachers Dosierung war: „als Gehirnmittel... anderthalb bis zwei Drachmen (5,5 bis 7,5 Gramm) des Salzes in 24 Stunden, in acht Unzen (240 g) Wasser... aufgelöst" (5), eine im toxischen Bereich liegende Menge.

Äußerlich kam Zinkazetat, in wäßriger Lösung verschiedener Stärke, noch in unserem Jahrhundert als Adstringens auf Schleimhäuten (Urethra, Vagina, Bindehaut) und auf der Haut zur Anwendung.

Zinkazetat entsteht auch bei Kontakt von Zink oder Zinkoxid mit essighaltigen Speisen, wodurch es zu Vergiftungen kommen kann.

Unger beobachtete bei seinen Zinkfällen eine in älteren Quellen kaum erwähnte, deutliche Nierenbeziehung des Zinks: Fälle chronischer Glomerulonephritis mit Zinksymptomatik zeigten auf potenziertes *Zincum aceticum* (oder auch metallicum?) hin reichliche und lange anhaltende Diureseschübe (10).

Weiteres siehe *Zincum metallicum.*

Mittelbeziehungen – Siehe *Zincum metallicum.*

Franz kommentiert die Pathogenese von *Zinc-ac.*: „... der *essigs. Z.* (hat) so auffallende Ähnlichkeit (mit dem metallischen), daß man *vielleicht* (von mir kursiv gedruckt – vr) den einen dem andern substituieren könnte" (1). *Unger* (3, 10) hat das auch getan. Organotrop gedacht scheint es zuzutreffen (bei Verordnung „gegen" die Symptome „Muskelzucken des linken Beines" und „nächtliche Bewegungsunruhe der Beine oder des ganzen Körpers"); bei konstitutioneller Verschreibung aber ist *immer nur ein* Mittel das Ähnlichste, also auch nur eine der verschiedenen Zinkverbindungen.

Quellen – 1) FZ/ACS/1827/2 p (1.1 = S. Hahnemann, 1.2 = Fr. Hahnemann, 1.3 = Langhammer); 2) A1 t; 3) UG/AHZ/1957/5-6 (Beob. an Kranken: 3.1: D6 k, 3.2: D30 p, 3.3: D6 k, 3.4: D6 p); 4) MG1; 5) RM1 k (materielle Dosen); 6) C1 k; 7) Mossa/AHZ/1891/5- 6 k (materielle Dosen); 8) CMM k; 9) Kunkel/AHZ, zit. in Gerstel/HRC/1895/2 k (materielle Dosen nach Rademachers Indikationen); 10) UG/DHM/1958/3 k (D4, D6).

Zincum carbonicum

GEIST UND GEMÜT

Bewegungen: Zwangsbewegungen, Automatismen, Gesten, Lagen

1. Übermäßiges nervöses Bewegen der Füße im Bett nachts, stundenlang, selbst im Schlaf. (1)
2. Zittern der Füße und Schwierigkeit, sie zu heben; häufiges Stolpern. (1)

Bewußtlosigkeit, Koma, Stupor

1. Nach Entleerung von etwa einer Viertelpinte (gill) zersetzten Blutes über den Darm sank er in Ohnmacht und starb, bevor Hilfe kommen konnte (5. T., ein 13j. Junge, am Vortag Kaffeesatzerbrechen). (1)
2. Häufiges Ohnmächtigwerden, mehrmals am Tag, gefolgt von Prostration und Taubheit verschiedener Körperteile. (1)

Ekelgefühl

1. Völliger Appetitverlust, der Anblick oder Geruch von Speisen erregte heftigen Ekel. (1)

Empfindlichkeit

1. Empfindlich, überempfindlich (*Allen*). (2)

Gleichgültigkeit

1. Gesichtsausdruck leer und apathisch, oder reizbar. (1)

Konzentration

1. Geistesabwesend (*O. Boericke*). (2)

Schreien

1. Abends fiebrige Hitzewallungen, mit Erhöhung der Farbe (Röte, vr) von der Zervikalregion auf- und vorwärts, begleitet von Erregung und Schreien, daß sie gefächelt werden wolle, sowie etwas Durst. (1)

Unerträglichkeit von Schmerzen oder Empfindungen

1. Nächtliches Jucken der Fußsohlen, Waden und Oberschenkeln, völlig unerträglich. (1)

ILLUSIONEN

1. Die Gegenstände erscheinen verlängert und zeitweilig doppelt. (1)

SCHLAF

1. Der Schlaf war unruhig und unerfrischend, mit gelegentlichen Nachtschweißen. (1)

MODALITÄTEN, CAUSAE

1. Wenn versucht wurde, Wein als leichtes Tonikum zu verwenden, selbst in winzigen Mengen, rief er Übelkeit, Kopfschmerz und Druck am Okziput hervor, mit einem völlig außer Proportion zur getrunkenen Menge stehenden Schwindelgefühl. (1)
2. Nach Verzehr von irgendetwas Saurem, tödliches Sinken im Magen, stundenlang. (1)

AS-IF-EMPFINDUNGEN

1. Häufige Schwindelanfälle, denen scharfes Drücken an der Nasenwurzel und ein Gefühl von Zueinanderziehen der Augen wie mit einer Schnur vorausgeht, unmittelbar gefolgt von ekelhafter (offensive) Übelkeit, Ohnmächtigkeit und Händezittern wie nach einem Weinrausch. (1)
2. Erbrechen mit Zittern, wie nach einer Alkoholvergiftung. (1)
3. Allgemeines Ameisenlaufen, wie mit Läusen bedeckt, wochenlang, wie unter der Haut, allein durch Reiben mit den Fingerspitzen gelindert. (1)
4. Empfindung allgemeinen Zitterns ohne wirklichen Tremor, wie von einer Schwefelsäurevergiftung. (1)

Synonyma – Zinkcarbonat.

Biologie, Chemie und Physiologie – Zinkcarbonat entsteht, wenn CO2- haltiges Regenwasser mit Zink in Berührung kommt, etwa in einem verzinkten Tank. Die aufgeführten Symptome entstammen Vergiftungsfällen durch Trinken so aufbewahrten Regenwassers. Diese boten vor allem ein polyneuropathisches Bild mit Lähmungen und

Ptose, begleitet von einer „hartnäckigen Angina faucium" und croupartigen Erscheinungen; ein Vergifteter starb an den Folgen einer gastrointestinalen Blutung. Von Interesse dürfte das eigenartige Hautkolorit sein, welches alle Vergifteten von Anfang der Symptome an zeigten: bläulichweiß.

Die beobachtete Verschlimmerung der Magensymptome durch Saures erklärt sich toxikologisch durch Bildung von gelöstem Zinkazetat aus unlöslichen Zinkverbindungen im Mageninhalt. Sie dürfte sich auch bei peroralen Vergiftungen mit anderen Zinksalzen finden.

Mittelbeziehungen – Vgl. *Sulf-ac.* (siehe „*As if*"). Ans. s. *Zincum metallicum.*

Quellen – 1) YYZ/HRC/1889/4 t (im *Allen* stehen diese Vergiftungen unter *Zincum metallicum*); 2) CMM t/k.

Zincum chromatum

GEIST UND GEMÜT

Arbeit (Fleiß, Faulheit, Unfähigkeit zur Arbeit usw.)

1. Abneigung gegen Arbeit; kann sich gar nicht dazu aufraffen. (1)
2. Abneigung gegen geistige Arbeit (*Boger*). (2)

Bewegungen: Zwangsbewegungen, Automatismen, Gesten, Lagen

1. Verlangen zu spucken (*Boger*). (2)

Ekelgefühl

1. Abneigung, auch nur an Essen zu denken. (1)

Gier, Suchtverhalten

1. Unbestimmtes Verlangen, weiß nicht auf was (auf welches Nahrungsmittel, vr). (1)

Unbehaglichkeit

1. Trockenheit in der Vagina mit Empfindung kommender Krankheit; 10 bis 12 Uhr vormittags. (1)

ILLUSIONEN

1. Schlechter Geruch in der Nase. (1)

MODALITÄTEN, CAUSAE

1. Verschlimmerung: durch Bewegung; Liegen auf dem Rücken; Kopfwaschen. (1)
2. Kann ihre Hände nicht auf ihrem Bauch liegen haben. (1)

AS-IF-EMPFINDUNGEN

1. Nagen und Knirschen unter und über der linken Scapula. (1)
2. Krämpfe von nagendem, knirschendem Schmerz; in den Zehen; nachts. (1)

Synonyma – Zinkchromat.

Biologie, Chemie und Physiologie – Keine Angaben in den Arzneimittellehren. Die wenigen aufgeführten Symptome stammen möglicherweise aus einer fragmentarischen Prüfung.

Moeschlin weist darauf hin, daß Zinkchromat stark sensibilisierend wirkt und deshalb hartnäckige Berufsekzeme auslösen kann (3).

Mittelbeziehungen – Vgl. *Pulsatilla* (1). (Diese Angabe könnte ursprünglich von *Zinc-cy.* stammen, siehe dort.)

Quellen – 1) PTK1 t/p; 2) CMM t/p; 3) MOE1 t.

Zincum cyanatum

GEIST UND GEMÜT

Bewegungen: Zwangsbewegungen, Automatismen, Gesten, Lagen

1. Paralysis agitans. (2)

Bewußtlosigkeit, Koma, Stupor

1. Bewußtlosigkeit während der Krampfanfälle (siehe „*Konvulsionen*"). (4)

Erregbarkeit

1. Große Erregung. (1)
2. Sehr große Empfindlichkeit. (1)

Hysterie

1. Hysterie (*Clarke*). (6)

Ruhelosigkeit

1. Große körperliche Agitation. (1)
2. Dysmenorrhoe mit krampfartigen Schmerzen im Bereich des Uterus, heftigen Rückenschmerzen, kolikartigen Schmerzen in den Eingeweiden, Schwindel, konvulsivischen Bewegungen in verschiedenen Körperteilen, großer Ruhelosigkeit und nervöser Erregung, beklemmter und schneller Atmung, schnellem und schwachem Puls, Niedergeschlagenheit des Gemüts. (7)

Traurigkeit, trübe Stimmung

1. Dysmenorrhoe mit ... Niedergeschlagenheit des Gemüts. (7)

Verdruß, Mißmut, schlechte Laune

1. Schlechte Laune. (1)

Zorn

1. Sehr zu Zorn geneigt. (1)

KONVULSIONEN

1. Chorea. (2)

2. Choreiforme Bewegungen mit Zittern. (3)
3. Epilepsie bei einem 12j. Mdch.: Zucken der Arme, wobei sie fallenläßt, was sie in Händen hat; zugleich fällt der Kopf rückwärts und die Augen drehen sich nach oben; diese Attacken ereignen sich am häufigsten, wenn sie stillsitzt und liest, halten eine Minute an, während der Bewußtlosigkeit besteht; mit blassem Gesicht im Anfall; mehrere Anfälle täglich. (4)
4. Absencen (*O. Boericke*). (6)
5. Eklampsie. (5)

SCHLAF

1. Enzephalitisfolgen mit großer Tagesschläfrigkeit. (2)
2. Narkoleptische Erscheinungen. (2)

MODALITÄTEN, CAUSAE

1. Wein verschlechtert (Epilepsie). (4)

Synonyma – Zinkcyanid, Zn(CN)2. (1)

Biologie, Chemie und Physiologie – Keine Angaben in den Arzneimittellehren.

Mittelbeziehungen – Die Epileptikerin in (4) benötigte für Restsymptome, welche der Zinkverbindung nicht wichen (Zucken des Kopfes ohne Beteiligung der Hände, ohne Bewußtseinstrübung) *Pulsatilla*.

Quellen – 1) A1 t; 2) SGA1 k; 3) VS 1 k; 4) Hansen/HWO/1900/3 k (D2); 5) SF1 k; 6) CMM k; 7) LL1 k.

Zincum iodatum

GEIST UND GEMÜT

Arbeit (Fleiß, Faulheit, Unfähigkeit zur Arbeit usw.)

1. Am Morgen (nach der unruhigen Nacht) fühlt er sich benommen und scheint keine Neigung zu haben, irgendetwas zu tun (d. 5. T.). (1)
2. Sie gönnen sich keine Ruhe, sind andauernd beschäftigt, denn es kann immer noch mehr und besser getan werden. (5.2, verif.)
3. Überarbeitung durch ihren Beruf (siedelt die Computeranlagen von Betrieben während der Wochenenden um; hat dabei mit vielen Parteien zu tun und muß es jedem recht machen); fühlt sich nicht wohl, ist unsicher, hat Mühe durchzuhalten; Gefühl, daß die ganze Welt über sie herfalle, wenn sie etwas falsch mache; findet es schwierig einzuschätzen, ob sie ihre Arbeit gut oder schlecht macht; es macht ihr Mühe, Macht zu übernehmen, Autorität auszustrahlen (30j. Frau, nervöse Erschöpfung). (5.3)
4. Beschließt, trotz verlockender Gehaltserhöhung ihre Stelle zu kündigen und ihrem Freund ins Ausland zu folgen, denn große Leistungen zu erbringen, ist nicht mehr so notwendig für sie (Heilwirkung; 30j. Frau, nervöse Erschöpfung). (5.3)

Benommenheit, wie nicht ausgeschlafen, wie berauscht, betäubt etc.

1. Dumpfheit im Kopf (ab 11.35 Uhr, d. 1. T.). (1)
2. Am Morgen (nach der unruhigen Nacht) fühlt er sich benommen und scheint keine Neigung zu haben, irgendetwas zu tun (d. 5. T.). (1)

Bewegungen: Zwangsbewegungen, Automatismen, Gesten, Lagen

1. Als Kind: Tics, Nervenzucken im Gesicht, Augenzwinkern; sie biß Stücke aus Gläsern; Ungeschicklichkeit und Ungestüm, wodurch sie viel kaputt machte (30j. Frau, nervöse Erschöpfung). (5.3)
2. Schlaflage: zusammengekrümmt auf der rechten Seite (30j. Frau, nervöse Erschöpfung). (5.3)

Ekelgefühl, Sauberkeits- und Ordnungssinn

1. (Sie pflegen sich nicht mehr, aus Erschöpfung durch Überarbeitung. (5.2))
2. Als Kind Bettnässen, jeweils nach Angstträumen vom Ausgelachtwerden oder davon, daß sie etwas verkehrt macht und von den Eltern kritisiert wird (30j. Frau, nervöse Erschöpfung). (5.3)

Furcht

1. Gefühl, daß jeden Moment etwas schiefgehen kann; wenn sie einen Moment lang nicht aufpassen, droht alles verlorenzugehen. (5.2, verif.)
2. Beklemmt vor Furcht, durch Krankheit und Unglück alles zu verlieren (Frau, Kopfschmerzen). (5.3)

Gedächtnis

1. Es fällt ihm schwer, sich des Gelesenen zu erinnern. (4)

Gedanken, Denkvermögen

1. Das Gehirn scheint umwölkt zu sein, so daß es schwierig scheint, die Gedanken auf das Gelesene konzentriert zu halten (3 Uhr nachm., d. 1. T.). (1)

Gesellschaft

1. (Sie fühlen sich (im Erschöpfungsstadium) verloren und aus der Gesellschaft ausgeschlossen und bekommen die Neigung, zu flüchten, umzuziehen oder zu emigrieren. (5.2))
2. Fühlte sich in der Jugend allein, ausgeschlossen, hatte von Menschen wenig zu erwarten (weil sie wegen ihrer nervösen Tics verlacht wurde und weil der Mutter keine ihrer Freundinnen gut genug war; 30j. Frau, nervöse Erschöpfung). (5.3)
3. Fühlt sich „sehr heimatlos", weil ihr Freund seiner Arbeit wegen ins Ausland gezogen ist (30j. Frau, nervöse Erschöpfung). (5.3)

Gier, Suchtverhalten

1. Als Kind immer sehr viel gegessen; später, als sie an der höheren Schule war (wo sie unglücklich war), aß sie dann sehr wenig (30j. Frau, nervöse Erschöpfung). (5.3)

Hast, Eile

1. (So gehetzt, daß sie keine Zeit haben, über ihre Arbeit nachzudenken; vergessen, worum es eigentlich geht, unüberlegt arbeiten. (5.2))

Ruhelosigkeit

1. Ruhelos, verspannt, schläft schlecht, erwacht oft um 4 Uhr früh mit schneller Atmung, Schweiß auf der Brust und Angst mit kribbelnden Fingern (30j. Frau). (5.3)

ILLUSIONEN

1. Sie haben das Gefühl, daß sie andauernd kontrolliert werden; meinen ihre Übungen immer wieder nachschauen zu müssen, um sich zu versichern, daß sie es auch gut genug können, und glauben, daß sie gehen müßten, daß es für sie keinen Platz mehr gäbe, wenn sie ihre Sache nicht gut genug machten, Fehler machten, nicht das Letzte aus sich herausholten. Sie entnehmen ihr Existenzrecht dem fortwährenden Arbeiten. (5.2, verif.)
2. Mißtrauisch; lebt mit der Idee: „Ein Sekundenbruchteil kann zur Folge haben, daß dein ganzes Leben umgeschmissen wird" (eine Frau, Kopfschmerzen). (5.3)
3. (Weil sie arbeiten, ohne nachzudenken, können sie mit Witzeleien und Ärgereien aufgezogen werden. Sie vertragen das nicht und haben schnell das Gefühl, kritisiert und ausgeschlossen zu werden. (5.2))
4. Wahnideen: schweben, er würde; in der Luft; beim Liegen auf der linken Seite. (*Phatak*). (2)
5. Wahnideen: Beine würden in der Luft schweben. (*Phatak*). (3)

TRÄUME

Ängstlich, bang, besorgt

1. Traum als Kind: Ich gehe durch eine belebte Stadt ohne Geräusche, gegen den Sturm als Einzige, und alle anderen gehen in die andere Richtung. Als ich Angst bekam, wurde ich von jemandem in meinem Alter auf der anderen Seite der Straße ausgelacht: „Ätsch, ätsch, alle Kinder lachen dich aus." – Nach diesem Traum näßte sie das Bett (30j. Frau, nervöse Erschöpfung). (5.3)
2. Träume als Kind, in der Zeit, wo sie an Bettnässen litt: Ihre Eltern geben ihr allerlei Befehle, wie „tu dies, stell dich hin", und alles geht schief, die Dinge fallen um. Sie träumt oft, daß ihre Eltern sie verfolgen und sagen: „Du hast es falsch gemacht" (30j. Frau, nervöse Erschöpfung). (5.3)
3. Traum, an der Hinterseite eines offenen Lastwagens zu hängen, in dem Familie und Freunde saßen; sie durfte nicht in das Auto, es wurde schnell gefahren, also mußte sie sich vor Gegenverkehr in acht nehmen und hatte Angst (nach *Zincum metallicum,* das sonst wenig bewirkte, während *Zinc-i.* heilte; 30j. Frau, nervöse Erschöpfung). (5.3)

Angenehm, erfreulich

1. Sie saß in einem Zimmer, in dem Streit herrschte. Es saß da auch ein Kind, das nichts damit zu tun hatte. Als alle weg waren, kam das Kind zu ihr auf den Schoß, und sie bekam ein intensives Gefühl der Ruhe. Das Kind war sie selbst als Drei- bis Vierjährige (Heilwirkung; 30j. Frau, nervöse Erschöpfung). (5.3)

SCHLAF

Aufwachen, Durchschlafstörung

1. Ging um 23 Uhr zu Bett und schlief sehr unruhig bis etwa 3 Uhr früh, von da an bis 7 Uhr morgens schlief er gut (d. 1. N.). (1)

2. Hatte eine etwas ruhelose Nacht, in der er ein- oder zweimal erwacht war, mit einem Gefühl, als könne er nicht abschalten (could not get rested) (d. 5. N.). (1)
3. Ruhelos, verspannt, schläft schlecht, erwacht oft um 4 Uhr früh mit schneller Atmung, Schweiß auf der Brust und Angst mit kribbelnden Fingern (30j. Frau). (5.3)

Somnambulismus

1. Schlafwandeln als Kind, ging redend auf den Balkon (30j. Frau, nervöse Erschöpfung). (5.3)

Schläfrigkeit

1. Sehr schläfrig nachmittags, mit Kopfschmerz, der bis zum späten Abend anhielt (d. 6. T.). (1.4)
2. Leichter Kopfschmerz und Übelkeit, mit Neigung zu schlafen (um 16 Uhr, d. 1. T.). (1.4)

MODALITÄTEN, CAUSAE

1. Ihre jetzige Situation wies viele Parallelen zu ihrer Kindheit auf. Ihre Eltern belasteten sie mit vielen Forderungen, sie mußte viel leisten, bevor sie das Gefühl bekam, ein Mitglied der Familie zu sein. Sie fühlte sich kontrolliert. Man mußte allerlei Regeln befolgen, vor allem von ihrer Mutter her, welche forderte, man müsse „mit seinen Talenten wuchern" dabei auch gut aussehen. Letzteres „war fatal", denn sie hatte das Gefühl, verschiedene Gesetze übertreten zu haben, wenn sie mal eben mit ausgestreckten Beinen saß. Erst wenn sie ihre Sache sehr gut gemacht hatte, konnte sie sich ausruhen. Es gab unheimlich viele Regeln, und sie wurde nicht akzeptiert, wenn sie diese nicht befolgte. ... Sie fühlte sich schuldig, wenn sie mit einer Drei nach Hause kam, weil ihre Schwester besser in der Schule war als sie und sogar eine Klasse übersprungen hatte (30j. Frau, nervöse Erschöpfung). (5.3)
2. Herzklopfen, gebessert durch Joggen, durch Laufen bis zur Erschöpfung (eine Frau). (5.3)
3. Verschlimmerung durch Liegen auf der linken Seite und durch Wärme. (4)
4. Kopfschmerz, schlimmer um 5 Uhr (eine Frau). (5.3)
5. Kitzel im Rachen; je mehr er hustet, desto stärker wird es. (4)

AS-IF-EMPFINDUNGEN

1. In verschiedenen Zwischenräumen fühlte ich Schmerzen wie von einem Splitter in der Brust (d. 6. T.) (in HS1 heißt es: wie von einem Splitter im Hals (1)). (1.4)
2. Ein schmerzhaftes Wogen (painful undulation) vom rechten Rippenbogen zur 3. Rippe hoch; 10 Min. anhaltend (n. 1 St.). (1.2)
3. Kriechende Empfindung in den Rückseiten der Beine und den Fußsohlen (d. 2. T.). (1)
4. Schwebegefühl der unteren Extremitäten, schlimmer durch Liegen auf der linken Seite. (4)

Synonyma – Zinkjodid. ZNJ2.

Theoretische Erwägungen – *Scholten* sieht aufgrund seines theoretischen Ansatzes (Kombination der Problematik von *Zincum* und *Jodum,* wie er sie jeweils definiert) das Problem von *Zinc-i.* in der Idee, ruhelos arbeiten zu müssen, um ihre Existenz zu erhalten, mit Angst, alles könne schief- und verlorengehen, wenn sie auch nur einen

Moment nicht achtgeben. Solche Patienten nehmen sich nicht einmal mehr Zeit, innezuhalten, um über ihre Arbeit nachzudenken; somit arbeiten sie unüberlegt, vergessen gar, wofür sie eigentlich arbeiten, werden kritisiert oder verlacht (bzw. wähnen, daß es so sei), erschöpfen sich, fühlen sich ausgeschlossen und wünschen sich schließlich, dieser Not durch Umzug oder Emigration zu entgehen. (5.1)

Biologie, Chemie und Physiologie – Siehe *Zincum muriaticum* und *Zincum metallicum*. Genauere Angaben zu den Eigenschaften dieser Zinkverbindung wurden in den Arzneimittellehren nicht gefunden.

Mittelbeziehungen – Vgl. *Sticta* (4).

Quellen – 1) HS1 bzw. Mohr/ZBV/1889 p (D3 trit.; 1.1: Rhodes; 1.2: Kistler; 1.3: Finney; 1.4: Landis; in letzterer Quelle fehlen einige Angaben, die HS1 aufführt); 2) SYS1 k; 3) CMM k; 4) PTK1 k; 5) SCJ2 (5.1: theoretische Erwägungen, 5.2: k (Angaben ohne Spezifikation der Quelle, in Klammern zitiert), 5.3: k (1M)).

Zincum metallicum

GEIST UND GEMÜT

Aberglaube

1. Nach spiritistischen Sitzungen: Schocks in den oberen und unteren Gliedmaßen ... während des Betens und im Nachtschlaf, zuweilen auch zu anderen Zeiten; große Hitze im Kopf; die Seelenruhe verließ ihn; er hörte Stimmen, welche in ihm in beleidigenden und schmutzigen Ausdrücken sprachen; fühlte Niedergeschlagenheit des Geistes; es schien, als ob kleine Kugeln, welche über seine Hände und Beine rollten, die Schocks verursachten; *Nux vomica* half etwas, verminderte die Kopfhitze, doch Mesmerismus verschlimmerte, als würden die Nerven mit Gewalt verdreht; Gefühl, als ob Feuer durch den Körper laufe, vom linken Fuß zum Kopf, und Stirn, Augenbrauen, Ohren und Augen verbrenne; ständiges Verlangen, seinem Leben ein Ende zu setzen; ständig ruhelos; schlimmer morgens, besser abends; Schlaf gestört; Seelenruhe verloren; Vorurteile und abergläubische Überzeugungen beginnen, ihn zu peinigen; die Schocks führen zu fürchterlichen Krämpfen; böse und abscheuliche Gedanken, vor allem lasziver Art, quälen ihn; die Tätigkeit der Gliedmaßen ist manchmal verspielter/alberner/lächerlicher (ludicrous), manchmal schwerfälliger Art; muß gegen seinen Willen lachen oder weinen; Gefühle von Kriechen, Wärme, Klopfen,Verschieben (shifting), Laufen, Einkreisen, in allen Teilen seines Körpers; Visionen von Lebenden und Toten; spricht nicht, denn er leidet ständig an seinen Schocks; zuweilen Hinfallen wie paralysiert; geht mit schweren Schritten, oder rennt wie vor Schrecken; in seiner Qual gibt er die lautesten Klagen und Schreie von sich; ißt nur, wenn man ihn dazu zwingt; bleiches, ausgemergeltes, leidendes und verzerrtes Gesicht. (Nach *Zincum* Auftreten eines Abszesses etwas unterhalb der Mitte der rechten Clavicula.) (10)
2. Furcht, von anderen in allem, was sie tut, verurteilt zu werden. Dieses eingebildete Urteil nimmt ihr alle Kraft, Dinge zu Ende zu bringen. Es ist wie eine Verwünschung, seit der Kindheit. Glaubt sich jetzt, wo der Vater tot ist, auch von ihm ver-

urteilt, weil er jetzt alles sehe und erfasse, auch, daß sie kein Junge sei (er hatte sich immer einen Jungen gewünscht, und sie hatte einer sein wollen, so sehr, daß ihr in der Pubertät ein Bart wuchs). (32.1)

3. Sagt, daß er niemals abergläubisch gewesen sei; sein Verhalten widerspricht dieser Aussage, indem er, obwohl er „nicht mehr an Gott glaubt", eine Kerze in einer Kirche anzündet, um seiner neuen Liebesbeziehung Glück zu verleihen. (32.2)

Angst

1. Angst verschlimmert durch geistige Anstrengung. (49)
2. Sehr bange und langweilig; sie sucht Gesellschaft, Nachmittags (d. 5. T.). (2)
3. Todesangst mit Verlangen nach Gesellschaft. (Erstreaktion 1 Woche nach *Zincum* C 200, bei 10j. Jungen m. Asthma.) (23)
4. Beschreibt sich als eigensinnig, leicht beeinflußbar, ständig aufgeregt (énervée), schrecklich ängstlich, erregbar (émotive), was sie krank mache. Sucht Gesellschaft (36j. Frau, Erschöpfungssyndrom). (54)
5. Schreckliche Dinge, traurige Geschichten ergreifen tief. (49)
6. Ängstliche Stimmung, wie von einem Unglück (die ersten 8 Tage). (4)
7. Angst, als werde er verfolgt (*Knerr*). (35)
8. Das Gemüt ist ängstlich, so als wenn sie etwas Übles begangen hätte. (4)
9. (Bei Kinderkrämpfen, als Prodromi) ...beim Erwachen furchtsamer Blick, scheues Umsehen mit Angst. Beim Legen abends große Hitze, ängstliche Unruhe... (*Hartmann*). (9)
10. Des Morgens eine Angst, die sie unruhig macht. (4)
11. Ärgerlich und ängstlich. (1)
12. Bei der Regel, Ängstlichkeit. (1)
13. Angst: vor der Regel besser oder schlechter; im Schlaf nach der Regel. (49)
14. Öfteres Erwachen, nachts, wegen Ängstlichkeit (Ng). (1)
15. Ängstliche Träume, von denen die Angst auch nach dem Erwachen noch blieb. (1)
16. Bänglichkeit und Weinerlichkeit, die sich abends verlieren (d. 5. T.). (2)
17. Hitze, abends nach dem Niederlegen, und Ängstlichkeit, die ganze Nacht hindurch. (2)
18. Präcordialangst. (21)
19. Herzklopfen mit Ängstlichkeit. (1, Vorspann)
20. Herzangst mit Herzrasen. (32.2)
21. Häufiges Herzklopfen ohne besondere Ängstlichkeit (n. 2 T.). (1)
22. Das Kind schrie von Zeit zu Zeit, auf so schreckliche Art, wie der Arzt es weder vorher noch später je gehört hatte; lag mit offenen Augen da, mit durchdringendem Blick, und schrie von Zeit zu Zeit wie ein Hund oder Wolf.... Man bekommt wirklich Angst (bei diesen Schreien). (4 1/2 Monate altes Baby, Bronchopneumonie.) (24)

Arbeit (Fleiß, Faulheit, Unfähigkeit zur Arbeit usw.)

1. Unlust zur Arbeit und zum Gehen. (1, Vorspann)
2. Scheu vor Beschäftigung, Arbeitsunlust. (1)
3. Große Schläfrigkeit nach dem zweiten Pulver und große Unlust zur Arbeit (2. T.). (40.2)
4. Zu Zorn geneigt, ungeduldig; traurig, weint oft; verzweifelt an ihrer Genesung; ist tadelsüchtig; stört sich an Lärm oder dem Reden Anderer; mag Arbeit nicht; kann oder will nicht gehen. (10)

5. Hypochondrische Stimmung, drei Stunden nach dem Mittagessen, bei Druck unter den kurzen Rippen, besonders rechter Seite, bei Abneigung vor Arbeit und Unbehaglichkeit des ganzen Körpers, doch ohne Spur von Blähungen oder Magenüberladung (n. 5 T.). (1)
6. Er schiebt lästige Angelegenheiten auf die lange Bank. (32.3)
7. Sie stellt sich alles sehr schwer vor. (4)
8. Durchaus keine Fähigkeit zum Arbeiten nach dem Brechen; am wohlsten ist ihr beim Liegen auf dem Sofa mit geschlossenen Augen (Hb.). (2)
9. Chronischer okzipitaler Kopfschmerz... macht, daß sie sich schwach und zu nichts gut fühlt. (10)
10. Seit der Pubertät fühlt er sich praktisch arbeitsunfähig. Ohne jeden Antrieb, zu nichts Lust, kann sich nicht konzentrieren, sexuell nicht sehr interessiert, alles ist irgendwie egal. Schon Suizidgedanken gehabt, ist aber auch da wie lahmgelegt. (26.4)
11. Wenn sie wissen (fest glauben, vr), daß sie doch scheitern, werden sie sorglos, wollen ihrem Ehrgeiz entfliehen und setzen ihn so niedrig wie möglich an, um ihre Arbeit nicht zu übertreiben und daran zu scheitern. (53.2, verif.)
12. „Wenn ich meine Ziele nicht so hoch ansetze, werde ich auch nicht so schnell enttäuscht" (35j. Mann, Migräne). (53.3)
13. Pat. sagt v. sich, es mangele ihm an Urteilskraft, an Planungsfähigkeit, an Organisations- und Entscheidungsfähigkeit. Deshalb werde er wohl auch immer seine gesicherte, aber langweilige Tätigkeit... beibehalten, weil er sich zu nichts anderem aufraffen könne. Von seiner Vergangenheit sagt er, Lehrer und Eltern hätten immer nur Leistung von ihm gefordert, die Eltern hätten sich nie viel um ihn gekümmert. (26.4)
14. Ihre Idee, verurteilt zu werden, bezieht sich darauf, daß sie „niemals bis ans Ende gehen könne, nicht in der Lage sei, Dinge zu Ende zu führen". Die Vorstellung, es nicht zu Ende geschafft zu haben, aus eigener Schuld oder durch Mitwirkung (Verrat) Anderer, durchzieht ihr ganzes Leben. (32.1)
15. Sie glauben bei Mißerfolg, daß Andere ihnen in ihrer Arbeit entgegenwirken, ihnen die nötigen Mittel vorenthalten oder absichtlich Steine in den Weg legen, z.B. allerlei Formalitäten einbauen, die sie nicht erfüllen können. (53.2)
16. Hat kein anderes Interesse als seine Arbeit. An Ruhetagen deprimiert und übellaunig. (32.3)
17. Lehrerin; hängt sehr an den Kindern, ihr Beruf ist ihr Leben. Macht dabei aber Phasen von Erschöpfung mit Mangel an Arbeitsgeist/Mut/Selbstvertrauen (manque de moral) und Verwirrung durch, besonders nachmittags nach dem Essen (36j. Frau, Erschöpfungssyndrom). (54)
18. „Als ich sechs oder sieben Jahre alt war, habe ich eines Tage angefangen zu denken, daß ich Sachen anfange und niemals bis zu Ende bringe. ... Ich habe einen Kurswechsel vollzogen, wenn ich etwas machte, habe ich es bis zu Ende gemacht.„ Wenn er bei seiner Arbeit ist, ist er davon so gefesselt, daß er nicht ans Essen denkt, obwohl er Fasten schlecht verträgt; so sehr konzentriert auf seine Arbeit, weil er sie zu Ende bringen will. (32.3)
19. Seine geistige Schwäche macht ihn zerstreut, er entwickelt eine ziellose Geschäftigkeit. (48)
20. Ungeeignet zu künstlerischer Arbeit (*Gallavardin*). (35)
21. Gewissenhaft, übergenau, in Kleinigkeiten (*Phatak*). (35)

Argwohn, Mißtrauen

1. Er könne niemandem vertrauen und habe keine Freunde. (26.4)
2. Beschimpft ihre Mutter, flucht, nennt sie Arschloch oder Hure; andererseits enorme emotionale Unsicherheit, fragt die Mutter hundertmal am Tag, ob sie sie auch lieb habe (8j. Mdch.). (46)
3. Sie fühlt sich „verraten" von ihrem Geburtshelfer, weil er ihr nicht Mut gemacht hat, daß sie ihre Geburt schafft, sondern zu ihr gesagt hat: „So wie ich Sie kenne, werden Sie es nicht schaffen", und von der Hebamme, weil sie ihr das Kind nicht an die Brust gelegt hat, was für sie bedeutete, daß diese Geburt unvollständig war. Sie glaubt, daß sie es nicht geschafft habe, Lehrerin zu werden, weil man ihr nicht vertraut habe. (32.1)
4. Sie glauben bei Mißerfolg, daß Andere ihnen in ihrer Arbeit entgegenwirken, ihnen die nötigen Mittel vorenthalten oder absichtlich Steine in den Weg legen, z.B. allerlei Formalitäten einbauen, die sie nicht erfüllen können. (53.2)
5. Erträgt es nicht, daß ein Versprechen nicht gehalten wird. (32.3)
6. Geheimnistuerisch, verschlossen (*T.F.Allen*). (35)
7. Er mag nicht, daß seine Frau Freunde einlädt oder daß er eingeladen wird. (32.3)
8. Sehr verschlossen, öffnet sich niemals, weint selbst vor der Ehefrau nie, konnte den Kindern seine Zärtlichkeit nie zeigen, kann nicht verzeihen. (32.3)

Benommenheit, wie nicht ausgeschlafen, wie im Traum, berauscht, betäubt etc.

1. Stete Kopfbefangenheit. (1, Vorspann)
2. Eingenommenheit des Kopfes. (4)
3. Geist benommen (3.T.); Kopf schwer und Geist benommen (7. T., 14.30 Uhr); 12 Uhr 30 begann ich, mich am Herzen schlecht zu fühlen und der Geist war benommen (8. T.). (5.4)
4. Dumpfes Gefühl im Kopf (2. Tag). (5.4)
5. Viel Benommenheit (drowsiness) nach der 2., noch mehr nach der 3. Dosis. (5.5)
6. Fühlte sich benommen (drowsy). (5.6)
7. Verlust der Gedanken und ein soporöser Geisteszustand. (10)
8. Drücken im Kopfe, mit Dummlichkeit (n. 5 T.). (1)
9. Drücken in der Stirn mit Eingenommenheit, die das Denken erschwert (Gff). (1)
10. Zustände von Benommenheit, motorische Unruhe beider Beine, Grimassieren, Verdrehen der Augen, Zungenschnalzen. (Hydroceph. int. n. Kopfverletzg. intra partum.) (26.1, F. 19)
11. Früh, Unausgeschlafenheit, Schläfrigkeit. (1, Vorspann)
12. Der Kopf ist ihr so duselig und wüste, als wenn sie nicht ausgeschlafen hätte, früh 8 Uhr (Ng). (2)
13. Schwere des Kopfes und wie nicht ausgeschlafen (d. 2. Morgen). (Ng). (2)
14. Betäubender Kopfschmerz, den ganzen Morgen, wie von Kohlendampf (n. 10 T.) (Lqr). (1)
15. Drückendes Kopfweh in der Stirn mit allgemeiner Eingenommenheit des Kopfes, Schläfrigkeit und Augenweh, vormittags (Gff). (1)
16. Betäubt und schwindelig, mittags. (1)
17. Drücken im Vorderhaupte mit Eingenommenheit, mittags und abends (Gff). (1)
18. Drücken im Vorderhaupte, mit Eingenommenheit, bis in die Augen, nach dem Mittagessen (Gff). (1)

19. Nach dem Mittagessen, kurzes Nasenbluten beim Ausschnauben, darauf Betäubung in der Stirn, wie von einem Schlage, mit Schwimmen der Gegenstände vor den Augen. (1)
20. Nach Tische, Düseligkeit, als sähe er durch einen Flor (Rl). (1)
21. Benommenheit, wie leise Übelkeit, mit zittrigem Gefühl in der Brust, Kopfweh in der Stirn und verminderter Fassungskraft, daß er das Gelesene nicht versteht, 2 Stunden nach dem Mittagessen (Gff). (1)
22. Den ganzen Tag, allgemeine Erschöpfung, Schläfrigkeit, Widerwille gegen Geräusch und doch Schwerhörigkeit, träumerisches Wesen, wie nach durchwachten Nächten, nebst Schauder und kaltem Überlaufen, wie nach Erkältung auf Schweiß. (1)
23. Inversion der Schlaf-Wach-Rhythmik: nächtliche Unruhezustände, tagsüber Dämmerattacken und soporöse Bewußtseinsstörungen. (26.5)
24. Bei Tag Zerfahrenheit, dösig. (26.1, F. 12)
25. Benommenheit: nach Wein. (49)

Bewegungen: Zwangsbewegungen, Automatismen, Gesten, Lagen

1. Die Tätigkeit der Gliedmaßen ist manchmal verspielter/alberner/lächerlicher (ludicrous), manchmal schwerfälliger Art...; zuweilen Hinfallen wie paralysiert; geht mit schweren Schritten, oder rennt wie vor Schrecken... (Psychose nach spiritistischen Sitzungen; nach *Zincum* Auftreten eines Abszesses etwas unterhalb der Mitte der rechten Clavicula.) (10)
2. Liegt bewußtlos in fortwährender Unruhe, schlägt um sich, wirft sich herum, rutscht im Bett herab; Bewegungen der Hände und Füße konvulsivisch, automatisch...; stößt, gar nicht sprechend, unartikulierte Töne und Schmerzensrufe aus; hört gar nichts;... beide Pupillen starr..., unempfindlich gegen jedes Licht.... (3j. Knabe, Typhus abdominalis. Durch *Zinc.* C1, zunächst 3stdl., dann seltener, insges. 3 Tg. lang gegeben, Beseitigung der Gehirnsymptome.) (9)
3. Sie lag, ständig erbrechend, im typhoiden Zustand. Der Kopf war fast zu einem rechten Winkel zur Wirbelsäule zurückgezogen, welche stark nach vorne durchgebogen war (rückwärtsgebeugt, vr). Die Daumen waren in die Handflächen eingeschlagen, die Finger fest darüber gebeugt. Die Zehen waren rigide in die Fußsohlen eingebogen. Alle Skelettmuskeln befanden sich also in einem tonischen Krampfzustand. (8 Mon. alter weibl. Sgl., Meningitis) (40.2)
4. Große Neigung, Körper und Glieder zu strecken. (10)
5. Sie (die *Zincum*-Kinder) schaukeln rhythmisch beim Sitzen oder im Bett mit dem Kopf oder gar mit dem ganzen Oberkörper. (48)
6. Neigung zum Sitzen. (49)
7. Ständiges Rollen von Kopf und Augen, heftiges Aufschreien im Schlafe, häufige Spasmen der Gesichts-, weniger häufig der Extremitätenmuskulatur;... hohes Fieber; komatös. (Cholera infantum bei 8 Monate altem, mit der Flasche ernährtem Säugling.) (10)
8. Bohrt den Kopf ins Kissen, manchmal mit seitlichem Hin-und-Herbewegen (oscillations) des Kopfes. (38)
9. Tic-Krankheit (*Boericke*). (35)
10. Übertriebene Mundbewegungen beim Reden, unwillkürliche Mundbewegungen. (53.2, verif.)

11. Zustände von Benommenheit, motorische Unruhe beider Beine, Grimassieren, Verdrehen der Augen, Zungenschnalzen. (Hydroceph. int. nach Kopfverletzg. intra partum.) (26.1, F. 19)
12. Grimassieren nachts. (26.1, F. 12)
13. Nächtliche Aufregungszustände, motorische Unruhe, Zuckungen beider Beine und Arme, wird im Schlafzimmer umhergetrieben, grimassiert, schnalzt, wird aggressiv, weiß aber von alledem nichts. (26.1, F. 17)
14. Nächtliches Aufschreien, Grimassieren, Verdrehen des Kopfes. (Epilepsie seit Bombenangriff.) (26.1, F. 20)
15. Beißen in den Oberarm (*Boger*). (50)
16. Zähneknirschen. (38)
17. ... Flockenlesen, Subsultus tendinum, fortwährendes Zittern der Hände..., völlige Bewußtlosigkeit, erkennt niemand, murmelnde Delirien mit abwechselndem Bemühen, das Bett zu verlassen. (32j. Mann, Typhus abdominalis. Heilung der Hirnsymptome durch *Zinc.* C2, 3 Dosen innerhalb von 8 Std.) (9)
18. Zupfen an den trockenen, rissigen Lippen, oder Nasenbohren mit den Fingern bis zum Bluten; automatische Bewegungen des Kopfes und der Hände. (Säugling mit meningealer Symptomatik, geheilt durch *Zincum.*) (10)
19. Kopfweh, mit nervösen unruhigen Füßen, muß die Beine kreuzen, um sie stillhalten zu können. (10)
20. Muß selbst in der Kirche dauernd einen Fuß bewegen (was die Mutter störte), weil beim Ruhighalten der Füße Urin abgeht. (12j. Mdch.; *Zincum* heilte.) (17)
21. Klopfen mit den Füßen während der Anamnese, um die innere Spannung loszuwerden (*Bill Gray*). (50)
22. Das Kind klettert über den Küchentisch, während die Mutter das Mittagessen zubereitet; ist ständig in Bewegung, klettert an allen Möbelstücken empor und turnt an ihnen herum; kann während des Tanzunterrichts die Füße nicht stillhalten, auch nachts im Bett unruhige Beine, stößt nachts im Bett mit den Füßen, tritt mit den Füßen gegen die Wand (8j. Mdch.). (46)
23. Ständig gestikulierender Patient mit nervösem Zucken beider Oberlider. Die Füße immer in Bewegung. (26.4)
24. Ausgeprägte motorische Unruhe mit Beinkloni und bizarren Fingerbewegungen, alternierend mit Phasen muskulärer Erstarrung und Atonie. (Hypertensive Enzephalopathie.) (26.5)
25. Unruhige Füße und andere automatische Bewegungen des Mundes, der Arme und der Hände. (43)
26. Anhaltendes Zucken der Füße im Bett, bei einer an uteriner Hämorrhagie sterbenden Frau; *Zinc.* C6 rettete ihr Leben. (44)
27. Sie lag ganz ruhig, hatte aber die Füße in dauernder Bewegung, indem sie den einen nach dem anderen beständig vorschob (7j. Mdch., Mastoiditis links). (26.8)

Bewußtlosigkeit, Koma, Stupor

1. Koma. (21)
2. Standiges Rollen von Kopf und Augen, heftiges Aufschreien im Schlafe, häufige Spasmen der Gesichts-, weniger häufig der Extremitätenmuskulatur;... hohes Fieber; komatös. (Cholera infantum bei 8 Monate altem, mit der Flasche ernährtem Säugling.) (10)
3. Bewußtlosigkeit: mittags (einziges Mittel); abends. (49)

4. Völlige Bewußtlosigkeit, Extremit. eiskalt, der übrige Körper kühl, blaurot... Exanthem nur noch sparsam. (Bei Scharlach mit Gehirnbeteiligung. Vierjähriger ungewöhnlich großer, adipöser, skrofulöser Knabe. *Zinc.* C1, 2stdl., heilte in wenigen Tagen.) (9)
5. Völlige Bewußtlosigkeit, soporöses Dahinliegen, Kühle der... ganzen Haut, bläuliche Farbe des Exanthems, unwillkürliche Ausleerungen. (4j. dicker skrofulöser Knabe, Scharlach. Nach 2stdl. Gabe von *Zinc.* C3 Rückkehr von Wärme und Bewußtsein, Heilung.) (9)
6. Die ganze Nacht Unruhe, Bewußtlosigkeit, das Kind war ganz verfallen, bleich, hatte die Augen halb geschlossen, unbeweglich, Pupille... erweitert, aber gegen den Einfluß des Lichts ganz unempfindlich, stier, es schien weder zu hören noch zu sehen, die Haut am ganzen Körper eiskalt, die Hände und Füße ...bläulich..., der Puls nur mit großer Schwierigkeit fühlbar, der Atem... pausierend. (Präfinalzustand bei Brechdurchfall, bei einem 9 Mon. alten schwächlichen Säugling. *Zinc.* C1, 2stdl., brachte Wärme und Stabilität der Lebensfunktionen zurück, weitere Heilung erfolgte unter *Bell.* C3 und *Zinc.* C1 in stdl. Wechsel.) (9)
7. Unwillkürliche sehr oft wiederholte Ausleerungen, stierer Blick, Erschlaffung der Gesichtsmuskeln, fast hippokratisches wachsbleiches Ansehn (Aussehen), Flockenlesen, Subsultus tendinum, fortwährendes Zittern dere Hände, Kälte der Extremitäten, tiefe Rückenlage mit Herabrutschen, völlige Bewußtlosigkeit, erkennt niemand, murmelnde Delirien mit abwechselndem Bemühen, das Bett zu verlassen. (32j. Mann, Typhus abdominalis. Heilung der Hirnsymptome durch *Zinc.* C2, 3 Dosen innerhalb von 8 Std.) (9)
8. Liegt bewußtlos in fortwährender Unruhe, schlägt um sich, wirft sich herum, rutscht im Bett herab; Bewegungen der Hände und Füße konvulsivisch, automatisch...; stößt, gar nicht sprechend, unartikulierte Töne und Schmerzensrufe aus; hört gar nichts;... beide Pupillen starr..., unempfindlich gegen jedes Licht.... (3j. Knabe, Typhus abdominalis. Durch *Zinc.* C1, zunächst 3stdl., dann seltener, insges. 3 T. lang gegeben, Beseitigung der Gehirnsymptome.) (9)
9. Bewußtlos; Zeichen erhöhten Hirndrucks; Füße bewegen sich ständig; oft Folge von unterdrückten Ausschlägen. (10)
10. Typhus: stiere, nach aufwärts gedrehte Augen, Kopf zurückgebogen; Zähne zusammengebissen; „völlige Bewußtlosigkeit, liegt auf dem Rücken und rutscht im Bett nach unten, krampfhaftes Zucken oder vielmehr heftiges Zittern überall, so daß das Bett erschüttert wurde. Ich (*Nash*) hatte Wärterinnen angenommen, die ihr Tag und Nacht die Hände hielten, derart zuckte und zitterte sie". 1 Std. nach *Zincum* D 200 „drehte sie die Augen nach unten und sagte schwach: „Milch".„ Sie nahm diese durch ein Röhrchen zu sich, als erste Nahrung innerhalb der letzten 24 Stunden. Von da an stetige Besserung; völlige Heilung durch *Nux vomica.* (15)
11. (Meningitis bei) mürrischen kleinen Kindern, die sich oft wochenlang mit diesem Zustand herumschlagen, dabei abmagern und bewußtlos werden. – Wenn die Reflexe erloschen sind, kommt *Zincum* zum Zuge. (17)
12. Soporöser Zustand. (5j. Mädchen. 1 Monat zuvor Scharlach durchgemacht. Bewußtsein kehrte nach 1 Dosis *Zinc.* C1 in wenigen Std. wieder, nachdem *Ant-t.* und *Rhus-t.* versagt hatten.) (9)
13. Anhaltender Schlummerzustand, der Hinterkopf ist tief ins Kissen gedrückt, Augen halboffen, mit erweiterten und nach oben gewendeten Pupillen; Zucken,

Starren, Rollen der Augäpfel..., Kind liegt in vollkommener Apathie da... (Säugling mit meningealen Symptomen). (10)

14. Das Kind ist sehr schläfrig und liegt mit dem Kopf sehr tief ins Kissen vergraben, die Augen halb geöffnet und schielend (Zahnungsbeschwerden). (14)
15. Durchfall mit Stupor, wenn *Opium* angezeigt scheint, welches aber versagt. (10)
16. Nachts Unruhezustände, tags Dämmerattacken und soporöse Bewußtseinsstörungen. (26.5)
17. Bewußtlosigkeit; jedes Geräusch erweckt den Kranken. (49)
18. Bewußtlosigkeit während Schwindel. (49)

Bosheit, Destruktivität

1. Erwartet voraus, daß der Andere ihn ärgern könnte; ärgert sich schon, bevor es überhaupt geschieht (*Ravi Roy*). (50)
2. Gereiztheit mit Zornausbrüchen, Unverträglichkeit. (26.1, F. 7)
3. Ungewöhnliche Gereiztheit, so daß es dauernd zu Auseinandersetzungen mit seiner Frau kommt. (26.1, F. 9)
4. Streitsucht, beleidigend. (49)
5. Zorn, daß er jeden hätte erstechen können (*Jahr*). (35)
6. Er wünscht jemanden zu haben, an dem er seinen (durch nichts gereizten) Zorn tätlich auslassen könne (Lqr.). (1)
7. Er kann sehr zornig sein, vor allem zu Hause, wenn er seinen Willen nicht bekommt. Er stößt Gegenstände um (zerstört sie aber nicht), schreit sehr laut, knallt Türen. Auf die Frage, was bei diesen Wutanfällen in ihm los sei, sagt er: „Any excuse to make me angry." D.h., er sucht einen Grund, zornig zu sein. – Asthma verstärkt bei Zorn. (23)
8. Sehr dramatische Auftritte mit Wutausbrüchen, die bessern (8j. Mdch., Hyperaktivitätssyndrom). (46)
9. Bösartig (boshaft, rachsüchtig). (49).
10. Schuljungens spielen ihren Lehrern oder anderen Kindern gemeine Streiche (*Gallavardin*). (35)
11. Beschimpft ihre Mutter, flucht, nennt sie Arschloch oder Hure; anderererseits enorme emotionale Unsicherheit, fragt die Mutter hundertmal am Tag, ob sie sie auch lieb habe (8j. Mdch.). (46)
12. Wut führt zu Untaten. (49)
13. Während des Zornes, Gefühl, ihr Herz sei nicht mehr da (eine Frau). (32.5)
14. Quält jeden mit seinen Beschwerden. (49)
15. Lästig, geht auf die Nerven; abends. (49)

Delirium, Wahnsinn, Raserei

1. Delirium bei Scharlach, „Exanthem nur noch sparsam". Später Bewußtlosigkeit. (*Zinc.* C1 2stdl. heilte.) (9)
2. „Gehirnfieber", mit heftigem Irresein. (9)
3. *Zincum* in der 2. - 3. Verreibung, 2stdl. gegeben, ist „unvergleichlich" wirksam beim „Irritationsstadium" der Gehirnentzündung, wenn Bell. versagt hat; es heilt diese in 12 bis 24 Stunden. (*Hartmann*, in 9)
4. Unwillkürliche sehr oft wiederholte Ausleerungen, stierer Blick, Erschlaffung der Gesichtsmuskeln, fast hippokratisches wachsbleiches Ansehn (Aussehen), Flockenlesen, Subsultus tendinum, fortwährendes Zittern der Hände, Kälte der

Extremitäten, tiefe Rückenlage mit Herabrutschen, völlige Bewußtlosigkeit, erkennt niemand, murmelnde Delirien mit abwechselndem Bemühen, das Bett zu verlassen. (32j. Mann, Typhus abdominalis. Heilung der Hirnsymptome durch *Zinc.* C2, 3 Dosen innerhalb von 8 Std.) (9)

5. Delirium tremens. (10, 39)
6. Cerebrale Erregungszustände. (21)
7. Dysurie, Priapismus, verliebter Wahnsinn... (bei Meningitis cerebrospinalis). (14)
8. Raserei abends. (49)
9. Gewalttätiges Delirium, wird nur mit großer Schwierigkeit zurückgehalten und beruhigt. (49)
10. Heftiges Delirium, Patient versucht auf die Beine zu kommen und das Bett zu verlassen, zu entfliehen. Kann sehr agitiert sein, reizbar, erzürnt, manchmal sind Zwangsmaßnahmen nötig, um ihn im Bett zu halten. (24)
11. Der Patient... ist örtlich und zeitlich nicht orientiert und bietet das Bild eines akuten Verwirrtheitszustandes. (26.5)
12. Eine puerperale Manie wich mir sofort, als (unter *Zinc.* – vr) die stockenden Lochien wieder einsetzten. (39)

Eigensinn

1. Eigensinnig. (49)
2. Eigensinnig, herausfordernd, trotzig, ihre Mutter kann ihr nichts recht machen (8j. Mdch.). (46)
3. Das Kind ist (bei Dentitio difficilis) außerordentlich widerspenstig und reizbar, besonders nachts, wenn der Durchbruch mehrerer Zähne ihm die Kräfte raubt. (14)
4. Psychische Übererregbarkeit mit Unverträglichkeit von Widerspruch (60j. Mann, Tachykardien). (47)
5. Seine Frau muß immer zu Hause sein. Sie muß ihm sofort das Essen servieren, wenn er nach Hause kommt (weil er Hunger schlecht erträgt). Gilt bei seiner Umgebung als „Phallokrat". Jähzornig, erträgt keinen Widerspruch. (32.3)
6. Exzentrizität (*Phatak*). (35) (Als exzentrisch bezeichnet man jemanden, der in vieler Hinsicht seine eigenen, unkonventionellen Gewohnheiten hat, ohne sich um die Meinung der Masse zu kümmern. vr)
7. Schwächliche Kinder mit geistiger Unterentwicklung und schlechtem Gedächtnis. Sie sind an sich leicht zu lenken, aber wenn man sie erweckt (when aroused), werden sie zornig. (17)

Ekelgefühl

1. Ekelhafte Träume von Besudelung mit Menschenkot und Urin (n. 2 T.) (Frz). (1)
2. Er denkt mit Widerwillen an das fernere Einnehmen des Zinks, vorzüglich ist ihm die Süßigkeit des damit vermischten Zuckers zuwider; andere Arzneien würde er eher, aber auch nicht mit gewöhnlicher Gleichgültigkeit nehmen können, einige Wochen lang (Hb). (2)
3. Hat zwei Jahre lang von jeweils einer trockenen Brotrinde und einer Tasse Tee dreimal am Tag gelebt; der Gedanke an Speisen ruft Übelkeit hervor, ebenso der Anblick von Fleisch oder Fettigem... (Kopfneuralgie, Dysmenorrhoe, bei 30j. Frau.) (10)
4. Ekel vor Süßem bei Dumpingsyndrom. (22)

5. Abneigung gegen Alkohol, so stark, daß er selbst in der Kriegsgefangenschaft jeden ihm angebotenen Alkohol ablehnte und nicht einmal alkoholhaltige Arzneimittel zu nehmen bereit ist (progressive neurale Muskelatrophie). (42.1)
6. Abneigung gegen Fleisch, besonders Kalbfleisch, sowie gegen gekochte oder warme Speisen. (43)
7. Abneigung gegen Fleisch (36j. Frau, Erschöpfungssyndrom). (54)
8. Abneigung gegen Rosenkohl. (53.2)

Empfindlichkeit (gegen Kritik, schlechte Nachrichten etc.)

1. Leicht beleidigt. (49)
2. Übermäßig beeindruckbar (*Gallavardin*). (35)
3. Er kann über eine Kleinigkeit herzhaft lachen, doch sich auch ebenso leicht ärgern. (1)
4. Erregung durch Hören von schrecklichen Dingen. (49)

Erregbarkeit (durch Geräusch etc.)

1. Aufregungszustände. (26.1, F. 9)
2. Aufgeregte Einbildungskraft (d. 1. T.) (Lqr). (1)
3. *Zinc.* 1M heilte (unter Auftreten eines Ausschlags) Herzarrhythmie bei einem Mathematiker, der nur für seine Wissenschaft lebte und sich in einem konstanten Zustand der Übererregung mit hastiger Sprache befand. (21)
4. Immer sehr aufgeregt bei Prüfungen, zeigt es äußerlich aber nicht, will lieber ruhig und ausgeglichen sein (erscheinen, vr) (35j. Mann, Migräne). (53.3)
5. Jede kleine Gemütsaufregung erregt ein inneres Zittern (Gff). (1)
6. Nach einer kleinen Gemütsaufregung langdauerndes Zittern wie von Frost (Gff). (1)
7. Überarbeitete, überempfindliche Menschen mit Zuckungen, Zittern und sehr schwachem Gedächtnis. (45)
8. Nervöse, zittrige, ungeduldige Patientin, < durch Aufregung. Choreaartige Zuckungen einzelner Muskeln. (Chron. Augenleiden. *Zinc.* 200 heilte.) (16)
9. Beschreibt sich als eigensinnig, leicht beeinflußbar, ständig aufgeregt (énervée), schrecklich ängstlich, erregbar (émotive), was sie krank mache. Sucht Gesellschaft (36j. Frau, Erschöpfungssyndrom). (54)
10. Ständiges Ineinandergreifen von Aufregung und Schwäche. (45)
11. Vieles Reden Anderer, selbst ihm lieber Personen, greift seine Nerven an und macht ihn mürrisch und ungeduldig (Gff). (1)
12. Große Empfindlichkeit für Geräusch. (1)
13. Verträgt Geräusche nicht (36j. Frau, Erschöpfungssyndrom). (54)
14. Empfindlich gegen jedes kleine Geräusch, (selbst) gegen Papierknistern. (17)
15. Nervosität und Überempfindlichkeit der Sinne, besonders für Geräusche (60j. Mann, tachykarde Krisen). (47)
16. Der geringste Lärm macht sie rasend...; wenn ein Fremder die Krankenstation betritt, beginnt ein unkontrollierbares Zucken des rechten Beins (30j. Frau, Kopfneuralgie, Dysmenorrhoe) (10)
17. Eigenartige Geräuschempfindlichkeit, alles stört sie. (26.1, F. 7)
18. Morgens beim Erwachen Unfähigkeit, Kopf und Glieder zu bewegen, mit extremer Berührungsempfindlichkeit der ganzen Hautoberfläche; nach etwa einer Stunde besserte sich dieser paralytische Zustand soweit, daß er gehen konnte, doch war der Gang wacklig und unsicher, mit deutlicher Neigung, nach links zu fallen. (10)

19. Berührungsempfindlichkeit vermindert; auf Kitzeln wurde im Gegensatz dazu rascher reagiert als im Normalzustand. (10)
20. Mag nicht angefaßt werden, weil kitzlig (*T.F.Allen*). (35)
21. Sehr schwaches und empfindliches Rückgrat nach drei Jahre zurückliegenden Verletzungen; Berührung des Rückgrats schmerzte, und der Schlag eines Kindes auf ihren Rücken brachte Pat. in einen stundenlangen tonischen Krampfzustand. (21j. Frau. *Zinc.* 200, alle 2 Wochen gegeben, vier Monate lang, heilte die Schwäche des Rückens, führte aber jedesmal zu zwei- bis dreitägiger Unterdrückung der Harnausscheidung.) (10)
22. Die reflektorische Erregbarkeit ist (bei Zinkvergiftungen) derart gesteigert, daß ein Reiz in irgendeinem Teil des Körpers eine heftige Zuckung an einer anderen Stelle auslöst. (20)

Fröhlichkeit, gute Laune, Lachen

1. Sehr fröhlich zuweilen (Lqr). (1)
2. Heiter und aufgeräumt (Hbd). (1)
3. Sehr gut aufgelegt und gesprächig, den ganzen Vormittag (Ng). (2)
4. Mehr aufgelegt, nachmittags 3 Uhr und gegen Abend (Ng). (2)
5. Sehr heitere, aufgeregte Stimmung, besonders gegen Abend (Gff). (1)
6. Verstimmt und träge die ersten Tage; die späteren lebhaft und heiterer. (1)
7. Er kann über eine Kleinigkeit herzhaft lachen, doch sich auch ebenso leicht ärgern. (1)
8. *Zincum*-Kinder können auch einmal unnatürlich lustig, lebhaft und vergnügt sein und schlafen dann wegen des Gedankenzustromes nicht ein; die Grenzen zur Mutwilligkeit sind in diesen heiteren Phasen oft verwischt. (48)
9. Lachen über Kleinigkeiten. (49)
10. Lachen vor, während oder nach Konvulsionen. (49)
11. (Er) muß gegen seinen Willen lachen oder weinen. (...) (10)
12. (Krampfhaftes Lachen; sardonisches Lachen. (49) (Anm.: Diese Angaben beziehen sich auf das vor allem für *Zinc-c.,* nicht aber für das metallische Zink nachgewiesene Zwangslachen; daher in Klammern gesetzt. vr))
13. Traurigkeit wechselt mit Zufriedenheit ab (*Jahr*). (35)

Furcht

1. Lebenslange Furcht (*Gallavardin*). (35)
2. Übertriebene Sorge ums Ersparte. (32.3)
3. Furcht vor Dieben. (32.2, 32.3)
4. Furcht vor Gespenstern. (49)
5. Angst vor Dieben oder gräßlichen Gestalten, im Wachen, wie in fieberhafter Phantasie. (1)
6. Kinder wollen aus Furcht vor Räubern und Gespenstern abends nicht alleine sein (*Vermeulen*). (50)
7. Furcht, angegriffen zu werden, und vor Zusammendrücken seines Brustkorbes. (32.3)
8. Furcht, daß etwas passieren könnte; besser an der frischen Luft (*Knerr*). (35)
9. Furcht vor dem Tode und daß die Welt explodiert; hat 1 Jahr vor der Behandlung von letzterem geträumt. (23)
10. Furcht zu sterben, besonders nachmittags, mit Schwäche des Körpers. (33)
11. Schwindel, als solle sie vom Schlage getroffen werden, mit Angst vor Hinstürzen. (1)

12. (Wenn ich mich hinlege, fühle ich mich überall taub an; ich befürchte einen Schlaganfall. (30))
13. Furcht vor Schlaganfall (*Vithoulkas*). (50)
14. Immer stärkere Wärme im ganzen Körper und Gesicht, mit Gefühl von ausbrechendem Schweiße, der auch wirklich kam, und beständige Furcht vor dem sich immer meldenden Erbrechen; die Wärme ist vorzüglich im Unterleibe stark. Sehr hinfällig, kann nicht stark sprechen. Ein großer Anfall von heftigem Brechen einer bitterlich schleimigen Flüssigkeit, mit Schütteln, Tränen der Augen, Schweiß; darauf Wohlbefinden, schluckendes Aufstoßen (n. 1 St.) (Hb.). (2)
15. Große Furcht, als werde er von Menschen oder dem Teufel verfolgt, wegen Verbrechen, welche er niemals begangen hat. Fürchtet, eingesperrt, vergiftet, erschossen oder lebendig begraben zu werden; mit großer Erregung..., Schwindel und Hitze von Kopf und Gesicht. (Delirium tremens.) (10)
16. Scheu vor dem Urteil der Welt in literarischen Fragen. (56)
17. Seit der Kindheit Furcht, von anderen in allem, was sie tut, verurteilt zu werden. Dadurch tagelange Kopfschmerzen. – Nach *Zincum* XM: kann mit den Mitmenschen über die Probleme reden und sich deren Urteil offen stellen; während der Aussprache verschwindet das Kopfweh rasch. (32.1)
18. Furcht vor der Hölle, vor allem in der Jugend; später kompensiert durch demonstratives Leugnen von Teufel und Hölle (wobei er unruhig wird). Andererseits betet er noch immer täglich vor dem Schlafengehen um Vergebung seiner Sünden, damit er doch nicht dorthin komme. (32.2)
19. Anhaltende Rückenschmerzen, Tag und Nacht..., starke Schmerzen, mal hier, mal da; der Patient befürchtet, sein Leben in Leid verbringen zu müssen. (14)
20. Voller Sorgen: um seine Verwandten; um Andere (*Gallavardin*). (35)
21. Kann sein Wasser nicht im Stehen, sondern nur im Sitzen lassen; verschlimmert oder ausgelöst durch jede Art von Sorgen. (45j. Mann.) (10)
22. Beschwerden durch Antizipation: Lampenfieber (*Bill Gray*). (35)
23. Sie können Prüfungen mit Schrecken entgegensehen und haben Angst, diese nicht zu schaffen. (43)
24. Furcht vor Abwärtsbewegung (*Phatak*). (35)
25. Höhenangst (*Vithoulkas*). (35)
26. Scheut das Licht. (49)
27. Feigheit; wechselt mit Reizbarkeit ab (*Jahr*). (35)
28. Gelassenheit. (49)
29. Sorglosigkeit (*Boger/Bönninghausen*). (35)
30. Unachtsam, unbedacht (heedless). (49)

Gedächtnis

1. Gedächtnisschwäche. (1, Vorspann)
2. Große Vergeßlichkeit. (1)
3. Zerfahrenheit. (26.1, F. 12)
4. Gedächtnisschwäche mit stechenden Kopfschmerzen. (10)
5. Schwächliche Kinder mit geistiger Unterentwicklung und schlechtem Gedächtnis. Sie sind an sich leicht zu lenken, aber wenn man sie aufweckt/aufbringt (when aroused), werden sie zornig. (17)
6. Überarbeitete, überempfindliche Menschen mit Zuckungen, Zittern und sehr schwachem Gedächtnis. (45)

7. Vergessenheit des am Tage Verrichteten. (1)
8. Gedächtnisverlust (bei einem 34j. Mann mit Schwindel und Fallneigung). (10)
9. Nachdem sie Wochen bei Freunden verbracht hatte, konnte sie sich bei der Rückkehr an nichts erinnern, was sie gesagt oder getan hatte (Epilepsie). (10)
10. Nach Diphtherie-Impfung trotz Kontraindikation (1941): psychomotorische nächtliche Krampfäquivalente mit retrograder Amnesie. (26.1, F. 18)
11. Gutes Gedächtnis. (49)

Gedanken, Denkvermögen

1. Gedankenschwund. (49)
2. Gedankenlosigkeit und Schlummerzustand des Geistes. (1)
3. Stehenbleiben (Vergehen) der Augen, mit Abwesenheit des Geistes. (1)
4. Geistige Abgespanntheit bis hin zur „Blödheit". (11)
5. Progressive Paralyse (dementia paralytica): mit „Geldstolz"; mit Gefräßigkeit. (33)
6. Schwachsinn bei Kretinismus. (33)
7. *Zincum* paßt nicht für angeborenen Schwachsinn, auch nicht für Kinder an der Grenze der Idiotie. Hier eignet sich *Bar-c.* besser. (17)
8. Verlangsamtes Denken, bei allgemeiner Schwäche und Ermüdung. (49)
9. Drücken in der Stirn mit Eingenommenheit, die das Denken erschwert (Gff). (1)
10. Benommenheit, wie leise Übelkeit, mit zittrigem Gefühl in der Brust, Kopfweh in der Stirn und verminderter Fassungskraft, daß er das Gelesene nicht versteht, 2 Stunden nach dem Mittagessen (Gff). (1)
11. Macht Phasen von Erschöpfung mit Mangel an Arbeitsgeist/Mut/Selbstvertrauen (manque de moral) und Verwirrung durch, besonders nachmittags nach dem Essen (36j. Frau, Erschöpfungssyndrom). (54)
12. Geistig verlangsamt: Kommt bei Gesprächen mit dem Verstehen nicht mit, deshalb verschlimmern diese. (24)
13. Wiederholt die gestellte Frage, um sie überhaupt zu verstehen. (24)
14. Er braucht immer eine lange Zeit zum Überlegen, um eine Sache abzuhandeln. (32.3)
15. Stumpfsinn, geistige Trägheit: mittags; beim Augenschließen; beim Liegen gebessert; nach Wein; bei Kindern. (49)
16. Geistesabwesenheit. (49)
17. Schwere Fassungskraft und schwere Gedankenverbindung. (1)
18. Unzusammenhängende Ideen (n. 16 T.). (1)
19. Chaotisch. (49)
20. Wirre Phantasien, daß z.B. seine Füße aus seinem Kopf kämen, daß die Leute mit dem Kopf nach unten spazierengingen. Zuweilen gehen ihm diese Phantasien sehr auf die Nerven. (23)
21. Er sagt v. sich, es mangele ihm an Urteilskraft, an Planungsfähigkeit, an Organisations- und Entscheidungsfähigkeit. Deshalb werde er wohl auch immer seine gesicherte, aber langweilige Tätigkeit... beibehalten, weil er sich zu nichts anderem aufraffen könne. (26.4)
22. „Nicht manifeste Befähigung" (unbegabt, vr) zur Architektur. (56)
23. Kolik, ein kneipend reißender Schmerz im Oberbauche und in der Brustseite, gleich nach dem Mittagessen, welcher im Gehen und Stehen zunimmt bis zum Unerträglichen, aber durch gänzliche Ruhe des Körpers und Geistes und bei stillem Sitzen ohne Gedankenbeschäftigung gänzlich nachläßt, ohne Anzeige von Blähungen im Unterleibe. (3)

24. Hartnäckige Gedanken, wenn allein. (49)
25. Brüten über seinen Beschwerden, bei Störungen des Sexualtriebs. (14)
26. Wandernde Gedanken. (49)
27. Abends geistig sehr lebendig, was ihn am zeitigen Einschlafen hindert (d. 8. T.) (1); doch mit zeitiger Munterkeit früh (34).
28. Erethismus des Nervensystems, entweder ausgedrückt durch eine Übermenge an Ideen, einen überaktiven, überlebhaften Geist, oder durch motorische Unruhe, Fibrillieren, Zucken usw., oder durch beides. (24)
29. Sie haben das Gefühl, intellektuell sehr gut sein zu müssen. Sie fühlen sich vor allem in Studium und Schule gehetzt. ... Hochgeschraubter Intellekt, wodurch sie am Anfang gute Leistungen bringen; später kann das Umgekehrte auftreten, eine mentale Abstumpfung. (43)
30. Unfähigkeit zum Experimentator. (56)
31. *Zinc.* 1M heilte (unter Auftreten eines Ausschlags) Herzarrhythmie bei einem Mathematiker, der nur für seine Wissenschaft lebte und sich in einem konstanten Zustand der Übererregung mit hastiger Sprache befand. (21)

Gesellschaft

1. Verlangen nach Gesellschaft; schlimmer, wenn allein. (49)
2. Kinder wollen aus Furcht vor Räubern und Gespenstern abends nicht alleine sein (*Vermeulen*). (50)
3. Lästig, geht auf die Nerven; abends. (49)
4. Quält jeden mit seinen Beschwerden. (49)
5. Vieles Reden Anderer, selbst ihm lieber Personen, greift seine Nerven an und macht ihn mürrisch und ungeduldig (Gff). (1)
6. Er sagt, er könne niemandem vertrauen und habe keine Freunde. (26.4)

Gier, Suchtverhalten

1. Heißhunger gegen 11 Uhr vormittags. (12)
2. Kaum zu stillender Hunger abends. (1)
3. Gefräßigkeit bei progressiver Paralyse (dementia paralytica). (33)
4. Große Eßgier und hastiges Schlingen. (1)
5. Große Eßgier, kann vor Heißhunger nicht rasch genug essen. (Bei einer Schwangeren.) (10)
6. (Das Kind ist) gierig (boulimique) beim Essen, kann nicht aufs Essen warten und wird wütend (wenn es das muß). (Besser nach *Zincum*.) (32.5)
7. Will hastig trinken und nicht an der Brust saugen. (Säugling mit meningealen Symptomen, geheilt durch *Zincum*.) (10)
8. Der Patient kann vor Heißhunger nicht schnell genug essen, mit Gefühl, als bleibe das Essen in der Speiseröhre stecken. (14)
9. „Ich habe das Gefühl, daß der Teufel zu mir sagt: iß, so iß doch, geh bis ans Ende, wo du dich doch zerstören willst“ (eine Frau, Bulimie). (32.1)
10. (Mit Zink vergiftete Kühe sind abgemagert, blaß, heiß... und) käuen langsamer wieder. (16)
11. Unersättlichkeit und doch kein Geschmack an Speisen. (1)
12. Unersättlichkeit, mittags und abends, doch nach Essen Überfülltheit. (1)
13. Er kennt kaum Hunger. (26.4)
14. Heftiges Verlangen auf Salz und salzige Sachen (8. T., nachmittags). (40.2)

15. Verlangen nach englischer Lakritze (35j. Mann, Migräne). (53.3)
16. Beständig hungrig; Verlangen nach Süßem und eisgekühlten Getränken (8j. Mdch., Hyperaktivitätssyndrom). (46)
17. Morphinismus. (26.2)
18. Großes Interesse an Computern; sie können völlig abhängig von Computerspielen, Programmieren und Eingeben von Daten werden. (53.1, verif.)

Gleichgültigkeit

1. Gleichgültig (n. 13 T.). (1)
2. Schlaffe Gemütsstimmung (n. 6 T.). (1)
3. Bei Tage unerklärliche Apathie. (26.1, F. 13)
4. (Gesichtsausdruck leer und apathisch, oder gereizt. (30))
5. Lag teilnahmslos im Bett mit halbgeöffneten und etwas verdrehten Augen. (5j. Mdch., 1 Mon. zuvor Scharlach durchgemacht. Einzeldosis *Zinc.* C1 stellte das Bewußtsein wieder her.) (9)
6. Der Schmerz (bei Trigeminusneuralgie) ist so heftig, daß er zu Lethargie führen kann. (14)
7. Ohne jeden Antrieb, zu nichts Lust, kann sich nicht konzentrieren, sexuell nicht sehr interessiert, alles ist irgendwie egal. Schon Suizidgedanken gehabt, ist aber auch da wie lahmgelegt. (26.4)
8. Seine Unruhe und Rastlosigkeit lassen ihn (den Zinkpatienten selbst) seine tiefverwurzelte Langeweile nicht bemerken, nur seine niedergeschlagene Gemütsverfassung verrät sie dem Beobachter. (48)

Hellsichtigkeit

1. Sieht Brände, Feuer, voraus. (33; Bezug auf *Zincum metallicum* fraglich, siehe Träume von *Zinc-ox.*!)
2. Visionäre Träume (*Boger/Bönninghausen*). (35)

Launenhaftigkeit, Stimmungswechsel

1. Abwechselnd reizbar, schreckhaft, zornig, verzagt, schwermütig. (1)
2. „Dissoziation zerebraler Funktionen" auch in geistig-seelischer Hinsicht, „in Gestalt extremer affektiver Schwankungen". (26.5)
3. Eine ungemein schnelle Veränderlichkeit in den psychischen Zuständen ist charakteristisch für *Zincum*. (41.1)
4. Sehr veränderliche Laune; zu Mittag Traurigkeit, Melancholie; abends Zufriedenheit und Frohsinn (d. 2. 3. T.) (Lqr). (1)
5. Unbeständigkeit. (49)
6. Stimmung veränderlich, unbeständig: im Schweißstadium des Fiebers. (49)

Lesen, Lernen, Schreiben, Studieren

1. Kann nicht studieren. (40.3)
2. Konnte heute abend nicht lesen. (40.3)
3. Kann meinen Geist nicht bei der Arbeit sammeln; fühle mich fiebrig (etwa 13 Uhr, 5. u. 6. T.). (5.4)
4. Dumpfer Stirnkopfschmerz, am meisten über der rechten Orbita; schlimmer durch Bücken oder geistige Arbeit; Unmöglichkeit, die Aufmerksamkeit beim Schreiben oder Lesen zu fesseln. (5.5)

5. Kopfschmerz bei überbeanspruchten Schulkindern. Hirnmüdigkeit (brain-fag). (18)
6. Geistig überarbeitete Menschen mit nervöser Erschöpfung und zerebraler Zerrüttung. Schwächliche Kinder, die zu früh intellektuell überlastet und in der Schule zu Höchstleistungen angetrieben werden; besonders bei epileptiformen Anfällen derselben. (11)
7. Er kann Lesen und Schreiben nicht leiden, mag Rechnen, Computerspiele, Fernsehen; hat lt. der Mutter vor Fernsehen schon ganz „viereckige Augen" (7j. Junge, Kopfschmerz, Strabismus). (53.3)
8. *Zinc.* 1M heilte (unter Auftreten eines Ausschlags) Herzarrhythmie bei einem Mathematiker, der nur für seine Wissenschaft lebte und sich in einem konstanten Zustand der Übererregung mit hastiger Sprache befand. (24)
9. „Nicht manifeste Befähigung" (mangelnde Begabung, vr) für die Architektur. (56)
10. Schlechte Schüler, weil unfähig, sich auf den Lehrstoff zu konzentrieren, aufzumerken. Man hat den Eindruck, daß das Kind taub ist (weil es sich Aufträge, die man ihm überträgt, nicht merkt), aber es versteht sehr gut. Es kann nur die Gedanken nicht zusammenhalten. (27.4)
11. Kopfweh des Morgens durch zuviel Studieren; mit Fieber; ... wollte in einem dunklen Zimmer sein, nicht gestört oder berührt werden, sagte nur, daß er schläfrig sei und Kopfweh habe. (10)
12. Etwas dämlich, ließ beim Schreiben Buchstaben aus; dumpfes Schweregefühl in der Stirn. (5.5)
13. Schreiben, Schwierigkeiten bei, kann seine Gedanken nicht ausdrücken (*Stauffer*). (35)
14. Ohrgeräusch, dumpf zischend, am Abend pulsierend, sehr störend beim Schreiben. (10)
15. Der Nacken fühlt sich vom Schreiben oder jeder Anstrengung müde und matt an. (10)
16. Frost beim Schreiben, 3/4 Stunde lang; dabei Gefühl, als ob ihm ein fremder Körper (er glaubt, ein Stein) in den Hals herabgestiegen wäre, bei beständigem Gähnen, vormittags 10 Uhr (d. 12. T.) (Ng). (2)
17. Ein leichter Kopfschmerz, häufig, in unregelmäßigen Abständen auftretend, im allgemeinen empfunden bei Bewegung oder Erschütterung des Kopfes. Er sitzt an einem kleinen Fleck an der linken Schläfe und fühlt sich an, als schlage die Arterie gegen eine empfindliche Stelle; nicht schwer, nicht zu bemerken bei Beschäftigung des Geistes, nicht nach 8 Uhr abends. (3.T.) (5.2)
18. Schlief schlecht, mit Träumen von Arbeit oder Studium (9.T.). (5.4)
19. Schwäche der Sprachorgane beim lauten Lesen. (10, 20)

Liebe und Haß

1. Die rationale Seite kann die emotionale ganz beherrschen oder sogar überdecken; sie können flach, emotionslos, sogar kühl wirken. (53.2)
2. Während des Zornes, Gefühl, ihr Herz sei nicht mehr da (bei einer mit *Zincum* geheilten Frau). (32.5)
3. Er kann nicht verzeihen; weil seine Mutter ihm vorgeworfen hat, mit seinen Brüdern zu hart umgegangen zu sein (wegen einer finanziellen Sache), redete er jahrelang nicht mit ihr. (32.5, Anm, zu Fall 32.3)
4. Beschimpft ihre Mutter, flucht, nennt sie Arschloch oder Hure; mäkelt ständig an ihr herum; andererseits enorme emotionale Unsicherheit, fragt die Mutter hundert-

mal am Tag, ob sie sie auch lieb habe. Verlangt, daß ihre Mutter sie beständig unterhält und sich um sie kümmert (8j. Mdch., Hyperaktivitätssyndrom). (46)
5. Küßt jeden, vor den Menses. (49)
6. Sentimental (*Boericke*). (35)
7. Milde. (49)

Musik, Singen, Tanzen

1. Schläft am Nähtisch ein. ...Nachdem sie fünf bis fünfzehn Minuten geschlafen hat, fängt sie zu weinen, zu singen oder unzusammenhängend zu reden an, wacht dann auf, um nach einigen Augenblicken wieder einzuschlafen, und so fort. (23 j. Frau, Näherin; Folgen von Erschöpfung durch langwierige Pflege ihres Vaters.) (10)
2. Lernt Steptanz (eine Tanzform, bei welcher vor allem die Füße in Bewegung sind); liebt Musik und Tanz (8j. Mdch., Hyperaktivitätssyndrom). (46)
3. Er mag Feste nicht, weil er es idiotisch findet, zu singen und zu tanzen. (32.5, Anm. zum Fall 32.3)
4. Ein vierjähriges Kind bekam nach überstandenem Typh. abd. einen sonderbaren Zufall, daß es jede ihm getane Frage so lange und in einem und demselben fast singenden Tone wiederholte, bis man eine zweite Frage stellte, welche nun ebenso wiederholt wurde, und so fort. *Zinc.* C 30 hob binnen anderthalb Tagen
5. diese eigentümliche Schwäche eines Hirnteiles (*Goullon*). (9)
6. Echolalie; die Patienten wiederholen in monotoner, singender Weise Worte und Sätze ihrer Nachbarn, ohne sich dessen bewußt zu sein. (10)
7. Klaviermusik verschlimmert (*Stauffer*). (35)
8. Die Musik der Instrumente aus Kupfer ist unerträglich (wohl Blasmusik - vr). (56)

Orientierungsstörung

1. Erwachte um 23 Uhr mit dem Gefühl, als ob er urinieren müsse, und fand sich im eigenen Zimmer nicht zurecht. Als er endlich ganz wach wurde, bemerkte er, daß der Harndrang ein falscher Alarm war. (5.4)
2. Der Patient... ist örtlich und zeitlich nicht orientiert und bietet das Bild eines akuten Verwirrtheitszustandes. (26.5)
3. Erkennt seine Verwandten nicht. (49)
4. Verwirrung, wie im Traum. (49)

Reizbarkeit (siehe auch: **Verdruß, Zorn, Erregbarkeit usw.**)

1. Gegen Mittag Reizbarkeit und Neigung, sich zu erzürnen oder zu erschrecken. (56)
2. Reizbarkeit: tagsüber; morgens; mittags; nachmittags; vor allem abends (49).
3. Reizbarkeit: abends besser. (49)
4. Reizbarkeit bei Kindern. (49)
5. Reizbarkeit bei Kopfschmerzen. (49)
6. Reizbarkeit während Menses. (49)
7. Reizbarkeit beim Sprechen. (49)

Religion, Störungen im Zusammenhang mit der

1. Religiöse Affektionen. (49)
2. Reue/Gewissensqual (remorse). (49)

Ruhelosigkeit

1. Ruhelosigkeit. (32.3)

2. Kinder sind völlig erschöpft und müde, aber kommen doch nicht zur Ruhe (*Vermeulen*). (50)
3. Unruhige, unstete Stimmung (n. 2 T.). (1)
4. Große Unruhe und unerträglicher Schmerz auf dem linken Auge, oft mit großer Schwäche im Kopfe (n. 6 T.) (Lqr). (1)
5. Exzessive nervöse Bewegungen der Füße im Bett, stundenlang nach dem Hinlegen und sogar während des Schlafes. (Symptom einer Zinkcarbonatvergiftung, klinisch jedoch vielfach als *Zincum-metallicum*-Keynote bestätigt. Offenbar überschneiden sich *Zincum met.* und *Zinc-carb.* in diesem Punkt völlig.) (6)
6. Unwillkürliche sehr oft wiederholte Ausleerungen, stierer Blick, Erschlaffung der Gesichtsmuskeln, fast hippokrat. wachsbleiches Ansehn, Flockenlesen, Subsultus tendinum, fortwährendes Zittern der Hände, Kälte der Extremitäten, tiefe Rückenlage mit Herabrutschen, völlige Bewußtlosigkeit, erkennt niemand, murmelnde Delirien mit abwechselndem Bemühen, das Bett zu verlassen. (32j. Mann, Typhus abdominalis. Heilung der Hirnsymptome durch *Zinc.* C2, 3 Dosen innerhalb von 8 Std.) (9)
7. Liegt bewußtlos in fortwährender Unruhe, schlägt um sich, wirft sich herum, rutscht im Bett herab; Bewegungen der Hände und Füße konvulsivisch, automatisch...; stößt, gar nicht sprechend, unartikulierte Töne und Schmerzensrufe aus; hört gar nichts;... beide Pupillen starr..., unempfindlich gegen jedes Licht.... (3j. Knabe, Typhus abdominalis. Durch *Zinc.* C1, zunächst 3stdl., dann seltener, insges. 3 Tg. lang gegeben, Beseitigung der Gehirnsymptome.) (9)
8. Muß selbst in der Kirche dauernd einen Fuß bewegen (was die Mutter störte), weil beim Ruhighalten der Füße Urin abgeht (12j. Mdch.). (17)
9. Vor der Regel unstillbare Ruhelosigkeit der Füße und Beine, kann sic nicht stillhalten. (14)
10. Sein (des Zinkpatienten) Körper wird von unruhigen, ungewollten, zitternden Bewegungen geschüttelt, besonders die unteren Extremitäten. – Das Zittern hat große Ähnlichkeit mit dem von Paralysis agitans. (20)
11. Ich winde meine Beine umeinander, um sie nicht bewegen zu müssen (10j. Junge, Asthma). (23)
12. Anhaltende Schlaflosigkeit nach Mitternacht, durch motorische Unruhe der Glieder. Nach *Zinc.* D 30 zuerst extreme Unruhe, Schlaflosigkeit, muß sich im Bett hin und her wälzen; nach einigen Tagen physiologischer Schlaf. (26.1, F. 5)
13. Motorische Unruhe nachts, Aufgeregtheit, Grimassieren, Aufschreien. (26.1, F. 12)
14. Nachts motorische Unruhe mit Zuckungen der Oberschenkelmuskulatur (bei Coxarthrose bds.); deutlich gebessert durch *Zinc.* D 4, später D 6. (26.1, F. 23)
15. Chorea minor, mit fortwährender Bewegungsunruhe, Schreckreaktionen, Schlaflosigkeit; immer besser während der Menses. (26.1, F. 15)
16. Nächtliche Aufregungszustände, motorische Unruhe, Zuckungen beider Beine und Arme, wird im Schlafzimmer umhergetrieben, grimassiert, schnalzt, wird aggressiv, weiß aber von alledem nichts. (26.1, F. 17)
17. Immer schlaff, schwach, verspannt und unruhig. (26.4)
18. Ausgeprägte motorische Unruhe mit Beinkloni und bizarren Fingerbewegungen, alternierend mit Phasen muskulärer Erstarrung und Atonie. (Hypertensive Enzephalopathie.) (26.5)
19. Unruhe, besonders in den Armen und Beinen, verbunden mit einem Schmerz, als seien die Knochen zerschlagen (Diarrhoe). (37)

Schreck, Auffahren

1. Reizbar, schreckhaft. (1)
2. Abwechselnd reizbar, schreckhaft, zornig, verzagt, schwermütig. (1)
3. Mittags reizbar, ärgerlich, schreckhaft; abends weniger. (1)
4. Aufschrecken des Nachts im Schlafe, ihr ganz unbewußt, während des Monatlichen (d. 28. T.). (2)
5. Aufschrecken durch Kleinigkeiten. (49)
6. Schreckhaftigkeit besser beim Augenschließen. (49)
7. Spitziges, lang dauerndes, heftiges Stechen im Rande des linken Schulterblattes gegen die Achselhöhle, daß sie erschrak..., Nachmittags 4 1/2 Uhr (Ng). (2)
8. Zucken im rechten Beine: es wirft ihr abends beim Einschlafen das rechte Knie hoch in die Höhe, worüber sie erwachte und erschrak, und als sie wieder eingeschlummert war, fuhr sie konvulsivisch zusammen, denn es kam ihr vor, als ob ein Gefäß auf sie gefallen wäre, worüber sie wieder erwachte und dann fest einschlief, abends 9 Uhr (d. 12. T.) (Ng). (2)
9. Gesichtsneuralgie rechts, nach Schreck oder Gemütsbewegungen. Geheilt durch Riechen an *Zinc.* 30. (9)
10. Hydrozephalus; die Füße des Kindes bewegen sich ständig; (...) beim Erwachen macht es den Eindruck von Furcht und rollt den Kopf hin und her; Aufschreien, Aufschrecken und Aufspringen im Schlaf. (10)
11. Abnorme Schreckhaftigkeit, Alkoholunverträglichkeit, nächtliche Unruhe der Beine; seit Comm. cerebri. (23.1, F. 3)
12. Rennt umher wie erschreckt (*Knerr*). (35)
13. Schreien vor Schreck, bei Chorea (*Knerr*). (35)

Schreien

1. Er kann sehr zornig sein, vor allem zu Hause, wenn er seinen Willen nicht bekommt. Er stößt Gegenstände um (zerstört sie aber nicht), schreit sehr laut, knallt Türen. Auf die Frage, was bei diesen Wutanfällen in ihm los sei, sagt er: „Any excuse to make me angry." D.h., er sucht einen Grund, zornig zu sein (10j. Junge, Asthma). (23)
2. Wut verursacht Schwäche. Wutausbruch mit Schreien und danach stundenlang große Mattigkeit. (24)
3. Schreien vor Schreck, bei Chorea (*Knerr*). (35)
4. Unruhige Nacht; erwacht schreit er, wie irre, es bissen ihn Gänse. (1)
5. Sprechen und Schreien im Schlafe. (1, Vorspann)
6. Motorische Unruhe nachts, Aufgeregtheit, Grimassieren, Aufschreien. (26.1, F. 12)
7. Nächtliche Unruhe, kalter Schweiß, Atemnot, Einschlafen der Glieder, anfallsartiges Aufschreien nach Mitternacht. (26.1, F. 14)
8. Nächtliches Aufschreien, Grimassieren, Verdrehen des Kopfes. (Epilepsie seit Bombenangriff.) (26.1, F. 20)
9. Schreien und Zähneknirschen im Schlaf, bei Kindern. (38)
10. Heftiges Aufschreien des Nachts im Schlafe, worüber man sie erweckte; sie wußte aber nichts davon (n. 48 St.). (2)
11. Gesichtsneuralgie rechts, nach Schreck, schreit vor Schmerzen. Geheilt durch Riechen an *Zinc.* 30. (9)
12. Beim Bücken ein Stich in der Mitte des Brustbeins, daß sie hätte schreien mögen, beim Aufrichten vergehend, abends 6 1/2 Uhr (Ng). (2)

13. Stiche mitten in das Brustbein, zuweilen zum Schreien arg beim Bücken, zuweilen mit schmerzhaftem Drücken darnach tief innerlich bis in den Hals hinauf (Ng). (1)
14. Sie... erwachte unter Zuckungen der Extremitäten, die... fortdauerten; zeitweilig erfolgten Stöße durch den ganzen Körper mit Zähneknirschen; dabei stieß sie mitunter einen erschreckenden Schrei mit ganz veränderter Stimme aus..., Urin und etwas flüssiger Stuhl unwillkürlich. (2 1/2 j. Mädchen, wohlgenährt, skrofulös; Gehirnbeteiligung bei Scharlach vor Erscheinen des Exanthems. Geheilt durch *Zinc.* C2 trit. 2 stdl.) (9)
15. Kann nicht mehr sprechen, schreit zuweilen mit gellender Stimme auf. (5j. Mdch., soporöser Zustd.; 1 Monat zuvor Scharlach. Einzeldosis *Zinc.* C1 stellte Bewußtsein wieder her.) (9)
16. Liegt bewußtlos in fortwährender Unruhe, schlägt um sich, wirft sich herum, rutscht im Bett herab; Bewegungen der Hände und Füße konvulsivisch, automatisch...; stößt, gar nicht sprechend, unartikulierte Töne und Schmerzensrufe aus; hört gar nichts;... beide Pupillen starr..., unempfindlich gegen jedes Licht.... (3j. Knabe, Typhus abdominalis. Durch *Zinc.* C1, zunächst 3stdl., dann seltener, insges. 3 Tg. lang gegeben, Beseitigung der Gehirnsymptome.) (9)
17. Ständiges Rollen von Kopf und Augen, heftiges Aufschreien im Schlafe, häufige Spasmen der Gesichts-, weniger häufig der Extremitätenmuskulatur;... hohes Fieber; komatös. (Cholera infantum bei 8 Monate altem, mit der Flasche ernährtem Säugling.) (10)
18. Das Kind schreit auf, wann immer man es bewegt (bei Gehirnleiden). (11)
19. Cri encéphalique, Aufschreien vor Schmerz, wenn auch nicht so schrill wie bei *Apis*. (17)
20. Das Kind schrie von Zeit zu Zeit, auf so schreckliche Art, wie der Arzt es weder vorher noch später je gehört hatte; lag mit offenen Augen da, mit durchdringendem Blick, und schrie von Zeit zu Zeit wie ein Hund oder Wolf.... Man bekommt wirklich Angst (bei diesen Schreien). (4 1/2 Monate altes Baby, Bronchopneumonie.) (24)

Selbstvertrauen

1. Schüchternheit, abwechselnd mit: Zorn; Reizbarkeit und Auffahren; Traurigkeit (*Jahr*). (35)
2. Unentschlossenheit. (49)
3. Pat. sagt v. sich, es mangele ihm an Urteilskraft, an Planungsfähigkeit, an Organisations- und Entscheidungsfähigkeit. Deshalb werde er wohl auch immer seine gesicherte, aber langweilige Tätigkeit... beibehalten, weil er sich zu nichts anderem aufraffen könne. Von seiner Vergangenheit sagt er, Lehrer und Eltern hätten immer nur Leistung von ihm gefordert, die Eltern hätten sich nie viel um ihn gekümmert. – Unmittelbar vor und 5 Monate nach *Zinc.* 200 wurde Pat. von einem Psychotherapeuten exploriert, aber nicht therapiert. Nach der zweiten Exploration schreibt dieser, daß „der Patient... gelernt hat, besser zu seinen Bedürfnissen zu stehen, (und) daß damit eine Abnahme der somatischen Beschwerden einherging." Auch hat Pat. nach *Zincum* einen Antrieb entwickelt, sich in tiefenpsychologischer Weise mit seiner Vergangenheit zu befassen; vorher wollte er keine Psychotherapie. (26.4)
4. Nach *Zincum* XM: kann mit den Mitmenschen über die Probleme reden und sich deren Urteil offen stellen (zuvor, lebenslang, große Furcht, von den Mitmenschen verurteilt zu werden). (32.1)
5. Beschwerden durch Antizipation: Lampenfieber (*Bill Gray*). (35)

6. Mangel an Selbstvertrauen. (49)
7. Entmutigt. (49)
8. Fühlt sich entwertet, hat kein Selbstvertrauen mehr, Gefühl, einen großen Fehler (faute) begangen zu haben (36j. Frau, Erschöpfungssyndrom). (54)

Sprechen

1. Aphasie. (26.5; *Vithoulkas,* in 50)
2. Kann nicht mehr sprechen, schreit zuweilen mit gellender Stimme auf. (5j. Mdch., soporöser Zustd.; 1 Monat zuvor Scharlach. Einzeldosis *Zinc.* C1 stellte Bewußtsein wieder her.) (9)
3. Fühle mich benommen, gebrauche unrichtige Worte beim Sprechen; Gefühl von Frostigkeit (4. Tag). (5.4)
4. Choreaähnliche Bewegungen, wenn er sich bemüht, zu sprechen oder zuzuhören; wenn er versucht, ein Gespräch zu führen. (24)
5. Geistig verlangsamt: Kommt bei Gesprächen mit dem Verstehen nicht mit, deshalb verschlimmern diese. (24)
6. Verdrießlich, mürrisch, mehrere Tage, zu innerem Groll und Ärger geneigt; er ist meist still und es verdrießt ihn, wenn er ein Wort sprechen soll (Frz.).
7. Mürrisch, ärgerlich: sie antwortet nur mit Überdruß, abends 9 Uhr (Ng). (2)
8. Sie wollte von einer Untersuchung und Fragen durchaus nichts wissen (7j. Mdch., Mastoiditis links). (26.8)
9. Verschwiegen, verschlossen (*Vithoulkas*). (50)
10. Dröhnen und Tönen im Kopfe bei starkem Sprechen. (1)
11. Liegt unbeweglich auf dem Rücken, weil jede Bewegung Schmerzen hervorruft; antwortet nur durch Zeichen, denn jedes gesprochene Wort ruft qualvolle reißende Schmerzen im Hinterkopf und von dort zur Stirne hervor, als würde der Kopf auseinandergerissen. (Rechtsseitige Pneumonie bei schwächlichem 19j. Mädchen.) (10)
12. Leicht zu reizendes, grämliches Gemüt; das Sprechen Anderer sowie jedes Geräusch ist ihm unerträglich (Gff). (1)
13. Vieles Reden Anderer, selbst ihm lieber Personen, greift seine Nerven an und macht ihn mürrisch und ungeduldig (Gff). (1; 32.3)
14. Schwellung der linken Seite der Zunge, welche am Sprechen hindert. (1)
15. Immer stärkere Wärme im ganzen Körper und Gesicht, mit Gefühl von ausbrechendem Schweiße, der auch wirklich kam, und beständige Furcht vor dem sich immer meldenden Erbrechen; die Wärme ist vorzüglich im Unterleibe stark. Sehr hinfällig, kann nicht stark sprechen. Ein großer Anfall von heftigem Brechen ...; darauf Wohlbefinden, schluckendes Aufstoßen (n. 1 St.) (Hb.). (2)
16. Dumpfes Seufzen während der Nacht. Fühlt sich so schwach, daß er nur mit Schwierigkeit sprechen kann. (Chronische Leberaffektion.) (10)
17. Sprechen und Schreien im Schlafe. (1, Vorspann)
18. Abends, gleich nach dem Niederlegen, richtete sie sich wieder im Bette auf und sprach unverständliche Worte; der Atem war kurz und zitternd. (1)
19. Unruhige Nacht, er redet im Schlafe, wacht nach Mitternacht auf und hat stark geschwitzt. (3)
20. Er träumt mit Anstrengung des Geistes und redet um Mitternacht über Gegenstände des Traumes. (3)
21. Schläfrigkeit mit Appetitverlust; wenn sie am Nähtisch sitzt, tut sie einen tiefen Seufzer, die Nadel fällt ihr aus der Hand, sie fällt in den Stuhl zurück und schläft,

mit spasmodisch geschlossenen Lidern und sich rasch (whirling) im Kreis herumbewegenden Augäpfeln; nachdem sie fünf bis fünfzehn Minuten geschlafen hat, fängt sie zu weinen, zu singen oder unzusammenhängend zu reden an, wacht dann auf, um nach einigen Augenblicken wieder einzuschlafen, und so fort. (Näherin von 23 Jahren; Folgen von Erschöpfung durch langwierige Pflege ihres Vaters.) (10)

22. Ein vierjähriges Kind bekam nach überstandenem Typh. abd. einen sonderbaren Zufall, daß es jede ihm getane Frage so lange und in einem und demselben fast singenden Tone wiederholte, bis man eine zweite Frage stellte, welche nun ebenso wiederholt wurde, und so fort. *Zinc.* C 30 hob binnen anderthalb Tagen diese eigentümliche Schwäche eines Hirnteiles. (*Goullon*, in 9)
23. Echolalie; die Patienten wiederholen in monotoner, singender Weise Worte und Sätze ihrer Nachbarn, ohne sich dessen bewußt zu sein. (10)
24. Wiederholt die gestellte Frage, um sie überhaupt zu verstehen. (24)
25. Der Kranke wiederholt die Frage, die man ihm stellt, und antwortet erst nach einer langen Pause sichtlichen, stumpfen Nachdenkens. (38)
26. Typhus...; Benommenheit mit starrem Blick; sprach unzusammenhängend, mit einer Art halb lächelnder Geschwätzigkeit (half-smiling garrulity)... (32 Jahr. alter Mann.) (10)
27. Redet viel und sogar unzusammenhängend, vermischt alles (36j. Frau, Erschöpfungssyndrom). (54)
28. Anwandlung von großer Redseligkeit (Gff). (1)
29. Sehr gut aufgelegt und gesprächig, den ganzen Vormittag (Ng). (2)
30. Ein kleines Mädchen wird zornig, wenn sie nicht das Thema des Gesprächs ist; fühlt sich ausgeschlossen. Dies besserte sich unter *Zinc.* (32.5)
31. Quält jeden mit seinen Beschwerden (49); d.h., erzählt jedem, wie schlecht es ihm gehe (*Ravi Roy*). (50)

Thema „Tod" (Suizidalität etc.)

1. Todesgedanken, als wenn sie sterben müsse. (1, Vorspann)
2. Ruhige Sterbe-Gedanken, nachmittags, bei Ermattung. (1)
3. Nahm mit bewundernswerter Ruhe sein „Todesurteil" entgegen (80j. Mann, Magenkarzinom). (42.1)
4. Nahm ruhig und gefaßt die schlechte Prognose seiner Krankheit entgegen (19j. Mann, progressive neurale Muskelatrophie). (42.1)
5. Traum, als werde sie erdrosselt, und früh nach dem Erwachen Furcht, der erdrosselnde Mann möchte wiederkommen. (1)
6. Unerinnerlicher Traum traurigen Inhalts von Verstorbenen (d. 28. T.). (2)
7. (Eigentümliches leichenartiges, spitzes, unnatürliches Aussehen des Gesichts. (30))
8. Druckgefühl in der Wirbelsäule mit Furcht vor dem Tode. (10)
9. Ständiges Verlangen, seinem Leben ein Ende zu setzen (bei Psychose nach spiritistischen Sitzungen; nach *Zincum* Auftreten eines Abszesses etwas unterhalb der Mitte der rechten Clavicula). (10)
10. Bei Depression denken (Zinkpatienten) über den Tod nach und wollen Selbstmord begehen, aber wenn sie den Punkt erreichen, wo sie dazu bereit wären, kommt eine eigenartige Ruhe emotionaler Art über sie. (24)
11. Ohne jeden Antrieb, zu nichts Lust, kann sich nicht konzentrieren, sexuell nicht sehr interessiert, alles ist irgendwie egal. Schon Suizidgedanken gehabt, ist aber auch da wie lahmgelegt. (26.4)

12. Abscheu vor dem Leben (49); Lebensmüdigkeit (*Knerr*) (35)
13. Betont, er fürchte den Tod nicht, aber betet jeden Abend um Vergebung seiner Fehler, damit er nicht in die Hölle muß. Erst nach *Zincum* bekommt er Angst vorm Sterben, „weil es noch so viel Glück zu erleben gibt" (normale Reaktion, statt der vorherigen Kompensation, vr). (32.2)
14. Zorn, daß er jeden hätte erstechen können (*Jahr*). (35)

Traurigkeit, trübe Stimmung

1. Niedergeschlagen und traurig (Ng). (1)
2. Unüberwindliche Traurigkeit (Lqr). (1)
3. Sehr veränderliche Laune; zu Mittag Traurigkeit, Melancholie; abends Zufriedenheit und Frohsinn (d. 2. 3. T.) (Lqr). (1)
4. Niedergeschlagen, um 9 Uhr abends (4.T.). (5.4)
5. Depressive Verstimmung vor der (zu frühen und zu langen) Regel. (27.2)
6. Vor der Regel ist die Stimmung gedrückt; mit Eintritt der Blutung bessert sich das, ebenso die Verstopfung (43j. Frau, Haarausfall). (52)
7. Melancholie bei „Zehrfiebern". (33)
8. Melancholie nach Genuß geistiger Getränke (Alkohol). (33)
9. Traurigkeit nach Samenerguß. (43)
10. Schreckliche Dinge, traurige Geschichten ergreifen tief. (49)
11. Kummer verschlimmert (*Knerr*). (50)
12. Mißmütig und traurig (d. 2. T.). (1)
13. Abwechselnd reizbar, schreckhaft, zornig, verzagt, schwermütig. (1)
14. Große Niedergeschlagenheit, nachdem man sich erzürnt hat. (56)
15. Heimweh (*Vithoulkas*). (35)

Unbehaglichkeit

1. Schauderige Unbehaglichkeit, wie Vorempfindung von Sturm. (1)
2. Hypochondrische Stimmung, drei Stunden nach dem Mittagessen, bei Druck unter den kurzen Rippen, besonders rechter Seite, bei Abneigung vor Arbeit und Unbehaglichkeit des ganzen Körpers, doch ohne Spur von Blähungen oder Magenüberladung (n. 5 T.). (1)
3. Allgemeines Unwohlsein, betontes Zerschlagenheitsgefühl der Muskeln gegen Abend. (5.5)
4. Kann morgens im Bett vor Unbehagen kein Bein gebeugt lassen, muß es ausstrecken. (10)
5. Diffuses Gefühl ständigen Unwohlseins und fehlender Lebensfreude. (26.4)

Unerträglichkeit von Schmerzen oder Empfindungen

1. Unerträgliche Verschlimmerung des chronischen Kopfschmerzes nach Genuß geringster Mengen Alkohol. (Kopfschmerz geheilt durch mehrwöchige Einnahme von *Zinc.* D 6.) (19)
2. Chronische Kopfschmerzen, tiefliegend, verrückt machende Schmerzen, mit zitternden Händen und unruhigen Füßen. (14)
3. Kopfschmerz; der Schmerz fing in der Stirne an, ging dann auf den Scheitel über, dann zum Hinterkopf hinunter und dann setzte er sich auf dem Oberkopf fest, und solange er anhielt, schien er unerträglich; besser durch Drücken mit beiden Händen auf die Kopfseiten. (10)

4. Pulsierendes, drückendes Zwängen an der rechten Kopfseite, so heftig, daß sie es nicht aushalten zu können glaubte (d. 19. T.) (Ng). (2)
5. Große Unruhe und unerträglicher Schmerz auf dem linken Auge, oft mit großer Schwäche im Kopfe (n. 6 T.) (Lqr). (1)
6. Druck auf der Nasenwurzel, als sollte sie in den Kopf hineingedrückt werden, fast unerträglich; oft, meist mittags (Lqr). (1)
7. Unerträgliche Krampfschmerzen im linken Unterbauch und linken Bein, besser durch Massage. (26.1, F. 22)
8. Kolik, ein kneipend reißender Schmerz im Oberbauche und in der Brustseite, gleich nach dem Mittagessen, welcher im Gehen und Stehen zunimmt bis zum Unerträglichen, aber durch gänzliche Ruhe des Körpers und Geistes und bei stillem Sitzen ohne Gedankenbeschäftigung gänzlich nachläßt, ohne Anzeige von Blähungen im Unterleibe. (3)
9. Anhaltende Schmerzen in Rücken und Lenden, die das Leben zur Qual machen, nachmittags und abends, auch in einem warmen Raum; gebessert in freier Luft. (14)
10. Jucken der Fußsohlen, Waden und Schenkel, fast unerträglich, nachts. (10)
11. Nervöse Schlaflosigkeit mit unerträglichem Jucken der Haut, ohne Ausschlag, kein Jucken tagsüber. (10)

Verdruß, Mißmut, schlechte Laune

1. Mißmütig (Sw.). (1)
2. Verstimmt und träge die ersten Tage; die späteren lebhaft und heiterer. (1)
3. Höchst trübe und mürrisch (Hbd). (1)
4. Schmollen (*Kent*). (35)
5. (Meningitis bei) mürrischen kleinen Kindern, die sich oft wochenlang mit diesem Zustand herumschlagen, dabei abmagern und bewußtlos werden. (17)
6. Mürrisch, früh (d. 8. T.). (1)
7. Sie macht eine finstere Miene, früh (Ng). (2)
8. Sie sieht ganz mürrisch und zerstört aus (d. 8. Morgen) (Ng). (2)
9. Ärgerlich, verdrossen, nachmittags 1 1/2 Uhr (Ng). (2)
10. Sie macht eine finstere Miene, ist verdrossen und zu nichts aufgelegt, nachmittags 2 Uhr (Ng). (2)
11. Verdrießliche, schweigsame Laune, besonders abends (Gff). (1)
12. Mürrisch, ärgerlich, und doch dabei gut aufgelegt, abends 6 1/2 Uhr (Ng). (2)
13. Mürrisch, ärgerlich: sie antwortet nur mit Überdruß, abends 9 Uhr (Ng). (2)
14. (Er antwortete langsam und sprach, als sei er schlecht gelaunt. (30))
15. Verdrießlich, mürrisch, mehrere Tage, zu innerem Groll und Ärger geneigt; er ist meist still und es verdrießt ihn, wenn er ein Wort sprechen soll (Frz.). (1)
16. Gereizte Stimmung, verdrießliches Wesen... (bei Kinderkrämpfen, als Prodromi). (*Hartmann*, in 9)
17. Konvulsionen bei Kindern: ... das Kind war zuvor mehrere Tage lang reizbar und schlecht gelaunt, mit hastigen Bewegungen, aufgeblähtem Abdomen und häufigeren Miktionen als üblich. (13)
18. Leicht zu reizendes, grämliches Gemüt; das Sprechen Anderer sowie jedes Geräusch ist ihm unerträglich (Gff). (1)
19. Vieles Reden Anderer, selbst ihm lieber Personen greift seine Nerven an und macht ihn mürrisch und ungeduldig (Gff). (1)

20. Nicht gut aufgelegt, matt und abgeschlagen in den Füßen, träge und schläfrig mit Gähnen (n. 2 St.). (Ng) (2)
21. Hat kein anderes Interesse als seine Arbeit. An Ruhetagen deprimiert und übellaunig. (32.3)
22. (Schmerzen in den Knie- und Sprunggelenken, und bis zum heutigen Tage stört sie ihr rechter Arm (gives her annoyance), indem er zeitweise ihren Anforderungen nicht Folge leisten kann. (30))
23. Überaktiver Geist..., (dadurch) auf der emotionalen Ebene beeinträchtigt. Er ist ständig unzufrieden, nichts ist ihm angenehm.... er beklagt sich über alles: seine eigene Gesundheit, seine familiären Angelegenheiten, seine Frau, den Ehemann, usw. Er... wird unerträglich für die anderen. Man bringt ihm kein Mitgefühl entgegen, da er jeden mit seinen Beschwerden plagt. (24)
24. Ein unzufriedener, auffälliger Mensch, der fast wöchentlich mit immer gleichen, jedoch sich ständig abwechselnden Beschwerden in die Praxis kam. (26.4)

Verzweiflung

1. Zu Zorn geneigt, ungeduldig; traurig, weint oft; verzweifelt an ihrer Genesung; ist tadelsüchtig; stört sich an Lärm oder dem Reden Anderer; mag Arbeit nicht; kann oder will nicht gehen. (10)
2. Untröstlich infolge ihres Zustandes (nächtl. Unruhe nach Encephalitis lethargica). (26.1, F. 21)

Vorwürfe

1. Zu Zorn geneigt, ungeduldig; traurig, weint oft; verzweifelt an ihrer Genesung; ist tadelsüchtig; stört sich an Lärm oder dem Reden Anderer; mag Arbeit nicht; kann oder will nicht gehen. (10)
2. Sie beklagen sich ständig, stellen laufend nur Forderungen (*Bill Gray*). (50)
3. Mäkelt fortwährend an ihrer Mutter herum, sie kann ihr nichts recht machen (8j. Mdch.). (46)
4. Auf seine sexuelle Übererregbarkeit reagiert er mit Selbstvorwürfen: er sagt weinend zur beh. Ärztin, „ich bin ein Schweinehund", „ich suche nur das Vergnügen", und wagt sie nicht anzusehen. (32.1)
5. Seit der Kindheit Furcht, von anderen in allem, was sie tut, verurteilt zu werden. Dadurch tagelange Kopfschmerzen. – Nach *Zincum* XM: kann mit den Mitmenschen über die Probleme reden und sich deren Urteil offen stellen; während der Aussprache verschwindet das Kopfweh rasch. (32.1)

Weinen, Wimmern, Stöhnen

1. Bei der Regel, ärgerlich und weinerlich. (1)
2. Bänglichkeit und Weinerlichkeit, die sich abends verlieren (d. 5. T.). (2)
3. (Er) muß gegen seinen Willen lachen oder weinen. (...) (10)
4. Zu Zorn geneigt, ungeduldig; traurig, weint oft; verzweifelt an ihrer Genesung; ist tadelsüchtig; stört sich an Lärm oder dem Reden Anderer; mag Arbeit nicht; kann oder will nicht gehen. (10)
5. Schläfrigkeit mit Appetitverlust; wenn sie am Nähtisch sitzt, tut sie einen tiefen Seufzer, die Nadel fällt ihr aus der Hand, sie fällt in den Stuhl zurück und schläft, mit spasmodisch geschlossenen Lidern und sich rasch (whirling) im Kreis herumbewegenden Augäpfeln; nachdem sie fünf bis fünfzehn Minuten geschlafen hat,

fängt sie zu weinen, zu singen oder unzusammenhängend zu reden an, wacht dann auf, um nach einigen Augenblicken wieder einzuschlafen, und so fort. (Näherin von 23 Jahren; Folgen von Erschöpfung durch langwierige Pflege ihres Vaters, geheilt durch *Zincum*.) (10)

6. Auf seine sexuelle Übererregbarkeit reagiert er mit Selbstverachtung: er sagt weinend zur beh. Ärztin, „ich bin ein Schweinehund", „ich suche nur das Vergnügen", und wagt sie nicht anzusehen. (32.1)
7. Weint leicht, Trost bessert (8j. Mdch.). (46)
8. Grundloses Weinen. (49)
9. Weinen vor der Regel. (49)
10. Wimmern vor Ärgerlichkeit, ohne äußere Veranlassung, bei Druckschmerz im Oberkopfe. (1)
11. Sie liegt auf der gesunden (rechten) Seite, sich ganz ruhig haltend, aber laut stöhnend (7j. Mdch., Mastoiditis links). (26.8)
12. Jammern, Lamentieren. (49)
13. Seufzen (*Hering*). (35)

Zeitsinn (Eile, Ungeduld, Zeit vergeht zu langsam usw.)

1. Sehr ungeduldig, doch ohne üble Laune (Lqr). (1)
2. Dumpfer Schmerz in der Stirne, mit ungewöhnlicher Ungeduld (Lqr). (1)
3. Ungeduld im Schweißstadium des Fiebers. (49)
4. Ungestüm. (49)
5. Hast beim Essen. (1)
6. Große Eßgier und hastiges Schlingen. (1)
7. (Das Kind ist) gierig (boulimique) beim Essen, kann nicht aufs Essen warten und wird wütend (wenn es das muß). (Besser nach *Zincum*.) (32.5)
8. Konvulsionen bei Kindern: ... das Kind war zuvor mehrere Tage lang reizbar und schlecht gelaunt, mit hastigen Bewegungen, aufgeblähtem Abdomen und häufigeren Miktionen als üblich. (13)
9. Langeweile (ennui). (49) (Als Ennui (frz. ennui - Langeweile, Verdruß, Unausgefülltheit, Unlust, Sorge, Kummer, Ärger, Schererei, aber auch: Sehnsucht, schwärmerisches Verlangen; ennuyer – langweilen, ärgern, auf die Nerven fallen; s'ennuyer – sich langweilen; s'ennuyer de quelqu'un – sich nach jemand sehnen; ennuyeux – peinlich, mißlich, lästig, ärgerlich, unangenehm) bezeichnet man einen Zustand, in dem alles zuwider ist, nichts recht befriedigt, also nicht genau das, was wir normalerweise „Langeweile" nennen. vr)
10. Nachtschlaf öfters unterbrochen; die Nacht deuchtet ihm sehr lang (Sw). (1)
11. Bei Tage eigenartiges Fernesein aller Gegenstände um ihn herum, kein Zeitgefühl mehr. (26.1, F. 9)

Zorn

1. Sehr zornig (d. 11. T.). (2)
2. Sehr reizbar. (10)
3. Leicht zu erzürnen. (1)
4. Zorn, mit Zittern. (49)
5. Leicht zu Zorn erregbar, doch ruhig. (1)
6. (Das Kind ist) gierig (boulimique) beim Essen, kann nicht aufs Essen warten und wird wütend (wenn es das muß). (Besser nach *Zincum*.) (32.5)

7. Tobsucht, Wut, durch den geringsten Lärm (*Knerr*). (35)
8. Zu Zorn geneigt, ungeduldig; traurig, weint oft; verzweifelt an ihrer Genesung; ist tadelsüchtig; stört sich an Lärm oder dem Reden Anderer; mag Arbeit nicht; kann oder will nicht gehen. (10)
9. Plötzlicher Zorn, aus dem er nur schwer wieder herausfindet (60j. Mann, Tachykardien). (47)
10. Reizbarkeit abwechselnd mit Tobsucht (*Boger/Bönninghausen*). (35)
11. Erethismus des Nervensystems bis hin zu gewalttätigen Wutausbrüchen. (24)
12. Heftiges Delirium, Patient versucht, auf die Beine zu kommen und das Bett zu verlassen, zu entfliehen. Kann sehr agitiert sein, reizbar, erzürnt, manchmal sind Zwangsmaßnahmen nötig, um ihn im Bett zu halten. (24)
13. Gereiztheit mit Zornausbrüchen, Unverträglichkeit. (26.1, F. 7)
14. Zorn, daß er jeden hätte erstechen können (*Jahr*). (35)
15. Ungewöhnliche Gereiztheit, so daß es dauernd zu Auseinandersetzungen mit seiner Frau kommt. (26.1, F. 9)
16. Erwartet im Voraus, daß der Andere ihn ärgern könnte; ärgert sich schon, bevor es überhaupt geschieht (*Ravi Roy*). (50)
17. Während des Zornes, Gefühl, ihr Herz sei nicht mehr da (bei einer mit *Zincum* geheilten Frau). (32.5)
18. Er wünscht jemanden zu haben, an dem er seinen (durch nichts gereizten) Zorn tätlich auslassen könne (Lqr.). (1)
19. Er kann sehr zornig sein, vor allem zu Hause, wenn er seinen Willen nicht bekommt. Er stößt Gegenstände um (zerstört sie aber nicht), schreit sehr laut, knallt Türen. Auf die Frage, was bei diesen Wutanfällen in ihm los sei, sagt er: „Any excuse to make me angry." D.h., er sucht einen Grund, zornig zu sein. – Asthma verstärkt bei Zorn (10j. Junge). (23)
20. Besserung nach Wutausbrüchen. (49)
21. Sehr dramatische Auftritte mit Wutausbrüchen, die bessern (8j. Mdch., Hyperaktivitätssyndrom). (46)
22. Ein kleines Mädchen wird zornig, wenn sie nicht das Thema des Gesprächs ist; fühlt sich ausgeschlossen. Dies besserte sich unter *Zinc.* (32.5)
23. Leicht zu Zorn geneigt und sehr angegriffen davon (Gff). (1)
24. Große Niedergeschlagenheit, nachdem man sich erzürnt hat. (56)
25. Wut verursacht Schwäche. Wutausbruch mit Schreien und danach stundenlang große Mattigkeit. (24)
26. Schwächliche Kinder mit geistiger Unterentwicklung und schlechtem Gedächtnis. Sie sind an sich leicht zu lenken, aber wenn man sie aufweckt/aufbringt (when aroused), werden sie zornig. (17)
27. Mittags reizbar, ärgerlich, schreckhaft; abends weniger. (1)
28. Ärgerlich und ängstlich. (1)
29. Er kann über eine Kleinigkeit herzhaft lachen, doch sich auch ebenso leicht ärgern. (1)
30. Bei der Regel, ärgerlich und weinerlich. (1)
31. Vor der Regel jähzornig und weinerlich. (14)
32. Magere, reizbare Frau, von sanfter Gemütsart; Gesichtsneuralgie rechts nach Schreck; Riechen an *Zinc.* 30 heilte letztere. (9)

ILLUSIONEN

Wahnvorstellungen (siehe auch **„Argwohn"**)

1. Einbildung, der Kopf sei vergrößert. (49)
2. Beim Niederhalten des Kopfes gegen die Brust dünkt es ihr, als hätte sie einen großen Kropf, der sie hinderte, darüber zu sehen, abends 9 Uhr (Ng). (2)
3. Nach spiritistischen Sitzungen: Schocks in den oberen und unteren Gliedmaßen ... während des Betens und im Nachtschlaf, zuweilen auch zu anderen Zeiten; ... die Seelenruhe verließ ihn; er hörte Stimmen, welche in ihm in beleidigenden und schmutzigen Ausdrücken sprachen; ... es schien, als ob kleine Kugeln, welche über seine Hände und Beine rollten, die Schocks verursachten; ... Mesmerismus verschlimmerte, als würden die Nerven mit Gewalt verdreht; Gefühl, als ob Feuer durch den Körper laufe, vom linken Fuß zum Kopf, und Stirn, Augenbrauen, Ohren und Augen verbrenne; ständiges Verlangen, seinem Leben ein Ende zu setzen; ständig ruhelos; schlimmer morgens, besser abends;... böse und abscheuliche Gedanken, vor allem lasziver Art, quälen ihn; .. muß gegen seinen Willen lachen oder weinen; Gefühle von Kriechen, Wärme, Klopfen, Verschieben (shifting), Laufen, Einkreisen, in allen Teilen seines Körpers; Visionen von Lebenden und Toten; spricht nicht, denn er leidet ständig an seinen Schocks; zuweilen Hinfallen wie paralysiert; geht mit schweren Schritten, oder rennt wie vor Schrecken; in seiner Qual gibt er die lautesten Klagen und Schreie von sich; ißt nur, wenn man ihn dazu zwingt; bleiches, ausgemergeltes, leidendes und verzerrtes Gesicht. (Nach *Zincum* Auftreten eines Abszesses etwas unterhalb der Mitte der rechten Clavicula.) (10)
4. Eigenartiges Gefühl, als ob sie sich immer mehr von allem entferne und auf einem hohen Berge schwebe, „Mont-Blanc-Gefühl". (Erscheint deshalb aufgeregt in der Praxis, offenbar macht es ihr Angst.) (26.1, F. 13)
5. Leichtes Körpergefühl, fühlt sich eigentümlich fern, ist ruhiger, hat guten Schlaf (Heilwirkung). (26.1, F. 21)
6. Furcht, von anderen in allem, was sie tut, verurteilt zu werden. Dieses eingebildete Urteil nimmt ihr alle Kraft, Dinge zu Ende zu bringen. Es ist wie eine Verwünschung, seit der Kindheit. Glaubt sich jetzt, wo der Vater tot ist, auch von ihm verurteilt, weil er jetzt alles sehe und erfasse, auch, daß sie kein Junge sei (er hatte sich immer einen Jungen gewünscht und sie hatte einer sein wollen, so sehr, daß ihr in der Pubertät ein Bart wuchs). (32.1)
7. Gefühl, einen großen Fehler (faute) begangen zu haben (36j. Frau, Erschöpfungssyndrom). (54)
8. „Ich habe das Gefühl, daß der Teufel zu mir sagt: iß, so iß doch, geh bis ans Ende, wo du dich doch zerstören willst" (eine Frau, Bulimie). (32.1)
9. Wahn, daß er Geld zähle. (49)
10. „Geldstolz" (glaubt sich unermeßlich reich) bei progressiver Paralyse (dementia paralytica). (33)
11. Einbildung, leicht (immateriell, unkörperlich) zu sein (*Stauffer*). (35)
12. Wahn, daß er von Feinden oder von der Polizei verfolgt werde. (49)
13. Sieht nachts Bilder, Phantome; sieht beim Erwachen Gespenster; sieht Diebe, Räuber, Teufel, Tote, Pferde, Hunde. (49) (Viele dieser Angaben zu *Halluzinationen* entstammen ursprünglich *Traum*symptomen von *Zincum*, siehe dort. vr)
14. Angst, durch eine scheußliche Erscheinung beim Erwachen („während des Wachens", wie zuweilen übersetzt, ist falsch, vr). (49)

15. Wahn, vergiftet zu werden. (53.2)

Sinnestäuschungen

1. Illusion, Gegenstände seien verdoppelt. (53.2) (Diplopie? vr)
2. Schwindel, früh beim Erwachen, als bewege sich der Kopf auf und nieder, und ebenso schwankten die seiner Phantasie vorschwebenden Bilder; alles im halben Bewußtsein (Rl). (1)
3. Feurige Flocken fliegen in großen Bogen vor den Augen, beim Aufsehen nach dem Himmel (Rl). (1)
4. Es wird ihr vor den Augen gelb, blau und grün, wie Räder, mit Schläfrigkeit und elendem Aussehen (d. 9. T.). (2)
5. Bei Kopfweh, Sehen wie durch Nebel, kann nicht einmal große Gegenstände unterscheiden. Dies wird zugleich mit dem Kopfschmerz schlimmer und besser (geh. durch *Zinc.* C 3). (16)
6. Flackern vor dem linken Auge; blaue und grüne Ringe; zuweilen grüner Hof ums Gaslicht (geh. durch seltene Gaben von *Zinc.* C 200.) (16)
7. Sieht einen grünen Schein um das abendliche Licht, mit Blutwallung zum Kopf. (14)
8. Sieht leuchtende Körper (nach Augenoperationen). (14)
9. (Beim Aufschauen, eine dunkle diagonale Linie vor dem linken Auge, nach oben rechts gerichtet, etwa 6 Fuß lang. (30))
10. Flimmern im rechten Auge, als ob Wellen vor dem Auge wären. (26.1, F. 2; 3 T. n. Einn. v. *Zinc.* D6)
11. Klirren im Ohre, beim Einschlafen, als zerspringe eine Glasscheibe (Rl). (1)
12. Knallen und Schlagen im rechten Ohre, 1 Minute lang, nach der Frühsuppe 8 Uhr (Ng). (2)
13. Läuten im rechten Ohre, des Nachts (d. 3. T.). (2)
14. Geschmack im Munde wie von gekauten rohen Erbsen. (1)
15. Zucken im rechten Beine: es wirft ihr abends beim Einschlafen das rechte Knie hoch in die Höhe, worüber sie erwachte und erschrak, und als sie wieder eingeschlummert war, fuhr sie konvulsivisch zusammen, denn es kam ihr vor, als ob ein Gefäß auf sie gefallen wäre, worüber sie wieder erwachte und dann fest einschlief, abends 9 Uhr (d. 12. T.) (Ng). (2)
16. Jucken in der rechten Wange, was durch Kratzen vergeht; die Wange scheint ihm heiß zu sein, was sie nicht ist (n. 1 St.) (Ng). (2)

TRÄUME

Angenehm, erfreulich

1. Traum um Mitternacht: Es schoß jemand, und durch die Erschütterung der Luft fiel ein Stein aus der Wand auf ihren Kopf; darüber ängstigte sie sich und erwachte, schlief aber gleich wieder ein, und träumte, daß sie auf schönen Pferden ritt; sie erwachte abermals um 2 Uhr mit Hitze... (Ng). (2)
2. Träumte, als er jung war, oft von einem schönen Schloß mit einer Quelle, und beim Erwachen fiel es ihm schwer, zu wissen, ob das existierte oder nicht. (32.2)
3. Träumt von Zechgelagen (carousing). (49)
4. Träume von Geld. (*Boericke*). (35)

Anstrengung des Geistes, Nachdenken, mit

1. Sehr unruhiger Schlaf voll Phantasien und Gedanken, worüber sie nachdenken mußte (d. 1. N.). (1)
2. Er träumt mit Anstrengung des Geistes und redet um Mitternacht über Gegenstände des Traumes. (3)
3. Schlief schlecht, mit vielen Träumen von Arbeit oder Studium (10.T.). (5.4)
4. Traum, im Urlaub in den Bergen mit Schnee zu sein; es war schon spät in der Saison und die Möglichkeit, eingeschneit zu werden, war groß; dadurch hätte sich mein Studium um ein ganzes Jahr verschoben. (43)

Ängstlich, bang, besorgt

1. Beängstigende Träume. (1)
2. Schwere, ängstliche Träume. (4)
3. Unruhiger Schlaf mit ängstlichen Träumen (d. 4., 33. N.). (1)
4. Öfteres Erwachen nachts und schwieriges Wieder - Einschlafen; gegen Morgen ängstliche Träume. (1)
5. Nachts Erwachen durch Angstträume. (26.1, F. 7)
6. Trotz großer Schläfrigkeit erwacht er nachts sehr oft mit starkem Herzklopfen und Geschrei aus ängstlichen Träumen von Dieben. (1)
7. Sie erwacht oft bei der Nacht und träumt ängstlich von Wasser und Ersaufen. (4)
8. Traum um Mitternacht: Es schoß jemand, und durch die Erschütterung der Luft fiel ein Stein aus der Wand auf ihren Kopf; darüber ängstigte sie sich und erwachte, schlief aber gleich wieder ein, und träumte, daß sie auf schönen Pferden ritt; sie erwachte abermals um 2 Uhr mit Hitze... (Ng). (2)
9. Träumte früher zuweilen, daß man ihm hinterherlaufe, um ihm wehzutun, weil er irgendetwas (Schlechtes) getan habe; erwachte verängstigt; es fiel schwer, richtig wach zu werden. (32.2)
10. Ängstliche Träume, von denen die Angst auch nach dem Erwachen noch blieb. (1)
11. Gegen Mitternacht träumte ich, daß ich vom Dach eines Hauses fiele. (40.1)
12. Träumt, daß der tote Vater auf sie zukomme, was ihr panische Angst macht: „warum kommt er wieder (ist auch das nicht zu Ende gebracht) ?" (32.1)
13. Träumt, verfolgt zu werden, vor allem durch die Polizei. (43)
14. Träumt davon, ins Wasser zu fallen. (Jahr, in 35)
15. Der typische Traum von *Zincum* ist, eine (schon lang zurückliegende) Prüfung nicht zu bestehen. Nach Einnahme von *Zincum* träumen sie, das Examen doch geschafft zu haben. (43)
16. Traum, unvorbereitet zu einem Examen zu erscheinen, und Träume von seiner betriebsamen Arbeit (35j. Mann, Migräne). (53.3)
17. Traum von *Kees Dam*: „Ich sitze in einer Klasse und fühle mich innerlich unruhig und unwohl. Ich habe ein starkes Schuldgefühl. Es hat etwas mit einem Mädchen zu tun (ermordet?), ich blicke nach draußen und sehe zwei Polizisten ankommen. Ich denke sofort, die werden mich abführen." (43)
18. Seit Kindheit Träume, verfolgt zu werden (36j. Frau, Erschöpfungssyndrom). (54)

Ärgerlich, zornig

1. Ärgerliche oder zänkische oder traurige Träume (Ng). (1)
2. Träume von Reisen, auf denen sie sich ärgern mußte. (2)
3. Träume von Zank (d. 5. T.). (2)

Indifferent oder nicht näher bezeichnet

1. Tiefer, ermüdender Schlaf mit vielen Träumen (Lqr). (1)
2. So lebhafte Träume, nach Mitternacht, daß er sie früh noch vor Augen hat (Gff). (1)
3. Lebhafte Träume beunruhigen den Nachtschlaf. (1)
4. Schlaf durch heftiges Jucken unterbrochen; beim Einschlafen träumte sie sogleich von ganz gleichgültigen Sachen. (2)
5. Schlief schlecht, träumte von allen möglichen Geschichten; fühlte sich morgens abgeschlagen (3. Tag). (5.1)
6. Nachtschlaf gestört durch lebhafte Träume (1. N.). (5.3)

Krankheiten und Körperfunktionen, von

1. Traum, daß ein verwandtes Mädchen die Blattern bekam und blatternarbig wurde (d. 8. T.) (Ng). (2)
2. Die Kniegelenke deuchten ihm im Traume schmerzhaft und fast unbeweglich, und beim ungewöhnlich frühen Erwachen schmerzten sie wirklich wie nach großer Anstrengung, doch mehr in der Ruhe als bei Bewegung (Gff). (1)

Phantastisch, absurd

1. Träume von Leichen und von Pferden, die sich unter ihm in Hunde verwandelten (Frz). (1)
2. Träumte, auf einem Hochzeitsfest zu sein, die Teilnehmer waren maskiert und in Phantasiekostümen. (40.1)

Reisen, von

1. Im Schlaf am Morgen unruhige Träume; ich reiste auf dem Kontinent umher die ganze Zeit; in Chicago half ich einen Teil der Zeit das republikanische Wahlprogramm (ticket) aufstellen. (40.2)
2. Träume von Reisen, auf denen sie sich ärgern mußte. (2)

Schrecklich, grausig

1. Schreckhafte Träume. (1, Vorspann)
2. Sehr unruhiger Schlaf mit schreckhaften Träumen (Lqr). (1)
3. Öfteres Erwachen über schreckhaften Träumen (d. 1. N.). (1)
4. Ekelhafte Träume von Besudelung mit Menschenkot und Urin (n. 2 T.) (Frz). (1)
5. Träumt, daß er sich selbst mit Kot beschmutzt (d.h., in die Hosen macht). (49)
6. Traum, als werde sie erdrosselt, und früh nach dem Erwachen Furcht, der erdrosselnde Mann möchte wiederkommen. (1)
7. Alptraum. (6)
8. Fieberanfall..., (nach dem Hitzestadium) ruheloser Schlaf, quälende Träume und Erschöpfung, zuletzt reichlicher Schweiß. Der Anfall... begann am Schluß der Tagesarbeit, hielt die ganze Nacht an und endete am Morgen. (10)
9. Furcht vor dem Tode und daß die Welt explodiert; hat 1 Jahr vor der Behandlung von letzterem geträumt. (16)
10. Träume von Geistern, Monstern, einem Mann mit Messern zwischen den Zähnen, einem Gesicht aus Eis. (53.2) (Diese Symptome entstammen wahrscheinlich jener Traumprüfung, die in (43) teilweise zitiert wird. vr)

Tieren, von

1. Unruhige Nacht; erwacht schreit er, wie irre, es bissen ihn Gänse. (1)
2. Träume von Leichen und von Pferden, die sich unter ihm in Hunde verwandelten (Frz). (1)
3. Traum um Mitternacht: Es schoß jemand, und durch die Erschütterung der Luft fiel ein Stein aus der Wand auf ihren Kopf; darüber ängstigte sie sich und erwachte, schlief aber gleich wieder ein, und träumte, daß sie auf schönen Pferden ritt; sie erwachte abermals um 2 Uhr mit Hitze... (Ng). (2)
4. Traum, daß sein Pferd nicht tue, was er will. (53.2)

Traurig

1. Unerinnerlicher Traum traurigen Inhalts von Verstorbenen (d. 28. T.). (2)
2. Traurige Träume (die zweite Nacht). (7)

SCHLAF

Schlaflosigkeit, Einschlafstörung

1. Er konnte abends lange nicht einschlafen, doch war der Schlaf gut (Ng). (2)
2. Kann abends lange nicht einschlafen, und steht doch am Morgen früh wieder auf (d. 12. T.) (Ng). (2)
3. Nächtliche Unruhe, wälzt sich dauernd im Bett umher, Zuckungen in den Beinen, Schlaflosigkeit. (26.1, F. 9)
4. Nächtliche Unruhe infolge Wechselschicht(arbeit). Nach *Zinc.* D 30 Tiefschlaf , den er seit Monaten nicht mehr gekannt hatte. (26.1, F. 10)
5. Schlaflos durch Übelkeit. (39)
6. Schlaflosigkeit durch Übermotorik. (26.1, F. 16)

Aufwachen, Durchschlafstörung

1. Schwärmerischer Nachtschlaf. (1, Vorspann)
2. Nachtschlaf öfters unterbrochen; die Nacht deuchtet ihm sehr lang (Sw). (1)
3. Unruhe im Schlafe nach Mitternacht; er wacht allzufrüh auf, mit großer Müdigkeit und dem Gefühle, als lägen die Augen zu tief im Kopfe (Gff). (1)
4. Unruhiger Schlaf; sie konnte nur wenig schlafen, hingegen langer Frühschlaf (Ng). (2)
5. Bei der Nacht erwacht sie öfters, und früh 5 Uhr kann sie nicht mehr einschlafen. (4)
6. Ruhelose Nacht, erwachte viele Male (5. T.). (5.4)
7. Öfteres Erwachen, nachts, ohne Ursache (n. 5 T.). (1)
8. Öfteres Erwachen des Nachts ohne bewußte Ursache (d. 9. T.) (Ng). (2)
9. Öfteres Erwachen, nachts, wegen Ängstlichkeit (Ng). (1)
10. Sehr unruhiger Schlaf mit schreckhaften Träumen (Lqr). (1)
11. Unruhiger Schlaf mit ängstlichen Träumen (d. 4., 33. N.). (1)
12. Nachts Erwachen durch Angstträume. (26.1, F. 7)
13. Öfteres Erwachen nachts und schwieriges Wieder - Einschlafen; gegen Morgen ängstliche Träume. (1)
14. Sie erwacht oft bei der Nacht und traumt ängstlich von Wasser und Ersaufen. (4)
15. Öfteres Erwachen über schreckhaften Träumen (d. 1. N.). (1)
16. Nachtschlaf gestört durch lebhafte Träume (1. N.). (5.3)
17. Unruhiger Schlaf mit vielen lebhaften Träumen; früh, beim Erwachen, Müdigkeitsgefühl (Gff). (1)

18. Er träumt die ganze Nacht, wacht dazwischen auf und ist dann früh sehr müde (Gff). (1)
19. Lebhafte Träume beunruhigen den Nachtschlaf. (1)
20. Aufwachen um Mitternacht aus lebhaften Träumen, mit großem Hitzgefühl am ganzen Körper, ohne jedoch mehr als warm zu sein... (3)
21. Unruhige Nacht, er redet im Schlafe, wacht nach Mitternacht auf und hat stark geschwitzt. (3)
22. (Schlief schlecht und wurde oft durch heftigen Kopfschmerz und schmerzhafte Wadenkrämpfe gestört. (?))
23. Erwacht nachts oft durch Herzklopfen (43j. Frau, Haarausfall). (52)
24. Wegen großer Unruhe in den Beinen schlechter Schlaf, zuckt häufig beim Einschlafen (*Zinc.* 30 heilte). (25.1)
25. Zusammenfahren und Zucken im Schlaf. Zuweilen schießt eine Erschütterung durch die untere Extremität, von der das Kind erwacht (*Vermeulen*). (50)
26. Nachts wird sie von Kälte der Füße geweckt (n. 36 St.). (1)
27. Schlaflosigkeit: um Mitternacht. (26.1, F. 11); plötzlich, nach Mitternacht (26.1, F. 1, 5, 6); mit Unruhe bzw. Zuckungen der Beine (26.1, F. 1, 3, 7, 8); Aufschrecken im Schlafe (26.1, F. 2); Schwitzen; < Wein (26.1, F. 1); > fortgesetzte Bewegung im Schlafzimmer, Herumlaufen (26.1, F. 1 u. 8).
28. Anhaltende Schlaflosigkeit nach Mitternacht, durch motorische Unruhe der Glieder. Nach *Zinc.* D 30 zuerst extreme Unruhe, Schlaflosigkeit, muß sich im Bett hin und her wälzen; nach einigen Tagen physiologischer Schlaf. (26.1, F. 5)

Somnambulismus

1. Schlafwandel. (14, 18)
2. Schlafwandel: durch unterdrückte Gefühle (49); durch Schreck (49); nach Verschwinden alter Hautausschläge (*Knerr*) (35).
3. Nach Scheidung der Eltern steht das Kind (8j. Junge) jede Nacht auf und schlafwandelt; es ist sehr reizbar, hat Kopfweh, ist in der Schule geistesabwesend. (Nach 1 Dosis *Zinc.* C 200 Heilung von Kopfweh und Schlafwandel, Normalisierung von Stimmung und Schulleistungen.) (28)
4. Nächtliche Aufregungszustände, motorische Unruhe, Zuckungen beider Beine und Arme, wird im Schlafzimmer umhergetrieben, grimassiert, schnalzt, wird aggressiv, weiß aber von alledem nichts. (26.1, F. 17)
5. Psychomotorische nächtliche Krampfäquivalente mit retrograder Amnesie. (26.1, F. 18)

Schläfrigkeit

1. Schläfrig und träge mit Gähnen (n. 1/4 St.) (Ng). (2)
2. Stete, selbst früh kaum wach bleiben lassende Schläfrigkeit. (34)
3. Tiefer unerfrischender Schlaf, mit ruhelosen Träumen, fühlt sich den ganzen Tag schläfrig. (34j. Mann mit Schwindel, geheilt durch *Zincum*.) (10)
4. Inversion der Schlaf-Wach-Rhythmik: nächtliche Unruhezustände, tagsüber Dämmerattacken und soporöse Bewußtseinsstörungen. (26.5)
5. (Ich fühle mich die meiste Zeit schläfrig. 30))
6. Zunehmende Schläfrigkeit bei Tage. (26.1, F. 7)
7. Früh, Unausgeschlafenheit, Schläfrigkeit. (1, Vorspann)
8. Träg und matt, besonders an den Beinen, früh 9 Uhr (Ng). (2)

9. Drückendes Kopfweh in der Stirn mit allgemeiner Eingenommenheit des Kopfes, Schläfrigkeit und Augenweh, vormittags (Gff). (1)
10. Den ganzen Vormittag schläfrig mit Schwere des Kopfes und dumpfem Kopfschmerz. (40.3)
11. Schwere im Vorderkopf, ein Gefühl von Schläfrigkeit und Gleichgültigkeit (um 11.45 Uhr, 9. T.). (40.2)
12. Vor dem Mittagsmahl wurde ich schläfrig und mußte aufhören zu lesen, um mich wach zu halten (1.T.). (40.2)
13. Schlafbedürfnis nach Tische. (1, Vorspann)
14. Schläfrig und träge, gleich nach dem Mittagessen (Ng). (2)
15. Sie kann sich nachmittags 2 Uhr des Schlafs nicht erwehren; sie schlief bei der Arbeit ein; in freier Luft vergehend (Ng). (2)
16. Schläfrig den ganzen Abend und Schmerz in der Stirn verschlimmert. (40.3)
17. Den ganzen Tag, allgemeine Erschöpfung, Schläfrigkeit, Widerwille gegen Geräusch und doch Schwerhörigkeit, träumerisches Wesen, wie nach durchwachten Nächten, nebst Schauder und kaltem Überlaufen, wie nach Erkältung auf Schweiß. (1)
18. Schläfrigkeit mit Appetitverlust; wenn sie am Nähtisch sitzt, tut sie einen tiefen Seufzer, die Nadel fällt ihr aus der Hand, sie fällt in den Stuhl zurück und schläft, mit spasmodisch geschlossenen Lidern und sich rasch (whirling) im Kreis herumbewegenden Augäpfeln; nachdem sie fünf bis fünfzehn Minuten geschlafen hat, fängt sie zu weinen, zu singen oder unzusammenhängend zu reden an, wacht dann auf, um nach einigen Augenblicken wieder einzuschlafen, und so fort. (Näherin von 23 Jahren; Folgen von Erschöpfung durch langwierige Pflege ihres Vaters, geheilt durch *Zincum*.) (10)
19. Schläfrigkeit, mit krampfhaft spannender Kopfeingenommenheit, ohne schlafen zu können. (34)

SCHWINDEL

Drehschwindel

1. Erbrechen mit Drehschwindel, muß sich hinlegen; schlimmer nach Wein, bei Beginn der Regel besser (52j. Frau). (52)

Ohnmacht, ohnmachtsartiger Schwindel

1. Betäubt und schwindelig, mittags. (1)
2. Schwindelartige Betäubung in kurzen Anfällen mit Schwarzwerden vor den Augen und allgemeiner Schwäche, besonders nachmittags und abends, mehrere Tage (n. 11 T.) (Lqr). (1)
3. Schwindel, als solle sie vom Schlage getroffen werden, mit Angst vor Hinstürzen. (1)
4. Plötzliche ohnmachtartige Mattigkeit im Stehen, daß sie vor Schwäche kaum einen Stuhl erreichen konnte. (1)
5. Ohnmacht. (10)
6. Häufige Schwindelanfälle, denen ein scharfer Druck auf die Nasenwurzel vorangeht und ein Gefühl, als wenn die Augen zueinander hingezogen werden wie mit einem Seil. Darauf folgen sogleich ein übermäßiger Menstrualfluß, Ohnmächtigkeit und Zittern der Hände. (10)

Schwankschwindel

1. Schwindel im Gehirne, besonders im Hinterhaupte, als müsse er umfallen, ohne Bezug auf die Augen; im Stehen. (N. 1, 2, 4 Std.) (Frz). (1)
2. Schwindel im Hinterhaupte, im Gehen, als solle er auf die linke Seite fallen (sogleich). (Frz) (1)
3. Starker Schwindel beim Sitzen im Bette, als ob das Bett immer hin und her schwankte (n. 7 T.). (1)
4. Schwindel, früh beim Erwachen, als bewege sich der Kopf auf und nieder, und ebenso schwankten die seiner Phantasie vorschwebenden Bilder; alles im halben Bewußtsein (Rl). (1)
5. Des Morgens war ihr schwindlicht bis Mittag, es war ihr oft, als sollte sie fallen. (4)
6. Schwindel, so heftig, daß er nicht stehen konnte (n. 3 T.). (6)
7. Schwere Schwindelanfälle, stürzt mehrmals am Tag zu Boden ohne Bewußtseinsverlust; mit dumpf drückendem frontalem und parietalem Kopfschmerz, Gedächtnisverlust und Rückenschmerzen; tiefer unerfrischender Schlaf, mit ruhelosen Träumen, fühlt sich den ganzen Tag schläfrig; sehr reizbar (34j. Mann). (10)
8. Gefühl des Schaukelns im Bett. (26.1, F. 5; nach *Zinc.* D 6)

KONVULSIONEN

1. Sie... erwachte unter Zuckungen der Extremitäten, die... fortdauerten; zeitweilig erfolgten Stöße durch den ganzen Körper mit Zähneknirschen; dabei stieß sie mitunter einen erschreckenden Schrei mit ganz veränderter Stimme aus..., Urin und etwas flüssiger Stuhl unwillkürlich. (2 1/2 j. Mädchen, wohlgenährt, skrofulös; Gehirnbeteiligung bei Scharlach vor Erscheinen des Exanthems. Geheilt durch *Zinc.* C2 trit. 2 stdl.) (9)
2. „Die Fälle von Eclampsie (so nannte man im 19. Jhdt. auch Fieberkrämpfe oder Krämpfe bei akuten Gehirnleiden, vr), wo wir *Zinc.* geben, gehören zu den leichteren, ja es sind nur die Prodromen, denen es entspricht, z.B. das laute Aufschreien, Aufkreischen im Schlaf, ohne daß das Kind davon etwas weiß, aber beim Erwachen furchtsamer Blick, scheues Umsehen mit Angst. Beim Legen abends große Hitze, ängstliche Unruhe, schon am Tage sichtbare Zuckungen, Fippern verschiedener Muskeln, mehr rechts wie links, gereizte Stimmung, verdrießliches Wesen, Eßgier, heftiges Schlingen, Leibauftreibung, Blähungs- und unwillkürlicher Harnabgang." (*Hartmann*, in 9)
3. Liegt bewußtlos in fortwährender Unruhe, schlägt um sich, wirft sich herum, rutscht im Bett herab; Bewegungen der Hände und Füße konvulsivisch, automatisch...; stößt, gar nicht sprechend, unartikulierte Töne und Schmerzensrufe aus; hört gar nichts;... beide Pupillen starr..., unempfindlich gegen jedes Licht.... (3j. Knabe, Typhus abdominalis. Durch *Zinc.* C1, zunächst 3stdl., dann seltener, insges. 3 Tg. lang gegeben, Beseitigung der Gehirnsymptome.) (9)
4. Ständiges Rollen von Kopf und Augen, heftiges Aufschreien im Schlafe, häufige Spasmen der Gesichts-, weniger häufig der Extremitätenmuskulatur;... hohes Fieber; komatös. (Cholera infantum bei 8 Monate altem, mit der Flasche ernährtem Säugling.) (10)
5. Puerperale Konvulsionen, wenn ein Ausschlag (vor allem ein chronischer) kurz zuvor zurückgegangen ist. – Wenn der scheinbar indizierte *Phosphorus* versagt hat. (10)

6. Mehrere Stunden anhaltende Konvulsionen während der Menses, nach Unterdrückung einer nässenden Wunde. (18j. Mulattin. *Zinc.* 200, 2stdl. in Wasser 2 Tg. lang gegeben, stoppte die Konvulsionen, es kam aber zu zweiwöchiger Unterdrückung der Harnausscheidung.) (10)
7. Sehr schwaches und empfindliches Rückgrat nach drei Jahre zurückliegenden Verletzungen; Berührung des Rückgrats schmerzte, und der Schlag eines Kindes auf ihren Rücken brachte Pat. in einen stundenlangen tonischen Krampfzustand. (21j. Frau. *Zinc.* 200, alle 2 Wochen gegeben, vier Monate lang, heilte die Schwäche des Rückens, führte aber jedesmal zu zwei- bis dreitägiger Unterdrückung der Harnausscheidung.) (10)
8. (Ich sah einen schweren Epileptiker (Folge einer Schädelfraktur durch Hufschlag) unter längerem Gebrauch von *Zinc.* 30 und *Arn.* 30 völlig ausheilen. (39))
9. Nachdem sie Wochen bei Freunden verbracht hatte, konnte sie sich bei der Rückkehr an nichts erinnern, was sie gesagt oder getan hatte. Zugleich Epilepsie, über 3 Jahr. bestehend. (*Zincum* C 30 heilte Amnesie und Epilepsie.) (10)
10. Chorea: durch Schreck; durch unterdrückte Ausschläge; ruhelose Füße im Bett;... schlimmer nach Weintrinken, nach dem Mittagessen, gegen Abend, während der Ruhe; besser durch Körperübungen. (10)
11. Konvulsionen bei Kindern: ... das Kind war zuvor mehrere Tage lang reizbar und schlecht gelaunt, mit hastigen Bewegungen, aufgeblähtem Abdomen und häufigeren Miktionen als üblich. (13)
12. Typhus: stiere, nach aufwärts gedrehte Augen, Kopf zurückgebogen; Zähne zusammengebissen; „völlige Bewußtlosigkeit, liegt auf dem Rücken und rutscht im Bett nach unten, krampfhaftes Zucken oder vielmehr heftiges Zittern überall, so daß das Bett erschüttert wurde. Ich (*Nash*) hatte Wärterinnen angenommen, die ihr Tag und Nacht die Hände hielten, derart zuckte und zitterte sie". (1 Std. nach *Zincum* D 200 „drehte sie die Augen nach unten und sagte schwach: „Milch"." Sie nahm diese durch ein Röhrchen zu sich, als erste Nahrung innerhalb der letzten 24 St. Von da an stetige Besserung; völlige Heilung durch *Nux vomica*.) (15)
13. Wenn ein Mädchen sich der Pubertät nähert und es Zeit für die Menarche ist, die Menses aber nicht erscheinen, beginnt sie Symptome der Chorea zu zeigen. (17)
14. „Krämpfe, vom Gehirn ausgehend, wurden oft durch *Zink* geheilt: Veitstanz, Hysterie in der Pubertät, Zahn- und Wurmkrämpfe mit Erbrechen und Durchfall, auch Epilepsie. Auch bei Delirium tremens, Paralysis agitans und multipler Sklerose kann man Heilversuche mit *Zink* machen. Bei Hirn- und Rückenmarksymptomen habe ich die 30. Potenz mit Erfolg gebraucht, bei Gefäßleiden die 6. - 12., bei Neuralgien die 3." (39)
15. Epileptoide Anfälle; v.a. bei intellektuell überlasteten Kindern. (21)
16. Opisthotonische Krämpfe bei einem Wanderfalken. Geheilt mit *Zinc.* C 200. (26.3)
17. Singultus. Krämpfe, Steifigkeit, Muskelzuckungen der Extremitäten. Schnauzkrämpfe (Trismus). (21)
18. Eigenartige Schmerzen in der rechten Halsseite, dort nächtliche Zuckungen und spastischer Schiefhals. (26.1, F. 24)
19. Nächtliche Aufregungszustände, motorische Unruhe, Zuckungen beider Beine und Arme, wird im Schlafzimmer umhergetrieben, grimassiert, schnalzt, wird aggressiv, weiß aber von alledem nichts. (26.1, F. 17)
20. Nach Diphtherie-Impfung trotz Kontraindikation (1941): psychomotorische nächtliche Krampfäquivalente mit retrograder Amnesie. (26.1, F. 18)

21. Nächtliches Aufschreien, Grimassieren, Verdrehen des Kopfes. (Epilepsie seit Bombenangriff.) (26.1, F. 20)
22. Hysterische Krämpfe. (36)
23. Chorea oder Konvulsionen, Gesicht dabei entweder blaß oder abwechselnd blaß und rot. (38)
24. Klonisches Rucken und Zucken der Muskeln bei bestimmter Haltung der Hände und Arme (progressive neurale Muskelatrophie). (42.1)
25. Er erwachte um 3 Uhr früh mit der Empfindung von Nervenkrämpfen (crispations nerveuses) mit Zusammenziehen in den Schenkeln, den Kiefern und dem Nacken, „als liefen Schocks oder elektrische Schläge durch meine Beine". Danach traten klonische Krämpfe mit Trismus auf, jeweils in Salven von 5 oder 6 Krämpfen nacheinander mit freien Intervallen dazwischen. Die oberen Extremitäten blieben frei. Das Ganze dauerte etwa eine Stunde und wurde von einer bedeutenden Schwäche gefolgt, welche erst gegen Ende des Vormittags besser war. So etwas habe er noch nie gehabt (60j. Mann, Reaktion auf nicht indiziertes *Nux-v.,* das wegen Tackykardien verordnet worden war; beides geheilt mit *Zincum*). (47)

SEXUELLER TRIEB

1. Allzuschnelle Samenentladung im Beischlaf. (1, Vorspann)
2. Das Geschlechtsorgan und die Phantasie wird im Umgange mit Frauenzimmern allzuhitzig erregt, und der Same geht allzuschnell ab (Rl). (1)
3. Lüsternheit. (49)
4. Großer Reiz zum Beischlafe in den Zeugungsteilen und dennoch schwieriger und fast unmöglicher Abgang des Samens (n. 48 St.). (1)
5. Starke Erektionen (d. 10. T.). (1)
6. Langdauernde, heftige Erektion, mit Druck im Bauche (Gff). (1)
7. Gesteigerte Libido bei Impotenz infolge intellektueller Überlastung. (21)
8. Sexuelle Hypochondrie durch Spermatorrhoe, die langdauerndem Mißbrauch der Geschlechtsteile folgt. (14)
9. Dysurie, Priapismus, verliebter Wahnsinn... (bei Meningitis cerebrospinalis). (14)
10. Kinder oder Delirierende drücken ständig auf ihre Scham oder fassen ihre Genitalien an (16); bei Krämpfen (*Stauffer*) (35).
11. Patienten greifen beim Husten nach den Genitalien, vor allem Kinder (43); Keuchhusten, wobei der Kranke die Hände an die Genitalien hält (38).
12. Er fühlt sexuelle Regungen beim Anblick jeder Frau, selbst der Schwiegertochter; beim Koitusversuch aber ist er impotent. – Nach *Zincum* sagt er: „Sie (die Ärztin) haben aus mir wieder einen Mann gemacht." (32.2)
13. Herzschmerz nach Koitus (Rückkehr eines Symptoms aus der ersten Zeit seiner Ehe, im Verlauf der Heilung). (32.2)
14. Traurigkeit nach Samenerguß. (43)
15. Weiblicher Geschlechtsreiz, mehrmals die Nacht, ohne geile Träume (d. 2. N.). (1)
16. Unwiderstehlicher Drang zur Onanie bei einem Weibe, ohne geile Träume (d. 7. N.). (1)
17. „Wenn Nymphomanie durch Onanie herbeigeführt wurde, die Regel längere Zeit schon unterdrückt war, dann aber plötzlich, unter abwechselnder Blässe und Röte des Gesichts, mit argem Schneiden und Drängen in Bauch und Kreuze wieder eintrat, ist Zink an seinem Platze" (*Hartmann*). (9)

18. Wochenbettnymphomanie mit unterdrückten Lochien, verminderter Milchsekretion und schmerzhafter Empfindlichkeit der äußeren und inneren Geschlechtsteile (*Hartmann*). (9)
19. Jucken der Vulva ruft Masturbation hervor. Unwiderstehliches Geschlechtsverlangen nachts. (10)
20. Nymphomanie: wobei „Aufregung der Phantasie", „steter Zudrang geiler Bilder und Gedanken" oder „geiler Wahnideen" vorherrscht; in der Schwangerschaft; mit begleitendem Weißfluß; zusammen mit Tobsucht. (33)
21. Der Geschlechtstrieb (der Frau) wird (wie bei *Origanum* und *Murex*) durch die geringste Berührung der Geschlechtsteile erregt. (15)

MODALITÄTEN, CAUSAE

1. Nach (heftiger) Gemütsbewegung, Schreckerlebnis, nach Erleben eines Bombenangriffs: Chorea, Epilepsie. (10; 26.1, F. 17, 20; 36)
2. Nach spiritistischen Sitzungen: Psychose, mit visuellen, auditiven und taktilen Halluzinationen, abergläubischen Befürchtungen, Selbstmordgedanken. (10)
3. Ärger mit ihrem Sohn schlägt ihr auf den Magen (44j. Frau). (52)
4. Neurasthenie, nach Vorgeschichte von zu geringer elterlicher Zuwendung; Eltern und Lehrer forderten immer nur Leistung. (26.4)
5. Böse Folgen von Kummer, Zorn, Schreck, Nachtwachen, übermäßigem Studieren. (43)
6. Kopfweh des Morgens durch zuviel Studieren. (10)
7. Tagesschläfrigkeit durch Erschöpfung bei anstrengender Krankenpflege. (10)
8. Reizbare nervöse Schwäche nach wiederholten Nachtwachen, Schlafmangel (38); nächtliche Unruhe infolge Wechselschichtarbeit (26.1, F. 10).
9. Die Migräne erscheint in „unpassenden Momenten", an Samstagen, nach Ausschlafen, an Festtagen wie Weihnachten usw.; schlimmer auch durch Unregelmäßigkeiten, wie Durchwachen einer Nacht, Gesellschaft, Lärm, Alkohol, warmes Wetter, Segeln; er muß während des Anfalls ruhen, ruhig sitzen oder kurz schlafen (35j. Mann). (53.3)
10. Kolik..., welche(r) im Gehen und Stehen zunimmt bis zum Unerträglichen, aber durch gänzliche Ruhe des Körpers und Geistes und bei stillem Sitzen ohne Gedankenbeschäftigung gänzlich nachläßt, ohne Anzeige von Blähungen im Unterleibe. (3)
11. Ein leichter Kopfschmerz, häufig, in unregelmäßigen Abständen auftretend, im allgemeinen empfunden bei Bewegung oder Erschütterung des Kopfes. Er sitzt an einem kleinen Fleck an der linken Schläfe und fühlt sich an, als schlage die Arterie gegen eine empfindliche Stelle; nicht schwer, nicht zu bemerken bei Beschäftigung des Geistes, nicht nach 8 Uhr abends. (3.T.) (5.2)
12. Paralysis agitans; das allgemeine Zittern wurde schlimmer, wenn sie darauf achtete, und das Zittern der Extremitäten wurde vor allem dann gefühlt, wenn sie Gebrauch von ihnen machen wollte. (40.3)
13. Vieles Reden Anderer, selbst ihm lieber Personen, greift seine Nerven an und macht ihn mürrisch und ungeduldig (Gtt). (1)
14. Geräusch, vor allem aber das Sprechen Anderer verschlimmert alle Beschwerden, selbst Kolikschmerzen; die Kranken sagen: „Sprechen Sie nicht, bitte nicht sprechen." (24)
15. Dröhnen und Tönen im Kopfe bei starkem Sprechen. (1)

16. Schlimmer durch dauerndes Alleinsein oder mangelnden Gedankenaustausch. (11)
17. Schwindel im Hinterhaupte, abends, im Sitzen, beim gewohnten Tabakrauchen, mit Stuhldrang (Frz). (1)
18. Schwindelartige Übelkeitsmattigkeit bei etwas langem Aufbleiben, abends, gleich wie vom Rauchen eines allzustarken Tabaks (Rl). (1)
19. Heftige Kopf- und Augenschmerzen nach Trinken eines Glases (gewohnten) Weines (Lqr). (1)
20. Wein erhöht sehr fast alle Beschwerden, selbst wenn sie schon durch Kampfer getilgt schienen (Frz). (1)
21. Wein und Krähenaugen (*Nux vomica*) erhöhen die Beschwerden von *Zink* (besonders die Unruhe und die Leibverstopfung) und rufen sie hervor (Gff). (1; vielfach klinisch bestätigt).
22. Unerträgliche Verschlimmerung des chronischen Kopfschmerzes nach Genuß geringster Mengen Alkohol. (Kopfschmerz geheilt durch mehrwöchige Einnahme von *Zinc.* D 6.) (19)
23. Reizbare nervöse Schwäche durch fortgesetzten Gebrauch von Narkotika, Tranquilizern oder Analgetika. (38)
24. Deftige Kost wird leichter verdaut als leichte. (10)
25. Chlorotischer Kopfschmerz, speziell bei solchen Patienten, deren Blut mit Eisen aufgesättigt worden ist (also nach Über- oder Fehlmedikation mit Eisen, vr). (10)
26. Husten nach Genuß gezuckerter Speisen (*Charette*). (50)
27. Magenübersäuerung durch Zucker (*Vermeulen*). (50)
28. Milch und Süßes verschlechtern. Schlechter nach Essen. (43)
29. Morgens großer Hunger; wenn sie dann nichts ißt, wird ihr übel (44j. Frau, Reizmagen). (52)
30. Neurologische Impfschäden: Cri encéphalique bei Babies nach Polio-Impfung (24); Epilepsie, ausgelöst durch versehentliche Diphtherieschutzimpfung (1941) trotz 2 Monate vorher durchgemachter Diphtherie mit massiver Di.-Serumbehandlung (26.1, F. 18).
31. Nach Verletzungen v. Kopf oder Rückenmark: Spasmen, Lähmungen, Enzephalopathie, Hydrozephalus. (10; 26.1, F. 9, 12, 19)
32. Nach Sturz entstandener Uterusprolaps (37j. Frau). (40.4)
33. Schlimme Folgen von Operationen. (43)
34. Leichtes Erfrieren äußerer Teile; Akrozyanose; Frostbeulen. (49)
35. Hat die Fähigkeit, unterdrückte Sekretionen oder Ausschläge wieder hervorzubringen, was die zerebralen Symptome bessert. (22)
36. Ovarialneuralgie bei überarbeiteten Frauen,... schlimmer vom Gebrauch der (mechanischen) Nähmaschine. (10)
37. Aphonie durch Onanie. (36)
38. Gemütssymptome durch sexuelle Exzesse. (49)
39. Urinretention bei Hysterie. (49)
40. *Zinc.* C 200 heilte die Harnverhaltung einer jung verheirateten Frau, die nach Behandlung eines Fieberzustandes mit Chloromycetin begonnen hatte und so schwerwiegend war, daß Patientin sich täglich viermal selbst katheterisieren mußte. Die Arznei wurde auf die Annahme hin verordnet, daß es sich um einen Fall von „Hysterie" handle, nachdem die Gabe von *Op.*, auf die Indikation „Schreckfolgen" hin, erfolglos geblieben war. (55) (Anm.: Hier gibt es zwei wahrscheinliche Causae,

die beide für *Zinc.* wohlbekannt sind: „Schreckfolgen" und Unterdrückung akuter Affektionen. Der „Schreck", welcher die Krankheit auslöste, fand wahrscheinlich in der Hochzeitsnacht statt – der Fall stammt aus Indien –, weshalb man die Krankheit m. E. auch als „Folge von Vergewaltigung" charakterisieren könnte. vr)

41. (Geistig-seelisch schlechter) vor Gewitter (*Knerr*). (35)
42. Frösteln beim Herannahen eines Gewitters. (38)
43. Folgen von Blitzschlag, *Zinc.* C30 heilte eine vom Blitz getroffene Frau. (40.1)
44. (Die Sonne hat sie nie vertragen, bekam davon Kopfweh und Ausschlag, seit Kindheit (36j. Frau, Erschöpfungssyndrom; es ist nicht angegeben, ob dieses Symptom mitgeheilt wurde, daher steht es in Klammern). (54))
45. Druck auf der Nasenwurzel, als sollte sie in den Kopf hineingedrückt werden, fast unerträglich; oft, meist mittags (Lqr). (1)
46. Früh scheint sie sich besser zu befinden. (2)
47. Besser beim Erwachen. (6)
48. Viele Gemütssymptome (Launenhaftigkeit, Überempfindlichkeit, Aufschrecken, Bewußtlosigkeit, Betäubung, Stumpfheit, Reizbarkeit, schlechte Laune, Traurigkeit, Fröhlichkeit) sind als „mittags schlechter" angegeben. (Teilweise – bzgl. „Launenhaftigkeit" ganz sicher – rühren diese Angaben allerdings von einem Mißverstehen der Originalsymptome her. vr) (35)
49. Nach dem Mittagessen und gegen Abend erscheinen die meisten Beschwerden (Frz). (1)
50. Verschlimmerung zwischen 10 und 11 Uhr morgens und ab 18 Uhr abends (8j. Mdch., Hyperaktivitätssyndrom). (46)
51. Starker Hunger um 11 Uhr vormittags. (Allgemein bekanntes Indikat)
52. Gegen Ende des Vormittags beginnt Schwäche der Beine aufzutreten, und sie hat dann großen Hunger (36j. Frau, Erschöpfungssyndrom). (54)
53. Schlimmer zwischen 17 und 19 Uhr (*Ravi Roy*). (50)
54. Abendliche Schmerzanfälle (Gesichtsneuralgie rechts, geh. d. Riechen an *Zinc.* 30). (9)
55. Schlafstörung vor allem um und nach Mitternacht. (26.1, viele Fälle)
56. Dunkelheit verschlechtert (den Gemütszustand) (*Stauffer*). (35)
57. Die Brustsymptome sind schlimmer bei Bewegung und wenn sie etwas hebt oder mit den Händen ergreift. (1)
58. Herzstolpern und allgemeine Gliederschmerzen schon nach geringen Anstrengungen, besonders nachts (72j. Frau). (52)
59. Im Stehen schwindliges Gefühl (36j. Frau, Erschöpfungssyndrom). (54)
60. Beim Lachen ein Stich in die rechte Augenbraue, nach dem Mittagessen (Ng). (2)
61. Im Sitzen und überhaupt in der Ruhe kommen die meisten Beschwerden, bei Bewegung aber und in freier Luft empfindet sie wenig (Ng). (2)
62. Die Kopfschmerzen sind in der Luft gelinder, im Zimmer ärger (Ng). (1)
63. Der Kopf verträgt nicht die leiseste Berührung. (Gesichtsneuralgie rechts, geh. d. Riechen an *Zinc.* 30). (9)
64. Herzschmerzen, schlechter durch die aufgelegte Hand. (32.2)
65. Reflexsymptome durch eine Wanderniere. (43)
66. Kann nur urinieren, wenn er Wasser laufen hört. (32.2)
67. Kann nur urinieren, wenn er den Rücken gegen etwas Festes stemmen kann, oder in bizarren Positionen. (38)

68. Erleichterung der Symptome beim Bewegen der Füße. (17)
69. Immer stärkere Wärme im ganzen Körper und Gesicht, mit Gefühl von ausbrechendem Schweiße, der auch wirklich kam, und beständige Furcht vor dem sich immer meldenden Erbrechen; die Wärme ist vorzüglich im Unterleibe stark. Sehr hinfällig, kann nicht stark sprechen. Ein großer Anfall von heftigem Brechen einer bitterlich schleimigen Flüssigkeit, mit Schütteln, Tränen der Augen, Schweiß; darauf Wohlbefinden, schluckendes Aufstoßen (n. 1 St.) (Hb.). (2)
70. Besserung durch Bewegung, festen Druck, warme freie Luft, Reiben und Kratzen, Essen, vor allem aber durch ungehemmte Absonderungen, z.B. die Menstruation. (43)
71. Vor der Regel ist die Stimmung gedrückt; mit Eintritt der Blutung bessert sich das, ebenso die Verstopfung (43j. Frau, Haarausfall). (52)
72. Erbrechen mit Drehschwindel, muß sich hinlegen; schlimmer nach Wein, bei Beginn der Regel besser (52j. Frau). (52)
73. Wenn ein Mädchen sich der Pubertät nähert und es Zeit für die Menarche ist, die Menses aber nicht erscheinen, beginnt sie Symptome der Chorea zu zeigen. (17)
74. Der Kopfschmerz setzt während der Regel vollkommen aus (20); fühlt sich nur während der Regel gut, alles besser während Regel. (13)
75. Sinusitis kommt immer im Mai/Juni wieder. (27.2)

AS-IF-EMPFINDUNGEN

Kopf, Augen, Ohren

1. Nach dem Mittagessen, kurzes Nasenbluten beim Ausschnauben, darauf Betäubung in der Stirn, wie von einem Schlage, mit Schwimmen der Gegenstände vor den Augen. (1)
2. Schwindel, früh beim Erwachen, als bewege sich der Kopf auf und nieder, und ebenso schwankten die seiner Phantasie vorschwebenden Bilder; alles im halben Bewußtsein (Rl). (1)
3. Betäubender Kopfschmerz, den ganzen Morgen, wie von Kohlendampf (n. 10 T.) (Lqr). (1)
4. Schwere im Kopfe, als solle er herabfallen (Ng). (1)
5. Schwere in der Stirne mit Gefühl, als ob es den Kopf zurückziehen wollte, abends 6 Uhr, während des Monatlichen (d. 29. T.). (2)
6. Druck an den Schläfen, über den Augen und im Bereich der Nasenwurzel; ... bei festem Auftreten Gefühl, als wenn vorne alles rauskommen wollte. (27.2)
7. Gefühl, als ob Luft im Schädel wäre, als ob da alles schwimme, mit hochgradiger Müdigkeit. (23.1, F. 11.)
8. Ziehender Kopfschmerz im Hinterhaupte, und in der Stirne Gefühl, als ob da kleine Würmchen nagten, früh (d. 3. T.). (2)
9. Am rechten Hinterhauptshöcker ein schmerzhaftes Nagen wie von einer Maus, nachmittags 5 Uhr (Ng). (2)
10. Ein äußerst schmerzhaftes Toben und wie Wellenanschlagen mit Hitzegefühl auf einer handbreiten Stelle an der rechten Seite des Hinterhauptes bis über dem Scheitel, 2 Minuten lang, abends 9 Uhr (Ng). (2)
11. Okzipitaler Kopfschmerz; große Stumpfheit; unbeschreiblicher schwerer, zerrender Schmerz im Hinterkopf; ein Gefühl, als fältle sich die Kopfhaut auf, werde

enger und bleibe so; manchmal, als ob Insekten vom Hinterkopf zur Stirne krabbelten... (10)

12. Jedes gesprochene Wort ruft qualvolle reißende Schmerzen im Hinterkopf und von dort zur Stirne hervor, als würde der Kopf auseinandergerissen. (Rechtsseitige Pneumonie bei schwächlichem 19j. Mädchen.) (10)
13. Der Scheitel ist so empfindlich beim Befühlen, als wenn ein Geschwür dort wäre, abends 8 Uhr (Ng). (2)
14. Ein leichter Kopfschmerz, häufig, in unregelmäßigen Abständen auftretend, im allgemeinen empfunden bei Bewegung oder Erschütterung des Kopfes. Er sitzt an einem kleinen Fleck an der linken Schläfe und fühlt sich an, als schlage die Arterie gegen eine empfindliche Stelle; nicht schwer, nicht zu bemerken bei Beschäftigung des Geistes, nicht nach 8 Uhr abends. (3.T.) (5.2)
15. Ziehen und Stechen in der Stirne, und auf dem Scheitel Gefühl, als wenn er gespalten wäre, vormittags 11 Uhr (d. 9. T.). (2)
16. Spitziges Stechen tief in der Stirne, und ein Riß daselbst, als wenn der Kopf auseinanderspringen sollte, nachmittags 1 1/2 Uhr (d. 4. T.). (2)
17. Gefühl, als ob das Haar knistere, vor allem oberhalb des linken Ohres. (10)
18. Drahtgefühl in den Haaren der rechten Kopfseite. (26.1, F. 2; 3 T. n. Einn. v. *Zinc.* D 6)
19. Gefühl, die ganze Kopfhaut werde auf einen einzigen Punkt zusammengezogen. (10)
20. Gefühl in den Stirnhöhlen, als dränge die freie Luft allzuempfindlich da ein. (1)
21. Augenschmerz, als würden diese hineingedrückt (Lqr). (1)
22. Unruhe im Schlafe nach Mitternacht; er wacht allzufrüh auf, mit großer Müdigkeit und dem Gefühle, als lägen die Augen zu tief im Kopfe (Gff). (1)
23. In den Augen ist es ihr, als wenn sie viel geweint hätte. (4)
24. In Intervallen, plötzliche Empfindung, als habe man Pfeffer in ihr (linkes) Auge gestreut; verursacht ätzenden Tränenfluß und Blepharospasmus. (geheilt mit *Zinc.* C 200 in seltenen Gaben). (16)
25. Oberlider schwer, wie gelähmt; Ptosis. (10)
26. Jucken im linken Ohre; nach Hineinbohren mit dem Finger Brennen, mit Gefühl, als wenn Flöhe darin herumsprängen, nachmittags 1 1/2 Uhr (d. 2. T.) (Ng). (2)

Gesicht, äußere Nase

1. Druck auf der Nasenwurzel, als sollte sie in den Kopf hineingedrückt werden, fast unerträglich; oft, meist mittags (Lqr). (1)
2. Ein unschmerzhaftes Blütchen neben dem rechten Nasenflügel; bei Berührung schmerzt es, als wenn man ein Haar ausrauft, früh 7 1/2 Uhr (Ng). (2)

Mund, Zähne

1. Aus dem hinteren Nasenraume tröpfelt Schleim, der einen süßen krankhaften Geschmack hat, fast wie kandierte Kalmuswurzel (*Acorus calamus*, vr). (1.T.) (40.2)
2. In den Zähnen Gefühl, als sollten sie herausgerissen werden. Bei Gesichtsneuralgie rechts. (Geheilt durch Riechen an *Zinc.* 30.) (9)

Hals, Rachen, Ösophagus

1. Rauh im Halse, beim Schlingen unverändert, wobei sie stark atmen kann; es kommt ihr vor, als ob der Hals viel dicker wäre, abends 6 Uhr (den 13. Tag) (Ng). (2)
2. Drücken auf der Brust, das sich in den Hals heraufzieht, als ob ein fremder Körper heraufstiege, nachmittags 4 3/4 Uhr (Ng). (2)

3. Frost beim Schreiben, 3/4 Stunde lang; dabei Gefühl, als ob ihm ein fremder Körper (er glaubt, ein Stein) in den Hals herabgestiegen wäre, bei beständigem Gähnen, vormittags 10 Uhr (d. 12. T.) (Ng). (2)
4. Beim Schlucken Gefühl eines kleinen harten Klumpens im Hals. Zuweilen Empfindung wie ein Wurm, der aus der Magengrube in den Hals hochkriecht, was ihn husten macht. (10)
5. Nach dem Essen scheint die Nahrung im Rachen steckengeblieben zu sein. (10)
6. Der Patient kann vor Heißhunger nicht schnell genug essen, mit Gefühl, als bleibe das Essen in der Speiseröhre stecken. (14)
7. Jeden Morgen um etwa 6 Uhr Gefühl, als werde ein Netz (innen) über ihren Hals gezogen, besser durch Trinken heißen Tees oder Wassers. (30j. Frau mit Kopfneuralgie und Dysmenorrhoe.) (10)

Verdauungsorgane

1. Schmerz, als werde der Magen zusammengedrückt, früh nüchtern. (1)
2. Scharfes Stechen im Bauche, als würden die Därme mit feinen Nadeln durchbohrt, in Absätzen (Lqr). (1)
3. Unter der Herzgrube, scheinbar in der Bauchhaut, Gefühl, als klopfe da eine kleine, etwa zollange, querüberliegende Pulsader, wie das Bewegen eines Wurmes, absatzweise. (2)
4. Wie eine schwere Last in beiden Hypochondern. (4)
5. Unbehagliches Gefühl von Druck und Pressen auf die innern Wände des Rumpfes, als sollte der ganze Körper auseinandergetrieben werden, ohne Spur von Blähungen, mehr von den Nerven aus und stärker auf der rechten als auf der linken Seite (Frz). (1)
6. Ein Stich und gleich darauf Brennen, als wie von einer Wespe, in der Gegend der rechten falschen Rippen, nachmittags 4 1/2 Uhr (Ng). (2)
7. Zerschlagenheitsgefühl in der rechten Unterbauchseite, als wäre da eine Stelle morsch (Frz). (1)
8. Schmerzhaftes Wurgen in der linken Weiche, als wolle ein Bruch entstehen (Htm). (1)
9. Gefühl wie von einem harten Tumor in der Nachbarschaft des Nabels, mit greifendem Schmerz. (11)
10. In der Drüse im Schoße Gefühl, als sei sie geschwollen (Rl). (1)
11. Gefühl im Mastdarm, abends, als würden die Blähungen gegen das Steißbein gedrängt und dort zurückgehalten. (1)

Urogenitalsystem

1. Rute (Penis) schmerzhaft empfindlich beim Gehen, als wäre das Hemd zu rauh und reibend (Rl). (1)
2. In den Hoden fortwährend Schmerz..., es scheint, als wären sie zu enge, als würden sie zusammengedrückt, sie sind mehr in die Höhe gezogen. (Folge v. Quetschung, seit 5 Jahr. best., geh. d. 1 Tropfen *Zinc.* C 18.) (9)
3. Kneipendes Drücken in der Harnröhre hinter der Eichel, gegen Abend; in der Nacht wurde er durch dasselbe Gefühl aufgeweckt, was diesmal so heftig war, als würde der Teil abgerissen (Hb). (2)
4. Gefühl in der Harnröhre, als wolle eine Wunde heilen; bei vorhandenem chronischem Tripper (Hb). (2)
5. Gefühl in den Testikeln wie weh und gequetscht (2. T.). (40.2)

6. Sitzt mit gekreuzten Beinen, vorwärtsgebeugt, und kann kein oder nur ganz wenig Wasser lassen; fühlt sich, als würde seine Blase zerplatzen. (10)
7. Schmerz im Kreuz, als solle die Regel kommen; als die Menses schließlich erschienen, waren sie reichlicher als sonst, und die Schmerzen hörten während des Regelflusses völlig auf (37j. Frau, Uterusprolaps nach Sturz). (40.4)

Atmungsorgane, Herz, äußerer Thorax

1. Gefühl, als sei die Nase verstopft (30j. Frau, Retronasalkatarrh). (52)
2. Heiser, wie voll Schleim auf der Brust. (1)
3. Trockner Husten mit argem Stechen auf der Brust und dem Gefühle, als sollte dieselbe zerspringen; sie kann nur mühsam atmen und sprechen (Gr). (1)
4. Zäher Schleimauswurf beim Husten, wie alter Schnupfen, und nach dem Auswerfen Gefühl, als sei es in der Brust hohl und kalt. (1)
5. Brustschmerz vorzüglich in der rechten Seite, als träte das Blut in die feinsten Gefäße der Lunge, mit Gewalt (Hbd). (1)
6. Beengung der Brust, beim Gehen im Freien, wie mit einem Bande querüber zugeschnürt (Frz). (1)
7. Eng um die Brust, wie zusammengeschnürt, mit Schmerz darin, wie zerschnitten (Ng). (1)
8. Stechender Schmerz auf einer handgroßen Stelle der linken Brustseite, mit Gefühl, als wäre die Stelle morsch und zertrümmert (Frz). (1)
9. Ein heftiger langer Stich am obern Teile des Brustbeins, der sich bis in die linke Lendengegend fortsetzt; dabei war es ihr, als ob sie sich nicht bücken könne, früh 8 Uhr (d. 19. T.) (Ng). (2)
10. Ein ausdehnendes Gefühl in der linken weiblichen Brust von oben bis unten, nachmittags und abends 8 Uhr (Ng). (2)
11. Schmerz auf einer kleinen Stelle oben in der Brust, wie wenn da inwendig eine böse, zerschlagene Stelle wäre. (3)
12. Gefühl, als sei eine Kappe über dem Herzen. (10)
13. Während des Zornes, Gefühl, ihr Herz sei nicht mehr da. (Symptom einer Frau, welche mit Erfolg *Zincum* erhalten hatte. Weitere Angaben zu dem Fall fehlen.) (32.5)
14. Stechende Herzbeschwerden m. Ausstr. zum li. Oberarm, wo sie vor Jahren Thrombose hatte; Gefühl, als wolle sich dort etwas lösen (Heilwirkung von *Zinc.* D 30). (26.1, F. 6)
15. Tachykarde Krisen; er nimmt seinen Herzschlag als beschleunigt und heftig wahr, als erschüttere er den ganzen Brustkorb (60j. Mann). (47)

Bewegungsapparat

1. Eine empfindliche Stelle an der linken Lendengegend, beim Draufdrücken wund schmerzend, als wenn sie mit einem wollenen Tuche wundgerieben worden wäre (d. 2. Vormittag) (Ng). (2)
2. Spanngefühl wie von einem Pechpflaster, nahe am innern Rande des rechten Schulterblattes (Gff). (1)
3. Nacken und Rücken schmerzen wie zerschlagen und wie übermüdet durch allzugroße Anstrengung (Rl). (1)
4. Die Halsmuskeln schmerzen nachts, als habe man den Kopf lange in unbequemer Stellung gehalten; auch im Schlafe fühlbar (d. 6. 7. 8. T.) (Lqr). (1)

5. Schmerz im Nacken, beim Sitzen und Schreiben, als wolle er den Kopf nicht mehr recht tragen. (1)
6. Palpitationen, ängstliche Atmung...,Übelkeit, zeitweilig Erbrechen, und ein Gefühl, als würde kaltes Wasser ihren Rücken hinabgegossen. (52j. Frau). (10)
7. Blubbern (bubbling) im linken Oberarm. (10)
8. Dumpfes blubberndes (bubbling) Reißen in den Muskeln der Innenseite des Unterarms, nicht weit entfernt vom Ellenbogen. (10)
9. Empfindung, als stünde das Blut in den Beinen still. (14)
10. Bei der Regel, große Schwere in den Beinen, mit argem Ziehen um die Knie, als sollten sie abgedreht werden. (1)
11. Schmerz in den Sohlen beim Auftreten; sie deuchten geschwollen, mit Gefühl, als kratze ein gezahntes Werkzeug darauf, mehrere Tage (Rkt). (1)
12. Schmerzhaftes Jücken, mit Hitze, Röte und Geschwulst, an den rechten Zehen, als wären sie erfroren gewesen, abends; Reiben und Kratzen droht den Schmerz zu mehren. (1)
13. Schmerz im rechten äußern Fußrande, als wenn es ihr die Knochen zerbrechen wolle, im Gehen und beim Aufheben des Fußes, wenn sie sich auf die Spitze läßt oder ihn nach der Seite hält, beim geraden Auftreten und in der Ruhe nicht, mittags 11 1/2 Uhr (d. 12. T.) (Ng). (2)
14. In der rechten Fußsohle Gefühl, als wenn die Flechsen zu kurz wären, beim Auftreten und Gehen, abends 6 Uhr (d. 12. T.) (Ng). (2)
15. Reißen und Kriebeln im linken Fußspann, gegen die Zehen zu, nebst Gefühl in den Fußsohlen, als wenn sie tot wären, im Gehen vergehend. (2)
16. Unruhe, besonders in den Armen und Beinen, verbunden mit einem Schmerz, als seien die Knochen zerschlagen. (37)

Haut

1. An der innern Seite des rechten Knies ein Stich wie ein Flohbiß (n. 2 St.) (Ng). (2)
2. Brennen und Ziehen unter der linken Kniebeuge, als wenn sie jemand mit Brennnesseln gepeitscht hätte, im Stehen (d. 16. T.). (2)
3. Nach Niederlegen im Bette, Jucken wie von Läusen, die ganze Nacht hindurch, bis 4 Uhr früh, wo sie dann aufstand; nach Kratzen erscheint das Jucken gleich wieder an einer anderen Stelle. (2)
4. Laufen, wie von Ameisen, am unteren Rande der rechten Hand, nach dem Arme zu. (2)
5. Stechen, wie Flohstiche, am rechten Hinterhaupthügel, worauf die Stelle beim Befühlen lange schmerzte, wie zerschlagen. (2)
6. Jucken wie von Ameisen an der innern Fläche des linken Knies, was durch Kratzen vergeht (n. 2 1/2 St.) (Ng). (2)
7. Schmerzen wie zwischen Haut und Fleisch sitzend. (39)

Allgemeines

1. Den ganzen Tag, allgemeine Erschöpfung, Schläfrigkeit, Widerwille gegen Geräusch und doch Schwerhörigkeit, träumerisches Wesen, wie nach durchwachten Nächten, nebst Schauder und kaltem Überlaufen, wie nach Erkältung auf Schweiß. (1)
2. Schwindelartige Übelkeitsmattigkeit bei etwas langem Aufbleiben, abends, gleich wie vom Rauchen eines allzustarken Tabaks (Rl). (1)

3. Heftige fibrilläre Muskelzuckungen, wie von elektrischen Schlägen gepeitscht. (26.7)
4. Nach spiritistischen Sitzungen: Schocks in den oberen und unteren Gliedmaßen ... während des Betens und im Nachtschlaf, zuweilen auch zu anderen Zeiten; ... die Seelenruhe verließ ihn; er hörte Stimmen, welche in ihm in beleidigenden und schmutzigen Ausdrücken sprachen; ... es schien, als ob kleine Kugeln, welche über seine Hände und Beine rollten, die Schocks verursachten; ... Mesmerismus verschlimmerte, als würden die Nerven mit Gewalt verdreht; Gefühl, als ob Feuer durch den Körper laufe, vom linken Fuß zum Kopf, und Stirn, Augenbrauen, Ohren und Augen verbrenne; ständiges Verlangen, seinem Leben ein Ende zu setzen; ständig ruhelos; schlimmer morgens, besser abends; böse und abscheuliche Gedanken, vor allem lasziver Art, quälen ihn; die Tätigkeit der Gliedmaßen ist manchmal verspielter/alberner/lächerlicher (ludicrous), manchmal schwerfälliger Art; muß gegen seinen Willen lachen oder weinen; Gefühle von Kriechen, Wärme, Klopfen, ...(shifting), Laufen, Einkreisen, in allen Teilen seines Körpers; Visionen von Lebenden und Toten; spricht nicht, denn er leidet ständig an seinen Schocks; zuweilen Hinfallen wie paralysiert; geht mit schweren Schritten, oder rennt wie vor Schrecken; in seiner Qual gibt er die lautesten Klagen und Schreie von sich; ißt nur, wenn man ihn dazu zwingt; bleiches, ausgemergeltes, leidendes und verzerrtes Gesicht. (Nach *Zincum* Auftreten eines Abszesses etwas unterhalb der Mitte der rechten Clavicula.) (10)
5. Gefühl innerer Hitze, dabei sind die Hände und Füße immer wie Eis; Hände bläulich; schießende Schmerzen in Fingern und Zehen (36j. Frau, Erschöpfungssyndrom). (54)

Theoretische Überlegungen zu *Zincum* – *Unger* (zit. von *Kracmar* in 26.6) beschreibt den „*Zincum*typ" als leptosom mit deutlicher Schizothymie, gekennzeichnet durch Introversion und Kontaktschwäche. „Er bleibt zeit seines Lebens Individualist," mit „unverbesserlicher idealistischer Haltung", welche er auf Kosten seiner Selbst- und Arterhaltung auslebt; seine Ideen erscheinen der allgemeinen Meinung „verkehrt, phantastisch", und so bildet er „für die Dummheit ein(en) Stachel, für die Wahrheit eine leuchtende Fackel". „Seine hohe Intellektualität ist intuitiver Natur und verrät stets einen Blick für die Ferne und Tiefe, während sie für die nahen Dinge keinen Blick besitzt." Nachts leistet er geistig am meisten, weil er die Ruhe der Nacht braucht; tags dagegen ist er „zerstreut, sprunghaft,", sein Gemüt „apathisch, empfindungsarm und mißmutig, als ob er in der Welt nächtlicher Ideen weile"; er arbeitet langsam und unstet. Auf die Umgebung wirkt er „versunken abwesend, vergeßlich, an konventionellen Formen gering interessiert". In (26.1) bezeichnet er mit dem Ausdruck „Dissoziation beziehungsweise Inversion lebenswichtiger Steuerungsvorgänge" die nächtliche Erregung und am Tage vorhandene psychophysische Herabstimmung des Zinkkranken. Der Fall (26.5) bestätigt diese Eigenschaft von *Zincum.*

Jan Scholten (43; 53.1) zählt *Zincum* zur Ferrumgruppe, der er ein betontes Leistungsdenken und Sich-Beweisen-Müssen zuschreibt. Bei *Zincum* beziehe sich dieser gesteigerte Leistungswille auf den Intellekt; die mentale Seite müsse stark entwickelt werden auf Kosten des Emotionalen. Der Druck, viel leisten zu müssen, welcher z.B. durch den Vater und sein besonderes Augenmerk auf die Schulnoten entstehe (diese Kinder, schreibt er, würden oft vom Vater zur Anamnese gebracht), erzeuge die zinktypischen Schuldgefühle und Verfolgungsideen. Speziell, so präzisiert er, entstehe die

Zinkkrankheit durch Überarbeitung mit Auswendiglernen, Üben und Wiederholen, z.B. Vokabelpauken (das Stadium 12 nach *Scholten,* zu dem *Zinc.* gehört, bedeutet Übertreiben, Wiederholen, Kopieren); die Kranken entwickelten dadurch Bewegungsstereotypien, als müsse er unbewußt immer noch weitermachen (wie *Charlie Chaplin* in „Moderne Zeiten" – vr) . Sie scheiterten durch zu viel Arbeiten, fürchteten aber wahnhaft, nicht genug zu tun („Müßiggang ist aller Laster Anfang"), und träumten z.B., ihre Prüfungen nicht bestanden zu haben, obwohl sie schon seit Jahren ihr Diplom besitzen.

Masi-Elizalde (32.4) sieht den Kern der *Zincum*-Problematik in der Frage der Macht (power, puissance, von lat. posse – können); nicht der Macht zu befehlen, sondern der Macht, selbst etwas zu leisten, zu vollbringen, Dinge zu Ende zu bringen. (Die bewährteste Indikation von *Zincum* ist der nicht herauskommende, nicht vollendete Ausschlag. Ferner ist das Pferd, von dem *Zinc.* träumt, ist ein Siegessymbol; es verwandelt sich in einen Hund, ein Todessymbol. Der Sieg bleibt *Zinc.* also verwehrt.) Im psorischen Stadium leidet *Zincum* vor allem an Machtlosigkeit (Kontrollverlust über seine Bewegungen, Schwäche, Arbeitsunfähigkeit usw.), sucht die Macht, die er selber nicht hat, durch Aberglauben zu erlangen, oder glaubt sich von einer bösen Macht, dem Teufel, verfolgt; im egotrophen Stadium (der „Kompensation" nach *Sankaran*) schafft er alles, bringt demonstrativ alles zu Ende, hat übertrieben viel Energie. *Fayeton* (32.5) ergänzt: *Zinc.* will durch seine Willenskraft (volontarisme), nicht durch Liebe zum Ziel kommen (in geheilten Zinkfällen fiel ein – mitgeheilter – Mangel an Liebesfähigkeit auf; eine Patientin hatte die Empfindung, ihr Herz sei nicht mehr da).

Typus – Blasses, fahles Gesicht, allgemeine Leistungsunfähigkeit. (45)

Farbwahl – Grün (alle Zinkverbindungen – siehe *Zincum valerianicum*). (51)

Synonyma – Metallisches Zink. Zn.

Chemie und Physiologie – Zink bildet mit *Cadmium* und *Quecksilber* als leitendes Element die 2. Nebengruppe und ist in dieser das chemisch aktivste Metall. (21) Reines Zink ist ein festes bläulichweißes Metall von schwachem, aber bemerkbarem Geruch und Geschmack, welches an der Luft, vor allem bei Feuchtigkeit, oxidiert und dadurch seinen Glanz verliert. Oberhalb von 360 Grad geht es in die Atmosphäre über. Es löst sich in Basen wie in Säuren (amphoterer Charakter) und wirkt reduzierend, führt z.B. gelöstes Eisen (III) in Eisen (II) über. Erwähnenswert ist seine ausgesprochene Neigung zu Komplexbindungen (Chelatbildung). Unter den zahlreichen natürlichen Zinkverbindungen ist Zinkblende (ZnS, Zinksulfid) die häufigste.

Zink ist in der Biosphäre ein wichtiges Spurenelement, welches im Tundraboden und der Steppen-Schwarzerde am höchsten konzentriert vorkommt. Auf stark zinkhaltigen Böden der gemäßigten Zone haben sich besondere zinktolerante Pflanzen, z.B. das Galmeiveilchen, entwickelt.

Im pflanzlichen wie tierischen Organismus ist der Zinkgehalt um so größer, je mehr Zellen sich im Wachstum befinden (22).

Zink ist u.a. Bestandteil der pflanzlichen Carboanhydrase, welche die Überführung von CO2 in HCO3 katalysiert und damit bei der Assimilation des CO2 eine tragende Rolle spielt. Somit kommt es vor allem in den grünen Teilen der Pflanzen vor (11). Zink wirkt auf *Pflanzen* in kleinen Dosen wachstumsfördernd (Zinkdüngung von

Knoblauch, Erbsen, Bohnen; Mosaikkrankheit bei Zinkmangel) (21), in Überdosen toxisch (Chlorose, Hemmung des Wachstums von Sproß und Wurzeln (29)). Interessanterweise zeigen sowohl landwirtschaftliche Kulturen auf zinkverarmten Böden (Zitrusfrüchte) (21) als auch Pflanzen, welche auf Hydrokulturlösungen mit Zinküberdosierung gezüchtet werden (dies habe ich selbst an*Galinsoga parviflora* beobachtet (29)) Chlorose.

Beim *Tier* führt Zinkmangel zu Wachstumsstörungen mit Haarausfall (Maus), Fertilitätsstörungen durch Hodenschädigung (Ratte), Zinküberdosierung dageggen zu Anämie und Krebs. Zink und Eisen sind beim Schwein die wichtigsten Spurenelemente in den Inselzellen des Pankreas.

Zink findet sich beim *Menschen* in besonders hoher Konzentration u.a. in Ammonshorn, Zerebellum, Plexus chorioideus, Dura mater und den Nerven. Auch Leber, Lungen, Nieren, Hypophyse, Pankreas (v.a. die Inselzellen) und Gonaden speichern Zn. Es findet sich als Redoxkatalysator in zahlreichen Enzymen, u.a. in der tierischen Carboanhydrase – *Mezger* erklärt die Dyspnoe des Zinkvergifteten als Folge einer durch Carboanhydrasehemmung eintretenden Azidose sowie einer Hemmung der Zellatmung (22); es aktiviert weitere, z.B. die alkalische Phosphatase. Ferner ist es am Vitaminstoffwechsel beteiligt, es beschleunigt den Zerfall von Vitamin A.

Zn steht in Beziehung zum Serotoninstoffwechsel, z.B. beim Dumpingsyndrom und bei der Genese von Hyperinsulinismus. Bei der Insulinbildung durch die B-Zellen werden große Zinkmengen verbraucht. Zink-Entzug durch die Chemikalie Dithizon erzeugt Diabetes mellitus. Auch die Glukagonbildung ist zinkabhängig (17).

Entsprechend der Beziehung des Zinks zum Wachstumsprozeß wird das Zink der Nahrung vom Jugendlichen besser ausgenutzt als beim Erwachsenen, und in rasch wachsenden Tumoren ist der Zinkgehalt höher als in allen anderen Geweben.

Resorbiert wird Zn besonders im Duodenum, ausgeschieden vor allem über das Pankreassekret und damit den Darm (22), die Tubuli der Niere und die Muttermilch. Zu *Zinkmangel* kommt es vor allem bei Magenresezierten und Patienten mit anazider Gastritis, sowie bei Leberzirrhose (vermehrte Ausscheidung durch Hypalbuminämie). Seine Symptome bestehen in Reizbarkeit, Infertilität, Anorexie, Verminderung des Geschmackssinnes (25.2), Erbrechen, Hypoproteinämie, Anämie, Gewichtsverlust, Haarausfall und symmetrischen Dermatosen. (Alle diese Symptome finden sich im AMB von *Zincum* wieder, selbst die Infertilität: „Erzeugt Neigung zu Abort" (10).)

Das Serumzink steigt bei Hyperthyreose, Hypertonie, perniziöser Anämie und künstlich (Pyrifer) erzeugtem Fieber an; es ist bei Infektionen, Hypothyreose, Addison-Krankheit, Hypophysenvorderlappeninsuffizienz, Eisenmangelanämien, akuter und chronischer Lebererkrankung, Glomerulonephritis und Malignomen erniedrigt (22).

Zinkvergiftungen kommen häufig durch Inhalation von Zinkdämpfen oder Stäuben zustande. Inhalative Intoxikationen verlaufen akuter („Gießfieber") als durch Verschlucken hervorgerufene. Das toxische Agens bei Zinkdampfinhalationen ist *Zinkoxid.* Zinkstaub kann auch aus metallischem Zink bestehen.

Vergiftungsgefahr im Haushalt besteht vor allem dort, wo verzinkte oder Messinggegenstände mit sauren Lebensmitteln (Essig, Wein) in Berührung kommen; die Vergiftung erfolgt dann durch *das Zinksalz der entsprechenden Säure.*

Weiches Wasser löst Zink durch das darin enthaltene Kohlendioxid, so daß Vergiftungen mit zinkhaltigem Zisternenwasser *Zinkcarbonat*vergiftungen sind (12).

Mittelbeziehungen – *Zincum* ist als lebensrettende Arznei bei Meningitis, Typhus u.ä. bekannt geworden, wenn der Tod durch „Hirnlähmung" bzw. im Schockzustand droht; speziell wenn Exantheme sich aus Schwäche oder nach unterdrückenden Maßnahmen nicht genügend auf der Haut manifestieren. Zinksalze in Substanz unterdrücken bei lokaler Aufbringung Hautausschläge; das potenzierte Zink dagegen hebt die üblen zentralnervösen Folgen unterdrückter Eruptionen auf. Auch andere unterdrückte Ausscheidungen werden von *Zincum* wiederhergestellt: Fußschweiß, Lochialfluß, Milchsekretion, Menses usw. (16). Insofern fällt auf, daß es viel mit *Sulf.* gemeinsam hat, so daß *Georg v.. Keller* sagt (27.1), man solle an *Zincum* denken, wenn *Sulfur* versagt.

Farrington unterscheidet: „Zerebrale Symptome bei *Cupr.* rühren von unterdrückten, bei *Zincum* von gar nicht erst erschienenen Exanthemen her".

Zincum weist wie *Apis* den cri encéphalique auf und kann wie *Plb.* einen Kahnbauch erzeugen (11).

Die Indikation „ruhelose Beine" ist für *Zincum metallicum* und mehrere andere Zinkverbindungen bewährt, obwohl das Originalsymptom aus einer Zinkoxydvergiftung stammt.

Rademacher nennt *Zincum* wegen seiner sedativen Wirkung das „metallische *Opium*" (22). Tatsächlich ähneln manche seiner homöopathischen Indikationen – v.a. bei Durchfällen, Apoplexie, Koma – denen des Opiums, und *Zinc.* wurde bei Morphinismus empfohlen (26.2).

Komplementärmittel (31): *Calc-p.* (bei Hydrozephalus), *Cupr-acet., Hell., Puls., Sep., Sulf.*. *Hepar sulfuris* antidotiert Giftwirkungen von *Zincum* (und aller anderen Metalle). *Ignatia* kann *Zincum* komplementieren und antidotieren (11). *Zincum* antidotiert *Barium* und wird von *Kampfer* antidotiert (36). *Lobelia inflata* bessert die (Prüfungs - oder Vergiftungs-) Symptome von Zink sehr, während *Säuren* (11), *Kaffee, Wein (überhaupt Alkohol), Kamille* und *Nux vomica* (12) sie verschlimmern (letzteres wurde von *Gaubert* (47) eindrucksvoll kasuistisch bestätigt). Vgl. *Ign.* und *Agar.* bei Krampfzucken verschiedener Muskelgruppen am ganzen Körper, v.a. nach Gemütserregung (15); *Kali-p., Pic-ac.* bei geistiger Erschöpfung (43); *Kali-br.* bei Meningitis, Parkinsonismus, unruhigen Beinen (18); auch *Lach.* wird als verwandt bezeichnet (43). Die As-if-Empfindung „wie vom Rauchen eines allzustarken Tabaks" (1) legt auch eine antidotarische Beziehung zwischen *Zinc.* und *Tabacum* nahe.

Der Zink- und Eisenspiegel sinken gemeinsam bei der hypochromen, steigen bei der hyperchromen Anämie. Zink und Calcium sind Antagonisten: hohe Calciumzufuhr provoziert einen Zinkmangel mit Abnahme des Zinkgehalts der Gewebe. Leukozyten, sowie die *Charcot-Leyden*-Kristalle aus den eosinophilen Granulozyten, welche beim allergischen Asthma auftreten, enthalten viel Zink, was auf eine wichtige Rolle von Zink auch bei den allergischen Reaktionen hinweist (erklärt dies die antiallergische Wirkung von Calcium mit?). Selbst im anorganischen Bereich gilt dieser Antagonismus: in kalkhaltigem Wasser löst Zink sich schlechter als in weichem (21). Man berücksichtige auch diese physiologischen Verwandtschaften bei der Differentialdiagnose von *Zincum*.

Mittelverwechslungen und pharmazeutische Probleme – Die ersten Potenzen werden durch Verreibung hergestellt; die flüssigen Potenzen erfordern nach *Hahnemann* „mehr Schüttelschläge, als dort (im 1. Teil der Chronischen Krankheiten) angegeben ist", also eine intensivere Verschüttelung als andere trockene Arzneistoffe (1).

Wie bei anderen Metallen ist es auch bei *Zincum*, entgegen den Anweisungen *Hahnemanns*, in *Allens* Enzyklopädie, bei *Rückert, Hering* usw. zu einer Vermengung der Symptome des von *Hahnemann* geprüften Präparats mit solchen von anderen Verbindungen gekommen. (*Teste* sagt zwar, daß sich die Effekte des metallischen Zinks und des Oxids so stark ähneln, daß es an Gleichheit grenzt, und hat metallisches Zink in solchen Fällen erfolgreich angewendet, in welchen man von allopathischer Seite an Zinkoxid gedacht hätte (12); ähnliches sagt *Franz* vom essigsauren Zink (siehe *Zinc-ac.);* doch setzen diese Beobachtungen die von *Hahnemann* gegebenen Regeln der Symptomendokumentation keineswegs außer Kraft.) Diese Symptome, etwa von *Zinc-ox.* und *Zinc-c.*, wurden in den Abschnitten über die entsprechenden Zinkverbindungen verwendet.

Mit ins *Zincum*-Bild einbezogen wurden die Symptome des Perkinismus (durch langdauerndes Halten von Zinkplatten hervorgebrachte Erscheinungen) und durch Zink bei drei Bleivergifteten (Quellen 55 - 57 bei *Allen*) geheilte Symptome.

Die durch Zinkdämpfe und langjähriges Arbeiten mit Zink erzeugten Symptome wurden eingeklammert, da sie nicht sicher vom metallischen Zink stammen; nur wo ein solches Symptom als bewährte Indikation des metallischen Zinks bekannt ist, wurde die Klammer – mit Begründung – weggelassen.

Ließ sich nicht eruieren, ob ein klinisches Symptom oder eine Heilung auf *Zinc.* oder eine Zinkverbindung zurückzuführen war (wie es bei *Hering* häufig der Fall ist), so wurde das Symptom entsprechend dem Satz „In dubio pro reo" ins *Zinc.*- Bild aufgenommen.

Einige Symptome aus (10) stammen lt. (14) von *Zincum sulfuricum* und wurden daher dort vermerkt.

Die im Kentschen Repertorium für *Zincum* eingetragene „Empfindung eines Brettes vor dem Kopf" ist ein Symptom von *Zingiber,* nicht von *Zincum.* (27.3)

Eine Eintragung zu *Zincum* in der *Complete Materia Medica Mind* (35), welche lautet „Mag nicht angefaßt werden, weil kitzlig", ist sicherlich Resultat der etwas zu weit gefaßten Interpretation eines Symptoms aus *Allens* Enzyklopädie. Dieses besagt nicht, daß der Kranke nicht berührt werden mag, sondern lediglich, daß er auf Berührung weniger, auf Kitzeln dagegen stärker reagierte als im Normalzustand (10); d.h., *Zinc.* ist „kitzlig" (35), aber *nicht deshalb* berührungsempfindlich, sondern aus anderen Gründen (siehe „*Erregbarkeit*").

Quellen – 1) H2 (p; Vorspann k). 2) HLB 1 (p, k).; 3) FZ/ACS/1827 (p; Symptome von äußerer Berührung des Zinkmetalls (Perkinismus)); 4) STD/ACS/1848/3 (p); 5) Mohr/ZBV/1889/p (5.1) Northrop, D2; 5.2) Lippitt, D2; 5.3) Gregg, D3; 5.4) Finney, D2; 5.5) Seitz, D2; 5.6) Landis, D2); 6) A1 (t: Quellen 33, 34, 41, 58; k, mit *Zinc.* met. vielfach bestätigtes Leitsymptom, urspr. von Zinc-ox. stammend: Quelle 49); 7) A1 (p; Quelle 53, Fincke'sche CM; Quelle 54, Lehrman'sche C 200); 8) A1 (k: Quellen 55 - 57, geh. Sy. v. drei Bleivergifteten); 9) RCT1 k; 10) HR1 k; 11) FR1 k; 12) TT1 k; 13) GSY1; 14) LL1 k; 15) NH1 k; 16) C1 k; 17) K2 k; 18) BR1 k; 19) SGA2 k; 20) CR1 k; 21) LSR1 k; 22) MG1 k; 23) VH3 k (10j. Junge; Asthma, Neurodermitis, Enuresis, restless legs, Konzentrationsschwäche, Ängste. N. *Zinc.* 200 Bess. d. Konz. u. Unruhe, weniger zum Schreien geneigt, Verstärkg. des Ekzems (Heilw.); weiter beh. m. Rhus-t., später mit Puls.); 24) VH4 k; 25) ZKH (25.1: ROE/ZKH1971/4 k, 25.2 Medical Tribune (dt.) IV, B 46 v. 14.11.1969 (zit. in ZKH)); 26) AHZ (26.1: UG/AHZ/1957/5 und /6 (24 Fälle: Fall 1: D4 k. Fall 2: D 6 p, D 30 k. Fall 3: D 30 k. F. 4: 36j. Frau, D 30 k. F. 5: D 6 p, D 30 k. F.6: D 4 u. D 30 k. F. 7: D 6 p. F. 8: D 30 k. F. 9: D 6 p. F. 10) D 30 p/k. F. 11: D 30 p/k. F. 12. D 30 k, D 6 verschl.. F. 13: D 30 p. F. 14: D 30 p/k. F. 15: D 30 k. F. 16: D 30 k. F. 17: D 30 k. F. 18: D 30 k. F. 19: D 30 k,D 12 verschl. F. 20: D 30 k. F. 21: D 30 p/k. F. 22: D 4 p/k. F. 23: D 4 u. D 6 k. F. 24: 57j. D 30 k.); 26.2) SHW/AHZ/1965/12; 26.3) SW/AHZ/1974/.; 26.4) FRU/AHZ/1988/6 (Neurasthenie; D 200 k) ; 26.5) WSM/AHZ/1987/4 (Maligne Hypertonie. D 12, 2 (40.1) 1 Tbl., u. insg. 3 G. Arn. D 30 in 4 Wochen : k. Nach späterem Abs. v. *Zinc.* Rückfall); 26.6) UG/AHZ/1965/4 (Abhdlg. über „*Zincum*-Typus"); 26.7) BD/AHZ/1967/1 k; 26.8) Mossa/AHZ/Bd. 135/21-22 k (C200)); 27) KH: 27.1)

KLG/KH/1993/4 k; 27.2) LSA/KH/1983/6 k, LSA/KH/1988/6 k; 27.3) EPH/KH/1989/2 (Mittelverwechslg.); 27.4) YYZ/KH1953/4 (Abhdl. üb. Schulschwierigkt. d. Kinder); 28) GG/HLI/1994/3 k; 29) RPV2; 30) A1 (t, d. Zinkdampf, Staub: Quellen 35 - 39, 44 - 52; zumeist in Klammern zitiert, s.o.); 31) SNF/DJH/1993/4; 32) BAF/1990 k: 32.1) XM (Polyarthritis) ; 32.2) 1M (72j. Mann, Heilung sämtl. körp. Beschw. u. Normalis. d. Geschlechtslebens. Follow-up 2 Jahre) ; 32.3) C 200 (Hypertonie, Herzinsuff.; d. div. hom. Arzneien organ. gebessert; n. *Zinc.* völlige Normalisierung des Blutdrucks ohne allop. Begleitmedikation u. deutl. pos. Charakteränderung); 32.4) MS: Synthese, Mai 1990; 32.5) Diskussion AFADH, 7/1990; 33) J1 k; 34) J4 k; 35) CMM; 36) NK1 k, 37) ECH1 k; 38) VS1 k; 39) SF1 k; 40) HRC (40.1: Krüger/HRC/1903/1 k (C30), 40.2: Molson/HRC/1896/6 k (D1 trit.)), 40.3: Sahebgunge/HRC/1907/6 k (C200, wöchentlich), 40.4: Harvey Farrington/HRC/1923/11 k (o.A.d.P.)); 41) ZBV (41.1: Burkhard/ZBV/1886/2 k), 42) DHM (42.1: Paul Vogt/DHM/1960/1 k (D30, D200)), 43) Scholten, Jan: Homöopathie und Minerale; Utrecht: Stichting Alonissos, 1993 p (Selbstversuch von Kees Dam, ohne Potenzangabe), k (allgemeine Angaben); 43) PTK1 k; 44) Bellairs/HWO/1899/2 k (C6); 45) SF1 k; 46) Shore, J., in: Homöopathie mit der Hahnemann Medical Clinic; Rendsburg: Kai Kröger, 1991 k (Hochpotenz); 47) Gaubert/AHF/1967/S. 871 f. k (C5); 48) Dirr/DHO/Bd. 4/S. 118 f. k; 49) K k; 50) SDE1 k; 51) MLH1; 52) Leers, H.: Einfache Homöopathie in Fallbeispielen, Band 1, Heidelberg 1990 k (C30, D200); 53) SCJ2 (53.1: theoretische Erwägungen, 53.2: k (Erfahrungen ohne Angabe von Potenz und konkretem Fall), 53.3: k (1M)); 54) YYZ/CGH /1994/7 k (C 30, C 200, 1M); 55) Sankaran/P./PCB/1969/8 k (C 200); 56) GL2 k.

Zincum muriaticum

GEIST UND GEMÜT

Angst

1. Beängstigung. (1)
2. Angst und Beunruhigung (alarm). (2)
3. Angstvoller und niedergeschlagener Gesichtsausdruck (2)
4. Gesicht verzerrt vor Todespein und livide. (2)
5. Angstvoller Ausdruck des Gesichts. (2)
6. Gesicht bleich und angstvoll. (2)
7. Gesicht schwärzlich (dusky) und angstvoll. (2)

Bewegungen: Zwangsbewegungen, Automatismen, Gesten, Lagen

1. Große Neigung, am Bettzeug zu zupfen. (2)

Bewußtlosigkeit, Koma, Stupor

1. Ohnmachten. (1, 2)
2. Semikomatöser Zustand, große Prostration der Lebenskraft. (2)
3. Unempfindlichkeit. (2)
4. Er starb ohne Krämpfe und ohne jeden Todeskampf, wobei er bis zuletzt bei Bewußtsein blieb. (2)
5. Sie war bei klarem Verstand und konnte bis wenige Minuten vor ihrem Tod noch sprechen. (4)
6. Kollaps, dem Zustand bei Cholera sehr ähnlich. (2)

Delirium

1. Am Tag klares Bewußtsein, aber in der Nacht wanderte (delirierte) sie. (2)

Empfindlichkeit (gegen Kritik, schlechte Nachrichten usw.)

1. Sie ist Mutter von zwei Kindern und hat beschlossen, vor allem Mutter zu sein, hat deshalb ihre Arbeit als Lehrerin aufgegeben, ist aber nicht wirklich zufrieden damit, denn sie will eigentlich doch gern arbeiten. Bemerkungen von Anderen auf diesem

Gebiet können sie sehr berühren, z.B. wenn eine Freundin sie „Muttertier" nennt. Einmal fragte eine Frau sie, welcher Arbeit sie nachginge, und als sie antwoertete, daß sie zu Hause für ihre Kinder sorge, drehte die Frau sich von ihr weg, und negierte sie vollkommen. Sie hat dann das Gefühl, daß auf sie herabgesehen werde. Es ist ein zwiespältiges Gefühl, einerseits hat sie das Gefühl, daß sie nicht gut ist, weil sie nicht arbeitet, andererseits will sie für die Kinder zu Hause sein. ... War und ist empfindlich gegen das, was ihre Mutter an ihr kritisiert; Bemerkungen derselben können sie noch sehr verletzen, z.B. daß sie nicht arbeite. – Nach *Zinc-m.* lernte sie, sich besser für ihre Mutterrolle zu entscheiden und sich nicht mehr durch solch unschöne Bemerkungen der Mutter und anderer Außenstehender verletzen zu lassen (37j. Frau, Spannungskopfschmerz). (5.3)

Erregbarkeit

1. Exzessive nervöse Prostration, Hyperästhesie und große Erregbarkeit, welche in einen Zustand ähnlich einem Tetanus überging; kein Geräusch konnte ertragen werden; die geringsten Schocks (Schreck? Erschütterung?) führten zum Aufschrecken; wenn die Bettücher die Zehen berührten, folgte darauf ein Zittern, welches Konvulsionen nahe kam. (2)
2. Große Erregung. (4)

Furcht

1. Befürchtet, daß man sie dumm findet, weil sie ihren Beruf nicht ausübt, sondern als Mutter zu Hause bleibt (37j. Frau, Spannungskopfschmerz). (5.3)

Gedächtnis

1. Obgleich sie scheinbar bei normalem Bewußtsein war, hatte sie keine Erinnerung daran, was mit ihr geschah, einige Zeit lang. (2)

Gier, Suchtverhalten

1. Kein natürlicher Appetit, aber eine krankhafte Gier nach irgendetwas, womit er die Reizung des Magens lindern könnte. (2)

Liebe, Zuneigung, Mitgefühl

1. Fühlt sich sehr verantwortlich für ihre Mutter, versucht ihr zu helfen und ihr Sorgen abzunehmen (37j. Frau, Spannungskopfschmerz). (5.3)

Ruhelosigkeit

1. Große Unruhe. (1, 2)
2. (Arbeit kombiniert mit Mutterschaft macht ruhelos. Entweder Doppelbelastung Mutterschaft / Arbeit, dadurch Überforderung und Versuch, durch immer gehetzteres Arbeiten den Rückstand aufzuholen; oder Überlastung als Mutter durch zu viele Kinder, die auch noch in der Schule im Rückstand sind, so daß sie ihnen beim Lernen helfen müssen; oder Unruhe bei „Nur-Hausfrauen-und-Müttern", weil sie das Gefühl haben, gesellschaftlich nicht geschätzt und für dumm gehalten zu werden. (5.2))
3. Starker, doch nicht qualvoller Schmerz in der Magengrube, mit einem Gefühl von Ausdehnung; der epigastrische Schmerz dehnte sich (nach 1 St.) zum rechten Hypochondrium aus und wurde durch Druck etwas verstärkt; danach wurde der Schmerz schlimmer und erstreckte sich zum Nabel hin; er wurde unerträglich, und es war schwierig, den Patienten im Bett zu halten (nach 2 1/2 St.). (2)

Sprechen

1. Sprach flüsternd, wegen extremer Schwäche. (2) (Mehrere Vergiftungsfälle wiesen Stimmlosigkeit oder Flüsterstimme auf, ein bekanntes Exsikkosezeichen. vr)

Traurigkeit, trübe Stimmung

1. Angstvoller und niedergeschlagener Gesichtsausdruck. (2)
2. Sehr deprimiert. (2)
3. (Selbstbemitleidung, weil sie der Mutterrolle wegen keinen Beruf lernen konnten, oder weil sie als Kind nicht die nötige Zuwendung bekommen hätten; mit stereotypem Verhalten. (5.2))

Unerträglichkeit von Schmerzen oder Empfindungen

1. Starker, doch nicht qualvoller Schmerz in der Magengrube, mit einem Gefühl von Ausdehnung; der epigastrische Schmerz dehnte sich (nach 1 St.) zum rechten Hypochondrium aus und wurde durch Druck etwas verstärkt; danach wurde der Schmerz schlimmer und erstreckte sich zum Nabel hin; er wurde unerträglich, und es war schwierig, den Patienten im Bett zu halten (nach 2 1/2 St.). (2)

ILLUSIONEN

1. Der Geruchssinn war in höchst einzigartiger Weise pervertiert. Jede Art von geröstetem Fleisch, und sei es auch noch so gering angebraten, gerösteter Kaffee, Tee usw. rochen für meinen Patienten unerträglich faulig; besonders geröstetes Fleisch stank. Alkoholische Parfüms stanken ähnlich wie Schierling. Andererseits empfand er faulendes Material und Exkremente als völlig geruchlos. (2)
2. Die Verkehrung des Geschmackssinns war nicht weniger auffällig als die des Geruchssinns. Geröstetes Fleisch und Brotkrusten waren unerträglich, und die meisten Speisen schmeckten wie verbrannt, speziell rohe Austern, welche ähnlich wie verbranntes Mehl schmeckten und sich sehr trocken und am Munde klebend anfühlten. An Eigengeschmack arme Speisen wie Brotkrume und Kartoffel schmeckten natürlicher und wurden mehr genossen. Säuren schmeckten nicht sauer, Alkalien nicht alkalisch, und Chinin schmeckte ihm nicht bitter. (2)
3. Die Haut war bei Berührung mäßig warm, doch sie klagte ständig über Kälte, obwohl sehr heißes Wetter herrschte (am 21. Tag; 1 1/2 j. Mädchen). (2)

TRÄUME

1. Sie träumt, daß sie Prüfungen in Biologie und Chemie machen muß, und sie schafft diese nicht, und auf einmal wird ihr klar, daß sie diese Prüfungen schon lange bestanden hat (37j. Frau, Spannungskopfschmerz). (5.3)

SCHLAF

1. Fünf Nächte lang kein Schlaf. (2)
2. Schlief ruhelos, immer mit angezogenen Beinen auf der rechten Seite liegend, und knirschte im Schlaf mit den Zähnen (nach 10 T.; 1 1/2 j. Mädchen). (2)

KONVULSIONEN

1. Konvulsionen. (1, 2)

2. Exzessive nervöse Prostration, Hyperästhesie und große Erregbarkeit, welche in einen Zustand ähnlich einem Tetanus überging; kein Geräusch konnte ertragen werden; die geringsten Schocks (Schreck? Erschütterung?) führten zum Aufschrecken; wenn die Bettücher die Zehen berührten, folgte darauf ein Zittern, welches Konvulsionen nahe kam. (2)
3. Generalisierte Krämpfe. (2)
4. Während der Nacht hatte sie zuweilen Anfälle, bei denen sie das Bewußtsein verlor und ihre Gesichtsmuskeln zuckten. (2)
5. Er starb ohne Krämpfe und ohne jeden Todeskampf, wobei er bis zuletzt bei Bewußtsein blieb. (2)

MODALITÄTEN, CAUSAE

1. (Aufwachsen in einer Kinderkrippe, weil die Mutter berufstätig ist, oder zu wenig Zuwendung, weil die Mutter ständig mit allen möglichen Arbeiten beschäftigt ist. (5.2))
2. Zwiespalt zwischen dem Wunsch, Mutter zu sein und sich um ihre Kinder zu kümmern, und der von ihrer Mutter vermittelten Idee, daß sie einen Beruf ausüben solle. Die Mutter ist eine klagsame unzufriedene Frau, die allerlei Ideen hatte, was sie machen wollte, aber wegen der Mutterschaft zu Hause bleiben mußte und sich in dieser Rolle eingesperrt fühlte. Sie projizierte ihre eigenen Pläne auf ihre Kinder, z.B. auf die Patientin, daß sie eine geborene Krankenschwester sei, war aber auch sehr überbehütend und immer besorgt, daß den Kindern was passieren könne; dadurch sehr starke Mutterbindung (37j. Frau, Spannungskopfschmerz). (5.3)
3. Die Kopfschmerzen treten vor allem auf, wenn sie etwas irritiert und sie nicht weiß, was das ist; wenn ihr klar wird, was sie bedrückt, geht es sofort etwas besser (37j. Frau). (5.3)
4. Essen bessert, Schlafen verschlechtert den Kopfschmerz (37j. Frau). (5.3)

AS-IF-SYMPTOME

1. Schwindel und Blutandrang zum Kopf, als habe sie starken Alkohol zu sich genommen. (2)
2. Es wurde große Abzehrung beobachtet; die Haut sah aus, als sei sie straff über die Knochen von Gesicht und Händen gespannt. (2)

Synonyma – Salzsaures Zink (1), Zinkchlorid, ZnCl2 (2).

Theoretische Erwägungen – *Scholten* sieht die Problematik von *Zinc-m.* in einer Ruhelosigkeit (*Zinc.*), die durch einen Konflikt zwischen Berufsarbeit (*Zinc.*) und Mutterschaft (Chloridgruppe) oder durch die Befürchtung, als Hausfrau und Mutter (Chloridgruppe) wegen der unqualifizierten Hausarbeit für dumm (*Zinc.*) gehalten zu werden, entsteht. Letztere Idee wird der Patientin oft durch eine intelligente, als Hausfrau unterforderte und unzufriedene Mutter vermittelt. Die Kinder sollen gut versorgt sein (Chloridgruppe) und in der Schule gute Leistungen bringen (*Zinc.*), der Haushalt soll in Ordnung sein und im Beruf soll alles klappen, aber das schaffen sie nicht, kommen in Rückstand, rennen hinter den Tatsachen her (*Zinc.*). Kinder von doppelbelasteten Müttern, die in einer Kinderkrippe (Chloridgruppe) aufwachsen, nicht genügend „bemuttert" werden und in selbstbemitleidendes (Chloridgruppe) Verhalten ausweichen, das mit Ruhelosigkeit und Stereotypien (*Zinc.*) kombiniert ist. (5.1)

Diese Hypothese ist noch nicht ausreichend verifiziert; für den bestätigenden Fall (5.3) gibt *Scholten* keine Follow-up-Dauer an, so daß von einer Nachbeobachtung von unter 1 Jahr auszugehen ist.

Chemie und Physiologie – *Zinc-m.* ist ungeprüft. Die Symptome stammen aus Vergiftungsfällen (Quellen 1 - 4) und aus einem Fall von *Scholten* (5.3); in Klammern werden einige Bemerkungen von *Scholten* zitiert, bei welchen anzunehmen ist, daß sie Analogieschlüsse, und nicht Beobachtungen an konkreten Fällen zur Basis haben (5.2). Zinkchloridlösung ist ätzend und erzeugt Haut- und Schleimhautnekrosen (2, 4). Um 1850 wurde sie als Desinfektionslösung verwendet. Viele Symptome in (2) stammen von Fällen, in welchen solche Desinfektionsmittel verschluckt wurden. Die Symptome aus (1) entstanden durch Resorption von Zinkchloridlösung, mit welcher Verbände getränkt worden waren.

Große Dosen von Zinkchlorid erzeugen eine „geisterhafte blaugrüne Hautverfärbung„ (2): ein rein chemisches Phänomen ähnlich der Argyrie, bei welcher sich nach oraler Aufnahme großer Mengen Silbernitrat die Haut blau verfärbt.

Zinkchlorid ist, wie alle Zinkhalogenide, stark hygroskopisch. In erhitzter Luft geht es in das wenig wasserlösliche Zinkoxid über, welches umgekehrt in Gegenwart von Chloridionen (z.B. im Magen) in Zinkchlorid umgewandelt wird. (3)

Quellen – 1) FZ/ACS/1827 t; 2) A1 t; 3) LSR1t; 4) HS1t; 5) SCJ2 (5.1: theoretische Erwägungen, 5.2: Symptomangaben ohne Spezifizierung der Quelle (in Klammern zitiert), 5.3: k (1M)).

Zincum nitricum

GEIST UND GEMÜT

Arbeit (Fleiß, Faulheit, Unfähigkeit zur Arbeit usw.)

1. Sie will gern beschäftigt sein, wie ein normaler Mensch. Sie ist perfektionistisch und will das auch von anderen, das Beste aus ihnen herausholen (55j. Frau, Labyrinthschwindel). (1.2)

Bewegungen: Zwangsbewegungen, Automatismen, Gesten, Lagen

1. Sie zuckt während des Redens mit dem Mund (55j. Frau, Labyrinthschwindel). (1.2)

Bosheit, Destruktivität

1. Sagt oft unfreiwillig Dinge, die Menschen verletzen (55j. Frau, Labyrinthschwindel). (1.2)

Eigensinn

1. Während der Schwindelanfälle Angst, verrückt zu werden, es nicht zu schaffen; will die Kontrolle behalten, findet es schlimm, sich festhalten zu müssen, nicht tun zu können, was sie will; kämpft sehr gegen den Schwindel an. Sie will gern ein normales Leben führen, will voran, wird aber mit ihren Beschwerden eiskalt in die Realität versetzt, ist gegen ihren eigenen Willen abhängig (55j. Frau). (1.2)

Ekelgefühl

1. Abneigung gegen Gewürztes (55j. Frau, Labyrinthschwindel). (1.2)

Empfindlichkeit (gegen Kritik, schlechte Nachrichten usw.)

1. Manchmal ist sie böse auf ihren Mann, weil er schönen Dingen so einen Dämpfer geben kann (55j. Frau, Labyrinthschwindel). (1.2)

Fröhlichkeit, Lachen

1. Sie will nicht klagen, will schön leben und sich entspannen; will genießen, kann sich aber nicht entspannen. Von sich aus ist sie sehr fröhlich (55j. Frau, Labyrinthschwindel). (1.2)

Furcht

1. Während der Schwindelanfälle Angst, verrückt zu werden, es nicht zu schaffen; will die Kontrolle behalten, findet es schlimm, sich festhalten zu müssen, nicht tun zu können, was sie will; kämpft sehr gegen den Schwindel an (55j. Frau). (1.2)

Gedanken, Denkvermögen

1. Traut sich mehr zu sagen, für sich selbst einzutreten, wagt zu denken, was sie selbst denkt. Wird etwas aggressiver ihrem Mann gegenüber, wenn er denkt, sie fühle sich anders, als sie sich wirklich fühlt (Heilwirkung; 55j. Frau, Labyrinthschwindel). (1.2)

Gier, Suchtverhalten

1. (Verlangen nach Honig, Fisch, Ei, Gemüse und Obst (55j. Frau, Labyrinthschwindel). (1.2) (Wert dieser Angaben fraglich, da keines der Verlangen als übermäßig – (++) oder (+++) – bezeichnet wird. vr)

Liebe, Zuneigung, Mitgefühl

1. Will die Sorgen anderer auf sich nehmen. Hat das Gefühl, daß sie sich selbst für Andere außer acht läßt und tut, was die anderen und ihr Mann sagen (55j. Frau, Labyrinthschwindel). (1.2)

ILLUSIONEN

1. Gefühl, über dem Boden zu schweben (55j. Frau, Labyrinthschwindel). (1.2)
2. Migräne mit Lichtblitzen und undeutlichem Sehen (zu Beginn des Heilungsprozesses aufgetreten; 55j. Frau, Labyrinthschwindel). (1.2)

TRÄUME

1. Traum: Sie sitzt in einem Zug, der rückwärts fährt; sie findet das unangenehm und setzt sich auf einen anderen Platz. Dann bemerkt sie, daß sie ihre Tasche vergessen hat, und geht mühevoll wieder zurück. Ihre Sachen sind aus ihrer Tasche herausgeholt, gestohlen worden. Schließlich ist sie allein auf dem Bahnsteig (55j. Frau, Labyrinthschwindel). (1.2)

SCHLAF

1. Schlechter Schlaf, schwieriges Einschlafen durch Kriebeln und Jucken der Beine (55j. Frau, Labyrinthschwindel). (1.2)

SCHWINDEL

1. Plötzliche heftige Anfälle (von Schwindel) mit stundenlangem Erbrechen. Manchmal dreht sich das Zimmer um sie, manchmal hat sie das Gefühl, daß sie sich selber drehe (55j. Frau). (1.2)
2. Koordinationsstörungen, Neigung, nach rechts zu fallen, seit einer Grippe mit Otitis. Die Koordination ihrer Bewegungen ist weg, sie kann beim Gehen kaum noch Kurven machen (55j. Frau). (1.2)

MODALITÄTEN, CAUSAE

1. Nie gelernt, sich zu entspannen, immer unter Spannung gelebt, weil sie als älteste Tochter ständig tätig sein mußte. Die Mutter verlangte, daß man alles sofort wissen müsse, daß man tut, was man muß, ohne Zeit, um es zu lernen. Ihre Brüder dagegen durften spielen (55j. Frau, Labyrinthschwindel). (1.2)
2. Labyrinthschwindel, seit einer Grippe mit Otitis. Der Gleichgewichtssinn war bereits vorgeschädigt durch eine mit 15 J. erlittene schwere Commotio cerebri, wegen der sie 6 Wochen stationär gelegen hatte (55j. Frau). (1.2)
3. Von Alkohol roter heißer Kopf und Sodbrennen, letzteres auch durch Pfeffer und Fett; Kopfschmerzen durch Schokolade. Verträgt auch Erbsensuppe, Kohl, Gurken, Salat, Saft, Kuchen, Saures und Käse nicht gut (55j. Frau, Labyrinthschwindel). (1.2)
4. Schwindel schlimmer in den Bergen (+++), bei Sturm (++) und wenn sie allein ist. Am Meer besser (55j. Frau). (1.2)
5. Die Schwindelanfälle sind in flacher Rückenlage schlimmer, besser im Sitzen mit nach vorn geneigtem Kopf (55j. Frau). (1.2)
6. Verschlimmerung um 9 Uhr (+++) (55j. Frau, Labyrinthschwindel). (1.2)

AS-IF-EMPFINDUNGEN

1. Wenn sie Alkohol trinkt, bekommt sie einen roten heißen Kopf, der zu explodieren scheint (55j. Frau, Labyrinthschwindel). (1.2)
2. Gefühl, daß ihr Hals an der Hinterseite sich verschließt (55j. Frau, Labyrinthschwindel). (1.2)
3. Gefühl, daß an ihren Zehen und Füßen gezogen wird, vor allem links und bei warmem Wetter (55j. Frau, Labyrinthschwindel). (1.2)
4. Gefühl, ein ausgedehnter Gummi zu sein, der gleich auseinanderreißt (55j. Frau, Labyrinthschwindel). (1.2)

Synonyma – Vorgeschlagene Abkürzung: *Zinc-n.*

Theoretische Erwägungen – *Scholten* sieht die Problematik von *Zinc-n.* in einem Übertreiben mit der Arbeit (*Zincum*), um sich Geltung zu verschaffen (*Nitricumgruppe*). Diese Patienten könnten sich überhaupt nicht mehr entspannen, weil sie überall um sich herum Dinge sähen, die noch getan werden müßten, und betrachteten jede kleine Abweichung vom Ideal als große Bedrohung (scheitern: *Zincum,* Begeisterung: *Nitricumgruppe*). Sie versuchten vergeblich, durch Kopieren (*Zincum*) der äußeren Formen von Gemütlichkeit (*Nitricumgruppe*) Entspannung zu erleben. (1.1) Das Thema „einen Dämpfer bei schönen Dingen bekommen", welches die Patientin in (1.2) so deutlich zeigte, und deren Arbeitsbesessenheit stützen diese Hypothese.

Biologie, Chemie und Physiologie – Keine Angaben. *Zinc-n.* wurde bisher vereinzelt, z.B. von *Fayeton* (mdl. Mitteilung) in Fällen versucht, welche Eigenschaften von *Zincum* und den Nitraten (z.B. der hochrote Kopf der Patientin in (1.2)) in sich vereinigten. *Scholten* gibt dieser Praxis eine hypothetische Grundlage. Eine Arzneimittelprüfung existiert noch nicht.

Mittelbeziehungen – Vgl. *Oxytropis,* das ebenfalls Schwierigkeiten mit dem Kurvengehen hat (1.2).

Quellen – 1) SCJ2 (1.1: theoretische Erwägungen, 1.2: k (1M, Follow-up über 1 Jahr)).

Zincum oxydatum

GEIST UND GEMÜT

Angst

1. Angst. (*Hart*, diss. de Zinco, Lugd. Bat. 1772.) (1)
2. Große Beängstigung in der Brust. (*J.A. Scherer*, in *Struves* Triumph etc.) (1)
3. Ängstliches Gefühl am Herzen, Pulsaussetzen. (6)
4. Momentanes Angstgefühl und Herzklopfen. (1/2 Std. nach 10 Gran.) (2.1)
5. Zum Abend hin Herzklopfen mit Präkordialangst und Ameisenlaufen durch alle Glieder. (2.2)
6. Schmerz zwischen den Schultern, Angst, Übelkeit und Hitze. (Nach 2 Gran.) (2.5)
7. Angst beschlich sie, vor Gericht gezogen zu werden, denn man glaube, sie habe etwas Böses begangen. (5.1)

Arbeit (Fleiß, Faulheit, Unfähigkeit zur Arbeit usw.)

1. Er muß (abends) ausgehen, aber ist dem Verlassen des Hauses sehr abgeneigt. (Nach 8 Gran.) (2.6)
2. Schwäche der unteren Extremitäten, Unaufgelegtheit zur Arbeit, Niedergeschlagenheit (depression of spirits). (Nach 8 Gran, 2. T.) (2.6)

Benommenheit, wie nicht ausgeschlafen, wie berauscht, betäubt, etc.

1. Beim Erwachen Verwirrung im Kopf, Schwindel, Ziehen in allen Gliedern. (Nach insgesamt 16 Gran.) (2.3)
2. Große Verwirrung im Kopf. (Nach 7 Gran.) (2.3)
3. Beim Erwachen, ... Kopf etwas eingenommen. (Nach 4 Gran, 2. Tag.) (2.7)
4. Vorübergehendes Berauschtsein. (3.7)

Bewegungen: Zwangsbewegungen, Automatismen, Gesten, Lagen

1. Sucht zu nagen (Hunde). (14)
2. Geplagt von großem Verlangen, die Arme zu strecken (nachts im Bett?). (Nach 6 Gran.) (2.8)
3. Es fanden sich Verzerrungen des Gesichts, bei aller Anstrengung, sie zu unterdrücken, unwillkürliche Bewegungen der Unterkinnlade, Zuckungen im linken Arm und auf der linken Seite ein.... Die Krankheit stieg von Tag zu Tag, bis sie den ganzen Körper einnahm. Nun war folgendes Symptomenbild vorhanden: ... Die

oben genannten Verzerrungen des Gesichts, widernatürliche Bewegungen der Kinnlade und der Zunge, ... Hin- und- Herwerfen des Kopfes..., Zuckungen der Halsmuskeln unnd widernatürliche, unwillkürliche Bewegungen des ganzen Körpers, so daß der Kranke nicht im Stande war, nur einige Minuten ruhig zu sein, selbst bei der größten Anstrengung vermochte er es nicht. Zuweilen mußte er schnell von einer Stelle zur anderen laufen, ohne sich halten zu können, zuweilen springen. Er wußte genau, was er tat, ebenso konnt er sich des Vergangenen erinnern (13j. Junge, Chorea). (16)

Bewußtlosigkeit, Koma, Stupor

1. Ohnmacht, seiner selbst unbewußt, fast ohne Puls. (*Scherer*, a.a.O.) (1)
2. Ohnmacht, bleibt 2 bis 3 Minuten lang bewußtlos. (Zweimal, sogleich nach Einnahme von kleinen Dosen Zinkoxid. Bei einer Frau, welche bis vor ihrer Heirat, 6 Jahre zuvor, an Ohnmachtsanfällen gelitten hatte.) (*Marcet*, „Chronic Alcoholic Intoxication", London 1860, S. 81.) (2.9)
3. Vorübergehende Bewußtlosigkeit, Synkopen. (*Boericke*, in 7* – aus 2.9).
4. Ohnmachtszustände von stundenlanger Dauer wechselten mit den heftigsten Krämpfen und Wutanfällen... (15)
5. Auf kurze Momente von Bewußtsein, in denen sie aber meistens Wahnvorstellungen äußert, die den Charakter der Verfolgungssucht tragen, folgte dann tagelang Verlust des Bewußtseins, auch kann zeitweilig, wenn sie bei Bewußtsein zu sein scheint, Verlust des Gehörs, des Gesichts und Sprachvermögens konstatiert werden (Hystero-Epilepsie). (15)

Dämmerzustand

1. Bei Erregungen, z.B. einem Tadel des Lehrers, verlor sie als Kind plötzlich auf Minuten und längere Zeit bis zu einer halben Stunde, das Bewußtsein und stierte wie eine Träumende oder Schlaftrunkene vor sich hin, ging auch dabei umher, ohne zu wissen wohin, so daß ihre Umgebung sich ihrer sofort annehmen mußte, um sie vor Schaden zu bewahren. (15)
2. (...) Auch kann zeitweilig, wenn sie bei Bewußtsein zu sein scheint, Verlust des Gehörs, des Gesichts und Sprachvermögens konstatiert werden (...). (15)

Delirium, Wahnsinn, Raserei

1. Durch eine unbedeutende Gemütserregung, welche auf die früher schon angedeutete Zuneigung zu dem Kollegen zurückzuführen war, trat die Hysteroepilepsie wieder in der heftigsten Weise auf und war mit einer Art Manie verbunden. Wahnvorstellungen liefen zeitweise mitunter, Ohnmachtszustände von stundenlanger Dauer wechselten mit den heftigsten Krämpfen und Wutanfällen, in denen sie um sich schlug und ihre Wärterin bei den Bändigungsversuchen biß. (15)

Eigensinn

1. Wer sie von ihren (Wahn-) Ideen abbringen will, ist ihr zuwider. (5.1)

Ekelgefühl

1. Anorexie. (3.4)
2. Von Beginn der Arbeit (in der Zinkoxid-Abfüllung) an litten er und seine Arbeitskollegen an Koliken und Abneigung vor Speisen, und der Wein und Branntwein, welchen sie zu sich nahmen, um ihren Appetit anzuregen, ekelte sie an... (3.5)

Furcht

1. Furchtsame Miene. (5.1)
2. Spermatorrhoe bei Patienten, die den Arzt mit ihrer Furcht plagen. (17)
3. Angst beschlich sie, vor Gericht gezogen zu werden, denn man glaube, sie habe etwas Böses begangen. (5.1)
4. Schüchternes Betragen (13j. Junge, Chorea). (16)

Gedächtnis

1. Große Vergeßlichkeit. (3.9)

Gedanken, Denkvermögen

1. Ein Mann nahm täglich, gegen Epilepsie, etwa 20 Gran des Oxids ein, bis er 3246 Gran verbraucht hatte. Am Ende dieser Zeitspanne (etwa 5 Monate) wies er ein blasses, erdfarbenes Hautkolorit auf, war kachektisch (wasted away) und fast idiotisch. (2.11)
2. Eine so große Schläfrigkeit, daß ich wie ein wirklich schlaftrunkener Mensch meine Gedanken nicht mehr zusammenhalten konnte, und einem mich gerade damals um Rat fragenden Bekannten erklären mußte, ich fühle mich unwohl und könne ihm in dem Augenblicke nicht Rede stehen. (11)

Gier (auch Suchtverhalten)

1. Das Essen hatte keinen Geschmack, doch der Durst war gesteigert, und er trank hastig kaltes Wasser, was ihn sehr erleichterte. (Nach 2 Dosen von je 4 Gran im Abstand von 3 Std.) (2.3)
2. Zuweilen, wenn auch selten, tritt bei Fällen von chronischem Alkoholismus, welche damit behandelt werden, eine scheinbare Verschlimmerung der vorbestehenden Symptome auf; doch bei Verminderung der Dosis verschwinden die unerwünschten Symptome sogleich. (*Marcet*, a.a.O.) (2.9)
3. Alkoholismus, Dipsomanie (*Jahr*, in 7* – aus 2.9); durch Erregung (*Stauffer*, in 7* – Herkunft nicht eruierbar).

Gleichgültigkeit

1. Gleichgültigkeit gegen alles (vor Ausbruch der Chorea; 13j. Junge). (16)

Lachen

1. Spasmodische Zuckungen der Lachmuskeln und ständige Neigung zu lachen. (Nach 6 Gran.) (2.7)
2. Unwillkürliches, periodisch auftretendes, schwer zu bezähmendes lautes Auflachen, öfters am Tag, mit dabei auftretenden heftigen Erschütterungen der Brust- und Unterleibsorgane. (5.2)
3. Sardonisches Lachen (häufig ein gefährliches Symptom bei ernsten zerebralen Beschwerden – *Lilienthal*). (*Jahr*). *(7)*
4. Unmäßiges Lachen; Lachen über Kleinigkeiten. (*Boericke*, in 7)

Liebe, Zuneigung

1. Die Behandlung des bewährten älteren Hausarztes... perhorreszierte (verabscheute) sie in energischer Weise, nachdem er durch eine Genitaluntersuchung den möglicherweise vorhandenen Grund (der Hystero-Epilepsie) aufzusuchen versucht hatte (...), dagegen faßte sie zu dem im Villenvororte wohnenden Arzte, der ihr in trösten-

der und liebevoller Weise entgegenkam, eine schwärmerische Zuneigung, die ... zur Zeit auch noch bei ihr vorhanden ist, obwohl sie den Kollegen seit dem vorigen Herbst nicht wieder gesehen hat. (15)
2. Durch eine unbedeutende Gemütserregung, welche auf die früher schon angedeutete Zuneigung zu dem Kollegen zurückzuführen war, trat die Hysteroepilepsie wieder in der heftigsten Weise auf und war mit einer Art Manie verbunden. (15)

Reizbarkeit

1. Schlechtes Befinden, nervös reizbar. (6)

Ruhelosigkeit

1. Ruhelos, schläfrig, schlechtgelaunt (Spermatorrhoe). (17)
2. Sehr ruhelos nachts. (2.2, 2.3)
3. Sehr ruhelos nachts, bis zur 3. Nacht. (Nach insgesamt 36 Gran.) (2.4)
4. Schlaf sehr ruhelos und voller Träume. (Nach 57 Gran.) (2.3)
5. Sehr ruhelos nachts; unruhiges Gemüt, als sei er eines Verbrechens schuldig. (2.3)
6. Ruheloser Schlaf mit Träumen von Feuer, vom Fallen und von Falschmünzerei (forgery). (Nach 2 Gran.) (2.5
7. Der Patient fällt in einen unbehaglichen Schlaf, gestört von ängstlichen Träumen, die ihn erschöpfen, bis nach 8 bis 10 St. reichlicher Schweiß die Attacke beendet. (2.16)
8. Ruhelosigkeit durch Gewissensnot. (*Jahr*). (7)
9. Große Unruhe, Krämpfe, Zuckungen..., Apathie... zeitweises Wimmern (Hunde). (14)

Schreck, Auffahren

1. Heftigste hysterische Spasmen und Krämpfe bei jungen Mädchen, aufgrund von Schreck. (4)

Schreien

1. Fiebrige Hitzewellen, begleitet von Erregung, das Kind schrie danach, daß man es anfächeln sollte, und mit Durst; abends. (13.2)

Sprechen

1. Sprechen und Zuhören bei Gesprächen sind unangenehm. (Nach 8 Gran.) (2.6)
2. Seine Antworten waren verlangsamt, und er sprach, als sei er schlecht gelaunt. (2.12)
3. Herzklopfen, mit erschwertem Sprechen und Schlucken. (4)
4. Verlust der Sprache, des Gehörs und Gesichtes, ohne anatomischen Hintergrund (Hystero-Epilepsie). (15)
5. Das Sprechen wurde zuweilen unverständlich, zuweilen war er nicht imstande, gewisse Worte auszusprechen... später: zuweilen undeutliche oder gar gehemmte Sprache (13j. Junge, Chorea). (16)

Traurigkeit, trübe Stimmung

1. Schwäche der unteren Extremitäten, Unaufgelegtheit zur Arbeit, Niedergeschlagenheit (depression of spirits). (Nach 8 Gran, 2. T.) (2.6)
2. Hypochondrie und Melancholie durch Masturbation. (12)
3. Depressionserscheinungen des Gemüts gemischt mit Exaltationen (Hystero-Epilepsie). (15)

Unbehaglichkeit

1. Unbehagen nach dem Essen (dinner). (Nach 4 Gran.) (2.6)
2. Merklicher Verlust der Kraft und allgemeines innerliches ungewohntes Leiden. (Nach 7 Gran.) (2.7)
3. Am 9., 10. und 11. Tag Verstopfung und infolgedessen große Unbehaglichkeit. (Unter tgl. 3 Gran.) (2.8)

Unerträglichkeit von Schmerzen o.a. Empfindungen

1. Schwere Kolik..., so schlimm, daß er auf dem Boden herumrollte (n. 10 T.) (3.5)
2. Sie klagt und jammert in den wenigen Momenten, in denen sie zum Bewußtsein kommt, über heftigen Schmerz im linken Unterbauch und in der Scheide und Drängen und Pressen nach unten (Hystero-Epilepsie). (15)

Verdruß, Mißmut, schlechte Laune

1. Schwindel und Prostration des ganzen Körpers, üble Laune. (Nach Einnahme von 3 Dosen von je 4 Gran im Abst. von je 3 Std.) (2.3)
2. Er stand spät auf und war sehr schlecht gelaunt. (Nach 57 Gran, 2. Tag.) (2.3)
3. Seine Antworten waren verlangsamt, und er sprach, als sei er schlecht gelaunt. (2.12)
4. Ruhelos, schläfrig, schlechtgelaunt (Spermatorrhoe). (17)

Weinen, Wimmern

1. Sie fühlt sich matt, abgeschlagen, weinerlich. (5.1)
2. Große Unruhe, Krämpfe, Zuckungen..., Apathie... zeitweises Wimmern (Hunde). (14)

Zorn

1. Nach Ärger und Zorn, Verfolgungswahn und Verfolgungsträume. (5.1)

ILLUSIONEN

Wahnvorstellungen

1. Angst beschlich sie, vor Gericht gezogen zu werden, denn man glaube, sie habe etwas Böses begangen. (5.1)
2. Wahnidee, ein Verbrechen begangen zu haben (*Roberts*). (7)
3. Sie glaubt von ihren Nachbarn verfolgt zu werden. (5.1)
4. Glaubt, der Teufel stelle ihr nach, komme von unten durch den Fußboden des Zimmers zu ihr. (5.1)
5. Glaubt, während der Wechseljahre, der Teufel sei hinter ihr her, oder daß sie wegen ihrer bösen Taten vor Gericht geladen werde. (*Knerr*, in 7* – aus 5.1)
6. Auf kurze Momente von Bewußtsein, in denen sie aber meistens Wahnvorstellungen äußert, die den Charakter der Verfolgungssucht tragen, folgte dann tagelang Verlust des Bewußtseins... (Hystero-Epilepsie). (15)

Sinnestäuschungen

1. Eine leichte Schwindligkeit, begleitet vom Erscheinen schwarzer Flecken vor den Augen und von rumpelnden Geräuschen in den Ohren, kann gemeinsam mit der Nausea auftreten. (*Marcet*, a.a.O.) (2.9)
2. Alles schmeckt süß (in 20 von 35 Fällen wurde über süßlichen Mundgeschmack geklagt). (6)

TRÄUME

Ängstlich, bang, besorgt

1. (Bei Gießfieber:) Der Patient fällt in einen unbehaglichen Schlaf, gestört von ängstlichen Träumen, die ihn erschöpfen, bis nach 8 bis 10 St. reichlicher Schweiß die Attacke beendet. (2.16)
2. Nachts Hitze und höchstens 1 bis 2 Stunden Schlaf, mit ängstlichen Träumen: sie glaubt in einen tiefen Abgrund zu stürzen; man verfolge sie, weshalb sie aus Leibeskräften laufe. (5.1)
3. Nach Ärger und Zorn, Verfolgungswahn und Verfolgungsträume. (5.1)

Bildlich, symbolisch

1. Ruheloser Schlaf mit Träumen von Feuer, vom Fallen und von Falschmünzerei (forgery). (Nach 2 Gran.) (2.5
2. Träume von Geld (*Jahr*). (7)

Indifferent oder nicht näher bezeichnet

1. Schlaf sehr ruhelos und voller Träume. (Nach 57 Gran.) (2.3)
2. Er schlief die ganze Nacht bis zum Morgen, mit vielen lebhaften Träumen. (Nach 4 Gran.) (2.7)

Phantastisch

1. Phantastische Träume. *(Jahr)*. *(7)*

Visionär

1. Visionäre Träume. (*Jahr*). (7)

SCHLAF

Schlaflosigkeit, Einschlafstörung

1. Schlaflosigkeit. (1; 3)

Aufwachen, Durchschlafstörung

1. Schlechter Schlaf, häufig gestört durch heftigen Kopfschmerz und schmerzhafte Wadenkrämpfe. (2.12)

Schläfrigkeit

1. Häufig wird Schlaf hervorgerufen. (6 Fälle sind erwähnt; in keinem bestand vorher Schlaflosigkeit.) (*Marcet,* a.a.O.) (2.9)
2. Eine so große Schläfrigkeit, daß ich wie ein wirklich schlaftrunkener Mensch meine Gedanken nicht mehr zusammenhalten konnte, und einem mich gerade damals um Rat fragenden Bekannten erklären mußte, ich fühle mich unwohl und könne ihm in dem Augenblicke nicht Rede stehen. Weiterhin stellte sich etwas Übelkeit ein. Die Schlaftrunkenheit zwang mich, mich aufs Bett zu legen, aber die geringe Übelkeit war groß genug, mich nicht zum Einschlafen kommen zu lassen: also war ich zweien Gewalten hingegeben, die eine schläferte mich ein, die andere erweckte mich. Dieser seltsame Zustand war dem Zustande sehr ähnlich, in dem man sich befindet, wenn man durch starke körperliche und geistige Anstrengung und durch mehrnächtiges Überwachen höchst ermüdet und zugleich aufgeregt ist. Hat man endlich zum

Ruhen Zeit gewonnen, so kann man doch zu keinem erquickenden Schlafe kommen, sondern bei dem größten Grade der Schläfrigkeit versinkt man nur in eine Art von ungenüglichem Traumleben. (11)

KONVULSIONEN

1. Um 10 Uhr abends heftiger Schluckauf, der in Aufstoßen von Galle endigte. (Nach 57 Gran, 1. T.) (2.3)
2. Spasmodische Zuckungen der Lachmuskeln und ständige Neigung zu lachen. (Nach 6 Gran.) (2.7)
3. Schläge auf Patella und Achillessehne rufen reflektorische Kontraktionen in fast allen Muskeln des Körpers hervor. (2.14)
4. Nervöse Erregung und Krämpfe. Typhus mit Krämpfen. Epilepsie bei Erwachsenen und besonders bei Kindern. (4)
5. Heftigste hysterische Spasmen und Krämpfe bei jungen Mädchen, aufgrund von Schreck. Kinderkrämpfe infolge von Zahnungsproblemen, Schreck oder Eingeweidewürmern. (4)
6. Tetanus. (4)
7. Die reflektorische Erregbarkeit ist (bei Zinkvergiftungen) derart gesteigert, daß ein Reiz in irgendeinem Teil des Körpers eine heftige Zuckung an einer anderen Stelle auslöst. (8)
8. Große Unruhe, Krämpfe, Zuckungen..., Apathie... zeitweises Wimmern (Hunde). (14)
9. Nach einem kalten Bade von ungebührlicher Länge und einem heftigen Schreck, den sie im vorigen Sommer erlitt, verfiel sie in einen epileptiformen Zustand, der... seit ca. 5 Wochen in der heftigsten Weise bestand und in form von tetanischen Zuckungen auftrat, die durch Berührung der linken Ovarialgegend, aber auch einer Stelle unterhalb der linken Mamma, ungefähr der Herzspitze entsprechend, ebenso auch durch Geräusch, Klingeln der Hausglocke etc., ausgelöst wurden. (15)
10. Ohnmachtszustände von stundenlanger Dauer wechselten mit den heftigsten Krämpfen und Wutanfällen, in denen sie um sich schlug und ihre Wärterin bei den Bändigungsversuchen biß. (15)
11. Die Zehen der Füße und die Hände sind fast immer krampfhaft angezogen und kaum mit Gewalt zu strecken (Hystero-Epilepsie). (15)

SCHWINDEL

Drehschwindel

1. Gefühl, als ob sich alles dreht. (6)

Ohnmachtsartiger Schwindel

1. Es ist nicht wenig bemerkenswert, daß Zinkoxid in manchen Fällen gerade die Symptome hervorruft, welche es heilen soll, nämlich Schwindligkeit (giddiness) und Ohnmacht (faintness). (*Marcet*, a.a.O.) (2.9)

Schwankschwindel, Gleichgewichtsstörung

1. Schwindel so stark, daß er nicht aufstehen kann, n. 3 T. (*Rust*, Magaz. Bd. 21. H. 3, S. 563.) (1)
2. Schwindel, daß er kaum stehen konnte. (3.1)

Ataxie

1. Die Patienten gehen gebückt, um den Bewegungen ihrer Beine mit den Augen folgen zu können; wenn sie die Augen zumachen, fangen sie rasch zu schwanken an und fallen hin, wenn man sie nicht stützt. Im Dunkeln sind sie verloren, denn dann sind sie nicht Herr über ihre Gliedmaßen. Im Liegen oder Sitzen aber können sie ihre Extremitäten richtig bewegen. Später wird ihr Gang breitbeinig, steif, spasmodisch, hastig und unsicher; beim Auftreten setzen sie die ganze Sohle auf. Umdrehen und Treppensteigen ist schwierig. Bei jeder Bewegung der Beine tritt Muskelzittern, vor allem der Oberschenkel und Gesäßbacken, auf. (*Schlokow*, in *DMW* 1879, S. 17 und 208.) (2.14)
2. Verminderung des Muskelsinnes, dadurch Taumeln, wenn er die Augen schließt, oder im Dunkeln. (9)
3. Steifer Gang, Bewegungen spasmodisch, setzt den Fuß mit der ganzen Sohle auf. (9)

SEXUELLER TRIEB

1. Hypochondrie und Melancholie durch Masturbation. (12)
2. Spermatorrhoe bei Patienten, die den Arzt mit ihrer Furcht plagen...; der Samenabgang im Beischlaf ist zu schnell oder schwierig oder nahezu unmöglich; Atrophie der Hoden. (17)

MODALITÄTEN, CAUSAE

1. Nach dem Abendessen etwas Schwitzen, woraufhin alles Übelbefinden schwand und er sich ganz wohl fühlte. (Nach 57 Gran, 2. Tag.) (2.3)
2. (Bei Gießfieber:) Der Patient fällt in einen unbehaglichen Schlaf, gestört von ängstlichen Träumen, die ihn erschöpfen, bis nach 8 bis 10 St. reichlicher Schweiß die Attacke beendet. (2.16)
3. In Gesellschaft wird er heiß, hat Völle und Druckgefühl im Magen, leichten Schweiß an Kopf und Händen, mag die Getränke nicht; Erbrechen, der Mund wird voll, mit ausgedehnten Wangen, er rennt zur Tür hinaus und erbricht zweimal... (nach 8 Gran, abends). (2.6)
4. Extreme Empfindlichkeit gegen Kälte. (2.12, 2.13)
5. Heftigste hysterische Spasmen und Krämpfe bei jungen Mädchen, aufgrund von Schreck. Kinderkrämpfe infolge von Zahnungsproblemen, Schreck oder Eingeweidewürmern. (4)
6. Verfolgungswahn, in zeitl. Zusammenhang mit der Menopause, sowie nach Ärger und Zorn. (5.1)
7. Dieser seltsame Zustand (höchst schläfrig, aber unfähig, einzuschlafen) war dem Zustande sehr ähnlich, in dem man sich befindet, wenn man durch starke körperliche und geistige Anstrengung und durch mehrnächtiges Überwachen höchst ermüdet und zugleich aufgeregt ist. ... Nachdem ich mich eine Zeitlang in diesem seltsamen Zustande befunden, bekam ich zweimal flüssigen Stuhlgang, und die fühlbare Wirkung des Zinks hörte nach und nach auf. (11)
8. Hypochondrie und Melancholie durch Masturbation. (12)
9. Neurasthenie durch lange anhaltende Geschäftssorgen. (13.1)
10. Ekzem infolge eines seelischen Schocks oder schwerer nervöser Erschöpfung. (13.2)
11. Hysteroepilepsie nach Schreck und einem zu langen kalten Bad. (15)

12. Berührung der linken Ovarialggd., der Gegend der Herzspitze sowie Geräusch löst die hystero-epileptischen Krämpfe aus. (15)
13. Durch eine unbedeutende Gemütserregung, welche auf die früher schon angedeutete Zuneigung zu dem Kollegen zurückzuführen war, trat die Hysteroepilepsie wieder in der heftigsten Weise auf und war mit einer Art Manie verbunden. (15)
14. Wein verursachte selbst in winzigen Mengen Übelkeit, Kopfweh und Druckgefühl am Hinterkopf, mit einem schwindligen Gefühl, dessen Intensität zur getrunkenen Menge Wein proportional war. (13.2)

AS-IF-EMPFINDUNGEN

1. Gefühl, wenn er die Backenzähne zusammenbringt, als ob beide Zahnreihen weich geworden seien und aneinander festklebten (nach 4 Gran, d.i. ca. 250 mg). (2.7)
2. Geschmack wie Gras auf der Zunge. (6)
3. Eine Dosis von 4 Gran verursachte ein Gefühl wie Hunger, aber bald trat Übelkeit auf. (2.8)
4. Gefühl eines Gürtels oder Reifens um den Körper. (2.14)
5. Bandgefühl um den Leib. (9)
6. Gefühl, als sei die Brust verstopft. Gefühl des Schweratmens. (6)
7. Gefühl, als befinde sich eine Quantität kalten Haferbreis hinter dem Sternum (Neurasthenie). (13.1)

Synonyma – ZnO, Zinkoxid. Zinkblumen, Flores zinci. „Luna fixata" (hergeleitet von dem alchimistischen Namen des Zinks, Luna – Mond). Von den Alchemisten wurde es auch „Nihilum album" (weißes Nichts) oder – wegen seiner Wirkung auf das Denkvermögen und der Eigenschaft, in kleinen Flocken in der Umgebungsluft herumzufliegen – „Lana philosophica" (Wolle der Philosophen) genannt (4).

Biologie, Chemie und Physiologie – Wird metallisches Zink bei sehr hohen Temperaturen geschmolzen, so verbrennt es an der Luft mit einer leuchtenden, hellvioletten Flamme und verbreitet dabei kleine, leichte Flocken von Zinkoxid. Dieses Zinksalz ist Auslöser des „Gießfiebers", einer inhalatorischen Vergiftung der Arbeiter in Verzinkungs- und Gießereibetrieben sowie nach Elektroschweißen zinkhaltiger Metallteile. Bei oraler Aufnahme von Zinkoxid und genügendem Vorhandensein von Chlorid im Magensaft wird ersteres zu Zinkchlorid umgewandelt. (10)

Die Zinkblumen wurden von der alten Allopathie wie der frühen Homöopathie vor allem bei enzephalitischen Zuständen („bei typhoiden Zuständen, wenn die Prostration sehr groß ist und Hirnlähmung droht" (9)) mit Erfolg gebraucht. Heute ist Zinkoxid Bestandteil von Salben und Pasten, z.B. der *„Penaten-Creme"*, und des Zinkleimverbandes, welcher als Stütz- und Ruhigstellungsmaßnahme bei Tendovaginitis, nach Sprunggelenksdistorsionen etc. üblich ist.

Franz meint: „(Auch) die Zinkblumen sind, wie ihrer Natur nach, so in ihren Wirkungen, vom reinen, regulinischen Zink nur wenig verschieden." Er schränkt allerdings ein: „... Die Zinkblumen (scheinen) mehr Verwandtschaft zum Unterleibe zu haben und leichter auf ausleerende Symptome, Speichelfluß, Erbrechen, Stuhl, Schweiß, hinzuwirken..." (1) Dies erklärt sich aus der leichteren Resorbierbarkeit von Zinksalzen gegenüber dem verriebenen Metall. Noch weiter geht *Teste* (4), indem er *Zinc.* und *Zinc-ox.* für austauschbar hält. Wenn aber die Signaturlehre einen realen Hintergrund hat – und dafür sprechen die immer wieder in der Literatur auftauchenden Heilungen mit wenig geprüften, aufgrund von Analogieschlüssen aus ihren Stoffeigenschaften verordneten potenzierten Arzneien –, dann müssen das feste *Zincum metallicum* und das flüchtig-leichte *Zincum oxydatum* sich in ihren Indikationen unterscheiden, und die Pathogenesen beider Stoffe bestätigen dies, trotz der Unvollständigkeit der letzteren, welche ausschließlich aus toxikologischen und einigen geheilten Symptomen besteht. *Zincum oxydatum* sollte in Potenzen am Gesunden geprüft werden, um diesen Sachverhalt endgültig zu klären. Weiteres siehe *Zincum metallicum* und *Zincum muriaticum.*

Der Fall in (15) erzeugt den Eindruck einer vorausgegangenen sexuellen Mißhandlung, evtl. durch den von der Kranken „perhorreszierten" Hausarzt. Bei *Zincum valerianicum* – welches bei obigem Fall ohne jeden Erfolg gegeben worden war! – findet sich ein ähnlicher Krankheitsfall. Ich stelle daher die Hypothese auf, daß „Wahnsinn oder Krampfleiden nach sexuellem Mißbrauch" eine generelle Indikation für die Zinksalze bilden könnte, wobei das geeignete Zinksalz nach den körperlichen Symptomen zu wählen ist.

Mittelbeziehungen – Siehe *Zincum metallicum.*

Mittelverwechslungen und pharmazeutische Probleme – Das von *Rademacher* an sich selbst geprüfte Zinkoxid („ein Zinkkalk, den man heut zu Tage Peroxyd nennet, den man über etliche Jahre vielleicht anders... benamen wird") entsteht durch Ausglühen von salpetersaurem Zink und ist daher möglicherweise anders zusammengesetzt als die Zinkblumen. (11)

Die mit * bezeichneten Repertoriumseinträge von *Zincum metallicum* aus der „*Complete Materia Medica Mind*" (7) entstammen Symptomen von *Zinc-ox.* und sollten in den Repertorien korrigiert werden. Man beachte außerdem, daß *Zwangslachen, Ataxie* und *Bandgefühl um den Leib*, welche aufgrund von Verwechslungen in den Arzneimittellehren von *Farrington* (9) und *Charette* (8) unter *Zincum metallicum* auftauchen, toxikologische *Zinc-ox.*-Symptome (2.7 und 2.14) und im Prüfungsbild von *Zinc.* nicht nachweisbar sind.

Quellen – 1) FZ/ACS/ t (hauptsächlich Vergiftungssymptome, Dosen nicht angegeben); 2) HS1 (2.1 - 2.8: p (materielle Dosen des Salzes), 2.9 - 2.11: t (allopathisch verordnetes Zinkoxid p.o.), 2.12 - 2.16: t (Zinkdämpfe)); 3) A1 t (3.1 - 3.9: Quellen Nr. 35, 37, 38, 39, 40, 42, 43, 44, 45 im Kap. „Zincum", in dieser Reihenfolge; für 42 keinerlei dosologische Angaben, Rest Vergiftungsfälle); 4) TT1 k (Indikationen des Zinkoxyds aus der alten allöopathischen Literatur); 5) RCT1 k (5.1: m. Milchzucker verriebenes *Zinc-ox.*, nicht regulär potenziert, tgl 1/6 Gran auf 6 Dosen verteilt, 8 T. lang; 5.2: C 1, 2 Gran tgl. über mehrere Wochen); 6) Ritter/AHZ/1951/1-2 t; 7) CMM k; 8) CR1 k (Bemerkung, welche sich aus einem *Zinc-ox.*-Vergiftungssymptom in 2.14 herleiten läßt); 9) FR1 k; 10) LSR1 k; 11) RM1 p (Selbstversuch Rademachers mit 15 Gran Zinkoxid); 12) C1 k; 13) HRC (13.1 Ellis/HRC/1902/8 k (D2), 13.2 YYZ/HRC/1895 t (zinkhaltiges Wasser)); 14) Michaelis/ZHK/1851 t (Tierversuch); 15) Windelband/ZBV/1892 k (D3); 16) Lietzau/AHZ/1843/12 k (materielle Dosen, bis zu 8 Gran täglich); 17) LL1 k.

Zincum phosphoricum sive phosphoratum

GEIST UND GEMÜT

Angst

1. Angst morgens; nachmittags; nachts; mit Fieber während den Menses; beim Erwachen. (6)
2. Starke, ausgeprägte körperliche Angst. (6)
3. Atmung ängstlich und asthmatisch. Ängstliches Herzklopfen. (6)
4. Sein Gemütszustand war sehr belastend, indem er von einer unbeschreiblichen Angst oder undefinierbaren Furcht bedrückt war; Furcht, er wußte nicht wovor (40j. Geschäftsmann). (16)

Arbeit

1. Faulheit. (8)
2. Geistige Prostration; abgeneigt zu arbeiten. (6)
3. Unachtsam, ungeduldig, hitzig, gleichgültig, äußerst indolent und erscheint wie jemand mit beginnendem Schwachsinn. (6)
4. Schlechter Geschmack, etwas Übelkeit, Eingenommenheit von Kopf und Augen, mit Unaufgelegtheit zur Arbeit. (1.1)
5. Epilepsie; seit einer Verletzung mit großem Blutverlust. Er war ganz teilnahmslos; seine Frau führte ihn an der Hand ins Krankenhaus. Fragen schenkte er entweder keine Beachtung, oder er drehte sich langsam nach seiner Frau um. Die Demenz hatte mit einem Unvermögen begonnen, zu rechnen und Geld zu wechseln; dann wurde er unfähig, seine Arbeiten zu planen; schließlich kam es zu gänzlicher Arbeitsunfähigkeit. Unter *Zinc-p.* innerhalb 18 Monaten völlige Wiederherstellung des Verstandes, so daß er seine Arbeiten wie vor der Verletzung leisten konnte. (11)
6. Die Beschwerden begannen, als er eine große und anstrengende Praxis zu führen hatte, im Herbst 1863 mit einem plötzlichen Schwindelanfall beim Gehen auf der Straße; auf diesen folgte eine Menge (a train) nervöser Symptome, bis er gezwungen war, seine Praxis weitgehend (in a great measure) aufzugeben (60j. Arzt; im Jahre 1872, also nach neunjährigem Leiden, durch *Zinc-p.* prompt geheilt). (16)
7. (Sie haben ständig das Gefühl, nicht genug zu tun. Überreizung, weil sie sich keine Ruhe gönnen; sogar am Wochenende und in den Ferien bleiben sie beschäftigt, grübeln über die Arbeit, sind mit Helfen bei Freunden und Verwandten beschäftigt oder studieren und üben in den Ferien weiter, bis sie überhaupt nichts mehr aufnehmen können und über den Büchern einschlafen. (17.2))
8. Stirnkopfschmerz nachmittags, er beschrieb ihn als Folge angespannter Aufmerksamkeit beim Sezieren. (1.1)
9. Nach Halten eines langen Vortrags (wobei keine übermäßige Aufregung bestanden hatte), am nächsten Tag Druck im Hinterhaupt, zur Halswirbelsäule hin, und Gefühl von Erschöpfung mit Unaufgelegtheit zu jeder geistigen Anstrengung; 4 Tage lang. (4)

Benommenheit, wie nicht ausgeschlafen, wie berauscht, betäubt etc.

1. Ausgeprägte Einengung der Sinne. (6)
2. Ausgeprägte Benommenheit mit viel Schwindel. (6)
3. Verwirrtheit des Geistes (bei Übelkeit und Durchfall). (14)
4. Abgestumpfter Geist und ständiges Frösteln. (14)

5. Beseitigt die geistige Schwäche und Lähmung (mental depression and paralysis), welche auf Hirnkongestionen und Schlaganfälle folgt. (4)

Bewegungen: Zwangsbewegungen, Automatismen, Gesten, Lagen

1. Der Kopf wurde unwillkürlich von einer Seite zur anderen gerollt, so unablässig, daß der Hinterkopf vom Haar entblößt wurde. (13)

Bewußtlosigkeit

1. Häufige Ohnmachtsanfälle. (6)
2. Bewußtlosigkeit, unfähig zu schlucken, unwillkürlicher Abgang des Stuhls, Urinretention, muß katheterisiert werden (typhoides Fieber). (13)

Bosheit, Destruktivität

1. Oft kommen bösartige Gedanken auf. (6)

Delirium, Wahnsinn, Raserei

1. Delirium tremens. (4)
2. Delirium: fürchterlich tobend; schabt mit den Fingern; zupft am Bettzeug; heftig. (6)

Eigensinn

1. Mürrisch, eigensinnig und leicht beleidigt. (6)

Ekelgefühl

1. Abneigung gegen Krustentiere (++), Melone (++), Fett, Brot, Süßes, Kohlrabi und Rosenkohl (35j. Frau, Neurasthenie). (17.3) (Lt. *Scholten* kann „Abn. gg. Rosenkohl" bei jeder Zinkverbindung vorhanden sein. vr)

Empfindlichkeit (gegen Kritik, schlechte Nachrichten usw.)

1. War verletzt („es gab ihr einen Stich"), wenn die Eltern sie mit der Freundin verglichen, die die Realschule geschafft hatte, während sie „nur" auf der Hauptschule gewesen war. Konnte „nichts damit anfangen", daß ihre Mutter, eine nervöse Frau, sie oder den Bruder „einfach so" anbrüllte, lief dann weg in ihr Zimmer. Sie hatte auch das Gefühl, dem Bruder gegenüber zurückgesetzt zu sein (35j. Frau, Neurasthenie). (17.3)

Erregbarkeit

1. Nervosität. (4, verif.)
2. Erregung; Fluchtversuche. (6, verif.)
3. Empfindlichkeit gegen Geräusche. (8)

Fröhlichkeit, Lachen

1. Abends heiter. (6)
2. Geistiger Verfall bei Metalues. Er wurde albern: wenn er in seinem Zimmer allein saß, konnte er laut hinauslachen. (12, F.3)
3. Dümmliches, krampfartiges Lachen, gefolgt von Geschwätzigkeit. (6)

Furcht

1. Beständig voller Furcht: vor dem Tod; vor Geistern; vor Räubern. (6)
2. Furcht vor Gewitter, verstärkt beim Alleinsein (35j. Frau, Neurasthenie). (17.3)
3. Furcht vor Feuerwerk und vor Hunden (35j. Frau, Neurasthenie). (17.3)

4. Ungewöhnlich schüchtern. (6)
5. Bei geistiger Erschöpfung (brain fag) von Geschäftsleuten, welche hager, blaß und schlaflos werden und an Gemütsdepression und grundlosen Sorgen leiden. (16)
6. Sein Gemütszustand war sehr belastend, indem er von einer unbeschreiblichen Angst oder undefinierbaren Furcht bedrückt war; Furcht, er wußte nicht wovor (40j. Geschäftsmann). (16)
7. Ein Gefühl von Schwindligkeit oder Unsicherheit, nicht bis zu tatsächlichem Schwindel sich steigernd, sondern mehr so eine Furcht zu fallen, wie man sie bekommt, wenn man von einer großen Höhe hinabblickt (60j. Arzt). (16)

Gedächtnis

1. Sehr vergeßlich. (6)
2. Sehr schwaches Gedächtnis. (6)
3. Gedächtnisverlust bei einem (nierenkranken) alten Mann. (4)
4. Großer Schwächezustand mit Gedächtnisverlust und unruhigen Gliedmaßen, nach Zerebrospinalmeningitis. (11)

Gedanken, Denkvermögen

1. Stumpfsinn. (6)
2. Schwierigkeit des Denkens (60j. Arzt). (16)
3. (Der Kranke) erscheint wie jemand mit beginnendem Schwachsinn. *Zinc-p.* sollte eines unserer wichtigsten Mittel bei Geisteskrankheit werden. (6)
4. Demenz, bei mit Bromiden behandelter Epilepsie, welche auch nach Absetzen der Bromide bestehenblieb. Ursache des Krampfleidens war eine Verletzung durch einen wütenden Stier, durch welche der Patient (ein Landwirt) einen großen Blutverlust erlitten hatte. Er war ganz teilnahmslos; seine Frau führte ihn an der Hand ins Krankenhaus. Fragen schenkte er entweder keine Beachtung, oder er drehte sich langsam nach seiner Frau um. Seit der Verletzung impotent. Die Demenz hatte mit einem Unvermögen begonnen, zu rechnen und Geld zu wechseln; dann wurde er unfähig, seine Arbeiten zu planen; schließlich kam es zu gänzlicher Arbeitsunfähigkeit. Unter *Zinc-p.* innerhalb 18 Monaten völlige Wiederherstellung des Verstandes, so daß er seine Arbeiten wie vor der Verletzung leisten konnte, sowie der Potenz. Immerhin traten noch 2 oder 3 leichtere Krampfanfälle nach Koitus auf. (12, F.2)
5. Geistiger Verfall bei Metalues. (12, F.3)
6. Seine Gedanken wandern und vergehen ihm. (6)
7. Geistige Verwirrung morgens, beim Erwachen, abends, nach dem Essen. (6)
8. Überbordende Phantasie. (6)
9. (Ruheloses Grübeln: über die Arbeit, das Studium oder darüber, wie sie Freunden und Verwandten helfen können, denen es schlecht geht. (17.2))

Geistige Erschöpfung

1. Fühlt sich nervös erschöpft (has an enervated feeling). (14)
2. Wirkt völlig homöopathisch... beim „brain fag" (geistige Erschöpfung) von Gelehrten (literary men), und bei den fürchterlichen periodischen Kopfschmerzen, welchen Lehrer, Geistliche und andere ausgesetzt sind, welche durch zuviel Studieren eine zerebrale Anämie oder passive Kongestion des Gehirns mit Reizung desselben hervorgerufen haben. (16)

3. Bei geistiger Erschöpfung (brain fag) von Geschäftsleuten, welche hager, blaß und schlaflos werden und an Gemütsdepression und grundlosen Sorgen leiden. (16)
4. Geistige Prostration; abgeneigt zu arbeiten. (6)
5. Kann sich nur schlecht konzentrieren. (6)
6. Konzentration schwierig: beim Lesen, Studieren (*Vithoulkas*). (7)
7. Fühlt sich durch seinen Schlafmangel nicht ermüdet. (14)

Gesellschaft

1. Abneigung, allein zu sein. (6)
2. Gesellschaft, Verlangen nach; schlechter, wenn allein. (K, in 7)

Gier, Suchtverhalten

1. Im Fieber hatte sie Bedürfnis nach Herzhaftem, wie Salz, Pfeffer und Chips (als Kind; 35j. Frau, Neurasthenie). (17.3)

Launenhaftigkeit

1. Appetit launisch. (6)
2. Verlangt nach Dingen, die er nicht braucht. (6)
3. Sehr wechselhafte Stimmungen. (6)

Liebe, Zuneigung, Mitgefühl

1. Sehr mitfühlend, will Familie und Freunden gern helfen, wenn diese Probleme haben, will mit ihnen reden und geht sogar zu ihnen hin; macht sich innerlich Sorgen darüber und kann nachts davon nicht schlafen. Nachrichten über Ungerechtigkeiten, Mißhandlungen und Elend von Kindern können sie sehr mitnehmen (35j. Frau, Neurasthenie). (17.3)

Musik

1. Schlaflos nach 3 Uhr früh; „es weckt mich um drei, und ich fühle mich wie unter dem Einfluß angenehmer, schneller Musik". (14)
2. Empfindlich gegen Musik und Geräusche. (6)

Reizbarkeit

1. Reizbarkeit: morgens; abends; mit Kopfschmerz; während der Menses. (6)
2. Vor der Regel müde und reizbar (35j. Frau, Neurasthenie). (17.3)

Ruhelosigkeit

1. Unruhe: morgens; abends; nachts; ängstlich. (6)
2. Gehen bessert die Ruhelosigkeit und verschlimmert die Schwäche. (6)
3. Unruhe aller Gliedmaßen, besonders der Füße und Unterschenkel. (6)
4. Unruhiges Bewegen im Schlaf (35j. Frau, Neurasthenie). (17.3)
5. (Sie reisen sehr gern, aber auch daraus wird eine Erschöpfungstour gemacht. Es geht alles mögliche schief...; sie bekommen keine Ruhe, und erschöpft verlangen sie nach ihrem Zuhause, bekommen Heimweh nach ihren Freunden und ihrer Familie. (17.2))

Schreck, Auffahren

1. Schreckt leicht auf (40j. Geschäftsmann). (16)
2. Schreckt im Schlaf leicht auf. (6)
3. Verschlechterung der Symptome durch Schreck. (6)

Schreien

1. Lautes, spitzes Schreien. (13)
2. Schreit im Schlaf auf. (6)
3. Schreien von Kindern im Schlaf. (8)

Sprechen

1. Dümmliches, krampfartiges Lachen, gefolgt von Geschwätzigkeit. (6)
2. (Sie reden schnell und unruhig. (17.2))
3. Er redet im Schlaf. (6)
4. Spricht manchmal unzusammenhängend. (6)
5. Stottern, wenn sie sich nicht wohl fühlt (35j. Frau, Neurasthenie). (17.3)
6. Gang zögernd und schwierig; konnte sich weder selber anziehen noch alleine essen, nicht deutlich sprechen (Merkurialtremor). (16)
7. Neigung, vollständig schweigend dazusitzen; abgeneigt, zu reden. (6)
8. Fragen schenkte er entweder keine Beachtung, oder er drehte sich langsam nach seiner Frau um (postepileptische Demenz). (12, F.2)

Thema „Tod" (Suizidalität etc.)

1. Lebensüberdruß. (6)
2. Grübelt viel über Selbstmord. (6)
3. Er war sehr entmutigt und versuchte, Selbstmord zu begehen (Merkurialtremor). (16)
4. Sehr beunruhigt durch eine Todesahnung. (6)

Traurigkeit, Weinen

1. Traurigkeit: morgens; nachmittags; abends. (6)
2. Weint viel; während Menses. (6)
3. Seelische Depression infolge von Apoplexie (*Hammond*). (16)
4. Bei geistiger Erschöpfung (brain fag) von Geschäftsleuten, welche hager, blaß und schlaflos werden und an Gemütsdepression und grundlosen Sorgen leiden. (16)

Unentschlossenheit

1. Große Unentschlossenheit. (6)

Unerträglichkeit von Schmerzen und Empfindungen

1. Überempfindlichkeit herrschte während der ganzen Mittelprüfung vor, besonders gegen Schmerz. (6)

Verdruß (mißmutig, mürrisch, schlechtgelaunt)

1. Mürrisch, eigensinnig und leicht beleidigt. (6)

Zorn

1. Unachtsam, ungeduldig, hitzig, gleichgültig, äußerst indolent und erscheint wie jemand mit beginnendem Schwachsinn. (6)
2. Delirium: fürchterlich tobend; ... heftig. (6)
3. Wird zornig über Kleinigkeiten, und seine Symptome verschlimmern sich durch Zorn. (6)

ILLUSIONEN

1. Wahnideen: sieht Tote; Feuer; nächtliche Bilder. (6)
2. Einbildungen, Wahnideen: daß jeder seine Flatus bemerkt. (*Vithoulkas*, in 7)
3. Grüne Farben vor den Augen. Um Lichtquellen farbiger Halo. (6)
4. Intensiv bitterer Geschmack in Mund und Rachen nachts; er wusch während der Nacht oft den Mund aus, ohne diesen „*so* bitteren" Geschmack mindern zu können (60j. Arzt). (16)

TRÄUME

Ängstlich

1. Träume: ängstlich; vom Fallen. (6)
2. Traum, in einem Boot auf dem Wasser zu sitzen und nicht heraus zu dürfen; das Boot hat keinen Boden, sie muß schwimmen. Am Rande des Wassers stehen strenge Bewacher mit einer Art von Akupunkturnadeln, sie will nicht damit gestochen werden (35j. Frau, Neurasthenie). (17.3)

Anstrengung

1. Träume von großer geistiger Anstrengung. (6)
2. Traum, daß sie die Realschule verläßt (35j. Frau, Neurasthenie). (17.3) (Sie hatte als Kind frei wählen dürfen, ob sie in die Haupt- oder Realschule geht, und sich für die Hauptschule entschieden. Möglicherweise war sie vorher eine Zeitlang an der Realschule. vr)

Lebhaft

1. Träume: lebhaft. (6)

Schrecklich

1. Träume: fürchterlich; schrecklich; vom Fallen; von Unglück. (6)

Sexuell

1. Pollutionen mit wollüstigen Träumen und intensiver Nervenerregung. (14)

Tieren, von

1. Träume von Katzen (35j. Frau, Neurasthenie). (17.3)

SCHLAF

Schlaflosigkeit, Einschlafstörung

1. Schläft spät ein. (6)
2. Schlaflosigkeit vor Mitternacht. (6)
3. Bei geistiger Erschöpfung (brain fag) von Geschäftsleuten, welche hager, blaß und schlaflos werden und an Gemütsdepression und grundlosen Sorgen leiden. (16)

Aufwachen, Durchschlafstörung

1. Sexuelle Erregung mit Schlaflosigkeit nach 3 Uhr früh. (4, (10))
2. Schlaflos nach 3 Uhr früh; „es weckt mich um drei, und ich fühle mich wie unter dem Einfluß angenehmer, schneller Musik". Fühlt sich nicht ermüdet durch seinen Schlafmangel. (14)

Schläfrigkeit

1. War am Nachmittag und Abend so schläfrig, daß er sich dreimal hinlegen mußte, und zuweilen fand er sich schlafend in seinem Stuhl wieder. (1)
2. War als Kind nach der Schule schläfrig (35j. Frau, Neurasthenie). (17.3)
3. Sie schlief über ihren Büchern ein (zu Beginn der Mononukleose, mit der die Erkrankung anfing; 35j. Frau, Neurasthenie). (17.3)
4. Schläfrigkeit nachmittags und nach dem Essen. (6)

SCHWINDEL

Ohnmacht, ohnmachtsartiger Schwindel

1. Sie war (als Jugendliche) „blutarm" bei normalem Eisengehalt des Blutes. Ihr war oft schwindlig und sie wurde oft ohnmächtig beim Aufstehen, langen Stehen, Bücken und vor der Regel (35j. Frau, Neurasthenie). (17.3)

Ataxie

1. Merkurialtremor. Fast alle Muskeln der Lokomotion schienen von regelmäßigen, spasmodischen Oszillationen bewegt zu werden, welche auf eine abwechselnde Kontraktion und Entspannung dieser Muskeln zurückzugehen schienen. Gang zögernd und schwierig; konnte sich weder selber anziehen noch alleine essen, nicht deutlich sprechen. (16)
2. Die Nervosität affizierte besonders seine Handschrift. Konnte nur mit großen Schwierigkeiten und sehr krakelig (scrawling) schreiben (60j. Arzt). (16)

KONVULSIONEN

1. Heftiges Zucken im Körper. (6)
2. Zucken der Beine; schlimmer im Schlaf. (6)
3. *Zinc-p.* und *Aurum* sind die besten Mitel bei Krämpfen, die durch degenerative Prozesse im Gehirn und Rückenmark entstanden sind. (11)
4. Konvulsionen: klonisch; epileptiform; hysterisch; innerlich; tonisch. (6)
5. Konvulsionen der Rückenmuskulatur bis zum Opisthotonus. (6)
6. Eingeschlagene Daumen und Opisthotonus. (13)
7. Epileptiforme Anfälle bei Metalues. (12, F.3)
8. Epileptiforme Krämpfe wurden gebessert, einige Fälle auch geheilt, wenn ich die Brompräparate durch Zink ersetzte, gerade auch, wenn die Krämpfe nach dem Absetzen ersterer zunächst weiterbestanden. (10)
9. Grand mal, bei einem 6j. rachitischen Kinde; erfolglos mit Brom behandelt; Epilepsie hatte unter Zeichen des Petit mal im 10. Lebensmonat (beginnende Zahnung) begonnen; die geistige Entwicklung entsprach der eines dreijährigen, die physische der eines vierjährigen Kindes. Aufhören der Krämpfe nach dem 3. Monat, fortschreitende körperliche und geistige Besserung ab dem 7. Monat (d. Behdlg. m. *Zinc-p.*). (12, F.1)
10. Es erwies sich als ein wirksames Mittel bei der Behandlung von Chorea. (6)

SEXUELLER TRIEB

1. Wurde zwischen 3 und 4 Uhr morgens durch eine Pollution geweckt, ohne Traum (1. u. 4. Nacht). (14)

2. Pollutionen mit wollüstigen Träumen und intensiver Nervenerregung. (14)
3. Sexuelle Erregung mit Schlaflosigkeit nach 3 Uhr früh. (4, (10))
4. Erektionen mit ungewöhnlicher Wollust und sexuellem Verlangen. (14)
5. Lästige, schmerzhafte, starke bis heftige nächtliche Erektionen. (6)
6. Die Symptome sind insgesamt den Folgen sexueller Exzesse ähnlich. Sexuelle Exzesse verschlimmern die Geistessymptome. (6)
7. Vermehrter bis heftiger Sexualtrieb; auch bei Frauen vermehrter Sexualtrieb. (6)
8. Impotenz und Epilepsie, seit einer Verletzung mit großem Blutverlust. (12, F.2)
9. Geistiger Verfall bei Metalues. Die Tochter des (64j.) Pat. sagt: „Er will mich immer küssen, so oft ich in sein Zimmer komme oder es verlasse; das tut er erst seit 2 Wochen." (12, F. 3)
10. Sexuelle Neurasthenie mit epileptiformen Begleiterscheinungen. (10)
11. Völliger Verlust der generativen Funktionen (bei einem Mann; Merkurialtremor). (16)

MODALITÄTEN, CAUSAE

1. Sehr schwindelig beim Aufstehen vom Schreibtisch, wo ich den ganzen Vormittag schreibend gesessen hatte (1. T., 12.30 Uhr). (1)
2. Um 10 Uhr vormittags, beim Schreiben, heftige Schmerzen in beiden Kopfseiten, etwa 5 Min. anhaltend. (1)
3. Wirkt völlig homöopathisch... beim „brain fag" (geistige Erschöpfung) von Gelehrten (literary men), und bei den fürchterlichen periodischen Kopfschmerzen, welchen Lehrer, Geistliche und andere ausgesetzt sind, welche durch zuviel Studieren eine zerebrale Anämie oder passive Kongestion des Gehirns mit Reizung desselben hervorgerufen haben. (16)
4. (Gehirnmüdigkeit bei jungen Menschen, die ein sehr intelligentes Geschwisterteil haben, mit dem sie ständig verglichen werden; sie fühlen sich zurückgesetzt und versuchen vergebens, durch übertriebenes Studieren den Rückstand aufzuholen. (17.2))
5. Chronische Müdigkeit, seit im 15. Lj. durchgemachter Mononukleose mit Leberbeteiligung. Diese trat in einer Phase geistiger Überanstrengung kurz vor dem Hauptschulabschluß ein. Sie schaffte die Prüfungen noch, wurde aber während der Abschlußprüfung ohnmächtig (35j. Frau). (17.3)
6. Hatte eine schwere Pneumonie nach einer langen Flugreise zusammen mit ihren Kindern, welche ihr zuviel wurde. Ein Kind war krank und mußte oft erbrechen, sie bekam sehr wenig Hilfe von den Stewardessen und kam kaum selbst zum Essen. Beim amerikanischen Zoll mußten sie lange warten, weil sie verdächtigt wurden, illegal einwandern zu wollen (35j. Frau, Neurasthenie). (17.3)
7. Angestrengtes Sehen erzeugt viele Symptome. (6)
8. Kopfschmerz: durch geistige Anstrengung; durch Sprechen. (6)
9. Extreme Müdigkeit mit Verlangen, sich hinzulegen, aber Liegen im Bett verschlimmert viele Symptome. (6)
10. Im Liegen bessern sich Schwindel und die anderen Symptome immer (40j. Geschäftsmann). (16)
11. Kurzer Schlaf bessert (35j. Frau, Neurasthenie). (17.3)
12. Er verlangt, gerieben zu werden, und Reiben bessert die meisten Symptome. (6)
13. Deutliche nervöse Schwäche, schlimmer durch Herumgehen. (6)
14. Die Symptome sind insgesamt den Folgen sexueller Exzesse ähnlich. Sexuelle Exzesse verschlimmern die Geistessymptome. (6)

15. Abneigung und Empfindlichkeit gegen Wein. Kopfschmerzen von Wein. (6)
16. Melonen werden nicht vertragen. Von Fett muß sie erbrechen (35j. Frau, Neurasthenie). (17.3)
17. Verschlechterung der Symptome durch Schreck. (6)
18. Wird zornig über Kleinigkeiten, und seine Symptome verschlimmern sich durch Zorn. (6)
19. Wenn der Kranke einen schweren cerebrospinalmeningitischen Krankheitsanfall mit Hilfe von *Belladonna* überstand und ein großer Schwächezustand mit Gedächtnisverlust, dumpfem, lähmendem Kopfweh mit Spasmus rotatorius, sowie ständiger Unruhe in Händen und Beinen zurückbleibt, so besteht eine Anzeige für *Zincum phosphoratum*. (11)
20. Impotenz und Epilepsie, seit einer Verletzung mit großem Blutverlust. (12, F.2)
21. Demenz: durch Epilepsie; bei Metalues. (11)
22. Sexuelle Neurasthenie mit epileptiformen Begleiterscheinungen. (Als sexuelle Neurasthenie bezeichnete man zu Beginn des 20. Jhdts. einen Zustand nervöser Erschöpfung und Übererregung bei Menschen, meist Männern, die viel und zwanghaft masturbierten (12). Sicher kommt das Schuldgefühl wegen dieser als sündig empfundenen Selbststimulation ebenso als Krankheitsursache in Frage wie der damals angeschuldigte Säfteverlust. vr (10))
23. Mißbrauch von Brompräparaten. (15)
24. Folgen der Unterdrückung von Hautausschlägen oder Fußschweiß. (8)

AS-IF-EMPFINDUNGEN

1. Schlaflos nach 3 Uhr früh; „es weckt mich um drei, und ich fühle mich wie unter dem Einfluß angenehmer, schneller Musik". (14)
2. Intensiver Schmerz an der Kranznaht des Schädels, Gefühl, als sei der Kopf hier in zwei verschiedene Teile getrennt; um 7 Uhr abends (1. T.). (14)
3. Kopfschmerz mit gebundenem (binding) Gefühl über die Augenbrauen (60j. Arzt). (16)
4. Aufstoßen von Gas, das Schwefelwasserstoff, oder Rauchgas vom Kohlenofen, ähnelt. (14)
5. Zusammenziehen in der Stirn und im ganzen Kopf. Zusammenziehendes Gefühl im Magen. Zusammenziehen des Herzens. (6)
6. Zusammenschnürungsgefühl um den Körper (Rumpf), wie von einem Band. Zusammenziehen der Brust wie von einem Band. (6)
7. „Kochender" Magenschmerz. (6)
8. Nervöses Gefühl im Bauch. (6)
9. Gefühl, als ob sich etwas im Bauch bewege. (6)
10. Das Herz schlägt wie ein Hammer. (6)
11. Die Empfindung elektrischer Schläge war etwas Gewöhnliches (bei den *Zinc-p.*-Prüfern). Gefühl von elektrischen Schlägen im Kopf. (6)

Typus

1. Er war ausgemergelt, kachektisch, sah vorgealtert aus (Merkurialtremor). (16)
2. Bei geistiger Erschöpfung (brain fag) von Geschäftsleuten, welche hager, blaß und schlaflos werden und an Gemütsdepression und grundlosen Sorgen leiden. (16)

Theoretische Erwägungen – *Scholten* sieht die Problematik von *Zinc-p.* in einem Übertreiben (*Zincum*) in der Kommunikation (*Phosphatgruppe*). Es handle sich um Menschen, welche sich durch zuviel Hilfsbereitschaft (*Phos.*) geistig überarbeitet (*Zinc.*) haben, oder um Jugendliche, die sich im Studium überfordern (*Zinc.*), weil ihre Eltern sie dauernd durch Vergleiche mit einem Freund oder Bruder (*Phosphatgruppe*), der es noch besser kann, über die Grenze ihrer Leistungsfähigkeit treiben. Selbst aus ihren Reisen (Verlangen zu reisen: *Phosphatgruppe*) machten sie eine Erschöpfungstour. (17.1)

Chemie und Physiologie, pharmazeutische Probleme – Ausgangsstoff nicht ganz klar. *Kent* gibt die Formel seines „Zincum phosphoricum" nicht an (6); *Clarke* spricht von Zinkphosph*id* (Zn3P2) (4); ebenso *Allen* (5) – Zinkphosphid müßte in der homöopathischen Nomenklatur aber als *Zincum phosphoratum* bezeichnet werden – ; bei *Hughes* (1) sind die in *Allen* genannten Zinkphosphid-Symptome separat aufgeführt, im Kapitel „*Zincum metallicum*" dagegen sind mehrere Prüfungen eines „phosph*ate* (of zinc)", ohne Angabe der Formel, integriert. *Scholten* (17.1) erwähnt, daß der Halbedelstein Hopeit aus Zinkphosphat Zn3 (PO4)2(H2O)4 bestehe, und verwendet offenbar auch potenziertes Zinkphosphat. In diesem Kapitel wurden sowohl Phosphid als auch „Phosph*at*" berücksichtigt, denn die von *Clarke* zitierten Symptome des Zinkphosph*ids*, obwohl aus anderen Quellen stammend, decken sich genau mit denen von *Hughes'*„Phosphat"- Prüfern. Genauere Aufschlüsse konnte mir auch Frau *Gudjons* nicht geben (9). Daß diese Unklarheit von großer Bedeutung für das gesamte Mittelbild sein muß, läßt sich allein schon aus der Tatsacheschließen, daß Zinkphosph*id* eine instabile Verbindung ist, welche bei Feuchtigkeit oder in Gegenwart von Säuren den hochgiftigen Phosphorwasserstoff PH3 abspaltet (daher früher als Ungeziefermittel benutzt) (18), Zinkphosph*at* dagegen stabil in der Natur vorkommt (17.1) und anscheinend auch nicht akut toxisch ist, da *Moeschlin* es nicht erwähnt (18)

Viele Symptome von *Zinc-p.* stammen aus *Kent*'s „Neue Arzneimittelbilder" (6). Die Herkunft derselben ist nicht kenntlich gemacht, und sie sind auch nicht wörtlich wiedergegeben, sondern „im Wortlaut des Repertoriums" formuliert. Zwar heißt es im Vorwort dieses Buches, diese Mittel seien „an den großen homöopathischen Medical Colleges der USA geprüft und verifiziert worden", und im Text zu *Zinc-p.* selbst ist mehrmals von einer stattgehabten Arzneiprüfung die Rede. Doch finden sich diese Prüfungen in keinem mir bekannten homöopathischen Journal ungekürzt veröffentlicht, und es gibt kritische Stimmen (10), welche die Meinung vertreten, *Kent* habe Arzneimittelbilder kombinierter mineralischer Arzneien – zumindest teilweise – willkürlich aus Symptomen der Komponenten zusammengestellt. Somit wäre es sehr wünschenswert, mehr mit diesen Arzneien geheilte, gut dokumentierte Fälle in den Journalen zu finden.

Mittelbeziehungen – „Nützlich bei den Sekundäreffekten zerebraler Kongestion und Apoplexie, oder für die (zugehörige, vr) Schwäche, Lähmung und seelische Depression; ist (dann) dem *Phosphor* vorzuziehen." *Hammond* verordnete *Zinc-p.* bei Folgen von Apoplexie, welche auf *Phos.* zu deuten schienen, in Dosen von 3 x 6 mg /die, mit demselben Erfolg, den er vom *Phosphor* erwartet hätte. (16) Empirisch gibt man also *Zinc-p.* in Fällen, wo sich die Leitsymptomatik von *Zincum* und *Phosphorus* zu überschneiden scheint (4). Postepileptische Demenz scheint eine wichtige Indikation zu sein (11), aber auch die allgemeine *Zink*-Indikation „Typhoid, Meningitis" findet sich wieder

(13). *Zinc-p.* folgt auf *Bell.* in der Rekonvaleszenz nach Zerebrospinalmeningitis (11). *Zinc-p.* in Milligrammdosen heilte einen Fall von Merkurialtremor, wirkte also als Antidot zu *Mercur* (16). In einem durch *Zinc-p.* 1M geheilten Fall von Neurasthenie halfen *Phos.* und *Ferr.* zeitweilig; *Merc.* erschien ebenfalls indiziert, aber versagte (17.3).

Quellen – 1) Mohr/ZBV/1889 p (Fulmer, D3 trit.); 2) BR1 k; 3) MG1 k; 4) C1 k/ p; 5) A1 t; 6) K5 p?/k , 7) CMM k, 8) K k, 9) Fa. Gudjons, tel. Mitteilung am 15.02.1996; 10) SGA1; 11) RY2, zit. n. SGA1 (k; F. 1: D6, n. 6 Wo. D3, ab 6. Monat jede Woche D 30, besserte bedeutend; F. 2: D3, n. 2 Mon. D 6; F. 3: Zinc-p. D3, 10 Wo. lang, beseitigte Gehirnsy., Erbrechen, Appetitlosigkeit); 12) Springer, J.: Die Aerztin im Hause. 14. A. (o. Dat.) Dresden: M. O. Groh; 13) Molson/HRC/1896/6 k (D3 trit.); 14) HS1 p (Young, Appendix Bd. IV S. 720, C 3 Trit., an Kranken); 15) PTK1 k; 16) HL1 k (Substanz, D2 trit., D3 trit.); 17) SCJ2 (17.1: theoretische Erwägungen, 17.2: Symptomangaben ohne Spezifikation ihrer Herkunft (in Klammern zitiert), 17.3: k (1M, Follow-up 2 Jahre)); 18) MOE1 t.

Zincum picrinicum sive picricum

GEIST UND GEMÜT

Arbeit (Fleiß, Faulheit, Unfähigkeit zur Arbeit usw.)

1. Fühle mich gereizt, bin verdrießlich, wenn die Sachen nicht leicht gehen (3. T.). (1.3)
2. Der Kopfschmerz, der jetzt eine neuralgische Form angenommen hatte und von Ort zu Ort sprang, bald im Hinterhaupt, bald in der Stirn sitzend, dauerte bis 10 Uhr Abends und wurde so lästig, daß ich alles Arbeiten aufgegeben hatte; mit Entleerung großer Mengen klaren, wässerigen Urins (4. T.). (1.2)

Benommenheit, wie nicht ausgeschlafen, wie berauscht, betäubt etc.

1. Benommenheit des Kopfes (n. 6 Gran). (1.3)

Gedächtnis

1. Gedächtnisschwäche (*O. Boericke*). (2)

Gier, Suchtverhalten

1. Wunsch, beständig Speise oder Trank zu mir zu nehmen. Essen befriedigt nicht für lange Zeit des Verlangen nach Nahrung. (1.T.) (1.3)
2. Bald nach der Einnahme fühlte ich ein Verlangen zu essen, mit einem nervösen Unbehagen im Magen und einem leichten Gefühl von Ermüdung (1. T.). (1.3)
3. Hungergefühl begleitet die Blasenerscheinungen, aber durch Essen wird dasselbe nicht gehoben (4. T.). (1.3)

Gleichgültigkeit

1. Fühlte mich schläfrig und gleichgültig (1. T.). (1.3)

Lesen, Lernen, Schreiben, Studieren

1. Konnte nicht mit der gewohnten Ausdauer studieren (4. T.). (1.2)
2. Gehirnmüdigkeit (brain fag) (*Stauffer*). (2)

Reizbarkeit

1. Fühle mich gereizt, bin verdrießlich, wenn die Sachen nicht leicht gehen (3. T.). (1.3)

Ruhelosigkeit

1. Ruhelos während der Nacht (3. N.). (1.1)
2. Gefühl der Nervosität (1. T.). (1.3)
3. Sehr schläfrig und niedergeschlagen, begleitet von einem nervösen Unbehagen, als ob ich nicht stillsitzen könnte; der Kopf ist sehr schwer (1 1/2 St. n. Einn., 3. T.). (1.3)

Traurigkeit, trübe Stimmung

1. Sehr schläfrig und niedergeschlagen, begleitet von einem nervösen Unbehagen, als ob ich nicht stillsitzen könnte; der Kopf ist sehr schwer (1 1/2 St. n. Einn., 3. T.). (1.3)

Unbehaglichkeit

1. Bald nach der Einnahme fühlte ich ein Verlangen zu essen, mit einem nervösen Unbehagen im Magen und einem leichten Gefühl von Ermüdung (1. T.). (1.3)
2. Sehr schläfrig und niedergeschlagen, begleitet von einem nervösen Unbehagen, als ob ich nicht stillsitzen könnte; der Kopf ist sehr schwer (1 1/2 St. n. Einn., 3. T.). (1.3)

TRÄUME

1. Geile Träume, Träume vom Koitus (*Stauffer*). (2)

SCHLAF

1. Fühlte mich schläfrig und gleichgültig (1. T.). (1.3)
2. Sehr schläfrig und niedergeschlagen, begleitet von einem nervösen Unbehagen, als ob ich nicht stillsitzen könnte; der Kopf ist sehr schwer (1 1/2 St. n. Einn., 3. T.). (1.3)
3. Ein dumpfes Schläfrigkeitsgefühl und Schmerz hinter der Augenhöhle, der beim Lesen schlimmer wird (6. T.). (1.3)

SEXUELLER TRIEB

1. Habe beinahe vollständig den Geschlechtstrieb verloren und hielt es für sicher, daß die Erektion fehlen würde, wenn ich den Koitus vollziehen wollte (am Ende der Prüfung, Prüfer hat deshalb Versuch beendet). (1.3)
2. Satyriasis (*Clarke*). (2)
3. Nymphomanie (*Clarke*). (2)

MODALITÄTEN, CAUSAE

1. Ein sehr niederdrückendes Weh in beiden Lungen, mit zeitweisen dumpfen Schmerzen, die besser wurden, wenn ich die Lungen ganz mit Luft füllte (5. T.). (1.2)
2. Von 7 bis 9 Uhr abends fühlte ich mich mehr schwindelig, besonders, weil ich mit meinen Büchern und mit Schreiben beschäftigt war (3. T.). (1.2)
3. Ein dumpfes Schläfrigkeitsgefühl und Schmerz hinter der Augenhöhle, der beim Lesen schlimmer wird (6. T.). (1.3)
4. Beim Lesen beginnen die Augen angegriffen zu werden (4. T.). (1.2)
5. Scharfes Ansehen irgendeines Gegenstandes verursacht Schmerzen in den Augäpfeln (1. T.). (1.3)
6. Nahm einen Trunk kalten Wassers, der mir ein sehr unbehagliches Gefühl im Magen verursachte und ein Gefühl, als ob zu viel Wind in den Eingeweiden wäre (3. T.). (1.2)

7. Schmerz in der Herzgegend, scharf, schneidend, als ob irgend ein Instrument in die Spitze (? vr) eingetrieben sei, schlimmer bei Stillsitzen, besser durch Bewegung (2.T.). (1.1)

AS-IF-EMPFINDUNGEN

1. Krampfhafte Empfindung in der Zunge, die sich abwärts bis zum Schlund ausdehnt (3. T.). (1.1)
2. Nahm einen Trunk kalten Wassers, der mir ein sehr unbehagliches Gefühl im Magen verursachte und ein Gefühl, als ob zu viel Wind in den Eingeweiden wäre (3. T.). (1.2)
3. Erwachte morgens 6 Uhr mit einem dumpfen, schweren Schmerz im Epigastrium, als hätte ich Schwerverdauliches genossen (6. T.). (1.2)
4. Urin entschieden vermehrt und ein Gefühl, als müßte ich ihn fortwährend entleeren (1. T.). (1.3)
5. Die Menge des Urins noch vermehrt, in der Blase ein Gefühl von Leere (3. T.). (1.3)
6. Habe eine nervöse Reizbarkeit in der Blasengegend mit dem Gefühl, als würde das Harnlassen Erleichterung geben, aber als ich es versuchte, konnte ich nicht (4. T.). (1.3)
7. Schmerz in der Herzgegend, scharf, schneidend, als ob irgend ein Instrument in die Spitze (Herzspitze? – vr) eingetrieben sei, schlimmer bei Stillsitzen, besser durch Bewegung (2.T.). (1.1)

Typus – Zwei Prüfer (1.1, 1.2) waren von „nervösem Temperament", der dritte (1.3) hatte als Kind an Bettnässen gelitten.

Biologie, Chemie und Physiologie – Zink-Pikrinsäure-Verbindung (in den Arzneimittellehren, incl. *Leeser*, fanden sich keine näheren chemischen Angaben). Wie *Zinc-val.* eine „Designerdroge", geschaffen, um vor allem auf Gehirn und Genitalien einzuwirken. Bisher wenig therapeutisch gebraucht.

Mittelbeziehungen – Vgl. *Zinc.* und Zinksalze, *Pic-ac.*

Quellen – 1) Mohr/HMO/1888, zit. in ZBV/1889 p (D6 trit.; 1.1:Kistler, 1.2: Lyon, 1.3: Wells); 2) CMM k.

Zincum sulfuricum

GEIST UND GEMÜT

Angst

1. Große Angst. (2)
2. Große nervöse Angst und Depression (nach 3/4 St.). (2)
3. Extreme Prostration, begleitet von quälender Ruhelosigkeit und Angst. (2)
4. Gesicht blaß, mit ängstlichem Ausdruck. (2)
5. Hypochondrie durch Masturbation. (6)

Arbeit

1. Konnte als Kind vor Kopfweh nicht lernen (durch *Bell.* gebessert, Heilung abgeschlossen mit *Zinc-s.*). (12)

Delirium, Wahnsinn, Raserei

1. Delirium. (2)
2. Scheinbar delirant. (2)

Erregbarkeit

1. Die Nerven sind aufs äußerste angespannt (the nerves are set on edge). (2)

Furcht

1. Kontraktion des Ösophagus in einem solchen Grade, daß er zu ersticken fürchtet. (2)
2. Im Schlaf schreit er auf, erwacht mit Furcht. (15)

Lachen

1. Kitzel am ganzen Körper nebst unwiderstehlicher Neigung zum Lachen. (7)
2. Unwillkürliches Lachen (*Clarke*). (9)

Ruhelosigkeit

1. Extreme Prostration, begleitet von quälender Ruhelosigkeit und Angst. (2)
2. Unmöglichkeit, sich ruhig zu halten, und sehr wenig Erleichterung vom Umherbewegen; gewöhnlich vor Mitternacht schlimmer; keine Ruhe; kein Schlaf, solange es schlimm ist; erschöpft den Kranken völlig (restless legs). (11.1)
3. Motorische Unruhe (fidgety) Tag und Nacht, kann sich weder zum Nähen noch zum Lesen hinsetzen, muß sich immer umherbewegen, erschöpft..., kann kaum den Kopf aufrechthalten. (11.1)

Schreien

1. Im Schlaf schreit er auf, erwacht mit Furcht. (15)

Sprechen

1. Sprechen im Schlafe (*Kent*). (9)

Traurigkeit

1. Melancholische Depression nach fortgesetzter Onanie oder sexuellen Exzessen. (10)

Unerträglichkeit von Schmerzen oder Empfindungen

1. Eine seltsame und unbeschreibbare Empfindung beginnt oft im Bereich der Beckenorgane und geht in Form eines wellenartigen Gefühls ein oder beide Beine hinunter und zu den Füßen hinaus; sie ist unerträglicher als Schmerzen. (11.1)
2. Die Füße und Beine schwollen dann und wann an, schmerzten unerträglich. (17)
3. Nervöse Schlaflosigkeit mit unerträglichem Jucken der Haut, ohne Ausschlag, kein Jucken tagsüber. (16, lt. (15) von *Zinc-s.* stammend)

ILLUSIONEN

1. Ihre Hände waren mit kaltem klammem Schweiß bedeckt, doch fühlten sie sich für sie selbst heiß an, und sie schien bemüht zu sein, irgendetwas zu ergreifen, was sie kühlen könnte (n. 3/4 St.). (2)

SCHLAF

SchlaflosigZincum sulfuricumkeit

1. Anfallsweise Schlaflosigkeit, ohne jeden offensichtlichen Grund kommend und gehend; er ist zwei oder drei Nächte ohne Schlaf, mit wandernden Schmerzen; Schläfrigkeit mit häufigem Gähnen, und doch kann er nicht schlafen, der Kopf fühlt sich so leicht an. (15)
2. Der Patient kann nicht schlafen und in manchen schlimmen Fällen nicht einmal im Bett bleiben; nur durch Umhergehen im Zimmer kann er teilweise Besserung erzielen (restless legs). (11.1)
3. Erschöpft aus Mangel an Ausruhen, kann nur kurze Nickerchen machen, bekommt nicht einmal die Hälfte des Schlafes, den sie braucht; sieht hager und ausgemergelt aus, kann kaum den Kopf aufrechthalten (monatelang bestehende motorische Unruhe). (11.1)
4. Ausgepowert (worn out) durch Schlaf- und Ruhemangel, denn ihr Schlaf ist schlecht, nur kurze und gestörte Schlafphasen (restless legs). (11.1)
5. Schlaflosigkeit durch die Heftigkeit der Schmerzen (Trigeminusneuralgie). (15)
6. Nervöse Schlaflosigkeit mit unerträglichem Jucken der Haut, ohne Ausschlag, kein Jucken tagsüber. (16, lt. (15) von *Zinc-s.* stammend)

Schläfrigkeit

1. Sie wurde schläfrig und stumpfsinnig; wünschte am liebsten zu schlafen und in Frieden zu sterben. Patientin behauptet, daß diese Schwere und Schläfrigkeit noch anhalten (3 J. nach der Vergiftung, vr). (17)
2. Schläfrigkeit mit häufigem Gähnen, und doch kann er nicht schlafen, der Kopf fühlt sich so leicht an. (15)
3. Unwiderstehliche Schläfrigkeit. (11.2)

KONVULSIONEN

1. Rucken von Körper und Gliedern. (15)

SEXUELLER TRIEB

1. Hypochondrie durch Masturbation. (6)

MODALITÄTEN, CAUSAE

1. Trigeminusneuralgie durch Quecksilber- oder Chininmißbrauch. (15)
2. Krämpfe der Glieder mit Neigung zur Periodizität oder zum Alternieren mit juckenden Hautauschlägen. (10)
3. Der Patient kann nicht schlafen und in manchen schlimmen Fällen nicht einmal im Bett bleiben; nur durch Umhergehen im Zimmer kann er teilweise Besserung erzielen (restless legs). (11.1)
4. Das Syndrom wird sicherlich durch einen Reizzustand in den Becken- oder Zeugungsorganen hervorgebracht und aufrechterhalten und hört auf, wenn die Ursache beseitigt wird (restless legs). (11.1)

AS-IF-EMPFINDUNGEN

1. Ein Gefühl heftiger Ausdehnung im Kopf (sofort nach Einnahme). (1)
2. Sofort fühlte er sich (in seinen eigenen Worten), als sei ein starker elektrischer Schlag durch seinen Kopf gegangen; er meinte, sein Gehirn sei wohl durch den Schädel hindurchgeborsten (he expected that his brain would have burst through his skull). (2)
3. Dumpfer, drückender Kopfschmerz genau über die Stirn, als sei der Kopf in einem Schraubstock eingezwängt. (3)
4. Schläfrigkeit mit häufigem Gähnen, und doch kann er nicht schlafen, der Kopf fühlt sich so leicht an. (15)
5. Viel Kopfweh, gerade über der Nasenwurzel; vor einem Jahre tropfte immer die Nase rechts mit dem Gefühl, als ob das Meiste hoch oben bliebe. (13)
6. Die Zunge war so groß, daß sie kaum im Munde Raum hatte; ihre Oberfläche war uneben und geborsten, sie glich einem ungeschorenen Samt mit hervorgezogenen, verdickten, keulenförmigen Papillen. (17)
7. Außerordentlich herber Geschmack, der den Schlund zu verengen schien, wie eine Zusammenschnürung. (7)
8. Eine seltsame und unbeschreibbare Empfindung beginnt oft im Bereich der Beckenorgane und geht in Form eines wellenartigen Gefühls ein oder beide Beine hinunter und zu den Füßen hinaus; sie ist unerträglicher als Schmerzen. (11.1)
9. Konnte nach dem Hinlegen drei, vier Stunden lang nicht einschlafen, wegen einer Empfindung, als würden Käfer von ihren Füßen zu den Knien hochkrabbeln, später auch auf die Oberschenkel; dieses Gefühl weckte sie auch aus dem Schlaf auf. (16, von *Zinc-s.* stammend lt. 15)
10. Sie fühlte sich, als könne das Blut sich kaum durch ihre Adern hindurchkämpfen. (2)

Synonyma – Schwefelsaures Zink, Zinksulfat, Zinkvitriol, weißes Vitriol, $ZnSO_4 \times 7H_2O$.

Chemie und Physiologie – In hohen Dosen ätzend ähnlich Kupfersulfat (8), eines der potentesten und schnellwirkendsten Emetika (11.3), ans. siehe *Zincum metallicum.* Dieses Zinksalz wurde früher lokal als Adstringens benutzt, z.B. in 0,25 - 0,5 %iger Lösung als Augentropfen; es hat lt. *Farrington* eine besondere Beziehung zu Augenleiden (14), und *Hugo Schulz* vermutete eine spezifisch heilende Wirkung desselben bei Konjunktivitis (13); in den 70er Jahren wurde es mit Erfolg innerlich zur Wundheilungsförderung und bei durch Cortison induzierten Magenulzera verordnet. Es befindet sich heute noch ein Zinksulfatpräparat im Handel, allerdings unter der Indikation „Zinkmangelfolgen" (4, 5).

Die Angaben in (11.1) lassen vermuten, daß *Zinc-s.* gegen die Akathisie der durch Neuroleptika Vergifteten effektiv sein könnte; in diesen Fällen würde ich (vr) Niedrigpotenzen oder kleine Dosen der Substanz geben.

Mittelverwechslungen und pharmazeutische Probleme – Bei *Clarke* (3) und *Gerstel* (11.3) wird ein Fall zitiert, in welchem *Zinc-s.* Kopfschmerz mit schrecklichen Visionen geheilt haben soll, z.B. „sieht das Kind mit zerschmettertem Kopfe vor sich liegen". Es ist dies der Fall in (12). Die Visionen wurden aber durch *Belladonna* beseitigt, und lediglich zur Nachbehandlung, bei geringeren Kopfschmerzen und neu eingetretener Schläfrigkeit und Brechneigung, kam *Zinc-s.* zur Verwendung. Daher wurden die Wahnvorstellungen dieser Kranken nicht hier aufgenommen, sondern finden sich im Kapitel über *Belladonna*.

Zwei Symptome aus dem *Zincum*- Kapitel in (16) stammen lt. (15) von *Zinc-s.* und nicht von *Zincum metallicum* und sind daher hier aufgenommen worden.

Quellen – 1) HS1 t; 2) A1 t; 3) C1k (D3 trit.); 4) AHZ/1976/5 t, AHZ/1967/10 t; 5) RTL t; 6) BR1 k; 7) NK1 k; 8) LSR1 k/t; 9) CMM k; 10) VS1 k; 11) HRC (11.1: Wakeman/HRC/1902/6 k (CM, 2 Fälle), 11.2: Gerstel/HRC/1895/2 t (Vergiftung durch Waschen des Kopfes mit Zinkvitriollösung), 11.3: Gerstel/HRC/1895/4 t); 12) Arnold/ZHK/1852 k (D2), 13) Schlegel/DZH/1931/9 k (zinksulfathaltige Augentropfen heilten akzidentell eine Sinusitis frontalis bei einer überempfindlichen, an vielen „schwer greifbaren Beschwerden" leidenden 65j. Frau); 13) PTK1 k; 14) FR1 k; 15) LL1 k; 16) HR1 k; 17) Santesson/Mbl. zur AHZ, Sem. I (1860)/S. 27 t (4 Lot „Kupferrauch", d.i. rohes Zinksulfat, p.o.; Patientin starb 3 J. nach der Vergiftung an deren Spätfolgen).

Zincum valerianicum

GEIST UND GEMÜT

Angst

1. Das schlimmste Symptom ist die konstante Angst und Ruhelosigkeit, welche sie und ihre Umgebung fast zur Raserei bringt (Wahnsinn nach versuchter Vergewaltigung). (12)
2. Qualvolle Angst (anguish) (*Knerr*). (10)
3. Grundlose Angst (*Phatak*). (10)

Arbeit (Fleiß, Faulheit, Unfähigkeit zur Arbeit usw.)

1. Will nicht arbeiten. (12)
2. Geschäftig (*Stauffer*). (10)

Benommenheit, wie nicht ausgeschlafen, wie berauscht, betäubt etc.

1. Um 2.15 Uhr starke Erektion mit Eingenommenheit des Kopfes und Kopfweh (d. 3. N.). (1)

Bewegungen: Zwangsbewegungen, Automatismen, Gesten, Lagen

1. Kann nicht stillsitzen; muß die Beine dauernd in Bewegung halten. (3)
2. Schlaflosigkeit bei schwachen, nervösen Kindern, mit Zähneknirschen und Unruhe der Beine (6).
3. Legt sich auf den Boden, statt ins Bett zu gehen. (12)

Delirium, Wahnsinn, Raserei

1. Wahnsinn, seit ein verheirateter Mann sie zu vergewaltigen versuchte: Sie ist zerstreut im Geist, gibt keine Antwort auf Fragen, will nicht arbeiten, ist unfähig zu schlafen, geht die halbe Nacht im Zimmer auf und ab; zeitweise schluchzt sie und fällt in Weinkrämpfe und scheint geistig abwesend zu sein; legt sich auf den Boden, statt ins Bett zu gehen; will nicht essen. (12)
2. Wahnsinn, gemeinsam mit dem Kopfschmerz wiederkehrend. (8)

Erregbarkeit

1. Hysterie. *Zincum valerianicum* ist ein bevorzugtes antihysterisches Medikament der Alten Schule. Hysterie mit unruhigen Füßen. (2)

2. Überempfindlich, nervös und schlaflos. (7)
3. Erregbar. (7)
4. Empfindlichkeit, überempfindlich, im Klimakterium (*O. Boericke*). (10)
5. Erregung verschlechtert (*v. Bönninghausen*). (10)

Furcht

1. Hypochondrie. (2)
2. Grundlose Befürchtungen. (2)

Gedächtnis

1. Der Kopfschmerz hat ihre allgemeine Gesundheit geschädigt; sie sieht bleich und leichenartig aus, und ihr Geist ist zu keiner Zeit gesund; Gedächtnisverlust, Melancholie. (8)

Gedanken, Denkvermögen

1. Ab 12.30 Uhr begann er eine große Völle im Kopf zu empfinden, mit erschwertem Denken (d. 6. T.). (1)
2. Geistig gequält (distressed). (7)
3. Geistige Erschöpfung (brainfag) (*Clarke*). (10)

Hysterie

1. Hysterie (7); im Klimakterium (*O. Boericke*). (10)

Lesen, Lernen, Schreiben, Studieren

1. Den ganzen Tag müdes Gefühl im Gehirn wie nach zuviel Studieren (d. 7. T.). (1)

Reizbarkeit

1. Reizbarkeit im Klimakterium (*O. Boericke*). (10)

Ruhelosigkeit

1. Hysterie mit unruhigen Füßen. (2)
2. Sie geht die halbe Nacht im Zimmer auf und ab (Wahnsinn nach versuchter Vergewaltigung). (12)
3. Das schlimmste Symptom ist die konstante Angst und Ruhelosigkeit, welche sie und ihre Umgebung fast zur Raserei bringt (Wahnsinn nach versuchter Vergewaltigung) . (12)
4. Ruhelose Kinder (*Jno. C. King*). (10)
5. Ruhelosigkeit im Klimakterium (*O. Boericke*). (10)
6. Die Hinzufügung der Valeriansäure gibt dem *Zink* eine bessere Kontrolle über die nervöse Unruhe (agitation), von welcher (Kopf-) Neuralgien oft begleitet werden. (8)

Sprechen

1. Beantwortet keine Fragen. (12)

Traurigkeit, trübe Stimmung

1. Unbeherrschbare Schlaflosigkeit durch Kopfschmerz, bei Melancholie. (3)
2. Der Kopfschmerz hat ihre allgemeine Gesundheit geschädigt; sie sieht bleich und leichenartig aus, und ihr Geist ist zu keiner Zeit gesund; Gedächtnisverlust, Melancholie. (8)
3. Traurigkeit im Klimakterium (*O. Boericke*). (10)

Unerträglichkeit von Schmerzen oder Empfindungen

1. Schrecklicher Kopfschmerz, welcher seit vielen Jahren ein- bis zweimal auftritt und den ganzen Kopf einnimmt. Sie wird wahnsinnig, außer sich vor Schmerzen, fast bewußtlos, schreit, zieht sich an den Haaren; Augen rot, Gesicht bleich und verzogen. Der Schmerz ist stechend; sie spricht auch von vielen anderen furchtbaren Empfindungen. (8)
2. Schmerzüberempfindlichkeit (*O. Boericke*). (10)

Verdruß, Mißmut, schlechte Laune

1. Mürrisch, schlechtgelaunt, vor Konvulsionen (*Stauffer*). (10)

Verwirrtheit

1. Um 11.30 Uhr fühlt er sich geistig gequält (distressed), der Geist ist „ganz durcheinander" (mind all mixed up) (d. 9. T.). (Übersetzung: vr, nach *Hughes*. *Mohr* übersetzt: „Fühlte mich traurig im Geiste, die Gemütsstimmung ist ganz verändert", was von der ursprünglichen Bedeutung des Satzes abweicht.) (1)

Verzweiflung

1. Verzweiflung bei den Schmerzen (*Boericke*). (10)

Weinen, Wimmern

1. Zeitweise schluchzt sie und fällt in Weinkrämpfe und scheint geistig abwesend zu sein. (12)

Zerstreutheit, Vergeßlichkeit

1. Zerstreut im Geist. (12)

Zorn und Folgen desselben

1. Wahnsinn bei einer jungen Frau, seit ein verheirateter Mann ihr einen unsittlichen Antrag gemacht und versucht hat, sie zu vergewaltigen, was ihm jedoch nicht gelang; sie war darüber so aufgeregt und erzürnt gewesen, daß sie seitdem nicht mehr normal geworden war; ein Jahr lang bestehend. (12)

TRÄUME

1. Laszive Träume mit Pollutionen (2. u. 3. N.). (1)

KONVULSIONEN

1. Epilepsie ohne Aura (*Hansen*). (2)
2. Hartnäckiger Schluckauf (3); schlimmer durch Wein (6).
3. Allnächtlich wird das ehemals an Gelenkrheumatismus erkrankte Bein durch eine heftige Muskelzuckung hochgeschleudert. (5)

Schlaf

Schlaflosigkeit, Einschlafstörung

1. Unbeherrschbare Schlaflosigkeit durch Kopfschmerz, bei Melancholie (3), oder bei Kindern mit Meningitis (8).

2. Schlaflosigkeit bei Kindern (3); bei schwachen, nervösen Kindern, mit Zähneknirschen und Unruhe der Beine (6).
3. Nervöse Schlaflosigkeit. (4)
4. Überempfindlich, nervös und schlaflos. (7)

SEXUELLER TRIEB

1. Neigung zu Erektionen, die meiste Zeit des Tages (d. 1. T.); um 8.15 Uhr morgens heftige Erektion (d. 2. T.); um 2.15 Uhr starke Erektion mit Benommenheit des Geistes und Kopfweh (d. 3. N.). (1)
2. Zwischen 4 u. 5 Uhr ein Samenerguß mit lasziven Träumen (wird davon geweckt – *Hughes*), danach Gefühl von Schwere und Zusammenziehen im Perineum (d. 2. N.). Laszive Träume mit einer Pollution gegen Morgen (d. 3. N.). (1)

MODALITÄTEN, CAUSAE

1. Viele psychische Symptome im Klimakterium (*O. Boericke*). (10)
2. Um 2.15 Uhr starke Erektion mit Eingenommenheit des Kopfes und Kopfweh (d. 3. N.). (1)
3. Hysterische Herzschmerzen. (3)
4. Unbeherrschbare Schlaflosigkeit durch Kopfschmerz, bei Melancholie. (3)
5. Nervöse Schlaflosigkeit. (4)
6. Wahnsinn bei einer jungen Frau, seit ein verheirateter Mann ihr einen unsittlichen Antrag gemacht und versucht hat, sie zu vergewaltigen, was ihm jedoch nicht gelang; sie war darüber so aufgeregt und erzürnt gewesen, daß sie seitdem nicht mehr normal geworden war; ein Jahr lang bestehend; Dauerheilung durch *Zinc-val.* (12)
7. Fröste nach geistiger Anstrengung oder Erregung. (7)

AS-IF-EMPFINDUNGEN

1. Den ganzen Tag fühlte ich mich sehr ermüdet im Kopf wie von Ermattung nach anhaltendem Studium (d. 7. T.). (1)
2. Zwischen 4 u. 5 Uhr durch einen Samenerguß geweckt, danach Gefühl eines Gewichts und Zusammenziehen im Perinaeum (d. 2. N.).(1)
3. Um 13.25 Uhr Gefühl, als ob ihm eine sehr schwere Last auf der Brust liege (d. 5. T.). (1; Übers. n. *Hughes*)
4. Fühlte sich recht krank, ein Gefühl, als wenn man durch Hitze erschöpft (prostrated) ist; um 18.30 Uhr (d. 10.T.). (1)

Farbwahl – *Hugbald Volker Müller* gibt Angstpatienten, welche Grün als Lieblingsfarbe haben, vor dem Konstitutionsmittel einige Zeit lang *Zincum valerianicum* in niedriger Potenzstufe als Sedativum. (11)

Chemie und Physiologie – Zink-Isovalerat. Zn(C5H9O2)2. Herstellung durch Erhitzen eines Gemisches von Zinksulfat- mit Natriumvaleratlösung, Abdampfen und Reinigen mit Hilfe von Bariumchlorid (8). Wird als Verreibung verordnet (in Dragéeform, weil das Salz extrem schlecht schmeckt (8)).

Die Zinkbaldrianverbindung ist eine Art „Designerdroge", geschaffen mit dem Ziel, die sedativen Eigenschaften von Zink und Baldrian zu verknüpfen. Bisher ist sie m.W.

kaum jemals anders verwendet worden als unter diesem Gesichtspunkt. Die Indikation „restless legs„ ist sehr bekannt. *Hale* (8) betont den Nutzen von *Zinc-val.* bei heftigen Neuralgien verschiedener Lokalisation. Weiteres siehe *Valeriana* und *Zincum metallicum.*

Mittelbeziehungen – Für mentale Folgen von Vergewaltigung (siehe *Zincum oxidatum*) vergl. *Staph., Sep., Ign., Acon., Stram.;* entscheidend ist, welche Emotion vorherrscht (Schreck mit Zorn und Todesfurcht: *Acon.;* Demütigung: *Staph., Ign.;* usw). Ansonsten siehe *Zincum metallicum* und *Valeriana.*

Quellen – 1) Mohr/ZBV/1889 p (D1trit.; Übersetzung kontrolliert anhand von HS1, wo dieselbe Prüfung, aber in gekürzter Form, abgedruckt steht); 2) C1 k; 3) BR1 k; 4) MG1 k; 5) SGA2 k (D3); 6) VS1 k; 7) PTK1 k; 8) HL1 k (Substanz, D1 trit.); 9) K k; 10) CMM k; 11) MLH2 k; 12) Assem/HRC/1908/2 k.

Zingiber

GEIST UND GEMÜT

Angst

1. Körperlich leidet er an drohender Erstickung, ist dabei (aber) nicht im geringsten ängstlich. (4)
2. Heftiges Asthma, entstanden durch eine Prüfung mit *Caladium,* wurde durch *Zing.* behoben; dabei bestand höchst mühsames Atmen, doch ohne Ängstlichkeit des Gemüts. (4)
3. Asthmaanfälle nachts, gegen Morgen; der Patient muß sich zum Atmen hinsetzen, doch ist er völlig ohne Angst. (9)

Arbeit (Fleiß, Faulheit, Unfähigkeit zur Arbeit usw.)

1. Aktivität (*Allen*); übermäßig gesteigert (*Knerr*). (12)
2. Faulheit. (11)
3. Schläfrig und faul, wie von Frühlingsfieber (spring-fever) (3. T.). (3.6)
4. Reizbarer, fauler Schlaf (15. T.). (3.11)

Benommenheit, wie nicht ausgeschlafen, wie berauscht, betäubt etc.

1. Es ist ihm ganz wüst und leer im Kopfe. (1)
2. Wie im Traum (*Boger / Bönninghausen*). (12)

Bewußtlosigkeit, Koma, Stupor

1. Koma. (4)
2. Bewußtlosigkeit, Koma, Stupor: nachmittags (*Knerr*); bei Fieber im Frühling (*Knerr*). (12)

Ekelgefühl

1. Konnte nichts essen, denn der Geschmack von allem blieb im Mund, vor allem nach Brot stundenlang, und noch mehr nach Toastbrot (Magenverderbnis im Sommer). (4)

Erregbarkeit (durch Geräusch usw., oder allgemein empfindlich)

1. Tagsüber sehr empfindlich gegenüber Lärm (4. T.); sehr lärmempfindlich (15. T.). (3.11)
2. Erregung verschlimmert (*Allen*). (12)

Fröhlichkeit, Lachen

1. Fröhliches Gemüt (3. T.). (3.5)
2. Fröhliches Gemüt, mit angenehmem Gefühl im Organismus, um 10 Uhr vormittags (1. u. 2. T.). (3.7)
3. Er war während der gesamten Prüfungsdauer gut gelaunt, genoß Gesellschaft, war lebhaft im Gespräch, nicht so still wie gewöhnlich (11. T.). (3.1)
4. Wenn ein fröhlicher, gutgelaunter Zustand besteht, wo das Gegenteil erwartet werden müßte, wird *Zing.* wahrscheinlich das Heilmittel sein. (10)

Furcht

1. Große Niedergeschlagenheit des Gemüts und Furcht, etwas könnte ihm passieren, bevor er heimkomme (18j. Mann, Durchfall nach Trinken von mit Erdöl (coal oil) verunreinigtem Wasser). (4)

Gedächtnis

1. Stärkt das Gedächtnis (*Ibu Sina*). (3.15)
2. Sein Gedächtnis ist seit Prüfungsbeginn besser (11. T.). (3.1)
3. Vergeßlich; schwaches Gedächtnis. (4)

Gedanken, Denkvermögen

1. Gesteigerte Aktivität des Gehirns. (3.14)
2. Gefühl von Leere des Geistes (*P. Schmidt*). (12)

Gesellschaft

1. Er war während der gesamten Prüfungsdauer gut gelaunt, genoß Gesellschaft, war lebhaft im Gespräch, nicht so still wie gewöhnlich (11. T.). (3.1)

Gesichtsausdruck

1. Sieht morgens erschöpft aus, mit blauen Augenringen (vor der Regel; 5. T.). (3.4)

Gier, Suchtverhalten

1. Er rauchte gern (was fond of smoking), hatte aber seit der Einnahme von *Zingiber* fast alles Verlangen zu rauchen verloren (10. T.). (3.9)
2. Sie ist ständig durstig (14. T.). (3.11)

Konzentration

1. Konzentration schwierig, mit Leeregefühl beim Versuch, sich zu konzentrieren (*P. Schmidt*). (12)

Reizbarkeit

1. Während der Regel sehr reizbar und krank / übel (sick). (3.4)
2. Reizbar und frostig, abends (3. T.). (3.10)

Ruhelosigkeit

1. Schwere, wie ein Stein im Magen, kann nicht schlafen, fühlt sich nervös und zapplig (fidgety), mit Krämpfen in Sohlen und Handtellern und einer Heiserkeit, wie sie sie während einer Cholera gehabt hatte; alles das trat am Abend nach Kauen von Ingwerkonfekt auf. (3.13)

2. Unruhe abends (*Allen*). (12)
3. Unruhe um 2 Uhr früh. (11)

Sprechen

1. Er war während der gesamten Prüfungsdauer gut gelaunt, genoß Gesellschaft, war lebhaft im Gespräch, nicht so still wie gewöhnlich (11. T.). (3.1)

Traurigkeit, trübe Stimmung

1. Große Niedergeschlagenheit des Gemüts und Furcht, etwas könnte ihm passieren, bevor er heimkomme (18j. Mann, Durchfall nach Trinken von mit Erdöl (coal oil) verunreinigtem Wasser). (4)
2. Hypochondrie. (4)

Unbehaglichkeit

1. Fühlte sich sehr unbehaglich, wußte nicht was tun (what to do). (4)
2. Fühlt sich den ganzen Tag sehr unwohl. (4)

Unerträglichkeit von Schmerzen oder Empfindungen

1. Unausstehliches jückendes Kriebeln in der Nase, das nicht einmal durch Kratzen vergeht. (1)
2. Unerträglicher wunder Schmerz an einer kleinen Stelle in der rechten Bauchseite, in der Mitte einer Linie vom Nabel zum Hüftgelenk, den ganzen Tag, nach Verzehr eines Ingwerkuchens am Abend vorher. (3.13)

SINNESTÄUSCHUNGEN

1. Plötzliches Glimmern vor Augen (16. T.). (3.1)
2. Der Geschmack von Speisen bleibt im Mund, vor allem der von Brot. (4)

TRÄUME

Angenehm, erfreulich

1. Viele Träume bei gutem Nachtschlaf; angenehme (2. u. 3. T.); unangenehme (3., 4., 12. T.); noch immer viele Träume (3. Woche). (3.6)
2. Träume nicht unangenehm (4. Nacht). (3.4)
3. Angenehme Träume, abends (*Allen*). (12)
4. Wandernde Träume; die Träume variierten etwas, (waren) fröhlich, lebhaft und hochstrebend (aspiring) (3. T.). (3.7)
5. Fröhliche Träume, (im Schlaf) von 18 bis 21 Uhr (*Allen*). (12)

Ängstlich, bang, besorgt

1. Ängstliche Träume (3. u. 8. Nacht). (3.4)

Indifferent oder nicht näher bezeichnet

1. Fühlte sich sehr schläfrig, schlief von 18 bis 21 Uhr, mit sehr lebhaften Träumen (9. T.). (3.3)
2. In der Nacht kein erfrischender Schlaf, träumte die ganze Nacht (2. u. 3. T.); schlaflos, halbwach, träumte die ganze Nacht (6. u. 7. T.). (3.3)

Lustig, komisch

1. In der Nacht viele Träume (vom Tanzen, und daß ein alter Mann Purzelbäume schlage), unvollständige Samenergüsse; erwachte davon (14. u. 15. T.). (3.1)

Religiös

1. Schläft gut bis 2 Uhr früh, dann unruhig, und hat viele Träume (von der Kirche) (10., 11. T.). (3.4)

Schrecklich, grausig

1. In der Nacht viele Träume (5., 6. T.); schreckliche Träume (9. u. 10. T.). (3.1)
2. Träume von Feuer (31., 32. T.). (3.1)
3. Schlaflos bis gegen Morgen, fällt von einem Traum in den anderen, träumt von Feuer, Schrecken (fright) usw. (10., 11. T.). (3.1)

SCHLAF

Schlaflosigkeit, Einschlafstörung

1. Schlief die Nacht nicht viel (5., 6. T.). (3.6)
2. Wachheit (wakefulness) im letzten Teil der Nacht (3. T.). (3.7)
3. Schwere, wie ein Stein im Magen, kann nicht schlafen, fühlt sich nervös und zapplig (fidgety), mit Krämpfen in Sohlen und Handtellern und einer Heiserkeit, wie sie sie während einer Cholera gehabt hatte; alles das trat am Abend nach Kauen von Ingwerkonfekt auf. (3.13)
4. Schlaflos in der Nacht, wacht um 3 Uhr früh auf, schläft erst spät am Morgen wieder ein (durch *Nux-v.* behoben). (3.12)
5. In der Nacht kein erfrischender Schlaf, träumte die ganze Nacht (2. u. 3. T.); schlaflos, halbwach, träumte die ganze Nacht (6. u. 7. T.). (3.3)
6. Schlaflos bis gegen Morgen, fällt von einem Traum in den anderen, träumt von Feuer, Schrecken (fright) usw. (10., 11. T.). (3.1)

Aufwachen, Durchschlafstörung

1. Schläfrig, müde, fast die ganze Zeit seit Prüfungsbeginn, schlief während der Nacht nie gut (9. T.). (3.3)
2. Schläft gut bis 2 Uhr früh, dann unruhig, und hat viele Träume (von der Kirche) (10., 11. T.). (3.4)
3. Schlief bis 2 Uhr früh sehr gut und erwachte dann mit einem heftigen stechenden Schmerz in der unteren Portion der rechten Lunge, mit schwieriger Atmung, mußte im Bett aufsitzen. (4)
4. Schlaflos in der Nacht, wacht um 3 Uhr früh auf, schläft erst spät am Morgen wieder ein (durch *Nux-v.* behoben). (3.12)
5. Erwachte sehr früh (4. T.). (3.11)

Schläfrigkeit

1. Nach gutem Nachtschlaf den ganzen Morgen schläfrig (3. T.). (3.6)
2. Nach gutem Nachtschlaf den ganzen Morgen sehr schläfrig, mit häufigem Gähnen (9. T.). (3.1)
3. Ein Gefühl von Schläfrigkeit und Erschöpfung, den ganzen Tag und abends; am Nachmittag und an der Luft fühlte er sich etwas besser (9. u. 10. T.). (3.9)

4. War am Nachmittag sehr schläfrig (3. T.). (3.2)
5. Sehr schläfrig, den ganzen Nachmittag (2. T.). (3.6)
6. Sehr schläfrig gegen Abend (5. T.); ständig schläfrig am Nachmittag gegen den Abend hin (9. T.). (3.4)
7. Fühlte sich sehr schläfrig, schlief von 18 bis 21 Uhr, mit sehr lebhaften Träumen (9. T.). (3.3)
8. Schläfrig, müde, Augen vom Licht angegriffen (15. T.). (3.1)
9. Schläfrig und faul, wie von Frühlingsfieber (spring-fever) (3. T.). (3.6)
10. Sehr schläfrig, als würde sie sich hinlegen (3. T.). (3.4)
11. Schläfrig, müde, fast die ganze Zeit seit Prüfungsbeginn, schlief während der Nacht nie gut (9. T.). (3.3)
12. Unerfrischender Schlaf (9. T.). (3.4)

OHNMACHT, OHNMACHTSSCHWINDEL

1. In der Kirche, Schmerzen über dem linken Auge, ziehend, erstreckte sich ein wenig nach rechts und setzte sich dann im rechten Hinterkopf fest, wo sie etwa zwei Stunden lang einen schweren, ziehenden Schmerz empfand, zusammen mit dem Stirnkopfschmerz, mit Übelkeit und Gefühl, als solle sie ohnmächtig werden; zugleich sehr frostig. Alle diese Symptome verschwanden nach dem Heimkommen, im warmen Zimmer (12. T.). (3.11)
2. Sehr schwach, allgemeines Ohnmachtsgefühl. (3.10)

KONVULSIONEN

1. Wenn Epileptische daran riechen, bringt es Konvulsionen hervor (*Tralles*). (3.15)
2. Schaum vor dem Mund, unwillkürlicher Urinabgang, Krämpfe. (10)

SEXUELLER TRIEB

1. Erregt sexuelles Verlangen. (3.14, 3.15)
2. Schmerzhafte Erektionen. (3.12)
3. In der Nacht ein Samenerguß. (3.1)
4. In der Nacht viele Träume (vom Tanzen, und daß ein alter Mann Purzelbäume schlage), unvollständige Samenergüsse; erwachte davon (14. u. 15. T.). (3.1)
5. Vermehrung der Spermaproduktion (*Shah Elkindi*). (3.15)

MODALITÄTEN, CAUSAE

1. Am 12. Tag Sturz auf dem Eis und Verstauchung des linken Schultergelenks. Der Arm fiel herunter wie gelähmt, er konnte ihn nur wenig gebrauchen, ihn zu heben war sehr schwierig und schmerzhaft, viel mehr, als man von dem Sturz hätte erwarten müssen; während der gesamten Prüfung empfand er eine Schwäche und ziehenden Schmerz im linken Schultergelenk. (3.1)
2. Vor langer Zeit hatte er einen Sturz erlitten, der das linke Hüftgelenk verletzte, doch hatte er davon mehrere Wochen lang gar nichts gespürt. Sobald er die Prüfung begonnen hatte, kam dieselbe Wundheit (soreness) wieder wie nach dem Sturz. (3.1)
3. Verdauungsstörungen der Nervösen, Hypochonder und Neurastheniker. (7)
4. Übelkeit und Schleimerbrechen der Trinker. (4)

5. Folgen von Tripper und Leukorrhoe. (7)
6. Malariafolgen. (7)
7. Bei Rekonvaleszenten des Typhus: völliges Aufhören der Nierenfunktionen (Anurie, vr), bis zu 50 St. anhaltend. (4)
8. Hydrogenoide Konstitution. (7)
9. Asthma, vom Magen herrührend (6) oder von der Nase (7); schlimmer gegen Morgen (6) und bei naßkaltem Wetter (7).
10. Asthmaanfälle nachts, gegen Morgen; der Patient muß sich zum Atmen hinsetzen, doch ist er völlig ohne Angst. (9)
11. Um 16 Uhr drückender Schmerz unterm Sternum. (4)
12. Heftiger stechender drückender Schmerz auf der linken Brustseite in der Herzgegend, um 16 Uhr. (4)
13. Beschwerden (Kolik, Durchfall) durch Verzehr von Melonen, besonders Cantaloup-Melonen (eine Art Honigmelone, die heute noch in Frankreich angebaut wird – vr). (4)
14. Durchfall durch Trinken unreinen Wassers (6) oder durch Wasser, das Erdöl (coal oil) enthält (4).
15. Auf's Essen von Brot sogleich drückender Kopfschmerz in den Schläfen. (1)
16. Das Brot verursacht ihm Magendrücken (n. 1 St.). (1)
17. Kopfschmerz schlimmer durch Lärm, besser nach dem Essen (15. T.). (3.11)
18. Stirnkopfschmerz, besonders über den Augen, schlimmer beim Lachen oder Reden (3. T.). (3.5)
19. Während der Regel sehr reizbar und krank / übel (sick). (3.4)
20. Kopfschmerz, wenn er sich anstrengt; ein ziehendes Drücken auf das Stirnbein. (1)
21. Wenn er lange steht, tun ihm die Fersen weh. (1)
22. Kopfschmerz innerlich über den Schläfen, wie drückendes Ziehen im Gehen im Freien und bei bedecktem Haupte, welcher beim Stillstehen gelinder wurde und, wenn er in der Stube den Kopf entblößte, verschwand. (1)

AS-IF-EMPFINDUNGEN

Kopf, Augen, Ohren

1. Der Kopf fühlt sich zu groß an. (4)
2. Der Kopf fühlt sich wie gedrückt an (9. T.). (3.11)
3. Drückend-ziehender Kopfschmerz, der den rechten Augapfel herauszudrücken droht (den ganzen Tag). (1)
4. Beim Bücken, Empfindung, als drückte der Inhalt des Schädels in die Stirn und Nasenwurzel hinein (10. T.). (1, zit. n. 3)
5. Schmerz umfaßt den Kopf (encircling); dumpfer, schwerer Schmerz, wie ein Brett, das durch den ganzen Kopf drückt; 1 1/2 St.. anhaltend; um 11 Uhr (30 min. nach Einnahme einer C30). (3.8)
6. Der Kreis von Schmerz erstreckte sich in einer Linie oberhalb und hinter dem Kopf durch das Zerebellum; dumpfer, schwerer Schmerz, der den Kopf oberhalb der Augen einkreiste (encircling) und sich zum Okziput erstreckte (2. T.). (3.7)
7. In der Länge von oben nach unten in den Augenlidrändern eine Empfindung, als würde in sie geschnitten (schnell vergehend). (1)
8. Empfindung im linken Auge, als ob ein Sandkorn hineingekommen wäre, welche nach dem Reiben vergeht (n. 1/2 St.). (1)

Hals, Rachen, Ösophagus

1. Beim Erwachen Trockenheit des Rachens und schwieriges Schlucken, es ist, als sei ein Hindernis im Wege (9. T.); gleiche Trockenheit in der Halsgrube (throat-pit) beim Schlucken, etwas ist im Wege, das Geschluckte muß darüber hinweg, 7 bis 9 Uhr morgens (10. T.); dasselbe in der Nacht, räusperte dicken, harten Schleim hoch (11. T.). (3.2)

Verdauungsorgane

1. Der Atem riecht für sie selber faulig, wie von verdorbenem Magen (6. T.). (3.11)
2. Schwache Verdauung; Magen schwer wie ein Stein; verzögerte Stuhlentleerung. (4)
3. Schwere, wie ein Stein im Magen, kann nicht schlafen, fühlt sich nervös und zapplig (fidgety), mit Krämpfen in Sohlen und Handtellern und einer Heiserkeit, wie sie sie während einer Cholera gehabt hatte; alles das trat am Abend nach Kauen von Ingwerkonfekt auf. (3.13)
4. Druck im Magen wie von einem Schuß. (10) (Wahrscheinlich Schreibfehler in (10). „Shot" und „stone" sind im Schriftbild ähnlich. vr)
5. Ein ziehender Schmerz ging von der Magengrube unter das Brustbein und fühlte sich dort an wie Flatulenz (2. T.). (3.11)
6. Übelkeitsempfindung im Unterleibe (Bauch, vr), 2 St. nach dem gewöhnlichen Frühstuhle. (1)

Bewegungsapparat

1. In der linken Lende stoßartiges Herabfahren, wie eine perlende Feuchtigkeit. (1)
2. Schmerz, wie von Schwäche, in der Sakralregion nach dem Hinlegen, abends. (3.12)
3. Schmerz im linken M. deltoideus wie von Überarbeitung. (10)
4. In der Kniekehle Schmerz, wie von Zerdehntheit der Muskeln (n. 3 St.). (1)

Haut

1. Die Haut fühlt sich erschlafft, weich und formbar (pliable) an (2. T.). (3.7)

Allgemeines

1. Fühlt sich etwas erschlafft im /am ganzen Körper (relaxed all over) (2. T.). (3.7)

Synonyma – Zingiber officinale. Ginger (engl.), gingroubre (frz). Amomum.

Biologie, Chemie und Physiologie – Das Rhizom der Ingwerpflanze (Familie Zingiberaceen) bildet das bekannte, in Asien beheimatete Gewürz, welches seit Jahrtausenden in der orientalischen Küche und Medizin in Gebrauch ist. Viele organbezogene Heilanzeigen stammen aus alten arabischen und chinesischen Schriften. Am bekanntesten ist der Gebrauch als „magenstärkende" Arznei. In Ostasien und in makrobiotischen Kreisen des Westens trinkt man „Ingwerwasser", eine schwache Abkochung des frischen Rhizoms, gegen Erkältungen; dieser Trank hat eine deutliche subjektiv erwärmende Wirkung. Neu ist der Gebrauch von Ingwer gegen Reisekrankheit (5), der sich als „heimliche Homöopathie" erweist, wenn man z. B. bei *Hering* liest „Übelkeit, Tag und Nacht übel" (4). In den Prüfungen hat *Zing.* neben Kopf-, Magen- und Bauchschmerzen (alle vor allem drückend - ziehender Art) und einer deutlichen abführenden Wirkung viele Symptome am Bewegungsapparat erzeugt, teils mit Steifheit, Knacken usw. wie bei degenerativen Gelenkerkrankungen, teils mit Parästhesien (v.a. der Sohlen), örtlichen Krämpfen und Muskelzucken wie bei von Nervenirritationen oder sog. Blockierungen der Wirbelsäule ausgehenden Affektionen der Gliedmaßen; die Beziehung zum chronischen Schultersyndrom (nach Sturz!) fällt besonders auf (3). Als Objektivum ist eine von mehreren Prüfern beobachtete Hitze und Röte des Gesichts (10), vor allem der rechten Wange (3), erwähnenswert.

Zingiber enthält zwischen 0,25 und 3 % ätherischen Öls (darin u.a. Camphen, Cineol und Alpha-Pinen, was den Gebrauch von Ingwergetränken bei „Erkältungen" pharmakologisch rechtfertigt), ferner nichtflüchtige Scharfstoffe, organische Säuren und Stärke (8).

Mittelbeziehungen – *Leeser* gibt *Bry., Chin., Puls.* und *Nat-m.* als Vergleichsmittel an. Die Wirkung gegen Reisekrankheit läßt auch eine Ähnlichkeit zu Mitteln wie *Cocc., Tab., Ther., Sepia* vermuten. Bei anhaltender Übelkeit vergleiche *Ip.* und die Antimonverbindungen.

Nux-v. heilte schmerzhafte entzündete Hämorrhoiden, die nach Ingwerverzehr entstanden waren (3.13), und beseitigte auch die durch *Zing.* erzeugten schmerzhaften Erektionen und Kreuzschmerzen (3.12); es ist bekanntlich das Universalantidot gegen aromatische Gewürze.

Kauen frischen Ingwers antidotierte Asthmasymptome, die von einer *Caladium*-Prüfung zurückgeblieben waren (4).

Mittelverwechslungen und pharmazeutische Probleme – Die Symptome „Gefühl eines Brettes vor dem Kopf, um 11 Uhr", und „Neigung zum Hinlegen", welche im *Kent*schen Repertorium fälschlich für *Zincum* verzeichnet sind, stammen von *Zingiber* (2).

Die Rubriken im *Complete Repertory Mind* (12) „Wahnideen: von Leere" und „W.: von Ohnmacht" sind unzutreffend, weil es sich im Original um *Gefühle* von Leere, oder als solle man in Ohnmacht fallen, handelt, also um Störungen des körperlichen Allgemeingefühls bzw. der Konzentration, nicht aber um Illusionen des Geistes.

Die Tinktur wird lt. (3) aus dem getrockneten Rhizom hergestellt, denn frisch war Ingwer im 19. Jhdt. im Westen noch nicht erhältlich. Bekanntlich verliert Ingwer durch Trocknung viel von seinem gewürzhaften Geruch und Geschmack und ist auch in seiner phytotherapeutischen Wirkung (bei Schnupfen usw.) frisch stärker als gedörrt. Eine Nachprüfung mit Tinktur aus dem frischen Rhizom wäre vonnöten, um festzustellen, welche Heilkräfte speziell der *frische* Ingwer besitzt.

Quellen – 1) HR/ACS/1835/1 p (ein Symptom ist nach (3) zitiert, weil es in der von Gypser erstellten Sammlung über die Prüfungen im „Stapf-Archiv" fehlt, die ich verwendet habe); 2) Eppenich/KH/1989/3; 3) A1 p (alle o.A.d.P.; 3.1 - 3.14 entstammen den Prüfungen von C. H. Gundelach, die im Original nicht zugänglich waren, 3.15 teils auch einer Monographie von Roth in JSG, Bd. 1, S. 313; 3.1: Charles H. Gundelach, 3.2: L., 3.3: E., 3.4: Mrs. E., 3.5: Johnson, ein Medizinstudent; 3.6: Miss J.J., 3.7: Dr. Betts, 3.8: derselbe, eine zweite Prüfung, 3.9: Arthur Charles, ein Medizinstudent, 3.10: Mrs. T., welche häufig an Erkältungskrankheiten litt, 3.11: Mrs. St., 3.12: Lippe, 3.13: C. Hering, 3.14: Strumpf, 3.15: Angaben aus alten medizinischen Schriften); 4) HR1 k; 5) AHZ/1990/2 k; 6) PTK1 k; 7) SF1 k; 8) LSR1 k; 9) LL1 k; 10) C1 k; 11) K k; 12) CMM k.

Zirconium

GEIST UND GEMÜT

Arbeit (Fleiß, Faulheit, Unfähigkeit zur Arbeit usw.)

1. Bedürfnis, aufzufallen und nicht bloß dasselbe zu tun wie die anderen. Sie muß kreativ sein können: Singen, Klavierspielen, Kuchenbacken, Nähen. Hat erst seit kurzer Zeit einen festen Job (40j. Frau, Arthritis). (1.5)
2. Sie liebt stressige und chaotische Arbeitsstellen, wo sie am liebsten alles in Ordnung bringt, um danach selbst überflüssig zu sein; findet es herrlich, dort wie „der weiße Wirbelwind" zu wirken (40j. Frau, Arthritis). (1.5)

Bewegungen: Zwangsbewegungen, Automatismen, Gesten, Lagen

1. Sie versucht ihre Anspannung von sich abzuschütteln, sowohl buchstäblich als auch im übertragenen Sinne (40j. Frau, Arthritis). (1.5)

Eigensinn

1. Sie wollen für kreative Impulse Platz schaffen; können es nicht leiden, sich anzupassen, wollen die Freiheit haben, ihre Ideen zu entfalten. Sie stehen am Anfang von etwas Neuem und Einzigartigem und wollen damit auch etwas erreichen. (1.3, verif.)
2. Bedürfnis, aufzufallen und nicht bloß dasselbe zu tun wie die anderen (40j. Frau, Arthritis). (1.5)

Ekelgefühl

1. Abneigung gegen Milch (++), Saures (++), Zitrusfrüchte (++), Fleisch (40j. Frau, Arthritis). (1.5)
2. (Abneigung gegen schleimige Speisen. (1.3))

Empfindlichkeit (gegen Kritik, schlechte Nachrichten usw.)

1. Sehr beeinflußbar (40j. Frau, Arthritis). (1.5)
2. (Kränkung verschlimmert, macht reizbar. (1.3))

Fröhlichkeit, Lachen

1. Meist fröhlich, manchmal sogar sehr ausgelassen (40j. Frau, Arthritis). (1.5)

Furcht

1. Wenn sie an ihrer Arbeitsstelle einen Fehler gemacht zu haben meint, kehrt sie an den Arbeitsplatz zurück, selbst wenn sie schon auf der Heimfahrt ist; das kann nicht bis zum nächsten Tag warten. Manchmal hat sie deswegen und wegen ihrer Konzentrationsprobleme Angst, verrückt zu werden (40j. Frau, Arthritis). (1.5)
2. Unsicherheit und Zögern beim Ansteuern ihrer kreativen Karriere, mit Furcht vor Widerständen, vor Wertlosigkeit der eigenen Inspirationen und Unfähigkeit, dieselben in die Realität umzusetzen. (1.3, verif.)
3. (Furcht vor hochgelegenen Orten, engen Räumen, vielen Menschen in einem Raum; vor Prüfung, öffentlichem Auftreten, Halten von Reden usw. (1.3))

Gedächtnis

1. Je weniger sie tut, desto mehr vergißt sie (40j. Frau, Arthritis). (1.5)

Gier, Suchtverhalten

1. Verlangen nach Schokolade (+++), Gewürzen (++), Gemüse (++), Fisch (40j. Frau, Arthritis). (1.5)

Hysterie

1. (Hysterie. (1.3))

Konzentration

1. Sie kann sich nicht gut konzentrieren, keinen zweistündigen Film anschauen; konzentriert sich so stark, daß es in ihrem Kopf schmerzt (40j. Frau, Arthritis). (1.5)

Lesen, Lernen, Schreiben, Studieren

1. Langweilte sich in der Schule „zu Tode", konnte die Schule nicht leiden, wurde vor Langeweile schläfrig; mußte deshalb einige Male eine Klasse wiederholen (40j. Frau, Arthritis). (1.5)

Musik, Singen, Kunst

1. (Vorliebe fürs Musizieren, vor allem für das Cello. (1.3))
2. Die Arthritis der Hände trat auf, als sie ihr Hobby, das Klavierspiel, zum Beruf machen wollte, und verhinderte dies. Dasselbe geschah mit dem Plan, Sängerin zu werden; sie bekam Kiefergelenksarthritis (40j. Frau). (1.5)

Selbstvertrauen

1. Unsicherheit und Zusammenbruch, wenn sie mit der Ausführung ihrer neuen Ideen beginnen. (1.3, verif.)
2. Sie spielte viel Klavier und wollte daraus ihren Beruf machen; die Arthritis, welche im 14. LJ. erstmals auftrat, verhinderte das. Sie zweifelte auch sehr an ihrer Ausbildung zur Musikerin, hatte Angst zu scheitern und das Gefühl, zu wenig musikalischen Hintergrund zu haben. (Ihre Mutter, welche ebenfalls sang und Klavier spielte, war zu schüchtern, um dies in größerem Rahmen zu tun.) Als das Klavierspielen nicht mehr ging, wollte sie Sängerin werden, doch auch dies wurde durch Beteiligung der Kiefergelenke unmöglich (40j. Frau). (1.5)
3. (Hochmut. (1.3))

Sprechen

1. (Ich litt wieder darunter, inmitten meiner Kollegen nichts zu sagen zu haben. Abends redete ich dann eine Stunde lang am Telefon. (1.4)) (Eingeklammert, weil vorbestehendes Symptom dieses Prüfers. vr)
2. In der Schule von den Anderen übergangen worden, wurde dadurch sehr still (40j. Frau, Arthritis). (1.5)
3. (Stottern. (1.3))

Weinen, Wimmern, Jammern, Seufzen

1. (Jammern, Weinen. (1.3))

TRÄUME

Angenehm, erfreulich

1. Traum, bei meinem Vater auf dem Fahrrad oder Motorrad hinten drauf sitzend über

eine große Brücke in einer Stadt wie New York zu fahren. Es schien erst die Sonne; mitten auf der Brücke zunehmender Nebel. (Dieser Traum war) angenehm. (1.4)

Arbeit, von

1. Traum, ein Lokal und eine Küche sauberzumachen, nachdem ich einen mehrere Tage langen Workshop über Pfadfinderei mitgemacht hatte. (1.4)

Bildlich, symbolisch

1. Traum, nahe einem Schloß, außerhalb des Tores, zu zelten; ich bekam den (großen) Schlüssel, ließ ihn aber in einen See fallen. (In diesem Traum gab es auch) viel Regen. (1.4)

Schrecklich, grausig

1. Traum von einer Schlange, die über ihrem Bett hängt; sie erwacht schreiend und neben ihrem Bett stehend (40j. Frau, Arthritis). (1.5)

Sexuell

1. Ein Traum mit starker sexueller Erregung, um ca. 1 Uhr früh. (1.4)
2. Traum, bei einem Hochzeitsfest von 3 Paaren gleichzeitig anwesend zu sein. Das Fest spielte sich auf einer großen Wiese im Freien ab; die Personen waren mir alle unbekannt. (1.4)

Unzufriedene, von vergeblichem Mühen usw.

1. (Traum, mit der Aufsichtsgruppe am Tisch zu sitzen. Ich will gerne einen Artikel mit ihnen teilen, der von einem Oktopus handelt. Das hätte ich nämlich selber sehr nett gefunden, ich weiß aber nicht, wie ich es anpacken soll. Schließlich lese ich es vor. Zumindest probiere ich es. Es ist zu dunkel, ich sehe beinahe nichts. Auch mit eingeschaltetem Licht gelingt es beinah nicht. Ich lese wie ein Erstklässler, buchstabierend, stockend, mit meinem Finger unter dem Wort. Auf einmal sind auch keine Buchstaben mehr da, sondern Bilder mit einer Unterschrift. Es ist ein Chaos. So gelingt mir nie, mit anderen zu teilen, was mir wichtig ist. – Dieser Traum bedeutet (schreibt der Prüfer selbst): Ich finde es sehr schwierig, einfach ich selbst zu sein, mich selbst für „voll" zu nehmen und mich zu äußern. Paradox eigentlich, denn weil ich mich nicht äußern kann, bleibe ich gefüllt, betrachte mich aber nicht für voll. (1.4)) (Eingeklammert, weil der Prüfer selbst den Zusammenhang dieses Traums mit *Zirconium* anzweifelte und schrieb: „Ich weiß nicht, inwieweit das zum Mittel paßt. Es gehört alles so zu mir." vr)

SCHLAF

1. Traum von einer Schlange, die über ihrem Bett hängt; sie erwacht schreiend und neben ihrem Bett stehend (40j. Frau, Arthritis). (1.5)
2. In der Schule, als Jugendliche, Schläfrigkeit aus Langeweile. Aktuell viel Schlafbedürfnis, langer und tiefer schlaf, Schläfrigkeit abends und im Sitzen (40j. Frau, Arthritis). (1.5)

MODALITÄTEN, CAUSAE

1. (Beschwerden durch Kränkung und Erniedrigung. (1.3))

2. Verschlimmerung oder erstmaliges Auftreten chronischer Beschwerden zu Beginn einer kreativen Laufbahn, gemeinsam mit Selbstzweifeln, die sich auf diese Pläne beziehen. Die Symptome können die angestrebte Karriere verhindern. Man „bleibt am Beginn stecken". Auch kann es zu Beschwerden kommen, wenn ein kreatives Projekt wegen äußerer Umstände nach kurzer Dauer mißlingt. (5.3, verif. durch 5.5)
3. Verfroren (+++), Feuchtigkeit verschlimmert, schlimmer im Herbst, Sonne (++) und Aufenthalt im Gebirge bessern (40j. Frau, Arthritis). (1.5)
4. Kopfschmerz beginnt um 16 Uhr. (1.4)
5. Schmerzen am rechten Augapfel, schlimmer durch Druck, um 23 Uhr 50. (1.4)
6. Äußerer Druck bessert den Kopfschmerz. (1.4, 1.5)
7. Ovarialschmerz rechts, schlimmer durch Bewegung (40j. Frau, Arthritis). (1.5)
8. Blässe (++), Schwächegefühl, Schwellung der Brüste: von der Ovulation bis zum Eintritt der Regel (40j. Frau, Arthritis). (1.5)
9. Rechtsseitig betonte Arthritis, Ovarialschmerz rechts (40j. Frau). (1.5)

AS-IF-EMPFINDUNGEN

1. Unruhe, welche vor allem oben auf dem Kopf gefühlt wird, wie ein Druck, als ob es (dort) auf einmal platzen könnte; besser durch äußeren Druck (40j. Frau, Arthritis). (1.5)
2. Kopfschmerzen, ziehend am rechten Augapfel, zieht langsam zur Stirn und weiter Richtung Scheitel; fing um 16 Uhr an; bewirkte am Abend das Gefühl, als ob ich einen engen Helm aufhätte; besser durch Druck auf Auge und Kopf und durch Schlaf (wiederaufgetretenes altes Symptom). (1.4)
3. (Heiserer Husten mit Gefühl, etwas nicht aushusten zu können. (1.3))
4. Bezeichnet den Schmerz in den entzündeten Gelenken als „eine Art Zahnschmerz" (40j. Frau). (1.5)

Synonyma – Metallisches Zirkonium. Zr. Vorgeschlagene Abkürzung: *Zirc.* Der Name kommt vom persischen Wort zar-gun, das „goldfarben" bedeutet.

Theoretische Erwägungen – *Scholten* zählt *Zirconium* zur Silberserie (Begriffe: Kreation, Inspiration, Kultur, Einzigartigkeit, Bewunderung, Ästhetik, Kunst, Auftreten, Ehrgeiz, Stimme, Gehör usw.) und dem Stadium 4, welches für das *offizielle Beginnen* mit einem Projekt steht. Er sieht das zentrale Problem von *Zirc.* in einer Unsicherheit zu Beginn einer kreativen Karriere, welche zu Zweifeln am Wert der eigenen Inspirationen und Ideen und daher zum Scheitern kurz nach Beginn der geplanten Tätigkeit führt. (1.1)

Biologie, Chemie und Physiologie – *Zirconium* (Ordnungszahl 40 im Periodensystem) ist ein seltenes, in Reinform dumpf schwarzes Metall. Es wird von Neutronen nicht beschädigt und daher in der Atomindustrie verwendet, ferner in der Herstellung von Blitzlichtern, Düsenflugzeugen und Raketen. In der Natur kommt es in Halbedelsteinen vor: dem goldfarbenen Zirkon (Zirkoniumsilikat, ZrSiO4), dem orangefarbenen Hyazinth und dem blaugrünen Sterlit. (1.1)

Zirconium kann wie *Beryllium* Lungenfibrose, Hautgranulome und Krebs hervorrufen (1.2). Genaueres zur Toxikologie war nicht zu eruieren. In einem von *Scholten* veröffentlichten Fall (1.5) hat *Zirc.* akute Angina, distal betonte Arthritis der kleinen Gelenke an Händen und Füßen und rechtsseitige Ovarialgien geheilt.

Mittelbeziehungen – Vgl. *Silicea, Beryllium* (Toxikologie).

Probleme – Die Problematik der „Traumprüfungen" wurde bereits an anderen Stellen mehrfach angesprochen, ebenso die der Hypothesenbildung in der Homöopathie.

Quellen – 1) SCJ2 (1.1: theoretische Überlegungen und technische Daten, 1.2: t, 1.3: Symptomangaben ohne Spezifikation ihrer Herkunft (daher in Klammern zitiert), 1.4: p (C30, sog. Traumprüfung am 10./11.12.1993 in Wageningen; 5 Prüfer), 1.5: k (1M; Follow-up über 1 J., Arznei wurde wegen einer akuten Angina wiederholt und heilte auch diese, es handelt sich also wahrscheinlich um eine Simillimumverordnung)).

Zizia aurea

GEIST UND GEMÜT

Arbeit (Fleiß, Faulheit, Unfähigkeit zur Arbeit usw.)

1. Faulheit mit Zufriedenheit (1. T.). (1.2)
2. Gesteigerte Körperkraft mit Aufgelegtheit zu körperlicher Anstrengung. (2.1)

Bewußtlosigkeit, Ohnmacht, Koma, Stupor

1. Druckgefühl im Magen ruft Übelkeit und Ohnmachtsgefühl hervor. (1.2)
2. Spasmen, Ohnmacht und Konvulsionen. (1.1)
3. Spasmen, generalisierte Krämpfe und Ohnmachtsanfälle, sofort, welche nach drei Stunden mit dem Tode endigten. (1.1)

Fröhlichkeit, Lachen

1. Ungewöhnliche Heiterkeit des Gemüts. (1.1)
2. Fröhlichkeit, wie betrunken. (1.3)
3. Euphorie / Erregung aller Geisteskräfte (exhilaration of all the faculties), von einer starken Neigung zum Schlafen gefolgt. (1.2)
4. Gereiztheit mit Geistesherabstimmung und Gleichgültigkeit gegen alles, abwechselnde Anfälle von Lachen und Weinen. (2.1)
5. Gefühl von Euphorie (exhilaration), zwölf Stunden lang, dann von ausgeprägter Niedergeschlagenheit gefolgt, welche vier Tage anhielt. (1.2)
6. Neigung zum Lachen und weinerliche Stimmung abwechselnd. (1.2)
7. Niedergeschlagenheit des Gemüts, gefolgt von großer Heiterkeit und Verlangen nach Gesprächen. (1.2)

Gedächtnis

1. Gutes Gedächtnis. (6)

Gleichgültigkeit

1. Gereiztheit mit Gemütsherabstimmung (lowness of spirits) und Gleichgultigkeit gegen alles, abwechselnde Anfälle von Lachen und Weinen. (2.1)

Hysterie

1. Hysterie. (2.2)

Reizbarkeit

1. Gereiztheit mit Gemütsherabstimmung und Gleichgültigkeit gegen alles, abwechselnde Anfälle von Lachen und Weinen. (2.1)
2. Nervöse Reizbarkeit und Niedergeschlagenheit des Gemüts, welche sich während der Prüfung immer weiter steigern und am sechsten Abend in einem Paroxysmus von Unzufriedenheit mit sich selbst kulminieren, mit Weinen (n. 1 T.). (1.2)
3. Rote Backen, heißer Kopf, sichtbare Pulsation der Carotiden und Schläfenarterien, Kälte der Hände und Füße, Schläfrigkeit und Reizbarkeit. (2.1)

Ruhelosigkeit

1. Großes Verlangen, sich umherzubewegen ((2.1): umherzugehen), mit scheinbarer Steigerung der Körperkraft, aber geringe Anstrengung verursacht Ermüdung. (1.2)

Sprechen

1. Niedergeschlagenheit des Gemüts, gefolgt von großer Heiterkeit und Verlangen nach Gesprächen. (1.2)
2. Reden im Schlaf. (1.2)
3. Stille / ruhige (quiet) Traurigkeit. (8)

Thema „Tod" (Suizidalität etc.)

1. Niedergeschlagenheit des Gemüts mit Abscheu vor dem Leben. (1.2)
2. Lebensüberdruß und fast beständige Neigung zum Selbstmord (bei einer hysterischen Frau mit verspäteten Menses). (2.2)
3. Hypochondrie mit Verlangen, Selbstmord zu begehen. (4)

Traurigkeit, trübe Stimmung

1. Gefühl von Euphorie (exhilaration), zwölf Stunden lang, dann von ausgeprägter Niedergeschlagenheit gefolgt, welche vier Tage anhielt. (1.2)
2. Nervöse Reizbarkeit und Niedergeschlagenheit des Gemüts, welche sich während der Prüfung immer weiter steigern und am sechsten Abend in einem Paroxysmus von Unzufriedenheit mit sich selbst kulminieren, mit Weinen (n. 1 T.). (1.2)
3. Niedergeschlagenheit des Gemüts mit Abscheu vor dem Leben. (1.2)
4. Niedergeschlagenheit des Gemüts, gefolgt von großer Euphorie (exhilaration) und Verlangen nach Gesprächen. (1.2)
5. Das Verhalten ist durchgehend ruhig, wobei deutlich wahrnehmbares Leiden und Traurigkeit bestehen. (1.2)

Unzufriedenheit

1. Nervöse Reizbarkeit und Niedergeschlagenheit des Gemüts, welche sich während der Prüfung immer weiter steigern und am sechsten Abend in einem Paroxysmus von Unzufriedenheit mit sich selbst kulminieren, mit Weinen (n. 1 T.). (1.2)
2. Unzufriedenheit bessert sich durch Weinen. (6)
3. Faulheit mit Zufriedenheit (1. T.). (1.2)

Verträumtheit

1. Träumerische Stimmung voller Einbildungen. (2.1)

Weinen, Wimmern

1. Gereiztheit mit Gemütsherabstimmung und Gleichgültigkeit gegen alles, abwechselnde Anfälle von Lachen und Weinen. (2.1)

2. Nervöse Reizbarkeit und Niedergeschlagenheit des Gemüts, welche sich während der Prüfung immer weiter steigern und am sechsten Abend in einem Paroxysmus von Unzufriedenheit mit sich selbst kulminieren, mit Weinen (n. 1 T.). (1.2)
3. Unzufriedenheit bessert sich durch Weinen. (6)

SCHLAF

Schlaflosigkeit, Einschlafstörung

1. Der Schlaf ist gut bis zur sechsten Nacht, in der er durch Schmerzen verhindert wurde. (1.2)

Aufwachen, Durchschlafstörung

1. Schlaf durch unangenehme Träume gestört. (1.2)

Schläfrigkeit

1. Euphorie / Erregung aller Geisteskräfte (exhilaration of all the faculties), von einer starken Neigung zum Schlafen gefolgt. (1.2)
2. Schläfrigkeit (d. 1. T.). (1.2)
3. Schläfrigkeit mit einem Gefühl von Müdigkeit und Erschlaffung. (1.2)
4. Rote Backen, heißer Kopf, sichtbare Pulsation der Carotiden und Schläfenarterien, Kälte der Hände und Füße, Schläfrigkeit und Reizbarkeit. (2.1)

KONVULSIONEN

1. Spasmen, Ohnmacht und Konvulsionen. (1.1)
2. Konvulsionen, Epilepsie. (1.2)
3. Spasmen, generalisierte Krämpfe und Ohnmachtsanfälle, sofort, welche nach drei Stunden mit dem Tode endigten. (1.1)
4. Spasmodisches Zucken im Schlaf. (1.2)
5. Unruhe der Beine, die im Schlaf anhält (2); Chorea, die sich im Schlaf nicht bessert oder gar verschlimmert (7).
6. Frostigkeit, begleitet von krampfhaften Zuckungen der Muskeln des Gesichts und der oberen Extremitäten, worauf Fieber folgte. (2.1)
7. Zehn Jahre bestehende Epilepsie, wobei die Anfälle wenigstens einmal im Durchschnitt in 8 oder 10 Tagen eintraten. (2.2)
8. Epilepsie (b. einem 8j. Knaben). (2.2)
9. Krampfhaftes Zucken (bei einer hysterischen, suizidal gestimmten Frau mit verspäteten Menses). (2.2)

SEXUELLER TRIEB

1. Unwillkürlicher Samenerguß, zwei Nächte hintereinander, während der Arzneieinnahme. (1.2)
2. Erregung der männlichen Genitalien. (1.2)
3. In einem Falle, wo seit langem nach jedem Geschlechtsverkehr große Erschöpfung und Prostration bestanden hatte, schien die Arznei einen völligen Wandel zum Besseren hervorzubringen. (1.2)
4. Gesteigerte Sexualkraft. (1.2)

MODALITÄTEN, CAUSAE

1. Gesteigerte Körperkraft mit Aufgelegtheit zu körperlicher Anstrengung. (2.1)
2. Großes Verlangen, sich umherzubewegen ((2.1): umherzugehen), mit scheinbarer Steigerung der Körperkraft, aber geringe Anstrengung verursacht Ermüdung. (1.2)
3. Überempfindlichkeit der ganzen Körperoberfläche gegen Berührung. (1.2)
4. In einem Falle, wo seit langem nach jedem Geschlechtsverkehr große Erschlaffung und Schwäche bestanden hatte, schien die Arznei einen völligen Wandel zum Besseren hervorzubringen. (1.2)
5. Asthmatische Atmung, wobei er nicht imstande ist, in der Rückenlage zu verharren. (2.1)

AS-IF-EMPFINDUNGEN

1. Gefühl von Enge um den Kopf herum. (1.2)

Synonyma – Zizia aurea. Carum aureum, Thaspium aureum, Smyrnium aureum. „Golden meadow parsnip". Amerikanischer Pastinak. (1, 2). Offizieller bot. Name: Thaspium aureum Nutt. var. trifoliatum (L.), syn. Thaspia garganica L. (2).

Biologie, Chemie und Physiologie – Ein amerikanisches Doldengewächs, ausdauernd, bis 60 cm hoch, die Grundblätter sind herzförmig, die am Stiel geteilt. Die grüngelben bis goldgelben Blüten stehen in kleinen langgestielten Doppeldolden (2). Die Inhaltsstoffe der Wurzel sind bisher nicht untersucht worden.

Mittelbeziehungen – Die Kopfsymptome wurden partiell durch *Puls.,* ein Gerstenkorn durch *Carb-an.* beseitigt (1).

Mittelverwechslungen und pharmazeutische Probleme – Es gibt eine Umbelliferengattung *Thaspium* und eine Gattung *Zizia*, beide sind ähnlich und wurden im 19. Jhdt., zur Zeit der Prüfung, verwechselt. Es ist unbekannt, ob *Thaspium* oder *Zizia* geprüft wurde, und eine endgültige Klärung der Artfrage ist auch nach sorgfältiger Prüfung der vorliegenden Daten nicht möglich. *Hale* (5) ordnet die vorliegenden Symptome jedoch unter Berufung auf eine botanische Arbeit von *J.S. Douglas* (*Transactions N. Y. State Hom. Soc.,* ohne Angabe des Jahrgangs) dem Namen *„Thaspium aureum"* zu, war also der Meinung, daß es sich um diese Spezies gehandelt habe. Im Arzneimittelverzeichnis der DHU dagegen wird der Name *„Thaspium aureum"* nicht als Synonym zu *Zizia aurea* aufgeführt, er kommt gar nicht vor (9).

Viele Symptome in (1.2) wurden von einer Prüferin berichtet, deren vorbestehende Symptome sich unter *Ziz.* verstärkten und in einer Nachprüfung aus vorheriger Beschwerdefreiheit heraus rezidivierten.

Die toxikologischen Symptome stammen vom Verzehr der Wurzeln, arzneilich gebraucht wurden hingegen auch die Samen (altes Volksmittel gegen Epilepsie (2.2)). Es ist nicht angegeben, ob Wurzel oder Samen potenziert und geprüft worden sind.

Fehlerhafte Repertoriumsangaben – In (8) sind mehrere Symptome der Arznei falsch wiedergegeben (diese Angaben wurden weggelassen). Es findet sich erstens die Rubrik *„Abneigung gegen* Gespräche, nach Traurigkeit". Als Quelle ist *Allens* Enzyklopädie angegeben. In dieser findet sich aber nur *„Verlangen nach* Gesprächen, nach Traurigkeit"; somit handelt es sich um einen Übertragungsfehler. Das Symptom „Gereiztheit *und* Gleichgültigkeit gegen alles" wurde fälschlich zu „Gereiztheit *abwechselnd* mit Gleichgültigkeit", und das Prüfungssymptom „Träumerische Stimmung voller Einbildungen" ist in die Rubriken „Wie im Traum" und „Phantasien" umgesetzt worden, was zu einem bis zur Unverständlichkeit gehenden Bedeutungswandel geführt hat.

Quellen – 1) A1 (1.1: t, 1.2: p (inhal. oder p.o. C3), 1.3: p (TM, C1)); 2) LSR1 k; 3) PSA1 (3.1: p, 3.2: k); 4) PTK1 k; 5) HL1; 6) K k; 7) C1 p (C3); 8) CMM k; 9) Remedia homoeopathica. Homöopathisches Arzneimittelverzeichnis. Karlsruhe: Deutsche Homöopathie-Union, 1996.

MINDMAT

QUELLENVERZEICHNIS MIT CODIERUNG

Einzelheiten der Quellencodierung

Aufgrund der Überfülle von Quellen erwies es sich als unmöglich, jedes Kapitel dieses Werkes für sich mit einem *ausgeschriebenen* Quellenverzeichnis zu versehen, wie es zunächst vorgesehen war. Wir entschieden uns stattdessen für eine *Codierung*: Innerhalb des Textes (hinter jedem Symptom) sind die Quellen mittels Zahlen bezeichnet, welche am Schluß jedes Kapitels, wo die verwendeten Referenzen in Form von eindeutigen Kürzeln aufgeführt sind, je einer Quelle für dieses Kapitel zugeordnet werden. Das am Schluß des vorliegenden Bandes (Tab. - Ziz.) auf den Seiten 1126-1137 eingefügte Quellenverzeichnis entschlüsselt die Kürzel.

Bei der Verschlüsselung von *Büchern* verwenden wir Kürzel oder bilden neue nach den Regeln, welche im Repertorium *Synthesis* vorgeschlagen wurden. Für mehrbändige Werke, auch Vorlesungsmitschriften, ein und desselben Autors wird allerdings, anders als in *Synthesis*, jeweils nur ein Kürzel benutzt.

Handelt es sich um *Artikel in Periodica*, so wird folgender Code gebildet:

- Autorenname
- Zschr.-Kürzel lt. *„Bibliotheca homoeopathica“* von *K.-H. Gypser*
- Jahreszahl und Heftnummer.

Die einzelnen Teile des Codes sind durch Schrägstriche getrennt.

Im *Quellenverzeichnis* werden die Autoren mit ihren Buchwerken sowie die Periodica in einem gemeinsamen alphabetischen Verzeichnis aufgelistet.

Im *Quellenteil nach jedem Arzneimittel* gibt es außerdem folgende Spezifizierungen:

1. Wurden aus einem *Periodikum* mehrere Abhandlungen oder Beiträge verwendet, so werden diese wie folgt aufgezählt (Beispiel): (21) KH (21.1: Stapf/KH/1992/6 t , 21.2: Müller, H.V./KH/1987/4 k, 21.3: YYZ/KH/1981/1 p(C30)); (ab hier folgt dann nächste Quelle). Auf *Seitenangaben* wurde anfangs verzichtet; in der Überlegung, das Besorgen der zitierten Originalien über Bibliotheken oder Verlage könnte ohne die Seitenangaben zu schwierig sein, werden diese *ab dem nächsten Band grundsätzlich hinzugefügt*, z. B.: „Müller, H. V. / AHZ/1997/5, S. 212 - 215 k (C 200)”.
2. Differenzierung der Quellen mit den Kürzeln t, p oder k (t = toxikologisch = Vergiftungssymptom; p = Prüfungssymptom; k = klinische Beobachtung). Ein „verschl.“ steht für Verschlimmerung (nicht Erstreaktion!) durch die gegebene Arznei.
3. Angabe der Potenz, sofern genau bekannt. Dabei steht TM (teinture mère) für die Urtinktur. Alle anderen Potenzen werden mit einer in Deutschland üblichen Abkürzung bezeichnet: z.B. Q1, LMVI, C200, 1M, XM, 50M (nicht LM, weil Verwechslung mit LM-Potenzen möglich), D6.
4. Falls es um diverse Fälle innerhalb *einer* Abhandlung geht, zu denen eindeutige und voneinander abweichende Angaben zu Potenz, Verlauf und Art der angegebenen Symptome gemacht werden, können diese in Klammern einzeln aufgezählt werden.
5. Im Quellenteil erfolgt ggfs. Angabe der Begleitmedikation und der Follow-up-Dau-

er; letzteres nur dann, wenn es sich um eine für die jeweilige Arznei ungewöhnliche Diagnose und/oder eine besonders lange Nachbeobachtung handelt.

Beispiele für Codes am Kapitelende

- A1 t = *Allen, T.F.* Encyclopedia of Pure Materia Medica (toxikologische Angaben).
- H2 p (C30) = *Hahnemann*, Die Chronischen Krankheiten (Prüfung mit C 30).
- Unger, H./AHZ/1957/6 p/k (D6) = *Unger, H.* in Allg. Hom. Zeitung 1957, Heft 6 (Heilung oder Besserung, unter gleichzeitig auftretenden Prüfungssymptomen, nach D6)
- Genneper/ZKH/1983/1 k (C30) = Mit C 30 geheilter Fall, berichtet von *Genneper*, veröffentlicht in der Zeitschrift für klassische Homöopathie, Heft 1, 1983.

Bezeichnungen innerhalb des Textes

Die *Diagnose* wird bei klinischen Beobachtungen, soweit nötig, im Text am Schluß des einzelnen Symptoms angegeben.

Zuweilen enthält *eine Quelle viele einzelne Fälle*. Diese werden folgendermaßen unterschieden: 3.1, F. 16 steht für Quelle 3.1, darin Fall 16.

Wie in den modernen Repertorien wurde die *Zahl der Quellenangaben* begrenzt. Wir haben uns dafür entschieden, die jeweils älteste Quelle anzugeben (wenn diese zu bekommen war; sonst die älteste für uns erreichbare Quelle). „Viele Quellen" wird vermerkt, wenn ein Symptom sich durch mehrere voneinander unabhängige Quellen zieht, z. B. „Impffolgen" bei *Thuja*.

Werden *Repertoriumsrubriken* zitiert (was leider nicht zu vermeiden war), so wird nach dem jeweiligen Symptom die Quelle angegeben, wie sie das jeweilige Repertorium angibt, und zwar mittels des *Autorennamens*. Wo also ein Autorenname hinter einem Symptom steht, handelt es sich entweder um eine repertoriale Angabe, oder das Symptom stammt aus einer Kompilation toxikologischer oder schulmedizinischer Beobachtungen durch einen homöopathischen Autor. So zitiert z.B. *Hahnemann* zu vielen seiner Arzneien eine Vielzahl alter Quellen mit Namensangabe, und diese Angaben wurden unverändert übernommen.

Zur *Richtigkeit* repertorialer Quellenangaben konnten nicht in jedem Fall tiefergehende Recherchen angestellt werden; jedoch ließen sich im Zuge der Quellenrecherche viele Ungenauigkeiten, die sich in Repertorien fanden, aufdecken und erklären. Deshalb findet sich in den meisten Kapiteln am Schluß ein Abschnitt über „*Mittelverwechslungen*" oder „unzutreffende Repertoriumsrubriken", in dem diese Fehler benannt und Korrekturen vorgeschlagen werden. Allgemein fiel auf, daß das *Complete Repertory* sehr viele Rubriken mit der Quellenangabe (5), welche für *Bönninghausen* steht, aufweist, und zwar *auch bezüglich solcher Mittel, die erst nach Bönninghausens Ableben näher erforscht und klinisch verbreitet wurden.* Beim Vergleich mit *Synthesis* erwies sich, daß gleichlautende Angaben dort mit *bg2* oder *bg1* (also *Boger*) bezeichnet waren (im Repertorium *Synthesis* bezeichnet *„Bönninghausen"* also meist Angaben, die wirklich von diesem Autor stammen). Somit steht (5) bei Rubriken des *Complete Repertory* offensichtlich für *„den Boger-Bönninghausen"* insgesamt, ohne Rücksicht darauf, ob die jeweilige Eintragung in dieses Repertorium wirklich aus *Bönninghausens „Therapeutischem Taschenbuch"* stammt oder von *Boger* aus anderen Quellen bezogen wurde. Daher wurden die mit (5) codierten Rubrikangaben aus dem *Complete Repertory* in MINDMAT mit *„Boger / Bönninghausen"* bezeichnet, *wenn* sich das betreffende Symptom *nicht* im *Therapeutischen Taschenbuch* (Ausgabe von 1846) als von *Bönninghausen* stammend wiederfand. *„Bön-*

ninghausen" kennzeichnet dagegen die (wenigen) Angaben, die tatsächlich aus dem *Therapeutischen Taschenbuch* übernommen wurden.

Ein „*verif.*" nach der Quellennummer bedeutet: mehrfach verifiziert. Diese Bezeichnung hebt solche Symptome hervor, welche sich in mehreren Kasuistiken gezeigt haben, in den Arzneimittellehren von *Hering*, *Clarke* oder *Kent* aber fehlen oder als untergeordnet erscheinen. Symptome, die bereits in diesen Werken als charakteristisch für die jeweilige Arznei dargestellt sind, wurden nicht damit bezeichnet.

Zweck dieser komplexen Codierung

1. Die Quellen in den Zeitschriften müssen besser auffindbar werden. Unsere Codierung von Zeitschriftenartikeln reicht meist aus, in einem Jahrgangsband einer Zeitschrift den fraglichen Artikel aufzufinden, auch wenn der Arzneiname nicht in der Überschrift steht. Zitierung jedes einzelnen Artikels mit Titel, wie es Bibliotheken zur Fernleihe zu verlangen pflegen, würde allerdings den Rahmen sprengen.
2. den nach *Masi-Elizalde* oder strikt nach *Georg v. Keller* Arbeitenden (Anmerkung für Interessierte: eine Synthese beider Wege bietet die Vorgehensweise von *P. Mattmann-Allamand*) die Möglichkeit zu bieten, das jeweilige Symptom sofort beim Lesen als toxikologisches, klinisches oder am Gesunden gewonnenes zu erkennen; mit Angabe der Potenz, weil die Schule von *Masi-Elizalde* die in Hochpotenzprüfungen gewonnenen Symptome als besonders hochwertig erachtet, und zur Erleichterung der Forschung über die Korrelation zwischen Potenzhöhe und Art der korrespondierenden Symptomatik.
3. für die Quellenteile ein Codierungssystem zu benutzen, welches auch für evtl. folgende Supplementbände unverändert anwendbar ist. Diesen Anforderungen entspricht die hier angewendete Kombination von Teilen der von der *Synthesis*-Gruppe entwickelten Abkürzungsliste mit den Zeitschriftencodes von *Gypser*.

Die „*doppelte Codierung*" (Zahlen in Kürzel, Kürzel in Quellen) hat den Vorteil, komplizierte, den Lesevorgang störende und druckfehlergefährdete Codes innerhalb der Kapitel zu vermeiden, und doch jede Quelle eindeutig auffindbar zu halten. Ferner ist sie für die Bezeichnung von Zeitschriftenartikeln, welche einen erheblichen Teil der Quellen ausmachen, praktischer als eine Buchstabencodierung, die sich direkt auf den Autor bezieht; letztere hätte zu einer enorm langen und komplizierten Autorenliste geführt.

AUTOREN-, BÜCHER- UND ZEITSCHRIFTENVERZEICHNIS

A1	Allen, Timothy Field: Encyclopedia of Pure Materia Medica. Bd. I - X. 1879 New York/ Philadelphia: Boericke & Tafel.
A4	Allen, Timothy Field, Index in: The Encyclopedia of Pure Materia Medica, Bd. XI u. XII. 1964 Ridgewood N. J.: Gregg Press Inc.
ACK	Archiv für Homöopathik. Hrsg.: M. Terlinden, St. Reis. 1990 bis heute.
ACS	Archiv für die hom. Heilkunst. 1822 - 1843. Bd. 1 - 23, Leipzig. (Mehrheitlich zitiert nach Gypser, K.-H. (Hrsg.): Gesammelte Arzneiprüfungen aus Stapfs „Archiv für die Homöopathische Heilkunst" Heidelberg: Haug 1994.)
ACV	Archiv für Homöopathie (Villers). 1891 - 99, Leipzig /Dresden.
AFADH	AFADH (französische Masi-Gruppen)
AHZ	Allgemeine Homöopathische Zeitung. 1833 - heute. Bd. 1- 228. Leipzig, Berlin, Saulgau, Ulm, Heidelberg.
AKB1	Arzneimittelkursbuch 96/97. Berlin: Arzneimittel-Verlags-GmbH, 1996.
AL1	Allen, H.C.: Leitsymptome wichtiger Mittel der homöopathischen Materia Medica. 2. erweiterte und überarbeitete Aufl. Göttingen: Burgdorf, 1990.
AL2	Allen, Henry C.: Materia Medica of Nosodes and X-Ray Provings. 1910 Philadelphia: Boericke & Tafel. Reprint New Delhi: Jain Publ. 1991.
ANN	Hartlaub, Carl G.C., Trinks, Carl Friedrich (Hrsg.): Annalen der hom. Klinik. Leipzig: Fleischer (1830 - 33)
ATI	Arznei-Telegramm (unabhängige Zschr. für rationale allopathische Pharmakotherapie). A.T.I. Verlag, Berlin. 1973 - heute.
AWI	Ärzteteam des August-Weihe-Instituts, Detmold (Deutschland)
B1	Bönninghausen, Clemens von: Therapeutisches Taschenbuch. 1846 Münster: Coppenrath. Nachdr.: Bernd v. d. Lieth Verlag für hom. Literatur, Hamburg (o. Dat.).
B2	Bönninghausen, Clemens von: Kleine medizinische Schriften. Hrsg. K. - H. Gypser. Heidelberg: Arkana-Verlag, 1994.
B3	Bönninghausen, Clemens von (Hrsg.: Stefan Reis, Michael Terlinden): Drei Werke Bönnninghausens für den homöopathischen Praktiker. (Enthält: Versuch einer Homöopathischen Therapie der Wechsel- und anderer Fieber, Teil 1. u. 2; Die hom. Behandlung des Keuchhustens; Die Körperseiten und Verwandtschaften.) Oberhausen: Dynamis Verlag, 1994.
B4	Bönninghausen, Clemens von: Die Aphorismen des Hippokrates nebst den Glossen eines Homöopathen. Münster 1863. Nachdruck Euskirchen: G. H. G. Jahr Verlag, ohne Datumsangabe.
BAF	Bulletin AFADH (seit 1983 erscheinende interne Mitteilungen der französischsprachigen Masi-Gruppen, im Selbstverlag; Verwendung der darin aufgeführten Fälle erfolgt jeweils mit freundlicher Genehmigung v. Dr. Simonne Fayeton; Übersetzer: Dr. Veronika Rampold oder Dr. Karl Weiß, Detmold)
BD1	Berndt, Dietrich: Gelebte Homöopathie. Hrsg. Dagmar Radke. Berg am Starnberger See: Barthel & Barthel Verlag

BG1 Boger, C.M. Additions to Kent's Repertory. 1972 New Delhi: Jain Publ.
BG2 Boger, C.M. Boenninghausen's Characteristics and Repertory (2nd Ed.), 1938 Bombay: Roy & Co. Reprint New Delhi: Jain Publ. 1996.
BG3 Boger, C.M. Synoptic Key of the Materia Medica (6th Ed.), 1931 New Delhi: Swaran, Calcutta: Salzer & Co. Reprint New Delhi: Jain Publ. 1996.
BH Bach, Edward. Englischer homöopathischer Arzt, 1. Hälfte des 20. Jhdts. Führte die Darmnosoden und später die Bach-Blüten-Mittel in die Therapie ein.
BHJ British Homoeopathic Journal. London. 1911- heute.
BL1 Borland, Douglas M.: Children Types. 1948 London: British Homoeopathic Association.
BN Burnett, James Compton. Engl. homöopathischer Arzt des späten 19. Jhdts., stark klinisch orientiert, großer Kenner der Nosoden, führte Bacillinum in die Therapie ein.
BN1 Burnett, James Compton: Vaccinosis (2. Ed.) London: Hom. Publ. (undatiert, um 1897). Reprint New Delhi: Jain Publ. 1995.
BN2 Burnett, James Compton: Delicate, backward, puny and stunted children. 1895 London: Hom. Publ. Reprint New Delhi: Jain Publ. 1996.
BN3 Burnett, James Compton: Curability of tumours by medicines. 1893 London: Hom. Publ. Reprint New Delhi: Jain Publ. 1996.
BN4 Burnett, James Compton: Tumours of the breast. 1888 London: Epps. Reprint New Delhi: Jain Publ.1993
BN5 Burnett, James Compton: Natrum muriaticum. 1880 London: Gould. Reprint New Delhi: Jain Publ. 1996
BN6 Burnett, James Compton: Gout and its cure. 1895 London: Epps Reprint New Delhi: Jain Publ. 1995
BN7 Burnett, James Compton: Fifty reasons for being a homeopath. London: Hom. Publ. 1888.
BN8 Burnett, James Compton: Enlarged tonsils cured by medicine. London: Hom. Publ. 1901. Reprint: New Delhi: Jain Publ.
BN9 Burnett, James Compton: On neuralgia (2nd Ed.) 1894 London: Epps. Reprint New Delhi: Jain Publ.
BN10 Burnett, James Compton: Organ Diseases of Women. London: Hom. Publ. (undatiert, um 1880). Reprint: New Delhi, Jain Publ.
BN11 Burnett, James Compton: Diseases of the spleen. 1897 London: Epps. Reprint: New Delhi, Jain Publ.
BN12 Burnett, James Compton: The diseases of the liver (2nd Ed.). 1895 Philadelphia: Boericke & Tafel. Reprint: New Delhi, Jain Publ.
BN13 Burnett, James Compton: Diseases of the skin (2nd Ed.). 1893 London: Hom. Publ. Reprint: New Delhi, Jain Publ.
BN14 Burnett, James Compton: Ringworm. 1892 London: Hom. Publ. Reprint: New Delhi, Jain Publ.
BN15 Burnett, James Compton: Curability of cataract. 1880 London: Hom. Publ. Reprint: New Delhi, Jain Publ.
BN16 Burnett, James Compton: Diseases of the veins. 1894 London: Epps Reprint: New Delhi, Jain Publ.

BNG	Behnisch, Gotthard. Zeitgenössischer homöopathischer Arzt (Deutschland).
BNJ1	Bannerjee, Prosad, Materia medica of Indian drugs. 5. Ed. Howrah (India), Shiva & Co., 1995.
BNJ2	Bannerjee, Prosad: Chronic Disease, its Cause and Cure. 1931 (Verlagsangabe fehlt). Nachdruck: New Delhi, Jain Publ. 1986.
BO1	Borschel, Gerhard: Homöopathie in der Veterinärmedizin. Schäftlarn: Barthel & Barthel Verlag, 1996.
BR1	Boericke, William. Pocket Manual of Homoeopathic Materia Medica and Repertory. 1927 New York: Boericke & Runyon. Reprint: 1995 New Delhi: Jain Publ. (Ausgabe, welche eine Liste der Arznei-beziehungen sowie einen von den Hrsg. verfaßten Anhang über indische Heilpflanzen und selten gebrauchte Arzneien enthält.)
BRO1	Boericke, Oscar E. „Repertory“ in „Pocket Manual of Homoeopathic Materia Medica“ (by W. Boericke). 1927 New York: Boericke & Runyon. Reprint: 1988 New Delhi: Jain Publ.
BT1	Barthel, Horst: Charakteristika homöopathischer Arzneimittel. 1984 Berg am Starnberger See: O. Verlag.
BT2	Barthel, Horst: Homöopathie – Der Erfolg gibt recht. 1996 Schäftlarn: Barthel & Barthel Verlag.
C1	Clarke, John Henry: Dictionary of Practical Materia Medica. Bd. I - III. London: The Homoeopathic Publ. 1904. Reprint: New Delhi, Jain Publ. 1985
C2	Clarke, John Henry: A Clinical Repertory to the Dictionary of Materia Medica. London: Hom. Publ., 1904
C3	Clarke, John Henry: Whooping cough cured with coqueluchin. New Delhi: Jain Publ., 1908
C4	Clarke, John Henry: Diseases of the heart and arteries. London: Gould, 1895
C5	Clarke, John Henry: The cure of tumours by medicine. London: Epps, 1908
C7	Clarke, John Henry: The prescriber: A dictionary of the new Therapeutics (6th. Ed.) London: Hom. Publ., 1900.
CD	Candegabe, Eugenio F. Zeitgenössischer hom. Arzt (Argentinien). Ein führender Vertreter der von Paschero begründeten, psychoanalytisch geprägten hom. Schule Südamerikas.
CD1	Candegabe, Eugenio F. Vergleichende Arzneimittellehre. Übs. u. bearb. v. U. Fischbach, H. Hée, I. Rohde, B. Parussel. Göttingen: Burgdorf, 1990.
CGH	Cahiers du Groupement Hahnemannien de Lyon /du Docteur Schmidt. Genf, 1964 - heute.
CLQ	Clinique (Synonym: Chicago Clinique). 1880 - 1926, Chicago.
CMA	Cincinnati Medical Advance, 1973 - 80; Hahnemannian Advocate, 1895 - 1907; Medical Advance 1881 - 1894, 1908 - 1915; jew. Cincinnati.
CMM	Retzek, H.O. The Complete Materia Medica Mind. IRHIS, Leidschendam 1995. (Materia-Medica-Version des Complete Repertory

Mind. Nur anderweitig nicht auffindbare oder erklärbare Symptome übernommen. Autor jeweils angegeben.)

CP1 Cowperthwaite, Allen C.: Textbook of Materia Medica and Therapeutics. Chicago 1885

CP2 Cowperthwaite, Allen C.: Textbook of Gynaecology. 1888. Reprint: New Delhi: Jain Publ.

CPB1 Cooper, Robert T. Cancer and Cancer Symptoms. 2. Ed. (o. Dat.) Reprint 1995: New Delhi: Jain Publishers

CRX Zandvoort, R.: Complete Repertory (Computerprogramm auf MacOS). Version 4.5 (1997) und Updates ab 1999.

CR1 Charette, G. Homöopathische Arzneimittellehre für die Praxis. Übers.: Fr. Stockebrand, H. Kritzler-Kosch. 4. Aufl. Stuttg. 1985.

CSS1 Creasy, Sheilagh: Notes on Nosodes. Tuberculinum and Bacillinum. SCHB Publ., London 1995.

CTC1 Coulter, Catherine: Portraits homöopathischer Arzneimittel. Zur Psychosomatik ausgewählter Konstitutionstypen. Übers. v. U. Kessler. Heidelberg: Haug. Bd.1: 2. verb. Aufl. 1989. Bd. 2: 1991.

CVH Centrum voor Homeopathie, Hechtel (Belgien). (Veröffentlichungen dieses Zentrums ohne Angabe von Hrsg. oder Autoren.)

CVH1 Carcinosinum. Texts and video presentation of a three day conference on Carcinosinum. By different experienced homoeopathic doctors. October 26 - 28, 1989: Hechtel (Belgium). 1990 Hechtel: vzw Centrum voor Homeopathie

DCI1 Dorcsi, Matthias: Homöopathie, Bd. 5: Arzneimittellehre. Heidelberg: Haug, 1983

DHM Deutsche Homöopathische Monatsschrift. Stuttgart, 1950 - 1960.

DJH Deutsches Journal für Homöopathie. 1982 - heute. Bd. 1 - 16. Hrsg. Dr. Michael Barthel. Berg am Starnberger See.

DOH Documenta Homoeopathica. Hrsg. Mathias Dorcsi, Franz Swoboda. 1980 - heute. Wien.

DP1 Duprat, Henri: Traité de matière médicale homéopathique. Vol. 1: 1947 Trevoux: Patissier. Vol. II: 1948 Paris: Baillière.

DW1 Dewey, Willis A.: Essential of Homoeopathic Materia Medica. 1894 Philadelphia: Boericke & Tafel

DW2 Dewey, Willis A.: Essentials of Homeopathic Therapeutics. 1895 Philadelphia: Boericke & Tafel.

DW3 Dewey, Willis A. Practical Homoeopathic Therapeutics. Philadelphia: Boericke & Tafel, 1901. Reprint: New Delhi, Jain Publ. 1988.

DZH Deutsche Zeitschrift für Homöopathie und deren Grenzgebiete. Berlin 1922 - 1944. (Früher: Berliner Hom. Zschr. bzw. Zschr. des Berliner Vereins hom. Ärzte. Lt. Bibliotheca homoeopathica lautet die Abkürzung fur alle drei Periodika ZBV, ich ziehe es jedoch vor, diese Zschr. durch eine eigene Abkürzung abzugrenzen.)

ECH1 Eichelberger, Otto: Klassische Homöopathie. Bd. 1: Lehre und Praxis. 3. Aufl. 1983 Heidelberg: Haug

ECH2 Eichelberger, Otto: Klassische Homöopathie. Bd. 2: Praxis und Forschung. 1987 Heidelberg: Haug

EZ1 Eizayaga, Francisco Xavier: El moderno Repertorio de Kent. Con índices en castellano y en inglés (Mit Index in spanischer und englischer Sprache). 1979 Buenos Aires: Ediciones Marecel.

FB1 Foubister, Donald, et al.: Recueil d'études sur les nosodes. École Hahnemannienne Dauphiné Savoie.

FB2 Foubister, Donald: Homeopathy and pediatrics. Bombay: Hom. Med. Publ. 1978

FB3 Foubister, Donald: Tutorials on Homeopathy. Beaconsfield (England): Beaconsfield Publ.

FORM FORM e.V. (deutsche Masi-Gruppen)

FR1 Farrington, Ernest A.: A Clinical Materia Medica. Philadelphia: Hahnemann Publ. House, 1890.

FR2 Farrington, Ernest A.: Comparative Materia Medica. Philadelphia: Office of the Journal of Homoeopathics, 1901.

FTH1 Forth, W., Henschler, D., Rummel, W.: Allgemeine und spezielle Pharmakologie und Toxikologie. Bibliographisches Institut, Mannheim, Wien, Zürich, 1977

GG1 Ghegas, Vassilis: Augsburger Seminare. Bd. I - IV; Englische Seminare Bd. II. Augsburg: Sylvia Faust Verlag, 1989 - 1993.

GK1 Geukens, Alfons: Homöopathische Praxis. Teil 1 - 5. Hechtel (Belgien): vzw Centrum voor Homeopathie.

GL1 Gallavardin, Jean-Pierre: Homöopathische Beeinflussung von Charakter, Trunksucht und Sexualtrieb. Ausgew., übers. u. bearb. v. H. Triebel. Heidelberg: Haug, 6. Aufl. 1984.

GL2 Gallavardin, Jean-Pierre: Psychismus und Homöopathie. Übs.: Siegfried Gehrke. Heidelberg: Haug, 1987.

GSD1 Gibson, Douglas M. Studies of Homeopathic Remedies. Beaconsfield (England): Beaconsfield Publ.

GSH1 Gross, H. Vergleichende Materia Medica. Leipzig: Marggraf, 1892.

GSY1 Guernsey, Henry N. The Application of the Principles and Practice of Homoeopathy to Obstetrics. 1867. Nachdr. New Delhi: Jain Publ., 1988

GSY2 Guernsey, Henry N. Keynotes to the Materia Medica. Ed. by Joseph C. Guernsey. Philadelphia: Boericke & Tafel, 1887.

GT1 Gentry, William D.: Concordance Repertory. New York: Chatterton & Co., 1890.

GTC1 Gupta, A.C. Materia medica of Bowel nosodes.

GTR1 Gupta, R.L. Directory of Diseases and Cure in Homoeopathy. New Delhi: Jain Publ.

H1 Hahnemann, Samuel: Reine Arzneimittellehre. Bd. I - VI. 3. vermehrte Aufl. 1833 Dresden / Leipzig. 3. Nachdr. 1983 Heidelberg: Haug

H2	Hahnemann, Samuel: Die Chronischen Krankheiten. Bd. I - V. 2. verm. Aufl. 1839 Dresden / Leipzig. 3. Nachdr. 1983 Heidelberg: Haug
H3	Hahnemann, Samuel: Fragmenta de viribus medicamentorum positivis sive in sano corpore humano observatis. Pars 1 u. 2. Leipzig: Barth, 1805
H4	Hahnemann, Samuel: Apothekerlexikon. Leipzig: Siegfried Lebrecht Crusius, 1793.
H5	Hahnemann, Samuel: Organon der Heilkunst. Hrsg. Richard Haehl. Nachdruck der 6. Auflage. Stuttgart: Hippokrates Verlag, 1979.
H6	Hahnemann, Samuel: Kleine Medizinische Schriften. Gesammelt und herausgegeben von Ernst Stapf. Bd. 1 u. 2. Dresden / Leipzig: Arnold'sche Buchhandlung, 1829. Reprint Heidelberg: Haug, 1979.
HBH1	Hui Bon Hoa, Jacques: Recueil des publications. Groupe Mercurius.
HBH2	Hui Bon Hoa, Jacques: Précis de technique repertoriale homéopathique. 1963 Angoulème: Eds. Coquemard.
HEB	Homöopathische Einblicke. Bad Boll, 1985 - heute.
HHM	Hahnemannian Monthly. Philadelphia, 1865 - 1948.
HL1	Hale, Edwin Moses: Materia Medica and Special Therapeutics of the New Remedies (Bd. 1: 5th Ed.; Bd. 2: 4th Ed.), Reprint, New Delhi: Jain Publishers, 1991
HLB1	Hartlaub, Carl G.C.; Trinks, Carl Friedrich: Reine Arzneimittellehre. 1828 - 31 Leipzig: Brockhaus. (Nachdruck des Verlags Bernd v.d. Lieth, ohne Datumsangabe, enthält zusätzlich alle Arzneimittelprüfungen aus den von Hartlaub u. Trinks herausgegebenen „Annalen der hom. Heilkunst")
HLS	Homoeopathic Links. Athen, 1983 - heute.
HR1	Hering, Constantine: Guiding Symptoms of our Materia Medica. Bd. I - X. 1879 - 91 Philadelphia: Stoddart; Estate of Constantine Hering. Nachdruck: Jain Publ.
HR2	Hering, Constantine: Condensed Materia Medica – reviewed by E.A. Farrington (3rd Ed.). 1883 Philadelphia: Boericke.
HR4	Hering, Constantine: Analytical therapeutics. New York / Philadelphia: Boericke & Tafel, 1875.
HR5	Hering, Konstantin: Constantin Hering's Homöopathischer Hausarzt: nach den besten hom. Werken und eigenen Erfahrungen bearbeitet... 13. verb. Aufl. 1869, Jena: Frommann
HR6	Hering, Konstantin: Wirkungen des Schlangengiftes. 1837 Leipzig, Allentaun: Kummer.
HR7	Hering, Konstantin: Medizinische Schriften. Bd. I - III. Hrsg.: K.-H. Gypser. Göttingen: Burgdorf, 1988.
HRS1	Herscu, Paul: Die homöopathische Behandlung der Kinder. Übers. v. M. Dankert, K. Kröger, S. Noetzel, V. Theis. Groß-Wittensee: Kai Kröger Verlag, 1993.
HRC	Homoeopathic Recorder. 1886 - 1959. Philadelphia/ Lancaster.
HS1	Hughes, Richard; Dake, Jabez P. (Eds.): A Cyclopedia of Drug Pathogenesy. Issued under the auspices of the British Homoeopathic Socieety and the American Institute of Homoeopathy. Bd. I - IV. London: Gould; New York: Boericke & Tafel, 1886 - 1891.

HS2 Hughes, Richard: A Manual of Therapeutics.
HS3 Hughes, Richard: The principles and practice of Homoeopathy. 1902 London: Leath and Ross.
HSA1 Hansen, Oscar: A Text-Book of Materia Medica of Rare Homoeopathic Remedies: A Supplement to A.G. Cowperthwaite's „Materia medica". 1899 London: Hom. Publ.
HVJ Homöopathische Vierteljahrschrift. Leipzig, 1850 - 65.
HWO Homoeopathic World. London, 1866 - 1932.
HYG Hygea. Karlsruhe, 1834 - 48.
HZS Homöopathie-Zeitung (Zschr. des Homöopathie-Forums, einer dt. hom. Heilpraktikerschule). Gauting, 1993 - heute.

IH Imhäuser, Hedwig: Homöopathie in der Kinderheilkunde. 1975 Heidelberg: Haug
IVN International Vaccination Newsletter. Genk (Belgien), 1990 - heute.

J1 Jahr, Georg Heinrich Gottlieb: Ausführlicher Symptomen-Kodex der Homöopathischen Arzneimittellehre (= 3. Auflage des "Handbuch der Haupt-Anzeigen"). Teil 1: Übersicht der homöopathischen Heilmittel in ihren Erstwirkungen und Heilanzeigen; Bd. 1 und 2. Leipzig: Herrmann Bethmann, 1848. Nachdruck: Hamburg, Verlag Bernd v. d. Lieth 1997.
J2 Jahr, Georg Heinrich Gottlieb: Therapeutischer Leitfaden für angehende Homöopathen. 2. Aufl. Leipzig: Literarisches Institut, 1878.
J3 Jahr, Georg Heinrich Gottlieb: Klinische Anweisungen zu homöopathischer Behandlung der Krankheiten. Leipzig: Bethmann, 1849.
J4 Jahr, Georg Heinrich Gottlieb: Die venerischen Krankheiten; ihre pathologische Natur, richtige Erkenntnis und homöopathische Behandlung. Leipzig: Literar. Institut, 1867. Reprint Heidelberg: Arkana-Verlag, 1984.
J5 Jahr, Georg Heinrich Gottlieb: Die Lehren und Grundsätze der gesamten theoretischen und praktischen homöopathischen Heilkunst. Eine apologetisch-kritische Besprechung der Lehren Hahnemanns und seiner Schule. Paris 1857. Nachdruck Euskirschen: G. H. G. Jahr Verlag, ohne Datumsangabe.
J6 Jahr, Georg Heinrich Gottlieb: Die Geisteskrankheiten. (in: Bähr, Bernhard: Die Therapie nach den Grundsätzen der Homöopathie: Bd. 3) 1866 Leipzig: Weigel
JAI Journal of the American Institute of Homoeopathy. Chicago/ New York / Washington, 1909 - heute.
JL1 Julian, Othon André, Dictionnaire de Matière Médicale de 130 Nouveaux Homéothérapeutiques. Paris: Masson, 1981.
JL2 Julian, Othon André: Traité de Micro-Immunothérapie dynamisée. Tome II. Paris: Librairie Le Francois, 1977.
JL3 Julian, Othon André: Prévention et traitement bio-homéothérapique des complications vaccinales. Paris: Ed. Libr. Le Francois, 1973.

JL4 Julian, Othon André: Materia medica der Nosoden. Übs. H. Fritz. 5. Aufl. Heidelberg: Haug, 1983.

JSG Journal de la Société Gallicane de Médécine Homéopathique, Paris, 1850 - 56 und 1857 - 59.

KA1 Kastner, Raimund Friedrich: Bönninghausens Charakteristika. Heidelberg: Haug, 1995.

KA2 Kastner, Raimund Friedrich: Materia medica homöopathica. Leseprobe: Aconitum napellus. Heidelberg: Haug, 1995.

K Kent, James Tyler: Repertory of the homoeopathic Materia Medica (6th edition).

K1 Kent, James Tyler: Lectures on Homoeopathic Materia Medica. Philadelphia: Boericke & Tafel, 1905. Reprint New Delhi: Jain Publ., o. Dat.

K3 Kent, James Tyler: New remedies: clinical cases, lesser writings, aphorisms and precepts. Chicago: Ehrhart and Karl, 1926.

K4 Kent, James Tyler: Minor Writings on Homeopathy. Hrsg. K.-H. Gypser. Heidelberg: Haug, 1987

K5 Kent, James Tyler: Neue Arzneimittelbilder der Materia Medica Homoeopathica. Übers. v. Willi Leßmann. Heidelberg: Haug, 1980

KLG1 Keller, Georg von: Symptomensammlungen homöopathischer Arzneimittel. Bd. 1 bis 14. Heidelberg: Haug, 1971 -1987. (Nur diejenigen Symptome aus diesen Heften, die nicht aus anderen Quellen stammen, also v. Kellers eigene Fälle, werden mit "KLG1" zitiert. Sonst erfolgt Angabe der Originalquelle.)

KR2 Knerr, Calvin B. Drug Relationship. Reprint 1991 New Delhi: Jain Publ.

LE1 Lewin, Louis: Gifte und Vergiftungen. Lehrbuch der Toxikologie. 6. unveränd. Aufl. der Ausgabe von 1925, Heidelberg: Haug 1992.

LE2 Lewin, Louis: Phantastica. Die betäubenden und erregenden Genußmittel. Berlin: Stilke 1924.

LL1 Lilienthal, Samuel: Homöopathische Therapeutika. Handbuch der klinischen Indikationen. Völlig neu bearbeitete Ausgabe Ruppichteroth : Similimum, 1993 - 1997 (Nur die Symptome, welche nicht aus einer anderen Primärquelle stammen, werden aus diesem Werk übernommen.)

LP1 Lippe, Adolph von: Text Book of Materia Medica. 1866 Philadelphia, Boericke & Tafel.

LPZ Leipziger Populäre Zeitschrift für Homöopathie. Leipzig, 1886 - 1942.

LSA1 Leers, Hans: Sammlung seltener Symptome. 1988 Heidelberg: Haug

LSA2 Leers, Hans: Einfache Homöopathie in Fallbeispielen. Bd. 1: ; Bd. 2: 1993. Heidelberg: Haug

LSR1 Leeser, Otto (Hrsg.: Stübler, M.; Krug, E.) Leesers Lehrbuch der Homöopathie. Bd. 1 - 5. 1986 - 89 Heidelberg: Haug.

LT1 Lathoud, Joseph- Amedée: Études de la matière médicale homéopathique. 1932

LTA1	Loutan, Guy: Répertoire de Thèmes et de la Matière Médicale dynamique. 7. Auflage (Selbstverlag): Genf 1996.
MBZ	Monatsblatt zur Allgemeinen Homöopathischen Zeitung. Leipzig, 1860 - 72.
MCT	Medical Century. Chicago, 1893 - 1915.
MF1	Macfarlan, Donald: Concise pictures of dynamised drugs: personally proven. Philadelphia (privately printed): 1936.
MG1	Mezger, Julius: Gesichtete homöopathische Arzneimittellehre. Bd. 1 - 2. 5. Aufl. 1981. Heidelberg: Haug
MLH1	Müller, Hugbald Volker: Die Psychoanamnese. Heidelberg: Haug, 1981.
MLH2	Müller, Hugbald Volker: Die Farbe als Mittel zur Simillimumfindung in der Homöopathie. Bd. 1 - 3. Heidelberg: Haug
MOE1	Moeschlin, Sven: Klinik und Therapie der Vergiftungen. 7. Auflage. Stuttgart: Thieme, 1986.
MP1	Murphy, Robin: Homoeopathic Medical Repertory. Pasoga Springs (Colorado): Hahn. Acad. North America, 1993.
MRR1	Morrison, Roger: Methoden der homöopathischen Fallanalyse. Übs. d. Kai Kröger. Rendsburg: Kai Kröger Verlag, 1989.
MS1	Masi-Elizalde, Alfonso; Preis, Stefan: Überarbeitung der Lehre, Materia Medica und Technik der Homöopathie. Seminar zur Sicht der Homöopathie nach Masi-Elizalde. Höhr- Grenzhausen: Sylvia Faust Verlag, 1993.
NH1	Nash, Eugene Beauharnais: Leitsymptome in der Homöopathischen Therapie. 16. Aufl. 1991. Heidelberg: Haug
NK1	Noack, Alphons; Trinks, Carl Friedrich; Müller, C. Handbuch der Homöopathischen Arzneimittellehre. 1848 Leipzig: Schumann - Weigel
NZK	Neue Zeitschrift für Homöopathische Klinik. Dresden/ Leipzig 1856 - 79.
OS1	Olsen, St.: Trees and Plants that Heal. The Proving and Application of Five New Homoeopathic Medicines. Legacy Publications Inc., Maple Ridge, 1997.
OT1	Ortega, Proceso Sanchez: Anmerkungen zu den Miasmen oder chronischen Krankheiten im Sinne Hahnemanns. Übers. U.D. Fischer Lutz, Inge Ruth Marcus. 2. Aufl. Heidelberg: Haug, 1984.
OZH	Österreichische Zeitschrift für Homöopathie. Wien, 1844 - 49.
PC1	Paschero, Tomas Pablo: Homeopatia. 2. Ed. 1983 Buenos Aires: „El Ateneo“ Pedro García S.A.
PCB	The Pacific Coast Homoeopathic Bulletin. San Francisco, 1941 - 1974.
PCJ	Pacific Coast Journal of Homoeopathy. San Francisco, 1893 - 1940.
PSA1	Possart, A.: Homöopathische Arzneimittellehre. 1863 Nordhausen: Büchting
PTK1	Phatak, S.R.: Materia medica of homoeopathic medicines. 1977 New Delhi: Indish Book and Periodicals
PTN	Pathogénésies Nouvelles. Matière Médicale Pure. Paris 1872 - 78, St. Didier 1884 - 88.

RB2 Roberts, Herbert A. : Sensations as if. 1960 Calcutta: Economic Hom. Pharmacy.

RBH Revue Belge d'Homéopathie. Bruxelles, 1949 - heute.

RCT1 Rückert, Th. J. Klinische Erfahrungen in der Homöopathie. Bd. 1: Dessau 1854; Bd. 2: Dessau 1855; Bd. 3: Leipzig 1857; Bd. 4: Leipzig 1861.

REC1 Raue, Charles Godlove: Special pathology and diagnostics. 1882 Philadelphia: Boericke & Tafel

RES1 Raue, Charles Sigmund: Diesases of children. 1899 Philadelphia: Boericke & Tafel

RM1 Rademacher, Johann Gottfried: Rechtfertigung der von den Gelehrten misskannten, verstandesrechten Erfahrungsheillehre der alten scheidekünstigen Geheimärzte. 4. Ausgabe. 1851 Berlin: G. Reimer.

RPV1 Rampold, Veronika: Selbstversuch mit Magnesia sulfurica. In: DJH 3/97.

RPV2 Rampold, Veronika: Wirkung von Zinkionen auf das Gedeihen von Galinsoga parviflora in Hydrokultur. Facharbeit. Garching 1983.

RPV3 Rampold, Veronika: eigene, anderweitig unveröffentlichte Beobachtungen

RTL Rote Liste 1993. Arzneimittelverzeichnis des BPI. Hrsg. Bundesverband der pharmazeutischen Industrie e.V. 1993 Aulendorf (Württ.): Editio Cantor

SCJ1 Scholten, Jan: Homöopathie und Minerale. Utrecht: Stichting Alonissos, 1993.

SCJ2 Scholten, Jan: Homöopathie und die Elemente. Utrecht: Stichting Alonissos, 1997.

SDE1 Seideneder, Armin: Mitteldetails. Bd. 1 - 3. Ruppichteroth: Similimum Verlag, 1997 - 98 (1997 wurde eine Manuskriptversion v. Bd. 3 benutzt).

SF2 Stauffer, Karl: Klinische hom. Arzneimittellehre. 2. Aufl. Regensburg: Sonntag, 1926.

SGA1 Stiegele, A.: Homöopathische Arzneimittellehre. Unv. Nachdr. d. Ausg. 1949. 1981 Stuttgart: Hippokrates

SGA2 Stiegele, A.: Klinische Homöopathie. 5. Aufl. 1955. Stuttgart: Hippokrates

SGI1 Schettler, Gotthard: Lehrbuch der Inneren Medizin. Bd. I u. II. 7. Aufl. Stuttgart: Thieme, 1987.

SK1 Sankaran, Rajan: The Spirit of Homoeopathy. Homoeopathic Medical Publishers: Bombay, 1992.

SK2 Sankaran, Rajan: The Substance of Homoeopathy. Homoeopathic Medical Publishers: Bombay, 1994.

SL1 Schüssler, W. H. : Eine abgekürzte Therapie: Anleitung zur biochemischen Behandlung der Krankheiten. 53. Aufl. 1925: Oldenburg; Leipzig: Schulze.

SP1 Stephenson, J. A Materia Medica and Repertory. Hahnemannian Provings 1924 - 1959. 1963 Bombay: Roy & Co.

SRJ Sherr, Jeremy: Provings (diverse Publikationen ab 1993) .

SST1	Smits, Tinus: Practical Materia Medica for the Consulting Room. 100 Remedies. 1990 AA Ede (Holland): SHO
SYS1	Synthesis. Repertorium homoeopathium syntheticum. Hrsg. F. Schroyens. 3. Aufl. Greifenberg: Hahnemann Institut, 1995.
SZH	Schweizerische Zeitschrift für Homöopathie. Bern, 1955 - 62.
TAI	Transactions of the American Institute of Homoeopathy. New York, 1844 - 1909.
TL1	Tyler, Margaret L. Homeopathic Drug Pictures. 1952 London: The Homeopathic Publishing Co.
TT1	Teste, Alphonse: The homoeopathic materia medica: arranged systematically and practically. (Übs. / Ed. Ch.J. Hempel.) 1854. Philadelphia: Rademacher & Sheek; New York: Radde; St. Louis: Wesselhoeft
UG	Unger, H. Deutscher hom. Arzt der naturwiss.-krit. hom. Schule, 20. Jhdt.
UN1	Ungern-Sternberg, Manfred von, dessen Kommentare in: Allen, H.C.: Leitsymptome wichtiger Mittel der homöopathischen Materia Medica. 2. erweiterte und überarbeitete Aufl. Göttingen: Burgdorf, 1990.
VG1	Voegeli, Adolf: Magen-, Leber- und Gallenerkrankungen. Heidelberg: Haug
VG2	Voegeli, Adolf: Die Kreislauferkrankungen. 1970 Heidelberg: Haug
VH1	Vithoulkas, Georgos: Materia Medica Viva. Göttingen: Burgdorf, ab 1992 (z. Zeitpkt. des Erscheinens von Bd. 10 MINDMAT sind erschienen: Bd. 1 - 8, es werden auch alle weiteren Bände verwendet werden, die während der Zeit der Erstellung von MINDMAT (bis ca. 2005) in Druck gehen)
VH2	Vithoulkas, Georgos: The Esalen Conferences.
VH3	Vithoulkas, Georgos: Videoseminar, August-Weihe-Institut, Detmold, Sommer 1988 (unveröff. Mitschr. von Dr. Veronika Rampold)
VH4	Vithoulkas, G.; Ghegas, V.; Morrison, R. Englische Seminare in Klassischer Homöopathie. Bd. I - II. Höhr-Grenzhausen: Sylvia Faust Verlag, 1988 - 1990.
VH5	Vithoulkas, G. Stolen Essences. (Englische Fassung, hektographiertes und nachträglich gebundenes Exemplar ohne Verlags- und Datumsangabe, wohl Kopie der ursprünglichen Version; Eigentum des August-Weihe-Instituts, Detmold)
VH6	Vithoulkas, G. Unveröffentlichte Seminarmitschriften und mündl. Mitteilungen.
VK1	Vakil, Prakash: Dreams. 1993
VK2	Vakil, Prakash: New, old, and forgotten Remedies. 1992 Bombay: Vakil hom. Prakashans Publ.
VK3	Vakil, Prakash: Textbook of Homoeopathic Medicine. Bd. 1 - 3. Bombay: Vakil Homoeopathic Prakashans. Bd. 1: 1. revidierte Ausg., 1988. Bd. 2: 1982. Bd. 3: 1990.
VML1	Vermeulen, Frans: Kindertypen. Regensburg: J. Sonntag.

VN1 Vannier, Léon: Les tuberculiniques et leur traitement homéopathique. Ed. Doin & C., Paris 1958.

VN2 Vannier, Léon; Poirier, Jean: Précis de Matière Médicale Homoeopathique. 9. Aufl. (ohne Ortsangabe): Ed. Boiron, 1995.

VS1 Voisin, Henri: Matière Médicale.

WD1 Ward, James William. Unabridged Dictionary of the Sensations As If. Part I: Pathogenetic; Part II: Clinical., o. Dat. Reprint New Delhi: Jain Publ. 1983

WF1 Wolf, C.W. Homöopathische Erfahrungen. Die Grundvergiftungen der Menschheit und ihre Befreiung davon. Berlin, 1858 - 1860

WM1 Whitmont, Edward C.: Psyche und Substanz. Übs. v. Christopher Baker. 2. überarb. Aufl. Göttingen: Burgdorf, 1992.

WM2 Whitmont, Edward C.; Perera, Sylvia Brinton: Träume, eine Pforte zum Urgrund. Übs. v. Angelika Rinderle-Reichl. Göttingen: Burgdorf, 1992.

YL1 Yingling, William A. The Accoucheur's Emergency Manual. 1968 Calcutta: Set, Day & Co.

YYZ Bezeichnung für Artikel ohne Verfasserangabe

ZBV Zeitschrift des Berliner Vereins Homöopathischer Ärzte /Berliner Homöopathische Zeitschrift. Berlin, 1882 - 1909, 1910 - 21.

ZKH Zeitschrift für Klassische Homöopathie. 1957 - 68 und 1972 - heute. Ulm, Heidelberg.

ZKH (Acta) Acta Homoeopathica. 1969 - 71 Heidelberg (vorher u. nachher: ZKH)

ZOE Zeitschrift des Vereins der Homöopathischen Ärzte Österreichs (Eidherr). Wien, 1862 - 63.

ZOM Zeitschrift des Vereins der Homöopathischen Ärzte Österreichs (Müller). Wien, 1857.

Notizen

Notizen